科学出版社"十四五"普通高等教育研究生规划教材

麻 醉 学

主　编　罗爱林　夏中元
副主编　董海龙　王天龙　缪长虹　李世勇

科学出版社

北　京

内 容 简 介

本教材由绪论、麻醉药理学、麻醉设备与围术期监测、麻醉方法与麻醉管理、疼痛诊疗及危重症医学六部分组成，共六十章。为了更好地满足研究生教学需要，结合麻醉学理论与技能并重的特色，在绪论部分第二至第五章依次设置了"麻醉安全与质量管理""麻醉与模拟医学""麻醉科信息化系统建设和智能化发展方向""临床麻醉的科学研究"的课程内容。为了加强麻醉从业人员应对传染病对人类威胁的能力，本书设置了"传染病患者的麻醉"相关内容。本次教材编写采用了融合教材模式，病例内容采用云端方式呈现；每个章节构建知识拓展部分，概括相关内容的研究进展和关注焦点，以启迪读者产生更多的创造性思维。希望通过对本书的学习，能够吸引更多的优秀医学生投身于麻醉专业，激发研究生对麻醉学科建设与发展方向的思考，提高其临床应对和科研创新能力，为培养道德高尚、医术精湛、重责任、敢担当的医学人才打下坚实的基础。

本教材主要适用于麻醉专业硕士研究生（学术型学位和专业型学位），兼顾博士研究生的教学需要，同时亦可供住培医师教学使用。

图书在版编目（CIP）数据

麻醉学 / 罗爱林，夏中元主编 . –– 北京：科学出版社，2025.2
科学出版社"十四五"普通高等教育研究生规划教材
ISBN 978-7-03-077899-4

Ⅰ.①麻… Ⅱ.①罗… ②夏… Ⅲ.①麻醉学 – 高等学校 – 教材 Ⅳ.① R614

中国国家版本馆 CIP 数据核字（2024）第 024992 号

责任编辑：朱　华　李思佳 / 责任校对：宁辉彩
责任印制：张　伟 / 封面设计：陈　敬

科学出版社 出版
北京东黄城根北街16号
邮政编码：100717
http://www.sciencep.com
三河市宏图印务有限公司印刷
科学出版社发行　各地新华书店经销
*
2025年2月第 一 版　开本：787×1092 1/16
2025年2月第一次印刷　印张：54 1/2
字数：1 589 000
定价：298.00元
（如有印装质量问题，我社负责调换）

《麻醉学》编委会

王天龙　首都医科大学宣武医院

王贤裕　十堰市太和医院

王秀丽　河北医科大学第三医院

王英伟　复旦大学附属华山医院

王志萍　徐州医科大学附属医院

夏中元　武汉大学人民医院

严　敏　浙江大学医学院附属第二医院

于泳浩　天津医科大学总医院

余剑波　天津市南开医院

喻红辉　华中科技大学同济医学院附属同济医院

张　杰　华中科技大学同济医学院附属同济医院

张加强　河南省人民医院

张良成　福建医科大学附属协和医院

张孟元　山东第一医科大学附属省立医院

张诗海　华中科技大学同济医学院附属协和医院

张咸伟　华中科技大学同济医学院附属同济医院

张宗泽　武汉大学中南医院

赵　平　中国医科大学附属盛京医院

周志强[1]　华中科技大学同济医学院附属同济医院

周志强[2]　华中科技大学同济医学院附属同济医院

朱　涛　四川大学华西临床医学院华西医院

编写秘书　李世勇

前　言

在麻醉学的发展历程中，麻醉学的理论内涵随着临床医学的发展而不断深入，临床麻醉的业务范畴随着医疗需求的升级而不断外延拓展，当前正逐步形成围术期医学体系。麻醉学理论的完善和技术的进步对保障患者围术期安全和医疗质量非常重要；同时作为整合性医疗平台科室，麻醉学科的临床服务能力和学科建设水平，对医院综合实力提升尤为重要。2018 年以来，国家多部委发布了一系列完善麻醉学科发展和加强学科建设的重要文件，这些指导性文件为我国麻醉学科的未来发展指明了方向。缺乏合格的麻醉从业人员是制约当前学科发展建设的最大难题，因此加强麻醉人才的教育和培训是亟待开展的工作。当前麻醉学人才培养体系中，定位于研究生层级人才培养的教材是匮乏的。因此，编委团队根据研究生培养目标，编撰出了一套课程内容相较于本科教材适度拔高，兼顾传授知识、拓展临床思维、提高临床技能、启迪科研思维和培训科研方法的教材。

本教材的编委团队是从国内麻醉领域学术造诣较深的知名专家中遴选产生的，均为国内大型综合医院或专科医院的一线临床骨干，不仅基础理论扎实、临床技能娴熟、麻醉管理经验丰富，而且均有主持或参加编写大型专业书籍的经历。2022 年 5 月受疫情的影响全体编委召开了线上编写工作会议，会议确立了编写原则，充分讨论了具体章节内容、编写进度安排、审稿方式等并达成共识。2022 年 9 月再次召开了定稿会，经过两轮交叉审校稿件，于 2022 年 12 月形成终稿。书籍的每一章节均经过编委、副主编及主编的反复核对斟酌，以保证编写质量。

本书由六个部分组成，分为六十章。根据研究生教学需要和教学特点，结合人工智能及其在麻醉学科临床、科研及教学中的应用潜力，在绪论部分设置了第二章"麻醉安全与质量管理"、第三章"麻醉与模拟医学"、第四章"麻醉科信息化系统建设和智能化发展方向"、第五章"临床麻醉的科学研究"的课程内容。为了满足人民舒适化医疗需求和临床治疗业务的拓展，临床麻醉的业务范畴也逐步扩大，日间手术麻醉和麻醉治疗是日趋成熟的两大业务板块，分别见第四十三章"日间手术的麻醉"和第五十四章"麻醉治疗学"。在 COVID-19 流行期间，麻醉医师是抗疫队伍中的重要成员，为疫情防控做出了突出的贡献，本教材希望以 COVID-19 防控经验为基础，为了加强医学生对生物安全分级及传染病流行期间如何抗疫及此类传染病患者麻醉管理的认识，设置了第五十一章"传染病患者的麻醉"。本次教材编写采用融合教材模式，每个章节增加了知识拓展，并且概括了相关内容的最新进展和待解决的问题，希望能够启迪读者产生更多的创造性思维。课程思政是当前教改的热点，也是未来课程建设的重点，本书在教材正文、病案分析、教学幻灯片、课后提示等部分以不同的形式落实了思政元素。全体编委团结合作、集思广益，共同努力达到"国内同行认可、教师认可、学生满意"的教材编写目标。

在此衷心感谢全体编委的团结合作与共同努力，确保了本书编写工作如期、高质量完成！同时感谢科学出版社对编写工作的倾心指导和大力支持，以及出版社编辑团队严谨、仔细地工作！

最后感谢所有对本书编写和出版一直关心、支持的麻醉前辈、专家及读者!

由于麻醉管理技术及理念的快速发展与持续改进,加之编者水平有限,本书若有不当之处,请各位同道及读者批评指正。

罗爱林　夏中元

2024 年 10 月

目 录

第三部分 麻醉设备与围术期监测

第四部分 麻醉方法与麻醉管理

第五部分　疼痛诊疗

第六部分　危重症医学

第一部分 绪 论

第一章 麻醉学发展史

　　医学是人类在与疾病长期斗争过程中形成并不断完善与发展起来的。"麻醉"概念的出现经历了漫长的历史演变过程。由于麻醉的出现，人类不必再对疾病及其治疗过程（尤其是外科治疗）萌生恐惧、遭受折磨、丧失尊严，可以在更加安全、有效和舒适的环境中接受高品质的医疗服务。因此，"麻醉"的问世是人类社会文明发展的里程碑，"手术和麻醉"也被《商业周刊》评为人类历史上最有价值的创新之一。

　　现代麻醉学仅有170多年历史，是医学中一个相对新兴的学科。现代麻醉学是一门综合性科学，是以基础医学、临床医学、生物工程、人文医学、仪器设备、信息学等麻醉相关的理论与技术为基础创建起来的，通过百余年的积累与沉淀，逐步形成了麻醉学自身的理论体系与技术特征，包含临床麻醉、危重症医学、疼痛诊疗、麻醉治疗学等学科，目前已成为临床医学的重要支柱学科。随着医学科学技术的发展、人口结构的改变及人类对医疗需求的增加，现代麻醉学的内涵和范畴也发生了相应的变化，麻醉学的内涵已经向围术期医学转变，更加致力于全程优化手术患者医疗服务，降低死亡及并发症发生率，促进现代医学的发展。

第一节 麻醉学的发展历程及沿革

一、麻醉的概念及其内涵的发展演变

（一）麻醉及相关概念

　　"anaesthesia"一词由 Oliver Wendell Holmes 在 1846 年写给 William Morton（1846 年 10 月 16 日在美国麻省总医院首次向公众成功演示了乙醚麻醉下手术）的信件中被首次提出，描述了吸入乙醚后的无感觉状态（the state of insensibility）。由于美式英文拼写规则的改变，"anaesthesia"变为当前文献和书籍中通用的"anesthesia"。一般而言，麻醉是指药物或其他方法产生的一种中枢神经系统和（或）周围神经系统的可逆性功能抑制，可导致感觉特别是痛觉部分或完全短暂性消失，从而为手术、治疗及某些特殊检查等操作创造条件。

　　"麻醉学（anesthesiology）"一词首先提出于 20 世纪 20 年代，意指麻醉的实施及研究，以强调学科的理论依据得到不断积累和发展。发展至今，麻醉学是指运用有关麻醉的基础理论、临床知识和技术方法等建立起来的一类学科的总称。通过一百余年的积累，麻醉学已经形成了自身学科特色的技术特征和理论体系，包括临床麻醉、危重病医学、疼痛医学、麻醉治疗学等。随着医学的发展和科技的进步，麻醉学领域已经远远超出了麻醉一词所能涵盖的范围。

（二）麻醉内涵的发展及演变

　　麻醉和麻醉学的内涵和范畴是在近、现代医学发展过程中逐渐形成的，并在不断地更新和拓展。随着临床有创诊疗技术及麻醉学的发展，麻醉的目的已不再局限于解决外科治疗相关疼痛，而是涵盖了围术期对患者的评估、准备与治疗、围术期重要器官生理功能及内环境的监测、调控和维持及其他为手术提供良好条件、为患者安全度过手术期和术后加速康复提供保障措施等涉及临床麻醉、危重症医学及疼痛诊疗多学科的工作；工作场所也不再局限于手术室内，而是扩展到了手术室以外的院内和各种日间医疗服务中，以便让更多的患者在安全、舒适的环境下接受复杂、有创的诊疗操作。

　　随着麻醉亚专业的发展日臻成熟、患者舒适化医疗需求的增加，麻醉医师在围术期医疗实践和手术室内、外患者管理中的作用越来越重要。同时，由于人口老龄化程度加重、我国医疗体系改革及医保支付方式变革等外在因素的作用，如何在提高医疗质量和安全的前提下增效、降耗，已成为当前医疗体系面临的重大挑战。作为一类综合学科和医疗体系中的平台科室，这些挑战为麻醉相关临床实践的拓展、麻醉学发展及向"围术期医学"理念的转变创造了机会；同时为熟悉手术室运营、围术期患者管理的麻醉医师提供了参与甚至是主导医疗资源分配、医疗政策制定的机会，从而更加有利于保持医疗体系高效运行、改善医疗服务质量，最终促进患者康复，并充分体现围术期医学理念的价值。

二、麻醉发展史

（一）古代麻醉发展史

　　人类进化的历程中，一直在与病魔斗争，同时也伴随着与疼痛的抗争并试图找到镇痛的方法。据记载，石器时代人们应用硬石、骨针或竹针来进行镇痛治病。《列子·汤问篇》和《史记·扁鹊仓公列传》中已经有进行外科手术的记载，其中扁鹊以"毒酒"做麻醉，为患者"剖腹探心"。在《黄帝内经》中，系统地论述了络穴、针灸法及针灸理论，记载有针刺治疗头痛、牙痛、耳痛、关节痛和胃痛等。《神农本草经》（公元 2 世纪）收录了多种具有镇痛或麻醉作用的药物，如莨菪子、大麻、乌头、附子、椒等。东汉末名医华佗（公元 145 年～公元 208 年）使用"麻沸散"施行全身麻醉后进行剖腹手术，其后唐、宋、明、清各朝代都有用曼陀罗花、草乌、闹羊花等作为麻醉药物的记载。

　　根据文献记载，19 世纪中叶以前，西方外科手术是在没有麻醉的状态下进行的。古埃及、古印度、古巴比伦、古罗马、古希腊在公元 900 年前均有外科手术的记录，但却没有采用麻醉药物或镇痛措施的描绘或记录。公元前 400 年，希波克拉底即描述过鸦片的镇痛作用，但是却没有被用于减轻手术的疼痛。公元前 100 年，迪奥斯科里斯在其著作《药物学》中描述了曼陀罗的镇痛和遗忘作用，但一直没有引起重视。在西亚古国阿西利亚曾经用压迫颈部血管引起患者昏迷的方法，实施包皮环切术。1562 年法国医师帕雷用绑扎四肢的方式压迫神经、血管来减轻手术的疼痛。1646 年 Bartholin 在其著作里描述了 Severeno 应用冷冻的镇痛方法，但这些方法有可能会引起肢体的坏死。随后有了采用放血的方法，使患者产生脑缺血引起意识消失而进行手术。在 18 世纪中叶，多类手稿都曾提到"麻醉海绵"，即使用浸有各种镇痛或催眠药物，如鸦片、莨菪碱等的海绵浸泡热水后给患者吸入或吮吸来进行麻醉的尝试，在这些药物作用下，有可能使患者在较长时间的睡眠下实施手术，这才标志着结束了麻醉的启蒙状态。美洲印加人可能是最早采用局部麻醉方法的人，其外科医师咀嚼古柯叶，然后将唾液（可能含有可卡因）吐在患者身体的创面上以产生麻醉作用。

（二）现代麻醉学的发展史

　　缺少安全、可靠的麻醉技术是制约近代外科学发展的主要原因之一。在麻醉技术的发展中，最早出现的是吸入麻醉，而后有了区域阻滞，最后出现的是静脉麻醉。麻醉学的创立和发展被认为是人类历史上最重要的发现之一，且曾在未经随机临床研究的情况下在临床实施。

　　1. 吸入麻醉的发展　1540 年，Valerius Cordus 首先制备出了乙醚，但不是作为麻醉药物用于医学。1842 年，Crawford W. Long 和 William E. Clark 才单独将乙醚分别用于手术和拔牙患者，然而他们并没有公开报道这一应用。直到 1846 年 10 月 16 日，William T.G. Morton 在波士顿首次公开演示了在术中使用乙醚进行全身麻醉，这次演示获得了巨大成功，Morton 是第一个面对公众媒体把乙醚麻醉介绍给世界的人，从而促进了乙醚麻醉的实践和推广。乙醚麻醉的成功实施是医学发展史上具有里程碑意义的重要事件之一，使人类的尊严、人性在病魔面前得到了切实的保障，因此一般将 1846 年 10 月视为现代麻醉学的开端。

　　1772 年 Joseph Pristley 和 Joseph Black 发现了 N_2O（笑气）。1800 年 Humphry Davy 首先发现

笑气可以缓解拔牙时的疼痛。Gardner Colton 和 Horace Wells 于 1844 将其用于拔牙患者，被认为是首先将 N_2O 作为麻醉药使用的人。但 N_2O 的效能较低并且单独使用时容易导致缺氧，Wells 在一次示范中失败并导致患者死亡，以致临床使用较少。直至 1868 年 Edmund Andrews 将 N_2O 与 20% 氧混合使用后，N_2O 才又重新引起了人们的兴趣，并在临床上应用至今。

1831 年 Von Leibig、Guthrie 和 Soubeiran 制备出了氯仿。虽然氯仿在 1847 年就由 Holmes Coote 首先开始使用，但却是由 Scot Sir James Simpson 爵士首次引入临床，用来缓解患者的分娩疼痛。氯仿问世后在很多地区取代了乙醚（尤其是在英国），但随着关于氯仿致心律失常、呼吸抑制和肝毒性的报道增多，使得许多医师开始放弃氯仿而转向乙醚，尤其是在北美地区。

尽管后来出现了许多其他的吸入麻醉药（氯乙烷、乙烯、二乙烯酸、环丙烷、三氯乙烷、氟乙烯醚），但是直到 20 世纪 60 年代初，乙醚一直是被公认的吸入麻醉药。唯一在安全性和应用普遍性上能与乙醚媲美的是环丙烷（1934 年开始使用），但因二者均具有易燃性，故后来被不易燃的强效氟化烃（氟碳烃）类药物取代了，包括氟烷（1951 年合成、1956 年推广使用）、甲氧氟烷（1958 年合成、1960 年推广使用）、恩氟烷（1963 年合成、1973 年推广使用）、异氟烷（1965 年合成、1981 年推广使用）、七氟烷（1968 年合成、1990 年较广泛地用于临床）、地氟烷（1992 年推广使用）。1946 年小鼠实验发现惰性气体氙气具有麻醉效应，1950 年 Stuart Cullen 和 Erwin Gross 将氙气用于患者的麻醉中，但由于价格昂贵，因此未能在临床上推广使用。目前临床中常用的吸入麻醉药是异氟烷、七氟烷、地氟烷。

1847 年英国麻醉医师 John Snow 编写了《乙醚吸入麻醉》，这是第一本麻醉学专著。1924 年，Howard Wilcox Haggard 发表了重要论著《乙醚的吸收、分布和消除》。1920 年 Guedel 发表了乙醚临床麻醉征象的论文，同年 Magill 介绍了应用气管内插管进行吸入麻醉以解决呼吸道管理问题。1927 年 Ralph Waters 发明了应用钠石灰吸收二氧化碳，开启了紧闭式麻醉法的应用。1937 年 Guedel 出版了著作《吸入麻醉学》，将乙醚麻醉分为四期，后被临床上广泛采用。

2. 区域阻滞的发展　在欧洲人首次发现古柯的药用价值之前，已经被印加人使用了几个世纪。1855 年 Gaedicke 从古柯叶中分离出了可卡因成分，Albert Niemann 在 1860 年利用化学方法提纯了可卡因。现代局部麻醉始于 1884 年，眼科医师 Carl Koller 证实可卡因滴入眼内产生的麻醉作用，可用于眼科局部手术。1884 年末（部分文献记载为 1885 年），William Halsted 使用可卡因进行了皮内浸润和神经阻滞（阻滞包括面神经、臂丛、阴部神经和胫后神经），是神经阻滞的开端。1951 年 Scarnoff 等提出神经刺激导管的神经阻滞定位方法，开始了神经刺激器在神经阻滞领域的应用。20 世纪 80 年代，Ting 和 Sivagnanaratnam 报道了使用超声定位腋路臂丛神经阻滞，并实时观察到了药物扩散。1994 年 Kapral 在 Anaesthesia&Analgesia 报道了一例超声引导的锁骨上入路臂丛神经阻滞，正式开启在超声引导下神经阻滞在围术期和慢性疼痛治疗中的应用。

1885 年 Coming 发明了硬脊膜外阻滞。1898 年 August Bier 在动物及人的身上成功实施了可卡因蛛网膜下腔阻滞（腰麻）；1908 年他又第一次描述了静脉区域麻醉，称为 Bier 阻滞法。Braun 也是首个在局部麻醉（局麻）药中加入肾上腺素以延长药物作用时间的医师。1901 年 Ferdimand Cathelin 及 Jean Sicard 介绍了骶管阻滞。1920 年 Fidel Pages 描述了腰部硬膜外麻醉，奠定了硬膜外麻醉施行的基础。1940 年 Cleland 首先经硬膜外腔插入细导管行连续硬膜外阻滞。1949 年 Cordello 等推广应用 18 号 Tuochy 针置入导管，行连续硬膜外阻滞。

1904 年 Alfred Einhorn 合成了普鲁卡因，在之后的一年内，Heinrich Braun 将普鲁卡因作为局部麻醉药应用于临床。新的局部麻醉药物也在不断产生，包括二丁卡因（地布卡因）（1930 年）、丁卡因（1932 年）、利多卡因（1947 年）、氯普鲁卡因（1955 年）、甲哌卡因（1957 年）、丙胺卡因（1960 年）、布比卡因（1963 年）和依替卡因（1972 年）。最新出现的罗哌卡因（1996 年）和左旋布比卡因（1999 年），具有与布比卡因相当的作用时间，但其心脏毒性却较布比卡因小。目前常用的局麻药为利多卡因、罗哌卡因、丁哌卡因和左旋布比卡因。近年来，国内外正在开发超长效局部麻醉药应用于局部浸润阻滞。随着穿刺技术的提高和超声引导下神经阻滞的应用，区域阻滞将更加广泛地应用于围术期疼痛管理、分娩镇痛和疼痛诊治等医疗实践中。

3. 静脉麻醉的发展 循环解剖体系和血液循环理论（1628 年英国生理学家 William Harvey）的建立是进行静脉麻醉的基础。1855 年 Alexander Wood 注射器和注射针头的发明为静脉麻醉创造了物质基础。

（1）镇静类药物：1665 年 Johann Sigmmund Elsholtz 首次尝试的静脉麻醉是注射鸦片溶液用于镇痛。1872 年 Oré 选择水合氯醛静脉注射产生全身麻醉。1903 年 Fischer 和 Mering 合成了巴比妥酸盐，第一种用于麻醉诱导的巴比妥类药物是二乙基巴比妥酸（巴比妥），但直到 1927 年环己烯巴比妥开始使用之后，巴比妥类药物诱导才得到了广泛应用。1932 年 Wease 和 Scharpff 开始用环乙巴比妥钠静脉麻醉；同年合成了硫喷妥钠，1934 年 John Lundy 和 Ralph Waters 报告了硫喷妥钠静脉麻醉。1957 年美索比妥开始应用于临床，随后地西泮（1959 年）、劳拉西泮（1971 年）、咪达唑仑（1976 年）等苯二氮䓬类药物，以及羟丁酸钠（1960 年）、氯胺酮（1962 年合成、1965 年首次应用、1970 年推广）、依托咪酯（1964 年合成、1972 年推广）、丙泊酚（1986 年）、右美托咪定（1999 年）等先后在临床上得到应用。目前，氯胺酮、咪达唑仑、丙泊酚、依托咪酯和右美托咪定在临床麻醉中已得到广泛应用，其中丙泊酚是目前世界范围内应用最广的静脉麻醉药。瑞马唑仑和环泊酚均为静脉麻醉新药，中国国家药品监督管理局已批准其在门诊胃肠镜检查等无痛诊疗中使用。

（2）阿片类药物：1803 ～ 1805 年，Sertürner 从鸦片中分离出了吗啡，之后吗啡开始作为静脉麻醉药使用。吗啡是第一种被广泛应用的阿片类药物，但在早期由于其副作用多，麻醉医师不愿使用吗啡。1926 年 Lundy 等提出了"平衡麻醉"的概念，并将其逐渐发展为包括硫喷妥钠诱导、N_2O 提供遗忘、阿片类药物镇痛、箭毒提供肌松的麻醉方案。直到 1939 年，哌替啶的出现才使人们开始重新关注阿片类药物。

1969 年 Lowenstein 重新提出的大剂量阿片类药物全凭麻醉的概念，再次引起了人们对单纯阿片类药物麻醉的兴趣。在随后的临床实践中，麻醉医师发现了这种麻醉方式的局限性，如预防患者术中知晓不确切、抑制自主神经反射不完全和持久的呼吸抑制作用，现在已经很少采用这种方式。临床常用的阿片类镇痛药有吗啡、芬太尼、舒芬太尼、阿芬太尼和瑞芬太尼等，其中瑞芬太尼是一种由非特异性血浆和组织酯酶迅速代谢的阿片类药物，其消除半衰期短（约 9min），临床应用日益广泛。

（3）神经肌肉阻滞药：肌肉松弛药（肌松药）的出现和应用，进一步改善了全身麻醉的效果，为外科操作创造了条件。1935 年 King 从箭毒中分离出了右旋筒箭毒碱（d-tubocurarine）。1942 年 Harold Griffith 和 Enid Johnson 将箭毒用于临床是麻醉学的一个里程碑，其极大地方便了气管内插管操作，且无须为了产生肌肉松弛效应而使用超大剂量的吸入麻醉药物，也就避免了过深麻醉导致的呼吸、循环过度抑制和苏醒延迟。1949 年 Bovet 合成了琥珀胆碱，1951 年 Bovet 和 Ginzel 证明琥珀胆碱为短效肌松药，同年 Theolaff 等将其用于临床获得了良好效果，因而得以广泛推广。由于起效快速、肌松效果强，琥珀胆碱在相当长时间内是快速顺序诱导中气管插管的标准用药，但由于其副作用，如血钾增高、眼压和胃内压增高、术后肌痛及诱发恶性高热等，目前临床使用较少。其他神经肌肉阻滞药物，如加拉明、十烃季铵、甲筒箭毒、阿库溴铵、泮库溴铵也先后问世，但目前使用较少。后续研发的肌松药，如米库氯铵、潘库溴铵、维库溴铵、阿曲库铵、罗库溴铵、顺阿曲库铵目前大部分仍在临床使用。罗库溴铵的拮抗药舒更葡糖钠（sugammadex）已上市，已获批在中国使用。

（三）我国麻醉学的发展

中国麻醉学是在新中国成立以后建立的。1949 年初，尚德延教授自美国学习麻醉回国后在兰州中央医院创立了中国第一个麻醉科，并担任麻醉科主任。新中国成立之初，李杏芳教授、谢荣教授、吴珏教授、谭慧英教授学成回国，分别在国内医疗机构创建了麻醉科；吴珏教授创建了国内第一血库。这五位教授是中国麻醉界的奠基者，此后通过带教进修生、开办学习班的形式，为国内麻醉学科的发展培养了大批人才。

在老一辈专家的努力下，中国麻醉呈现了快速发展的局面。国内仿制生产了乙醚全身麻醉机、硬膜外及蛛网膜下穿刺针及硬膜外导管、喉镜、单腔及双腔气管导管、支气管导管、心电图机、体外循环机等一大批麻醉专用设备、器材；同时生产了各种麻醉药品，包括乙醚、普鲁卡因、氯琥珀胆碱、箭毒等，满足了当时国内临床麻醉的需要。20世纪50年代，王源昶教授曾两次报道胸外心脏按压实施心肺复苏成功。在麻醉学科的支持下，20世纪60年代，国内已开展了体外循环心内直视手术。

1958年我国开始将针刺麻醉用于各种手术，在20世纪60～70年代末针刺麻醉应用达到顶峰，自20世纪80年代以来渐趋式微。针刺具有镇痛、免疫调节和重要器官功能调理作用，但单纯针刺麻醉存在镇痛不全、肌松不良等缺陷，难以满足现代手术的要求，仅可作为复合麻醉一部分，临床可开展针刺辅助麻醉。

1964年在南京召开了首届麻醉学术会议。1979年，中华医学会召开了第一届全国麻醉学术会议（后改称为第二届，南京会议被称为第一届），同时正式成立了中华医学会麻醉学分会。此后，相继创建发行了《国际麻醉学与复苏杂志》（原为《国外医学·麻醉学与复苏分册》）、《中华麻醉学杂志》及《临床麻醉学杂志》等专业期刊，为推动中国麻醉学研究和学科建设作出了重要贡献。

1989年，卫生部发布了12号文件，明确麻醉学科成为独立于外科的临床学科，业务范畴包括临床麻醉、急救复苏、疼痛治疗与重症监测治疗，为麻醉学科的进一步发展奠定了组织结构基础。2018年，国家卫生健康委员会、国家发展和改革委员会、教育部、财政部、人力资源和社会保障部、国家中医药管理局、国家医疗保障局联合发布了21号文件《关于印发加强和完善麻醉医疗服务意见的通知》（以下简称《通知》）。《通知》指出：麻醉学是临床医学的重要组成部分，麻醉科是体现医疗机构综合能力的重要临床专科。加强和完善麻醉医疗服务，是健康中国建设和卫生事业发展的重要内容，对于提升医疗服务能力，适应不断增长的医疗服务需求，满足人民日益增长的美好生活需要具有重要意义。加强麻醉科医师培养和队伍建设，增加麻醉科医师数量，优化麻醉专业技术人员结构。扩大麻醉医疗服务领域，创新推广镇痛服务，满足麻醉医疗服务新需求。《通知》目标是到2035年，麻醉科医师数量增加到16万，每万人口麻醉科医师数达到1人以上并保持稳定。21号文件肯定了麻醉学科的重要性和过去多年奋斗所取得的成绩，也指出麻醉从业人员短缺和难以满足人民日益增长舒适医疗的需求，同时也为麻醉学科增强服务能力、拓展医疗实践范畴、加速向围术期医学发展创造了契机。

第二节　现代麻醉学的范畴与任务

一、麻醉学向围术期医学理念的转变

在过去较长的时间里，麻醉学主要关注的是手术无痛及麻醉相关的安全问题，以至于麻醉医师已习惯于只要手术结束，将患者安全、平稳地转运至病房，就算完成任务了，至于患者术后恢复是否良好，那就是外科医师团队的事情了。随着新型麻醉药物、先进麻醉技术及监测设备的临床应用、麻醉管理理念的不断完善，麻醉的安全性和舒适性得到了不断提高，单纯由麻醉引起的围术期死亡率已降至1/200 000左右，部分教学医院甚至降至1/250 000以下。这给外界一种错觉，麻醉技术与方法很简单、很成熟，只要麻醉医师不出现重大失误，患者就会安全地度过手术期，麻醉医师就算圆满地完成了"围术期管理"工作。

显而易见，这种工作模式不仅不利于患者的安全及术后的康复，而且不利于麻醉医师发挥专业技能与多样性临床能力的优势，也不利于麻醉学科的发展。这种传统工作模式面对以下几大挑战：第一，随着外科或非外科治疗理念和技术的快速发展和人民对舒适化医疗需求的大幅增加，以及非中心手术室内接受微创、介入手术或其他无痛诊疗操作的医疗服务快速增长，使得麻醉工作的

具体内容差异较大，故传统的手术室内麻醉管理模式已不再适用。第二，随着中国老龄化进程的加速，使需行外科手术的老年患者比例不断增加。老龄相关的脏器功能减退以及合并症，导致其在接受手术创伤后，出现严重并发症和死亡的概率较青壮年显著增加，严重影响着老年人的术后转归和长期的生活质量。传统的麻醉工作模式多关注术中管理，不能有效解决老年患者围术期特别是术后远期健康所面临的问题和挑战。第三，虽然国内外的数据均显示，当前麻醉直接相关的围术期死亡率很低且地域差异性较大，但是术后 30d 的全因死亡率为 7.7%，是继缺血性心脏病、脑卒中后的第三大死亡原因。因此，如何改善手术患者预后特别是远期转归不仅是外科团队工作的重点，也是麻醉医师围术期管理的核心。

上述工作模式存在的问题，也是麻醉学科拓展工作范畴、延伸服务窗口并加速向"以促进患者康复为中心"工作模式转型的契机。第一，经历了 170 余年的现代麻醉专业知识的积累和学科建设，麻醉学科亚专业门类已较为齐全，包括小儿麻醉、老年麻醉、心脏外科麻醉、胸科麻醉、产科麻醉、神经外科麻醉、危重症医学、急性及慢性疼痛诊疗、姑息医疗和睡眠医学。麻醉医师在亚专业领域的技能和专业知识与相关外科专业的发展齐头并进，这是麻醉学科转型的内在实力，是向"以促进患者康复为中心"工作模式转型的基础。第二，"实施积极应对人口老龄化国家战略"是《中共中央关于制定国民经济和社会发展第十四个五年规划和二〇三五年远景目标的建议》的重要内容，老龄化科技应对是国家战略。这种情况下，麻醉学科应该主动承担起老年患者手术麻醉与围术期管理的重任，积极参与术后的患者管理，与外科团队和相关科室一起保障患者围术期安全和术后快速、高效地康复并融入社会。第三，"以促进患者康复为中心"所涵盖的工作范围超出了单一临床科室的工作范围，因此需要相关科室摒弃主导权之争、通力合作。正如熊利泽教授撰文所述的"手术本身不是目的，麻醉本身也不是目的，患者术后顺利舒适恢复和长期的良好转归才是手术麻醉的目的"。第四，我国医疗改革和医疗保险支付方式的变化，客观上要求降低成本、提高效率。这也为熟悉手术室管理环节的麻醉医师提供了机会，使他们能够承担起保障患者医疗服务、降支增效的协调工作。第五，《关于印发加强和完善麻醉医疗服务意见的通知》的发布是麻醉学科发展的大好机遇，其以拓展麻醉学科的服务能力为出发点，并做好学科发展的统筹设计。因此，利用好国家政策，吸引更多医学生进入麻醉行业，加快从麻醉学到围术期医学转变的步伐，加速从麻醉大国到麻醉强国的进程。

"围术期医学"概念是麻醉医生最早提出的，其内涵随着治疗理念与医疗技术的发展变化而不断更新，它致力于优化手术患者医疗环节，为患者提供持续的医疗服务，最终目的是促进患者术后早日康复并重新融入社会。

二、围术期医学的范围与任务

虽然麻醉医师工作场景已经多样化，但其在围术期医学中的基本职责相对不变，即术前评估与准备、术中管理和术后管理，但同时还需要参与或承担不同阶段、多个学科间医疗团队的协调工作，实时、全程掌握患者整个治疗周期的诊疗信息及康复状况，整合优化医疗资源配置以促进患者术后加速康复。

（一）围术期管理

麻醉医师应当关注患者整体的医疗服务方案，包括术前准备及器官功能优化、麻醉及手术、术后治疗及康复等。正如麻醉作为一种专业在术中安全性和质量方面的进步得到公认一样，麻醉医师应该将其重点和责任扩展到整个围术期，与外科医师、其他医师和护士团结协助、各施其责，优化整个围术期医疗管理流程，提高医疗服务质量，以达到改善临床预后、提高医疗安全并降低医疗成本的目的。

1. 术前管理与评估 本书的第二十一章和第二十二章详细论述了患者的术前评估、管理重要性和工作要点。当前的临床麻醉工作中，对于大多数健康患者，主要采用基于医疗实践证据的标准化术前管理模式，从而减少术前检查、等待时间和额外费用；对于已建立完善预约制的医疗机构，这一类患者的术前评估多由固定从业人员（护理人员或具有资质的住院医师）完成，包括评估患者的术前状态并解答患者关切的问题。对于有潜在内科疾病或合并症的患者，麻醉医师需要联合外科医师及其他相关科室医师会诊，对患者进行更全面地评估，以此决定是否进行更多的检查以及合并症是否需要进一步治疗，从而优化患者术前状态并确定最佳围术期管理策略。大多数情况下，优化患者所需的特殊管理策略最佳选择通常是由麻醉医师来确定，因为麻醉医师最了解慢性疾病对围术期管理的影响以及麻醉、手术对患者生理学的影响。

2. 术中管理　全球各地的医院已经实施了一系列举措以改善术中管理，力争最大限度地减少并发症，提高运行效率并降低成本。当前围术期医学术中管理模式运行最成功的案例应该是麻醉术前的麻醉医师-手术医师-护士三方安全核查制度，可促进医护人员之间的沟通，显著降低错位手术和并发症的发生率，确保患者得到最佳的医疗服务。部分医疗机构在每次手术结束时需要进行任务完成简要汇总，以确认已经完成什么手术，明确患者术后管理注意事项，并确保所有手术用品和材料已从手术区域妥善收回。这些举措显著减少了术中的人为失误和并发症发生，同时还降低了医疗成本。麻醉医师应积极、主动参与到这些综合管理策略中来，以确保手术期间有一个合理、优化的管理方案，最终促进患者早日康复和良好转归。

3. 术后管理及康复　将手术患者转移出手术室后的治疗期是麻醉科医师进一步提升术中管理、保障患者安全以及改善患者预后的又一重要机会。随着新型质优麻醉药不断问世、麻醉新技术应用及麻醉管理理论的更新，麻醉安全特别是术中患者的安全提升已得到了广泛的认可。虽然术中并发症的发生率已经大大降低，但术后的并发症发生率仍然居高不下。一方面，麻醉医师要重视围术期管理对术后远程预后的影响，例如围术期液体管理和血管活性药应用与术后肾损伤的关系、围术期血糖控制与伤口愈合的关系及围术期气道管理与术后肺部并发症的关系等。麻醉医师需要探寻上述及其他并发症的病因，以及改进术中和术后的管理策略以减少不良预后。另一方面，麻醉医师要参与患者术后康复计划的制订，并关注患者的远期转归。

（二）围术期医疗中的协调性工作

围术期医疗管理需要一个庞大、复杂的综合团队，围术期医学需要所有医疗服务提供者之间团结协作，每一位医疗服务者对患者医疗管理都是至关重要的。如何有效协调患者与医疗团队、不同专科医护间医疗服务及不同阶段的医疗服务以达到围术期医学目标是一个重大挑战。麻醉医师作为团队中的重要组成部分，因熟悉围术期医疗中的各个环节，故具备实施协调工作的优势。良好的医疗协调服务也是优化医疗服务能力、提高医疗服务效率，最终实现患者的医疗目标的重要因素。

（三）数据分析和医疗评估

现代围术期管理还要求获得围术期管理的运行细节、临床疗效和医疗经济等方面的数据，并对这些数据加以分析、解读，为构建围术期医疗管理模式的评估体系并持续改进提供支撑。

三、围术期医疗的当前管理模式与未来发展方向

围术期医疗管理是一个复杂的医疗体系，涉及多个学科的医师和其他从业人员；而在不同的医疗环境及不同的患者群体中，需要适配不同的围术期医疗管理模式。因此，围术期医疗管理模式强调以下3个因素：①医护人员熟悉纳入当前模式患者的围术期医疗的所有诊疗程序，包括特殊的手术操作；②要求围术期医疗管理团队所有成员团结协助、通力合作，积极参与当前管理模式；③对当前管理模式的评估体系，包括临床疗效和社会效益两个方面的评估。国内外经过多年探索，曾经开发出以内科医师管理复杂慢性疾病和合并症为基础的"医疗之家模式"和以外科医师管理急性内科疾病为基础的"外科医师模式"，由于这两种模式并非基于接受外科治疗的患者为

主体,并没有得到大范围的推广。目前正在践行的围术期医疗管理模式有加速康复外科(enhanced recovery after surgery,ERAS)模式和围术期外科之家(perioperative surgical home,PSH)模式,尤其是 ERAS 模式(本书第五十二章有关于 ERAS 的全面论述)已在国内得到了快速推广并取得了良好的社会及经济效益,因此本章主要讨论目前正在践行的 ERAS 和 PSH 模式。

(一)ERAS 模式

ERAS 模式是对接受重大手术患者进行的一种创新性围术期管理医疗模式范例。ERAS 以循证医学证据为基础,通过外科、麻醉、护理、营养等多学科协作,优化覆盖从门诊至术后康复的全程围术期管理的临床路径,旨在通过调控患者围术期各种不良应激反应、炎症、睡眠障碍、营养等,以促进患者早日康复并改善短期及远期预后。ERAS 模式的重点是多学科协作的围术期医疗管理方式,其核心是强调以患者为中心的诊疗理念。众多研究显示,ERAS 相关路径的实施有助于提高外科患者围术期的安全性及满意度、缩短术后住院时间,并减少术后并发症的发生。中国已于 2018 年和 2021 年发布了两版《中国加速康复外科临床实践指南》,指导中国特色的 ERAS 模式健康有序地开展。

(二)PSH 模式

PSH 理念由美国麻醉医师协会(American Society of Anesthesiologists,ASA)专家委员会于 2012 年提出。PSH 的核心内容是以患者为中心、麻醉医师和多学科为主导的团队协作,强调整个围术期内最大限度地优化多学科资源,为手术患者提供全程、连续性的医疗服务和健康指导。PSH 的一个重要创新点在于将患者纳入医疗团队,通过健康教育和健康指导促使其成为 PSH 团队的核心成员,从这个角度来说,PSH 更加符合围术期医疗服务向健康服务过渡的理念。

PSH 的目标是:提高临床医疗服务质量、降低医疗费用和改善患者健康。但是在实施 PSH 模式时,并没有可以遵循的单一模式或具体操作指南,也难以确定哪一个专科医师成为 PSH 主导者,因此在 PSH 模式下,医疗团队间的沟通和协作就显得尤为重要。临床实践中,即使麻醉科医师在规划和执行的整体医疗方案中承担主要作用,也要根据患者的临床专科情况征询其他医护人员的诊疗建议和意见。

虽然 PSH 和 ERAS 方案的目标有相似之处,但是 ERAS 旨在调整手术的医疗管理模式,而 PSH 的涵盖范围更广泛、宗旨更贴近理想目标。

人口老龄化的加速、医疗支付方式的改变、医疗团队疾病治疗理念的更新和人民舒适化医疗的需求等为围术期医学的发展创造了契机。高效的围术期医学管理模式是基于强大的多学科医疗团队全程通力协作、持续提供健康指导和医疗服务,麻醉医师是围术期医疗团队的重要组成部分,由于其医疗技能的多样性和熟悉手术室运营的各个环节,故麻醉医师具备主导围术期医学模式的条件。因此,我们应该结合我国国情和各个医院的实际情况,学习和拓展围术期医疗的新模式,充分利用有限的医疗资源,努力探索以患者为中心,创建符合我国国情的多学科协作的围术期医学新模式,并在践行围术期医学模式中,加快麻醉学向围术期医学转变。

(罗爱林)

思 考 题

围术期医学的核心要素是什么?围术期医疗当前的医疗模式未来的发展方向是什么?

知 识 拓 展

全身麻醉在临床应用有 170 余年了,但全身麻醉机制仍不明。阐明全身麻醉(全麻)机制始终是麻醉学科的核心科学问题。一直以来，国内外学者历经尝试，提出了脂质学说、蛋白学说、神经网络调控学说等，但仍因缺乏证据而受到质疑。随着全球"脑计划"的推行，意识的生物学基础研究取得了重大进展，这为探究全麻机制的神经生物学机制奠定了基础；同时，实时脑成像技术、多组学整合分析及光遗传学等技术的联合应用也为全方位研究全麻机制创造了条件。

推 荐 阅 读

曹君利, 董海龙, 方向明, 等. 2018. 麻醉学亟待解决的十大科学问题 [J]. 中华麻醉学杂志, 38(1): 4-7.

董海龙, 曹君利, 姚刚, 等. 2022. 麻醉学的关键基础科学问题: 第 294 期双清论坛的解读与剖析 [J]. 中华麻醉学杂志, 42(1): 3-11.

中国医疗保健国际交流促进会围术期医学分会. 2020. 多措并举加快麻醉学向围术期医学转变 [J]. 中华麻醉学杂志, 40(11): 1309-1312.

中华医学会外科学分会, 中华医学会麻醉学分会. 2021. 中国加速康复外科临床实践指南 (2021)(一)[J]. 协和医学杂志, 12(05): 624-631.

第二章　麻醉安全与质量管理

麻醉学是重要的临床医学学科，在保障患者安全、舒适化医疗等领域发挥着关键作用。安全是临床麻醉工作的核心和基础，麻醉学科应通过麻醉质量管理，不断改善患者转归，完善麻醉学科建设，提升麻醉医疗服务能力。

本章将主要围绕概论、麻醉安全与质量控制的内容与评价、持续质量改进以及麻醉质量管理信息化建设进行论述。

第一节　概　　论

一、质量的定义

质量的定义最早源于工业生产领域，美国著名的质量管理学家 W. Edwards Deming 将质量定义为以客户的要求为出发点，产品标准的一致性和可靠性的可预测程度。人们对质量的认识是一个不断发展和深化的过程，早期局限于工业领域的产品，以后逐渐延伸到服务，现在已经扩展到了过程、活动、人、组织等各个方面。质量的定义对指标的测定和改进有影响，每一个行业都应有一个统一的质量定义。

质量在医学卫生领域和其在工业产品的关注点不一样，其更注重于治疗疾病的可能结果，是医院管理、医疗技术等的综合体现。1913 年，美国外科学会成立的"医院标准化委员会"，即现在的联合委员会（Joint Commission）的前身，时任主席的 E. A. Codman 医师提出了患者的最终结局是医院质量的概念，这是医疗卫生行业对质量的最初定义。美国医学研究所（Insititute of Medicine，IOM）对医疗卫生行业质量的定义进行了标准化，在 1990 年发表的《医疗保险：一项旨在质量保证的策略》中将质量定义为"针对个人及人群的卫生服务，使期望的健康结果实现的可能性所增加的程度，并与当前的专业知识相一致"。IOM 对质量的定义在医疗卫生行业已获得广泛接受。

二、质量管理的发展和国内现状

质量管理（quality management，QM）是在工业生产中形成和发展起来的，并涌现出了重要的质量管理理论和学说，包括 W. Edwards Deming 提出的"十四要点"（Deming's "Fourteen Points"）、Joseph H. Juran 提出的质量三元论（质量计划、质量控制和质量改进）和 Feigenbaum AV 提出的全面质量管理（total quality management，TQM）等。20 世纪初，质量管理从工业领域延伸到了医疗卫生行业，Avedis Donabedian 等医疗质量管理先驱不断地将工业质量管理的理论和方法推广应用于医疗卫生行业，从此医疗质量管理从经验转为科学。

麻醉质量管理从最初的质量控制（quality control，QC）逐步演变为质量保证（quality assurance，QA），两者均强调麻醉的结构和结果，是麻醉后用标准判定麻醉质量的合格与否，常带有批判性和惩罚性；麻醉质量管理逐步发展，持续质量改进（continuous quality improvement，CQI）得到了越来越广泛的应用，CQI 更注重的是麻醉的全过程，尤其注重预防质量事故的发生。

我国麻醉学科的发展成绩有目共睹。麻醉科工作范畴不断扩大，临床麻醉已不再局限于手术室内，麻醉学科已发展成为围术期医学，在急救、重症医学、疼痛等领域得到了扩展和壮大。麻醉科已成为保障全院医疗安全的关键学科，麻醉质量管理得到了本学科、全卫生行业乃至社会的广泛关注。2018 年 8 月 8 日,由国家卫生健康委员会联合国家发展和改革委员会、教育部、财政部、人力资源和社会保障部、国家中医药管理局、国家医疗保障局联合发布了《关于印发加强和完善麻醉医疗服务意见的通知》(国卫医发〔2018〕21 号),文件提出以麻醉科医师面临的问题为导向,以满足人民群众医疗服务需求为目标,切实保障麻醉医疗服务质量和安全,进一步加强和完善麻醉医疗服务。因此,我国麻醉质量管理迈入了新的篇章。

从 1989 年浙江省率先成立省级麻醉质控中心,到 2018 年西藏自治区成立麻醉与手术室质量控制中心,全国各省、自治区、直辖市均成立了省级临床麻醉质量控制中心。2011 年,国家麻醉专业质量控制中心(以下简称国家麻醉质控中心)正式成立。质控中心是我国医疗质量管理的最主要的专业管理组织,在卫生行政主管部门的领导下开展工作,是卫生行政主管部门的派出机构。麻醉质控中心通过评估麻醉质量安全情况,提升麻醉从业人员的知识和技能,提高麻醉质量,从而降低麻醉风险,改善患者的满意度,为患者提供优质麻醉服务的同时推动麻醉学科的整体发展。目前国家和各省级麻醉质控中心的工作已有序开展,各种行业标准、麻醉质控指标陆续出台。从麻醉质量指标监测、麻醉人员培训、工作制度建立,到全面推进麻醉质量信息化管理,我国麻醉安全和质量管理迈入了新阶段。实践表明,麻醉科在推动医院工作效率提升的同时也是保障医院医疗安全的关键学科。

三、质量管理的目标

IOM 在 2001 年的报告《跨越全球质量鸿沟,改善全球卫生保健》中列出了质量的 6 个维度和目标,其所提出的目标是质量评估和改进的基础,已经被包括美国医疗卫生质量改进委员会(IHI)在内的许多组织和机构所采用。

IOM 的六大目标包括:安全性、有效性、以患者为中心、及时性、高效性以及公平性。

1. 安全性　在任何时候,避免让患者在治疗过程中受到伤害。伤害可以分为治疗过程错误的伤害(例如用错药物)和整个治疗都是错误的伤害(例如误诊)。医务人员应当提前向患者详细告知医疗方案的风险和获益,医务人员也要向患者告知并发症情况并提供方案,并预防错误再次发生。

2. 有效性　要依靠目前的最佳决策依据和专业知识为患者提供有效的医疗方案,使患者通过治疗获益并避免医疗不足,同时也要避免过度医疗,为不大可能获益的患者提供治疗。

3. 以患者为中心　从患者的视角出发,尊重患者的喜好、需求、信仰和价值观等,并且在医疗决策中充分考虑这些因素。按照 Gerteis 和其同事的观点,以患者为中心的医疗是尊重患者的价值观,在医疗过程中协调治疗和整合医疗服务,如知情、沟通与宣教,以情感支持缓解患者的情绪、减轻不适,必要时也可以要求家人和朋友的参与。总之,以患者为中心的医疗包括患者参与决策制定、拥有医疗文书的所有权、优化时间安排等,其目的是最大限度地降低患者不适等。

4. 及时性　就是减少患者的等候时间,降低延误治疗和医疗负担。长时间等待,会造成治疗的延误,影响患者康复,降低患者满意度。对医务人员而言,医疗设备或者信息获取的延误会降低职业满意度及其工作执行能力。

5. 高效性　就是减少医疗卫生资源的浪费,包括资金、设备、物资、劳动力等。效率评价指标包括平均住院时间、再次住院率以及平均治疗费用等。一言以蔽之,即减少浪费以提高效率,从而提升医疗质量。

6. 公平性　公平医疗包括两个层面:一是人群水平,即不同族群;二是个人层面,包括性别、种族、年龄、民族、教育程度等,二者均不应受到歧视。

麻醉学科应根据自身特点,从麻醉安全的角度出发,以六大目标为宗旨,与其他学科紧密合作,提高麻醉医疗质量。

第二节 麻醉安全与质量控制的内容与评价

一、麻醉质量管理与控制

医疗质量管理的内容涉及所有对医疗质量产生影响的因素和环节。在医疗质量管理工作实践中，目前广泛采用的是美国学者 Avedis Donabedian 提出的 Donabedian 模型，即通过"结构-过程-结局"三维结构对质量管理内容进行划分。

（一）结构管理与控制

结构质量管理是保证医疗正常运行的基础,结构因素包括人员、技术、物资、设备、规章制度等。这些因素可影响医疗卫生系统从业人员的工作方式。结构通常易于观察和评估。

我国在新中国成立后逐渐组建了麻醉科，起点较低。1989 年卫生部发布的 12 号文件才将麻醉科改为临床科室，并提出按照一级临床学科的要求与标准进行建设，临床业务范围涉及临床麻醉、重症监护治疗、疼痛诊疗、急救复苏等门（急）诊和住院服务。实施结构管理的早期，要开展一定规模的调查摸底，确定质量管理的对象和范围，调查可根据内容的不同以不同的形式开展，还要对调查内容进行结果分析，并以此为据制订有针对性的计划和措施。

人员是麻醉质量管理结构指标的重要内容之一，应引起医院层面的重视。在 2018 年《关于印发加强和完善麻醉医疗服务意见的通知》中明确提出三级综合医院麻醉科医师和手术科室医师比例应逐步达到 1∶3；二级及以下综合医院可根据诊疗情况合理确定比例，但不低于 1∶5；专科医院根据需要合理确定比例。同时要更清晰地认识到除了麻醉从业人员数量外，麻醉从业人员的专业水平也是影响麻醉质量的更重要的因素。受历史因素的影响，我国麻醉医师入门起点不一、教育经历不同，麻醉医疗质量基础差。在现阶段，我们要以医学教育和培训为抓手提高麻醉安全与质量，不断完善住院医师规范化培训制度，培养高素质的麻醉从业人员。此外，由各质控中心、医学专业学会、医院开展的继续教育学习班、培训班等也在不断满足麻醉从业人员继续教育的需求，如浙江省临床麻醉质控中心开展的麻醉岗位培训班。

为保证患者安全、降低麻醉风险，应根据实际需求制定麻醉相关设施、设备的基本标准。必需的麻醉监测设备和正确的使用方法能够降低麻醉风险、提高麻醉安全：一方面麻醉科应有必需数量的监测设备，同时建立标准的监测制度；另一方面要对专业人员进行系统培训并常规检测和调控各类仪器设备。所以,麻醉科应有专业人员（可兼职）负责麻醉科仪器设备的日常质控、检查、保养、保修和消毒。贵重仪器应建立专册记录。

（二）过程管理与控制

过程质量管理是对医疗服务各个环节的控制与管理，包括就诊流程环节、诊断环节、治疗环节、护理环节等，是整个医疗服务过程中最关键的内容。为实现良好的过程质量管理，需要有明确的定义及详尽的医疗文书以记录医疗过程中的各个环节。

麻醉的过程管理根据围术期的特点，可分为术前、术中和术后 3 个阶段：术前管理包括门诊评估与伴随疾病的管理、术前准备与访视、麻醉实施方案的制订等；术中管理包括麻醉监测与记录、麻醉的实施和管理、手术安全核查等；术后管理包括麻醉后恢复、术后随访、并发症及不良事件处理、术后疼痛管理、术后康复等。上述各阶段管理均涉及知情同意、文书记录。

根据 2021 年 1 月 1 日起施行的《中华人民共和国民法典》"第一千二百一十九条 医务人员在诊疗活动中应当向患者说明病情和医疗措施。需要实施手术、特殊检查、特殊治疗的，医务人员应当及时向患者具体说明医疗风险、替代医疗方案等情况，并取得其明确同意；不能或者不宜向患者说明的，应当向患者的近亲属说明，并取得其明确同意。"同时要留下相应的文字记录。对于麻醉知情同意，要特别强调麻醉可能发生的并发症、意外（包括死亡风险）、麻醉风险、更改麻醉方式的可能性以及术后镇痛计划，患者或其近亲属须同意并签名确认接受麻醉方案。

医疗文书是对患者诊治全过程的记录，是医师自我保护的重要手段之一。一旦发生医疗纠纷等问题，医疗文书就是医师证明自己的重要凭证。麻醉记录单是麻醉科最重要的医疗文书。2011年卫生部颁布了《麻醉记录单标准》，对麻醉记录单的记录提出了明确的要求。随着麻醉文书信息化的建立，对麻醉记录单的规范有了更高的要求。

（三）结局管理与控制

结局质量管理是通过医疗质量评价结果来反映医疗质量，并促使医疗质量提高的过程，包括医疗质量数据统计、分析和结果应用等内容。结局管理包含医疗对患者产生的所有影响，如健康状况、行为认知的改变以及患者满意度和生活质量等。因为改善患者的健康状况是医疗的主要目标，所以应将结果作为质量的最重要指标。但是，患者的医疗结果受诸多繁杂的因素影响，对医疗结果的分析较为困难，因此往往需要大量的样本人群，按照病种组合进行调整和长期地追踪，并且需要统计学分析才能得到结果。

结局管理中应该采用量化指标来评价结果。国家麻醉质控中心制定的《麻醉专业医疗质量控制指标（2022年版）》为麻醉安全与质量的结果管理提供了科学、规范的考核评估依据。目前全国大部分省、自治区、直辖市都建立了较为完善的质控数据上报制度，部分省市已经建立了麻醉指标上报网站，对医疗大数据分析和应用模式进行不断探索。

二、麻醉质量指标体系

（一）麻醉质量指标的内容

麻醉质量指标的内容根据麻醉质量管理内容，可分为结构指标、过程指标和结局指标三大类。在2015年国家卫生和计划生育委员会就发布了麻醉专业质量控制指标，明确提出了麻醉质量管理的评价内容。2019年在国家卫生健康委员会的指导下，国家麻醉专业质控中心重新修订了指标内容，新版的《麻醉专业医疗质量控制指标（2022年版）》中设立了26项麻醉质量指标内容，进一步深化了麻醉质量管理内涵，涵盖了结构、过程和结局管理的全过程。

国家颁布的指标是质量指标的最基本要求，麻醉科、麻醉质控中心可根据自身实际情况制订有针对性、必要的、可行的指标。建立质量指标的过程是一个反复"制订—实践"的过程，使其完善并能与时俱进。

（二）麻醉质量指标的收集

质量指标的收集可以分为人工采集和信息系统自动采集。随着医疗大数据的推广应用，越来越多的医院开始实现麻醉记录电子化，也开始逐步使用医疗数据信息系统，但较少医院将麻醉信息整合入全院信息系统当中。麻醉质量指标通常需要信息系统的支持，等级医院评审标准不断提高了对麻醉质量的要求，麻醉科应当建立麻醉科质量数据库，定期分析指标及原因，完成麻醉质量安全报告，并制订各项措施提高麻醉质量。湖南、浙江等省级麻醉质控中心在全国率先建立了麻醉质量数据库，对指标数据进行信息化管理，目前各省份正陆续推进数据库建设。

质量指标的上报应具有时效性，以方便及时评估、反馈。一般性结构数据可采用年报的方式，而过程指标和结局指标则建议月报或者季报，尽量达到区域乃至全国上报的一致性。麻醉科应该主动对漏报的数据进行及时补报。目前各省、自治区、直辖市麻醉质控中心应用三级质控网络对数据进行收集，并定期对数据进行下载统计，保证信息的及时性和完整性。

（三）麻醉质量指标的分析与反馈

医疗质量指标的分析通常采用回顾性调查、自我报告和分类目录表格等方式，将大量数据转为有用信息，以麻醉质量数据库为基础对质量指标进行追踪，并将相应结果向医院、员工公开，将质量指标数据反馈给员工个人，往往更有助于员工医疗行为的质量改进。

麻醉质量指标一般按季度分析，各麻醉科、麻醉质控中心对相应麻醉指标信息进行分析，及时反馈，根据结果进行相应改进，形成制度和规范。

第三节　持续质量改进

一、持续质量改进的定义与特点

美国医疗机构联合评审委员会（JCAHO）首先提出了麻醉 CQI。CQI 是在 TQM 的基础上发展起来的质量管理理论，更注重过程管理、环节质量控制。CQI 是以 QA 为基础，应用标准来定义质量。标准可以被定义为可接受的操作水平。例如，头颅外伤评估标准是入院后 4h 内行头颅 CT 检查，但在特殊情况下可能需要更早的 CT 扫描。医疗卫生服务是多环节相互关联的过程，每个过程都会导致不同的结果。CQI 以改变过程为目标，将改进融入过程中，预防质量伤害的发生。

CQI 有七大特点，分别是目的性、持续性、主动性、全过程性、竞争性、创新性和效益性。即以患者为中心，满足患者一切合理需求为目的，开展不间断的活动过程，在工作中找问题，注重过程管理，全过程进行环节质量管理，并不断改进，保持竞争性，在符合标准改进的同时开展创新性改进，最终实现高医疗质量、高患者满意率和高经济效率等。

二、持续质量改进的内容与基本过程

（一）戴明环的定义和特点

改进的过程是通过系统性的科学方法提高效率并改善结果。戴明环（Deming cycle）是 Deming WE 博士提出的，又称为 PDCA 循环或者 PDSA 循环。为解决问题的过程提供一个标准模型，按照"计划（plan）—执行（do）—检查（check/study）—实施（act）"的过程执行，是 CQI 的基本模型。PDCA 循环需要考虑 3 个基本问题使项目有一个清晰的方向：一是我们要改进的目标是什么？即改进的目的。这个目标要具体（specific）、可衡量（measurable）、可操作（actionable）、有关联性（relevant）以及有明确的时间性（time-specific），简称为 SMART 目标。二是如何知道改变是进步的而不是失败？要确立理想的指标，与项目的目的或目标有直接的关联，并保证在过程中获利。指标应尽可能使用定量指标，可以提供反馈，可以知道改变是否改进，也便于交流成功经验。三是做出何种改变能促使改进？一般是观察和模仿别人的成功以及通过头脑风暴获得的改变可以促使改进。对过程及其关键因素的理解越透彻，发生改进的可能性越高。

PDCA 循环的 4 个过程紧密衔接，是利用科学的方法，大环带小环，周而复始地阶梯性上升，每一次循环都上一个新台阶。因此，CQI 是一个永无止境的质量循环管理过程。

（二）PDCA 循环的实施过程

PDCA 循环分为计划阶段、执行阶段、检查阶段、总结和整改阶段等 4 个阶段，8 个步骤（表 2-1）。

表 2-1　PDCA 的实施步骤

阶段	步骤
计划	•分析现状，找出存在的质量问题 •分析产生质量问题的各种原因或影响因素 •从各种原因和影响因素中找出影响质量的主要因素 •针对影响质量的主要原因，制订质量改进的计划
执行	•按预定计划和措施分头贯彻执行
检查	•把实际工作结果和预期目标对比，检查计划执行情况
总结和整改	•巩固措施，把执行的效果进行标准化，制订制度条例，以便巩固 •把遗留问题转入下一个管理循环

对于麻醉安全和质量管理而言，关键在于麻醉从业人员对麻醉质量管理必要性和重要性的认识。CQI 是整个系统和过程的改进，并不是针对个人。只有麻醉从业人员积极参与麻醉质量管理，才能真正落实质量改进计划。所以麻醉从业人员应当进行相关的培训，使其懂得如何参与质量改进并提出合理性建议。麻醉科在实施 CQI 时，应该根据卫生行政主管部门、麻醉质控中心和医院的相关标准、指南等，以及不同阶段的重点管理目标制订计划，并实施总结，不断提高麻醉服务质量。

（三）持续质量改进的其他模型

CQI 的举措除了 PDCA 循环这一改进模型外，还有很多补充，包括精益方法、六西格玛（six sigma，6σ）等，或者两者联合使用，例如精益六西格玛。

1. 精益方法　起源于日本丰田生产系统，其核心主要是用最少的资源获取更多的产出。近期，精益方法在医疗卫生行业取得了成功，最值得称赞的案例是 Virginia Mason 医疗中心，其成功将"丰田生产系统"的精益管理方法移植到医疗卫生系统，形成了 Virginia Mason 生产系统，就是通过不断改善达到避免浪费、提高效率、减少偏差。

精益方法改进有 5 条原则：一是价值，就是患者需求。例如 Virginia Mason 医疗中心对所有过程都强调"患者第一"。二是价值流，就是最终达到满足患者需求的所有活动。例如麻醉前评估，即从确定手术直至手术当天的全流程（病史采集和体格检查、实验室检查、影像学检查、术前会诊、知情告知等），将过程中的所有步骤进行详细绘制和说明，对过程中所花费的时间进行记录。三是流动，就是让过程中的每个活动都顺畅流动，避免浪费。例如减少不必要的检查使等候时间缩短。四是拉动，就是用患者的需求来拉动生产。例如因手术需求的增加扩充手术间或者增加人员配备。五是尽善尽美，让整个过程继续追求完美，达到最大价值而没有浪费。

2. 六西格玛　六西格玛是当时在摩托罗拉公司任职的工程师 Bill Smith 在 1986 年提出的。六西格玛是以事实和数据为基础，运用统计方法进行分析，不断改善产品的品质和服务，对管理、流程等各要素进行改进，使企业快速增长。六西格玛的核心是追求"零缺陷"，就是一百万件产品或服务中只有 3.4 件次品或失误。

医疗过程允许的失误，几乎是零，远低于六西格玛的标准。Chassin 发现麻醉学科是医疗卫生行业领域最接近六西格玛水平的专业，麻醉导致的死亡率约为 $5.4/10^6$。六西格玛类似于 PDCA 循环，分为 5 个步骤（DMAIC）（表 2-2）。

（1）定义（define）：首先就是发现问题，评估其对患者的影响和潜在的效益。

（2）测量（measure）：对问题进行识别分析，并设定量化指标，应用统计工具进行数据的收集和测量，确定当前的服务质量水平，从而建立可测量的改进目标。

（3）分析（analyze）：通过深入分析获得缺陷的原因，确认与缺陷相关联的关键变量。

表 2-2　精益方法或六西格玛过程中的步骤

步骤	描述
定义	确定改进项目的目标 获得必要的支持与资源，将其放入一个项目组中 建立合适的指标
测量	测定现行系统的基线业绩或表现
分析	检测系统可能的改进区域
改进	通过实施想法改进系统 统计验证改进
控制	新系统制度化并监控其稳定性

（4）改进（improve）：提出解决方案，并分析解决方案的可行性。解决方案要保证能够达到或超过项目的质量改进目标，并确定解决方案成功执行所需要的资源。

（5）控制（control）：上述 4 个阶段的实施使质量得到改善后，在后续过程中，应该采取措施巩固和维持改进后的质量水平，使之获得长期效益。

六西格玛在我国医疗卫生领域使用较为广泛，例如卢爱金等应用六西格玛降低医院护理缺陷发生率；李健等应用六西格玛开展减少退药流程错误等项目。

三、持续质量改进的工具

CQI 过程中使用相应的工具使过程更加快速、更加系统。常用的 CQI 工具包括流程图、检查表、帕累托图（Pareto 图）、因果图、直方图、散点图和控制图七大类。熟练地掌握以上 7 个工具可以解决工作中大部分的质量相关问题。此外，CQI 的工具还有关系图、亲和图（KJ 方法）、系统图、矩阵图、矩阵数据图、箭头图等，但因其适用范围不同，且使用较为复杂，故较少使用。以下将对常用的 CQI 工具进行介绍。

（一）流程图

流程图通过以适当的顺序采用图形方式显示步骤，尽可能详细地描述其过程。一个好的流程图应该显示质量改进团队正在分析的所有过程步骤，确定控制的关键过程点，建议进一步改进的领域，并帮助解释和解决问题。

（二）检查表

检查表有助于按类别分类数据，它们显示了每个特定值出现了多少次，并且随着收集到更多数据，它们的信息越来越有用。应该有超过 50 个观测值可供绘制，以使该工具真正有用。检查表最大限度地减少了文书工作，因为质控员只需在预设的表格中进行登记即可。

（三）帕累托图

帕累托图是以 19 世纪意大利经济学家 Vilfredo Pareto 命名的。他假设大部分财富由一小部分人口拥有，这个基本原则应用于研究质量问题，就是大多数质量问题是由小部分的原因引起的。质量专家经常将这一原则称为 80-20 法则，也就是说，80% 的问题是由 20% 的潜在因素导致的。

帕累托图将数据按层次顺序排列，这样可以首先纠正最重要的问题。帕累托分析技术主要用于识别和评估不合格，它可能是管理演示中最常用的图。

（四）因果图

因果图有时以其发明者的名字命名为石川图，由于其形状特别像鱼，它也被称为鱼骨图。因果图描述了变量之间的关系。不良结果显示为效果，相关原因显示为导致或可能导致所述效果。然而，这种流行的工具有一个严重的局限性，即使用者可能会忽略原因之间重要的、复杂的相互作用。因此，如果一个问题是由多种因素共同引起的，很难用这个工具来描述和解决。

因果图可显示所有影响因素及其与结果的关系，以确定应收集和分析数据的区域。潜在原因的主要领域显示为主要骨骼，例如材料、方法、人员、测量、机器和设计。稍后，描绘子区域。对每个原因进行彻底的分析，可以一一排除原因，并选择最可能的根本原因进行改进措施。

（五）直方图

直方图是在频率分布表中绘制数据。直方图与检查表的区别在于，它的数据被分组到行中，从而丢失了单个值的标识。直方图通常用于呈现质量改进数据，最适用于差异很大的少量数据。在过程研究中使用时，直方图可以显示标准限制，以显示哪些数据部分不符合标准。收集原始数据后，按值和频率对数据进行分组，并以图形形式绘制。

（六）散点图

散点图是显示两个变量如何相关，用来测试因果关系，它不能直接证明一个变量导致另一个变量的变化，只能证明一种存在的关联以及它有多强。在散点图中，水平（x）轴代表一个变量的测量值，垂直（y）轴代表第二个变量的测量值。

（七）控制图

控制图的构建是基于统计原理和统计分布，特别是正态分布。当与过程结合使用时，此类图表可以显示趋势并在过程失控时发出信号。控制图的中心线表示过程均值的估计值，还指出了临界上限和下限，随着时间的推移可对过程结果进行监控，并应保持在控制范围内，如果不这样做，将对原因进行调查并采取措施。控制图有助于确定可变性，因此在经济上可以合理地减少可变性。

四、持续质量改进的信息来源

CQI 的信息来源多样化，并不仅限于某一类。下面介绍几种主要的信息来源途径。

（一）事件报告

患者安全不良事件报告系统是监测患者安全事件和质量问题的主要手段，不良事件报告通常指所有自愿报告患者安全不良事件信息途径的总称，通常由不良事件的参与者提供详细的事件内容。不良事件报告是对未遂事件或不安全情况的一种被动监督的方法。世界卫生组织将不良事件定义为与医疗管理有关的行为造成的伤害，非疾病并发症所致的事件。其中，医疗管理涵盖医疗服务的各个方面：疾病诊断和治疗、参与医疗服务的系统和设备等。不良事件报告应不具有惩罚性，更多的是关注系统而非个人因素。

每个麻醉科应当建立患者安全不良事件报告系统。我国麻醉学科开展患者安全不良事件报告时间不长，2010 年浙江省麻醉质控中心在国内率先建立不良事件和安全隐患上报制度和省级不良事件报告系统，取得了良好成效，此后各省市相继建立了相关制度和系统。2016 年国家卫生计生委员会出台《医疗质量管理办法》，明确鼓励医疗机构和医务人员应主动上报医疗安全不良事件，至此从国家层面将医疗安全不良事件上报纳入了质量管理中。虽然目前大多数科室有不良事件上报的制度和流程，但由于各种原因许多不良事件并未上报。科室除鼓励、无惩罚上报以外，还可以通过信息化自动捕获不良事件、投诉事件等获得信息，通过分析进行评估、改进。

我们可以从地方、医院等层面获得发生较为频繁的不良事件（如导管意外拔出、坠床等）。发生频率较低的不良事件可以从国家或者国际更高的层面获得，如美国麻醉医师协会的麻醉事件报告系统关注罕有发生的麻醉相关事件。部分国际医疗安全不良事件报告系统可在文献中进行分析并提供重要的信息，例如英国患者安全事故管理系统（patient safety incident management system，PSIMS）和澳大利亚事故监视研究。这些系统都是 CQI 项目的来源。

目前仍有许多不良事件和安全隐患事件漏报。事件上报主要是当事人，可能是医师、护士，也有可能是其他工作人员。对所有员工进行教育培训，并定期开展调查，了解他们的想法，可能有助于他们主动上报不良事件。

（二）发表的文献

文献回顾可以为某一特定领域的 CQI 提供想法和指导信息。例如，临床 CQI 项目的主题确定后，应进行文献检索，确定是否开展过类似 CQI 项目并是否取得成功。部分文献也可提供相应的指南和循证实践经验作为 CQI 项目的基础。

（三）结局研究

结局研究是对不同过程决策或不同医疗服务结局的差异进行比较。结局研究是通过确定医疗服务中的差异来判断其是否可改善麻醉患者的结局。结局研究的关键问题是调整风险，这需要强大的数据库和统计方法进行支撑，为实现这一目标，可以成立专门为研究、基准测试和质量改进的注册中心数据库。例如美国麻醉医师协会（ASA）通过从电子麻醉数据系统中直接抓取特异性的数据，建立了麻醉质量研究所（AQI）及国家麻醉临床结局注册系统（NACOR）。这些资源正在不断积累并持续改善麻醉结局。

（四）等级评审及检查

国家医院分级管理标准是我国医院实现标准化管理的客观依据。浙江省医院等级评审标准（2010 年版）率先将 CQI 纳入了评审标准中，用以指导医疗机构开展相关项目的 CQI。国家卫生健康委员会（国家卫生健康委）2020 年发布的《三级医院评审标准（2020 年版）》，围绕"医疗质量安全"这条主线，以日常监测、客观指标、现场检查、定量与定性评价相结合，指导医疗机构常态化开展 CQI。医院评审标准项目常可用于医疗机构的 CQI 项目。

各省级麻醉质控中心也常根据地区的情况制定相应的专业质控检查标准和报告，可以作为区域性的 CQI 标准。

（五）国家质量指标

国家质量指标也是 CQI 主题的来源之一。2021 年起，国家卫生健康委开始每年发布国家医疗质量安全改进目标。国家医疗质量管理与控制信息网（NCIS）和各省级麻醉质控中心均会收集麻醉专业质量指标数据。因此可以结合国家质量举措和本专业核心质控数据，开展国家或者区域性 CQI。

国家麻醉质控中心、中华医学会麻醉学分会等国家专业组织制定的我国麻醉学领域的相关指南和专家共识，可以作为 CQI 举措的依据和来源，其覆盖一系列实践活动，包括术前禁食禁饮指南、困难气道管理指南等。

国际质量改进组织也会公布一些循证实践和结局的报告，也可以作为 CQI 的标准，从而推进我国麻醉质量的提升。

第四节　麻醉质量管理信息化建设

一、麻醉质量管理信息化建设的意义

信息化是当今世界经济和社会发展的必然趋势，信息化水平已成为衡量国家和地区综合实力的重要标志。现代企业质量管理利用信息化将质量信息高度集成，对海量信息进行实时处理，从而完成质量的全过程管理，不断提升企业产品质量。同样，随着医院信息系统（hospital information system，HIS）、电子病历（electronic medical record，EMR）等信息化建设的成熟，医院管理也实现了全环节质量管理，可以进行全流程的信息采集、归纳，以及对庞大数据进行分析，及时发现问题并改进，从而促进了医疗水平的不断提高。医疗卫生行业越来越重视信息化建设，2016 年国家卫生计生委颁布的《医疗质量管理办法》强调了应充分发挥信息化手段在医疗质量管理领域的重要作用。但是不同地区、医疗机构之间的管理能力、技术水平发展不一，受客观条件的限制，信息化建设情况差距较大。

麻醉学科是高风险科室，质控管理工作涉及范围广泛，影响因素复杂，全过程管理尤为重要，依靠传统的管理手段无法实现。《关于印发加强和完善麻醉医疗服务意见的通知》明确要求麻醉学科"应用信息化手段加强麻醉信息的收集、分析和反馈，持续提升麻醉医疗质量。"麻醉医疗质量信息化建设已经成为各医疗机构麻醉科、麻醉质控中心工作的重要内容和发展趋势。

二、麻醉质量管理信息化建设的内容

（一）质量管理的信息化建设

目前很多医院陆续建立麻醉信息管理系统（anesthesia information management system，AIMS），但大部分仍只是简单的文字处理、数据汇总等"孤岛式"信息处理，并没有和其他系统有统一的数据接口，信息收集并不全面。建立三级麻醉质控信息中心，可以实现一定范围内的医院信息统筹、共享及集成，并可加强信息的传输。目前部分省份、地区已经建立了三级麻醉质控信息系统，但仍没有国家层面的麻醉质控信息系统，目前仍通过传统的方式进行信息收集、分析和反馈。近年来，国家麻醉质控中心正在努力建立国家级质控信息系统，以促进我国麻醉质量的评价和改进不断发展。

麻醉质控信息系统是在完善的三级质控评估体系基础上，统一质控信息的标准，并定期对信息设备、数据等进行核查以保证信息采集的准确性，同时要对质控信息平台的所有人员进行信息安全管理，分级授权，以保障数据安全。质控信息系统要不断改进，适应新的麻醉管理要求，不

断提升质控信息管理水平。

除质量指标的信息化建设外，麻醉质控信息化建设应覆盖到麻醉质量管理的各个领域，包括药品管理信息化、设备耗材管理信息化、麻醉管理过程信息化等。根据国家公立医院绩效考核的要求，医院管理手段正在不断提升，目前部分医院已经在药品、耗材等管理上开始使用信息手段，提升了管理能力，如耗材 SPD 管理。麻醉科是医院使用麻醉药品、耗材量较大的科室，应用信息化手段精细化管理麻醉药品及耗材，有助于减少人为浪费、避免药品流失等。

（二）信息安全的防范

麻醉质控信息化已逐渐从传统的"孤岛式"向"区域化"发展，为麻醉质量管理提供了重要支撑。信息化安全认知、信息安全的重要性、安全系统建设、信息技术人员等在一定程度上也会对质控信息化发展产生重要的影响。因此，保证信息安全应该引起高度重视。

医疗信息安全主要集中在医疗信息系统安全、互联网信息安全、医疗数据信息安全、应用系统信息安全等多个方面。我们要加强人员安全培训，特别是医疗人员对信息安全重要性和防范的培训，避免人为信息安全泄露。各麻醉科、麻醉质控中心乃至国家层面要建立一套完善健全的多层级医疗信息安全防护管理制度，明确人员责任，以防范为主，全面监督与完善监管机制。在此基础上要建立安全系数高、处理能力强的安全网络，定期检查，排除安全隐患。加强信息系统安全防范，须注意用户权限分级管理、安全登录等问题，在保障数据安全、真实的同时，确保数据的隐私保护和安全。

三、麻醉质量管理信息化建设的发展与未来

随着信息技术领域的发展，AIMS 将高度智能化，其能为麻醉管理全过程提供决策帮助，是一个能与麻醉科医师充分交互并为麻醉科医师提供指导和帮助的高度智能化系统。例如 AIMS 可对患者生命体征及监护数据的异常进行及时的识别，自动报警并分析可能的原因及提供解决方案以便医务人员快速做出决策。

近年来无线医疗技术、物联网技术逐渐成为医疗信息技术的重要内容。随着麻醉医疗服务区域范围的扩大，AIMS 因其有线局域网的限制使其在病房等领域的应用受到限制，使用无线网络通信技术则成为必然。使用便携的无线通信移动设备，不仅可以及时提供麻醉质控信息，方便数据管理，而且可提高人员工作效率，实现实时记录、传输和反馈。目前个别省份已经建立无线镇痛系统，实现了术后镇痛的无线信息管理，使术后镇痛管理更加便捷、有效、安全。

在国外，患者个人医疗信息都统一、规范地存储于各级医疗信息平台，可达到区域内信息资源的共享，实现了整个医疗流程以患者为中心。麻醉科医师可以通过信息化平台进行不同医院间的交互查询，以了解患者的相关医疗信息，简化医院间的信息交流，实现医疗信息资源的有效利用，还可以有效控制医疗成本，减轻医疗负担，减少医疗隐患，进而提高医疗工作的效率和质量，提升医院的整体管理水平。目前我国已开始实行检验信息和影像学信息的共享，相信不久的将来，也能完全实现患者信息资源的全共享。

个别省份已经建立了质控系统云平台和 APP，使质控信息输入端多样化和便捷化，加强了质控数据的信息公开与双向交流。这是基于电子信息化体系提出的一种全新的医疗质控理念和模式。

总之，高度信息化建设将使麻醉质量日常监管与培训督查更加智能化，是未来麻醉医疗质控管理的发展趋势，必将快速推动麻醉医疗管理水平、麻醉医疗技术水平的提高，也是构建数字化医院的标志之一。麻醉安全与质量管理是一个持之以恒的过程，从质量指标数据中获得相关证据，进行 CQI，提升麻醉质量，是患者在围术期中获得最佳医疗实践的基本要求。

（严　敏）

思 考 题

1. 某麻醉科发现入麻醉恢复室（postanesthesia care unit，PACU）的患者低体温发生率较高，影响了患者转归，该如何改进？

2. 如何提高麻醉科质量改进成效？

3. 你在麻醉科质量信息化建设中的想法有哪些？

4. 请说出 CQI 项目中伦理问题的思考。

知 识 拓 展

临床医师需要掌握 CQI 的必要技能。美国医学研究生教育认证委员会（ACGME）对住院医师提出了六大核心竞争力，其中一条就是"基于实践的学习和改进"。在实习生、住院医师培训中，将 CQI 培训纳入其中有利于提高一线医务人员对质量和安全的认识，有助于更好地进行系统的改进。

很多 CQI 项目仍在不断地改进和实践着。我们需要研究哪些是临床实践认为有效的质量指标，学习如何确保项目实施被所有的患者都接受，更需要创新研发适用于多学科的信息系统。麻醉医师和麻醉专业需要与质量领域的专家和机构合作，研究新的指标和实施方法，降低项目实施的难度，提高可行性和有效性。很多 CQI 的伦理问题逐渐显现，CQI 项目一般是不需要人体研究项目审查环节的，但是目前 Hastings 中心指出，一些 CQI 项目可能存在患者的安全隐患，需要接受伦理审查。

推 荐 阅 读

中华人民共和国国家卫生健康委员会 . 2022-12-6[2024-5-8]. 三级医院评审标准 (2022 年版) 实施细则 [EB/OL]. http://www.nhc.gov.cn/yzygj/s3585/202212/cf89d8a82a68421cbb9953ec610fb861/files/fdf980a09394458daa6a04a6de6b11b5.pdf

中华人民共和国国家卫生健康委员会 .2024-7-23[2024-8-1]. 中华人民共和国卫生行业标准：WS 329-2024, 麻醉记录单 [EB/OL]. http://www.nhc.gov.cn/wjw/s9494/202409/a8de1168fa7d44a48d1cf10c6191a821.shtml

WHITLOCK EL, FEINER JR, CHEN LL. 2015. Perioperative mortality, 2010 to 2014: a retrospective cohort study using the national anesthesia clinical outcomes registry[J]. Anesthesiology, 123(6): 1312-1321.

第三章　麻醉与模拟医学

现代模拟技术用于医学教育是近年来医学教育技术和方法的重大进展，在各类医学人才培养中，不但可以起到缓解教学资源不足的问题，更可以起到提高医疗质量和医疗安全性的作用。目前在我国的医学教育体系中，由于国家层面的重视，模拟教学在近几年得到了快速发展，但在教学理念的更新、课程建设与推广、师资的培养等方面还存在着诸多问题，值得去不断思考和改进。

本章着重探讨模拟医学的发展历史、学习理论、常见技术和方法以及模拟医学在麻醉学中的应用和前景，解决研究生培养过程中教学资源不足的问题，通过模拟教学可使学员缩短临床实践学习曲线，提高医疗安全性，拓宽科研视野。

第一节　模拟医学概论

一、模拟医学与患者安全

当前，医疗技术在不断地进步与专业化，同时还伴随着各种复杂疾病的演变、人口老龄化、劳动力短缺等因素，这不仅改变着医患关系，也改变着医务人员之间的关系，医院医疗系统日益复杂化。医疗系统的日益复杂和专业化必然导致各种犯错风险，从而影响患者预后。2000 年，美国医学研究所的报告指出，在美国医疗差错可导致每年多达 98 000 例的院内死亡病例，而且，每年至少有 150 万例的医疗差错其实可以避免。

模拟医学（health simulation）提供了一种全新的改进思路，它通过模拟技术创设高仿真模拟患者和各种医院工作情境，可以让医学专业人士反复练习，并且可以安全地创造及管理医院较难遇到的、具有挑战性的复杂情境，从而可以减少患者暴露于潜在医疗差错中的风险。受训者可从中获得技术技能与非技术技能（non-technical skill，NTS）训练。技术技能作为一种个人的技能主要用于完成一些特定的任务，如诊断和治疗程序。临床工作经常涉及交流和团队合作等，需要对许多临床迹象做出快速判断，如果受训者只具备技术技能，他们仍可能无法正确和安全地采用这些技能应对许多复杂的临床事件。通过模拟医学，受训者也可在模拟系统中进行 NTS 的培养，NTS 包括领导、团队合作、沟通、决断等能力，这些对保证医疗安全非常重要。

二、模拟医学的发展历史

早在宋朝时期，我国就有了模拟医学的理念——采用针灸铜人进行针灸教学。铜人是男性模型，立正姿势，两手平伸，掌心向前，身高五尺三寸，约合 1.73m。铜人铸成前、后两部分，装有特制的插头，可以进行拆卸组合。铜人标有 354 个穴位名称，所有穴位都凿穿小孔。"内为腑脏，旁注溪谷，井荥所会，孔穴所安，窍而达中，刻题于侧。使观者烂然而有第，疑者涣然而冰释。"铜人拆开后，可以看到体内木雕的五脏六腑和骨骼，栩栩如生。这样既适用于针灸学，也适用于解剖教学，比西方的解剖医学早了近八百年。据史书记载，针灸学考试时，会在铜人身上涂满黄蜡，以封住每个穴位，考生看不见具体的穴位，只能靠平时的功底扎针，穴位扎准了，就会针入水出（一说针入汞出），扎得不准，透过黄蜡后，针就扎到铜皮了，自然不会有水流出。

18 世纪初期，法国巴黎的一对父子通过一具人类骨盆和一个死去婴儿开发了一个分娩教学模型。这个模型主要用于向助产士传授接生方法，结果明显降低了婴儿死亡率，这也是利用模拟医学理念改善医疗效果的典型案例。

心肺复苏（cardio pulmonary resuscitation，CPR）人体模型的开发是现代模拟医学的起源。20世纪 60 年代，挪威麻醉医师推动挪威塑料娃娃和玩具制造商 Asmund Laerdal 设计和生产了人体躯干模型——Resusci-Anne®。迈阿密大学的 Michael Gordon 开发了心脏病患者模拟器——Harvey®，是现代模拟医学发展的另一次飞跃。Harvey® 能够通过呈现不同的听诊结果、血压和脉搏检查结果来模拟心脏疾病。这种设备现在仍在很多医学院校发挥作用，帮助心脏病领域内的诊断教学。纽约神经学研究所的 Howard Barrows 博士最早开始训练健康演员来模仿各种疾病状态，于 1964 年开始使用标准化病人（standardized patients，SP）用于模拟教学。

20 世纪 80 年代和 90 年代，随着计算机硬件和软件的更快速发展，模拟器的复杂性和能力也随之演变。斯坦福大学的 David Gaba 及其同事开发出了综合性麻醉模拟环境（CASE）®。这种工具不仅可与人体模型进行交互，还包括一个计算机控制的波形发生器，可以产生在麻醉状态下患者监护仪上见到的所有信息，让学习者在一组预先设定的环境或条件下应用已经掌握的技能和信息。这种类型的模拟立即被用于麻醉危机资源管理（crisis resource management，CRM）培训等工作。

随着计算机功能的不断进步，一些新技术，如虚拟现实（virtual reality，VR）、增强现实（augmented reality，AR）和混合现实（mixed reality，MR）等已融入模拟中。VR 是一种完全沉浸式的体验，通过头戴式显示器或耳机，用户可以体验一个由计算机生成的图像和声音世界，在这个世界里，数字物体可以通过触觉控制器来进行操控。AR 是将数字信息叠加在现实世界元素上，AR 可使真实世界在模拟中处于中心位置，但通过对计算机补充的新信息分层来对它进行增强，从而对现实世界进行补充，AR 允许与数字元素进行数字互动，也允许与现实元素进行实体互动。MR 是将真实世界和数字元素结合在一起。在 MR 中，用户可以使用新一代传感和成像技术，与实体和虚拟物品和环境进行交互和操作。MR 可以让用户看到并沉浸在虚拟世界中，同时与现实世界中的物品以及数字物品进行实体互动。因此，MR 打破了现实和想象之间的界限。例如，MR 超声模拟系统允许用户将经胸和（或）经食管的超声波探头置入人体模型中，像在床旁那样操作探头，并探讨探头操作将会如何影响计算机监视器上显示的超声图像，该系统有助于获得超声探头操作技能和各种病理学检查方法，同时起着诊断训练器和任务训练器的作用。

三、模拟医学学习理论

模拟教育提供了理想的体验式学习环境，得到了体验式学习、建构主义和行为主义等学习理论的充分支持。基于这些理论，模拟教学和相关的复盘（debriefing）可以充分利用学员对其自身行为进行挑战，从而通过认知、情感反应调节，促使学员认知与技能水平的提高。

（一）体验式学习理论

体验式学习方式包含感受、感悟、感动等体验性特征、模拟游戏、角色扮演、情境表演等体验性行为、体验性情境。体验是教学主体，即学生的体验，主体体验的过程同时也是主体参与的过程。

美国组织行为学教授大卫·库伯概括出了体验学习的基本特征："体验学习是作为一个学习过程，而不是结果；是以体验为基础的持续过程；是在辩证对立方式中解决冲突的过程；是一个适应世界的完整过程；是个体与环境不断地交互作用过程；是一个创造知识的过程。"库伯强调通过系统的情境设计，可把学习者导入学习情境之中，让他们"身临其境"地体验学习，如用手触摸、用眼观察、用耳倾听、用鼻嗅闻、用脑深思，从而产生更具体、更明确的感动和体悟。库伯的体验式学习周期中，学员可通过周期的 4 个相关阶段得以进步：具体经历（一件事情）、反思观察（发生了什么）、抽象概念化（学到了什么，对未来有何启发），以及主动试验（将采用何种不同的做法）。模拟医学通过模拟的方式给学员创造了具体的经历，而后在老师的引导下或通过自我反思观察，将抽象概念化形成经验，再将这些经验用于下一阶段的学习或工作当中。

（二）建构主义理论

建构主义学习理论是以学生为中心的多种教学方法和技术的基础。建构主义学习环境提供有关知识构建过程的经验，鼓励学员对知识建构过程的意识，即反思。模拟因其高度的体验性、强调精神与躯体活动且提供反思机会而契合建构主义理念。当学员尝试理解模拟活动并将体验转化为学习时，其进步来源于自身想法、动机与既往经验。以建构主义的方式进行复盘能够促进对于理解认知的引导。

体验式学习理论和建构主义学习理论之间有直接相关的联系。在建构主义中，学员在学习过程中建构知识，在个人经验及既往知识和经验基础上对新知识的含义进行判断，而这就明确了学员既往知识和经验以及他们建构新知识过程中的重要关系。建构主义模式中，学员在教师的指导下与既往知识建立起有意义的联系，继而开始为他们自身建构新知识。

（三）行为主义理论

行为主义学习理论又称刺激-反应理论。该理论认为，人类的思维是与外界环境相互作用的结果，即形成"刺激-反应"的联结。行为主义学习理论应用在模拟医学，要求教师掌握塑造和矫正学员行为的方法，为学员创设一种模拟环境，通过模拟的行为，尽可能在最大程度上强化学生的合适行为，消除不合适行为。从行为主义学习理论视角来看，模拟教学中有效学习的基本原理就是模拟环境的刺激与学员反应之间的有效联结造成行为的预期发生；对于有效学习的条件，行为主义理论更加强调学习者的外部条件，如模拟环境、刺激等的作用。

在模拟环境中，随着一种积极的行为——应答互动不断重复完成，该行为将更快地被学员掌握和保留，这就是刻意练习（deliberate practice）的过程。这个过程中学员在模拟情境中的表现通过朝着预期目标进行专业性反馈得以促进。有效的刻意练习包含足够频率的练习以及有效的反馈。刻意练习适合技术性技能的提升，故模拟医学常使用刻意练习的理念。

四、医学模拟教学的常见技术和方法

模拟医学不限于模拟病人的模型，还包括各种模拟方式。从技术的角度来看，模拟技术的分类常基于患者、基于人体模型、基于设备和基于屏幕四大类。麻醉领域常应用标准化病人、部分任务训练器（part task trainers，PTT）、模拟人、计算机控制模拟器或者混合模拟器。

标准化病人又称模拟病人，即选择正常人或患者，经过一定的专业规范化训练，能模仿病人的临床症状、体征和病史，主要用于教学、考核查体及采集病史等临床技能。麻醉常用于术前访视、告知坏消息等需要沟通的环节。

PTT 被广泛应用于临床技能培训，让学员原本需要在实际临床场景中尝试进行的技能在模拟环境中进行其核心操作环节的训练，从而习得相应的临床技能，如气管插管模型可用于气管插管训练。

医学模拟人具备教育目的所需的部分或全部解剖结构，其外形和配置会因其用途和价格有所不同，满足特定需求的模拟人与上文提到的 PTT 存在一定的交叉。模拟人一般有较高的仿真度，高端模拟人如 SimMan 3G，可提供脉搏、血压等生理参数设置功能，可根据预先设定好的模拟场景或针对学员的行为做出反应，适用于复杂的情境模拟当中。

计算机控制模拟器属于虚拟环境，学习者常用来熟练那些不能实际操作的设备。例如超声断层解剖数字人教学系统，它由人体模型、模拟超声探头与系统主机构成。使用模拟探头置于人体模型表面，便可实时获得对应人体部位的高清断层解剖图像，并且人体断层解剖模型可任意角度旋转，连续动态呈现。

混合模拟器把 SP 同 PTT 结合起来，能够进行情境式学习。例如可将动脉穿刺的 PTT 与 SP 结合使用，在培训学员动脉穿刺这一技术性技能的同时，可以培训其医患沟通能力。

第二节　模拟医学在麻醉学中的应用

一、麻醉学的特殊性

麻醉学作为一门重要的临床医学二级学科，是历史上最早致力于提高患者医疗安全的医学专业之一。在患者安全问题上，麻醉学处于世界公认的领导地位。即便如此，麻醉学本质上仍是一门极具风险与挑战的学科，这源于麻醉学科独特的内在特性以及麻醉学科复杂、动态的工作环境。

关于麻醉学科复杂、动态的工作环境，Orasanu 与其同事描述了麻醉学的一些特性，正是这些特性导致了麻醉复杂、动态的工作环境，具体如下。

1. 非良构问题　首先，诸多麻醉问题的性质和目的是不明确的，其原理未知或模糊不清；其次，真实环境中的麻醉手术不是一个单一的问题，往往需要麻醉医师和外科医师共同决策；另外，患者的生理情况也并非独立的随机变量，而是与先前的决策和治疗密切相关。

2. 动态变化的不确定性　术中麻醉的患者处于不断变化的状态中；即使有各种预防措施，但仍有一些事件无法避免，如医疗操作中不可避免的不良反应（如手术损伤、术中失血、过敏等）；即使有各种监测设备，但麻醉医师必须通过主观的临床观察和电子监测设备的数据来推断患者的真实状况，而往往这些数据并不完美，尤其是使用无创的方法进行测量时，易于受到各种电子和机械的干扰，且受仪器制造和解读误差的影响；并且，即使麻醉医师知道患者的确切状态，患者对干预的反应也是不可预知的。

3. 时间压力　由于手术室资源有限，要求高效利用手术室，加快手术周转，会给麻醉医师造成持续的时间压力，而且每个病例的病情瞬息万变、发展迅速且必须及时处理，由此会产生更强的瞬时时间压力。

4. 变化的、难以界定的或相互冲突的目标　病例管理的多个目标，如血流动力学的稳定性、为外科医师提供好的手术条件、麻醉的迅速苏醒可能相互冲突，外科医师的目标有时会与麻醉医师的目标相冲突，所有这些目标在手术过程中都会随着患者情况的动态变化而变化。

5. 短效的行动反馈环路　麻醉医师行动的时间常数和其效应都很短暂，要以秒或分来计。决策制定和行动是环环相扣的，并不是在相互独立的环路里执行，下一步行动要通过评估上一个行动/反馈环路的效应来决定。

6. 高风险　即使是健康患者行择期手术，麻醉也会有无处不在的意外、损伤、脑损害，甚至死亡的风险。许多开始看似无害的触发事件，其最终结果常是灾难性的。即使是适当的干预，也会有不良反应，有些不良反应可能还很严重，甚至无法避免。权衡手术与麻醉带来的风险与患者病情本身的风险是十分困难的。

7. 多个参与者　麻醉领域涉及了多个不同专业背景的参与者，每个人都有自己的一套目标、能力和局限性。在有些情况下，人与人之间，包括麻醉人员间或麻醉人员与其他手术室团队成员间的相互关系，都会影响工作环境。

8. 组织目标和规范　麻醉医师的工作要全面遵循手术室、麻醉科、医院及本专业已明确或未成形的规范，有时决策只是为了符合这些规范，即便这些规范不完全是经过麻醉医师认可的，甚至有些规范被认为可能对患者并非最好的。

上述这些特征中有许多都适用于其他医学领域，但麻醉学比较独特的地方在于这些特征都很明显，尤其是其动态变化的不确定性、时间压力和短效的行动反馈环路，使得麻醉危机情况频发，问题错综复杂，处理更具挑战性。

鉴于上述麻醉学科独特的内在特性以及麻醉学科复杂、动态的工作环境，麻醉医师的职业领域同样极具挑战性。要成为一名优秀的麻醉医师，不仅要具备深厚的麻醉学相关理论知识，还要掌握包括内科、外科、急救重症等多学科知识，同时还要具备熟练且扎实的临床实践技能。除了知识与技能之外，还需要根据患者的具体情况，制订全面和合理的治疗管理计划并有效执行、动态调整。要实现这些，还需要掌握一整套诸如沟通交流、团队合作、领导力、资源管理与计划、风险评估与决策、形势觉察与判断等非技术性技能。除此以外，还需要保持学习新知识和新技能的能力，以利于持续的知识更新。这些能力的获取及保持，都需要麻醉医师接受大量的教育培训。

二、麻醉学研究生教育的现状

麻醉学研究生教育已具备了很强的经验基础。研究生期间，住院医师不仅要通过参加讲座、与导师和同行讨论来进行学习，还要在导师的指导下管理患者，进行实践训练。导师也要在重要的技能和工作态度方面起到模范作用，并负责评价研究生在住院医师阶段的学习进展和最终毕业实践考核。这种指导式训练和言传身教结合的方式就是传统的学徒式带教，是大多数麻醉学研究生教育采取的训练方式。

然而，这种传统的麻醉培训模式已经不能满足当前新形势下的麻醉学训练需要。首先，住院医师在理论学习与在真实患者身上的实践操作之间往往没有一个良好的衔接，这造成了住院医师无法有效熟练运用临床技能并学以致用；其次，在传统的教学模式下住院医师的经验和成长很大程度上依赖于导师的个人特质，并且缺乏对交流能力、领导才能、团队合作、形势觉察等非技术性技能的训练，即使住院医师能够在导师的监督下处理日常情况，但导师很难预测和判别住院医师是否具有独立执业能力，是否具有独立识别和处理罕见及危重事件的能力；再次，某些案例在住院医师培训期间是罕见的，难以获得充足的处理经验，例如麻醉科住院医师很少看到一个恶性高热、羊水栓塞、气道火灾或确诊嗜铬细胞瘤的病例，但麻醉医师又必须熟知并能识别和处理这些罕见的可能出现的危及生命的事件；最后，由于公共安全和责任的要求，医疗机构已加强了对住院医师的监督以防止医疗事故的发生，这会导致住院医师一方面缺乏独立实践的机会，另一方面也无法在足够的安全和设施保障下进行临床实践，从而造成临床实践时间、数量及多样性的不足。

可见传统的教学模式存在诸多不足，这种教学模式下带教出来的麻醉医师不能实现标准化，会有很大的随机性和局限性。模拟技术的发展给临床教学带来了机遇，它具有传统教育无可比拟的优势，是实践教学的重要辅助手段，可以创建一个贴近临床的培训平台。

三、技能模拟教学在麻醉学科中的应用

麻醉学科是对其"专业手艺"有明显要求的学科，在麻醉医师的执业生涯中，不论是基础或是高级技术性"专业手艺"，技能的习得与保持都非常关键。临床技能的获得需要经过模仿、操作、精进，保持这样递进的过程才能最终走向成熟。模拟教学有诸多优势，如时间便利性、病例多样性、操作重复性、过程可控性、高度针对性、患者安全性、犯错包容性等，在技能训练方面可以为住院医师提供更多的练习机会。开展麻醉技能模拟教学，进行技术操作的训练，尤其是配合使用特定的专项任务训练设备，能够帮助学习者获取适当水平的技能，现已成为麻醉教学的重要辅助手段。

（一）气道相关模拟教学应用

气道管理是麻醉科医师必须掌握的基本技能之一，麻醉医师通过临床实践几乎每天都在训练，然而对于麻醉新手，或者当麻醉住院医师遭遇困难气道时，气道管理应当被视为高风险事件。因此，开展气道管理训练是麻醉科技能教学计划中最基础的一项教学。气道管理教学几乎涉及临床实际操作的各个方面，包括面罩通气、口咽及鼻咽通气道放置、直接喉镜检查、视频喉镜使用、声门上装置的放置、纤支镜引导气管插管、纤支镜检查、单肺通气以及有创气道建立等。

实现不同内容的教学往往需要具有不同解剖结构和特性的训练设备。市面上的大多数气道训练设备是具有上呼吸道解剖结构的，下颌、颈部都有一定的活动度，可以实现正常通气、口咽及鼻咽通气道放置、喉镜检查和气管插管。改变正常结构可以用于模拟困难气道，包括活动的门齿、

张口度减小，甚至牙关紧闭，以此来增加暴露声门的难度以及模拟不能经口插管的局面；充气气囊可模拟肿胀的舌头或者下咽部；电动或者手动装置限制下颌和（或）颈部的活动度，可用于模拟不能插管甚至是不能通气的情况。模拟的困难气道虽不能准确地重现临床情景，但提供了练习操作流程的机会。

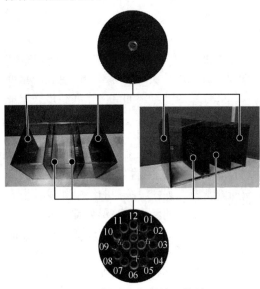

图 3-1　简易支气管镜训练箱

传统的支气管镜训练设备有提供隆突以上水平近端气道的模型，也有简易支气管镜训练箱（图 3-1），可提供类似钟表盘分布的管道，允许学习者练习支气管镜视野下的眼手协调。虽然这类模型不能完全模拟支气管树的解剖，但它们可以实现掌握支气管镜的操作和控制。而基于屏幕的高仿真支气管镜训练设备，包括类似于支气管镜的控制器和基于屏幕的系统，可以从解剖学上展示模拟影像。

环甲膜穿刺和切开模型，可以开展有创气道操作的训练。当然，动物模型也有成熟的运用，完整的猪气管能够提供一个非常逼真的环甲膜穿刺或气管切开术训练场景。

（二）呼吸管理相关模拟教学应用

全身麻醉过程中有多种因素作用于呼吸系统，机械通气是保证患者肺部通气的重要手段，但也有可能诱发机械通气相关性肺损伤，尤其是对于本身就存在肺部损伤的患者，因此进行呼吸道管理也是麻醉医师的基本技能。肺呼吸运动模拟系统，如 RespiSim® 系统是专门为呼吸、ICU、麻醉等科室提供模拟仿真培训、科研和呼吸机检测校准的专用模拟训练系统，可真实模拟不同年龄、不同性别、从新生儿到成人患者的各种呼吸系统疾病、病理场景。

（三）心肺复苏相关模拟教学应用

现代麻醉学科涵盖急救与复苏亚学科。CPR 作为基本急救技能，是医护人员需要掌握的，这也是麻醉科住院医师的基本技能。鉴于急诊重症患者病情的急迫性，心肺复苏的训练均在模拟人上进行。加强心肺复苏模拟培训可以提高医护人员面对真实场景的应对能力，从而提高患者的急救成功率。CPR 高仿真模拟人以及基于计算机网络模拟的心肺复苏训练器已在各大型医院的临床教学与培训中普遍应用。

初级的成人心肺复苏模型，可完成胸外按压、开放气道、人工通气等操作。一些升级的模型可以实现气管插管、电除颤等，并且带有心肺复苏反馈装置，可实时记录使用者的操作信息，如进行胸外按压操作时，软件可记录每次胸外按压的位置、深度、频率及其正确与否的信息，从而帮助学员更好地学习和训练心肺复苏的实践技能。特殊人群，如婴幼儿的心肺复苏操作，与成人有很多不同，可选用婴儿心肺复苏模型或儿童心肺复苏模型进行相应的教学。基于计算机网络模拟的心肺复苏训练器，如 Anesoft ACLS 模拟器，学员可通过使用鼠标操作界面来控制复苏设备的动作，从而进行心肺复苏识别、启动、操作、除颤、用药等操作。模拟人，抑或训练器，在培训知识、技能、临床思维运用等方面各有优势，因此在选择训练器时，需要根据教学目标来选择。

（四）血管穿刺相关模拟教学应用

中心静脉以及动脉穿刺置管术在围术期已广泛应用于危重症患者的监测、抢救、麻醉管理等，是麻醉科医师必须掌握的基本技能。用于学习中心静脉穿刺置管的模型包括上半身躯干和明显的解剖学标志（胸骨切迹、胸锁乳突肌、锁骨、肋骨）以及用来置管的动静脉系统（颈动脉可搏动，正确穿刺时进针时落空感明显，可抽出模拟血液），增加了模型的仿真度。用于学习动脉穿刺置管的模型主要是桡动脉穿刺手臂，通常具有电动循环系统，可触及桡动脉搏动。这两类模型主要用于传统穿刺练习。

由于传统穿刺容易引起较多并发症，如出血、血肿、误入动脉、气胸等，因此超声引导下的穿刺操作在临床上得到了广泛应用。超声引导下的动静脉穿刺已成为麻醉科医师必须掌握的基本技能。用于超声引导下的动静脉穿刺教学的模型，应评估其超声图像的仿真度，模型在超声下不仅需要提供动静脉不同图像形状和是否搏动等信息，而且还需要提供周围解剖结构信息，包括气管、肌肉、神经等。

同样，自制的模型在血管穿刺方面也有成熟的运用，如包埋硅胶导管的猪肉模型就是一个良好的血管穿刺模型，配合电动循环系统可以模拟出血管搏动，增加其仿真度。一些适用于传统穿刺的模型，并不适用于超声引导下穿刺教学，因此需要根据模拟教学目标、课程来开发、选择适当的血管穿刺任务训练设备。

（五）椎管内穿刺相关模拟教学应用

椎管内麻醉是临床麻醉中重要的基本操作技术之一，同样也是一项实践性极强的麻醉操作技术，需要通过反复实践才能熟练掌握。如何培训并提高初学者椎管内麻醉的操作水平是麻醉学教学面临的难题之一，开展椎管内麻醉模拟教学则为解决这一难题提供了途径。

商品化的仿真腰椎穿刺模型，可模拟侧卧位和坐位下的穿刺操作。这类模型皮肤质地柔软，富有弹性，触感真实，其体表标志（如髂后上棘、髂嵴、胸椎棘突、腰椎棘突、骶骨）明显，易触及，能够实现椎间隙的准确定位。在进行硬膜外麻醉训练时，韧带间穿刺进针有阻滞感，当穿刺针抵达模拟黄韧带时，阻力增大有韧性感，突破黄韧带时则有明显的落空感，即进入硬脊膜外腔，并有负压呈现，注射液体会自动流入集水盒内；当继续进针进行蛛网膜下腔麻醉时，刺破硬脊膜和蛛网膜时，会出现第二次落空感，落空感清晰，并能够抽出模拟脑脊液或进行少量液体注入的操作。模拟教学过程中可以实现规范操作的全流程练习与考核，包括向患者解释操作目的以及必要的人文关怀、摆穿刺体位、戴无菌手套、穿刺前的用具及药物准备、穿刺部位消毒、铺无菌单、确定穿刺点、穿刺点局部浸润麻醉、判定硬膜外腔的试验方法、放置导管、进行蛛网膜下腔阻滞、注射局麻药、退针、固定导管等。

相对于传统盲法的椎管内穿刺操作，超声引导下的椎管内穿刺更能够提供正确的椎间隙、脊柱中线、穿刺深度、最佳穿刺点、合适的穿刺角度等信息，从而指导椎管内麻醉操作，减少穿刺次数和操作时间，减少操作中的组织损伤，尤其在盲穿有困难时，如在肥胖、脊柱畸形等患者中优势显著，该技术已越来越受到临床的重视。商品化的超声引导下腰椎穿刺与硬膜外穿刺模型，具有腰椎骨骼解剖学准确、超声下显像清晰的特点，且模型采用高仿真、可自行闭合的高密度材料，可实现反复穿刺。当蛛网膜下腔麻醉操作正确时，可抽出模拟脑脊液。采用自制凝胶包埋腰椎骨模型同样可以获取清晰的超声下椎管内结构的显像，可用于超声引导下椎管内穿刺训练，但受限于穿刺针道的不可逆恢复，模型穿刺次数受限。因此在开展模拟教学时，需要根据模拟教学目标和教学对象，选择合适的教学训练设备。

（六）超声引导的外周神经阻滞相关模拟教学应用

神经阻滞麻醉是麻醉教学中的重点和难点，要掌握其神经解剖、穿刺操作、适应证和并发症等，需要较长的课时和操作练习。超声的引入实现了周围神经及其附近的解剖结构、靶目标与穿刺路径的可视化，临床运用优势显著。外周神经阻滞操作，尤其是超声引导的外周神经阻滞已成为麻醉科住院医师培训的重要内容。然而，超声引导下的神经阻滞教学同样存在诸多困难，要实现超声引导外周神经阻滞操作的稳定性、一致性、精确性，每一个医师都需要通过大量的练习和专业指导，掌握超声基础扫查手法、解剖识别、空间建构、眼手配合等能力。模拟教学的开展，用任务训练器代替真实的患者进行操作，具有安全、可重复操作的优点，可以用来训练住院医师的超声引导外周神经阻滞技能。

用于超声引导外周神经阻滞教学的任务训练器很多，需要根据教学目标设定选择合适的教具。外周神经阻滞区域几乎涵盖全身，利用真人模特进行超声扫查，可以帮助学员熟练超声扫查手法，辨认外周目标神经与解剖结构，识别和获取最佳穿刺超声图像，这是超声引导外周神经阻滞教学的常用手段。另外，商品化的超声教学模型也在不断涌现，这些模型可以使用临床真实超声设备，配合多个部位系统的模块的扫查，可以训练住院医师真实的超声扫查技巧，并将学员的操作切面与标准切面进行对比评估，实时记录学员的操作过程，便于学员的考核与评估。但这种教学方法主要是帮助学员辨别神经、血管、组织结构等，不涉及穿刺操作。而猪肉组织、自制的凝胶模型、商品化的局部穿刺模块，其采用穿刺目标包埋的手法，可以为超声穿刺提供清晰的目标、良好的显影以及反复穿刺练习。一些特定部位的穿刺模型，如超声引导下的臂丛神经阻滞技术的模型，超声下可显示清晰的神经及周围组织解剖。一些超声引导外周神经阻滞的升级版模型，还带有穿刺反馈模块，可以提示穿刺接近目标神经或损伤目标神经，从而实现目标导向的穿刺训练与考核。

（七）床旁超声相关模拟教学应用

床旁即时超声（point-of-care ultrasound，POCUS）因其便携、即时、快速的优势，现已成为麻醉专业人员进行精准评估、决策与治疗的关键技术之一。以经胸超声心动图（transthoracic echocardiography，TTE）及经食管超声心动图检查（trans-esophageal echocardiography，TEE）为主的心脏超声可以实现心脏结构、功能以及循环状态的评估；气道超声可以实现气管插管定位、环甲膜穿刺切开定位、困难气道风险的评估；肺超声可以进行气胸、肺水肿、胸腔积液的评估；腹部超声可以实现腹水评估、胃内容物残留与容量评估；创伤 FAST 评估可以快速探查创伤患者胸腹腔、心包腔等体腔的积血与积液等。这些项目对患者围术期循环、呼吸状态的快速评估、早期诊断和干预有重要意义，对于改善患者预后有积极的作用。

随着临床应用需求的提升，POCUS 的模拟教学也在不断地发展。同样地，利用真人模特进行超声扫查，也可以帮助学员熟练超声扫查手法，辨认超声下的组织、解剖结构特点，识别和获取最佳目标超声图像，优势显著，成本低廉，但真人模特教学主要是用于正常的超声显影和辨识学习，病理状态下的超声图像改变难以获取，并且在学员的临床思维训练、考核方面有所不足。一些商品化的 POCUS 教学的任务训练器、教学系统可以弥补这些不足。例如超声综合技能考核评估系统、FAST 腹部创伤超声扫查训练系统、肺部超声扫查训练系统，都适用于 POCUS 的教学。还有的超声教学系统，具有超声教学中腹部、心脏、急诊、产科、气管检查等多项超声检查的训练与考核功能，可以用于学员 POCUS 的操作、辨识及临床思维训练。该系统运用 3D 解剖渐变技术，可以层层剥离并详细生动地观看虚拟患者的解剖结构以及对应的超声检查手法与动态影像，同时产品内置图文、音频以及考试模块，能够客观呈现超声教学的反馈。

（八）麻醉药理学相关模拟教学应用

临床麻醉工作中使用的麻醉药品往往被称为毒麻药品，具有毒性大，安全范围小，患者个体差异大的特点，患者可能会因使用不当出现不良反应。然而麻醉药理学知识抽象，学习难度大。目前已有一些麻醉药的模拟软件，从应用麻醉药理学的基础知识入手，构建虚拟临床情景，可引导学生掌握临床麻醉过程中用药的规律，提高学生合理用药的意识和水平，使其学会应用麻醉药理学的基本理论，正确使用麻醉药物进行麻醉诱导、维持和苏醒，准确诊断麻醉药物使用的不良反应，预防和处理使用麻醉药物后出现的围术期意外或并发症，从而达到提高应用能力和实践技能的目标。常用的模拟软件包括 GasMan 模拟软件、TIVA trainer 等。

GasMan 是一款吸入麻醉药计算机模拟软件工具，用于吸入麻醉药物摄取和分布的教学、模拟和实验。GasMan 采用人机交互的图形界面，可以直观展示吸入麻醉药从挥发罐到呼吸回路，进而呼吸摄取、血液转运到各房室的过程，深化学生对吸入麻醉药物之药物代谢动力学（药动学）的理解；可反复、快速模拟临床无法实现的极端情况，如大流量、高浓度、长时间给药，并在模拟过程中调整参数；可随机设计各种临床过程，进行模拟演示并优选出最佳给药方式，包括诱导、维持、苏醒的不同阶段，协助临床找到更合理的麻醉给药方式。TIVA trainer 是一款适用于静脉麻醉药的药动学软件，它可以模拟全凭静脉麻醉（total intravenous anesthesia，TIVA）的各种情况，是一种非常实用的模拟教学工具，通过它，学员可以学习如何对不同年龄、身高、体重和 ASA 分级的患者实施 TIVA。

（九）麻醉管理及监测相关模拟教学应用

随着科学技术的进步和对医疗服务期望的增高，现代外科手术不仅需要能保证患者在全身麻醉中意识消失、无痛、肌肉松弛，防止发生术中知晓和相关并发症，还要求能够精确麻醉药用量，缩短术后麻醉复苏时间，最大限度地保证麻醉的安全性和用药精准性。因此，必须采用适当的麻醉监测技术实时监测和观察手术过程中患者的生命体征，分析有关的生理参数来指导麻醉用药，从而实现"精确麻醉"。一些成熟的模拟软件可用于指导学员进行麻醉管理及监测。如 BIS Titration SimulatOR 软件、CEA 病例模拟演示器等。使用 BIS Titration SimulatOR 软件可模拟患者临床麻醉用药、麻醉管理与麻醉深度监测之间的关联。CEA 病例模拟演示器可以实现患者临床麻醉用药、麻醉管理与血流动力学之间关联的模拟。这一类模拟软件通过学员在计算机端运行内置病例，进行麻醉管理与处理，可以训练学员的临床思维。

（十）医患沟通相关的模拟教学应用

人们常用"有时去治愈，常常去帮助，总是去安慰"来描述医师的职业内容。可见，治疗只是医疗的一部分。医患之间的沟通在疾病的诊疗过程中扮演着相当重要的角色。麻醉医师的工作场所多在手术室内，首次接触到患者是在患者术前进行麻醉前访视时。麻醉医师与患者间缺乏前期的沟通基础，对于患者心理需求以及状态的了解有所欠缺，就可能出现沟通不良事件，导致非医疗差错性质的医患纠纷的发生。对于病情复杂的患者，年轻的住院医师往往对病情把握不全面，对麻醉风险评估及麻醉方案制订不完善，无法对患者及家属做出合理清晰的说明，取得信任和配合，完成麻醉知情同意书的签署。麻醉术前访视作为麻醉医师接触患者的第一步，是麻醉安全的第一道关卡，其重要性在麻醉学专业实践教学中不容置疑。而传统的教学主要是理论知识讲授为主，收效甚微。

SP 可用于麻醉前访视教学的补充，弥补传统教学的不足，训练住院医师麻醉前访视的多项能力，包括采集病史、相关的查体、对硬膜外穿刺或气管插管条件的判断、心肺功能分级、高血压和糖尿病等慢性病的术前准备情况，以及 ASA 分级评估，选择麻醉方案并告知家属或患者。另外，SP 在麻醉专业的其他典型模拟场景还包括并发症或纠纷的处理以及术后随访等。医患沟通的 SP 教学有利于住院医师更确切地定位自己的角色，更深刻地认识医患之间的关系，更加理解和关心患者，提高医患沟通技能，降低临床风险。

（十一）基于模拟的 CRM 教学在麻醉学科中的应用

所谓危机，是指造成或可能导致不稳定或危险局势的任何事件。危机往往是意外的、非常规的事件，会造成高度的不确定性和可感知的威胁，需要人们采取行动，以防止产生不良的结果，而应对危机，不仅需要丰富的临床知识，还需要临床与团队合作的技能，以及一支能够在压力下有效合作的团队。麻醉学科因其独特的内在特性，如动态变化的不确定性、时间压力和短效的行动反馈环路，使得麻醉危机情况频发，医疗风险高。因此，麻醉学科是最早纳入 CRM 的临床学科之一。开展 CRM 教学，可以是演练日常工作中可能遇到的临床麻醉危机事件，如心搏骤停、围术期过敏、局麻药中毒、空气栓塞、恶性高热等，演练临床麻醉危机事件处理流程和要点；也可以是通过演练这些危机事件，重点关注团队的运作和配合，从而培养闭环沟通、高效合作、领导力和追随力等非技术性技能；还可以是通过演练这些危机事件，探讨医院多科室部门间的流程运作、工作效果、互通协作等，从而优化诊疗程序、提高医疗质量、改进系统安全。目前，CRM 教学已被纳入了国家住院医师规范化培训麻醉专业内容与标准之中，要求住院医师完成 6 个基本的 CRM 课程，包括失血性休克、气胸、意外困难气道、饱胃患者的快速顺序诱导、过敏反应、手术室内应急反应。

CRM 课程是以预防、改善和解决危机事件为目的开展的。CRM 教学,通过模拟创造一个相对真实且安全的学习环境,通过综合运用多媒体、角色扮演等多种方式锻炼并调动麻醉医师解决危机问题的主观能动性,通过导师专业的规划和引导技能把临床知识、技能、行为相结合,从而培养学员的专业知识、团队合作、闭环沟通、领导力、追随力等技能,最终促进患者安全。完整的 CRM 教学实施包括课程准备、案例简介、案例运行和案例复盘等。

1. 课程准备　导师需要首先开发、编写模拟教案。模拟教案是导师对课程的详细描述,是模拟教学实施的路线图。完整的模拟教案需要包含教学目标、教学对象、教学内容、教学方法、案例情境运行设置、案例运行流程(图 3-2)、预期成果、教学评价方式、所需资源等详细内容。好的教案可以使导师和学员都清楚他们的目的、路线以及教学过程中将会遇到的问题,从而帮助导师和学员有效进行模拟教学,使学员获得既定的知识、技能和行为等学习成果。进行必要的案例试运行或者预演,可以保障教案的合理性与可实施性。

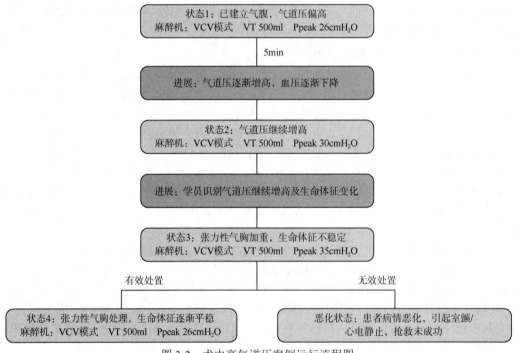

图 3-2　术中高气道压案例运行流程图

2. 案例简介　课程开始时,导师首先向参与者进行案例简介。进行案例简介,尤其是对于首次接触模拟教学的学员十分重要。简介可以帮助学员做好准备,辅助学员了解参加模拟教学的流程,熟悉模拟环境及团队,帮助学员能够接纳并被引导进入案例中,确保学员感到安全。

3. 案例运行　案例的运行通常是在模拟场景中,通过高仿真、计算机控制的模拟人,运用声音、图像和触觉等多种教学手段进行病例模拟。学员根据自己已有的知识、技能、经验等对案例进行处理;导师则观察学员及团队的表现,收集案例运行中模拟人的指标数据,并对案例运行中可能出现的突发情况进行处理,保障案例运行。案例运行的一大特色就是还原真实工作场景,包括复制一个相关的工作场所(模拟手术室 / 模拟 ICU 等),或使用一个真实医疗场所用作现场模拟(原位模拟);选用工作人员扮演典型工作环境中可能见到的人员,包括护士、外科医师、患者家属等;使用合适的模拟人。高仿真度模拟人在复杂的模拟情境中可能尤其有用,并且能够在复盘环节中提供丰富的反馈数据。然而,"仿真度"不仅是针对设备的技术复杂程度,还应包括描述其使用途径,以及构建的模拟环境。因此,在选择模拟人时,最重要的考虑还是培训目的。对于培训需求简单、预算较少的情况，可以通过设计有效的模拟案例，结合低技术含量的模拟人进行培训，而对于一些进阶模拟，可能需要高科技模拟人的辅助。创造性地使用一些特效化妆、可替换的附件模块、使用混合模拟方式等都可以提高模拟人的仿真度，增强沉浸式体验，提升学员的学习效果。虚拟病人、虚拟场景同样可以通过整合音视频内容、提供静态和动态图片以及可以交互的物体，如可穿戴技术，帮助学员实现沉浸式学习和不同仿真度的真实感体验。

4. 案例复盘　案例运行结束后进行复盘，即导师引导的"体验后分析"，需由具有良好复盘技能的导师主导。通常建议案例运行与复盘的时间比例为 1 : 2 或 1 : 3，即 10min 案例运行，然后进行 20～30min 的复盘。复盘是基于模拟学习的一个关键组成部分，也是不可或缺的一部分。因为不是每个人都具有分析和吸收学习经验的能力，而通过复盘可以帮助学员将当前的想法、新的学习，以及实践中的行为改变联系起来，填补体验和剖析事件本身原因之间的差距，从而将模拟所学转化到实际临床工作的行为改变中去。复盘原则一般是以患者为中心，围绕教学目标，从患者病情着手，根据患者相应情况，询问团队做了哪些干预措施以及这些干预措施的原因，再询问干预措施的结果。无须按环节拆分，可以针对不同内容连续提问（回顾—分析—结论），然后再继续下一个内容，以保证逻辑上的清晰。整体原则尽量体现"以患者为中心"，让学员养成始终关注患者的变化，因为所有的干预措施都是为了改善患者的情况。

第三节　模拟医学在麻醉学科的科研应用与前景

一、模拟医学在麻醉科研中的应用

模拟医学研究包括关于模拟的研究和以模拟系统为工具的研究。模拟医学研究可在麻醉学科的多个领域开展，包括动态决策制定的认知科学、人机互动、手术室内的麻醉教学、团队协作问题、工作状态因素对麻醉医师工作表现的影响、智能决策支持、涉及模拟技术的科研、模拟培训能导向更好的临床实践并改善临床结果等领域的研究。

关于模拟的研究可以学员在获得各项专业技能或非技术技能与改善患者预后的关系为研究对象。柯氏金字塔经常用于评估和研究模拟培训所产生的影响，一般从反应层、学习层、行为层和结果层 4 个维度来评价模拟的效果。大多数研究处于反应层和学习层，部分研究处于行为层，即改变了临床行为，很少有研究能达到结果层，即患者和公共健康所发生的变化。研究者要根据基本研究原则进行模拟医学研究，且同样需要关注伦理问题，在开展模拟研究之前，需要获得伦理委员会的批准。研究者一般采用科学和社会学的常规研究方法，具体方法的选择取决于具体研究问题。

模拟系统可用于对新药物、新技术、新设备、工作流程、安全管理、极限状态下病理生理机制、临床医师心理学等方面进行的试验和研究。与在真实的医疗环境中相比，模拟系统用于研究具有更加安全、可控性更好的优势，这在多项针对床旁信息系统、手术室运行效率、小儿低氧病理生理、新式麻醉机、感染控制的研究中已得到证实。在设定的临床环境中，所有真实临床环境中的干扰因素都可以根据需要进行删除或调整，伦理方面也不需要患者签署知情同意书，而且模拟系统允许试验者从内部观察患者的反应，包括各项生命体征参数的变化、药物血浆浓度和效应部位浓度的实时变化都可以持续监测。

模拟研究可发表在类似于 *Journal of Simulation* 等教育类期刊。对于紧贴专业临床领域的科学研究，传统的医学专业期刊也越发欢迎关于模拟或以模拟为实验技术的论文。

二、模拟医学在麻醉学中的应用前景

模拟的目的是指导学习（形成性评价或以学习为目的的评价）或评判学习（终结性评价或对

学习的评价）。目前，模拟医学在麻醉学中的应用主要是提升麻醉医师的技术技能与非技术技能，提升其应对危机的能力。

模拟医学还可用于评价麻醉学培训医师的职业素养，这一应用有一定的前景。职业素养不仅包括个人的知识体系或多职业素养的理论理解，还指在不同情况下每个人的实际行为。传统的访谈方法难以评价情境意识、团队合作和同理心等职业素养。理想的情况是在不同外部和内部压力因素作用下，在各种真实的临床实践环境中近距离观察医务人员的行为。模拟医学可在熟悉的工作环境中进行沉浸式模拟训练，具体情况可控，可以对极少的情况进行模拟，所增加的应激或压力源可多变，作为职业素养的评价工具具有明显优势，相对于真实情境而言是其次的优选。

模拟医学还是解决风险识别、效用、效率及公平等问题的实用工具，有助于建立以患者为中心的优质医疗服务质量。麻醉学科从围术期管理迈向围术期医学，未来可将模拟医学应用于改进医疗系统，除了上文提到的评价医务人员在临床实践中的实际表现，还可以执行医院设备、流程的可用性测试。很多研究已证实，模拟医学对提高医院医疗质量、保障患者安全和提高整体医疗水平具有明确作用。模拟医学的理念还可带动医疗服务产业、医疗器械研发产业和医疗服务周边产业的革新，模拟医学领域可成为医学人才创新的新方向。巨大的创新空间将促进医疗相关的模型制造业、大数据和云存储、人工智能、网络计算机平台开发、医院教学和考试软件系统研发、基于屏幕交互的模拟器材设计、虚拟现实、元宇宙概念模拟设备在麻醉学科等医疗大健康领域的应用和发展。

为推动公立医院高质量发展提供持续动力，充分发挥公立医院在保障和改善民生中的重要作用，实施公立医院高质量发展促进行动要以习近平新时代中国特色社会主义思想为指导，全面贯彻党的十九大和十九届二中、三中、四中、五中全会精神，在"十四五"期间，高举公益性旗帜，坚持新发展理念，以改革创新为动力，以高水平公立医院为引领，以学科、人才队伍和信息化建设为支撑，以医疗质量、医疗服务、医学教育、临床科研、医院管理提升为重点，以公立医院高质量发展指数为标尺，推动我国公立医院医疗服务和管理能力再上新台阶。在这一大趋势下，借助模拟医学改善医疗质量以及带动医疗相关产业的革新，有良好的应用前景。

（周志强　肖　静）

思 考 题

1. 模拟技术分为哪几类？麻醉领域常使用的模拟技术有哪些？
2. 麻醉危机资源管理课程的目的是什么？包含哪些内容？
3. 简述情境模拟后复盘的目的与原则。
4. 模拟医学在麻醉科研中有哪些应用？

知 识 拓 展

刻意练习适用于已经有行之有效训练方法的技能，包含得到良好定义的特定目标、反馈，以及对反馈进行调整。快速循环刻意练习（rapid cycle deliberate practice，RCDP）是一种基于模拟的新型教育模式，目前在医学教育中引起了广泛的关注、实施、探索和研究。在 RCDP 中，某项专业技能根据其特点分解为多个相对独立的操作步骤，可引导学员按照一定顺序进行刻意练习并不断向学员进行定向反馈，直至对该项技能的完全掌握。有研究发现，模拟儿科心肺复苏培训中实施RCDP，从无脉性室性心动过速发作到实施按压和除颤的时间明显缩短。在BLS的培训中发现，运用RCDP比传统BLS课程效果好，表现在按压启动更为迅速，胸外按压分数更高。在进行儿科高级生命支持培训教程中发现，与传统模拟教学相比，RCDP 明显改善了团队的表现，表现为开始实施除颤的时间缩短和团队协助性更好；在实施新生儿复苏培训时，RCDP 明显提高了培训者的技能掌握能力。RCDP 增强短时记忆的效果显著，但对长时记忆的研究结论却并不一致。

推 荐 阅 读

柯斯蒂·福里斯特，朱迪·麦基姆 . 2021. 简明模拟医学 [M]. 吕建平，李力，译 . 北京：北京大学医学出版社 .

美安德斯·艾利克森 . 2016. 刻意练习 [M]. 王正林，译 . 北京：机械工业出版社 .

第四章　麻醉科信息化系统建设和智能化发展方向

随着医疗行业信息化建设的飞速发展、IT 技术的应用与医疗信息化建设的日趋成熟，各种信息系统已成为医院临床、科研、管理中不可缺少的基础设施与支撑平台。除了我们所熟知的医院信息系统（hospital information system，HIS）、实验室信息管理系统（laboratory information management system，LIS）、影像归档和通信系统（picture archiving and communication system，PACS）、电子病历系统（electronic medical record system，EMRS）等信息系统，针对围麻醉手术期所开发的麻醉信息管理系统（anesthesia information management system，AIMS），也是医院信息系统建设的重要组成部分。

麻醉信息管理系统充分利用信息技术，与 HIS、LIS、PACS、EMRS 等系统高度整合，辅助服务围麻醉期的智能化诊疗和管理需求。麻醉信息管理系统能够降低医疗风险和医疗成本，减少医护人员手工书写的时间，提高工作效率，提升医院的教学、科研、管理能力，增强整体医疗信息化智能水平。

第一节　麻醉科信息化系统

一、我国麻醉科信息化现状

2003 年卫生部发布了《全国卫生信息化发展规划纲要 2003—2010 年》，明确提出：我国医疗服务信息系统建设的目标重点是加强临床信息系统的建设和应用。部分医院开始建设麻醉信息管理系统，主要是将围术期相关文书电子化。随后，各家医院逐渐开始研发适合自身需求的麻醉信息管理系统，麻醉自动记录系统是其主要组成部分。2019 年国家卫生健康委办公厅印发《麻醉科医疗服务能力建设指南（试行）》，明确提出了对麻醉科信息建设的要求：二级及以上医院麻醉科应建立符合国家卫生健康委医院信息化相关要求的麻醉电子信息系统，并以此作为质量控制的技术平台，建设基于网络的麻醉与疼痛评估随访信息系统。通过远程医疗，加强与上下级医疗机构麻醉科的协作，促进医疗资源上下贯通。目前我国已有 85% 以上的医院使用麻醉信息管理系统。

二、麻醉信息系统架构

AIMS 从广义上定义，是一个利用计算机硬件设备、软件平台、网络通信设备、移动设备以及云端，进行围麻醉手术期相关信息的采集、传输、加工、储存、编辑、更新和维护，并支持医疗文书的生成和打印，以保障临床麻醉质量和安全为目的，为麻醉医师提供临床信息管理和辅助诊疗决策的集成化的人机系统（图 4-1）。

AIMS 从狭义上定义，是一套围绕围麻醉手术期信息记录和管理而研发的软件，可与医院现有的各种信息系统和多种医疗设备实现集成互联，从而充分共享各种设备资源和信息资源。其中，术中麻醉相关信息的麻醉自动记录（automated anesthesia record，AAR）是其核心功能，并可通过对所记录的数据进行医学统计而实现研究、教学、管理等功能（图 4-2）。

根据围麻醉手术期应用场景划分，目前常用的麻醉信息管理系统包括以下几个部分。

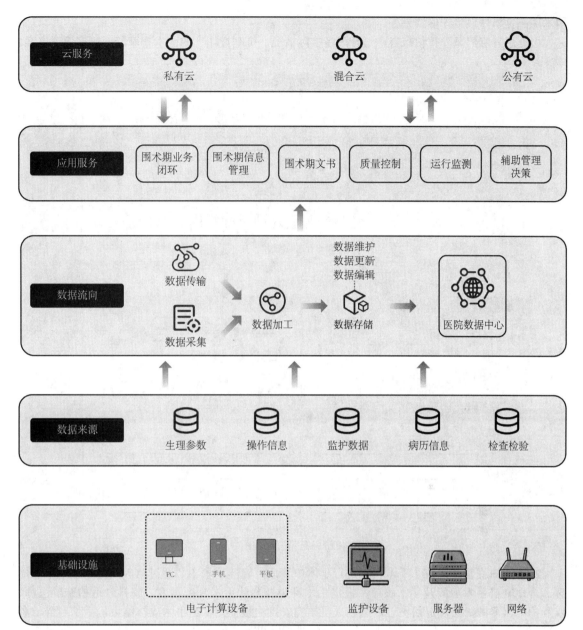

图 4-1 麻醉信息系统架构图（广义）

（一）麻醉前阶段

1. 麻醉风险评估系统 AIMS 可自动获取拟手术患者的检查结果、检验结果、医嘱以及住院病程记录。数字化的病历资料可使麻醉医师在任何有该系统的地方对拟施手术麻醉的患者进行初步评估，制订访视方案，指导床旁术前访视，建议及指导完善术前检查。通过信息系统间数据的自动集成共享，节约了传统术前访视方式中在病房翻阅病历资料的时间。

根据患者病史，综合各生理系统功能、体格检查、实验室检查、影像学检查等方面制订标准的麻醉风险评估方案，将评估项目和结果结构化、标准化。同时建立智能麻醉风险评估知识库，根据算法，自动分析主要目标事件的风险分级，最终生成标准的麻醉风险评估报告。在麻醉风险评估报告中可显示各个系统的阳性病史和具有临床意义的阴性病史信息，以及最终的风险评估结果，包括美国麻醉医师协会（American Society of Anesthesiologists，ASA）分级、困难气道风险、围术期不良事件风险评估结果等。

根据患者麻醉风险评估报告，结合患者实际情况，可制订相应的围术期麻醉、镇痛管理方案。

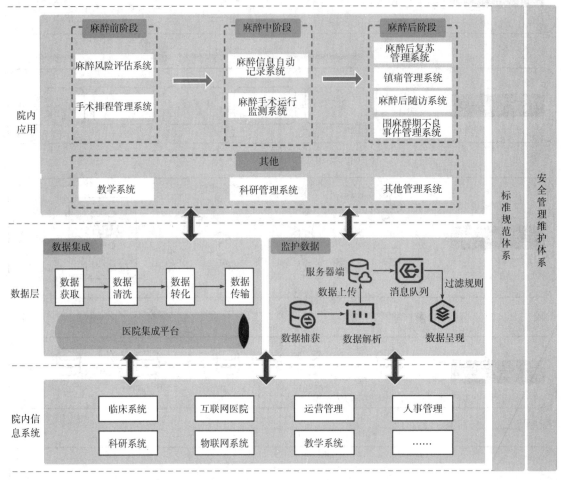

图 4-2　麻醉信息系统架构图（狭义）

2. 手术排程管理系统　手术科室进行手术申请后，麻醉手术中心通过 AIMS 提取手术申请信息，合理安排手术房间及手术顺序，根据手术种类及预计手术复杂程度，安排合适的麻醉医师、麻醉护士、器械护士及巡回护士，达到人员结构安排的最优化。当手术安排结束，手术麻醉信息即可同步到 HIS，手术科室可在其工作站查询排程结果。任何一台 HIS 内的终端机均可通过院内局域网相关系统查阅任何一个日期的手术安排。麻醉手术中心人员可以通过移动端，不局限于医院内就可以及时了解自己的工作安排。

（二）麻醉中阶段

1. 麻醉信息自动记录系统　是 AIMS 中最重要的组成部分。在麻醉过程中，AIMS 不仅可以实时采集来自于监护仪、麻醉机、呼吸机、输液泵、体外循环机等设备的信息数据，还可以记录患者手术过程中的特殊事件节点，如在肝手术过程中腔静脉的阻断和开放时间。可使麻醉医师脱离手工书写麻醉记录单及其他纸质版文书，为麻醉医师节约了大量的时间去进行深层次的麻醉管理，同时也实现了医疗信息表述的标准化和结构化，从而使麻醉单记录更为整洁、规范、实时、准确。在麻醉结束后，根据术中的各项麻醉记录及事件等内容进行全面的麻醉总结，填制《麻醉总结单》并存入系统。此外，AIMS 可以根据信息记录，自动生成围麻醉手术期医嘱项目，对接 HIS 系统，自动完成医嘱录入、执行等操作，节约了麻醉医师非医疗目的的精力耗费，提升了工作效率。

2. 麻醉手术运行监测系统　在手术室内公共区域和手术科室护士站，使用电子屏方式详细显示各手术间手术进程情况，如患者入室、麻醉开始、手术开始、手术结束、患者出室等信息。通过大屏可显示当天手术安排信息，根据手术进展实时刷新手术状态，方便医护了解当前手术进展情况，为患者的术前准备和交接等提前做好安排。在家属等待区，电子屏可实时显示各手术间手术进程情况，让家属了解患者手术进程情况，从而缓解患者家属的紧张和焦虑情绪。

（三）麻醉后阶段

1. 麻醉后复苏管理系统　患者手术结束后即进入麻醉复苏阶段，系统除了对患者复苏过程中的生命体征、药物使用、重要操作进行记录，还通过内置麻醉 Steward、改良的 Aldrete 苏醒评分及时对患者进行评估，当患者达到出室标准时可进行智能化提醒，减少留观时间，加速麻醉恢复室周转，提高工作效率。

2. 镇痛管理系统　对手术后的患者进行结构化随访，记录术后镇痛模式及用药，并根据患者术后的疼痛程度、手术类型，对患者术后疼痛进行再次优化管理，尽可能减轻患者的疼痛，提高患者的满意度。

3. 麻醉后随访系统　依据内置的随访指标和判定标准，对患者进行术后随访，记录术后随访情况。随访结果数据与运行管理系统等管理平台交互，实现术后医疗质量的及时反馈，辅助开展及时处理。

4. 围麻醉期不良事件管理系统　包括围麻醉期不良事件的自动获取、主动上报、审批、存档等。根据 2022 年国家卫生健康委员会医政医管局发布的 26 条麻醉专业医疗质量控制指标以及结合具体实际工作中发现的问题，制定具体不良事件定义与识别上报触发规则。当监测数据等信息提示达到触发规则时，系统会自动弹出不良事件填报，科室对已提交的不良事件进行审批、分析。可构建围术期不良事件风险智能预测模型，智能量化多类围术期严重不良事件风险，并利用可视化工具直观展示风险评级、危险程度、可能的预防及应对措施，从而减少不良事件的发生，提高临床安全。

（四）其他

1. 教学系统　对麻醉科内进行的所有教学活动进行系统管理。针对不同身份的人员，如实习同学、研究生、住院医师、进修生、护士等进行不同的教学安排。以住院医师为例：从住院医师的入科培训、轮转计划的制订，到轮转中的考勤、教学活动、工作量管理，再到出科考核等全过程管理，以及针对执业医师考试、结业考试进行培训管理。教学系统可覆盖常用的教学环节，主要包括课程导航结构设计、课程内容建设、发布通知和作业、组织讨论及小组活动、批改作业和跟踪学习状况、学习评价与反馈等，同时支持课程的循环使用、课程的备份与优化。

2. 科研管理系统　建立麻醉信息中心的科研管理系统，对麻醉科所进行的科研项目从标书的撰写、基金的申请、课题的具体实施到中期报告和结题总结全过程进行登记、监督和管理。

3. 其他管理系统　包括耗材智能管理系统、药品智能管理系统、设备智能管理系统、行为管理系统等。

耗材智能管理系统：将条码技术和信息管理技术相结合，对高价值耗材实行一物一码的追踪管理，避免高价值耗材的滥用；及时进行成本核算和患者计费，减少了管理误差。

药品智能管理系统：借助指纹识别技术，结合智能存储柜等硬件设备，对麻醉、精神药物进行智能化管理。从以往的人工分拣到现在的准确投递，从手工核算到自动计数，从手动开锁到智能锁定，提高了药物管理的准确性、高效性和安全性。

设备智能管理系统：对所拥有的设备进行赋码，电子化归档，记录设备维修信息、保养信息，保证每台手术使用的设备模块齐全，处于正常运行状态，消毒情况正常，及时联系厂家对设备进行维修保养。与医院的医疗物资管理系统相连接，并对设备的更换、报废进行管理。

行为管理系统：对洗手衣、拖鞋、更衣柜进行管理，在最大程度上进行空间、人员、物料优化，避免浪费，制止乱丢衣物不良行为的发生。

三、麻醉信息系统的功能

麻醉信息系统在医疗、教学、研究、管理 4 个部分具有以下功能。

（一）医疗

1. 数据自动采集与展示 AIMS 可全面、实时、自动记录患者的生命体征、药物使用及特殊节点事件，客观地记录当时病情的变化，避免了麻醉医师由于忙于记录而遗漏一些重要信息，也避免了医师在事情处理后补写记录时出现差错。同时根据实际需求进行不同颜色、不同图标、不同趋势线的显示，直观且形象地展示所记录的数据，让麻醉医师能更充分地分析和判断病情，也明显减轻了麻醉医师的劳动强度，提高了工作效率，提高了麻醉管理的准确性和客观性。

2. 医疗文书生成 点选式操作，结构化输入及与 HIS、LIS 等系统的对接，从信息系统提取患者相关信息，大大减少了医务人员书写文书的时间，可将更多时间、更多精力用于关注患者本身。制式化的打印文件，界面清晰了然，也避免了机械重复导致的错误。

3. 数据查询与统计 以患者为中心的完整围术期的全流程数据均支持分类查询。根据需求，设置检索字段、查询规则、输出结构，能便捷获得所需数据或报表。定期对目标分类数据导出，进行医学统计分析，可为医疗质量评价和管理、临床决策制定、风险模型建立等医、教、研、管多维需求提供数据基础。

4. 诊疗辅助及辅助预警 通过结构化、标准化的术前评估，不仅可以对患者的术前准备进行查漏补缺，还可以对患者可能存在的高风险事件，如心血管不良事件、肺部并发症、术后恶心呕吐、术后谵妄等进行评估分级，并按照分级对麻醉期间拟采用的监测方式、药物使用和具体管理目标提供最优化的管理方案，以减少围术期不良事件的发生，并且通过随访患者术后不良事件的发生情况，可不断优化改进管理方案，而且诊疗辅助的实施可以弱化因为麻醉医师水平的差异而带来不足。

通过内置的不良事件预测模型及异常生命体征分析识别组件，就患者围术期可能出现的异常生命体征或特殊风险事件经过特殊算法和识别，可及时进行预警和提醒，以尽早地发现患者的异常变化，并给予建议处置方案，辅助进行早干预、早治疗，从而尽量减少围麻醉期不良事件的发生。例如：围术期平均动脉压低于 65mmHg 且持续时间超过 1min 被定义为术中低血压，当发生术中低血压或血压变化趋势在未来某时段发生低血压的风险较高时，信息系统可发出预警，提示进行必要处理。图 4-3 所示的老年患者，肝脏占位切除的手术过程中，就出现的心动过缓、低血压、低体温、脑电双频指数（bispectral index，BIS）值过低出现报警，并显示本次已发生的时间和累计时间，提示麻醉医师对患者目前的术中管理进行及时调整。对于已经出现的心动过缓和低血压，进行预警，提醒麻醉医师关注，必要时进行处理（图 4-3）。

（二）教学

对新进入麻醉科的人员进行模块化培训，使其快速融入科室环境，明确工作重点，掌握基本技能。对受训人员设置阶段理论和技能课程，对授课内容和效果及时进行双向评估与反馈，教学相长。预置住院医师国家培养标准和考核指标，自动记录住院医师工作量，实时查看个人进度与对标完成率，动态调整培训计划。遵循轮转计划，进行临床工作安排，系统学习各亚专业相关知识和技能。对受训人员进行出科考核，对所学专业内容进行总结，评价，查漏补缺。AIMS 与教务平台无缝对接，实时上传培训学员的工作量，减轻工作负担。

（三）研究

AIMS 可获得以患者为中心的完整围术期的全流程数据。做相应研究时，可以直接从患者数据库中获得需要的数据或者将病例报告表（case report form，CRF）设计到信息系统中进行数据收集，并且根据科研需求可得到相应的报表或者图表，大大缩短了传统科研方式所使用的时间，提高了数据收集的准确性。此外，还可以通过 AIMS 调取除患者数据外，麻醉相关人员的行为数据、设备物资管理数据、不良事件相关数据等，可以从多方位进行管理研究，为患者安全和学科发展提供依据。

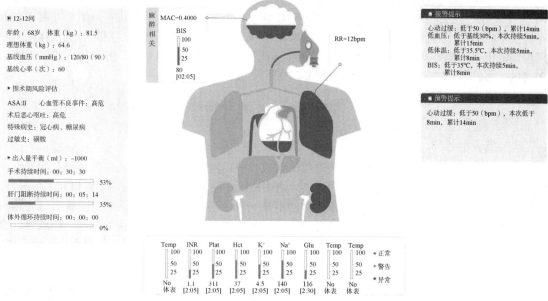

图 4-3　麻醉信息系统诊疗辅助及辅助预警图

（四）管理

通过 AIMS 可快捷、方便地提取任意时段医疗质量控制指标和变化趋势，帮助临床医务人员准确地分析问题所在，及时作出整改，完成医疗质量控制的计划—执行—检查—处理（plan—do—check—act，PDCA）循环。通过系统内置的核查清单，可规范医务人员的诊疗行为，减少遗漏和错误的发生。

管理涉及人员、医疗质量、物资、设备等多方面，需要科室管理人员花费大量的精力，人工的统计分析耗费了管理人员大量的时间和精力。而实际上管理的决策依据来源于数据，数据又来源于临床，系统通过对收集数据的统计分析，可根据医院需求生成绩效审核、营运指标、工作量统计、医疗行为分类统计分析等分析报表，分析结果可协助管理人员快捷、准确地提取数据并进行分析，推动学科的发展。

利用信息化系统可辅助管理机制，细化科室以及医院医疗质量管理制度，突出科室及医院特色优势，加强本学科医疗质量管理模式推广应用，指导同类学科提升医疗质量。

第二节　麻醉学智能化发展方向

人工智能是指通过算法的研究和学习，使机器获得推理和执行特定功能的能力，包括解决具体问题、识别物体和语言、对物理世界的推理以及进行决策等。在数学、语言学、统计学、哲学以及神经科学等其他学科打下的丰富基础上，以及近年来计算机计算能力和大数据存储技术迅速提升的背景下，人工智能是目前计算机学界中研究人数最多、结果最突飞猛进的领域。

医学是目前人工智能在应用创新层面的交叉合作最重要的领域之一，其主要原因包括以下三点：第一，医学和生命科学科研经费投入极大，两者投入约占美国总体科研经费的 60%；第二，医疗问题关切人类根本利益，而庞大的投入却不一定带来高质量、高效率的医疗服务，反而有可能造成收益递减和浪费；第三，医疗过程中不断产出高质量的标注数据，包括高清医疗图像、实时监测指标、基因测序以及电子病历等，处理这些海量的数据已经超出了人脑的极限，但却是进行机器学习模型训练的宝贵资源。将机器学习算法融入医疗过程可减轻医疗从业者工作量，减少医疗差错，提升医疗系统效率，帮助患者获得更好的预后。

目前全球每年手术量超过 3 亿台。我国每年的手术量超过 8000 万台，且每年的增长速度超过 10%。围术期全过程产生了大量有价值的真实数据，麻醉学在与机器学习技术的结合发展中有着得天独厚的优势，例如，可从监护仪器上调取的全程、实时监测的患者手术期间的生命体征，时间和剂量定位精准的麻醉药品记录，手术期间各项重要节点事件的记录等。麻醉与人工智能的结合将从过去的闭环靶控麻醉系统，一直到未来的围术期全程辅助临床决策。

一、智能化综合术前评估辅助

(一) 气道评估

术前气道评估是麻醉工作中的至关重要的组成部分，困难气道是可能造成患者死亡的严重麻醉并发症，其所致的低氧血症与术后的不良结局密切相关。通过 970 名患者的面部张口和闭口照片，利用随机森林算法，构建仅需患者面部照片的困难气道自动检测系统，该系统对困难气道的预测性远高于平时所用的临床评价指标。通过提取患者术中手指末端光电容积图的时域、频域等，通过人工神经网络算法，建立了气道梗阻的预警模型，可对术后患者可能出现的气道梗阻做出预测。

(二) 围术期输血评估

围术期血液制品的使用，是医疗工作中的重要组成部分。输注血液制品，在治疗患者贫血、改善凝血功能、纠正血容量的同时，也可能引起过敏、内环境紊乱、血源性传染病传播等不良反应。应用术前数据对围术期输血风险进行个体化预测，可辅助决策是否需对患者进行术前血型鉴定和抗体筛查，从而优化患者循环代偿能力，并指导优化麻醉、手术方案，以及针对性输注血液制品，进行血液保护，尽量降低因输注血液制品所引起的不良反应的风险。

(三) 围术期不良事件风险评估

围术期不良事件可显著影响术后死亡风险、增加患者经济花费、延长住院时间，提前对并发症高风险患者进行判别和预防可减少患者术后并发症的发病率。

1. 术后恶心呕吐 术后恶心呕吐是手术之后最常见的并发症之一，其可降低患者满意度，增加患者的经济负担。利用患者自控硬膜外镇痛（patient controlled epidural analgesia，PCEA）的骨科手术患者的各项资料，包括年龄、性别、身高、体重、导管置入硬膜外腔的长度、负荷剂量、硬膜外置管脊椎位置等特征，通过人工神经网络算法建立术后恶心呕吐的预测模型，可准确预测术后恶心呕吐的发生。

2. 术后疼痛 利用电子病历系统和麻醉信息系统记录的患者信息数据，通过随机森林、贝叶斯网络和集成学习等多种机器学习算法，可建立术后疼痛预测模型。使用此模型，术前就可以预测患者术后的急性疼痛风险，从而制订多模式镇痛方案，及早进行干预，减轻患者术后疼痛。此外，通过患者基线和手术的相关指标，使用决策树算法，可建立术后镇痛泵和阿片类药物的应用预测模型，从而对术后镇痛泵和阿片类药物的使用进行优化管理。

3. 器官损伤 利用 5 万多名大手术患者的年龄、性别、手术种类、术前合并症、术前检查结果等各项特征作为输入端，通过多种算法，建立了术后急性肾损伤（acute kidney injury，AKI）预测模型，对术后发生的 AKI 的预测准确度超过了以常规临床经验所做的预测。使用同数据源，对术后败血症的发生建立预测模型，使用此模型对术后败血症进行预测，同样具有较高的准确性。

4. 围术期死亡 将急诊手术术后死亡和并发症作为预测目标，以美国国家外科质量改进计划（NSQIP）项目为例，有研究以 382 690 名急诊手术患者的手术资料作为样本数据集，使用最优化插值法和最优分类树算法，并根据是否纳入 ASA 分级建立两种预测模型，两种预测模型对死亡和并发症的预测，均具有较高的准确性。

二、麻醉药物控制系统智能化

与临床医师相比，麻醉药物的闭环自动输注系统能在不给临床工作带来干扰的前提下，以更高的频率监测和修正注射速率，在多变量动态交互的基础上，反馈系统可减少不确定性的影响，从而更加强大和准确。目前闭环反馈系统已经在镇静、镇痛、肌松以及通气等多方面中得到使用。

麻醉药物输注的闭环系统可分为三部分，包括作为设定目标的有关监测指标、注射药物的效应装置以及在两者间进行转换计算的反馈控制器。要成功地设计一套自动输注系统，需面临两个最关键的问题：第一，如何准确地评估麻醉的深度；第二，如何准确地控制麻醉药物的输注。

(一) 麻醉深度的监测

监测麻醉深度有助于预防术中知晓、减少麻醉药物剂量、缩短麻醉恢复时间。由于通过对脑电图的监测可以减少术中知晓的发生率，而术中的低 BIS 值与暴发抑制也与术后的不良结局相关。以往是使用脑电图的粗数据直接评估麻醉深度。近年来，是将脑电图中的各项特征，如频段功率、Beta 指数和去趋势波动分析等，或使用算法进行二次判别分析，或与肌电图、心率、脉搏、收缩压、舒张压以及信号质量指数（signal quality index，SQI）一同作为输入指标，通过人工神经网络算法，建立麻醉深度评估模型，以此对麻醉深度进行预测，其预测准确性较 BIS 值更好。

除了脑电图信号之外，其他指标也可用于麻醉深度监测。研究表明，输入数字临床体征，如心率和收缩压，通过自组织学习算法或者从麻醉医师经验中获得的规则库来获得初级麻醉深度（primary depth of anesthesia，PDOA）；随后使用非数字临床特征，如流泪、瞳孔反射、出汗等，再结合初级麻醉深度即得到最终的麻醉深度。此外，提取患者的心率、血压、外周氧饱和度、吸入麻醉药浓度、呼气末二氧化碳分压、吸入气二氧化碳分压，以及麻醉气体的肺泡浓度等指标，通过使用随机神经网络算法，建立麻醉深度评估模型，可对麻醉深度进行预测。

(二) 麻醉药物剂量的控制

闭环系统是目前麻醉药物剂量的控制中最常用的系统，反馈控制器是闭环系统的核心部分，其中最常见的反馈控制器是比例积分微分（proportion integration differentiation，PID）模型。然而由于人体为高度复杂的非线性系统，可能会有多种问题同时存在，PID 对于复杂非线性系统的处理相对困难，而深度学习和模糊逻辑算法对非线性系统的操控性更优。

自 1996 年 FDA 批准 BIS 作为脑功能监测的参数以来，BIS 监测即作为麻醉药物闭环控制系统的一种可靠的目标控制变量，大量基于 BIS 的自动输注系统研究随之涌现。2001 年，基于 BIS 的异氟烷控制系统被研发问世，并成功地在志愿者中进行了小型手术麻醉的测试，该系统由从环和主环两个级联环构成，主环负责将 BIS 维持到 40～50，从环负责控制异氟烷的潮气末浓度并从主环接受设定点。2002 年，首个基于 BIS 的丙泊酚闭环输注系统问世，它通过使用带有经验设定的 PID 控制器来调节靶控输注（target-controlled infusion，TCI）系统中的丙泊酚效应室浓度从而维持 BIS 在目标值。

在全身麻醉的过程中，循环系统功能也会受到影响，将患者血压控制在合适范围内是麻醉医师工作的重要部分。2001 年，基于平均动脉压的阿芬太尼闭环系统被研发，将其与基于 BIS 的异氟烷控制系统组合在一起对 13 名患者进行术中的镇静和镇痛管理，取得了良好效果。2014 年，Padmanabhan 等将 BIS 和平均动脉压波动作为目标控制变量，使用强化学习算法作为闭环麻醉控制器，开发了丙泊酚自动输注系统，减少了全麻过程中药物对循环系统的影响。

2019 年，新型去甲肾上腺素输注闭环控制系统被研发，随后该系统分别在基于生理学模拟器的随机创建的脓毒症患者和择期手术患者中使用，基于有创的平均动脉压能自动调整去甲肾上腺素的输注速率，结果显示该系统能在 91.6% 的手术时间内将血压维持在靶目标的上下 5mmHg 之间。

随后，一项随机对照研究纳入了 320 名行非心脏手术的中高风险患者，研究对比了全自动闭环输注和手控输注去甲肾上腺素的效果，结果显示全自动闭环输注相比于手控输注速率能将患者术中低血压的持续时间减少至 1/10，且能够将患者术中平均动脉压低于 65mmHg 的时间减少至 1/20。

三、麻醉风险预警智能化

基于患者围术期的大量真实数据和多种机器学习方法构建的围术期不良事件预测模型，可进行风险预警，是当前国内外研究的热点。各研究应用不同时段收集到的临床数据，可预测不同时间点发生的围术期不良事件。例如动态预测低血压、低氧血症等术中不良事件发生风险，可以实现有针对性地指导术中麻醉、手术方案的制订和调整，从而减少器官功能损伤，改善患者预后。

（一）围术期低血压预警

低血压的发生无论是在术中还是在重症监护病房（intensive care unit，ICU）中均与死亡等不良事件有很强的相关性，如果能预测到低血压事件的发生，并提前进行处理，有可能可以减少患者低血压的发生，从而改善患者预后。近年来，根据应用场景不同，依据基础生命体征数据，通过多种算法建立了不同场景下的低血压预测模型，其可对低血压事件进行提前预警，因而能降低低血压的发生率，并减轻患者的器官损伤。

以"平均动脉压低于 65mmHg 持续时间超过 1min"作为术中低血压的定义，利用 ICU 和手术患者的实时有创动脉监测波形数据，提取动脉压波形时间、振幅、面积、斜率等多个特征，通过 logistic 回归算法建立实时的低血压预测模型，使用该预测模型可对低血压事件进行提前预警，从而减少术中及 ICU 发生低血压的时间以及幅度。

通过患者的各项麻醉特征，包括术前合并症、用药史以及诱导期体征和使用药物情况，使用多种算法建立诱导期低血压模型，可提前预警诱导期低血压的发生，进而保证麻醉诱导期血压平稳。

通过重症监护医学数据库（medical information mart for intensive care，MIMIC）中的重要实时生命体征数据，包括氧饱和度、心输出量、心率、呼吸频率、有创血压等使用了 K 最近邻、支持向量机等机器学习算法建立了 ICU 急性低血压预测模型，该模型可将急性低血压事件发生的预测时间提前 30min，以此提醒临床医师及时进行相应处理，减轻并减少低血压的程度和发生率。

（二）围术期低氧血症预警

低氧血症是临床常见的急危重症之一，低氧血症的及时发现和有效处理，对患者的预后有重要影响。以"$SpO_2 \leqslant 92\%$"定义术中低氧血症，应用围术期数据，通过算法建立实时的低氧血症预警模型，可实时在术中预测 5min 后发生低氧血症的风险，同时给出预测解释，使医师能够知道导致预测风险增高的具体因素，为给予何种干预措施以避免低氧血症的发生提供参考意见。

（三）围术期急性肾损伤预警

急性肾损伤（acute kidney injury，AKI）是围术期主要的并发症之一，早期识别、早期治疗是防治 AKI 的主要手段。2019 年 *Nature* 发表的一项研究是根据基于围术期实时收集数据对 24h、48h、72h 后发生 AKI 的风险进行动态预测，随时提醒风险变化，有助于灵活调整围术期管控方案。

目前人工智能的发展极为迅速，麻醉智能化系统的上市即将给目前麻醉医师的临床医疗工作带来冲击和变化，临床预警系统和现代信息化手段的结合可能会为临床工作提供更加丰富的信息。麻醉医师应当积极接受这样的变化，与计算机、统计等其他学科主动结合，利用我国相关优势，在这场巨大变化当中把握主动权。

思 考 题

1. 患者，35 岁，女性。拟实施"腹腔镜下胆囊切除术"，请描述对患者进行术前评估的流程方案和麻醉管理要点。

2. 患者，73岁。高血压，冠状动脉粥样硬化性心脏病（冠心病），脑梗死后恢复期。拟行"左侧肝脏占位切除术"，请问如何利用麻醉信息系统减少围术期并发症的发生？

3. 如何利用麻醉信息系统评估某一时期内围术期血液管理的质量？

知识拓展

目前我国对大型围术期数据库的建设研究还相当匮乏，大部分预测模型的研究都限于单中心、小样本数据。因此，建设我们自己的大型围术期数据库是势在必行的。人工智能是目前计算机科学中发展最迅速的子学科，机器学习作为人工智能中的核心领域，可以很好地解决传统统计方法难以解决的一些问题。机器学习对于数据缺失、多重共线性、数据极端分布等有着很好的容忍度；可对大量的、不同类型的医疗数据进行学习，探索数据集中的依赖关系，从而形成相应的医学模型；数据量越多越有助于建立精确度高的机器学习模型，机器学习可对预测模型进行动态更新，通过对不断涌入的新数据特征进行学习，逐步提高模型的预测精确度；机器学习模型可以动态跟踪患者的病情变化，实时预测患者发生不良事件的风险；能够很好地处理医疗数据中普遍存在的阳性结局少、特征分布不平衡的问题。

（朱　涛　罗金凤）

推荐阅读

HATIB F, JIAN Z, BUDDI S, et al. 2018. Machine-learning algorithm to predict hypotension based on high-fidelity arterial pressure waveform analysis[J]. Anesthesiology, 129(4): 663-674.

JOOSTEN A, ALEXANDER B, DURANTEAU J, et al. 2019. Feasibility of closed-loop titration of norepinephrine infusion in patients undergoing moderate-and high-risk surgery[J]. Br J Anaesth, 123(4): 430-438.

JUEL BE, ROMUNDSTAD L, KOLSTAD F, et al. 2018. Distinguishing anesthetized from awake state in patients: a new approach using one second segments of raw EEG[J]. Front Hum Neurosci, 12: 40.

LUNDBERG SM, NAIR B, VAVILALA MS, et al. 2018. Explainable machine-learning predictions for the prevention of hypoxaemia during surgery[J]. Nat Biomed Eng, 2(10): 749-760.

RINEHART J, JOOSTEN A, MA M, et al. 2019. Closed-loop vasopressor control: in-silico study of robustness against pharmacodynamic variability[J]. J Clin Monit Comput, 33(5): 795-802.

THOTTAKKARA P, OZRAZGAT-BASLANTI T, HUPF BB, et al. 2016. Application of machine learning techniques to high-dimensional clinical data to forecast postoperative complications[J]. PLoS One, 11(5): e155705.

TOPOL EJ. 2019. High-performance medicine: the convergence of human and artificial intelligence[J]. Nat Med, 25(1): 44-56.

YOON JH, JEANSELME V, DUBRAWSKI A, et al. 2020. Prediction of hypotension events with physiologic vital sign signatures in the intensive care unit[J]. Crit Care, 24(1): 661.

第五章　临床麻醉的科学研究

临床麻醉研究范围广泛，涵盖了临床麻醉药理学、围术期麻醉评估与处理、急救与复苏、重症监护和治疗、急慢性疼痛诊疗等多个方向，其研究内容涉及临床新方法、新技术、新产品和新方案的临床应用，以及人体基本生理功能的监测和调控、围术期重要脏器的保护和支持等。

20世纪后半叶，在老一辈麻醉学家的带领下，我国临床麻醉的科研工作取得了可观的成绩，培养了大批的中青年科研人才，建设了一批现代化的麻醉学科室和麻醉学实验室，为我国麻醉学科研工作的持续发展奠定了坚实的基础。近年来，基于前期的大量积累和广大麻醉学科研工作者的辛勤付出，临床麻醉科研成果取得了显著的进步。本章内容将从提出科学问题、临床麻醉研究的科研设计、统计学处理原则、伦理问题等几个方面，逐层讲述临床麻醉研究内容及常用研究方法，并探讨循证医学在临床麻醉实践及科学研究中的应用，最后结合当下研究热点，详细介绍人工智能及大数据在临床麻醉科研中的研究现状。

第一节　科研思维的形成及科研问题的来源

传统观点认为，科学研究的最终目的是从一般的现象中寻找或证实尚未认识的具有共性的规律。现在越来越重视科研的实用性，强调研究成果转化或新产品（药品）的研究和开发。科学研究中要遵循的原则包括科学性、创新性、真实性和可行性。选题中最重要的是创新性，重复证明已确立的规律，既浪费人力、物力，又没有实际意义，因此从选题的角度来讲，需要科研人员不仅具备本专业的基础知识和基本技能，还要掌握研究领域中的最新动向。与其他学科的科研工作相同，无论是临床麻醉学还是基础麻醉学研究，一般都经历选题、复习文献（综述）、研究设计和预实验、研究实施、数据统计和撰写论文等6个步骤。科研选题一般有以下几个来源：①临床或实验室工作中遇到的情况或现象，可以是普遍的现象也可以是少见的情况，如麻醉方法对预后的影响；②公认存在的，但又未经证实的规律，如慢性疼痛的机制或者困难气道的预测因素；③研究和开发新药物和新技术或拓展药物和技术的应用范围，如新型的神经阻滞路径或者新型的循环监测技术；④跟随前人或其他学者的研究方向继续研究某一专题。

如果已有明确的研究问题，可首先通过综述或者 meta 分析来系统地了解该现象，再通过文献检索查阅相关的文献了解该现象现有的研究进度及研究的方向、该现象的预测因素、是否存在有效的干预措施、不同的干预措施之间的比较，以及干预措施在不同人群或者不同手术类型的结果是否存在差异等，结合文献的情况，可以利用科室现有的数据建立数据库进行前瞻或者回顾的分析，也可进一步设计随机对照研究来回答对应的科研问题；如果没有明确的科学方向，则需要广泛地阅读文献、多参加学术活动、多听专家的讲座，以了解和捕捉研究热点及方向。通过比较不同研究的长处与不足，结合既往经典研究的优势，弥补他人研究的不足，进一步设计实施自己的研究。另外可以通过跟随导师或者其他学者的研究方向，继续进行某一专题的研究，在一个明确的研究方向上持之以恒地努力，避免在较短的时间内不停地改变研究方向，这样可以利用团队的支持与互助，更加顺利地完成自己的研究。

阅读文献可避免后续的研究出现重复劳动，从而维持课题的创新性。我们可利用主题词或关键词等方式来进行检索，常用的国外文献检索网站，如 Pubmed、Web of Science；常用的国内文献检索网站，如知网、万方、维普等。除此之外，还可以在研究注册网站进行检索，如中国临床试验注册中心、ClinicalTrials。文献复习之后，最好写出综述，这样不仅能够对该专题的认识条理化、层次化，还能为其他进行该方面研究的人员提供参考。

研究设计和预实验是整个课题实施过程中最重要的环节，是保证研究科学性的关键。基于不同的研究目的，需要设计不同类型的研究，如队列研究、病例对照研究、横断面研究、随机对照研究等。在实验设计中也应考虑到各个研究中心的具体条件和经费情况，写出详细的实验设计方案和经费预算，这对保证课题的顺利完成十分重要。正式研究前的小规模预实验可以为正式研究做好人员、实验方法、实验材料、实验步骤的准备，并可将正式实验中可能出现的不利因素降至最低。

正式研究实施前要满足对应的研究伦理要求，并进行研究的注册。研究实施的原则要严格按照研究的设计步骤进行，随机对照研究中盲法的实施对保证实验的真实性与结果的客观性尤为关键。

实验完成后应按既定的统计学方法处理数据，并完整保存原始数据。论文撰写时要严格按照文章撰写的指南与规范，如随机对照研究要按照（consolidated standards of reporting trials，CONSORT）声明撰写，系统综述要按照（the preferred reporting items for systematic reviews and meta-analyses，PRISMA）声明撰写；注意交代清楚研究背景和目的、研究的材料与方法、结果和讨论。

第二节　科研设计与统计学处理基本原则

一、科 研 设 计

在现代医学模式中，健康不仅是没有疾病，而是身体、精神和社会功能等方面都处于良好的状态。现代医学模式的研究内容不仅是寻求疾病的治疗方法，还包括预防疾病、保护和促进人的身心健康。

麻醉学研究主要是致力于探究围术期管理与患者预后的关系，另外一个重要任务是预防和改善患者术后长期结局。这就要求麻醉学研究要利用多种研究设计去解决众多的科学问题。

临床流行病学是将现代流行病学及统计学等原理和理论引入临床医学研究和实践的一门研究方法学，其采用宏观的群体观点，将科学严谨的设计、定量化的测量和严格、客观的评价贯穿于临床研究。它不仅用于探索疾病的病因、诊断和治疗方式，还用于预防疾病、促进患者预后，大大提高了临床科研的真实性和实用性，也充实了临床研究的设计类型。根据不同的分类标准，科研设计类型见表 5-1。

表 5-1　不同分类依据下的研究设计

分类依据	研究设计
研究目的	验证性研究、探索性研究
研究形式	观察性研究、实验性研究
研究时限	横断面研究、回顾性研究、前瞻性研究
研究对象	社区研究（一般人群）、临床试验（医院患者）、实验研究（动物／标本）

不同的研究设计各具特色，要根据具体的科学问题选择合适的研究设计。本节概述常用的科研设计类型。

（一）观察性研究设计

观察性研究（observational study）不对研究对象采取任何干预措施，只观察、收集自然状态下研究对象的特征和健康相关事件，并分析这些特征和事件之间的关联性。收集信息的方式包括现场问卷调查、实验室检测、临床检查等；回顾性研究主要通过病案记录、健康档案、研究对象的回忆等方法，收集已经存在或发生的健康信息。常用的研究设计包括横断面研究（cross-sectional study）、队列研究（cohort study）和病例对照研究（case-control study）。

1. 横断面研究 横断面研究是通过对特定时点和特定范围内人群中的疾病或健康状况和有关因素的分布状况的资料收集、描述，从而为进一步的研究提供病因线索。横断面研究在设计阶段不设立对照组，只关注某一时间点或某一特定时期内暴露和疾病之间的关系，不能确定暴露和疾病发生的先后。因此，横断面研究无法获得发病率资料和进行因果推断。

2. 队列研究 队列研究是将特定人群按照是否暴露于某因素或暴露程度分成暴露组与非暴露组（对照组），随访适当的时间，比较两组或多组之间结局频率的差异，以研究暴露因素与结局之间有无关联及关联大小的一种观察性研究方法。根据研究对象进入队列的时间及终止观察的时间，队列研究分为前瞻性队列研究（prospective cohort study）、回顾性队列研究（retrospective cohort study）和双向性队列研究（ambispective cohort study）。

（1）前瞻性队列研究：在某一时间点或时期内，研究对象进入队列，根据现有暴露情况进行分组，此时研究结局并没有出现，需要进行后期随访才能得到。随访需要持续较长的时间，并且需要投入大量的人力、物力和财力进行现场调查和样本收集与储存，因此该研究设计完成难度大。

（2）回顾性队列研究：也叫历史性队列研究。研究开始时，研究者已获得了研究人群的结局信息，根据过去某时点的暴露情况进行分组，并调查该时点的基本信息和特征。回顾性队列研究不需要随访，研究对象是在过去某个时点进入队列，具有省时、省力、出结果快的特点，且调查方向仍然是由因及果。

（3）双向性队列研究：是一种前瞻性和回顾性队列研究相结合的研究设计。即在回顾性队列研究的基础上，继续前瞻地观察一段时间。常发生于从过去暴露到现在的观察时间内，不能满足研究要求，如只观察到少量新发病例，还需要继续观察，以收集更多病例。队列研究类型见图5-1。

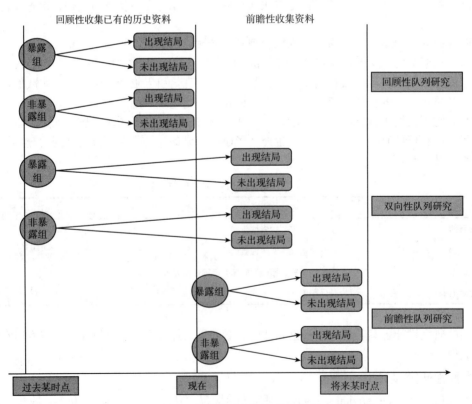

图 5-1 队列研究类型示意图

3. 病例对照研究 病例对照研究是指以当前已确诊的某病患者作为病例组，以不患有该病且具有同期可比性的一组个体为对照组，通过询问、实验室检查或复查病史，搜集两组个体既往各种可能的危险因素的暴露史，测量并比较两组中暴露的比例或暴露水平，分析该病与暴露因素的关系。

病例对照研究不能确定疾病和暴露发生的先后，因此不能确定因果关系。相对于横断面研究，病例对照研究实施之前首先明确了是否患病，然后收集既往暴露情况，因此有同期可比的对照组，是一种回顾性的、由结果探索病因的研究方法。对照的选择有不匹配和匹配两种方法：

不匹配：是指在确定病例组后，在非病例人群中，随机抽取一定量的研究对象，数目等于或多于病例组人数，除此之外没有其他限制。

匹配：是指在选择对照时，保证某些因素或特征与病例组一致，从而排除这些因素或特征的干扰。匹配又分为频数匹配和个体匹配。

（1）频数匹配（frequency matching）：又叫群体匹配或成组匹配，是指拟匹配的某个因素或特征在对照组中出现的频率和在病例组中出现的频率相似，绝对数可以不等。

（2）个体匹配（individual matching）：是指按照拟匹配的因素或特征，选择与病例相似的对照，以确保病例组和对照组之间的均衡性。1∶1匹配，即1个病例匹配1个对照；1∶R匹配，即1个病例匹配R个对照（R≥2）。匹配控制了混杂因素的作用，提高了研究效率。匹配因素应该是混杂因素，须避免把不必要的因素纳入匹配，否则会出现匹配过度（over-matching）。混杂因素是指与疾病和暴露均有关，但不是病因链上的中间因素。以下因素不能作为匹配因素：病因链上的中间因素；只与可疑病因有关，而与疾病本身无关的因素（如民族和婚姻状态）；可疑病因。

（二）实验研究设计

实验研究是指研究者将实验单位随机分为实验组和对照组，按照实验目的对实验组施加干预措施，对照组不施加该干预措施，然后追踪该干预措施的作用结果，比较实验组和对照组结局的差异，从而判断干预措施的效果。

实验研究基本要素为实验单位、处理因素和实验效应。实验单位指干预措施作用的客体，也称实验对象或受试对象。实验单位可以是人和动物，也可以是细胞、亚细胞、血清等生物材料。实验单位必须对干预措施敏感，且反应稳定才能被纳入研究，否则会降低干预措施的效果。处理因素，即干预措施，指研究者在实验研究中向实验组施加的处理措施，可以是单因素，也可以是多因素处理。在实验过程中，处理因素应该始终保持不变。实验效应指实验单位接受干预措施后所发生的反应，是研究结果的最终体现。实验效应要选择合适的观测指标来评估。观测指标应具有客观性、特异性、灵敏性和准确性。

实验研究设计包括以下几种类型。

1. 完全随机设计（complete randomized design）　又称简单随机设计（simple randomized design），是最常见、最简单的一种设计方法。处理因素只有一种，实验单位随机分配到各组。

2. 配对设计（paired design）　是将实验单位按照一定条件进行匹配，组成一个对子，然后将这一对中的两个实验单位随机分配到不同的处理组。一般配对条件是非处理因素，如动物实验中的窝别、性别和体重等。同一实验单位接受两种不同处理可形成自身配对。

3. 随机区组设计（randomized block design）　又称单位组设计或配伍设计。根据实验单位的某一性质（如窝别、性别和体重等）分成b个区组（或称单位组、配伍组），然后将不同区组内的实验单位随机分配到k个处理组，见图5-2。随机区组设计遵循"区组间差别较大，区组内差别较小"的原则。

4. 交叉设计（cross-over design）　是按照事先设定好的顺序对实验单位先后实施不同的处理，实验单位按完全随机的方法分配到不同的处理组。常用的是两阶段、两分组交叉设计（2×2交叉设计）。假设有两种处理方式A、B，在第一阶段按照完全随机的方法将实验单位分配到A处理组和B处理组，经过一段洗脱期后，第一阶段中接受A处理的实验单位在第二阶段接受B处理，第一阶段中接受B处理的实验单位在第二阶段接受A处理，这样就形成了AB和BA两种顺序的处理组，见图 5-3。

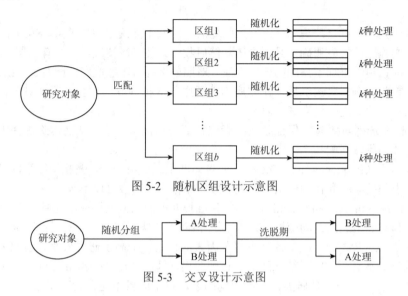

图 5-2　随机区组设计示意图

图 5-3　交叉设计示意图

5. 析因设计（factorial design）　是指将两个或两个以上处理因素的各个水平进行全面组合，在每个组合中分配多个相等数量的实验单位进行实验，又称完全交叉分组实验设计。析因设计的处理组数等于各因素水平数的乘积。

6. 重复测量设计（repeated measure design）　是指对实验单位的观察指标在不同的时间点进行重复多次测量，即时间的不同水平。重复测量设计在收集实验单位更多信息的同时，有效地控制了个体变异，但多个测量值之间存在一定相关性，且重复次数越近，相关性越强，当数据出现缺失时，统计分析较困难。

（三）临床试验

临床试验（clinical trial）是指在人体中进行的各种治疗方法或干预措施的干预性研究，以证实治疗方法或干预措施在人体上安全、有效。临床试验按研究性质划分属于实验性研究，其基本要素和设计方案与实验性研究一致，此处不再赘述。若要进行临床试验处理因素的疗效比较，则通过优效性、等效性和非劣效性试验。

优效性试验是指检验一种药物或处理的疗效是否优于另一种药物或处理。等效性试验是指检验一种药物或处理的疗效是否与另一种药物或处理的疗效无显著差别。同理，非劣效性试验是指检验一种药物或处理的疗效是否不劣于另一种药物或处理。实际工作中要根据研究目的进行选择。

二、统计学处理原则

科研中的各项研究结果，除研究中规定的试验因素外，还受到多种其他因素的影响。因此，研究前除进行周密、合理的实验设计外，还要使用各种方法排除无关因素的干扰，才能得出可靠的结论。不管是观察性研究还是实验性研究，得到的初步信息就是数据，如是否发病可得到发病率、各种指标测量后可得到该指标的测量值。统计学方法用于处理这些数据，以严格的统计学检验证明研究结果的可靠性。本节对统计学处理原则作简要概述。

（一）对照原则

设立对照是控制各种非处理因素产生系统误差的基本措施。设立对照时，应满足均衡性，即对照组和处理组在非处理因素上尽可能地保持一致。常用对照形式包括以下几种。

1. 空白对照　对照组不接受任何处理，常用于评价测量的准确度，评价实验是否处于正常状态等。

2. 实验对照　对照组不施加处理因素，但施加某种与处理因素有关的实验因素，如实验组使用某含有肾上腺素的局麻药，对照组使用局麻药。

3. 标准对照　对照组采用现有规定的标准或常规处理方法。在实验研究中常用于某种新方法是否能代替传统方法。

4. 自身对照　对照组的措施与实验组的措施在同一实验单位的不同部位或不同阶段进行，形成自身对照。实验研究设计中的交叉设计即为自身对照。

5. 相互对照　两个或多个不同处理组相互作为对照，如不同剂量的药物组，低、中、高剂量之间进行比较，低剂量以中、高剂量作为对照，高剂量以低、中剂量作为对照。

（二）随机化原则

随机化贯穿于实验研究的不同过程和阶段。实验单位的选取和分组及实验单位进入不同的研究阶段均需要遵循随机化原则。在观察性研究中，若研究对象为研究总体的一部分，也要通过随机抽样选取研究人群。随机化包括随机抽样、随机分配和随机顺序。

1. 随机抽样（random sampling）　指每个符合条件的研究对象被抽取到的机会相等，保证抽到的样本具有代表性，是研究总体的一个无偏样本。常用随机抽样方法包括以下几种。

（1）单纯随机抽样：也称简单随机抽样。总体中的每个个体均有同样概率被抽到，事先不设置任何分层，按照随机的方法抽取所需数目的样本。

（2）系统抽样：也称机械抽样。是将研究总体按照一定距离分成几个部分，在第一部分中随机抽取一个样本，然后按照该距离抽取相同间隔的样本。

（3）分层抽样：先将总体按照某种特征分成若干层，在每层中再随机抽取一定数量的个体组成调查样本。整群抽样（cluster sampling），先将总体按照某属性分成若干个群体，从其中随机抽取几个群体组成调查样本。

2. 随机分配（random allocation）　指每个实验单位被分配到各组的机会均等，它保证了分配到各组的实验单位的非研究因素在组间尽可能均衡，提高了组间可比性。常见随机分配方法包括以下几种。

（1）完全随机化：通过抽签法或随机数字法将实验单位随机分配到各个组别中，每个实验单位被分到各组的概率相等。

（2）配对随机化和区组随机化：是将配对后的两个实验单位或同一实验单位的不同部位按完全随机的方法分配不同的处理。区组随机化是在按一定因素分成不同区组后，在每个区组内按完全随机的方法为实验单位分配不同的处理。

（3）分层随机化：先根据某些因素进行分层，然后在每一层内通过完全随机的方法将实验单位分配到实验组和对照组，最后将所有实验组和对照组分别合并。

3. 随机顺序（random order）　指每个实验单位先后接受处理的机会均等，它使实验顺序对结果的影响达到均衡。

（三）重复的原则

重复是在相同实验条件下进行多次实验或观察，以提高实验的可靠性和科学性。重复可以降低测量的变异性，确保结果的实质差异。重复包括以下 3 种形式。

1. 整个实验的重复　确保在相同实验条件下，实验结果能复现。观察性研究中，在不同样本中进行重复调查分析，也会得到类似的结果。

2. 用多个研究对象进行重复　每个实验组要有多个实验单位，避免把个案误认为普遍情况，把偶然当成必然规则，即要有足够的样本量。

3. 同一研究对象重复观察　同一样本分成多份后，多次进行研究因素的测量。例如将同一实验小鼠的血样平均分成 3 份，分别检测其红细胞数，以平均值作为最终结果。

（四）盲法

在临床试验中，研究人员和受试者均有可能因熟悉试验内容和过程，而采取一些主观行动或得出主观结论而影响试验结果。盲法（blind method）是指研究人员或受试对象均不明确干预措施的分配，可使研究结果更加真实、可靠，有效避免了上述影响。按设盲程度可分为以下几种。

1. 开放试验 所有与试验相关的人员都知道受试者接受的处理。

2. 单盲 只有研究者了解分组情况，研究对象不知道自己是实验组还是对照组。

3. 双盲 研究对象和研究者都不了解试验分组情况，而是由研究设计者来安排和控制全部试验。双盲法是随机对照试验（RCT）中最常用的设盲方法。

4. 三盲 不但研究者和研究对象不了解分组情况，而且负责资料收集和分析的人员也不了解分组情况，从而较好地避免了偏倚。

（五）样本量估算

足够的样本含量可以保证实验的重复性，即用多个研究对象进行重复。在估计样本含量时，要准确把握样本量计算所需的参数，通过参考可靠文献和调查中的数据，或者进行预调查获得。研究实施前确定样本含量可按以下步骤进行：第一，建立检验假设（无效假设），即组间无显著性差异；第二，制定期望的显著性水平，即假设检验第 I 类错误的概率 α。通常规定 $\alpha=0.05$，α 值越小，所需的样本量越大；第三，制定期望的检验效能（power=$1-\beta$），β 为假设检验第 II 类错误的概率。通常规定 $\beta=0.20$，此时 power=$1-0.20=0.80$。实验设计时，power 不宜 < 0.75，否则易出现假阴性结果；第四，寻找总体和样本间差异的资料。比较两样本间差异时，应知道样本间差异多少是有意义的，通常的来源是公认的有意义的差值、文献资料中报告的差值或预实验得到的信息，当这些资料缺乏时，也可以用 0.25 倍或 0.5 倍的标准差估计样本均数间的差值。

当具备了上述 4 方面条件后，可参阅统计学教科书依据公式计算所需的研究样本含量。

第三节　临床研究中的伦理问题

医学科研伦理是指医学科研实践活动中，调节科研人员之间、科研人员与受试者之间、他人、群体及社会之间各种关系的行为规范或准则。它是保证医学科研有利于人类健康的重要支柱，是临床医学研究者必须要遵循的基本伦理道德规范。遵守伦理道德规范是医学科研人员的基本义务。

一、临床科研的医疗规范与法律问题

临床研究中的法律责任问题主要是涉及损害受试者的权益。由于临床科研可能对受试者造成伤害，因此完善法律法规来规范和调整医学科研行为对于保护受试者利益具有重要意义。

（一）临床科研的伦理原则

我国《涉及人的生物医学研究伦理审查办法》将人体试验应该遵循的伦理原则具体化为 6 个方面。

1. 知情同意原则 尊重和保障受试者是否参加研究的自主决定权，严格履行知情同意程序，防止使用欺骗、利诱、胁迫等手段使受试者同意参加研究，允许受试者任何阶段无条件退出研究。

2. 控制风险原则 首先将受试者人身安全、健康权益放在优先地位，其次才是科学和社会利益，研究风险与受益比例应当合理，力求使受试者尽可能避免伤害。在研究过程中项目研究者应当将发生的严重不良反应或严重不良事件及时向伦理委员会报告，伦理委员会应当及时审查并采取相应措施，以保护受试者的人身安全与健康利益。

3. 免费和补偿原则 应当公平、合理地选择受试者，对受试者参加研究不得收取任何费用，对于受试者在受试过程中支出的合理费用还应当给予适当补偿。

4. 保护隐私原则　切实保护受试者的隐私，如实将受试者个人信息的储存、使用、保密措施情况告知受试者，未经授权不得将受试者个人信息向第三方透露。

5. 依法赔偿原则　受试者参加研究受到损害时，应当得到及时、免费的治疗，并依法及按双方约定得到赔偿。

6. 特殊保护原则　对儿童、孕妇、智力低下者、精神障碍患者等特殊人群的受试者，应当给予特别保护。

（二）伦理委员会

1. 伦理委员会职责　伦理委员会职责是通过独立地审查、同意、跟踪审查试验方案及相关文件、获得和记录受试者知情同意所用的方法和材料等，确保受试者的权益、安全受到保护，包括审查试验方案（包括修订内容）、知情同意书、受试者征集手续（广告等）、给受试者的说明书、试验药品概要说明、有关安全的报告书、对受试者支付及补偿的有关资料，以及其他资料。

2. 伦理审查的申请　涉及人的生物医学研究项目的负责人作为伦理审查申请人，负责向伦理委员会提交文件材料。根据《药物临床试验质量管理规范》（2020），在临床试验项目中，研究者是实施临床试验并对临床试验质量及受试者权益和安全负责的试验现场的负责人。研究者与伦理委员会的沟通包括：临床试验实施前，研究者应当获得伦理委员会的书面同意；未获得伦理委员会书面同意前，不能筛选受试者；临床试验实施前和临床试验过程中，研究者应当向伦理委员会提供伦理审查需要的所有文件。因此，研究者应负责向伦理委员会提交伦理审查申请和文件，包括：伦理审查申请表；研究项目负责人信息研究项目所涉及的相关机构的合法资质证明以及研究项目经费来源说明；研究项目方案、相关资料，包括文献、综述、临床前研究和动物实验数据等资料；受试者知情同意书；伦理委员会认为需要提交的其他相关材料。

3. 伦理审查的内容　《涉及人的生物医学研究伦理审查办法》第二十条规定，伦理审查的内容包括：①研究者的资格、经验、技术能力等是否符合试验要求；②研究方案是否科学，是否符合伦理要求，中医药项目研究的审查，还应当考虑其传统实践经验；③受试者可能遭受的风险程度与研究预期的受益相比是否在合理范围之内；④知情同意书提供的有关信息是否完整易懂，获得知情同意的过程是否合规；⑤是否有对受试者个人信息及相关资料的保密措施；⑥受试者的纳入和排除标准是否恰当、公平；⑦是否向受试者明确告知其应当享有的权益，包括在研究过程中可以随时无理由退出且不受歧视。

（三）隐私权保护

在临床试验中，受试者的隐私包括：身份信息、健康信息、个人参加临床试验的意愿和事实、知情同意过程、临床试验过程中从受试者处采集并用于临床试验的含有受试者隐私的各类数据。

根据《药物临床试验质量管理规范》，包含受试者隐私信息的记录和文件应当被妥善处理和保存，直接查阅的任何一方应当按照相关法律法规，采取合理的措施保护受试者隐私以及避免泄露申办者的权属信息和其他需要保密的信息。受试者的姓名等身份识别信息应当用"受试者鉴认代码"进行代替。

研究者对于受试者隐私保护的认识和态度直接影响着受试者隐私保护的实施及效果。妥善保护受试者隐私，既是临床研究的伦理要求，也是研究者与受试者建立信任，确保研究顺利且可持续开展的保证。研究者应主动树立受试者隐私保护的意识，并对受试者隐私保护负重要责任。研究者对受试者隐私保护的职责贯穿临床研究全程。

如果出现了隐私泄露，受试者本人或监护人及经授权的家属可提出撤销对受试者人个人信息的继续使用；对于泄露个人信息或隐私的责任人采用处罚措施，可要求其立即停止、赔礼道歉、消除影响、赔偿损失；造成严重后果的，如受试者因个人信息或隐私泄露而导致个人生活受到影响、名誉受到损失、精神受到损害，可依据相关法律法规提起诉讼，主张赔偿。

二、临床科研的风险告知及知情同意

（一）风险告知

根据《中华人民共和国民法典》的规定，医务人员在向患者提供医疗服务时，认真履行向患者的告知义务是一项法定的重要工作内容。在临床科研中，受试者对试验了解甚少，基本只能从试验者处获得相关信息，并要做出自己的判断和决定，所以充分、详细地告知其风险十分重要。受试者参加任何临床试验，都会有潜在的风险：风险之一就是研究药物（或医疗器械，或者一种新治疗方法）治疗无效；风险之二是任何药物（包括医疗器械）都可能产生副作用，只是反应和程度的不同。在这种情况下，受试者的病情可能得不到缓解，有时还可造成患者/受试者直接的身心健康损害，甚至危及生命安全。

1. 风险告知注意事项　在临床研究风险告知时，应当注意以下几个方面。

（1）全面性：试验者应该全面详细地向受试者说明临床试验项目的情况，包括原理、方法、预期效果、副作用副损伤、与常规措施相比较可能具有的利弊、临床前试验结果、其他机构相近方面的研究情况等。

（2）真实性：医务人员告知受试者的事项必须真实可靠，不可企图通过夸大预期效果或隐瞒可能发生的副作用、并发症等手段骗取患者的信任而接受试验，后者的行为是一种欺诈行为，如果患者因医务人员的不真实诱骗而接受试验并且身体健康权益因此而受到侵害，则医疗机构和试验者在民事行政责任方面，有可能受到严厉的法律惩罚。

（3）证据性：由于临床试验项目在技术方面一般不够成熟、可靠，对患者造成意外伤害的概率较大，容易引发医疗纠纷。因此，试验人员应当有所准备，把向患者告知的试验事项制作成书面文件，以留取合法有效的证据，这对于减少医疗纠纷，或在纠纷发生时，试验者向受试者、向单位、向行政执法机关和司法审判机构澄清事实，避免承担某些不应承担的法律责任极为重要。

2. 不合规的风险告知　常见的风险告知不合规情形如下。

（1）告知时间不合规：临床试验中知情同意的目的在于向受试者告知在其将要参加的临床试验中可能存在的获益与风险，以征得受试者参与临床试验的同意，这是保障受试者权益的重要措施。因此，研究者应当在临床试验筛选前实施知情同意。然而，实践中却有研究者在临床试验筛选后入组前补签知情同意书的情况，这显然违反了在试验前向受试者详细说明并征得受试者同意的原则，因此被法院认定为医方未充分履行知情同意义务，侵害了受试者的自主决定权。

（2）告知内容不合规：研究者应当充分履行知情同意的告知义务，尤其是能影响受试者自我决定权的因素，如临床试验的基本情况、试验可能的获益和风险以及是否存在其他可选的药物和治疗方法等。

（二）知情同意

知情同意（informed consent），指向受试者告知一项试验的各方面情况后，受试者自愿确认其同意参加该项临床试验的过程。知情同意是所有临床试验必须遵循的一个重要原则，是保护受试者的重要手段，也是伦理审查的重要内容之一，是由具有行为能力的个体获取整个临床试验必要信息的过程。

1. 知情同意的必要性　从权利结构上讲，"知情同意"原则由两部分构成：知情权、自我决定权。

（1）尊重受试者的知情权：知情权在临床试验受试者权益中处于十分重要的位置，其与研究者的告知义务相对应，又是受试者自我决定权的前提。研究者通过告知义务的履行，受试者从中获得有关临床试验的相关信息以及补偿、风险等与自己有利害关系的信息，从而判断是否签署知情同意书以及参与临床试验。告知义务的不履行会严重损害受试者的知情权并且受试者获得充分的相关信息是做出妥帖的自我决定的前提，临床研究机构未充分履行告知义务，不免给受试者自我决定权的实现产生不利影响。

（2）尊重受试者的自我决定权利：受试者的自我决定权是指具有知情行为能力的受试者在得到充分告知并充分理解相关信息的基础上有参加临床试验并自行作出决定的权利。自我决定权是民法意思自治基本原则的体现，也是契约自由在药物临床试验合同中的实现。受试者有自己决定是否参与临床试验以及参与哪项试验的权利，在研究者事先充分告知的前提下，受试者根据研究者提供的必要信息判断自己在试验中的获益、风险等情况从而在充足的时间内权衡利弊，自己决定是否同意试验内容、是否参加试验以及是否中途停止等。

2. 知情同意书 知情同意是受试者充分获得并理解医学研究的相关信息后，自愿选择是否参加该研究的过程。

在医学研究中，为了保护受试者和研究者的合法权益，确保研究的科学性和可靠性，需要受试者理解并自愿签署知情同意书。知情同意书是研究者与受试者进行信息交流的载体，是一种具有法律效力的合同文件，可以让受试者全面了解研究者所采取的医疗干预措施以及整个临床研究过程。根据 2020 年版《药物临床试验质量管理规范》（Good Clinical Practice，GCP）的规定，一次合规的知情同意应当包括一份合规的知情同意书、适格的知情同意书的签署主体以及完整充分的告知过程。合规的知情同意书应包括以下内容：①试验的目的、步骤、期限和可能被分配到的不同组别；②预期可能出现的风险和不适；③预期可能出现的获益；④可替代试验用药的治疗和步骤（受试者为患者时）；⑤个人信息的保密与隐私的保护；⑥如果出现研究相关的损伤，该如何补偿和治疗；⑦声明参加研究是自愿的，拒绝参加不会有任何损失和惩罚。

不同民事行为能力的受试者能够认识到自己参与临床试验这一行为的性质，并且能够为自己的行为后果承担责任的能力有所不同。2020 年版 GCP 中对知情同意的告知对象根据受试者的民事行为能力做了不同的规定。此外，还按照受试者是否为儿童以及是否属于紧急情况的分类标准进行了不同的规定：①对于无特殊情形的受试者，受试者或者其监护人，以及执行知情同意的研究者应当在知情同意书上分别签名并注明日期，如非受试者本人签署，应当注明关系；②受试者或者其监护人缺乏阅读能力，应当有一位公正的见证人见证整个知情同意过程。研究者应当向受试者或者其监护人、见证人详细说明知情同意书和其他文字资料的内容；③无民事行为能力的受试者，应当取得其监护人的书面知情同意；④限制民事行为能力的受试者，应当取得本人及其监护人的书面知情同意；⑤儿童作为受试者，应当征得其监护人的知情同意并签署知情同意书，当儿童有能力做出同意参加临床试验的决定时，还应当征得其本人同意；⑥紧急情况下，参加临床试验前不能获得受试者的知情同意时，其监护人可以代表受试者知情同意，若其监护人也不在场时，受试者的入选方式应当在试验方案以及其他文件中清楚表述，并获得伦理委员会的书面同意，同时应当尽快得到受试者或者其监护人可以继续参加临床试验的知情同意。

三、信息化趋势的伦理问题

（一）临床研究信息化

近几年，随着临床信息化建设的进步，基于大规模医疗数据的临床真实研究呈现出了快速发展的态势，以电子病历为数据源建立临床研究数据库的需求越来越多。临床科研数据库系统的功能需求及支撑技术也在不断地发展演变着。传统的医学科研获取数据方式较为局限，获取数据较为困难，准确性也有待提升；同时，各科研机构之间信息交流不通畅，容易造成科研成果重复的现象。随着大数据在医疗科研中的应用，在获得患者知情同意的前提下，科研机构能够从共享数据库中获得及时、全面、准确的数据，并且获得数据的方式与传统问卷等形式相比也更加便捷。

（二）信息化的伦理问题

医学信息技术的现代化促使医学事业得到了迅猛发展，然而，这一技术信息化过程也衍生出了许多伦理问题，如何解决好此类伦理问题以防止其制约医疗信息化发展进程已成为当下医疗信息化工作者的重中之重。

随着大数据、云计算、"互联网＋"医疗模式的出现，医疗行为中的信息交互性得到了极大的加强，然而更加便捷的信息交流也就带来了更容易的隐私泄露，如何保护隐私则成为亟待解决的伦理问题。在医疗信息化进程中，一切与患者相关的信息都是以电子数据的形式存在的，并以网络为媒介进行传播。与以往主要以纸质形式存储患者信息相比，电子信息更容易被窃取。

随着信息化社会的高速发展，越来越多的临床试验开始应用电子知情和电子支付等信息化手段，以优化临床试验流程。电子知情和电子支付在临床试验中的应用给伦理审查带来了全新的挑战，伦理审查的要点和关注点有别于传统纸质流程，并且目前对电子知情和电子支付的伦理审查指南仍是空白。例如，首都医科大学附属北京友谊医院开展了临床试验电子知情和电子支付伦理审查，分析了针对电子知情和电子支付的伦理审查要点，总结出了其与传统流程的伦理关注点的异同。探讨伦理视角下电子知情和电子支付在提高临床试验质量和效率方面的作用，未来伦理审查趋势及实际运行过程中可能存在的伦理问题及伦理监管。临床试验中应用各种信息化手段是必然趋势，这需要伦理委员会不断地提高伦理审查能力，总结经验，最终形成审查共识或指南。

电子知情同意是指采用多元化电子媒体的电子系统和程序，包括采用文本、图形、音频、视频、播客、被动或互动网站、生物识别器和读卡器去传达与研究有关的信息并获得知情同意记录。受试者补助电子支付是利用信息化技术，通过第三方支付系统将临床试验中交通补助及其他补助通过电子支付的形式由申办方直接发放给受试者。目前我国虽然没有出台明确的法律法规支持临床试验中电子知情与电子支付的使用，但是其关键环节与技术，如电子签名等都得到了法律的支持与认可。

电子知情同意的实施离不开加载电子知情同意的软件或服务平台，我国还未有电子知情同意合理合法的规范化平台，因此软件或服务平台的资质和技术审查是伦理委员会新的评审点。知情同意使用的平台／程序必须按照高安全性和高稳定性的标准开发，以确保安全传输、存储。如果电子签署的登录信息需要太多个人的隐私信息或数据存储不安全，可能就会影响到受试者的隐私保护。因此，伦理委员会还应考虑到隐私保护是否符合我国研究伦理的准则，使用的电子知情同意的软件或平台、数据的传输、信息的使用权限、电子同意在研究中心的备份保存形式等各方面是否消除了能够识别身份的个人隐私及健康信息，以及满足隐私保护和监察的要求。电子知情同意可能会出现一味追求动画、影音形式大于文字内容，导致告知信息不充分，甚至出现隐藏风险或夸大补偿金额的情况，这将严重损害受试者的知情权。

第四节　临床麻醉研究内容及常用的研究方法

一、临床麻醉研究内容

临床麻醉研究范围广泛，涵盖了临床麻醉药理学、围术期麻醉评估与处理、急救与复苏、重症监护和治疗、急慢性疼痛诊疗等多个方向。本书前面章节所讲述的内容均属于临床麻醉研究范畴，且现有知识大多来源于临床麻醉研究。

尽管临床麻醉学研究内容庞杂，但临床研究所需的经费支持和临床资源目前仍十分有限，明确需要优先解决的研究问题，对解决麻醉学领域严重影响人类生命健康的疾病和技术瓶颈，提高我国麻醉学科整体科学研究水平，促进麻醉学诊疗技术的提高，具有重要的战略意义。2017 年 11 月 24 日在石家庄市召开的《中华麻醉学杂志》第十一届编委会总编辑、副总编辑第二次扩大工作会议中，成立了"中国麻醉学科未来十大科学问题"编著组，根据以下标准：第一，对麻醉学发展具有重大影响的理论问题；第二，对与麻醉学相关的人类生命和健康具有重要影响的临床问题和技术问题；第三，具有跨学科研究的特性，归纳出了中国麻醉学亟待解决的十大科学问题，其中不乏临床麻醉研究内容。国外有关麻醉学学术机构也提出了麻醉学应优先解决的科学问题。加拿大麻醉学研究重点设定协作组在 2020 年总结出了 10 项需要优先研究的麻醉学问题。

二、常用的研究方法

（一）横断面研究

横断面研究属于观察性研究，研究者在某一时间点或短时期内完成所有测量，没有后续随访工作，非常适合描述变量及其分布特征。

研究者从整体中抽样并且观察样本中各变量的分布，往往是根据研究者的因果假设而不是试验设计而将其指定为预测变量和结局变量，因此往往选择如年龄、性别、种族等不会随其他变量变化而改变的固有变量作为预测变量。

横断面研究提供的是患病率（prevalence）信息，即某一时间点患某种疾病或状态的比例。在分析横断面研究时，可比较具有或不具有某种暴露的两组人群结局的患病率，从而得出结局的相对患病率（relative prevalence），与相对危险度有相同意义。

横断面研究的优点主要在于无须等待结局的发生，因此具有快速、经济以及避免失访发生的特点，人群基线的人口学和临床特征的研究结果有时会提示作者感兴趣的关联，因此可以作为队列研究或临床试验的第一步，但仅根据横断面研究的数据通常难以推断因果关系，也不适合用于罕见病的研究。由于横断面研究仅能测量疾病的患病率而并非发病率，因此在对病因、预后或疾病自然史进行推断时应慎重使用。

（二）病例对照研究

病例对照研究（case-control study）是以目前患有所研究疾病（或健康问题）的患者为病例组，选择未患有所研究疾病（或健康问题）且比例具有可比性的其他患者或健康人为对照组，追溯其发病或出现某种健康问题前对所研究因素的暴露情况，并进行比较，以推测疾病（或健康问题）与因素之间有无关联及关联强度大小的一种观察性研究方法。

病例对照研究中,研究者的工作是由果及因的。在研究开始时选择一组发生结局的样本人群(病例)和另一组未发生结局的样本人群（对照），然后比较两组的预测变量水平以探索哪些预测变量与结局存在关联。

病例对照研究不仅可以用于探索影响因素或检验病因假设，特别是针对罕见的、潜伏期长的疾病，也可用于临床疗效、疾病预后的影响因素研究等，具体来说可以包括探索疾病病因或影响因素、检验病因假设或进行临床诊疗或疾病预后的影响因素研究等。

病例对照研究所需样本量较少、省时、省力，既可以研究多种因素与兴趣结局的关联，也可以研究多种因素交互作用。但进行病例对照研究无法避免偏倚，特别是回忆偏倚。因为发生疾病与否研究的基本纳入标准，所以每次仅能研究一个结局。最后病例对照研究无法直接估计疾病的发病率或患病率，以及归因危险度或超额危险度，除非收集到确切的总体和疾病发生的时间。

（三）队列研究

队列研究（cohort study）是选定一个研究人群，然后根据是否暴露于某可疑因素或暴露程度如何，分为不同的亚组，追踪观察特定时间内各组与暴露因素相关的结局（如疾病）发生的情况，通过比较各组间结局频率（发病率或死亡率）的差异，从而判定该暴露因素与该结局之间有无因果关联性及关联程度大小的一种观察性研究方法。可用于检验病因假设、进行疾病预后研究、研究疾病自然史，以及新药上市后进行检测。

根据研究对象进入队列以及终止观察的时间不同，队列研究可以分为前瞻性队列研究、回顾性队列研究和双向性队列研究 3 种类型。

前瞻性队列研究（prospective cohort study）是指在研究开始时根据每个研究对象的暴露情况进行分组，需要随访观察一段时间才能获得研究结局的一种研究设计类型。其最大的优点是研究者可以按照自己的研究设计要求来选取研究对象，并且可以直接获取关于暴露与结局的第一手资料，因而容易减少选择偏倚。

回顾性队列研究（retrospective cohort study）也称历史性队列研究（historical cohort study），是根据研究开始时研究者已掌握的有关研究对象在过去某个时间点暴露状况的历史资料进行分组，研究的结局在研究开始时已经发生，不需要前瞻性观察。这类研究从暴露到结局的方向是前瞻的，但研究工作的性质是回顾性的。其优点是省时、省力、出结果快。从暴露到结局的资料均来源于有关的历史记录或档案材料，如医院的病历或个人的医疗档案等，不需要再随访进行资料收集。其缺点是因资料积累时未受到研究者的控制，因此资料的完整性和真实性将直接影响研究的可行性、研究结果的真实性和可靠性。

双向性队列研究（ambispective cohort study）是在回顾性队列研究之后继续进行前瞻性队列研究，具有以上两种类型的优点，并且在一定程度上可以弥补各自的不足。

队列研究步骤主要包括以下内容：确定研究目的与研究类型、确定研究因素、确定研究结局、确定研究人群、估计样本量、资料的收集与质量控制。这里着重讲一下样本量的计算。

队列研究样本的大小需要考虑以下两个问题：①暴露组与对照组的比例，一般来说对照组样本含量不宜少于暴露组的样本含量，通常选取两组等量的方法；②队列研究的失访是不可避免的，因此估计样本量时要考虑失访率，防止在研究的最后阶段因数量不同而影响结果的分析，通常按照 10% 来估计失访率。

影响队列研究样本量大小的因素主要包括以下 4 个方面：①对照人群（或一般人群）估计的所研究结局的发生率（p_0）；②暴露人群估计的所研究结局的发生率（p_1）；③统计学要求的检验水准（α）；④检验效能，也称把握度（$1-\beta$）。其中暴露组与对照组人群估计的结局发生率可以通过查阅相关文献或预调查获得，如果不能获得暴露组人群结局发生率 p_1，也可以利用通过查阅文献或预调查获得的相对危险度（RR），由式 $p_1=RR*p_0$ 求得 p_1。α 和 β 由研究者根据实际情况来确定，通常取 $\alpha/2=0.05$，把握度（$1-\beta$）至少应大于或等于 0.80。在暴露组与对照组样本量相等的情况下，可用下列公式计算

$$n = \frac{(Z_{\alpha/2}\sqrt{2\overline{pq}} + Z_\beta\sqrt{p_0 q_0 + p_1 q_1})^2}{(p_1 - p_0)^2}$$

式中：p_1 与 p_0 分别代表暴露组与对照组的估计结局发生率；$\overline{p}$ 与 $\overline{q}$ 分别为两组结局发生率的平均值；$q=1-p$。

除通过上述公式计算外，也可以通过在线估计样本量工具或软件确定样本量。但需要注意的是，不论采用哪种方法计算的样本量，都是最低样本量，还要考虑研究过程中失访等影响，适当增加一定比例的样本量。

队列研究在设计、实施和资料分析各方面都可能产生偏倚，为保证研究结果的真实性，获得正确的结论，需要在各阶段采取措施预防和控制偏倚的发生。队列研究常见的偏倚有以下几个方面。

1. 选择偏倚及其控制　选择偏倚是指研究对象选择不当造成的偏倚，常发生于研究对象拒绝参加、研究对象缺乏代表性或没有可比性，以及回顾性研究中资料的丢失或缺失。若研究对象迁移、外出、不愿再合作等失访情况导致研究结果偏离真实情况，则产生失访偏倚。失访偏倚是队列研究最常见的选择偏倚，其大小主要取决于失访率的高低、失访者的特征及暴露组和非暴露组失访情况的差异等。选择偏倚一旦发生，往往很难消除，因此应尽量避免其发生。

在选择研究对象时，应严格按规定的标准选择便于随访的人群；研究对象一旦选定，必须尽可能提高其依从性，坚持对每个研究对象随访到整个研究结束。对于回顾性研究，要求档案资料齐全，丢失或记录不全的资料应该有一定限度；对于前瞻性队列研究，失访率一般不超过 10%，否则应慎重解释结果和推论。

2. 信息偏倚及其控制　信息偏倚通常是由于在调查或随访过程中，对暴露组和对照组成员随访方法不一致或调查技巧不佳导致两组信息收集不准确，或是由于诊断标准不明确或不统一、使用的仪器不精确、检验技术不熟练等造成的暴露错分、疾病错分以及暴露与疾病的联合错分（也

称错分偏倚）所引起的。

控制信息偏倚的方法有：认真做好调查员培训，提高调查技巧，统一标准，或采取盲法随访暴露组和对照组成员；选择精确稳定的测量方法、严格实验操作规程、提高临床诊断技术、明确各项标准并严格执行等。

3. 混杂偏倚及其控制　和病例对照研究一样，队列研究中同样会发生混杂偏倚。因此，在研究设计阶段可通过研究对象的条件做某种限制，或者采用匹配的方法选择对照，以保证暴露组和对照组在一些重要的变量上的可比性；在资料分析阶段可采用标准化率分析、分层分析和多变量分析等方法来控制混杂偏倚。

队列研究的优点在于：①可以直接获得暴露组与非暴露组的发病率或死亡率，因而可以直接估计相对危险度；②由于原因发生在前，结局发生在后，故检验假说的能力较强，可以证实病因联系；③有助于了解疾病的自然史，可以获得一种暴露与多种疾病结局的关系；④样本量大，结果比较稳定；⑤可以了解基线率，因而能够发展和实施控制、预防和健康促进规划；⑥所收集的资料完整可靠，不存在回忆偏倚。同时队列研究①设计要求高，实施起来费时、费力、花费高；②不适用于发病率很低的疾病的病因研究，因为所需的样本量大，研究的实施有一定的困难；③随着随访时间的延长，失访难以避免，且未知的变量引入人群可能导致结局受影响。

（四）试验性研究

1. 概述　试验研究是按照随机分配的原则将研究对象分为研究组与对照组。将某种干预措施施予研究组，对两组的结果进行追访和比较，以判断干预措施的效果。它的最大用途就是能强有力地检验各种类型的假设，并且由于设计严格，采取随机化分组、盲法收集资料等措施，因而其研究结果十分可信。

试验性研究按是否随机分配可以分为随机对照试验（randomized controlled trial，RCT）和非随机对照试验（non-RCT）；按照研究目的和对象的不同可分为临床试验和现场试验。这里仅对RCT研究进行阐述。

RCT是临床试验的金标准设计方案，是指将合格的受试对象，随机分为两组，分别给予预先设计的干预因素，经过一段随访期，观察比较试验组和对照组的结局/效应的差别，以做出临床疗效的判断。

2. 随机对照试验研究方法　随机对照试验是评价人为给予干预措施的效果，研究对象是来自一个总体且符合严格的纳入和排除标准及签署知情同意的人群，并强调通过随机分配的形式形成可比的试验组和对照组，保证随访获得的试验效应的组间差异最后能够归因于干预措施的效应。

研究设计与实施

1）明确研究问题：RCT主要用于评估临床干预措施的效果，首先要根据临床实践需要和系统实行全面的文献复习，明确具体的研究问题。问题的构建往往根据PICO原则框架进行研究，P即研究中涉及的患者（patient）或人群（population），I是指干预（intervention），C是指对照（control），O则是指结局（outcome）。通过以上4个方面分别进行明确定义，从而形成试验性研究问题。

2）确定研究对象：RCT的对象一般是患者，不同的患者可能病情轻重不一、临床分型不同、并发症和合并症不同，以及心理因素、文化素质、经济差异等可能影响研究结果的非处理因素。因此必须根据研究目的选择合适的研究对象，采用公认的、确切的诊断标准，以及严格的、明确的排除和纳入标准。

3）样本量的确定：影响样本量大小的主要因素有干预因素实施前后研究人群中疾病的发生率、第一类错误及第二类错误出现的概率、单侧或双侧检验、研究对象分组数量等。不同变量性质的评价指标应使用不同的样本量估计公式。

以非连续性变量（计数资料）为研究指标的样本量估计：

$$N = \frac{[Z_\alpha\sqrt{2\overline{p}(1-\overline{p})} + Z_\beta\sqrt{p_1(1-p_1) + p_2(1-p_2)}]^2}{(p_1 - p_2)^2}$$

以连续性变量（计量资料）为研究指标的样本量估计：

$$N = \frac{2(Z_\alpha + Z_\beta)^2 \sigma^2}{d^2}$$

4）随机化分组与分组隐匿

A. 随机化分组方法：常用的随机化分组方法有简单随机化、区组随机化、分层随机化和整群随机化等。

第一，简单随机化：最简单、易行的随机化方法，例如旋转硬币，事先设定向上或向下时患者分到何组。当病例数充足时，两组病例数十分接近，但是当样本量小于 200 时，较容易出现两组人数不均衡的现象。

第二，区组随机化：根据研究对象进入试验的时间顺序，将全部患者分成含量相等的若干区组，每一区组内各病例被随机分配到试验组和对照组，使每一区组内两组人数相等，可以克服简单随机化分配时两组数量不平衡的缺点。

第三，分层随机化：以研究对象试验开始时的若干已知重要临床特征或预后因素为依据，将患者分为若干个试验层，然后在层内随机化分配研究对象。其目的是使两组具有相同分布的已知预后影响因素及重要临床特点。适用于样本量较小，又有数个重要影响因素的临床试验。

B. 分组隐匿：是指随机分组人员不知道研究对象的任何情况，避免因各种人为因素影响随机分组而造成选择偏倚的措施，是临床试验中正确实施分组的有力保障。为了实现分组隐匿，可由不参与研究对象纳入的研究设计者或统计师负责。

5）盲法的应用：根据是否采用盲法以及设盲的程度，分为非盲、单盲、双盲以及三盲。①非盲性随访：又称开放试验，研究者和受试对象均知道分组情况；②单盲性随访：即只有研究者知道患者的分组情况；③双盲性随访：研究者和受试对象均不知道分组情况，可以大大减少来自研究者和受试对象两个方面的主观因素所致的偏倚；④三盲性随访：研究观察者、受试对象、负责资料分析的人均不知道分组情况，既可以避免来自观察者和受试对象的主观偏倚，又可以避免资料分析时的偏倚。

3. RCT 的优缺点　其优点在于：①可比性好、随机分配，可防止某些干扰因素的影响，并做到试验组和对照组间基线状况的相对一致性；②随机分配、盲法观察和分析，保证了研究结果客观、真实；③研究对象诊断确凿，具有严格的纳入和排除标准、客观的评价指标，试验具有可重复性。而其缺点则在于：①不适用于罕见病的疗效分析或其他概率极低事件的评价；②不适用于某些远期副作用的评价；③涉及伦理学问题。

第五节　循证医学在临床麻醉实践及科学研究中的应用

一、循证医学概念

循证医学（evidence-based medicine，EBM）是遵循科学证据的医学，指的是临床医师在获得患者准确的临床数据的前提下，根据自己的临床经验和知识技能，分析并抓住患者的主要临床问题（诊断、治疗、预后、康复等），应用最佳的和最新的科学证据，做出科学的诊治决策，结合具体的医疗环境，并取得患者的合作和接受，以实践这种诊治决策的具体医疗过程。循证医学是最佳研究证据、临床经验与患者独特价值观和个体情况的结合，其核心思想是：医疗决策应尽量以客观证据为依据（图5-4）。

循证医学的产生有其深远的历史背景。第一，从 20 世纪后半叶开始，危害人类的疾病谱发生了改变，从以前的传染病和营养不良等单因性疾病转换为心、脑血管及自身免疫性疾病等多因性疾病，人们对健康的期望值越来越高，对传统意义上临床医师依据教科书和个人经验进行临床决策的方式提出了挑战；第二，医疗模式的改变，从"以疾病为中心"的传统生物医学模式向"以患者为中心"的现代生物-心理-社会医学模式的转换，人们对基于循证医学的科学证据需求剧增；第三，医疗资源有限且分布不均，如何充分利用现有卫生资源，并制定合理的决策，对卫生主管部门和医疗卫生工作者提出了巨大的挑战；第四，临床流行病学方法学的发展、信息技术的实用化为循证医学的产生奠定了基

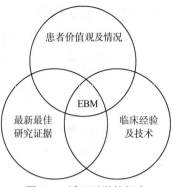

图 5-4　循证医学的概念

础。20 世纪临床流行病学的兴起，以及信息与网络的迅猛发展为科学证据的生产、共享、使用和传播提供了有效的手段和良好的载体。1990 年，Gordon Guyatt 最先提出"Evidence-based Medicine"一词，并出现在同年 McMaster 大学非正式的住院医师培训教材中。1992 年《美国医学会杂志》（*JAMA*）刊登了 McMaster 大学循证医学工作组（Guyatt 等）一篇题名为《循证医学：医学实践教学新模式》（Evidence-based medicine: A new approach to teaching the practice of medicine）的文章，标志着循证医学正式诞生。

作为一门新兴的基础学科和临床实践模式，自 20 世纪 90 年代以来，循证医学在我国得以迅速普及和推广，尤其是 1999 年在四川大学华西医院成立的中国 Cochrane 中心，正式注册为 Cochrane 协作网第 13 个国家中心，是我国循证医学发展的里程碑。

二、循证医学与临床麻醉实践

随着麻醉学科的发展，以及各种麻醉药物和麻醉新技术的出现，循证医学在临床麻醉领域越来越受到重视，尽管 EBM 在麻醉学和危重病医学领域的应用起步较迟，但发展很快，已经逐步融入了现代麻醉的实践中。循证医学实践的目的是弄清疾病发病的危险因素，为疾病的防治提供依据；提供可靠的诊断依据；帮助医师为患者选择当前最科学、合理的治疗措施；分析和应用促进患者康复的有利因素，改善患者预后和提高其生存质量；提供可用于卫生管理的最佳研究证据，促进管理决策科学化。

在临床麻醉工作中，麻醉医师应对患者进行详细的术前评估，根据实际病情和患者的意愿，搜集并评价循证文献证据，正确做出相关的临床决策，以围术期医学的角度合理选择麻醉方案并且解决有关问题，最大限度地预防或降低围术期并发症发生率及死亡率，确保患者围术期舒适、安全和无痛。

可以分 5 个步骤来实践循证医学（图 5-5）：①提出明确的临床问题；②系统检索相关文献，全面收集证据；③严格评价，找出最佳证据；④应用最佳证据，指导临床实践；⑤后效评价，即对实施结果进行追踪和再评估，修正错误，发现更好的方法。

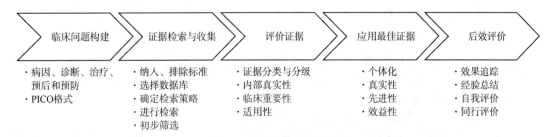

图 5-5　循证医学"五部曲"

（一）临床问题的构建

临床问题的来源常有病因、诊断、治疗、预后和预防等方面，具体如下。

1. 病因性问题 识别疾病的原因，造成该疾病的原因有哪些或者该因素是否会导致该疾病。

2. 诊断性问题 该检查项目或方法是否能诊断疾病，诊断正确率及价值有多大。

3. 治疗性问题 在多种治疗方案中，哪种治疗方法符合患者的要求，对患者利大于害，并且经济有效。

4. 预后性问题 估计患者可能的病程和预测可能发生的并发症或结局。

5. 预防性问题 通过识别和纠正哪些危险因素可以减少疾病的发生及通过筛查可以早期诊断哪些疾病。

一个典型的临床问题，通常采用 PICO 格式（表 5-2）。

表 5-2　PICO 格式

缩写	全称	含义	内容
P	patient 或 population	患者或群体	疾病类型、存在什么临床或防治需要解决的问题
I	intervention	干预措施	根据患者存在的临床问题，拟使用的处理措施
C	comparison	比较措施	拟使用的干预措施的相比较措施，如安慰剂或其他传统有效药物的对照比较等
O	outcome	结果	拟使用的干预措施的最终结局

例如，围术期使用 α_2 受体激动药与不使用 α_2 受体激动药相比，能有效降低非心脏手术患者围术期心脏并发症发生率吗？该问题包括：P-非心脏手术患者；I-α_2 受体激动药；C-非 α_2 受体激动药治疗；O-围术期心脏并发症发生率。

（二）证据检索与收集

按照 PICO 格式提出临床问题后，根据其临床问题提前确定纳入标准和排除标准，选择合适的数据库和期刊检索系统，制订检索策略并进行全面检索，检索证据要查对、查全、查新。接着根据关键词和摘要等要素进行初步筛选，收集与临床问题关系密切的资料（图 5-6）。

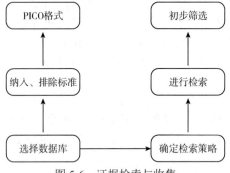

图 5-6　证据检索与收集

常用的检索平台和数据库：①国外有 PubMed、EMBASE、MEDLINE、UpToDate、Web of Science、Cochrane Library database 等；②国内有中国生物医学文献数据库（SinoMed）、中国知网（CNKI）、万方、维普等。

常用的杂志：①循证相关期刊有美国内科学杂志（*Annals of Internal Medicine*）、循证医学杂志（*Evidence-Based Medicine*）等；②麻醉学相关的杂志有 *Anesthesiology*、*British Journal of Anaesthesia*、*Pain*、*Anaesthesia*、*Regional Anesthesia and Pain*、*Medicine*、*European Journal of Anaesthesiology*、*Journal of Clinical Anesthesia*、*Anesthesia and Analgesia* 等。

（三）评价证据

检索并初步筛选所收集到的临床研究证据海量且良莠不齐，对于同一个研究问题，所获证据的结果和结论往往具有差异，甚至完全相反，因此需要进行严格的证据评价。

1. 证据的分类和分级

（1）证据的分类：收集到的证据可分为原始研究证据与二次研究证据。

原始研究证据是对直接在患者中进行单个有关病因、诊断、预防、治疗和预后等试验研究所获得的第一手数据，进行统计学处理、分析、总结后得出的结论。主要包括随机对照试验、病例对照研究、队列研究、横断面调查设计、病例报告等。

二次研究证据是尽可能全面地收集某一问题的全部原始研究证据，进行严格评价、整合处理、分析总结后所得出的综合结论，是对多个原始研究证据再加工后得到的更高层次的证据。主要包括系统评价、meta 分析、临床实践指南等。

（2）证据的分级：目前常用的证据分级标准是牛津证据分级系统（表 5-3）。A 级推荐提示证据质量很高，患者获益可能很高；B 级推荐提示证据质量尚可，患者受益可能性较高；C 级推荐提示患者获益与潜在风险可能相近，应谨慎使用；D 级推荐提示患者潜在风险大于获益，应尽量避免使用。

表 5-3 牛津证据分级系统

推荐级别	证据水平	临床问题（病因、治疗、预防）内容
A	1a	同质性 RCT 系统综述
	1b	单一的 TCR（可信区间较窄）
	1c	全或无（未治疗前所有患者均死亡或部分死亡，治疗后仅部分死亡或全部存活）
B	2a	同性质队列研究的系统综述
	2b	单一的队列研究（包括低质量的 RTC）
	2c	生态学研究
	3a	同质性病例对照研究的系统综述
	3b	单一的病例对照研究
C	4	病例系列（和低质量的队列和病例对照研究）
D	5	没有严格评价的专家意见，或完全基于生理学和基础研究

2. 证据评价的基本内容及基本要素

（1）证据评价的基本内容：评价研究证据时，应对研究工作的全过程进行全面的评价。具体内容包括研究目的（假说）、研究设计、研究对象、观察或测量、结果分析、质量控制、结果表达、卫生经济学、研究结论。例如，研究（根据 PICO 格式）要回答什么问题？所采用的研究设计方法是否合适？对象选择是否合适？有无代表性？样本量是否合适？所用的统计学方法是否合适？测量方法是否合适？有无描述全部有关结果？是否分析了其主要偏倚？结论是否合理？接着合理选择评价工具，借助改良 Jadad 量表、Cochrane 风险偏倚评估工具、MINORS 条目和 NOS 量表等评价工具，评价者最后应全面总结以上各方面的评价结果，并提出改进研究或如何使用该证据的建议。

（2）证据评价的基本要素：证据评价的基本要素是内部真实性、临床重要性和适用性（外部真实性）。内部真实性是指证据本身是否与客观实际相符、是否科学严谨、是否存在偏倚等；临床重要性是指研究结果是否可以在临床应用；适用性（外部真实性）是指研究结果是否可以广泛推广，适用于研究对象以外的人群。不论哪一种临床医学文献，只有经过遵循循证医学的原则与方法的严格评价，表明其具有内部真实性、临床重要性和适用性（外部真实性），才能应用于临床实践，对疾病的诊治产生积极的作用。

（四）应用最佳证据

经严格评价后，剔除无效证据，最终获得最佳证据，可用于指导临床实践与决策。

临床决策务必遵循的原则如下。

1. 个体化 循证医学所采用的最佳证据，均是基于多个研究对象所取得的平均效应，但是具体到每个人，有的有效，有的却无效。

2. 真实性 真实性即制定及评价决策方案的依据必须是真实的，经过科学实验验证的。

3. 先进性 决策的全过程必须充分利用现代信息手段，必须是在尽可能收集并严格评价国内外证据的基础上进行，使决策摆脱个体经验的局限性。

4. 效益性 决策过程中应遵循汰劣选优的原则。

进行临床决策前，务必确定把握好患者的个体化特征，充分考虑患者是否与研究证据中纳入的患者特征相似、和患者的价值观是否相符，诊断实验或治疗是否受到技术、经费等具体医疗环境及技术条件限制，最后再对临床问题做出最佳的诊疗决策。

合理选择患者的围术期麻醉管理方案，正确的做法是麻醉医师根据经验及个人的判断去收集文献，通过筛选评价，得出适用于患者的确实、可靠的最新最佳临床证据，综合判断每一位患者的实际情况，最终制订出真正安全有效、个体化的围术期麻醉管理方案。

（五）后效评价

应用最佳证据并根据患者个体化要求进行临床实践后，要对结果进行追踪随访和再评估，其结果若是有效，则可用于指导下一次临床实践；其结果若是不理想，应寻找原因并修正错误，以发现更好的方法。对于证据不足或尚不能解答的临床问题，后效评价是应为进一步进行临床研究提出新的设想，从而促使新的证据产生。

后效评价方法主要包括自我评价和同行评价。

自我评价：主要是指在实际工作中进行循证治病实践时，对单个患者的使用循证证据后的效果评价，从而不断丰富和更新知识，提高临床技能和业务素质。

同行评价：同行评价主要指对群体患者的后效评价。为了进一步评价循证临床实践后的有关诊断、治疗等方面的信息和患者结果，为医师临床决策提供"更为最佳"的证据，请相关专家根据统一的评价标准对现有的循证临床实践作后效评价，改进某种疾病的诊疗方案或临床指南，提高医疗质量。

第六节 人工智能及大数据在临床麻醉科研中的应用

随着以物联网技术、云计算、人工智能、移动终端等为特征的第四次工业革命的到来，这一场以数字技术所驱动的社会生产方式变革也正在逐渐改变着医疗保健和生物医学研究的格局。医疗健康领域的数字信息化使得医学数据来源途径和采集形式大为扩展、数据储存和处理方式繁复多样，大数据作为人工智能发展的三要素之一，医学数据的爆发式增长为人工智能在医学领域的发展提供了沃土。运用人工智能技术深入挖掘和利用医学大数据，是搭建智慧医疗云平台，建立精准化智能健康体系的重要基石。

一、医学大数据的定义及概述

（一）医学大数据的定义

自 2011 年麦肯锡全球研究院宣布大数据是下一个创新力、竞争力和生产力的前沿，并表示"大数据时代已经到来"，引发了世界对大数据的关注。医学领域在经历了仅依赖表象、经验和假设去定义未知世界的"无数据时代"，和有意识地收集抽样数据来支持相关判断和决策的"样本数据时代"后，也开启了"大数据时代"。医学大数据是大数据概念在医疗健康领域的衍生，是随着医疗卫生信息化的发展，在医疗服务、医疗保健和健康管理过程中产生的规模庞大且复杂以至于无法用传统统计方法来进行整合和有效分析的海量数据集合。

（二）医学大数据处理的基本流程

数据处理是在适合的软件技术和工具的辅助下对各种结构化、半结构化及非结构化的原始数据进行清洗采集、转化存储、变换传输等处理后，挖掘分析并推导出有价值、有意义的结论后并以恰当的方式将结果展示给终端用户。

1. 医学大数据的采集 数据采集是根据特定标准，从数据源中提取合乎要求的数据，并将其按规定格式导入目标系统中。为保证数据的有效性及准确性，在原始数据生成之前应制定统一的标准和规范化流程。目前，各种临床数据库的采集方式主要为批量数据采集，是将数据源的历史数据完整地导入大数据平台中。未来可实现通过主动抽取变化数据、被动接收变化数据的方式定时增量采集实时数据。

2. 医学大数据的预处理 现有临床数据的高维度异质性、随机性、模糊性、稀缺性、不完整性和不规则性使得初步采集的数据包含了很多噪声和干扰项，需要对采集的数据进行预处理，保证数据的高质量并减少存储空间占用，才能提高分析的效率性和结果的准确性。数据预处理包括数据清洗、数据集成和数据转换。

3. 医学大数据的存储 大数据的存储基本要求为持久、稳定的充足储存空间，以及强大的访问接口供用户查询和分析数据。现有的存储技术包括直连式存储、网络存储和分布式存储。医学数据主要采用分布式方式存放，根据数据结构的不同，有分布式文件系统、分布式数据库系统和数据流处理系统三类数据存储方式。此外，大数据存储中还应要求数据安全，即数据本身完整性、可用性的安全，还有数据机密性及个人隐私保护。

4. 医学大数据的挖掘与分析 数据挖掘是指通过对存储的大量数据的自动和半自动化分析和探索，来发现其中潜在的关系和规律。大数据的数据挖掘工具集主要由统计分析软件 R 语言体系、机器学习人工智能体系和挖掘开发包组成。医学大数据挖掘分析包含 5 个主要步骤，分别为定义问题、数据准备、观察数据、模型构建及模型验证。

（三）公用医学大数据库

1. MIMIC 数据库 MIMIC（medical information mart for intensive care）数据库是基于重症监护室患者治疗信息的公共数据平台，它收录了 2001～2012 年在 Beth Israel Dikang 医学中心住院的 4 万余名 ICU 患者的真实临床数据，还包括 7 千余名在 2001～2008 年入院的新生儿的数据。MIMIC 数据库记录的数据类型包括人口统计学资料、每一个小时点的连续床旁记录生命体征、护理记录、实验室检查、影像报告、手术信息、药物、出入院信息和死亡率（医院内外）等。

2. eICU-CRD 数据库 eICU-CRD（the electronic intensive care unit collaborative research database）公共数据库可提供美国多个重症监护室的数据，其涵盖 2014～2015 年超过 20 万 ICU 患者的高质量临床信息，包括生命体征、护理文档、APACHE 数据、诊断信息和治疗信息。eICU-CRD 免费提供的数据可支持包括机器学习算法、决策支持工具和临床研究等许多应用发展。

3. 中国慢性病前瞻性研究 中国嘉道理生物样本库（China kadoorie biobank，CKB）是中国医学科学院与英国牛津大学联合开展的慢性病国际合作项目，项目在中国 10 个省（区）开展，共涉及 51 万余人，是一项多因素、多病种、多学科合作的大规模慢性病病因流行病学研究，也是目前世界上最大的涉及长期保存生物样本的前瞻性人群队列研究之一。CKB 项目主要收集健康信息和生物样本信息。通过 CKB 项目建立的基础健康数据库，能从遗传、环境和生活方式等多个环节深入研究危害中国人群健康的各类重大慢性病（如脑卒中、冠心病、癌症、糖尿病、高血压等）的致病因素、发病机制及流行规律和趋势，为有效地制定慢性病预防和控制对策、开发新的治疗和干预手段提供科学依据。

二、人 工 智 能

（一）人工智能与医学

1956 年的达特茅斯学院会议标志"人工智能（artificial intelligence，AI）"正式诞生，AI 涉及计算机科学、神经科学、仿生学、统计学、数学和逻辑学等多个学科，其研究是以模拟人类智能的理论、方法和结构体系，并建立智能模型用以模拟人类智能的各种功能为目标。

20 世纪 70 年代医学领域为提升疾病诊治的效率开始将目光投向 AI，进而出现了医学人工智能。医学和 AI 的发展是相辅相成、相互促进的。首先，许多 AI 方法都是从医学研究中得到启发，如人工神经网络就是受神经系统的神经元及其连接启发而来，是从信息处理角度对人脑神经元网络进行抽象模拟；深度学习思想则是模仿人类视觉形成原理，构造多层神经网络，逐层识别图像特征并组合叠加，最终在顶层作出分类。其次，新一代 AI 技术促进了医疗大数据的挖掘分析，可应用于疾病智能筛查、智能诊断、风险预测和辅助治疗等，对提升医疗水平和诊断效率有着重要作用。

（二）机器学习与深度学习

1. 机器学习概述 机器学习（machine learning，ML）概念由 SAMUEL 在 1959 年提出，可表述为用既往经验数据赋予计算机无须明确编程即可改善自身性能的算法研究。ML 是 AI 和大数据研究的核心，是使用计算机算法来推理、分析数据，把无序的数据转变为有用的信息，研究通用的学习算法并重新组织已有的知识结构使之不断改善自身性能，模拟人类学习机制构建计算机算法模型。

机器学习系统是一个反馈系统，根据学习方式可以分为监督学习、非监督学习、半监督学习及强化学习。监督学习是用数学模型抽象模拟学习特征和标签间映射的统计规律的机器学习方法。非监督学习是指从无标签的自然数据中学习各种问题的解决模式的机器学习方法，可用于数据分析或者监督学习前处理。半监督学习是监督学习和非监督学习相结合的一种机器学习方法，是同时学习大量有标签和无标签的数据，来进行模式识别的过程。强化学习是指智能系统与环境连续互动，不断试错学习，摸索规律以形成最优行为策略的机器学习算法。

2. 深度学习概述 深度学习（deep learning）是机器学习的重要分支之一，是模仿人类视觉形成原理，构造多层神经网络来解释数据的算法合集。通过较低层次识别初级特征，若干层次逐层累积转化为高层特征表示，最终在顶层做出分类识别。深度学习通过建立由输入层、多层隐含层、输出层组成的多层次网络，相邻层次间由计算节点连接，通过网络的自主学习，调整每一个节点的权重来优化参数从而建立反映输入、输出关联的函数关系。深度学习不同于以往的机器学习，需要人类去设计描述样本的特征，而是可以通过自我特征学习来自动分析数据进行特征提取。

深度学习与机器学习类似，也可分为有监督深度学习模型、非监督深度学习模型和混合深度学习模型。其中有监督学习模型又称为深度判别式模型，目前已广泛应用于医学图像分析中，常用的有卷积神经网络和循环神经网络两种结构。非监督深度学习即深度生成式模型，或称为生成对抗网络，它可通过网络采样来生成与原始样本具有相同数据分布的数据。深度学习通过可以直接处理原始数据、自动提取特征等优势使其近几年也被广泛应用于医学领域中，包括模型构建、图像分析和疾病辅助诊断等。

三、人工智能在临床麻醉科研的应用

（一）围术期不良事件及并发症的风险评估与预警

围术期临床信息系统集成整合了电子病历信息和麻醉记录数据，其利用自然语言处理技术自动分析系统中的数据，从散乱的自由文本中提取信息以构建数据库。围术期临床数据库平台搭建实现了患者围术期信息的自动采集与共享，并可再借助 AI 技术挖掘数据中的隐藏信息，建立预测模型而实现围术期不良事件的动态预警和术后并发症的风险评估，辅助麻醉医师优化术前评估和术中管理。

1. 术前风险评估 患者的术前健康状态、所经历的手术、麻醉的类型和质量均可影响围术期并发症的风险。在术前阶段，对这种风险的准确测量有助于讨论手术的风险和益处，以及可以确定能降低风险的有效干预。Azra Bihorac 等在一个单中心队列中提取了 51 457 名接受重大手术患者的临床数据，开发了名为 My Surgery Risk 的自动化分析框架，用于预测 8 种主要术后并发症

（AKI、败血症、静脉血栓栓塞、ICU 停留＞48h、机械通气＞48h、创伤、神经和心血管并发症）和术后24个月内死亡的风险概率,8 个术后并发症的概率风险预测分数的受试者曲线下面积（AUC）在 0.82～0.94（99%CI 为 0.81～0.94）,1 个月、3 个月、6 个月、12 个月和 24 个月的死亡风险预测的 AUC 值在 0.77～0.83（99%CI 为 0.76～0.85）。Kristin 等运用 SQL 语言和 R 代码从电子病历系统中提取出的信息建立了名为 Pythia 的围术期结局数据库,并利用其中的手术记录数据运用机器学习技术建立了术后并发症和 30d 死亡率的预测模型。

2. 围术期不良事件实时预警　围术期不良事件的发生对患者术后康复也会产生极大的影响,AI 技术可以实现捕捉实时数据、动态预警不良事件发生风险、辅助麻醉医师术中决策。围术期低氧血症会通过一系列代谢通路对患者造成严重伤害,目前仅可通过脉搏血氧饱和度实时监测血氧,并不能可靠地预测和预防低氧血症。Lundberg 等以 5 万多个麻醉记录中的高保真实时数据和静态数据为基础,运用梯度提升算法（GBM）构建了机器学习系统 Prescience,实时预测麻醉中低氧血症的发生风险,并可解释影响结局的相关高危因素。

在麻醉期间,各种生命体征监护设备除了产生文本数据外,其中所生成的波形图谱也是一种数据类型,在生命体征不稳定的前驱阶段这些波形微妙而复杂的变化人眼是无法分析的,运用 AI 技术可以通过分析这些生物波形信号获取信息。Hatib 等利用 Edwards 生命科学数据库和 MIMIC 数据库中记录的手术室和 ICU 的血压波形数据结合 logistic 回归方法建立了一个低血压的预测模型。术中血压的改变与心电、呼吸模式等均有关联,仅从动脉血压波形中提取特征相对局限,Solam Lee 等利用深度学习分析血压波形、心电图、脉氧光学描记图、呼气末二氧化碳分压波形等多种生物信号建立了低血压的预测模型,结果显示多种生物信号模型的表现是优于单纯的动脉波形模型的,尽管动脉压波形仍是预测的主要来源,但该模型也能够检测其他信号的变化,可以为实施进一步有效干预提供参考。

（二）临床决策支持与精准化麻醉管理

临床决策支持系统是建立在大量真实、有效的数据基础之上,应用 AI 算法处理数据并根据已设定的决策规则进行推理,结合患者具体情况提供合适临床路径,以期做到个性化的精准治疗,并为远期预后提供预测评估,实现了以知识推理形式解决定性分析问题和以模型计算为核心解决定量分析问题两种能力的有机结合。早期麻醉相关的临床决策支持系统主要用于一些常规工作流程的提醒,如优化呼吸机参数、术后恶心呕吐预防、麻醉药消耗和麻醉废气预警、麻醉成本控制等。随着 AI 的发展,临床决策支持系统可以对接围术期临床信息系统,运用大数据挖掘技术提高其预测性能,从而为患者提供更精准的个性化麻醉方案,减少围术期不良事件发生,改善患者预后。

1. 不良事件实时预警与决策支持系统　Wijnberge 等实施了一个单中心随机临床试验,将 Hatib 等建立的 Edwards Lifesciences 早期预警系统与血流动力学诊断指导和治疗方案相结合,检验是否可以有效减少术中低血压。结果显示干预组患者平均低血压时间显著小于对照组,且差异有统计学意义,说明早期预警系统与血流动力学管理策略相结合是可以有效降低术中低血压的发生率的。同样,Radhakrishnan 等利用急性呼吸窘迫综合征患者的定期动脉血气分析结果、连续脉搏血氧饱和度读数、基础生命体征数据和机械呼吸机设置等数据建立了多层次人工神经网络模型,该模型可以为合适的吸入氧浓度、PEEP 和呼吸机模式的选择提供参考。麻醉医师也可以利用围术期临床大数据集开发一个自动化呼吸参数调整的深度神经网络模型,为患者提供更准确的呼吸、循环支持。

2. 麻醉深度监测及自动化给药系统　镇静、镇痛、肌松是麻醉的 3 个基本要素。在保证患者生命体征平稳的基础上,麻醉医师需根据实时的患者情况与手术进程,不断调控药物来维持患者合适的镇静、镇痛和肌松状态,确保手术顺利进行。早期主要根据药物代谢动力学及药物效应动力学模型设计药物靶控输注系统,通过系统自动调节药物的输注速度来维持预设的血药浓度,进而控制麻醉深度,这一模式的弊端在于无法确定具体的麻醉深度对应的麻醉药物浓度,以及系统不能根据患者生命体征的变化动态地调控血浆靶浓度或效应室靶浓度。

大脑是一个动态系统，其电生理活动可以通过脑电图反映，但由于大脑活动的高度混沌，在不同麻醉状态下的脑电图变化复杂，人为很难有效分析、识别，因此可借助人工智能算法分析复杂的数据流，从脑电图中识别有效特征，以精准评估麻醉深度。Afshar 等提出了一种包含卷积神经网络、双向长短期记忆（LSTM）和一个关注层的组合动态链式结构训练模型，使用脑电信号来连续预测 BIS。模型所得麻醉深度值被离散为 4 个麻醉水平，结果表明，受试者之间的分类准确率高达 88.7%，优于传统方法。除了脑电信号，麻醉深度还会反映在血压、心率、肌电信号等方面，在脑电信号遇到噪声干扰时，也可以借助其他生物信号评估麻醉深度。Sadrawi 等研究了基于反向传播神经网络，使用连续脑电信号的样本熵、心率和血压的均值、脉搏、信号质量指数（SQI）和肌电等信号的麻醉深度监测系统，该研究所得模型效果的平均绝对误差小于 BIS，且显示肌电信号是影响最大的参数。

麻醉闭环系统是根据患者的监护数据来不断调整药物输入来维持麻醉效果的，BIS 是麻醉医师常用的麻醉深度监测指标，研究人员通常以复杂的模糊逻辑系统和强化学习方法以 BIS 值为指标来达到麻醉控制。Schamberg 等将深度强化学习算法运用于丙泊酚输注控制，该模型由一个将观察到的麻醉状态映射到丙泊酚输注速率上的连续概率密度网络和一个评估麻醉状态的价值网络组成，该模型计算得出的丙泊酚剂量与真实世界中麻醉医师给予的剂量基本一致。BIS 值本身会受到多种因素的干扰，持续输注丙泊酚和瑞芬太尼的 BIS 指数与预测效应点的药物靶浓度会存在差异，而 AI 技术可以利用各种线性或非线性数据构建数学模型，根据药物代谢动力学（药动学）及药物效应动力学（药效学）特点，计算药物的量-效关系，根据输入的监测数据，如心率、血压、BIS、脑电信号、肌电信号等参数，指导和优化药物的靶控输注，在此基础上可进一步研发自动化麻醉系统。

3. 图像识别与分析 AI 技术在医学影像方面的应用是最为成熟的，而麻醉医师经常依赖于超声进行血管穿刺、神经阻滞、椎管内穿刺等有创操作，也会利用 POCUS 进行心、肺、血管等脏器的评估。超声图像由于噪声伪影的存在、实时扫描位置、图像参数及患者自身解剖结构的差异，产生的图像数据庞大复杂，人工分析较为困难且准确性易受主观因素的影响。计算机视觉技术可利用图像传感器模拟人眼获取图像信息，并将图像转换成数字图像，然后利用计算机程序算法模拟人的判别标准去理解分析图像。AI 图像处理技术可以实现对图像的去噪、增强、复原、分割、变换等处理，图像识别技术可对图像内容进行自动分析，提取有意义特征。因此通过 AI 技术处理超声图像，可以帮助麻醉医师迅速地明确解剖定位，精准化的影像追踪技术也可以减少穿刺损伤，提高了麻醉的安全性与有效性。

视觉追踪技术是计算机视觉技术的分支之一，当图像受到光照变化、形状变形、目标消失、视野变化等影响时，视觉追踪技术可将目标模型与候选对象进行匹配，或者将对象与周围区域区分开来而有效自动定位图像目标。视觉追踪技术主要分为预测目标状态的运动模型和考虑目标外观信息来更正预测的观测模型。基于深度学习开发的图像追踪元件的性能得到了显著提高，Paris 等提出了一种实时跟踪超声图像中动脉的新方法。他们引入了一种新的形状约束函数结合到两种著名的追踪算法中，对原始系统进行改进并进行比较。他们将动脉定义为椭圆形，基于此形状信息来修正追踪元件的位置误差，目的是在嘈杂的环境中使用形状信息来纠正定位误差，使其在噪声环境中具有较强的拟合能力。通过对 71 个不同腋神经阻滞的视频进行评估，结果验证了该方法的有效性。也有研究来构建神经网络模型自动识别椎体、椎间隙及其他解剖定位，协助麻醉科医师进行硬膜外穿刺置管等操作，Pesteie 等提出了一种深层网络结构和特征增强技术，用于自动识别超声图像中硬膜外间隙的解剖标志，并且他们提出了一种混合机器学习系统，用于在脊柱超声图像中自动定位识别硬膜外针。

（刘克玄　张喜洋）

思　考　题

1. 随机抽样和随机分配的区别是什么？

2. 某队列于 2011 年开始建立，2011～2012 年收集了完整的基线人群。此后每两年随访 1 次。A 同学参与了 2011～2012 年的基线调查和此后的随访。在 2016 年时，A 同学使用基线数据和 2016 年的随访结局数据发表了一篇论文。B 同学于 2016 年加入 A 同学的课题组，在获得该队列的数据库使用权后，查看了以往基线和历年随访数据，并使用基线数据和 2016 的随访数据也发表了一篇论文。那么 A 和 B 同学发表的论文各属于什么类型的队列研究？

3. 患者黄某，男性，57 岁。被诊断为原发性高血压，血压控制不佳，管床医师推荐其参与"某药物治疗重度原发性高血压的有效性"的临床研究，黄某因担心拒绝后会影响与管床医师关系从而影响自己后续的治疗，只好答应了。该案例中存在什么伦理问题？

4. 某皮肤科医师经过部分基础研究后发现某临床应用的药品在治疗白癜风方面可能有一定的疗效，于是拟自行发起一项该药在治疗儿童白癜风的疗效观察研究。该项目有什么伦理要点？

5. 假如你是某医院医师，你正在进行一项前瞻性队列研究，受试者为乙肝患者，需要采集受试者的血液标本。关于隐私与保密你该如何向受试者解释？

6. 比较队列研究和病例对照研究的特点。

7. 简述选择偏倚的常见种类及控制方法。

8. 循证医学在临床麻醉实践中的步骤有哪些？

知 识 拓 展

随着临床麻醉科学研究的快速发展，临床流行病学在临床麻醉科学研究中不断地被推广应用，它将现代流行病学及统计学等原理和理论引入了临床麻醉科学的研究和实践，极大地提高了临床麻醉科学的研究水平。临床流行病学研究的主体人群扩展至医院，为基础的临床患者及其相应的患病群体，尤其是围术期患者群体，对认清疾病的病因、诊断、治疗和预后的系统性规律提供了强有力的支持。现如今，流行病学、临床麻醉科学和基础医学多学科交叉融合研究更是为医学研究的发展提供了广阔的空间。除了本节中所描述的分析性研究的几种方法，如队列研究、病例对照研究等外，分析性研究还包括巢式病例对照研究、病例队列研究、病例病例研究、病例交叉研究等，这些临床流行病学研究方法必将在临床麻醉科学研究中得到广泛应用和实践。

推 荐 阅 读

曹君利, 董海龙, 方向明, 等 . 2018. 麻醉学亟待解决的十大科学问题 [J]. 中华麻醉学杂志 , 38(1): 4-7.

刘一松 . 2016. 基于 PASS 及 SAS 软件的常用样本含量估计方法实现及部分方法比较研究 [D]. 北京 : 中国人民解放军军事医学科学院 .

OLSHAN AF, DIEZ RA, HATCH M, et al. 2019. Epidemiology: Back to the Future[J]. Am J Epidemiol, 188(5): 814-817.

THOMPSON S, SCHICK-MAKAROFF K. 2021. Qualitative research in clinical epidemiology[M]//PARFREY P S, BARRETT B J. Clinical epidemiology: practice and methods. New York, NY: Springer US, 369-388.

WILKINSON L. 2005. Epidemiology[J]. Lancet, 365(9466): 1223.

第二部分 麻醉药理学

第六章 药理学基础及用药原则

麻醉药理学是基础医学与麻醉学之间的桥梁，它既是药理学的一个分支，也是麻醉学的重要组成部分，其主要围绕接受手术、治疗或检查的患者所需的镇静、意识消失、镇痛、肌肉松弛等麻醉效应，以及维持和调节生理功能所需，阐述实施麻醉以及围术期管理常用药物的药理作用、药物效应动力学、药物代谢动力学、不良反应及其在围术期的合理应用。

第一节 概 述

一、麻醉药物及麻醉药理学发展史

在春秋时期的《列子·汤问》篇中就记载了扁鹊用"毒酒"为患者"剖腹探心"医治疾病，其所用的毒酒应为麻醉酒，是史料中关于麻醉药物最早的记载。在《三国志·华佗传》及《后汉书·华佗列传》中生动地描述了华佗令患者服麻沸散，为患者开腹浣肠，其所用的"麻沸散"被认为是最早发明的麻醉药物，包括曼陀罗花、茉莉花根等。在《荷马史诗》中也有关于"忘忧草"催眠作用的记载。古希腊人使用葡萄酒加乳香和没药制成饮料，产生麻醉作用。这些药物多具有镇痛、致幻的作用，且这些药物并不能达到手术的麻醉要求，而易致患者昏迷及药物中毒，因此逐渐被淘汰。

近代时期，1806年药剂学家 Friedrich W. Serturner 从罂粟中成功分离出了镇痛药吗啡。1844年，N_2O 首次被应用于牙科手术中。19世纪中后叶以来，经过一代代化学家、药剂学家、医师的不断努力，发现了更多具有麻醉效应的化学物质，并根据这些物质的特性将它们制成了不同的麻醉药物，并应用于不同的手术和术后镇痛。

二、麻醉药理学的研究与展望

药理学是研究药物与机体相互作用的科学。研究药物对机体作用的为药物效应动力学（药效学）；研究机体对药物作用的为药物代谢动力学（药动学）。麻醉药理学是药理学重要的分支，其研究包括基础药理学以及新药临床试验及评价、不良反应监测等临床药理学的研究。同时，随着麻醉学科工作范围的不断拓宽，麻醉医师已走出手术室，除临床麻醉工作外，还承担了急救复苏、疼痛及药物依赖诊疗等任务。围绕不同场合、不同情况下麻醉药物的使用，麻醉药理学的研究已由整体水平、器官水平、组织水平深入到了细胞水平及分子水平。麻醉药理学知识的拓展也已向受体理论、离子通道、信息传递突破，并借助分子生物学、分子遗传学、活体脑成像等技术，有望阐明麻醉药物的作用机制，以寻找更为理想的麻醉药。

第二节 药物代谢动力学

药物代谢动力学是研究药物的体内过程，包括吸收、分布、代谢及排泄，并运用数学原理和方法阐明药物在机体内的动态规律。药物体内浓度受药物体内过程的影响而动态变化。掌握药动学的基本原理和方法，可以更好地了解药物在体内的变化规律，优化给药方案，指导合理用药，为临床用药提供科学依据。

一、药物分子的膜转运

麻醉药物在体内吸收、分布、代谢和排泄的过程中，药物分子要通过各种单层或多层细胞膜。膜转运（membrane transport）是药物分子通过细胞膜的现象。膜转运的方式包括被动转运、载体转运和膜动转运 3 种方式。

（一）被动转运

被动转运是指存在于细胞膜两侧的药物顺浓度梯度从高浓度侧向低浓度侧扩散的过程。整个转运过程不需要载体、不消耗能量、不受共存药物影响。大多数药物的膜转运均是以被动转运为主，分单纯扩散和滤过两种形式。

单纯扩散，又称脂溶性扩散，是指脂溶性药物溶解于细胞膜脂质层，顺浓度差通过细胞膜。其转运速度取决于药物的油水分配系数及膜两侧的药物浓度差。

滤过，又称水溶性扩散，是指水溶性分子借助于流体静压或渗透压随液体通过细胞膜水性通道而进行的膜转运。大多数细胞，如结膜、肠道、泌尿道等上皮细胞水通道很小，仅允许分子量小于 100Da 的物质通过，如锂离子、甲醇、尿素等。

（二）载体转运

载体转运是指转运体在细胞膜的一侧与药物或生理性物质结合后，发生构型改变，在细胞膜的另一侧将结合的内源性物质或药物释放出来。其对于转运物质具有选择性、对于转运能力具有饱和性、对于相似的物质具有转运竞争性，同时具有结构特异性和部位特异性。药物载体转运主要发生在肾小管、胆道、血脑屏障和胃肠道，分主动转运和易化扩散两种方式。

主动转运（active transport）是指药物借助载体或酶促系统的作用，从低浓度侧向高浓度侧的跨膜转运，是人体重要的物质转运方式。生物体内如单糖、氨基酸、水溶性维生素、K^+、Na^+、I^- 以及一些有机酸、弱碱等弱电解质都是以主动转运的方式进行的。主动转运需消耗能量，其能量来源包括 ATP 水解或间接来自其他离子的电化学差。

易化扩散（facilitated diffusion）是指药物在细胞膜载体的帮助下，由高浓度侧向低浓度侧扩散的过程。易化扩散不需消耗能量，在小肠上皮细胞、脂肪细胞、血脑屏障血液侧的细胞膜中，单糖类、氨基酸、季铵盐类等药物的转运属于易化扩散。

（三）膜动转运

膜动转运（membrane moving transport）是指大分子物质通过膜的运动而转运，包括胞饮和胞吐。胞饮（pinocytosis）是指某些液态蛋白质或大分子物质通过细胞膜的内陷形成质膜小泡而进入细胞内。胞吐（exocytosis）是指胞质内大分子物质以外泌囊泡的形式排出细胞的过程。

二、药物膜转运的影响因素

（一）药物的解离度和体液的酸碱度

分子型，即非解离型药物疏水而亲脂，易通过细胞膜；离子型药物极性高，不易通过细胞膜脂质层。药物在体内的解离程度取决于体液 pH 和药物解离常数 pK_a。改变体液 pH 值可明显影响弱酸或弱碱性药物的解离程度。弱碱性药物在碱性环境中非解离型多，易扩散，在酸性环境中解离型多，不易扩散，易由碱侧入酸侧，平衡时酸侧药物浓度大于碱侧。弱酸性药物在酸性中非解离型多，易扩散，在碱性中解离型多，不易扩散，易由酸侧入碱侧，平衡时碱侧药物浓度大于酸侧。

（二）药物浓度差以及细胞膜通透性、面积和厚度

药物通过单纯扩散方式进行转运时，除了受体液 pH 值和药物解离度的影响外，药物分子跨膜转运效率还与膜两侧的药物浓度差（C_1-C_2）、膜面积、膜通透系数和膜厚度等因素相关，即

Fick 定律（Fick's law）。

$$通透量（单位时间分子数）=(C_1-C_2)\times\frac{面积\times通透系数}{厚度}$$

（三）血流量

主要是通过改变细胞膜两侧的药物浓度差来影响药物膜转运的速率。血流丰富、流速快时，不含药物的血液可快速取代含有药物的血液，从而维持很大的浓度差，增加药物跨膜转运速率。

（四）细胞膜上转运蛋白的数量及功能状况

除细胞膜上转运蛋白的数量会对药物膜转运造成影响之外，转运蛋白的功能状态亦有较大的影响。

三、药物的体内过程

药物在体内的过程主要包括吸收、分布、代谢和排泄 4 个过程。

（一）吸收

吸收（absorption）是药物自用药部位进入血液循环的过程。除直接注入血液外，大多数药物通过被动转运进入人体内。不同给药途径有着不同的药物吸收过程和特点。给药方式主要包括口服给药、注射给药、呼吸道给药、局部用药及舌下给药等方式。

1. 口服给药　口服给药是最常用的给药途径。大多数药物在胃肠道内通过单纯扩散的方式被吸收，其中小肠内因 pH 接近中性、黏膜吸收面积广、缓慢蠕动增加药物与黏膜作用机会等特点，成为口服药物最主要的吸收部位。影响口服给药吸收的因素除了 pH、消化道排空速率等因素外，还包括胃肠道内分泌的酶及肠道内菌群的生化作用等。一些青霉素抗生素及多肽类激素口服给药会发生灭活或水解，只能采用非胃肠道途径给药。

胃肠道途径吸收的药物会随血液循环先经过肝门静脉进入肝，如果肝对其代谢能力比较强，或胆汁排泄量大，则进入全身血液循环的有效药量明显减少，这种作用被称为首过消除（first pass elimination）。此外，某些通过非胃肠道途径吸收的药物，在经过肺时可在肺内排泄或代谢一部分，这也是一种首过消除。因此，应用首过消除高的药物采用口服的方式时，要考虑大剂量给药后其代谢产物的毒性反应及消除过程，避免出现代谢物的毒性反应。

2. 注射给药　注射给药根据注射部位的不同，可分为静脉注射、肌内注射及皮下注射。静脉注射可直接将药物迅速、准确输送进全身血液循环，不需要吸收过程。肌内注射及皮下注射主要通过毛细血管以简单扩散及滤过的方式进行吸收。肌肉组织血流丰富，肌内注射一般较皮下注射吸收更快。特殊情况下，为了使药物直接输送至靶器官，可采用动脉注射，但危险性较大，不宜常规使用。

此外还可以将一些药物注射至身体的特定部位发挥作用，如局部麻醉药物。局部麻醉药物注入皮下组织可发挥浸润麻醉的效果；注射至外周神经周围可产生区域阻滞的效果；注入蛛网膜下腔，可直接作用于脊神经根；注射至硬膜外腔时，可缓慢渗透至蛛网膜下腔或神经根周围发挥作用。

3. 呼吸道给药　经由呼吸道吸收的药物主要为吸入性麻醉药及其他吸入性药物。吸入麻醉药是挥发性的液体或气体，脂溶性高，易透过细胞膜，经肺泡扩散入血，再随血液循环通过血脑屏障进入脑组织而发挥作用。其他吸入性药物包括容易气化的药物，如沙丁胺醇；极细微粉末形成特制吸入剂气雾的药物，如色甘酸钠、布地奈德等。

4. 局部用药　主要为在皮肤、眼、鼻、咽喉、阴道等部位产生局部作用的给药方式。如穿透性较强的局麻药物进行表面麻醉。直肠给药的剂量约 50% 不经过肝，直肠给药主要是为了降低首过消除的影响。此外，为了使某些药物的血药浓度维持较长的时间，也可以采用经皮肤给药，如芬太尼透皮贴等，但这属于全身给药的方式。

5. 舌下给药 舌下给药可以极大程度地避免首过消除。就最常用的舌下给药药物——硝酸甘油来讲,口服给药其首过消除可达 90% 以上,而舌下给药时由于血流丰富的黏膜吸收,可直接进入全身血液循环。

综上,影响药物吸收的因素包括:①理化性质,如药物酸碱性、体液 pH 等;②给药途径,静脉注射最快速、完全,皮肤最慢;③首过消除。

(二)分布

分布(distribution)是指药物在吸收后从血液到达机体各组织器官的过程。一般体内的分布过程较快,可以迅速在血液和各组织器官之间达到动态平衡。

药物在体内的分布速率及程度,主要取决于组织器官的血流灌注,以及药物和血浆蛋白、组织细胞的结合能力。此外,药物载体转运蛋白的数量和功能状态、体液 pH、生理屏障、药物分子量、脂溶性、pK_a、极性、微粒制剂的直径等均可影响药物在体内的分布。

1. 组织器官的血液灌注 人体内各组织器官的血流量及血液灌注是不均衡的。一般来讲,在血流丰富的组织内,药物分布速率较快且转运量较多;反之,药物分布的速率就较慢且药物转运量较少。药物在循环速度较快的组织器官内除分布较快外,还可能发生再分布(redistribution)。

2. 血浆蛋白结合率 大部分药物进入血液循环后,将与血浆蛋白结合形成结合型药物(bound drug),未与血浆蛋白结合的药物称为游离型药物(free drug)。弱酸性药物主要与白蛋白结合,弱碱性药物主要与 α_1 酸性糖蛋白结合,脂溶性较强的药物通常与脂蛋白结合。

药物与血浆蛋白的结合是可逆的。结合型药物不能跨膜转运,失去了药理活性,也不能参加代谢与排泄过程,是药物在血液中的一种贮存形式。因药物与血浆蛋白结合的特异性较低,与血浆蛋白结合的药物之间会发生竞争性置换的作用。如正常情况下,华法林的血浆蛋白结合率可达 99%,同时使用保泰松后,结合型的华法林被置换出来,变成游离型药物,血浆内有效药物浓度上升,抗凝作用增强,可导致严重的出血甚至危及生命。此外,药物与血浆蛋白的结合具有饱和性,受血浆蛋白数量及功能的限制。老龄、营养不良、特殊疾病等状态下,机体血浆蛋白水平降低,药物吸收后结合型降低,具有活动的游离型药物含量升高,可导致药物作用增强或毒性增加。

3. 组织细胞结合 某些药物与特定组织细胞成分具有特殊的亲和力,使得这些组织中的药物浓度高于血浆游离药物浓度,药物的分布具有一定的选择性。多数情况下,药物与组织细胞的结合是药物在体内的一种贮存形式,但某些情况下,药物与组织细胞发生不可逆结合会引起毒性反应,如四环素与钙形成络合物储存于骨骼及牙齿中,可导致儿童生长发育抑制及牙齿变黄或畸形。

4. 体液 pH 及药物解离度 正常情况下,细胞内液 pH 在 7.0 左右,细胞外液 pH 在 7.35~7.45。弱酸性的药物在细胞外液解离增加,细胞外液药物浓度高于细胞内液,升高细胞外液 pH 可使药物从细胞内向细胞外转运,降低细胞外液 pH 可以促使弱酸性药物向细胞内转运;弱碱性药物情况则相反。

5. 体内屏障 主要包括血脑屏障、胎盘屏障和血眼屏障。

脑组织毛细血管内皮细胞连接紧密,形成了连续无膜孔的毛细血管壁,外表面几乎全部被星形胶质细胞包绕,这种结构特点导致某些大分子、水溶性或解离型药物难以透过,只有脂溶性高的药物才可以被动转运的方式通过。血脑屏障不仅包括血液与脑组织之间的屏障,还包括血液与脑脊液、脑组织与脑脊液的屏障。某些病理状态下,血脑屏障被破坏,通透性增加,一些不易进入脑组织的物质会透过血脑屏障,进入脑组织与脑脊液。

胎盘绒毛与子宫血窦之间的屏障称为胎盘屏障,其通透性与一般毛细血管差异无显著性,几乎所有的药物都可以透过胎盘进入胎儿体内。因此,孕妇用药应特别谨慎,禁用可引起畸胎或有胎儿毒性的药物。

血液与视网膜、房水、玻璃体之间的屏障称为血眼屏障。只有脂溶性药物及分子量小于 100kDa 的水溶性药物可透过血眼屏障,因此全身给药时,药物很难在眼内达到有效浓度,只能采用局部滴眼或结膜下注射、球后注射及结膜囊给药等眼周给药的方式。

（三）代谢

代谢（metabolism）是指药物吸收后在体内经酶或其他作用发生一系列化学反应，导致药物化学结构上发生改变。代谢又称生物转化，其能力反映了机体对外来物质或药物的处置能力。绝大多数药物在体内代谢后极性增大，有利于排出体外，是体内药物消除的重要途径。

大部分的药物在机体内经由肝代谢，此外，胃肠道、肺、皮肤、肾等也可产生有意义的药物代谢作用。代谢可以改变药物的药理活性或毒性，大多数药物代谢后被灭活，药理作用降低甚至完全消失；亦存在部分药物代谢后被活化，药理作用或毒性增强。

1. 药物代谢时相 药物代谢通常涉及Ⅰ相和Ⅱ相反应，Ⅰ相反应是通过氧化、还原、水解，在药物分子结构中引入或脱去功能基团而生成极性增高的代谢产物。而Ⅱ相反应是结合反应，药物分子的极性基团与内源性物质（如葡糖醛酸、硫酸、乙酸、甘氨酸等）的共价键结合，生成极性大、水溶性高的结合物，经尿液排泄。大多数药物代谢经Ⅰ相、Ⅱ两相反应先后进行，亦有先经过Ⅱ相反应后再经Ⅰ相反应代谢的药物，如异烟肼。

2. 药物代谢途径 药物代谢途径包括氧化、还原、水解、结合。少数药物代谢可在体液环境下自发进行，但绝大多数药物的代谢反应需酶的参与。大部分药物代谢酶集中在肝，肝是体内药物代谢的主要器官。药物代谢酶可分为微粒体酶系和非微粒体酶系两类。

微粒体酶系主要存在肝细胞或其他细胞的滑面内质网上，其中最重要的是细胞色素 P450 单加氧酶（cytochrome P450 monooxygenase，CYP450 或 CYP），此酶系催化的氧化反应极为广泛，参与了约 1/2 以上的药物代谢，包括阿片类药物、苯二氮䓬类、局部麻醉药、免疫抑制药和抗组胺药物等。含黄素单加氧酶（flavin-containing monooxygenase，FMO）是参与Ⅰ相药物氧化反应的另一个重要酶系，主要参与水溶性药物的代谢，主要代谢烟碱、西咪替丁、雷尼替丁等。FMO 不被诱导或者抑制，未见基于 FMO 的药物相互作用。

非微粒体酶系主要是一些结合酶、水解酶、还原酶、脱氢酶等，这些酶催化药物代谢往往具有结构特异性。

3. 药物代谢影响因素 药物代谢存在明显的个体差异，不同种族、不同个体由于药物代谢酶的遗传特异性差异或基因多态性，可以导致药物代谢酶活性差异，最终导致药物代谢差异。遗传因素是药物代谢差异的决定性因素。

许多药物长期使用时可能会对药物代谢酶具有诱导或者抑制作用，可改变其他药物代谢的时间与速率，进而改变药物作用的持续时间与强度。能使药物代谢酶活性降低、药物代谢减慢的药物叫作酶抑制药；相反，能使药物代谢酶活性增高、药物代谢加快的药物叫作酶诱导药。某些药物本身就是其所诱导的药物代谢酶底物，反复使用后会增加其本身药物代谢酶活性，自身代谢加快，这一现象被称为自身诱导。自身诱导是发生耐药现象的主要原因。可发生自身诱导的药物包括苯巴比妥、格鲁米特、苯妥英钠、保泰松等。还有一些药物对某一药物来说是酶诱导剂，对另一种药物来说是酶抑制剂。药物代谢酶的诱导与抑制也是影响药物代谢的重要因素。

另一项比较重要的影响因素就是肝血流量。肝血流量是决定药物清除率的重要影响因素。肝血流的改变也可能由药物引起，如苯巴比妥可以增加肝血流量，而普萘洛尔可以降低肝血流量。

其他影响药物代谢的因素包括环境、昼夜节律、某些生理因素及病理因素等。

（四）排泄

排泄（excretion）是指药物以原形或代谢产物的形式经不同途径排出体外的过程，是药物机体内消除的重要组成部分。大部分药物及代谢产物经肾从尿液排泄，少部分经胆汁从粪便排泄，挥发性药物经肺随呼出气体排泄；同时，亦有部分药物经乳汁及汗液排泄。

1. 肾排泄 肾小球的滤过和肾小管的分泌是肾对药物代谢的主要方式，肾小管的重吸收主要是对已经进入肾小管的尿液中药物的回收过程。

除与血浆蛋白结合的结合型药物外，游离型药物及代谢产物均可通过肾小球毛细血管膜孔，经肾小球滤过进入尿液中。滤过速率取决于药物分子量、血药浓度等因素。

肾近曲小管可以通过主动方式将药物自血浆分泌至肾小管内。除特异性转运机制外，肾小管细胞有两种非特异性机制分泌有机阴离子和有机阳离子。经同一机制分泌的药物可以竞争转运体而发生竞争性抑制。一般来讲，分泌速率慢的药物能够有效抑制分泌速率快的药物。此外，因大多数药物与近曲小管主动转运载体亲和力显著高于血浆蛋白亲和力，因此药物经肾小管分泌速率不受血浆蛋白结合率的影响。

非解离型的弱酸性药物及弱碱性药物可以在肾远曲小管处通过简单扩散进入血浆而被重吸收。重吸收的过程主要受血浆和尿液 pH 及药物 pK_a 的影响。弱酸性药物在碱性尿液中解离增加，重吸收被抑制，药物排泄增多；弱酸性药物在酸性尿液中解离降低，可促进药物的重吸收过程，药物排泄减少。弱碱性药物受尿液 pH 影响原理同上。

2. 消化道排泄 部分药物经肝代谢后被转化成极性较强的水溶性代谢产物，被分泌到胆汁内经胆道及胆总管进入肠腔，随后经粪便排泄。经胆汁排入肠腔的药物可被小肠上皮细胞吸收，经肝进入血液循环，这种药物在肝、胆汁、小肠间的循环称为肠肝循环（enterohepatic cycle）。肠肝循环可延长药物的血浆半衰期和作用维持时间。中断肠肝循环可加快药物排泄，缩短药物血浆半衰期及作用维持时间。

3. 其他途径排泄 许多药物可以通过汗液、唾液、泪液和乳汁排泄，经这些途径排泄的药物主要是依靠脂溶性分子型药物通过腺体上皮细胞进行简单扩散，这些药物也可经主动转运的方式分泌至腺体导管内，分泌至腺体导管的药物可被重吸收。挥发性的药物可通过肺经呼出气体排出体外。

四、药物代谢动力学模型

房室模型是目前最常用于定量描述药物体内过程的药动学模型。房室模型是将整个机体视作一个系统，并将该系统按照动力学特性分为若干房室。根据药物在体内的动力学特性，可分为单室模型、二室模型和多室模型。一室模型和二室模型数学处理上较为简单，应用比较广泛，多室模型数学处理相当烦琐，应用受限。

房室模型中房室的划分主要是根据速率论的观点，依据药物在体内不同组织器官的转运速率而确定的，体内转运速率相同的组织或器官均可视为同一房室。对大多数药物来讲，血液及摄取药物速率极快的高血流灌注器官组织（如肺、心脏、肝、肾等）可称为中央室；与之相对，血流灌注少、药物摄取速率较慢的组织器官（如骨骼、脂肪、肌肉等）可称为周边室。同一房室中的各组织部位的药物浓度不一定相同，但药物在其间的转运速率相同或相近。房室模型的提出是为了简化复杂的生物系统，从而可以定量分析药物在体内的动态过程。

房室模型在药动学中的传统应用是假定药物仅从中央室消除，但是麻醉药物中，阿曲库铵和顺阿曲库铵是不依赖于肝、肾而通过霍夫曼消除的，描述单室模型中药物体内过程的消除半衰期在描述多室模型中的价值亦十分有限。

房室模型中的房室划分不是机体实际存在的解剖学、生理学空间，很多因素影响着房室的判定，实际上现在多采用非房室模型法来进行药动学计算机分析，如生理药动学模型、药动-药效组合模型及统计矩模型等。生理药动学模型是基于生理特征的模型，将每一个器官或组织视为一个房室。药动-药效组合模型是将各自独立的药动模型和药效模型建立为统一的模型，以研究整体上的量效关系，更贴近临床实际。统计矩模型是将药物通过身体的过程视为一个随机过程，时量曲线视为统计分布曲线，通过曲线下面积来分析药物的体内变化过程，并计算药动学参数。

五、药物消除动力学

一般意义上，药物的药理学效应与其血药浓度呈平行关系，血药浓度随时间的推移而变化。静脉注射药物的血药浓度曲线以急速下降的分布相和缓慢下降的消除相组成。静脉药物分布相主要反映药物从循环向外周组织的分布过程，消除相反映药物通过肝、肾清除机制从循环中消除。口服药物的血药浓度曲线由迅速上升的吸收相和缓慢下降的消除相组成。

在药物动力学研究过程中，药物消除动力学可分为一级消除动力学、零级消除动力学及混合消除动力学。

一级消除动力学是药物在体内按照恒定的比例消除，单位时间内消除量与血药浓度成正比。零级消除动力学是药物在体内按照恒定的速率消除，不论血药浓度高低，单位时间内药物消除量恒定。大多数药物在体内按一级消除动力学消除，零级药物消除一般是药物在体内消除能力达到饱和后发生。

一些药物在低浓度或低剂量时，在体内按一级消除动力学消除，在达到一定高浓度或高剂量时，因消除能力饱和，单位时间内消除的药物量不再改变，按零级药物消除动力学消除。

此外，一般认为药物药理学效应与血药浓度相平行的传统概念不总是正确的，如负荷剂量的顺阿曲库铵1min后，虽其血药浓度已经开始降低，但其药理学效应却在增强。

消除半衰期是指消除相血药浓度降低50%所需的时间，其长短可反映体内药物的消除速率，大约5个消除半衰期可以将体内几乎全部药物（96.9%）排出体外。根据半衰期可以确定给药的间隔时间，通常给药的间隔时间约为一个半衰期。半衰期过短且毒性小的药物，可加大剂量且给药间隔长于半衰期，这样既可以避免给药过于频繁又可以维持较高的血药浓度。对于持续给药的药物，当消除速率与给药速率相当时，药物即停止蓄积。值得注意的是，消除半衰期在多房室模型中描述药物的药动学几乎无价值。单纯的消除半衰期实际上没有考虑静脉药物应用停止后血药浓度下降的速率。

第三节　药物效应动力

药物效应动力学是研究药物对机体的作用以及作用机制的学科，主要包括药物作用与药理学效应及机制。不同的麻醉药物作用于不同的靶点而发挥镇静、催眠、麻醉、肌肉松弛等效果。药物的化学结构、给药时间、给药剂量影响着药物效应。药物效应动力学为临床合理用药和新药研制提供了方向和依据。

一、药物的基本作用

药物作用是药物对机体产生的初始作用，是分子反应机制；药物效应是药物作用引起的机体功能和（或）形态变化，是继发反应。但在习惯上，药物作用及药物效应常互相通用。

药物能使机体的功能水平发生改变，使原有功能提高可称为兴奋（excitation）、亢进（augmentation）；同时，使原有功能降低可称为抑制（inhibition）、麻痹（paralysis）。另外，过度兴奋后出现的衰竭（failure）亦是另一种形式的抑制。

药物作用的选择性（selectivity）是指治疗剂量的某一种药物只选择作用于某一个或几个器官、组织，对于其他器官或组织不发生作用。其内在机制包括：药物在体内的分布不均匀；药物与不同组织、受体亲和力不同；以及各组织、器官结构和生化过程的差异。此外药物作用的选择性是相对的，有的药物选择性高，有的药物选择性低；同一药物，在其低剂量时选择性高，剂量增大后选择性降低。如低剂量咖啡因主要兴奋大脑皮质，继续摄入后可兴奋皮质下的中枢及脊髓。选择性高的药物针对性强，是研制新药的主要方向，但低选择性的药物在临床应用上亦有其方便之处，如广谱抗心律失常药等。

根据药物的作用部位，又可分为局部作用和全身作用两种。药物被吸收入血前对其所接触部位、组织的直接作用被称为局部作用；同时，药物进入血液循环，分布到全身后发生的作用称为全身作用。如口服硫酸镁后因肠道不吸收会引起导泻作用，而注射硫酸镁溶液可以产生抗惊厥和降压作用。

药物进入机体内会产生各种不同的效应，如阿托品进入机体后会特异性阻断 M 胆碱受体，对心脏、血管、平滑肌、腺体及中枢神经都有影响，有的发生兴奋作用，有的发生抑制作用。符合用药目的，利于改善患者生理、生化功能或病理过程，使患者机体恢复正常的药理作用称为药物的治疗作用（therapeutic effect）。治疗作用可分为对因治疗和对症治疗。对因治疗是指消除原发致病因子，彻底治愈疾病的治疗。对症治疗是指改善症状的治疗。如微生物感染时使用抗生素杀灭致病微生物属于对因治疗，而高热时使用阿司匹林降低体温属于对症治疗。对症治疗虽不能根除病因，但可改善症状，减轻患者痛苦及不适。对于休克、心力衰竭、呼吸及心搏骤停、脑水肿及惊厥等危重急症，对症治疗相比对因治疗需求更为迫切。

二、麻醉药物的不良反应

药物在机体内发挥的作用中，符合用药目的，改善患者生理、生化功能，促进患者机体恢复正常的作用称为治疗作用；而不符合用药目的，甚至引起不利于患者机体状态的效应称为不良反应（adverse reaction）。不良反应与治疗作用都是药物的固有作用，一般情况下可以预知，但很难避免。不良反应又可分为副作用、毒性反应、后遗效应、继发反应、停药反应、药物耐受、药物依赖、特异质反应、变态反应、类过敏反应、"三致"作用等。与麻醉药物相关的副作用包括毒性反应、后遗效应及药物依赖等。

（一）副作用

副作用（side effect）是指药物在治疗剂量时出现的与治疗目的无关的反应，会给患者带来不适，但多数可自行恢复。易出现副作用的药物多为低选择性、作用广泛的药物。如前述的阿托品可阻断 M 胆碱受体，产生扩瞳、增快心率、抑制腺体分泌和松弛平滑肌等效应。当阿托品用于缓解内脏绞痛时，其松弛平滑肌的效应符合用药目的，属于治疗作用，同时阿托品其他效应不符合用药目的，就属于副作用。在全身麻醉前使用阿托品预防呼吸道并发症时，其抑制腺体分泌的效应符合用药目的，就是治疗作用；其余效应不符合用药目的，就属于副作用。即当把某一药物的某一个药理作用作为治疗作用时，该药物的其他药理作用即为副作用。

（二）毒性反应

毒性反应（toxic reaction）一般是由于药物剂量过大、用药时间过长引起的，同时一些患者由于个体差异，机体对药物敏感性升高，正常药物剂量应用也可能引起毒性反应。如吸入性麻醉药恩氟烷吸入浓度过高时会引起惊厥性脑电活动或肢体抽搐。短时间内剂量过大引起的毒性反应称为急性毒性，长期用药引起的逐渐发生的毒性反应称为慢性毒性。

（三）后遗效应

后遗效应（residual effect）是指药物停止使用后血药浓度已降至阈浓度以下，其残存的药理作用。后遗效应的产生可能是由于药物与受体的牢固结合、靶器官药物尚未清除，或由于药物造成不可逆组织损伤所引起的。阿片类药物等静脉麻醉药物在使用过程中会出现其在周围室的蓄积，停药后从肌肉、脂肪等组织的二次释放可导致患者术后苏醒延迟及延迟性呼吸抑制。

（四）药物依赖性

药物依赖是指反复使用具有依赖潜力的药物后，引起机体生理功能、生化过程和（或）形态学发生特异性、代偿性的变化，停药即导致机体不适和（或）心理上的渴求。当人体对一种药物产生生理依赖性时，停用该药所引发的戒断综合征可能被另一性质相似的药物所抑制，并维持已形成的依赖状态，此现象称为交叉依赖性。交叉依赖性是用于脱毒治疗的药理学和生理学基础。如丁丙诺啡、美沙酮与其他阿片类药物存在交叉依赖性，可用于阿片类药物依赖的脱毒治疗。

三、药物作用的构效关系、时效关系及量效关系

（一）构效关系

药物的化学结构与其药理活性之间的关系称为构效关系（structure activity relationship，SAR）。药物作用的特异性取决于化学反应的专一性。根据药物的化学结构对生物活性的影响程度，宏观上将药物分为非特异性结构药物和特异性结构药物。前者的生物活性与结构的关系主要是由这些药物特定的理化性质决定的。而多数药物，其化学结构与活性相互关联，一般通过与机体内的靶点结合后发挥作用。药物靶点一般包括受体、酶、离子通道、载体、膜蛋白等机体大分子物质。药物的化学结构，包括基本骨架、活性基团、侧链长度、立体结构、旋光性、手性等，都可能影响药物分子与靶点结合的亲和力。若药物与靶点结合形成复合体并能产生药理作用，即药物同时具有亲和力和效应力，此药物可称为激动药（agonist）；若药物与靶点具有亲和力但不产生效应，则可称为拮抗药（antagonist）或阻滞药（blocker）。化学结构类似的药物常可以与同一靶点结合，引起相似的效应，这些药物称为拟似药。有些药物与靶点具有较强的亲和力，单独使用时呈现较弱的激动作用，而其他激动药存在时呈现竞争性的对抗作用，此种药物可称为部分激动药（partial agonist）。但亦有包括大部分全身麻醉药物在内的很多药物，其效应与其化学结构关系不大。

大部分麻醉药物（硫喷妥钠、氯胺酮、除七氟烷外的吸入麻醉药、局部麻醉药、肌松药及阿片类药物）均具有旋光性，即存在对映体。对映体是指一对以两种形式存在的物质，互为对方的镜像，但不能上下重叠。一对对映体的物质区别是在溶解时它们可在极化光线中顺时针方向（右旋）或逆时针方向（左旋）旋转。当两种对映体物质等比例混合时，它们被称为消旋混合物。对映体的药理学特性并不相同，它们可在吸收、分布、清除、效能和毒性等诸多方面出现各异的表现。对于一些旋光性药物来讲，分离选取药理学特性更优的旋光性药物是未来临床优化用药的方向。

（二）时效关系

药物效应会随着用药时间的变化而变化，药物效应与时间的关系即为时效关系（time-effect relationship）。药物时效关系包含潜伏期、持续期和残留期 3 个阶段。从开始给药到出现药物效应的这段时间称为潜伏期，其长短主要反映药物吸收、分布过程和起效的快慢。从开始起效到药物效应消失的时间称为持续期，反映了药物维持时间的长短。从药物效应消失到药物完全代谢的时间称为残留期，主要体现药物代谢排泄的快慢。

（三）量效关系

药物剂量与其效应之间的关系称为量效关系（dose-effect relationship）。不同药物具有不同的量效关系。在一定范围内，大多数药物效应随着药物剂量的增大而增强，但剂量增大到一定程度后，药物效应可能不会继续增强或出现一定的减弱，同时伴有不良反应的增加。

药理效应的强弱一部分是连续增减的量变，称为量反应（quantitative response）。有些药理效应只能用全或无、阳性或阴性表示，称为质反应（qualitative response）。如血压升降、平滑肌舒缩等可用具体数量或最大反应的百分率表示的效应为量反应；而如生存或死亡、惊厥与不惊厥等，必须用多个样本阳性率表示的效应为质反应。

能引起药理效应的最小剂量（浓度）称为最小有效剂量或阈剂量（threshold dose），高于此剂量的依次称为治疗量、极量、最小中毒剂量和最小致死剂量。极量为药典规定的最大用量。

半数有效剂量（median effective dose，ED_{50}）是指药物引起半数阳性反应（质反应）或半数最大效应（量反应）的浓度或剂量。若以死亡作为阳性反应的指标，则为半数致死量（median lethal dose，LD_{50}）。ED_{50} 表示药物强度的大小，LD_{50} 表示药物毒性的大小，两者测定原理与方法相同。

药物治疗指数（therapeutic index，TI）等于两者比值，即 $TI=LD_{50}/ED_{50}$，即对半数该生物的有效剂量增大到多少倍可引起半数该生物死亡，是评价药物安全性的重要指标。TI 越大，药物越安全。

量效关系曲线描述了所有药物剂量和其产生药理学效应之间的关系，其中量效关系曲线的斜率主要受药物作用出现前需要占据的受体数目影响。肌肉松弛药和吸入性麻醉药的量效关系曲线陡直，治疗浓度和中毒浓度间差距较小，临床应用不当易发生中毒反应。

此外，同一药物作用的个体差异反映了患者之间药动学和（或）药效学方面的差异，甚至可能是同一患者在不同时间出现药理学差异的主要原因。不同患者达到相同药理学作用可能需要 5 倍范围的药物浓度，临床实践发现，患者之间的这种药理学差异可被应用大剂量的药物所掩盖（如使用非去极化肌肉松弛药）。与药物反应个体差异有关的因素包括生物利用度、肾功能、肝功能、心脏功能、患者年龄、酶活性、基因及药物相互作用等。

药物反应个体差异部分归因于可影响受体敏感性的基因差异。代谢途径方面的基因差异（如快速和缓慢乙酰化个体）可能对一些药物（如异烟肼、肼屈嗪）具有重要的临床意义。此外还存在因使用药物而诱发的疾病，包括：①非典型胆碱酯酶，应用琥珀胆碱后神经肌肉阻滞时间延长；②恶性高热，由琥珀胆碱或吸入性麻醉药所触发；③葡萄糖-6-磷酸脱氢酶缺乏，一些药物可以引起溶血。

四、麻醉用药的效能和效价强度

（一）麻醉用药的效能

药物在机体内所能产生的最大效应能力为效能（efficacy）。全麻药物的效能一般指其所能达到的最大麻醉深度。如乙醚、氟烷等挥发性麻醉药给予足够高的浓度后，可引起患者麻醉深度达到三期四级，甚至引起延髓麻痹而死亡，因此属于高效能麻醉药。而 N_2O，即使吸入浓度达到 80%，也只能达到浅麻醉，因此，N_2O 就是低效能麻醉药。吗啡对锐痛有效，阿司匹林等解热镇痛药仅对钝痛有效，无论是用多大的剂量，解热镇痛药也不能缓解锐痛和内脏绞痛，故吗啡的镇痛效能高而阿司匹林的镇痛效能低。

（二）麻醉用药的效价强度

达到某一效应所需要的剂量或浓度，叫作药物的效价强度（potency）。达到此效应所需的剂量或浓度越小，效价强度越强。吸入麻醉药的效价强度常用肺泡最低有效浓度（minimum alveolar concentration，MAC）来表示。MAC 是指一个大气压下，使 50% 的患者或动物对超强疼痛刺激（手术切皮操作）不产生反应性骨骼肌运动时呼气末潮气（相当于肺泡内）内吸入性麻醉药的浓度，单位是 vol%。MAC 主要反映吸入性麻醉药的制动效果。吸入性麻醉药的制动效果主要来源于药物作用于脊髓的结果，一小部分是药物作用于脑的结果。MAC 独有的特点是其一致性，个体差异仅为 10%～15%。

麻醉深度取决于脑内吸入性麻醉药的分压，后者直接取决于该药物在动脉血内的分压，间接取决于该药肺泡内的分压或浓度。在稳定状态下，麻醉药在肺泡内、动脉血、脑组织内的分压基本相等，故肺泡内麻醉药物的分压可以反映脑内分压，从而作为调控麻醉深度的指标。同时由于吸入性麻醉药脂溶性高，脑组织血流量大，这种平衡可以很快达到。另外由于临床上很难直接测定脑组织内麻醉药物浓度，便使用 MAC 作为吸入性麻醉药的镇痛效价强度指标。

尽管 MAC 是吸入麻醉药的重要效价参数，但是全身麻醉药的作用包括镇静、镇痛、催眠、遗忘、肌松、意识消失等诸多方面。MAC 仅能反映吸入性麻醉药的制动作用，仅用 MAC 反映吸入性麻醉药的全部作用是不全面的。

（三）效能和效价强度的临床意义

效能和效价强度反映了药物不同的性质，常用于评价同类药物中不同品种的作用特点。如乙醚、氟烷均属于强效能吸入麻醉药，但是氟烷 MAC 较小，其效价强度大于乙醚。又如吗啡、芬太尼均属于高效能镇痛药，0.1mg 芬太尼的镇痛作用与 10mg 吗啡相当，故芬太尼的镇痛作用比吗啡强100 倍左右，这是指效价强度而非效能。临床上很多同类药制剂中，每片或每支的含量虽然不同，但其产生的效应强度可能相似，如一支吗啡 10mg、一支芬太尼 0.1mg，它们的镇痛作用大致相当，称为"等效剂量"。同类的药物比较，常在等效剂量下进行。

药物效能对药物的选择具有重要的临床实际意义，高效能的药物作用较强，低效能的药物对机体生理功能干扰较小，可根据临床实际情况进行选用。效价强度用于确定用药剂量，低效价强度的药物须用更大的剂量才能达到与高效价强度药物等效的药理效应。

五、药物的作用机制

药物作用机制又称为药物作用原理。药物作用机制可分为非特异性作用机制和特异性作用机制。一个药物可以有多种作用机制，甚至同时包含非特异性作用机制和特异性作用机制。

（一）药物的非特异性作用机制

非特异性作用机制一般是指药物通过其理化性质，如酸碱性、脂溶性、解离度、表面张力、渗透压等发挥作用，而与药物的化学结构无明显关系，主要包括改变细胞外液 pH 值、螯合作用、渗透压作用、通过脂溶性影响神经细胞膜的功能、消毒防腐等。如吸入高分压惰性气体后会因其较大的脂溶性而进入富含类脂质的神经细胞，从而妨碍神经细胞正常的兴奋性，导致神经系统功能障碍，类似麻醉的状态。

（二）特异性作用机制

特异性作用机制与药物化学结构有着密切的关系。主要包括作用于受体或离子通道、影响酶的活性、影响自体活性物质的合成和存储、参与或干扰细胞代谢、影响核酸代谢、影响免疫机制等。

意识消失和对切皮反应的丧失均不可能是单一麻醉深度增加的延续，而是两种不同的现象。一般认为，全身麻醉是一个包括脑无意识状态加上对伤害性刺激反应制动的过程。目前大多数全麻药物的作用机制尚不明确，可能与下列靶点相关。

1. G 蛋白偶联受体 G 蛋白偶联受体是已知受体中类型最丰富的。通过 G 蛋白偶联受体发挥作用的药物包括阿片类和儿茶酚胺类。

2. 配体门控离子通道 由经典的受体蛋白与离子通道结合构成，其允许药物直接改变膜电位。许多麻醉药物作用于配体门控离子通道，如烟碱样乙酰胆碱受体和 GABA$_A$ 受体。药物与配体门控离子通道结合，常会增强或抑制神经递质诱导的离子流。如神经递质 GABA 可与其位于GABA$_A$ 配体门控氯离子通道复合物内的受体结合，导致氯离子内流引起膜电位超极化，产生突触后抑制。药物与 GABA$_A$ 受体上的其他位点结合，可增强内源性配体 GABA 的作用。大多数催眠药物（苯二氮䓬类、巴比妥类、丙泊酚、依托咪酯等）就是通过增强位于 GABA$_A$ 配体门控离子通道上的内源性 GABA 功能而发挥作用的。

3. 电压门控离子通道 电压门控离子通道通过调节细胞膜的离子通透性而介导神经信号。电压门控离子通道具有跨越细胞膜的带电荷区，许多正电荷和负电荷之间的离子对的形成有助于稳定膜通道。电压依赖性的钠通道可能由一个电压感受器的存在而形成，而电压感受器则是许多电荷的集合体，受细胞膜带电区域的影响而移动，故称电压门控离子通道。局部麻醉药就是通过阻断电压门控钠通道而发挥作用的。

4. 离子泵 细胞外液钠高钾低，细胞内液钾高钠低。由于静息状态时神经对钾离子具有选择性通透性，而不允许钠离子通过，所以钾离子从细胞内转移到细胞外，使细胞外净电荷为正，细胞内净电荷为负。动作电位激活钠通道，使钠离子沿电化学梯度流入细胞内，同时钠钾 ATP 酶迅速将钠离子泵出细胞外以交换钾离子，从而使神经细胞恢复静息状态。作用于离子泵的药物可改变细胞内、外阳离子比率，从而导致细胞膜静息电位的改变。局麻药可通过抑制钠钾 ATP 酶的功能，阻滞神经传导。

5. 第二信使　第二信使可以放大药物的作用，很多麻醉药物都是通过第二信使发挥效应的。最常见的第二信使是 G 蛋白，药物与受体结合后，G 蛋白即可释放具有兴奋性或抑制性的亚单位。G 蛋白兴奋或抑制可被环磷酸腺苷、三磷酸肌醇、二酰甘油及细胞内离子进行调控。

6. 酶　很多麻醉药物通过调节酶的活性来发挥效应。如胆碱酯酶抑制药通过抑制胆碱酯酶，使神经末梢释放的乙酰胆碱灭活减慢而发生堆积，再通过堆积的乙酰胆碱引起药理学效应；胆碱酯酶复活药解磷定通过使受有机磷酸酯类农药或战争毒剂抑制的胆碱酯酶恢复活性，从而发挥解毒作用。

（三）药物的相互作用

当一种药物使另一种同时应用的药物药理学作用强度发生改变时，即出现了药理学相互作用。药物相互作用既可能是药动学的改变（例如长期应用抗痉挛药物的患者神经肌肉阻滞药的代谢增强），也可能是药效学的改变（例如阿片类药物减少吸入麻醉药的需求）。药物互相作用的结果是一种药物或两种药物的药理学作用增强或降低。围术期药物发生药物相互作用的可能性极大，因为具有不同化学结构的大量药物皆可能被使用。

不同药物在体内发生相互作用的阶段包括药物吸收、分布、代谢、排泄各个过程，属于药动学的相互作用。不同药物间可能在体内发生不同类型的相互作用，包括相加作用、协同作用、敏感化作用及拮抗作用，属于药效学的相互作用。

1. 药动学的相互作用　包括吸收、分布、代谢及排泄等过程中的相互作用。

2. 药效学的相互作用

（1）相加的相互作用：指两药对同一部位或受体起作用，其效应为两药单用时之和，如抗胆碱药与吩噻嗪类、抗组胺药或三环类抗抑郁药合用，可致胆碱能神经功能低下。

（2）协同的相互作用：指两药合用，分别对不同部位或受体起作用，其药理效应大于两药单用的总和，如吸入麻醉时与 β 受体阻滞药、抗高血压药、肌松药等合用产生协同作用，可致不良反应。

（3）敏感化的相互作用：指两药合用时，一种药物可使组织或受体对另一药物的敏感性增强，如排钾利尿药、可致心脏对强心苷类药物敏感性增强，易致心律失常。

（4）拮抗的相互作用：指两药或两药以上的合用，引起药效降低，如纳洛酮可拮抗吗啡、哌替啶、芬太尼的呼吸抑制作用。

六、靶浓度控制输注技术

靶控输注技术（target controlled infusion，TCI）是在药动学研究基础上与现代计算机技术相结合而形成的一种用药控制技术，命名为靶浓度控制输注技术，微型计算机的发展促进了 TCI 技术迅速应用于临床。

靶控输注是以血浆或效应室的药物浓度为依据参数，根据药动学模型通过计算机控制给药速度，目的在于临床能够获得满意可控的麻醉、镇静和镇痛深度。靶控输注计算机所采用的药动学数据，是从特定人群中测得的药动学数据编制而成的计算机软件，由此来控制输液泵的输注速度，以达到临床所需要的血药浓度和效应室浓度，此即所谓的"靶浓度"。按照靶浓度输注用药后，计算机根据患者的反应情况对输注速度进行计算，并显示最适宜的初始量和维持量，并以秒为单位对输液泵速进行随时调整，以尽快达到靶浓度，并保持靶浓度水平恒定，此即为靶控输注的基本原理。临床实践证实，靶控输注用药的效果优于人工控制输注用药。

应用 TCI 输注泵静脉用药，可分单次间歇输注和连续输注两种方式。单次间歇输注用药的血药浓度和药效可出现"峰"和"谷"交替的现象，由此可能出现药物过量中毒或药效不足交替的险情，因此不适用于静脉麻醉药和肌肉松弛药给药。连续输注用药既可减少药物峰浓度过高现象，又可使血药浓度很快达到稳态，因此血流动力学比较稳定，用药量比间歇给药者减少，有利于患者快速苏醒和减少围术期副反应，但也存在着不足，即其血药浓度不能随外科手术刺激的强度变化而得到随时调整；此外，不同患者对麻醉药的敏感性各异，其给药速度也无法统一固定不变。

临床上常用于靶控输注的麻醉药物包括丙泊酚、瑞芬太尼、芬太尼、依托咪酯等。靶控输注技术除了在术中用于麻醉维持外，还可以用于术后静脉输注自控镇痛与自控镇静及静脉输注分娩镇痛。

（傅 强 史立凯）

思 考 题

1. 老年人的药效学和药动学的临床特点是什么？
2. 为什么临床中将瑞芬太尼或丙泊酚用于持续输注？
3. 药物代谢与新药研发的关系是什么？
4. 个体化治疗用药方案的制订方法有哪些？

知 识 拓 展

基于生理学的药动学（physiologically-based pharmacokinetic，PBPK）模型包括了已发表的与年龄增长相关的生理学变化的数据，其中一个模型已成功应用于吗啡。对于麻醉中使用的药物，研究其在中枢神经系统（CNS）中的分布和作用非常重要，最近开发了针对大脑中药物分布的PBPK模型。这样的模型可以用来理解新、旧药物在大脑中的药物分布。此外，可以模拟病理状态的差异，例如创伤性脑损伤、炎症或在老年改变（包括大脑血流量和体积的减少、血脑屏障通透性增加等），但这些方面在全身模型中只能部分模拟。在PBPK模型进一步的开发过程中，引入了药效学资料，如静息每分钟通气量（每分钟通气量）和脑电图，以预测瑞芬太尼的作用。虽然所有这些模型均包括许多生理学数据，但年龄和肌酐清除率不足以反映个体老年患者的健康程度及其对影响中枢神经系统药物反应的影响。

推 荐 阅 读

戴体俊 . 2021. 实用麻醉药理学 [M]. 北京：人民卫生出版社 .

SCHLENDER JF, MEYER M, THELEN K, et al. 2016. Development of a whole-body physiologically based pharmacokinetic approach to assess the pharmacokinetics of drugs in elderly individuals[J]. Clin Pharmacokinet, 55(12): 1573-1589.

THOMPSON CM, JOHNS DO, SONAWANE B, et al. 2009. Database for physiologically based pharmacokinetic(PBPK)modeling: physiological data for healthy and health-impaired elderly[J]. J Toxicol Environ Health B Crit Rev, 12(1): 1-24.

YAMAMOTO Y, VÄLITALO PA, WONG YC, et al. 2018. Prediction of human CNS pharmacokinetics using a physiologically-based pharmacokinetic modeling approach[J]. Eur J Pharm Sci, 112: 168-179.

第七章 吸入麻醉药

吸入麻醉药（inhalation anesthetics），是一类化学结构和药理作用各异的全身麻醉药，凡经气道吸入而产生全身麻醉的药物都称为吸入麻醉药。包括挥发性液体，如乙醚、异氟烷、七氟烷、地氟烷；无机气体，如氧化亚氮（nitrous oxide，N_2O）。

吸入麻醉药同时具备镇静、镇痛和肌肉松弛的作用，因此，在刺激小、持续时间短的手术或诊疗操作中，可仅选用吸入麻醉药；同时，针对肥胖患者、老年患者、肝和肾功能障碍的患者，也可以优先选择吸入麻醉药。七氟烷和地氟烷等第三代新型吸入麻醉药，具有起效快、苏醒快、保护器官、对循环功能影响小等优势。在基于呼气末浓度监测的吸入麻醉维持过程中，可以精准调控药物用量，这使得吸入麻醉药的临床应用越来越广泛。

第一节　吸入麻醉药的作用机制

自乙醚第一次被用于外科手术以来，吸入麻醉药的使用已经超过了 170 年。虽然，吸入麻醉药已被广泛且安全地应用于临床麻醉，但其具体作用机制仍不清楚。关于吸入麻醉药的作用机制，主要学说包括脂质学说和蛋白质学说，前者认为吸入麻醉药物主要是通过改变脂质双层特性，或者直接作用于特定的膜蛋白，直到 20 世纪 80 年代，这个理论一直占据了麻醉学主流学术圈。80年代以后，科学家发现了吸入麻醉药物可以直接作用于越来越多的蛋白靶点，即蛋白质学说，这才让脂质学说慢慢退出了主流学术圈。目前学者们普遍认为，吸入麻醉药是通过作用于从脑到脊髓的整个中枢神经系统、周围神经及肌肉等不同部位的不同分子靶点，进而产生相应的药理学作用。例如海马、外侧杏仁核等大脑区域主要参与吸入麻醉药的遗忘作用，大脑皮质及下丘脑等部位主要参与意识消失作用。研究表明，吸入麻醉药可通过影响中枢神经系统神经环路、离子通道或受体、抑制胞吞以及突触传递等机制发挥效应。

一、神经环路

神经环路是联系分子细胞功能与整体行为功能之间的桥梁，是神经功能活动最重要的物质基础，了解全身麻醉的神经环路机制是深层次理解意识消失和恢复的关键。丘脑是上行激活系统和下行易化通路的共同通道，也是皮层-皮层神经通路的中继站，同时与下丘脑核团也有广泛联系，因此丘脑是多个神经网络的交汇口。吸入麻醉药可干扰这些网络运行的同步性和连贯性，使大脑皮质功能连接性破坏，就像自然慢波睡眠状态。吸入麻醉药引起意识改变并不是因为大脑皮质无法对信息进行处理。丘脑-皮质环路是睡眠特征性脑电波-梭形波的物质基础。清醒时，觉醒核团到丘脑皮质（thalamo-cortical，TC）神经元的兴奋性输入，导致神经元静息电位持续去极化，使感觉信息进入大脑皮质。从清醒到睡眠的转变过程中，会出现"纺锤波"，这些纺锤波由丘脑产生，涉及到 TC 神经元和 γ-氨基丁酸（γ-aminobutyric acid，GABA）能网状神经元之间的相互作用，纺锤波预示感觉输入到 TC 神经元，以及神经元输出到大脑皮质之间的信号脱节。吸入麻醉状态时丘脑功能受到抑制，丘脑-皮质环路信息处理受限，外周信息传递至大脑皮质的通道被抑制，这可能是吸入麻醉药导致可逆性意识丧失的共同机制。

吸入麻醉过程中，由于深度非快速眼动（non-rapid eye movement，NREM）睡眠的出现，丘脑神经元呈持续低频爆发模式，从而产生麻醉效应。研究发现，许多神经环路均参与了吸入麻醉药的作用机制。例如，中脑腹侧被盖核（ventral tegmental area，VTA）投射到伏隔核（nucleus accumbens，NAc）的多巴胺能（dopaminergic，DA）通路是脑内重要的 DA 通路之一，可参与调控七氟烷的麻醉诱导及苏醒。丘脑室旁核（thalamic paraventricular nucleus）谷氨酸能神经元是维持觉醒的关键，在异氟烷麻醉下，光遗传激活小鼠丘脑室旁核谷氨酸能神经元可促进麻醉后苏醒。终纹床核（bed nucleus of stria terminalis，BNST）位于边缘前脑，主要通过投射到自主神经系统的中继核、下丘脑以及中央杏仁核等区域调控多种内分泌及自主神经反应，在应激、恐惧和焦虑等行为中发挥着重要作用。研究发现，PVT-BNST 神经环路可参与调控七氟烷诱导—维持—苏醒过程及麻醉敏感性。

二、离子通道或受体

离子通道或受体一度被认为是全身麻醉药的重要分子靶点，吸入麻醉药物可作用于中枢神经系统电压门控的离子通道（如 K^+、Na^+、Ca^{2+} 等离子通道）和配体门控离子通道（如 N-甲基-D-天冬氨酸（NMDA）受体、GABA 受体等）。另外，吸入麻醉药物还作用于双孔钾离子通道。文献报道，特异性敲除小鼠双孔钾离子通道 TASK-1 或 TASK-3，可降低吸入麻醉药的镇静和催眠作用。吸入麻醉药可作用于电压门控钠离子通道，抑制兴奋性神经递质释放，诱发动作电位，使吸入麻醉药的敏感性增加。吸入麻醉药能够作用于电压门控钠离子通道（voltage-gated sodium channel，Na_v）的多个部位，例如 Na_v 亚型在神经元之间和神经元内的分布存在差异，异氟烷对中枢神经系统 Na_v 亚型（$Na_v1.1$、$Na_v1.2$ 和 $Na_v1.6$）的抑制程度不同。

吸入麻醉药还可作用于配体门控离子通道，如 GABA 受体和 NMDA 受体。GABA 是中枢神经系统主要的抑制性神经递质，$GABA_A$ 受体是配体门控离子通道家族成员，由各种亚基（如 α_{1-6}、β_{1-3}、γ_{1-3} 等）组成。吸入麻醉药的主要靶点是 $GABA_A$ 受体，它是神经递质 GABA 的配体门控氯离子通道受体，通过突触相电流和突触外紧张性电流，抑制神经元兴奋性。吸入麻醉药增强了受体对 GABA 的反应，并延长了 $GABA_A$ 受体诱发突触抑制持续的时间。$GABA_A$ 受体在吸入麻醉中，可增强突触抑制作用，抑制神经元兴奋性，从而延长麻醉后苏醒时间。同时，吸入麻醉药可抑制海马神经元 NMDA 受体通道功能，调节阻断 NMDA 受体兴奋性电流。可见，吸入麻醉药可通过 GABA 受体和 NMDA 受体发挥效应。

三、抑制胞吞作用

吸入麻醉药的镇静作用广泛地存在于地球上的物种之间，为什么在亿万年里不同物种进化过程中，吸入麻醉药物的靶点都被保留下来了？这些靶点在生命最原始的形态中就存在，或是存在于不同物种独立进化过程中？这些都是很有趣的问题，也提示着麻醉靶点可能与基本神经功能有关。神经信息的传递是通过突触囊泡膜和突触前膜的融合释放神经递质来实现，突触囊泡的胞吞作用一旦丧失，会导致突触前膜的面积持续增大，膜的侧向张力逐渐减小，神经元突触会失去正常功能，可见突触囊泡的胞吞作用对突触前膜的动态平衡至关重要。大约 20 年前，研究就证实了异氟烷能够抑制递质囊泡的释放。吸入麻醉药物能够选择性抑制线粒体电子传递链复合体 I，且对复合体 I 的影响会导致动物界中大部分物种对吸入麻醉药物的敏感性增加，包括人类、线虫、果蝇和小鼠。吸入麻醉药通过抑制线粒体电子传递链复合体 I，影响兴奋性神经元的突触前信号传递。神经元的突触前神经递质循环，需要依赖 ATP 的胞吞和胞吐作用。

有研究人员使用一种特异性的荧光蛋白，该蛋白质在酸性环境中（突触囊泡内）淬灭，在中性环境（如细胞外空间）发出荧光，通过记录荧光强度，能够追踪突触囊泡胞吞和胞吐的过程。在生理条件下给予两次电刺激引起去极化，测试去极化后荧光强度的增强（代表胞吐），以及荧光强度再次恢复到基线的时间（代表胞吞）。在强烈的神经元电刺激后，吸入麻醉药物通过抑制线粒体复合体 I 引起神经元静置（quiescence），突触前神经元急性、可逆的 ATP 含量降低，从而抑制突触囊泡胞吞作用。Ndi1 蛋白可以使线粒体呼吸链绕过复合体 I 产生 ATP，逆转吸入麻醉药对线粒体 ATP 产生和突触传递的抑制作用，并在整体水平降低实验动物对吸入麻醉药的敏感性。可见，吸入麻醉药可通过抑制突触囊泡胞吞作用发挥效应。

四、抑制突触传递

突触传递是中枢神经系统神经元和（或）其他细胞之间信息传递的主要过程，完整的突触功能是意识、记忆和认知等所有神经功能的基础。探讨吸入麻醉药物基本的突触调控对于理解全身麻醉药物的分子和生理机制以及开发更具选择性和安全性的麻醉药物有着至关重要的意义。在吸入麻醉药物的作用机制研究中，对于突触传递的影响是一个重要方向。在大鼠脑干切片的突触中，吸入麻醉药物通过阻断突触前 Ca^{2+} 通道和递质释放的胞吐机制，可抑制兴奋性神经突触传递。研究证实，对于兴奋性突触传递，吸入麻醉药物主要作用于突触前，也就是影响神经递质的释放。有研究证实吸入麻醉药物对高频电活动引起的突触传递敏感，可以产生一种类似"低频滤波"的效应，同时表明抑制兴奋性递质的释放，既可以通过降低 Ca^{2+} 内流机制，也可在高频长时间兴奋时，直接通过抑制胞吐作用的"机械"机制实现。吸入麻醉药物能够明显抑制电刺激引起的囊泡释放，而对于高 K^+ 直接引起膜去极化导致的囊泡释放，却没有显著的抑制作用，这说明对突触前膜动作电位传递的抑制是吸入麻醉药物在突触前抑制递质释放的主要机制之一。

吸入麻醉药物对神经递质释放的作用机制主要是通过抑制 Ca^{2+} 内流，而不是胞内 Ca^{2+} 与囊泡释放的偶联机制。研究发现，吸入麻醉药能够降低兴奋性突触后电位（excitatory postsynaptic potential，EPSC），但对微小兴奋性突触后电位（miniature excitatory post synaptic potential，mEPSC）没有抑制作用。这说明吸入麻醉药抑制兴奋性突触传递主要是通过抑制突触前递质释放，对突触后的受体影响较小。电压门控 Na_v、K_v 和 Ca_v 离子通道是突触前动作电位产生和传递最关键的离子通道。吸入麻醉药对这些离子通道均有显著的抑制作用。吸入麻醉药物对突触传递的抑制作用具有频率依赖性，在较低频率刺激引起的小量递质释放中，吸入麻醉药物主要通过抑制 Ca^{2+} 内流；然而在高频和长时间刺激引起的大量递质释放时，吸入麻醉药物可能主要直接抑制 Ca^{2+} 内流下游的囊泡释放。另外，吸入麻醉药对皮层兴奋性突触传递的抑制作用，能够抑制高频刺激引起的突触传递。

总之，吸入麻醉药物的突触作用机制是其药理作用的主要部分，对于解释吸入麻醉药物的不同药理学作用具有重要意义。目前我们已经知道了很多吸入麻醉药物突触作用的机制，今后研究的主要方向是找到确切的作用靶点来进一步深入阐明吸入麻醉药物在突触前对兴奋性神经递质具有高敏感性的原因，同时验证这些靶点对改善全身麻醉药物的效价、降低不良反应是否具有临床转化价值。

第二节　吸入麻醉药的药物代谢动力学

一、吸入麻醉药的转运过程

吸入麻醉药从麻醉输送装置，进入呼吸回路新鲜混合气体流中，通气过程使气体转运进入肺泡，药物跨毛细血管扩散进入肺静脉血，再随血液循环透过血-脑脊液屏障进入中枢神经系统。

二、影响吸入麻醉药浓度的因素

（一）呼吸回路

吸入麻醉按重复吸入程度及二氧化碳（CO_2）吸收装置的有无分为开放、半开放、半紧闭、紧闭 4 种方法。无论哪一种方法，只有当吸入气麻醉药浓度与肺泡气麻醉药浓度一致时，即建立有效的肺泡气麻醉浓度，才能使动脉血达到所需麻醉药浓度。当呼吸回路容积越小和（或）新鲜气流量越大时，调大挥发罐刻度，才能更快达到有效的肺泡气麻醉浓度。

（二）摄取

分压指混合气体中的一个气体成分所产生的压力与混合气体所产生的总压力的比值，该气体成分产生的压力和它的摩尔数成正比。吸入麻醉药物入脑需要经过一系列生物膜，从分压高的一侧向分压低的一侧扩散。扩散速度受膜两侧药物的分压差、药物溶解度（血／气、组织／血分配系数）、温度、扩散面积和距离以及药物的分子量等因素影响。对某一患者和某一吸入麻醉药物而言，仅能通过改变分压差来改变扩散速度，肺泡麻醉药分压直接影响脑内麻醉药分压。因此提高膜两侧的分压差，即可加快吸入麻醉药物扩散。

血／气分配系数（blood-gas partition coefficient），是气体和挥发性液体在血液中的分压与肺泡气中的分压达到平衡时，在两相中的浓度之比。吸入麻醉药在血中的溶解度通常用血／气分配系数表示。血／气分配系数越大，表示麻醉药在血中的溶解度越大。此时血液犹如一个巨大贮库，必须溶解更多的药物方能使其分压明显升高，与吸入气之间达到平衡需要很长时间，故麻醉诱导期较长，如甲氧氟烷和乙醚。相反，血／气分配系数小的麻醉药如 N_2O 则起效快，诱导期短。苏醒期则与诱导期相反。

（三）肺通气量

每次吸气都会给肺泡带进一些吸入麻醉药，如果每分钟通气量增大，带进肺泡的麻醉药也会增多，肺泡内麻醉药的浓度增高加快，动脉血中的分压也随之上升。因此，增加肺通气量可使更多的吸入麻醉药物进入肺泡，麻醉诱导时增加肺通气量可缩短诱导期。

（四）吸入浓度

吸入浓度指吸入麻醉药在混合气体中的浓度，它与肺泡内麻醉药的浓度呈正相关，吸入浓度越高，进入肺泡的速度越快，肺泡内浓度升高越快，血液中麻醉药的分压上升越快，这叫作浓度效应（concentration effect）。若功能残气量不变，吸入浓度加大，肺泡浓度或肺泡分压随之增大，血液中麻醉药的分压差也加大，进入血液的速度加快，动脉血中麻醉药的分压即迅速上升。吸入浓度增大，血液摄取肺泡内麻醉气体的容积增多，可产生较大的负压，从而引起被动性吸气量增加，以补充被摄取的容积，这也加快了麻醉药向肺内输送。

第二气体效应（second gas effect），指同时吸入高浓度气体（如 N_2O）和低浓度气体（如七氟烷）时，低浓度气体的肺泡气浓度及血液中浓度提高的速度，较单独使用相等的低浓度气体时更快。高浓度气体的浓度越高，由肺泡向血液中扩散的速率越快，肺泡迅速缩小，低浓度气体在肺泡中浓度迅速升高，即浓度效应。同时，高浓度气体被大量吸收后，可产生较大负压，从而使肺通气量增加，吸入的混合气体也增多，混合气体又可带来一些低浓度气体，即增量效应。这两种因素都加快了低浓度气体向血液中转运，此时的高浓度气体称为第一气体，低浓度气体为第二气体。

三、影响动脉吸入麻醉药浓度的因素

麻醉药在血液中的溶解度、心排血量和肺泡-静脉血麻醉药的分压差，决定了吸入麻醉药进入血液的速度，正常通气情况下，麻醉气体进出肺泡没有屏障性障碍。然而，在某些病理情况下，会阻碍麻醉气体从肺泡到血液的转运。例如，肺气肿患者的肺泡通气分布不均匀，对于通气不畅的肺泡，麻醉气体的分压较低，流经该部位血液中麻醉气体的分压也较低。

四、影响清除的因素

吸入麻醉药大部分以原形经肺排出，小部分通过肝微粒体酶生物转化后由肾排出，极少部分经手术创面、皮肤、尿等排出体外。影响吸入麻醉药清除的因素包括：①血流量。血流丰富的组织，麻醉药分压下降快。②脂溶性。脂溶性高的麻醉药，其肺泡内浓度下降缓慢，清除也慢。

③血/气分配系数及组织/血分配系数大的麻醉药，其肺泡内浓度下降缓慢，清除也慢。④通气量。增加通气量可以加快吸入麻醉药从肺排出。

第三节　吸入麻醉药的药物效应动力学

一、肺泡最低有效浓度

（一）肺泡最低有效浓度与麻醉效能

肺泡最低有效浓度（minimum alveolar concentration，MAC），是指在一个大气压下，50%的人或动物受到伤害性刺激时不发生体动，此时肺泡气中吸入麻醉药的浓度。常被用来衡量吸入麻醉药的量效关系。MAC的概念包含4个基本要素：①当受到强伤害刺激后发生全或无的体动反应；②把肺泡内呼气末麻醉药浓度作为一个平衡点反映脑内麻醉药浓度；③通过数字表示肺泡内麻醉药的浓度与相应反应间的量化关系；④MAC类似于药理学中的反映量效曲线的半数有效量（median effective dose，ED_{50}），可用于比较各种吸入麻醉药之间的药效（或副作用），且还能通过相加的形式计算，例如当两种吸入麻醉药的MAC均为0.5时，可以认为它们的总MAC值为1.0。

MAC不仅可用于衡量吸入麻醉药的药效强度，还可用于评价吸入麻醉深度。MAC作为吸入麻醉药作用强度的指标，在短时间达平衡之后，中枢神经系统内的分压与药物在其他组织内的摄取和分布无关。对于特定的动物或种属，MAC能保持一致，这种一致性有助于辨别吸入麻醉药需求量的细微变化，从而为探讨吸入麻醉药物作用机制提供线索。

（二）MAC的扩展值

MAC是一种测量吸入麻醉药量效的方法，不是麻醉深度的剂量-反应曲线，而是表示连续麻醉深度中一个设定的点，其他点表示不同水平的麻醉深度。MAC的各种扩展皆基于此原理。

1. 半数苏醒肺泡气浓度（$MAC_{awake50}$）　又简称为MAC_{awake}，为亚MAC范围，是50%患者对简单指令能睁眼时的肺泡气麻醉药浓度。$MAC_{awake95}$，指95%患者对简单指令能睁眼时的肺泡气麻醉药浓度，可认为是患者苏醒时脑内麻醉药分压。

2. 半数气管插管肺泡气浓度（$MAC\,EI_{50}$）　指吸入麻醉药使50%患者，在咽喉镜暴露声门时，显示会厌、声带松弛不动以及插管时或插管后不发生肢体运动，所需要的肺泡气麻醉药浓度，而$MAC\,EI_{95}$是指95%患者达到上述气管内插管指标时，吸入麻醉药肺泡气浓度。

3. 95%有效剂量（MAC_{95}）　是指95%的人或动物受到伤害性刺激不发生体动反应时，肺泡气吸入麻醉药浓度，相当于1.3 MAC。

4. $MAC_{BA}R$　是指阻滞肾上腺素能反应的肺泡气麻醉药浓度，相当于1.7 MAC。临床麻醉过程中，需要达到0.7～1.3 MAC，以避免患者发生术中知晓。

（三）影响MAC的因素

1. 降低MAC的因素　①动脉血二氧化碳分压（$PaCO_2$）＞90mmHg或$PaCO_2$＜10mmHg。②低氧血症。③代谢性酸中毒。④贫血。⑤平均动脉压小于50mmHg。⑥年龄：随着年龄增加，吸入麻醉药的强度增加，而MAC逐渐降低，对于人类而言，吸入麻醉药物的MAC在出生后6个月时最高，80岁时仅为婴儿期的1/2。年龄每增长10岁，麻醉药的作用强度平均增加约6%。⑦减少中枢神经系儿茶酚胺的药物（如利血平、甲基多巴）。⑧妊娠。⑨低体温。体温每下降1℃，各种吸入麻醉药物MAC下降的程度不同（2%～5%）。

2. 升高MAC的因素　①体温升高，但42℃以上时MAC降低；②增加中枢神经系统儿茶酚胺的药物，如右旋苯丙胺；③脑脊液中钠离子增加（如静脉输注甘露醇、高渗盐水）；④长期饮酒；⑤甲状腺功能亢进。

二、吸入麻醉药对重要系统及器官的影响

（一）呼吸系统

吸入麻醉药使潮气量降低，每分钟通气量下降，CO_2 蓄积，可引起剂量依赖性呼吸频率增快；吸入麻醉药还可降低中枢神经系统对高 CO_2 水平的反应，抑制呼吸中枢；同时，吸入麻醉药通过颈动脉体，可抑制呼吸中枢对低氧血症的反应。也就是说，吸入麻醉药可以减弱缺氧和 CO_2 蓄积对呼吸系统的刺激作用。

（二）循环系统

除 NO_2 外，其他吸入麻醉药均可使血压产生剂量依赖性降低。地氟烷、异氟烷和七氟烷主要通过降低全身血管阻力而降低血压，同时异氟烷和地氟烷可引起剂量依赖性心率增快。N_2O 和七氟烷对心率的影响不大。N_2O 有拟交感神经作用，可增加心排血量，但大剂量时也可抑制心肌。异氟烷、地氟烷及七氟烷对心排血量无明显影响，均可产生剂量依赖性全身血管阻力下降。N_2O 可提高肺血管阻力，其他吸入麻醉药可降低肺血管阻力，并削弱缺氧性肺血管收缩。

（三）中枢神经系统

吸入麻醉药具有脑血管扩张作用，即增加脑血流量及脑血容量，从而导致颅内压增高，且颅内压增高与脑血流量增加直接相关。吸入麻醉药还会影响脑电活动，增加 EEG 频率的同步化，深麻醉时频率减慢，波幅降低。

（四）肝和肾

吸入麻醉药产生剂量依赖性肝血流量降低，这可能会影响肝对其他药物的消除。另外，吸入麻醉药还可产生剂量依赖性的肾血流量降低，减少尿量，使肾小球滤过率下降。

（五）其他

吸入麻醉药可引起剂量依赖性子宫血管扩张，并且降低子宫的收缩力。子宫血管扩张可引起产科手术或分娩过程中发生失血。此外，吸入麻醉药可通过胎盘屏障影响胎儿。吸入麻醉药不仅具有神经肌肉阻滞作用，而且具有肌肉松弛作用。异氟烷、地氟烷以及七氟烷均可产生骨骼肌松弛作用。然而，N_2O 无肌肉松弛作用，在与阿片类药物合用时，常引起骨骼肌强直。

三、吸入麻醉药的脏器保护作用

心肺脑复苏、溶栓疗法、心脏外科体外循环、动脉旁路移植术、断肢再植和器官移植等技术的建立和推广应用，使许多组织、器官缺血后得到了血液再灌注，但这些技术都不可避免地发生缺血再灌注损伤（ischemia-reperfusion injury，IRI），这直接影响着疾病的预后、手术成功率和患者生存率。因此，如何减轻 IRI，具有重要的临床意义。研究发现，吸入麻醉药对 IRI 具有保护作用。

（一）对心脏的保护作用

通过建立在体或离体动物心肌 IRI 模型，发现吸入麻醉药预处理或后处理，均可缩小心肌梗死面积、减轻舒张功能障碍、降低心率变异率，减轻心肌 IRI。吸入麻醉药保护心肌 IRI 的主要机制：①激活鸟嘌呤核苷酸结合蛋白偶联受体；②减轻钙超载；③激活蛋白激酶 C 通路；④激活 IRI 挽救激酶；⑤开放线粒体三磷酸腺苷敏感的钾通道；⑥抑制线粒体通透性转换孔；⑦抑制炎症介质释放；⑧影响活性氧（reactive oxygen species，ROS）。有文献报道，冠状动脉旁路移植术或瓣膜手术中，七氟烷预处理可减轻心肌 IRI 时线粒体外膜损伤和细胞色素 c 消耗，还可降低患者术后恢复时间。

（二）对脑的保护作用

给予吸入麻醉药数次处理后，可通过降低大鼠脑 IRI 引起的神经功能缺陷，减弱脑损伤诱发的血脑屏障破坏，进而起到脑保护作用。动物实验证明，七氟烷后处理可降低局灶性脑缺血大鼠

的脑梗死面积和脑神经细胞凋亡程度，减弱了脑神经损害，从而发挥脑保护作用。临床研究表明，脑出血患者进行开颅手术时给予七氟烷麻醉，可抑制围术期炎症反应，提高血脑屏障的稳定性，起到脑保护作用。如今吸入麻醉药对脑的影响说法不一，这成为了当今研究的热点。NF-κB 通路、抗氧化应激、自噬等途径均参与了吸入麻醉药对于脑神经功能的保护机制。

（三）对肺的保护作用

是否吸入麻醉药能够减轻肺 IRI，目前并不明确。随着支气管麻醉伴随胸科手术日益增多，要尽可能减轻单肺通气所带来的肺损伤。研究表明，七氟烷可抑制单肺通气引起的急性肺损伤，其机制可能与抑制 C-PLA2 表达，降低花生四烯酸生成有关。

（四）对肝的保护作用

肝是人体物质转换和能量代谢的中心，对糖、蛋白质、脂肪的代谢是肝的主要功能。再灌注损伤可影响肝对上述三大物质的代谢，这是肝细胞再灌注损伤的特点之一。吸入麻醉药可抑制炎症反应，保护肝细胞，同时可促进肝细胞再灌注后能量代谢和血流的恢复。七氟烷可显著降低大鼠肝 IRI 后血清丙氨酸转氨酶及天冬氨酸转氨酶浓度，降低组织内丙二醛浓度，使再灌注期肝组织血流迅速恢复，进而保护肝 IRI。

第四节　临床常用的吸入麻醉药

一、七　氟　烷

（一）理化性质

七氟烷（sevoflurane）于 1968 年合成，为无色、无恶臭的透明液体，对金属无腐蚀性。临床相关浓度不燃不爆，但在氧气中浓度达到 11%，或在 N_2O 中达到 10% 浓度时可燃烧。血 / 气分配系数为 0.69。化学性质不稳定，碱石灰可吸收、分解七氟烷。

（二）体内过程

七氟烷大部分以原形经呼气道排泄。在体内可被代谢为六氟异丙醇、二氧化碳和无机氟。六氟异丙醇以葡糖醛酸缩合物形式从尿中排出，按尿中氟量计，其代谢率大约为 2.89%。停止吸入七氟烷 48h，葡糖醛酸缩合物及无机氟几乎完全排出体外。

（三）药理作用

七氟烷全麻效能高，成年人 MAC 为 1.71% 左右，儿童增至 2.49% 左右，而老年人降至 1.48% 左右，1～1.5 MAC 为临床实用浓度范围。由于血 / 气分配系数低，七氟烷诱导、苏醒作用均很迅速，诱导过程平稳，很少有兴奋现象，苏醒期亦平稳，麻醉深度容易调节。

1. 中枢神经系统　当七氟烷快速诱导时，急速形成慢波，接着出现大而慢的波，其后变为以纺锤波为主，且混杂有慢波的脑波图像。缓慢诱导时，随着麻醉加深而出现快波，其后从以纺锤波群为主的脑波图像转变为混杂慢波，与快速诱导时的最终类型相同。七氟烷可增加脑血流量、增高颅内压、降低脑氧耗量。七氟烷有一定的肌松作用，能增强并延长非去极化肌松药的作用，故应减少肌松药的剂量以及给药次数。

2. 呼吸系统　七氟烷麻醉时呼吸频率增加，通气量减少，每分钟通气量基本不变。随着麻醉加深呈现呼吸抑制倾向，可通过辅助呼吸保持必要的通气量。七氟烷对呼吸道无刺激性，不增加呼吸道分泌物，诱导时很少引起咳嗽。七氟烷可松弛支气管平滑肌，并抑制乙酰胆碱、组胺引起的支气管收缩，故可用于哮喘患者。

3. 循环系统　七氟烷对循环系统有剂量依赖性的抑制作用，血压随吸入浓度的增高而降低。血压降低与心排血量减少、阻力血管扩张有关。七氟烷麻醉后心率不变或有下降趋势，很少出现心律失常。

4. 肝 七氟烷麻醉时，肝血流量呈剂量依赖性下降，停药后迅速恢复正常。临床研究发现，七氟烷可使天冬氨酸转氨酶（aspartate transaminase, AST）轻度升高，1 周内恢复正常。研究表明，七氟烷既不经还原代谢，生成自由基中间产物，又不经氧化代谢，产生酰化产物，故几无肝毒性。

5. 肾 七氟烷麻醉后，偶有少尿、蛋白尿、血尿出现，但发生率低于 1%。尽管七氟烷分子中含有 7 个氟原子，多于其他氟化麻醉药，但因代谢率低、在组织中溶解度低且排泄快，因此未发现肾损害的证据。

（四）临床应用和禁忌证

七氟烷诱导迅速、无刺激性、苏醒快，适用于成年人和儿童全身麻醉的诱导和维持，也适用于住院患者和门诊患者的手术麻醉。七氟烷禁用于恶性高热或疑似恶性高热易感的患者，或其他含氟药物过敏患者。

（五）不良反应

1. 恶性高热 出现原因不明的心动过速、心律失常、血压变化、体温急剧上升、肌强直、血液暗红色（发绀）、CO_2 吸收剂过热和急剧变色、出汗、酸中毒、高钾血症、肌红蛋白尿（红葡萄酒色尿）等症状。如果发现恶性高热并伴随这些症状时，必须立即停止给药，并采取适当措施，如静脉注射丹曲林钠、全身降温、更换新麻醉机进行纯氧通气、纠正酸碱平衡失调等。

2. 横纹肌溶解综合征 以肌肉疼痛、无力、肌酸激酶上升、血中或尿中肌红蛋白上升为特点，有可能继发严重的肾损害，如急性肾衰竭。

3. 休克、类过敏 血压降低、心动过速、皮肤发红、荨麻疹、支气管哮喘样发作、全身潮红、面部水肿等。

4. 惊厥和不随意运动 主要是肌阵挛样运动。

5. 肝功能不全和黄疸 伴 AST、谷丙转氨酶（ALT）和其他酶显著升高的肝功能不全。

6. 心律失常 包括心搏骤停、房室传导阻滞、心动过缓、室性期前收缩、室性心动过速（包括尖端扭转型室性心动过速）和心室颤动等，一旦出现这些心律失常，应当中止吸入七氟烷并抗心律失常。

二、地 氟 烷

（一）理化性质

地氟烷（desflurane）的结构式为 $CHF_2OCFHCF_3$，一氟原子取代氯原子。分子量为 168Da，沸点仅为 23.5℃，22～23℃时饱和蒸气压高达 700mmHg，接近 1 个大气压，故使用时不能使用标准蒸发器，而应使用电加温的直接读数蒸发器。地氟烷有刺激性气味，化学性质稳定。

（二）体内过程

地氟烷抗生物降解能力强，在体内几乎无分解代谢，在肝代谢仅 0.02%，生物转化率只有异氟烷的 1/10，麻醉后血液中三氟醋酸含量极低，血清 F^- 也无增加。因此，地氟烷对肝和肾的毒性极低。

（三）药理作用

地氟烷的麻醉作用弱，成人 MAC 高达 7% 左右。地氟烷的血 / 气分配系数仅 0.42，为现有吸入麻醉药中最低者，故诱导、苏醒作用非常迅速。地氟烷不引起癫痫样异常脑电活动。大剂量吸入时引起脑血管扩张、脑血流量增加、颅内压增高而脑氧耗量降低。地氟烷呈剂量依赖性地抑制呼吸，降低每分钟通气量。

地氟烷有一定的刺激性，可引起咳嗽、屏气、喉痉挛，因此不宜用于吸入诱导。地氟烷呈剂量依赖性抑制循环功能，可降低心肌收缩力和心排血量，降低外周血管阻力和血压。低于 1 MAC时，心率无明显改变，达 1.5～2 MAC 时出现心率加快。地氟烷很少引起心律失常，但有报道显示，地氟烷可能会增加冠状动脉旁路移植术患者的心肌缺血发生率。对心血管功能影响小，是地氟烷的突出优点。地氟烷对神经肌肉的阻滞作用比其他含氟吸入麻醉药强，故麻醉时可产生满意的肌肉松弛效果。

（四）临床应用和禁忌证

地氟烷在血液、组织中溶解度低，麻醉苏醒快，在体内生物转化少，对机体影响小，适用于各种全麻，尤其适用于门诊及其他小手术。地氟烷禁用于已知或疑似恶性高热的易感患者，也不能用于对地氟烷或其他卤化药物过敏的患者。

（五）不良反应

1. 地氟烷用于诱导麻醉时，可能引起不良反应。成年人地氟烷吸入诱导时，可发生咳嗽（34%）、窒息（35%）、呼吸困难（30%）、分泌物增加、喉痉挛和咽炎。

2. 地氟烷用于维持麻醉时，不良反应包括头痛、心动过缓、高血压、心动过速、恶心、呕吐、流涎增加、窒息、呼吸困难、咳嗽增多、喉痉挛和结膜炎。与其他麻醉药合用时可能暂时性升高血糖和白细胞数。

3. 恶性高热。

三、异 氟 烷

（一）理化性质

异氟烷（isoflurane）的化学结构式为 $CF_3CHClOCHF_2$，有刺激性气味，化学性质稳定，临床使用浓度不燃不爆，暴露于日光或与碱石灰接触不分解，不腐蚀金属，无须加稳定剂。血 / 气分配系数低（1.48），易调节麻醉深度。

（二）体内过程

异氟烷抗生物降解能力强，在机体内生物转化极少，几乎全部以原形从肺呼出。尿中代谢产物仅为异氟烷吸入量的 0.17%，在肝经肝微粒体酶催化，最终代谢产物是无机氟化物和三氟乙酸，代谢产物随尿排出。

（三）药理作用

异氟烷在组织及血液中溶解度低，血 / 气分配系数仅为 1.48，高于地氟烷及七氟烷。异氟烷的 MAC 在 31～55 岁为 1.15，20～30 岁为 1.28，55 岁以上为 1.05。低温、妊娠、复合应用利多卡因和镇静药可降低异氟烷用量。

1. 中枢神经系统 异氟烷对中枢神经系统的抑制与用量相关。低于 1 MAC 时，脑电波的频率和电压均增高。刚超过 1 MAC 时，脑电图为高幅慢波。1.5 MAC 时出现暴发性抑制，2 MAC 时出现等电位。即使麻醉很深或伴有 $PaCO_2$ 降低或给予听觉刺激，亦不出现惊厥型脑电活动和肢体抽搐，故可用于癫痫患者。异氟烷可抑制呼吸，使 $PaCO_2$ 增高而引起脑血管扩张，从而增加脑血流量，增高颅内压。尽管异氟烷增高颅内压短暂而轻微，采用过度通气即可降低颅内压，但对颅内压增高者仍应谨慎使用。

2. 呼吸系统 异氟烷抑制呼吸与剂量相关，能显著降低通气量，使 $PaCO_2$ 增高，且抑制机体对 $PaCO_2$ 升高的通气反应。异氟烷在 1.1 MAC 时，呼吸对 CO_2 的反应为清醒时的 85%，随着麻醉浓度的增高，可使呼吸停止。

3. 循环系统 异氟烷抑制心功能，2 MAC 以内较安全，随吸入浓度的增加，心输出量明显减少。与相同 MAC 的氟烷相比，异氟烷使动脉压下降的幅度相似，而心输出量几乎不降低，说明异氟烷降低血压主要是由于外周血管阻力下降所致。异氟烷能降低心肌氧耗量及冠状动脉阻力，但并不影响冠状动脉血流量。异氟烷使心率稍增快，但心律稳定，对术前有室性心律失常的患者，应用异氟烷麻醉维持，并不增加心律失常的发生率。

4. 肝和肾 异氟烷对肝、肾功能无明显损害，这与异氟烷排泄迅速、代谢率低，并能较好地维持肝、肾血流量等有关。异氟烷麻醉时虽减少肾血流量、肾小球滤过率和尿量，但术后迅速恢复，不遗留长期肾损害。

5. 骨骼肌 异氟烷可明显增强非去极化肌肉松弛药的神经肌肉阻滞作用。异氟烷麻醉时，非去极化肌肉松弛药通常仅需常用量的 1/3。异氟烷产生神经肌肉阻滞的机制，既有中枢性肌肉松弛作用，又有外周神经肌肉接头作用，可能与突触前抑制有关。异氟烷增加肌血流量，可加快肌肉松弛药的消除。异氟烷适用于重症肌无力及肝、肾功能不全的患者。

（四）临床应用和禁忌证

异氟烷具有很多优点，尤其是对循环系统影响轻，毒性小。除镇痛作用较差、对呼吸道有刺激性外，是较好的吸入麻醉药。异氟烷主要用于麻醉维持，常用维持浓度 0.8%～2% 可适用于各种年龄、各专科的手术，包括一些其他麻醉药不宜使用的疾病，如癫痫、颅内压增高、重症肌无力、嗜铬细胞瘤、糖尿病、支气管哮喘等。此外，异氟烷亦可用于控制性降压。对已知的或被怀疑恶性高热病史，以及吸入麻醉药过敏的患者禁用。

（五）不良反应

异氟烷的不良反应主要包括：①心律失常；②寒战、恶心和呕吐；③恶性高热；④罕见脑电图改变和伴发的惊厥。

四、氧 化 亚 氮

（一）理化性质

N_2O 俗称笑气，是无色、带有甜味、无刺激性的气体，在常温常压下为气态。通常在高压下使 N_2O 变为液态贮于钢瓶中以便运输，应用时经减压后在室温下变为气态以供吸入。N_2O 的血/气分配系数仅为 0.47，在吸入麻醉药中仅略高于地氟烷。

（二）体内过程

N_2O 在血液中稳定，不与血液中任何物质结合，能快速穿过肺泡，易穿过血脑屏障进入脑组织。在体内几乎不分解，绝大部分以原形由肺呼出，少量经皮肤排出，极微量排至尿液中和肠道气体中。

（三）药理作用

1. 中枢神经系统 N_2O 的麻醉作用极弱，吸入 30%～50% N_2O 有镇痛作用，80% 以上时有麻醉作用，N_2O 的 MAC 为 1.05%。吸入 75% N_2O 时的麻醉效能相当于氟烷 0.5%～1.0%。N_2O 有增高颅内压的作用，对脑肿瘤患者吸入 66% N_2O 可使颅内压平均增高 26.7mmHg。

2. 呼吸系统 N_2O 对呼吸道无刺激性，亦不引起呼吸抑制，但术前应用镇痛药的患者，吸入 N_2O 时可增强呼吸抑制作用。

3. 循环系统 对心肌无直接抑制作用，对心率、心输出量、血压、静脉压、周围血管阻力等均无影响。N_2O 可使肾血流量减少，可能有 α 肾上腺素受体作用。

（四）临床应用

N_2O 可与其他吸入麻醉药、肌肉松弛药（肌松药）复合应用于各类手术的麻醉。对循环功能影响小，亦可用于严重休克或重危患者。近些年来，N_2O 也被应用于低流量麻醉或全紧闭吸入麻醉，从而使 N_2O 的临床麻醉应用范围更加扩大。

（五）禁忌证及不良反应

N_2O 是已知毒性最小的吸入麻醉药，如果不缺氧，几乎没有毒性，对心、脑、肺、肝、肾等脏器均无毒性。其主要不良反应包括缺氧、闭合空腔增大、骨髓抑制等。

对肠梗阻、气胸、空气栓塞等体内有闭合性空腔的患者，禁忌使用 N_2O；麻醉装置的 N_2O 流量计、氧流量计不准确时也禁止使用。

（王海英　魏义勇）

思　考　题

1. 脂质学说为什么不是目前吸入麻醉药物作用机制的主流学说？为什么要研究吸入麻醉药物的作用机制？
2. 患者，34 岁，女性。结石性胆囊炎，拟在全身麻醉下进行胆囊切除术，如何制订吸入麻醉诱导方案？
3. 如何理解小儿吸入麻醉后的躁动现象？
4. 患儿，6 岁，男性。尿道下裂，在全身麻醉下行尿道成形术，患儿术中体温急速升高到 40℃，$P_{ET}CO_2$ 升高到 78mmHg，考虑发生了什么并发症？如何处理？

知 识 拓 展

近年来，探索吸入麻醉药与丙泊酚用于全身麻醉，比较两种药物对术后恶性肿瘤复发及远期转归、远期认知功能、术后恶心呕吐、术中知晓、术后躁动及术后谵妄等方面影响的临床研究是较为热门的方向。虽然部分已经发表文章，结果提示，与丙泊酚比较，吸入麻醉药可增加恶性肿瘤术后复发率，降低患者的远期生存率，降低远期认知功能，增加术后恶心呕吐、术后躁动及术后谵妄的发生率。但是，这些文献也都存在一定的局限性，没有形成共识性意见。

推 荐 阅 读

刘洋，刘进 . 2008. 吸入麻醉药作用机制的研究进展 [J]. 临床麻醉学杂志，24(2), 2.

周美艳，戴体俊 . 2010. 吸入麻醉药镇痛、催眠作用受体机制研究进展 [J]. 徐州医学院学报，30(5): 346-348.

BAO W, JIANG S, QU W, et al. 2023. Understanding the neural mechanisms of general anesthesia from interaction with sleep-wake state: a decade of discovery[J]. Pharmacol Rev: 2022-2717.

GUI H, LIU C, HE H, et al. 2021. Dopaminergic projections from the ventral tegmental area to the nucleus accumbens modulate sevoflurane anesthesia in mice[J]. Front Cell Neurosci, 15: 671473.

OGATA J, SHIRAISHI M, NAMBA T, et al. 2006. Effects of anesthetics on mutant N-methyl-D-aspartate receptors expressed in Xenopus oocytes[J]. J Pharmacol Exp Ther, 318(1): 434-443.

WANG TX, XIONG B, XU W, et al. 2019. Activation of parabrachial nucleus glutamatergic neurons accelerates reanimation from sevoflurane anesthesia in mice[J]. Anesthesiology, 130(1): 106-118.

ZHU XN, LI J, QIU GL, et al. 2023. Propofol exerts anti-anhedonia effects via inhibiting the dopamine transporter[J]. Neuron, 111(10): 1626-1636.

第八章　静脉麻醉药

第一节　巴比妥类药物

目前在美国，硫喷妥钠、硫戊巴比妥钠和甲乙炔巴比妥钠是静脉麻醉维持最常用的 3 种巴比妥类药物。硫喷妥钠经历长期考验，目前仍在临床中使用，成为巴比妥类静脉麻醉药中效果最好、应用最广的一种。

一、硫喷妥钠

（一）体内过程

巴比妥类口服后的吸收速率、血浆蛋白结合率和通过血脑屏障的速率与其脂溶性呈正相关。硫喷妥钠脂溶性高，在体内分布大致可分为 3 个阶段：第一阶段是首先到达血流丰富的内脏器官，约 55% 药物进入脑、心、肝、肾等器官，此时硫喷妥钠迅速通过血脑屏障进入大脑产生全麻效应；第二阶段是由于药物浓度差，经血流再分布于组织容量大而血流灌注少的肌肉、结缔组织、骨骼和皮肤，使脑中药物含量下降，于是患者很快苏醒；第三阶段为脂肪摄取，脂肪组织血液供应少，当经历长时间的平衡后，脂肪内药量可占 60%，而硫喷妥钠为脂溶性，容易在脂肪组织中蓄积而不易排出。如多次使用且剂量较大则产生蓄积作用，使患者苏醒后又进入较长时间的睡眠。

硫喷妥钠蛋白结合率为 72%～86%，结合后暂时失去活性。如患者存在尿毒症、肝硬化、贫血等血浆蛋白降低的基础疾病，可导致结合部分减少，自由部分增加，使硫喷妥钠作用时间延长而麻醉深度加深。血浆 pH 降低时，药物的解离减少，血浆蛋白结合部分增加，进入中枢神经系统的药物减少。因此，严重酸中毒患者对巴比妥类的敏感性下降，碱血症则相反。

静脉注射后血液及组织中的药物浓度达峰时间分别为：血浆最快，脑组织 30s 左右，肌内 30min 左右，脂肪在 2.5～6h。硫喷妥钠主要于肝内代谢，几乎全部经微粒体酶代谢成无药理活性的醇、酮、酚或羧酸，仅少量（0.3%）随尿排出。

（二）药理作用

作用机制至今尚未完全清楚，但目前认为主要作用于神经细胞膜或神经递质。γ-氨基丁酸（γ-aminobutyric acid，GABA）是抑制性神经递质，而硫喷妥钠可能与 $GABA_A$ 受体结合，减少 GABA 从受体解离，从而促使氯离子通道开放时间延长，大剂量可直接激活氯离子通道，引起突触后神经元超极化而发挥抑制作用。但由于硫喷妥钠阻断网状结构内的抑制疼痛传入系统，使硫喷妥钠没有镇痛作用，因此在亚麻醉浓度下患者对痛觉刺激的反应增强。硫喷妥钠不影响神经肌肉接头的传导，因此无肌松作用。同时，硫喷妥钠可抑制延髓血管活动中枢、降低中枢交感神经活性，使容量血管扩张，回心血量减少，从而导致血压下降，并且抑制心肌收缩力使心脏指数降低，当剂量过大或注射速度过快时，血压下降幅度加剧。硫喷妥钠通过抑制延髓和脑桥呼吸中枢产生呼吸抑制，其程度和持续时间与剂量、给药速度、术前用药有密切关系。由于呼吸中枢对 CO_2 刺激的敏感性降低，导致患者呼吸频率减慢，潮气量减少，甚至出现呼吸暂停，尤其与阿片类药物或其他中枢性抑制药物合用时更容易发生。

（三）临床应用

硫喷妥钠因有抑制呼吸、循环和浅麻醉时的抗镇痛效应，以及苏醒时间延长，现已不单独使用硫喷妥钠进行麻醉，目前主要用于全麻诱导、抗惊厥和脑保护。目前仅推荐用于麻醉诱导，不推荐用于麻醉维持，且需要复合其他药物。用于控制惊厥时起效快但不持久，还需使用苯二氮䓬类药物或苯妥英钠。对于纠正全麻导致的颅内压增高效果较好，对病理性颅内压增高效果尚不明确。既往使用肌内注射或直肠灌肠用于儿童基础麻醉，现已很少使用。

1. 麻醉诱导　患者的耐受度个体差异性大，需个体化用药。2.5% 硫喷妥钠溶液先给予 2ml 的试验剂量，然后间隔 30～40s 间断静脉注射 50～100mg，直至能够完成气管插管，或者 2～3mg/kg 单次静脉注射快速诱导插管，根据性别、年龄、全身情况、术前用药和合并疾病等酌情增减。

2. 麻醉维持　由于硫喷妥钠的蓄积作用，已不推荐用于麻醉维持。

3. 抗惊厥　现已常用苯二氮䓬类药物替代。

4. 脑保护　在神经外科手术中，给予 1.5～3.5mg/kg 硫喷妥钠可以降低颅内压。硫喷妥钠可降低脑代谢，从而对脑提供保护作用，其机制可能是通过干扰 NO 鸟苷酸系统（NO-cGMP system）而抑制兴奋性传导。

5. 精神疾病的治疗　精神错乱患者进行精神分析或麻醉精神治疗时，让患者从 100 开始倒数，同时 2.5% 硫喷妥钠溶液 100mg/min（或 4ml/min）持续输注，直到患者数数错误而尚未入睡时停止输注，此时患者应处于半睡半醒、言语连贯的状态。

（四）不良反应

1. 抑制呼吸系统　硫喷妥钠有剂量依赖性的呼吸抑制作用，合用阿片类药物加重。该药对交感神经抑制明显，副交感神经的作用占优势，使喉口及支气管平滑肌处于敏感状态，有发生喉痉挛的倾向，支气管哮喘患者禁用。

2. 抑制循环系统　硫喷妥钠可直接抑制心肌收缩并扩张血管，引起循环功能降低。静脉注射过快或反复给药总剂量较大可引起血压骤降、心排血量降低。缩窄性心包炎、严重心脏瓣膜狭窄、严重高血压和血容量不足患者应慎用。

3. 皮肤反应　硫喷妥钠呈强碱性，误注入皮下组织可引起急性皮肤反应，如红斑、瘙痒、颤抖和荨麻疹等。硫喷妥钠也可产生固定性药疹，为皮肤或黏膜的特征性红斑丘疹，停药后会逐渐消退，但有时需口服类固醇激素或局部涂抹激素对症处理。

4. 误入动脉　硫喷妥钠误注入动脉可引起动脉炎和血栓形成，应立即停止注射，通过同一针头注入扩血管药物或不加肾上腺素的局麻药，如针头已拔出，应在穿刺点远端动脉注射给药。误注入动脉的后果极为严重，可导致化学性动脉内膜炎并形成血栓，此时患者上肢立即发生剧烈的烧灼性疼痛、皮肤苍白、脉搏消失，继而出现一系列局部急性缺血的体征。此时应立即在原动脉及周围注射普鲁卡因、罂粟碱或妥拉唑林，并进行臂丛或星状神经节阻滞，以解除动脉痉挛，改善血液循环。肝素抗凝可治疗和预防血栓形成。

5. 过敏反应　用药数分钟后少数患者发生过敏反应，发生率约为 1/3 万。表现为皮疹、潮红、血压剧降、支气管痉挛和腹痛腹泻，应立即给予血管活性药物和输液、面罩正压通气、肾上腺皮质激素和抗组胺药物。

6. 血卟啉病　硫喷妥钠能增加卟啉生成，导致潜在性血卟啉病急性发作。发作时急性腹痛，呈阵发性绞痛，神经精神症状有弛缓性瘫痪、谵妄、昏迷，严重者死亡。虽不是每种类型的卟啉症均受影响，但因其后果严重，故可疑病例均应视作绝对禁忌证。

7. 其他　孕妇用药后可导致胎儿窒息。本品使贲门括约肌松弛，胃内容物溢出，易造成反流误吸。老年人用量过大可导致苏醒时间延长，在似醒非醒的过程中可因窒息而猝死。约 40% 的成年人在注射硫喷妥钠后神智尚未消失前自觉有洋葱或大蒜的味觉，年轻患者者更普遍。

（五）与其他药物的相互作用

服用中枢神经抑制药，如乙醇、抗组胺药、异烟肼、单胺氧化酶抑制药者，将使硫喷妥钠的中枢抑制作用增强。与苯二氮䓬类、阿片类等镇静或镇痛药物合用会产生药物相加作用，使呼吸中枢抑制作用加重，须减少剂量或给予呼吸支持治疗。氨茶碱能减弱硫喷妥钠的镇静程度并缩短其作用时间。长期给予巴比妥类药物能诱导肝微粒体的药物代谢酶，这可加速其本身与其他依赖于细胞色素 P450 系统代谢酶的药物的代谢。硫喷妥钠不能用酸性溶液（包括乳酸林格液、乙酸林格液等）配制，不可与硫喷妥钠同时给药或在溶液中混合的药物有泮库溴铵、维库溴铵、阿曲库铵、阿芬太尼、舒芬太尼和咪达唑仑。

（六）禁忌证及注意事项

1. 硫喷妥钠为强碱性溶液，不能肌内注射；药液从血管外渗或误注入皮下组织都会产生剧烈疼痛，甚至皮肤坏死，必须有完整的静脉通路。

2. 对硫喷妥钠制品、巴比妥酸盐等过敏的患者禁用。

3. 急性、间歇性或非典型血卟啉病患者禁用。

4. 麻醉前或麻醉中难以保持呼吸道通畅或呼吸道阻塞的患者禁用。

5. 休克、脱水未纠正前、心力衰竭、缩窄性心包炎患者禁用。

6. 严重心功能不全或周围循环衰竭、严重肝功能不全或严重肾功能不全、尿毒症患者禁用。

7. 孕妇、贫血、低蛋白血症及长期使用皮质激素者禁用。

8. 逾量静脉注射本品没有特效的拮抗药，使用一般中枢性兴奋药常无效，应尽快进行对症治疗，防止脑缺氧。

二、美索比妥

美索比妥又称甲乙炔巴比妥，为超短效巴比妥类静脉麻醉药。此药的效价为硫喷妥钠的 2.5～3.0 倍，2 倍剂量的美索比妥作用时间只有硫喷妥钠的 1/2。现已较少应用。

（一）药理作用

本品与硫喷妥钠的药理作用基本相似，主要特点为对血压影响较轻，不增加迷走神经张力，很少引起喉痉挛和支气管痉挛，但易导致中枢性呼吸抑制，肌张力增加、肌震颤、呛咳、呃逆等发生率增高。

（二）临床应用

适应证为全身麻醉诱导药；作为其他麻醉药的辅助用药；诱导催眠作用。

（三）不良反应

呼吸抑制、中度低血压和呃逆。此外还有头痛、呕吐、谵妄、肌肉抽搐、喉痉挛、支气管痉挛、血栓性静脉炎、过敏反应（包括瘙痒、荨麻疹、鼻炎、呼吸急促）、腹痛等。

（四）注意事项

与硫喷妥钠相同，本品溶液为碱性，不能使用酸性液体配制，不能与酸性药物混用。与所有静脉麻醉药一样，只能在医院或门诊设置有连续监测呼吸和循环功能的地方使用。重复或连续注射可能导致药物蓄积，导致作用时间延长和严重的呼吸、循环抑制。孕妇、基础情况较差、循环、呼吸、肝肾及内分泌功能受损的患者应慎用。

第二节　苯二氮䓬类药物及拮抗药物

苯二氮䓬类药物是常用的镇静催眠和抗焦虑药，此类化合物是苯并二氮䓬环上的氢被不同基团取代后的产物，因此苯二氮䓬类的化学结构相似，作用也基本相同，但由于对苯二氮䓬受体的亲和力和选择性不同，加之药动学差异较大，因此临床用途并不完全相同。

一、体内过程

苯二氮䓬类的脂溶性高，容易透过体内各种屏障，胎儿的血药浓度甚至超过母体。口服吸收迅速而完全，肌内注射吸收缓慢而不规则，紧急时应静脉注射。除咪达唑仑外，生物利用度都在80%以上，与血浆蛋白结合率都较高。

苯二氮草类在体内的生物转化主要在肝进行，包括肝微粒体氧化和葡糖醛酸结合。苯二氮草类的蛋白结合率及分布容积大致相似，但清除率则差异明显，目前分为短效、中效和长效3类。由于清除率不同，苯二氮草类的血浆清除曲线也存在一定差异，血浆清除曲线符合二室或三室模型。影响苯二氮草类药动学的因素主要包括：①年龄。分布容积随年龄增长而增加，消除半衰期也延长。②肥胖。分布容积增加，清除率不变，药物返回血浆的过程减慢导致清除半衰期延长。③疾病。肝功能障碍者由于肝生物转化能力降低，其消除半衰期延长。④合并用药。西咪替丁可延缓咪达唑仑以外的其他药物的生物转化，延长其清除半衰期。

二、药理作用

苯二氮草类具有镇静、催眠、抗焦虑、抗痉挛和中枢性肌松作用。苯二氮草受体分布于整个中枢神经系统，边缘系统主要与抗焦虑作用有关，大脑皮质的受体主要与抗惊厥作用有关，而脊髓的受体主要与肌松作用有关，在其他组织（如肺、肝、肾）中也有分布。苯二氮草受体与$GABA_A$受体在中枢神经系统的分布基本一致，$GABA_A$受体是氯离子通道的门控受体，由两个α和两个β亚单位构成氯离子通道。当GABA与β亚单位上的GABA结合点结合时，氯离子通道开放，氯离子内流。α亚单位上有苯二氮草受体，与苯二氮草结合后，可增加氯离子通道的开放频率，大量氯离子进入细胞内形成超极化。苯二氮草受体水平存在GABA调控蛋白，可阻止GABA与GABA受体结合，而苯二氮草类与苯二氮草受体结合可阻止GABA调控蛋白产生作用，促进GABA与GABA受体结合。总之，苯二氮草类与苯二氮草受体结合，可促进脑内主要的抑制性神经递质GABA与其受体结合而产生作用，主要作用部位为脑干网状结构和大脑边缘系统（包括杏仁核、海马等）。同时，脑内的去甲肾上腺素能神经元和5-羟色胺能神经元均能影响情绪反应且相互制约，苯二氮草类能增加脑内5-羟色胺水平，并增强抑制性递质GABA作用，以抑制焦虑情绪。

（一）中枢神经系统

苯二氮草类都具有抗焦虑、镇静、遗忘、肌松和抗惊厥作用，但强度不同。

1. 抗焦虑 小剂量苯二氮草类即有良好的抗焦虑作用，显著改善紧张、忧虑、激动和失眠症状，对多种原因引起的焦虑均有显著疗效，为抗焦虑首选药。

2. 镇静催眠 随着剂量增大，苯二氮草类能引起镇静催眠作用。与巴比妥类相比，其优点是：①治疗指数高，呼吸循环抑制轻；②对肝药酶无明显诱导作用，联合用药时互相干扰少；③对REMS时相影响小，停药后反跳现象较轻；④有特异性拮抗药。因此，苯二氮草类已逐渐取代了巴比妥类在镇静催眠上的应用。

3. 遗忘 这类药产生的遗忘是顺行性遗忘，对用药后30min至数小时内经历的事情失去记忆。

4. 抗惊厥、癫痫 大多数苯二氮草类药物都具有抗惊厥作用，起效迅速但强度不如巴比妥类药物，临床上用于辅助治疗。地西泮是目前用于治疗癫痫持续状态的首选药，常采用静脉注射。

5. 中枢性肌松 其肌松作用是由于抑制了脊髓内的多突触通路而使肌张力降低，不能达到神经肌肉阻滞产生的肌松程度，常不能满足手术需要。

（二）心血管系统

1. 血压 苯二氮草类可使血压下降，下降程度与药物剂量和给药途径有关，还取决于机体用药时的状态。血压下降主要是由于中枢抑制导致血管扩张，也可能与小动脉平滑肌的直接作用有关。一般情况下，仅使血压下降10%～15%。原有高血压或处于焦虑状态下的患者、低血容量、一般情况不良或心力衰竭的患者，其降压效果更为显著。

2. 心脏 对心肌收缩力影响小,轻度增加心率,一般增加 8%～10%。由于心脏前负荷和后负荷都下降,药物可在不明显影响心排血量的同时降低心肌氧耗量,这有利于心功能不全和冠心病的患者,临床上可用于心血管功能较差患者的全麻诱导。

(三)呼吸系统

苯二氮䓬类对呼吸中枢有轻度的抑制作用,较巴比妥类轻,呈剂量依赖性,常表现为潮气量下降、频率增快。一般剂量下呼吸抑制不明显,静脉注射速度过快或剂量过大时,可发生一次性呼吸暂停。阻塞性肺疾病患者慎用。

三、临床应用

苯二氮䓬类药物由于毒性小、临床用途多,已逐渐替代了巴比妥类药物,成为当前临床应用最广的镇静安定药。临床上通常应用于以下几个方面。

1. 消除焦虑、治疗失眠。 苯二氮䓬类药物治疗失眠症是由于能延长总睡眠时间、缩短睡眠潜伏期,但慢波睡眠和快动眼睡眠也随之减少,故不能真正改善睡眠质量。

2. 大剂量非胃肠给药可减轻脑性瘫痪(脑瘫)患者的肌肉痉挛和手足抽动症,并控制癫痫持续状态、破伤风和其他癫痫发作的反复惊厥。

3. 治疗乙酸和巴比妥类药所致的戒断综合征。

4. 临床麻醉中作为麻醉前用药,可消除焦虑、产生遗忘、降低代谢、预防局麻药的毒性反应;作为复合麻醉的组成部分,可增强全麻药的作用,减少全麻药的用量,并防止某些麻醉药的不良反应。临床麻醉中常使用咪达唑仑。

四、不良反应与禁忌证

苯二氮䓬类毒性小、安全范围大,特别是与巴比妥类药物相比,发生严重后果较少。该类药物无变态反应、不抑制肾上腺皮质功能。由于该类药物的半衰期较长,代谢产物也具有药理活性,长期服用易产生蓄积作用,即使停药后仍有嗜睡、肌无力和动作不协调等表现。

常见不良反应如下。

1. 中枢神经反应 小剂量连续使用可致头昏、乏力、嗜睡、淡漠、健忘等,大剂量可导致共济失调、构音困难、意识模糊等。

2. 呼吸和循环抑制 常于静脉注射速度过快时发生,可危及生命。

3. 急性中毒 剂量过大可致昏迷、呼吸循环衰竭,可用苯二氮䓬受体阻滞药氟马西尼救治。

4. 依赖性 长期使用可产生依赖、耐受及撤药反应,可出现过度兴奋、神经质表现,长期用药后停用可导致反跳性失眠,此时需要鉴别是复发症状还是撤药反应。

5. 注射痛 注射剂剂型可能导致注射痛。

6. 致畸 可通过胎盘屏障,有致畸性,妊娠早期妇女禁用。

7. 其他罕见不良反应 幻觉、狂躁、多涎和口干等。

禁忌证 婴儿、青光眼、重症肌无力患者、分娩前和分娩时的产妇禁用。年老体弱患者慎用。

五、常用药物

(一)地西泮

地西泮又称安定,是临床上最常用的镇静催眠和抗焦虑药物,是苯二氮䓬类药物的代表。

1. 体内过程 地西泮口服后吸收迅速完全、肌内注射给药吸收缓慢而不完全,因此常选择静脉注射,其次为口服给药,肌内给药效果最差。口服后 30～60min 达血药峰浓度,如存在胃排空延迟影响吸收可能导致血药峰浓度下降。

脂溶性高，吸收后很快通过血脑屏障进入中枢神经系统，但很快再分布到其他组织，作用出现快、消失也快。地西泮的血浆蛋白结合率为97%，表观分布容积大（1~1.5L/kg），因此，尽管消除半衰期长，单次给药后作用消失也快。

地西泮消除半衰期为25~50h，只有不到1%以原形从尿排出，其余几乎全部在肝进行生物转化，首先脱去甲基成为去甲地西泮，再加羟基成为奥沙西泮，后与葡糖醛酸结合经尿排出。去甲地西泮和奥沙西泮都有类似地西泮的药理活性作用，且半衰期长，去甲地西泮为60~95h，奥沙西泮为9~21h，因此反复用药可导致蓄积。

地西泮易透过胎盘，并在胎儿体内蓄积，因此待产妇不宜使用。老年、肝功能障碍、血浆蛋白减少时，地西泮效果增加，应注意减量或延长使用间隔时间。

2. 临床应用 除上述用于焦虑症、镇静催眠、抗惊厥外，地西泮也是临床麻醉中常用的药物。

（1）麻醉前用药，口服5~10mg，可产生镇静和消除焦虑，并且有助于预防局麻药毒性反应。

（2）麻醉辅助用药，诱导前静脉注射10~20mg，可增加麻醉效果。与琥珀胆碱合用，可减少琥珀胆碱所致的眼压升高、术后肌痛等不良反应。与氯胺酮合用，可减轻氯胺酮所致的心血管兴奋反应及术后精神症状。与喷他佐辛合用，可组成既往日本常用的改良神经安定麻醉。

（3）心律转复和局麻下施行内镜检查前静脉注射10mg，可消除患者紧张，产生肌肉松弛，并遗忘操作过程。

（4）静脉注射用于全麻诱导，对心血管影响轻微，但起效慢且效果不确切，现已被咪达唑仑代替。

3. 不良反应 地西泮毒性很小，通常不产生不良反应。长期使用或剂量偏大时可有嗜睡、眩晕、头痛、幻觉等不良反应，大剂量可有共济失调、震颤等，静脉注射过快或剂量过大可导致血压下降、呼吸暂停等不良反应。减量或停药后可恢复，偶可引起躁动、谵妄、兴奋等反应，可能与增强中枢神经系统内的多巴胺能系统作用或抑制胆碱能系统作用有关，用毒扁豆碱可消除此种不良反应。长期使用可有依赖性，突然停药可出现戒断症状，表现为焦虑、失眠和震颤等。静脉注射可发生血栓性静脉炎，与丙二醇的刺激性有关，选用较粗大的静脉可减少此不良反应。偶有过敏反应，如皮疹、白细胞减少等。

4. 与其他药物的相互作用

（1）与中枢神经抑制药合用可增加呼吸抑制作用。

（2）与易成瘾和可能成瘾的药物合用，成瘾的危险性增加。

（3）与乙醇、全麻药、可乐定、镇痛药、吩噻嗪类、A型单胺氧化酶抑制药和三环类抗抑郁药合用时可彼此增效，应调整用量。

（4）与抗高血压药和利尿抗高血压药合用时可使降压作用增强。

（5）与西咪替丁、普萘洛尔合用可使本品消除减慢，血浆半衰期延长。

（6）与扑米酮合用可减缓扑米酮的代谢，应调整扑米酮的用量。

（7）与左旋多巴合用可降低左旋多巴的疗效。

（8）与利福平合用可增加地西泮的消除，使血药浓度降低。

（9）异烟肼可抑制地西泮的消除，使血药浓度增高。

（10）与地高辛合用可增加地高辛的血药浓度而致中毒。

（二）咪达唑仑

咪达唑仑又名咪唑安定或咪唑二氮草，是临床常用的短效水溶性苯二氮草类药物。

1. 体内过程 本药可静脉注射、肌内注射、口服、直肠给药，但肝首过消除大，口服给药的生物利用度仅为40%~50%。直肠给药的生物利用度不超过60%。咪达唑仑静脉注射和肌内注射后吸收迅速且基本完全，静脉注射起效快，60~90s药效达高峰，2~3h可完全清醒，肌内注射后30h达血药峰浓度，生物利用度为91%。咪达唑仑单次静脉注射后分布半衰期为（0.31±0.24）h，相当于地西泮的 1/2，消除半衰期为（2.4±0.8）h，相当于地西泮的 1/10。与血浆蛋白的结合率达（94±1.9）%，稳态分布容积为（0.68±0.15）L/kg，血液总清除率为（502±105）ml/min，相当于正常肝血流量的 1/3，故咪达唑仑的消除与肝灌注有关。此药静脉持续输注与单次静脉注射的药动学相似，停止输注后血药浓度迅速下降，未发现蓄积现象。

咪达唑仑作用短暂，除与再分布有关外，主要与其生物转化迅速有关。咪唑环上 1 位的甲基使其易于氧化，通过肝微粒体酶的氧化机制使其羟化，产生的代谢物为 1-羟基咪达唑仑、小量 4-羟基咪达唑仑和极小量的 1,4-二羟基咪达唑仑。这些代谢物与葡糖醛酸结合后由尿排出，12h 排出量占注入量的 35%～43%，24h 占 90%。以原形从尿中排出的不到 0.5%，2%～4% 从粪便中排出。其代谢物 1-羟基咪达唑仑也有药理活性，但其消除半衰期短（0.7h）、清除率高（1000ml/min），故不延长咪达唑仑的作用持续时间。

2. 药理作用 咪达唑仑与苯二氮䓬受体的亲和力约为地西泮的 2 倍，因此其效价为地西泮的 1.5～2 倍。根据剂量不同，可产生从抗焦虑到意识消失不同程度的效应，且存在较大的个体差异，可能与血浆蛋白浓度、表观分布容积及术前用药有关。

（1）中枢神经系统：咪达唑仑具有抗惊厥作用，可预防局麻药中毒引起的惊厥，且比地西泮有效。咪达唑仑具有抗焦虑作用，辅助用镇静药可增强其抗焦虑作用。咪达唑仑的顺行性遗忘具有剂量依赖性，合用硫喷妥钠可增强遗忘作用。咪达唑仑可轻度降低脑氧耗量、脑血流量、灌注压，以及颅内肿瘤患者的颅内压，因此对脑缺氧具有一定的保护作用，也适用于颅内肿瘤的患者。

（2）呼吸系统：咪达唑仑具有一定的呼吸抑制作用，且与剂量和注射速度有关。

（3）循环系统：咪达唑仑对循环系统的影响轻微，静脉注射 0.15mg/kg 表现为心率轻度增快，收缩压和舒张压轻度下降，左室充盈压和每搏量轻度减少，但对心肌收缩力无影响。对循环系统的抑制作用维持时间短，多在 5～20min 恢复。咪达唑仑无组胺释放作用，且不抑制肾上腺皮质功能。

3. 临床应用 咪达唑仑具有水溶性和消除半衰期短的特点，在临床麻醉中应用较广，主要应用于以下情况。

（1）麻醉前用药：口服、肌内注射或静脉注射都有效，效果优于地西泮。肌内注射 5～10mg，注射后 10～15min 产生镇静效应，经 30～45min 产生最大效应，对呼吸和循环系统无明显影响。口服剂量加倍。小儿可直肠注入，剂量为 0.3mg/kg。

（2）全麻诱导和维持：静脉注射咪达唑仑进行麻醉诱导时，剂量为 0.1～0.4mg/kg，以年龄、体格情况和是否有术前用药而定。临床上常将咪达唑仑和丙泊酚联合用于麻醉诱导，此时两种用量均大大减少，如 0.02～0.04mg/kg 的咪达唑仑可使丙泊酚麻醉诱导剂量降低 50%～65%，并在遗忘效果和血液循环稳定方面获益。

（3）局麻和部位麻醉时的辅助用药：可产生镇静、松弛、遗忘作用，并可提高局麻药的惊厥值，效果优于地西泮，副作用较硫喷妥钠少，剂量为 0.1～0.15mg/kg 静脉注射。

（4）ICU 患者镇静：对于需要使用机械通气支持的患者，可用此药使患者保持镇静、控制躁动，即使用于心脏术后患者，对血流动力学的影响也很小。

4. 不良反应 不良反应少且轻，较常见的为麻醉恢复期的嗜睡、镇静过度、头痛、幻觉、共济失调、呃逆和喉痉挛。静脉注射还可发生呼吸抑制和血压下降，与阿片类药物合用时呼吸抑制更易出现，极少数还有呼吸暂停、呼吸停止或心搏骤停。有时可发生血栓性静脉炎，与乙醇和中枢抑制药有协同作用，直肠给药时部分患者可有欣快感。

5. 与其他药物的相互作用 咪达唑仑可增强催眠药、镇静药、抗焦虑药、抗抑郁药、抗癫痫药、麻醉药和镇静性抗组胺药的中枢抑制作用。一些肝药酶抑制药，特别是细胞色素 P450 3A 抑制药可影响咪达唑仑的药动学，使其镇静作用延长。乙醇可增强咪达唑仑的镇静作用。

（三）瑞马唑仑

瑞马唑仑，又称瑞米唑仑，是一种新型超短效水溶性苯二氮䓬类药物，其镇静作用起效迅速、持续时间短，结合了咪达唑仑的安全性和丙泊酚的有效性，患者认知功能恢复快而完全。

1. 体内过程 瑞马唑仑主要经静脉给药，1min 即可达血药浓度峰值，血浆蛋白结合率为 91%，药动学与剂量呈线性关系。瑞马唑仑的清除曲线大致可由三室模型描述，清除率为（70.3±13.9）L/h，稳态分布容积为（34.8±9.4）L，平均停留时间为 0.51h，终末半衰期为（0.75±0.15）h。

瑞马唑仑在体内经非特异性酯酶（羧酸酯酶 1）水解代谢为唑仑丙酸（CNS7054）和甲醇，与体重无关，不依赖肝、肾功能，代谢产物唑仑丙酸对 $GABA_A$ 受体的亲和力仅为瑞马唑仑的 1/400，几乎无药理活性，从而使得瑞马唑仑起效和失效都非常迅速，而羧酸酯酶 1 在体内广泛分布，肝、胆囊、肺均高表达，因此其代谢不依赖肝、肾功能。99.7% 的瑞马唑仑均经羧酸酯酶 1 代谢，其中绝大部分 24h 内经尿液排出体外，在老年与年轻患者之间、肾功能正常与终末期肾衰竭之间瑞马唑仑的药动学均无明显差异，但严重肝功能受损患者须谨慎使用。

2. 药理作用 与咪达唑仑相同，瑞马唑仑通过结合苯二氮䓬受体位点促进 GABA 与 $GABA_A$ 受体结合，使氯离子顺浓度梯度差进入细胞内，引起神经细胞的膜电位增大而产生超极化作用，导致细胞兴奋性下降，从而抑制神经元的活动，产生麻醉作用。

3. 临床应用

（1）无痛内镜诊疗的镇静：目前瑞马唑仑可用于无痛胃肠镜检查、无痛支气管镜诊疗。瑞马唑仑用于无痛内镜诊疗的镇静时，以静脉注射给药，初始负荷剂量为 5～7mg，初始负荷剂量给药 1min，在初始负荷剂量给药结束后，每间隔 1min，可按需追加 2.5mg/ 次，15min 内不推荐追加超过 5 次。

（2）全身麻醉诱导：通过静脉持续输注给药，给药速率为 6.0mg/（kg·h），给药时间≤3min，允许以 12.0mg/（kg·h）追加（60±5）s。目前认为瑞马唑仑用于麻醉诱导对血流动力学的影响小于丙泊酚。

（3）全身麻醉维持：通过静脉持续输注给药，给药起始速率为 1.0mg/（kg·h），可根据情况调整速率，最大给药速率为 3.0mg/（kg·h）。

（4）ICU 患者镇静：目前尚无推荐剂量，目前有研究推荐术后以 0.25mg/（kg·h）的泵注速度用于 ICU 患者术后镇静取得较好疗效。由于瑞马唑仑不依赖肝、肾功能的药动学特征，因此在 ICU 特殊危重情况下进行相关的研究是非常必要的。瑞马唑仑的镇静效果如何、与右美托咪定和丙泊酚相比是否具有呼吸及循环优势等问题仍需进一步研究。

4. 不良反应 瑞马唑仑相对较为安全，临床试验尚未报告 3 级及以上不良事件。临床试验报告的十分常见（发生率≥10%）的不良反应包括血压降低、头晕和步态障碍。

5. 与其他药物的相互作用 瑞马唑仑与阿片类药物、镇静催眠药物、麻醉药物、乙醇及其他中枢抑制药合并使用时具有协同作用，应谨慎联合使用并减少相应药物的用量。

6. 禁忌证和注意事项

（1）对瑞马唑仑的研究尚不全面，因此禁忌证尚不完善，目前认为对苯二氮䓬类药物过敏者、重症肌无力、精神分裂症、严重抑郁状态患者禁用。

（2）目前尚未充分对妊娠和哺乳期妇女、18 岁以下儿童及 60 岁以上老年患者进行充分和良好的对照试验，因此以上人群使用时均应慎重。

（3）呼吸管理（改良马氏评分Ⅳ级、肺功能严重损害）和循环管理（严重心绞痛、心律失常、高血压、低血压和心功能不全等）困难患者应慎用。尽管唑仑丙酸几乎无药理活性，仍有可能发生累积效应而引起过度镇静，因此肝、肾功能受损者也应慎用。

（四）氟马西尼

氟马西尼是第一个人工合成的苯二氮䓬受体阻滞药，与苯二氮䓬受体的亲和力大、特异性高、内在活性低。

1. 体内过程 氟马西尼口服后吸收迅速，20～40min 后血药浓度达峰值，但首过消除大，生物利用度为16%。静脉注射后5min达血药浓度峰值,血浆蛋白结合率为40%～50%,表观分布容积为1.02～1.20L/kg,清除率为1.14～1.31L/kg,消除半衰期为48～70min,较临床常用的苯二氮䓬类短。因此,单次注射后的拮抗作用短暂,常于1h后再现苯二氮䓬类的作用,以小量多次静脉注射或静脉持续滴注给药,则恢复迅速平稳而安全。

氟马西尼主要在肝内生物转化代谢,静脉注射12h以原形从尿排出者仅占0.12%。

2. 药理作用 氟马西尼的化学结构与咪达唑仑及其他苯二氮䓬类药相似,主要区别在于其苯基被羧基取代,是苯二氮䓬受体的竞争性拮抗药,其拮抗作用可逆、可竞争。氟马西尼毒性很小,本身对呼吸无影响,对苯二氮䓬类引起的呼吸抑制有一定的拮抗作用,对巴比妥类或其他麻醉镇痛药引起的呼吸抑制则无拮抗作用。氟马西尼对心血管系统无明显影响。

3. 临床应用

(1)麻醉后拮抗苯二氮䓬类药的残余作用,促使手术后早期清醒。

(2)用于苯二氮䓬类药过量中毒的诊断和解救,对于可疑为药物中毒的昏迷患者可用此药鉴别。

(3)对ICU中长时间使用苯二氮䓬类药控制躁动、施行机械通气的患者,如果要求恢复意识、停止机械通气,可用此药拮抗苯二氮䓬类作用。

4. 不良反应 恶心、呕吐、颜面潮红,也可出现头昏、激惹、精神错乱。癫痫患者可引起癫痫发作,已产生苯二氮䓬依赖的患者可促发戒断症状,同时服用苯二氮䓬和三环类抗抑郁药的患者可引发癫痫发作和心律失常。

5. 与其他药物的相互作用 氟马西尼可能抑制顺铂的疗效,可阻断由苯二氮䓬受体作用的非苯二氮䓬类药物,如佐匹克隆、三唑并哒嗪的作用。苯二氮䓬受体激动药不受氟马西尼的影响,乙醇与氟马西尼无相互作用。

6. 禁忌证和注意事项

(1)对氟马西尼过敏的患者、妊娠前3个月的孕妇、麻醉后肌松药作用尚未消失的患者禁用。

(2)不推荐用于长期接受苯二氮䓬类治疗的癫痫、戒断综合征患者,对于短期内或长期大量使用苯二氮䓬类药物的患者,给予氟马西尼时应缓慢,避免引起戒断症状。

(3)使用氟马西尼应监测患者再次镇静、呼吸抑制和其他苯二氮䓬类反应,并根据情况确定监测持续时间。

(4)使用氟马西尼的24h内应避免技巧性操作和驾驶车辆。

第三节 氯 胺 酮

氯胺酮是苯环己哌啶的衍生物,临床所用的氯胺酮是消旋体,艾司氯胺酮[S(+)-氯胺酮]是氯胺酮的右旋异构体,与氯胺酮相比,艾司氯胺酮效价高、呼吸抑制程度轻、成瘾性小,已在临床中广泛应用。

一、体内过程

氯胺酮的脂溶性为硫喷妥钠的5～10倍,静脉注射1min、肌内注射后5min血药浓度达峰值。血浆蛋白结合率低(12%～47%),进入血液循环后迅速分布到血运丰富的组织。由于其脂溶性高,易于通过血脑屏障,加之脑血流丰富,脑内浓度迅速增加,其峰浓度可达血药浓度的4～5倍,然后迅速从脑再分布到其他组织,苏醒迅速主要是再分布的结果。

氯胺酮主要经肝微粒体酶转化为去甲基氯胺酮,其麻醉效价相当于氯胺酮的1/5～1/3,消除半衰期更长,因此氯胺酮麻醉苏醒后仍有一定的镇痛作用。去甲氯胺酮可进一步转化成羟基代谢物,最后与葡糖醛酸结合成为无药理活性的水溶性代谢物从肾排出。氯胺酮的消除半衰期为1～2h,表观分布容积为2.5～3.5L/kg,清除率为16～18ml/(kg·min),艾司氯胺酮与氯胺酮的药动学差异不大，但艾司氯胺酮的清除率更高。

二、药理作用

氯胺酮主要作用于 N-甲基-D-天冬氨酸（NMDA）受体，是 NMDA 受体的非竞争性阻滞药。氯胺酮通过与 NMDA 受体的苯环己哌啶位点结合，可非竞争性抑制谷氨酸对该受体的激活，且对 NMDA 受体的阻断有时间和刺激频率的依赖性，阻断兴奋性神经传导是产生全身麻醉作用的主要机制。氯胺酮可选择性阻滞脊髓网状结构束对痛觉的传入信号，阻断痛觉向丘脑和皮质区传播，从而产生镇痛作用。同时还激活边缘系统，与丘脑-新皮质系统分离，产生分离麻醉，并导致患者在苏醒期情绪方面的过度激动。目前也有研究报道，氯胺酮可结合非 NMDA 受体在疼痛和情绪管理中发挥重要作用，并且结合阿片受体产生镇痛作用。艾司氯胺酮作为氯胺酮的右旋异构体，对 NMDA 受体、阿片类受体、M 型胆碱能受体的亲和力分别为氯胺酮的 3～4 倍、2～4 倍和 2 倍。

1. 中枢神经系统 氯胺酮分子量小，解离常数接近生理 pH 且脂溶性较高，故能很快通过血脑屏障。静脉注射 30s 内发挥作用，约 1min 作用达峰值。时效与剂量相关，静脉注射 0.5mg/kg 只能使半数患者神志消失，2mg/kg 麻醉维持时间为 10～15min，再增加剂量不但不能使时效显著延长，反而使副作用增多。停药 15～30min 后定向力恢复，完全苏醒需 0.5～1h。氯胺酮具有特殊的麻醉体征，表现为意识消失但眼睛睁开凝视，眼球震颤，对光反射、咳嗽反射、吞咽反射存在，肌张力增加，少数患者出现牙关紧闭和四肢不自主运动，称为分离麻醉（dissociation anesthesia）。

与其他静脉麻醉药不同，氯胺酮可增加脑血流量和脑代谢率，颅内压随脑血流量增加而增高，过度通气可减弱其增高颅内压的作用。由于氯胺酮兴奋边缘系统，可导致苏醒期患者出现精神运动性反应，表现为梦境和幻觉，使患者出现兴奋、欣快、迷惑，甚至恐惧。氯胺酮还具有抗抑郁作用，其情绪增强效应在使用后 4h 内出现，待其血液循环中大多数药物消除，其抗抑郁效应仍可持续长达 2 周。

2. 心血管系统 氯胺酮可兴奋交感神经中枢，使内源性儿茶酚胺释放增加，对交感神经系统活性正常的患者，可兴奋心血管系统，表现为心率增快、血压升高、心排血量增加。该药还抑制去甲肾上腺素的再摄取。巴比妥类、苯二氮䓬类和氟哌利多等药物能拮抗其交感神经兴奋作用。

3. 呼吸系统 临床剂量的氯胺酮对呼吸频率和潮气量仅产生轻度抑制，且很快恢复。如果静脉注射速度过快或剂量过大，尤其是复合其他麻醉性镇痛药时，可产生显著的呼吸抑制，甚至呼吸暂停，对婴儿和老年人的呼吸抑制作用更加明显。

氯胺酮具有支气管平滑肌松弛作用，麻醉时肺顺应性增加，呼吸道阻力降低，并能使支气管痉挛缓解，故适用于支气管哮喘患者。氯胺酮的支气管松弛作用可能与其拟交感神经作用有关。

氯胺酮麻醉后唾液和支气管分泌物增加，小儿尤为明显，因此不利于保持呼吸道通畅，喉口分泌物的刺激可能诱发喉痉挛，故麻醉前需应用阿托品；咳嗽、呃逆在小儿较成人常见；另外，虽然该药对喉反射抑制不明显，但由于保护性喉反射功能减弱，仍有误吸的可能。

4. 其他 氯胺酮可使眼压轻度升高；对肝、肾功能无明显影响，但此药在肝内代谢，应注意其肝毒性；对妊娠期子宫能增强其张力并增加其收缩频率。

三、临床应用

由于氯胺酮独特的药理学特点，目前尚不作为常规用药，但氯胺酮具有镇痛效果好、循环和呼吸抑制轻等优势，因此非常适用于短小手术、血流动力学不稳定患者的麻醉诱导。颅脑疾病患者则不宜单独使用氯胺酮。

1. 麻醉诱导和维持 小儿基础麻醉时肌内注射氯胺酮 4～6mg/kg 或口服 6mg/kg，联合丙泊酚等静脉麻醉药进行麻醉诱导时可减少静脉麻醉药的用量，艾司氯胺酮负荷剂量通常为 0.25～0.5mg/kg，可减少呼吸和循环抑制，增加麻醉安全性。

现有部分研究在探讨氯胺酮用于局部麻醉的麻醉效果。1mg/kg 艾司氯胺酮可单独用于小儿椎管内（骶管）麻醉，能产生与局部麻醉药相同的作用；或联合局部麻醉药，如布比卡因、罗哌卡因可显著减少局麻药的使用量，并延长镇痛时间。但氯胺酮用于椎管内麻醉及神经阻滞麻醉尚未经过 FDA 批准。

2. 围术期疼痛管理 在各种情况下的急性疼痛，可以使用氯胺酮作为独立镇痛药或阿片类药物的辅助镇痛药，单次不超过 0.35mg/kg，持续输注不超过 1mg/(kg·h)。术后静脉自控镇痛泵中加入氯胺酮可改善疼痛，同时降低恶心、呕吐的发生率，但目前尚无推荐使用剂量，以剖宫产术后自控镇痛为参考，艾司氯胺酮 0.5mg/kg 联合舒芬太尼 2μg/kg 可取得较好的术后镇痛效果且能降低产后抑郁症发生率。

3. 抗抑郁作用 氯胺酮的抗抑郁机制尚不清晰，但难治性抑郁症输注氯胺酮 0.5mg/kg 可在用药 2h 内产生抗抑郁作用，并持续至用药后 1~2 周。抑郁症合并酒精依赖或合并疼痛综合征的患者同样效果明显。

4. 抗炎作用 低剂量氯胺酮 0.25~0.5mg/kg 进行麻醉诱导，可抑制术后血清白介素-6、白介素-10、C 反应蛋白等炎症因子的表达。

四、不 良 反 应

1. 精神运动反应 较为常见，苏醒期出现精神激动和梦幻现象，如谵妄、狂躁、肢体乱动等，成人较儿童更易发生。

2. 心血管系统 氯胺酮对循环系统具有兴奋作用，可导致血压升高和心率增快，失代偿或心功能不全患者可引起血压骤降、心动过缓，甚至心搏骤停。氯胺酮可增高眼压和颅内压。

3. 其他 偶有呃逆、恶心、呕吐、误吸发生，有时可发生喉痉挛和支气管痉挛。连续应用可致耐受性和依赖性。

五、与其他药物的相互作用

1. 与苯二氮䓬类并用可延长作用时间并减少不良反应发生，用量需酌减。

2. 与氟烷等含卤全麻药同用时，氯胺酮的作用延长，苏醒延迟。

3. 与抗高血压药或中枢神经抑制药合用，尤其是氯胺酮用量偏大、注射过快时，可导致血压剧降和（或）呼吸抑制。

4. 对服用甲状腺素的患者，氯胺酮可能引起血压过高和心动过速。

六、禁 忌 证

精神分裂症等精神疾病、颅内压增高及颅内占位、开放性眼外伤和其他眼压升高疾病、缺血性心肌病、严重高血压、肺心病、肺动脉高压、心功能不全、动脉瘤等需要血流动力学平稳、术后谵妄可能性大（高龄、老年痴呆、震颤性谵妄等）的患者禁用。

第四节 丙 泊 酚

丙泊酚起效迅速、作用时间短、长时间输注无明显蓄积、苏醒迅速完全，与吸入麻醉药相比抗呕吐且无环境污染。

一、体 内 过 程

丙泊酚亲脂性强，静脉注射后 90s 达峰效应，在血药浓度 0.1~20μg/ml 时，血浆蛋白结合率为95%。丙泊酚的药动学受性别、年龄、体重、疾病和服用其他药物等多种因素影响，目前认为呈三室模型，分布容积为 3.5～4.5L/kg，清除率为 30～60ml/(kg·min)，消除半衰期为 0.5～1.5h。丙泊酚主要在肝代谢，88% 经羟化或以螯合物的形式从尿中排出，其中母体化合物的含量不足 1%，仅 2% 随胆汁从粪便中排出。丙泊酚存在肝外代谢和肾外排泄，其清除率超过肝血流，因此肝、肾功能不全不影响丙泊酚的清除率。肺是肝外排泄的重要器官，单次给药后，肺承担 30% 的摄取和首过消除作用，持续输注丙泊酚通过肺后，血药浓度会下降 20%～30%，并使丙泊酚的代谢产物升高。丙泊酚的代谢产物无药理活性，且丙泊酚麻醉时血药浓度下降到 50% 以下患者即可苏醒，长时间输注也可快速苏醒，适合连续静脉输注维持麻醉。

二、药理作用

丙泊酚作用机制尚不明确，但目前认为丙泊酚主要是作用于突触，通过调节突触前膜递质的释放及前、后膜受体的功能而达到麻醉效果。包括以下两个方面：①丙泊酚抑制兴奋性神经递质的释放。主要通过抑制 Na^+ 通道减少谷氨酸的释放；非竞争性抑制 K^+ 引起的 Ca^{2+} 内流，抑制 K^+ 诱发的去甲肾上腺素释放；在大脑中区域选择性抑制乙酰胆碱释放。②促进抑制性神经递质的释放。浓度依赖性地增强 K^+ 引起的 GABA 释放，并增强甘氨酸的释放，与突触后膜 $GABA_A$ 受体的 β 亚基结合，增强 GABA 诱导的氯电流，抑制兴奋传递。

1. 中枢神经系统 丙泊酚起效迅速、苏醒快速而完全，单次静脉注射经一次臂脑循环即可发挥作用，90～100s 达峰效应，5～10min 后即可清醒。患者脑电双频指数与丙泊酚血药浓度相关，丙泊酚具有抗惊厥作用，同样为剂量依赖性。丙泊酚可降低脑血流量、脑代谢和颅内压。

2. 呼吸系统 诱导剂量的丙泊酚具有明显呼吸抑制作用，表现为呼吸频率减慢、潮气量减少，甚至呼吸暂停，持续 30～60s。丙泊酚持续输注期间，呼吸中枢对 CO_2 反应减弱。

3. 心血管系统 丙泊酚对心血管系统有明显的抑制作用，可降低麻醉诱导期的心排血量、心脏指数、每搏量和总外周阻力等，导致动脉压明显下降。该药的心血管抑制作用与患者年龄、用药量、主要速度等相关，缓慢注射时降压不明显但麻醉作用减弱。

4. 其他 对肝、肾和肾上腺皮质功能均无影响。可引起类变态反应，有药物过敏史、大豆、鸡蛋清过敏者应慎用。

三、临床应用

1. 麻醉诱导和维持 丙泊酚是目前最为常用的静脉麻醉药。成人麻醉诱导剂量为 1.0～2.5mg/kg，未用术前药者可调整为 2.25～2.5mg/kg；儿童的诱导剂量应增加，通常为 2～3mg/kg；60 岁以上老年人应减量，推荐为 1.75mg/kg，有术前用药者为 1mg/kg。麻醉维持为 50～150μg/(kg·min) 持续静脉滴注，滴注速度须根据个体需求、手术刺激等因素调整，老年人、危重患者或与其他麻醉药合用时应当减少用量并减慢输注速度。

2. ICU 镇静 持续输注丙泊酚便于调控镇静程度，即使长时间输注，终止后患者也可迅速恢复。镇静时以 25～75μg/(kg·min) 持续静脉滴注，比咪达唑仑的可控性和恢复速度更佳。

四、不良反应

最显著的不良反应为心血管和呼吸抑制，表现为血压下降、心率减慢和呼吸抑制；其余还有注射痛、肌阵挛、过敏反应和注射部位的血栓性静脉炎。

1. 血压下降 丙泊酚可引起外周血管阻力降低、心脏前负荷减少、交感神经活性和心肌收缩力下降，导致低血压。丙泊酚引起的血压下降一般持续时间较短，多见于老年人、女性、一般情况较差和有合并用吗啡类药物的患者。预防措施如下。

（1）诱导前给予静脉扩容或小剂量麻黄碱。

（2）麻醉诱导时合用小剂量氯胺酮。

（3）小剂量间歇注药。

（4）及时给予升压药物。

2. 心率减慢 丙泊酚可抑制引起心率增加的压力反射，对交感神经的抑制作用大于副交感神经，从而导致心率减慢。术前须常规准备阿托品，心率低于 55 次 / 分时及时用药处理。

3. 呼吸抑制 丙泊酚极易导致呼吸抑制，其程度和发生频率大于其他同类静脉麻醉药。

五、与其他药物的相互作用

1. 丙泊酚与咪达唑仑在催眠方面有协同作用，强于硫喷妥钠和咪达唑仑，诱导时二者合用可减弱循环、呼吸抑制，还可减弱丙泊酚的注射痛。

2. 丙泊酚与阿芬太尼有协同作用，二者合用比单独应用可产生更强的镇静、镇痛效果，合用时丙泊酚的血药浓度比单独使用高 21%，而阿芬太尼的血药浓度也比单独使用时增高，可能与丙泊酚抑制细胞色素 P450 活性有关。

3. 利多卡因和丁哌卡因可增强丙泊酚的效果，且与用药剂量呈正相关。

4. 丙泊酚可增加肾上腺素的敏感性，丙泊酚麻醉期间应用肾上腺素容易引起心律失常。

六、禁忌证和注意事项

1. 对丙泊酚过敏的患者禁用。药物过敏史、大豆、鸡蛋清过敏者慎用。

2. 妊娠和产科手术麻醉慎用。

第五节　依托咪酯

依托咪酯为咪唑类衍生物，为催眠性静脉麻醉药，其催眠效应为硫喷妥钠的 12 倍。依托咪酯有 2 种同分异构体，只有右旋异构体有催眠效应。

一、体内过程

静脉注射后，依托咪酯很快进入脑和其他血流灌注丰富的器官中，其次是肌肉内，脂肪摄取较慢。注药后 1min 脑内浓度达峰值，患者便进入睡眠状态，3min 达最大效益，然后很快从脑内向其他组织转移。脑内药物浓度下降后，患者迅速苏醒。依托咪酯的血浆蛋白结合率达 75%，如血浆蛋白减少则游离部分增多、药效增强。依托咪酯的稳态分布容积为 2.2～4.5L/kg，消除半衰期为 2.9～5.3h，清除率为 10～20ml/（kg·min），依托咪酯在肝和血浆中代谢，经肝微粒体酶和血浆酯酶水解，影响肝药血流的药物会影响依托咪酯的消除半衰期。依托咪酯的主要代谢产物为羧酸，85% 的代谢产物随尿排出，12% 的代谢产物经胆系排泄，2%～3% 以原形随尿排出。

二、药理作用

与巴比妥类相似，依托咪酯的催眠作用也是通过作用于 $GABA_A$ 受体而抑制突触信号传递。不同浓度的依托咪酯对 $GABA_A$ 受体有 2 种效应。临床剂量的依托咪酯，减少了 $GABA_A$ 受体激活所需的 GABA 浓度，即提高了 $GABA_A$ 受体活性；临床剂量的依托咪酯可减慢突触 $GABA_A$ 受体介导的抑制性突触后电流的衰减，延长突触后抑制和降低神经元回路的反应频率；同时，可观察到突触外受体的增强性激活，增加强直性抑制漏电流，并且降低神经元的兴奋性。而高于临床浓度的依托咪酯可以在不存在 GABA 的情况下，直接激活突触 $GABA_A$ 受体通道。

1. 中枢神经系统　依托咪酯静脉注射后起效迅速，一次臂脑循环时间内即迅速产生催眠作用，临床剂量范围（0.1~0.4mg/kg）经 7~14min 可苏醒。依托咪酯可降低颅内压并维持脑电图暴发抑制状态，但不影响平均动脉压，适用于颅内肿瘤和脑外伤的患者。0.2~0.3mg/kg 依托咪酯可剂量依赖性地降低脑氧耗量并维持脑灌注压正常，对缺氧性脑损害可起到脑保护作用。

2. 心血管系统　依托咪酯最显著的特点是对心功能无明显影响。静脉注射 0.3mg/kg 可使心率略减慢，动脉压轻度下降，总外周阻力稍降低，心排血量增加，dp/dt_{max} 轻微升高。对冠状动脉有轻度扩张作用，不增加心肌氧耗量，易保持血流动力学稳定，尤其适用于冠心病和其他心脏储备功能差的患者。

3. 呼吸系统　依托咪酯不影响机体对二氧化碳的敏感性，但剂量过大、注射过快时仍可引起呼吸抑制，甚至呼吸暂停。

4. 其他　依托咪酯不影响肝、肾功能，不释放组胺，可快速降低眼压。

三、临床应用

1. 全身麻醉诱导　依托咪酯诱导剂量为 0.2~0.4mg/kg，年老体弱和危重患者可减至 0.1mg/kg，起效快，持续时间与剂量有关。适用于老年患者、合并心血管并发症的患者、合并呼吸系统疾病或颅内压增高的患者。

2. 麻醉维持　麻醉维持是以 5~20μg/（kg·min）持续静脉滴注。依托咪酯半衰期短，多次给药或持续输注可快速苏醒，但须谨防长时间用药引发的肾上腺皮质功能不全，尤其是重症感染、肾上腺皮质功能不全、长期使用糖皮质激素的患者。麻醉维持使用依托咪酯对肾上腺皮质功能的抑制作用是短暂性的，可安全用于无肾上腺皮质功能减退的患者。

四、不良反应

1. 肌阵挛　发生率为 10%~65.5%，常于麻醉诱导期出现在上肢等部位，严重者类似于抽搐，预先注射咪达唑仑或芬太尼可减少其发生。依托咪酯可诱发广泛癫痫状脑电图，因此癫痫患者应慎用。

2. 注射痛　发生率为 10%~50%，小静脉发生率高。选择较大的静脉、术前给予芬太尼或利多卡因可减轻疼痛。用药后数日并发血栓性静脉炎者较多，发生率与用药剂量呈正相关。

3. 抑制肾上腺皮质功能　依托咪酯可逆性、剂量依赖性地抑制肾上腺催化胆固醇转化为皮质醇的 11-β-羟化酶活性，从而抑制肾上腺皮质功能，但对皮质功能正常的患者大多无临床意义。

4. 其他　苏醒后恶心、呕吐时有发生，合用阿片类药物的患者发生率增高。依托咪酯可能有潜在性的卟啉生成作用。

五、与其他药物的相互作用

1. 与任何抗高血压药合用，均可导致血压剧降，应避免配伍应用。

2. 当与芬太尼类药物合用时，可出现不能自制的肌强直或肌阵挛。

3. 长期大剂量静脉滴注依托咪酯可抑制肾上腺皮质功能，导致血浆皮质激素低于正常，如遇脓毒性休克、多发性创伤或肾上腺皮质功能低下的患者，可同时给予适量的氢化可的松。

六、禁忌证和注意事项

1. 对依托咪酯或咪唑类药物过敏者禁用。

2. 癫痫患者慎用，重症感染、肾上腺皮质功能不全、长期使用糖皮质激素的患者慎用，卟啉病患者慎用。

第六节　右美托咪定

右美托咪定是美托咪定的右旋异构体，也称右旋美托咪定，是一种高选择性、高特异性的 α_2 肾上腺素受体激动药，其受体选择性 $\alpha_1 : \alpha_2 = 1 : 1620$，是可乐定的 8 倍。已被 FDA 批准用于 ICU 和手术室的镇静和辅助镇痛。

一、体 内 过 程

右美托咪定可经肌内注射、皮下注射和静脉注射给药，肌内注射和皮下注射吸收迅速，给药后 1h 达峰值。右美托咪定静脉滴注后，一般起效时间是 10～15min，达峰时间为 25～30min，分布半衰期约为 6min，稳态分布容积为 2～3L/kg，消除半衰期为 2～3h，清除率为 39L/h。右美托咪定的血浆蛋白结合率为 94%，其全血和血浆药物浓度比值为 0.66，在肝损害受试者中右美托咪定与血浆蛋白结合率较健康人群明显下降。右美托咪定的使用剂量对血流动力学影响大，且影响其自身药动学。大剂量使用右美托咪定可引起显著血管收缩，并导致药物分布容积减少，而长时间输注可导致时量相关半衰期延长。因此长时间输注可能导致苏醒时间延长。

右美托咪定主要在肝内进行生物转化，生物转化包括直接葡糖醛酸化以及细胞色素 P450 介导的代谢。主要的代谢途径是直接 N-葡糖醛酸化使其转化为无活性代谢产物。右美托咪定脂肪链羟化产生 3-羟基美托咪定，接着葡萄糖醛酸化转化为 3-羧基美托咪定，美托咪定的 N 甲基化产生 3-羟基-N-甲基-美托咪定和右旋美托咪定-N-甲基邻葡糖苷酸。95% 的代谢产物经肾排泄，只有 5% 以原形随粪便排出。由于右美托咪定的清除率随着肝损伤的严重程度下降，因此对于肝功能损伤患者应该考虑减少用药剂量。

二、药 理 作 用

右美托咪定为高选择性 α_2 肾上腺素受体激动药。α_2 肾上腺素受体是跨膜 G 蛋白，在人体已发现 3 种 α_2 肾上腺素受体亚型，即 α_{2A}、α_{2B}、α_{2C}，α_{2A} 主要分布在外周，而 α_{2B}、α_{2C} 主要分布在脑和脊髓。在外周位于突触后的 α_2 肾上腺素受体激动后可引起血管收缩，而突触前的 α_2 肾上腺素受体激动后可抑制去甲肾上腺素释放而减弱血管收缩。其总体反应与中枢神经系统 α_2 肾上腺素受体兴奋有关，可产生交感抑制、镇静镇痛的效应。右美托咪定引发的镇静催眠效果类似于自然睡眠状态，这是其具有很大临床应用价值的重要原因之一。

1. 中枢神经系统

（1）镇静：右美托咪定可与脑干蓝斑核的 α_{2A} 受体结合产生镇静催眠作用。右美托咪定可减少蓝斑核向视前核腹外侧部的投射活动，使结节乳头状体核释放 GABA 和促生长激素神经肽增加，从而使皮质和皮质下层的投射系统释放组胺减少。右美托咪定血药浓度达到 10 倍的正常镇静浓度时，可产生深度麻醉效应，可快速被 α_2 肾上腺素受体拮抗药（如阿替美唑）逆转。

（2）镇痛：右美托咪定的镇痛作用比较复杂，脊髓、脊髓上和外周的 α_{2A} 和 α_{2C} 受体均参与镇痛作用。包括：①在脊髓水平通过作用于脊髓突触前和突触后膜的 α_2 肾上腺素受体，抑制肾上腺素的释放，并使细胞超极化，抑制疼痛信号向脑的传导；增加脊髓中间神经元乙酰胆碱的释放，NO 合成、释放增多，参与镇痛的调节。②在脊髓上水平，使蓝斑核及投射到脊髓的下行去甲肾上腺素通路突触前膜去极化，抑制突触前膜 P 物质和其他伤害性肽类的释放，抑制脊髓后角伤害性刺激的传递。③直接阻滞外周神经。右美托咪定用于麻醉辅助用药可减少麻醉药的用量，其镇痛作用较瑞芬太尼弱。

（3）改善神经功能：现有动物实验表明，右美托咪定可减少脑组织坏死，改善神经功能。

2. 心血管系统　静脉快速输注右美托咪定可使迷走神经张力增加，尤其是输注速度过快、剂量过大时，可引起低血压、心动过缓和窦性停搏，处理方法则是减缓输注速度或停止用药、增加静脉输液速度、抬高下肢或使用血管活性药。对于右美托咪定导致的心动过缓，可静脉使用抗胆碱药（如格隆溴铵、阿托品）对症处理。静脉注射右美托咪定可引起周围血管收缩而致一过性高血压，一般不需要特殊处理，减少输注速度即可缓解。在心脏传导阻滞和心室功能异常的患者则要慎用。由于右美托咪定可降低交感神经活性，因此在低血容量、糖尿病、慢性高血压和老年患者极易出现低血压和心动过缓。与血管扩张药或负性频率药合用时，右美托咪定药效作用增强，应慎用。

3. 呼吸系统　右美托咪定产生明显镇静时，可减少每分钟通气量，但对高碳酸血症的兴奋性可维持每分钟通气量，与正常生理睡眠特性一致。此外右美托咪定能抑制组胺诱发的支气管痉挛。

三、临 床 应 用

1. 麻醉诱导　诱导前静脉注射 0.5～1μg/kg，可减少其他麻醉药用量，减轻气管内插管的反应。

2. 全身麻醉维持　0.2～0.4μg/(kg·h)，需辅助其他麻醉药物，可使麻醉更易管理，同时可降低麻醉恢复期烦躁的发生率。长时间输注可能导致麻醉苏醒期延长，需提前停药。

3. 局部麻醉的辅助镇静　0.2～0.7μg/(kg·h)，可有效缓解患者的紧张和焦虑情绪。

4. ICU 镇静　0.2～0.7μg/(kg·h)，亦可调整剂量以维持 Ramsay 评分在 3～4 分，使患者安静、舒适地接受呼吸机治疗，必要时可被唤醒。

四、不 良 反 应

最常见的不良反应为心动过缓、低血压和口干，与剂量和给药速度有关。迷走神经张力高、糖尿病、高血压、高龄、肝功能或肾功能损伤患者更易发生心动过缓，甚至窦性停搏。发生低血压或心动过缓时，应减量或停止右美托咪定输注，加快输液，抬高下肢，静脉注射阿托品或麻黄碱等对症处理。

五、与其他药物的相互作用

与麻醉药、镇静催眠药联合使用可提高药效，应注意适当减量。右美托咪定不能加在血液制品中或经同一输液管输注。

六、禁忌证和注意事项

1. 对本品过敏者禁用。

2. 糖尿病、高血压、心律失常、血容量不足、肝肾功能不全者慎用；心脏传导阻滞和心室功能异常的患者慎用；与血管扩张药或负性频率药合用时，右美托咪定药效作用增强，应慎用。

3. 孕妇使用的安全性尚不明确，孕妇、哺乳期妇女慎用。

4. 超过 65 岁的患者使用右美托咪定后心动过缓和低血压的发生率较高，老年患者应加强血压、心率的监测并减量使用。

5. 目前有较多右美托咪定滴鼻用于小儿术前镇静的国内外研究，经鼻给药是一种有效和相对非侵入性的给药方式，常用剂量为 1～2μg/kg，但本文中尚不推荐此用法，原因如下。

（1）儿童是呼吸抑制不良事件的高危人群，轻微的呼吸抑制可能导致严重的后果，右美托咪定滴鼻尚未经过系统的不良反应探讨。

（2）为了避免不良反应的发生，文献中所用的剂量通常较小，小儿右美托咪定滴鼻的镇静效果与给药剂量呈正相关，是否更大剂量获得的效果更佳也尚待进一步研究确定。

（3）目前的推荐剂量仅为文献中的常用剂量，而使用剂量可能因手术检查类型、患儿年龄甚至人口种族等的不同而存在差异，目前暂无统一标准和指南。

（4）目前已有右美托咪定的鼻喷雾剂，滴鼻和鼻喷雾两种用药方式的安全性、有效性、药动学等是否存在差别尚不明确。

第七节 环 泊 酚

环泊酚是在丙泊酚化学结构的基础上引入环丙基，形成手性结构，为（R）-构型异构体小分子化合物。环泊酚是具有起效快、恢复快、效价高、注射痛少等特点的新型静脉麻醉药物。

一、体 内 过 程

环泊酚单次静脉给药后分布广泛，人体血浆药物浓度与剂量成正比，血药浓度 80～1200ng/ml 时血浆蛋白结合率约为 95%，易通过血脑屏障。环泊酚在 0.4～0.9mg/kg 剂量下，表观分布容积为 3.94～8.14L/kg，清除率为 21.54～23.44ml/(kg·min)，消除半衰期为 2～5h，血浆浓度呈三相消除特征，对应的半衰期分别为 2.0min（$t_{1/2}$，α）、34.9min（$t_{1/2}$，β）和 6.2h（$t_{1/2}$，γ）。环泊酚主要通过氧化、葡糖醛酸结合、硫酸结合等方式在肝代谢。Ⅰ相细胞色素 P450（主要为 CYP2B6）和Ⅱ相葡糖醛酸转移酶为环泊酚主要的代谢酶，贡献率分别为 24.5% 和 54.0%，其他酶的贡献率均低于 10%。主要代谢产物有原形葡糖醛酸结合物和单氧化葡糖醛酸结合物，此类代谢产物通常无活性，主要经肾排泄（84.6%），较少经粪便排泄（2.7%）。环泊酚的清除率是肝血流量依赖性的，因此肝血流量下降会降低环泊酚清除率。

二、药 理 作 用

环泊酚与丙泊酚同属于烷基酚类化合物，二者的作用机制也相似，通过与 GABA$_A$ 受体结合，可增强氯离子内流，引起神经细胞膜超极化，从而实现对中枢神经系统的抑制，产生麻醉作用，环泊酚与 GABA$_A$ 受体的亲和力约为丙泊酚的 5 倍。

1. 中枢神经系统　环泊酚单次给药后镇静或麻醉时间较短，MOAA/S 评分和 BIS 值随药物分布代谢而快速恢复，其恢复时间呈剂量依赖性。环泊酚 0.4～0.6mg/kg 与丙泊酚 1.5～2.5mg/kg 产生的镇静或麻醉效应相当，且恢复时间相近。

2. 心血管系统　在临床剂量下环泊酚不会引起严重的心血管抑制，且大部分不需特殊处理即可迅速恢复。

3. 呼吸系统　环泊酚可引起一过性的呼吸抑制，通常无须处理，或是抬下颌或按压胸廓处理后恢复。

三、临 床 应 用

环泊酚为中国首个获批的自主化合物创新 1 类静脉麻醉药，目前已批准的适应证包括非气管插管的手术/操作中的镇静和麻醉、全身麻醉诱导和维持、重症监护期间的镇静。环泊酚临床应用数据均来自Ⅰ～Ⅲ期临床试验，根据患者反应可个体化调整剂量。

1. 非气管插管的手术/操作中的镇静和麻醉　与镇痛药物联合使用有协同作用。可预先静脉注射小剂量阿片类药物（如芬太尼 50μg），2～3min 后再静脉注射环泊酚负荷剂量 0.4mg/kg。如患者出现镇静或麻醉变浅表现（如呼吸变深、呼吸频率加快、体动、睁眼等）可追加给药，每次追加剂量不超过 0.2mg/kg，间隔时间≥2min，每 15min 内不超过 5 次。

2. 全身麻醉诱导　根据患者情况和手术需求复合镇痛药物、肌肉松弛药物，并根据药物代谢特点选择给药时机。建议在气管插管前 2～3min 静脉注射环泊酚 0.4mg/kg，给药时间 10～30s。

若麻醉深度未达到要求可追加给药，追加剂量不超过 0.2mg/kg。

3. 全身麻醉维持和 ICU 镇静　目前尚无推荐剂量，文献中所述剂量为全身麻醉维持 1.0～1.5ml/（kg·h）。环泊酚用于 ICU 镇静尚无文献报道。

四、不 良 反 应

环泊酚相关常见不良反应与丙泊酚相似。环泊酚注射痛发生率显著低于丙泊酚。等效剂量下的心血管相关不良事件（包括低血压、心动过缓、QTc 间期延长）发生率、呼吸系统相关不良事件（呼吸抑制、呼吸暂停和低氧血症）发生率与丙泊酚无差异。

五、与其他药物的相互作用

推荐在非稀释条件下使用，必要时可用 0.9% 氯化钠注射液、5% 葡萄糖注射液或乳酸钠林格注射液稀释。

六、禁忌证和注意事项

1. 对环泊酚过敏或其中任何成分过敏者禁用。

2. 环泊酚尚无 18 岁以下儿童、孕产妇、肝肾功能异常患者的临床研究资料，暂不推荐这些患者使用。65 岁以上老年患者临床研究资料较少，应当在严密观察下谨慎使用。

3. 心功能受损、低血容量、癫痫、ASA Ⅲ～Ⅳ级患者慎用。

4. 使用时需严密监测生命体征，并及时发现血压下降、心率减慢、呼吸抑制等早期征象，并及时处理。

（王志萍　王　蕊）

思 考 题

1. 静脉麻醉药与吸入麻醉药相比，有哪些优缺点？
2. 丙泊酚的药理作用是什么？
3. 右美托咪定的神经保护机制有哪些？
4. 瑞马唑仑是否可以用于 ICU 镇静？还需要进行哪些相关研究才能证明其可行性？
5. 颅脑外伤患者适用于哪些静脉麻醉药？

知 识 拓 展

目前，瑞马唑仑用于全身麻醉、无痛诊疗、ICU 镇静的相关研究是当前的热门话题，目前已有较多研究观察到瑞马唑仑与丙泊酚相比的优势，包括呼吸和循环抑制轻微、肝肾功能影响较小、有特异拮抗药物等，但尚未建立瑞马唑仑用于各领域的推荐指南。瑞马唑仑与其他药物的配伍、用于青年患者和老年患者的剂量差异、用于胃镜和胃肠镜等的半数有效剂量、用于 ICU 镇静的推荐剂量等，都还需要进一步探究。

推 荐 阅 读

专家小组环泊酚临床应用指导意见 . 2021. 环泊酚临床应用指导意见 [J]. 中华麻醉学杂志；Chinese Journal of Anesthesiology, 41(2): 129-132.

BAHREINI M, TALEBI GM, SOTOODEHNIA M, et al. 2021. Comparison of the efficacy of ketamine-propofol versus sodium thiopental-fentanyl in sedation: a randomised clinical trial[J]. Emerg Med J, 38(3): 211-216.

SNEYD JR, GAMBUS PL, RIGBY-JONES AE. 2021. Current status of perioperative hypnotics, role of benzodiazepines, and the case for remimazolam: a narrative review[J]. Br J Anaesth, 127(1): 41-55.

VALK BI, STRUYS M. 2021. Etomidate and its analogs: a review of pharmacokinetics and pharmacodynamics[J]. Clin Pharmacokinet, 60(10): 1253-1269.

YUKI K. 2021. The immunomodulatory mechanism of dexmedetomidine[J]. Int Immunopharmacol, 97: 107709.

第九章 镇 痛 药

无痛是麻醉的基本要求,为此常使用镇痛药,包括阿片类镇痛药(opioids)和非阿片类镇痛药,临床上可将二者单独或联合使用,以满足围术期的镇痛要求。具有镇痛作用的局部麻醉药将在第十一章介绍。药理学上也将阿片类镇痛药称为麻醉性镇痛药(narcotic analgesics,或 narcotics),因为阿片类镇痛药作用于中枢神经系统产生镇痛作用的同时还能改善疼痛所引起的情绪反应,以及抑制气管插管及手术刺激引起的过度应激反应,大剂量时还可产生镇静甚至昏睡,类似全身麻醉的状态。

麻醉性镇痛药在临床麻醉中应用很广,可作为术前用药、复合全身麻醉的主药,以及椎管内麻醉或局麻醉的辅助用药、术后镇痛。由于麻醉性镇痛药基本都可产生依赖性,因此必须按国家颁发的《麻醉药品管理条例》严加管理,防止非法流入非医疗领域被毒品黑市滥用,危害社会。

非阿片类镇痛药包括非阿片类中枢性镇痛药(如曲马多)及作用于外周的环氧化酶抑制药。三环类抗抑郁药也常用于难治性神经病理性痛。

第一节 阿片类镇痛药及拮抗药物

吗啡是最早分离出来的阿片类药物,亦是阿片类药的经典代表,是一种天然水溶性生物碱,1803 年 Serturner 从阿片(opium)中分离出来后,1925 年 Gulland 和 Robinson 确定了其化学结构。Eisleb 和 Schauman 于 1939 年合成的哌替啶是第一个合成的麻醉性镇痛药。1942 年合成的烯丙吗啡,首次发现有拮抗吗啡的作用。近些年来,许多新的麻醉性镇痛药及其拮抗药相继问世,为临床麻醉提供了一系列可供选用的药物。

一、阿片类镇痛药的构效关系

吗啡及其他有镇痛作用的阿片生物碱都具有 Ⅰ、Ⅱ、Ⅲ 3 个环构成的氢化菲核(phenanthrene)作为基本骨架(图 9-1A)。吗啡环 Ⅰ 的 3 位和环 Ⅲ 的 6 位分别有 1 个羟基,具有重要的药理作用。3 位羟基被甲氧基取代,成为可待因;3 位和 6 位羟基均被甲氧基取代,成为蒂巴因,就改变了药物的性能。环 Ⅰ 与环 Ⅲ 之间有氧桥相连,此氧桥如被破坏,就形成阿扑吗啡,失去了其镇痛效能而且产生很强的催吐作用。环 Ⅱ 的 9 位与 13 位之间有乙撑链 [—CH₂CH₂—N(CH₃)—] 相连。吗啡的镇痛性能取决于 γ-苯基-N 甲基哌啶的存在

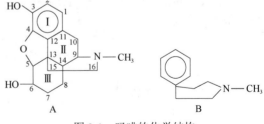

图 9-1 吗啡的化学结构

A. 吗啡;B. γ-苯基-N-甲基哌啶

(图 9-1B)。这也是许多合成的镇痛药所共有的基本结构,此结构的 N 上的甲基被烯丙基取代,即生成具有拮抗作用的药物,如烯丙吗啡。

二、阿片受体

自 1973 年以来,国内外学者相继于中枢神经系统内发现了不同种类的阿片受体(opioid receptors),这些受体分布在痛觉传导区以及与情绪行为相关的区域,集中分布在导水管周围灰质、内侧丘脑、杏仁核和脊髓胶状质区等。1975 年以来又先后发现了体内有几种内源性阿片样肽(β-内

啡肽、亮啡肽、强啡肽、孤啡肽)是这些受体的内源性配基。阿片受体和内源性阿片样肽的发现，为解释麻醉性镇痛药的药理作用提供了理论依据。

阿片受体包括经典的 μ、δ、κ 受体，其激活后的功能比较明确，见表 9-1。1995 年分离出了孤啡肽(orphanin FQ)，其受体称孤啡肽受体，二者结合在特定状态下可使痛阈降低，与其他三类受体明显不同，并因此命名。孤啡肽的前体物质前孤啡肽原还可演化成其他神经肽类，曾被归为阿片受体的 σ 受体，现已证实为内质网驻留蛋白，可能与多种疾病相关，如可卡因及酒精成瘾、家族性成人及青少年肌营养不良性侧索硬化症等。

表 9-1　阿片受体的药理效应

药理效应	受体	激动药	拮抗药
镇痛			
脊髓上	μ、δ、κ	镇痛	无效应
脊髓	μ、δ、κ	镇痛	无效应
呼吸功能	μ	抑制	无效应
胃肠道	μ、κ	抑制蠕动	无效应
拟精神作用	κ	增强	无效应
摄食	μ、δ、κ	增加	减少
镇静	μ、κ	增强	无效应
利尿	κ	增强	
激素分泌			
催乳素	μ	增加释放	减少释放
生长激素	μ 和(或)κ	增加释放	减少释放
神经递质释放			
乙酰胆碱	μ	抑制	
多巴胺	δ	抑制	

脑内不同部位的阿片受体可能与麻醉性镇痛药的不同作用有关：孤束(solitary tract)及其附近区域的受体可能与呼吸抑制、镇咳和恶心、呕吐有关；蓝斑(locus ceruleus)等部位的受体则可能与依赖性有关。

三、麻醉性镇痛药的分类

(一)按药物的来源分类

可分为下列 3 类。

1. 天然的阿片生物碱　如吗啡、可待因。

2. 半合成的衍生物　如二乙酰吗啡(即海洛因)、双氢可待因。

3. 合成的麻醉性镇痛药　按其化学结构不同，又分为：①苯基哌啶类，如哌替啶、苯哌利啶、芬太尼族；②苯并吗啡烷类，如喷他佐辛；③吗啡喃类，如羟甲左吗喃；④二苯甲烷类，如美沙酮。

(二)按药物与阿片受体结合后的效应分类

将麻醉性镇痛药物及其拮抗药分为以下 3 类(表 9-2)。

1. 阿片受体激动药(opioid agonists)　主要激动 μ 受体，如吗啡、哌替啶等。

2. 阿片受体激动-拮抗药(opioid agonist-antagonists)　又称部分激动药，主要激动 κ 受体，对 μ 受体有不同程度的拮抗作用，如喷他佐辛等。

3. 阿片受体拮抗药（opioid antagonists） 主要拮抗 μ 受体，对 κ 受体也有一定的拮抗作用。

表 9-2 麻醉性镇痛药及其拮抗药的分类

分类	药物代表	分类	药物代表
阿片受体激动药	吗啡、芬太尼族	以拮抗为主的药物	烯丙吗啡
阿片受体激动-拮抗药		阿片受体拮抗药	纳洛酮、纳曲酮、纳美芬
以激动为主的药物	喷他佐辛、丁丙诺啡、布托啡诺、纳布啡		

区别阿片受体激动药和拮抗药的一个有用的指标是钠指数（sodium index）。在体外试验存在钠离子的条件下，拮抗药与受体的结合力加强，而激动药的结合力则减弱，激动药的钠指数高，而拮抗药的钠指数低。钠指数是指在有和无钠离子的条件下 IC_{50} 的比值，IC_{50} 是表示药物与受体的亲和力的指标，即对高度选择性配基产生 50% 抑制的浓度。

四、麻醉性镇痛药的耐受性和依赖性

所有的阿片受体激动药（如吗啡、哌替啶等）短期内反复应用均可产生耐受性，需要逐渐增加剂量方可产生原来的效应。既往的解释是，阿片受休平时处于基础水平的内源性阿片样肽作用之下，当连续给予阿片受体激动药之后，阿片受体受到"超载"，通过负反馈机制使内源性阿片样肽的释放减少，甚或停止，阿片受体为了补偿内源性阿片样肽的减少，就需要更多的阿片受体激动药才能维持原来的镇痛效应，这样就产生了耐受性。同时，由于内源性阿片样肽减少，就对药物产生了依赖性，如果突然停药，内源性阿片样肽来不及释放补充，就出现戒断症状，表现为烦躁不安、失眠、肌束震颤、呕吐、腹痛、散瞳、流涎、出汗等。阿片受体激动-拮抗药（如喷他佐辛等）很少产生耐受性和依赖性。近年来有人提出，长期应用吗啡后有抗阿片样物质释放到脑脊液，导致阿片受体上调，产生耐受性和依赖性。抗阿片样物质中最重要的是缩胆囊肽，后者是胃肠道分泌的八肽激素，具有抗阿片受体的作用，可能是通过负反馈机制产生的内源性拮抗阿片受体的物质。

五、吗 啡

吗啡（morphine）是阿片中的主要生物碱，在阿片中的含量约为 10%，其化学结构见图 9-1。临床制剂为其硫酸盐或盐酸盐。

（一）药理作用

1. 中枢神经系统的作用 吗啡的突出作用是镇痛，作用于脊髓、延髓、中脑和丘脑等痛觉传导区的阿片受体而提高痛阈，对伤害性刺激不再感到疼痛。吗啡对躯体和内脏的疼痛都有效；对持续性钝痛的效果优于间断性锐痛；疼痛出现前使用的效果较疼痛出现后使用更佳。产生镇痛作用的同时，还作用于边缘系统影响情绪调控区域的受体，消除由疼痛所引起的焦虑、紧张等情绪反应，甚至产生欣快感（euphoria）。环境安静时，患者易于入睡，脑电图上表现为 α 快波被较慢的 δ 波取代。

吗啡有缩瞳作用，是由于动眼神经 Edinger-Westphal 核中自主神经受体被激动的结果。瞳孔呈针尖样是吗啡急性中毒的特征性体征。吗啡作用于延髓孤束核的阿片受体，可抑制咳嗽；作用于极后区（area postrema）化学感受区，可引起恶心、呕吐。

吗啡对脊髓的多突触传导通路有抑制作用，而对单突触传导通路则有兴奋作用，因而脊髓反射和肌张力可增强。

在维持通气的情况下，吗啡本身可使脑血流量减少，颅内压降低；但因呼吸抑制而致 $PaCO_2$ 升高的情况下，脑血流量则增加，使颅内压增高。

2. 呼吸系统的作用 吗啡有显著的呼吸抑制作用，主要机制是吗啡使延髓呼吸中枢对二氧化碳的反应性降低；其次在于脑桥呼吸调整中枢受抑制。此外，吗啡还降低颈动脉体和主动脉体化学感受器对缺氧的反应性。吗啡的呼吸抑制表现为呼吸频率减慢，潮气量先增加后减少，因而早期每分钟通气量仍可正常。加大剂量可导致呼吸停止，这是吗啡急性中毒的主要致死原因。吗啡由于增加了组胺释放和对平滑肌的直接作用而引起支气管收缩，对支气管哮喘患者可激发哮喘发作。

3. 心血管系统的作用 治疗剂量的吗啡对血容量正常者的心血管系统一般无明显影响，对心肌收缩力没有抑制作用。有时可使心率减慢，可能与延髓迷走神经核受兴奋和窦房结受抑制有关。由于对血管平滑肌的直接作用和释放组胺的间接作用，可引起外周血管扩张而致血压下降，这在低血容量患者或用药后改为直立位时尤为显著。

大剂量吗啡（如 1mg/kg）对正常人的血流动力无明显影响，而对有瓣膜病变的心脏病患者，由于外周血管阻力降低，后负荷减小，心脏指数可增加，但由于外周血管扩张，血压可下降。

4. 消化系统的作用 吗啡由于对迷走神经的兴奋作用和对平滑肌的直接作用，增加胃肠道平滑肌和括约肌的张力，减弱消化道的推进性蠕动，从而可引起便秘。吗啡可增加胆道平滑肌张力，使奥狄括约肌收缩，导致胆道内压力增加。

5. 泌尿系统的作用 吗啡可增加输尿管平滑肌张力，并使膀胱括约肌处于收缩状态，从而引起尿潴留。动物实验中，吗啡可增加下丘脑-垂体系统释放抗利尿激素（ADH），使尿量减少。但人体在没有疼痛刺激的情况下，吗啡并不引起 ADH 释放。

6. 其他作用 吗啡可引起组胺释放而致皮肤血管扩张。吗啡由于兴奋交感神经中枢，促使肾上腺素释放，可引起肝糖原分解增加，导致血糖升高。吗啡可抑制 ACTH 的释放。由于体温调节中枢受抑制，加上外周血管扩张，体热丧失增加，体温可下降。

（二）体内过程

吗啡肌内注射后吸收良好，经 15～30min 起效，45～90min 产生最大效应，持续约 4h。静脉注射后约 20min 产生最大效应。吗啡的血浆蛋白结合率约为 30%（23%～36%），大部分分布到各实质性脏器和肌肉组织，分布容积大（3.2～3.7L/kg）。吗啡的亲脂性很低，只有极小部分（静脉注射后不到 0.1%）通过血脑屏障而到达中枢神经系统，但由于与阿片受体的亲和力强，可产生强效镇痛作用。小儿的血脑屏障更易被透过，故小儿对吗啡的耐量小。吗啡可透过胎盘而到达胎儿。

吗啡主要在肝经受生物转化，60%～70% 与葡糖醛酸结合，5%～10% 脱去甲基后形成去甲吗啡。吗啡的 6 位和 3 位羟基与葡醛酸结合而形成两个葡糖苷酸，其中 6 位羟基形成的葡糖苷酸（M-6-G）约占 80%，具有镇痛和呼吸抑制作用，尤其在口服吗啡或多次应用后在镇痛和延迟性呼吸抑制的发生中起一定作用。吗啡的代谢物主要从尿排出，约 7%～10% 随胆汁排出。此外，约有 1% 以原形随尿排出。吗啡的消除半衰期为 2～4h，清除率为 14.7～18ml/(kg·min)。老年人的清除率约减少 1/2，故用量须适当减少。

（三）临床应用

吗啡主要用于急性疼痛患者，成人常用剂量为 8～10mg，皮下或肌内注射。对休克患者应采用静脉注射途径，剂量酌减。

吗啡在临床上还常作为治疗急性左心衰竭所致急性肺水肿的综合措施之一，以减轻呼吸困难，促进肺水肿消失。其作用机制尚未完全阐明，可能是：一方面降低呼吸中枢对肺部传入刺激的敏感性，从而减弱过度反射性呼吸兴奋；另一方面是扩张外周血管，降低外周血管阻力，从而减轻心脏负担。

大剂量吗啡（如 1mg/kg）静脉输注曾一度用于复合全身麻醉以施行瓣膜置换术等心脏手术。实践证明此种麻醉的深度不足以抑制对疼痛的应激反应，而且大剂量吗啡对血流动力的干扰也较明显，近年来已被芬太尼及其衍生物取代。

吗啡禁用于下列情况：支气管哮喘、上呼吸道梗阻、严重肝功能障碍、伴颅内压增高的颅内占位性病变、诊断未明确的急腹症、待产妇和哺乳妇、1 岁以内的婴儿。

阿片的另一制剂阿片全碱（papaveretum）是阿片的全部水溶性生物碱的混合物，约含 50% 无水吗啡。阿片全碱 20mg 所含的吗啡约相当于硫酸吗啡 13.3mg。由于其镇静作用较吗啡强，英国常将其作为麻醉前用药。

（四）急性中毒及其处理

应用过量吗啡可造成急性中毒，其突出表现是昏迷、严重呼吸抑制和瞳孔针尖样缩小。此外，还可有血压下降、体温下降，以及缺氧所致的抽搐。主要致死原因为呼吸麻痹。

对吗啡急性中毒的解救，首要的是气管内插管后进行人工通气，补充血容量以维持循环，并给予特异性拮抗药纳洛酮。

六、芬 太 尼

芬太尼（fentanyl）合成于 1960 年，后有多种衍生物相继合成，均为临床麻醉常用的麻醉性镇痛药，它们的化学结构见图 9-2。

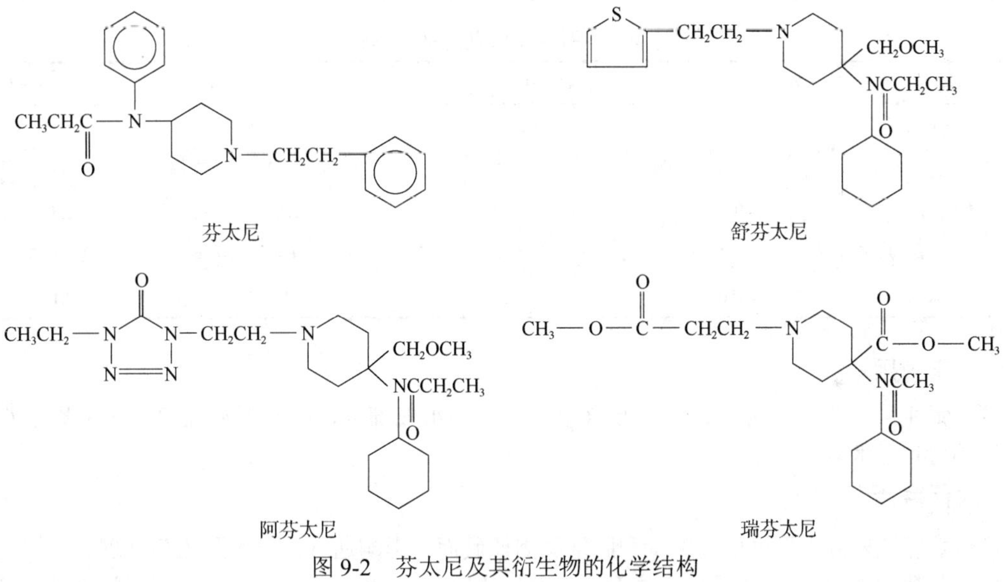

图 9-2 芬太尼及其衍生物的化学结构

（一）药理作用

芬太尼及其衍生物对大鼠的药效与哌替啶的比较见表 9-3。临床上芬太尼的镇痛强度为吗啡的 75～125 倍，作用时间约 30min。

表 9-3 芬太尼及其衍生物对大鼠的药效比较

药名	ED$_{50}$（mg/kg）	LD$_{50}$（mg/kg）	治疗指数（LD$_{50}$/ED$_{50}$）	效价比值
吗啡				1
阿芬太尼	0.044	47.5	1080	137
芬太尼	0.011	3.1	277	550
舒芬太尼	0.000 71	17.9	25 211	8500

芬太尼对呼吸有抑制作用，主要表现为频率减慢。静脉注射后 5～10min 呼吸频率减慢至最大程度，持续约 10min 后逐渐恢复。剂量较大时潮气量也减小，甚至呼吸停止。

芬太尼对心血管系统的影响很轻，不抑制心肌收缩力，一般不影响血压。可引起心动过缓，此种作用可被阿托品对抗。小剂量芬太尼可有效地减弱气管内插管的高血压反应，其机制可能是孤束核以及第Ⅸ和第Ⅹ对脑神经核富含阿片受体，芬太尼与这些受体结合后可抑制来自咽喉部的刺激。

芬太尼也可引起恶心、呕吐，但没有释放组胺的作用。

（二）体内过程

芬太尼的脂溶性很强，故易于通过血脑屏障而进入脑，也易于从脑重新分布到体内其他组织，尤其是肌肉和脂肪组织。单次注射的作用时间短暂，与其再分布有关。如反复多次注射，则可产生蓄积作用，其作用持续时间延长。注药后20~90min血药浓度可出现第二个较低的峰值，与药物从周边室转移到血浆有关。除肌肉和脂肪组织外，胃壁和肺组织也是贮存芬太尼的重要部位，静脉注射后20min，胃壁内含量约为脑内的2倍。胃壁释出的芬太尼到肠道碱性环境中被再吸收而进入血液循环；贮存于肺组织的芬太尼，当肺通气灌注比例关系改善后，也被释放到血液循环中，从而形成第二个峰值。尽管芬太尼单次注射的作用时间较吗啡短暂，其消除半衰期却较长，见表9-4。

芬太尼主要在肝内经受广泛的生物转化，通过脱去甲基、羟基化和酰胺基水解，形成多种无药理活性的代谢物，随尿液和胆汁排出。不到8%以原形从尿中排出。

表9-4　麻醉性镇痛药的药动学参数

药名	血浆蛋白结合率（%）	表观分布容积（L/kg）	清除率 [ml/(kg·min)]	消除半衰期（h）
吗啡	30	3.2~3.7	14.7~18	2~3
芬太尼	84	4.1	11.6~13.3	4.2
舒芬太尼	92.5	1.7	12.7	2.5
阿芬太尼	92	0.86	6.4	1.2~1.5
瑞芬太尼	70	0.39	41.2	0.1

（三）临床应用

芬太尼主要用于临床麻醉，作为复合全身麻醉的组成部分，因其对心血管系统的影响很小，常用于心血管手术麻醉。

（四）不良反应

快速静脉注射芬太尼可引起胸壁和腹壁肌肉僵硬而致影响通气，可用肌松药处理。

由于其药动学特点，芬太尼反复注射或大剂量注射后，可在用药后3~4h出现延迟性呼吸抑制，临床上应引起警惕。

芬太尼也可产生依赖性，但较吗啡轻。

七、舒芬太尼和阿芬太尼

舒芬太尼（sufentanil）和阿芬太尼（alfentanil）都是芬太尼的衍生物，分别合成于1974年和1976年，其化学结构见图9-2。

（一）药理作用

舒芬太尼和阿芬太尼的作用与芬太尼基本相同，只是舒芬太尼的镇痛作用更强，为芬太尼的5~10倍，作用持续时间约为其2倍；阿芬太尼的镇痛强度较芬太尼小，为其1/4，作用持续时间为其1/3。这两药与芬太尼对大鼠的药效比较见表9-3。

此两药对呼吸也有抑制作用，其程度与等效剂量的芬太尼相似，只是舒芬太尼持续时间更长，阿芬太尼持续时间较短。

此两药对心血管系统的影响很轻，也没有释放组胺的作用。舒芬太尼也可引起心动过缓。

此两药引起恶心、呕吐和胸壁僵硬等的作用也与芬太尼相似。

（二）体内过程

舒芬太尼的亲脂性约为芬太尼的 2 倍，更易通过血脑屏障；其血浆蛋白结合率较芬太尼高，而表观分布容积则较芬太尼小（表 9-4）。虽然其消除半衰期较芬太尼短，但由于与阿片受体的亲和力较芬太尼强，故不仅镇痛强度更大，而且作用持续时间也更长。舒芬太尼在肝内经受广泛的生物转化，形成 N-去烃基和 O-去甲基的代谢物，然后随尿和胆汁排出。不到 1% 以原形从尿中排出。其代谢物去甲舒芬太尼有药理活性，效价约为舒芬太尼的 1/10，亦即与芬太尼相当，这也是舒芬太尼作用持续时间长的原因之一。

阿芬太尼的亲脂性较芬太尼低，其血浆蛋白结合率却较高，表观分布容积不及芬太尼的 1/4，消除半衰期为芬太尼的 1/3～1/2（表 9-4）。尽管阿芬太尼的亲脂性低，但由于其 pK_a 为 6.8，低于生理性 pH，故在体内 pH7.4 的条件下，85% 的阿芬太尼呈非解离状态（芬太尼仅为 9%），因而通过血脑屏障的比例也大，起效更迅速。阿芬太尼在肝内迅速转化为无药理活性的代谢物，主要为去甲阿芬太尼；不到 1% 以原形从尿中排出。

阿芬太尼单次注射 10～20μg/kg 只持续 10～20min，但长时间输注后其作用持续时间迅速延长，此现象可用时量相关半衰期（context-sensitive half-time，$t_{1/2/c-s}$）描述，以下称 $t_{1/2/c-s}$，即随输注持续时间变化的血药浓度减少 50% 的时间）。芬太尼、阿芬太尼和舒芬太尼输注 4h 后，其 $t_{1/2/c-s}$ 分别为 262.5、58.2 和 33.9min，这表明阿芬太尼长时间输注后作用持续时间反而比舒芬太尼长。

（三）临床应用

舒芬太尼和阿芬太尼在临床麻醉中也主要用作复合全身麻醉的组成部分。舒芬太尼的镇痛作用最强，心血管状态更稳定，更适用于心血管手术麻醉。阿芬太尼常用于门诊无痛诊疗中单次注射使用。

八、瑞 芬 太 尼

瑞芬太尼（remifentanil）是有酯键的芬太尼衍生物，其化学结构见图 9-2，其酯键易被组织和血浆中的非特异性酯酶迅速水解，且其时量相关半衰期稳定，因此非常适合危重患者及日间手术麻醉中使用。

（一）药理作用

瑞芬太尼是纯粹的 μ 受体激动药。以抑制电诱发豚鼠回肠收缩的半数有效剂量（EC_{50}）作为激动 μ 受体的效价指标，瑞芬太尼的 EC_{50} 为（2.4±0.6）nmol/L，与芬太尼（1.8±0.4nmol/L）大致相当，活性高于阿舒芬太尼（20.1±1.2nmol/L），而低于舒芬太尼（0.3±0.09nmol/L），临床上其效价与芬太尼相似，为阿芬太尼的 15～30 倍。注射后起效迅速，药效消失快，是真正的短效阿片类药。可增强异氟烷的麻醉效能，降低其 MAC，其程度与年龄相关。对 40 岁年龄的患者，瑞芬太尼的血药浓度为 1.2μg/L 时异氟烷的 MAC 降低 50%；32μg/L 时产生封顶效应。对脑电图的影响与阿芬太尼相似，表现为频率减慢、幅度降低，最大效应时可产生 δ 波。

对呼吸有抑制作用，其程度与阿芬太尼相似，但停药后恢复更快，停止静脉滴注后 3～5min 恢复自主呼吸。可使动脉压和心率下降 20% 以上，下降幅度与剂量不相关。不引起组胺释放。也可引起恶心、呕吐和肌僵硬，但发生率较低。

（二）体内过程

其表观分布容积为 0.39L/kg，清除率为 41.2ml/(kg·min)，终末半衰期为 9.5min。其作用消失快主要是由于代谢清除快，而与再分布无关。即使输注达 4h，也无蓄积作用，其 $t_{1/2/c-s}$ 仍为 3.7min。

瑞芬太尼在体内的代谢途径是被组织和血浆中的非特异性酯酶迅速水解的，其酯链裂解后大部分（>98%）成为酸性代谢物（GR 90291），极小部分（1.1%）成为去羟基代谢物（GR94219）。其代谢物 GR 90291 的效价仅为雷米芬太尼的 0.1%～0.3%。代谢物经肾排出，清除率不受体重、性别或年龄的影响，也不依赖于肝、肾功能。即使在严重肝硬化患者，其药动学与健康人相比差异也无显著性，只是对通气抑制效应更敏感，可能与血浆蛋白含量低、不结合部分增加有关。

（三）临床应用

由于其独特的药动学特点，瑞芬太尼更适于静脉持续输注，控制速率输注时，可达到预定的血药浓度。临床初步研究表明，消除切皮反应的 ED_{50} 为 0.03μg/(kg·min)，消除各种反应的 ED_{50} 为 0.52μg/(kg·min)。用于心血管手术患者，其清除率在体外循环后无改变。其缺点是手术结束停止泵注后镇痛作用迅速消失，应注意桥接其他适合于术后镇痛的长效镇痛药。市售制剂为含甘氨酸的冻干粉剂，由于甘氨酸对脊髓有一定的毒性，不能用于椎管内注射。

九、阿片受体激动-拮抗药

阿片受体激动-拮抗药（opioid agonist-antagonists）是一类对阿片受体兼有激动和拮抗作用的药物，这类药主要激动 κ 受体，对 δ 受体也有一定的激动作用，而对 μ 受体则有不同程度的拮抗作用。由于对受体的作用不同，这类药与纯粹的阿片受体激动药相比有以下一些区别：镇痛强度较小；呼吸抑制作用较轻；很少产生依赖性；可引起烦躁不安、心血管兴奋等不良反应。根据其拮抗作用的程度不同，这类药中有些药物（如喷他佐辛、丁丙诺啡、布托啡诺、纳布啡等）主要用作镇痛药，另一些药物（如烯丙吗啡）主要用作拮抗药。

（一）喷他佐辛

为苯吗啡烷类（benzmorpans）合成药，其化学结构见图9-3。喷他佐辛（pentazocine）的镇痛强度为吗啡的 1/4～1/3，即此药 30～40mg 相当于吗啡 10mg。肌内注射后 20min 起效，持续约3h。此药不产生欣快感，剂量较大时反可激动 δ 受体而产生焦虑、不安等症状。由于它兼有弱的拮抗效应，很少产生依赖性。

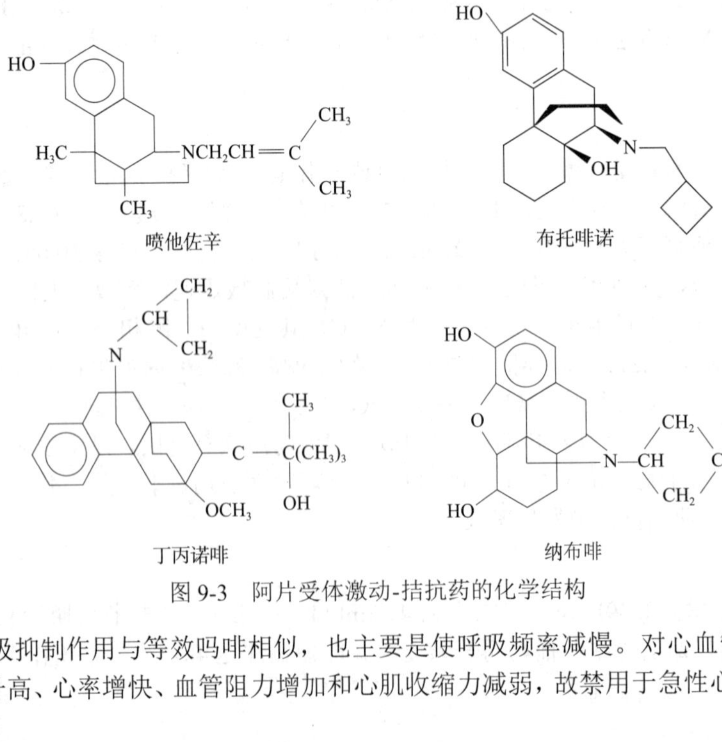

图 9-3　阿片受体激动-拮抗药的化学结构

此药的呼吸抑制作用与等效吗啡相似，也主要是使呼吸频率减慢。对心血管的影响不同于吗啡，可使血压升高、心率增快、血管阻力增加和心肌收缩力减弱，故禁用于急性心肌梗死时的镇痛。

对胃肠道的影响与吗啡相似，但较少引起恶心、呕吐，升高胆道内压力的作用较吗啡弱。没有缩瞳作用。

口服后吸收容易，但通过肝的首过消除大，生物利用度仅为20%。口服后1～3h、肌内注射后15～45min达血药峰浓度。其血浆蛋白结合率为35%～64%。此药亲脂性较吗啡强，在体内分布广泛，表观分布容积为3L/kg。容易通过血脑屏障，也可透过胎盘。此药主要在肝内经受生物转化，其甲基氧化成醇，再与葡糖醛酸结合，代谢物随尿排出。5%～25%以原形从尿排出，不到2%随胆汁从粪便排出。消除半衰期为2～3h。

对大剂量喷他佐辛引起的呼吸抑制和其他中毒症状，不能用烯丙吗啡对抗，但可用纳洛酮对抗。

（二）布托啡诺

为吗啡喃类的衍生物，其化学结构见图9-3。布托啡诺（butorphanol）的作用与喷他佐辛相似，其激动强度约为喷他佐辛的20倍，而拮抗强度为其10～30倍。由于对δ受体的亲和力低，很少产生烦躁不安等不适感。其镇痛效价约为吗啡的4～8倍。其作用持续时间与吗啡相似，肌内注射2mg可维持镇痛3～4h。

此药也有呼吸抑制作用，但较吗啡轻，且在30～60μg/kg剂量范围内并不随剂量加大而加重。对心血管的影响轻微，很少使血压下降，有时反使血压升高。

肌内注射后几乎完全吸收，血浆蛋白结合率为65%～90%。在肝内经受生物转化，形成羟基布托啡诺，大部分随胆汁排出，小部分从尿中排出。清除率为3.8L/(kg·min)。消除半衰期为2.5～3.5h。

此药口服生物利用度仅为5%～17%。最近提出可采用经鼻给药途径，生物利用度可增加到48%～70%。经鼻给药后的血药浓度-时间曲线与静脉注射和肌内注射后的曲线相似，表明不经过肝首关代谢，也不在鼻黏膜代谢。经鼻给药后吸收迅速，15min内可产生镇痛效应，30～60min达药峰浓度。每6h给药1次，48h达稳态血药浓度，相当于单次给药的1.8倍。

临床上主要用于术后中度至重度疼痛。以喷雾法经鼻给药，剂量为1～2mg，一般以不超过3d为宜，以免鼻黏膜受刺激而充血。

（三）纳布啡

纳布啡（nalbuphine）的化学结构与羟基吗啡酮（oxymorphone）相似，见图9-3。

纳布啡的镇痛强度与吗啡相似，约为喷他佐辛的3倍，拮抗作用的强度介于烯丙吗啡与喷他佐辛之间，相当于前者的1/4。其呼吸抑制作用与等效剂量的吗啡相似，但有封顶效应，即超过一定剂量，呼吸抑制作用不再加重。由于对δ受体的激动效应很弱，很少产生不适感，也不引起血压升高、心率增快。此药也可产生依赖性。

肌内注射后吸收迅速，30min血药浓度达峰值，其血浆蛋白结合率为60%～70%。主要在肝内经受生物转化，大部分与葡糖醛酸结合，一部分随尿排出，另一部分随胆汁排出，小部分以原形从尿中排出。消除半衰期为3～6h。

由于纳布啡对μ受体有拮抗效应，在吗啡或芬太尼麻醉后，应用此药既可拮抗这些药物的呼吸抑制作用，又可利用其本身的镇痛作用用于术后镇痛，尤其适用于内脏手术的术后镇痛，因为消化道分布着较多的κ受体。

（四）丁丙诺啡

为蒂巴因的衍生物，化学结构见图9-3。丁丙诺啡（buprenorphine）是真正的μ受体部分激动药，可产生封顶效应。此药为长效和强效镇痛药，其镇痛强度约为吗啡的30倍，即此药0.3mg相当于吗啡10mg。由于对μ受体亲和力强（约为吗啡的50倍），从μ受体释放慢，故其作用持续时间长，至少维持6～8h，甚至可长达18h。由于对μ受体有很强的亲和力，可置换结合于μ受体的麻醉性镇痛药，从而产生拮抗作用。此药不引起烦躁、不安等不适感。此药的呼吸抑制作用与吗啡相似，但出现较慢，肌内注射后3h出现最大呼吸抑制效应，持续时间也较吗啡长。纳洛酮对其呼吸抑制只有部分拮抗作用。对心血管的影响与吗啡相似，使心率减慢、血压轻度下降，对心排血量和外周血管阻力无明显影响。

此药肌内注射后吸收迅速，注射后 5min 血药浓度与静脉注射后相似。由于亲脂性强，进入体内后迅速分布到脑和其他组织，表观分布容积为 1.5～2.8L/kg，血浆蛋白结合率为 96%。在体内只有 1/3 在肝内经受生物转化，代谢物随尿和胆汁排出，约 2/3 未经代谢以原形随胆汁由粪便排出。清除率为 13～19ml/(kg·min)。消除半衰期约为 3h。

此药主要用于术后镇痛，肌内注射 0.3mg 可维持镇痛效果 6～8h。

（五）烯丙吗啡

烯丙吗啡（nalorphine）又称 N-烯丙去甲吗啡（N-allylnormorphine），其化学结构是吗啡的 N-甲基被烯丙基（—CH$_2$CH—CH$_2$）取代。

此药的镇痛强度与吗啡相似，但不产生欣快感，而且由于对 δ 受体有强的激动效应，可引起烦躁不安等不适感，故临床上不将它作为镇痛药应用。此药也有呼吸抑制作用，相当于等效吗啡的 74%，使每分钟通气量减少约 36%，但持续时间较吗啡短。

烯丙吗啡可拮抗阿片受体激动药的作用，包括镇痛、欣快感、呼吸抑制、缩瞳等作用，但对镇痛作用拮抗不完全，其拮抗效价大体是烯丙吗啡 1mg 拮抗吗啡 3～4mg。对于麻醉性镇痛药成瘾者，烯丙吗啡能激发戒断症状，故可用于麻醉性镇痛药成瘾的诊断。对于喷他佐辛和其他阿片受体激动-拮抗药引起的呼吸抑制，烯丙吗啡不仅无拮抗作用，反可使之加重。对于巴比妥类和全身麻醉药所致的呼吸抑制，烯丙吗啡也无拮抗作用，而且由于其本身的呼吸抑制作用，还可使之加重。

此药经皮下注射后吸收迅速，15～30min 血药浓度即达峰值。易于通过血脑屏障，皮下注射后 90min 脑内浓度为相同剂量吗啡的 3～4 倍。其药效持续时间为 1～4h，此药也在肝内经受生物转化，大部分与葡糖醛酸结合后随尿排出，小部分以原形从尿中排出。

此药主要用于阿片受体激动药急性中毒的解救。临床麻醉上用于复合全身麻醉结束时拮抗阿片受体激动药的残余作用以恢复自主呼吸。一般先静脉注射 10mg 或 150μg/kg，10min 后再注射首次剂量的 1/2。由于此药兼有激动阿片受体的效应，近年来已逐渐被纳洛酮取代。

十、阿片受体拮抗药

阿片受体拮抗药本身对阿片受体并无激动效应，但对 μ 受体有很强的亲和力，对 κ 和 δ 受体也有一定的亲和力，可移除与这些受体结合的麻醉性镇痛药，从而产生拮抗效应。当前临床上应用的阿片受体拮抗药，主要是纳洛酮、纳曲酮和纳美芬。

（一）纳洛酮

纳洛酮（naloxone）又称为 N-烯丙去甲羟基吗啡酮（N-allyl-noroxymorphone），化学结构见图 9-4。

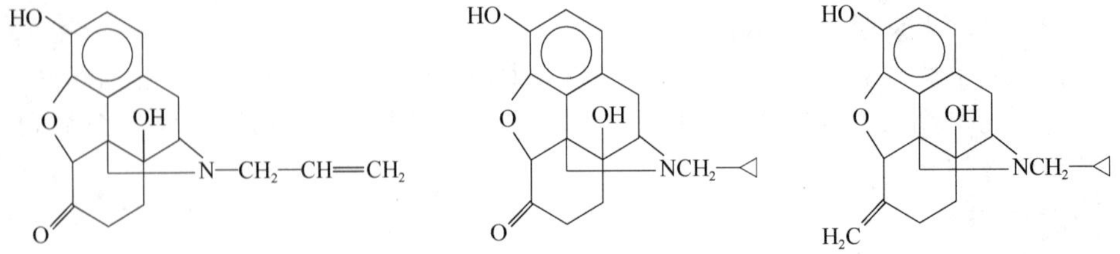

图 9-4　阿片受体拮抗药的化学结构

纳洛酮拮抗麻醉性镇痛药的强度是烯丙吗啡的 30 倍，不仅可拮抗吗啡等纯粹的阿片受体激动药，而且可拮抗喷他佐辛等阿片受体激动-拮抗药，但对丁丙诺啡的拮抗作用较弱。静脉注射后 2～3min 即可产生最大效应，作用持续时间约 45min；肌内注射后 10min 产生最大效应，作用持续时间为 2.5～3h。

此药的亲脂性很强，约为吗啡的 30 倍，易于通过血脑屏障。静脉注射后脑内药物浓度可达血浆浓度的 4.6 倍，而吗啡脑内浓度仅为血浆浓度的 1/10。因此纳洛酮起效迅速，拮抗作用强。

此药的表观分布容积为 1.81L/kg，血浆蛋白结合率为 46%。主要在肝内经受生物转化，与葡糖醛酸结合后随尿排出，清除率为 14～30ml/（kg·min）。消除半衰期为 30～78min。由于在脑内的浓度下降迅速，故药效维持时间短。

此药是目前临床上应用最广的阿片受体拮抗药，主要用于拮抗麻醉性镇痛药急性中毒的呼吸抑制；拮抗麻醉性镇痛药引起的术后呼吸抑制；拮抗全麻下娩出的新生儿因麻醉性镇痛药引起的呼吸抑制；对疑为麻醉性镇痛药成瘾者，用此药可激发戒断症状，有诊断价值。

由于此药的作用持续时间短暂，用于解救麻醉性镇痛药急性中毒时，单次剂量拮抗虽能使自主呼吸恢复，但是一旦作用消失，可再度陷入昏睡和呼吸抑制。为了维持药效，可先静脉注射 0.3～0.4mg，15min 后再肌内注射 0.6mg，或继之以静脉滴注 5μg/（kg·h）。

应用纳洛酮拮抗大剂量麻醉性镇痛药后，由于痛觉突然恢复，可产生交感神经系统兴奋现象，表现为血压升高、心率增快、心律失常，甚至肺水肿和心室颤动。因此需用非麻醉性镇痛药或神经阻滞替代方案进行术后镇痛方显安全。

临床上用纳洛酮解救急性酒精中毒有突出的效果，静脉注射 0.4～0.6mg 后几分钟即可使意识恢复，其作用机制可能是酒精的某些代谢物具有阿片样作用，而纳洛酮可拮抗这些代谢物。

（二）纳曲酮

纳曲酮（naltrexone）的化学结构与纳洛酮相似，只是 N 上的烯丙基被环丙甲基取代，见图 9-4。

此药基本上是纯粹的阿片受体拮抗药，其拮抗强度在人体中约为纳洛酮的两倍，作用持续时间可长达 24h。

口服后吸收迅速，1h 血药浓度达峰值，生物利用度为 50%～60%，血浆蛋白结合率为 20%。表观分布容积为 16.1L/kg。生物转化途径主要是还原后再与葡糖醛酸结合，最后从尿中排出。口服后消除半衰期为 4～10h，其差别与个体之间肠肝循环的变异有关。

此药主要用于阿片类药成瘾者的治疗，先停用阿片类药 7～10d，再试用纳洛酮证实不再激发戒断症状后可开始用纳曲酮治疗。由于此药目前只有口服制剂，临床麻醉中无应用价值。

（三）纳美芬

纳美芬（nalmefene）是纳曲酮的衍生物，与后者的区别是 6 位的氧被亚甲基取代，见图 9-4。纳美芬是纯粹的阿片受体拮抗药，可与阿片受体激动药竞争中枢神经系统中 μ、δ、κ 受体的作用位点，本身无激动作用。其 6 位的亚甲基基团不仅增加其效价和延长半衰期，而且增加其口服的生物利用度。其效价在猕猴中为纳洛酮的 16 倍，在大鼠中为纳曲酮的 12 倍、纳洛酮的 28 倍。临床观察表明，纳美芬 0.4mg 拮抗吗啡的呼吸抑制效应与纳洛酮 1.6mg 的效果相同或更佳。其作用持续时间超过纳曲酮，为纳洛酮的 3～4 倍。作用持续时间与剂量相关：0.5mg 至少维持 2h，1mg 维持 4h，2mg 维持 8h 以上。

此药对小鼠、大鼠和兔的毒性很低，治疗指数约为 5000。人对纳美芬的耐受良好，即使剂量增至 12～24mg，也只产生头沉、视力模糊、讲话费力等轻度不良反应，而临床最大剂量为 1～2mg，表明此药的安全性很大。

静脉注射后，血药浓度呈三相方式下降。先经数分钟的快分布相，再经慢分布相（0.9～2.5h），最后经终末相，其消除半衰期为 8.2～8.9h。纳美芬的中央室表观分布容积与稳态表观分布容积分别为（3.9±1.1）L/kg、（8.6±1.7）L/kg，表明其在体内分布广泛。其清除率为 60～65L/h，相当于肝血流量的 70%，表明口服后首关代谢广泛。口服后生物利用度为 40%～56%。其主要代谢途径是在肝与葡糖醛酸或硫酸结合后从尿中排出。约 5% 以原形由尿中排出。

此药主要用于拮抗麻醉性镇痛药。临床麻醉时为拮抗麻醉性镇痛药的残余作用，可先静脉注射 0.25μg/kg（心脏病患者可从 0.1μg/kg 剂量开始），每 2～5min 注射 1 次，直到出现疗效为止，总量一般不超过 1μg/kg。用于麻醉性镇痛药急性中毒的救治，临床上还将此药试用于酒精中毒及酒精成瘾的治疗。

十一、曲 马 多

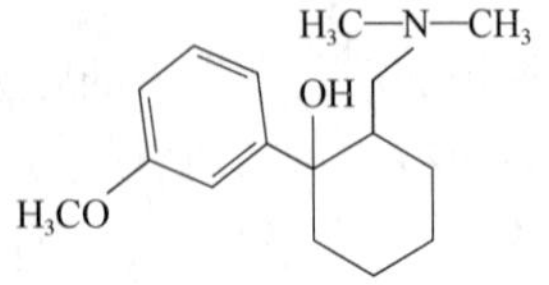

曲马多（tramadol），是非阿片类中枢性镇痛药，虽然其化学结构（图 9-5）与阿片类明显不同，但它的部分镇痛作用源于其与阿片受体的结合，故在此介绍。

图 9-5 曲马多的化学结构

（一）药理作用

曲马多虽然也可与阿片受体结合，但其亲和力很弱，对 μ 受体的亲和力相当于吗啡的 1/6000，对 κ 和 δ 受体的亲和力则仅为对 μ 受体的 1/25。可以完全拮抗吗啡抗伤害效应的剂量的纳洛酮，只能使曲马多抗伤害效应减少 45%。因此对曲马多的镇痛作用不能完全用阿片受体机制来解释。现知曲马多是一消旋混合体，其（+）对映体作用于阿片受体，而（-）对映体则抑制神经元突触对去甲肾上腺素的再摄取，并增加神经元外 5-羟色胺浓度，从而影响痛觉传递而产生镇痛作用。

临床上此药的镇痛强度约为吗啡的 1/10。口服后 20～30min 起效，维持时间为 3～6h。肌内注射后 1～2h 产生峰效应，镇痛持续时间为 5～6h。其镇痛作用可被纳洛酮部分拮抗。此药不产生欣快感，有轻度镇静作用，其镇咳作用约为可待因的 50%。治疗剂量不抑制呼吸，大剂量则引起呼吸频率减慢，但程度较吗啡轻。

对心血管系统基本无影响，静脉注射后 5～10min 产生一过性心率轻度增快和血压轻度增高。不引起缩瞳，也不引起括约肌痉挛。无组胺释放作用。

动物实验证明，此药仅产生轻微耐受性和依赖性。

（二）体内过程

曲马多口服后可迅速吸收，而且吸收完全（至少 90%）。口服后 2h 血药浓度达峰值，单次服药后生物利用度为 65%～68%，显著高于吗啡，多次服用后增至 90%～100%。对组织的亲和力高，表观分布容积为 3.3（静脉注射）～5.1（口服）L/kg。其血浆蛋白结合率仅为 4%。

此药在肝内降解，口服后约 85% 被代谢，代谢物中只有 O-去甲曲马多有药理活性。口服后约 90% 经肾排出。消除半衰期为 5～6h。肝、肾功能障碍时，消除半衰期延长约 1 倍。同时服用卡马西平时，消除半衰期缩短。

（三）临床应用

曲马多主要用于急性或慢性疼痛。口服后效果几乎与胃肠道外给药相等。成人常用剂量为口服 50mg，必要时可增加到 100mg。由于维持时间长，每日 2～3 次即可。

此药很少引起不良反应，恶心、呕吐、便秘等发生率均很低。

第二节 非阿片类镇痛药

尽管阿片类镇痛药物在围术期及急、慢性疼痛治疗中已被广泛使用，但阿片滥用及其成瘾性等问题也不容忽视，近年来在疼痛管理中有学者提出了"去阿片化"策略。除了阿片类药物以外，还有很多药物可用于疼痛治疗，目前主要包括非甾体抗炎药（nonsteroidal anti-inflammatory drug，NSAID）、抗抑郁药、抗惊厥药、N-甲基-D-天冬氨酸（N-methyl-D-aspartic acid，NMDA）受体拮抗药、糖皮质激素、局部麻醉药、骨骼肌松弛药、α_2 肾上腺素受体激动药等。

一、非甾体抗炎药

解热镇痛抗炎药由于其化学结构与糖皮质激素的甾体结构不同，抗炎作用特点也不尽相同，因而也被称为 NSAID。NSAID 种类较多，可分为水杨酸类、对氨基苯胺类、丙酸类、吲哚类等。NSAID 的主要作用机制是通过抑制环氧化酶（cyclooxygenase，COX）活性，减少组织内前列腺素（prostaglandin，PG）的合成，从而抑制 PG 介导的化学刺激对感觉通路的易化作用。根据 NSAID 对 COX 的作用方式，可分为非选择性 COX 抑制药和选择性 COX-2 抑制药。

代表性药物

1. 阿司匹林 是经典的解热镇痛抗炎药，常被作为评价其他药物的标准制剂。主要通过抑制体内前列腺素、缓激肽、组胺等的合成，抑制血小板膜上的环氧化酶，发挥解热镇痛、抗炎抗风湿、抗血小板聚集作用。成人口服用量为每次 0.3～1.0g，每日剂量不超过 3.6g。它是治疗风湿热的首选药物，也用于治疗类风湿关节炎、骨关节炎、强直性脊柱炎等。其常见的不良反应包括胃肠道反应、肝肾功能损害、水杨酸反应等。因此严重肝肾功能损害、低凝血酶原血症、维生素 A 缺乏病、有出血风险的溃疡患者应禁用阿司匹林。近年来，出现了阿司匹林的复合制剂，如阿司匹林精氨酸盐和赖氨酸盐，避免了对胃肠道的刺激，且起效快、维持时间长。

2. 对乙酰氨基酚 是乙酰苯胺类解热镇痛药，严格意义上来说并不属于 NSAID，具有解热、镇痛作用，但抗炎抗风湿作用弱。主要用于关节痛、肌肉软组织痛、癌痛及术后疼痛等。成人口服用量为每次 0.3～0.6g，每日剂量不超过 2g，镇痛治疗一般不超过 10d。大剂量长时间用药可引起不良反应，如肝损害、肾乳头坏死、血小板减少、再生障碍性贫血等。该药物可透过胎盘和乳汁，故孕产妇不宜使用。

3. 氟比洛芬酯 是一种丙酸类 NSAID，注射剂由脂微球和其包裹的氟比洛芬酯组成。其为氟比洛芬的前体药物。作为新型药物载体系统，脂微球使包裹的药物在炎症组织、手术切口及肿瘤部位靶向聚集，从而增强药效；脂微球易于跨越细胞膜，从而促进包裹其内的药物的吸收，缩短起效时间；药物受脂微球包裹后，可达到控释延长药效。该药物主要应用于缓解术后疼痛、炎性痛和癌痛等，成人每次静脉注射或静脉滴注 50mg，每日 1～2 次。氟比洛芬酯与第三代喹诺酮类抗生素合用可引起痉挛。不良反应及禁忌证同阿司匹林。

4. 吲哚美辛 为人工合成的吲哚类 NSAID，其作用机制除了对环氧化酶的抑制外，还包括抑制白细胞的趋化及溶酶体酶的释放等。其作用于体温调节中枢，可引起外周血管扩张及出汗，使散热增加，从而发挥解热作用。吲哚美辛主要用于关节炎的治疗，可缓解疼痛和软组织损伤，以及治疗痛经、术后痛、偏头痛等。成人口服镇痛首次剂量为 25～50mg，维持则用 25mg，每日 3 次，直至疼痛缓解，可停药。其不良反应主要见于胃肠道反应、肾功能损害、造血系统障碍及皮疹等。

5. 塞来昔布 为 COX-2 选择性抑制药，通过抑制 COX-2 阻断花生四烯酸合成前列腺素而发挥抗炎镇痛作用，治疗剂量不会引起因 COX-1 抑制导致的胃肠道反应和血小板抑制等副作用。可用于各种急慢性骨关节炎、类风湿关节炎、癌痛、术后痛等。成人剂量为每次 0.1g 或 0.2g，每日 2 次。塞来昔布的常见不良反应主要为胃肠道症状及心血管不良事件。

二、抗 抑 郁 药

抗抑郁药根据化学结构的不同，可分为 3 类：单胺氧化酶抑制药、三环类抗抑郁药（tricyclic antidepressive agent，TCA）及杂环类抗抑郁药。研究表明，抗抑郁药物可通过抑制外周去甲肾上腺素受体和 5-羟色胺（5-HT）及去甲肾上腺素（NA）的再摄取，加强对神经病理性疼痛的下行抑制作用，从而发挥镇痛功能。目前抗抑郁药物已成为治疗神经病理性疼痛的一线药物。

代表性药物

1. 阿米替林 为 TCA，它对 5-HT 再摄取的抑制较强，镇静和抗胆碱作用也较强，主要用于慢性、顽固性疼痛的治疗，如紧张性头痛、纤维肌痛症、肌筋膜炎等。成人每日口服用量为 $10\sim50mg$，自小剂量开始，依病情逐渐调整。早期可能出现抗胆碱作用的不良反应，如口干、排尿困难等，也可以出现眩晕、震颤等中枢神经系统不良反应或直立性低血压。近期有心肌梗死、癫痫、青光眼、尿潴留、甲状腺功能亢进（甲亢）等疾病的患者禁用。

2. 多塞平 是传统的三环类抗抑郁药，其化学结构与阿米替林相似，适用于各类焦虑抑郁状态，服药后可使患者感到精神愉悦、思维敏捷。成人每日口服用量自 25mg 开始，可逐渐增至 200mg，其抗焦虑作用多在 1 周内生效，抗抑郁作用则相对平缓。不良反应与禁忌证与阿米替林相同。

三、抗惊厥药

由于癫痫和神经病理性疼痛在病理生理和生物化学机制方面有诸多相似，因此抗惊厥药常被用于治疗神经病理性疼痛，如三叉神经痛、带状疱疹后神经痛及糖尿病性周围神经痛。根据其作用机制不同，主要分为钙离子通道阻滞药和钠离子通道阻滞药。

代表性药物

1. 加巴喷丁 己证实其能通过结合 α_2-δ 亚基阻断电压门控钙离子通道，减少钙离子内流，减弱初级伤害性传入神经元中谷氨酸和 P 物质的释放，从而调节伤害性信息的传导。主要用于治疗神经病理性疼痛以及多发性硬化、脊髓损伤所导致的周围神经痛，可有效缓解几种典型的神经病理性疼痛症状，如烧灼痛、枪击样痛、痛觉过敏、痛觉超敏。加巴喷丁的推荐剂量是初始剂量 $100\sim300mg/d$，每 $1\sim3$ 日酌情增加 $100\sim300mg$，直至 $1800\sim3600mg/d$。使用过程中可能出现轻、中度头晕等不良反应，通常缓慢增加剂量可以显著减少其副作用，一般在治疗进行 1 周后可相对稳定。加巴喷丁还广泛与三环类抗抑郁药以及其他抗惊厥药联合使用，不仅可以提供更好的镇痛效果，且每种药物的剂量需求更少。

2. 普瑞巴林 作用机制与加巴喷丁相似，是一种对电压敏感型钙通道 α_2-δ 亚基具有高度亲和性的抗惊厥类药物，通过减少兴奋性谷氨酸神经传递来发挥作用，普瑞巴林对 γ-氨基丁酸（γ-aminobutyric acid，GABA）或苯二氮䓬类受体不具有活性。该药物已被广泛应用于治疗糖尿病性神经痛和带状疱疹后神经痛，且效果显著。它具有快速起效的优势，口服每日起始剂量为 150mg，根据治疗反应，1 周内可增加到每日 300mg，最大可至 600mg。此外，普瑞巴林（平均剂量 450mg/d）对于存在弥漫性骨骼肌肉疼痛、红斑性肢痛、睡眠障碍和疲劳等临床表现的纤维肌痛症患者也有疗效。

3. 卡马西平 主要作用机制是阻滞钠通道，通过限制突触后和突触前钠通道从而限制神经元动作电位的发放。曾经作为治疗三叉神经痛的"金标准"药物，其作用特点是抑制沿三叉神经分布区发生的阵发性闪电样、枪击样神经病理性疼痛。初始治疗时对 89% 的患者有效，然而，因卡马西平对中枢神经系统的影响以及诱发发生再生障碍性贫血和粒细胞缺乏症等，使其在临床的应用受到了诸多限制。

4. 奥卡西平 是卡马西平的 10-酮基结构类似物，作为一种电压依赖性钠通道阻滞药，其能够稳定过度兴奋的神经细胞膜。与卡马西平相比，奥卡西平具有较少的药物相互作用及不良反应，尤其是严重血液病等较少发生。主要用于治疗顽固性三叉神经痛、缓解糖尿病性神经痛和复杂性区域疼痛综合征，以及治疗对其他抗惊厥药物无效的带状疱疹后神经痛的患者。奥卡西平每日平均剂量从 150mg 开始，每隔 1 周增加 150mg，最大可加至 900mg/d，可以明显减少神经病理性疼痛的痛觉超敏症状，具有良好的耐受性。

四、NMDA 受体拮抗药

疼痛通常可以分为神经源性疼痛和伤害感受性疼痛两大类，前者对于抗抑郁药和（或）抗惊厥药有较好的反应，而后者在伤害性刺激时可激活中枢和外周神经系统的 N-甲基-D-天冬氨酸

（NMDA）受体，导致电压依赖性的 Na^+ 和 Ca^{2+} 内流和细胞内 K^+ 外流。临床上则表现为痛觉过敏和异常疼痛。

代表性药物

氯胺酮　与门冬氨酸受体和阿片 μ 受体具有亲和力，亚麻醉剂量的氯胺酮可使 NMDA 受体被非竞争性阻断，同时受体结构发生变化，从而使痛觉过敏、异常疼痛感减轻并增加疼痛耐受力。S-氯胺酮对受体的亲和力是氯胺酮的 2 倍。主要应用于中枢敏化引发的神经性疼痛，如重症急性疼痛，此外还可改善阿片耐受以及预防术后慢性疼痛。常用剂量为 0.25～1mg/kg 单次注射或 5μg/(kg·min) 输注，与单次给药相比，连续输注获益更显著。系统分析显示，与对照组相比，围术期应用氯胺酮不增加中枢神经系统不良反应风险，但老年患者使用氯胺酮有剂量依赖性的精神症状风险，建议使用低剂量。不良反应以幻觉、恶心呕吐、噩梦为主。高血压、颅内压增高、严重心功能不全患者禁用。

五、α₂ 肾上腺素受体激动药

α_2 肾上腺素受体激动药的主要机制是通过机体神经元上的 Gi 蛋白依赖性钾离子通道被激活，从而使细胞膜出现超极化，还可依靠 G_0 蛋白耦联的 N 型钙离子通道，使钙离子内流减少，从而不但可使神经元放电被阻断，也可使局部电信号传播被阻断，进而活化背侧角的下行抑制性通路。

代表性药物

右美托咪定：是一种 α_2 受体激动药，有镇静、抗焦虑和镇痛的效果，且呼吸抑制轻。对神经病理性疼痛和对阿片类药物耐受的患者经硬膜外和鞘内注入 α_2 肾上腺素受体激动药效果良好。有系统分析研究称，通过将受体激动药应用于鞘内以及硬膜外，可对术后疼痛、癌性疼痛以及神经病理性痛起到良好的抑制作用。

六、糖皮质激素

糖皮质激素在疼痛治疗中主要是利用其抗炎和免疫抑制作用，其种类较多，可分为短效、中效、长效类激素（表9-5）。目前主要用于治疗炎症及创伤后疼痛、肌肉韧带劳损、神经根病变引起的疼痛、骨关节无菌性炎性疼痛、风湿性疼痛和复杂区域疼痛综合征等。硬膜外腔激素注射主要治疗各种脊柱病变引起的背痛，因为它能选择性作用于病变部位，并持续较高的药物浓度，对于局部椎间盘突出或环撕裂引起的轴痛、髓核脱出或脊髓硬化等压迫引起的神经根病变、非压迫性炎症引起的脊神经根炎、带状疱疹引起的疼痛均有较好疗效。

表 9-5　临床常用糖皮质激素的药理学特性

类别	药物	等效剂量（mg）	抗炎强度
短效	氢化可的松	20	1
	可的松	25	0.8
	泼尼松	5	4
	泼尼松龙	5	4
中效	甲基泼尼松龙	4	5
	二乙酸曲安奈德	4	5
	曲安奈德	4	5
长效	倍他米松	0.6	25～35
	地塞米松	0.75	10

代表性药物

地塞米松：为糖皮质激素的长效制剂，主要用于炎性疼痛，如各种关节炎、软组织炎症、免疫性疼痛，地塞米松可局部注射，亦可经关节腔、硬膜外间隙、骶管给药。其不良反应发生率与用药剂量和时间成正比，可致内分泌系统、骨骼肌系统、消化系统等障碍。

临床上长期大量使用糖皮质激素的副作用和停药后的反跳效应是造成不良反应的两个主要方面，为保证用药安全，使用时应遵循下列原则：①尽量使用最低有效浓度，疾病允许时即停药。②尽量进行物理治疗，避免制动，预防肌肉疾病。③对患者进行药物不良反应的宣教，积极预防并发症发生，如补钙剂量最低 1500mg/d；补充维生素 D，最低 400～800U/d；双磷酸盐治疗 7.5mg/d，最少 3 个月。

七、中枢性骨骼肌松弛药

中枢性肌肉松弛药通过抑制脊髓反射，抑制 γ 运动神经元的自发性冲动，减轻肌梭的灵敏度，从而缓解骨骼肌的紧张，适用于颈椎病、肩周炎和腰背部肌肉筋膜炎引起的肌肉痉挛性疼痛的治疗。

代表性药物

乙哌立松：为中枢性肌肉松弛药，作用于脊髓和血管平滑肌，抑制 γ 运动神经元的自发性冲动，减轻肌梭的灵敏度，从而缓解骨骼肌的紧张；并通过扩张血管而改善血液循环，从多方面阻断肌紧张亢进所引起的疼痛性疾病。主要用于改善痉挛性麻痹、肩周炎、颈椎病、紧张性头痛、外伤后遗症（脊髓损伤、头部外伤），肌萎缩性侧索硬化症及其他脑脊髓疾病。当出现肝肾功能损害或血象异常时应停药。不良反应包括四肢无力、站立不稳、困倦等症状，当出现这些症状时，应减少用量或停止用药。前列腺增生、肝肾功能异常、从事驾驶车辆或精密仪器操作的患者需慎用。

（罗　放　陈　堃）

思 考 题

知 识 拓 展

药理学研究表明，骨骼肌松弛药可以通过多重机制改善肌肉痉挛或者肌肉的挛缩状态，减轻肌肉的疼痛。首先，它可以抑制脊髓后根引起的单突触和多突触性反射电位，进而降低骨骼肌肌梭的灵敏度，减轻肌肉张力；其次，它有类似钙离子拮抗药的作用，可以降低交感神经的兴奋性，进而促进周围平滑肌特别是血管平滑肌的舒张，有效增加血流量；最后，它具有一定的中枢镇痛作用，可以有效减轻疼痛反应，缓解临床症状。临床研究表明将中枢性肌肉松弛药与非甾体抗炎药联用时，可以快速缓解肩周炎患者的关节疼痛，并缓解肩关节周围的肌张力，有效改善肩关节的活动度。

推 荐 阅 读

中华医学会麻醉学分会老年人麻醉与围术期管理学组，中华医学会麻醉学分会疼痛学组国家老年疾病临床医学研究中心，国家老年麻醉联盟．2021．老年患者围术期多模式镇痛低阿片方案中国专家共识 (2021 版)[J]．中华医学杂志，101(3)，170-184．

CARPENTER AM, RODSETH RN, COETZEE E, et al. 2022. Compatibility and stability of an admixture of multiple anaesthetic drugs for opioid-free anaesthesia[J]. Anaesthesia, 77(11): 1202-1208.

DUONG A, PONNIAH AK, VANDECAPELLE C, et al. 2022. Effect of a postoperative multimodal opioid-sparing protocol vs standard opioid prescribing on postoperative opioid consumption after knee or shoulder arthroscopy[J]. JAMA, 328(13): 1326.

SCHJERNING AM, MCGETTIGAN P, GISLASON G. 2020. Cardiovascular effects and safety of (non-aspirin)NSAID[J]. Nat Rev Cardiol, 17(9): 574-584.

SISIGNANO M, GEISSLINGER G. 2023. Rethinking the use of NSAID in early acute pain[J]. Trends Pharmacol Sci, 44(4): 193-195.

第十章　肌肉松弛药及拮抗药

肌肉松弛药（简称肌松药）是全身麻醉中重要的辅助用药，用于全身麻醉诱导时气管插管和术中保持良好的肌肉松弛。因该类药没有镇痛作用、遗忘作用，故肌松药只能应用于麻醉状态下的个体使其骨骼肌松弛。不能用于患者的制动。

1942 年，筒箭毒碱开始用于外科手术，提供骨骼肌松弛。1952 年，琥珀酰胆碱因其快速起效、超短效作用时间，彻底改变了麻醉药物的使用情况。1967 年，首个合成的氨基甾体类肌松药泮库溴铵应用于临床，并最终促进了同类的维库溴铵以及苄异喹啉类的阿曲库铵的临床应用，之后起效迅速的罗库溴铵于 20 世纪 90 年代进入临床。每种肌松药至少在某一方面超越了其前身或者有所改进。肌松药与大多数麻醉技术结合用于外科手术，是麻醉安全和现代外科技术发展的关键组成部分，尤其是使心胸外科、神经外科和器官移植外科有了飞跃式的发展。

第一节　肌肉松弛药的药理学及临床应用

肌肉松弛药的基本药理作用是通过与神经肌肉接头处的乙酰胆碱受体相互作用而阻断突触信号传导。

一、神经肌肉接头

神经肌肉接头是位于周围神经系统的化学突触。神经肌肉接头由突触前神经元末梢和突触后肌细胞（运动终板）组成，在突触前神经元末梢中，乙酰胆碱储存于突触囊泡中，而运动终板中有高密度的乙酰胆碱受体分布。

电压依赖型钙通道在突触囊泡附近高度集中，当神经细胞产生动作电位时，钙通道开放，钙离子快速内流至神经末梢，细胞内钙浓度增至约 100μmol/L。这种钙瞬变持续约 0.5ms，导致突触囊泡与细胞质膜融合，释放储存的乙酰胆碱。乙酰胆碱弥散入突触间隙，两个乙酰胆碱分子与一个乙酰胆碱受体结合。

神经肌肉接头处的乙酰胆碱受体是由 5 个亚单位组成的糖蛋白，包括 2 个 α 亚单位和一个 β、δ、ε 亚单位，其中 2 个 α 亚单位是乙酰胆碱和肌松药的结合位点。与 2 个乙酰胆碱分子结合后，乙酰胆碱受体激活，钙和钠流入肌细胞，细胞膜除极后细胞收缩。此时钙和钠停止进入细胞内，钾开始移出细胞，复极开始，乙酰胆碱受体失活。

触发除极后，乙酰胆碱弥散入突触间隙，被乙酰胆碱酯酶快速水解成胆碱和乙酸，胆碱随后在运动神经末梢重新合成新的乙酰胆碱。

二、神经肌肉接头的药理特点

根据胆碱受体对烟碱和毒蕈碱的反应，可以分为烟碱受体（N 受体）和毒蕈碱受体（M 受体）。烟碱受体主要有两种，即肌肉型（位于神经肌肉接头）和神经元型（分布在自主神经节、副交感神经的末端、中枢神经系统）。胆碱受体由不同的亚单位组成，大多数药物与其有不同的亲和力，从而产生不同的效应。仅有乙酰胆碱和生成乙酰胆碱的药物（乙酰胆碱酯酶抑制药）对所有受体都是激动药。

影响乙酰胆碱受体分布的病理情况在临床上很常见，如去神经化、机械通气时间过长等，会减少神经肌肉接头的乙酰胆碱受体密度，而接头外的肌膜表面乙酰胆碱受体增生，乙酰胆碱受体的上调增加了乙酰胆碱和琥珀胆碱等激动药的敏感性，但降低了竞争性拮抗药如非去极化神经肌肉阻滞药物的敏感性。而神经肌肉接头暴露于过多的乙酰胆碱时，如长期使用乙酰胆碱酯酶抑制药，可造成乙酰胆碱受体下调，使拮抗药敏感性增加，激动药敏感性下降。

三、肌松药分类

乙酰胆碱受体是大多数肌松药的主要作用部位，根据肌松药与受体结合后是否导致肌膜去极化分为去极化和非去极化药物。肌松药在起效时间、作用时间、代谢、副作用和与其他药物作用方面有很大的差异（表 10-1，表 10-2）。

表 10-1　各种肌松药的药理比较

	ED$_{95}$（mg/kg，静脉注射）	插管剂量（mg/kg，静脉注射）	插管时间（min）	25% 恢复时间（min）	输注速度 [μg/(kg·min)]	消除
去极化药物						
琥珀胆碱	0.25	1～1.5	1	4～6	60～100	血浆胆碱酯酶
非去极化药物						
阿曲库铵	0.25	0.4～0.6	2～3	20～35	4～12	酯水解，Hofmann 消除
顺阿曲库铵	0.05	0.15～0.2	2～3	40～60	1～3	Hofmann 消除
米库氯铵	0.08	0.15～0.25	2～3	15～25	3～15	血浆胆碱酯酶
泮库溴铵	0.06	0.06～0.1	3～4	60～100		肾（70%～80%）、胆和肝（20%～30%）
罗库溴铵	0.3	0.6～1.2	1～1.5	30～150	4～12	主要经肝
维库溴铵	0.05	0.08～0.12	2～3	25～40	0.8～2	胆汁和肝（70%～90%）、肾（10%～30%）

表 10-2　各种肌松药的心血管副作用

药物	组胺释放	神经节效应	解迷走活性	交感刺激
琥珀胆碱	+/–	+	0	0
阿曲库铵	+	0	0	0
顺阿曲库铵	0	0	0	0
米库氯铵	+	0	0	0
泮库溴铵	0	0	++	++
罗库溴铵	0	0	+	0
维库溴铵	0	0	0	0

琥珀胆碱是目前临床上可用的唯一一种去极化药物。非去极化药物根据化学结构可分为氨基甾类衍生物（如泮库溴铵、罗库溴铵和维库溴铵）和苄异喹啉类（如阿曲库铵、顺阿曲库铵和米库氯铵）。肌松药也常根据作用时间分为超短效（<10min，琥珀胆碱）、短效（<20min，米库氯铵）、中效（45～60min，阿曲库铵、顺阿曲库铵、罗库溴铵和维库溴铵）和长效（>1h，泮库溴铵）。

（一）去极化肌松药

当一种药物模拟神经递质乙酰胆碱的作用时即为去极化神经肌肉阻滞（Ⅰ相阻滞）。琥珀胆碱由两个乙酰胆碱分子通过乙酰基连接起来，可激活乙酰胆碱受体，导致接头后膜的去极化。琥珀胆碱的降解比乙酰胆碱慢，终板持续去极化使钠通道失活，从而不能对随后的乙酰胆碱刺激产生反应。诱导剂量的琥珀胆碱快速起效（约 1min），先是短暂激动药作用（即肌肉颤搐），然后是

4～6min 的骨骼肌麻痹。这些特点使琥珀胆碱常用于快速气管插管。

琥珀胆碱与乙酰胆碱受体分离后，作用消退，并由血浆胆碱酯酶快速水解为琥珀酰单胆碱，然后缓慢水解为琥珀酸和胆碱。血浆胆碱酯酶产生于肝，也称作假性胆碱酯酶，与乙酰胆碱酯酶不同，在突触间隙不存在。但是乙酰胆碱酯酶抑制药对两种酶都有不同程度的抑制。去极化阻滞的特点包括：①短暂肌束震颤松弛；②对强直或四个成串刺激（TOF）无衰减反应；③无强直后易化（PTP）；④乙酰胆碱酯酶抑制药可增强阻滞，而非逆转阻滞。

琥珀胆碱的副作用与它对烟碱和毒蕈碱受体的激动药效应有关，包括以下几个方面。

1. 肌痛　术后常见，尤其是腹部、背部和颈部的肌肉，主要是由于肌肉颤动，在女性和年轻患者小手术后更常见。

2. 心律失常　琥珀胆碱对心肌没有直接作用，但是琥珀胆碱可刺激神经节，在成年患者中常导致窦性心动过缓、结性心律，甚至儿童首剂和成人短时间内重复给药（如 5min）时，会导致心搏骤停。因此在给予琥珀胆碱之前，可预先静脉注射阿托品以减少心动过缓等心律失常的发生。

3. 高钾血症　琥珀胆碱去极化可增加跨膜离子流，通常会使血清钾升高 0.5～1.0mmol/L，但是在严重烧伤和大面积组织损伤、骨骼肌广泛去神经化或上位运动神经元疾病患者，可能会发生威胁生命的高钾血症和心律失常。这种作用与接头外乙酰胆碱受体增加或肌膜损伤有关。在烧伤患者中使用琥珀胆碱，最危险的时间是烧伤后 2 周至 6 个月，因此建议在烧伤后 24h 至 2 年时间内应避免使用琥珀胆碱。有肾衰竭的患者，如果没有高钾血症或酸中毒，可以安全使用。

4. 眼压升高　给予琥珀胆碱 2～4min 时，可能发生一过性眼内压增高，可能与眼外肌的颤动有关，导致眼球受压。但是在开放性眼损伤的患者，仍可安全使用。

5. 琥珀胆碱可导致颅内压一过性轻度升高。

6. 恶性高热病史是琥珀胆碱的绝对禁忌证。一定程度的咀嚼肌痉挛，可能是对琥珀胆碱的正常反应，但严重的颌部僵硬可增加暴发性恶性高热发作的危险。如果使用琥珀胆碱后发生全身肌肉僵硬、心动过速、呼吸过快和体温过高，应警惕可能发生恶性高热。

7. Ⅱ相阻滞　大多因多次重复注射或持续输注琥珀胆碱剂量超过 3～5mg/kg 时发生，Ⅱ相阻滞有非去极化阻滞的某些特征：①强直或 TOF 刺激后有衰减；②有强直后易化现象（PTP）；③快速抗药反应（需要量增加）；④恢复延迟；⑤可由乙酰胆碱酯酶抑制药部分或完全拮抗。

在给予琥珀胆碱前 2～4min，预注亚肌松药量非去极化肌松药，如顺阿曲库铵 1mg 或罗库溴铵 3mg 静脉注射，可以消除肉眼可见的肌肉颤动，但对减少上述副作用并非都有效果。此外，清醒患者，用非去极化神经肌肉阻滞药物预处理，可能发生复视、无力或呼吸停止。采用预处理快速诱导时，要加大琥珀胆碱剂量至 1.5mg/kg。

琥珀胆碱引起的阻滞时间延长，原因包括血浆胆碱酯酶浓度低下、药物引起的胆碱酯酶活性抑制，或遗传性酶异常。血浆胆碱酯酶水平下降见于妊娠最后 3 个月和产后几天，以及严重肝肾疾病、饥饿、癌症、甲状腺功能减退、烧伤、失代偿性心力衰竭和放疗后。血浆胆碱酯酶抑制可发生于使用有机磷化合物和其他抑制胆碱酯酶的药物（如新斯的明、吡啶斯的明和多奈哌齐）、化疗药物（如环磷酰胺和氮芥）、口服避孕药、糖皮质激素和单胺氧化酶抑制药的患者。在血液透析时血浆胆碱酯酶水平通常不受影响。

（二）非去极化肌松药

非去极化阻滞是由乙酰胆碱的可逆性竞争性拮抗药作用于乙酰胆碱受体产生的。

非去极化阻滞肌松药有以下特点：①没有肌束震颤；②强直和 TOF 刺激后衰减；③有强直后增强现象（PTP）；④去极化阻滞的拮抗；⑤阻滞效应被其他非去极化肌松药和吸入麻醉药所增强；⑥可被乙酰胆碱酯酶抑制药逆转。

常用的非去极化肌松药包括以下几种。

1. 米库氯铵　米库氯铵是短效非去极化肌松药，有 3 种同分异构体（反-反、顺-反、顺-顺二元酸酯），由血浆胆碱酯酶快速水解。采用预注剂量或 3 倍 ED_{95} 剂量可缩短起效时间。有血浆胆碱酯酶活性异常或应用胆碱酯酶抑制药的患者应慎用。大剂量快速注射时，可导致组胺释放，引起一过性血压下降、心率增快。如需用抗胆碱酯酶药物拮抗米库氯铵的阻滞作用，依酚氯铵优于新斯的明，因前者对血浆胆碱酯酶活性影响小。

2. 阿曲库铵 阿曲库铵由 10 个立体异构体组成，由非特异性血浆胆碱酯酶进行酯水解和霍夫曼消除（非生物过程，不依赖肾、肝或酶的功能）。其主要代谢产物是劳丹素（laudanosine），血浆水平高时是一种中枢神经系统刺激物。阿曲库铵建议可用于严重肝、肾疾病患者。高于 2.5 倍 ED_{95} 剂量快速静脉输注可引起组胺一过性释放和低血压。

3. 顺阿曲库铵 顺阿曲库铵是组成阿曲库铵的 10 个立体异构体的一种，其效能约为阿曲库铵的 4 倍，由于高克分子浓度导致其起效相对缓慢。顺阿曲库铵主要经霍夫曼消除，它的作用时间与肝、肾功能无关。与阿曲库铵不同，即使 8 倍 ED_{95} 剂量快速注射，也无组胺释放和血流动力学效应。

4. 维库溴铵 维库溴铵是一种亲脂性肌松药，容易被肝吸收，排泄进入胆汁。代谢产物之一的 3-去乙酰维库溴铵，也有肌肉松弛作用（其效能约为维库溴铵的 50%～70%），并经肾排除。老年人、肝脏疾病和肾衰竭的患者清除率下降、消除半衰期延长，导致维库溴铵作用时间延长。维库溴铵对心率和血压无明显影响，但它能抑制组胺 N-甲基转移酶，可增强某些药物如吗啡的组胺释放效应，如面色潮红、低血压等。

5. 罗库溴铵 罗库溴铵结构类似于维库溴铵，但效能较低，增大气管插管剂量可加快起效时间，因每一次循环时间都有大量药物分子到达神经肌肉接头。以 0.6mg/kg 剂量时，可在 1min 内达到良好的气管插管条件。剂量增加至 1.2mg/kg（4 倍 ED_{95}）可更明显地缩短起效时间，但会显著延长作用时程。需快速诱导但又禁忌使用琥珀胆碱时，常选用此药。罗库溴铵经胆汁原形清除和经肾排泄。肾衰竭患者，此药作用时间延长，尤其是在反复注射或持续输注时。即使大剂量注射也无组胺释放作用和心血管效应。

6. 泮库溴铵 泮库溴铵是一种长效肌松药，主要经肾清除，在肾衰竭患者其作用时间延长。在肝硬化或胆道功能异常的患者，由于表观分布容积增加，需加大泮库溴铵的初始剂量才能达到充分肌肉松弛，因血浆清除率下降，使作用时间明显延长。泮库溴铵有抑制交感神经末梢儿茶酚胺再摄取和心脏毒蕈碱受体的解除迷走神经作用，因此可引起血压升高、心率增快和心排血量增加。这些心脏刺激作用可增加心肌需氧量，在有冠状动脉疾病的患者可导致心肌缺血。

（三）肌松药的临床使用

1. 肌松药的选择 选择肌松药时，必须同时考虑几个因素：气管插管的紧急性、手术持续时间、影响神经肌肉接头功能的并存疾病、药物代谢特征和副作用。例如，琥珀胆碱快速起效是快速气管插管的良好选择，而罗库溴铵可减少烧伤患者高钾血症的风险。泮库溴铵可以导致心率增快，对严重缺血性心脏病患者不利，但这种解除迷走神经作用对小儿则是适宜的。

2. 预给量 全身麻醉诱导过程中，在给气管插管剂量的非去极化肌松药之前 2～4min 预先静脉注射小剂量肌松药，可明显缩短随后给予气管插管剂量肌松药时的起效时间。一般预先给药的剂量大约是 ED_{95} 的 20% 或者气管插管剂量的 1/10。当再次给予气管插管剂量时，余下的受体可被迅速阻滞，起效时间相应缩短。采用这种方法一般可缩短起效时间 30～60s，即在第二剂量之后约 90s 内可完成气管插管。虽然经预注法处理的气管插管条件有一定改善，但是仍不能与琥珀酰胆碱提供的气管插管条件相媲美，并且不适用于清醒患者，禁用于气道异常患者。

3. 肌松的维持 肌松效应的强度和维持时间应以满足手术要求为目标，使用最低剂量。中长效肌松药一般不主张连续静脉滴注，采用分次静脉注射即可。临床上肌颤搐抑制 90% 即能满足大部分外科手术的要求，肌颤搐抑制在 75% 以下者腹部手术会发生肌紧张。但对于颅脑血管瘤摘除等精细手术，要求患者在手术期间绝对静止不动，必须抑制可能出现的呛咳等异常情况，要求维持深度肌松，应达到肌颤搐 100% 抑制。

肌松药追加（维持）量一般为首次剂量的 1/10（长效肌松药）或 1/4（中效或短效肌松药）即可，而且只有在前面剂量的肌松作用已经明显恢复时才有必要给予追加剂量。中时效的阿曲库铵、维库溴铵和罗库溴铵 20～30min 追加，而长时效肌松药间隔时间在 45min 或更长。实际工作中给药间隔时间应参考肌松药消除半衰期的长短、术中复合使用其他麻醉药的情况和患者药效学、药动学的可能变化等来综合判断。吸入麻醉药达一定深度也有肌松作用，并能增强肌松药的作用。复合强效吸入麻醉药时一般要减少 30%～50% 的肌松药用量。

四、神经肌肉功能监测

麻醉中监测神经肌肉功能的理由：有利于判断气管插管时机；为临床评定术中的肌松程度和拔管前肌力的恢复程度提供客观的参考指标；根据患者的反应确定用药剂量；监测 Ⅱ 相阻滞的发生；可早期发现患者血浆胆碱酯酶活性异常。

周围神经刺激器，可用多种类型的刺激，包括单颤搐刺激、强直刺激、TOF、PTC、双重暴发刺激和强直后计数。腕部刺激尺神经引发的拇内收肌反应最常使用，其结果易于引出，并且不易与直接的肌肉激活混淆。将经皮电极置于腕部尺神经表面，并连于电池驱动的脉冲发生器，发生器发出特定频率电流形成剂量脉冲，诱发的肌张力可以通过拇指内收动作或通过连于拇指的压力转化器进行测量。给予肌松药后，随着药物起效，肌张力和颤搐幅度下降。如果不能行尺神经监测，也可应用其他部位（如面神经、胫后神经、腓神经或者腓总神经）。通过触摸很难精确估计颤搐强度，所以这些方法都可能遗漏有临床意义的残余肌松作用（表 10-3）。

表 10-3 肌松作用的临床评价

颤搐反应	临床相应关系
0.1Hz 的单颤搐抑制 95%	满意的气管插管条件
单颤搐抑制 90%；TOF 仅见 1 个颤搐反应	氧化亚氮-阿片类麻醉镇痛药麻醉达到的术中肌松水平
单颤搐抑制 75%；TOF 见 3 个颤搐反应	使用吸入麻醉药可获得满意的肌松
单颤搐抑制 25%	肺活量减少
TOF ＞ 0.75；50Hz 强直刺激持续 5s	抬头持续 5s；肺活量为 15～20ml/kg；吸气力量达到 −25cmH_2O；咳嗽有力
TOF ＞ 0.9	不需辅助可坐起；颈动脉体对低氧产生的反射未受损；咽部功能正常
TOF 为 1.0	呼气流速、潮气量和吸气力量正常；复视消失

（一）单颤搐刺激

单颤搐刺激是频率为 0.1Hz（每 10 秒 1 个脉冲）、持续时间 0.2ms 的单次超强刺激。肌颤搐高度（一定负荷下的高度和峰值张力）表示的方式是与对照颤搐高度的百分比。超强刺激可保证所有肌肉纤维参与收缩；短时间刺激可防止神经重复兴奋；刺激频率也很重要，可影响颤搐高度和衰减程度。单颤搐刺激对于药物起效和肌肉阻滞恢复判断不是敏感指标，因为必须有 75% 的乙酰胆碱受体被阻滞，颤搐高度才开始下降，而恢复到对照高度仍有 75% 的受体被阻滞。

（二）强直刺激

强直刺激频率为 50～200Hz。所有的肌松药均可降低颤搐幅度，非去极化和 Ⅱ 相阻滞均有强直衰减，此时肌松药与突触前受体结合，可减少高频刺激下乙酰胆碱的动员。50Hz 持续 5s 的强直刺激在临床上用处很大，这个频率下所产生的肌张力相当于最大自主运动下所达到的肌张力，但强直刺激可产生疼痛，能加速刺激肌肉的恢复，可能会误导临床医师对呼吸和上气道肌肉恢复程度的判断。

（三）强直后单颤搐

强直后单颤搐是在一次强直刺激后 6～10s 给予的单次颤搐刺激。这个颤搐高度的增加称作强直后增强（PTP），这是由于在强直刺激同时和刺激后，乙酰胆碱合成及动员增加。非去极化和Ⅱ相阻滞均可产生 PTP，但去极化阻滞不出现 PTP。

（四）TOF 刺激

TOF 刺激是频率为 2Hz 的四个超强刺激。可以间隔 10s 以上时间重复刺激。在箭毒化状态下，对这种刺激的反应有衰减现象。在非去极化神经肌肉阻滞，第四个反应的消失相当于单次颤搐的75% 抑制，第三、二、一反应的消失相当于单次颤搐的 80%、90%、100% 抑制。临床医师经常高估 TOF 比值，当 TOF 比值 >0.4 时不能发现衰减。TOF 值高达 0.9 时，也可能存在上气道肌肉功能障碍，仍然伴有反流和误吸的危险。即使 TOF 比值达 0.7，肌松药也可能损害颈动脉体的低氧反应。TOF 是一种有用的临床监测方法，不需要对照，疼痛明显少于强直刺激、可用于清醒患者识别残余肌松，也不影响随后的恢复，为外科肌松监测提供了很好的方法，适用于评价肌松作用的恢复。去极化阻滞无衰减反应，TOF 不适用于其定量分析，但连续或反复给予琥珀胆碱的情况下，可用 TOF 刺激发现衰减以提示Ⅱ相阻滞的发生。

（五）强直后计数

强直后计数用于定量深水平的非去极化阻滞，给予 5s 50Hz 的强直刺激，3s 后以 1Hz 频率重复给予单个刺激，根据引出反应的次数可判断自主恢复的时间。

（六）双重暴发刺激

双重暴发刺激是使用两次二联或三联 50Hz 的强直暴发刺激，两次暴发刺激间隔 750ms，第二次刺激反应减弱提示残余箭毒化。一般认为，对双重暴发刺激反应的衰减比 TOF 衰减更易测得。

五、影响肌松药作用效果的因素

许多生理和病理因素均可以影响肌松药在体内的分布、消除、神经肌肉接头对肌松药的敏感性，和肌松药或其拮抗药或者同时和这两类药物都有相互作用。

（一）影响肌松药的药动学

影响肌松药在体内分布和消除的因素均可影响肌松药的作用。肌松药为水溶性药物，主要分布在细胞外液。增加肌松药与蛋白质的结合量和增加细胞外液量可增加肌松药的表观分布容积。肝脏疾病可引起体液潴留，增加肌松药的表观分布容积，从而降低其血药浓度，因此肌松药的初始需求量可能较正常人大，但追加量应减少，追加间隔时间也应适当延长。肝功能或肾功能损害时，肌松药在体内消除延缓，作用时间也相应延长。肾衰竭患者不宜应用经肾排泄的肌松药，如泮库溴铵，而部分经肾排泄的肌松药时效也延长。琥珀胆碱、阿曲库铵和顺阿曲库铵在体内消除可不依赖肝、肾功能，对肝、肾功能不良的患者也可安全使用。

（二）影响肌松药的药效学

1. 水、电解质和酸碱平衡　血浆和细胞外液的 pH 改变对肌松药作用的影响复杂，酸中毒可延长和增强肌松药的作用，且使其作用不易被新斯的明拮抗。低钾血症和高钠血症可增强非去极化肌松药的作用。低钙血症和高镁血症可减少乙酰胆碱释放，增强非去极化肌松药的作用。给予40mg/kg 的硫酸镁，维库溴铵的 ED_{50} 会降低 25%，起效时间几乎缩短 1/2，恢复时间几乎延长 1 倍。硫酸镁治疗过的患者，新斯的明诱发的肌力恢复作用也会减弱。钙剂可用来拮抗肌松药与镁的协同作用。

2. 低温　体温降低可使非去极化肌松药的作用增强、时间延长，其影响的强度与低温程度相关。给予 0.1mg/kg 的维库溴铵，监测 10% 颤搐高度恢复时间时发现：体温 36.4℃时，恢复时间为

28min，体温 34.4℃时，恢复时间延长到 64min。低温可减少肌肉的血流量，使药物不易从神经肌肉接头部位转运至肝、肾等器官代谢和排泄；低温可降低血浆蛋白结合肌松药的能力；也可影响肝和肾的血流量，降低代谢酶的活性，从而延长肌松药的作用时间；还可影响乙酰胆碱的合成、释放，并能影响神经肌肉接头部位的敏感性。

3. 年龄 与成人相比，非去极化肌松药在婴幼儿和儿童中存在着明显的年龄相关差异。小儿对去极化肌松药不敏感而对非去极化肌松药敏感，但小儿细胞外液量相对较大，使表观分布容积增加，因此按体重计算非去极化肌松药的剂量与成人相似，而且其消除半衰期延长，因此追加次数应减少。老年人因体液量和肌肉量均减少，肾排泄减慢，故肌松药用量应减少，但对肝、肾功能正常或应用不依赖肾功能消除的非去极化肌松药，其用量与年轻人相似。在老年人中以非去极化肌松药维持一定肌松时，除阿曲库铵和顺阿曲库铵外，追加时间间隔应延长。

4. 假性胆碱酯酶异常 假性胆碱酯酶质和量的改变可影响琥珀胆碱和米库氯铵的分解而影响其时效。假性胆碱酯酶由肝合成，肝脏疾病、饥饿、妊娠末期及产褥期，该酶数量减少或活性减低，有机磷、新斯的明、单胺氧化酶抑制药和某些抗癌药均可抑制该酶活性。非典型性假性胆碱酯酶是由于遗传缺陷引起酶性质异常，对琥珀胆碱的分解能力下降，可引起琥珀胆碱的作用时间明显延长。严重的纯合子型假性胆碱酯酶异常者可能无法分解琥珀胆碱，需要血浆置换来清除药物，但这种情况在国人中罕见。

5. 神经肌肉疾病 某些疾病，包括局限于神经肌肉接头的以及全身系统性疾病会显著影响肌松药的使用和安全性，通常在这些疾病状态下运动神经、肌肉或二者都有超微结构和生化的改变，导致神经肌肉接头的传递异常。

（1）烧伤和制动：热损伤可影响体液和电解质调节、心血管和肺功能、药物代谢和骨骼肌结构与功能。烧伤患者和许多制动患者对去极化药物的反应增加，对非去极化药物的反应降低。烧伤患者的骨骼肌细胞和神经肌肉的连接有超微结构和生化的改变，这些影响可以在最初的烧伤损害 1 年多以后仍然存在。给予琥珀胆碱能引起致命的高钾血症，类似的情况在严重挤压伤和大面积组织损伤的患者中也有发生。

（2）重症肌无力：重症肌无力是一种自身免疫病，发生率为 1/20 000，常见于年轻成年女性。重症肌无力患者运动终板乙酰胆碱受体的缺失由抗乙酰胆碱受体抗体引起，这些抗体在 90% 重症肌无力患者的血清中可以检测到，但抗体滴度与临床表现无相关性。重症肌无力常表现为渐进性的喉部或眼部肌肉无力，所有肌肉都可能受累，特点是在运动后肌无力加重。临床病史支持诊断，并由以下检查进一步证实：实验室检测到血清乙酰胆碱受体抗体、静脉给予 10mg 依酚氯铵后肌力一过性改善（Tensilon 试验）和特征性的肌电图改变。治疗包括抗胆碱酯酶药物（如溴吡斯的明）、皮质激素、免疫抑制药（如硫唑嘌呤和环磷酰胺）、血浆电泳和胸腺切除。胸腺切除后疾病常能缓解。

对重症肌无力患者实施区域麻醉或全身麻醉必须加以重视，术日晨不宜停用抗胆碱酯酶药，区域麻醉可伴有骨骼肌松弛和一定程度的膈肌无力，这种作用经常会加重已存在的肌无力，这些患者可能会发生严重呼吸肌无力，麻醉和恢复期间需要严密监测呼吸。尽管溴吡斯的明可抑制琥珀胆碱的消除，这些患者经常对去极化药物不敏感，他们对非去极化药物非常敏感，长效肌松药（如泮库溴铵）和较短时效肌松药（如顺阿曲库铵）的肌松作用时间均延长，药物拮抗无效，术后易发生严重的肌无力，如可能，应尽量避免使用非去极化肌松药。尽管 TOF 的完全恢复不能保证上呼吸道肌肉的恢复和足够的自主通气，但仍强烈推荐使用神经肌肉阻滞监测。外科手术和麻醉可能加重原有疾病，即使小手术后仍有可能需要术后呼吸支持。

（3）肌营养不良：肌营养不良是一组遗传性肌病，其特征为进行性骨骼肌功能的缺失。Duchenne 肌营养不良是最常见和最严重的疾病，病变基因编码抗肌萎缩蛋白，该蛋白对肌膜的稳定性非常重要。该病是 X 连锁隐性遗传，男性好发病。临床特点是骨骼肌的无痛性退变和萎缩，在 5 岁时表现为肌无力，到青春期前，经常发展到使用轮椅，通常在 20 岁中期死于充血性心力衰竭。患者血清肌酸激酶水平升高，可用于跟踪肌肉退变的进展，到疾病后期，肌肉显著缺失，肌酸激酶接近正常水平。心脏（进行性收缩功能不全和心室壁变薄）和平滑肌（胃肠道低动力和胃排空延迟）受累程度不同。患者膈肌不受累，呼吸辅助肌无力，肺功能检测表现为限制性通气障碍。患者咳嗽功能受损，肺炎是常见的并发症。

麻醉注意事项：琥珀胆碱可引起大面积横纹肌溶解、高钾血症和死亡。由于肌松药的强度和作用时间难以预测，因此常选择短效肌松药。吸入性麻醉药，尤其是氟烷可能加重心肌抑制。恶性高热发生概率也增加。胃排空延迟和咳嗽功能受损使这些患者易发生反流误吸，术后需要积极的肺部护理以促进分泌物充分排出。阿片类药物可能进一步抑制深呼吸和咳嗽，应慎用。

（4）肌强直综合征：肌强直综合征是一组遗传病，其特征是骨骼肌松弛障碍，刺激后持续收缩，原因是钙不能从胞质转移至肌质网，强直性肌营养不良是此组中最常见的疾病。强直性肌营养不良患者全身的骨骼肌、心肌和平滑肌进行性受累和恶化，表现为呼吸肌无力、限制性通气障碍和胃肠运动减弱，其他症状包括白内障、心脏传导系统异常、秃顶和智力发育迟缓等。

麻醉注意事项：区域阻滞、肌松药和全身麻醉深度加深不能缓解强直肌肉的紧张程度，妊娠易加重疾病，子宫肌肉功能障碍常是剖宫产术的指征。这些患者对阿片类、苯二氮䓬类和吸入性麻醉药的呼吸抑制作用极敏感。与 Duchenne 肌营养不良患者一样，这些患者也经常发作心律失常，在全身麻醉时发生心搏骤停的概率增加。

（三）药物相互作用

1. 吸入全麻药　吸入全麻药作用达一定深度即能产生肌松，用强效吸入麻醉药（不使用肌松药）达到深度麻醉作用时，神经肌肉传导会轻微减慢，通过强制刺激或 TOF 刺激方式进行神经肌肉功能的监测会发现颤搐幅度受到抑制。按照增强肌松作用的大小吸入麻醉药排序如下：地氟烷＞七氟烷＞异氟烷＞氟烷＞N_2O-巴比妥、-阿片类或丙泊酚麻醉。恩氟烷、异氟烷、七氟烷和地氟烷与非去极化肌松药合用时，后者时效延长且存在量效关系，随着吸入浓度增加和时间延长，其对肌松药的增强作用逐渐加大。0.5h 以内的吸入麻醉一般不影响肌松药的作用，2h 时以上的吸入麻醉可明显增强肌松药的作用，此时非去极化肌松药的用量应减少，给药间隔要延长。吸入麻醉药增强长时效非去极化肌松药，如泮库溴铵的作用比较明显。临床吸入浓度下，常用挥发性吸入麻醉药可减少肌松药药量的 1/3～1/2。而吸入麻醉药对中时效非去极化肌松药，如维库溴铵和阿曲库铵的增强作用较弱，仅减少其药量的 1/4。吸入全麻药对去极化肌松药的影响相对较弱。

2. 局麻药和抗心律失常药　局麻药对突触前膜和突触后膜都有作用。静脉应用大剂量局麻药时，绝大部分局麻药都会阻滞神经肌肉接头。剂量较小时，局麻药能增强非去极化肌松药和去极化肌松药的作用，如普鲁卡因可增强琥珀胆碱的效应。局麻药增强肌松药效应的机制是作用于突触前膜，从而减少乙酰胆碱囊泡的含量；也可直接作用于突触后膜阻断钠通道，从而降低突触后膜对乙酰胆碱的敏感性；局麻药还可直接作用于肌纤维膜的离子通道，降低肌肉的兴奋性和收缩能力。此外，普鲁卡因可取代肌浆中的钙离子，从而抑制咖啡因引起的骨骼肌收缩，也可抑制血浆假性胆碱酯酶的活性，使琥珀胆碱和米库氯铵的分解减慢，时效延长。抗心律失常药奎尼丁具有局部麻醉作用，可与非去极化肌松药和去极化肌松药产生协同作用，增强肌松药的强度和作用时效。

3. 抗生素　在没有肌松药作用的情况下大多数抗生素都能引起肌松作用。氨基糖苷类抗生素中以新霉素和链霉素抑制神经肌肉传递的功能最强，这类药物中还有妥布霉素、庆大霉素和阿米卡星，均可增强非去极化肌松药和去极化肌松药作用，其机制有突触前和突触后双重效应。作用于突触前膜时有类似镁离子的作用，可影响乙酰胆碱的释放；作用于突触后膜时有膜稳定作用。多黏菌素的神经肌肉接头阻滞作用是所有抗生素中最强的，钙离子和新斯的明对其拮抗的效应均很差。林可霉素和氯霉素可增强非去极化肌松药的肌松效应，而对去极化肌松药的效应影响很小，其作用机制同样涉及突触前和突触后双重作用，并可被钙离子和新斯的明部分拮抗。由于抗生素引起肌松药效应增强的机制复杂，所以正确的处理措施是积极维持人工通气，待其自然恢复，而不应盲目使用拮抗药，以免产生其他难以预料的药理学效应。而且，在多数情况下，当抗生素的神经肌肉接头阻滞效应被拮抗时，其抗菌效果也可能被削弱。青霉素和头孢类在临床剂量范围也没有明显的肌松药增强作用。

4. 抗惊厥药及精神类药 凡作用于中枢神经系统的药物均有可能作用于其他神经组织，包括影响神经肌肉接头功能。抗惊厥药物都有在神经肌肉接头处抑制乙酰胆碱释放的作用，长期接受抗惊厥药物治疗的患者对非去极化肌松药有抵抗作用（阿曲库铵可能除外），表现为肌松作用恢复速度快，需要增大剂量。已证明苯妥英钠与泮库溴铵或维库溴铵合用时，可影响后者的肌肉松弛效应，但对阿曲库铵无影响。锂离子可取代体内的钾离子和钠离子，产生低钾血症和增强非去极化肌松药的作用，对用锂治疗的躁狂抑郁症患者，泮库溴铵和琥珀胆碱的肌松效应增强。

5. 其他药物 硝酸甘油可延长泮库溴铵和维库溴铵的作用时间，但无临床意义。茶碱可增加细胞内的环磷酸腺苷，使突触前乙酰胆碱的释放增加，促进神经肌肉兴奋传递，因此，应用茶碱及其衍生物的患者非去极化肌松药的使用剂量应增加。呋塞米可增强非去极化肌松药的作用，其机制涉及增加尿钾排泄、产生代谢性碱血症、抑制环磷酸腺苷和减少突触前膜乙酰胆碱释放等。相反，甘露醇对非去极化肌松药似乎没有什么影响，因为所有长效肌松药从尿中排出主要取决于肾小球滤过，所以甘露醇作为渗透性利尿药是通过改变近端小管内的渗透梯度发挥作用，结果是水保留在了肾小管内，肾小球滤过充分的患者尿量增加但不会增加肌松药的排出。

第二节 肌肉松弛药拮抗药及临床应用

琥珀胆碱产生的去极化阻滞通常在5～10min恢复，血浆胆碱酯酶异常或胆碱酯酶受抑制的患者阻滞时间可明显延长。Ⅱ相阻滞患者中约50%在10～15min自行逆转，对阻滞时间延长的患者，建议等待20～25min后可自行恢复。如颤搐强度没有进一步恢复，可以尝试使用抗胆碱酯酶药物进行拮抗，过早拮抗可能加重阻滞。

非去极化阻滞可在药物脱离作用部位时自行恢复；同时，给予抗胆碱酯酶药物可增加乙酰胆碱水平来竞争结合部位，加速恢复。

最常用的抗胆碱酯酶药物是依酚氯铵、新斯的明和溴吡斯的明，这3种药物均通过增加乙酰胆碱水平而发挥作用，因此都有烟碱样和毒蕈碱样作用，如心动过缓、支气管收缩、流涎、流泪、缩瞳等，应用抗毒蕈碱药物（如阿托品或格隆溴铵）可减弱毒蕈碱样受体的作用（表10-4）。阿托品的起效时间显著快于格隆溴铵，约1min达到峰值，格隆溴铵起效需要4～5min，因此，格隆溴铵适于与溴吡斯的明合用，后者需较长时间达峰值效应，但格隆溴铵应至少在使用依酚氯铵前3min给予。格隆溴铵发生心动过速、心律失常概率低，抑制唾液分泌效果更好。高剂量的新斯的明（＞2.5mg）可增加术后恶心和呕吐的发生率。

表10-4 拮抗药物的临床药理

药物	剂量（mg/kg）	拮抗峰值时间（min）	拮抗持续时间（min）	清除	需阿托品剂量（μg/kg）
依酚氯铵	0.05～1.0	1	40～65	肾70%，肝30%	7～10
新斯的明	0.03～0.06（最多5mg）	7	55～75	肾50%，肝50%	15～30
溴吡斯的明	0.25	10～13	80～130	肾75%，肝25%	15～20
舒更葡糖	2	2		肾100%	
	4	3			
	16	1.5			

舒更葡糖（sugammadex）是一种新的选择性肌松药结合剂，是一种经修饰的十环糊精。静脉输注后，它与甾类肌松药（罗库溴铵、维库溴铵、泮库溴铵）以1:1的比例紧密结合成水溶性复合物，可减少神经肌肉接头处肌松药与乙酰胆碱受体结合，它直接去除体内游离的肌松药，而不是间接地提高胆碱能系统的活性。因为这种拮抗不涉及神经肌肉接头传导相关的酶和受体，所以不需要用M受体阻断药（如阿托品）处理。在临床试验中，舒更葡糖可以快速逆转罗库溴铵或维库溴铵的肌松作用。舒更葡糖不与血浆蛋白结合，对乙酰胆碱酯酶没有抑制，患者可以很好耐受。在成人半衰期为1.8h，舒更葡糖的拮抗作用有选择性，它只可以有效地拮抗甾类肌松药，对卞异喹啉类肌松药和琥珀胆碱无拮抗作用。静脉给予舒更葡糖可使罗库溴铵、维库溴铵和泮库溴铵的恢复指数缩短到0.3~0.4min，并且都在1min内恢复到90%；而对卞异喹啉类肌松药引起的肌松作用，几乎无拮抗作用。

舒更葡糖及其与肌松药的结合物均无生物活性，唯一的排泄途径是以原形经肾排出。在严重肾衰竭的患者（肌酐清除率<30ml/min），舒更葡糖或其与罗库溴铵的复合物清除受限而排出延迟，如果需要再次给予罗库溴铵或维库溴铵，建议24h后再使用。舒更葡糖不影响心电图，不会增加心血管副作用的发生风险，未见有肺疾病患者中不良作用的报道。目前尚没有舒更葡糖用于肝损害的动物实验及人体研究，应该谨慎用于肝胆系统疾病的患者。

仅在TOF刺激至少有一个反应时才能应用抗胆碱酯酶药物逆转，如在深肌松或持续阻滞者，大剂量新斯的明逆转可增加残余肌无力的风险，如逆转后仍有残余肌无力，不应拔除气管导管以保证足够的通气和气道保护。

神经肌肉阻滞恢复的证据包括TOF比值>0.75、气道维持通畅不需要辅助、通气和氧合充分、持续握拳、持续抬头或肢体运动无衰减、肌肉运动协调。大手术或住院患者达到TOF>0.75和可持续抬头即可满足要求。门诊患者不能忍受残留的复视、无法自主坐起、疲倦或全身乏力，因此，门诊患者应有更严格的标准：TOF>0.9，能够咬紧口咽通气道不易被拿出。

（张孟元 王瑞伟）

思 考 题

1. 使用琥珀胆碱常见的副作用有哪些，如何预防？
2. 去极化和非去极化肌松药的作用特点区别在哪里？

知 识 拓 展

肌松药及其拮抗药物近些年的研究进展主要为延胡索酸盐及其拮抗药半胱氨酸。延胡索酸盐是一类新型非去极化肌松药，如更他氯铵、CW002与CW011，可与L-半胱氨酸结合，形成低活性的降解产物，给予L-半胱氨酸能够迅速灭活延胡索酸复合物并拮抗其肌松作用。更他氯铵起效迅速、持续时间短，在健康志愿者和动物实验中发现其作用时间是超短效的。人类志愿者接受笑气-阿片类药物麻醉时，使用更他氯铵的ED_{95}为0.19mg/kg，肌松起效时间和恢复时间类似琥珀胆碱，使用2.5倍ED_{95}更他氯铵时，1.5min达最大肌松效果。使用1倍ED_{95}更他氯铵自然恢复至TOF值0.9或以上时间为10min，使用2~2.5倍ED_{95}剂量自然恢复时间为14~15min。CW002与CW011持续时间在短效与中效非去极化肌松药之间。如果以后的研究与之前的研究结果一致，那么延胡索酸盐肌松药的出现将为麻醉医师在整个手术期间维持深度肌松，并且很少出现术后肌松残余阻滞提供新的选择。

推 荐 阅 读

KLEIN AA, MEEK T, ALLCOCK E, et al. 2021. Recommendations for standards of monitoring during anaesthesia and recovery 2021[J]. Anaesthesia, 76(9): 1212-1223.

Plaud B, CHRISTOPHE B, JEAN-LOUIS B, et al. 2022. 麻醉中肌肉松弛药与逆转剂应用指南——法国麻醉与重症监测治疗学会(SFAR 2020)[J]. 中华麻醉学杂志 , 42(7).

THILEN SR, WEIGEL WA, TODD MM, et al. 2023. 2023 American Society of Anesthesiologists Practice Guidelines for monitoring and antagonism of neuromuscular blockade: A report by the American Society of Anesthesiologists Task Force on neuromuscular blockade[J]. Anesthesiology, 138(1): 13-41.

第十一章　局部麻醉药

局部麻醉药（local anesthetics）简称局麻药，是一类能暂时地、可逆性地阻断神经冲动的发生和传递的药物，在保持意识清醒的条件下，使相关神经支配的部位出现感觉和（或）运动丧失。最早应用的局麻药是从南美洲古柯树叶中提取的生物碱可卡因（cocaine）。局部应用足够浓度的局部麻醉药可以阻断相应部位的神经元和肌细胞膜电冲动的传导。除了能够阻断冲动的传导外，局部麻醉药还能阻断多种受体、增强谷氨酸的释放，也能抑制细胞内某些信号通路。

理想局麻药应具备以下特性：①理化性质稳定，易长期保存；②易溶于水，局部刺激性小；③起效快、局部作用强、时效适当；④对皮肤、黏膜穿透力强，能用于表面麻醉；⑤无明显毒性，不易吸收入血；⑥不易引起变态反应；⑦无快速耐受性。

第一节　局麻药的分类和理化特性

一、分　类

（一）按化学结构分

局麻药的基本化学结构由芳香基-中间链-氨基三部分组成（图 11-1）。芳香基是局麻药分子亲脂疏水性的主要结构。氨基团决定局麻药的亲水疏脂性，主要影响药物分子的解离度。中间链为羰基，可分为酯键和酰胺键，依其不同局麻药可分为两大类，即前者为酯类局麻药，后者为酰胺类局麻药。

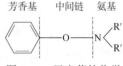

图 11-1　局麻药的化学结构

1. 酯类局麻药　此类局麻药的酯键可被血浆胆碱酯酶裂解，代谢产物为对氨基苯甲酸。临床上常用的酯类局麻药包括普鲁卡因（procaine）、氯普鲁卡因（chloroprocaine）、丁卡因（tetracaine）、可卡因（cocaine）等（图 11-2）。

2. 酰胺类局麻药　此类局麻药主要在肝内代谢，其酰胺键通过水解和脱羟基过程得以裂解。严重肝脏疾病患者使用酰胺类局麻药容易发生不良反应。临床上常用的酰胺类局麻药包括利多卡因（lidocaine）、甲哌卡因（mepivacaine）、丙胺卡因（prilocaine）、依替卡因（etidocaine）、布比卡因（bupivacaine）、罗哌卡因（ropivacaine）等（图 11-3）。

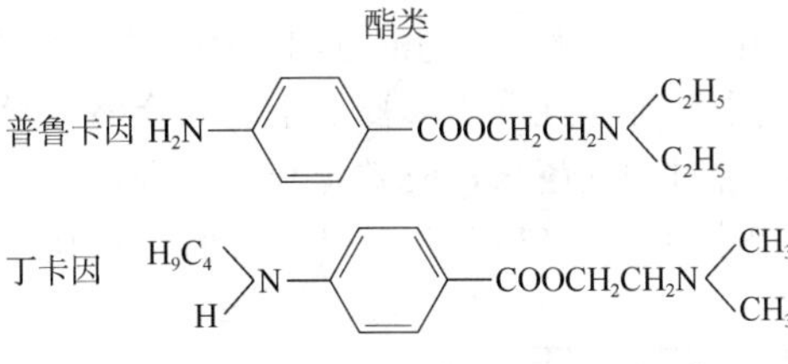

图 11-2　酯类局麻药

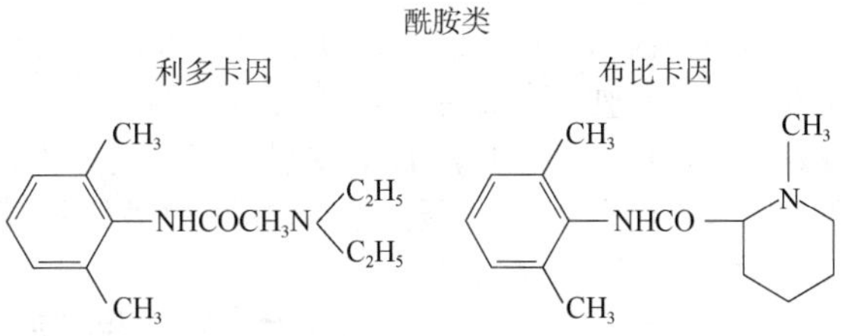

图 11-3　酰胺类局麻药

（二）按麻醉效能与时效分

不同物理、化学特性决定了局麻药的效能与时效，依据临床上局麻药作用时效的长短也可将其分为 3 类。

1. 低效能短时效局麻药　如普鲁卡因和氯普鲁卡因。

2. 中效能中时效局麻药　如利多卡因、甲哌卡因和丙胺卡因。

3. 高效能长时效局麻药　如布比卡因、左旋布比卡因、丁卡因、罗哌卡因和依替卡因。

二、理化特性

局麻药的分子结构决定了其理化特性和药理特性。局麻药的理化特性可影响其麻醉效能，较为重要的是解离常数、脂溶性和血浆蛋白结合率。常用局麻药理化特性和麻醉效能见表 11-1。

表 11-1 常用局麻药的理化性质和麻醉效能

局麻药	pK_a	脂溶性	蛋白结合率（%）	强度	起效时间（min）	持续时间（h）	分子量（Da）
普鲁卡因	8.9	0.6	66	1	1～3	0.75～1	273
丁卡因	8.5	80	76	8	5～10	1～1.5	300
利多卡因	7.9	2.9	70	2	1～3	2～3	271
甲哌卡因	7.6	1.0	77	2	1～3	1～2	285
布比卡因	8.1	28	96	6	5～10	1～2	324
依替卡因	7.9	141	94	8	5～15	4～8	312
罗哌卡因	8.1	147	94	8	2～4	4～8	370

（一）解离常数（pK_a）

解离常数（dissociation constant）是指 50% 局麻药处于非解离情况下的 pH。在局麻药水溶液中含有未解离的碱基 [B] 和已解离的阳离子 [BH⁺] 两部分。而解离程度取决于溶液的 pH，pH 越低 [BH⁺] 越多，pH 越高则 [B] 越多。在平衡状态下，K_a=[H⁺]×[B]/[BH⁺]，K_a 一般多以其负对数 pK_a 表示，故 pK_a=pH–log[B]/[BH⁺]。当溶液中 [B] 和 [BH⁺] 浓度完全相等，即各占 50% 时，pK_a=pH，故该时溶液的 pH 即为该局麻药的 pK_a 值。不同局麻药各有其固定的 pK_a 值。当它们进入组织后，由于组织液的 pH 接近 7.4，故药物的 pK_a 愈大，则非离子部分愈小。普鲁卡因、丁卡因、布比卡因和利多卡因的 pK_a 值分别为 9.0、8.5、8.1 和 7.9，在组织液 pH7.4 时 4 种药物的非离子部分依次为 2.5%、7.4%、16.6% 和 24%，故普鲁卡因和丁卡因在神经阻滞时起效较利多卡因慢。普鲁卡因的弥散性能较差，利多卡因的弥散性能最好。

（二）脂溶性

局麻药的脂溶性是决定局麻药麻醉强度的重要因素，脂溶性越大，麻醉性能越强。由于神经细胞膜基本上是脂蛋白层，含类脂 90%，蛋白质 10%，因此脂溶性高的局麻药（如布比卡因、依替卡因和丁卡因等）应用于临床神经阻滞时较低浓度就有较好的效果，而脂溶性低的局麻药（如普鲁卡因和氯普鲁卡因）必须应用较高浓度才能达到满意的效果。

（三）蛋白结合率

局麻药注入体内后，一部分呈游离状态地起麻醉作用，另一部分可与局部组织的蛋白质结合，或吸收入血与血浆蛋白结合，结合状态的药物将暂时失去药理活性。局麻药的蛋白结合率可影响时效长度，局麻药蛋白结合率越强，其与受体蛋白的结合时间就越长，时效延长。因为依替卡因和布比卡因约有 95% 与蛋白结合，因此时效较长，而普鲁卡因仅有 6% 与蛋白结合，所以时效较短。

第二节 局麻药的药理作用

一、作用机制

局麻药溶液沉积在神经附近，渗透过神经轴突膜进入轴突浆，这种渗透过程的速度和程度取决于药物的解离常数（pK_a）以及其亲脂基和亲水基的种类。局麻药在体内以离子化和非离子化的自由基形式存在，非离子化的自由基脂溶性强，更易于到达神经轴突。局麻药阻滞神经兴奋传导是通过抑制神经细胞膜上的电压依赖性钠通道，抑制钠离子内流，通过降低动作电位的上升速度，使其不能达到阈电位,而非影响静息电位或者阈电位水平(图11-4)。电压门控钠通道包括3种状态:静息状态、活化状态和失活状态。和静息状态相比,局麻药与活化和失活状态的钠通道亲和力明显增强。局麻药能阻断细胞膜的钠通道使其失活,可通过三方面机制实现:①局麻药减少活化的通道数量,即增加"失活"通道的数量;②局麻药可能部分或完全抑制构行的进程,直接干扰通道活化,即抑制通道从静息转化为开放状态;③局麻药可能减少通过各开放通道的离子流。在临床浓度下,局麻药也可通过抑制钾通道、钙通道、钠钾泵、磷脂酶A_2和磷脂酶C的功能,影响递质释放、突触后受体的功能、离子梯度和第二信使系统等。周围神经完全阻滞的顺序如下:交感神经阻滞→痛温觉消失→本体觉消失→触压觉消失→运动神经麻痹。

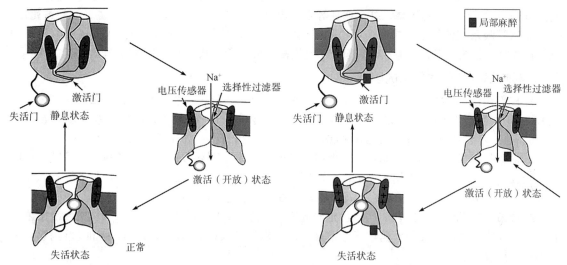

图 11-4　电压门控钠通道的三种状态——静息、活化(通道开放)和失活

局部麻醉药与细胞内部的电压门控通道结合,并阻滞该通道,干扰大量瞬时钠离子流入引起膜去极化

二、临床药理学

(一)药动学

1. 吸收　局麻药从注射部位吸收入血,使局部作用部位的药液含量降低,最终限制了其神经阻滞作用的时效,并且吸收药液多少与局麻药全身性的不良反应有关。影响局麻药吸收的因素包括:①药物剂量;②注药部位,局麻药血管外给药时,血药浓度呈下列顺序递减:气管内注射>肋间神经阻滞>骶管阻滞>宫颈旁注射>硬膜外腔阻滞>臂丛神经阻滞>坐骨-股神经阻滞>皮下注射;③局麻药的性能,普鲁卡因、丁卡因可使注射区血管明显扩张,能加速药物的吸收,而罗哌卡因和布比卡因易与蛋白质结合,故吸收速率减慢;④血管收缩药,如在局麻药液中加入适量肾上腺素,可使血管收缩,延缓药液吸收,使作用时间延长,并可减少毒性反应的发生。

2. 分布　局麻药的分布与组织灌流量有着密切的联系,局麻药吸收入血液后,首先分布至血液灌流好的器官,如心、脑、肝和肾,随后以较慢速率再分布到血液灌流较差的肌肉、脂肪和皮肤。蛋白结合率高的药物,如布比卡因和罗哌卡因,均不易透过胎盘屏障分布至胎儿。局麻药在组织中的摄取则与组织-血pH梯度相关,组织的pH越低,局麻药的摄取越多。

3. 生物转化和清除　局麻药进入血液循环后,其代谢产物的水溶性更高,并从尿中排出。酯类局麻药主要被血浆假性胆碱酯酶、红细胞和肝中的酯酶快速水解,普鲁卡因水解速率很快,是丁卡因水解的5倍。如有先天性假性胆碱酯酶质量的异常,或因肝硬化、严重贫血、恶病质和晚期妊娠等引起该酶数量减少者,酯类局麻药的用量都应减少。酰胺类局麻药由肝微粒体内的酶代谢,故肝功能不全的患者用量应酌减,酰胺类局麻药的生物转化较酯类局麻药慢。一般认为,酯类局麻药所含的对氨基化合物可形成半抗原，以致引起变态反应；酰胺类则不能形成半抗原，故引起变态反应者极为罕见。

（二）对全身脏器的作用

1. 对中枢神经系统的作用 局麻药对中枢神经系统的作用是先兴奋后抑制，初期表现为眩晕、惊恐不安、多言、震颤和焦虑，甚至发生神志错乱和阵挛性惊厥，中枢过度兴奋可转为抑制，之后患者可进入昏迷和呼吸衰竭状态。

2. 对心血管系统的作用 局麻药对心肌细胞膜具有膜稳定作用，吸收后可降低心肌兴奋性，使心肌收缩力减弱，传导减慢，不应期延长。多数局麻药可使小动脉扩张，血压下降，因此在血药浓度过高时可引起血压下降，甚至休克等心血管反应，偶有突发心室颤动（室颤）而导致死亡。

3. 对呼吸系统的作用 局麻药可松弛支气管平滑肌，静脉给予利多卡因（1.5mg/kg）可抑制气管插管时引起的支气管收缩反射。但对于气道高反应患者，利多卡因喷雾也可诱发支气管痉挛。

（三）影响局麻药药理作用的因素

1. 局部组织的 pH 局麻药常制成盐酸盐使用，可使溶解度及稳定性增加。在体内呈离子型（BH^+）和非离子型（B）两种形式存在。这两种形式含量多少，取决于该药的解离常数（pK_a）及体液的 pH。多数局麻药的 pK_a 在 8.0～9.0，故当细胞外液 pH 为 7.7 时，非离子型（B）占 2%～5%。

2. 血管收缩情况 局麻药与神经接触时间的长短决定了药效维持时间的长短。为了减少局麻药的吸收，延长局麻药在作用部位的滞留时间，应用局麻药时，一般都加入微量肾上腺素以收缩血管。但在手指及足趾等末梢禁止加肾上腺素，否则可引起局部组织坏死。

3. 局麻药的药量 局麻药的药量决定着局麻药的起效、时效与药效。局麻药总量取决于浓度和容量，临床上常用增加局麻药浓度来增强药效、延长时效和缩短起效时间，增加局麻药容量来增加麻醉扩散范围。

4. 给药部位 给药部位的解剖结构包括局部血供可影响局麻药的起效、时效和药效。局麻药鞘内和皮下注射起效最快，臂神经丛阻滞起效时间最长。在蛛网膜下腔阻滞时，脊神经没有外鞘包绕，因而起效迅速。

5. 体位与比重 腰麻时患者的体位与药液比重可影响局麻药扩散平面。增加药液的比重，使药液下沉，可避免药物上升，及至扩散进入颅腔危及呼吸而发生意外。临床上用生理盐水或注射用水稀释药物，同时加入葡萄糖，可使药液比重高于脑脊液，麻醉将安全、有效。

6. 药物的剂型 通过将局麻药制成各种控释剂或是缓释剂，能使药物在给药局部缓慢地稳定释放，可显著延长药物作用时间，减慢局麻药的吸收。

7. 不同神经纤维的类型 外周神经依据尺寸和功能分为 3 类：无髓的 C 纤维、有髓的 A 和 B 纤维（图 11-5）。传统意义上认为，较细的神经纤维更易于阻滞，然而临床上也发现了相反状况。有髓神经纤维与无髓神经纤维相比更容易被阻滞。痛觉、温觉和运动神经纤维能够产生差异阻滞，这主要是由于不同神经纤维上钠通道的组成结构不同，因而对局麻物敏感性不同所致。各型神经纤维的轴径、传导速率和功能见表 11-2。

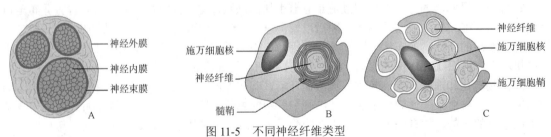

图 11-5 不同神经纤维类型

A. 外周神经横切面：最外层为神经外膜，内层为神经束膜（包绕神经束）、神经内膜（包绕每条有髓纤维）；B. 有髓纤维：外表由单个施万细胞形成的多层膜性髓鞘包绕，髓鞘之间的狭窄连接即郎飞结；C. 无髓纤维：以 5～10 根轴突连成为一束，每条轴突均由施万细胞膜紧密包绕但只形成一层膜性结构

表 11-2　外周神经纤维的解剖与生理学的特性

纤维类型	亚型	髓鞘	轴径（μm）	传导速率（m/s）	部位	功能	局麻药阻滞敏感性
A	α	+	6～22	30～120	传出至肌肉	运动	++
	β	+	6～22	30～120	由皮肤和关节传入	触觉、本体感觉	++
	γ	+	3～6	15～35	传出至肌梭	肌张力	++++
	δ	+	1～4	5～25	传入感觉神经	疼痛、温觉、触觉	+++
B		+	<3	3～15	交感神经节前纤维	自主神经功能	++
C	sC	—	0.3～1.3	0.7～1.3	交感神经节后纤维	自主神经功能	++
	dγC	—	0.4～1.2	0.1～2.0	传入感觉神经	自主神经功能、疼痛、温觉、触觉	+

8. 温度　增加局麻药温度可缩短起效时间，这可能是温度升高使局麻药 pK_a 降低所致。

9. 病理生理学因素　①心输出量减少：可降低局麻药在血浆和组织中的清除率，血药浓度升高，毒性增加；②严重肝脏疾病：可延长酰胺类局麻药的作用时间；③肾脏疾病：对局麻药的影响较小；④胆碱酯酶活性：胆碱酯酶活性降低的患者（新生儿和妊娠妇女）和胆碱酯酶缺乏的患者发生酯类局麻药中毒的可能性增大；⑤妊娠：妊娠妇女的局麻药需要量较非妊娠妇女小，且周围神经阻滞、硬膜外阻滞和蛛网膜下腔阻滞起效也较快，这可能与妊娠期黄体酮的作用有关；⑥胎儿酸中毒：可使母体内局麻药容易通过胎盘转移入胎儿体内，使胎儿发生局麻药中毒的危险性增加；⑦脓毒血症、恶病质等情况：α_1 酸性糖蛋白浓度增加，可使血浆中游离状态的局麻药浓度降低。

（四）局麻药的辅助用药

肾上腺素是局麻药中最常见的辅助用药，常用浓度为 1∶200 000。主要作用包括：①局部的缩血管效应，能减慢局麻药吸收入血的速度，延长局麻药作用时间，减轻全身毒性反应；②有助于早期发现血管内给药或血管吸收引起的心律改变或全身性血管收缩，具有"警示"作用。

在手指、足趾等外周末梢神经阻滞中应避免使用肾上腺素，局部血管收缩可减少末梢神经的血液供应，容易发生神经阻滞缺血性损伤。对于患有严重冠心病、心律失常、未控制的高血压、甲亢和子宫胎盘功能低下者，需谨慎使用肾上腺素。

现有的研究发现，可乐定、阿片类药物、碳酸氢钠和右美托咪定等也可作为辅助用药，具有增强局麻药阻滞效果和延长持续时间的作用。

第三节　常用局麻药

一、酯类局麻药

（一）普鲁卡因

1. 药理作用　普鲁卡因（procaine）的化学结构为对氨基苯二乙胺乙醇，短时效局麻药，注射后 1～3min 起效，维持 45～60min，加用肾上腺素后维持时间延长。pK_a 高，在生理 pH 范围呈高离解状态，故其扩散和穿透力都较差。具有扩张血管作用，能从注射部位迅速吸收。普鲁卡因经血浆胆碱酯酶水解，半衰期为 8min。

2. 适应证　局部注射常用于浸润麻醉、区域阻滞、蛛网膜下腔阻滞和硬膜外阻滞。一般不用于表面麻醉。持续输注小剂量普鲁卡因可与静脉全麻药、吸入全麻药或麻醉性镇痛药合用施行普鲁卡因静脉-吸入复合麻醉或静脉复合全麻。

3. 剂量和用法　浸润麻醉浓度为 0.25%～1.0%，极量为 1g；神经阻滞麻醉浓度为 1.5%～2.0%，极量为 1g；蛛网膜下腔阻滞浓度为 3.0%～5.0%，极量为 0.15g。在行局部浸润或神经阻滞时可加入 1 :（200 000～300 000）的肾上腺素，即 1g 肾上腺素与 200 000～300 000g 的局麻药混合；实际操作是稀释肾上腺素，而不是扩大局麻药用量。

（二）丁卡因（地卡因，tetracaine）

1. 药理作用 化学结构是以氨基取代普鲁卡因芳香环上的对氨基，并缩短其烷氨尾链，是一种长效酯类局麻药，起效时间需 10～15min，时效可达 3h 以上。丁卡因的麻醉效能为普鲁卡因的 10 倍，毒性也为普鲁卡因的 10 倍，而其水解速率较普鲁卡因慢 2/3。

2. 适应证 用于表面麻醉、硬膜外阻滞和蛛网膜下腔阻滞。

3. 剂量和用法 眼科常以 1% 等渗液作角膜表面麻醉，鼻腔黏膜和气管表面麻醉常用 2% 溶液。硬膜外腔阻滞可用 0.2%～0.3% 溶液，一次用量不超过 40～60mg，常用的是与利多卡因的混合液，可分别含有 0.1%～0.2% 丁卡因与 1.0%～1.5% 利多卡因，具有起效快、时效长的优点。

（三）氯普鲁卡因

1. 药理作用 氯普鲁卡因（chloroprocaine）与普鲁卡因相似。在血液内水解的速率较普鲁卡因快 4 倍，故毒性低，起效短，只需 6～12min，时效为 30～60min，依据其用药量而定。

2. 适应证 多用于硬膜外阻滞，尤其是产科麻醉。不适用于表面麻醉和神经阻滞。含有防腐剂的氯普鲁卡因制剂不能用于蛛网膜下腔阻滞。

3. 剂量和用法 1% 溶液可用于局部浸润麻醉，一次最大剂量为 800mg，加用肾上腺素后时效可达 30min；2%～3% 溶液适用于硬膜外阻滞和其他神经阻滞，具有代谢快，以及胎儿、新生儿血液内浓度低等优点，适用于产科麻醉。应该指出，以往所用的水剂氯普鲁卡因溶液的 pH 是 3.3，而且含保存剂硫代硫酸钠，若不慎把大量的氯普鲁卡因注入蛛网膜下隙可能引起严重的神经并发症。

二、酰胺类局麻药

（一）利多卡因

1. 药理作用 利多卡因（lidocaine）为氨酰基酰胺类中时效局麻药。具有起效快；时效为 60～90min；弥散广、穿透性强、无明显扩张血管作用的特点。临床应用浓度为 0.5%～2%。

2. 适应证 可用于表面麻醉、局部浸润麻醉、神经阻滞、硬膜外阻滞以及蛛网膜下腔阻滞，毒性与药液浓度相关。静脉给药可以治疗室性心律失常，血浆浓度 >5μg/ml 时，出现毒性症状；血浆浓度 >7μg/ml 时，出现惊厥症状。

3. 剂量和用法 成人一次最大用量为 400mg。0.5%～1.0% 溶液可用于局部浸润麻醉，时效可达 60～120min，依其是否加用肾上腺素而定。神经阻滞则用 1%～1.5% 溶液，起效需 10～20min，其时效可维持 120～240min。硬膜外和骶管阻滞则用 1%～2% 溶液，出现镇痛作用需（5.0±1.0）min，达到完善的节段扩散需（16.2±2.6）min，时效为 90～120min。

（二）丙胺卡因

1. 药理作用 丙胺卡因（prilocaine）起效与药效较利多卡因稍差，时效稍长。最大的优点是毒性比利多卡因小 40%，是酰胺类局麻药中毒性最低的。

2. 适应证 常用于浸润麻醉、局部静脉麻醉、神经阻滞和硬膜外阻滞。

3. 剂量和用法 可能诱发高铁血红蛋白血症，成人用量应控制在 600mg 以下。

（三）布比卡因

1. 药理作用 布比卡因（bupivacaine）的结构与甲哌卡因相似，毒性仅为甲哌卡因的 1/8，但心脏毒性较为明显，误入血管可能引起心血管虚脱及严重的心律失常，而且复苏困难。布比卡因属于长效酰胺类局麻药，麻醉效能是利多卡因的 4 倍，弥散力与利多卡因相似，对组织穿透力弱，不易通过胎盘。时效因阻滞部位不同而不同，产科硬膜外阻滞时效约为 3h，而外周神经阻滞时效可长达 16h。

2. 适应证 常用于浸润麻醉、神经阻滞、硬膜外阻滞和蛛网膜下腔阻滞。可用于产科麻醉和分娩镇痛。

3. 剂量和用法 0.25%～0.5% 溶液适用于神经阻滞；若用于硬膜外阻滞，则对运动神经阻滞差，加肾上腺素则适于术后镇痛。0.5% 等渗溶液可用于硬膜外阻滞，但对腹部手术的肌松不够满意，起效时间为 18min，时效可达 400min。0.75% 溶液用于硬膜外阻滞，其起效时间可缩短，且运动神经阻滞更趋于完善，适用于外科大手术。0.125% 溶液适用于分娩时的镇痛或术后镇痛，对运动的阻滞较轻。

为了克服市售布比卡因（消旋体型，即为左旋（$S-$）与右旋（$R+$）两种镜像体的等量混合型）的心脏毒性，近年来左旋布比卡因（levobupivacaine）已广泛应用于临床。目前建议临床应用左旋布比卡因一次最大剂量为150mg，24h 最大用量为400mg。为了提高安全性，用大剂量时应分次给药。

（四）罗哌卡因

1. 药理作用 罗哌卡因（ropivacaine）是新型长效局麻药，化学结构介于甲哌卡因和布比卡因之间，罗哌卡因是纯的左旋对映异构体，物理和化学性质与布比卡因相似，但脂溶性低于布比卡因，蛋白结合率和 pK_a 接近布比卡因。罗哌卡因阻断痛觉的作用较强而对运动的作用较弱，作用时间短，对心肌的毒性比布比卡因小，有明显的收缩血管作用。它对子宫和胎盘血流几乎无影响，故适用于产科手术麻醉。

2. 适应证 用于硬膜外阻滞、外周神经阻滞、术后镇痛和分娩镇痛。

3. 剂量和用法 适用于神经阻滞和硬膜外阻滞，常用浓度为 0.5%～1.0% 溶液，若均以 20ml 来计算则其血浆浓度分别为 0.43μg/ml、0.95μg/ml，属安全范围。0.5% 溶液适用于产科阻滞或镇痛，可避免运动神经的阻滞。起效时间为 5～15min，感觉阻滞时间可达 4～6h。

临床常用局麻药浓度、剂量与用法见表 11-3。

表 11-3 常用局麻药浓度、剂量与用法

局麻药	用法	浓度（%）	一次最大剂量(mg)	起效时间（min）	作用时效（min）
普鲁卡因	局部浸润	0.25～1.0	1000		
	神经阻滞	1.5～2.0	600～800		
	蛛网膜下腔阻滞	3.0～5.0	100～150	1～5	45～90
	硬膜外阻滞	3.0～4.0	600～800		
丁卡因	眼表面麻醉	0.5～1.0		1～3	60
	鼻、咽、气管表面麻醉	1.0～2.0	40～60	1～3	60
	神经阻滞	0.2～0.3	50～75	15	120～180
	蛛网膜下腔阻滞	0.33	7～10	15	90～120
	硬膜外腔阻滞	0.2～0.3	75～100	15～20	90～180
利多卡因	局部麻醉	0.25～0.5	300～500	1.0	90～120
	表面麻醉	2.0～4.0	200	2～5	60
	神经阻滞	1.0～1.5	400	10～20	120～240
	蛛网膜下腔阻滞	2.0～4.0	40～100	2～5	90
	硬膜外腔阻滞	1.5～2.0	150～400	8～12	90～120
布比卡因	局部浸润	0.25～0.5	150		120～240
	神经阻滞	0.25～0.5	200	15～30	360～720
	蛛网膜下腔阻滞	0.5	15～20		75～200
	硬膜外腔阻滞	0.25～0.75	37.5～225	10～20	180～300

续表

局麻药	用法	浓度（%）	一次最大剂量(mg)	起效时间（min）	作用时效（min）
罗哌卡因	神经阻滞	0.5～1.0	200	2～4	240～400
	蛛网膜下腔阻滞	0.5～1.0	10～15	2	180～210
	硬膜外腔阻滞	0.5～1.0	100～150	5～15	
甲哌卡因	局部浸润	0.5～1.0	300～500		90～120
	神经阻滞	1.0～1.5	300～400	10～20	180～300
	硬膜外腔阻滞	1.0～2.0	150～400	5～15	60～180
丙胺卡因	神经阻滞	1.0～2.0	400	10～20	120～180
	硬膜外腔阻滞	1.0～3.0	150～600	5～15	
依替卡因	神经阻滞	0.5～1.0	300	10～20	360～720
	硬膜外腔阻滞	1.0～1.5	150～300	5～15	170

第四节　局麻药的临床应用

一、部 位 麻 醉

（一）表面麻醉

表面麻醉（topical anesthesia）指将穿透能力强的局部麻醉药施用于黏膜表面，使其穿透黏膜作用于黏膜下神经末梢而产生的局部麻醉作用。该麻醉方式主要适用于眼睛、耳鼻咽喉、气管、尿道等部位的浅表手术或内镜检查术。近年有经皮肤透入的贴膜剂型用于穿刺注射等技术操作的局部皮肤麻醉剂型。黏膜吸收局麻药迅速，特别是在黏膜有损伤时，其吸收速度接近静脉注射，故用药剂量应减少。常用的局麻药有 4%～10% 可卡因、1%～2% 丁卡因和 2%～4% 利多卡因。

（二）局部浸润麻醉

局部浸润麻醉（local infiltration anesthesia）指将局部麻醉药注射于手术部位的组织内，分层阻滞组织中的神经末梢而产生麻醉作用。该麻醉方式主要适用于体表短小手术、有创性检查和治疗术。是沿切口线由表及里、由浅入深，其范围依据手术局部的解剖特点而定，边手术边逐层注入局部麻醉药，可使局麻药的注入和吸收时间分散，避免单位时间内一次注入药量过大而产生毒性反应。可根据手术时间长短，选择应用于局部浸润麻醉的局麻药，详见表11-4。

表 11-4　局部浸润麻醉常用麻醉药

	普通溶液			含肾上腺素溶液	
	浓度（%）	最大剂量（mg）	作用时效（min）	最大剂量（mg）	作用时效（min）
普鲁卡因	1.0～2.0	500	20～30	600	30～45
氯普鲁卡因	1.0～2.0	800	15～30	1000	30
利多卡因	0.5～1.0	300	30～60	500	120
布比卡因	0.25～0.5	175	120～240	225	180～240
罗哌卡因	0.2～0.5	200	120～240	250	180～240

（三）静脉局部麻醉

静脉局部麻醉（intravenous regional anesthesia）是指经手术区域静脉注射局部麻醉药而达到麻

醉效果的方法。通常应用于肢体末端手术的麻醉，麻醉前对手术区域进行驱血，然后应用气囊止血带防止血液回流并保证局部麻醉药物停留在手术区域，以达到良好的麻醉效果和防止局麻药中毒反应。首次由 August Bier 于 1908 年介绍，故又称 Bier 阻滞，适用于四肢骨骼复位、骨骼以及软组织的短小手术。松止血带后大量局麻药进入全身循环，可引起程度不等的局麻药毒性反应，故应切忌在局部静脉麻醉后 15min 内松开止血带，且放止血带时最好采取间歇放气法，并观察患者神志状态。主要应用于成人四肢手术（图 11-6），常用药物是利多卡因，为避免药物达到极量又能使静脉系统充盈，可采用大容量稀释的局麻药。静脉局部麻醉方法，目前临床上已经较少使用。

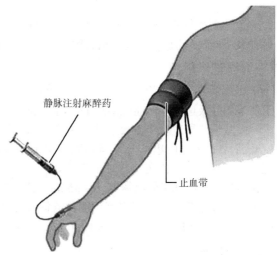

静脉注射麻醉药

止血带

图 11-6　静脉局部麻醉

（四）神经阻滞

神经阻滞（nerve block）是指将局麻药注射到外周神经干（丛）附近，通过暂时阻断神经冲动的传导，使该神经所支配的区域达到手术无痛的方法。由于神经干（丛）是混合性的，所以阻滞部位不仅有感觉神经的阻滞，且运动神经和自主神经也不同程度地被阻滞。神经阻滞同其他所有麻醉方法一样，术前要访视患者，并签署麻醉知情同意书。神经阻滞时，须对患者进行必要的监测、准备供氧及复苏设备和抢救药品。

（五）硬膜外阻滞

硬膜外阻滞（epidural block）是指将局麻药注入硬膜外隙，阻滞脊神经根，使其支配的区域产生暂时性麻痹。

（六）蛛网膜下隙阻滞

蛛网膜下隙阻滞（spinal block）是指将局麻药注入蛛网膜下隙，使脊神经根、背根神经节及脊髓表面部分产生不同程度的阻滞。

二、镇痛作用

静脉注射利多卡因和普鲁卡因具有较强的镇痛作用。

1. 研究表明，持续小剂量静脉注射利多卡因，使血药浓度维持在 $1\sim2\mu g/ml$，可减轻术后疼痛及减少镇痛所需的麻醉性镇痛药药量，而且无明显不良反应。

2. 利多卡因静脉注射也可降低吸入全麻药的用量，血浆利多卡因的浓度为 $1\mu g/ml$ 时，可使氟烷的 MAC 降低 40%，但超过这一血药浓度，氟烷 MAC 无进一步降低，呈平台效应。

3. 利多卡因静脉注射还可应用于围术期镇咳，可抑制气管插管时的呛咳反应。

三、预防和治疗颅内压增高

利多卡因易于通过血脑屏障，且具有膜稳定作用。研究表明，利多卡因具有脑保护作用，其可能机制是通过阻断 Na^+、K^+、Ca^{2+} 等神经细胞离子通道，进而降低细胞内 Na^+、Ca^{2+} 浓度，避免 K^+ 外流，减少 ATP 消耗，并抑制兴奋性氨基酸和氧自由基的释放，从而减轻脑组织的损害，改善脑血流量，发挥脑保护作用。静脉注射利多卡因 1.5mg/kg 可有效防止气管插管时颅内压的升高，作用与硫喷妥钠相仿。

四、治疗心律失常

静脉注射利多卡因可预防和治疗室性心律失常，利多卡因对心脏的直接作用是抑制 Na^+ 内流，促进 K^+ 外流，对 $I_{K(ATP)}$ 通道也有明显的抑制作用。

（一）药理作用

1. 降低自律性 治疗浓度（$2\sim5\mu g/ml$）能降低浦肯野纤维的自律性，对窦房结没有影响。由于使 4 相除极速率下降而提高阈电位，降低心肌自律性，又能减少复极的不均一性，故能提高颤阈。

2. 减慢传导速度 血液趋于酸性时，将增强减慢传导的作用。由于心肌缺血部位细胞外 K^+ 浓度升高且血液偏于酸性，所以利多卡因对此有明显的减慢传导作用，这可能是其防止急性心肌梗死后心室颤动的原因之一。对血 K^+ 降低或部分（牵张）除极者，则因促 K^+ 外流使浦肯野纤维超极化而加速传导速度。高浓度（$10\mu g/ml$）的利多卡因则因明显抑制 0 相上升速率而减慢传导。

3. 缩短不应期 利多卡因可缩短浦肯野纤维及心室肌的 APD、ERP，且缩短 APD 更为显著，故为相对延长 ERP，这些作用是阻止 2 相少量 Na^+ 内流的结果。

（二）适应证

利多卡因仅用于室性心律失常，特别适用于治疗急性心肌梗死及强心苷所致的室性期前收缩、室性心动过速及室颤，对室上性心律失常无效。由于利多卡因可抑制房室旁路的传导及延长旁路的有效不应期，因而对预激综合征患者的室上性心动过速可能有效。治疗剂量的利多卡因可促进复极化而不延长 QT 间期，因而可用于低血压或脑血管意外所致的伴有巨大 U 波的延迟复极性心律失常的治疗。

（三）剂量和用法

静注起始剂量为 $1\sim2mg/kg$，$20\sim40min$ 后可重复 1 次，剂量为首次的 1/2，总负荷量 $\leqslant400mg$，继之以 $1\sim4mg/min$ 的速度持续静脉输注。对心功能不全的患者，利多卡因总负荷量降低，其后的静脉输注速度也应减慢，应测定血药浓度，调整剂量以确保血药浓度在治疗窗范围内（$1.5\sim5\mu g/ml$），并可最大限度地减少毒性。

常见不良反应为与剂量相关的中枢神经系统毒性，如嗜睡、眩晕，大剂量可引起语言障碍、惊厥，甚至呼吸抑制，偶见窦性心动过缓、房室传导阻滞等心脏毒性。此外，可取消心室自发性起搏点的活性，故慎用或禁用于病态窦房结综合征、二度 Ⅱ 型和三度房室传导阻滞者。

第五节　局麻药不良反应

一、过 敏 反 应

（一）病因及临床表现

局麻药的过敏反应即变态反应，临床罕见。应用小剂量或远低于常用量即发生毒性反应者，应考虑为变态反应。通常涉及 Ⅰ 类（IgE）或 Ⅳ 类（细胞免疫）变态反应。酯类局麻药代谢产物氨基苯甲酸可能产生变态反应，故以酯类局麻药过敏者较多，酰胺类极少。临床表现为注药局部（红斑、荨麻疹或皮炎）和（或）全身（广泛荨麻疹、咽喉水肿、支气管痉挛、低血压或血管神经性水肿），甚至危及患者生命。局麻药变态反应罕见。一旦出现可疑症状，临床医师必须立即停药，进行快速鉴别诊断（如血管迷走神经反应、局麻药误入血管毒性反应等），并给予对症支持治疗。

（二）过敏反应的治疗

首先是中止用药，保持呼吸道通畅并进行给氧治疗。维持血液循环稳定主要靠适当地补充血容量，紧急时可适当选用血管升压药，同时应用皮质激素和抗组胺药。在非过敏反应的人群中，局麻药过敏反应假阳性率达 40%，因此不必进行常规局麻药皮试，如果患者有对酯类局麻药过敏史时，可选用酰胺类局麻药，因为对两类局麻药都过敏者更为罕见。

二、局部毒性反应

局麻药可直接对中枢和周围神经系统造成浓度依赖的神经毒性损伤,如疼痛、运动或感觉缺陷、肠道或膀胱功能障碍。这些临床症状可能与局麻药诱发施万细胞损伤、抑制快速轴突传递、破坏血脑屏障或减少神经血流量相关。鉴于局麻药潜在的神经毒性，临床医师根据不同的手术需求和注药部位，必须严格掌握局麻药的临床应用浓度和剂量。

三、全身毒性反应

血液中局麻药浓度超过机体的耐受能力时，可引起中枢神经系统和（或）心血管系统兴奋或抑制的临床症状，称为局麻药的全身毒性反应。

（一）常见原因

引起毒性反应的常见原因有：①麻醉用量超过限量；②误注入血管内；③注药部位血供丰富，未酌情减量，吸收入血管过快；④患者因体质衰弱等原因而导致耐受力降低。用小量局麻药即出现毒性反应症状者，称为高敏反应（hypersusceptibility）。

（二）临床表现

1. 中枢神经系统毒性反应　是局麻药迅速通过血脑屏障所致。轻度毒性反应时,患者常有嗜睡、眩晕、多语、唇舌麻木、寒战、耳鸣、惊恐不定、定向障碍、躁动等症状，如继续发展，则可神志丧失。也有的患者无上述症状而神志突然消失，相继出现面部和四肢的肌束震颤，继而发生抽搐或惊厥，患者心率增快、血压上升，同时可因呼吸肌痉挛、缺氧导致呼吸、心搏骤停而致死。

2. 心血管系统毒性反应　心血管系统对局麻药的耐受性强于中枢神经系统，然而一旦发生往往提示后果不佳。临床上常表现为心肌收缩力下降、难治性心律失常和周围血管张力下降，最终导致循环衰竭。高碳酸血症、低氧血症和酸中毒可加重心血管毒性反应。与罗哌卡因和左布比卡因相比，效价相似的布比卡因更容易引起心血管虚脱，而且抢救极其困难，孕妇较非孕妇对布比卡因的心血管毒性更为敏感。

（三）预防和治疗

1. 毒性反应的预防　措施包括：①在安全剂量内使用局麻药；②在局麻药液中加入血管收缩药，延缓吸收；③采用超声引导区域阻滞技术，减少血管穿刺的发生率，避免血管内意外给药；④使用小剂量、分次注射方法来完成阻滞(如每次注射 5ml 药液)；⑤警惕毒性反应先兆,如突然昏睡、多语、惊恐、肌束震颤等；⑥麻醉前尽量纠正患者的病理状态，如高热、低血容量、心力衰竭、贫血及酸中毒等，术中避免缺氧和 CO_2 潴留。必须强调的是，上述预防措施不能完全杜绝局麻药毒性反应的发生，麻醉医师必须提高警惕，早期发现并及时正确处理毒性反应，才能避免严重毒性反应的发生。

2. 毒性反应的治疗　治疗措施包括：①气道管理。患者成功治疗的关键在于气道通畅的维护与管理，通过立即恢复氧合和通气来预防缺氧和酸中毒，可以阻止循环衰竭和惊厥的发展，促进复苏。②早期使用脂肪乳剂。脂肪乳剂疗法已被证实有助于促进复苏,最重要的机制是，其可充当脂质包裹，从心脏组织内吸收脂溶性的局麻药成分，并转运到肝，从而改善心脏传导、收缩功能和冠状动脉灌注。建议对于局麻药导致的心搏骤停或严重心律失常或严重低血压患者，脂肪乳剂给药方案是 50ml/min，直到心搏复跳和（或）血流动力学稳定。根据 FDA 的建议，脂肪乳剂的最大使用剂量为 12ml/kg，临床上局麻药中毒复苏的总脂肪乳剂使用剂量通常要少得多（通常约为极量的 1/2），应根据患者中毒征象改善情况确定输注方案，避免过量输注引发的严重并发症。

③惊厥的处理。如遇到患者极其紧张，甚至烦躁，可给予苯二氮䓬类药物，如惊厥发生，除吸氧或人工呼吸外，应及时控制惊厥的发作，如给氧后使用丙泊酚、短效肌松药并给予气管插管人工通气。④心搏骤停的复苏。如发生心搏骤停，立即心肺复苏，并建议肾上腺素初始剂量为小剂量（成人每次 10～100μg）；不建议使用血管升压素，避免使用钙通道阻滞药和 β 受体拮抗药；采用电复律、胺碘酮或 20% 脂肪乳剂治疗室性心律失常（处理流程见图 11-7）。

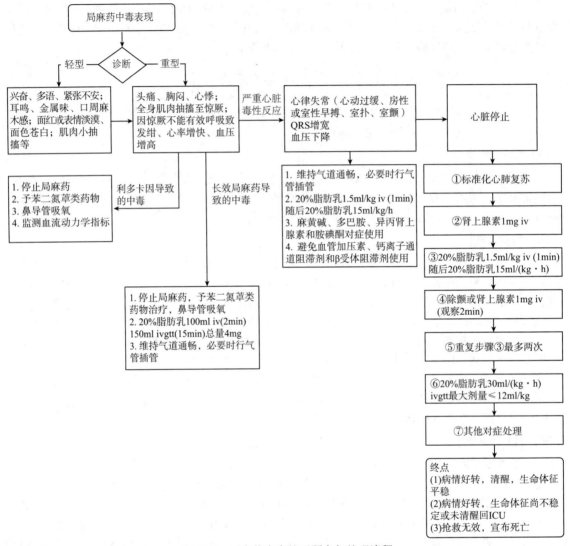

图 11-7　局麻药中毒处理预案与处理流程

（于泳浩　于　洋）

思 考 题

女性，18 岁，于分娩的活跃期要求行硬膜外镇痛。硬膜外给予 2% 利多卡因 2ml 和 5ml 试验剂量后，产妇立刻主诉口唇麻木，并出现不安症状。

1. 你认为应是什么诊断？

2. 此时应采取哪些预防措施？

3. 如患者出现全身抽搐症状，应给予何种治疗？

4. 如果误入静脉的是大剂量的布比卡因（如 0.5% 的布比卡因 15ml）而非利多卡因，应考虑哪些问题？

5. 哪些措施可防止上述的毒性反应？

知 识 拓 展

　　局麻药是作用于电压门控钠离子通道，通过阻断神经冲动的传入而起到镇痛效果。作为多模式镇痛的一个重要组成成分，局麻药广泛应用于围术期镇痛，如切口局部浸润、切口持续输注、神经阻滞、椎管内麻醉、静脉输注等。但局麻药也有两项明显的缺点：一是作用时间短，临床上现有的局麻药最长作用时间也不超过 12h；二是局麻药的心、脑副作用虽然发生率低，但一旦发生对患者生命安全则是极大的威胁。随着医疗科技的发展，缓释局麻药不仅能提高局麻药镇痛效果，还能减少大剂量使用的不良反应，因此受到了越来越多的关注。纳米药物载体则很好地满足了缓释的需求，其中脂质体局麻药已成为第一个用于临床的纳米缓释局麻药。同时，为了弥补脂质体的不足，更加稳定、更长缓释的多聚体也加入进来。同时，更为精细的载体，如脂质体和多聚体组成杂合体，以及各种复杂的修饰，让未来的纳米缓释局麻药向着更加可控、精确、智能的方向发展。

推 荐 阅 读

BEZU L, KEPP O, KROEMER G. 2022. Local anesthetics and immunotherapy: a novel combination to fight cancer[J]. Semin Immuno-pathol, 1-8.

HE Y, QIN L, HUANG Y, et al. 2020. Advances of nano-structured extended-release local anesthetics[j]. Nanoscale res lett, 15(1): 13.

JIANG S, TANG M. 2022. Allergy to local anesthetics is a rarity: review of diagnostics and strategies for clinical management[J]. Clin Rev Allergy Immunol, 193-205.

李麟，祝雨思，夏中元，等 . 2022. 区域神经阻滞中局部麻醉药佐剂的应用进展 [J]. 实用医学杂志 ,38(12): 1553-1557.

龙凯，曹佩，季天骄 . 2022. 药物控释体系用于局部麻醉的研究进展 [J]. 协和医学杂志 ,13(3): 363-369.

第十二章　麻醉辅助用药

麻醉辅助用药（adjuvant anesthetics）是指麻醉过程中为增强或拮抗麻醉药效能，降低麻醉药副作用，或调控心血管功能等的药物，临床上称为麻醉辅助用药。麻醉辅助用药包含具有镇静、镇痛、镇吐、维持循环稳定等效果的多种药物，与麻醉药具有互补作用，联合应用可以达到保证围术期麻醉安全与患者舒适的目的。

第一节　抗胆碱药物

抗胆碱药物分类：能与胆碱受体结合但不产生或较少产生拟胆碱作用，妨碍乙酰胆碱（acetylcholine，Ach）或拟胆碱药与受体结合的药物称为胆碱受体阻滞药，又称抗胆碱药。抗胆碱药可分为 M 胆碱受体阻滞药和 N_N、N_M 胆碱受体阻滞药。M 胆碱受体阻滞药包括阿托品类生物碱及其合成代用品。N_N 胆碱受体阻滞药又称神经节阻滞药。N_M 胆碱受体阻滞药又称骨骼肌松弛药，详见第十章肌肉松弛药及拮抗药。本章重点介绍 M 胆碱受体阻滞药。

（一）阿托品

阿托品（atropine）是从茄科植物（颠茄、曼陀罗或莨菪等）中提取的生物碱。天然存在于植物中的生物碱为左旋莨菪碱，性质不稳定。经提取处理后，可得到稳定的消旋莨菪碱，即阿托品。

1. 体内过程　肌内注射后 15～20min 血药浓度达峰值，口服为 1～2h，作用可持续 4～6h，扩瞳时效更长。阿托品半衰期为 3～4h，主要通过肝细胞酶水解代谢，生成托品和托品酸。12h 内有 13%～50% 以原形经尿排出。

2. 药理作用

（1）腺体分泌：阿托品通过阻断 M 受体抑制腺体分泌，唾液腺和汗腺对阿托品最敏感，小剂量（0.3～0.5mg）就呈现显著的抑制作用，可引起口干和皮肤干燥。

（2）眼：阿托品通过阻断 M 受体，可使瞳孔括约肌和睫状肌松弛，出现扩瞳、眼内压升高和调节麻痹。

（3）平滑肌：阿托品能松弛多种内脏平滑肌，尤其对痉挛的内脏平滑肌作用更显著，它可抑制胃肠道平滑肌的痉挛，降低蠕动的幅度和频率，缓解胃肠绞痛，也可降低尿道与膀胱逼尿肌的张力与收缩幅度。

（4）心血管系统

1）心脏：阿托品对心率的影响与剂量、迷走神经张力等有关。治疗量阿托品（0.4～0.6mg）可阻断副交感神经节后纤维 M_1 受体，使 ACh 对神经递质（递质）释放的负反馈抑制作用减弱，从而促进 ACh 释放，导致部分患者的心率轻度短暂性地减慢。较大剂量阿托品因阻断窦房结的 M_2 受体，从而解除迷走神经对心脏的抑制，使心率加快。阿托品可纠正麻醉过程中出现的心动过缓。

2）血管与血压：治疗量的阿托品对血管和血压无明显影响。大剂量阿托品可解除小血管痉挛，皮肤血管扩张尤其显著，可出现潮红、温热等症状。

3. 中枢神经系统　治疗量的阿托品对中枢神经系统的影响不明显。较大剂量（1～2mg）可轻度兴奋延髓和大脑，此作用与阿托品阻断中枢神经系统的 M_2 受体有关。继续增加剂量，中枢神经系统由兴奋转为抑制，继而出现昏迷与呼吸麻痹。

4. 临床应用

（1）麻醉前用药：阿托品可抑制消化道和呼吸道腺体的分泌，减少误吸性肺炎的发生；降低迷走神经张力，预防术中内脏牵拉引起的缓慢性心律失常。

（2）抗心律失常：阿托品常用于治疗迷走神经过度兴奋所致的窦房传导阻滞、房室传导阻滞等缓慢性心律失常。

（3）解除平滑肌痉挛：可用于各种内脏绞痛，对胃肠绞痛及膀胱刺激症状等疗效较好；对胆绞痛和肾绞痛需与镇痛药合用。

（4）抗休克：临床上主要用于暴发型流行性脑脊髓膜炎、感染性细菌性痢疾、中毒性肺炎等所致的感染性休克，可用大剂量阿托品治疗，能解除血管痉挛、舒张外周血管、改善微循环、增加重要器官的血流灌注。

（5）解救有机磷酸酯类中毒：大剂量阿托品注射是有机磷中毒解救的重要措施。阿托品要足量和反复持续使用，直至 M 胆碱受体兴奋症状消失或出现阿托品轻度中毒症状（阿托品化）。对于中度和重度中毒病例，还必须合用胆碱酯酶复活药。

（6）眼科：用于扩瞳检查眼底、验光及治疗虹膜睫状体炎。

5. 禁忌证　青光眼、幽门梗阻及前列腺增生者禁用；心肌梗死、心动过速及高热者慎用。

6. 不良反应　常见的有口干、视力模糊、心悸、皮肤干燥、潮红、体温升高、排尿困难、便秘等。随着剂量增大，其不良反应逐渐加重，如躁动、不安、呼吸加深加快、谵妄、幻觉、定向障碍、震颤、木僵、惊厥等，最后可致昏迷和呼吸衰竭，即中枢抗胆碱能综合征（central anticholinergic syndrome），静脉注射毒扁豆碱 1～2mg 可迅速纠正。

（二）东莨菪碱

1. 体内过程　东莨菪碱（scopolamine）大部分在肝内代谢消除，仅很小部分以原形由尿排出。

2. 药理作用

（1）中枢作用：东莨菪碱对中枢神经系统的作用最强，具有抑制和兴奋的双相作用，但以抑制为主，小剂量即有明显的镇静作用，较大剂量可产生催眠作用。东莨菪碱的遗忘作用强，能增强吗啡类的镇痛作用，具有微弱的拮抗吗啡呼吸抑制的作用。

（2）外周作用：东莨菪碱的外周作用和阿托品相似，仅在强度上有所不同。其扩瞳、调节麻痹和抑制腺体分泌的作用比阿托品强，但对平滑肌解痉及对心血管的作用较弱。

3. 临床应用

（1）麻醉前用药：通常与吗啡或哌替啶合用，可抑制腺体分泌，而且具有中枢抑制作用，亦不易引起心动过速。老年患者易引起谵妄，小儿易使体温失控，宜慎用。

（2）防治晕动病：防晕作用可能与其抑制前庭神经内耳功能或大脑皮质功能有关，可与苯海拉明合用以增加疗效。

（3）治疗帕金森病：东莨菪碱对帕金森病有一定的疗效，可改善患者的流涎、震颤和肌强直等症状。

（4）静脉复合麻醉：可与哌替啶、氯丙嗪等组成复合麻醉，但因麻醉作用弱，不良反应多，目前临床少用。

（5）戒毒：用于阿片类和烟草依赖的戒断综合征，有一定效果。

4. 禁忌证　同阿托品。

5. 不良反应　有时会引起烦躁、幻觉等兴奋症状，主要见于老年人。其余不良反应与阿托品相似，但多数程度较轻。

（三）山莨菪碱

1. 药理作用　山莨菪碱（anisodamine）具有明显的外周抗胆碱作用，其对抗 ACh 所致的平滑肌痉挛和心血管抑制作用与阿托品相似而稍弱，能解除小血管痉挛，改善微循环，降低血液黏滞度（血黏度），抑制血小板聚集，增加组织的血液灌注量。但其扩瞳和抑制唾液分泌的作用仅为阿托品的 1/20～1/10。此外，山莨菪碱不易透过血-脑脊液屏障，因而中枢作用很弱。

2. 临床应用　山莨菪碱作用选择性高，副作用少，主要用于治疗各种中毒性休克，以及用于治疗内脏平滑肌绞痛、急性胰腺炎等。不良反应及禁忌证与阿托品相似。

第二节　肾上腺能受体激动药和拮抗药

一、α、β 肾上腺素受体激动药

（一）肾上腺素

肾上腺素（adrenaline，epinephrine）是肾上腺髓质分泌的主要激素，首先在肾上腺髓质嗜铬细胞中合成去甲肾上腺素，继而在苯乙醇胺-N-甲基转移酶（phenylethanolamine-N-methyl transferase，PNMT）的催化下，经甲基化而形成肾上腺素。

1. 体内过程　口服后在碱性肠液、肠黏膜及肝内被破坏氧化失效，不能达到有效的血药浓度；皮下注射 6～15min 起效，作用约 1h；肌内注射作用维持 10～30min。进入体内的肾上腺素大部分被肝、肾及胃肠道等组织的单胺氧化酶（monoamine oxidase，MAO）、儿茶酚氧位甲基转移酶（catechol-O-methyltransferase，COMT）迅速代谢。肾上腺素可通过胎盘进入胎儿血液中，不易透过血-脑脊液屏障。

2. 药理作用　肾上腺素主要激动 α 与 β 受体。

（1）心脏：兴奋心肌、窦房结及传导系统的 β_1 受体，增强心肌收缩力，加速传导，增快心率，并且提高心肌兴奋性，使心排血量增加，心肌氧耗量增加。此外，可激活冠状动脉 β_2 受体产生冠脉舒张作用，使冠状动脉血流量增加。肾上腺素是一种强效的心脏兴奋药，如静脉注射过快或剂量过大，可导致室性心律失常发生。

（2）血管：肾上腺素对血管的作用取决于受体类型、受体的分布密度和用药的剂量。成人静脉输入 1～2μg/min 主要兴奋周围血管的 β_2 受体；2～10μg/min 主要激动 β_1 受体，兼有 β_2 受体和 α 受体作用；10～20mg/min 既可兴奋 α 受体，又可兴奋 β 受体，但 α 受体激动占优势。肾上腺素对 α_1 受体分布密度高的小动脉和毛细血管前括约肌作用明显，而对大动脉和静脉作用较弱；肾上腺素使皮肤、黏膜血管强烈收缩，肾血管明显收缩，肾血流下降，肾素分泌增加。常规剂量对脑、肺动脉无明显影响，但血压升高可使其被动扩张，导致肺动脉、肺静脉压升高，肺血流量减少。过量的肾上腺素可引起肺毛细血管滤过压升高，形成而水肿。

（3）支气管：肾上腺素可激动支气管平滑肌的 β_2 受体，使支气管平滑肌舒张，并能抑制肥大细胞释放多种过敏介质（如组胺等），对支气管哮喘急性发作有明显的止喘效果。此外，肾上腺素还可激动支气管黏膜血管的 α 受体，使黏膜血管收缩，降低毛细血管的通透性，从而消除支气管黏膜水肿。

（4）代谢：肾上腺素能提高机体的代谢，可使氧耗量提高 20%～30%。肾上腺素激动 α_1、β_2 受体，可增加肝糖原分解，抑制胰岛素释放，减少外周组织对葡萄糖的摄取，升高血糖；激活 β_3 受体，可加速脂肪分解，使血中游离脂肪酸增加，胆固醇、磷脂及低密度脂蛋白也增加。低剂量的肾上腺素还可激活骨骼肌的钠钾泵，使钾离子向骨骼肌细胞内转运，而肝内钾离子则向血液中释放，可引起血钾水平降低。

（5）中枢神经系统：肾上腺素不易透过血-脑脊液屏障，治疗量时一般无明显中枢兴奋现象。大剂量时可引起激动、呕吐、肌强直，甚至惊厥等中枢兴奋症状。

3. 临床应用

（1）心搏骤停：用于溺水、麻醉和手术中的意外、药物中毒、传染病、心脏传导阻滞等所致的心搏骤停以及心室颤动。

（2）过敏性休克：肾上腺素是治疗过敏性休克的首选药物，用药后能迅速扩张支气管平滑肌，缓解呼吸困难，提高肥大细胞 cAMP 的含量，从而抑制过敏介质（组胺、5-羟色胺及缓激肽等）释放。

（3）治疗支气管哮喘：肾上腺素可控制支气管哮喘急性发作，皮下注射、肌内注射或喷雾吸入均有效，一般 3～5min 症状缓解，最大通气量及呼吸频率均增加。

（4）与局麻药合用：肾上腺素与局部麻醉药合用可以使注射部位的小血管收缩，延长局麻药的作用时间，预防局麻药中毒的发生。一般肾上腺素的浓度为 1：200 000 或 5μg/ml，1 次用量不要超过 0.3mg。

（5）局部止血：肾上腺素局部应用可控制皮肤、黏膜的浅表出血，但对静脉渗血及大血管出血无效。多用于鼻、咽、喉的手术，可减少出血，改善手术野的清晰度。

4. 不良反应　主要不良反应为心悸、头痛，甚至发生心律失常。剂量过大或快速静脉注射可致血压骤然上升，有发生脑出血或严重心律失常，甚至心室颤动的危险，临床应用时应严格控制剂量。禁用于高血压、脑动脉硬化、器质性心脏病、甲状腺功能亢进、糖尿病等患者。同时吸入卤代烃类全麻药（尤其是氟烷）可提高心肌对儿茶酚胺的敏感性，特别是在缺氧或高碳酸血症时，易引起室性心律失常，因此禁用或慎用。

（二）麻黄碱

麻黄碱（ephedrine）是从中药麻黄中提取的生物碱。2000 年前的《神农本草经》便有麻黄能"止咳逆上气"的记载，现在药用的麻黄碱为人工合成品。

1. 体内过程　口服、肌内注射或皮下注射迅速吸收，可通过血脑屏障。麻黄碱不被 COMT 代谢，仅少量受 MAO 代谢影响，部分在肝内经脱氢氧化而失活。单一剂量约 40% 以上以原形经尿排泄，消除缓慢，故作用较肾上腺素持久。肌内注射或皮下注射时持续作用时间为 0.5～1h，半衰期约为 3.5h。

2. 药理作用　麻黄碱可直接兴奋 α_1、β_1 和 β_2 受体，也可促使肾上腺素神经末梢释放去甲肾上腺素而产生间接作用。作用与肾上腺素相似，但较肾上腺素弱，持续时间持久，中枢兴奋作用较明显。

（1）心血管作用：激动 β_1 受体，可增强心肌收缩力，增加心排血量。激动血管的 α_1 和 β_2 受体，使皮肤、黏膜血管收缩，导致肾和内脏的血流量减少，冠状动脉、脑及骨骼肌血管扩张，外周血管阻力略升高。收缩压、舒张压及平均动脉压升高，心率变化不明显。

（2）支气管平滑肌：松弛支气管平滑肌的作用与肾上腺素相似，但起效较慢，作用弱而持久。

（3）快速耐受性：麻黄碱短时间内反复应用，作用逐渐减弱，称为快速耐受性。

（4）其他：中枢作用较肾上腺素明显，较大剂量可兴奋大脑皮质及皮质下中枢，引起精神兴奋、不安和失眠。

3. 临床应用

（1）低血压：防治某些低血压状态，如椎管内麻醉所引起的低血压。

（2）哮喘：用于预防支气管哮喘的发作及轻症哮喘的治疗。

（3）其他：滴鼻可消除鼻黏膜充血引起的鼻塞，也可用于经鼻气管内插管的准备。

4. 不良反应　可出现精神兴奋、失眠、不安与心悸等。禁忌证同肾上腺素。

（三）多巴胺

多巴胺（dopamine，DA）是体内去甲肾上腺素生物合成的前体，也是中枢与外周神经系统重要的神经递质，具有重要的药理活性。药用的多巴胺是人工合成品。

1. 体内过程　静脉输注 5min 内起效，在体内迅速被 MAO、COMT 降解，作用时间短暂，血浆半衰期为 7min 左右。作用时效的长短与用量无关。不易通过血-脑脊液屏障，因此，外源性多巴胺通常不引起中枢效应。

2. 药理作用　多巴胺主要兴奋 β_1 受体、α_1 受体与多巴胺受体，对 β_2 受体的作用很弱。

（1）心血管系统：多巴胺的药理作用与用药浓度密切相关。

1）低浓度：静脉输注 $1\sim2\mu g/(kg\cdot min)$ 时，主要激动外周多巴胺受体（D_1），通过激活腺苷酸环化酶，使细胞内的 cAMP 水平提高，导致血管舒张。主要引起肾血管及肠系膜血管扩张，冠状动脉血管及脑血管也扩张，周围血管阻力下降。

2）中浓度：静脉输注 $2\sim10\mu g/(kg\cdot min)$ 时，除作用于多巴胺受体外，激动心脏 β_1 受体的作用更明显，使心肌的收缩力增强，每搏量及心排血量增加，收缩压升高，心率轻度增快或变化不明显。由于多巴胺受体兴奋，肾及冠状动脉仍呈扩张状态。

3）高浓度：静脉输注大于 $10\mu g/(kg\cdot min)$ 时，主要作用于 α_1 受体，多巴胺受体与 β_1 受体的兴奋作用在很大程度上被取消。此时表现为外周阻力增加，舒张压升高，肾血流量降低，心率加快，甚至出现室上性、室性快速性心律失常，这一现象可被 α_1 受体阻滞药所拮抗。多巴胺兴奋 α_1 受体的作用与触发大量去甲肾上腺素释放，间接产生去甲肾上腺素的作用有关。

（2）肾：小剂量时，激动多巴胺受体，肾血管舒张，肾血流量增加，肾小球滤过增加，同时抑制钠离子重吸收，具有排钠利尿作用。大剂量时，兴奋 α_1 受体，使肾血管明显收缩。

3. 临床应用

（1）抗休克：对伴有心肌收缩力减弱、尿量减少，且不能通过补充血容量得到缓解的患者疗效较好。应用过程中还应注意及时纠正血容量不足与酸中毒。

（2）强心、利尿：对急性肾衰竭的患者，以及急性心功能不全的患者，采用低浓度与髓袢利尿药合用，可产生较好的效果。

（3）升高血压：作为血管收缩药，弱于去甲肾上腺素，强于多巴酚丁胺。

4. 不良反应　一般较轻，偶有恶心、呕吐。剂量过大、滴速过快时可致呼吸困难、心律失常或肾血管收缩引起肾功能下降，一旦发现应立即减慢滴速或停药。嗜铬细胞瘤患者禁用。室性心律失常、闭塞性血管病、心肌梗死、动脉硬化和高血压患者慎用。

二、α 肾上腺素受体激动药

（一）去甲肾上腺素

去甲肾上腺素（noradrenaline，NA；norepinephrine，NE）是肾上腺素能神经末梢释放的化学递质，肾上腺髓质分泌仅占少量。药用的去甲肾上腺素是人工合成的重酒石酸盐。

1. 体内过程　静脉用药后很快从血液中消失，多分布于受肾上腺素能神经支配的效应器，起效迅速，停止静脉滴注作用维持时间约 1min，大多被 COMT 和 MAO 代谢而失活。仅有药量的 $4\%\sim16\%$ 以原形自尿中排泄。不易透过血-脑脊液屏障。

2. 药理作用　主要作用于 α 受体，激动作用强大，对心脏 β_1 受体有较弱的激动作用，对 β_2 受体几乎无作用。

（1）血管：激动血管平滑肌的 α_1 受体，使小动脉、小静脉收缩，外周阻力增加。其血管收缩的程度依次为皮肤黏膜血管、肾血管、脑血管、肝血管、肠系膜血管、骨骼肌血管。使冠状动脉舒张，冠状动脉血流量增加。

（2）心脏：激动 β_1 受体，使心脏收缩力增强，传导速度增加，心率增快，心脏每搏量可增加。然而整体情况下，因血压升高而反射性地使心率减慢，其迷走神经兴奋作用可超过它的直接作用。外周阻力增加和心率减慢可使心排血量减少。剂量过大，也可致心律失常，但较肾上腺素少见。

（3）血压：小剂量静脉输注使心脏兴奋，收缩压升高，舒张压升高幅度不大，平均动脉压升高，脉压增大。大剂量时因血管强烈收缩，外周阻力明显增高，使收缩压、舒张压均明显升高，平均动脉压升高，脉压变小。

（4）其他作用：大剂量时，也可以引起类似肾上腺素的高血糖和其他代谢效应。对中枢神经系统的作用比肾上腺素弱。对于孕妇，可增加子宫收缩的频率。

3. 临床应用　低血容量休克或感染性休克应用去甲肾上腺素，虽可以收缩血管，升高血压，但可进一步加重组织缺血，加重微循环障碍，且肾血流量明显减少，不利于休克的治疗。仅限应用于神经性休克早期血压急剧下降、嗜铬细胞瘤切除后的低血压，或危及生命的严重低血压状态，且对其他血管收缩药反应欠佳者。可用小剂量去甲肾上腺素静脉输注使收缩压维持在 90mmHg 左右，以保证重要脏器的灌注。

4. 不良反应

（1）局部组织坏死：静脉输注时间过长、浓度过高或漏出血管外，可引起局部缺血、坏死。

（2）其他不良反应：剂量过大或输注时间过长可致肾血管强烈收缩，肾血流量减少，产生少尿、无尿及肾实质损伤。应用时应保持每小时尿量在 0.5ml/kg 以上，必要时应利尿。

（二）间羟胺

1. 体内过程 静脉注射 1～2min、肌内注射 10min 起效，主要经肝代谢，不易被 MAO 破坏，作用持续 20～60min。

2. 药理作用 有直接与间接双重作用。主要作用是直接激动 α 受体，对 β_1 受体的作用较弱。使收缩压与舒张压均升高，心率可反射性地减慢，休克患者的心排血量增加。肾血管收缩，但肾血流量的减少明显弱于去甲肾上腺素。

3. 临床应用 由于间羟胺升压作用可靠，作用较持久，不良反应比去甲肾上腺素少，因此治疗休克时是去甲肾上腺素的良好代用品。可用于椎管内麻醉所引起的低血压，反复、连续应用可产生快速耐受现象。

（三）去氧肾上腺素

兼有直接与间接双重作用。可肌内注射和静脉输注，吸收后体内代谢同去甲肾上腺素。去氧肾上腺素可直接激动 α 受体，小部分为间接作用，可促进去甲肾上腺素释放，几乎无 β 受体的激动作用。临床作用与去甲肾上腺素相似，但效能较低，作用较持久。可使收缩压和舒张压均升高，外周阻力明显升高，肾、皮肤及肢体的血流量减少，并反射性地引起心率减慢，心排血量稍有降低。肺血管收缩，肺动脉压升高，但冠状动脉血流量增加。此外，去氧肾上腺素可用于椎管内麻醉、吸入麻醉、静脉麻醉引起的血压下降，还可替代肾上腺素与局麻药伍用，也可利用其反射性地减慢心率的作用治疗室上性心动过速。

（四）甲氧明

甲氧明（methoxamine）又称甲氧胺、美速克新命。静脉注射后 1～2min 起效，不受 COMT、MAO 的影响，作用持续 5～15min。甲氧明为 α_1 受体激动药，几乎无 β 受体作用。具有收缩周围血管的作用，其中收缩动脉作用较强，对静脉影响较小，用药后外周阻力升高，收缩压、舒张压、平均动脉压均升高，可反射性地减慢心率，心排出量减少或不变。肾血流量减少明显，但冠状动脉血流量增加。临床用途与去氧肾上腺素相同。

（五）可乐定

可乐定（clonidine）又称氯压定、可乐宁，为 α_2 肾上腺素受体的激动药，其受体选择性 $\alpha_2:\alpha_1$ 为 220:1。药理作用与其他肾上腺素受体的激动药不同，主要分为中枢与外周作用。本节主要介绍其对心血管系统的作用。

1. 体内过程 可乐定脂溶性较高，极易透过血-脑脊液屏障，进入中枢系统而发挥作用。可乐定约有 50% 在肝内代谢成无活性的产物，剩余部分以原形从肾排出。

2. 药理作用

（1）心血管作用：可乐定降压作用中等偏强，快速静脉注射首先出现短暂的血压升高，随后产生较持久的血压下降。外周阻力下降的同时，还伴有心率减慢，心排血量下降。可乐定主要是通过激动中枢肾上腺素能神经元上的 α_2 受体而实现降压作用，其降压作用一方面通过激动中枢孤束核的 α_2 肾上腺素受体，抑制脊髓前侧角交感神经细胞发放冲动，兴奋外周肾上腺素能神经末梢

突触前膜 α_2 受体，使去甲肾上腺素释放减少；另一方面还与延髓咪唑啉受体有关。可乐定对心肌收缩力、肾血流量以及肾小球滤过率无明显作用。

（2）镇静、镇痛作用：可乐定可激动蓝斑核去甲肾上腺素能神经元突触前膜的 α_2 受体，使去甲肾上腺素释放减少，从而产生镇静作用。可乐定激动脊髓背角 α_2 受体可产生一定的镇痛作用，故椎管内给可乐定可产生良好的镇痛作用，而对机体正常运动无明显影响。

（3）其他作用：可乐定激动蓝斑核去甲肾上腺素能神经元突触前膜的 α_2 受体，抑制去甲肾上腺素释放，可缓解阿片类的戒断症状。另外，可乐定可抑制唾液、胃液分泌，减少肠蠕动。

3. 临床应用

（1）维持血流动力学稳定：可用于轻、中度高血压患者术前的降压，并增加手术期间血流动力学的稳定性，便于麻醉管理；可乐定可有效地控制气管插管时的心血管反应；对于心绞痛的患者，可乐定还能有效地改善心肌氧供需平衡。

（2）辅助控制性降压：可乐定与控制性抗高血压药伍用，能抑制降压期间的交感-肾上腺髓质反应，明显地增强控制性抗高血压药的效果。

（3）增强麻醉药的作用：可乐定可通过降低中枢肾上腺素能系统的活性，而减少麻醉药的需要量，因此可作为麻醉前用药及麻醉辅助用药，既具有良好的镇静作用，又可减少麻醉药的用量。与局麻药伍用可增强和延长蛛网膜下腔阻滞和硬膜外阻滞的作用。

4. 不良反应

（1）常见口干、嗜睡，有时出现头痛、便秘、腮腺肿大等。

（2）少数患者突然停药后，出现血压升高、心悸、出汗等症状。

（3）与 β 受体阻滞药、钙通道阻滞药伍用时，应注意心动过缓的发生。

（六）右美托咪定

右美托咪定（dexmedetomidine，DEX）是美托咪定的右旋异构体，为一种新型的 α_2 肾上腺素受体激动药，其受体选择性（$\alpha_2 : \alpha_1$）为 1620 : 1，是一种高选择性、高特异性 α_2 受体激动药。现已被广泛应用于区域、局部和全身麻醉的辅助用药。右美托咪定的消除半衰期约为 2h，分布半衰期约为 5min，因此作用时间短暂。

右美托咪定与肾上腺素受体结合的亲和力是可乐定的 7～8 倍，且内在活性也强于可乐定。与可乐定相类似，分为中枢与外周作用，其中枢作用的部位主要在脑干的蓝斑核，因此具有镇静和抗焦虑，以及抑制交感活性的作用；此外，还有源于脊髓以及外周部位的镇痛作用。在外周通过与 α_2 受体结合可抑制交感递质的进一步释放，降低血浆儿茶酚胺浓度，产生温和而持续的血管扩张与降低心动过速的作用。

右美托咪定具有稳定血流动力学、抑制应激反应的作用，还可减少其他麻醉药物的用量，使用该药有利于维持血流动力学稳定性，主要用于镇静、镇痛、抗焦虑及催眠。

三、β 肾上腺素受体激动药

（一）异丙肾上腺素

异丙肾上腺素（isoprenaline，isoproterenol）是一种经典的 β_1、β_2 受体激动药。

1. 体内过程 口服无效，气雾剂吸收较快，雾化吸入 2～5min 起效，可维持 0.5～2h。可舌下含服，因能舒张局部血管，少量从黏膜下的舌下静脉丛吸收，也可静脉给药，但消除半衰期仅 1min。吸收后主要在肝及其他组织中被 COMT 降解代谢，较少被 MAO 代谢，也较少被肾上腺素能神经末梢所摄取，因而作用维持时间较肾上腺素略长。

2. 药理作用 是儿茶酚胺中最强的 β 受体激动药，对 β_1、β_2、β_3 受体无选择性，几乎无 α 受体激动作用。

（1）心血管作用：为肾上腺素的 2～3 倍、去甲肾上腺素的 100 倍。激动心脏 β_1 受体，使心肌收缩力增强，心率增快，心脏传导速度加快。兴奋 β_2 受体，舒张小动脉，使外周阻力降低，舒张压下降，平均动脉压下降，脉压增大。如用药后舒张压下降明显，则可能是降低了冠状动脉血流量，出现心肌供氧不足，从而引起心律失常。

（2）支气管平滑肌：激动 β_2 受体使支气管平滑肌舒张，同时也能抑制组胺等过敏性介质的释放，可终止或缓解支气管平滑肌痉挛，作用迅速而强大。

（3）其他：升高血糖的作用较肾上腺素弱，脂肪分解及产热作用与肾上腺素相似。

3. 临床应用

（1）支气管哮喘：控制支气管哮喘的急性发作，主要采用雾化吸入或舌下含服。可引起心动过速，出现心悸、心肌氧耗量剧增等副作用。

（2）心律失常：适用于治疗窦房结功能低下、房室传导阻滞、心动过缓、QT 间期延长的患者。

（3）心搏骤停：适用于心室自身节律缓慢、高度房室传导阻滞或窦房结功能衰竭并发的心搏骤停，常与去甲肾上腺素或间羟胺合用进行心室内注射。

4. 不良反应 常见心悸、头昏。因心肌氧耗量显著增加、冠状动脉血流量降低，导致梗死区扩大及心律失常，因此急性心肌梗死并发心源性休克的患者不宜应用。使用时，应控制心率在 120 次 / 分以下。禁用于冠心病、心肌炎及甲状腺功能亢进等患者。长期应用可出现失敏或耐受。

（二）多巴酚丁胺

多巴酚丁胺（dobutamine）主要激动 β_1 受体，对 β_2 受体和 α 受体作用较弱，对多巴胺受体无激动作用，没有促进去甲肾上腺素释放的作用。多巴酚丁胺在治疗剂量下，除增加心肌收缩力外，对心率、血压以及心肌氧耗量影响较小。

1. 体内过程 口服无效，静脉输注后 1～2min 出现作用，进入血液的药物被 COMT 代谢，也可与葡萄糖醛酸结合，经肾排出体外，血浆半衰期仅为 2min。

2. 药理作用

（1）心脏：多巴酚丁胺的主要特点是激动心脏 β_1 受体，增加心肌收缩力，其正性肌力作用强于异丙肾上腺素。在相同剂量下，多巴酚丁胺增加窦性节律的作用比异丙肾上腺素弱，对房室传导、室内传导的影响两者相似。

（2）血压：治疗剂量的多巴酚丁胺可使每搏量增加，心排血量增加。肺血管阻力、肺动脉楔压可下降，外周阻力不变或中度降低，后负荷往往下降。此外，心室充盈压也下降，室壁张力降低，心肌氧耗量下降。动脉压变化不明显。

3. 临床应用 主要适用于心源性休克、心肌梗死、无严重低血压的心力衰竭患者，对施行体外循环后低心排血量的患者疗效较好。

4. 不良反应 发生率较低，偶有恶心、头痛、心悸，甚至心律失常，也可以引起高血压、心绞痛，一旦发现应减慢输注速度或停药。禁用于心脏射血功能严重障碍者，例如特发性肥厚性主动脉瓣下狭窄的患者。心房颤动（房颤）、心肌梗死和高血压患者慎用。

四、α 肾上腺素受体阻滞药

（一）酚妥拉明

酚妥拉明（phentolamine）是一种短效的非选择性 α 受体阻滞药。

1. 体内过程 口服后虽易吸收，但生物利用度低，口服效果仅为注射给药的 20%。静脉注射后 1～5min 作用达高峰，代谢和排泄迅速，作用持续 15～30min。

2. 药理作用 选择性地拮抗肾上腺素 α 受体，对 α_1 受体的作用为 α_2 受体作用的 3～5 倍，但作用较短而弱，治疗剂量时，尚不足以完全阻断肾上腺素能神经递质或拟肾上腺素药对 α 受体的作用。

（1）血管：静脉注射后 2min 内可舒张血管，降低外周阻力，使血压下降，肺动脉压降低。在

降压的同时可反射性引起心动过速，甚至心律失常。血管舒张的作用机制除了阻断血管平滑肌 α 受体作用外（尤其大剂量），尚有较强的直接舒张血管平滑肌的作用。

（2）心脏：具有兴奋作用，使心肌收缩力增强，心率增快，心排血量增加。

（3）其他：具有拟胆碱和拟组胺作用，使胃肠平滑肌兴奋，胃酸分泌增加。

3. 临床应用

（1）防治嗜铬细胞瘤切除术中的高血压：可作为术前的准备，也可协助诊断。

（2）充血性心力衰竭和急性心肌梗死：可扩张小动脉，降低外周血管阻力，降低心脏前、后负荷，降低左室舒张末压与肺动脉压，增强心肌收缩力，增加心排血量，从而消除或减轻肺水肿，控制充血性心力衰竭。此外，扩张冠状动脉，通常不增加心肌氧耗量。

（3）抗休克：适用于感染性、心源性和神经源性休克。能增强心肌收缩力，增加心排血量，降低外周血管阻力，改善微循环障碍，改善休克状态时重要脏器的血液灌注，但给药前应补足血容量，防止血压剧降。可合用去甲肾上腺素或间羟胺，目的是抵消 α 型受体作用，保留其加强心肌收缩力的 β 型受体作用，并且可改善组织供血、供氧，有利于纠正休克。

（4）外周血管痉挛性疾病：如雷诺病，也可用于血栓闭塞性脉管炎。局部浸润注射可防治去甲肾上腺素静脉滴注外漏所引起的局部组织缺血或坏死。

4. 不良反应 常见的不良反应为用药过量引起的严重低血压，可应用去甲肾上腺素治疗。出现迷走神经亢进的症状，导致胃肠功能紊乱，如肠蠕动增加、腹泻、腹痛及组胺样作用、胃酸分泌增加。胃溃疡是相对禁忌证。静脉注射可引起心率加快、心律失常及心绞痛。冠心病慎用。

（二）哌唑嗪

哌唑嗪（prazosin）是强效的选择性 α₁ 受体阻滞药，可选择性地阻断外周小动脉及静脉突触后膜的 α₁ 受体，使血压下降。血压下降时，心率增加不明显，心排血量和肾血流量也无明显改变。降压作用中等偏强，与 β 受体阻滞药、利尿药合用时，能增强疗效。适用于各种程度的高血压，与其他抗高血压药不同，哌唑嗪可以降低低密度脂蛋白而提高高密度脂蛋白水平。也可用于治疗充血性心力衰竭。

哌唑嗪口服吸收良好，生物利用度约为 60%。口服后 2h 起降压作用，持续约 10h。该药时血浆蛋白结合率约为 97%，主要在肝内代谢。哌唑嗪适用于各种程度的高血压。哌唑嗪也可用于治疗充血性心力衰竭。此外，该药"首剂效应"明显，表现为首次给药可致严重的直立性低血压、晕厥、意识消失、心悸等，尤其在饥饿、直立位时更容易发生，故建议在睡前服用。

（三）乌拉地尔

乌拉地尔（urapidil）具有中枢和外周的扩血管作用。外周扩血管作用主要是阻断肾上腺素能神经突触后膜的 α₁ 受体，也可阻断突触前膜的 α₂ 受体，从而对抗儿茶酚胺的收缩血管作用。中枢作用则是通过刺激延髓的 5-HT₁ₐ 受体，调节心血管中枢的活性，使反射性交感神经兴奋性维持在一定水平。同时还可通过抑制延髓心血管中枢的交感反馈调节，防止降压引起的心率增快。

乌拉地尔对静脉的舒张作用大于对动脉的作用，降压时不影响颅内压。此外，乌拉地尔还能充分降低外周血管阻力，减轻心脏后负荷，增加左心排血量，从而迅速、有效地纠正急性左心衰竭，同时又可避免心率增加或血压过度下降。因此，其作用较为温和，是围术期控制血压的常用药物。

乌拉地尔的不良反应较少，偶有血压降低引起的暂时症状，如眩晕、恶心、头痛等。无"首剂效应"现象发生。

五、β 肾上腺素受体阻滞药

（一）普萘洛尔

普萘洛尔（propranolol）属非选择性 β 受体阻滞药，有膜稳定作用，无内在拟交感活性。

普萘洛尔口服吸收迅速而完全，肝摄取率高，生物利用度仅为 36%，且个体差异较大，同一剂量在不同个体的血药浓度可相差 20 倍，可能与肝药酶活性的不同有关。普萘洛尔在血浆内的浓度很低，血浆蛋白结合率约为 90%，有效血药浓度为 0.05～0.10pg/ml。血浆半衰期为 3～6h。普萘洛尔静脉给药在不同个体中的血药浓度比口服变化小。肾衰竭虽不影响普萘洛尔的消除，但可能导致其代谢产物的蓄积，应适当减量。因此临床用药需从小剂量开始，逐渐增加到适当的剂量。

普萘洛尔的临床应用：①交感神经兴奋引起的心律失常；②房性期前收缩、室性期前收缩、阵发性室上性心动过速；③心绞痛、心肌梗死；④高血压患者。静脉注射时应在心电监护下进行。

（二）艾司洛尔

艾司洛尔（esmolol）为速效、超短效、选择性的 β 受体阻滞药，其作用强度为普萘洛尔的 1/40～1/30。口服无效，多采用静脉输注给药。静脉注射后数秒钟即出现 β_1 受体阻断效应，t_{max} 约为 5min，6～10min 时对血流动力学的作用最强，可被血液中的酯酶所水解，作用持续约 20min 后基本消失。

艾司洛尔的药理作用主要是抑制窦房结与房室结的自律性、传导性，对心肌无直接作用，因此，对室上性心动过速的患者疗效好。可减慢房颤患者的房室传导，延长不应期，降低心室率，且可恢复窦性节律。对于围术期因儿茶酚胺增高所致的以收缩压升高为主的高血压十分有效，也可用于高血压危象。因此，也常用于控制性降压和防止气管插管等较强刺激引起的心血管反应。

艾司洛尔的常用方法为麻醉诱导前或术中高血压的患者采用静脉滴注，可防止气管插管等伤害性刺激引起的心率增快以及血压升高。尽管艾司洛尔对支气管哮喘患者增加气道阻力的作用轻微，但也应谨慎使用。

（三）拉贝洛尔

拉贝洛尔（labetalol）是具有多种作用的第三代 β 受体阻滞药，兼有 α_1、β_1、β_2 受体阻断作用（α：β为 1：7～1：6），对 α_1 受体的阻断作用为酚妥拉明的 1/10～1/6，对 α_2 受体无阻断作用。拉贝洛尔口服后吸收迅速，首过消除明显，生物利用度变异范围较大，半衰期为 5.5h。静脉注射拉贝洛尔 1min 可出现作用，5～10min 达到血药峰值，半衰期为 3.5～4.5h，肝功能受损者代谢减慢。

拉贝洛尔可以降低心肌收缩力，减慢心率，降低外周血管阻力，增加肾血流量。多用于中度与重度高血压、嗜铬细胞瘤等疾病所引起的高血压危象。也用于麻醉过程中交感神经兴奋性增强所引起的高血压和控制性降压。对心绞痛也有效，特别对高血压伴心绞痛的患者疗效更佳。对肾脏疾病患者或肾功能严重受损的高血压患者，不但降压有效，且对肾功能无损害。

拉贝洛尔的常用方法为分次小量注入，有发生直立性低血压的可能，应严密观察心率与血压的变化。哮喘患者应慎用。

第三节　控制性抗高血压药

为了减少手术出血、提供清晰的术野、降低输血量以及因输血感染传染性疾病，在麻醉期间，使用药物或其他技术有目的地使患者的血压在一段时间内降低至适当水平，达到既不损害重要器官又减少手术出血的目的，终止降压后血压可迅速恢复至正常水平，称为控制性降压（controlled hypotension）。可用于控制性降压的药物称为控制性抗高血压药。

一、血管扩张药

（一）硝普钠

1. 理化性质与体内过程　硝普钠（sodium nitroprusside）呈棕色结晶或粉末，易溶于水，稀释后水溶液不稳定，光照下加速分解，3h 后药效降低 10%，48h 后降低 50%。因此，药液配好后应裹以避光纸并尽快使用，一旦药液变成普鲁士蓝色，表明药物已被分解破坏，不能再用。

硝普钠口服不吸收，静脉输注起效快，半衰期为3～4min。血液中约2%的硝普钠可直接与血浆中含硫氨基酸的巯基结合，形成硫氰化合物。绝大部分的硝普钠与红细胞内的或游离的血红蛋白结合，并在红细胞的铁原子之间发生电荷转移。少量以氢氰酸形式由肺排出，多数在血浆中形成氰化物，并在肝、肾中硫氰生成酶的作用下与硫代硫酸钠结合，形成基本无毒的硫氰化合物，经肾排出。当体内硫氰化合物积聚时，通过硫氰氧化酶作用可逆向形成氰化物，一旦药量过大或药物代谢障碍，可致体内累积而发生氰化物中毒。

2. 药理作用 硝普钠为非选择性血管扩张药，静脉注射后可直接作用于小动脉和静脉平滑肌，其亚硝基成分在精氨酸的作用下分解释放 NO，后者激活鸟苷酸环化酶而促进 cGMP 的形成，使血管平滑肌细胞 Ca^{2+} 浓度降低，同时收缩蛋白对 Ca^{2+} 的敏感性减弱，从而产生强烈的扩张血管作用。用药后约 1min 引起动脉压、肺动脉压和右心房压迅速下降，停药后 3min 血压回升。硝普钠扩张小动脉和小静脉的效力大致相同，但对血管运动中枢和交感神经末梢无作用。

硝普钠的心血管效应因心功能状态不同而有显著差异。心血管功能正常者，用药后心肌收缩力无影响。对心肌梗死、心功能不全的患者，硝普钠可降低前、后负荷和心室充盈压及心肌氧耗量，使每搏量和心排血量显著增加，从而改善心功能。

硝普钠很少影响局部血流分布，一般也不降低冠状动脉血流量及肾血流量。对脑血流量的影响取决于患者状态及采取的麻醉方法，如中度控制性降压可引起脑血流量增加。大剂量应用硝普钠时，可发现脑、心肌、肝及横纹肌等器官的静脉血氧分压增高和动静脉血氧分压差减少，提示组织氧摄取减少。

3. 临床应用

（1）控制性降压：硝普钠扩张血管效应的个体差异甚大，成人有效量为 16～600μg/min。控制性降压时宜在心电图、脉搏氧饱和度和直接动脉血压监测下进行，首先适当补充血容量，以保障降压后重要器官组织的血流灌注，静脉输注从 10μg/min 开始，严密观察血压的变化，根据血压调整给药速率。由于硝普钠的起效时间约 1min，切不可为追求快速降压而行较大速率注射和单次推注，以免造成严重低血压；也因其作用持续时间短，在停止注射后血压可很快回升至降压前水平，甚至可因较高浓度应用后快速停药，引起"反跳性"的体循环和肺循环压力增高，因此应缓慢减量停药。硝普钠降压过程中可因血压的下降而激活体内交感肾上腺和肾素-血管紧张素-醛固酮系统，导致血中儿茶酚胺和血管紧张素浓度增加，引起心率增快，血管收缩，造成降压困难，此时可通过加深麻醉或静脉注射 β 受体阻滞药来协同降压。一般认为，快速用药一次剂量不宜过大，以防止氰化物中毒。

（2）心功能不全或低心排血量：用药过程中，应使舒张压维持在 60mmHg 以上，以维持冠状动脉血流量。低血容量患者对硝普钠敏感，应首先补充血容量，以免血压下降过甚。

4. 不良反应

（1）氰化物中毒：为药物代谢产物中游离的氰离子引起，通过干扰细胞的电子传递，导致呼吸链中断，细胞窒息，主要发生在药物过量及肝、肾功能不全，以及维生素 B_{12} 缺乏时。氰化物中毒的临床表现为代谢性酸中毒和组织缺氧。当患者出现代谢性酸中毒、呼吸急促、肌肉痉挛、肌肉抽搐时，提示可能有氰化物中毒。检测血液乳酸盐浓度和血气分析有助于诊断。一旦发现氰化物中毒应立即停药，给予吸氧和维持血流动力学稳定，并迅速恢复细胞色素氧化酶的活性和加速氰化物转变为无毒或低毒性物质。常用的解毒药物有：①高铁血红蛋白形成剂，如亚硝酸钠、亚硝酸异戊酯等；②硫代硫酸钠。

（2）降压过度：硝普钠作用剧烈，个体差异较大，部分患者可导致血管过度扩张使血压过低。清醒患者可出现疲劳、出汗、恶心、呕吐、头痛、精神不安、定向力障碍等，停止滴注或减低速率上述症状可消失。

（3）快速耐受：其原因和发生机制复杂，可能与降压后血中儿茶酚胺浓度升高、硝普钠代谢过程中氰化物生成有关。

（4）"反跳性"高血压：硝普钠降压时可激活体内交感肾上腺和肾素-血管紧张素-醛固酮系统，导致血中儿茶酚胺浓度增加，可能是"反跳性"高血压的原因，联合应用 β 受体阻滞药或 ACE Ⅰ 类药物可防治。

（5）增加肺内分流：对肺功能不全的患者行控制性降压时，硝普钠可抑制缺氧性肺血管收缩，增加肺内分流，产生动脉低氧血症。

（二）硝酸甘油

1. 体内过程　硝酸甘油因首过消除能力强，口服后生物利用度仅为 8%，舌下含服为 80%，经皮肤吸收也可达到治疗浓度。静脉给药后经过肺血管床时约有 17% 被摄取清除，而经过动静脉血管床时清除率达 60%，故血浆浓度相对较低，而全身分布较为广泛。同时，因其半衰期短，且无毒性代谢产物，故为临床所常用。

2. 药理作用

（1）松弛平滑肌：硝酸甘油的基本作用是松弛平滑肌，以血管平滑肌最显著。硝酸甘油可扩张全身动脉和静脉，以容量血管最明显，可导致反射性心动过速。硝酸甘油产生降压作用与血管内皮舒张因子，即 NO 供体有关。

（2）抗心绞痛作用：硝酸甘油能选择性地扩张较大的心外膜冠状血管和侧支血管，使冠状动脉血流重新分布，从而增加心肌缺血区的血流量。降低心脏前、后负荷，减少心肌氧耗量。此外，硝酸甘油可降低左心室舒张末期压力，尚有抗血小板聚集和黏附作用，因而用药后能有效地改善缺血心肌的血液灌注，缩小心肌梗死面积。

3. 临床应用

（1）控制性降压：硝酸甘油用于紧急降压时可用 50～100μg（1～2μg/kg）静脉注射。硝酸甘油用于手术期间的控制性降压时，开始速率为 1μg/(kg·min)，观察血压变化并调节速率，一般 3～6μg/(kg·min) 可达到所需血压水平。停药后血压回升速率略慢于硝普钠。硝酸甘油降压对心排血量的影响与患者血容量有关，如果前负荷下降明显，心排血量也可能下降。与硝普钠相比，硝酸甘油降低收缩压的程度基本相当，但降低舒张压的作用则较弱，提示硝酸甘油降压时可保持较高的心肌灌注压，有利于心肌供血。硝酸甘油控制性降压时也可引起颅内压增高。

（2）急性心功能不全、心肌缺血：硝酸甘油用于治疗各种类型的心肌缺血、心绞痛时，既可降低心肌氧耗量，又可减少梗死面积。此外，还常用于冠状动脉旁路移植术中预防、治疗心肌缺血，也可用于低心排血量综合征的治疗。通常以 0.25～1μg/(kg·min) 剂量开始，用量过大，可引起反射性心率增快，反而增加心肌氧耗量。

（3）硝酸甘油经静脉用药具有以下优点：①剂量易于调控；②很少发生血压过低，即使发生，减慢滴速和加快输液即可纠正；③心率不变或仅有轻度增加；④基本无毒性；⑤与 β 受体阻滞药相比，无加重心力衰竭（心衰）和诱发哮喘的危险；⑥与钙通道阻滞药比较，无心脏抑制作用。

4. 不良反应　常继发于血管扩张作用，如面部潮红、灼热感、搏动性头痛（脑膜血管扩张所致）、眼胀痛（眼内血管扩张）等，因此，脑出血、颅内压增高、青光眼患者应慎用。连续用药过程中可出现耐受，停药即可恢复，合用卡托普利等药物可减少耐受性的产生。

二、钙通道阻滞药

钙通道阻滞药（calcium channel blockers），是一类在通道水平上选择性地阻滞 Ca^{2+} 经细胞膜上的钙离子通道进入细胞内，从而降低细胞内 Ca^{2+} 浓度，并使整个细胞功能发生改变的药物。

（一）药理作用

1. 对血管的作用

（1）舒张血管平滑肌：因血管平滑肌的肌质网发育较差，血管收缩时所需要的 Ca^{2+} 主要来自细胞外，故血管平滑肌对钙通道阻滞药的作用十分敏感。其对动脉平滑肌的舒张尤为明显，可使外周血管阻力下降，产生明显的降压作用，而对静脉血管的影响轻微，一般不增加静脉容量。其中硝苯地平、尼卡地平主要作用于外周动脉，尼莫地平主要作用于脑血管。对大、小冠状动脉均有扩张作用，并可改善侧支循环，在冠状动脉收缩状态时舒张作用更为明显，可用于治疗冠状动脉痉挛所致的变异型心绞痛。

（2）抗动脉粥样硬化作用：动脉粥样硬化形成的机制复杂。二氢吡啶类钙通道阻滞药有抑制与延缓动脉粥样硬化发生的作用。

2. 对心脏的作用

（1）抑制心肌收缩力：钙通道阻滞药可阻滞 Ca^{2+} 内流，降低心肌细胞胞质内的游离 Ca^{2+} 浓度，从而产生剂量依赖性的心肌收缩力减弱，其作用可被能提高心肌细胞内 Ca^{2+} 浓度的药物（如异丙肾上腺素、强心苷）或增加血液中 Ca^{2+} 浓度的措施所拮抗，也可因舒张血管作用较强而出现反射性心肌收缩力增强。

（2）抑制窦房结自律性和减慢房室传导：钙通道阻滞药可降低窦房结的自律性，减慢传导速度，这种负性频率与负性传导作用常被扩血管降压作用所引起的交感反射所抵消。因此二氢吡啶类药物在整体用药时，时常不表现负性频率和负性传导作用。

（3）保护缺血心肌：钙通道阻滞药可阻滞 Ca^{2+} 内流，阻止钙超载，减少 ATP 的分解，从而降低异常代谢物质（包括自由基）在细胞内的堆积，具有对缺血心肌的保护作用。此外，这类药物可降低心肌氧耗量、扩张冠状动脉、增加缺血区供血及抗血小板聚集等，对正常心肌有保护作用。

3. 其他作用　钙通道阻滞药可抑制 Ca^{2+} 内流，降低血小板内的 Ca^{2+} 浓度，使血小板的释放功能发生障碍，血小板聚集受阻；抑制支气管、肠道及泌尿生殖道平滑肌收缩，缓解痉挛。

（二）临床应用

1. 硝苯地平（nifedipine）　是二氢吡啶类钙通道阻滞药中最有代表性的药物，其突出的作用在于松弛血管平滑肌、减轻周围血管阻力，使动脉压降低，从而降低心肌氧耗量，同时使冠状动脉扩张，增加冠状动脉血流量，促进冠状动脉侧支循环，改善对心肌的供氧；对窦房结和房室传导系统没有明显的抑制作用，基本无心脏抑制作用。因此，临床主要用于轻、中度高血压及高血压危象，以及各种类型心绞痛的治疗。

2. 尼卡地平（nicardipine）　是钙通道阻滞药中选择性作用于血管最强的药物，尤以冠状动脉扩张作用突出，无窦房结和房室结抑制效应，对心率的影响较少，仅有轻微的心脏抑制作用，但能使射血分数和心排血量增加。尼卡地平的不良反应与硝苯地平相似但较轻，不易引起血压过度降低，停药后血压回升较慢，无明显的反跳作用。

3. 尼莫地平（nimodipine）　亲脂性较强，可有效地抑制血管平滑肌细胞外 Ca^{2+} 内流，尤其是容易透过血-脑脊液屏障进入中枢神经系统，从而阻滞大脑动脉收缩所必需的细胞外钙离子的内流。降压作用不明显时，可表现出对脑血管的扩张作用，增加脑血流量，改善脑循环。临床上主要用于治疗脑血管病和蛛网膜下腔出血所致的急性缺血性脑卒中，可明显缓解脑血管痉挛，减少神经症状及病死率。

第四节　抗心律失常药物

一、概　述

心律失常（arrhythmia）是指心脏跳动节律和频率的异常。形成原因包括冲动形成异常和冲动传导障碍。治疗心律失常要以减少异位起搏活动、调节折返环路的传导性或有效不应期以消除折返为目的。目前临床上是根据药物的主要作用通道和电生理特点（Vaughan Williams 分类法）将抗心律失常药物分为 4 类：Ⅰ类为钠通道阻滞药；Ⅱ类为 β 肾上腺素受体拮抗药；Ⅲ类为钾通道阻滞药，即延长动作电位时程药；Ⅳ类为钙通道阻滞药。

二、麻醉期间常用的抗心律失常药

（一）利多卡因

利多卡因（lidocaine）是局部麻醉药，属Ⅰb类心律失常药物，现广泛用于治疗危及生命的室性心律失常。

1. 体内过程 常静脉给药，作用迅速，血浆蛋白结合率为70%，体内分布广泛、迅速，该药在心肌中浓度是血药浓度的3倍。有效血药浓度为1～5μg/ml，表观分布容积为1L/kg。几乎全部在肝中脱乙基而代谢，仅10%以原形经肾排泄，作用时间短，半衰期为2h。

2. 药理作用 利多卡因对心脏的直接作用是抑制Na^+内流，促进K^+外流。仅对希-浦系统有影响，对其他部位的心脏组织及自主神经并无作用。有较明显的膜稳定作用。

（1）传导速度：治疗剂量的利多卡因对希-浦系统的传导速度没有影响，但在细胞K^+浓度较高而血液偏酸性时，则能减慢传导。

（2）降低自律性：对心脏的直接作用是抑制4相Na^+内流，降低动作电位4相除极率，提高兴奋阈值，降低浦肯野纤维自律性，又能减少复极的不均一性，故能提高致颤阈。

（3）相对延长不应期：利多卡因对激活和失活状态的钠通道都有阻滞作用，当通道恢复至静息状态时，阻滞作用迅速消失，因此利多卡因对去极化组织（如缺血区）作用强，所以对缺血或强心苷中毒所致的去极化型心律失常有较强的抑制作用。利多卡因可抑制参与动作电位复极2相的少量Na^+内流，缩短浦肯野纤维和心室肌的动作电位时程、有效不应期，使静息期延长。心房肌细胞的动作电位时程短，钠通道处于失活状态的时间短，利多卡因的阻滞作用也弱，因此对房性心律失常疗效差。

3. 临床作用 利多卡因的心脏毒性低，主要用于室性心律失常，特别适用于危重患者，是麻醉期间最常用的抗心律失常药，如心脏手术、心导管检查术、急性心肌梗死或强心苷中毒所致的室性期前收缩、室性心动过速或心室颤动。可治疗洋地黄中毒引起的快速性心律失常。

4. 不良反应 较少，最常见的是与剂量相关的中枢神经系统毒性，有头晕、嗜睡、眩晕、烦躁或激动不安等；大剂量可引起语言障碍、惊厥，甚至呼吸抑制，偶见窦性心动过缓、房室传导阻滞等。慎用或禁用于病态窦房结综合征、二度及三度房室传导阻滞的患者。心衰、肝功能不全者长期静脉滴注后可产生药物蓄积。儿童或老年人应适当减量。

（二）普罗帕酮

普罗帕酮（propafenone）又名心律平，属于Ⅰc类抗心律失常药。

1. 体内过程 口服吸收较好，首过消除明显，生物利用度较低。长期用药后，首过消除降低，主要在肝内代谢。

2. 药理作用 抑制Na^+内流，可减慢心房、心室和浦肯野纤维收缩除极速度，使传导速度减低，轻度延长动作电位间期及有效不应期，降低兴奋性，消除折返性心律失常的作用。此外也有轻度β肾上腺素受体阻滞作用及钙离子通道阻滞作用。

3. 临床应用 适用于室上性和室性心动过速，以及伴心房颤动和心动过速的预激综合征。

4. 不良反应 不良反应有消化道反应：口干、唇舌麻木、恶心、呕吐、便秘等。心脑血管反应包括诱发或加重室性心律失常、房室传导阻滞、充血性心力衰竭、头痛、眩晕，在减量或停药后消失。

（三）胺碘酮

胺碘酮（amiodarone）属Ⅲ类抗心律失常药，是苯丙呋喃类衍生物。

1. 体内过程 胺碘酮脂溶性高，口服、静脉注射给药均可。口服吸收缓慢，生物利用度约为

40%，恒量长期口服需数周才见最大疗效。静脉注射约 10min 起效，表观分布容积为 1.2L/kg，血浆蛋白结合率为 95%。主要在肝内代谢，主要代谢产物乙胺碘酮仍具有生物活性，半衰期可长达数周，停药后疗效仍可维持 4～6 周。心肌中药物浓度比血药浓度高 30 倍。

2. 药理作用 胺碘酮与甲状腺素结构相似，药理作用广泛。其抗心律失常作用及毒性反应与其作用于细胞核甲状腺素受体有关。

（1）自律性和传导速度：降低窦房结起搏细胞的自律性，抑制希-浦系统和房室结的传导速度。一般对心房和心室肌的传导速度无明显影响。

（2）不应期：胺碘酮对心脏多种离子通道均有抑制作用，如 Na^+、K^+、Ca^{2+} 等通道。用药数周后，心房和心室肌及浦肯野纤维的动作电位时程、有效不应期都明显延长。

（3）血管平滑肌：有非竞争性地阻断 α、β 肾上腺素受体及 Ca^{2+} 通道的作用。静脉给药后能直接扩张冠状动脉、降低外周阻力而增加冠状动脉血流量，降低血压，减少心肌耗氧量。

3. 临床应用 胺碘酮是广谱抗心律失常药。适用于各种室上性和室性心律失常，如心房颤动、心房扑动、心动过速及伴有预激综合征的快速性心律失常。麻醉期间静脉注射主要用于治疗顽固性心律失常。

4. 不良反应 快速静脉注射后可致一过性低血压；常见的心血管反应为窦性心动过缓、QT 间期延长、房室传导阻滞；偶见尖端扭转型室性心动过速。有房室传导阻滞及 QT 间期延长者禁用本药。长期应用可见角膜褐色微粒沉着，不影响视力，停药后可逐渐消失。因含碘，少数患者可影响甲状腺功能及引起肝坏死。个别患者可出现间质性肺炎或肺纤维化。

（四）维拉帕米

维拉帕米（verapamil）是钙通道阻滞药，属于 Ⅳ 类抗心律失常药。可抑制钙离子内流使窦房结和房室结的自律性降低、传导减慢。

1. 体内过程 静脉给药后抗心律失常作用于 1～5min 开始，作用持续约 6h，主要经肾清除，半衰期为 4～10h，在肝内代谢，其代谢产物去甲维拉帕米仍有活性。

2. 药理作用

（1）自律性：降低窦房结舒张期自动除极速率，增加最大舒张电位，降低自律性，减少后除极所引发的触发活动。

（2）传导性：减慢 0 相上升最大速率，减慢窦房结、房室结传导性。

（3）不应期：抑制窦房结、房室结钙通道开放，延长房室结有效不应期，使单向阻滞变为双向阻滞，从而消除折返性心律失常。

3. 临床作用 治疗室上性心律失常和房室结折返激动引起的心律失常效果较好。阵发性室上性心动过速首选。

4. 不良反应 多与剂量有关，可出现心动过缓（50 次/分以下），甚至造成二或三度房室传导阻滞及心搏骤停；恶心、头晕或眩晕、麻木及烧灼感。

第五节 强 心 药

一、强 心 苷

强心苷（cardiac glycosides）是一类具有强心作用的苷类化合物，是临床上治疗心功能不全的主要药物，但该药物的治疗安全范围小，治疗剂量和中毒剂量很接近，易发生中毒反应而引起致命性的心律失常。

临床上常用的有毛花苷丙（lanatoside C，cedilanid，西地兰）、地高辛（digoxin）、洋地黄毒苷（digitoxin）、去乙酰毛花苷丙（deslanoside，desacetyllanatoside C，cedilanid-D）。临床上最常用的是地高辛。麻醉手术过程中最常用的是毛花苷丙、去乙酰毛花苷丙。

（一）体内过程

毛花苷丙、去乙酰毛花苷丙理化性质稳定，作用迅速，只能静脉注射给药；显效快，作用时间短，属短效强心苷，体内绝大部分以原形从肾排出。地高辛属中效强心苷，口服吸收后分布广泛，能通过血脑屏障，大部分以原形从肾排出。洋地黄毒苷属长效强心苷，脂溶性高，大多数在肝代谢。

（二）药理作用

1. 对心脏的作用

（1）正性肌力作用：强心苷类对心脏有高度选择性，能明显增强衰竭心肌的收缩力，增加心排血量，改善心衰症状。其特点有：①加快心肌纤维的缩短速度，使舒张期相对延长；②增强衰竭心肌的收缩力，使心脏射血时间短、心室残余血量减少、心室容积缩小、心室壁张力下降以及心率减慢，并不增加心肌总的氧耗量，甚至有所降低；③增加心衰患者的心排血量，不增加正常人的心排血量。

（2）减慢心率：强心苷使心排血量增加，可反射性地兴奋迷走神经，增加心肌对迷走神经的敏感性，抑制窦房结、房室结，使自律性降低、心率减慢。强心苷虽然可使心力衰竭的心肌收缩力增强，但由于其正性肌力作用，可使射血时间缩短、心室内残余血量减少、心室容积缩小、心室壁张力下降以及心率减慢，心肌总氧耗量并不增加。

（3）对心肌电生理特性及传导组织的影响：治疗量下可缩短心房和心室的动作电位时程和有效不应期；兴奋迷走神经，降低房室结的自律性，减慢房室结的传导。

2. 对神经和内分泌系统的作用　中毒剂量的强心苷可兴奋延髓极后区的催吐化学感受区而引起呕吐。兴奋交感神经中枢，明显地增强交感神经的活性。降低充血性心力衰竭患者血浆中的肾素活性，对心功能不全时过度激活的肾素-血管紧张素-醛固酮系统产生拮抗作用。

3. 利尿作用　强心苷可抑制肾小管钠钾 ATP 酶，减少肾小管对 Na^+ 的重吸收，促进 Na^+ 和水的排出。改善心衰患者的心功能后可使肾血流量和肾小球滤过率增加，发挥利尿作用。

（三）临床应用

主要用于治疗心力衰竭和某些心律失常（心房颤动、心房扑动、阵发性室上性心动过速）。麻醉期间一般不主张将强心苷作为治疗心力衰竭的首选药。对于急性心力衰竭和急性肺水肿，可选用短效强心苷。去乙酰毛花苷丙是麻醉期间最常用的短效强心苷，主要用于治疗急性左心功能衰竭，适用于已有心室扩大伴左心室收缩功能不全同时伴有快速心室率的患者，也用于控制室上性心动过速。强心苷禁与钙剂合用，禁用于洋地黄中毒、房室传导阻滞、阻塞性肥厚型心肌病和预激综合征。

（四）不良反应

强心苷治疗安全范围小，个体差异较大，一般治疗剂量已接近中毒剂量的 60%，易发生毒性反应，尤其是合并有电解质紊乱、酸碱平衡失调、发热、心肌病理状态、高龄等因素时更易发生。主要包括快速性心律失常、房室传导阻滞、窦性心动过缓、食欲缺乏、恶心、呕吐、腹痛、眩晕、头痛、谵妄等，一旦诊断为强心苷中毒，应立即停用强心苷及可诱发毒性反应的药物，然后消除诱发中毒的因素，积极对症治疗。

二、非苷类正性肌力药

非苷类正性肌力药包括 β 受体激动药及磷酸二酯酶抑制药（phosphodiesterase inhibitor, PDEI）等。β 受体激动药详见第二节，这里主要介绍 PDEI。麻醉期间常用的是氨力农和米力农。

（一）米力农

米力农（milrinone）为双吡类衍生物，是第二代选择性磷酸二酯酶抑制药。其正性肌力作用较强，是氨力农的 10～30 倍。小剂量主要表现为正性肌力作用，血管扩张作用随剂量增加而逐渐增强。

临床剂量下副作用比氨力农少。

临床应用于各种原因引起的急性心力衰竭；慢性心力衰竭急性加重期的短期治疗；心脏手术后低心排血量综合征和肺动脉高压，尤其是常规治疗无效时。米力农多采用静脉注射给药，负荷量为 25～75μg/kg，0.25～1.0μg/(kg·min) 维持，每日最大剂量＜1.13mg/kg。

对合并有低血压、肾功能障碍、心房颤动或扑动、电解质紊乱、严重主动脉或肺动脉瓣疾病的患者慎用。急性心肌梗死患者禁用。

（二）氨力农

氨力农（amrinone）是第一代选择性磷酸二酯酶抑制药，具有正性肌力作用和血管扩张作用，对心力衰竭患者有增加心排血量、射血分数及每搏量指数的作用，同时降低外周血管及肺血管阻力，使心脏前、后负荷降低，改善心功能。临床上常用于围术期尤其是心脏手术中的心功能不全，心源性肺水肿呼吸衰竭的患者。在麻醉中多采用静脉注射，负荷量为 0.5～1.0μg/kg，维持量 5～10μg/(kg·min)。由于副作用比米力农多，作用强度比米力农弱，临床上已被其取代。

第六节　抗恶心呕吐药物

术后恶心呕吐（postoperative nausea and vomiting，PONV）是全麻后最常见的并发症之一，其发生率为 20%～30%，常导致患者明显不适及满意度下降，甚至延长住院时间，增加治疗费用。

治疗术后恶心呕吐的药物

1. 丁酰苯类　应用小剂量的氟哌利多可明显减少术后恶心呕吐的发生率，但应用此药后可因 QT 间期延长引起严重心律失常，因此应心电监测 3h，有明显的 QT 间期延长时应禁止使用。

2. 5-羟色胺拮抗药　主要包括昂丹司琼、格雷司琼等，可较好地防治术后恶心呕吐，有时可出现镇静、焦虑、视力紊乱、肌张力失常或尿潴留等。

3. 胃肠促动药　甲氧氯普胺可促进食管与胃的蠕动，增强食管括约肌、贲门括约肌的张力并加速胃内容物排空，可防止术后恶心呕吐。

4. 抗胆碱药物　传统药物包括阿托品和东莨菪碱，但因有较强的副作用（口干、谵妄、瞳孔扩大等）而限制了其应用。

5. 肾上腺皮质激素　地塞米松应用于防治妇科手术 PONV 时具有相似于昂丹司琼的效果，但镇吐机制尚不明确。

（王海云　杨陈祎）

思 考 题

1. 比较阿托品、东莨菪碱、山莨菪碱的临床药理特性有何异同？
2. 如果预先给予酚妥拉明，再给予肾上腺素，血压表现将如何？
3. 具有镇痛作用的肾上腺素受体激动药有哪些？其临床药理学差异有哪些？
4. 抗心律失常的药物有哪些？机制是什么？

知 识 拓 展

近年来，研究人员围绕右美托咪定对神经系统、免疫系统、机体炎症、器官功能保护等方面开展了大量工作。研究人员发现，右美托咪定通过抑制去甲肾上腺素的释放，可减轻神经细胞炎症反应，从而减少创伤后应激障碍、术后谵妄及认知功能障碍的发生，对中枢神经系统具有保护作用，而对外周神经系统的保护效应可能是通过超极化激活 HCN 及降低 Ih 电流而发挥作用。右美托咪定可能通过抑制机体炎症反应，以降低 NK 细胞及 T 细胞的活性，从而对机体免疫功能产生影响。右美托咪定抑制炎症反应的机制可能与增强迷走神经的兴奋性和乙酰胆碱的释放，以及抑制 HMGB1/NF-κB/TLR 信号通路相关。右美托咪定对肺的保护作用与其抑制 MAPK 信号通路、上调 AQP 表达和抑制促炎因子和炎症介质释放相关。对组织器官缺血再灌注损伤的保护作用主要与右美托咪定抑制氧自由基介导的脂质过氧化反应有关。右美托咪定与麻醉药的相互作用主要表现为协同作用。随着右美托咪定作用机制的深入研究，其临床应用范围将得到进一步的拓展。

推 荐 阅 读

周芷筠 , 王琳 , 钟海利 , 等 . 2018. 药学干预对临床帕洛诺司琼止吐预防性使用的影响 [J]. 中国医院药学杂志 , 38(4), 431-435.

GARVEY LH, DEWACHTER P, HEPNER DL, et al. 2019. Management of suspected immediate perioperative allergic reactions: an international overview and consensus recommendations[J]. Br J Anaesth, 123(1): e50-e64.

HULSE EJ, HASLAM JD, EMMETT SR, et al. 2019. Organophosphorus nerve agent poisoning: managing the poisoned patient[J]. Br J Anaesth, 123(4): 457-463.

JIN Z, HU J, MA D. 2020. Postoperative delirium: perioperative assessment, risk reduction, and management[J]. Br J Anaesth, 125(4): 492-504.

第三部分 麻醉设备与围术期监测

第十三章 手术室、通气系统及麻醉设备

手术室一直以来都是医院的重要技术部门，是手术及抢救的主要场所，也是医务工作人员工作活动场所之一，因此，手术室是一个要求极为严格的洁净场所。手术室内医疗设备品种繁多，各科室在手术室中拥有各自不同的手术设备。手术室内最主要的设备就是麻醉机、监护仪及外科手术相关器械等，麻醉机为患者提供麻醉和呼吸功能支持等，监护仪为患者提供重要的生理功能监测，通过信息整合，这些将成为麻醉工作站的核心部分。通过手术室通气系统净化功能，手术室是一个空气清洁度极高的洁净场所，但是麻醉机及术中电刀烧灼等多种原因可能产生有害气体，这些气体可能污染手术室环境，从而对患者及医务人员的身心健康带来潜在的影响。

第一节 通气系统

手术室是患者手术和医务人员工作的场所。手术室环境状态可能影响着患者及医务工作者的身心健康，以及医务工作者的工作效率。室内通气系统是其中重要的影响因素之一。本节主要阐述手术间通气系统，包括气道的设计、进气、过滤，以及产生废气、排气等过程。

一、手术室空气污染情况及危害

手术室是一个密闭的洁净环境，关闭时室内气压大于室外气压，从而保证了手术室内洁净空气只能向室外流动，室外空气不会流进室内，一旦开门后就破坏了这种压差系统，手术间的空气净化质量也将受到影响。

如果空气中的细菌进入伤口，可能会引起手术部位感染（surgical site infection，SSI）。SSI 是欧洲和美国医疗保健相关感染的第二大常见原因。SSI 可显著增加住院时间、死亡率和医疗费用：平均住院时间增加 9.7d。SSI 相关死亡率可达到 3%。相关文献表明，空气环境中颗粒物和生物气溶胶的数量与感染风险呈正相关。在手术室，手术团队成员所携带的细菌可能是空气细菌污染的主要来源之一。一般人上半身脱落细菌速度是 200 CFU（colony forming units，CFU）/min，下半身是 400CFU/min，而手术人员脱落菌落数量为 4CFU/s。此外，不同服装可能会导致释放不同数量的带菌微粒（bacteria-carrying particle，BCP），这严重影响着洁净室的洁净度。

麻醉气体泄漏仍然是手术室目前面临的一个挑战性问题，可分为两大类：麻醉机等设备泄漏；患者呼吸系统排出。麻醉设备的各个部件（例如 Y 型连接器、挥发罐、手动呼吸囊、CO_2 吸收罐和共用管道）之间的连接不良是潜在的泄漏源；另一个泄漏途径是气体可能会在患者的呼吸道或人工建立的气道之间逸出。在临床工作中，麻醉气体排放的最大潜在来源是患者呼出的气体。有研究发现，在神经外科手术过程中，大量七氟烷从患者口中逸出。排放气体量与设备类型有关，尤其以经喉罩和气管导管排出为显著。

据统计，2015 年全球手术量为 2.66 亿次，平均每 100 000 人进行了 4171 次手术。仅在美国，当年估计有 3600 万次手术，相当于每 100 000 人进行 11 113 次手术。许多手术需要吸入麻醉。由于手术量巨大，麻醉废气（waste anesthetic gas，WAG）大量排放到手术室中，麻醉医师、手术医师、麻醉护士、手术室护士、手术室技术人员、恢复室护士 / 人员在内都可能呼吸到挥发性麻醉药。手术室中，不同位置的医务人员，其呼吸区麻醉气体浓度亦不同，见图 13-1。在某些国家，2015

年就有超过 100 万医务工作者可能呼吸到 WAG。因此，医务工作者经常面临着潜在的健康风险。

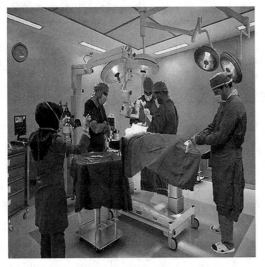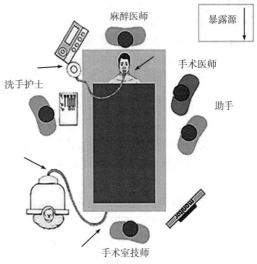

图 13-1 手术室医务人员的位置和麻醉气体暴露源

监测手术室麻醉气体浓度：研究发现，采集医务人员呼吸区空气样本并检测挥发性麻醉药物浓度是监测麻醉气体浓度的最佳方法。表 13-1 显示了手术室工作人员呼吸区中异氟烷和七氟烷的浓度，其中麻醉医师的浓度最高。

表 13-1 手术室工作人员呼吸区异氟烷和七氟烷浓度

手术室人员（$n=50$）	异氟烷（mg/m³）±SD	七氟烷（mg/m³）±SD	手术室人员（$n=50$）	异氟烷（mg/m³）±SD	七氟烷（mg/m³）±SD
手术医师（$n=10$）	19.02 ± 0.75	2.78 ± 0.14	麻醉医师（$n=8$）	21.13 ± 0.56	5.65 ± 0.13
洗手护士（$n=8$）	4.53 ± 0.08	1.64 ± 0.05	手术室技师（$n=24$）	14.94 ± 0.81	2.62 ± 0.15

美国国家职业安全卫生研究所建议卤族挥发性麻醉药（例如异氟烷和七氟烷）的最大暴露水平为百万分之二。研究发现，麻醉医师和外科医师的异氟烷暴露量超过了推荐水平，见图 13-2。当患者呼气时，工作人员会暴露在呼出的麻醉气体中，尤其是在手术室或者恢复室。外科护士距离患者呼吸区较远，所以麻醉气体暴露程度最低。

与其他人员相比，麻醉医师呼吸区七氟烷浓度最高，这可能与麻醉医师在术中及术后患者苏醒期近距离接触患者及麻醉机的时间最长有关。

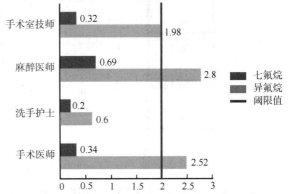

图 13-2 不同类型医务人员暴露于异氟烷和七氟烷的浓度（百万分率，parts per million，ppm）变化及阈限值

麻醉废气对医务人员具有潜在危害。据报道，急性暴露于高浓度异氟烷和七氟烷会引起中枢神经系统症状，例如疲劳、头痛、头晕和注意力不集中。长期接触挥发性麻醉药与遗传、自然流产、先天畸形和不孕症有关。尽管实施了许多控制措施（例如有效的通风、清除系统和避免泄漏）以最大程度减少麻醉气体的暴露，但是这种残余的麻醉气体仍然难以完全消除，对手术室工作人员的心身健康构成了威胁。

手术烟雾是指手术过程中产生的气态物质，也被称为气溶胶、灼烟、透热羽流等，是在外科手术过程中由高频电刀、激光刀、超声刀、高速钻头、锯片等破坏和汽化组织蛋白质及脂肪形成的。手术烟雾不仅妨碍了手术人员的视线，而且会向空气中释放有毒、有害物质，导致手术室人员头痛、眼睛和黏膜发炎等症状，烟雾甚至可能包含病毒，这对人体健康可能产生长期潜在的危害。研究表明，手术团队成员暴露于手术烟雾所导致的呼吸系统疾病的风险是一般人群的两倍。研究建议，制定强制从手术室排出手术烟雾的政策和法律是减少烟雾对医务人员及患者健康损害的最佳方法。

二、手术室通气系统

1. 手术室通气系统目标 手术室通气系统目标包括：①为患者提供舒适和安全环境；②限制各种化学和生物污染物循环；③为手术团队创造舒适环境；④保持洁净的环境，防止手术部位感染。因此，手术室的通风系统旨在通过独立控制温度、湿度、通风和清除麻醉废气和其他污染物来实现这些目标。

2. 手术室中常见的通风系统模式 现代手术室中常用的气流模式包括传统或层流通气系统。通风系统与空气污染程度之间存在相关性，有效的通风系统可以显著降低感染的发生率。手术室常见 4 种通风系统：垂直层流通风（VLAF）、水平层流通风（HLAF）、差分垂直气流通风（differential vertical airflow ventilation，DVAF）和温控气流通风（temperature-controlled airflow ventilation，TAF）。手术室最常用的通风是层流通风。从理论上讲，层流通气模式可能对减少手术切口感染有益处。在层流通风中，大量均匀送风可清除手术区域及其周围空气污染物。在减少空气中的细菌方面，层流比基于稀释原理的湍流通风更有效。

3. 不同通风系统下手术室内的 BCP 浓度分布 研究表明，4 种通风系统下手术区域的 BCP 浓度存在显著差异，见图 13-3。由于不同风量下手术区域的 BCP 浓度较低，TAF 系统的性能在 4 种通风系统中是最好的。此外，手术操作区域的空气洁净度不仅取决于通风系统的气流速度，还取决于气流分布，而气流分布受手术灯和手术人员影响，因此，在手术室的设计和使用过程中应考虑手术灯的位置。

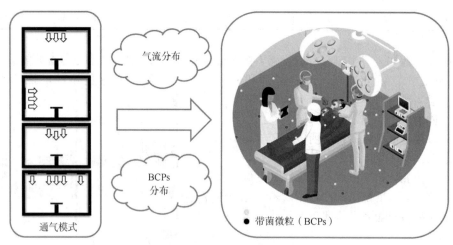

图 13-3 4 种通风系统对手术区域的 BCP 浓度分布影响

4. 手术室通风系统在预防手术切口感染（SSI）中的作用 手术室通风系统在预防手术切口感染（SSI）中的作用正在被广泛研究，现有指南并不能反映当前的证据。最佳的层流模式很容易受到干扰，如手术灯、手术人员以及手术室门的开关等影响。

5. 其他 手术室中湿度、温度和新鲜气流三者达到绝对平衡存在一定困难。高流量气流可稀释空气中的尘粒，但是也会增加手术室内微生物的湍流和再分布，致使患者体温过低。此外，频繁的换气可能会增加除湿的难度。手术室使用过程中可能产生一些空气污染物，如微生物、灰尘和电灼烟雾。如果使用两个串联空气过滤器可以清除 99.7% 的空气颗粒（直径 $\geqslant 0.3\mu m$），而对于麻醉机产生的相关废气则需要另外独立的排放系统将其排放到手术室外。

三、手术室空气污染应对措施

1. 对手术室环境空气等进行定期检测　应定期监测工作区域空气中的废气浓度，尤其是手术室、麻醉后恢复室（post-anesthesia care unit，PACU）等区域。即使在通气系统良好的情况下，医务工作者也可能因麻醉呼吸回路泄漏、气体连接和断开、气体从患者面罩或气管内呼出（例如在儿科手术麻醉时如果面罩使用不当可引起麻醉气体泄漏）等，需要每天检查麻醉气体泄漏和通风系统的清除功能，并对所有设备定期维护，包括预防性维护并记录。对存在职业暴露风险的医务人员应定期进行体检和监测。

2. 麻醉机废气排放系统　需要专用的麻醉废气排放系统，该系统与手术室内负压吸引系统是两套独立的系统，由负压管道、真空泵、排气管道和压力阀等组成。PACU 也建议安装麻醉废气排放系统。该清除装置已被证明可以减少恢复室的含氟吸入麻醉药职业暴露（即保持七氟烷和地氟烷平均值小于百万分之二）。

3. 减少 WAG 其他策略

（1）避免或减少吸入 N_2O。由于 N_2O 具有消耗臭氧作用，又是温室效应气体，在大气中的寿命达 114 年，与空气 / 氧气相比，使用 N_2O 会显著增加七氟烷和异氟烷对全球变暖的影响。

（2）新鲜气体流量（fresh gas flow，FGF）最小化。七氟烷吸入时，可将 FGF 降至 2L/min，如果使用地氟烷和异氟烷，可将 FGF 降至 0.5～1L/min。使用闭环呼吸系统和低流量麻醉可进一步提高给药效率，并减少吸入麻醉药使用量以及相关的环境和职业暴露。

（3）挥发性麻醉药寿命周期。与七氟烷和异氟烷相比，地氟烷具有更长的寿命（分别高出 15 倍和 20 倍）和更大的排放量，这可能是由于地氟烷吸入浓度更高、产生更强温室效应。因此，建议减少地氟烷的使用，除非使用与其他麻醉药相比，可以降低发病率和死亡率的情况。

在 3 种最常用的含氟药物中，七氟烷的寿命最短（1～5 年），与异氟烷（3～6 年）或地氟烷（9～21 年）相比，全球变暖潜能值较低。

（4）新技术的应用，可以减少 WAG 释放到大气中。一项比较手动与自动控制呼气末麻醉气体的研究发现，自动控制呼气末麻醉气体能显著减少 44% 的温室效应气体排放，挥发性麻醉药的使用量也减少。

（5）避免或减少麻醉气体泄漏。应每天 / 每次使用麻醉装置前进行一次完整检查。在麻醉诱导时，正确使用面罩，避免气体溢漏。使用带有封闭加药系统的挥发罐，已证明该加药系统可以减少吸入麻醉药对环境空气的污染。

（6）麻醉机中安装过滤器。木炭过滤器通常用作麻醉气体在排入大气前的最后一个过滤装置，以减少麻醉气体排入大气。

第二节　手术室环境

手术室环境是医务工作者在手术室内活动和工作的各种条件总和。手术室是一个独特的工作场所，具有非常严格的标准，因为职业压力所致，医师注意力不集中或疲劳而导致的即使是微小偏差 / 失误也可能造成灾难性的医疗后果。因此，环境控制在手术室中尤为重要，如过多噪声、照明不足、温度过低或过高、通风不足及湿度过高，都会对医务工作者的工作效率和健康产生深远的影响。

然而，手术室环境控制仍然面临着诸多挑战。手术室职业压力的常见来源是各类医务工作人员对温度、通风和湿度的不同偏好。因需要戴外科口罩、手术帽、手套及穿洗手衣及手术衣，在灼亮的手术灯下手术，手术医师往往要求凉爽（较低气温）干燥的空气环境；麻醉医师通常无需一直穿着手术衣，因此更喜欢一个温暖、微风的环境；但是患者对环境的要求常与手术人员的需求相互矛盾，患者可能更需要相对温暖、潮湿的环境。考虑到各类人员对手术环境有不同的要求，必须适当平衡各方的需求。影响手术环境的因素很多，特别是温度、通风和音乐，而这些通常是由手术室中负责人进行设置（带有一定主观性）。

一、手术室环境及其潜在危害

1. 手术室环境对手术室医务工作人员的影响 手术室的不良工作环境可通过多种机制影响手术室医务人员的工作表现，包括增加疲劳和注意力分散，并可降低医务工作人员的幸福感、积极性和注意力，而且具有累积效应。此外，不良的工作环境与许多疾病有关，包括骨骼肌肉疾病、精神疾病和心血管疾病。

环境气温过高对手术团队身心健康和工作效率的影响尚未得到广泛研究，但是，暴露在极端温度下时工作效率会显著下降，并且需要付出额外努力才能完成曾经熟悉的任务，尤其在注意力、感知和数学处理方面的影响最为显著。冷环境对推理、学习和记忆任务的负面影响最大。暴露持续时间以及所承担任务的性质和强度等都可能加剧这种影响程度。正常办公室工作效率的"平衡点"，即气温约为 22℃，每偏离该标准温度值，工作效率就会下降。对麻醉医师来说，术中许多复杂的医疗决策需要保持一定的注意力和警惕性，而这可能受到诸多因素的影响，尤其是热环境应激。

由于手术医师和洗手护士要增加一件手术衣以及在灼亮的手术灯下手术，因此往往会感受到更热的状态。身体过热会引起较多出汗，而这可能会增加手术区域受到污染的风险。在模拟室内温度对腹腔镜手术技术影响的研究中发现，外科住院医师在 26℃ 的环境温度下短暂暴露（30min）不会直接影响他们的手术效率，但会分散注意力和增加体力消耗。在 19℃ 和 50% 的相对湿度、通气气流速度 0.635m/min 的环境下，手术医师可能感觉最舒适，而麻醉医师更喜欢 21.5℃ 的室温。

2. 手术室环境对手术患者的影响 患者手术时由于手术部位及其周边皮肤裸露，以及麻醉药物对体温调节中枢的抑制，术中容易发生低体温，而相对寒冷、干燥的手术室环境，会加速患者热量的散失，使体温迅速下降，因此环境温度是一个重要影响因素。多达 70% 的患者在某种程度上存在体温过低。即使是轻度低温也可能对手术产生不利影响，包括增加手术部位感染、心脏并发症、出血和苏醒延迟风险。术中体温过低与不良心血管事件的发生相关。如果患者核心温度下降 1.4℃，不良心血管事件（例如心律失常和缺血性变化）发生率可增加 3 倍。核心体温降低 1.9℃ 会导致结直肠手术后伤口感染的发生率增加 3 倍。

二、手术室环境控制

手术室环境控制系统指南指出，手术室中患者位置的气温、湿度和气流必须保持在可接受的标准内，以抑制细菌生长，降低感染风险，控制异味，增加患者的舒适程度。

1. 手术室通风系统 保持最佳空气质量和预防病原体经空气传播是最大程度降低手术切口感染风险的关键因素。手术切口感染（空气传播途径）的最大来源是患者和工作人员皮肤菌群的病原体。因此，通风系统在稀释空气中致病菌、定向流动、房间增压、过滤、空气流动布局等方面发挥着重要作用。关于手术室通风要求的一项指南指出：必须在手术室内保持正压，每小时至少 20 次换气，其中至少 4 次为新鲜空气，新鲜气流应从手术室天花板送风装置流向地面附近排气口。

2. 手术室温度控制 常规手术的平均室温为 20～23℃。特殊类型手术，要求室温低至 17℃ 或高达 27℃，如心脏手术、儿科手术和烧伤手术。每个手术室都应该有单独的温度控制系统。

3. 手术室湿度控制 以往要求手术室湿度大于 35% 以减少静电放电，考虑到在湿度较高环境中容易生长的致病菌在湿度较低的条件下可能无法存活这一因素，目前相对湿度调整为20%～60%。

4. 手术室空气清洁度控制 通过各种形式的空气过滤，清除空气中污染的颗粒物，从而保持空气清洁度。根据《医院洁净手术部建筑技术规范》，洁净手术室洁净度分为5级、6级、7级、8级、8.5级。

5. 手术室噪声控制 在术中，音乐有助于降低医师的自主神经反应性，使其手术时更为镇定、放松。音乐有助于缓解患者的焦虑情绪。此外，音乐能够在某种程度上减轻患者疼痛。先前的研究已经发现，大脑的痛觉和听觉通路存在着此消彼长的交互作用，因此有研究者推测，在手术过程中播放音乐或许能够抑制伤害性疼痛信号在患者中枢神经系统的传导。

6. 手术室中各类人员需求控制 在术中，既要保持患者正常体温，又要减少手术医师团队的不适感，因此需要平衡各方的需求。由于室温和热量损失之间存在反比关系，所以减少热量损失的一种潜在、简单的方法是提高手术室温度，但是对于医务人员来说这可能难以接受。一方面可通过使用加温输液仪、压力暖风毯、辐射加温器、循环水床垫等措施主动保温措施给患者保温；另一方面，手术医师由于穿了比较厚或比较多的手术衣，可能感觉太热，而麻醉医师和护士普遍认为太冷。目前研究集中在通过使用更好的外科手术服装设计和材料以及创新技术（如使用能够吸收多余体温的冷却背心）来提高手术医师的舒适度。

7. 手术室人员数量控制 手术室内过多人流量会增加空气湍流和空气中致病菌颗粒扩散。手术室空气质量和手术室人数之间具有直接相关性。与空置状态相比，容纳5人的手术室中BCP增加了34倍。手术室内人员流通，导致高频率开关手术室门，造成的空气湍流和不洁净空气到达手术区域，增加了空气污染的风险。

8. 手术室电离辐射控制 现代手术日趋复杂和高标准，尤其是骨科手术、神经外科及心脏血管外科部分手术术中要求成像以便于精准定位和植入治疗器件，这就不可避免地会产生电离辐射。辐射暴露对手术医师、麻醉医师和其他手术室团队成员来说是一个重要的安全问题，必须重视有关术中成像的辐射安全问题。

三、绿色手术室

手术室会产生不同比例的温室效应气体和大量医疗垃圾。最近一项研究显示医院医疗垃圾中有超过30%来自手术室。在某些国家，每年约产生180万吨医疗垃圾，其中约70%来自手术室。自1992年以来，医院的医疗垃圾产生量每年至少增长15%，部分原因是一次性耗材和设备使用量的增加。减少手术室医疗垃圾，将降低医疗卫生成本和潜在的环境危害。手术室挥发性麻醉药排放也是碳排放增加的另一个重要因素。由于缺乏关于垃圾分类的知识和培训，或者对医疗垃圾的误解，在某种程度上阻碍了手术室的有效绿化。

通过采用具有成本效益的措施，可能使手术室持续"走向绿色"。环境可持续性有三大要素，即"减少、再利用、再循环"，但这在手术室中应用比例不高，主要是因为手术室产生的大部分医疗垃圾无法再利用。Kwakye等回顾了43篇关于卫生保健绿色举措的论文，针对外科手术实践提出了5条绿色建议：手术室垃圾减少和分类、一次性医疗设备的再加工、环保采购、能源消耗管理和药品垃圾管理。在这5个项目中，手术室垃圾的控制是一个手术团队可改变的因素。材料再加工已成为美国食品药品管理局（FDA）重点关注的主题，其鼓励对下一代环保医疗设备积极创新。然而，挑战仍然存在于研发具有低成本、可重复使用的供手术室使用的耗材。因此，绿色手术室将是手术室未来的一个发展方向。

总之，手术室环境是医务工作者活动和工作的场所，也是患者手术治疗的地方，为了提高手术效率，减少医疗垃圾污染，预防患者感染，加速术后康复，必须要求严格控制手术室环境：始终保持手术室洁净、最大程度接近无菌、保持舒适，以及适宜的温度、湿度及节能环保等。

第三节 麻 醉 设 备

每一个麻醉单元（即每个开展麻醉医疗服务的手术间或操作间）都必须配备麻醉机、多功能监护仪等麻醉设备。本章节主要讨论麻醉机和监护设备等内容。

一、麻 醉 机

麻醉机是麻醉医师实施麻醉等操作的必备重要工具之一，其基本功能是为患者输送氧气、挥发性麻醉药以及机械辅助通气等。自 1901 年世界上第一台简易麻醉机诞生以来，随着当今计算机技术和麻醉技术的快速发展，麻醉机也在不断地更新和换代，麻醉机的技术含量不断提高，功能更加完善，包括越来越复杂的呼吸模式、呼气末二氧化碳分压监测、呼气末麻醉气体浓度监测、最小肺泡浓度（minimal alveolar concentration，MAC），并增加了生命体征监测的监测仪等，直至发展为高度智能化麻醉工作站。

（一）麻醉机基本结构和功能

麻醉机是麻醉医师必备和必须熟练掌握的医疗设备之一。经历了 160 多年的不断改进，麻醉机已能够基本满足向患者供氧、输送吸入麻醉药、呼吸管理等基本功能。根据麻醉机的结构和原理，麻醉机功能可分为六大系统：气体供应输送系统、流量控制系统、麻醉气体挥发罐、通气系统、安全监测系统及残气清除系统。

1. 气体供应输送系统　包括气源、压力调节器、报警装置、低氧压 N_2O 安全阀等组成。麻醉机的气体供应来自中心供气系统（由气源、输送管道和减压系统等组成）或氧气罐。根据管道压力大小，可分为高、中、低 3 个系统，见图 13-4。高压系统由氧气瓶和第一级压力调节器组成，其压力达 2200psi（pound per square inch，psi）。通过第一级调节器，进入中压系统，其压力通常为 45～55psi。低压系统由气体流量控制阀及其下游的部件组成。气体流出流量系统，进入低压系统，该系统的压力小于 1psi（1psi 约为 70cmH$_2$O，1cmH$_2$O=0.1kPa）。现代麻醉机还具备氧气旁路供氧，流量可达 55L/min，通过应急接口连接呼吸回路。

2. 流量控制系统　包括各种气源的流量计、控制阀、防逆流活瓣、快速充氧开关等组成。流量计单位多为 L/min 和 ml/min 两种，方便实施低流量麻醉。

3. 麻醉气体挥发罐　挥发罐是麻醉机的关键部件，内有高浓度的挥发性麻醉药物。其基本原理是将液态的挥发性麻醉药物转换为气态，并与氧气等气体按照一定比例混合，通过麻醉回路，输送给患者。挥发罐内具有安全调控系统，能够较精准地调控吸入麻醉药物的浓度。

4. 通气系统　也称为麻醉回路系统，包括新鲜气源；吸入、呼出单向阀（呼吸活瓣）；吸入、呼出管道（螺纹管）；Y 形接头；排气阀或限压阀（APL 阀）；二氧化碳吸收罐和储气囊等组成气体定向循环。该系统具有机械通气和辅助通气功能，包括接受和储存新鲜气流、引流患者呼出的气体并处理呼出气体，并监测气流、气体种类和气道压力等信息。

5. 安全监测系统　麻醉机都具有安全监测系统，能够实时、精确地监测机器运行情况，通过监测各种生理参数，通过计算机系统处理，进行自动调控和报警，如低氧压自动切断装置，其通过实时监测吸入氧浓度，当吸入氧浓度出现异常时，自动调节和控制，开启或关闭响应装置，同时发出警报，避免低氧状态下进行通气。其他类似的监控指标包括呼吸、循环、神经、肌肉监测功能等，如呼吸末二氧化碳分压、呼吸频率、潮气量、气道压力、气体温度、麻醉气体浓度、气体泄漏量等，极大地提高了机械通气的安全性。

6. 废气排放系统　长期暴露于挥发性麻醉气体是一种潜在的职业危害。现代麻醉机包含一个废气或残气清除系统，以清除挥发性麻醉气体，避免手术室内空气污染。此系统包括气体收集和排放装置，由真空发生器、废气收集装置、输送管道、连接装置、调节阀和残气处理管等组成。

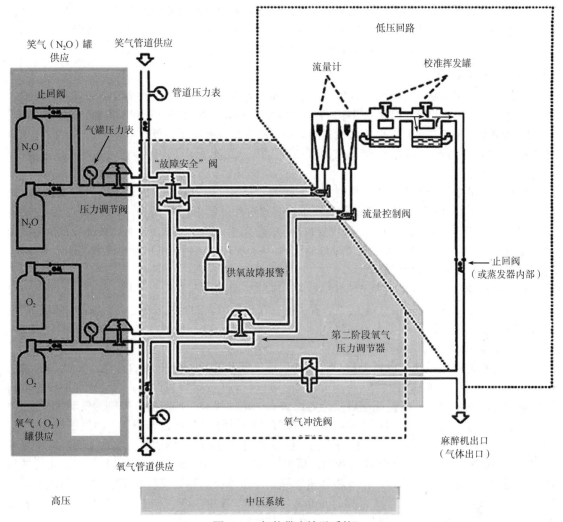

图 13-4 气体供应输送系统

（二）麻醉机相关问题

虽然现代麻醉机还配备了电子控制系统和监测系统，具有高度的集成化、智能化和小型化特点，兼备多种通气模式，更加接近人体生理状态。然而，目前麻醉机仍然面临着诸多的挑战，包括机械通气相关性肺损伤、机械通气相关感染等问题。

1. 机械通气相关性肺损伤 机械通气相关性肺损伤包括肺不张、气压伤和容积伤等。其机制包括：机械通气时潮气量或压力控制不当，可能造成肺泡压力性损伤，尤其是合并部分肺泡不张的患者，可能造成正常肺泡过度扩张和过度通气，而塌陷肺泡无通气的现象。此外，在机械通气时，正常肺泡受到塌陷肺泡的额外应力作用，这种长时间的应力作用会造成相邻肺泡塌陷，使得肺泡塌陷面积加大。过去术中机械通气引起肺损伤未得到足够重视，一般通过低浓度氧吸入和肺复张进行预防。随着研究的深入，围术期保护性肺通气策略对于患者预后具有积极的意义。

2. 机械通气相关感染 麻醉机回路污染或感染是术后患者发生感染的原因之一，而被污染的微生物主要包括革兰氏阴性菌类、革兰氏阳性菌类和真菌类。一项针对全国 1172 名麻醉医师的调查显示，从未进行麻醉机内呼吸回路消毒或偶尔消毒及不规律消毒的比例高达 66%。此外，在麻醉机上的呼气阀和 PEEP/$P_{\max}$ 阀也可能被污染。有研究发现，在 40 台麻醉机中有 17 台（43%）有细菌生长。因此，麻醉机污染是不容忽略的问题。有研究建议使用呼吸过滤器可以降低患者感染的风险，但仅靠呼吸过滤器并不能完全阻断微生物从麻醉机呼吸回路向患者传播。因此，定期检测和消毒麻醉机（尤其是麻醉机内部呼吸回路），及时更换钠石灰，使用一次性的呼吸管理工具包括螺纹管、面罩、气囊等，可有效减少机械通气相关性肺部感染。

（三）麻醉机发展趋势

1. 紧凑型呼吸回路 麻醉机的发展趋向于紧凑型呼吸回路，可显著减少管路无效腔，降低呼吸回路阻力和气体泄漏量，提高呼吸顺应性。同时，集成化模块设计更有利于拆卸、清洁和消毒。

2. 高精度电子流量装置 传统机械式的流量计存在精度和稳定性差、误差大、长时间使用容易失灵等缺陷。目前一些高档麻醉机采用了高精度电子流量显示和控制装置，其测量精度更高、误差小、稳定性更好。

3. 高精度的电子挥发罐 传统机械式挥发罐的给药精度很容易受温度、压力、流量等因素的影响，而电子挥发罐能够精准给药的关键在于传感器信息采集和 CPU 处理，其在挥发罐内安装了压力和温度传感器，在旁路室和挥发室出口等处安置了流量传感器，CPU 通过整合所有信息，调控浓度转盘,控制系统切换主流和旁流流量的比例，从而实现了精确控制挥发性麻醉药的输出浓度，同时可统计挥发性麻醉药的消耗量。

4. 麻醉机通气模式 对于部分对肌松要求不高的择期或日间手术，术中可保留自主呼吸或只需少量肌松药即可满足手术，由于这类患者可能存在一定频率的自主呼吸，这就要求麻醉机在机械通气时需要人机协同，避免人机对抗。因此，需要发展一些高级通气模式，如 PRVC、CPAP、PCV、SIMV、PSV 等通气模式。

5. 麻醉机的驱动系统 世界上第一台电动压缩机驱动的呼吸机在 1959 年生产，此后随着技术的发展，在驱动方面，逐渐形成了有气动、电动和气动电控等模式类型。气动式能够在断电的情况下为患者提供通气，在保证患者安全方面具有一定的优势。传统的麻醉机为气动电控模式。1988 年出现了电动电控的麻醉呼吸机，其无须高压氧作为驱动气体，开创了"潮气量精确输送"的里程碑。目前已经研发出了新一代纯压力源的驱动装置的涡轮式麻醉机，实现了麻醉机从容量源向压力源的突破，其依赖于涡轮的转速，压缩气体使之成为一个压力源，吸气相涡轮迅速提高转速以便达到设定的吸气压力，呼气相转速下降到足以维持循环气流和 PEEP。在此基础上，可研发出更高级的肺保护通气模式，如 Autoflow、BIPAP、APRV 等，同时，也在不断扩大麻醉机的应用范围，包括新生儿，甚至早产儿在内的所有患者。

6. 低流量麻醉机 低流量麻醉定义为 FGF 小于患者肺泡通气量。FGF 一般小于 1.0L/min。低流量、紧闭循环麻醉具有容易实施麻醉深度控制、更加安全、节省麻醉药物，以及降低麻醉药物成本和减少手术室环境污染等优势，也是优良性能麻醉机的重要指标之一。但是低流量麻醉可能存在患者缺氧等潜在问题，因此，实施低流量麻醉需要更精准地监测和控制回路管道中的各种气体浓度。

7. 麻醉工作站 1988 年，全球第一台麻醉工作站 Cicero 在华盛顿世界麻醉大会上发布，首次提出了"综合性操作"概念，首次整合了血流动力学监测系统。从此进入了"麻醉工作站"时代。麻醉工作站是现代麻醉机和计算机技术结合的产物，是集通气支持、各种监测数据、麻醉信息管理系统于一体，电子化、集成化和智能化的工作平台，包括一体化的麻醉机和操作界面、高质量的挥发罐、集成化的呼吸回路、功能齐全的麻醉呼吸机，以及完善的监测、报警及信息管理系统。此外，患者影像资料等信息、麻醉管理系统和麻醉专家决策系统等也将逐渐成为麻醉工作站的一部分。麻醉机管理系统仍然是麻醉工作站的核心部分。麻醉工作站为麻醉医师提供了便利的操作界面和丰富准确的信息，为麻醉决策提供了重要依据，将会大大提高麻醉质量和患者安全性。目前已经研发出了以患者的呼气末麻醉药物浓度和氧浓度监测数据为依据，在计算机系统控制下，进行自动反馈控制的麻醉工作站，这可能会成为未来智能麻醉机的雏形。

二、监护设备

围术期患者的生理功能可能受到扰乱，为保证患者围术期安全，必须对患者的生理功能指标进行实时监测。因此，监护设备是围术期必备的硬件之一。目前临床使用较为广泛的是普通多参数监护仪，可提供多种生理参数监测，包括心率、血压、呼吸、脉搏、体温、血氧饱和度等。此外，插件式监护仪已经应用于临床，该类监护设备预留了一定数量的插槽，可根据临床需求增加或更换模块，如有创血压、呼气末二氧化碳、麻醉气体浓度监测和麻醉深度监测等模块。比较好的多参数监护仪同时具备麻醉深度监测和常规生命特征多参数监测，不仅监测患者的生命体征参数，如心电图、呼吸、无创血压、血氧饱和度、脉搏、体温、有创血压、呼气末二氧化碳分压、脑血氧饱和度等，还可以监测麻醉深度相关参数等，并记录统计手术麻醉过程中事件。对一些危重症患者需要心排血量监测，如目前常用的 Vigileo 监护仪（经外周动脉心排量连续监测）。

监护系统网络化：中央监护系统是通过无线或有线等技术将床旁监护仪相连，将所有独立的实时监护数据集中在中央监护系统，构成监护网络，并自动统计患者各项生理指标参数，为远程监控、数据共享、会诊和治疗提供了可靠、快捷的途径，见图 13-5。

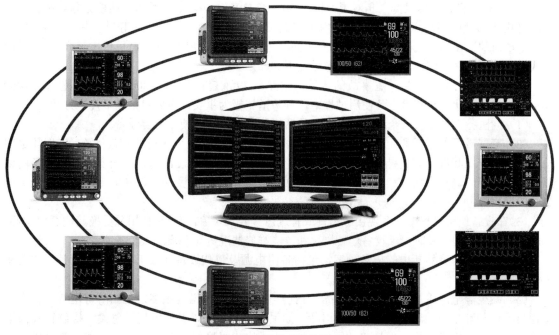

图 13-5 监护系统网络化

麻醉监护系统智能化：人工智能（artificial intelligence，AI）在手术室中的应用包括监测和警报、麻醉管理、血流动力学管理和临床决策支持，术中智能机器人可以分析和整合多个参数到警报系统中，从而降低误报率。闭环控制系统涉及镇静、镇痛和肌松输送系统和血流动力学反馈机制，目前已经取得部分成果。无创心输出量监测、脑血氧饱和度、EEG 处理和伤害感受评估监测构成了闭环控制系统的基础。部分监护仪可对疼痛指数进行监测，包括伤害感受水平指数、镇痛-伤害感受指数、手术体积描记指数、瞳孔测量法和瞳孔疼痛指数等，术中可根据镇痛-伤害感受监测指数调节阿片类药物输注速度。

三、麻醉电设备使用安全

随着科学技术的发展，医疗设备尤其是手术医疗设备的种类、数量日益增多，各种设备越来越复杂，安全措施和报警系统日益完善，为手术患者提供了可靠保障，但是在使用设备过程中，电损伤的不良事件（触电或触电灼伤、火灾等）时有发生。据调查，手术室火灾和爆炸原因中，由电器装置引起的占 53%。一旦发生火灾，将导致难以预测的严重后果。因此加强麻醉设备的安全用电管理，最大程度保障手术的安全用电，是一项重要的工作内容。

在使用麻醉设备过程中，引起电相关不良事件的原因很多，主要包括以下几个方面。

1. 麻醉设备漏电和触电　麻醉设备使用时间长久，电路老化。如果麻醉设备使用时间超过规定的年限，可能存在绝缘物老化所致绝缘性能降低或设备陈旧失修、部件损坏、污垢积聚、湿度过大、导线外露等，由此可能引发线路的漏电、触电等问题。

2. 麻醉设备短路　若设备电路老化或接触导电液体，可造成短路。短路就是电源一端未经过负载，直接流回另一端。短路的后果是电流过大造成电源损坏，设备停止工作，另外，导线温度升高，如果与高浓度氧气、乙醇等易燃物质接触可能造成火灾和爆炸。

3. 麻醉设备操作不当　设备使用不当，包括不按照设备使用规程操作，可引起多种严重后果：长时间超负荷使用设备导致断电设备损坏，若正在进行的生命支持的设备停止工作，可能严重威胁患者生命安全；误操作导致操作者触电损伤等。

4. 静电火花　产生静电的原因有：①麻醉选用的橡胶制品（如螺纹管、呼吸囊等）容易发生静电；②通风不良、湿度过低（相对湿度低于 50% 容易产生静电）；③手术室地板无导电装置，蓄积的静电不易及时释放入地；④手术室内工作人员的衣服，如尼龙、塑料等也容易产生静电等。当静电电荷积聚在物体表面时形成电位差，表面静电电压高到一定阈值时，就可以击穿介质（空气）形成火花放电，遇可燃性气体就可以引起燃烧爆炸。

海恩法则指出：每一起严重事故的背后，必然有 29 次轻微事故和 300 起未遂先兆以及 1000 起事故隐患。因此，麻醉电设备使用过程中，预防措施极为重要，主要包括以下几个方面。

（1）向医务人员普及安全用电知识，必须严格按照操作流程使用麻醉设备。

（2）麻醉设备的维护和定期检修。良好绝缘和可靠接地是避免触电的有效措施；工程师定期检测设备的使用状况，尤其是设备的漏电现象，防止插头受潮或浸泡水，检查各类麻醉设备的电路氧化、磨损、老化等情况，发现问题和及时处理，才能最大限度保证设备的正常使用及减少电事故的发生。

（3）在设备使用过程中如发现接触不良或有过热等异常现象，应停止使用并更换其他替代设备、呼叫专业人员处理、及时记录设备运转情况和故障维修情况等，并设专人负责监管。

（4）制订应对突然断电的应急预案，包括备用电源及替代设备（人工辅助呼吸设备，如简易呼吸器）。

（5）减少静电产生。防止和消除手术室内静电发生的预防措施很多，包括所有电气设备均应接地良好，使静电对地释放；手术室内用品，如手术台用垫，以及麻醉用贮气囊、螺纹管及面罩等均应配制有导电性结构，保持电的释放通路；手术室内温度保持在 25℃ 左右，相对湿度以保持在 50%～60% 为宜，如低于 50%，必须及时纠正。

（6）手术室火灾应急预案。麻醉医师和整个手术室团队应该定期参加手术室火灾消防演练。火灾发生的 3 个基本要素为：氧化剂、起火源及燃料。其中起火源包括电设备、电烙器、激光等。如果电设备引起火灾，首先要切断电源，再使用二氧化碳灭火器灭火，注意不能使用泡沫灭火器，因为泡沫灭火剂具有导电性。医护人员在火情发生的第一时间应该立即启动预案，及时报警和求救，同时应尽快采取措施保护患者并及时有序地撤离手术室。对每例患者，都应评估和判定是否存在火灾高危状态。如果存在火灾高危状态，包括所有手术室都应紧密联系并积极参与，一致决定应如何防范和处理。手术室突发火灾紧急处理流程见图 13-6。

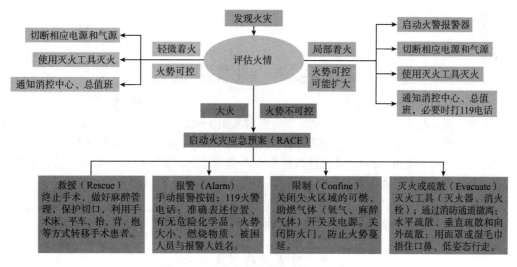

图 13-6 手术室突发火灾紧急处理流程

（张良成 王阶波）

思 考 题

1. 手术室中常见的通风系统模式有哪些？
2. 手术室空气污染应对措施有哪些？

知 识 拓 展

手术通风系统对手术患者伤口感染的影响可能是一个研究热门方向。层流通风系统可以降低手术室内空气细菌的数量，降低感染率，但在治疗方案和通风类型方面并没有充分的良好对照，且患者都接受现代的预防性抗生素的情况下，层流通风是否对降低术后伤口感染率具有显著作用目前存在临床争议。而手术室音乐或噪声是否对手术医师工作效率及患者预后产生影响，目前尚未知晓。依托强大的计算机信息处理系统，以麻醉机及监护系统为核心构成了未来麻醉工作站的雏形，但是如何进行信息高度整合和智能化需要进一步研究。手术环境污染一直是研究热点问题，虽然手术室通风系统较为完善，但仍然无法完全排除麻醉废气，以及无法全部吸收手术电刀烧灼产生的烟雾等，未来需要进一步研究。

推 荐 阅 读

高玉英. 2017. 层流手术室环境及设备的管理研究 [J]. 医疗装备, 30(18): 189-190.

连庆泉. 2016. 麻醉设备学 [M]. 北京：人民卫生出版社.

赵体玉, 郭月, 盛芳, 等. 2014. 手术室火灾分类应急预案的建立 [J]. 中华护理杂志, 49(11): 1366-1369.

ANAND SK, CULVER LG, MAROON J. 2022. Green operating room-current standards and insights from a Large North American Medical Center[J]. JAMA Surg, 157(6): 465-466.

第十四章　围术期监测

围术期监测是临床医师通过医疗设备对患者围术期生命信息采集、识别、评估，并对变化做出分析及判断的过程，有利于及时正确诊断、预防和治疗，以保障手术麻醉患者内环境稳定和生命安全。本章系统阐述了围术期监测设备的原理、操作方法和临床应用，以及提供了手术室内、手术室外和日间手术等基本监测标准，以期为临床医师判断病情提供指导。

第一节　围术期监测设备

一、呼吸功能监测设备

（一）脉搏血氧饱和度监测设备

脉搏血氧饱和度（pulse oxygen saturation，SpO_2）监测仪器（pulse oximetry）是一种无创、连续监测脉搏波和动脉血中氧饱和程度的仪器。SpO_2测定技术为分光光度法，监测部位多为手指、足趾或耳垂等部位，方法为采用不同波长的红光和红外光照射上述这些部位，然后在另一端检测透射光的光强，通过信号处理计算出SpO_2。多种因素可以导致脉搏氧饱和度数值不准，如组织低灌注、运动伪差、动脉搏动、血管内存在染料、半影效应等。脉搏血氧饱和度监测仪可以提供组织灌注信息、测定心率，及早发现缺氧情况和病情变化，是手术室必不可少的一项监测指标。

（二）二氧化碳浓度监测设备

呼气末二氧化碳分压（partial pressure of end-tidal carbon dioxide，$P_{ET}CO_2$）能够动态反映肺通气和血流情况，有助于麻醉医师判断呼吸回路的完整性以及气管内导管位置的准确性。CO_2浓度监测仪可以定量分析吸入气或呼出气中CO_2浓度。CO_2浓度的测量原理是根据CO_2对红外线吸收程度进行测量的。

CO_2测量仪有两种：主流式（非分流）和旁流式（分流）（图14-1）。主流式CO_2波形图是通过测量呼吸回路中流经适配器气体的红外线吸收率而计算出CO_2浓度；旁流式CO_2波形图是通过连续收集回路内的定量气体到测样室，通过比较测样室和一个不含CO_2空室的红外线吸收率来计算出CO_2浓度。目前临床上旁流式CO_2测量仪更常用。

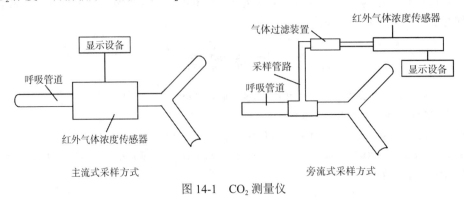

图14-1　CO_2测量仪

（三）血气分析监测设备

动脉血气（arterial blood gas，ABG）分析主要用于评估氧合、通气和酸碱平衡状态。氧合状

况主要体现在 PaO_2，后者是通过肺泡氧分压（P_AO_2）和肺泡内氧气向肺毛细血管血液扩散效率的函数计算所得。当 ABG 增加了血清化学试剂包、血糖、乳酸、血和尿酮体等指标后，其诊断的敏感性大大增加。血气分析监测设备通常分为酸碱分析仪、湿（干）式血气分析仪、电解质分析仪。

（四）呼吸流量、容量和压力监测设备

理想情况下，呼吸流量的测量都应能显示进入和离开患者肺部气体的确切速率。然而实际上，由于大部分呼吸机和麻醉机都是在靠近控制台的部位进行流量监测，加之由于气体的可压缩性、呼吸回路管壁的扩张性和气体湿度的改变等影响因素，造成了靠近控制台处呼吸流量的测量数据与靠近患者处呼吸流量的测量值有所差异。

理想的容量测量能准确反映进出患者体内的气体量。然而，由于大多数麻醉机和呼吸机是通过对流量信号进行电子或数字整合的方式确定气体容量，信号整合可能会导致气体容量估计错误，因而需努力确保来自流量换能器的漂移或偏差已被降低到最小限度，这可通过定期（如在呼气末）对换能器进行零校准来实现。

气道压是机械通气时推动一定容量气体进入肺时所产生的压力，反映通气时所遇到的阻力。气道压监测的仪器包括 U 形管水柱压力计、机械压力表和压力传感器。其中，压力传感器具有体积小、精度高等特点，已在临床广泛应用。传感器能够连续监测气道压力的变化，并将其转化为相应的电信号，通过电子处理后，显示为数字或波形。目前广泛应用于动态压力测量的传感器主要有应变式、压阻式及电感式。

（五）呼吸检测的影像学设备

1. 胸部 X 线摄影　是在手术室、术后麻醉监护病房和 ICU 内评估胸内情况的传统影像学方法。

2. 肺部超声检查　在围术期、急危重症中的应用日趋增加，已成功用于评估是否存在气胸、间质综合征（即心源性和渗透性肺水肿）、肺实变和胸腔积液。现有的多功能超声探头可根据各自特点用于特定部位的检查，例如高频（10~12MHz）线阵探头可用于检查胸膜和表浅组织病变，如气胸；低频（1~5MHz）线阵探头可提高深部组织的穿透性，常用于评估膈上结构，如肺、胸膜腔等。为优化单个探头对肺部的可视化效果，通常选择频率为 5~7MHz、小尺寸、尖头的探头，以便在肋间隙获取肺实质的声窗图像。

3. 电阻抗层析成像术（electrical impedance tomography，EIT）　是一种无创、无辐射的模拟成像技术，可用于床旁评估区域肺功能。其空间分辨率虽然较低，但瞬时分辨率较高，可用于实时评估区域性肺通气状态。由于 EIT 可以估测区域肺容量并可用于优化机械通气设置，故其在 ICU 和手术室的使用已备受关注。

（六）床旁检测设备

床旁检测（point-of-care testing，POCT）是指靠近患者床旁进行的实验室检测。呼吸功能监测是 POCT 的一个重要组成部分，测量内容包括动脉血气分析（PaO_2、$PaCO_2$、pH 等）、Hb 和乳酸等。POCT 技术包括便携式分析仪和使用微量血液样本，可以在手术室和 ICU 进行快速而精准的测量，从而迅速、有效地发现患者病情恶化并指导治疗，以改善患者预后。

二、循环功能监测设备

（一）血压监测设备

动脉血压的监测主要包括无创动脉血压（noninvasive blood pressure，NIBP）监测和有创动脉血压（invasive blood pressure，IBP）监测。NIBP 监测根据袖带充气方式不同分为人工袖带测压法和电子自动测压法。

1. 人工袖带测压法

（1）触诊法：在外周动脉的近端充气血压表袖带，阻断血流，直到触不到动脉搏动，然后缓

慢放气降低袖带压力。当袖带压力低于收缩压时，动脉血流通过，开始触到搏动，此时袖带内的压力即为收缩压。触诊法的敏感度低，不能测量舒张压和平均动脉压。

（2）听诊法：听诊法多采用无液气压计或水银血压表来测量血压。将血压表袖带充气，当压力达到收缩压和舒张压之间时，可以使动脉血管壁部分塌陷，产生湍流及特征性柯氏音，此时，将听诊器放到袖带下面听诊可测定收缩压、舒张压。

（3）震荡测量法：电子血压计多采用震荡测量法测量压力值。动脉搏动能够引起袖带压力的震荡，当袖带压力低于收缩压水平时，动脉搏动可传导到整个袖带，振幅会逐渐增加，当袖带压力和平均动脉压相同时，振幅达到最大，然后再逐渐减弱。电子血压计通过微处理器根据某种运算法则计算得出收缩压、舒张压。

2. IBP 监测设备 IBP 监测是将动脉穿刺导管置入动脉血管内，通过压力延长管直接测量动脉血压，可实现连续血压测量，多用于出血多、手术时间长、血压易于波动或者危重患者。临床上常用于穿刺的动脉有桡动脉、足背动脉、股动脉和肱动脉等。桡动脉因位置表浅而且侧支循环丰富（大多数患者尺动脉侧支循环比桡动脉丰富，二者之间通过掌弓联系），最常用于穿刺置管。

桡动脉穿刺置管前需行 Allen 试验，以评估尺动脉循环是否良好。其试验方法为：患者握拳将手部血液驱出，同时试验者用双手手指分别压住桡动脉和尺动脉阻断血流，然后让患者伸开已经变苍白的手掌，松开按压尺动脉的手指，观察侧支循环血流通过掌弓到达桡动脉的情况：如果 5s 内拇指迅速恢复红润，说明侧支循环丰富；而拇指颜色恢复延迟（5～10s）提示结果可疑；超过 10s 提示侧支循环不足，禁忌选用桡动脉穿刺置管。

（二）心电监测设备

心电图（electrocardiogram，ECG）是围术期重要的监测项目之一，能够持续、动态监测患者的心率、心律失常、传导阻滞、心肌缺血等变化。现代手术室的监护系统一般包含 5 个导联电极，可监测标准肢体导联（Ⅰ、Ⅱ）、加压肢体导联（aVR、aVL、aVF）和单个胸导联（V_1、V_2、V_3、V_4、V_5、V_6）。与标准 12 导联心电图不同的是，在手术室心电图导联电极是放置于患者的躯干上，见图 14-2，双上肢的电极位于双侧锁骨下方，双下肢的电极位于患者髋部以上。Ⅱ导联是围术期最常用的监护导联，可发现心律失常及左心室下壁心肌缺血；V_5 导联可监测前壁和侧壁心肌缺血。理想的方法是Ⅱ导联和 V_5 导联同时监测，如果配备的监护仪只能输出一个导联，要根据患者术前心肌梗死或心肌缺血的位置，以及判断心律失常或心肌缺血孰为优先关注，来选择哪个导联优先监测。

围术期心电监测方法已从最普通的十二导联心电图发展至动态心电图，同时动态心电图又经研究发展出多种形式，如动态心电监护仪、贴片心电监护仪、外部循环记录仪、外部事件记录仪、移动心脏遥测装置等。

（三）中心静脉压监测设备

对于血流动力学不稳定或进行重大手术的患者，需进行中心静脉压（central venous pressure，CVP）的直接测量。临床上常用中心静脉穿刺置管来监测 CVP，中心静脉置管是把导管置入深静脉，如颈内静脉、锁骨下静脉、股静脉等，使导管尖端进入胸腔内静脉系统，通常导管尖端理想的位置是处于上腔静脉与右心房的结合处或稍高位置。当导管尖端位于胸腔内时，不同的通气方式（如控制呼吸或自主呼吸）决定了吸气时 CVP 的上升或下降。CVP 可通过观察水柱（cmH_2O）高度来测定，更推荐通过电子传感器测定，应在呼气末测定为好。

（四）肺动脉导管监测设备

围术期肺动脉导管（pulmonary artery catheter，PAC）可在床旁准确测量重要的心血管生理变量，用于术中危重症患者血流动力学监测，其对左心室前负荷的测量较中心静脉压和体格检查更加精准（但不如 TEE 精确），同时还可抽取混合静脉血样。导管的热敏电阻可用来测量心输出量，由此计算出多个血流动力学参数。某些肺动脉导管还设计了内置电极，能够记录心腔内 ECG 并可起搏。装有光导纤维束的导管可连续测量混合静脉血氧饱和度。

尽管有多种肺动脉导管可供选择，但目前最常用是一种长 110cm、粗 7.5FR，整合有 5 个腔的聚氯乙烯导管（图 14-2）。5 个腔分别是：连接导管尖端的热敏电阻与热稀释法测定心输出量计算机的导线腔；为气囊充气的气体腔；距离导管尖端 30cm 的近端开口是测定心输出量和右心房压并用于输液的通路；距离导管尖端 20cm 心室开口用于药物输注；远端开口用于抽取混合静脉血样及肺动脉压测定。

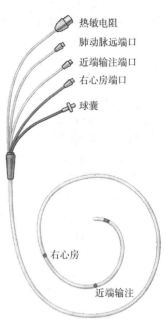

图 14-2　尖端带球囊的肺动脉漂浮导管

（五）心输出量监测设备

心输出量是心脏泵出的全部血流量，正常成人静息时其范围为 4.0～6.5L/min。心输出量测定可全面评估循环状态，结合其他的血流动力学测量（心率、动脉压、CVP、PAP 和肺动脉楔压），可计算出其他重要循环参数，如全身血管阻力、肺血管阻力和心室每搏量等（表 14-1）。有创心输出量的监测方法有温度稀释法、染料稀释法、连续温度稀释法、锂稀释法和动脉压力波形分析法等；无创心输出量的监测方法有心阻抗血流图、超声心动图、超声多普勒心输出量监测和 CO_2 无创心输出量测定等。

表 14-1　正常血流动力学数值

名称	平均值	范围
心输出量（L/min）	5.0	4.0～6.5
每搏量（ml）	75	60～90
全身血管阻力（Wood 单位）$10^{-5}N \cdot s/cm^5$	1200	800～1600
肺血管阻力（Wood 单位）$10^{-5}N \cdot s/cm^5$	80	40～180
动脉血氧含量（ml/dl）	18	16～20
混合静脉血氧含量（ml/dl）	14	13～15
混合静脉血氧饱和度（%）	75	70～80
动静脉血氧含量差（ml/dl）	4	3～4
氧耗量（ml/min）	225	200～250

三、脑功能监测设备

（一）脑电双频谱指数监测设备

脑电双频谱指数（BIS）监测仪是基于脑电双频谱的分析技术，该指数可将暴发抑制比率、Beta 比率、快慢波相对同步性、95% 边缘频率等脑电图参数整合为单一指数，以此量化镇静深度，其信息主要来源于额部、颞部及乳突部的联合脑电图。此外，BIS 还加入了位相和谐波分析，包括有线成分与非线成分，不仅保留了原始脑电图信息，还进一步提升了该指标的敏感度及特异度。目前，BIS 可量化的镇静深度范围为 0～100，其中 0 表示完全皮层脑电抑制，100 代表完全清醒，其数值与镇静深度成反比。轻度镇静推荐 BIS 数值为 65～85，深度镇静推荐 BIS 数值为 40～60，而 BIS＜40 时，原始脑电图将出现暴发抑制。

（二）脑电图及 Narcotrend 指数监测设备

脑电图（electroencephalogram，EEG）作为脑代谢状态的反映，用于脑血管手术中以确定大脑是否有充足氧合或在心血管手术中循环暂停前确定获得暴发抑制或等电位信号。EEG 记录的是大脑皮质细胞产生的电位。尽管可以使用标准 ECG 电极片，但更推荐使用含导电胶的银质盘状电极。按照国际 10～20 系统安放电极位置（装配），不同电极组合之间的电位差异经过过滤、放大后用示波器或描记式记录器来显示。脑电活动大多出现在频率 1～30Hz。α 波频率在 8～13Hz，通常在成人闭眼休息时出现；β 波频率在 12～30Hz，某些个体处于集中精力或麻醉状态下出现；δ 波频率在 0.5～4Hz，一般在脑损伤、深睡眠和麻醉中出现；θ 波频率在 4～7Hz，可出现在某些睡眠个体和麻醉期间。

Narcotrend 指数（NI）是基于定量脑电图模式识别的新指数，利用 Kugler 多参数统计与微机处理，对患者原始脑电图进行自动分析后转化为类似于 BIS 的无量纲指数，包括从清醒状态渐增至等电位时的爆发抑制状态，共 6 个阶段，0～100 反映患者从清醒到深度麻醉状态，其中 0 为清醒，100 为等电位；并按照睡眠脑电波的形态特点，根据 α、β、θ、δ 波的功率谱变化及趋势，对患者麻醉镇静深度进行分析与描述，共分为 5 个级别：级别 A 表示清醒，级别 B 表示镇静状态（0 级、1 级、2 级），级别 C 为浅麻醉状态（0 级、1 级、2 级），级别 D 为适宜麻醉阶段（0 级、1 级、2 级），级别 E 为深度麻醉状态（0 级、1 级、2 级），级别 F 则表示过度麻醉、脑电暴发抑制（0 级、1 级）。通过以上参数指标可反映患者从觉醒到深度麻醉，再到脑电暴发抑制期间的脑电信号连续性变化。

（三）诱发电位监测设备

术中监测诱发电位（evoked potential，EP）的适应证包括与神经损伤有关的手术、使用器械的脊柱融合手术、脊柱和脊髓肿瘤切除术、臂丛神经修补术、胸腹主动脉瘤修补术、癫痫手术及脑瘤切除术等。EP 监测是通过刺激感觉或运动神经传导通路，然后测量相应的电生理反应，从而实现无创评估神经功能的方法。EP 可以监测脊髓或大脑皮质是否缺血，在神经外科立体定位手术过程中使用 EP 监测仪可以帮助探针定位。常用的 EP 监测包括体感诱发电位（somatosensory-evoked potential，SEP）、运动诱发电位（motor-evoked potential，MEP）、听觉诱发电位（auditory-evoked potential，AEP）、视觉诱发电位（visual-evoked potential，VEP）等。脑干听觉诱发电位（brainstem auditory evoked potential，BAEP）多用于与第 8 脑神经相关的手术，特别是听神经瘤切除术或脑干相关手术以及颅后窝手术；SEP 一般用于术中评估脊髓、脑干以及局部大脑皮质功能；MEP 一般用于脊髓或脊柱手术中保护脊髓运动传导通路的完整性。

（四）经颅多普勒监测设备

经颅多普勒超声（transcranial doppler，TCD）是一种非侵入性、连续性监测围术期脑血流变化的简便技术。在危重症患者中，TCD 对于神经系统检查不明确的无意识患者尤其有价值。该方法是将脉冲多普勒技术与低发射频率相结合，使超声波能穿透颅骨较薄的部位进入颅内，直接获得颅底血管多普勒信号，进行颅底动脉血流速度的测定，其优势包括全天候可用性和目标导向，允许重复性、即时解释和快速临床整合。TCD 窗口包括 3 个部位：颞窗（测量大脑前、中、后动脉内血流速度）、眼窗（测量眼动脉和颈内动脉内血流速度）和枕骨大孔窗（测量颅内椎动脉和基底动脉内血流速度）。

（五）脑氧饱和度监测和其他脑功能监测设备

脑氧监测采用近红外光谱仪（near-infrared spectroscopy，NIRS），利用反射光谱法，在头皮上的探头发射近红外光，同样位置的感受器就可探测从深部结构和表浅结构反射回来的红外光。NIRS 不具备识别有搏动动脉血液成分的能力，主要是测得大脑静脉氧饱和度（SvO_2），以反映脑氧供的程度。SvO_2 小于 40% 或者变化大于基础值的 25%，可能预示继发于脑氧合降低的神经系统事件。颈静脉体饱和度测量也能提示脑组织氧摄取或氧输送变化，通过放置一个探头来测定脑组织中的氧含量。除维持脑灌注压 >60mmHg（1mmHg=0.133kPa）、颅内压 <20mmHg 以外，应在测定组织氧分压 <20mmHg 时进行干预以维持脑组织氧合。

四、神经肌肉阻滞程度监测设备

神经肌肉阻滞程度监测仪可客观、精确地评估肌肉对神经刺激的反应，在临床上已得到广泛应用。常用的周围神经刺激器的刺激模式有单刺激、强直刺激、四个成串刺激、强直刺激后单刺激肌颤搐计数和双短强直刺激。神经肌肉阻滞程度监测仪的主要优点是将神经肌肉阻滞程度与性质转换为数量化指标，直观、准确，且不受人为主观因素的影响。

五、体温监测设备

体温是基本生命体征参数，人体不同部位的温度是不同的，心脏和脑部的血液温度被称作中心温度，也称核心温度（core temperature）。围术期体温监测的分类有多种，按临床应用的不同可将体温测量分为整体测温和局部测温；按测量的原理可分为液体膨胀法、热敏电阻法和红外辐射法；按接触方式可分为接触式测温和非接触式测温；按所测部位可分为肺动脉中心测温、直肠测温、腋下测温、前额测温、口腔测温、食管测温和耳鼓膜测温等，温度测定的中心位点包括肺动脉、鼻咽、鼓膜和食管。

六、凝血功能监测设备

尽管基于实验室的凝血检测仍然是术前凝血功能检查的主要手段，但灵敏且特异性的床边凝血功能监测的实用性已得到不断提高。目前市场上用于围术期床旁的凝血功能监测可分为四大类：①凝血功能性监测可测量内源性凝血途径产生血凝块的能力；②肝素浓度监测；③黏弹性凝血监测；④血小板功能监测。

第二节　围术期监测基本标准

围术期监测基本标准是患者围术期最低的监测标准，在患者病情需要的前提下，可适当增加某些监测项目，但无须所有患者都使用当前医疗机构可提供的所有监测项目而造成医疗资源浪费。从第一部麻醉监测指南开始，所有指南均强调具有资质的、保持高度警惕状态的麻醉医师全程在场是保障围术期安全的基石，须重视传统辅助诊断工具听诊器，细致观察患者体征，如黏膜、瞳孔、胸廓运动、呼吸音等的变化。

一、手术室内麻醉基本监测

术中基本监测是带描计图的 SpO_2、无创血压（NIBP）、心电图（ECG），麻醉前到手术结束每 30min 测量体温 1 次；若是全身麻醉，还要求监测吸入气和呼出气的氧浓度及 $P_{ET}CO_2$ 描记图、机械通气期间的气道压力、潮气量和呼吸频率；若使用了吸入麻醉药，则需常规监测呼气末吸入麻醉药浓度（ETAC）；若使用了肌松药，则需行量化的神经肌肉功能监测；接受全凭静脉麻醉（TIVA）或吸入麻醉的患者，不论是否使用肌松药，都应进行处理后脑电图（processed electroencephalogram，pEEG）监测以维持合适的麻醉深度。所有麻醉患者均应建立基本监测，监测应持续至离开PACU，包括转运至 PACU 期间。麻醉诱导期间无法配合建立监测的儿童和不合作的成人，诱导开始后应尽快建立监测并记录延误原因。

（一）脉搏氧饱和度监测

成人血液中通常含有 4 种类型的血红蛋白：HbO_2、Hb、正铁血红蛋白（MetHb）和碳氧血红蛋白（carboxyhemoglobin，COHb）。除病理情况外，后 2 种血红蛋白的浓度很低，脉搏血氧饱和度（SpO_2）测定的是 HbO_2 和 Hb，又称为功能性血氧饱和度。成人 SpO_2 的正常值为 ≥95%，SpO_2 90%～94%

为氧失饱和状态，<90% 为低氧血症（FiO_2=21%）；新生儿第 1 天 SpO_2 最低为 91%，2～7 天 SpO_2 为 92%～94%。SpO_2 监测可以快速诊断低氧血症，如气管插管误入食管，还可进一步监测重要器官氧输送的情况；在麻醉恢复室中，SpO_2 监测有助于发现通气不足、支气管痉挛及肺不张等。

（二）血压监测

动脉压即血压，是指血管内血液对于单位面积血管壁的侧压力，是反映心排血量和体循环阻力的重要指标。研究表明，有效的血压监测可以观察患者的麻醉效果以保证手术顺利进行。NIBP 监测具有操作简便、无创伤、重复性好等优势，是围术期常规监测项目；而对于以下患者需要进行有创血压（IBP）监测：术前合并心脏疾病且血流动力学不稳定的患者；长时间、复杂、预计术中失血量较多手术的患者；术中需进行血液稀释或控制性降压的患者；无法测量无创血压的患者；须反复监测血气分析的患者等。IBP 监测测定的压力大小和波形可反映心排血量、外周血管阻力和血管内容量等状态，被认为是血压监测技术的金标准。

（三）心电图监测

心电图（ECG）监测是围术期广泛应用的监测手段，能够持续、直观地反映围术期患者心功能，提示心律失常的性质和类型，以便及时采取针对性治疗措施，对于指导、调整和维持围术期循环功能与血流动力学的稳定具有重要作用。

一个心动周期的标准心电图由 P 波、QRS 波和 T 波构成。心脏的激动自窦房结发出，经结间束向右心房及左心房传导，使心房兴奋并将激动传至房室结，经房室结达左、右束支，左束支在室间隔左侧中部首先分出间隔支，故心室激动首先自室间隔左侧中部开始，然后经过左、右束支及末梢浦肯野纤维，向两心室扩布，引起心室激动，形成正常心电图的各波、段。

特殊人群的心电图特点

（1）小儿心电图的特点：心率较快，PR 间期短，10 岁以上可同成人；新生儿心电图为"悬垂型"；出生后 3 个月内 QRS 向量向左，无 Q 波；随年龄增长，从右心室占优势改变为左心室占优势；T 波变异较大，常低平或倒置。

（2）老年人心电图特点：异常心电图较多；心律失常多见，如期前收缩、房颤、束支传导阻滞等；房室肥大多见，左心室肥厚高电压、右心室肥厚高电压；多见 ST 段改变，多有心肌缺血表现。

常规 ECG 监测可发现心律失常、心肌缺血、传导异常、起搏器故障以及电解质紊乱等心脏异常情况。

（四）体温监测

正常中心温度即机体中央部位深部组织的平均温度，为 36.5～37.5℃。临床上轻度低体温是指中心温度为 34～36℃，围术期体温或核心温度低于 36℃ 即为围术期低体温。在麻醉、体表暴露及手术时间长等因素下术中易发生低体温，使用外周测量工具无法准确获取体温变化，应监测核心体温。核心温度的监测可通过放置在食管（反映心脏和血温）、鼻咽和耳蜗（反映脑温）、膀胱和直肠（反映内脏温度）的温度探头而实现。人体核心温度监测的金标准是肺动脉导管温度。体温监测临床上主要用于预期体温可能出现明显改变或核心体温已经发生明显改变的长时间体腔暴露手术、失血量较大需快速大量输血输液手术、体外循环心内直视手术、低温麻醉、热灌注治疗、长时间小儿手术、高龄患者手术、有恶性高热病史或家族史患者等。

（五）呼气末二氧化碳分压监测（$P_{ET}CO_2$）

$P_{ET}CO_2$ 是指呼气终末期呼出的混合肺泡气中所含的二氧化碳分压，可有效反映患者肺泡通气与肺血流状况。其正常值为 35～45mmHg。美国麻醉医师协会将 $P_{ET}CO_2$ 列为麻醉期间的基本监测指标，且 $P_{ET}CO_2$ 被认为是除体温、脉搏、呼吸、血压、动脉血氧饱和度（arterial oxygen saturation，SaO_2）以外的第 6 个基本生命体征。正常人单个 $P_{ET}CO_2$ 波形可以分为 4 相（图 14-3）：Ⅰ 相处于零位，代表呼气开始部分；Ⅱ 相为呼气上升支，为肺泡和无效腔的混合气；Ⅲ 相为呼气平台期，是混合肺泡气；Ⅳ相为呼气下降支，表示新鲜气体进入气道。在连续波形图中，主要观察指标包括基线（代表吸入 CO_2 体积分数）、高度（代表呼出 CO_2 体积分数）、形态（$P_{ET}CO_2$ 正常波形与不正常波形）、频率（反映呼吸频率）、节律（反映呼吸中枢或呼吸机的设置）等。

$P_{ET}CO_2$ 代表肺泡 CO_2 分压与肺通气/血流比值成反比关系。引起 $P_{ET}CO_2$ 增高的因素有：肺内 CO_2 的产生和输送增加、肺泡通气降低、测定装置故障等；引起 $P_{ET}CO_2$ 降低的因素有：肺内 CO_2 产生和输送降低、肺泡通气增加、测定装置故障等。

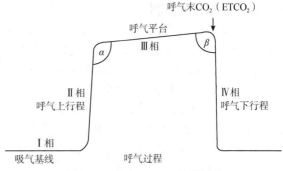

图 14-3 单个 $P_{ET}CO_2$ 监测波形

α 角. 为Ⅱ相与Ⅲ相的夹角；β 角. 为Ⅲ相与Ⅳ相的夹角

（六）血气分析监测

血气分析可以提供患者通气、氧合、组织灌注和酸碱平衡状态等信息，是 ICU 及围术期危重患者监测与调控不可或缺的依据，常用血样为动脉血或混合静脉血。

动脉血气分析主要指标的参考值及意义如下。①血液酸碱度（pH）：动脉血 pH 参考值范围为 7.35～7.45，pH<7.35 属酸中毒，pH>7.45 属碱中毒；②动脉血二氧化碳分压（$PaCO_2$）：参考值范围为 35～45mmHg，$PaCO_2$ 升高>45mmHg，提示有 CO_2 潴留；$PaCO_2$<35mmHg，提示通气过度而使 CO_2 排出过多或 CO_2 生成减少；③动脉血氧分压（PaO_2）：吸空气时，参考值范围为 80～100mmHg；是反映机体氧供的重要指标；④标准碳酸氢盐（SB）和实际碳酸氢盐（AB）：SB 是指在标准条件下测得的血浆 HCO_3^- 的含量，参考范围为 22～26mmol/L；AB 为实际存在的 HCO_3^- 值，可受呼吸因素的影响；⑤碱剩余（BE）和标准碱剩余（SBE）：参考值为（0±3）mmol/L，是反映体内代谢性因素的重要指标；⑥血氧饱和度（SaO_2）：成年人 SaO_2 的参考值范围为 95%～99%。

1. 评估呼吸状态 动脉血气分析可评估肺换气功能，通过比较 PaO_2 和 $PaCO_2$ 来分析肺换气功能异常的严重程度。在海平面呼吸空气（21% 氧）时 PaO_2 正常值为 80～97mmHg，PaO_2<80mmHg 为缺氧。PaO_2 降低常见于吸入氧浓度过低、肺泡通气量不足、肺泡-动脉氧分压差（$A\text{-}aDO_2$）增加。$A\text{-}aDO_2$ 计算公式如下：$A\text{-}aDO_2=[（PB-PH_2O）\times FiO_2-PaCO_2/R]-PaO_2$，其中 PB 为海平面大气压（约 760mmHg），PH_2O 为气道内水蒸气压力（37℃时约为 47mmHg），FiO_2 为吸入氧浓度，R 为呼吸频率。

在人工通气的患者中，评估低氧血症的严重程度不能单纯依据 PaO_2 的绝对值来判断，推荐使用 PaO_2/FiO_2 比值，正常情况下，PaO_2/FiO_2>400mmHg，当气体交换能力下降时，PaO_2/FiO_2 比值下降。

2. 判断酸碱平衡 动脉血气分析还可评估体内酸碱平衡情况，围术期常见的酸碱失衡及原因见表 14-2。

表 14-2 围术期常见的酸碱失衡及原因

类型	原因
呼吸性酸中毒	低通气（昏迷、肌松药残余作用）
呼吸性碱中毒	过度通气（焦虑、疼痛）
继发于宽阴离子间隙的代谢性酸中毒	低灌注（乳酸性酸中毒、糖尿病酮症酸中毒、肾衰竭）
继发于正常阴离子间隙的高血氯性酸中毒	高氯酸中毒（注射白蛋白或羟乙基淀粉代谢、肾小管酸中毒、膀胱再造）
继发于游离水过多的代谢性酸中毒	过多注射低张液体、失钠（腹泻）、注射低渗透压液体（甘露醇、乙醇）、低蛋白血症
代谢性碱中毒	既往存在二氧化碳蓄积的患者过度通气、高血钠（使用碳酸氢钠、大量输血）、氯丢失（胃肠吸引）

（七）中心静脉压监测

中心静脉压（CVP）是指上腔静脉或下腔静脉近右心房入口处的压力，正常值为 5～12cmH$_2$O，主要反映右心室前负荷及回心血量的排出能力。CVP 正常波形有 3 个正向波 a、c、v 和 2 个负向波 x、y。a 波是由右心房收缩产生；c 波是三尖瓣关闭所产生的轻度右心房压增高所致；v 波是右心充盈同时伴随右心室收缩；x 波反映右心房舒张时容量减少；y 波表示三尖瓣开放，右心房排空。CVP 数值与波形受到三尖瓣功能、胸膜腔内压、右心室顺应性等因素的影响，测定 CVP 时要将换能器固定在心房水平（仰卧位时在腋中线）并将换能器调零。

CVP 动态变化比单一数值更有指导意义，一般 CVP 不高或偏低时，输血、补液是安全的。心脏泵血功能依赖于 CVP，监测 CVP 目的是提供适当的充盈压以保证心排血量。由于心排血量不能常规测定，临床工作中常依据动脉压的高低、脉压大小、尿量及临床症状、体征，并结合 CVP 变化对病情做出判断和指导治疗，见表 14-3。

表 14-3 引起中心静脉压变化的原因及处理

CVP	动脉压	可能的原因	处理
低	低	血容量不足	补充血容量
低	正常	心功能良好，血容量轻微不足	适当补充血容量
高	低	心功能差，心排血量减少	供氧、强心、利尿、纠正酸中毒、适当控制补液或谨慎选用血管扩张药
高	正常	容量血管过度收缩，肺循环阻力增高	控制补液，用血管扩张药扩张容量血管及肺血管
正常	低	心脏排血功能减低，容量血管过度收缩，血容量不足或已足	强心，补液试验，血容量不足时适当补液

（八）神经肌肉传导功能监测

神经肌肉传导功能监测的适应证有：术中屡次给予大剂量非去极化肌松药的患者；合并肝、肾严重疾病及电解质紊乱、重症肌无力的患者；神经外科、显微外科等要求绝对无体动的精细手术因而需要精确调控肌松药使用的患者；需要深肌松的腹腔镜手术患者；手术结束需要拔出气管内导管但不宜用拮抗药以及无法确定肌松作用已完全消退的患者 ADDIN。

临床常用的神经肌肉传导功能监测仪有简便的神经刺激器和加速度肌松监测仪（如 TOF-WatchSX）。临床上常用的刺激方式是四个成串刺激（train-of-four stimulation，TOF），当 TOF 比率（T_4/T_1）＜25%，此时肌松程度能满足手术要求；当 TOF 比率≥90% 时，可作为拔出气管导管的指征；当 75%＜TOF 比率＜90% 时，必须采用胆碱酯酶抑制药拮抗肌肉松弛药的残余作用使得 TOF 比率≥90%。目前 TOF 值测定虽然还没有确定为临床基本监测内容，但在使用肌松药需严密监控的高危患者，TOF 值监测可作为基本监测内容，以保证患者得到最佳治疗。

（九）吸入麻醉药浓度监测

当使用吸入麻醉药进行全身麻醉时，应常规监测呼气末麻醉药浓度（ETAC）以确认麻醉药是否输送给患者，并可大致知道其血液和大脑中药物浓度。在吸入麻醉维持阶段，根据患者年龄调整后 ETAC＞0.7MAC，可能会降低意外全麻知晓风险。

（十）呼吸力学的监测

在控制通气和自主呼吸期间均应监测气道压力。在控制通气期间，除监测潮气量、呼吸频率和每分钟通气量（minute ventilation，VE）等基本参数外，还建议监测气道峰压、平台压、平均压及呼气末气道压力（最好是波形图）等参数。气道压是扩张或压缩呼吸道的压力，由气道内压与胸膜腔内压差决定。当进行机械通气时，通气压力突然增加可考虑肺外因素，如呼吸系统管子扭曲、气管内管子扭曲、管子腔内阻塞或气管切开管子内阻塞（如分泌物）、气囊膨出至管子开口处，以及肺内因素，如支气管痉挛、黏液栓子、气胸、肌肉松弛性降低、呼吸对抗；而通气压力突然减低时可考虑呼吸管路脱落、通气系统泄漏、气囊气量不足、呼吸机功能不良等。若患者保留自主呼吸，气道压力监测有助于发现气道阻塞、潮气量过大和限压阀意外关闭等情况。

机械通气控制呼吸时潮气量一般设定为 6~8ml/kg，呼吸频率为 12~20 次 / 分，VE 是指潮气量与呼吸频率的乘积，正常值为 6~8L；肺泡通气量是指每分钟吸入或呼出肺泡的气体总量，其计算公式为（潮气量 − 无效腔量）× 呼吸频率，正常时相当于 VE 的 70%。浅快呼吸，效率低；深慢呼吸，效率高。

（十一）麻醉深度监测

麻醉深度监测是围术期麻醉管理的重要措施，对预防术中知晓的发生至关重要，可促进个体化麻醉方案的实施，并改善患者预后。监测麻醉深度的神经电生理指标，如脑电双频谱指数、Narcotrend 指数，以及听觉诱发电、熵、脑功能状态指数等可以作为全麻意识状态或大脑功能状态的客观指标。

处理后的脑电图（processed electroencephalogram，pEEG）的监测可以提示最常用全身麻醉药物（如丙泊酚和吸入麻醉药物）对大脑额叶皮层电活动的影响。它可以帮助麻醉医师调整麻醉药物剂量，并减少因麻醉剂量不足或过量而造成的不良反应。pEEG 监测可降低意外全麻知晓风险，加快麻醉复苏并减少术后谵妄和术后认知功能障碍的发生率。不管是同时使用全凭静脉麻醉（TIVA）与神经肌肉阻滞药还是单独使用 TIVA，都应进行 pEEG 监测，且 pEEG 监测应在麻醉诱导前开始并持续到神经肌肉功能完全恢复。

BIS 是将多个不同的脑电图变量综合成为一个单一变量值，并用 0~100 表示，数字变小表示大脑的抑制程度加深，85~100 为清醒状态，65~85 为镇静状态，40~65 为麻醉状态，<40 表示过深麻醉状态。有研究表明，BIS<60 时，指令性反应消失；BIS<45 则可能增加术后 12 个月的死亡率。Narcotrend 监测仪可将脑电图分为从 A（清醒）到 F（伴有暴发抑制增多的全身麻醉）6 个阶段 14 个级别的量化指标，后来发展的 Narcotrend 脑电自动分级系统转化为类似 BIS 的一个无量纲的数值，称为 Narcotrend 指数，范围为 0~100，适宜的麻醉深度应维持在 D~E 阶段（NI 在 46~20）。

二、手术室外麻醉基本监测

手术室外患者的麻醉主要指在除手术室以外的场所为接受手术、诊断性检查或治疗性操作的患者所实施的麻醉，包括内镜下取活检和治疗（支气管镜、食管镜、胃肠镜、宫腔镜等）及放射诊疗技术等（CT/MRI、心导管检查和造影、介入治疗等）。

手术室外麻醉同样需要安全而严密地监测，当麻醉医师需要在手术室外进行全身或区域麻醉和（或）镇静时，应采用与前述相同的最基本监测标准。镇静患者应采用与全身麻醉相同的监测标准，包括 NIBP、SpO_2 及连续 ECG。当对语言刺激失去反应时，应监测 $P_{ET}CO_2$，无论镇静深度如何，麻醉医师都应全程在场。当患者离开手术室或重症监护室时，区域镇痛也应该采取最基本的监测手段，以观察局麻药注射的不良反应。局麻药全身毒性最常发生在注射局麻药后即刻，但局麻药的血浆浓度可在初次注射后 30~90min 达到峰值，这种情况下应最少持续监测 30min。接受磁共振成像（MRI）检查患者的麻醉最低监测标准应与手术室内接受镇静患者的监测标准相同，磁共振成像室需使用专用的监测设备，麻醉医师应在使用前接受相关培训，MRI 扫描时，麻醉医师可在控制室进行远程监测。

在转运麻醉或镇静患者期间监测标准应与麻醉期间标准相同，转运之前需进行必要的监测，主要包括 SpO_2、ECG 及 NIBP 监测，且转移过程中的监测标准不应低于手术室内配置。转运人员必须是经过培训的医护人员，能识别并处理危及生命的紧急情况，转移期间保证供氧充分，便携式氧气瓶需具备压力和流量监测装置，使用前麻醉医师应确认氧气量。

三、日间手术基本监测

日间手术是指患者入院、手术和出院在 1 个工作日（24h）之内完成的一种手术模式。日间手术麻醉方案遵循个体化原则，推荐使用起效快、消除快、肝肾毒性小的麻醉药物。椎管内麻醉存在出血、感染、尿潴留等风险，因此在日间手术麻醉中不作推荐；神经阻滞技术可为患者提供良好的术后镇痛；全麻复合神经阻滞不仅可显著降低术后疼痛，减少麻醉药用量，同时也可促进患者术后早期康复，但实施神经阻滞时应注意局麻药的浓度和剂量，避免影响术后肢体运动功能，特别是下肢神经阻滞，需慎重选择和仔细评估。局部浸润麻醉及监护麻醉（monitored anesthesia care，MAC）等也可应用于日间手术。日间手术患者的监测项目应与住院手术患者基本一致，基本监测项目包括 ECG、NIBP、SpO_2，需气管插管、喉罩通气及 MAC 的患者应监测 $P_{ET}CO_2$，根据患者及手术需要，必要时进行有创动脉血压监测、血气分析，条件允许时还可进行神经肌肉功能及麻醉深度的监测等。对于全麻手术时间超过 30min 患者，应进行体温监测。

知 识 拓 展

分娩镇痛是手术室外麻醉的一个特殊场景，分娩镇痛除了测定阻滞平面以评估麻醉效果外，还应关注椎管内分娩镇痛所引起母体生命体征的变化，如心率、血压、氧饱和度、呼吸等指标，麻醉胎心监护也是必不可少的常规监测，但目前尚无统一标准或指南推荐，且 ECG 是否作为椎管内分娩镇痛的基础监测尚存在争议。此外，POCUS 是一种简单、快速和目标导向的超声检查，除指导血管穿刺和神经阻滞中使用外，它还作为传统诊断工具的一种辅助手段，用于评估和监测患者围术期的情况，使患者更加安全地度过围术期，但其实用性有赖于操作者的规范和准确使用，如何将 POCUS 纳入麻醉医师的规范性培训中并形成一套统一规范的标准是很有必要的，应使每一位麻醉医师都能利用 POCUS 解决实际问题以提高诊断效率与优化围术期管理，使超声真正成为麻醉医师的"第三只眼"。

（余剑波 史 佳）

推 荐 阅 读

李世勇，罗爱林 . 2022. 2021 英国麻醉医师协会《麻醉和恢复期间监测标准推荐意见》解读 [J]. 临床外科杂志，30(01)：36-39.

CARVALHO H, VERDONCK M, COOLS W, et al. 2020. Forty years of neuromuscular monitoring and postoperative residual curarisation: a meta-analysis and evaluation of confidence in network meta-analysis[J]. Br J Anaesth, 125(4): 466-482.

KLEIN AA, MEEK T, ALLCOCK E, et al. 2021. Recommendations for standards of monitoring during anaesthesia and recovery 2021: Guideline from the Association of Anaesthetists[J]. Anaesthesia, 76(9): 1212-1223.

LAU VI, JAIDKA A, WISKAR K, et al. 2020. Better with ultrasound: transcranial doppler[J]. Chest, 157(1): 142-150.

NAGUIB M, BRULL SJ, KOPMAN AF, et al. 2018. Consensus statement on perioperative use of neuromuscular monitoring[J]. Anesth Analg, 127(1): 71-80.

第十五章　心血管系统生理及心功能监测

心血管系统是密闭的循环管道，由心脏、血管和存在于心腔与血管内的血液组成。心脏是动力系统，被房、室间隔分为左、右心，再分别由二、三尖瓣分为上边的心房和下边的心室，有左、右心房和左、右心室 4 个腔。血管部分又由动脉、毛细血管和静脉组成。在生命活动过程中，心脏不停地跳动，推动血液在心血管系统内循环流动，从而维持机体内环境的稳态、新陈代谢及正常的生命活动，根据循环途径分为体循环和肺循环。体循环是血液从左心室搏出至主动脉，经其分支到达全身毛细血管，与周围的组织、细胞进行物质及气体交换，再通过各级静脉，经上、下腔静脉及冠状窦返回右心房。肺循环是血液从右心室搏出，经肺动脉干及其分支到达肺泡毛细血管，进行气体交换，再经肺静脉进入左心房。

随着科学的进步，围术期心血管系统监测技术正在不断地趋向于微创化、实时化、精确化发展，越来越多新型心血管系统监测技术的出现，为患者围术期的个体化和精细化管理带来了便利。

第一节　心脏生理学概述

一、心脏的泵血功能

（一）心动周期

心脏舒张时，静脉系统血液回流入心脏，心脏收缩时，动脉系统将血液分配到全身各组织，心脏的周期性收缩和舒张称为心动周期（cardiac cycle）。

在一个心动周期中，心房和心室的活动是按照一定的次序和时程先后进行的，心房先收缩，此时心室处于舒张状态，当心房开始舒张后两心室再收缩，收缩期均短于舒张期，心室和心房同时舒张的时间，称为全心舒张期。因为心室在泵血中起到主要作用，所以心动周期一般指心室的活动。心动周期与心率成反比，即心动周期 =60/ 心率，以成年人平均心率 75 次 / 分计算，则每个心动周期平均为0.8s，其中心房收缩期平均为0.11s，舒张期平均为0.69s；心室收缩期平均为0.27s，舒张期平均为0.53s（图 15-1）。心动周期是心率的倒数，即心率加快时，心动周期缩短，舒张期缩短的程度比收缩期更大，心脏的充盈减少，相应的心排血量也减少，这对心脏的持久活动是不利的。

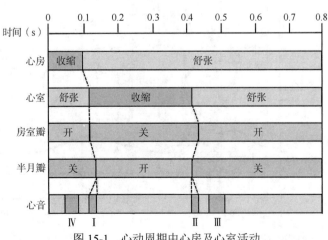

图 15-1　心动周期中心房及心室活动

（二）心脏的泵血功能

心脏的节律性收缩和舒张对血液的驱动作用称为心脏的泵血功能，是心脏的主要功能。正常成年人安静时，心脏每分钟可泵出血液 5～6L。

1. 心房的泵血作用 心房大部分时间都处于舒张状态，主要作用是接收、储存从静脉系统回流的血液。在心房收缩前，心脏处于全心舒张期，此时半月瓣关闭，房室瓣开启，血液从静脉经心房流入心室，使心室不断充盈，此时回流入心室的血液量约占总充盈量的 75%。全心舒张期之后是心房收缩期，心房壁较薄，收缩力不强，由心房主动收缩推动进入心室的血液通常只占心室总充盈量的 25% 左右。

在心动周期中，从左心房内记录的压力曲线上依次出现 a、c、v 3 个较小的正向波（图 15-2）。a波是心房收缩的标志，房内压升高，形成 a 波的升支；心房舒张，房内压回降，形成 a 波的降支。当心室收缩时，心室内的血液向上推顶已关闭的房室瓣并使之凸入心房，造成房内压略有升高，形成 c 波的升支；当心室开始射血后，房室瓣向下移动，房内压降低，遂形成 c 波的降支。此后，血液不断从静脉回流，房内压也持续升高，形成 v 波的升支；当心室舒张时，血液迅速由心房进入心室，房内压很快下降，形成 v 波的降支。在心动周期中，右心房也有类似的房内压波动，并可逆向传播到腔静脉，使腔静脉内压也出现同样的波动。在心动周期中，心房压力波的变化幅度较小。

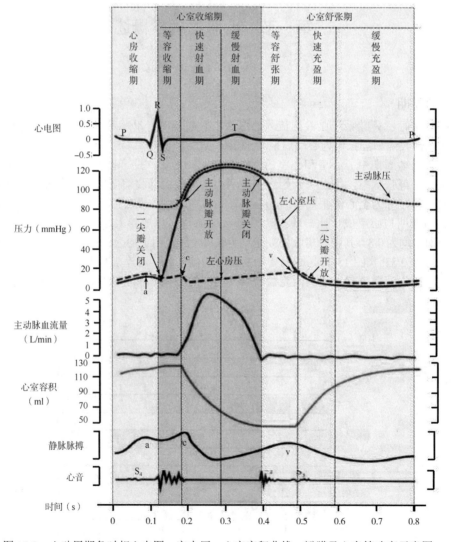

图 15-2　心动周期各时相心电图、室内压、心室容积曲线，瓣膜及心音等改变示意图

2. 心室的泵血作用　心室收缩期分为等容收缩期和射血期，而射血期又可分为快速射血期和减慢射血期（表 15-1）。

表 15-1　心动周期中瓣膜、压力，容积及血流变化

	时相	时长（s）	房室瓣	动脉瓣	压力变化	左心室容积	血流方向	心音
心房收缩期		0.1	开	关	P房＞P室＜P主	继续增大→最大	心房→心室	可有第四心音
心室收缩期	等容收缩期	0.05	关	关	P主＜P室＜P房（P室上升速度最快）	不变	滞留心室	第一心音
	快速射血期	0.1	关	开	P房＜P室＞P主	迅速减小	心室→动脉	
	减慢射血期	0.15	关	开	P房＜P室＜P主	继续减小→最小	心室→动脉	
心室舒张期	等容舒张期	0.06～0.08	关	关	P房＜P室＜P主（P室下降速度最快）	不变	滞留心房	第二心音
	快速充盈期	0.11	开	关	P房＞P室＜P主	迅速增大	心房→心室	
	减慢充盈期	0.22	开	关	P房＞P室＜P主	继续增大	心房→心室	可有第三心音

（1）等容收缩期：心室开始收缩后，心室内的压力立即升高，当室内压升高到超过房内压时，推动房室瓣关闭，因而血液不会倒流入心房。但此时室内压尚低于主动脉压，主动脉瓣仍处于关闭状态，心室成为一个封闭的腔。从房室瓣关闭到主动脉瓣开启前的这段时期，心室的收缩不能改变心室的容积，故称为等容收缩期。此期持续约 0.05s。由于此时心室继续收缩，因而室内压急剧升高。在主动脉压升高或心肌收缩力减弱时，等容收缩期将延长。

（2）射血期：当心室收缩使室内压升高至超过主动脉压时主动脉瓣开放，这标志着等容收缩期结束，进入射血期。射血期又可因为射血速度的快慢而分为快速射血期和减慢射血期。

1）快速射血期：在射血的早期，心室射出的血液量约占总射血量的 2/3，血液流速很快，故称为快速射血期，此期持续约 0.1s。由于心室内的血液很快进入主动脉，故心室容积迅速缩小，心室肌强烈收缩，室内压继续上升达到峰值，主动脉压也随之进一步升高。

2）减慢射血期：在射血的后期，由于心室收缩强度减弱，射血的速度逐渐减慢，故称为减慢射血期，此期持续约 0.15s。室内压和主动脉压都由峰值逐渐下降。须指出的是，在快速射血期的中后期，乃至整个减慢射血期，室内压已略低于主动脉压，但此时心室内的血液因具有较高的动能，故仍可逆压力梯度继续进入主动脉。

心室舒张期可分为等容舒张期和心室充盈期，心室充盈期又可分为快速充盈期和减慢充盈期（表 15-1）。

（3）等容舒张期：射血后，心室开始舒张，室内压下降，主动脉内的血液反流入心室，推动主动脉瓣关闭；此时室内压仍高于房内压，故房室瓣处于关闭状态，心室再次成为一个封闭的腔。从主动脉瓣关闭至房室瓣开启前的这一段时间内，心室舒张而心室的容积并不改变，故称为等容舒张期，此期持续 0.06～0.08s，由于此时心室肌继续舒张，因而室内压急剧下降。

（4）心室充盈期：随着心室舒张，室内压进一步下降，当室内压低于房内压时，心房内的血液冲开房室瓣进入心室，进入心室充盈期。

1）快速充盈期：房室瓣打开，心室肌很快舒张，室内压明显降低，甚至成为负压，房和室之间形成很大的压力差，对心房和大静脉内的血液可产生"抽吸"作用，血液快速回流入心室，此时进入心室的血液量约为心室总充盈量的 2/3，使心室容积迅速增大，故这一时期称为快速充盈期，持续约 0.11s。

2）减慢充盈期：随着心室内血液充盈量的增加，房和室之间的压力差减小，血液回流入心室的速度减慢，故心室舒张期的这段时间称为减慢充盈期，持续约 0.22s，在心室舒张期的最后 0.1s，心房收缩期开始，使心室进一步充盈。此后心室活动周期便进入新一轮周期。

总之，左心室肌的收缩和舒张是造成左心室内压变化，是导致房和室之间以及心室和主动脉之间产生压力差的根本原因，而压力差则是推动血液在房室以及主动脉之间流动的主要动力。在收缩期，心室肌收缩产生的压力增高和血流惯性是心脏射血的动力，而在舒张早期，心室主动舒张是心室充盈的主要动力，在舒张晚期，心房肌的收缩可进一步充盈心室，由于心脏瓣膜的结构特点和启闭活动，使血液只能沿一个方向流动。右心室的泵血过程与左心室基本相同，但由于肺动脉压约为主动脉压的 1/6，因此在心动周期中右心室内压的变化幅度要比左心室内压的变动小得多。

（三）心输出量及其影响因素

1. 每搏输出量和射血分数 一侧心室一次心脏搏动所射出的血液量，称为每搏输出量（stroke volume，SV），简称搏出量。正常成年人在安静状态下，左心室舒张末期容积（end-diastolic volume，EDV）约为 125ml，收缩末期容积（end-systolic volume，EV）约为 55ml，两者之差值即为搏出量，约 70ml（60～80ml）。心室在每次射血时，搏出量占心室舒张末期容积的百分比，称为射血分数（ejection fraction，EF），健康成年人的射血分数为 55%～65%。在心功能减退、心室异常扩大的患者，其搏出量可能与正常人无明显差异，但心室舒张末期容积增大，因此射血分数明显降低。与搏出量相比，射血分数能更准确地反映心脏的泵血功能，对早期发现心脏泵血功能异常具有重要意义。

2. 每分输出量和心指数 一侧心室每分钟射出的血液量，称为每分输出量（minute volume，MV），也称心输出量（cardiac output，CO）或心排血量，等于心率与搏出量的乘积，左、右两侧心室的心输出量基本相等。心输出量与机体的新陈代谢水平相适应，可因性别、年龄及其他生理情况的不同而不同。心率 75 次/分，搏出量为 70ml，则心输出量约为 5L/min。一般健康成年男性在安静状态下的心输出量为 4.5～6.0L/min，女性比同体重男性低 10% 左右，青年人高于老年人。成年人在剧烈运动时，心输出量可高达 25～35L/min，而在麻醉状态下可降到 2.5L/min 左右。

身材矮小和高大的个体具有不同的氧耗量和能量代谢水平，因此心输出量也就不同，调查资料表明，人在安静时的心输出量和基础代谢率一样，与体表面积成正比。以单位体表面积（m²）计算的心输出量称为心指数（cardiac index，CI），安静和空腹情况下测定的心指数称为静息心指数，可作为比较身材不同个体的心功能的评价指标。例如，中等身材的成年人体表面积为 1.6～1.7m²，在安静和空腹的情况下心输出量为 5～6L/min，故静息心指数为 3.0～3.5L/(min·m²)。同一个体在不同年龄段及生理情况下，心指数也可发生变化。静息心指数随年龄增长而逐渐下降，10 岁左右的少年最高，可达 4L/(min·m²) 以上，到 80 岁时接近于 2L/(min·m²)。运动时，心指数随运动强度的增加成比例地增高，在妊娠、情绪激动和进食时，心指数均有不同程度的增高。

3. 影响心输出量的因素 心输出量等于搏出量与心率的乘积，因此凡能影响搏出量和心率的因素均可影响心输出量。而搏出量的多少则取决于心室肌的前负荷、后负荷和心肌收缩能力等因素。

（1）心室肌的前负荷与心肌异长自身调节：心室肌的初长度取决于心室舒张末期的血液充盈量，即心室舒张末期容积相当于心室的前负荷。一定范围内的心室舒张末期容积与心室舒张末期压力具有良好的相关性，而心室内压测量更为方便，故常用心室舒张末期压力来反映前负荷。正常人心室舒张末期的心房内压力与心室内压力几乎相等，心房内压测定更为方便，故又常用心室舒张末期的心房内压力来反映心室的前负荷。

心肌的前负荷增加时，心肌的收缩力增大，搏出量增多，这种通过改变心肌初长度来引起心肌收缩力的改变称为心肌异长自身调节，其保证了心室射血量和静脉回心血量之间的平衡。在整体情况下，心室的前负荷主要取决于心室舒张末期充盈量，是静脉回心血量和射血后心室内剩余血量两者之和。在多数情况下，静脉回心血量的多少是决定心室前负荷大小的主要因素，静脉回心血量又受到心室充盈时间、静脉回流速度、心室舒张功能、心室顺应性和心包腔内压力等因素的影响。

（2）心室收缩的后负荷：心室收缩时，当室内压大于动脉压，才能将血液射入动脉内，因此，大动脉压力是心室收缩的后负荷。在心肌初长度、收缩能力和心率都不变的情况下，如果大动脉血压增高，等容收缩期室内压的峰值将增高，等容收缩期延长而射血期缩短，射血期心室肌缩短的程度和速度都减小，射血速度减慢，搏出量减少；反之，血压降低，有利于心室射血。当大动脉压突然升高而使搏出量暂时减少时，射血后心室内的剩余血量将增多，即心室收缩末期容积增多，若舒张期静脉回心血量不变或无明显减少，则心室舒张末期容积将增大，可通过异长自身调节加强心肌的收缩力量，使搏出量回升，从而使心室舒张末期容积逐渐恢复到原先水平。

除通过上述异长自身调节机制增加心肌初长度外，机体还可通过神经和体液机制以等长调节的方式改变心肌收缩的能力，使搏出量能适应于后负荷的改变。正常人主动脉压在 80～170mmHg 波动时，心输出量一般并不发生明显的改变。但当大动脉血压升高超过一定的范围并长期持续时，心室肌因长期加强收缩活动，心脏做功量增加而心脏效率降低，久之心肌逐渐发生肥厚，最终可能导致泵血功能的减退。如在原发性高血压引起心脏病变时，可先后出现左心室肥大、扩张，以至左心衰竭。

（3）心肌收缩能力：心肌收缩能力是指心肌可以不依赖于前负荷和后负荷，而改变其收缩的强度和速度的内在特性。在同样的前负荷条件下，心肌收缩能力增强可使心室每搏功增加，心脏泵血功能增强，这种通过改变心肌收缩能力的心脏泵血功能调节，称为等长自身调节（homometric autoregulation）。

心肌收缩能力受多种因素的影响。凡能影响心肌细胞兴奋收缩偶联过程中各个环节的因素都可影响收缩能力，其中活化的横桥数目和肌球蛋白头部 ATP 酶的活性是影响心肌收缩能力的主要环节。在同一初长度下，可通过增加活化的横桥数目来增强心肌收缩力，活化的横桥比例取决于兴奋时胞质内 Ca^{2+} 的浓度以及肌钙蛋白对 Ca^{2+} 的亲和力。去甲肾上腺素和肾上腺素在激动心肌细胞的 β 肾上腺素受体后，可通过 cAMP 信号通路，激活细胞膜上的 L 型钙通道，增加 Ca^{2+} 内流，再通过钙触发钙释放机制促进胞质内 Ca^{2+} 浓度升高，从而使心肌收缩能力增强。茶碱可增加肌钙蛋白对 Ca^{2+} 的亲和力，Ca^{2+} 的利用率增加，因而活化的横桥数目增多，心肌收缩能力增强。甲状腺素可提高肌球蛋白 ATP 酶的活性，因而也能增强心肌收缩能力。老年人和甲状腺功能减退的患者，因为肌球蛋白分子亚型的表达发生改变，ATP 酶活性降低，故心肌收缩能力减弱。

（4）心率：正常成年人在安静状态下，心率为 60～100 次／分，平均约 75 次／分。心率可随年龄、性别和不同生理状态而发生较大的变动，新生儿的心率较快，随着年龄的增长，心率逐渐减慢，老年人心率较慢；女性稍快于男性；安静或睡眠时的心率较慢，而运动或情绪激动时心率加快。

在一定范围内，心率加快可使心室充盈时间有所缩短，但静脉回心血量大部分在快速充盈期内进入心室，心室充盈量和搏出量不会明显减少，此时心率的增加可使每分输出量明显增加。如果心率过快，当超过 160～180 次／分，心室舒张期明显缩短，心脏舒张期（心舒期）充盈量明显减少，搏出量也明显减少，从而导致心输出量下降。如果心率过慢，当低于 40 次／分，将使心室舒张期过长，此时心室充盈早已接近最大限度，心室舒张期的延长已不能进一步增加充盈量和搏出量，因此心输出量也减少。心率受神经和体液因素的调节。交感神经活动增强时心率加快，迷走神经活动增强时心率减慢，肾上腺素、去甲肾上腺素和甲状腺素水平增高时心率加快，此外，心率还受体温的影响，体温每升高 1℃，心率可增加 12～18 次／分。

（四）麻醉对心输出量的影响

麻醉药物对心输出量的影响较为复杂。几乎所有的吸入麻醉药物对心肌功能都有直接抑制作用，N_2O ＜乙醚＜氟烯烷＜甲氧氟烷＜环丙烷＜异氟烷＜恩氟烷＜氟烷。氟烷有轻度的交感神经节阻滞作用，恩氟烷可抑制肾上腺髓质释放儿茶酚胺，两者均可使心输出量降低，吸入麻醉药抑制心肌收缩力与吸入麻醉药的浓度相关，主要是通过影响 L-型 Ca^{2+} 通道减少钙内流，降低心肌收缩力。静脉全麻药如硫喷妥钠、咪达唑仑和丙泊酚均对循环系统有抑制作用，地西泮和咪达唑仑单独使用时每搏量有轻度减少。丙泊酚诱导后，每搏量减少 10%～25%，但丙泊酚对循环抑制时间短暂。硫喷妥钠不仅可直接抑制心肌的收缩能力，还可通过扩张外周静脉来降低静脉回流，从而进一步加重心输出量的降低。

椎管内麻醉时交感神经将受到阻滞，使周围血管扩张，静脉回心血量减少，心输出量减少。据报道，蛛网膜下腔阻滞的阻滞上界在 $T_3 \sim T_5$，患者仰卧位时心输出量平均降低 21.1%，而取头高位时，心输出量平均降低 36.2%。全麻时若呼吸频率过快或潮气量过大，可引起胸膜腔内压增高，静脉回心血量减少，致使心输出量下降。当选择间歇正压合并呼气末正压通气时，跨肺压和胸膜腔内压升高，静脉回心血量更加减少，心输出量下降更明显。

二、心脏的电生理

心肌细胞的生理特性包括兴奋性、传导性、自律性和收缩性，都是以心肌细胞膜的生物电活动为基础的。

根据组织学和生理学特点，可以将心肌细胞分为普通心肌细胞和特殊心肌细胞。普通心肌细胞又称工作细胞，包括心房肌和心室肌，具备肌细胞的基本结构和功能特征，含有大量的肌原纤维，主要执行收缩功能，具有兴奋性、传导性和收缩性，但不具有自律性。特殊心肌细胞又称为自律细胞，主要包括窦房结细胞、房室交界区细胞和浦肯野细胞，这类细胞能自动、有节律地产生兴奋并传向普通心肌细胞，组成心脏特殊传导系统，具有节律性、兴奋性、传导性，但不具备收缩性。

根据心肌细胞动作电位去极化的快慢及机制，又可以将心肌细胞分为快反应细胞和慢反应细胞。快反应细胞包括心房肌、心室肌、房室束、束支和浦肯野细胞，其动作电位的特点是去极化速度和幅度大，兴奋传导速度快，复极过程缓慢并且可分成几个时相，因而动作电位时程很长。慢反应细胞包括窦房结和房室结细胞，其动作电位特点是去极化速度和幅度小，兴奋传导速度慢，复极过程缓慢而没有明确的时相区分。

（一）心肌细胞的跨膜电位

不同类型心肌细胞的动作电位不尽相同，其跨膜电位形成的机制也不同。

1. 工作细胞（以心室肌细胞为例）

（1）静息电位：心室肌细胞的静息电位较为稳定，是 $-90 \sim -80 mV$。静息状态下细胞膜对 K^+ 通透性较高，细胞内的 K^+ 顺浓度差经钾离子通道外流，而细胞内带负电的大分子物质不能通过细胞膜，形成细胞膜外带正电荷，细胞膜内带负电的电位差。由于钠背景电流存在，少量 Na^+ 内流，抵消了部分 K^+ 外流形成的电位差，故静息电位小于钾平衡电位。静息电位取决于细胞膜对 K^+ 的通透性和细胞内外的 K^+ 浓度差。

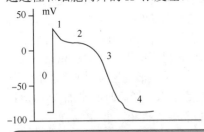

0期：快速去极化，Na^+ 内流
1期：快速复极化初期，K^+ 外流
2期：平台期，K^+ 外流，Ca^{2+} 内流
3期：快速复极化末期，K^+ 外流
4期：静息期，泵出 Na^+，移出 Ca^{2+}，摄回 K^+

图15-3　心室肌细胞动作电位及其机制示意图

（2）动作电位：心室肌细胞的动作电位由去极化和复极化过程组成（图15-3）。去极化过程：又称动作电位的0期，在适宜的外来刺激作用下，心室肌细胞发生兴奋，膜内电位由静息时的 $-90mV$ 迅速上升到 $+30mV$ 左右，形成动作电位的升支。其特点是：持续时间很短，仅 $1 \sim 2ms$；幅度高，约 $120mV$；速度快，最大速率可达 $200 \sim 400V/s$。离子机制是由钠通道开放和 Na^+ 内流所引起的，在外来刺激作用下，引起部分电压门控式钠通道开放和少量 Na^+ 内流，造成细胞膜部分去极化，当达到阈电位水平（约 $-70mV$）时，膜上钠通道大量开放，出现再生性 Na^+ 顺其电-化学梯度从膜外向膜内快速再生性内流，使膜进一步去极化，膜内电位由原来的负电位向正电位转化，直到接近 Na^+ 平衡电位。复极化过程：当心室肌细胞去极化达到接近 Na^+ 平衡电位时，钠通道失活关闭，立即开始复极化。复极化过程比较缓慢，使动作电位时程长

达 200～300ms，包括动作电位的 1 期、2 期和 3 期三个阶段。1 期：在复极化初期，膜内电位由 +30mV 迅速下降到 0mV 左右，又称为快速复极初期，0 期和 1 期构成锋电位，主要机制是 K^+ 一过性外流；2 期：在 1 期复极膜内达到 0mV 左右后，复极化的过程非常缓慢，动作电位比较平坦，称为平台期，这是心室肌细胞动作电位持续时间较长的主要原因，也是它区别于神经细胞和骨骼肌细胞动作电位的主要特征。离子机制：钙通道被激活，K^+ 外流和 Ca^{2+} 内流同时存在；3 期：膜内电位 0mV 较快地下降到-90mV，完成整个的复极过程，又称快速复极末期，历时 100～150ms，主要机制是钙通道关闭，内流停止，K^+ 外流增加；4 期：膜电位已恢复并稳定在静息电位水平（-90mV），但由于动作电位期间细胞内外离子分布的改变，这促使钠泵活动增强，逆电-化学梯度转运内流的 Na^+ 出细胞和外流的 K^+ 入细胞；Ca^{2+} 的出胞主要依赖细胞膜上分布的 Na^+-Ca^{2+} 交换体和钙泵，从而维持细胞膜内外离子的正常分布。心室肌细胞动作电位的特点：0 期去极速度快、幅度高；有 2 期平台期；静息电位负值大，达-90mV；4 期电位稳定，无自动去极化。

2. 浦肯野细胞　浦肯野细胞兴奋时可产生快反应动作电位，也分为 0 期、1 期、2 期、3 期和 4 期五个时相，其中 0～3 期的产生机制与心室肌细胞基本相同，但 0 期去极化更快，可达 200～800V/s。细胞膜上 I_K 通道多，最大复极电位比心室肌细胞静息电位更负，电位达-70mV。4 期膜电位不稳定，这是与心室肌细胞相比最显著的不同之处，可自动去极化，形成机制是 I_K 通道开始关闭，外向 I_K 电流逐渐衰减，内向离子流 I_f 逐渐激活开放，到-100mV 左右达到最大。4 期自动去极化速度很慢，为 0.02V/s，所以受到窦房结的超速驱动压抑，若窦性节律停止，需要一段时间才能开始自发节律。

3. 窦房结 P 细胞　窦房结内的自律细胞为 P 细胞（pacemaker cell），属于慢反应细胞，动作电位的去极化速率和幅度较小，没有明显的 1 期和 2 期平台期，只有 0 期、3 期和 4 期（图 15-4）。去极化过程：窦房结 P 细胞膜上 K^+ 通道少，最大复极电位为-70mV，当自动去极化达到阈电位水平-50mV 时，即可产生 0 期去极化而形成动作电位，由于缺乏 I_{Na} 通道，0 期产生主要依赖 I_{Ca-L}，其速度很慢，约为 10V/s，幅度小，为 70～85mV，持续时间长，约为 7ms，主要由 Ca^{2+} 内流形成，受细胞外 Ca^{2+} 浓度影响明显。复极化过程：①3 期复极化。0 期去极化后很快进入 3 期复极化，主要依赖外向 I_K 电流，达到最大复极电位。②4 期自动去极化。窦房结 P 细胞动作电位最大的特点就是有明显的 4 期自动去极化，且自动去极化的速度最快，自律性最高，正因为窦房结 P 细胞的 4 期自动去极速度快，才使之成为心脏正常的起搏点。离子机制包括：I_K 电流逐渐衰减，超极化激活的内向离子流 I_f 逐渐激活开放，去极化达阈电位-50mV 时 I_{Ca-L} 激活，引起新的动作电位。

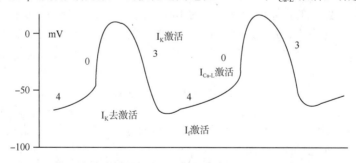

图 15-4　窦房结 P 细胞动作电位及其机制示意图

（二）心肌的生理特性

心肌细胞有四大生理特性：兴奋性、自律性、传导性和收缩性。前 3 种以生物电活动为基础，属于电生理特性；收缩性则以收缩蛋白为基础，属于机械特性。

1. 兴奋性 兴奋性的高低用刺激阈值衡量。阈值高越高，细胞兴奋性低，反之阈值越低，细胞兴奋性高。心肌细胞每兴奋 1 次，兴奋性即随膜电位及膜上离子通道的改变发生周期性变化。

（1）有效不应期（effective refractory period，ERP）：从动作电位 0 期开始到 3 期复极至-60mV 期间内，任何刺激都不能使心肌细胞产生新的动作电位，包括绝对不应期（absolute refractory period，ARP），指从 0 期去极化开始到复极化 3 期膜电位达-55mV 这一段时间内，无论给予多强的刺激，都不会引起心肌细胞产生去极化反应；局部反应期指从复极至-55mV 继续复极至-60mV 的这段时期内，若给予阈上刺激虽可引起局部反应但仍不会产生新的动作电位。心肌细胞兴奋性的缺失或极度下降是由于钠通道完全失活或尚未恢复到可以被激活的备用状态的缘故，是可逆的。心肌的 ERP 特别长，是兴奋性变化的重要特点。

（2）相对不应期（relative refractory period，RRP）：从膜电位复极化-60～-80mV 范围内，阈下刺激不能使细胞产生新的动作电位，而给阈上刺激可能产生一次新的动作电位。提示已有相当数量的钠通道复活到备用状态，但在阈刺激下激活的钠通道数量仍不足以产生使膜去极化达阈电位的内向电流，故需加强刺激强度方能引起一次新的兴奋。

（3）超常期（supranormal period，SNP）：膜电位从-80mV 恢复到-90mV 范围内，钠通道已基本恢复到可被激活的备用状态，且膜电位水平与阈电位接近，给阈下刺激时就可使心肌细胞产生新的动作电位。

2. 传导性 心肌细胞有传导兴奋的能力或特性称为心肌的传导性，用兴奋的传播速度衡量。心脏的特殊传导系统包括窦房结、房室结、房室束及左、右束支和浦肯野纤维网，是兴奋在心脏内传导的重要结构基础。兴奋起源于心脏内正常起搏点的窦房结，经心房肌纤维（0.4m/s）及内部的优势传导通路（1.0～1.2m/s），传至房室交界（速度缓慢 0.02m/s），再经过房室束和左、右束支（2m/s），以及浦肯野纤维网（速度最快 4m/s），到达心室肌（1m/s）。由于房室结区传导速度缓慢，且是兴奋由心房传向心室的唯一通道，因此兴奋经过此处将出现一个时间延搁，称为房室延搁，一方面保证了心房、心室顺序活动和心室有足够血液充盈；另一方面，使得房室结成为传导阻滞的好发部位。兴奋在浦肯野纤维内的传导速度是最快的（4m/s），保证了左、右心室同步活动，利于泵血。

3. 自律性 在无外来刺激存在的条件下，心肌能自动产生节律性兴奋的能力或特性称自动节律性，简称自律性。正常情况下仅小部分心脏细胞具有自律性，其来源于特殊传导系统的自律细胞。心脏内窦房结 P 细胞的自律性最高，约为 100 次 / 分，但由于受心迷走神经紧张的影响，其自律性表现为 70 次 / 分左右；房室结和房室束每分钟分别约为 50 次 / 分和 40 次 / 分；末梢浦肯野细胞的自律性最低，约为 25 次 / 分。窦房结是心脏活动的正常起搏点，由窦房结起搏而形成的心脏节律称为窦性节律。其他自律组织在正常情况下仅起兴奋传导作用，而不表现出其自身的节律性，故称为潜在起搏点。只有当正常起搏点起搏功能障碍或传导发生障碍时，潜在起搏点的起搏作用才显现出来，代替窦房结产生可传播的兴奋而控制心脏的活动，称为异位起搏点。

4. 收缩性 心肌细胞的收缩由动作电位触发，也通过兴奋收缩偶联使肌丝滑行而引起，同时具有自身的特点。心肌收缩的特点如下。

（1）同步收缩：心肌细胞之间存在闰盘，兴奋可通过缝隙连接发生电偶联在细胞间迅速传播，引起几乎所有的细胞同步兴奋和收缩。当刺激强度达阈值时，心房和心室的所有心肌细胞将先后发生同步收缩，保证了心脏各部分之间的协同工作和发挥有效的泵血功能，称"全或无"式收缩。

（2）不发生强直收缩：心肌细胞不应期特别长，相当于整个收缩期和舒张早期，心肌细胞不能再接受任何强度的刺激而产生兴奋和收缩反应，不发生强直收缩，有利于保证心脏的充盈和泵血功能。

（3）对细胞外 Ca^{2+} 的依赖性：心肌细胞肌质网储存的 Ca^{2+} 量少，需触发钙释放达到收缩所需的钙离子浓度。若细胞外 Ca^{2+} 不能内流，将发生"兴奋收缩脱偶联"，即心肌只产生动作电位，不能收缩。

（三）麻醉对心脏电活动的影响

麻醉期间的心律失常发生率可达 60% 以上，而心脏手术时心律失常的检出率可高达 90%～100%。交感神经过度兴奋，肾上腺素能神经末梢去甲肾上腺素增多和肾上腺髓质分泌的儿茶酚胺增多，作用于心肌β受体，可提高窦房结和浦肯野细胞 4 期的自动除极速度，使其自律性增加，导致窦性心动过速和异位节律。迷走神经兴奋可降低窦房结自律性、减慢房室传导。胆囊胆总管区的手术刺激、肠系膜牵拉、压迫眼球均可反射性地引起迷走神经兴奋，导致心动过缓。严重高钾血症时静息电位显著降低，可引起传导减慢，引起包括心室颤动在内的各种折返型心律失常。琥珀酰胆碱可促进肌肉细胞释放 K^+，引起高血钾，从而出现心律失常。此外，术中急性心肌供血不足、缺氧、低温、洋地黄等药物及手术刺激心脏均可诱发心律失常。

第二节　血管系统生理学概述

血管遍布于人体的各个组织和器官，是一个连续且相对密闭的管道系统，包括动脉、毛细血管和静脉，与心脏一起构成心血管系统。血液由心房进入心室，再从心室泵出，依次流经动脉、毛细血管和静脉，然后返回心房，如此循环往复。体循环中的血量约为总血量的 84%，其中约 64% 位于静脉系统内，约 13% 位于大、中动脉内，约 7% 位于小动脉和毛细血管内，心腔的血量仅占其 7% 左右，肺循环中的血量约占其 9%。不过，全部血液都需流经肺循环，而体循环则由许多相互并联的血管环路组成，在这样的并联结构中，即使某一局部血流量发生较大的变动，也不会对整个体循环产生很大影响。

一、血管的生理特性

血管按照组织学结构可分为大动脉、中动脉、小动脉、微动脉、毛细血管、微静脉、小静脉、中静脉和大静脉。按生理功能的不同则分为以下几类。

1. 弹性储器血管　指主动脉、肺动脉主干及其发出的最大分支，其管壁坚厚，富含弹性纤维，有明显弹性和可扩张性的大动脉的弹性贮器作用使心室的间断射血转化为血液在血管中的连续流动，同时使心动周期中血压的波动幅度减小。

2. 分配血管　指中动脉，即从弹性贮器血管以后到分支为小动脉前的动脉管道，功能主要是将血液运输至各器官、组织。

3. 毛细血管前阻力血管　包括小动脉和微动脉（arteriole），其管径较细，对血流的阻力较大。微动脉是最小的动脉分支，其直径仅为几十微米。微动脉管壁血管平滑肌含量丰富，在生理状态下保持一定的紧张性收缩，它们的舒缩活动可明显改变血管口径，从而改变对血流的阻力及其所在器官、组织的血流量，对动脉血压的维持有重要意义。

4. 毛细血管前括约肌　指环绕在真毛细血管起始部的平滑肌，属于阻力血管的一部分。它的舒缩活动可控制毛细血管的开放或关闭，因此可以控制某一时间内毛细血管开放的数量。

5. 交换血管　毛细血管位于动、静脉之间，分布广泛，相互连通，形成毛细血管网。毛细血管口径较小，管壁仅由单层内皮细胞组成，其外包绕一薄层基膜，故其通透性很高，是血管内、外进行物质交换的主要场所，故又称交换血管。

6. 毛细血管后阻力血管　指微静脉（venules），其管径较小，可对血流产生一定的阻力，但其阻力仅占血管系统总阻力的一部分。微静脉的舒缩活动可影响毛细血管前、后阻力的比值，继而改变毛细血管血压、血容量及滤过作用，可影响体液在血管内、外的分配情况。

7. 容量血管　即为静脉系统。与同级动脉相比，静脉数量多、管壁薄、口径大、可扩张性大，故其容量大。在安静状态下，静脉系统可容纳 60%～70% 的循环血量。当静脉口径发生较小改变时，其容积可发生较大变化，明显影响回心血量，而此时静脉内压力改变不大，因此，静脉系统具有血液储存库的作用。

8. 短路血管（shunt vessel） 是指血管床中小动脉和小静脉之间的直接吻合支。它们主要分布在手指、足趾、耳郭等处的皮肤中，当短路血管开放时，小动脉内的血液可不经毛细血管直接进入小静脉，在功能上与体温调节有关。

在生理情况下，心室腔和主动脉内的血流方式是湍流，一般认为这有利于血液的充分混合，其余血管系统中的血流方式为层流。但在病理情况下，如房室瓣狭窄、主动脉瓣狭窄以及动脉导管未闭等，均可因湍流形成而产生杂音。发生湍流时，血液中各个质点的流动方向不断变化，阻力加大，能量消耗增多。生理情况下，体循环中血流阻力的大致分配为：主动脉及大动脉约占9%，小动脉及其分支约占16%，微动脉约占41%，毛细血管约占27%，静脉系统约占7%。可见产生阻力的主要部位是小血管（小动脉及微动脉）。

二、动脉血压

血管内流动的血液对血管侧壁的压强，即单位面积上的压力，称为血压（blood pressure）。按照国际标准计量单位规定，血压的单位是帕（Pa）或千帕（kPa），习惯上常以毫米汞柱（mmHg）表示，1mmHg=0.1333kPa。各段血管的血压并不相同，从左心室射出的血液流经外周血管时，由于不断克服血管对血流的阻力而消耗能量，血压将逐渐降低。动脉血压（arterial blood pressure，ABP）通常是指主动脉血压。动脉血压的形成条件主要包括以下4个方面。

1. 心血管系统有足够的血液充盈 这是动脉血压形成的前提条件。循环系统中血液的充盈程度可用循环系统平均充盈压来表示。在苯巴比妥麻醉狗的过程中，用电刺激造成心室颤动使心脏暂停射血，血流也就暂停，此时在循环系统中各部位所测得的压力都是相同的，这一压力数值即为循环系统平均充盈压，约为7mmHg。人循环系统平均充盈压估计接近这一数值。循环系统平均充盈压的高低取决于血量和循环系统容积之间的相对关系。若血量增多或循环系统容积变小，则循环系统平均充盈压就增高；相反，若血量减少或循环系统容积增大则循环系统平均充盈压就降低。

2. 心脏射血 这是动脉血压形成的必要条件。心室收缩时所释放的能量一部分作为血液流动的动能，推动血液向前流动；另一部分则转化为大动脉扩张所储存的势能，即压强能。在心室舒张时，大动脉发生弹性回缩，将储存的势能再转换为动能，继续推动血液向前流动。由于心脏射血是间断的，因此在心动周期中动脉血压将发生周期性变化，心室收缩时动脉血压升高，舒张时血压则降低。

3. 外周阻力 外周阻力主要是指小动脉和微动脉对血流的阻力。外周阻力使得心室每次收缩射出的血液只有大约1/3在心室收缩期流到外周，其余的暂时储存于主动脉和大动脉中，因而使得动脉血压升高。如果没有外周阻力，那么在心室收缩时射入大动脉的血液将全部迅速地流到外周，此时大动脉内的血压将不能维持在正常水平。

4. 主动脉和大动脉的弹性贮器作用 这对减小动脉血压在心动周期中的波动幅度具有重要意义。心脏收缩射血时，主动脉和大动脉被扩张，可多容纳一部分血液，使得射血期动脉压不会升得过高。当进入舒张期后，扩张的主动脉和大动脉依其弹性回缩，推动射血期多容纳的那部分血液流入外周，这一方面可将心室的间断射血转变为动脉内持续流动的血液，另一方面又可维持舒张期血压，使之不会过度降低。

三、静脉压和回心血量

静脉是血液回流入心脏的通道，因其易被扩张、容量大，故称为容量血管，起着血液储存库的作用。静脉的收缩和舒张可有效地调节回心血量和心输出量，以适应机体在不同生理条件下的需要。

1. 静脉血压　当血液经动脉、毛细血管到达微静脉时，血压已降低到 15～20mmHg。微静脉血压无收缩压和舒张压之分，且几乎不受心脏活动的影响。血液最后进入右心房，此时血压已接近于零。通常将右心房和胸腔内大静脉血压称为中心静脉压（central venous pressure，CVP），正常波动范围是 4～12cmH_2O，而将各器官静脉的血压称为外周静脉压（peripheral venous pressure）。中心静脉压的高低取决于心脏射血能力和静脉回心血量之间的相互关系。若心脏射血能力减弱（如心力衰竭），右心房和腔静脉淤血，中心静脉压就升高。

2. 静脉回心血量　静脉对血流的阻力很小，因此血液从微静脉回流到右心房，压力仅降低约 15mmHg，这与保证静脉回心血量的功能是相适应的。影响静脉回心血量的因素有：①循环系统平均充盈压。当循环系统内血液充盈量增大时，回心血量伴随增加。②心肌收缩力。心脏收缩力增强，射血量增多，心室舒张期室内压下降，回心血量增多。③体位改变。当体位由卧位变为直立位时，身体低垂部分静水压增大，静脉扩张，比卧位时多容纳约 500ml 血液，回心血量下降，每搏量和心输出量也进一步下降，导致收缩压下降，称为直立性低血压。④肌肉泵。下肢进行肌肉活动时，对静脉产生挤压，回心血量增多。⑤呼吸泵。吸气时胸腔内负压上升，回心血量增多。

第三节　围术期心血管系统监测

围术期心血管系统监测是对心脏、血管、血液、组织的氧供和氧耗等方面的信息进行采集、识别、评估，并对其变化做出分析、判断的过程。临床麻醉医师通过对心血管系统的监测及调控，可保证患者的生命安全，降低围术期并发症及死亡率，是围术期监测的必要部分，近年来出现了许多新进展，趋向实时化、精准化、无创化。目前分为基本心血管系统监测和扩展心血管系统监测两类。

一、基本心血管系统监测

基本心血管系统监测主要包括心电图、无创血压监测、脉搏血氧饱和度监测，是通过对机体没有机械损害的方法而获得的各种心血管功能的参数，使用安全方便，患者易于接受。

（一）心电图监测

心电图监测是应用心电监护设施，在体表的适当位置安放电极，记录在每个心动周期中心脏兴奋的产生、传播和恢复过程的生物电活动，不能反映心脏的机械性收缩活动和血液流动情况，不能反映心脏的泵血功能。心电图可帮助麻醉医师及时发现心律失常、心肌缺血、传导异常、起搏器故障以及电解质紊乱等异常情况。

临床常用的心电图导联为标准 12 导联心电图，主要包括 3 个标准肢体导联（Ⅰ导联、Ⅱ导联、Ⅲ导联）、3 个加压单极肢体导联（aVR 导联、aVL 导联、aVF 导联）和 6 个单极胸导联（V_1～V_6 导联），当考虑存在右心室或者左心室后壁心肌病变或缺血、梗死时可以加做 3 个右胸位置导联（V_3R 导联、V_4R 导联、V_5R 导联）和 3 个后壁位置导联（V_7～V_9 导联），由此扩展为 18 导联心电图。不同导联纪录的心电图都包含几个基本波形，以标准Ⅱ导联心电图为例：① P 波反映左、右心房去极化过程，正常为 0.08～0.11s，幅度不超过 0.25mV；② QRS 波群反映左、右心室去极化过程，正常为 0.06～0.10s；③ PR 间期指从 P 波起点到 QRS 波群起点，代表兴奋从窦房结沿前、中、后结间束传导到房室结的过程，正常为 0.12～0.20s；④ T 波反映心室复极化过程，正常为 0.05～0.25s，幅度为 0.1～0.8mV；⑤ ST 段指从 QRS 波群终点到 T 波起点，代表心室肌细胞处于去极化状态，即动作电位平台期；⑥ QT 间期是从 QRS 波群起点到 T 波终点，代表心室开始去极化到完全复极化过程；⑦ U 波是出现在 T 波后的低而宽的波，部分导联有，可能与浦肯野纤维网复极化有关（图 15-5）。

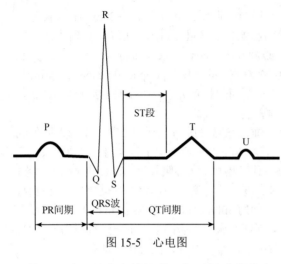

图 15-5 心电图

（二）无创血压监测

动脉血压主要由左心室节律性收缩，射血到血管系统产生。收缩压（systolic blood pressure，SBP）指左心室收缩末期产生的压力峰值，舒张压（diastolic blood pressure，DBP）指心室舒张期的最低压，而平均动脉压（mean arterial pressure，MAP）是指一个脉搏周期中动脉压力的时间加权均数，$MAP=DBP+1/3（SBP-DBP）$。MAP 提示心脏以外器官的血流灌注情况，而心脏的灌注主要取决于 SBP。

无创血压监测的方法有听诊法（柯氏音法）、振荡测压法、指容积脉搏波法测压法、超声多普勒法测压法和动脉张力测压法等，目前临床常用振荡测压法。但有血管异常（如透析动静脉瘘）、静脉输液的肢体或者局部存在烧伤及感染时尽量避免袖带测压。袖带宽度应能覆盖上臂长度的 2/3，袖带内气囊至少应能包绕测量部位的 80%。

正常人动脉血压存在昼夜波动的节律，大部分人的血压在凌晨 2~3 时最低，上午 6~10 时及下午 4~8 时各有一个高峰，从晚上 8 时起呈缓慢下降趋势，表现为"双峰双谷"的现象，这种现象在老年人和高血压患者中尤为显著。此外，动脉血压还存在个体、年龄和性别的差异。随着年龄增长，血压逐渐升高，且收缩压升高比舒张压升高更为显著。女性的血压在围绝经期前略低于同龄男性，而围绝经期后则与同龄男性基本相同，甚至略有超越。通常情况下，正常人双侧上臂的动脉血压也存在左高右低的特点，其差异可达 5~10mmHg。

（三）脉搏血氧饱和度监测

脉搏血氧饱和度（pulse oxygen saturation，SpO_2）是利用光电容积脉搏波描记法测量末梢组织中毛细血管中氧合血红蛋白的比例，常采用指套式无创测量。通常能及时、可靠地反映机体的氧合状态，成人 SpO_2 正常值为≥95%，$SpO_2$90%~94% 为失饱和状态，<90% 为低氧血症。通过 SpO_2 下降可以及时发现术后肺部并发症，如严重的通气不足、支气管痉挛及肺不张等，但应注意鉴别末梢灌注不良、重度贫血、低体温、给予亚甲蓝染料、传感器位置不正确等因素。

二、扩展心血管系统监测

扩展心血管系统监测主要包括有创动脉血压监测、中心静脉压监测、肺动脉导管监测、超声心动图监测等，一般需要经体表插入各种导管或探头到心腔或血管腔内，从而直接测定心血管功能参数的监测方法，该方法能够获得较为全面的血流动力学参数，有利于深入和全面地了解病情，尤其适用于危重患者的诊治，但对机体有一定伤害性，操作不当会引起并发症。

（一）有创动脉血压监测

有创动脉血压是将动脉导管置于被测量部位动脉内实现连续动脉内直接血压测量，能够及时、准确地了解血压的变化，并可以根据测定的压力大小和波形反映心排血量、外周血管阻力和血管内容量等状态。临床常用的穿刺部位主要有桡动脉、肱动脉、股动脉、足背动脉及腋动脉等，一般适用于血流动力学不稳定及需进行长时间、复杂、预计术中失血量较多的手术患者，以及术中需进行血液稀释或控制性降压的患者、无法测量无创血压患者及须反复监测血气分析的患者。对于血压正常的患者，有创测量的收缩压一般会高于无创血压，在低血压状态下则相反，舒张压一般稍低于无创测量值，MAP 一般等于或稍低于无创测量值，通常直接测量血压与间接测量血压之间有较好的吻合性，当两者差异大于 40mmHg 时，需要寻找不一致的原因，包括患者因素和测量技术因素等。

正常动脉血压波形的收缩期成分包括收缩压上升支、压力峰、下降支和降中峡，在心电图的 R 波之后，与左心室收缩期射血相对应，收缩期末主动脉瓣关闭形成降中峡（图 15-6）。舒张期成分包括舒张期排空和舒张末压，延迟出现在心电图的 T 波之后，其衰减在舒张期末达到最低点。以桡动脉为例，ABP 波形的上升支直到心电图 R 波后 160ms 才开始，该延迟反映了通过心室心肌电除极传播、心室等容收缩、主动脉瓣开放、左心室射血和主动脉压力波传至桡动脉的总和，最终压力信号从动脉导管逆传至压力传感器。

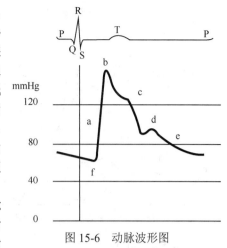

图 15-6　动脉波形图

在机械通气时，收缩压随呼吸周期的变化而变化，称为收缩压变异性（systolic pressure variation，SPV），正常 SPV 为 7~10mmHg，当收缩压变异超过 10mmHg 时，常表示低血容量。收缩压变异性的幅度能准确预测患者对容量治疗的反应及每搏量和心排血量增加，但受多种因素的影响，正压通气的参数（包括潮气量和吸气峰压）会影响收缩压变异性，SPV 也不适用于心律失常及胸壁或肺顺应性明显改变的患者，其只适用于机械通气的患者，并不适用于自主呼吸者。

（二）中心静脉压监测

CVP 指上腔静脉或下腔静脉近右心房入口处的压力，正常值为 5~12cmH$_2$O，主要反映右心室前负荷及回心血量的排出能力，可与血压、心率、尿量等指标相结合，用于评估循环血容量和右心功能。穿刺路径多选择右侧颈内静脉，左侧颈内静脉有增加胸腔积液和乳糜胸的风险，锁骨下静脉易发生气胸，且不利于长期置管，股静脉置管路径过长，穿刺前应注意穿刺血管内是否存在癌栓、血栓或三尖瓣赘生物等。中心静脉置管一般适用于复杂、长时间大手术、预计术中有大量失血、体液量及血流动力学显著变化的患者；还可以用于连续监测中心静脉血氧饱和度（ScvO$_2$）评估氧供是否充足，ScvO$_2$ 下降（正常＞65%）时提示组织氧供不足，如低心输出量、低血红蛋白、低 SaO$_2$ 以及氧耗量增加等情况，ScvO$_2$ 升高（＞80%）提示可能存在动静脉分流或者细胞氧气利用受损等情况存在。

当心脏射血能力减弱（如心力衰竭）或静脉回心血量增多以及回流速度过快（如输液、输血过多或过快、全身静脉收缩或微动脉舒张）时，中心静脉压就升高。因此，在临床上常用 CVP 作为判断心血管功能的重要指标，也可作为控制补液速度和补液量的监测指标（表 15-2）。中心静脉压力波形包括：a 波反映右心房收缩，房颤时消失；c 波反映右心室收缩早期三尖瓣上移；v 波反映静脉回心血量对关闭的三尖瓣产生的压力；x 波反映右心室收缩三尖瓣下移；y 波反映右心室舒张三尖瓣开放（图 15-7）。

表 15-2　中心静脉压和动脉压的临床意义

中心静脉压	动脉压	临床意义	干预措施
降低	降低	血容量不足	快速补液
降低	正常	血容量轻度不足	适当补液
升高	降低	心功能不全	减慢入量，慎用强心药和扩血管药
升高	正常	周围血管阻力和肺血管阻力增加	扩血管药
正常	降低	心功能不全或血容量不足	补液试验

（三）肺动脉导管监测

肺动脉漂浮导管是右心导管的一种，经皮穿刺后，导管经上腔或下腔静脉到右心房、右心室，

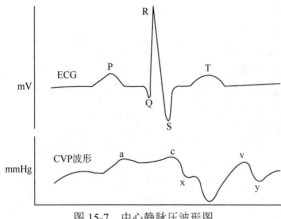

图 15-7 中心静脉压波形图

再进入肺动脉及其分支，主腔可连续监测肺动脉压、肺小动脉楔压或肺毛细血管楔入压，距离管口 30cm（7F 导管）处有侧孔，位于右心房监测右房压，距离管口 3.5～4cm 处有热敏电阻探头，可以用热稀释法测定心排血量。随着技术的进步，肺动脉导管测量的参数还可以与外周动脉压、心率、动脉血氧含量等结合，可计算心内分流量、全身血管和肺血管阻力、氧供与氧耗量等一系列参数，以此来评价心肺功能和病变的严重程度，但其操作复杂、价格昂贵，存在严重并发症，如气胸、肺动脉损伤、心包填塞等风险。

（四）超声心动图监测

围术期超声心动图监测是最有效的诊断和评估心功能的技术。麻醉医师可以根据情况选择适宜的监测模式，例如经胸超声心动图（TTE）、经食管超声心动图（TEE）、主动脉周超声和心外膜超声，既是心脏手术麻醉管理中的标准化监测手段，也是非心脏手术中评估术中急性、危及生命的血流动力学紊乱的重要监测方法。围术期超声心动图监测可以从形态和功能两个方面评估循环系统，具有定位、定性、定时、定量的基本功能，常用于监测血容量状态、诊断血流动力学不稳定原因、监测血流动力学参数变化（如每搏量、心输出量、腔内压力和容积等）、判断局部心肌的收缩（节段运动）和舒张状态、评价左心功能与右心功能、评估心脏结构性疾病（如瓣膜形态及功能变化、心内分流以及主动脉疾病等），为围术期心脏功能和循环容量诊疗提供可靠依据。

医学和科技正在持续高速地发展，目前心血管系统监测技术也在不断地趋向于微创化、实时化、精确化发展，相信未来能出现更理想化的监测技术，在各种情况下都能无创并动态、及时、精确地监测心血管系统。作为临床医师，有必要熟悉并掌握目前所有的心血管系统监测技术，了解其缺陷及优势并灵活应用，加强术中心血管系统监测和调控，提高临床麻醉质量，从而减少麻醉意外，降低麻醉病死率。

（王 强 王 群）

思 考 题

1. 围术期体位改变对循环系统的影响有哪些？
2. 胸段硬膜外麻醉对心功能的影响有哪些？
3. 围术期血流动力学管理中心输出量监测如何选择？

知 识 拓 展

血液循环系统是人体赖以生存的基础，了解其生理病理学改变，有助于疾病的诊断和治疗，以及围术期突发性情况的诊治。围术期患者在自身疾病、麻醉以及手术的影响下可能导致血液循环系统发生严重改变，如低血压、心力衰竭以及严重心律失常等，威胁着患者生命，围术期完善的循环系统评估、精确实时的循环监测，有助于减少术后并发症以及死亡的发生。

推 荐 阅 读

刘莹珠, 张登文, 王晟. 2021. 老年患者非心脏手术围术期心血管不良事件的危险因素 [J]. 国际麻醉学与复苏杂志, 42(9): 987-993.

BROOK J, KIM MY, KOUTSOFTIDIS S, et al. 2020. Development of a pro-arrhythmic ex vivo intact human and porcine model: cardiac electrophysiological changes associated with cellular uncoupling[J]. Pflugers Arch, 472(10): 1435-1446.

DAVIDSON SM, PADRÓ T, BOLLINI S, et al. 2021. Progress in cardiac research: from rebooting cardiac regeneration to a complete cell atlas of the heart[J]. Cardiovasc Res, 117(10): 2161-2174.

IMAMURA T, NARANG N. 2021. Advances in hemodynamic monitoring in heart failure patients[J]. Intern Med, 60(2): 167-171.

PINSKY MR, CECCONI M, CHEW MS, et al. 2022. Effective hemodynamic monitoring[J]. Crit Care, 26(1): 294.

QUAN X, LIU J, ROXLO T, et al. 2021. Advances in non-invasive blood pressure monitoring[J]. Sensors(Basel), 21(13), 4273.

SINGH Y, VILLAESCUSA JU, DA CE, et al. 2020. Recommendations for hemodynamic monitoring for critically ill children-expert consensus statement issued by the cardiovascular dynamics section of the European Society of Paediatric and Neonatal Intensive Care(ESPNIC)[J]. Crit Care, 24(1): 620.

第十六章　呼吸系统生理与呼吸功能监测

呼吸功能与麻醉实践联系密切。麻醉过程中可能发生呼吸系统不良事件，包括因气道通气不畅引起的难治性低氧血症以及阿片类药物或区域麻醉引起的术后呼吸抑制等。在无不良反应的情况下，全身麻醉（全麻）对呼吸功能和肺生理也有着显著影响。对麻醉诱导的生理改变（如支气管痉挛、机械通气的影响）的认识以及呼吸监测设备（如脉搏血氧监测仪和呼气末二氧化碳监测仪）的发展与麻醉学作为维护围术期患者安全的一门重要学科的出现有关。呼吸功能的综合评估，包括运动能力、肺活量到组织氧合量或整体氧耗量，是麻醉和术后结局预测的重要因素。

第一节　呼吸生理学

一、肺生理学

通过了解健康患者的正常呼吸功能和机制，可以确定麻醉相关呼吸功能障碍的发生机制。本节简要回顾了细胞呼吸，包括 O_2 消耗和 CO_2 产生的机制，O_2 和 CO_2 在血液中的转运以及在肺氧合过程中血液中 CO_2 排出的原理。

（一）细胞呼吸

正常动脉血氧分压（PaO_2）约为 100mmHg，在线粒体中由于氧气（O_2）的消耗，其氧分压可降至 4～22mmHg。葡萄糖（$C_6H_{12}O_6$）在细胞质中通过糖酵解转化为丙酮酸（CH_3COCOO^-）和 H^+，丙酮酸扩散至线粒体，在丙酮酸脱氢酶作用下生成三羧酸循环的初始底物乙酰辅酶 A（CoA），经三羧酸循环后产生烟酰胺腺嘌呤二核苷酸（NADH），以及三磷酸腺苷（ATP）、CO_2 和 H_2O。NADH 是氧化磷酸化过程中关键的电子（和 H^+）供体。氧化磷酸化过程消耗 O_2 和 ADP，产生 ATP 和 H_2O。因此，最终的结果是葡萄糖氧化产生能量（最终形成 ATP）、H_2O 和 CO_2。

（二）氧气在血液中的转运

O_2 通过动脉血运输到细胞，O_2 的全部转运量（DO_2）是动脉血氧含量（CaO_2）和血流量（心输出量，Q）的乘积，公式如下：

$$DO_2=CaO_2 \times Q$$

血液中的输送有两种形式：与血红蛋白结合的氧气（大量）和溶解在血浆中的 O_2，它们的总和表示如下：

$$CaO_2=[（SaO_2 \times Hb \times Hb 氧容量）+（O_2 溶解度 \times PaO_2）]$$

其中，CaO_2（O_2 含量）是每 100ml 血液中 O_2 的毫升数；SaO_2：动脉血氧饱和度（arterial oxygen saturation，SaO_2）是血红蛋白（Hb）被 O_2 饱和的百分数，每克 Hb 可以结合 1.34ml O_2；Hb 是每 100ml 血液中 Hb 的克数；PaO_2 是溶解于血液中的 O_2 所产生的压力，每 100ml 血浆中可溶解 0.003ml 的 O_2。

波尔效应（Bohr effect）指的是由于 CO_2 或 pH 的变化导致氧解离曲线的偏移。在全身毛细血管中，由于局部产生 CO_2，导致 CO_2 分压高于动脉血液（pH 相应降低），使氧解离曲线向右移动，从而增加了向组织中释放 O_2。相反的情况发生在肺毛细血管中：由于 CO_2 的排出，$PaCO_2$ 降低（pH 相应升高），氧解离曲线左移，从而有利于 O_2 与 Hb 结合。

（三）二氧化碳在血液中的转运

线粒体中的新陈代谢产生 CO_2，因此线粒体的 CO_2 水平最高，转运途径（压力梯度逐渐降低）

是从线粒体通过细胞质进入小静脉，最后在混合静脉血中通过肺泡排出。在血液中，CO_2 主要以 3 种形式运输：物理溶解（$PaCO_2$，约占 CO_2 转运总量的 5%）、碳酸氢盐离子（HCO_3^-，约占 CO_2 转运总量的 90%）和氨基甲酰二氧化碳（CO_2 与 Hb 分子末端的氨基结合，约占 CO_2 转运总量的 5%）。动脉和（混合）静脉血中 CO_2 的量约为 21.5mmol/L 和 23.3mmol/L。

在严重慢性肺部疾病患者中，吸氧可引起高碳酸血症。虽然传统上认为这是因为 PaO_2 升高降低了通气驱动，但现在已知情况并非如此，它源于何尔登效应（Haldane effect），以及缺氧性肺血管收缩（hypoxic pulmonary vasoconstriction，HPV）的损害。何尔登效应是指含氧血液和脱氧血液中 CO_2 含量的差异，有两种机制可以解释这一现象。首先，PaO_2 的增加降低了形成氨基化合物的能力，减少了与 Hb 结合的 CO_2 的数量，从而增加了溶解 CO_2 的量（即升高 PCO_2）；其次，氨基酸中的组氨酸具有咪唑基团，在生理 pH 下是有效的 H^+ 缓冲液，是血红蛋白基团和 Hb 链之间的重要连接分子，增加 O_2 的分压（PO_2）会增加与 Hb 结合的 O_2 量，这改变了 Hb 分子的构象，进而改变了血红蛋白连接的组氨酸，降低了其 H^+ 的缓冲能力，因此，更多的 H^+ 是自由的（不是缓冲的），并与 HCO_3^- 结合，释放储存的 CO_2。O_2 升高对 HPV 的损害可增加对通气不良区域的灌注，这就会相应减少向通气较好区域的灌注（和 CO_2 的转运），并降低 CO_2 的消除效率。肺泡通气（V_A）能力受损的患者无法增加对 CO_2 的利用，因此，在这些患者中，增加 O_2 可导致 $PaCO_2$ 升高。

（四）肺的氧合

全身静脉血（中心静脉血）经右心房进入右心室。各大静脉的氧饱和度（SO_2）不同：较高的静脉 SO_2 意味着较大的血流量、较低的组织耗氧量，或两者兼有。下腔静脉（IVC）的 SO_2 通常高于上腔静脉（SVC），可能是由于相对于氧耗量而言，肾和肝的血流量较高。在右心室，来自 SVC 和 IVC 的中心静脉血（$ScvO_2$）与来自冠状动脉循环（通过冠状动脉窦）的额外静脉血相连接。在右心室，还有少量的静脉引流从心肌进入心最小静脉，这些静脉血进入肺动脉后混合良好，称为混合静脉血（SvO_2）因此，$SvO_2 < ScvO_2$，尽管两者的趋势通常是一致的。

二、肺　通　气

肺通气是指吸入的气体进入肺部，呼出的气体排出肺部的运动。

（一）肺泡通气

新鲜气体通过循环呼吸进入肺部，其速率和深度（潮气量，V_T）由代谢需求决定，通常为 7～8L/min，虽然大多数气体吸入后到达肺泡，但仍有一些气体（100～150ml）留在气道中，不能参与气体交换。这种无效腔（dead space，V_D）约占 V_T 的 1/3。解剖无效腔是 V_T 留在传导气道中的部分，而生理无效腔是 V_T 中不参与气体交换的部分（图 16-1）。

（二）无效腔通气

$PaCO_2$ 的维持是 CO_2 产生（反映代谢活性）和肺泡通气量（alveolar ventilation，V_A）之间的平衡。如果每分钟通气量（minute ventilation，VE）不变，V_D 增加，V_A 自然减少，$PaCO_2$ 随之增加。因此 V_D 增加时，VE 也必须增加，以防止 $PaCO_2$ 升高。当使用牙垫或面罩时，V_D 的这种增加就会发生，在这种情况下，附加的 V_D 称为机械无效腔（可达 300ml；气道解剖性 V_D 为 100～150ml）。

传导气道容积的增加（如支气管扩张）只会轻微增加整体 V_D。当大量通气肺泡血流灌注中断时，如肺栓塞时，V_D 的增加则更为显著。事实上，多发肺栓塞，V_D/V_T 可超过 0.8（正常的 2.7 倍）。在这种情况下，为了保持正常的 V_A（5L/min），V_E 将不得不增加（也是 2.7 倍）到几乎 20L/min。

阻塞性肺疾病可导致吸入的气体流向通气（无阻塞性）但血液灌注不良的肺区域，这将导致该区域局部通气与灌注的过度（高 V_A/Q），相当于 V_D/V_T 的增加。严重慢性阻塞性肺疾病（chronic obstructive pulmonary disease，COPD）患者的 V_D/V_T 可能高达 0.9，并且必须大量过度通气（30～50L/min）才可以维持正常的 $PaCO_2$，在通气储备减少的情况下，这是不可能的。这类患者表现为 V_A 降低，但 VE 往往升高。一个重要的代偿机制是，当 $PaCO_2$ 升高时，较低的 V_A 水平将维持稳定的 CO_2 排出。

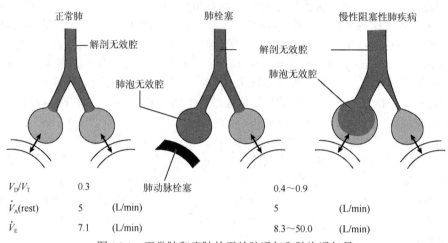

图 16-1 正常肺和病肺的无效腔通气和肺泡通气量

（三）功能余气量

正常呼气末肺部残留的气体量称为功能余气量（functional residual capacity，FRC），通常为 3~4L。肺内阻力和胸廓外阻力的平衡决定了 FRC 的大小。肺内阻力是指肺的弹性回缩力，来自于肺组织弹性纤维、气道平滑肌的收缩力和肺泡表面张力。胸廓外阻力是由肋骨、关节和胸壁肌肉的被动后坐力形成的。FRC 随着身高和年龄的增加而增加（由于肺组织失去弹性），而在女性和肥胖患者中较小。

三、呼 吸 力 学

呼吸力学主要是告诉我们吸入的气体是如何在肺内分布的，并帮助定量肺部疾病的严重程度。呼吸系统的整体阻抗来自于呼吸系统的弹性（顺应性的倒数）、呼吸系统阻力以及气体和组织的惯性和加速度。

（一）呼吸系统的顺应性

肺就像一个橡胶气球，可以通过正压（内部）或负压（外部）来膨胀。在正常情况下，肺内的压力（肺泡压力）为零，而外部的压力（即胸膜压力）为负，因此可以保持肺的膨胀。净膨胀压，即（正）气道压（airway pressure，P_{AW}）和（负）胸膜压（pleural pressure，P_{PL}）之差，称为跨肺压（transpulmonary pressure，P_{TP}）。因此

$$P_{TP}=P_{AW}-P_{PL}$$

显然，增加 P_{AW} 会增加 P_{TP}。此外，降低 P_{PL}（通常是负的，使其更负）也会增加 P_{TP}。

顺应性——弹性的倒数，是表示在给定的 P_{TP}（cmH_2O）水平上发生多少膨胀（容积单位为 L）的术语，一般为 cmH_2O。然而，尽管较高的 P_{TP} 值可以维持较高的肺开口水平，但与大多数弹性结构一样，所施加的压力与所产生的容积之间的关系呈曲线关系（图 16-2）。肺顺应性取决于肺容量，在 FRC 极低或极高时，它是最低的。在以顺应性降低为特征的肺部疾病（如 ARDS、肺纤维化或肺水肿）中，压力-容积曲线较平，并向右偏移。相反，虽然肺气肿涉及弹性组织的丧失，但肺组织的整体弹性丧失意味着顺应性增加，因此，压力-容积曲线向左偏移，变得更陡（图 16-3）。

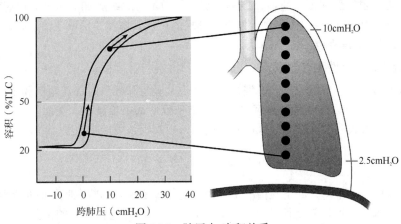

图 16-2 肺压力-容积关系

由于"呼吸泵"包括胸壁，因此在自主呼吸时胸壁阻力常被忽略，只有在呼吸肌完全放松的情况下才能测量胸壁阻力。然而，在机械通气过程中，呼吸肌可以完全放松，随着 P_{AW} 引起肺膨胀时，胸壁的性质将决定 P_{PL} 的变化，在这种情况下，每单位 P_{PL} 的增加引起肺容量的增加就是胸壁顺应性。胸壁顺应性值与肺顺应性值大致相同，且随着肥胖、胸壁水肿、胸腔积液和肋椎关节疾病而降低。

（二）呼吸系统阻力

1. 气道阻力 呼吸系统阻力会阻碍气流进入（和流出）肺。阻力的主要组成部分是来自大、小气道施加的阻力，次要组成部分是吸气（和呼气）时肺和胸壁组织的变化。阻力是通过驱动压力克服的。自发呼吸时，驱动压力即为 P_{PL}，在

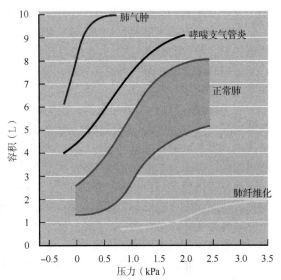

图 16-3 正常肺和肺疾病时的压力-容积曲线

正压通气中，驱动压力将是施加于气管导管压力（P_{AW}）和肺泡压力（alveolus pressure，P_{ALV}）的压力差。阻力（R）计算为驱动压力（ΔP）除以气体流量（F）：

$$R=\Delta P/F$$

气道阻力值约为 $1cmH_2O/(L \cdot s)$，在阻塞性肺疾病（如 COPD、哮喘）中会增加到 $5cmH_2O/(L \cdot s)$，而在严重的哮喘中，其可升高到 $10cmH_2O/(L \cdot s)$。值得注意的是，当使用气管内导管控制呼吸时，内径为 8cm 或 7cm 的导管分别增加了 5（或 8）$cmH_2O/(L \cdot min)$ 的阻力。气道阻力的增加与气管导管的长度成正比，并且随着导管直径的减小而急剧增加。

有几个因素可以改变气流阻力。首先，阻力随着肺容量的增加而减小，这是直观的，因为增加容量（正压或自发呼吸）会拉伸气道的直径，而气道直径是阻力的决定性因素，所以阻力下降幅度较小；呼气则相反。然而，当肺容量接近余气量时，在麻醉过程中会发生这种情况——气道随着肺组织的压缩同时变窄，阻力上升。

大的气道（如咽部、喉部和颈段气管）在胸壁外。吸气时，胸内气道暴露于小于腔内压力的腔外压力（即 P_{PL}），相反，胸外气道暴露于腔内压力小于腔外（即大气）压力，加上吸气引起的向下伸展，使大的胸外气道变窄。在已有狭窄的情况下（如甲状腺肿大或肿瘤、声带麻痹、会厌炎），可严重减少总截面积。

2. 组织阻力 虽然直观上不明显，但肺组织的阻力是对组织施加的压力除以组织运动产生的速度。肺组织阻力占呼吸总阻力的 20%，慢性肺部疾病可使其增加 3 倍或 4 倍，而喘息可使其减少，此外，ARDS 患者的胸壁阻力也会增加。

（三）气道和组织的惯性和加速度

呼吸总阻力的最后一个组成部分是惯性，或者说是吸气和呼气时加速空气和组织所需的压力。这部分组成很小，无论是否患有肺部疾病，在正常呼吸下都很难测量，然而，在快速换气时，组织惯性较大，在脱机失败的浅快呼吸或高频振荡时，组织惯性可能很重要。

四、吸入气的分布

吸入气在肺内分布不均匀，正常情况下，更多的气体是进入那些在吸气时扩张最大的肺单元。在平静状态下，肺基底区比肺上区通气少，因此，它们有能力进行更大的扩张。吸气时，大多数气体进入基底部（仰卧时为背侧；右侧卧位时右肺下端）。这种分布是由于肺的顺应性和体位对胸膜压分布（即 P_{PL} 梯度）的影响。这些变化与吸入气体的性质无关。

在直立状态下，肺底部的 P_{PL} 小于肺尖部的 P_{PL}，因为 P_A 在整个肺内是均匀分布的，导致肺顶部的 P_{TP} 高于肺底部，因此，在吸气开始前，肺顶部比肺底部更开放（且顺应性更差）。吸气时，收缩的膈肌在胸膜表面的所有区域均可降低 P_{PL}，因此肺底部比肺尖部膨胀更多。由于胸膜腔压力梯度是垂直的，与重力分布一致，所以通气分布随体位的变化而变化。

P_{PL} 梯度的存在是因为肺密度、重力以及肺的形态的与胸腔类似，压迫肺底组织，使局部 P_{PL} 在基底区负压减小。因为正常肺的密度约为 0.3，每垂直向下 1cm，P_{PL} 的正压就会增加 $0.3cmH_2O$，受伤或水肿的肺的正压就会增加。事实上，实验诱导的失重降低了通气分布的不均匀性，但并不能消除它，因此，非重力（如组织、气道）因素也发挥了一定的作用。

虽然俯卧位和仰卧位时肺的垂直高度相同，但俯卧位时肺的垂直梯度 P_{PL} 较低，这可能是因为仰卧位时纵隔压迫部分肺组织，而俯卧位时纵隔压迫胸骨，对肺的影响更小。已有实验证实俯卧位时吸入气分布会更均匀。

在低流量状态下（如静止状态），分布是由顺应性差异决定的，而不是由气道阻力决定的。由于肺扩张开始时的顺应性在肺尖部较低，通气优先指向肺底部。相比之下，在高气体流量下，阻力（而非顺应性）是分布的决定因素。由于上肺区阻力更低，肺扩张更大，因此增加流量可以平衡气体分布，这在运动或压力时很重要，因为更多的肺泡-毛细血管表面积将被使用。

（一）气道关闭

呼气会导致气道狭窄，深呼气会导致气道关闭。当肺底部气道开始闭合时，在余气量位以上的肺容量，称为闭合气量（closing volume，CV），闭合气量加上余气量的和称为闭合容量（closing capacity，CC），即肺内气体容量。呼气时气道闭合是一种正常的生理现象，并可通过增加 P_{PL} 来调节，尤其是主动呼气时。当 P_{PL} 超过 P_{AW} 时，如果气道可收缩，气道将趋于关闭，这通常从气道基底部开始，因为基底部的 P_{PL} 最大（图 16-4）。

这一重要原则的 3 个应用与麻醉的关键相关。首先，气道闭合取决于年龄，在青年时期，直到呼气达到或者接近余气量时才发生关闭，而随着年龄的增长，气道闭合会发生在呼气的早期。这是因为随着年龄的增长，P_{PL} 的平均值越来越高。在 65～70 岁的个体中，气道闭合可以发

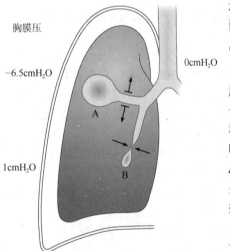

图 16-4　肺上部和肺下部局部肺泡和气道
容积示意图

A. 开放的肺泡；B. 气道闭合

胸膜压

$-6.5cmH_2O$

$0cmH_2O$

$1cmH_2O$

A

B

生在 FRC 或以上，因此受压迫区域将在正常呼气时关闭。这可能是氧合随年龄增长而减少的主要原因。第二，仰卧位时 FRC 小于直立时，但 CC 不变，因此，45 岁的仰卧位患者大于 FRC 时也可能会出现气道闭合，而 70 岁的仰卧位患者则可能会出现气道持续闭合。最后，COPD 会增加肺容量，导致气道闭合，可能因气道水肿和支气管张力增加而加重。

（二）气体弥散

气体在大型和中型气道中以对流的方式流动，这意味着气体分子根据驱动压力梯度以给定的平均速度一起流动。气体流动通过数级支气管，净阻力随着每一级而下降，到气管第 14 级后，气管与肺泡合并，共同参与气体交换（呼吸性细支气管）。横断面大幅扩张（气管，$2.5cm^2$；第 23 级支气管，$0.8m^2$；肺泡表面，$140m^2$），导致整体阻力急剧下降。由于气体分子的数量是恒定的，速度下降很快，当气体进入肺泡时，速度非常小（0.001mm/s），到达肺泡膜时速度降为零。气体进入肺泡的速度低于 O_2 和 CO_2 的扩散速度，因此，气体扩散（而不是对流）是远端气道和肺泡运输所必需的。事实上，由于快速弥散和心脏搏动，在屏住呼吸几秒钟后，就可以在口腔中检测到 CO_2。

正常呼吸时，气体混合在正常肺的肺泡中完成。然而，如果肺泡扩张（例如肺气肿），扩散距离可能太大，将无法实现完全混合。

五、灌　注

肺循环不同于体循环，它的工作压力比体循环低 5～10 倍，血管更短、更宽。特别低的血管阻力有两个重要的作用：首先，肺毛细血管的下游血流是搏动的，与之相反的是更恒定的全身毛细血管血流；其次，保护毛细血管和肺泡壁免受高静水压力的影响。因此，它们可以足够薄，以优化气体的扩散（即交换），但不允许血浆或血液泄漏到空气空间。肺动脉（或静脉）压力的突然增加可导致毛细血管破裂，而缓慢增加（即数月至数年）可刺激血管重塑，这种重塑可能会防止肺水肿（也可能防止肺损伤），但弥散功能也会受损。

（一）肺血流分布

肺血流取决于驱动压力和血管阻力，这些因素（和血流）在整个肺中不是均匀分布的。传统的观点认为肺灌注主要受重力作用的影响，然而，除了重力，其他因素也发挥了重要作用。

1. 重力作用　血液有重量，因此血压也受重力影响。成人肺的高度（从基底部到尖部）约为 25cm。因此，当一个人站立时，肺底部的静水压力比顶部高 $25cm\ H_2O$（即大约 18mmHg）。平均肺动脉压在心脏水平约为 12mmHg，因此肺动脉压在肺尖可以接近零。因此，与底部相比，顶部的血流会更少，在正压通气的设置下，顶部的肺泡可以压缩周围的毛细血管，阻止任何局部的血液流动。

West 等根据这种肺动脉压力的重力分布，以及肺泡扩张的影响，将肺分为 Ⅰ ～ Ⅲ 区（图 16-5）。该系统的原理是肺泡灌注取决于肺动脉压（pulmonary artery pressure，P_{PA}）、肺静脉压（pulmonary vein pressure，P_{PV}）和肺泡（alveolus pressure，P_{ALV}）。在心尖区（Ⅰ区），由于肺动脉压力小于肺泡压力，因此，不发生灌注。Ⅰ区可在机械通气时存在，低 P_{PA} 可加重。当 Ⅰ 区存在时，无灌注肺泡构成额外的无效腔（V_D）。

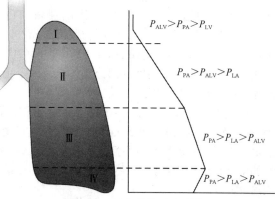

$$肺血管阻力（PVR）= \frac{\bar{P}_{PA} - P_{LA}}{\dot{Q}T}$$

（只有在肺Ⅲ区时成立）

$P_{ALV} > P_{PA} > P_{LV}$

$P_{PA} > P_{ALV} > P_{LA}$

$P_{PA} > P_{LA} > P_{ALV}$

$P_{PA} > P_{LA} > P_{ALV}$

图 16-5　肺血流的垂直分布

在Ⅱ区顶部以下，P_{PV}小于肺泡压力，静脉除了在有血液流动时均塌陷。虽然P_{ALV}总是大于P_{PV}，但当P_{PA}超过P_{ALV}时（即在收缩期间歇性地）就会发生灌注。在这个区域下面是Ⅲ区，其中有两个重要的区别：P_{PA}和P_{PV}都总是超过P_{ALV}，因此，在整个收缩期和舒张期（以及吸气和呼气）都有灌注，重力可使P_{PA}和P_{PV}向肺基底部等量增加；仅通过增加P_{PA}到P_{PV}的压力梯度，重力不会影响Ⅲ区流动。然而，有可能的是，靠近底部的血液重量越大，越能导致血管扩张，从而降低血管阻力而增加血流量。肺底部或Ⅳ区灌注也减少，这被认为是由于重力挤压肺底及其血管的影响，从而增加了血管阻力。

然而，借助一项通过改变喷气式飞机的飞行模式来增加或消除重力的实验，发现零重力降低了屏气时心脏O_2和CO_2的振荡，表明血流灌注更加均匀。与此相反，普经有呼气分析实验（在和平号空间站上）报告说，在微重力的存在下，肺灌注的异质性降低了，但没有消除，这表明重力有助于血流分布的异质性。虽然重力的确切作用还存在争议，但它在仰卧和直立位时的作用可能要小一些。

2. 非重力因素　有研究发现，在同一重力平面上测量到的每单位肺组织的血流量在顶部比在底部要少。此外，无论是俯卧位还是仰卧位，肺高度似乎只占流量分布的不到10%。此外，水平面的非均匀性可以超过垂直方向的非均匀性，其他研究已经报道了肺中央（相对于外周）组织的灌注优势，可以通过呼气末正压（positive end-expiratory pressure，PEEP）通气的应用来逆转。最后，在肺区域的局部血管阻力也有不同的报道。

血流的分形分布可能比重力的影响更重要。灌注的分形模式意味着在任何给定的区域内，相邻区域之间的血流将存在空间相关性（相似性）。虽然研究肺灌注的方法很复杂，而且有不同的观点，但总的数据表明，重力以外的其他因素也导致了灌注分布的异质性。

（二）缺氧性肺血管收缩

缺氧性肺血管收缩（hypoxic pulmonary vasoconstriction，HPV）是一种代偿机制，它将血液从低氧肺区转移到氧合较好的肺区。HPV的主要刺激是低肺泡氧张力（alveolar oxygen tension，P_AO_2），无论是由低通气或吸入低PO_2引起的。低氧混合静脉血的刺激较弱。既往使用的挥发性麻醉药被认为比静脉麻醉药（在人类中）更能抑制HPV，而现代挥发性麻醉药，包括七氟烷和地氟烷则基本没有影响。在静脉麻醉过程中，单侧肺暴露于吸入氧浓度（FiO_2）为100%的吸入气，对侧肺暴露于低氧混合气体（吸氧浓度为5%～12%），可将低含氧量侧的肺的灌注降低至30%。

六、肺功能的临床评估

（一）肺总量及其组成

最大吸气后的肺内气体容量称为肺总容量（total lung capacity，TLC），通常为6～8L。在COPD患者中TLC可通过肺泡过度扩张或破坏肺泡壁而增加，导致弹性组织丢失，肺气肿在极端情况下TLC可增加到10～12L。限制性肺病TLC减少，与纤维化程度相关，可低至3～4L。

用力最大呼气末之后，肺内仍残留部分气体，肺部不会完全塌陷，这部分持续存在的气体容量称为残气量（residual volume，RV），约为2L。RV存在的原因是由于远端气道（<2mm）在肺泡塌陷之前关闭，从而使这部分气体滞留并阻止肺泡的进一步排空。此外，胸壁、胸腔和横膈被压缩的程度也是有限度的。

最大吸气末做尽力呼吸所能呼出的气量称为肺活量（vital capacity，VC），为TLC和RV的差值。用力肺活量（forced vital capacity，FVC）是指受试者从最大呼气末开始进行快速用力呼气所呼出的最大气量。限制性和阻塞性肺疾病患者的VC减少。在限制性肺疾病中，VC的减少反映了肺容量的降低，如由于纤维化导致的收缩效应。在阻塞性肺部疾病中，气体的长期滞留可减少VC并增加RV。

潮气量（V_T，通常为 0.5L）来自呼气末达到的静息肺容量（FRC，2.0L）。随着通气增加，如在运动过程中，V_T 增加，而 FRC 可能减少约 0.5L。在气道阻塞时，呼气受到阻碍，因此吸气在未达到静息肺容积之前就已开始，因此呼气末容积增加。这种空气滞留减少了气道狭窄时气体流动的阻力，但由于肺组织过度膨胀，呼吸做功整体上增加。

正常人随着年龄增长，肺组织弹性下降，FRC 增加，导致了对抗胸廓外阻力的肺回缩力的降低，肺的容量更大。由于慢性空气滞留和弹性组织的显著丧失，COPD 中这一老化过程速度加快。纤维性肺疾病的 FRC 降低，有时可达 1.5L。肺切除也减少了 FRC，但剩下的肺会扩张从而部分填充肺组织切除后形成的空腔，这被称为代偿性肺过度充气。

（二）肺泡-毛细血管膜间弥散

在肺部，O_2 和 CO_2 是被动扩散的：O_2 从肺泡进入血浆和红细胞，从而与血红蛋白结合，CO_2 的方向则相反，从血浆到肺泡。在单位时间内，通过肺泡-毛细血管膜的膜弥散量称为弥散能力。

弥散能力的评估使用一氧化碳（carbon monoxide，CO）作为测试气体，在最大呼气后，将其以低浓度（0.3%）吸入 TLC，使稀释的 CO 尽可能地填满肺部。屏住呼吸，然后再进行深呼吸到达 RV。呼出和吸入 CO 的数量的差异要么被灌注的血液（即 Hb）吸收，要么留在肺内（RV）。

1. 表面积　表面积为肺泡和毛细血管两侧能够交换气体的面积。表面积的前提条件是肺有通气和灌注（即不是无效腔）。在"小肺或婴儿肺"、肺纤维化、肺切除后，或肺组织破坏的情况下，如肺气肿，表面积将下降。

2. 膜厚度　较厚的膜降低了 CO 的弥散，因为较长的弥散距离降低了弥散能力，O_2（和 CO_2）在纤维组织中的溶解度低于在血浆中的溶解度。区分毛细血管体积和膜厚度的影响是困难的，但由于氧气和一氧化碳会竞争与血红蛋白结合，因此通过改变 FiO_2 来测量一氧化碳的弥散就可能区分这些问题。

3. 压力梯度　气相（肺泡）与血浆（毛细血管）之间的 O_2 或 CO_2 张力差（ΔP）越大则弥散速率越大。进入肺毛细血管的混合静脉血 PO_2 约为 40mmHg（5.3kPa），肺泡 PO_2 约为 100mmHg（13.3kPa），因此，驱动压力（ΔP）为 60mmHg（8kPa）。

当血液流经毛细血管时，血液吸收 O_2 并输出 CO_2，但由于 O_2 压力在毛细血管中积聚，当压力在肺泡-毛细血管壁之间达到平衡时，弥散速率会减慢并变为零。在静息状态下，在毛细血管长度的 25%～30% 范围内达到平衡，剩余的毛细管内几乎不发生气体转移。然而，在运动时（即高心排血量），通过毛细血管的血流更快，需要更长的毛细血管距离才能达到平衡。肺泡-毛细血管膜增厚也将延长平衡过程，导致低氧血症。如果混合静脉血 PO_2 低于正常，但当驱动压力增加时，可部分补偿以达到与肺泡氧的平衡。

大部分溶解在血浆中的氧弥散到红细胞并与血红蛋白结合，因此，当 SaO_2 为 98%，Hb 为 150g/L 时，1L 血液能够结合 200ml 氧，而溶于血液的氧是 3ml（PaO_2 100mmHg）。值得注意的是，Hb 结合的氧在血浆中不会产生压力，因为在达到压力平衡之前，可以允许更多的 O_2 在膜上弥散。贫血可降低弥散能力，红细胞增多症可增加弥散能力。

4. 分子量和溶解度　气体的弥散速率与其分子量（MW）的平方根成反比，分子量越大，弥散越慢。O_2 是轻气体（MW 32），而 CO_2 较重（MW 44）。然而，弥散也与组织中的溶解度成正比，CO_2 的溶解度几乎是 O_2 的 30 倍。总的效应是，CO_2 的弥散速度是 O_2 的 20 倍，因此，没有一种肺部疾病会明显地损害 CO_2 的弥散。

第二节　麻醉对呼吸生理的影响

一、麻醉时的呼吸功能

无论患者是自主呼吸还是接受机械通气，麻醉都可损害肺功能。大多数被麻醉的患者血液氧合受损，因而需要给予较高浓度的氧气（FiO_2 通常为 0.3～0.5）。轻度至中度低氧血症（SaO_2，85%～90%）较常见，如持续数秒至数分钟，可使约 20% 的患者 SaO_2 低于 81% 达 5min。事实上，超过 50% 的麻醉相关死亡索赔与麻醉期间的低氧血症有关。出手术室之后，麻醉期间引起的肺功能损害仍然存在：1%～2% 的小手术患者发生临床典型的肺部并发症；上腹部或胸部手术患者并发症的发生率高达 20%。麻醉对呼吸功能的这种影响对确定围术期呼吸功能障碍的原因和临床治疗方法具有重要意义。

本节将描述麻醉和机械通气对肺功能的影响。麻醉中出现的第一个现象是肌张力丧失，随后外向力（即呼吸肌）和内向力（即肺部弹性组织的回缩力）之间的平衡发生改变，导致 FRC 下降。肌张力消失导致肺顺应性降低和呼吸阻力增加；FRC 的降低将影响肺组织的开放程度，从而形成肺不张（使用高浓度吸氧会加重）和气道闭合，改变了通气的分布和通气/血流比值，并影响血液的氧合和 CO_2 的排出。

二、麻醉时肺容量和呼吸力学

（一）肺容量

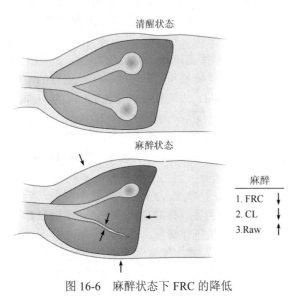

清醒状态

麻醉状态

麻醉	
1. FRC	↓
2. CL	↓
3.Raw	↑

图 16-6　麻醉状态下 FRC 的降低

从直立位移至仰卧位后，静息肺容量（即 FRC）减少近 1L，麻醉诱导使 FRC 进一步降低约 0.5L，这使 FRC 从约 3.5L 降低到接近 RV 的 2L。无论是控制呼吸还是自主呼吸，无论是吸入麻醉的还是静脉麻醉，全身麻醉引起 FRC 下降（约 20%），这是氧合降低的主要原因。全身麻醉下的肌肉麻痹不会引起 FRC 进一步降低。

FRC 降低的解剖学基础尚不清楚，其机制可能与呼吸肌张力的丧失有关。FRC 是通过向内（肺弹性阻力）和向外（胸壁后坐力、胸壁肌肉、膈肌）的力的平衡来维持的（图 16-6）。例如，使用氯胺酮作为麻醉药维持肌张力并不会降低 FRC。患者通常是仰卧位，FRC 通常降低，老年患者尤为明显，在这种情况下，如果施加麻醉，则 FRC 的降低更明显。在体重不变的情况下，FRC 将随着年龄的增长而下降。

（二）呼吸系统的顺应性和阻力

在麻醉过程中，整个呼吸系统（肺和胸壁）的静态顺应性平均从 95ml/cmH_2O 降低到 60ml/cmH_2O。大多数关于麻醉期间肺顺应性的研究表明，与清醒状态相比，肺顺应性均有所下降。几项研究的综合数据表明，麻醉下平均静态顺应性从约 190ml/cmH_2O 下降到约 150ml/cmH_2O。尽管大多数研究表明麻醉可增加呼吸阻力，特别是在机械通气过程中，但并没有研究校正肺容量和流速（两者都对阻力有很大影响），而且阻力的变化可能仅是因为 FRC 降低而引起的。

（三）麻醉时肺不张及气道闭合

大约 90% 的麻醉患者会发生肺不张，但这与麻醉方式的选择无关。在自主呼吸、肌肉麻痹以及使用静脉或吸入麻醉药时可见膈肌附近的肺不张区域占肺总面积的 5%～6%，也有超过 20% 的报道。塌陷的肺组织区域较大，因为肺不张区主要由肺组织组成，而正常充气肺由 20%～40% 的肺组织组成（其余为空气），因此，在手术开始前的正常麻醉中，有 15%～20% 的肺是不张的，其程度向肺顶端方向逐渐减轻。肺不张在胸外科手术或体外循环术后更大（超过肺容量的 50%），并可持续数小时。腹部手术对肺不张的影响很小，但如果发生，可持续数天。

除了麻醉（和手术类型），很难预测肺不张的发展。虽然肥胖与较大程度的肺不张相关，但体重大小（或 BMI）与肺不张程度之间的相关性较差。年龄以及 COPD 不是预测肺不张是否发生或严重程度的指标。在 COPD 中，气道关闭可能先于（因此阻止）肺泡关闭。另外，肺的弹性收缩力比胸壁组织的弹性力降低更多，可能有利于防止肺不张。

（四）麻醉期间肺不张的预防

几种干预措施可有助于预防肺不张，甚至使塌陷的组织重新复张，如下文所述。

1. 呼气末正压 应用呼气末正压（PEEP，10cm H_2O）已被证明可以使部分肺不张再复张。有些肺不张可能持续存在，可能需要更高的 PEEP 和吸气气道压力，然而应用较高水平的 PEEP 可能会产生复杂的影响。低氧血症的逆转与应用 PEEP 并不成比例相关，在很多情况下存在一个阈值。此外，在增加 PEEP 时，SaO_2 可能会降低。原因有三：首先，PEEP 引起的 P_{PL} 升高会损害静脉回流，特别是在低血容量时，可降低心输出量和 DO_2，从而降低混合静脉氧含量。当存在肺内分流时，如肺不张，混合静脉血直接分流到肺静脉血，可引起动脉血去饱和。其次，PEEP 升高会导致血流重新分布，从充气、扩张的区域流向不张的区域。最后，麻醉引起的肺不张在停用 PEEP 后迅速再次出现。Hewlett 等在 1974 年曾警告"不要在常规麻醉中不加区分地使用 PEEP"。

2. 肺复张策略 有人建议采用叹息通气或大的 VT 来逆转肺不张。然而，增加 VT 或将气道压力提高到 20cm H_2O 并不能均匀地减少肺不张。相反，不张的肺再次打开时需要的气道压力为 30cm H_2O，完全打开则需要 40cm H_2O 的气道压力。肺在正常的情况下，这种膨胀相当于肺活量（VC），因此被称为 VC 方法。如果连续使用该方法，可能产生显著的血流动力学影响。需要明确的是，以 40cm H_2O 的气道压力充气 7～8s 可以成功打开几乎所有麻醉引起的肺不张。

3. 降低气体吸收 虽然麻醉引起的肺不张完全可以通过 PEEP 或 VC 方法进行复张，但仍需要持续应用一定程度的 PEEP 以防止肺不张的再次出现。氮气是一种不溶性气体，不会被血液吸收。如果肺泡已经打开，氮气可以防止肺泡再次塌陷。在麻醉患者中，采用 VC 方法操作，然后用含 60% 氮气的氮氧混合气体通气可减少肺不张再次发生的倾向，只有 20% 的患者在复张 40min 后再次出现。

同样的原则也适用于麻醉诱导期间患者的预充氧。预充氧的目的是麻醉医师为了在诱导过程中防止氧饱和度降低，从而完成气管导管的置入以便更好地管理呼吸和通气。麻醉医师通常使用 FiO_2 为 1.0 的 O_2。这种方法虽然可使 SaO_2 保持良好，但肺不张仍不可避免地形成。有研究比较了诱导时吸入 100%、80% 和 60% 的氧气，发现吸入 100% 氧气时患者肺不张普遍存在，吸入 80% 氧气时肺不张患者减少，吸入 60% 氧气时肺不张患者最少。

另一种方法是持续气道正压（continuous positive airway pressure，CPAP）通气。CPAP 10cmH_2O 允许使用 100% 的吸氧而不会导致显著肺不张，这可能会降低氧饱和度或产生肺不张的风险，但尚未被反复验证。

4. 维持肌张力 由于膈肌或胸壁肌张力的丧失会增加肺不张的风险，因此保留肌张力的技术可能具有优势。静脉注射氯胺酮不会损害肌张力，是唯一一种不会引起肺不张的麻醉药。如加用神经肌肉阻滞药，可发生与其他麻醉药一样的肺不张。

还有一种实验方法是通过膈肌起搏恢复呼吸肌张力。该方法是通过膈神经刺激实现，可适当降低肺不张的程度，然而，影响甚微，方法复杂。

（五）气道闭合

间歇性气道闭合可使受影响区域肺泡的通气减少。如果血液灌注的降低不能与通气减少达到平衡，则这些肺区域可成为"低 V_A/Q 区域"。气道闭合的倾向随着年龄的增长而增加，低 V_A/Q 区域的血液灌注也一样。麻醉可使 FRC 降低约 0.5L，从而增强潮气量通气时的气道闭合。事实上，非肺不张的通气减少是由于气道闭合引起的。

此外，这些区域的通气小于灌注（即低 V_A/Q 区域），可导致麻醉时氧合受损。综上所述，肺不张和气道闭合可解释约 75% 的氧合受损。此外，CV-ERV 表示 FRC 以上气道闭合量（ERV 为呼气储备容量），该值随着麻醉诱导而增加，低 V_A/Q 与气道闭合程度有很好的相关性。

三、麻醉时的通气和血流分布

（一）通气分布

利用同位素技术在麻醉仰卧的人身上证明了吸入气体是从依赖肺区向非依赖肺区再分配。应用放射记气溶胶和 SPECT 技术显示了通气主要分布在肺上区，向肺下区持续减少，肺底部无通气，这与 CT 显示的肺不张一致。

（二）肺血流分布

通过注射放射性标记大颗粒白蛋白和 SPECT 可研究肺血流分布。麻醉期间，肺灌注由上往下依次增加，肺底部灌注略有下降，同时 CT 显示有肺不张。PEEP 会阻碍右心静脉回流，减少心排血量，它也会影响肺血管阻力，尽管这对心排血量影响不大。此外，PEEP 可重新分配血液流向肺低垂区域，使肺上部血流减少。

（三）缺氧性肺血管收缩

有研究表明，在准备单肺通气时，一些吸入麻醉药可以抑制 HPV，静脉麻醉药不抑制 HPV。HPV 的人体研究非常复杂，常伴有多个参数同时变化，因此 HPV 反应常与心排血量、心肌收缩力、血管张力、血容量分布、pH、二氧化碳分压和肺力学的变化相混淆。然而，在最低肺泡浓度（MAC）为 2 个 MAC 单位时，异氟烷和氟烷对 HPV 的抑制作用可达 50%，但对心输出量无明显影响（图 16-7）。

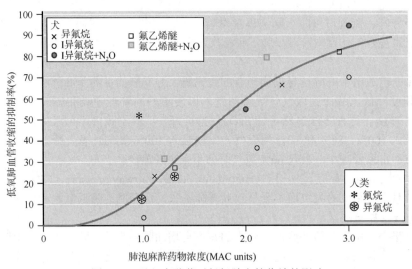

图 16-7　吸入麻醉药对低氧肺血管收缩的影响

四、麻醉时的通气与灌注

（一）无胶腔、分流及通气灌注的关系

1. 二氧化碳排出　麻醉可降低血液中的二氧化碳排出和氧合。CO_2 排出减少的原因是由于呼吸抑制导致的每分钟通气量（VE）减少，或 VE 不变但 V_D/V_T 增加。单肺灌洗结果显示，解剖无效腔无变化，表明 V_D/V_T 增加是肺泡性的。高 V_A/Q 可能是由于肺上部区域肺泡间隔中血管的低灌

注，此处的肺泡压力可以超过肺血管压力（Ⅰ区）。由于二氧化碳排出受损很容易通过增加通气来纠正，在常规麻醉中使用机械通气时很少出现问题。

2. 氧合　氧合受损随年龄、肥胖和吸烟而增加。麻醉期间动脉氧合受损较为明显。标准的氧分流方程计算表明，在麻醉期间静脉混合血增加了大约心输出量的 10%。然而，这是一个只考虑了纯分流引起的缺氧的理论计算，而实际上，缺氧是由真正的分流（即非通气肺的灌注）、某些区域的通气不良以及通气区域的灌注超过其通气（低 V_A/Q 区域）等因素综合造成的。静脉混合的程度取决于 FiO_2，吸氧分数越高，低 V_A/Q 区域越少。然而，在高 FiO_2 时，低 V_A/Q 的区域可能会因为气体吸收而坍塌，转变为分流区。

（二）麻醉期间影响呼吸功能的因素

1. 自主呼吸　大多数肺功能研究都是在麻醉、机械通气的受试者或动物身上进行的。对自主呼吸的研究很少。无论是否使用肌肉松弛药，麻醉期间 FRC 下降的程度是相同的，肺不张在麻醉中发生的程度也几乎是相同的，无论受试者是处于肌肉松弛期还是具有自主呼吸。此外，尽管麻醉状态下膈肌的运动与静息时有所不同，但在麻醉中无论是自主呼吸还是肌肉麻痹时，膈肌的移动幅度是相同的。因此，在自主呼吸时，膈肌的低垂部分移动幅度最大，而在肌肉麻痹时，膈肌上部的位移最大。

2. 增加氧气浓度　目前临床上吸氧分数（FiO_2）常设置为 0.4。有研究发现，在择期肺手术前对 FiO_2 为 0.21 的中老年患者进行静脉麻醉，发现只有 1%～2% 的小分流。当 FiO_2 增加到 0.5 时，分流增加（3%～4%）。在另一项对氟烷麻醉的老年患者的研究中，FiO_2 从 0.53 增加到 0.85，可导致分流量从心输出量的 7% 增加到 10%。因此，增加 FiO_2 可增加分流，这可能是因为在低 V_A/Q 的肺单位中，增加 FiO_2 可导致 HPV 的减弱或进一步导致肺不张和分流。

3. 体位　在仰卧位和麻醉的共同作用下，FRC 显著降低。有科学家探究直立位诱导麻醉对 FRC 的影响，最终发现半卧位与仰卧位对氧合的影响没有差异。由于心输出量的减少和血流分布的不均匀性的增强可以超过体位的影响，在半卧位时，肺低垂部分可能通气不良或不通气，但其血流灌注实际上可能增加了。在侧卧位时，肺的呼吸力学、静息肺容积和肺低垂部位与非低垂部位之间的差异已被证实，并影响了通气 / 血流比值，最终导致氧合的严重受损。然而，个体之间存在着巨大且不可预测的差异。使用同位素技术，也发现在麻醉、瘫痪的患者侧卧位时，V_A/Q 失调程度增加，而在俯卧位时则有所改善。

4. 年龄　老年患者的氧合效率较低。然而，成人肺不张的形成并不随着年龄的增长而增加，麻醉期间婴儿的 CT 研究表明肺不张的程度更大。此外，年龄在 23～69 岁时，分流与年龄无关。然而，V_A/Q 失调随年龄增长而增加，随着清醒和麻醉时低 V_A/Q 区域灌注的增加而增加。小于 50 岁的患者麻醉时气体交换受损的主要原因是分流，而超过 50 岁的患者 V_A/Q 失调则显得更重要。

5. 肥胖　肥胖使氧合恶化的主要原因是 FRC 降低，其导致气道闭合的倾向更大。此外，高吸入氧浓度的使用促进了在气道关闭远端肺泡快速形成肺不张，并且 BMI 与肺不张的程度（麻醉期间和麻醉后）以及 BMI 与肺分流之间存在良好的相关性。

在麻醉诱导期间应用 CPAP 防止 FRC 降低可能会减少肺不张的形成，从而维持氧合。事实上，肥胖患者的安全范围显著降低，而 PEEP 或 CPAP 增加肺容量和增加可扩散到毛细血管的 O_2 量也会延长这一时间。

在麻醉和手术期间，使用高浓度的吸入氧（通常接近 100%）来保持可接受的氧合水平可能是最简单但不一定是最好的方法，这种方法可促进肺不张进一步形成。如果分流大于 30%，额外的 O_2 对动脉氧合的增加几乎没有作用。提倡使用 PEEP，PEEP 可能会减少肺不张，但也可造成不良影响，如减少心排血量以及向肺残余不张区域的血流再分配。另一种选择是在 VC 附近增加通气压，以重新复张塌陷的肺组织，然后正常通气并施加 PEEP。对于 BMI 为 $40kg/m^2$ 或以上的患者，充气膨胀至 $55cm\ H_2O$ 的肺基本上打开了所有不张的肺组织，然而，仅仅进行一次复张并不能使肺部保持开放超过几分钟。为了保持肺开放，需要在复张后予以 PEEP10cmH$_2$O。PEEP 10cmH$_2$O 不足以打开不张的肺。体位对肺活量有很大影响，应在手术允许的范围内予以考虑。

6. 原有肺部疾病 吸烟者和慢性肺部疾病患者在清醒状态下气体交换就受损，麻醉相关的氧合恶化比健康个体更严重。慢性支气管炎患者，麻醉期间没有或仅有局限性肺不张，也没有或仅有轻度分流，但仍易出现灌注 / 通气比例失调和出现低 V_A/Q 区域，因而动脉氧合受损较健康者肺严重，但其原因与健康者不同。这些患者没有肺不张和分流的一个可能原因是肺慢性过度膨胀，这改变了肺的呼吸力学及其呼吸与胸壁的相互作用，从而减少了肺塌陷的可能性。COPD 患者可能有很大的低 V_A/Q 区域，随着病程的延长，可以转化为再吸收性肺不张。具有低 V_A/Q 的区域可在术后及术后期间因阻塞气道的气体被缓慢吸收，最终成为不张区。

7. 区域麻醉 区域麻醉对通气作用的影响取决于阻滞的类型和范围。广泛的阻滞包括所有的胸椎和腰椎节段，将使吸气量减少 20%，呼气储备量接近零。膈肌的功能通常不受影响，即使在蛛网膜下腔或硬膜外神经阻滞扩散至颈段的情况下，膈肌的功能依然不受影响。在蛛网膜下腔和硬膜外阻滞期间，动脉氧合和 CO_2 的排出能够很好地维持。

8. 低氧血症和高碳酸血症的原因 低氧血症的原因包括通气不足、V_A/Q 失调、扩散受损和右向左分流。高碳酸血症通常由换气不足引起，但也可能由 V_A/Q 失调和分流引起。在高代谢条件下（如发热、恶性高热、甲状腺危象）或使用产生 CO_2 的缓冲液（如 $NaHCO_3$）可出现静脉血中 CO_2 增加。

9. 换气不足 如果通气 / 代谢需求的比例较低，CO_2 的排除就可能不足，CO_2 就会在肺泡、血液和其他身体组织中积累。通气不足通常被定义为通气导致 PaCO$_2$ 大于 45mmHg（6kPa）。因此，如果代谢需求或无效腔通气量增加到较大程度，即使在 VE 较高的情况下也可能存在通气不足。肺泡中二氧化碳分压的增加将减少肺泡氧合的空间。

10. 弥散障碍 肺纤维化可使氧的扩散受损而导致低氧血症。肺泡毛细血管膜增厚同样可使氧的扩散受损而导致低氧血症。肺纤维化和肺泡毛细血管膜增厚导致即使在静息状态下，氧的弥散速度也会减慢。肺毛细血管中血液被完全氧合可能需要整个毛细血管的长度，这也意味着，如果灌注时间和距离均较长，则能够实现氧合，在这种情况下，弥散障碍将不导致低氧血症。但是，当灌注时间和距离的储备被耗尽时，PaO$_2$ 开始下降，这种下降在肺纤维化患者中尤其明显，这些患者可能在休息时 PaO$_2$ 正常，但在运动时出现显著下降。心脏右向左分流，如房间隔缺损，也可导致这种运动引起的低氧血症，这是因为由于 P_{PA} 的升高，静息时的左向右分流在运动时变成了右向左分流。

11. 右向左分流 如果血液流经肺部时没有接触通气的肺泡，那么血液就不会被氧化或释放 CO_2，这种情况被称为分流。分流可降低 PaO$_2$，增加 PaCO$_2$。健康人均有一个小分流（心输出量的 2%～3%），这是由心肌静脉血流至左心房引起的。在病理状态下，分流可占心输出量的 2%～50%。

分流常与 V_A/Q 失调相混淆。当 V_A/Q 为零（有灌注但没有通气）构成分流时，低 V_A/Q 与分流有两个明显而重要的区别。首先，分流的解剖结构不同于低 V_A/Q 区域。V_A/Q 低的区域的特征是气道或血管变窄，通气或血流量减少，而另一些区域的血流量则增加，例如阻塞性肺部疾病和血管疾病。分流是由一个区域的通气完全停止引起的，原因通常是塌陷（肺不张）或实变（如肺炎）的结果。哮喘或 COPD 不涉及分流的形成，如果出现分流，说明有并发症。其次，给氧对低 V_A/Q 引起的低氧血症有改善作用，但对分流引起的低氧血症影响较小。虽然在 V_A/Q 较低的区域通气较差，但这些区域确实存在通气，通过增加 FiO$_2$ 可以富集这些肺泡内的 O_2 浓度。相反，补充的氧气不能在一个真正的（解剖的）分流中进入肺泡。

12. 气腹 腹腔镜手术通常是需要向腹腔内注入 CO_2。CO_2 气腹有两种后果。首先，高碳酸血症性酸中毒可导致心肌收缩力下降、心肌对儿茶酚胺致心律失常的作用敏感性增加以及全身血管舒张。气腹的物理作用包括 FRC 和 VC 降低、肺不张形成、呼吸顺应性降低和气道压力峰值增加。

其次，CO_2 气腹导致术中分流减少，在大多数情况下动脉氧合得到改善。CO_2 气腹的这一悖论表明肺不张更多但分流减少，可能原因与高碳酸血症引起的肺萎陷区血流再分配有关。研究表明，如果腹部充空气，会产生比使用 CO_2 充气大得多的分流。

13. 心脏手术后的肺功能　心脏手术后产生的肺不张较严重，可能的原因是心脏手术常在双肺塌陷的情况下进行。心脏手术术后肺不张的恢复较缓慢，在术后的第 1 天或第 2 天仍遗留高达 30% 心输出量的分流。通常 $30cmH_2O$ 的压力维持 20s 就足以使萎陷的肺再次膨胀。

14. 睡眠对呼吸的影响　睡眠对呼吸的许多方面都有重大影响，其中最明显的就是通气。睡眠可减少 V_T 和吸气动力，V_E 下降约 10%，这取决于睡眠阶段，其中最明显的下降发生在快速眼球运动（rapid eye movement，REM）睡眠期间。FRC 的降低几乎在睡眠开始后立即开始，而 FRC 的最低水平（下降到静息水平的 10%）出现在快速眼动睡眠期。健康志愿者的 CT 研究表明，睡眠引起的 FRC 降低伴随着肺低垂部的通气减少。当麻醉患者的 FiO_2 从 0.3 增加到 1.0 时，即可表现出这种通气降低，肺不张发展迅速。在正常睡眠时，吸入高浓度的 O_2 也可能导致肺不张。

15. 单肺通气时的呼吸功能　在单肺手术中，维持正常的氧合是一个巨大的挑战，因为术中有一侧肺无通气但仍有血流灌注，术后肺完整性和正常的通气 / 血流比值的恢复也需要一段时间。单肺麻醉和通气技术是指只有一侧肺通气，提供氧气并从血液中排出 CO_2。由于不通气的肺持续灌注会导致分流，降低 PaO_2，因此必须采取措施以减少这种血流。

在单肺麻醉过程中，氧合受损的主要原因有两方面：①非通气肺的持续血流灌注；②肺重力依赖区的肺不张的加重，导致局部分流和低 V_A/Q。采用复张术可以消除重力依赖区肺不张的影响，随着气道峰值压和呼气末正压连续升高，通气肺的 PaO_2 明显升高，表明重力依赖区肺不张是低氧血症的重要原因。在这种情况下，将灌注从重力依赖区（通气）肺转移到非重力依赖（即不通气）肺只会恶化氧合，而不会改善氧合。

复张也可影响 V_D。单肺麻醉时的复张改善了氧合，但也减少了 V_D。在呼气末，CO_2 曲线的斜率更平，表明吸入气体在整个肺中的分布更均匀，肺泡排空更同步。因此，塌陷肺组织再复张的一个次要影响是（当复张导致过度膨胀时可能不会）使通气分布更均匀和降低无效腔分数。与复张相比，提高 P_{AW} 增加了 10% 的顺应性，但对增强氧合作用较小，这可能是因为压力使血液从通气肺重新分配到非通气（非重力依赖）肺。

吸入 NO 和静脉注射阿米三嗪（almitrine，肺血管收缩药）已经被单独和联合研究过。NO 单独应用作用不大，与阿米三嗪联合应用则可改善氧合。在不改变 P_{PA} 或心输出量的剂量下，阿米三嗪单独也能改善氧合。虽然吸入 NO 会增加通气区域的血流灌注（增加 V_A/Q），但阿米三嗪会增强 HPV，减少非通气（即分流）区域的血流灌注（减少分流），并可能使血液流向肺的通气区域。研究表明，HPV 是使血流从不通气肺区域转移的重要决定因素（虽然不是完全的）。

第三节　围术期呼吸功能监测

呼吸功能监测是每个麻醉方案的基本组成部分。呼吸监测的进步，降低了麻醉并发症的发生率和死亡率。呼吸的作用是将 O_2 从环境中输送到身体的细胞中，并将代谢产生的 CO_2 从细胞中输送到环境中。从最广泛的意义上讲，呼吸监测是指评估从环境中获得氧气以及机体利用氧气和产生 CO_2 的亚细胞通路之间进行呼吸气体交换的过程。呼吸监测评估包括：①通过支气管和肺泡的气体交换和弥散的气体运输；②肺泡和肺毛细血管之间的气体平衡；③产生和呼出气体以及动脉和混合静脉血的不同区域 V_A/Q 的平衡；④血液和身体组织之间通过微循环的气体运输；⑤组织和线粒体之间的气体弥散；⑥利用 O_2 和产生 CO_2 的细胞呼吸。

本节概述了呼吸监测技术。

一、体格检查

体格检查是围术期呼吸监测的重要组成部分，可为诊断和治疗提供关键信息，并可能是患者状态改变而需要干预的第一个迹象。体格检查虽然有局限性，但通常可以发现与患者管理相关的信息。呼吸监测从检查患者开始，可以是在患者清醒的时候，也可以是在麻醉的时候。在择期手术中，术前应适当查找呼吸功能异常表现的原因。在急诊时，呼吸功能的检查可能是及时发现问题并作出正确麻醉管理的唯一信息来源。发现或出现呼吸窘迫之后，应寻找具体的原因。呼吸频率的评估提供了呼吸模式的参考量，例如，在败血症期间，呼吸频率与疾病的严重程度显著相关。与呼吸有关的解剖征象包括（但不限于）胸壁和脊柱畸形、甲状腺肿、气管造口瘢痕和气管偏移。需要注意的呼吸功能组成部分包括吸气和呼气（腹式和胸式）、吸气和呼气的持续时间、呼吸困难、胸壁反常运动、辅助呼吸肌（胸锁乳突肌、斜角肌和斜方肌等）的使用、中枢性和外周性发绀、苍白、喘息、喘鸣、咳嗽咳痰、失音和杵状指等。颈静脉怒张可能是心源性呼吸窘迫的指标，但严重呼吸困难时颈静脉怒张这一迹象是一个不可靠的显示中心静脉压的指标。创伤患者应注意呼吸时疼痛，以及可能出现的连枷胸、心包填塞、血胸、气胸、肺挫伤和张力性气胸等。

麻醉时呼吸音的描述是麻醉医师应该掌握的物理诊断中的一项基本技能。环境噪声、个人听力限制和听诊器的声学特性都可影响麻醉医师的临床判断。听诊器可以鉴别出明显的正常和异常呼吸音：肺泡音、干啰音、喘息音、湿啰音、哮鸣音和胸膜摩擦音。了解每一种声音背后的机制对于充分的临床评估极其重要。

二、脉搏血氧监测

标准的脉搏血氧测定旨在提供一种无创的、体内的、连续的功能性的 SaO_2 评估。脉搏血氧计读数表示为 SpO_2，主要通过区分动脉血的光吸收和其他成分的光吸收来估计 SaO_2。组织对光的吸收可分为两种：一种是脉动成分；另一种是非脉动成分。在标准脉搏血氧仪中，计算了交流和直流两种不同波长的光吸收比（R）。波长的选择是为了使含氧血红蛋白和去氧血红蛋白的吸光度比值相差最大，通常使用的波长为 660nm 和 940nm。在 660nm 处，去氧血红蛋白对光的吸收大于含氧血红蛋白，而在 940nm 处，含氧血红蛋白的光吸收大于去氧血红蛋白。

脉冲血氧计探头由光发射器和光接收器组成。透射式脉搏血氧测量包括将发射器和接收器放置在被测量组织的相对两侧，通常是手指。在一个典型的脉搏血氧计中，两个发光二极管（LED）被用来发射两种波长的光。在操作过程中，各个 LED 按顺序打开、关闭。光接收器测量每个 LED 的光传输。当两个 LED 灯都关闭时，光接收器测量周围的光，并将其从剩余周期中获得的信号中减去。

然而 SpO_2 的应用也存在一些限制，因为 SpO_2 是 SaO_2 的估计值，因此不能提供有关组织氧合的信息。此外，由于 Hb 解离曲线呈非线性，在高饱和度时，SpO_2 测量不容易发现高氧，而在低饱和度时，PaO_2 的微小变化会引起 SpO_2 的较大变化。一项 10 079 个样本的研究表明，当 PaO_2 为（60±4）mmHg[（8.0±0.5）kPa] 时，SaO_2 的范围为 69.7%～99.4%；当 SaO_2 为（90±2）% 时，PaO_2 的范围为 29～137mmHg（3.8～18.3kPa）。这些测量说明，了解个体 Hb 解离曲线对于正确解释 SaO_2 和 PaO_2 非常重要。由于获取校准曲线的方式不同，SpO_2 的精度在低于 70%～75% 的值时会降低。SpO_2 的变化并不总是反映 SaO_2 的相同变化。脉搏血氧测定不能提供有关酸碱状态的信息。

某些情况可导致脉搏血氧计读数不准确，这些情况包括灌注减少、运动伪影、低 SaO_2、血管内染料和指甲油的存在。对于使用主动脉内球囊反搏（intra-aortic balloon pump，IABP）支持的患者，SaO_2 的准确性取决于所使用的脉搏血氧仪品牌以及支承比。在设置较高的支承比时，精度一般会降低。在使用连续血流心室辅助装置的患者中，由于没有搏动血流（平流），可能无法进行脉搏血氧测定。在这些病例中，提倡使用脑血氧测定作为辅助手段。

三、二氧化碳监测

呼出气体中 CO_2 的存在反映了通气、肺血流和有氧代谢的基本生理过程，它的持续监测可确保麻醉医师正确放置气管内导管（endotracheal tube，ETT）或喉罩气道（laryngeal mask airway，LMA）及呼吸回路的完整性。呼出的 CO_2 主要提供通气方面的信息，同时也被用来估计心输出量。结合 $PaCO_2$，呼出的 CO_2 可以用波尔方程估计生理无效腔（V_D）与潮气量（V_T）的比值。

呼气末二氧化碳分压（partial pressure of end-tidal carbon dioxide，$P_{ET}CO_2$）监测和呼出气 CO_2 波形描记图（capnography）分析是临床麻醉的必要监测技术。与 O_2 相比，CO_2 的弥散能力很强，肺泡毛细血管中的 CO_2 可迅速通过呼吸膜进入肺泡内，并保持动态平衡。因此，呼出气中的 CO_2 浓度能很好地反映肺通气、肺血流和组织的有氧代谢情况，也可以动态监测人工气道的定位、完整性以及心输出量是否充足。$P_{ET}CO_2$ 浓度与肺泡 CO_2 浓度最接近，所以临床上在心输出量正常的患者中常采用肺泡二氧化碳分压（P_ACO_2）代替 $PaCO_2$，在通气正常的患者中采用 $P_{ET}CO_2$ 代替 P_ACO_2，从而反映肺泡有效通气量。$P_{ET}CO_2$ 的正常值为 35～45mmHg（均值为 38mmHg）。$P_{ET}CO_2$ 监测具有直观、无创、简便、快速等特点，已成为全身麻醉常用监测项目之一（图 16-8）。

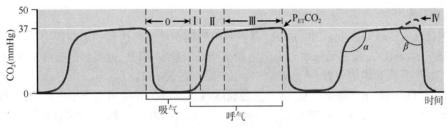

图 16-8 三次呼吸的二氧化碳描记图

呼出气 CO_2 波形描记图是通过将患者 $P_{ET}CO_2$ 以主气流或旁气流的形式利用红外线分析仪或质谱仪连续测定 $P_{ET}CO_2$，即可获得呼出气 CO_2 波形描记图（capnography），通过数据和图形可以提供有关肺通气功能、肺换气功能、肺血流变化、机体代谢功能等诸多信息。如 $P_{ET}CO_2$ 增高时，可能的原因有 CO_2 生成和肺转运增加（如代谢率增加、给予碳酸氢钠等）、每分钟肺泡通气不足（如低通气、COPD 等）、设备故障（如重复吸入、CO_2 吸收不足、回路漏气导致通气不足、活瓣故障等）等。$P_{ET}CO_2$ 降低时，可能的原因有 CO_2 生成和肺转运降低（如低体温以及麻醉过深、大量失血、心搏骤停和肺栓塞等导致肺循环低灌注情况）、过度通气、设备故障（如呼吸回路断开、气管导管套囊周围漏气、气管异物、回路梗阻、采样管采样不足等）。需要注意的是，$P_{ET}CO_2$ 并非总是与 $PaCO_2$ 一致，在全麻下或危重病患者中，二者可能不一致。这种不一致性有时具有一定的临床意义，如在危重症患者中，$P_{ET}CO_2$ 和 $PaCO_2$ 一致性的改变也有助于提示患者病程的进展。

四、血气分析

动脉血气分析用于评估氧合、通气和酸碱状态。氧合反应体现在 PaO_2，为肺泡氧分压（P_AO_2）和肺泡 O_2 向肺毛细血管转移效率的函数。健康成人在海拔 0m 呼吸室内空气时，PaO_2 在 80～100mmHg，随着年龄的增长和海拔的升高，PaO_2 值逐渐降低。低氧血症的定义为 PaO_2 小于 80mmHg。低氧血症有 5 种生理原因，包括通气不足、V_A/Q 失调、右向左分流、弥散障碍以及弥散-灌注失调。前 3 个原因可以解释大多数患者在围术期出现的低氧血症。吸入气 PO_2 降低（例如部分或全部麻醉呼吸回路阻塞或位于高海拔地区）是导致低氧血症的另一个原因。这些因素通过影响 O_2 从环境运输到动脉血的不同步骤产生低氧血症。吸入气 PO_2 低以及低通气可降低 P_AO_2。V_A/Q 不匹配、右向左分流和肺泡弥散受限可影响氧气的交换效率。弥散限制常发生于肺泡-毛细血管屏障增厚，如间质性肺疾病，以及运动或海拔引起的低氧血症。在临床环境中，O_2 或 CO_2 很少发生显著的弥散障碍。

正确处理动脉血气样本是防止血气分析出现错误的重要措施。样品分析延迟和取样注射器中存在空气是常见的两个分析误差。室温或 4℃ 下样品分析延迟 20min 可导致 PaO_2 下降，这种下降是由于白细胞的代谢活动引起的，放置于冰上的样本中 PaO_2 则保持正常。针管中气泡的存在可导致 PaO_2 向气泡的 PO_2 方向变化，使 PaO_2 和 $PaCO_2$ 下降。

五、机械通气下肺通气功能和呼吸力学的监测

所有监测都是在确保人工气道位置恰当的基础上进行的。

（一）容量监测

1. 潮气量（tidal volume，TV）**和呼吸频率**（respiratory rate，RR） V_T 是指平静呼吸时，每次吸入或呼出的气体量，正常自主呼吸时 V_T 为 6～8ml/kg，RR 为 10～15 次 / 分。

2. 静息每分钟通气量（minute ventilation at rest，VE）**和肺泡通气量**（alveolar ventilation，V_A） V_E 是指在静息状态下每分钟吸入或呼出气体的总量，计算公式为 $VE = V_T \times RR$。成年男性约为 6.6L，成年女性约为 5.0L。

（二）压力监测

1. 吸气峰压（peak pressure，P_{pk}） P_{pk} 是指呼吸周期中气道内达到的最高压力。肺顺应性正常的患者应低于 20cmH$_2$O。吸气峰压与气道阻力和胸肺顺应性有关，P_{pk} 过高可导致气压伤，导致肺泡、气道损伤，甚至气胸和纵隔气肿，一般吸气峰压应限制在 35cmH$_2$O 以下。

2. 平台压（plateau pressure，P_{plat}） P_{plat} 是指吸气末到呼气开始前的气道内压力。此时肺内各处压力相等，肺内无气体流动，能真正反映肺泡内的最大压力。在 V_T 不变的情况下，P_{plat} 只与胸肺顺应性有关，可用于计算静态肺顺应性。P_{plat} 正常值为 9～13cmH$_2$O，维持时间约占整个呼吸周期的 10%，P_{plat} 过高和吸气时间过长可增加肺循环阻力。

3. 呼气末压力（end-expiratory pressure） 呼气末压力为呼气末至吸气开始前的肺内平均压力。自主呼吸情况下理论上应为 0。在机械通气和人工控制通气中可以分别或同时对吸气期和呼气期的气道压力进行设定，如 PEEP 或持续气道正压（continuous positive airway pressure，CPAP）。

六、呼吸功能的影像学监测

影像学技术是一种监测技术，可对健康和疾病中的肺结构、功能和炎症的诊断提供重要证据。然而，辐射暴露和设备的笨重阻碍了该技术在床边的使用。技术的进步已经能够使更紧凑且便携的设备用于临床，这可能预示着呼吸监测技术的一个重要转变，即床边成像技术使用的增加，可为临床提供无创和详细的生理信息。

（张诗海）

思 考 题

患者，男性，29 岁，体重 99kg，Stanford A 型夹层动脉瘤拟行主动脉弓置换术。手术过程如下。体外循环时间为 200min，阻断时间为 110min，其中深低温停循环 14min。停机时的血压为 132/56mmHg，心率为 79 次 / 分。呼吸参数为：潮气量 700ml；呼吸频率 15 次 / 分；I：E 为 1：1.5；PEEP 为 6cmH$_2$O。停机 5min 后的 SpO$_2$ 为 85%，且进行性降低。

1. 患者出现低氧血症的原因是什么？

2. 如果患者存在肺不张，为什么给予 PEEP 后患者的低氧血症不仅不能缓解反而更加严重？

3. 如何改善患者的低氧血症？

4. 手法复张后 SpO_2 升高，但 SpO_2 在 10min 左右又开始缓慢降低，为什么？

知 识 拓 展

　　肺超声检查是一项新兴的成人和儿童麻醉和危重症医学检查技术。肺超声检查可以获得重要的临床信息。超声检查具有便携性、低成本、无辐射以及无副作用的优点。肺超声已成功应用于气胸、间质性综合征（心源性和渗透性肺水肿）、肺实变和胸腔积液的评估。目前多用途超声探头可用于肺部特定部位的检查，例如，高频线性阵列探头可用于检查胸膜和浅表变化，如气胸。该探头的局限性是，由于受到肋骨的干扰，无法进入较深的肺组织，而且频率高，无法对深层结构进行评估。为了优化肺部的显示，探头的发射频率应在 5～7MHz，探头的尖端应小，以便从肋间间隙中获得肺实质的声窗。5MHz 微凸探头是目前最常用的用于肺超声检查的探头。

推 荐 阅 读

佘守章 . 2007. 围术期规范化呼吸功能监测的新进展 [J]. 现代临床医学生物工程学杂志 , (02): 65-68.

CAZZOLA M, MATERA MG. 2018. Editorial overview: respiratory: pulmonary pharmacology-it is time for a breath of fresh air[J]. Curr Opin Pharmacol, 40: iv-viii.

KING GG, BATES J, BERGER KI, et al. 2020. Technical standards for respiratory oscillometry[J]. Eur Respir J, 55(2), 1900753.

MORONI-ZENTGRAF P, USMANI OS, HALPIN D. 2018. Inhalation devices[J]. Can Respir J, 2018: 5642074.

NEVES BR, LEÃO RS, DA SA, et al. 2021. Influence of complete denture use on respiratory capacity: a systematic review[J]. J Contemp Dent Pract, 22(10): 1197-1205.

THOMAS RJ. 2013. Particle size and pathogenicity in the respiratory tract[J]. Virulence, 4(8): 847-858.

第十七章　睡眠、觉醒及中枢神经系统功能监测

睡眠、觉醒行为是机体生命的高级生理活动，主要受生物钟和睡眠内稳态系统共同调节产生。人类觉醒状态是保持生存必需的行为，以保证脑高级功能（如思维、认知和情绪等）行为活动正常进行；睡眠是机体运动活动和意识活动减弱并逐渐消失、新陈代谢下降、允许机体在能量消耗最小的条件下保证机体基本生命活动。睡眠与觉醒的昼夜交替是中枢神经系统的一种高级整合功能，也是大脑的自我调整方式。理清睡眠、觉醒与麻醉的区别与联系，明晰围术期监测中枢神经系统功能手段，实施脑功能动态监测并采取预防策略，帮助患者尽快回归家庭与社会，实现脑健康管理是麻醉学科向围术期医学的努力方向。

第一节　睡眠、觉醒及麻醉生理学基础

自1846年莫顿在麻省总院公开演示乙醚麻醉成功至今，全身麻醉技术经历了170余年的历史。现今我国每年有数千万人经历麻醉和手术，其中的多数患者都需要接受全身麻醉。理想的全身麻醉主要包含四大要素：意识消失、镇痛完善、肌肉松弛及反射抑制，而安全可逆的意识消失与恢复是最具特征性的表现之一。这一现象与人体的正常生理功能——睡眠与觉醒有着相似的特征，已有的研究表明全身麻醉和睡眠享有部分相同的调节机制（如表17-1）。然而全身麻醉并不等同于睡眠，本节将从两者的表型、生理机制调节及功能互作等方面揭示睡眠、觉醒与麻醉的区别和联系。

一、睡眠、觉醒与麻醉的表型

（一）行为学特征

1. 睡眠的行为学特征　睡眠的发生是由昼夜节律调控的自发过程，易受外界环境因素和社会心理因素影响。睡眠呈周期性变化，每个周期由非快速眼球运动（nonrapid eye movement，NREM）睡眠和快速眼球运动（rapid eye movement，REM）睡眠组成。NREM睡眠期眼球运动缓慢或完全消失，根据脑电特征分为三期（N1期、N2期、N3期）；REM睡眠以周期性爆发的快速眼球运动为特征。每晚有4~5个NREM/REM睡眠周期，通常每个周期90~120min。

2. 麻醉的行为学特征　麻醉是由麻醉药物引起的意识消失状态，为非生理性过程，几乎不受外界环境因素干扰。不同的麻醉状态具有共同的临床分期：催眠期（对环境失去感知）、无痛期（对疼痛失去反应）、遗忘期（失去记忆）及外科手术期。因麻醉药物种类及剂量不同，呈现的脑电图活动不尽相同。

表 17-1　睡眠和麻醉特征比较

行为学特征	睡眠	麻醉
意识丧失	是	是
是否可逆	是	是
起始阶段	自发形成 易受环境因素影响 受昼夜节律调控	药物诱发 不易受环境因素影响 不受昼夜节律调控
维持阶段	昼夜节律依赖 睡眠的不同周期性循环 易受环境因素影响	深度和持续呈剂量依赖性 不受环境因素影响

行为学特征	睡眠	麻醉
消退阶段	警觉快速恢复 再次立刻进入睡眠状态相对困难	警觉延迟恢复 可再次立刻进入麻醉状态
记忆形成	对记忆形成和巩固至关重要	可能损伤学习、记忆
感知时间流逝	可感知	不可感知

（二）脑电图变化

1. 睡眠的脑电图（electroencephalogram，EEG）**特征**　REM 睡眠期根据脑电特征分为 3 期。1 期（N1 期）：即将进入睡眠的过渡阶段，脑电频率特征为 4.0～7.0Hz 的低波幅混合频率波；2 期（N2 期）：脑电可见特征性的双相持续时间＞0.5s 的 κ 复合波和 12.0～16.0Hz 的睡眠梭形波；3 期（N3 期）：又称慢波睡眠，该期脑电频率为 0.5～2.0Hz，波幅＞75μV 的 δ 波，占比 20% 以上。REM 睡眠期脑电呈现低波幅混合频率，可见 2～6Hz 的锯齿形脑电波。

2. 麻醉的 EEG 特征　全身麻醉引发的脑电特征可与 NREM 睡眠期相似（如表 17-2），呈现高波幅低频 δ 波，但是，不同的麻醉药物种类和药物剂量引发的脑电差异较大。

（1）丙泊酚通过结合突触后的 γ-氨基丁酸（γ-aminobutyric acid，GABA）A 型受体引发全脑活动抑制，在诱导意识丧失过程中出现振幅较大的慢波和 8～12Hz 的 α 波，超高剂量时可表现为 EEG 的暴发性抑制。

（2）吸入麻醉药（如异氟烷、七氟烷等）通过调控分子靶点，如 GABA$_A$ 受体、谷氨酸受体、双控钾离子通道等发挥作用。七氟烷诱导产生的 EEG 表现与丙泊酚类似，呈现 α 波和慢波振荡；高剂量时 EEG 表现与丙泊酚麻醉不同，为 4～8Hz 的 θ 波振荡；超高剂量时吸入麻醉药 EEG 表现与丙泊酚类似，为暴发性抑制。

（3）氯胺酮是一种作用于大脑和脊髓中 NMDA 受体的通道阻滞药，高剂量时表现为独特的 30～70Hz 的 γ 波震荡及慢波震荡。

（4）右美托咪定是一种 α$_2$ 肾上腺受体激动药，通过作用于蓝斑区产生类似于 NREM 睡眠期的 EEG 表现：低剂量右美托咪定可诱导一定程度的镇静，此时 EEG 表现为纺锤波；高剂量产生更深程度的镇静，此时 EEG 表现为纺锤波消失，慢波振荡占主导地位。

表 17-2　睡眠和麻醉 EEG 特征性改变

EEG 特征	睡眠	麻醉	
REM	锯齿波	浅麻醉	α 波、δ 波增加；β 波减少
N1	低波幅混合频率波	手术麻醉	α 波、δ 波增加；β 波减少
N2	κ 复合波、睡眠梭形波	深麻醉	暴发抑制
N3	δ 波	过深麻醉	EEG 信号消失

（三）脑功能影像

近年来，随着神经影像技术的快速发展，为解析睡眠和麻醉状态下大脑功能网络调控机制提供了客观、无创、可重复的技术手段。这些技术包括功能性磁共振成像术（functional magnetic resonance imaging，fMRI）、脑正电子断层成像术（positronemissiontomography，PET）、功能性近红外光谱技术（functional near-infrared spectroscopy，fNIRS）等。早期的 PET 结果显示麻醉药物诱导的意识消失与睡眠状态相似，呈现脑区异质性的脑血流量下降趋势。fMRI 显示，麻醉状态下默认网络（default mode network，DMN）与脑中线结构以及默认网络与丘脑皮层网络间的功能联系显著减弱甚至消失，脑区内和脑区间的时间变异性与神经同步化呈现解偶联现象；0.5MAC 七氟烷可引起额叶内侧与前额叶侧部连接降低，但默认网络的后部（后扣带回和下顶叶皮质）的连接仍保留，1 MAC 七氟烷可引起 DMN 整体功能连接减少；在丙泊酚引发的意识消失状态下，额顶叶默认网络的功能连接减弱但初级感觉网络的功能连接增强，提示高级皮质网络与初级皮质网络间存在的解偶联现象可能是全麻药物调节意识状态的神经网络机制。

二、睡眠、觉醒及麻醉的生理机制

随着科学技术的发展，研究者们发现单一的通路或蛋白质机制不能完全阐明睡眠及全麻药物的作用机制，睡眠状态和全麻状态之间可共享部分神经机制，但自然的睡眠觉醒受多种觉醒通路及丘脑和大脑皮质的控制，麻醉药物通过类似开关装置控制觉醒通路，进而引起意识的消失。因而该部分将从睡眠、觉醒及麻醉进程中涉及的神经核团、相关脑区及相关神经环路逐一阐明。

（一）解剖学基础

目前认为，睡眠和觉醒周期的产生源于脑干至前脑基底部众多复杂的神经核团，核团间的神经投射形成促睡眠、麻醉核团与促觉醒核团之间的相互平衡与制约。

1. 促睡眠、麻醉核团与受体 促睡眠、麻醉神经元主要位于下丘脑腹外侧视交叉前核（ventro-lateral preoptic nucleus，VLPO）和中间视交叉前核（median preoptic nucleus，MnPO），通过增强 GABA 能神经元活性从而在睡眠调节中起决定性作用。

2. 促觉醒核团与受体 促觉醒核团在大脑皮质下广泛分布，包括结节乳头体核（tuberomam-millary nucleus，TMN）、蓝斑核（locus coeruleus，LC）、下丘脑外侧穹隆周围区（perifornical area，Pef）、中缝背核（nucleus raphe dorsalis，NRD）、腹侧导水管周围灰质（ventral periaqueduc-tal grey，vPAG）等，共同参与维持大脑皮质的兴奋性。TMN 是中枢神经系统组胺能神经聚集区域，觉醒期组胺神经元活性显著升高并释放大量组胺；LC 主要由去甲肾上腺素能神经元构成，是脑内合成去甲肾上腺素的主要部位；Pef 是食欲素神经元固定区域，其神经可投射至多个与觉醒调节密切相关的功能脑区；NRD 位于中脑导水管腹侧，5-羟色胺能神经元占 NRD 神经元总数的 2/3 以上，5-羟色胺能神经元的活性在觉醒期增加并在睡眠期减弱；vPAG 是多巴胺能神经元集中的区域，通过多巴胺神经投射到诸多脑区进而调控睡眠-觉醒周期。

（二）睡眠与麻醉对皮质区域的作用

睡眠引起的意识消失主要通过抑制皮质下区域上行觉醒核团，减少兴奋性神经递质，包括乙酰胆碱、组胺、去甲肾上腺素的释放，进而降低大脑皮质的活动。麻醉诱导意识消失的重要表现为皮质信息失去联系和去同步化，这种皮质联系的阻断包括 Bottom-up 以及 Top-down 两种经典的神经机制。Bottom-up 机制（图 17-1）认为全身麻醉药首先作用于位于脑干及下丘脑的脑深部核团进而启动神经环路信号，通过网状上行系统引发皮质的兴奋性改变，最终诱导麻醉意识丧失。Top-down 机制认为麻醉药物直接作用于皮质，引起皮质区域信息的"孤岛化"，进而中断皮质间的联系

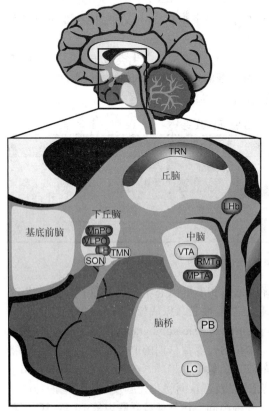

图 17-1　睡眠及麻醉对皮质下区域的作用

最终导致意识消失。大部分全麻药物均抑制皮质神经元的自发动作电位，减慢皮质的慢波活动，且这种活动与皮质下区域无关。

（三）睡眠与麻醉对皮质下区域的作用

目前认为，全身麻醉药对大脑的抑制作用是通过广泛的神经抑制发挥作用的，皮质下区域包括 VLPO、丘脑网状核（thalamic reticular nucleus，TRN）、外侧缰核（lateral habenular nucleus，LHb）、TMN、LC、背侧被盖区（laterodorsal tegmentum，LDT）和脑桥被盖区（peduculopontine tegmentum，PPT）等均在睡眠与麻醉进程中发挥着重要作用（图 17-1）。

1. 对 VLPO 的影响　促睡眠核团 VLPO 是睡眠发生和维持的重要核团，光遗传学、药物遗传学和 RNA 测序等技术充分证实 VLPO 神经元可通过广泛投射并抑制觉醒回路多个区域，如 TMN 核、vPAG 核、LC 核等，进而发挥促睡眠作用。作用于 GABA 受体的全麻药物已被证实可激活促进睡眠的 VLPO 神经元；与自然睡眠不同的是，异氟烷不依赖于 VLPO 诱导意识丧失；与之类似的是，与 VLPO 紧密联系的 MnPO 核团在启动并维持 NREM 睡眠中至关重要，却并不参与异氟烷诱导的意识丧失。

2. 对 TRN 的影响　丘脑网状核是位于丘脑和皮质中间的贝壳状核团，由大量 GABA 神经元组成。它接受大脑皮质和板内核里的纤维，发出纤维到各丘脑核，是丘脑和皮质间进行信息流传递的关键区域，参与 NREM 睡眠及纺锤波的形成。研究发现，刺激 TRN 可进一步抑制异氟烷麻醉期间的皮质活动，并通过 $GABA_B$ 受体增加对丙泊酚的敏感性。近期研究还发现，在下丘脑视上核中发现了一组新的 GABA 能和谷氨酸能神经元，该类神经元可被多种麻醉药激活，并促进 NREM 睡眠。借助现代基因技术，其他核团如杏仁中央核成为了麻醉作用位点，因此不断拓宽了我们对睡眠和麻醉背后的神经环路的理解。

3. 对 LHb 的影响　外侧缰核作为缰核的一部分，以谷氨酸能神经元为主，通过投射至中脑黑质、腹侧被盖区及中缝背核等区域，可促进 NREM 睡眠及维持昼夜节律、动态平衡睡眠调节和 NREM 睡眠的稳定性。多种全麻药可激活 LHb 神经元，抑制 LHb 神经元谷氨酸的释放，可降低机体对丙泊酚的敏感性，提示了 LHb 下游的脑区在麻醉中的作用。LHb 发送投射至吻内侧被盖区（rostromedial tegmental nucleus，RMTg），后者整合上游信息并发送抑制性投射至中脑多巴胺系统如腹侧被盖区（ventral tegmental area，VTA），从而参与 NREM 睡眠。研究提示，抑制 VTA 和黑质致密部可促进睡眠，选择性地激活 GABA 能 VTA 投射到外侧下丘脑的亚群可增加麻醉深度；VTA 参与睡眠-觉醒状态的调控主要依赖 VTA 至伏隔核（nucleus accumbens，NAc）的投射介导，而新近的研究亦表明 NAc 参与调控了全身麻醉的意识改变。

4. 对 TMN、LC 的影响　麻醉药物直接作用于促觉醒核团，如 TMN、LC。TMN 位于下丘脑后部，是富含组胺能神经元的控制睡眠觉醒行为的关键核团。TMN 中 $GABA_A$ 受体激活和 NMDA 受体拮抗均可促进 NREM 睡眠。与之类似的是，TMN 区注射 $GABA_A$ 受体拮抗药能拮抗丙泊酚和戊巴比妥钠对大鼠的麻醉效应，提示 TMN 可能是作用于 GABA 受体的麻醉药物重要的作用部位。LC 是脑内合成促进觉醒的去甲肾上腺素的主要部位，清醒期 LC 神经元最活跃，NREM 睡眠期神经元不活跃，REM 睡眠期神经元静息。光遗传学研究表明，在快速眼动睡眠期间，LC 放电的减少促进了记忆的巩固，并减少了感觉唤醒。丙泊酚和异氟烷都抑制 LC 神经元放电，然而，尽管刺激 LC 神经元会削弱异氟烷诱导的意识丧失，但丙泊酚的麻醉作用并不需要 LC 核团抑制。

5. 对 LTD、PPT 的影响　虽然外背侧被盖区和脑桥被盖区中的胆碱能神经元可驱动从 NREM 睡眠到 REM 睡眠的转变，但它们不能被大部分的麻醉药所激活，包括异氟烷、戊巴比妥和氯胺酮。综上所述，尽管麻醉和睡眠共享某些重叠的皮质下机制，但仍有许多差异通常是麻醉药物所特有的。

（四）觉醒和麻醉苏醒相关的神经环路

现今的研究结果发现，神经核团包括丘脑中央内侧核团（central medial thalamus，CMT）、臂旁核（parabrachial nucleus，PBN）、蓝斑核与神经信号通路（包括食欲素能神经信号、中枢胆碱能信号、多巴胺能神经信号），以及神经调节剂等共同参与，调节睡眠觉醒和麻醉苏醒进程。

1. 丘脑中央内侧核团 是丘脑非特异性投射系统的一部分，位于中线丘脑的中部，在脑内具有广泛的神经网络，参与维持觉醒和麻醉苏醒。CMT 含多种神经递质受体，接受来自皮质下的投射并将纤维投射至广泛的皮质及皮质下区域。有研究表明，对 CMT 微量注射激活烟碱型乙酰胆碱受体或阻断电压门控钾通道家族成员 KV1 钾通道，可增强神经活动并能逆转七氟烷诱导的意识丧失。丙泊酚麻醉期间向 CMT 微量注射去甲肾上腺素会导致皮质觉醒 EEG 信号出现及加速苏醒。这些发现表明在麻醉期间激活丘脑中央内侧核团的神经元可以缩短麻醉苏醒时间，并且在某些情况下可以逆转麻醉药引起的意识丧失。

2. 臂旁核 位于脑桥背外侧，与脑内多个核团存在紧密的神经纤维联系，是传递各种感觉信息的中继站。臂旁核作为一种谷氨酸能脑干唤醒神经核，参与觉醒和麻醉苏醒，投射到基底前脑、丘脑和下丘脑外侧的促唤醒食欲素神经元。研究显示臂旁核神经元活性可被麻醉药物抑制并在麻醉苏醒期间被激活。此外，通过光遗传、化学遗传和电刺激产生等手段操控臂旁核神经元后呈现的脑电图及行为学证据，都证实臂旁核参与觉醒及丙泊酚、异氟烷和七氟烷诱导的全麻苏醒进程。

3. 去甲肾上腺素能系统 位于哺乳动物脑干的蓝斑核团是最早被阐明的神经递质系统，也是中枢神经系统中去甲肾上腺素的主要来源。在人类大脑中，LC 神经元约有 15 000 个，这些神经元投射广泛，可调节大脑皮质、小脑、脑干及边缘系统等多个脑区。LC 的神经元在清醒状态下处于高活性状态，在 NREM 时细胞活性较低，在 REM 时几乎不活动，通过光遗传技术特异性激活 LC 神经元可迅速导致小鼠从睡眠状态转变为觉醒，提示去甲肾上腺素能系统在觉醒中的重要作用。处于异氟烷深度麻醉的大鼠在激活 LC 神经元后可出现皮质 EEG 的激活及麻醉苏醒时间的缩短，此外，麻醉诱导前激活 LC 神经元会直接延长异氟烷的诱导时间，提示去甲肾上腺素能系统有着重要的促进麻醉苏醒的作用。

4. 食欲素能神经系统 是新近发现的多肽类神经递质系统，其作为上行激活系统的重要组成部分，在觉醒及麻醉苏醒中发挥着重要作用。食欲素能神经元虽分布较局限，但其投射范围涵盖除海马之外的全脑区域。研究显示食欲素与觉醒调节密切相关，并可通过影响其他促觉醒神经递质水平，如组胺、去甲肾上腺素等，共同促进和维持觉醒状态。食欲素神经元在睡眠时兴奋性较低，几乎为静默状态，在睡眠向觉醒转换时呈现食欲素神经元电活动的增加，进而引发觉醒状态。促进觉醒的食欲素能系统对麻醉苏醒也有着显著的影响。抑制食欲素能信号会延迟乙醚麻醉的苏醒，但不会延迟烷烃类麻醉药如氟烷相关的麻醉苏醒。丙泊酚和七氟烷麻醉苏醒时人体内血浆食欲素 A 的含量水平增加，提示食欲素系统参与了麻醉苏醒进程。

5. 中枢胆碱能系统 该系统中的投射型胆碱能神经元通过投射到丘脑、新纹状体、基底前脑等部位，与其他上行纤维组成上行网状激活系统，参与清醒及快动眼睡眠时维持皮质的兴奋状态。研究发现，皮质中的乙酰胆碱水平清醒期升高，兴奋基底前脑区可引起皮质乙酰胆碱水平的增多及 EEG 呈现兴奋性增强的改变，提示胆碱能系统是促进觉醒的关键。异氟烷麻醉期间给予脑室内微量注射促进胆碱能神经传递的药物，虽然未观察到翻正反射现象，但脑电图和行为学可出现麻醉苏醒迹象。在七氟烷麻醉期间将胆碱能激动药微量注射到大鼠前额叶皮质，可以恢复大鼠的翻正反射和意识行为，表明胆碱能神经系统传递在麻醉苏醒中至关重要。

6. 多巴胺能神经系统 是经典的神经递质系统之一，主要由 VTA 和 SN 的多巴胺神经元合成和释放，通过投射到前额叶和内嗅皮层及皮层下大脑深部的众多核团等调控生理进程。研究发现，在腹侧中脑导水管周围灰质的多巴胺能神经元毁损后可表现出睡眠减少，在来自 VTA 的多个多巴胺能投射中，输入到伏隔核的投射提供了从自然睡眠中提供最有效的唤醒刺激，提示多巴胺能神经元在觉醒中的作用。增强来自 VTA 促进觉醒的多巴胺能神经传递，尤其是通过激活多巴胺 1 型受体，已被证明可以恢复啮齿类动物由丙泊酚和乙醚麻醉导致的意识消失，表明了多巴胺能神经系统参与了全身麻醉的苏醒过程。

7. 神经调节剂 近期研究发现神经调节剂在麻醉苏醒中起作用。研究表明，包括咖啡因在内的腺苷拮抗药可以促进人类和啮齿类动物从异氟烷和丙泊酚麻醉中苏醒。最近研究发现，静脉注射咖啡因加速了异氟烷麻醉苏醒的时间。苯二氮䓬类拮抗药氟马西尼在加快啮齿动物和人类的全身麻醉苏醒时间方面效果不大。

三、睡眠、觉醒与麻醉的功能互作

睡眠、觉醒和全身麻醉在功能上是否存在相互联系，全麻是否可以替代生理睡眠，利用麻醉学方法和手段是否可以治疗失眠或顽固性睡眠功能障碍等一系列问题。本部分将从以下两个方面加以介绍。

（一）睡眠对麻醉的影响

正常的睡眠觉醒节律可影响全身麻醉的效能。对啮齿类动物不同时相给予麻醉药物丙泊酚发现在日间时相麻醉药物的作用时间延长；达到相同的麻醉深度，大鼠在夜间所需的全麻药量明显高于日间。此外，异常的睡眠也可影响全身麻醉药的效能。睡眠剥夺可增强异氟烷的麻醉效能，引发啮齿类动物的麻醉诱导时间缩短及苏醒时间延长，而这种易化作用部分与脑内腺苷水平改变相关。多种因素包括环境、情绪、焦虑状态等都可能造成患者在围术期发生不同程度的睡眠紊乱。尽管术前的睡眠紊乱是否与术中出现的生命体征波动及术后麻醉苏醒延迟之间的关系尚无定论，但生理及病理状态下睡眠状态对麻醉行为的影响是不容置疑的。临床工作中应综合考虑睡眠觉醒节律的影响因素，更合理、安全地使用全身麻醉药物。

（二）麻醉对睡眠的影响

1. 麻醉对睡眠结构的影响　动物实验发现，给予全身麻醉药物后可产生睡眠结构紊乱及睡眠觉醒节律紊乱，提示麻醉药物对睡眠产生了直接的影响。研究报道，经历4种不同的麻醉药物以后动物的作息可受到不同程度的影响，其中七氟烷、戊巴比妥、氯胺酮使得动物的活动度明显减少，异氟烷麻醉后动物的活动度增加，而丙泊酚对其未见影响。七氟烷麻醉可引起啮齿类动物术后睡眠结构发生明显改变，呈现NREM睡眠片段化、REM睡眠时间增加，以及觉醒状态时间减少。全身麻醉药诱发术后睡眠紊乱的分子生物学机制主要包括以下几个方面：①对中枢时钟基因的调控。全身麻醉药可作用于睡眠觉醒节律调控机制中的主要反馈通路。全身麻醉药可短暂抑制 *Per* 基因的转录，进而引起 *Per* 表达的相位改变，也可通过促进 Bmal1 蛋白酶体降解间接影响 *Clock* 基因的表达。② NMDA 受体及 GABA 受体等改变。抑制 NMDA 受体的全麻药，如氯胺酮、七氟烷可通过激活 GSK3β 促进 Bmal1 蛋白酶体降解，进而引起睡眠觉醒节律改变；阿片类药物可通过激活细胞外调节蛋白激酶和 GSK3β 途径引发 *Clock* 基因表达相位改变。③激素水平干扰等。丙泊酚麻醉引发褪黑素分泌昼夜节律异常，皮质醇浓度改变，从而诱发术后睡眠紊乱。

2. 麻醉对患者围术期睡眠的影响　全身麻醉药可引发患者术后睡眠紊乱，包括患者术后睡眠节律异常、睡眠总时间减少、睡眠质量下降等，继而引发脑功能障碍、代谢紊乱、缺血性心血管疾病、机体功能恢复异常等一系列的临床相关问题。采用多导睡眠监测（polysomnography，PSG）评估全膝关节置换术患者的睡眠状况，结果发现，患者术后第1晚的 REM 从术前的 16.4% 降低到了 6.3%；11 例行腹部大手术的患者，通过术前 24h 和术后 36h 连续 PSG 监测结果显示，患者术后的日间睡眠时间增加，日间 REM 和浅睡眠明显增加，而夜间 REM 明显减少；在睡眠自身节律性调节机制尚未发育成熟的婴幼儿人群中，全身麻醉对睡眠的影响更为常见。研究报道，对行先天唇腭裂修复术的婴儿，术中不论是使用丙泊酚的全凭静脉全麻还是七氟烷的吸入全麻，婴儿术后睡眠的平均时间均受影响。该类睡眠的变化与全麻药物的使用相关。麻醉性镇痛药特别是阿片类药物的使用也易引起睡眠紊乱，阿片类药物导致的睡眠紊乱可能与脑内腺苷的水平下降相关，抑制其水解酶的活性或提高腺苷浓度均可降低阿片类药物相关的睡眠紊乱发生率。

3. 睡眠障碍的治疗　近年来，右美托咪定改善睡眠的研究较多，因其可通过减少蓝斑核神经元的放电频率，起到镇静、催眠、抗焦虑等作用。研究报道术后低剂量右美托咪定可改善非心脏手术术后老年患者在 ICU 的睡眠质量。此外，围术期褪黑素的应用亦可改善患者术后睡眠质量。最新研究报道，采用右美托咪定滴定等多模式方案治疗慢性顽固性睡眠障碍，可诱导仿生睡眠，即自然睡眠，且不产生依赖、耐受和成瘾，通过纠正失眠患者的睡眠债务改善睡眠质量，恢复患者正常睡眠周期的同时，也治疗由失眠引发的一系列焦虑、抑郁、药物依赖和睡眠认知障碍等，为顽固性失眠患者提供了良好的解决方案。

随着光遗传学、化学遗传学、影像学等神经科学技术的巨大进展，使得对麻醉和睡眠的神经机制进行详细研究成为可能。我们相信，未来将会发现更多的证据以揭示麻醉与睡眠的关系。深入了解全身麻醉和睡眠背后的机制，可以帮助我们在任何情况下都能选择最优麻醉方案组合，实现舒适化麻醉、精准医疗的目标。

第二节　中枢神经系统监测技术

根据国家统计局公布的 2021 年最新数据，我国 65 岁及以上人口为 20 056 万人，占全国总人口的 14.2%，人口老龄化问题日趋严重。常见的神经退行性变性疾病大多开始于中老年，脑血管疾病的发生亦随年龄增长而增加。近年来随着科学技术的进展及人工智能在医学领域的广泛应用，合理监测、实时追踪患者生理机能变化情况，及时反馈并制订干预策略对于患者的预后至关重要，本节将从常用的无创脑功能检测技术，如经颅多普勒超声、经眶超声、EEG、MRI、fNIRS 及电生理监测等方面阐述常见的中枢神经系统监测技术。

一、超 声 技 术

近年来超声影像技术与设备发展迅速，因其可进行床旁检查、提供实时影像、操作简单方便、安全无放射性、费用低廉等优势，所以在中枢神经功能检测中得到了广泛应用。

（一）经颅多普勒超声

经颅多普勒超声（TCD）是缺血性脑血管疾病筛查手段的首选，可通过检测频谱形态、血流速度、血流方向及搏动指数等血流动力学指标变化。通过对颅内血流的编码，可以在脑实质结构的二维超声图像中明确识别 Willis 环并对血管血流现象进行半定量分析。TCD 可用于评估和随访监测许多神经源性疾病，如急性缺血性脑卒中、出血性脑血管疾病、严重颅脑损伤等。

（二）经眶超声

通过检测视神经鞘直径（optic nerve sheath diameter，ONSD）评估颅内压的方法受到越来越多的关注。超声测量 ONSD 时以视神经乳头中点为起点，在球后 3mm 处据视神经长轴的垂直线，并将测量点放置在围绕神经鞘的外边界上，两点间距离即为 ONSD。多项研究对 ONSD 定性评估颅内压增高进行了分析与总结，成年患者使用 ONSD＞5mm 为诊断颅内压（ICP）增高的临界值，具有 92.3% 的特异性和 95.6% 的敏感性；通过对高颅压患者降颅压治疗发现，随着颅内压的降低，扩张的 ONSD 也相应回缩，提示超声检测 ONSD 可无创、动态、重复地评估颅内压的变化，并可作为高颅压患者的治疗效果评价指标。

二、磁 共 振 技 术

磁共振成像技术因具有无创性、高时间分辨率、多模态等优势，为临床脑神经疾病的诊断与治疗提供了重要的参考依据。

（一）结构性磁共振成像

结构性磁共振成像（structural MRI，sMRI）常包含 T_1WI、T_2WI、FLAIR 等常规参数及高分辨率 $3DT_1$ 结构序列。sMRI 可从形态学角度揭示脑解剖结构特征等。基于高分辨率结构成像序列可高精度测量大脑皮质的厚度、密度、体积等形态学变化。弥散张量成像（diffusion tensor imaging，DTI）是一种基于弥散加权成像的高级形式的 MRI 技术，反映水分子在人体组织、器官内的各向异性弥散参数及其去向。DTI 可提供精细的组织微结构细节，尤其对脑白质纤维的传导可清晰呈现，因而也是目前唯一可对活体大脑进行无创性脑白质纤维束形态结构评价的方法。

（二）功能磁共振成像

功能磁共振成像（functional magnetic resonance imaging，fMRI）是基于神经血管耦合进而实现"间接"测量神经元活动，通过大脑血氧水平改变产生的磁共振信号改变来反映局部脑组织代谢活动情况的影像学技术。广义上的 fMRI 包括血氧水平依赖功能磁共振成像（blood oxygen level dependent-fMRI，BOLD-fMRI）、磁共振波谱成像（magnetic resonance spectroscopy，MRS）、磁敏感加权成像（susceptibility weighted imaging，SWI）及磁共振灌注成像（MR perfusion weighted imaging，PWI）等，狭义上的 fMRI 特指 BOLD-fMRI 成像。

1. BOLD-fMRI　该技术的产生是基于脱氧血红蛋白具有影响 MR 信号磁性的物理特性，脱氧血红蛋白水平随着神经活动的变化而变化，由此产生的 BOLD 效应可被用作人脑功能成像的敏感工具。fMRI 脑功能研究可分为任务态 fMRI 和静息态 fMRI。前者要求被试者在扫描中接受特定的刺激或任务，相应功能区可出现电生理活动和新陈代谢变化，需精细的实验设计及受试者较高的依从性。后者是研究静息状态下自发脑功能活动的重要手段，可同时获得各脑区结构和功能上的影像学特征，可分析不同情况下的多个脑区静息态网络连接功能变化，具有无创性和可重复性、及时空分辨率高等优势，对动态分析大脑各区域的活动情况，提高疾病的诊断率，帮助急危重患者获取最佳治疗时间窗具有重要的临床意义。

2. 磁共振灌注成像　是近年来颇受关注的一种功能性成像技术，通过在分子水平反映组织微血管分布和血流灌注状态，进而半定量或定量地反映局部组织的血流动力学情况，存在较高的时间和空间分辨率。目前应用广泛的参数序列包括 T_2 加权磁敏动态增强、T_1 加权动态增强和三维动脉自旋标记（3D-ASL）。其中，ASL 成像作为一种完全无创、无需外源性对比剂的新型磁共振灌注技术，可用于脑卒中患者缺血半暗带定量检查及侧支循环范围检查等。

3. MRS　是目前唯一能无创检测活体组织能量代谢、生化改变及化合物定量分析的影像学方法，通过 MRI 现象及化学位移作用对特定原子核及其化合物进行分析。主要研究包括 N-乙酰天冬氨酸、胆碱、肌酸等，可为临床医师提供人体组织的物质代谢信息。

三、功能近红外光谱

功能近红外光谱（functional near-infrared spectroscopy，fNIRS）是一种从近红外光衰减或时间相位变化测量组织相对浓度的无创性新型脑功能成像技术，通过去氧血红蛋白和氧合血红蛋白吸收光谱的差异来测量血红蛋白浓度的相对水平。从测量原理上看，fNIRS 与 fMRI 都是基于血流动力学的功能性脑成像技术，不同的是，fMRI 是基于磁场手段检测由血红蛋白变化引起的顺磁性变化，而 fNIRS 是基于光学手段检测血红蛋白变化引起光谱吸收的差异性。fNIRS 技术具有操作简单、价格低廉、抗干扰性强、兼容性好等优势，可实现临床多种情况下患者脑功能的快速检查，目前已广泛应用于脑卒中神经康复、儿童发育障碍、精神疾病及神经退行性变性疾病等临床领域。此外，fNIRS 在疼痛、睡眠障碍、应激障碍等方面的研究也有诸多报道，通过评价与功能障碍相关的脑功能异常，指导和优化临床治疗策略。从研究层面出发，fNIRS 与 EEG、fMRI 等技术兼容，特别适用于多模态成像，可获得神经、血管耦合相关的更完整的信息，为揭示神经、环路提供有力的证据支撑。

四、神经电生理监测

随着神经电生理技术的发展，利用神经系统活动时所发生的电变化，分析研究神经系统的活动规律和神经冲动的传导途径，已广泛应用于神经外科重症患者病情的评估、关键区域肿瘤的切除等。目前，临床上常用的神经监测技术主要包括：常规脑电图描记（EEG）、诱发电位（evoked potential，EP）及事件相关电位（event-related potential，ERP）。

（一）常规 EEG

EEG 是临床上最常用的电生理监测技术。健康人常见的脑电活动波形包括 δ 波（0.5～4Hz）、θ 波（4～8Hz）、α 波（8～14Hz）、β 波（14～30Hz）及 γ 波（30～100Hz）。根据是否采用任务指令可将 EEG 分为静息态 EEG 和任务态 EEG。随着 EEG 分析技术的进步和计算机、人工智能的发展，通过科学的分析，EEG 数据中的隐蔽信息得以挖掘。研究发现运用机器学习的方法，部分昏迷患者早期可对外部指令产生反应并获得相对较好的预后。通过对脑电活动的功率谱、信息交换等能力进行分析，可进一步了解患者的认知功能。

（二）诱发电位

诱发电位是由刺激引发的外周神经至初级皮质传导通路的电活动，临床常用的 EP 包括躯体感觉诱发电位（somatosensory evoked potential，SEP）和脑干听觉诱发电位（brainstem auditory evoked potential，BAEP）。SEP 是指外周感觉神经受到电刺激所产生的兴奋经由外周神经上传至大脑皮质感觉区，通过神经干和中枢神经系统获得相应电位。常见的刺激部位是踝关节胫神经和腓神经、腕关节正中神经及尺神经。SEP 可连续监测，一般将潜伏期延长 10% 或波幅与基线相比降低 50% 设为预警标准。BAEP 是听觉刺激所诱发的脑干神经元的电活动，其缺失可反映中枢神经系统的广泛损伤。BAEP 包含 5 个波形成分，其中以 Ⅰ、Ⅲ、Ⅴ波最受关注。研究显示，BAEP 波形的部分缺失与患者的预后不良相关。因 BAEP 会受到低体温、内耳损伤及脑干水肿等多因素影响而出现假阴性结果，故在解释该类结果的时候需谨慎排除相关干扰因素。

（三）事件相关电位

事件相关电位（ERP）是由适当的听觉、视觉等刺激引起的长潜伏期（＞100ms）诱发电位。因 ERP 可反映患者的认知功能，又称为认知 EP。常用的 ERP 成分包含 N1 波、失匹配阴性（mismatch negativity，MMN）波、P300 及 N400 波等。N1 波由感觉皮质感受到的相对能量变化引发，MMN 波是大脑对连续标准刺激后出现的偏差刺激做出的反应。一般将 N1 波和 MMN 波成分一起分析作为评估患者预后的指标。P300 波相较于 N1 和 MMN 波，更能反映高级的认知功能，该波可由意外的新异刺激引发。P300 波阳性者具有较高的认知功能保留，该类波幅越大，潜伏期越短，提示患者的预后越好，其阳性预测值显著高于 MMN 波。N400 波由词组、短语或句子语义错误或逻辑冲突所引发，可作为语言理解和认知加工的证据指标。N400 波反应依赖于颞叶的完整性，存在早期 N400 的意识障碍患者可能具有较高的意识水平，从而预测其远期康复的可能性较大。

其他监测技术如脑氧饱和度监测，因其常在心脏、胸科、移植、神经外科手术等领域中广泛使用，故该部分内容将在下一节麻醉镇静期间中枢神经系统功能监测中着重详述。随着"十四五"规划将脑科学与人类脑研究作为发展重点，中国脑计划将从脑科学的神经基础、脑疾病的诊断与治疗、脑启发的人工智能等多方位推进展开。未来多种技术有机融合可形成多模态脑功能检查，其通过对临床治疗、康复疗效等的精准判断，将会更好地发挥该类技术在中枢神经系统诊疗中的应用优势。

第三节　麻醉镇静期间中枢神经系统功能监测

脑健康是指脑的结构和功能处于完好状态，从而对内、外环境变化具有良好的适应和调节能力。脑部并发症是常见的围术期并发症之一，可影响患者术后转归与远期生活质量，增加家庭及社会资源的消耗。因而，对患者实施综合中枢神经系统功能监测，保护脑功能，推广围术期脑健康策略至关重要。本节将从以下部分进行阐述：基础生命体征监测、麻醉镇静深度监测、脑氧饱和度监测等。多模式监测技术的实施可明确术前脑功能状态及脑部疾病的筛查、术中脑功能状态的监测与预警、术后脑功能状态与并发症的监测与早期干预，可确保患者在经历围术期应激后尽早回归家庭与社会。

一、基础生命体征监测

（一）血压监测

多项研究明确围术期低血压与缺血性脑卒中、心肌损伤等术后并发症的发生密切相关。血压管理，特别是预防低血压的发生，是一项应该进行干预且可能改善患者预后的因素。对于高危手术和高危患者，应实施连续动脉压监测或连续无创动脉血压监测；根据手术时间、创伤程度、出血量等，综合评估是否实施功能性血流动力学监测指导下的目标导向的液体管理治疗。近期脑卒中尤其是 3 个月内的脑卒中患者非心脏手术后心血管事件发生率显著增加。若行急诊及限期手术，应在连续动脉压监测下实施目标导向的液体管理。此外，预防性地使用缩血管药物，将围术期血压波动范围维持在基线水平 20% 以内，可以保证脑血流的灌注。

（二）体温监测

研究表明，术中体温降低与患者术后伤口感染发生率增加、伤口愈合延迟、心血管事件的发生密切相关，脆弱脑功能患者的围术期认知功能紊乱风险增加。患者尤其是老年人因机体体温调节功能减弱，术中易发生低体温，因此在麻醉镇静期间应常规体温监测，并积极通过各项保温措施将术中体温维持在不低于 36℃。

（三）瞳孔监测

瞳孔检查在临床实践中具有重要的诊断和预后价值，临床医师通过检查瞳孔及其变化，可快速评估患者的中脑功能和神经功能预后。多项研究报道提示了瞳孔测量在心搏骤停患者早期预后预测、颅脑损伤患者的颅内压增高及预后预测、危重症患者镇痛水平监测、麻醉镇静期间麻醉深度的效果评价等方面的价值。测量方法包括传统的直尺和瞳孔笔进行主观评估及自动瞳孔测量进行定量瞳孔检查等。

二、麻醉镇静深度监测

在多项临床研究中，全身麻醉期间通过对麻醉深度监测能避免麻醉深度过深，可减少术后谵妄和 POCD 的发生。一项荟萃研究显示，对非心脏、非脑科手术患者，通过脑电图及诱发电位监测可优化进而维持合适的麻醉深度，能减少术后谵妄的发生。因此，精准监测麻醉深度对预防全麻患者术中知晓、维持适宜麻醉深度、减少麻醉相关并发症、加速患者术后康复至关重要。脑电监测可定量监测、实时反映麻醉药物对中枢神经系统的作用，是精确监测麻醉深度的客观指标。

（一）脑电双频谱指

脑电双频指数（bispectral index，BIS）为一种基于脑电功率谱、双频谱分析和暴发抑制等参数计算得到的指标，是临床上应用最为广泛的麻醉深度监测手段。取值范围为 0～100，其中 80～100 代表清醒状态，60～80 代表浅麻醉状态，40～60 代表麻醉适宜状态，<40 代表深度麻醉状态，0 代表完全无脑电活动。

（二）熵指数

熵指数（entropy index，EI）是通过脑电频谱分析得到的单通道 EEG 指数，包含两个参数用于评估麻醉深度：状态熵用于评估镇静深度（取值范围为 0～100），反应熵用以间接评估伤害性刺激或反应（取值范围为 0～91）。状态熵和反应熵之间差异增大提示麻醉深度过浅或过深。

（三）听觉诱发电位

听觉诱发电位（auditory evoked potential，AEP）是通过声音刺激诱发的脑电信号并处理为中潜伏期听觉诱发电位，反映丘脑和初级听觉皮质的脑电活动。AAI（A-line ARX index）即基于此研发出的 AEP 指数，取值范围为 0～100。AAI 为 60～100 提示清醒状态，40～60 为嗜睡状态，30～40 为浅麻醉状态，10～30 为麻醉状态，<10 代表深麻醉状态。

（四）基于小波分析中枢神经系统麻醉值指数

小波分析中枢神经系统麻醉值（wavelet-based anesthetic value for central nervous system，WAVcns）指数是通过双侧额部脑电监测采集 γ 频谱中 EEG 信号进而实行小波分析计算得到，取值范围为 1～100。不同的取值范围代表的镇静状态与 BIS 类似。近年来的相关研究表明，BIS 和 WAVcns 在麻醉深度监测中均具有一定的准确性。

（五）Narcotrend 指数

Narcotrend 指数是基于自然睡眠相关的脑电视觉分类系统研发得到的镇静指数，分为以下量化指标：A 代表清醒状态、B 代表镇静状态、C 代表浅麻醉状态、D 代表适宜麻醉状态、E 代表深度麻醉状态、F 代表脑电活动消失。最新版本的 Narcotrend 指数取值范围为 0～100。

理想的麻醉深度监测技术应具备如下特点：实时、无创的麻醉深度监测；可靠、灵敏地反映应激变化；简易、稳定、抗干扰、多场景适用。其他如脑状态指数、意识指数、SNAP 指数、麻醉深度指数等技术的研发与使用，均是为了达到理想的麻醉深度监测技术的不断努力与尝试。

三、脑血流灌注监测

（一）脑氧饱和度监测

脑氧饱和度监测可反映脑灌注变化，指导脑氧供需平衡的管理。术中脑氧饱和度过低可引起术后新发脑损伤和认知功能降低风险增加，且降低持续时间与术后认知障碍的严重程度密切相关。

1. 颈静脉球血氧饱和度（jugular bulb venous oxygen saturation，$SjvO_2$） 最早的脑氧监测方法是通过颈静脉置管连续监测脑组织静脉回流血氧饱和度变化。$SjvO_2$ 的正常值为 55%～75%。研究表明较低的 $SjvO_2$ 与脑功能预后差相关，脑缺血的阈值为 $SjvO_2$ 低于 50% 持续 10min。该技术为侵入性操作，$SjvO_2$ 反映全脑氧供情况，重要脑区的氧供改变可能会被忽略，存在假阴性结果的可能。

2. 近红外光谱技术（near infrared spectroscopy，NIRS） 是目前无创的临床广泛使用的床旁脑血氧监测技术，其原理是近红外光具有优异的组织穿透性，可穿透头皮、颅骨及脑组织。氧合血红蛋白和还原血红蛋白对近红外光具有不同的吸收光谱，通过测定入射光和反射光强度之间的差异从而计算出局部脑氧饱和度（regional cerebral oxygen saturation，$rScO_2$）。$rScO_2$ 及其衍生指标对提示术中脑缺血事件的发生作用日趋显著。多数研究认为健康志愿者的 $rScO_2$ 正常值范围为 $70\pm6\%$。有研究表明 $rScO_2$ 绝对值<50% 或低于基线值 20% 是脑供血不足的证据，是进行必要治疗干预的指标。影响 $rScO_2$ 数值的因素包括体循环因素（动脉血氧分压、动脉血二氧化碳分压、吸入氧浓度、平均动脉压、血红蛋白水平等）和颅内因素（颅内灌注压、颅内压、脑血流量、脑血管张力、脑自主调节状态、脑局部微血管构成等）。因而患者的 $rScO_2$ 基础值水平及相对变化水平在脑血流灌注判断中均具有重要的临床意义。

（二）经颅多普勒超声

经颅多普勒超声（TCD）在脑血流监测中的原理是通过频率变化得出血流速度的快慢，进而判定血流状况并推断脑的灌注情况。使用 TCD 无法直接测量脑血流量的实际值，但可通过血流速度的变化程度推断血流量改变。TCD 在脑病变的早期阶段和慢性脑血管疾病的随访期均具有重要意义，可用于诊断急性缺血性脑卒中的诊断和预后判断。未来 TCD 可能成为一项麻醉常规监测，通过实时监测脑血流改变，可改善脆弱脑功能患者的预后。

（三）脑电图监测

脑电图监测可明确麻醉手术引起的脑血流量（cerebral blood flow，CBF）减少及脑组织牵拉时的皮质血流是否充足。典型的脑缺血在脑电图中的表现为快波（α、β波）减少、慢波（δ波）增加，振幅变化与缺血时间和严重程度相关，极严重缺血状态下脑电图可呈等位线。脑缺血常见原因包括低灌注、栓塞、缺氧和贫血等。其监测灵敏度较脑氧饱和度差，定量脑电图需专业医师分析。为方便解读将定量脑电图简化为脑电双频谱指数，该指数监测区域为单侧额叶皮质，其他脑区可能出现假阴性，也易受患者、麻醉药和电刀等的影响。

随着人工智能在麻醉学领域的发展与突破，特别是机器学习算法的开发、人工智能与麻醉监测的有机融合，通过有力促进围术期麻醉深度监测、脑灌注监测等技术的快速发展，未来有望通过连续采集和实时分析，实现精准麻醉调控，减少围术期不良事件的发生，推进患者康复进程。

（顾小萍　崔　银）

思　考　题

1. 患者，男性，88岁。因急性肠梗阻入院拟行剖腹探查术，如果该患者既往存在谵妄病史，麻醉手术中你准备进行的中枢神经系统监测有哪些？

2. 患者，女性，58岁。拟择期在全身麻醉下行全髋关节置换手术，患者术前非常紧张，无法入眠，在整个围术期有哪些方法可改善该患者的睡眠状况？术中麻醉用药是否需要调整？

知　识　拓　展

近年来，探索围术期尤其是脆弱脑功能患者的脑健康问题的临床研究是一个热门的方向，虽然部分已经发表的文章及专家共识已提示通过完善的术前评估与干预，术中制订麻醉管理技术方案、实施脑功能动态监测等措施可达到维护患者围术期脑健康的目的，但患者术前伴有的脑部器质性疾病、术前伴存的精神心理疾病、术中麻醉及外科应激、术后精神紊乱等因素繁杂，因此理清关键问题的治疗逻辑、制订相应的临床管理路径、改善患者的远期生活质量是围术期脑健康管理一直以来努力的方向。

推　荐　阅　读

李娟，刘玲，唐晓宁. 2022. 全身麻醉药物对围术期睡眠影响的研究进展 [J]. 中华内分泌外科杂志, (06): 760-763.

李露，赵悦，李燕，等. 2022. 围术期麻醉用药对术后睡眠影响的研究进展 [J]. 国际麻醉学与复苏杂志, (06): 635-640.

李文，李龙，宋歌，等. 2017. 七氟醚麻醉对大鼠睡眠结构的影响 [J]. 中华麻醉学杂志, (2): 159-162.

AKEJU O, BROWN EN. 2017. Neural oscillations demonstrate that general anesthesia and sedative states are neurophysiologically distinct from sleep[J]. Curr Opin Neurobiol, 44: 178-185.

LEE H, WANG S, HUDETZ AG. 2020. State-dependent cortical unit activity reflects dynamic brain state transitions in anesthesia[J]. J Neurosci, 40(49): 9440-9454.

MASHOUR GA. 2018. The controversial correlates of consciousness[J]. Science, 360(6388): 493-494.

SLEIGH J, WARNABY C, TRACEY I. 2018. General anaesthesia as fragmentation of selfhood: insights from electroencephalography and neuroimaging[J]. Br J Anaesth, 121(1): 233-240.

第十八章　神经肌肉生理及功能监测

　　神经肌肉接头由神经末梢远端、突触间隙及肌肉终板组成，并有一系列受体和底物可供药物作用。神经肌肉阻滞药（neuromuscular blocking drug，NMBD）简称肌松药，其主要作用机制与部位为突触后受体上发生的竞争或拮抗作用，非去极化肌松药可通过阻断乙酰胆碱与突触后膜烟碱样乙酰胆碱受体的结合，起到阻断神经肌肉传递的作用。

　　合适的神经肌肉阻滞程度是大部分手术必需的基本条件，而术后残余神经肌肉阻滞会引起化学感受器对缺氧的敏感性降低、维持上呼吸道开放的能力受损，从而导致术后肺部并发症的发生。本章内容介绍了神经肌肉监测的基本原理以及神经肌肉功能监测的方法，并阐述了四个成串刺激（train-of-four stimulation，TOF）在临床神经肌肉监测中的重要价值与实际应用。鉴于临床测试术后神经肌肉恢复与触觉评价对神经刺激的反映都不准确，因此接受肌松药的所有患者都必须使用客观的监测神经肌肉阻滞程度的仪器。

第一节　神经肌肉生理学与药理学基础

一、神经肌肉生理学基础

（一）神经肌肉接头的兴奋传递

　　1. 神经肌肉接头的超微结构　　神经肌肉接头是由运动神经末梢与骨骼肌细胞接触形成。神经末梢到达肌细胞处失去髓鞘，以裸露的轴突末梢嵌入到肌细胞上的特殊结构——终板膜的凹陷中，该轴突末梢膜称为突触前膜，相应的终板膜称为突触后膜，中隔为宽约 50nm、充满细胞外液的突触间隙。轴突末梢内存在大量的线粒体和含有乙酰胆碱（acetylcholine，ACh）的囊泡，每个囊泡内有一个量子的 ACh（每个量子约含 10^4 个 ACh 分子）。终板膜上有 N_2 型胆碱受体（N_2-ACh receptor，N_2AChR），在突触间隙和终板膜的皱褶中含有能水解 ACh 的胆碱酯酶。

　　2. 神经肌肉接头兴奋的传递过程　　当运动神经的动作电位传到末梢时，突触前膜的 P 型电压门控钙通道开放（该通道不能被维拉帕米阻断），Ca^{2+} 顺浓度梯度差进入神经末梢内，促使含 ACh 的囊泡向突触前膜移动，在突触前膜以出胞的方式量子式释放 ACh，ACh 迅速扩散，通过突触间隙和终板膜上的 N_2AChR 结合。在终板膜上的 N_2AChR 属于配体门控离子通道型受体，由两个 α 亚基和一个 β、δ、ε 亚基组成，排列成玫瑰花状的中间带孔跨膜通道。当 N_2 受体的两个 α 亚基结合后，蛋白亚基转动，受体蛋白构型发生变化，带负电的孔道直径为 0.65nm 的离子通道开放，允许 Na^+（水合 Na^+ 直径为 0.512mm）顺浓度梯度差、顺电位差内流，K^+（水合 K^+ 直径为 0.396nm）顺浓度梯度差、逆电位差外流，这样促使 Na^+ 内流的驱动力大于 K^+ 外流的驱动力，故以 Na^+ 内流为主，膜内正电荷增加使终板膜去极化，产生终板电位（end-plate potential）。由于终板膜上没有电压门控的钠通道，因此在终板膜上不能产生动作电位。当一定数量的受体被 ACh 分子占据后，产生足够的终板电位，可使神经肌肉接头周围的细胞膜发生去极化。位于这些肌纤维膜内的电压门控钠通道在跨膜电位达阈电位时开放，这与终板膜上 N_2AChR 被占据后开放不同。神经肌肉结合部周围的肌纤维膜上的钠通道密度远远高于其他位置的细胞膜。动作电位发生后沿肌纤维膜和 T 管传递，开放更多的钠通道，并使内质网储存的钙离子释放。细胞内钙离子使肌动蛋白和肌球蛋白结合从而引起肌肉收缩。通常释放的 ACh 分子数量和继之激活的受体数量远远超过触发动作电位所需阈值。在 Lambert-Eaton 肌萎缩综合征（ACh 释放量减少）和重症肌无力（受体数目减少）

的患者中，此阈值可提高 10 倍左右。ACh 很快被特异的胆碱酯酶水解为醋酸盐和胆碱，这种酶（称为特异的胆碱酯酶或真性胆碱酯酶）包埋于烟碱样胆碱能受体附近的运动终板膜上。最终，受体的离子通道关闭，引起终板复极化。一旦产生的动作电位停止，肌纤维膜上的钠通道随之关闭，钙离子重新聚集到内质网，肌细胞松弛。

3. 神经肌肉接头兴奋的传递特点　①1∶1 传递：即一次神经冲动引起肌细胞一次动作电位和一次收缩。为保证 1∶1 传递，一次神经冲动能引起神经末梢释放足量 ACh 分子，这样终板电位的总和值超过引起肌细胞动作电位所需阈值的 3～4 倍，从而保证肌细胞能产生动作电位；另一方面，当 ACh 发挥作用后可被胆碱酯酶立即水解，及时终止 ACh 的效应。②单向传递：即兴奋只能由突触前膜传递到突触后膜，而不能反向传递。③时间延搁：这一过程需要 0.5～1.0ms，这是因为化学传递速度比神经传导速度慢。④对内环境变化和药物敏感：见表 18-1。⑤易疲劳。

4. 神经肌肉接头兴奋传递的影响因素　多种因素可以通过影响 ACh 的释放、与受体的结合及降解等环节而改变兴奋在神经肌肉接头的传递过程（表 18-1）。

表 18-1　影响神经肌肉接头兴奋传递的因素

影响环节	代表性药物或疾病	作用机制
ACh 的释放	细胞外 Mg^{2+} 浓度增高	与 Ca^{2+} 竞争，使 Ca^{2+} 内流减少，ACh 释放减少
	细胞外 Ca^{2+} 浓度降低	Ca^{2+} 内流减少，ACh 释放减少
	肉毒梭菌毒素中毒	抑制 ACh 释放
	肌无力综合征	自身免疫性抗体破坏了神经末梢的钙通道
递质与受体的结合	重症肌无力	自身免疫性抗体破坏了终板膜上的 N_2 通道
	筒箭毒	阻断了终板膜上的 N_2 通道
ACh 的降解	新斯的明	抑制胆碱酯酶活性
	有机磷农药	抑制胆碱酯酶活性
	解磷定	恢复被抑制的胆碱酯酶活性

（二）肌紧张产生的机制

肌牵张反射（muscle stretch reflex）是指有神经支配的骨骼肌在受到牵拉刺激时引起同一块肌肉收缩，包括肌紧张和腱反射两种类型。肌紧张（muscle tone）是指在自然环境中因骨骼肌受到重力的持续牵拉引起肌肉的持续收缩，所产生的张力使机体得以保持一定的姿势和进行各种复杂的活动。

1. 肌紧张反射　肌梭（muscle spindle）是肌紧张反射的感受器，为感受肌肉长度变化或感受牵拉刺激的梭形装置，与梭外肌纤维平行排列，属于本体感受器。肌梭囊内一般含有 6～12 根梭内肌纤维。梭内肌纤维接受 γ 运动神经元支配。梭内肌纤维的收缩成分在肌梭的两端，感受装置位于中间部。肌紧张的反射中枢分布各级中枢神经系统，基本中枢是脊髓，在脊髓前角存在大量的 α 和 β 运动神经元。α 运动神经元的轴突末梢在肌肉中分成多个小分支，每一分支支配一条骨骼肌纤维，即梭外肌纤维。由一个 α 运动神经元及其支配的全部肌纤维所组成的功能单位称为运动单位。γ 运动神经元的轴突也经前根离开脊髓支配梭内肌纤维。

当肌肉被拉长时，肌梭因被动拉伸兴奋，冲动沿脊髓前角 Ⅰa 和 Ⅱ类感觉纤维传入中枢，反射性引起被牵拉收缩，产生肌紧张；脊髓前角的 γ 神经元可被高级中枢的下行冲动和外周传入冲动所兴奋，通过 γ 传出冲动使梭内肌纤维收缩，反射性地引起梭外肌收缩，此即 γ 环路。

2. 各级中枢对肌紧张的调控

（1）脊髓：除作为产生肌紧张的基本中枢外，还有两条反馈调节。①当梭外肌收缩时可兴奋位于肌腱中的腱器官，通过 $Ⅰ_β$ 传入纤维使脊髓抑制性中间神经元兴奋，进而抑制 α 运动神经元，使该腱器官所在肌肉收缩减弱或消失，此反射称反牵张反射；②脊髓前角 α 神经元在离开脊髓前，发出侧支与脊髓抑制性中间神经元形成突触联系，后者又与 α 运动神经元发生联系，因而可通过抑制性中间神经元来抑制 α 神经元，使骨骼肌不致产生过度的张力。

（2）脑干网状结构：脑干前端背外侧的网状结构，具有加强肌紧张及躯体运动作用，称为易化区。易化区除了能自行发放冲动，其活动还接受 3 个方面传来的冲动：从小脑红核和前庭核传来的冲动、从上行感觉通路的侧支及小脑前叶两侧部传来的冲动。而在延髓尾部腹内侧的网状结构则对肌紧张和躯体运动有抑制作用，称为抑制区，其特点是无自发放电。由脑干网状结构易化区和抑制区发出的冲动通过网状脊髓束下传兴奋脊髓前角 α 和 β 运动神经元，调节肌紧张。

除此之外，纹状体、苍白球和小脑均可通过相应通路调节肌紧张。

二、神经肌肉药理学基础

（一）全身麻醉药

全身麻醉药主要作用于中枢神经系统，自上至下对各级中枢逐渐产生抑制作用。大脑皮质被抑制后，呈现意识、感觉（如痛觉）和随意运动消失。但若皮质下调节运动中枢未被抑制而处于兴奋时（如乙醚麻醉第二期），患者可出现无意识地挣扎、乱动和肌肉紧张度增加等现象。当麻醉逐步从大脑皮质向下移行，直至脊髓 α 和 γ 运动神经元时，才开始出现骨骼肌松弛。吸入麻醉药所致的肌肉松弛不能被新斯的明等逆转，故推测可能是干扰了离子通道所致，与非去极化肌松药的作用机制不同。此外，有人在研究哺乳动物的神经肌肉接头时发现，一些吸入和静脉麻醉药可增加终板电流的衰减速率，因而可降低离子通道的平均开放时间，其作用强度与该药的脂溶性密切相关。

值得注意的是，不同的全麻药对躯体运动和肌肉松弛程度的影响存在差异。例如，吸入性全麻药乙醚，麻醉的第三期第一级骨骼肌较紧张，第二级才开始出现肌肉松弛，第三级才完全肌肉松弛；恩氟烷的肌肉松弛作用优于氟烷；静脉全麻药硫喷妥钠等无明显肌肉松弛作用，甚至部分静脉全麻药可引起肌肉震颤或僵直。基于上述原因，在使用某些全麻药时常需辅以适量的肌松药。

（二）局麻药

不同的局麻药种类和给药途径对躯体运动的影响各异。如椎管内麻醉可使麻醉范围内的肌肉松弛；局麻药主要作用于局部神经组织，适量的局麻药通常对麻醉范围以外的躯体运动和肌张力无明显作用，若用药过多，血液中局麻药的浓度骤然升高，则可引起一系列的毒性症状，如出现肌肉震颤和惊厥，这可能是局麻药进入血液循环后，选择性作用于边缘系统、海马和杏仁核以及大脑皮质的下行抑制性通路，使下行抑制系统的抑制作用减弱，大脑皮质和皮质下的易化神经元的活动相对加强，肌牵张反射亢进而发生惊厥。

（三）神经肌肉阻滞药

神经肌肉阻滞药（NMBD）简称肌松药，是临床施行全麻时的重要辅助药，能降低肌张力，以避免深度全麻对人体的不良影响。肌松药分为两大类：去极化和非去极化。这种分类方法直接反映了肌松药的作用机制、对周围神经刺激的反应以及阻滞作用逆转的差异。

和 ACh 类似，所有的神经肌肉阻滞药均为季铵类化合物，其带正电荷的含氮部分可和烟碱样胆碱受体紧密结合。大多数肌松药含两个季铵基团，少数含 1 个季铵阳离子和 1 个在生理 pH 值时质子化的 N_3 基团。

1. 去极化肌松药　和 ACh 很类似，去极化肌松药可直接和烟碱样胆碱受体结合，产生能够使肌肉收缩的动作电位，但和 ACh 不同，这些药物并不被乙酰胆碱酯酶水解，并且其在突触间隙的浓度不会很快下降，所以导致肌纤维终板的持续去极化。终板的持续去极化，可导致其失去对乙酰胆碱的正常反应，从而引起肌肉松弛。由于结合部周围的钠通道的低电压门控通道是时间依赖型的，在最初的兴奋引起通道开放后，这些钠通道关闭，在终板复极化之前不再重新开放。只要去极化肌松药一直和烟碱样胆碱受体结合，则终板无法复极化。这种终板持续去极化称为Ⅰ相阻滞，经过一段时间后，终板的持续去极化可引起烟碱样胆碱受体的离子和构象发生改变，从而产生Ⅱ相阻滞，临床上表现类似非去极化肌松药产生的肌松作用。

去极化肌松药并不能被乙酰胆碱酯酶水解，而是从神经肌肉结合部弥散到血浆和肝中被另一种酶水解，即假性胆碱酯酶（非特异性的胆碱酯酶、血浆胆碱酯酶或丁酰胆碱酯酶）。幸运的是，这一过程非常迅速，因为没有一种特异的物质能逆转去极化肌松药的作用。

2. 非去极化肌松药　非去极化肌松药可以和烟碱样胆碱受体结合，但不产生使离子通道开放的构象改变。由于烟碱样胆碱受体被占据，ACh无法和受体结合产生终板电位。如果仅有一个α单位被结合也可产生神经肌肉阻滞作用。

除米库氯铵之外，非去极化肌松药既不被胆碱酯酶，也不被假性胆碱酯酶水解，其阻滞作用的消退主要依赖于药物的重新分布、逐渐分解代谢、由机体排出，或使用特异的拮抗药（如胆碱酯酶抑制药）抑制胆碱酯酶的活性。由于胆碱酯酶抑制药使神经肌肉结合部的ACh数量增加，从而和非去极化肌松药竞争受体，因此，肌松拮抗药并不能逆转去极化产生的阻滞作用。事实上，通过增加神经肌肉结合部的ACh浓度和抑制假性胆碱酯酶的作用，胆碱酯酶抑制药能延长去极化阻滞的时间。

因此，去极化肌松药的作用机制为烟碱样胆碱受体的激动药，而非去极化肌松药则为烟碱样胆碱受体的竞争性拮抗药。作用机制的不同可以解释在一定的疾病状态下其作用的效果不同。例如，当慢性ACh释放减少（如肌肉的去神经支配损伤）时，肌纤维膜上的烟碱样胆碱受体数目代偿性增加，而且未成熟（结合部外）的异构烟碱样胆碱受体表达也相应增加，这些都显示通道的传导能力降低，开放时间延长。这种受体上调可使去极化肌松药的作用增强（更多的受体去极化），而非去极化肌松药作用减弱（更多的受体需要阻滞）。相反，在烟碱样胆碱受体减少的情况下（如重症肌无力患者的受体下调），则表现为去极化肌松药作用减弱，而非去极化肌松药敏感性增强。

第二节　神经肌肉功能监测

现代临床的麻醉四要素包含镇静、镇痛、肌松、抑制不良神经反射，其中，肌松主要是通过使用肌肉松弛药来实现。适当的肌松能够消除患者术中自主呼吸与机械通气的对抗，减弱或终止某些由骨骼肌痉挛性疾病引起的肌强直等。在肌松为手术提供良好的操作条件的同时，肌松药应用的安全性也成为围术期的重要问题。在过去的五年中，定量神经肌肉监测设备已被用于检查国际临床实践中术后残余神经肌肉阻滞的发生率，并确定了其在降低残余神经肌肉阻滞风险和相关不良临床结果方面的作用。

几项临床试验和最近的一项meta分析表明，定量神经肌肉监测的术中应用显著降低了手术室和麻醉后监护室残留神经肌肉阻滞的风险。此外，新出现的数据表明，定量监测可最大限度地降低不良临床事件的风险，例如计划外的术后再插管、低氧血症和与神经肌肉不完全恢复相关的术后气道阻塞发作，并可能改善术后呼吸结局。一些国际麻醉学会建议在使用神经肌肉阻滞药时应进行定量监测。

一、神经肌肉功能监测的目的

神经肌肉传递功能监测的主要目的包括：①肌松药用量个体化；②根据手术需要调节肌松程度；③选择最佳插管时间和拮抗时间；④判断术后呼吸抑制原因；⑤诊断Ⅱ相阻滞；⑥研究比较不同肌松药的临床药效；⑦防止残余肌松作用的危害。

术后残余肌松作用（postoperative residual curarization，PORC）一般定义为拔管时或拔管后

TOFR（train-of-four ratio，TOFR）＜0.9。我国的 PORC 总发生率大约在 57.8%。PORC 的危害是：①呼吸肌无力导致低氧血症和高碳酸血症；②舌和咽喉部无力增加误吸和气道梗阻的风险；③咳嗽无力引起术后肺部并发症；④缺氧性通气反应受抑制引发低氧血症；⑤患者出现乏力、复视等不适征象。

临床上，建议对以下患者进行神经肌肉功能监测：①肝、肾功能差合并全身情况差；②重症肌无力以及肌无力综合征；③支气管哮喘；④严重心脏病患者；⑤过度肥胖；⑥严重胸部创伤、严重肺部疾病及呼吸功能受损接近临界水平；⑦ICU 长时间反复应用肌松药。因此，对患者进行神经肌肉功能监测，能便于我们确切了解肌肉收缩功能状态，确定给予肌松药或拮抗药的剂量以及鉴别术后呼吸困难的原因。

二、神经肌肉功能监测的方法

（一）临床相关解剖

尺神经在腕部可支配拇短屈肌深份末端、拇短收肌、骨间肌、小指展肌和内侧两条绷状肌。

正中神经在腕部仅支配拇短展肌、拇指对掌肌、拇短屈肌的浅头末端和外侧两条绷状肌。在肘部，尺神经和正中神经可支配腕和手指的长屈肌。将电极置于腕部刺激尺神经更准确、可靠，最好观察拇指运动或拇指内收，一般负极置于尺神经上（位于尺动脉内侧），正极则放在其近端一寸左右，有时也可在肘部肱骨内上髁后侧刺激尺神经。

胫后神经走行于胫动脉后侧，即胫骨内踝的后面。在此处刺激胫后神经则引起拇趾跖屈。

腓神经在腓骨胫侧面，刺激腓神经可引起足背屈。

面神经发自乳突根部，走行于腮腺深部或表面。在此处刺激面神经可避免直接刺激面部肌肉，特别是额肌和眼轮匝肌。监测这两块肌肉时刺激电极常置于这些肌肉附近或这些肌肉上面，因此不可避免地直接刺激肌肉。

（二）临床监测部位

不同的骨骼肌群具有不同的功能，在细胞和亚细胞结构上可表现出明显的纤维异质性，反映了对不同活动模式的适应。例如，膈肌纤维的肌球蛋白组成与腿部肌肉有很大的不同。神经肌肉阻滞的深度通常通过刺激尺神经和监测拇内收肌（拇指）的反应来评估。然而，膈肌和气道肌对神经肌肉阻断药的敏感性不同于拇内收肌。因此，应用肌松药后的起效和恢复速度取决于所监测的肌肉。

与周围肌肉相比，喉肌和膈肌对神经肌肉阻断药物的作用更具抵抗力。与拇内收肌相比，喉肌和膈肌的神经肌肉阻滞起效更快，持续时间更短，恢复更快。

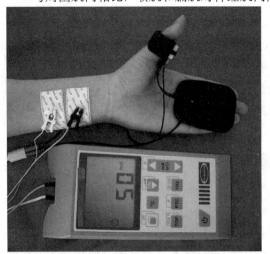

拇内收肌：刺激尺神经并测量拇内收肌的反应是监测神经肌肉功能的首选部位。尺神经支配拇内收肌、五指展肌和第一背侧骨间肌。外周运动神经的电激活需要两个电极来产生电流，通常以单极配置排列。刺激电极可产生局部电场，使附近神经膜去极化。在单极配置中，使去极化（负）电极位于尺侧腕屈肌桡侧手腕折痕近端 1cm 处，而另一个电极位于前臂掌侧近端（图 18-1），这种定向确保了最大的神经元刺激和肌肉反应。

图 18-1 刺激尺神经并测量拇内收肌反应的示意图

眼轮匝肌和皱眉肌：刺激面神经将引起眼轮匝肌（眼睑）以及皱眉肌（眉毛）的收缩。皱眉肌遵循喉内收肌麻痹和恢复的时间过程，而眼轮匝肌遵循周围肌（如拇内收肌）麻痹和恢复的时间过程。电极应放置在茎突孔附近（乳突骨正下方和前方）或耳垂正前方，负极置于正极的远端，以引起眼轮匝肌或皱眉肌的收缩（图18-2）。相对拇内收肌来说，面部肌肉监测的准确性较差，一般仅在手部无法放置监测仪时使用。

拇短屈肌：当手部不可监测时，另一个监测点是刺激内踝后方的胫后神经，引起拇短屈肌的收缩，通过主观评估（观察足底屈曲）或客观手段（如 AMG 神经功能监测仪）进行评估（图18-3）。

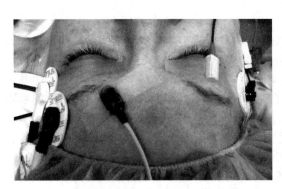

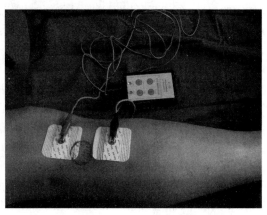

图18-2　刺激面神经并测量眼轮匝肌（眼睑）以及　　图18-3　刺激内踝后方的胫后神经并测量拇短屈肌
　　　　皱眉肌（眉毛）反应的示意图　　　　　　　　　　　　反应的示意图

（三）临床测定方法

监测神经肌肉功能比较简单、直观的方法包括肌力，如抬头、握力、睁眼和伸舌头；同时可以通过观察呼吸，如潮气量、肺活量、每分钟通气量以及通过 X 线检查观察横膈的活动来判断；也可以通过间接机械效应的方法，如肌松监测仪和神经刺激器来判断。

自 1970 年以来，各种定量设备和技术已在临床试验中得到使用。研究人员使用定量监测器可检查术后残留神经肌肉阻滞的发生率；评估麻醉干预，如肌肉松弛药的类型、给药方式（静脉注射与连续输注）、与挥发性麻醉药和静脉麻醉药的相互作用、逆转剂的类型等对神经肌肉不完全恢复风险的影响；并确定定量监测在降低残余神经肌肉阻滞风险和相关不良临床结果方面的作用。

在最初的志愿者和患者研究中，一直使用肌电图和机械肌图确定四组比率作为"对固化程度更敏感的指标。"机械图可测量拇指内收肌的等长收缩力，反映肌肉对尺神经电刺激的响应，几十年来一直被认为是公认的标准技术。在后来的少数研究中，开始使用肌电图来评估神经肌肉的恢复。肌电图测量神经刺激后的肌肉动作电位，与用机械肌图获得的反应相比，用这种技术记录的反应更有利。

与早期的机械图和肌电图设备相比，加速肌电监测仪主要是 TOF-Watch，在大多数已发表的研究中都在术中使用。由于质量是恒定的，所以力和加速度是成正比的。加速度计设备通过使用连接到拇指的压电换能器来测量受刺激肌肉的加速度。对压电晶体施加力时，会产生电脉冲，然后可以对其进行分析和测量。使用手动适配器施加预紧力提高了测量的精度。加速肌描记术的一个重要限制是基线四组比率测量值（即在施用神经肌肉阻滞药之前获得的那些）通常超过 1.0（100%）。加速度肌动图的一些解释包括基于肌动图的监视器的设置、校准和使用，采用起来很麻烦，并且不具备商业价值，因此直到最近，独立的便携式肌电监测仪还没有在市场上销售。当没有更好的替代品时，通常使用小型电池供电的加速肌动图设备。

运动肌描记术利用压电传感器，通过测压电传感器在拇指收缩过程中响应尺神经刺激的弯曲或变形程度来量化神经肌肉功能；拇指和示指之间换能器的弯曲会产生一个电信号，该电信号被转换为 4 : 1 的比率。尽管运动肌描记法已用于临床研究，但其准确量化神经肌肉阻滞程度（与机械肌动描记法的相关性）的能力仍受到质疑。

定量的肌松监测设备含有两个部分：①刺激源产生刺激作用于外周神经，类似于 PNS；②检测肌肉松弛程度并量化，最终以数字形式（0～1.0 或 0～100%）直观地显示结果，有助于了解肌松药作用的起效、维持和消退情况。

适应证：①术中多次间断静脉注射或持续静脉输注肌松药的患者；②严重肝、肾疾病及重症肌无力患者；③神经外科、显微外科和腹腔镜手术；④术毕需拔除气管内导管但无法确定有无肌松残留作用的患者；⑤术后长时间呼吸功能延时恢复，需除外肌松残留作用的患者。

禁忌证：由于手术原因导致某些位置不能监测。

1. 常用的肌松监测方法

（1）肌机械描记法（mechanomyography，MMG）：将肌肉收缩的机械效应通过换能器转变为电信号，经放大器处理后直接显示及记录。利用 MMG 对拇内收肌等长收缩肌力测量是肌松监测的"金标准"。对于其精度和可重复性，MMG 仍存在一定局限性：设备笨重且价格昂贵、需要无障碍地接近被监测部位、需预设 200～300g 的静息张力（前负荷）以及在整个手术过程中需要固定手臂位置以保持基线校准，因此，这一监测方法主要用于科研。

（2）肌电描记法（electromyography，EMG）：测量原理基于运动神经被电刺激后的复合动作电位，可以通过无创或有创途径收集肌电信号，并采用计算机处理动作电位信息，计算动作电位的振幅或 EMG 曲线下面积，最终以图像或数字的形式呈现测量结果。这一监测方法的优势在于肌电图不受肌肉收缩力变化的影响；不一定需要固定被监测肌肉；无须预载；拇指运动受限时（例如当患者的手臂蜷缩在两侧时）仍可以进行神经肌肉监测；可监测除手以外的其他部位。此外，与机械技术相比，该监测方法无须严格限定术中温度。

（3）加速度描记法（acceleromyography，AMG）：是目前临床上较为常用的监测方法，具有造价少、连接简单、操作方便等优势。该监测方法是基于牛顿第二定律，通过压电陶瓷芯片将加速度信号转换为数字信号。原始 AMG 数据具有特异性，与 MMG 和 EMG 相比，AMG 测量的基线 TOFR 更可能大于 1.00（>100%）。因此，如果基线 TOFR 为 1.47（147%）时，术后显示的 TOFR 返回到 0.90（90%）的值将仅对应于 0.61（61%）的实际 TOFR（0.9÷1.47=0.61）。如果已知所使用的 AMG 设备显示原始 TOFR 数据，则需要自行校正。

（4）肌压电图（kinemyography，KMG）：是一种压电运动传感器，压电物质的变形可导致材料中电荷的重新分布，从而直接导致电子流以平衡电荷。电子流产生的电压由放置在压电材料上的电极测量。电荷由于内阻而迅速消散，因此当使用这些设备时，只能测量动态变化。当压电材料膜跨越可移动关节，诱发刺激引起的肌肉运动使压电膜弯曲时，传感器输出发生，压电膜可产生与弯曲量成比例的电压。KMG 提供了可重复的测量，并与力传感器提供了合理的相关性。因此，它们可以用于临床评估神经肌肉阻滞的恢复情况。与 AMG 监护仪一样，当拇指移动受限时，KMG 监护仪不能用于临床。

2. 电刺激模式

（1）单次肌颤搐刺激（single twitch stimulation，SS）：指以 0.1 或 0.15Hz 的频率对单个刺激的诱发反应。这种刺激模式本身没有临床效用，主要用于确定 NMBD 的效力（剂量反应）。该模式主要用于确定超强刺激（1.0Hz）以及气管插管时肌松程度监测（0.1）。

（2）强直刺激（tetanic stimulation，TS）：50Hz 频率持续刺激 5s。非去极化阻滞出现衰减，去极化阻滞不出现衰减。

（3）四个成串刺激（train-of-four stimulation，TOF）：由四个间隔频率为 2Hz 的刺激组成，波宽为 0.2～0.3ms 的矩形波组成的成串刺激，连续时其间距为 10～12s。四个波分别为 T1、T2、T3、T4。TOF 是临床实践中最合适的神经肌肉评估模式，主要用于气管插管时肌松程度监测、维持术中肌松和恢复期监测以及术后恢复室肌松消退监测。通过 TOF 进行定量监测是评估神经肌肉阻滞恢复的最终标准，残余神经肌肉阻滞的定义为 TOF 小于 0.9，常见于围术期给予非去极化神经肌肉阻滞药物的患者，残余神经肌肉阻滞的不充分逆转与术后发病率和死亡率相关。

TOFr：将 T4 的幅度除以 T1 的幅度，其测定需要使用定量监测设备。

TOF 计数（train-of-four count，TOFC）：当 TOF 刺激的所有 4 个反应均存在时，TOFC=4，TOFC 与肌松深度之间存在确定关系。

恢复指数（recovery index，RI）：TOFR 从 25% 恢复到 75% 的时间。不受用药剂量影响，临床常以此比较各种肌松药的效应时间。

临床表现与 TOF 的关系见表 18-2。

TOFr 0.40：潮气量已基本恢复正常。

TOFr 0.60：肺活量和吸气力低于正常、睁大眼睛、伸舌、抬头 3s。

TOFr 0.70～0.75：抬头 5s、握力较低。

肌张力充分恢复的临床表现：睁眼、伸舌、有效咳嗽、握力不减、抬头 5s 以上，VC 15～20ml/kg，吸气压 20～25cmH$_2$O。

中效和长效神经肌肉阻滞药（neuromuscular blocking drug，NMBD）类别与不同的术中

表 18-2　TOF 比值恢复与临床征象的关系

TOF 比值（%）	临床征象
25	T4 出现，肌松作用开始恢复，可以用拮抗药
50	开始睁眼、伸舌
60	能咳嗽、抬头和举臂 3s，用力吸气负压仍低于正常
70～75	能咳嗽、完全睁眼和抬头，举臂 5s
80	用力吸气负压及呼气流速基本正常，神经肌肉功能恢复

神经肌肉监测（neuromuscular monitoring，NMM）方式相结合，可将统计分析细分为 3 个不同的模型。①主要模型：包含变量 NMM 类型、NMBD 类别和麻醉维持类型的模型；②拮抗药模型：包含 NMM 类别、麻醉维持类型、药理拮抗作用作为变量；③趋势模型：将 NMM 类型和出版年份结合起来，对监测用途进行演化分析的模型。在所有统计模型中，主要结果的分析根据其定义所使用的 TOFR 截止值进行细分：0.7、0.9 和 1。似乎通常无法获得具有 1.0 TOFR 截止值的术后残余肌松作用数据，因此，它被排除在分析之外。

（1）主要模型：TOFR 截止值 0.7，没有足够的证据表明麻醉维持类型存在任何影响。TOFR 截止值 0.9，定性 NMM 与无 NMM 没有显著差异。与 0.7 截止值类似，没有迹象表明麻醉类型会影响累积 PORC 比例。

（2）拮抗药模型：TOFR 截止值 0.7，分析表明仅定量和无 NMM 之间存在差异。药物拮抗和麻醉维持类型似乎都不会影响 PORC。TOFR 临界值 0.9，定量监测产生的 PORC 比例低于定性监测并且没有 NMM。定性监测与无监测没有显著差异。与新斯的明相比，舒更葡糖与较低的 PORC 相关。

（3）趋势模型：TOFR 截止值 0.7 分析表明，定量和无 NMM 之间只有很小的差异。PORC 发生率随时间持续降低。TOFR 截止值 0.9，该分析证实了定量和定性之间的早期差异和无 NMM，后者产生更高的 PORC 比例。

分析表明术中 NMM 确实显著降低了 PORC。当考虑到 0.7 的 TOFR 截止值时，客观监测倾向于产生较低的 PORC 比例。尽管如此，通常根据更一致接受的 TOFR 截止值（0.9）进行数据分析。

3. 强直刺激后计数（post-tetanic count，PTC）　PTC 的组成为 50Hz 的 TS 持续 5s，间隔 3s 后用 1Hz 的 SS 15 次，观察 SS 出现的次数。非去极化阻滞对 SS 和 TOF 无反应时，可用 PTC 来进一步评估阻滞的程度。非去极化阻滞的一个独特特征是 TS 后机械反应短暂增强。这种现象被称为强直后易化或增强。注意：PTC 可加速受刺激肌肉抽搐恢复，重复频率不应超过 2～3min 一次。该模式主要用于肌松无效应期维持深度肌松以及预测 SS 和 TOF 出现的时间。

4. 双重爆发刺激（double burst stimulation，DBS）　常用的有 DBS3，3 和 DBS3，2 两种模式。DBS3，3 包括一个由 3 个 50Hz 刺激组成的强直序列，750ms 后再进行一个相同的序列。DBS3，2 模式由 3 个 50Hz 的强直刺激组成，750ms 后由两个 50Hz 的短刺激组成。DBS 作为 TOF 的替代方法，可以提高通过主观手段检测残余神经肌肉阻滞的能力。DBS 后的诱发反应在振幅上高于 TOF 引起的反应，并且直接比较两次连续收缩（而不是比较 TOF 中的 T1 和 T4），故 DBS 通常可用于主观评估衰退，直至 TOF 达到 0.60。然而，必须注意的是，即使是这种刺激模式也不足以通

过主观方式确保充分恢复（TOF＞0.90）。该模式主要用于术后肌松消退的感观判断。

不同刺激模式的临床应用：①术前通常采用的刺激种类包括超强刺激（1.0Hz 的 SS）、0.1Hz 的 SS 或 TOF 定标（对照值）、SS 或 TOF 连续监测起效时间。②术中通常采用的刺激种类包括 SS 或 TOF 连续监测，腹部手术要求 SS 10% 或 TOF T1。保持膈肌活动消失要求 PTC 1～2 个、咳嗽消失要求 PTC 0 个。③术后通常采用的刺激种类包括 TOF、TS、DBS。其中 TOF 的 T4 出现表示肌松恢复将开始，可用拮抗药加速恢复。但 TOF 仅出现两个应小心使用拮抗。同时 TOF 达 0.9 时表示术后无残余肌松。DBS 触感能辨出衰减，约 TOF 为 0.6。多项临床试验评估了使用定量神经肌肉监测以及使用周围神经刺激器或未接受监测的患者术后残余神经肌肉阻滞的发生率。在采用不同 TOF 值和监测时间点的情况下，使用定量监测时，都观察到术后残余神经肌肉阻滞的发生率在统计学上显著降低。同时 meta 分析也表明，术中定量神经肌肉监测的使用显著降低了术后残余神经肌肉阻滞的发生率。低氧事件和气道梗阻的发生在残余神经肌肉阻滞的患者中更常见，残余神经肌肉阻滞是 PACU 中这些事件的最强独立风险因素。研究发现，术中定量监测的使用可以降低与残余神经肌肉阻滞相关的不良呼吸事件的风险。

与外周神经刺激相比较，术中应用定量神经肌肉监测（加速度描记法），可降低 PACU 中低氧事件的发生。最新研究也表明，使用定量监测设备，可减少术后二次插管的可能，并降低了术后肺部并发症的发生和肌无力症状，改善了术后转归。

尽管大多数研究组报告使用加速度或运动肌图技术，但使用电子或机械肌图方法的比例较小。这表明，加速度和运动肌图不仅在它们之间存在显著差异，而且与肌电图和机械肌图也存在显著差异。同样不清楚在使用加速度或运动肌图时是否采取了运动伪影预防措施，以及是否超最大电流用于电刺激尺神经。事实上，只有 14 项研究明确规定了超最大电流的使用。由于大多数 PORC 测量发生在清醒患者身上，以及这些技术已在绝大多数纳入研究中使用，确认 PORC 的存在与否，必须被视为对汇总主要结果的全球准确性的重要限制。一些收集的变量之间存在强关系阻碍了更大的 PORC 分析模型的构建。因此，只能使用更受限制的模型来回答具体问题。具体来说，在考虑麻醉维持技术的影响时，可以根据 NMBD 和监测使用类型来分析变量，但不能针对药理拮抗作用或发表年份进行共同校正。普遍缺乏关于 NMBD 的时间和人体测量校正剂量的报告进一步限制了整体分析。鉴于这些限制，尽管在生理上承认强效吸入药会延长神经肌肉阻滞，但根据研究结果，它们的使用似乎并没有发挥重要作用。相同的结论适用于 TIVA。

与麻醉维持技术类似，药物拮抗作用同样基于更受限制的统计模型。与拮抗药给药时间有关的显著研究间和研究内异质性问题使分析进一步复杂化。对于 0.9 的截止值，分析表明使用舒更葡糖可降低 PORC 的发生率，除了其既定功效和效率背后的药理学原理外，由于给药时间的异质性，舒更葡糖受可变功效影响的影响较小，这一事实可能解释了所获得的结果。同样，在此目的的显著性测试中没有考虑剂量，应尽可能假设舒更葡糖的药理学选择性、纳入研究中使用的 NMBD 的异质性、所用统计模型的非整体性以及接受舒更葡糖的患者数量与新斯的明相比相对较少得出与舒更葡糖使用相关的结论时的混杂因素。尽管舒更葡糖等药理学里程碑的有用性无可争议，但重要的是，要重申，尽管它可以减少 PORC，但并不能消除它。

事实上，精确但现在几乎绝迹的机械肌动描记术已逐渐被运动或加速度肌动描记技术所取代。在纳入的研究中，其最后一次报告的使用可追溯到 2002 年。加速度肌动图更实用和用户友好的性质来自于已知的实用性/准确性权衡，因为它容易受到良好描述的高估伪影的影响，这些可能会高估 PORC 随着时间的推移而降低。在 2005 年之后纳入的每项研究中，加速肌电图已被用作唯一的 PORC 量化方法，这一事实说明了这种效果。尽管如此，应该强调的是，与定性监测相关结论的临床意义并未因上述可能的偏倚而无效。事实上，尽管随着时间的推移，即使使用定性方法提高了认识、减少了 PORC 发病率累积，并没有排除后者未能在统计上将其与缺乏监测区分开来的事实。定性 NMM 的使用比例仍然很高以及 NMM 管理方面的过度自信和高估趋势的报告中，这一结论具有特别的相关性。最近重新提出了上述加速肌动图限制，作为对 PORC 的定义执行更严格截止的理由。事实上，近期有研究分析提出，将拔管的 TOFR 截止值从 0.9 提高到 0.95 后，术后肺部并发症的风险降低了 7.8%。在使用统一作为恢复截止值的出版物中类似地看到了完全神经肌肉恢复的重要性。由于使用这些更具限制性的 TOFR 值的研究很少，鉴于这些提高的截止值的汇总分析并不可能。尽管在提高 TOFR 时，直观地预期定量和定性 / 缺失 NMM 模式之间的差异会同步扩大，但只有系统化采用这些截止值才能体现它们的优势。

（刘学胜　沈启英）

思 考 题

1. 特殊年龄阶段（如新生儿和老年患者）的神经肌肉接头有何特点？
2. 术后神经肌肉恢复的临床测试指标包括哪些？

知 识 拓 展

知识扩展：神经肌肉接头处的胆碱能神经传递是神经系统中最受关注的突触，但其作用机制并未完全阐明。在神经递质乙酰胆碱及其受体系统研究相关基本概念的进展中，现代新技术，如分子生物学、免疫学、电生理学、基因学以及更先进的观察活体神经肌肉接头技术的应用至关重要，它们丰富了药理学、形态学和细胞学等传统研究方法。今后研究热点可能聚焦受体合成、受体镶嵌于终板、神经末梢在成熟过程中的作用等方面。关于定量神经肌肉阻滞监测、神经肌肉阻滞拮抗、残余神经肌肉阻滞以及相关术后并发症发生的影响一直以来缺乏深入研究，肌松药使用的相关专家共识于此部分也没有很强的循证医学证据支持，未来需要更加重视肌松药残余作用对患者围术期并发症的影响，需要更多临床 RCT 研究阐明。

推 荐 阅 读

PLAUD B, BAILLARD C, BOURGAIN J, et al. 2022. 麻醉中肌肉松弛药与逆转剂应用指南——法国麻醉与重症监测治疗学会 (SFAR 2020)[J]. 中华麻醉学杂志, (07): 771-793.

SAAGER L, MAIESE EM, BASH LD, et al. 2019. Incidence, risk factors, and consequences of residual neuromuscular block in the United States: the prospective, observational, multicenter RECITE-US study[J]. J Clin Anesth, 55: 33-41.

THILEN SR, WEIGEL WA, TODD MM, et al. 2023. 2023 American Society of Anesthesiologists Practice Guidelines for monitoring and antagonism of neuromuscular blockade: A report by the American Society of Anesthesiologists Task Force on neuromuscular blockade[J]. Anesthesiology, 138(1): 13-41.

第十九章　体温调节及监测

动物机体内深部的平均温度称为体温（body temperature）。哺乳动物和鸟类属于恒温动物，在温度变化的环境中保持相对恒定的体温，以保证机体细胞功能处于最佳状态，维持代谢和其他功能的正常运行，从而保证生命的延续。恒温动物温度调节系统通常使体内温度维持在"正常值"附近。当体内温度过度偏离正常值时，会损伤机体的代谢功能，甚至威胁生命。因此，体温与血压、脉搏、呼吸和疼痛共同构成了人类五大生命体征。

围术期间，手术室环境温度、患者体腔和体表面积的暴露、大量恒温血的丢失和大量补液以及麻醉药和围术期用药对体温调节中枢的影响均可引起体温的改变。体温改变分为体温降低及体温升高，以体温降低较为常见。近年来的研究表明，围术期轻度低温（降低 1～2℃）可增加凝血功能障碍、手术切口感染率增加、心血管不良事件等发生的风险。围术期体温升高常见于长时间过度保暖、感染、输血反应和恶性高热等。体温增高可导致机体氧耗量增加、心率增加、脱水，甚至心律失常、心肌缺血、严重水电解质酸碱紊乱、谵妄昏迷等。因此，维持正常体温是保证手术安全，减少围术期并发症的重要措施之一。了解体温正常调节机制及围术期影响体温及其调节的因素，有利于预防和处理体温相关并发症。

第一节　体温调节机制与体温节律

生理学上把体温分为核心和表层两个部分。临床上所说的体温是指机体核心部分的平均温度。人类的正常范围为 36.5℃～37.5℃，具体数值与测量部位有关。

在围术期，手术室环境温度、患者体腔和体表面积的暴露、大量恒温血的丢失、补液及用药（主要是麻醉药物）影响体温调节中枢等均可引起体温的改变。体温改变分为体温降低及体温升高，围术期以体温降低较为常见。近来研究表明，围术期轻度低温（降低 1～2℃）即可导致：①异体输血及凝血功能障碍发生率增加；②手术切口感染率增加；③心血管不良事件发生率增加；④术后复苏时间和住院时间延长。围术期体温升高常见于长时间过度保暖、感染、输血反应和恶性高热等。体温增高可导致机体氧耗量增加、心率增加、脱水，甚至心律失常、心肌缺血、严重水电解质酸碱紊乱、谵妄昏迷等。因此，维持正常体温是保证手术安全，减少围术期并发症的重要措施之一。了解体温正常调节机制及围术期影响体温及其调节的因素，有利于预防和处理体温相关并发症。

一、正常体温调节

恒温动物需要相对恒定的体温来维持机体生命活动的正常运行。正常人的体温可保持相对恒定。体温低于 34℃可引起意识丧失，低于 25℃可引起心搏骤停，体温高于 42℃将导致组织细胞的实质性损伤，高于 45℃可危及生命。包括人在内的恒温动物能够维持体温的相对恒定，是体温调节机制下产热和散热动态平衡的结果。1912 年研究发现动物下丘脑与体温调节相关；20 世纪 50年代研究发现皮肤表面热量传入对体温调节的重要性；20 世纪 60 年代研究发现除了下丘脑、皮肤表层以外，其他部位如下丘脑外侧、胸腹深部组织和脊髓组织也对体温具有调节作用。因此认为体温调节是多种组织参与、大量信号传导的过程。其信号传导主要包括 3 个部分：信号传入、中枢调节和效应器反应。

（一）信号传入

温度信号的传入，由温度感受器感受，传入神经纤维传导。感受机体各处温度变化的特殊结构为温度感受器，根据分布部位分为外周温度感受器和中枢温度感受器两大类。外周温度感受器是指位于中枢神经系统以外的温度感受器，其由游离的神经末梢构成，广泛分布于皮肤、黏膜、内脏、肌肉等部位，根据对温度的敏感性又分为冷感受器和热感受器。中枢温度感受器是指位于中枢神经系统内对温度变化敏感的神经元，主要位于脊髓、延髓、脑干网状组织和下丘脑等。有些温度敏感神经元不仅可起到温度感受器的作用，对致热原、5-羟色胺、去甲肾上腺素和一些多肽类产生反应，还可对外周感受器传入的温度信号进行整合。冷感受器与热感受器在结构和生理上有所区别：温度正常时，两者无明显的激活；热感受器在温度升高时放电速率增快，而冷感受器在温度降低时放电速率增快。近年的研究表明，这些温度感受器属于瞬时受体电位（transient receptor potential，TRP）通道蛋白。研究初步提示，TRPV1～4与热感受器相关，而冷感受器涉及TRPM8和TRPA1，但其具体的种类及作用尚需进一步研究。

温度感受器接收温度刺激后，可形成温度信号，由传入神经纤维传导至体温中枢。冷觉信号由A_δ神经纤维和无髓鞘C纤维传入，温觉信号由C纤维传导为主，两者可发生重叠。两种纤维均可传导痛觉，这可能是极度冷和热都可以产生痛觉的原因。温度信号上传无单独的传导通路，多数信号经过脊髓前部的脊髓丘脑束传递到体温中枢。体表皮肤、胸腹深部组织、脊髓、下丘脑及脑的其他部位，每个部位传入的信号约占中枢调节系统温度传入总信号的20%。

（二）中枢调节

从脊髓到大脑皮质的整个中枢神经系统的各级水平，都有参与体温调节的中枢结构，其中最主要的体温调节中枢是下丘脑。体温调节进行时，体温调节中枢首先整合来自皮肤、神经轴和深部组织等传入的温度信号，再与机体"预先设定"的阈值温度进行对比，若整合的温度与阈值有偏差，即发生温度调节反应，使体温维持在阈值范围。研究表明，大多数温度信号在传入下丘脑前已经在脊髓或中枢神经系统的其他部位进行过"预处理"。某些调节反应可能在脊髓控制下就能单独完成。温度调节反应取决于核心温度瞬时绝对值（是否超过预先设定的阈值范围），而不是核心温度的变化速率。只有当皮肤温度发生剧烈改变（超过6℃/h的速率）时，才会发生较大的温度调节反应。

机体如何确定温度的绝对阈值目前尚不清楚，去甲肾上腺素、多巴胺、5-羟色胺、乙酰胆碱、前列腺素E1及神经肽等都可能参与其机制的调节。生理节律下人类的温度阈值也会产生波动，女性体温每月波动约0.5℃。下丘脑中的一部分温度敏感神经元，除了具有温度感受器的功能和整合其他部位温度信息的作用外，还对致热原等物质的作用产生反应，这是感染后致热原作用于下丘脑使阈值温度升高，核心温度相对降低，触发体温调节，导致发热的基本原理。此外，运动、进食、甲状腺功能异常、麻醉药或其他药物（如乙醇、尼古丁等）以及寒冷和温暖的适应性改变等，都可以使温度阈值发生变化。

核心温度在阈值范围内不会激发机体自主的温度调节反应。一般情况下，阈值调节范围很小，只有零点几摄氏度，阈值范围的上限是出汗阈值，下限是血管收缩阈值，由于核心温度在该范围内的自主神经调节不需要消耗过多的能量和营养素，但是有些动物，如骆驼和沙漠大鼠每日核心温度的变化可高达10℃。

（三）效应器反应

中枢对体温的调节反应包括行为性调节和自主性调节。行为性调节是指人有意识地通过行为活动进行体温调节，如根据环境进行穿衣或脱衣、遮阳或暴晒等，是人体清醒状态下重要的调节反应，也是人类适应生存环境的保障。自主性调节是指通过体温中枢调节活动，机体自主地发生产热或散热，维持体温相对恒定的过程，是一种不随意的调节反应。自主性调节是体温调节的基础，行为性调节是自主性调节的补充。人体的行为性调节大部分由外周皮肤温度传入信号决定，而自主性调节主要（80%）由核心部位的热传导信号调控。

温度调节通过激活效应器来完成，行为性调节是人体清醒时最重要的效应器机制，自主性调节机制包括前毛细血管的收缩或舒张、发汗或寒战。一般来说，在热干扰调节反应中，能量-效率效应器，如血管的收缩作用达到最大后才启动代谢性消耗反应，如寒战。效应器决定机体能耐受的周围环境温度范围，并维持正常的核心温度。当效应器机制受抑制，如麻醉药物抑制机体的行为性调节、肌松药物抑制寒战等情况下，机体能耐受的温度范围就会降低，即提高了可耐受环境温度的最低阈值；同样，抗胆碱药物抑制出汗，即降低了可耐受温度的最高阈值。

皮肤血管收缩或舒张是自主性调节最常用的效应器机制。人体代谢产生的热量50%以上用于维持体温，代谢热主要通过皮肤表面以对流和辐射的方式散失。皮肤血管可以分为营养性血管和温度调节性（动静脉分流）血管。皮肤动静脉分流血管在解剖和功能上与营养性血管不同，因此动静脉分流血管的收缩不会减少外周组织营养供应。皮肤动静脉分流减少可以增加皮肤热量丢失，反之动静脉分流增加可以减少皮肤热量散失。动静脉分流控制血流类似"开"和"关"现象，因此皮肤温度变化很大，而中心温度的变化仅为零点几摄氏度。神经节后交感神经元可释放去甲肾上腺素激活 α_1 肾上腺素受体控制动静脉分流血管的收缩，动静脉分流量约占心排血量的10%，因此分流血管的收缩可提高平均动脉压约15mmHg。自主性血管扩张由NO介导，在极端热应激下通过皮肤表层1mm的血流可达到7.5L/min，相当于安静时的全心排血量。

汗腺分泌汗液的活动称之为发汗，机体可以通过汗液的蒸发而散热。出汗是环境温度高于机体核心温度时唯一的主动散热机制。出汗的散热效率很高，每蒸发1g汗液可散热0.58kcal。普通成年人的出汗量可达1L/h，在干燥通风环境中，散发相当于基础代谢10倍以上的热量，运动员的汗量约是普通人的2倍。出汗由胆碱能神经纤维介导，可被局麻药神经阻滞或阿托品抑制。先天性汗腺缺乏及大面积烧伤的患者，在高温环境中体温可显著升高。经汗腺导管排出来的汗液是低渗的，大量出汗时，机体丢失的水分较电解质多，可导致高渗性脱水。

机体受到冷刺激时出现骨骼肌伸肌和屈肌同时不随意的节律性收缩，称之为寒战，节律为9～11次/分。寒战时骨骼肌做功产生的热量全部转换成为热能，产热显著增加。成人持久寒战可使代谢产热增加50%～100%。寒战产热较运动产热代谢增加更多（至少增加代谢500%）。机体受到冷刺激时升高代谢率而增加产热的现象称之为非寒战产热。棕色脂肪的非寒战产热量最大，约占70%。骨骼肌和棕色脂肪是成人非寒战产热的主要来源。冷刺激可使交感活动增强，棕色脂肪细胞分解代谢和线粒体脂肪酸氧化活动增加，产热增加。新生儿的棕色脂肪较多，这是维持新生儿体温的重要因素；成人的棕色脂肪较少，只能使产热增加10%～15%。

二、高温或寒冷环境下的体温调节

在高温或者寒冷环境中，机体为了维持体温的相对恒定，将进行体温调节。来自外周和中枢的温度感受器，将温度信号传达到下丘脑的体温调节中枢进行整合后，作用于效应器，调节机体的产热和散热活动，维持机体体温的相对恒定。

（一）高温环境下的体温调节

环境温度过高时，一方面引起行为性体温调节，如脱衣、遮阴或寻找低温物品降温等；另一方面机体产生自主性调节，即交感肾上腺素能神经纤维紧张性降低，皮肤动静脉短路大量开放，动静脉分流增加，皮肤血流量增加，皮肤散热量增加；同时胆碱能神经纤维活动增强，汗腺分泌汗液增多，皮肤血流量增多也为汗液的分泌提供条件，进一步增加皮肤散热量。若机体长期处于高温环境，可能造成严重损害，如大量发汗可导致水、电解质平衡紊乱，体温升高可导致心率加快、心输出量增加、胃肠道蠕动减弱及中枢抑制等。若长时间的热量蓄积导致体温升高，则可引起休克或热痉挛。

（二）寒冷环境中的体温调节

寒冷环境中，行为性体温调节与高温环境中相反，如穿衣、盖被、寻找温热的物品保暖及躯体有意识地运动产热。自主性调节包括交感肾上腺素能神经纤维紧张性增加，皮肤血管收缩，皮肤血流量降低，汗液分泌减少，皮肤散热量减少；骨骼肌紧张性活动增加，出现寒战产热；交感神经兴奋促进肾上腺素、去甲肾上腺素、甲状腺激素释放，促进机体代谢率增加，非寒战产热增加。人体长时间处于寒冷环境中导致体温降低时，将会出现代谢率降低、感觉减退、反应迟钝及意识障碍等。然而，适度低温可降低机体代谢率，使组织细胞的氧耗量下降，对缺氧的耐受性增强，这是低温麻醉、低温治疗及低温生物保存的生理基础。

三、体温的测量及体温节律

（一）体温的测量

温度测量的精确度和准确性取决于测量工具和测量部位。不同组织部位的温度差异很大，核心部位（即躯干和头部）血液灌注丰富，体温相对较高，也较稳定，各部位之间的差异较少，最能代表机体的温度状态；相比之下，外周组织（即四肢）温度通常远低于核心温度，不同部位皮肤温度差异较大，这与环境温度、局部血流量及保暖设施等有关。

临床上的体温是指核心部位的平均温度。肺动脉、食管中下段、膀胱、直肠、深度10～20cm的鼻咽及鼓膜是测量核心温度的主要部位。在插管患者中，食管中下段温度容易获得，并且干扰较少。但是，在临床工作中，这些部位的温度都是不易测得的，因此考虑到方便性与准确性，常采用直肠、口腔或腋窝等浅表部位来测量体温，分别称之为直肠温度、口腔温度或腋窝温度。直肠温度正常值为36.9～37.9℃，是将温度计插入直肠6cm以上测得的直肠温度，较接近机体深部温度，但是，直肠温度反应较慢，可能严重滞后，不适用于体温迅速改变患者的监测，并且测量也不方便，因此临床上较少使用。口腔温度正常值为36.7～37.7℃，需将温度计置于舌下闭口测量，对于不配合的患者，如哭闹的小儿、麻醉及昏迷的患者不适用，此外，其测量值也受进食或饮水的影响。腋窝温度正常值为36.0～37.4℃，测量时将体温计置于腋动脉上方并且手臂内收紧贴胸壁形成密闭的体腔，测量5～10min，腋窝温度容易受环境温度、体位及汗液的影响。鼓膜温度接近下丘脑温度，在研究中常将鼓膜温度作为反映脑组织温度的指标，随着鼓膜温度计的开发，目前临床也将鼓膜温度作为衡量体温的指标。

（二）体温的节律

正常人的体温恒定是相对的，体温可随昼夜、年龄、性别、情绪、环境等因素出现生理性波动。一般24h内的变化幅度为1.0～1.5℃，但人体在某一时段的温度是相对恒定的，短时间内体温波动范围不超过0.2～0.3℃。

1. 体温的昼夜波动　体温在昼夜之间呈现周期性波动，称之为体温的昼夜节律或日节律。新生儿的体温调节功能尚不完善，昼夜节律不明显。正常人体温以凌晨2：00～6：00最低，午后13：00～18：00最高。体温的昼夜节律和其他许多生命活动的节律统称为生物节律。实验表明，生物节律由下丘脑视交叉上核中的生物钟来控制。生物钟将人的行为活动、生理和代谢与地球的昼夜周期相协调。然而，我们对生物钟感知环境温度和调节行为的神经机制也知之甚少。

2. 体温的性别差异　成年女性体温较男性高0.3～0.5℃。育龄期女性基础体温随月经周期而呈现规律性的波动，月经期体温最低，随后轻度升高，排卵日又降低，排卵后体温升高0.2～0.5℃，并持续至下次月经期。月经周期的体温波动与性激素分泌相关，排卵后黄体分泌孕酮，孕酮作用于下丘脑的体温调节中枢，使体温阈值重新调节，产热增加导致体温升高。

3. 体温的年龄差异　儿童和青少年体温较高，老年人体温偏低。新生儿，特别是早产儿，体温调节中枢功能尚不完善，体表面积相对较大，皮下脂肪薄，容易受环境温度变化而波动。老年人因基础代谢率降低、活动量下降，因此基础体温偏低。老年人体温调节机制相对完善，但其热感知能力下降、肌肉量减少，自主性调节能力下降，因此体温的维持主要依赖行为性体温调节。

4. 骨骼肌活动及精神活动对体温的影响 肌肉活动增加，如运动时，产热量增加，体温升高。精神紧张、情绪激动时，骨骼肌张力增高，肾上腺素、去甲肾上腺素及甲状腺激素分泌增加，代谢活动增强，产热增加，体温升高。因此，临床上应让患者安静一段时间，再进行体温测量。

5. 其他因素 环境温度和气流速度、进食等也会对体温产生影响，测量体温时应该注意。药物（如全身麻醉药）以及局部麻醉技术，可以抑制温度感受器反应、温度信号的传导以及抑制体温调节作用，因此围术期需要实行体温监测及采取必要的保温措施。

第二节 围术期影响体温因素与体温监测

体温是五大生命体征之一，体温监测是麻醉手术期间标准监测项目之一。围术期影响体温的因素非常多，常见的因素有环境、麻醉及药物等。低体温是麻醉手术期间最常见的并发症之一，高危因素包括老年人、小儿、长时间的手术。有文献报道，50%～70%的手术患者出现低体温，入麻醉恢复室患者低体温的发生率为60%～80%。低体温虽然可以减少机体代谢，但是危害也非常大。低体温会减慢麻醉药物代谢，导致苏醒延迟；同时低体温可引起寒战、凝血功能障碍、心律失常以及增加创面感染等多种并发症，不利于患者的康复，且会增加医疗费用，加重患者负担。全身麻醉时监测体温可以帮助麻醉医师及早地发现低体温和恶性高热。因此，围术期体温监测是预防低体温和治疗恶性体温的重要措施。

一、围术期低体温的定义

核心温度是指机体深部（包括心脏、肺、腹腔器官和脑）的温度。鼓膜温度、食管温度及血液温度也属于核心温度，当核心温度低于36℃称为低体温。核心温度是人类体温状态的最佳单一指标，尽管不能完全表征身体热量的含量和分布。美国心脏学会（AHA）将低体温分为三型：轻度（34～36℃）、中度（30～34℃）、重度（<30℃）。人体温度的分布不均匀性表现在皮肤及手臂和腿部的温度比深部以及胸部、腹部和中枢神经系统的温度低2～4℃。皮肤温度与受到严格调节的核心温度不同，会随环境暴露而发生显著变化。外周组织（如手臂和腿）的温度取决于当前暴露、暴露历史、核心温度和体温调节（皮肤血管舒缩）。

二、围术期低体温原因分析

（一）椎管内麻醉对体温的影响

椎管内麻醉可以完全阻断阻滞区域内温度感觉的传入，增加皮肤血管的扩张，增加散热，同时减少肌肉收缩，进而引起体温持续下降。下丘脑是人体的体温调节中枢，椎管内麻醉时，被阻滞区域的持续冷信号被阻断，使下丘脑误判温度。同时中枢体温调控受影响，血管收缩和寒战的阈温度降低，寒战阈温度的变化幅度与阻滞范围成正比。椎管内麻醉阻断了下半身与脑之间的大部分传入和传出神经活动，包括传入的痛觉信号和控制血管收缩及寒战的传出信号，从而显著降低了单位体温变化引起的调节防御反应和该反应的最大强度。

（二）全身麻醉对体温的影响

全麻药物通过多种方式影响机体热量的产生和丢失：直接扩张外周血管，降低血管收缩阈温度，调节血管收缩，使动静脉分流、血管扩张，加剧热量丢失；降低机体代谢率，减少热量产生。

全身麻醉状态下低体温可呈特征性的"三个期"（图19-1）。重分布期：全身麻醉后1h引起外周血管扩张，抑制中枢体温调节反射，核心热量被带至外周，导致外周体温略增，降低了核心体温与体表温度的差值，出现热量再分布；线性期：麻醉诱导后2～3h中心体温下降速度开始减慢；平台期：中心温度逐渐趋于稳定。所有的全身麻醉药都会影响体温调节中枢，以其剂量和浓度依赖的方式同步降低血管收缩和寒战的阈温度（0.2～4.0℃），有效地抑制体温调节。此外，全身麻醉气管插管后，吸入低温、干燥的气体或被半开放回路带走大量机体热量也是低体温发生的原因。

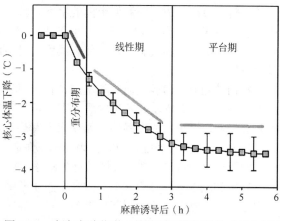

图19-1 全身麻醉状态下低体温呈特征性的"三个期"

（三）环境因素

手术室的温度常控制在22～25℃。室温在21～22℃时，患者术中低体温发生率比室温在24～25℃时增加约55%。冬季低温环境下，围术期低体温的发生率更高。

手术床的温度与患者的体温温差超过10℃，患者平躺于手术床上，由于传导散热患者体温会快速下降，尤其是婴幼儿和老年人。由于小儿体表面积相对于体重较大，且体温调节不完善，而老人围术期体温调节也易受环境温度影响，所以婴幼儿和老年人体温下降更明显。

皮肤消毒时，消毒液温度低，同时消毒待干后才达消毒目的，消毒液的挥发可带走大量的热量，使体温下降。目前手术室多采用层流式空气净化系统，由于层流室的常规温度偏低及空气对流速度较快，导致热辐射和对流散热均显著增加，易诱发或加重低体温，特别是时间长（超过2h）、体表或体腔暴露面积大（胸腹腔）的手术，低体温的发生率明显增加。此外，患者转运途中环境温度偏低也是患者体温下降的高危因素。

（四）术中输液、输血及大量冲洗液的影响

大量输入未加温的液体或血液制品，可引起外周循环的冷释放，导致患者体温下降。成人每输注1000ml室温液体或200ml 4℃血液制品可降低体温0.25～0.5℃。此外，使用未经加热的冲洗液也会带走体内大量热量，使患者体温降低。

（五）个体因素

年龄是影响围术期体温的另一个重要因素。年龄＞60岁的患者对冷的耐受力差，受代谢减少及生理储备降低影响，围术期体温下降更为明显。婴幼儿体温调节中枢发育尚未完善，容易受外界环境影响，同时皮下脂肪薄，保温作用差，均易出现围术期体温下降，特别是早产儿体温下降程度更为显著。危重患者、慢性病患者、肥胖、低体重、营养不良患者也易出现低体温。

三、围术期体温监测

体温监测最常见的测温工具是电子温度计，其中最常用的是热敏电阻和温差电偶温度计，还可选择红外线鼓膜温度仪。正常体温调节分为3个阶段：传入信号、中枢调节以及传出反应。温度传入信号大部分来自深腹部、胸部组织、脊髓及脑，因而没有哪一种组织的温度可称作"标准温度"。由于中心组织温差很少超过0.2℃，核心温度的获取常通过对肺动脉、食管、直肠或鼻咽等部位的温度进行测量。

（一）非侵入性体温测量方法

1. 腋下测温 腋窝温度可以近似反映人体的核心温度。腋下测温是将温度计置于腋窝皮肤，

紧扣上臂使腋部形成一个近似密闭的空间。腋下测温因其易被人接受、安全、舒适且便于操作等优点，在临床上使用最为广泛。然而腋下测温每次测量值都会发生变化，数值较实际体温偏低。测量准确性受诸多因素影响，如环境温度、局部血流量、腋下出汗、温度计放置不恰当以及测量时间不足等。

2. 口腔测温 口腔测温是将温度计置于患者的舌下或两侧颊部以测量口腔内温度的方法。解剖上，颈外动脉分支支配舌下区域，因此舌下区域的温度可体现核心体温的变化。血管的收缩或舒张会影响口温测量的准确性，如在人体发热、寒战时，由于口腔血管收缩，血流量小，而使得测量值偏低；而口腔炎症反应时会因局部充血造成测温数值偏高；其他因素，如流涎、事先食用冷或热的食物、咀嚼口香糖、吸烟以及快速呼吸等均会影响测量值。

3. 鼻咽测温 将热敏探头通过鼻孔置于鼻咽部而实现体温连续测量的方法称为鼻咽测温。鼻咽部是良好的测温部位，因其接近颈内动、静脉，可迅速反映大脑温度的变化。鼻咽温测量方法简便易行、容易耐受，且准确性高，但常受吸入气流的影响。

4. 鼓膜测温 将温差电偶温度计探头放置于外耳道内距鼓膜1.5cm的位置测量鼓膜温度，常被用于估计核心温度，也可通过红外线鼓膜测温仪探测外耳道壁和鼓膜辐射的能量来获取鼓膜温度。颈内、外动脉的血液供应鼓膜与下丘脑，因此鼓膜温度间接反映大脑温度。鼓膜温度必须使用红外测温方法，另外鼓膜温度的准确性易受环境温度的影响，耳部耵聍及炎症也会使测温产生一定的偏差，测量1~2次后必须等3~5min才能再次测量，无法连续使用。鼓膜测温无创且易于操作，但对于清醒患者来说会造成一定的痛苦，并且有损伤鼓膜的风险，同时容易引起交叉感染。

5. 额头表面皮肤测温 额头表面皮肤测温的测量部位为眉心到发际线的中点（也称额心）。测温时应确保额头没有头发、汗水、帽子遮挡，体温枪到额心的距离为3~5cm。重复测量时，先将红外额温计探测头移开，间隔5s后再进行下一次测量。额头表面皮肤测温受风吹散热、额面汗液、血管变化等因素影响，容易形成测量误差，但其操作简便易于接受，临床使用广泛。

（二）侵入性测温

1. 食管内测温 食管内测温是除肺动脉温度外最为精确的测温技术。通过鼻腔将测温探头置于食管中下1/3处（相当于左心房和肺动脉之间）进行体温测量。食管温与肺动脉温相关性好，偏差小于0.1℃。食管内测温时测温探头安置需使用X线辅助定位，因此增加了患者接受放射线的机会，限制了临床使用。

2. 直肠测温 直肠测温是一种传统的体核温度的测量方法，常作为术中以及ICU患者连续体温监测的方法。将测温探头置入深度为3~4cm直肠内进行测量所得的温度即为直肠温度。直肠位于低血流量和高隔离的区域，散热量小，在稳定状态时其温度常高于其他测温部位；相比于鼓膜温、腋温和前额皮肤温度，直肠温度更接近人体的核心温度。儿童核心体温比成年人高（36.5~38.0℃）且降温快，推荐2岁以下小儿采用直肠测温。直肠测温便捷、侵袭性小，检测结果直接、稳定。

3. 膀胱测温 膀胱测温是将温度传感器置于导尿管内，通过测量膀胱内尿液温度来实现体温的连续测量的方法。膀胱温相比于腋温和鼓膜温度，与血管内温度的平均差异最小。膀胱测温的准确性受核心温度和尿流率的影响，膀胱温度在高尿流率时比低尿流率时更加准确。人体温度在36.5~38.8℃时膀胱温度相比肺动脉测温更能反映人体核心温度，而当核心温度低于36.5℃时两种测温方法的偏差变大。膀胱测温应用非常广泛，是一项准确性高且易于实施的测温方法，其操作简单、方便且创伤小，尤其对于病情危重或手术时间长、椎管内麻醉等围术期必须留置导尿管的患者，应用膀胱测温可减免其他部位的测温。

4. 血管内测温 肺动脉内温度测量能迅速而准确地反映核心温度的变化，是临床上公认的体温测量的"金标准"。肺动脉内温度测量通过肺动脉漂浮导管尖端连接温度传感器，其经常用作其他测温方法的参考。在进行脉搏指数连续心排量（pulse-induced contour cardiac output，PICCO）

监测时，通过股动脉置管也可以进行血管内温度的监测。肺动脉温度与股动脉温度的差异可以忽略不计。肺动脉温度测量及 PICCO 体温监测是测量核心体温的金标准，但两种方法均具有一定的侵袭性，价格也较昂贵，并可能导致一系列严重的并发症，如气胸、心律失常、心脏瓣膜损伤、血栓、感染等，故难以广泛应用。

（三）其他

其他有报道的测温方法有颞动脉表面皮肤测温。通过对颞动脉区域的皮肤温度测量可提供一个简单且非侵入性的体核温度测量方法，但准确性较差。

四、体温监测设备

（一）电子体温计

体温监测中最为常见的设备是电子体温计。电子体温计又分为利用温度计中的电阻随温度改变而改变的热敏电阻体温计和利用二种金属构成的电流与其接受的温差有关的原理制成的热敏电偶体温计。电子体温计可实现体温的连续监测，是围术期监测鼻咽、口腔、食管下段、膀胱、直肠温度的常用手段，但置入温度探头可能导致患者不适，常需患者意识消失后置入并监测。

（二）红外线体温计

红外线体温计（图 19-2）常用于鼓膜温度测定，其反应迅速，与中心温度具有较好相关性。测量时患者无不适感。可用于术前及术后患者清醒时的温度测量，但无法实现连续测量。

（三）无创体温监测系统

新型无创体温传感器（iThermonitor）（图 19-3）可贴于患者体表，并通过隔热材料隔绝体表温度的流失，使核心体温等同于体表温度，并同时记录核心体温。其最大优势是可通过无创技术把连续体温数据接入监护仪，便于建立连续的体温管理数据库。

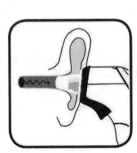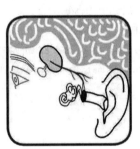

图 19-2　红外线体温计

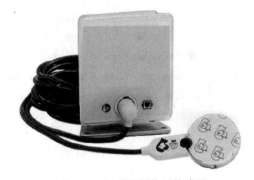

图 19-3　新型无创体温传感器

五、围术期体温监测标准

美国麻醉医师协会（ASA）围术期保温治疗指南建议，除非有低体温的特定指征（如心脏体外循环手术、器官移植手术等），否则全身麻醉超过30min及预期体温变化明显（体腔手术、长时间大手术等）的区域阻滞麻醉患者均应监测体温。术中积极、主动的体温监测和及早采取保温、加热措施是防控围术期低体温的重要措施。通常情况下应尽力维持中心体温＞36℃。

（刘敬臣　林育南）

思 考 题

1. 围术期体温升高或降低的原因有哪些？

2. 手术麻醉低温期间的适应证、注意事项及并发症有哪些？

3. 围术期体温升高的防治措施有哪些？

4. 患者，男性，14 岁。在全身麻醉下拟行后路脊柱侧凸矫正术。入手术室时，心率 80 次 / 分，血压 116/62mmHg，体温 36.5℃。麻醉诱导给药后 2min，患者肌肉抽搐，气管插管时发现咬肌痉挛，检查全身肌肉状况，发现四肢及胸腹壁肌肉呈强直状态。此时监测显示心率进行性上升，150～180 次 / 分，同时 $P_{ET}CO_2$ 显示为 71mmHg。听诊两肺呼吸音均正常，血气分析示 $PaCO_2$ 为 83.1mmHg，此时体温 37.8℃，并很快升至 38.3℃。患者的病情变化提示发生了什么？其典型的临床表现是什么？该如何处理？

知 识 拓 展

近年来，随着 ERAS 理念的深入研究，预防围术期低体温已成为关注的焦点。目前已有的研究覆盖了围术期低体温的预测、预警和预防控制等方面，并依此建立了围术期低体温风险预测模型，以对接受腹腔镜手术、心脏病体外循环手术、神经外科手术全麻患者的围术期低体温风险进行预测。该模型正在接受多中心、大样本的临床研究验证。值得注意的是，关于围术期低体温的研究大都以单一时间点的测量值或者多次测量的平均值展开，未将时间因素纳入分析，这是未来研究需关注的一个因素。

推 荐 阅 读

陈桂珍 . 2013. 围术期意外低体温的研究进展 [J]. 中华医院感染学杂志 , 23(02): 478-480.

马正良，易杰 . 2017. 围术期患者低体温防治专家共识 (2017)[J]. 协和医学杂志 , 8(06): 352-358.

SESSLER DI. 1997. Mild perioperative hypothermia[J]. N Engl J Med, 336(24): 1730-1737.

SESSLER DI. 1997. Perioperative thermoregulation and heat balance[J]. Ann N Y Acad Sci, 813: 757-777.

TVEITA T, SIECK GC. 2022. Physiological impact of hypothermia: the good, the bad, and the ugly[J]. Physiology, 37(2): 69-87.

第二十章 其他监测

随着外科学的飞速发展，高龄患者、危重患者、复杂手术、重大手术与日俱增，对围术期监测提出了更高的要求；同时，随着 ERAS、精准麻醉、舒适化医疗等理念的大力推进，麻醉的关注点不再仅是患者的安全以及满足手术需求，围术期需要更精准的监测手段以及设备，提供更全面、准确的患者信息，以提高患者的预后。

第一节 肾功能监测

目前围术期对肾功能监测的重视程度远不及对心、肺功能的监测，但是监测肾功能不仅能评价肾本身的功能状态，还可作为评估细胞外液和心血管功能的重要参数，并有助于发现和处理一些全身性疾病，如溶血、糖尿病和酮症酸中毒等。此外，对有可能发生急性肾衰竭（acute renal failure，ARF）的患者，肾功能监测尤为重要，可以及时发现肾功能不全的早期征兆，避免肾功能进一步恶化。在危重及围术期患者，由药物及肾缺血引起的肾衰竭是一种严重的并发症。尽管 ARF 本身是可以治疗的，但是合并多器官功能衰竭时，死亡率会大大增高。同时，在多器官功能衰竭时，肾衰竭往往也是最先出现的，因此及时监测肾功能有利于及早发现问题并及时处理。

一、麻醉、手术对肾功能的影响

麻醉、手术主要是通过改变肾小球滤过率（glomerular filtration rate，GFR）影响肾功能，其中，血流动力学的改变对其影响巨大。麻醉药，无论是局麻药、吸入麻醉药还是静脉麻醉药均可通过降低动脉血压和心输出量减少肾血流量（renal blood flow，RBF），从而导致 GFR 下降、尿液形成减少。而一些特殊的手术，例如肝移植、心脏手术还可通过直接或者间接的作用减少 RBF，从而影响 GFR 和尿量。

麻醉管理过程中出现的应激、各种原因所致的缺氧、低血压，甚至休克等均可以显著地影响肾功能，需要特别引起重视。此外，麻醉药也可对肾功能产生直接或者间接的影响。所有麻醉药均可通过降低动脉血压和（或）心输出量间接减少 RBF 和 GFR，使得尿量减少，但是麻醉药并不会消除肾自身的调节作用，随着循环的纠正，肾灌注压、RBF、GFR、尿量很快便会恢复正常。除此以外，术前用药和局麻药对肾功能的影响不大。吸入麻醉药中，甲氧氟烷以及恩氟烷使用时间过长，可因产生大量的无机氟化物而导致明显的肾毒性。七氟烷可以产生复合物 A，具有潜在的肾毒性，但是七氟烷与肾功能障碍的关系尚不明确。

二、围术期急性肾损伤

急性肾损伤（acute kidney injury，AKI）是以 GFR 急性下降和血尿素氮（blood urea nitrogen，BUN）积聚为特征的肾功能异常。2002 年急性透析质量指导组织（ADQI）提出了 AKI 的概念，并根据血肌酐（serum creatinine，Scr）和尿量的变化提出了 RIFLE 诊断分级标准（表 20-1）。2004 年国际肾脏病学会、美国肾脏病学会、美国肾脏病基金会、ADQI、欧洲重症医学协会及急诊医学专业等来自全球多个国家和地区的专家成立了急性肾脏损伤网络（AKIN）专家组，并于2005 年提出了 AKIN 标准（表 20-2），规定了诊断 AKI 的时间窗（48h），强调了 Scr 的动态变化，为临床早期干预提供了可能。2011 年改善全球肾脏病预后组织（KDIGO）发布了《KDIGO 急性肾损伤临床实践指南》（KDIGO 标准）（表 20-3）。住院患者 AKI 的发生率为 5%～25%。在外科手术患者中，已报道的术后 AKI 发生率差异较大，在腹部大手术中发生率为 3%～13%。

表 20-1 ADQI 的 RIFLE 诊断分级标准

分级	Scr 或 GFR	尿量
危险期（risk）	Scr 增至基础值 ×1.5 或 GFR 下降 25%	＜0.5ml/（kg·h）×6h
损伤期（injury）	Scr 增至基础值 ×2 或 GFR 下降 50%	＜0.5ml/（kg·h）×12h
衰竭期（failure）	Scr 增至基础值 ×3 或 GFR 下降 75%，或 Scr ≥350μmol/L（4.0mg/dl），且急性增加至少 ≥44μmol/L（0.5mg/dl）	＜0.3ml/（kg·h）×24h 或无尿 ×12h
肾功能丧失期（lost）	肾功能完全丧失（需要 RRT 超过 4 周）	
终末期肾病（end）	肾功能完全丧失＞3 个月	

表 20-2 AKI 的 AKIN 分期标准

分期	血清肌酐标准	尿量
1 期	绝对值升高≥0.3mg/dl 或相对升高≥50%	＜0.5ml/（kg·h）（时间＞6h）
2 期	相对升高＞200%	＜0.5ml/（kg·h）（时间＞12h）
3 期	相对升高＞300% 或在≥4.0mg/dl 基础上再急性升高≥0.5mg/dl	少尿＜0.3ml/（kg·h）×24h 或无尿 ×12h

表 20-3 AKI 的 KDIGO 分期标准

分期	Scr	尿量
1 期	升高≥26.5μmol/L（≥0.3mg/dl）；增至基础值的 1.5～1.9 倍	尿量＜0.5ml/（kg·h），持续 6～12h
2 期	增至基础值的 2.0～2.9 倍	尿量＜0.5ml/（kg·h）持续≥12h
3 期	升高≥353.6μmol/L（≥4.0mg/dl）；增值基线 3 倍及以上；或者启动 RRT；或者患者＜18 岁，估计 GFR 降低到＜35ml/（min·1.73m²）	尿量＜0.3ml/（kg·h）持续≥24h；或者无尿持续时间≥12h

三、肾功能监测的间接指标

肾血供对其功能可造成直接或间接的影响。研究表明，慢性肾脏疾病合并严重脱水可导致肾衰竭，糖尿病合并血容量不足则可使 ARF 发生率增加 100 倍。因此，正确评估氧供、血容量、组织灌注和血流量等可间接了解肾功能状态。

四、肾功能监测的实验室指标

围术期监测 AKI 的理想方法应该精准、简单、方便、价廉，与 AKI 具有很好的相关性，尤其是可以尽早检测出轻微的 AKI，但是尚无这样一种检测方法。重复 Scr 测定（相对或绝对变化）单独或与估计的 GFR 结合使用，是目前常用的临床工具。由于 AKI 的传统标志物均存在明显的局限性，只有肾单位不足 40% 时才能检测出来，使得 AKI 失去了良好的治疗机会，因此，探索早期诊断 AKI 生物学标志物的存在和价值意义重大。近年来人们一直在寻找能早期检测 AKI 的新型生物标志物，多个候选标志物目前都在研究阶段，以评估它们的有效性和实际临床应用价值。

（一）传统反映 AKI 的生物学指标

传统反映 AKI 的生物学指标包括尿量、尿比重、尿渗透压、血肌酐（serum creatinine，Scr）、内生肌酐清除率（creatinine clearance，Ccr）、血尿素氮（blood urea nitrogen，BUN）、菊粉清除率（inulin clearance，Cin）、尿钠值、滤过钠排泄分数（fractional excretion of filtrated sodium，FENa）、自由水清除率（free water clearance，CH_2O）以及肾浓缩和稀释试验等。

1. 尿的一般理化检查

（1）尿量：临床上对肾功能的评估主要依赖尿量，然而围术期尤其是术中通过尿量评价肾功能存在争议。少尿不能作为术中评价肾损伤的可靠指标。而与术中情况相比，术前或术后尿量 <0.5ml/(kg·h) 超过 6h 可以诊断 AKI。

（2）尿比重：正常范围是 1.003～1.030。但由于尿比重受到蛋白质、葡萄糖、甘露醇、利尿药、年龄、抗生素、激素等众多因素的影响，因此其仅用于估计肾的浓缩功能，且不可靠。

（3）尿渗透压：亦称尿渗量，反映单位容积尿中溶质分子和离子的颗粒数，波动范围为 600～1000mOsm/L。尿比重和尿渗量都能反映尿中的溶质含量，测定尿渗透压变化能更真实地反映肾小管浓缩和稀释功能。但是在临床中，导致尿比重缺乏特异性的一些物质同样也会影响尿渗透压，所以预测急性肾小管坏死或鉴别急性肾小管坏死与肾前性氮质血症时，尿渗透压的敏感性和特异性尚不确定。

2. 肾小球功能的实验室指标 有血肌酐（Scr）、内生肌酐清除率（Ccr）、血尿素氮（BUN）、菊粉清除率及有效肾血流量。Scr 是肾功能损害的可靠指标，Scr 的动态变化比其是否在正常范围内更为重要。Ccr 降低可发现较早期的损害，并可根据降低程度评估肾小球滤过功能受损程度，Ccr 在 51～70ml/min 为轻度损害，31～50ml/min 为中度损伤，低于 30ml/min 为重度损伤。慢性肾衰竭患者若 Ccr 在 11～20ml/min 多为早期，6～10ml/min 多为晚期，低于 5ml/min 则为终末期肾衰竭。

3. 近端肾小管功能的实验室指标 尿钠浓度、滤过钠排泄分数。

4. 远端肾小管功能的实验室指标 自由水清除率、肾浓缩和稀释试验。

（二）敏感反映 AKI 早期的生物标志物

理想的急性肾损伤早期生物标志物可及早发现 AKI、判断 AKI 损伤程度并反映 AKI 类型，其对于 AKI 的早期识别、诊断、监测及预后具有重要意义。

1. 反映肾小球滤过功能的生物学标志物 有半胱氨酸蛋白酶抑制蛋白 C、前心房利钠肽（1-98）等。

2. 定位肾小管损伤的生物学标志物（肾小管性尿酶） 有 N-乙酰-β-D-氨基葡萄糖苷酶（N-ace-tyl-β-D-glucosaminidase，NAG）、尿 T-H 糖蛋白、谷胱甘肽转移酶、丙氨酸-（亮氨酸-甘氨酸）-氨基肽酶与 γ-谷氨酰转肽酶、聚集素等。

3. 反映肾小管功能不全的生物学标志物（肾小管性蛋白尿） 有尿 α_1-微球蛋白、β_2-微球蛋白、尿溶菌酶、尿视黄醇结合蛋白等。

4. 反映肾小管应激反应时的生物标志物 中性粒细胞明胶酶相关脂质运载蛋白、尿白介素-18、肾损伤因子-1、肝脂肪酸结合蛋白、血小板活化因子和半胱氨酸蛋白-61 等。

第二节 凝血功能监测

正常人体内既有凝血系统，又有抗凝血系统，两者处于不断相互对抗、相互依存的动态平衡之中，从而使血液在血管内不断地循环流动，既不发生出血，又不形成血栓。生理情况下，这些系统之间的相互作用是高度缓冲、可控的，也处于动态平衡中。围术期时多种因素可引起凝血功能障碍，如疾病本身、手术、低温、缺氧、酸碱失衡、输液和药物等，往往需通过输注血液制品、止血或抗凝血药物等治疗。同时，随着外科技术水平的不断发展，重大手术和危重患者增多，对围术期出血风险评估和止血措施的要求也不断提高。此外，一些特殊的手术，如心血管外科手术常需要进行肝素化，并且术后还需要拮抗肝素的作用，而这些干预过程中势必出现出血、凝血功能变化。因此，掌握出、凝血功能的监测方法，指导血液制品的输注极其重要。

围术期凝血功能监测

正常止血需要凝血因子、血小板、内皮系统和纤维蛋白溶解（纤溶）系统参与。所以，传统凝血功能监测包括凝血酶原时间（prothrombin time，PT）、国际标准化比值（international normalized ratio，INR）、活化部分凝血活酶时间（activated partial thromboplastin time，APTT）、纤维蛋白原、血小板计数等。血栓弹力图（thromboelastography，TEG）是一种动态监测血液凝固过程（包括纤维蛋白-血小板血凝块的形成速度、溶解状态和血凝块的强度、弹力度）的技术，80 年代就开始广泛用于监测凝血功能，现已成为围术期监测凝血功能的重要指标，并在很多医疗单位推广。

（一）凝血酶原时间

PT 是检查外源性凝血因子的一种过筛试验。PT 的正常参考值为 12～16s，较正常对照值延长 3s 以上为异常。PT 延长多见于先天性凝血因子 Ⅱ、Ⅴ、Ⅶ、Ⅹ 缺乏症和低纤维蛋白原血症；获得性见于 DIC、原发性纤溶症、维生素 K 缺乏、肝脏疾病；血液循环中有抗凝物质，如肝素、口服抗凝血药华法林和纤维蛋白原降解产物，以及抗因子 Ⅱ、Ⅴ、Ⅶ、Ⅹ 的抗体。PT 缩短多见于先天性因子 Ⅴ 增多症、口服避孕药、血栓性疾病。

（二）国际标准化比值

INR 是患者 PT 与正常对照 PT 之比，目前国际上强调用 INR 来指导口服抗凝血药的用量，是一种较好的监测方式。INR 的正常参考值为 0.8～1.2，其增高或减少的意义同 PT。

（三）活化部分凝血活酶时间

它是检查内源性凝血因子的一种过筛试验，是用来证实先天性或获得性凝血因子 Ⅷ、Ⅸ、Ⅺ 的缺陷或是否存在它们相应的抑制物，同时，APTT 也可用来检测凝血因子 Ⅻ、激肽释放酶原和高分子质量激肽释放酶原是否缺乏。

APTT 的正常参考值为 24～36s，较正常对照值延长 10s 以上为异常。APTT 延长的意义：血浆凝血因子 Ⅷ、Ⅸ、Ⅺ 缺乏，如血友病 A、B；凝血酶原（因子 Ⅱ）及因子 Ⅴ、Ⅹ 和纤维蛋白原缺乏，如肝脏疾病、阻塞性黄疸、口服抗凝血药；纤溶活力增强，如继发性、原发性纤溶。APTT 缩短的意义：高凝状态、血栓性疾病等。

（四）纤维蛋白原

纤维蛋白原即凝血因子 Ⅰ，是凝血过程中的主要蛋白质，其含量异常可见于多种疾病。

纤维蛋白原的正常参考值为 2～4g/L。纤维蛋白原增加：除了生理情况下的应激反应和妊娠晚期外，主要出现在急性感染、烧伤、动脉粥样硬化、急性心肌梗死、自身免疫病、多发性骨髓瘤、糖尿病、妊娠高血压综合征及急性肾炎、尿毒症等；纤维蛋白原减少：主要见于 DIC、原发性纤溶亢进、重症肝炎、肝硬化和溶栓治疗时。

（五）血小板计数

正常参考值为（100～300）×10^9/L。当血小板计数＞$400×10^9$/L 时即为血小板增多，原发性血小板增多常见于骨髓增生性疾病，如慢性粒细胞白血病、真性红细胞增多症、原发性血小板增多症等。脾切除术后血小板会明显升高，常高于 $600×10^9$/L，随后会缓慢下降到正常范围。当血小板计数＜$50×10^9$/L 即为血小板减少，常见于血小板生成障碍，如再生障碍性贫血、急性白血病、急性放射病等；血小板破坏增多，如原发性血小板减少性紫癜、脾功能亢进；消耗过度，如 DIC；家族性血小板减少，如巨大血小板综合征等。

（六）血栓弹力图监测

1948 年由德国人 Harter 发明，是一种从整个动态过程监测凝血过程的分析仪，其特点有：检测快速、用血微量、可床边检测、检测方式更接近人体生理水平、可提供血块形成和溶解相关的多种参数等。2006 年美国 ASA 制定的输血指南和 2008 年英国血液学标准委员会制定的血小板输注指南已将 TEG 作为大手术术中和术后输注成分血的重要监测指标之一。

TEG 的应用领域包括定性分析凝血因子、纤维蛋白原、血小板数量与质量；检测血液中是否存在肝素的影响、纤溶活性；判断凝血功能状态、血栓风险、围术期患者的凝血状态及肺外科性渗血原因；监测抗血小板药物的治疗效果和并发症等。

TEG图形既能定量也能定性分析凝血状态，不需要再测量其他反映高凝、低凝、正常凝血以及纤溶状态的指标就能解释这种扫描图形，由此可判断治疗效果，以便于及时纠正或改善病理状态。其曲线图主要涉及几个重要参数：R值、K值、α角、MA值、Ly30值及EPL值，详见图20-1血栓弹力图的主要参数。

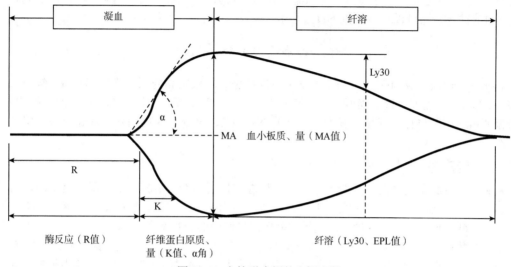

图20-1 血栓弹力图的主要参数

1. R值 R值代表凝血时间，从血标本开始检测到血凝块开始形成所需的时间，正常值为5～10min。R值延长表示患者血液中凝血因子缺乏，或使用抗凝血药（如肝素），当通过抗凝血药治疗后，如输入新鲜冰冻血浆后，R值可恢复正常；R值缩短时表示患者的血液为高凝状态。

2. K值 K值代表血凝块形成时间，指从凝血开始至TEG描记图振幅达20mm所需的时间，正常参考范围为1～3min，反映纤维蛋白和血小板在凝血块开始形成时的相互作用，即血凝块形成的速率。K值的长短受纤维蛋白原水平高低的影响，抗凝血药可延长K值，通过输入冷沉淀或新鲜冰冻血浆可以纠正K值。

3. α角 α角指从血凝块形成点至描记图最大曲线弧度作切线与水平线的夹角，正常参考范围为53°～72°。α角主要反映纤维蛋白原的水平，同时也部分反映血小板的功能和数量。当患者处于重度低凝状态时，血凝块幅度达不到20mm，K值无法确定，此时α角比K值更有价值。影响α角的因素同K值。

4. MA值 MA值代表最大振幅，是纤维蛋白和血小板通过GPⅡb/Ⅲa受体结合，表现了纤维/血小板血凝块的最大强度。由于GPⅡb/Ⅲa位点是血小板与血小板之间以及血小板与纤维蛋白之间的结合所必需，因此使用GPⅡb/Ⅲa血小板抑制药阿昔单抗（reopro）可使MA显示为线性。MA主要受纤维蛋白原及血小板两个因素的影响，其中血小板的作用（约占80%）要比纤维蛋白原（约占20%）大，血小板质量或数量的异常都会影响到MA值。正常参考范围为50～70mm。M减小提示患者出血、血液稀释、凝血因子消耗、血小板减少或疾病造成的凝血因子缺乏；MA增大则提示患者可能存在高凝状态，有动、静脉血栓形成的风险。

5. Ly30值 Ly30值为凝血30min时的纤溶百分比，即大振幅后30min的振幅衰减率，它表现了血液溶解。若Ly30＞7.5%，提示纤溶亢进；Ly30＞7.5%时，若综合凝血指数≤1.0提示原发性纤溶亢进，使用抗纤溶药物来纠正；若综合凝血指数≥3.0为继发性纤溶亢进，需抗凝处理。

6. EPL值 MA值确定后，30min内血凝块将要溶解的百分比（%），作用同Ly30。正常参考范围为＜15%。EPL显示患者是否存在纤溶亢进。结合综合凝血指数可进一步鉴别原发性纤溶亢进和继发性纤溶亢进。

第三节 微循环监测

微循环（microcirculation）是指微动脉和微静脉之间的血液循环，是血液与组织细胞进行物质交换的场所。其组成及作用包括：①迂回通路（营养通路），是血液与组织细胞进行物质交换的主要场所；②直捷通路，促进血液迅速回流；③动静脉短路，调节体温。临床上，微循环观察主要是观察血液循环，它可以在显微镜下直接显示。

一、微循环的形态学监测

毛细血管管径一般为 5～15μm，管壁由内皮细胞、基底膜和外周细胞突起构成；微静脉管径为 15～50μm，由毛细血管汇集而成，管壁由内皮细胞、基底膜和一层不典型的平滑肌细胞构成；微动脉多和细动脉伴行，管径一般为微静脉的 1/3～1/2，管壁由内皮细胞、基底膜和一层平滑肌细胞构成。

（一）微血管形态

微血管在各脏器甚至同一脏器不同区段的形态、构型都不完全相同，甚至完全不同，与其功能需要相关。有人将其形态分为发夹型、树枝型、网囊型、棘球型、密网型、珊瑚型 6 类，但实际上全身微循环形态远非这 6 种，这也是微循环定量监测的困难所在。

正常的微循环应具备的条件：微血管分支走行有序，血管边缘圆滑，无局部畸形、膨大或狭窄；血流为轴流，中间为红细胞，边缘为血浆混有少量血小板，轴流边界界限清楚，血流中无长时间"颗粒"停滞，无红细胞聚集现象，无或偶见白细胞贴壁翻滚；血管壁完整，无破裂、出血或严重渗漏。

（二）微循环观测方法

微循环的管径、密度、流速、流态及通透性与微循环功能密切相关，但微血管内径小于肉眼可分辨的 100μm 的阈值，故需用高速摄影机、显微镜和电镜等显微技术或生物化学技术判断是否存在微循环障碍。

二、微循环功能障碍的监测

20 世纪 60 年代曾提出休克的微循环学说，但近 20 年的研究更重视休克发病过程中的细胞机制，对休克和多器官功能不全综合征的本质认识已深化到细胞、分子生物学（基因水平），乃至蛋白组学的水平。微循环障碍主要见于以下 3 种形式：低灌流、无复流和再灌注损伤。

甲周、球结膜、舌、唇乃至肠系膜微循环的直接显微镜观测方法既不能用于连续监测，又不能定量，早已不作为临床监测方法，目前常用于微循环障碍监测的内容包括：①研究严重感染、重症休克、多发创伤时的全身炎症反应综合征以及单核细胞、巨噬细胞、中性粒细胞、内皮细胞的功能异常；各种细胞因子、炎症介质的作用；各器官、系统的改变（包括肺、肾、肝、胃肠道、中枢神经系统、免疫、网状内皮系统等）。②研究缺血再灌注损伤的机制以及氧自由基损伤、细胞内钙超载、细胞损伤和凋亡的基因调控、蛋白组学变化。③监测整体氧供和氧需的关系，监测局部静脉血氧饱和度（如颈内静脉球部氧饱和度）、胃黏膜 pH 等，判断全身或局部的氧代谢状态。④监测出、凝血机制的变化和微血栓的形成，监测弥散性血管内凝血的相关改变。⑤研究血液黏滞性、流动性、聚集性，即血液流变学。⑥研究细动脉、细静脉及毛细血管的压力、管径、血流速度和血流量的变化，即微循环血流动力学监测，采用检测技术主要有微循环电视摄像装置、红细胞速度跟踪仪、电视图像剪切仪，可以定量收集上述信息，有利于深入探讨疾病过程及药物作用机制中微循环的特异性变化。上述所有与微循环功能障碍有关的监测详见各有关章节。

微循环功能失调在脓毒症及感染性休克的病理生理过程中扮演了重要角色，因此，微循环监测备受重视，但尚存在以下问题：微循环成像数据的解释仍存在困难；舌下微循环成像与器官微循环功能不全之间的平行关系不明；在疾病过程中，缺乏微血管功能不全的评价参数，难以指导治疗及对预后进行评估。目前对于这些问题仍缺乏有效的解决方案，也是今后微循环监测的研究方向之一。

应用激光多普勒血流测定仪对血液流变学状态及微循环进行准确、无创的监测，还可为脑部疾病的判断、治疗及相关研究提供参考，是最近较新的进展。如在开颅手术中，通过新型的无创监测设备光谱激光多普勒血流仪对脑部微循环进行监测，可发现在不同浓度丙泊酚的作用下，脑部毛细血管（静脉）对于 CO_2 的反应性无明显不同；在 $PaCO_2$ 增高时，毛细静脉血流量增加且不受丙泊酚麻醉的影响；血管扩张后毛细静脉氧饱和度增加，说明可利用的氧增加；同样通过公式计算，可得出其他诸多脑部血液流变学及微循环参数。其可靠性及对临床神经外科的指导价值有待进一步研究。

多普勒光学相干断层扫描仪近年同样被应用于脑部微血管的血流监测，因其无创、高空间分辨率、高流速敏感性及快速成像的优点，尤其适用于脑部微血管血液流变学的研究，同时可通过对微血管血流变化的成像，来评估颅脑的疾病及神经性病变的病理。

（张 杰）

思 考 题

86 岁男性患者既往高血压、糖尿病 40 年，2 年前出现一次肾功能不全治疗后肾功能正常，两天前行股骨颈手术后生命体征稳定，但是尿量仅有 200ml，给予呋塞米处理，尿量达到 600ml 后血压不稳定，泵注甲氧明可以维持血压在稍低水平，之后 24h 为避免患者心衰，总液体入量 800ml，尿量 300ml，静脉注射呋塞米仍少尿，随后患者出现肾衰竭。患者出现肾衰竭的主要原因是什么？给我们什么启示？

知 识 拓 展

从围术期 AKI 被报道以来，历经几十载，肾功能监测领域一直没有巨大的进展。目前，血肌酐仍是大部分肾功能监测措施的主要指标。AKI 相关的最新进展可能会带动肾功能监测领域的发展，如早期生物标志物的检测或者早期进行风险预测的一些方法，此外，鉴定 AKI 之前患者病情、进行 AKI 诊断及预后判断的检测组合也可以为围术期肾功能监测提供新思路。

推 荐 阅 读

贺源，徐红党，林洪启，等 . 2021. 非体外循环冠状动脉旁路移植术后急性肾损伤的危险因素 [J]. 中华麻醉学杂志 , (09): 1079-1082.

中国老年医学学会 . 2022. 老年患者非心脏手术围术期肾脏损伤防治专家共识 (2022 版)[J]. 中华麻醉学杂志 , (06): 650-660.

MEERSCH M, SCHMIDT C, HOFFMEIER A, et al. 2017. Prevention of cardiac surgery-associated AKI by implementing the KDIGO guidelines in high risk patients identified by biomarkers: the PrevAKI randomized controlled trial[J]. Intensive Care Med, 43(11): 1551-1561.

PATHAK S, OLIVIERI G, MOHAMED W, et al. 2021. Pharmacological interventions for the prevention of renal injury in surgical patients: a systematic literature review and meta-analysis[J]. Br J Anaesth, 126(1): 131-138.

PROWLE JR, FORNI LG, BELL M, et al. 2021. Postoperative acute kidney injury in adult non-cardiac surgery: joint consensus report of the acute disease quality initiative and perioperative quality initiative[J]. Nat Rev Nephrol, 17(9): 605-618.

URBSCHAT A, OBERMÜLLER N, HAFERKAMP A. 2011. Biomarkers of kidney injury[J]. Biomarkers, 16 Suppl 1: S22-S30.

第四部分　麻醉方法与麻醉管理

第二十一章　麻醉风险与术前评估

从广义来说，麻醉风险包括麻醉对患者构成的特殊风险和对麻醉医师构成的职业风险。麻醉（和手术）相关风险是指发生在术后30d以内的并发症和死亡，尽管30d以后发生的不良事件也可能与麻醉和（或）手术相关。在我国，中华医学会麻醉学分会也一直致力于推出各类麻醉相关临床实践指南/专家共识，以期提高麻醉质量，降低麻醉风险。

麻醉术前评估，是指导围术期患者管理、降低麻醉风险和围术期并发症、改善患者结局的临床基础。术前评估的根本目的是获取患者内、外科病史的相关信息，形成患者围术期风险的评估，并形成任何必须完成的临床优化的计划。麻醉医师主导的术前评估门诊，可以提高手术室效率、降低手术当日取消或推迟率、降低住院费用，以及提高患者诊疗质量。麻醉医师是围术期医学专家，因此有独特的优势来评估麻醉或手术相关风险，与患者讨论这些风险，并与外科团队、会诊医师和其他内科专家合作处理这些围术期风险。

第一节　麻醉风险的构成与分析

一、概　　述

伴随着现代医学的出现，实施麻醉就具有独特的风险，既包含给患者带来的风险，也包含给麻醉医师造成的职业风险。对于患者个体，在麻醉前获得围术期相关并发症发生率的准确信息，有利于针对手术和麻醉做出知情同意的决策。从更广泛的层面来说，理解围术期并发症发生率和死亡率随着患者、医师和医院而变化的程度，对于评价和改善医疗行业的质量也有重要意义。

麻醉的风险因风险具体定义的不同而显得十分复杂。首先，并发症和死亡的观察时间跨度，也使得给经历手术和麻醉的患者个体面对的风险作出结论变得困难，例如只观察术中，还是术后48h、住院期间、术后30d或更长？究竟在术后哪个时间节点患者不良事件的发生率会回到基线水平？其次，只考虑麻醉所致不良事件和整体考虑术后并发症率和死亡率，也会带来不同的结果。例如，仅考虑麻醉所致术中死亡率，现代麻醉在患者安全领域创造出了成功范例，因为麻醉所致死亡率已从1∶2680大幅下降至1∶185 000。再次，多样化的结局指标也会得出不同的结果。通常而言，研究者聚焦于死亡和类似心肌梗死、肺炎和肾衰竭等的主要并发症，但是，近来已有研究把结局指标外推至经济及患者生活质量领域，如门诊手术后的未预计再入院、因术后恶心呕吐所致出院延迟，以及患者术后的生活自理能力、生活质量、满意度等。

本节我们将回顾围术期不良事件潜在原因的相关理论，以及与术中麻醉管理、围术期管理相关的风险的性质及程度；通过统计风险指数回顾麻醉与围术期风险在患者、医师、机构层面的决定因素，与产妇、小儿、老年患者相关的独特风险因素；讨论未来与麻醉风险相关的研究方向及临床管理，包括理解麻醉风险相关知识所带来的卫生政策的改变。

二、围术期风险框架

围术期风险是多源的，取决于患者、麻醉和手术相关因素的相互作用。就麻醉而言，包括吸入麻醉药和静脉麻醉药在内药物的选择和影响，以及麻醉医师个人的技术，对于围术期风险来说都是重要的。同样，外科医师的技术和手术本身也可以影响围术期风险，执业医师可以在术后多个节点影响患者结局。尽管某些器官特异并发症的发生率可能受麻醉或外科诊疗的影响，如心肌梗死、导管相关性血流感染，但是，对于这些并发症的诊疗能力差异（如救援失败）可以解释手术结局的院际间差异。即使是各个医院局部的质量改进努力，也可以产生手术结局改善的最大潜力。麻醉诊疗有可能在多个时间节点影响手术整体风险，因此，监测麻醉和手术的风险以及发现可以降低这些风险的潜在机会也显得极其复杂。

三、患者相关风险

许多研究显示，围术期并发症率和死亡率在合并内科疾病的情况下会增高。ASA 生理状态分级系统（ASA physical status，ASA-PS）诞生于 1941 年，是一种在手术患者中广泛使用的并存疾病严重程度的分类方法。多个研究显示，随着 ASA 分级增高，患者手术死亡率增加。但是，ASA 分级的一个主要不足在于分级是由麻醉医师个体完成的，而个体之间的差异是客观存在的。

当前对于麻醉风险的研究主要集中于两大类：一类是针对特定脏器并发症的危险因素研究；另一类是针对全因死亡的危险因素研究。针对心脏并发症风险的改良心脏风险指数（revised cardiac risk index，RCRI）列出了 6 个主要风险因素：高危手术、缺血性心脏病史、充血性心力衰竭病史、脑血管病史、术前使用胰岛素、术前血清肌酐高于 2.0mg/dl。随着危险因素的增多，心脏并发症的风险也逐步增高。Gupta 和同事使用美国国家外科质量改进项目数据库，他们用 5 个参数（手术类型、依赖功能状态、异常肌酐水平、ASA 分级和年龄）建立了评估非心脏手术术后心血管不良事件风险的模型，显示对心血管不良事件的预测能力优于 RCRI。近来的研究开始关注术后 AKI、术后呼吸衰竭、脑卒中的危险因素。Glance 等也利用 NSQIP 数据库构建了非心脏手术术后 30d 全因死亡风险的评分系统，对 ASA 分级、急诊状态、手术类型进行赋分。这些评分系统不仅可用于临床患者的风险评估，还可用于各医疗机构医疗水平的患者因素校正，据此来制定相关医疗政策。除了寻找围术期风险的临床指标，当前的研究也开始探寻遗传学和基因组学对大手术结局的影响，如恶性高热的易感基因以及术后认知功能下降的相关靶点。

（一）产妇

产科患者的麻醉有独特的风险，因为母亲和胎儿都有发生并发症的潜在风险。幸运的是，母亲死亡率很低，麻醉相关死亡的比例只占所有母亲死亡的极少部分。因此，研究围产期并发症需要临床多样化的大量患者。来自 80 年代的研究数据显示，麻醉相关的产妇死亡基本都在 1/100 000 左右。2014 年，D'Angelo 的研究甚至报道了 257 000 个产妇麻醉中没有麻醉相关性死亡。产科麻醉的主要并发症和死亡风险呈下降趋势，但近年来仍有研究提示不良结局持续发生，特别是接受全麻剖宫产术的患者。

（二）小儿

儿科人群麻醉相关风险的研究比较少。已有的研究发现，婴幼儿死亡风险高，麻醉相关风险在儿科麻醉专科化的中心是较低的。近来的研究集中于儿童暴露于麻醉的神经认知风险，但是研究结果尚不一致，提示需要更多的研究来评估与量化各种麻醉药物的影响。

（三）老年

年龄与手术风险的关系，从现代手术早期开始就是临床的一个争论点。随着我国人口老龄化的加速，老年患者手术和麻醉的风险也一直是重要的关注点。对老年患者手术麻醉安全方面的研究，一个关键问题是确定其围术期风险因素的构成。当前，老年患者手术麻醉风险的研究集中于更为广义的风险，除了传统的死亡率和并发症发生率外，还包括功能结局和生活质量。随着老年人口的增加，研究者近来还不断地在关注麻醉对老年人神经认知功能的影响。

四、手术相关风险

手术操作本身会显著影响围术期风险。普遍认为急诊手术会增加风险。就手术种类来说，心血管手术的死亡率和主要并发症发生率最高。在非心脏手术领域，血管手术风险最高，包括主动脉重建、截肢等。腹内、胸内手术和骨科手术有中等风险。近来发现手术时间延长可增加围术期静脉血栓栓塞的风险。

五、麻醉相关风险

（一）麻醉药

许多研究评估了麻醉药的选择对结局的影响，从整体来看，目前没有一种最好的麻醉技术适用于某个特定的手术或手术类别，仍需要更多的研究来证实。在文献中，一直存在一个麻醉药品是否带来内在毒性的问题。氟烷可能与肝炎、肝衰竭有关，但是发生率很低；七氟烷所致复合物A的肾毒性问题，临床研究至今未能确认。还有关于特定手术不同麻醉方式对于心脏并发症、死亡、脑卒中、认知功能等结局的优势比较，大多发现差异不显著，或者证据等级弱。

（二）麻醉人员

过去十多年期间，大家开始关注麻醉医师的技术及其作用对患者结局的影响。从历史发展来看，麻醉从业人员有着多样性，如护士、技师以及医师，这些从业人员的技术和受训程度对患者结局的影响程度，有一系列研究进行了评估。Bechtoldt等的研究分析了从1969～1976年北卡罗来纳地区的200万例麻醉中发生的900例死亡事件，发现麻醉医师、麻醉护士团队的死亡率最低（1/28 166），口腔科医师实施麻醉的死亡率最高（1/11 432），麻醉护士独立麻醉的死亡率介于中间（1/20 723）。麻醉医师不仅影响着手术相关风险，也影响着术后并发症的救治能力。Silber等研究了531家医院的5972份病历，他们发现患者30d死亡率与患者特征有关，而不良事件的救援失败率与各家医院里有执照的麻醉医师在职工数量中的占比成反比，围术期生存的改善与执照麻醉医师的数量增加呈显著相关。当然，也有研究发现麻醉医师或麻醉护士管理麻醉对患者结局没有影响。因此，这个领域还需要更大量的研究来提供更高级别的证据。

六、提升麻醉安全

过去数十年，麻醉安全已经得到了大幅提升。1984年，Cooper、Kitz和Pierce在美国波士顿发起了一个可预防麻醉死亡和并发症的国际研讨会，约50位来自世界各地的麻醉医师参加了这个会议，经过一番争论，确定了一系列关于结局、并发症、死亡的定义。这次会议在改进患者安全方面成了一个影响深远的重大历史事件，因为随后在1985年10月，成立了麻醉患者安全基金会（APSF）。自从APSF成立以来，积极推动了一系列旨在持续提升麻醉期间患者安全的活动：安全研究和教育、患者安全项目与运动、信息和理念的国家与国际交换。APSF致力于在许多优先领域（使用麻醉模拟器培训和评估、改进术中监测标准、在术中应用患者安全清单、促进困难气道处理的标准化路径等）促进研究、改进实践、传播知识。总体而言，这些努力激发了系统层面改进的潜力、诊疗过程的标准化、人体工程学设计、基于模拟的培训，以此来减少麻醉危机管理中可预防不良事件和犯错带来的伤害。通过这些工作，APSF成为患者安全领域的领导者，不仅在麻醉与围术期领域，而且在更广泛的医学领域建立患者安全的概念、规则，为其他组织树立了榜样。

ASA也通过产生和传播临床实践的标准与指南来改进麻醉安全。标准具有普遍性，而指南偏向于个体化。WHO则在近年来着力于引入航空业的安全理念，推广术前安全核查清单，进一步降低麻醉风险。从航空业引入的另一个安全理念，就是APSF和其他组织致力于开发的基于模拟的课程，为此来培训麻醉从业者并评估他们在危急状态下的决策能力。

麻醉相关风险似乎在过去数十年间已大幅降低。很显然，仅归因于麻醉的死亡已经非常少见，而患者疾病和手术本身及范围对于患者整体结局的影响更大。尽管这些改变被认为是麻醉从业者过去一段时间获得的主要成就，但也应当看到，他们想要发现新的改进机会来大幅降低手术相关并发症和死亡变得越来越难。麻醉医师应当在基于系统的思维来改进围术期诊疗和接受手术麻醉患者的近、远期结局方面，做出更大贡献。

第二节　术前病情综合评估

在实施任何麻醉之前，需要进行术前评估，其形式发生了巨大变化，是由入院时间后移所驱动的，即从术前一晚入院后移至手术当日早上入院。近年来，麻醉前评估已经成为围术期外科之家（PSH）模式不可或缺的一部分，后者旨在形成一个整合模式来管理整个围术期诊疗。许多麻醉医师因此拓宽了他们的责任，从负责术中麻醉到成为围术期医学专家，利用他们独特的知识架构和经验来管理手术相关的内科合并症。这种责任的拓展，使得麻醉医师在评估和优化择期手术患者时发挥了领导者的作用。本节将对术前评估的实践、相关概念回顾、当前证据展开广泛讨论。

一、术前病情综合评估的进展

所有需要麻醉的手术患者必须由麻醉医师进行术前评估，这个评估的实施已经发生了很大的改变。历史上，麻醉医师第一次评估患者不是在术前就是术前一天，而其他的术前评估和准备就是外科医师负责了。在当前 PSH 及 ERAS 的医疗理念下，术前评估作为整个围术期诊疗一体化处理中的关键内容，更趋向于麻醉医师主导术前评估和准备，推进择期手术的实施，尤其是对于高危患者或者拟行高危手术的患者。

术前评估门诊是促进麻醉医师更多涉足术前评估的基础。这一门诊的临床和组织形式也非常具有挑战性，如果大部分患者都需要去术前评估门诊进行评估，那么麻醉医师评估复杂内科合并症患者的时间就会减少，就要求麻醉医师必须快速而准确地获取患者病史、体格检查、鉴别诊断、制订麻醉计划。相反，如果只有高危患者才要求去术前评估门诊进行会诊评估，那么麻醉科就必须和外科沟通建立一个临床流程，以确保获得可安全完成麻醉的必要信息，并制定高危患者选择的标准。此外，麻醉术前评估也越来越多地受到一些专业协会的关注，推出了相关的实践指南。

二、术前病情综合评估的目的和获益

术前评估有助于影响和改善围术期诊疗（图 21-1）。术前病情综合评估最重要的目标有两个：①确保患者能安全耐受拟行手术的麻醉；②降低围术期肺部、心血管等并发症的风险。为了达到这些目标，术前病情综合评估将完成临床重点检查、更好地记录合并症、通过患者教育减轻患者和家属的焦虑、优化合并的内科疾病、转诊至相关专科医师（如心内科医师）、申请特殊检查（如心脏应激试验）、启动减少风险的干预措施、讨论围术期诊疗措施（如预计风险、禁食指导）、安排术后合适的治疗（如转入重症监护室）。对于术后不良结局极其高危的患者，麻醉医师也可能推荐考虑非手术或微创的治疗方法，当然这需要跟相关手术医师进行讨论达成共识。通过麻醉术前评估门诊，甚至还可能发现一些患者之前没有关注到的疾病（如高血压等），尽管对本次手术可能影响不大，但可能给患者带来长期的健康获益。

与外科医师、全科医师负责的术前评估相比，麻醉医师主导的术前评估，可能带来更多获益，如选择的检查和转诊医师更具针对性，从而减少医疗支出。已有研究发现，麻醉医师主导的术前评估门诊可降低术前焦虑、增加局部麻醉的接受度、降低手术当日取消率、缩短住院时间以及减少住院费用。

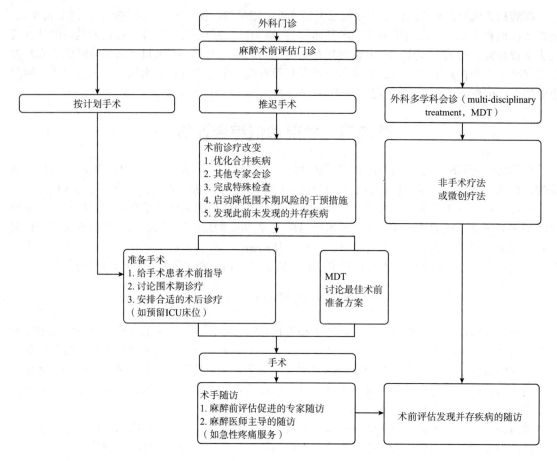

图 21-1 麻醉术前评估改善围术期诊疗的机制

三、术前病情综合评估的临床信息采集

临床信息包括病史、体格检查，是麻醉医师术前综合病情评估的基本内容。这些信息有助于发现拟行手术的潜在疾病基础，明确与围术期特殊相关的合并疾病的严重程度，发现术前优化的机会，并选择恰当的术前检查。术前临床信息的一致性和质量通过标准化得到增强。标准化的临床信息应该包括各大系统的信息（如心血管、呼吸系统等）。基于大数据的术前评估工具提供了一个高质量术前评估报告标准化的改进机制，并在 2018 年的欧洲麻醉协会指南中得到推荐。

（一）病史

主要采集麻醉相关病史。这些信息可以是由麻醉医师通过门诊或电话问诊后在纸质单或电子记录上填写，也可以由患者通过门诊或远程网络自行填写。麻醉前评估始于拟行手术及其指征，拟行手术治疗的疾病的发生、发展，以及先前的治疗及其反应，都应当如实记录；当前及既往的合并疾病、先前所行手术及麻醉方式、麻醉相关并发症必须记录；简单记录高血压、糖尿病、缺血性心脏病、气促、胸痛是不够的，应当清楚记录严重程度、稳定性、相关活动受限情况、恶化（当前或近期）情况、先前治疗，以及拟行的干预措施；所有相关的检查结果、治疗措施和主治医师的名字都应当回顾。

处方药和非处方药（包括补品、中草药等）都应当记录，包括剂量和用药方式，近期中断的用药（如近期的糖皮质激素治疗因准备手术而中断）也应包括，麻醉医师还应当记录具体的过敏反应，因为患者会把一些药物的不良反应（如恶心、呕吐）都认为是过敏反应；烟、酒、毒品使用情况也应详细记录；假性胆碱酯酶缺乏和恶性高热的个人或家族史都应当详细记录。还应注意一些隐藏信息，如患者报告有严重咽痛、牙齿损伤或需要一根小管子的经历可能预示存在困难气道；打鼾、白天嗜睡的病史可能提示漏诊的"睡眠呼吸暂停"；先前的手术史可能对于本次手术也非常重要，家庭医师、专科医师以及住院的记录都可能提示一些患者遗忘的重要信息。

（二）活动耐量评估

患者心肺健康或活动耐量的评估，是术前临床信息采集必不可少的组成部分。这个信息主要用于评估患者术后发生并发症或死亡的风险，以及决定是否需要进一步的术前检查。活动耐量差与心肺疾病相互影响，即缺乏运动可能增加心肺疾病的风险，但存在心肺疾病也可能使患者无法运动。许多证据显示，术前活动耐量差与围术期风险增加相关。

评估术前活动耐量的挑战主要在于如何在日常工作中方便、准确地评估。活动耐量一般用代谢当量（metabolic equivalent，MET）来量化，1 MET 相当于静息状态的能量消耗，大约 $3.5ml/(kg \cdot min)$。基于问诊来评估活动耐量可参考表 21-1。当前评估主要分为主观评估和客观评估，主观评估通过问诊获得，客观评估主要通过运动试验获得。

表 21-1　活动耐量的代谢当量

MET	活动的当量水平	MET	活动的当量水平
1	吃饭、计算机面前工作或穿衣	7	单打网球
2	下楼或屋内步行，或做饭	8	快速登楼或慢跑
3	平地走 1 或 2 个街区	9	慢跳绳，或中速骑车
4	扫落叶、整理花园	10	快速游泳、奔跑或轻松慢跑
5	登 1 层楼、跳舞或骑自行车	11	越野滑雪，或打全场篮球
6	打高尔夫或拿木棒	12	中长距离快速奔跑

一个任务代谢当量（MET）是指静坐休息时的氧耗量，等于 $3.5ml/(min \cdot kg) \times$ 体重。对于术前评估这一必不可少的内容，常规临床方法具有重大缺陷：首先，主观评估不能准确评估患者的真实活动耐量；其次，主观评估在预测术后并发症和死亡方面表现不佳。为了改善活动耐量的术前评估，麻醉医师应当考虑其他客观的评估方法，如简单的运动试验（6 分钟步行试验、登楼试验）或被认为是金标准的心肺运动试验（cardiopulmonary exercise test，CPET）。这些客观评估方法的问题在于，CPET 需要高级设备、场地、人员的配备，运行成本高，检查费用贵，难以作为普通检查推广。6 分钟步行试验、登楼试验与金标准或 MET 的等效关系尚无定论，目前多用于某些专科手术的术前评估以及内、外科患者康复治疗的依据。杜克活动状态指数（Duke Activity Status Index，DASI）被认为是相对客观的评价方法，该方法是一个结构化问卷的形式，通过 12 个关于患者日常活动的问题得分形成最终的 DASI 评分，其与 CPET 在手术患者中有良好的相关性，可以预计非心脏手术术后心脏并发症，与 MET 的转化等式如下。

$$预计 MET=[（0.43 \times DASI 评分）+9.6]/3.5$$

（三）体格检查

麻醉前体格检查首先应当包括生命体征、身高、体重。体重指数（body mass index，BMI）比单纯体重信息含量更大，可以有助于发现存在困难气道和慢性疾病（如心脏病、糖尿病、睡眠呼吸暂停）风险的患者。理想体重也应当计算，因为它可用于麻醉相关药物的给药剂量计算，以及正压通气的参数设定。

气道评估，在麻醉医师看来，也是体格检查的重要内容。体格检查还包括心肺听诊、脉搏触诊，对于病理性心音、杂音、肺部异常呼吸音、异常脉搏等查体结果，应当结合临床病史仔细分析原因，发现潜在的合并症。

外周静脉评估，对于麻醉医师来说也非常必要，可以观察外周静脉的穿刺部位、开放难度，以及判断是否需要开放中心静脉、中心静脉穿刺部位等都可以通过体格检查提前做好准备。

颈动脉杂音听诊也非常重要，特别是对于有脑卒中、短暂性脑缺血发作或头颈部放疗史的患者。存在颈动脉杂音对于有症状患者或无症状患者而言，都大大增加了严重狭窄（70%～99%狭窄）的可能性，但是未听及颈动脉杂音也不能排除颈动脉狭窄。

神经系统体格检查，包括脊柱形态及局部检查，以利于椎管内麻醉的选择；还包括智力状态、语言能力、步态、脑神经功能、运动神经功能、感觉神经功能的检查。对于特殊患者（术前存在神经功能障碍或拟行神经外科手术），更大范围或针对性的神经查体能记录术前异常，有助于辅助诊断或摆放体位，也有利于术后新发神经系统功能异常的发现。

四、虚弱及老年手术患者

随着患者年龄的增长，并存疾病状态的累积使他们术后不良结局发生的风险增加。老年特异风险因素，例如功能受限和认知障碍，都与术后不良结局相关。为了准确告知患者外科风险、发现术前优化的靶点，术前对老年脆弱患者的评估是必需的。美国外科医师协会和美国老年学会建立了老年手术患者术前评估的最佳实践指南。

（一）老年患者术前评估

1. 功能与灵活度 术前功能下降与术后并发症、死亡和功能丧失有关。术前评估功能状态对于老年手术患者危险分层和出院计划是必不可少的。日常活动能力评分（activity of daily living, ADL）是评估完成基本生活自理能力，如穿衣、洗澡、上厕所、活动、尿便失禁、吃饭。灵活性损害可以通过摔倒病史筛查得出，或者做"起立行走计时"（timed-up-and-go）测试，后者是测试患者完成顺序任务（从椅子上站起、走3米（约10英尺）、转弯往回走、再坐到椅子上）所用的时间，研究发现它与术后并发症和一年死亡风险相关。

2. 认知功能 术前认知损害与术后谵妄、并发症、功能下降和死亡强烈相关。Mini-Cog测试，包括3个回忆测试和画钟测试，是一个术前认知损害的有效筛查工具。重要的是，即使是临床表现不明显的轻度认知损害也能对决策能力产生重要的影响，与这些患者做手术和麻醉知情同意谈话时，应当注意。

3. 营养 总体而言，大部分手术医师和麻醉医师非常清楚营养状态在外科患者术后恢复中的作用。与营养状态差相关的最常见不良事件是感染性并发症（手术部位感染、肺炎、尿路感染）、伤口并发症（裂开、吻合口瘘）以及住院时间延长。美国外科医师协会和老年协会推荐，术前患者出现下列情况时应当立即转诊进行营养评估：① BMI<18.5kg/m^2；②无、肝肾功能障碍时，血清白蛋白浓度低于30g/L；③ 6个月内体重意外下降超过基线值10%～15%。

4. 虚弱 定义为对生理应激的脆弱性增加，与内、外科干预后的不良健康结局和预计寿命减少有关。有两个主要的虚弱评估模型：Fried虚弱表型和缺陷累积模型。由于操作相对复杂，临床常规使用仍然困难。为了解决这个问题，有研究者针对外科患者开发了两个虚弱评估的简易替代工具：① Mini-Cog评分<3分，血清白蛋白浓度<30g/L，6个月内一次以上摔倒及红细胞压积<35%；②起立行走计时>15s、日常活动能力评分为依赖、Charlson合并症评分>3分。

（二）老年患者术前优化

老年手术患者术前评估的目的之一就是发现潜在可改变的危险因素——例如营养不良、体能差、焦虑和社会疏离，以优化手术结局。近来，有一些老年患者术前预康复的模型可能有助于满足这些需求，显示了有前景的结果。这些术前预康复措施包括多学科团队术前与围术期干预及理疗师、社会工作者、营养师等术前家访，以及术前运动、营养、心理干预，通过历史对照研究设计，发现可以减少术后并发症（肺炎、谵妄）、住院时间、再入院率、医疗花费等。但是，考虑到这些研究设计的方法学缺陷，还需要更多高质量证据来证实干预措施的效果。

五、术前评估中的特殊问题

（一）假性胆碱酯酶缺乏患者

假性胆碱酯酶或丁酰胆碱酯酶缺乏的个人或家族史，应当在术前确认。假性胆碱酯酶广泛存在于血浆、肝、胰腺、心脏和脑，与存在于红细胞的乙酰胆碱酯酶截然不同，患者有"琥珀胆碱"过敏史，应考虑此病或恶性高热。先前的麻醉记录或术后插管、进监护室等信息可能有提示。

假性胆碱酯酶活性可能由于异常基因型而永久降低，或由于疾病、药物、妊娠、婴儿期等暂时改变。对于有可疑假性胆碱酯酶缺乏的患者，推荐作血浆胆碱酯酶活性、地布卡因计数（dibucaine count）和氟计数的检查。血浆胆碱酯酶活性检查是定量测定酶活性，而地布卡因计数和氟计数是定性测定。血浆胆碱酯酶活性与乙酰胆碱酯酶活性不同，后者是测定红细胞胆碱酯酶。地布卡因计数是测定酶被局麻药地布卡因的抑制百分比，氟计数是指酶被氟离子抑制的百分比。因此，联合地布卡因计数和血浆胆碱酯酶活性，可以区分琥珀胆碱所致延迟性呼吸暂停患者的基因型。假性胆碱酯酶缺乏患者应当给予医学警示标识，同时应当告知酯类局麻药代谢时间也会延长。

（二）恶性高热患者

存在已知恶性高热或可疑（麻醉中高热或强直）的患者或有家族史的患者应当在术前评估时明确记录。这些信息必须传达给外科医师和责任麻醉医师，确保进行恰当的术前准备和安排。一些神经肌肉疾病与恶性高热风险增高有关，包括一些肌萎缩（如 Duchenne、Becker、肌强直）、金 - 登伯勒综合征（King-Denborough syndrome）、中枢核团疾病、周期性瘫痪、骨生成不良、脊膜膨出和斜视。

（三）病态肥胖患者

病态肥胖患者存在特殊的术前风险。肥胖与许多重要的合并症有关，包括糖尿病、高血压、心血管疾病、脑血管疾病、肿瘤、OSA、活动耐量差。极度肥胖患者发生右心衰竭和肺动脉高压的风险增加，肥胖患者困难通气和困难插管的风险的增加。

术前评估应当集中于相关并存疾病。测量血压时应注意袖带宽度应覆盖 2/3 上臂，长度足够包绕上肢。颈围测定有助于发现困难插管风险。肥胖的治疗也对围术期有影响，例如药物和其他减重方法（如泻药、利尿、胃旁路手术）可以导致电解质紊乱、维生素缺乏、营养不良、贫血及心肺疾病。有些减肥药物（fenfluramine 和 dexfenfluramine，已于 1997 年退市）有明显的心血管不良反应，如瓣膜反流和肺动脉高压，曾经服用过这些药物的患者建议完善包括超声心动图在内的心血管评估。

（四）器官移植状态患者

经历过器官移植的患者接受非移植手术的越来越多。在术前评估时，这些患者常存在与移植器官功能有关的特殊问题，包括移植物失神经支配、免疫抑制，以及其他移植后生理和药理问题。与移植团队保持紧密沟通是这些患者围术期诊疗最重要的步骤之一。做术前评估的临床医师应当确保移植医师知晓拟行的手术并有给出推荐意见的机会。

一些常见术前注意事项适用于所有移植受体，再加上基于移植器官的特殊考虑。对于所有移植受体，移植器官功能水平以及是否存在排斥反应应当评估。所有免疫抑制药的剂量方案应当知晓，并在围术期持续服药，但是，这些药物会改变围术期许多其他用药的药理学，需要麻醉医师注意。患者还应当评估免疫抑制治疗的并发症，包括高血糖、肾上腺抑制、感染风险增加、高血压、肾功能不全、骨髓移植所致贫血、血小板减少、白细胞减少等。尽管移植受体术后的感染风险增加，但也没有证据显示需要增加预防性抗生素的剂量，即只需要使用常规剂量即可。

心脏评估对于所有移植受体而言都比较重要，因为他们的心血管疾病风险会增加，主要是由于导致器官移植的原发性疾病（糖尿病、高血压），以及药物、移植和排斥反应都是心血管疾病的危险因素。术前肾功能评估也应当做，因为免疫抑制药物长期使用经常会导致慢性肾脏疾病。尽管移植和免疫抑制药对血管内凝血的影响有争议，但是对于所有移植受体都应当考虑血栓预防。

肾移植受体术前评估需要考虑几个特殊问题：尽管肌酐水平正常，但是这些患者的肾小球滤过率（GFR）通常下降；肾功能损害使得这些患者容易出现电解质紊乱和药物代谢异常；肾毒性药物，如 NSAID 和 COX-2 抑制药，都应当避免使用；此外他们患心血管疾病风险是普通人群的 2 倍，应当进行仔细的术前心血管评估。

成功的肝移植通常解决了终末期肝脏疾病导致的肝和其他终末器官的影响，但是，一些移植前肺病在移植后可能还是没有缓解，因此应当仔细评估肺功能。这些病变包括肝肺综合征，涉及肺内血管分流所致低氧血症；其他患者可能表现为肺内渗出、腹水或膈肌功能障碍所致通气与血流灌注比失调，以及间质性肺炎或低氧性肺血管收缩损害所致的弥散功能异常。

成功的肺移植受体可能需要数月来达到最佳肺功能。与其他移植器官相比，移植肺对于感染和排斥反应特别易感，可能是由于它暴露于外界环境。所有肺移植患者，应当在术前仔细评估肺功能，当考虑移植肺存在感染或排斥反应时应当推迟择期手术。其他围术期考虑包括气道高反应性、咳嗽反射丧失、插管时损伤气道吻合口。这些患者发生肺水肿的风险增加，因为移植肺的淋巴引流已被破坏。

大部分与心脏移植受体相关的问题，就是移植心脏缺乏自主神经支配。这种失神经支配有多重生理效应，例如比正常静息心率高的基础心率（缺乏迷走神经张力），没有心脏减压反射，对于颈动脉窦按摩、Valsalva 动作、窥喉或气管插管没有反应；还会影响对药物的反应，移植心脏表现出对直接作用药物（例如肾上腺素）正常或扩大的反应，对间接作用药物（例如麻黄碱）反应迟钝，对抗迷走神经药物没有反应。移植心脏慢性排斥反应可以表现为加速进展的缺血性心脏病（ischemic heart disease，IHD）以及心室功能异常（包括收缩期和舒张期）。因为移植心脏失神经支配导致任何心肌缺血都没有症状，典型的临床表现包括疲劳、室性心律失常、心衰以及静默心肌梗死的心电图表现。如果术前评估时临床上怀疑排斥反应恶化，那么必须回顾近期的心脏检查。心脏移植受体应经历常规定期 IHD 评估（心脏应激试验或冠状动脉造影）和心室功能评估（如超声心动图），这些患者的心电图可以提示传导异常和两个 P 波（一个来源于自身心房的小的非传导性 P 波，和一个来源于供体心房的正常大小的传导性 P 波）。许多心脏移植受体也需要永久起搏器，在术前评估时需要确认起搏器功能。

（五）过敏患者

患者术前评估记录应当仔细记录任何过敏史和药物不良反应。真实的过敏反应应当区别于药物不良反应（如阿片类药物的恶心），因为患者对过敏的定义可能和临床真实定义有很大差别。在一些病例中，患者会将先前发生的围术期"困难"错误地归因于对麻醉或镇痛药物的过敏。在国家范围内报道的围术期过敏的发生率大约为 1/10 000，死亡率约为 4%。法国的研究发现常见过敏源分别为神经肌肉阻滞药（58%）、乳胶（20%）、抗生素（13%），但英国发现的过敏原为抗生素（53%）、神经肌肉阻滞药（33%）、氯己定（9%）。过敏反应在围术期麻醉（部分或完全）相关死亡中的占比为 3%。通常来说，了解详细的病史（包括先前过敏事件和相关实验室检查的回顾）可以避免可疑致敏药物。有一些病例，需要明确诊断过敏以指导围术期管理、转诊给过敏专家以及考虑做皮肤点刺试验。在我国，由于大部分医院没有条件进行过敏反应确诊试验和过敏源确认试验，所以许多过敏反应无法确诊，过敏源无法确认，还需要行业协会进一步推进此项工作。

关于抗生素过敏，青霉素和头孢菌素是最常见的过敏原因，还有一小部分交叉过敏存在，但是大部分报告的反应仅为皮疹，没有达到过敏反应。万古霉素过敏应当与"红人综合征"鉴别，后者是指组胺引发的不良反应，与快速输注万古霉素有关，表现为皮肤发红、瘙痒、红斑疹和低血压。

特发性环境不耐受综合征（曾称多重化学敏素乱）的机制是有争议的。这些患者在多种化学物质低水平存在时，主诉慢性、弥漫性、非特异性症状，症状涉及多个器官系统，包括疲劳、头痛、记忆缺失、心悸以及胃肠道症状，这些症状通常不伴有生物学检查异常或体格检查的阳性体征，但它们常与心理症状相关，如抑郁和焦虑。这些患者的术前评估极具挑战性，因为他们非常担心围术期涉及的多重药物暴露及其对自身症状的影响，但是，目前对于这些患者的围术期诊疗尚无推荐方案。

（六）HIV 感染患者

HIV 急性感染可导致单核细胞增多症样疾病，然后进展至慢性淋巴结病（持续 3～5 年）。感染以细胞介导免疫缺陷告终，表现为机会性感染、恶性疾病（如卡波西肉瘤、非霍奇金淋巴瘤）和死亡（通常继发于感染、消耗或肿瘤）。未治疗的 HIV 感染和获得性免疫缺陷综合征（AIDS）的预后非常差。但是，现在随着患者接受有效的抗反转录病毒治疗，结局已得到很大改善。HIV 主要通过性接触和污染血液传播。

HIV 感染是个多系统疾病。心脏并发症包括心肌炎、扩张型心肌病、瓣膜病、肺动脉高压、心包积液和心脏压塞。肺部并发症包括淋巴间质性肺炎、药物耐受感染。神经系统并发症包括中枢神经系统肿瘤、感染、无菌性脑膜炎、人类免疫缺陷病毒相关性痴呆。恶性疾病包括淋巴瘤、卡波西肉瘤、宫颈癌。肾的并发症包括急性肾小管坏死、肾小球肾炎、肾血管疾病、人类免疫缺陷病毒相关性肾病。

术前评估时如果遇到相对年轻患者，有鹅口疮、不明原因发热、慢性腹泻、淋巴结病或一个以上皮区的带状疱疹的病史，高度提示未诊断的 HIV 感染。确诊需要疾病控制与预防机构出具专业诊断报告。这些患者的围术期预后可以通过 CD_4 淋巴细胞计数和病毒载量进行判断，如果 CD_4 淋巴细胞计数低于每立方毫米 200 个以及病毒载量超过每毫升 10000 拷贝，则提示患者术后并发症和死亡风险高。围术期需持续进行抗病毒治疗。

（七）药物滥用患者

有当前或先前酒精、药物滥用史的患者给围术期团队带来了特殊的挑战。滥用药物可进行以下分类：中枢神经系统抑制药（如阿片类、酒精、镇静药、催眠药），激动药（如可卡因、苯丙胺），精神类药物（如大麻）。许多药物滥用者是多重药物滥用。成瘾性疾病应当视为存在终身影响，即使患者已经戒断很久。许多患者需要通过服用特殊药物来恢复，如阿片类药物戒断需要服用美沙酮、丁丙诺啡、纳曲酮。

药物滥用是围术期结局差的危险因素。此外，这些患者存在术后戒断反应、急性中毒、对麻醉或阿片类药物反应异常的风险。因此，有必要在术前评估时进行筛查以发现此类患者。目前国外有一些酒精滥用的筛查问卷。术前评估也是一个获得药物滥用详细病史的机会，可以记录滥用药物的种类、给药途径、恢复情况（戒断时期、药物替代治疗等）。恢复期患者可能会担心手术带来的再次药物滥用和镇痛不足问题，这些担心非常现实，因此应当让其确信焦虑和疼痛能得到充分的治疗。术前评估的麻醉医师如果不具备这方面的知识储备以形成合理的围术期疼痛管理计划，可能会造成不良后果。急性疼痛服务和成瘾专家的早期介入，可能有助于这些高危患者的围术期管理。

术前应当形成基于滥用药物类型的恰当的管理方案，并将术前信息和这一管理方案传达给围术期团队的每个成员。记录阿片药物滥用的剂量特别有助于指导围术期疼痛管理。这些患者应当避免镇痛不足（可能诱发药物复用），术前评估时应当讨论非阿片类镇痛药物和区域阻滞技术的应用。滥用可卡因和苯丙胺的患者，因为术中血流动力学不稳定可能在麻醉中存在高风险。患者有静脉用药的病史时，应当立即进行心血管、肺、神经和感染并发症（心内膜炎、脓肿、骨髓炎、肝炎、HIV 感染）的评估。阿片类药物滥用患者对麻醉性镇痛药耐受。酒精滥用患者震颤性谵妄高危，后者是一个潜在威胁生命的戒断反应，以自主神经不稳定和高热为特点。这些患者同时可能并存肝脏疾病（酒精性肝炎、肝硬化、门静脉高压、终末期肝病）、酒精诱发心肌病、心律失常、抽搐、神经病变、痴呆、Wernicke-Korsakoff 综合征（继发于硫胺素缺乏的共济失调和认知功能障碍）、巨幼细胞贫血以及凝血疾病（继发于肝功能障碍或维生素 K 缺乏）。可卡因和苯丙胺滥用可以导致脑血管意外、心肌病和心律失常，抑制交感神经递质摄取，增加高血压、心动过速、妄想症、焦虑、抽搐和心肌缺血的风险，长期应用可以导致心室肥厚、心肌梗死、鼻中隔穿孔，其溶剂可以导致心律失常、肺水肿、脑水肿、弥漫性皮质萎缩、肝衰竭。致幻剂，如二乙基麦角酰胺，可致自主神经功能失调和妄想症。摇头丸或 3, 4-亚甲基二氧基甲基苯丙胺，可以导致过度烦渴、低钠血症、肺水肿、脑水肿。急性大麻滥用可以引发心动过速、血管扩张以及心排血量增加，对于吸入大麻的患者，其肺部并发症的风险与吸入烟草的患者类似。

除了发现存在药物滥用及其并发症，术前评估时还应当询问患者是否或多久开始戒断了。如果患者偶尔戒断，需要判断存在什么并发症。当酒精滥用者中断喝酒几天了，评估的麻醉医师应当询问是否存在停用后会发生的烦躁、抽搐、谵妄性震颤或其他症状。

在术前评估时，有酒精或药物滥用的患者可能提供的病史不可靠，因此，随后的体格检查非常重要，应该仔细检查包括体温在内的生命体征。可卡因和苯丙胺可能导致高血压和心动过速，而阿片类药物可能导致呼吸频率慢和针尖样瞳孔。近期酒精滥用可以通过体味发现。如果怀疑静脉使用毒品，应当检查穿刺点是否感染或脓肿。对于怀疑细菌性心内膜炎患者，需要听诊心脏杂音。术前检查也可能发现一些药物滥用的迹象。如可卡因滥用患者和接受美沙酮治疗患者都可能在术前 ECG 上有所体现，如心肌梗死和 QT 间期延长的表现。

理想状态下，药物或酒精依赖的患者在择期手术前都应当进行戒断治疗。如果患者同意戒断，麻醉前评估门诊医师应当准备好把患者转诊给戒瘾专家和开药以防止戒断反应。例如，苯二氮䓬类就对酒精戒断反应有良好疗效。一些用来治疗戒断或促进恢复的药物对围术期有影响。服用美沙酮的患者应当在围术期持续使用。因酒精滥用服用双硫仑的患者对拟交感神经药物反应不同，因此有学者建议双硫仑应当在术前 10d 停药。如果双硫仑持续服用，患者对于极微量的酒精（如皮肤消毒）都会产生皮肤潮红、恶心、心动过速的反应。因酒精滥用服用纳曲酮的患者，应当考虑术前 3d 停药，因为纳曲酮可能改变患者对阿片类药物的反应，使得术后镇痛管理非常困难。含丁丙诺啡用于治疗阿片成瘾和慢性疼痛的药物，也会改变患者对阿片类药物的反应，如果手术小、预计术后疼痛弱，那么可以在围术期持续用药，并最大化利用非阿片类镇痛措施（NSAID 或神经阻滞）。其他情况下，围术期丁丙诺啡的处理最好咨询患者的戒瘾专家。

（八）母乳喂养患者

当前，对于接受麻醉药和其他药物的哺乳期母亲而言，药物对婴儿的安全性并没有足够的证据给予推荐。对于择期手术，建议母亲在术前吸出母乳并储存好，这些母乳可以用于麻醉后 24h 内，或母乳暴露于潜在有害的那些药物期间。母亲通常应当丢弃麻醉后 24h 内产生的母乳，之后可以恢复母乳喂养。对于非常小的婴儿或早产儿，特别那些容易发生呼吸暂停的婴儿，如果母亲持续应用阿片类药物或镇静药物，可能会对他们造成危险。母亲应当与他们孩子的儿科医生咨询她们用药期间母乳喂养的安全性。

六、术前实验室检查的选择

术前实验室检查的价值是确保手术患者安全并给外科患者提供高性价比医疗服务的核心问题。术前常规和针对性的检查，不仅有临床意义也有经济学意义。

患者术前检查的选择，应当依据病史、拟行手术以及术中的预计出血量。麻醉医师作为围术期医学专家，在选择恰当的可指导围术期诊疗的术前检查方面拥有独特地位。通过对外科医师和其他内科专家在选择恰当术前检查方面的教育和提供针对性指导，麻醉医师能够拓展患者的诊疗服务，降低医疗成本，改善围术期医学的实践。

目前，美国和欧洲就术前评估和检查的推荐意见并没有明确，强调针对每个患者的病史、问诊、体格检查情况及其拟行手术种类选择相关的术前检查。下面就具体的术前实验室检查进行讨论。总体而言，对于健康患者（如 ASA1 或 2 级），如果术前 2 个月内已做过相似检查，且患者医学状态没有明显改变（例如近期经历化疗），术前评估时可以不用重复再做。

（一）全血细胞检查

如果拟行手术可能会有潜在出血的风险，且患者层面有临床指征，那么应当考虑做术前全血细胞检查。典型的临床指征包括出血增多的病史、血液疾病、慢性肾脏疾病、慢性肝脏疾病、近期化疗或放疗、皮质激素治疗、抗凝治疗、营养状态差。ASA3 至 4 级患者拟行中等创伤手术或任何患者拟行大型创伤手术，应常规筛查全血细胞检查。

（二）肝肾功能

肝功能检查应当基于肝损伤和体格检查的发现，主要临床指征包括肝炎病史（病毒、酒精、药物性、自体免疫）、黄疸、肝硬化、门静脉高压、胆道疾病、胆囊疾病、肝毒性药物使用、肿瘤肝转移、出血性疾病。

肾功能检查用于评估肾小管功能和肾小球滤过率，主要临床指征包括糖尿病、高血压、心脏疾病、潜在脱水（如呕吐、腹泻）、厌食、贪食、液体过负荷（心衰、腹水）、已知肾脏疾病、肝脏疾病、近期化疗（顺铂、卡铂）、肾移植。

（三）凝血功能检查

术前凝血功能检查仍是常规，特别是已知的出血性疾病、肝脏疾病、使用抗凝药物患者。

（四）心电图

心电图常规检查有助于发现心肌梗死、心律失常、缺血、心腔肥厚以及电解质紊乱。主要临床指征包括缺血性心脏病病史、高血压、糖尿病、心衰、胸痛、心悸、异常瓣膜杂音、外周水肿、晕厥、眩晕、活动后呼吸困难、端坐呼吸、阵发性夜间呼吸困难、脑血管病。

（五）X 线胸片

术前 X 线胸片检查仍是常规，特别是晚期 COPD、大疱性肺病、可疑肺水肿、可疑肺炎、可疑纵隔肿物、体检阳性发现（啰音、气管偏移）。

七、术前特殊检查的选择

（一）应激试验

心脏应激试验可以帮助诊断缺血性心脏病（IHD），评估其严重程度并估计围术期的心脏风险，因此，这个试验同时提示诊断和预后。当前有多种应激试验，取决于所使用的应激方法（运动、药物）和缺血监测手段（ECG、灌注显像、超声心动图）。对于能够运动并在运动中可能激发充分心率反应的患者来说，首选运动应激试验。运动应激试验也能够客观评价活动耐量。当患者可以通过运动达到 85% 目标心率时，可以获得满意的试验结果。药物（多巴酚丁胺、双嘧达莫、腺苷、瑞加德松）应激试验适用于不能运动或无法达到足够的心率反应（起搏器、严重心动过缓、应用大剂量负性心率药物）的患者。

应激药物的选择通常无关紧要，但是也有一些例外。例如，对于有起搏器、严重心动过缓、主动脉瘤、脑动脉瘤或未控制高血压的患者，多巴酚丁胺应激可能不是一个最佳选择，因为它要增加心肌收缩力、心率和血压才能发现缺血。而腺苷和双嘧达莫依赖于扩血管效应却不依赖于心率反应，因此可能对于服用茶碱的患者会加重支气管痉挛。此外，这些药物对于严重狭窄性心脏瓣膜疾病患者，可能会导致前负荷非常危险的降低。

对于基线 ECG 基本正常且能够运动达到足够心率反应的患者，运动应激 ECG 是一个合理的选择。但对于患者基线 ECG 存在明显心肌缺血的异常（左束支传导阻滞、左心室肥大伴 ST-T 改变），选择图像监测技术（超声心动图、心肌灌注显像）可能更加合适。总体来说，应激试验的选择应当根据患者的特点（如能否运动）和医疗机构在心脏应激试验方面的经验。

心脏应激试验还有助于预测患者是否可能发生围术期心脏并发症。鉴于这些心脏不良事件都是小概率事件，预后预测应当使用阳性似然比和阴性似然比来评价，而非阳性预测值和阴性预测值。在一项血管手术研究的 meta 分析中，发现运动 ECG 应激试验预测术后心脏死亡或心肌梗死的阳性似然比为 2.4，阴性似然比为 0.4。在另一项非心脏手术的 meta 分析中，发现应激心脏超声心动图预测术后死亡或心肌梗死的阳性似然比达 4.1，而阴性似然比为 0.2。而心肌灌注显像的阳性似然比为 1.8，阴性似然比为 0.4。心肌灌注显像的预测价值通过考虑可逆缺损得到进一步改善。在一项血管手术的 meta 分析中发现，仅当术前可逆性缺损占心肌 20% 以上时，才与增加的心脏风险相关，而不可性缺损与心脏风险无关。

（二）超声心动图检查

静态超声心动图检查可以提供与瓣膜病变、肺动脉高压、室壁运动障碍以及心室功能相关的信息。超声心动图的整体作用是解决常规术前评估中发现的诊断问题（如可疑收缩期杂音），而不是提供与围术期风险相关的预后信息。因此，指南推荐术前超声心动图用于评估未知原因的呼吸困难或已知心衰患者近期临床状态的改变。

（三）心肺运动试验

心肺运动试验（CPET）是一种活动耐量的无创整体评估方法，患者在自行车或运动平板上运动 8～12min，同时连续测量呼吸气体交换（如氧摄取量和二氧化碳生成量）。基于 CPET 发现的峰值氧耗量或无氧阈降低来判断的活动耐量差，与术后并发症风险增加有关。因此，此检查有助于改善术前风险分层的准确度。在一些地方，CPET 常规用于术前检查，用于辅助大手术的术前风险评估，并对患者是否可行计划的大手术进行决策。

（四）肺功能

肺功能检查在评估肺叶切除术的围术期风险中，有重要作用，也在一些特殊合并症患者中用于术前评估。肺功能检查也有重要的诊断作用，有助于区分呼吸困难的心源性或肺源性原因。除了这些特殊情况，术前肺功能检查的预后价值有限。

八、术前风险评估

麻醉前评估的重要内容就是评估患者接受麻醉和手术的风险，这样的评估可改善患者对围术期潜在风险的理解，也有助于医疗人员作出临床决策。例如，这些风险评估可能有助于发现需要术后加强监护的患者、考虑非手术或微创治疗方案、启动旨在降低围术期风险的术前干预措施。这些准确的风险评估可以提升对高危患者围术期的关注程度，改善他们的术后结局，也有利于公平比较各医疗机构和医师的围术期管理水平。

目前麻醉医师最常用的整体评估围术期风险的方法是美国麻醉医师协会生理状态（American Society of Anesthesiologists physical status，ASA-PS）分类系统，即 ASA 分级体系，见表 21-2。这个分类系统产生于 1941 年，它主要评估了患者术前医疗状态，但没有考虑拟行手术本身的风险。这个分类的详细定义及举例可以参见 https://www.asahq.org/standards-and-guidelines/asa-physical-status-classification-system。这一分类系统的重要缺陷在于其内在主观的特点，因此以往有研究发现即使对于同一个患者，不同麻醉医师之间评估的一致性也不高。

表 21-2　ASA 患者生理状态分级系统

分级*	定义	分级*	定义
ASA-PS 1	一个正常健康患者	ASA-PS 4	一个有重度系统疾病且对生命构成持续威胁的患者
ASA-PS 2	一个有轻度系统疾病的患者	ASA-PS 5	一个濒死患者，如果不做手术预计不可能存活
ASA-PS 3	一个有重度系统疾病的患者	ASA-PS 6	一个脑死亡患者，其器官因捐献而被摘取

*分类中加上"E"则提示为急诊手术。ASA-PS，美国麻醉医师协会生理状态

此外，ASA-PS 只对患者术前医疗状态进行了评估，没有对手术操作本身的风险进行评估。约翰霍普金斯手术风险分类（表 21-3）以及 ESA 心血管评估指南，对此进行了补充。整体而言，围术期风险必然是一个具体手术操作相关风险和患者潜在医疗状态相关风险的综合函数。同时，对于评估工具的选择，也必然是在能够获取各方信息精确预计不同手术相关风险与临床简单、易用之间的一个平衡。

表 21-3　约翰霍普金斯手术风险分级系统

分级	描述
1	对患者造成与麻醉无关的极低风险，轻微创伤操作极少或无失血。手术通常可以在门诊实施，应用手术室主要为了麻醉和监护
2	轻微至中度创伤操作，预计失血不超过 500ml，对患者造成与麻醉无关的轻微风险
3	中度至严重创伤操作，预计失血量为 500~1500ml，对患者造成与麻醉无关的中度风险
4	严重创伤操作，预计失血量超过 1500ml，对患者造成与麻醉无关的重度风险
5	严重创伤操作，预计失血量超过 1500ml，对患者造成与麻醉无关的危重风险，通常需要术后在重症监护室进行有创监测观察

当前常用的几种围术期风险评估工具，包括：①用于预测心脏手术后死亡率和严重并发症的 EuroSCORE 评分、胸科医师协会风险模型、克利夫兰诊所 AKI 风险评分；②用于评估非心脏手术术后相关并发症风险的 ACS NSQIP 风险在线计算器（http://riskcalculator.facs.org）、RCRI、ARISCAT、手术风险指数、预测术后死亡率的术前评分系统（POSPOM）等。今后，通过大型国际多中心前瞻性流行病学研究，以及信息化手段，可能会开发出更加精准、易用的评估工具。

九、术前评估门诊及其信息管理

目前世界范围内许多医院已经开设了麻醉术前评估门诊，目标是改善患者诊疗和提高手术室效率。尽管这些门诊的人员安排、组织结构、财政资助和日常运营可能并不完全一致，但它们有着共同的目标：避免手术延迟、减少最后一分钟手术取消、减少在术前本可以处理并避免的患者不良结局。

开设术前评估门诊的决策依赖于几个关键因素，包括预计每日手术患者数量、患者对健康的重视程度、临床设施的可获得性、患者的人口特征（例如从家到医院的平均距离），以及麻醉科、围术期医学人员和医院管理的支持程度。如果决定开设术前评估门诊，那么麻醉医师必须在领导和管理方面发挥核心作用。如果由其他专业的医师（如内科医师）主导术前评估门诊，那么关于患者术前评估、危险分层、是否适合手术麻醉的问题，通常会导致学科间的冲突，无法避免手术取消的问题。

术前评估门诊的开始还需要结合服务患者群体的特征。对于人力资源有限、患者群体相对健康、主要做同日入院手术的医院，麻醉团队可能无法在术前评估所有患者，那么就可以采用筛查和分类的方式完成术前评估，可要求患者在外科诊室完成术前评估的筛查问卷，问卷反馈到麻醉团队，团队如果发现有特殊情况的患者，可以电话联系并进一步了解患者情况，完善术前评估，或者再

预约患者就诊麻醉术前评估门诊，进行进一步评估。相反，如果医院服务对象多是内科合并症复杂的拟行手术患者，就有必要建立标准的术前评估门诊，同时，麻醉科、手术科室、护理部和医院管理部门必须达成建立这个门诊对医院有益的共识。

（一）协作、使命和团队

术前评估门诊体现了麻醉、手术、护理和医院管理等部门之间的协作，这种良好的协作关系才能保证门诊的高效运营。尽管麻醉医师最好处于主导地位，但是只有内科专科医师（心血管内科医师、老年医学医师等）的合作和医院管理方的参与才能确保成功。这些专业医师的加入不仅可协助处理术前复杂内科合并症患者，还能通过术后共管模式改善此类患者的预后。

（二）内科会诊在术前评估中的作用

内科会诊在术前评估中有重要作用，这些会诊可以帮助管理不稳定内科状态（如不稳定型心绞痛）、优化未控制的内科疾病（如哮喘急性发作）或申请专科检查（如高危心脏运动试验结果后的冠状动脉造影）等。术前内科会诊还有助于术后共同管理患者，与内科会诊医师的多学科协作，对于复杂或少见的内科疾病的围术期管理特别有效。关于术前内科会诊是否带来获益，目前的研究结果还不一致。重要的是，在术前评估时，麻醉医师在转诊患者给相关内科医师时，应当确保专业对口（如 IHD 高危患者应当转诊给心脏内科专家，而老年虚弱患者应当转诊给老年医学专家）。

（三）术前评估门诊的结构和运行

术前评估门诊的日常运营模式，与患者数量、手术患者内科合并症复杂程度、可获得的门诊条件和人力资源等因素相关。患者通常先预约外科门诊，明确需要术后再行术前评估门诊，经麻醉医师评估患者是否适合安排手术还是需完善门诊检查、会诊等术前准备工作，此后根据麻醉术前评估结果安排住院或手术时间。此流程若有信息化手段的支持，确保各个环节信息流转通畅，将极大提高手术效率和手术医师、患者的满意度。

（四）对手术室效率和患者结局的影响

麻醉术前评估门诊对手术室效率和患者结局有积极影响，包括手术取消减少、住院时间缩短，并可能降低术后死亡率。术前评估门诊降低成本的机制包括术前检查和转诊更具针对性。因此，术前评估门诊尽管看似增加了成本（诊室建设成本、人员薪水），但它仍然能够降低总体医疗费用。

（五）术前评估门诊的患者满意度

除了强调围术期效率和临床结局，术前评估门诊还应当考虑患者的就诊体验和满意度。关于麻醉术前评估门诊，提高患者满意度的主要措施包括：评估和实施麻醉的是同一个麻醉医师；缩短门诊等候时间；与临床团队沟通有效。

（六）术前评估门诊的信息管理

要改进术前评估门诊的服务质量，信息系统的支持非常重要，可能涉及门诊预约等候信息系统、麻醉术前评估报告信息系统、手术预约安排信息系统等。由于门诊预约等候信息系统和手术预约安排信息系统涉及医院整体的信息基本功能，这里主要介绍麻醉术前评估报告信息系统。

麻醉术前评估报告信息系统（anesthesia preoperative evaluation report information system，APERIS）的主要功能在于采集术前评估所需信息，形成评估意见报告，并使得电子化报告在医疗系统内安全传播和扩散。采集术前评估所需信息的方式，包括问病史、查体、阅读患者所带的纸质病历、打电话给其他相关医师、从检验影像等系统采集检查报告等。评估医师需要把这些信息通过手动输入或数据接口获取，录入 APERIS，然后做出临床处理和评估，如麻醉风险评估、围术期药物处理、是否需要进一步检查、是否需要转诊至其他专科医师、术后是否需要预约监护室等，最终形成书面的能否手术的评估报告（图 21-2）。围术期相关医护人员提前知晓患者术前评估报告的结果，做好诊疗计划，才能使得麻醉术前评估门诊的效益最大化，并实现其保障患者安全和提升手术室效率的重要功能。

XXX医院麻醉术前评估报告

姓名		性别	男	年龄	61	所属科室	泌尿外科三病房		手术医生	
门诊号		住院号				对药物/衣物/食物过敏史	无			
术前诊断	双侧肾切除术后；膀胱占位性病变；高血压；糖尿病；CABG术后；						拟行手术		膀胱全切	

术前一般情况
目前服用药物(包括中药)：波利维、欣康、倍他乐克、特拉唑嗪、胰岛素、拜糖平、诺欣妥、贝尼地平
；最近2周是否用过阿司匹林/华法令/抗血小板药物：波利维； 每日吸烟：40 支；吸烟：20 年；

各系统病史
  心血管/呼吸系统：平地运动耐受力400米以上 ；登楼梯时耐受力2个楼层以上 ；
  高血压：药物控制；心脏疾病：CABG术后，3年前复查CTA未见明显异常；
  内分泌系统：糖尿病：药物控制；
  胃肠道/生殖泌尿系统：规律血透；

麻醉前病情：既往外科/麻醉/口腔科病史
  手术时间：2020.08.24；手术名称：右肾切除术；麻醉方式：全麻；不良事件：无；
  手术时间：2013.06.29；手术名称：CABG 三支；麻醉方式：全麻；不良事件：无；
  手术时间：2011.06.29；手术名称：左肾切除术；麻醉方式：全麻；不良事件：无；

体格检查：
  体重：85 kg；身高：1.78 m；体重指数：28.41；BP：162/90mmHg；HR：78bpm；Sat(指端)：98%；
  牙齿情况：松齿\义齿；
  心血管系统：冠心病、高血压；
  其他系统：透析；

检验信息：
  血常规：(时间)：2022.08.16；WBC=6.50*10^9/L；HB=138g/L；Plt=95*10^9/L；
  凝血功能：(时间)：2022.08.16；PT=10.9 S；INR= 0.95；APTT=32.7 S；
  生化：(时间)：2022.08.16；Urea=17.40 mmol/L；Cr=743.00 μmol/L；(时间)：2022.08.16；Na=134.00
mmol/L；K=5.30 mmol/L；Cl=97.0 mmol/L；(时间)：2022.08.16；Glu=5.01 mmol/L；ALT=7 U/L；AST=9
U/L；TBIL=6.8 μmol/L；DBIL=0.35 μmol/L；ALB=39.6 g/L；

特殊检查：
ECG：完右,心电轴右偏，II\III\aVF可见q波；超声心动图：EF61.4%，节段性室壁运动不良（左室下后壁），左房\左
室扩大，室间隔增厚，二\三尖瓣轻度反流；

总结	ASA： IV	☐E				
建议进一步检查		☐超声心动图	☑血气分析	☐胸片	☐TEG	☐MRI
		☐心导管检查	☐凝血功能	☐肺功能	☐Holter	☐TCD
		☐下肢血管超声	☐生化功能	☐心电图	☐T3、T4	☐血常规
		☐其它				
相关科室会诊		☐神经内科	☐呼吸科	☑心内科		
		☐其它	肾内科			
建议		心内科评估心脏风险,指导围术期桥接;肾内科指导围术期透析管理;术前完善ABG				☑预约SICU
		合并症多,充分交待风险,入ICU				
病人用药指导		继续服用至术日当天的药物	欣康,倍他乐克,贝尼地平			
		术日当天停用药物	特拉唑嗪,胰岛素,拜糖平,诺欣妥			
		术前五天开始停用药物	波利维			
医生签字		日期	2022年8月24日	评估结果	可以手术	

图 21-2　麻醉术前评估报告示例

十、总　结

麻醉学的临床实践发生了改变。麻醉医师在手术室外角色的拓展，将再定义这个专业对医疗体系高质量患者诊疗的贡献。关于术前评估，麻醉医师必须储备相关知识，熟练评估合并疾病高度复杂易变的患者，无论是术前在评估门诊还是麻醉诱导前在患者床旁。麻醉医师必须熟悉各类急、慢性疾病对患者手术麻醉风险的影响。此外，这个角色还必须熟悉多个临床实践指南、法律法规要求以及高效管理门诊患者的路径。尽管麻醉医师在术前诊疗中的作用在不断进展和延伸，但是术前评估的基本目标不会改变，它是引导围术期患者管理的临床基础，能潜在减少围术期并发症并改善患者结局。

（王东信　张　鸿）

思 考 题

1. 麻醉风险主要来自哪些方面？

2. 活动耐量的常用评估方法有哪些？

3. 患者，男性，65 岁。因冠心病于半年前置入冠状动脉支架一枚，目前应用波立维和阿司匹林抗血小板治疗，拟行白内障切除、人工晶状体植入术，请问围术期抗栓药物如何管理？

4. 麻醉术前评估门诊的主要作用有哪些？

5. 麻醉术前评估报告信息化的主要功能是什么？

知 识 拓 展

在麻醉风险及术前综合病情评估方面，探索围术期并发症或死亡的危险因素及通过术前评估发现的不良状态予以积极术前准备的干预性研究，是两个热门方向。围术期并发症多集中于主要心血管不良事件、肺部并发症、AKI、认知功能障碍等，其危险因素研究大多需要多中心、大样本的 RCT 研究，才具备普适性。目前基于美国国家外科质量改进数据库的在线风险计算器普适性较高，其他国家的大数据库及人工智能算法仍在建设或研发阶段。在干预性研究方面，已发现针对肿瘤患者的术前锻炼、营养及心理支持的预康复措施可改善预后，但多为小样本结果，这些措施与 ERAS 的融合可能是未来围术期医学的研究热点。

推 荐 阅 读

APFELBAUM JL, CONNIS RT, NICKINOVICH DG, et al. 2012. Practice advisory for preanesthesia evaluation: an updated report by the American Society of Anesthesiologists Task Force on Preanesthesia Evaluation[J]. Anesthesiology, 116(3): 522-538.

CHOTISUKARAT H, AKAVIPAT P, SUCHARTWATNACHAI P, et al. 2022. Incidence and risk factors for perioperative cardiovascular complications in spine surgery[J]. F1000Res, 11: 15.

De HERT S, STAENDER S, FRITSCH G, et al. 2018. Pre-operative evaluation of adults undergoing elective noncardiac surgery: Updated guideline from the European Society of Anaesthesiology[J]. Eur J Anaesthesiol, 35(6): 407-465.

HOBBES B, AKSEER S, PIKULA A, et al. 2022. Risk of perioperative stroke in patients with patent foramen ovale: a systematic review and meta-analysis[J]. Can J Cardiol, 38(8): 1189-1200.

JACKSON 等, M B. 2021. 围术期会诊手册 [M]. 北京 : 北京大学医学出版社 .

MATTHEWS L, LEVETT D, GROCOTT M. 2022. Perioperative risk stratification and modification[J]. Anesthesiol Clin, 40(1S): e1-e23.

QASEEM A, SNOW V, FITTERMAN N, et al. 2006. Risk assessment for and strategies to reduce perioperative pulmonary complications for patients undergoing noncardiothoracic surgery: a guideline from the American College of Physicians[J]. Ann Intern Med, 144(8): 575-580.

SAMEED M, CHOI H, AURON M, et al. 2021. Preoperative pulmonary risk assessment[J]. Respir Care, 66(7): 1150-1166.

WILCOX T, SMILOWITZ NR, XIA Y, et al. 2019. Cardiovascular risk scores to predict perioperative stroke in noncardiac surgery[J]. Stroke, 50(8): 2002-2006.

第二十二章 共病（合并症）的麻醉评估

随着社会经济的发展，国民生活方式的变化，尤其是人口老龄化及城镇化进程的加速，居民不健康生活方式日益突出，疾病危险因素对居民健康的影响越加显著，各脏器疾病的发病率仍持续增高。2020 年我国 65 岁以上老龄人口达到 1.91 亿，占总人口比为 13.50%。随着高龄和超高龄（85 岁以上）人群的增加，越来越多的外科患者合并其他疾病，并服用多种药物，而术前对这些患者进行评估，制订治疗方案对围术期管理的成功与否至关重要。

第一节　手术患者共病现状

中国心血管病患病率处于持续上升阶段。推算心血管病现患病人数 3.3 亿，其中脑卒中 1300万人，冠心病 1139 万人，心力衰竭 890 万人，肺源性心脏病 500 万人，心房颤动 487 万人，风湿性心脏病 250 万人，先天性心脏病 200 万人，下肢动脉疾病 4530 万人，高血压 2.45 亿人。《中国卫生健康统计年鉴 2020》显示，2019 年我国心血管病死亡率仍居首位，高于肿瘤及其他疾病。2019 年我国农村心血管病死亡率为 323.29/10 万，其中心脏病死亡率为 164.66/10 万，脑血管病死亡率为 158.63/10 万；城市心血管病死亡率为 277.92/10 万，其中心脏病死亡率为 148.51/10 万，脑血管病死亡率为 129.41/10 万。2019 年农村、城市心血管病分别占死因的 46.74% 和 44.26%。每 5例死亡中就有 2 例死于心血管病。农村心血管病死亡率从 2009 年起已超过并持续高于城市水平。

据估算，2017 年全球有 5.449 亿人患有慢性呼吸系统疾病，比 1990 年增加了 39.80%，患病率约为 7.10%。COPD 仍然是慢性呼吸系统疾病中患病率最高的疾病，患病率为 3.9%，与 1990年相比增加了 5.90%。哮喘的患病率自 1990 年以来有所下降，从 1990 年的 3.90% 下降到了 2017年的 3.60%，但其患病率仍仅次于 COPD。

慢性肝脏疾病多数由病毒感染、酗酒及肥胖引起。主要肝脏疾病包括乙型肝炎、丙型肝炎、酒精性脂肪性肝脏疾病、非酒精性脂肪性肝脏疾病、非酒精性脂肪性肝炎和酒精性脂肪性肝炎。数据显示，2020 年包括慢性肝炎、脂肪肝、酒精肝、药物性肝炎和肝硬化在内，我国慢性肝脏疾病患者人数可能超过 4.47 亿。据世界卫生组织统计，全球 2.4 亿慢性乙肝患者中超过 1/3 生活在中国。慢性肝脏疾病后，易引发肝癌。据国家癌症中心发布的中国肝癌患者临床报告显示，我国每年新发肝癌约 37 万例，发病率呈上升趋势。

中国人群糖尿病患病率增长趋势显著。1980 年对 30 万全人群的调查显示，糖尿病患病率为0.67%。2015～2017 年，仅在中国的 31 个省、自治区、直辖市对 75 880 名 18 岁及以上成人的横断面调查显示，中国成人糖尿病患病率（WHO 标准）为 11.20%，糖尿病前期检出率 35.20%；采用美国糖尿病学会（ADA）诊断标准糖尿病患病率为 12.80%，其中既往确诊糖尿病患病率为6.00%，新诊断糖尿病患病率为 6.80%。估计目前中国成人糖尿病人数近 1.30 亿。

2010 年调查数据显示，全国成人慢性肾脏病（chronic kidney diseases，CKD）患病率为10.80%，以此推算中国约有 1.2 亿 CKD 患者。其中，肾功能异常［估算的肾小球滤过率（GFR）<60ml/（min·1.73m²）］的患病率为 1.70%，白蛋白尿（尿微量白蛋白与尿肌酐比值>30mg/g）的患病率为 9.40%。2016 年，CHARLS 研究纳入了 6706 名≥60 岁的受试者，肾功能下降 [GFR<60ml/（min·1.73m²）] 的总患病率是 10.30%。随着年龄的增长，肾功能下降的患病率不断增高（60～64岁，3.30%；65～69 岁，6.40%；70～74 岁，11.40%；75～79 岁，22.20%；>80 岁，33.90%）。中国肾脏疾病数据网络（CK-NET）2016 年度报告显示，合并 CKD 诊断的住院患者占该年度总住院患者的比例为 4.86%。CKD 患病率在糖尿病患者中为 13.90%，在高血压患者中为 11.41%，在心血管病患者中为 7.96%。18.82% 的住院 CKD 患者合并冠心病，16.91% 合并心力衰竭，13.22% 合并脑卒中，4.01% 合并心房颤动。

第二节 心脏病患者非心脏手术的评估

合并心脏病患者接受非心脏手术居围术期死因首位。随着我国人口老龄化及心脏病发病年轻化，伴发心脏病接受心脏及非心脏手术的例数呈逐年增多趋势。合并心脏病患者接受非心脏手术术中及术后不良心血管事件的发生及预后与麻醉处理是否合理密切相关，且每一类心脏病围术期处理原则不尽相同，麻醉方式及药物对不同心脏病影响各异。

一、伴发心脏病非心脏手术围麻醉期术前总体评估要求

麻醉医师术前需要对合并心脏病患者接受非心脏手术进行详细的麻醉风险评估，明确心脏疾病的严重程度、患者的活动耐量，判断拟行手术的风险及手术时机是否合适，分析术中及术后可能发生的心血管事件并做好应对措施。因此，麻醉医师需要具备丰富的心血管疾病知识；熟知各种心脏疾病的血流动力学变化，以及各种麻醉方法和不同外科式式的影响及可能带来的风险、各种血流动力学监测手段及数据解读；掌握血管活性药物及抗心律失常药物的作用特点及其适用范围；知晓围术期尤其术中出现危急状况后心内科、心外科干预方式及心脏辅助措施的应用。因此，术前应制订好完整的麻醉计划并做好应对各类型心血管事件的应急准备，最大限度地降低该类患者围麻醉期并发症的发生率及死亡率。

二、冠心病患者非心脏手术的评估

冠状动脉造影是评估冠状动脉病变程度的金标准，此类患者术前进行冠状动脉造影检查及冠状动脉再通的指征，需要心血管医师结合患者病史、症状、心电图检查做出专业判断。需要注意的是，低风险手术患者，术前冠状动脉再通并不能使患者获益，临床中常需要根据患者具体情况进行综合考虑。

（一）双联抗血小板治疗的术前安全把控

双联抗血小板治疗（dual antiplatelet therapy，DAPT）期间需要进行非心脏手术时，需要麻醉医师、外科医师、心血管医师根据支架内血栓风险级别、手术类型及距经皮冠状动脉介入治疗（percutaneous coronary intervention，PCI）术后时间等共同抉择，具体要点如下。

1. 植入药物洗脱支架（drug-eluting stent，DES）者，择期非心脏手术最好延迟 1 年（IB），3 个月内不推荐进行需要中断 DAPT 的择期手术。

2. 近期心肌梗死（术前 8～30d 发生的心肌梗死）接受 DAPT 的限期手术，如肿瘤，建议尽可能 6 周后考虑。对于接受 PCI 者，无论支架类型，尽可能 DAPT 1 个月后考虑手术。若接受高危出血风险手术，可考虑术前桥接治疗，若接受低危出血风险的手术，可继续 DAPT。

3. 正在进行抗血小板治疗并且需要接受高风险出血手术的急诊患者，如单独应用阿司匹林者，可不停用；若接受 DAPT 治疗者，保留阿司匹林，停用 P_2Y_{12} 受体抑制药，术前酌情输注氨甲环酸，必要时输注血小板，但输注血小板的时间为氯吡格雷和普拉格雷停药后 6～8h、替格瑞洛停药 24h 后。

4. 裸金属支架植入 30d 内、冠状动脉球囊扩张 2 周内不推荐进行需要中断 DAPT 的择期手术。

5. 存在冠状动脉分叉病变、多枚及重叠支架、左心功能不全、肾功能不全等高危心肌缺血风险的心肌梗死患者，至少 DAPT 治疗 6 个月后考虑非心脏手术。

6. 如需要采用深部神经阻滞或椎管内麻醉，氯吡格雷和替格瑞洛术前 5d 停药，普拉格雷术前 7d 停药，拔除留置管后即刻可酌情恢复常规剂量抗血小板药物治疗，但冲击剂量的使用需间隔 6h 以上。

7. 接受高危出血风险手术者，若为高血栓风险患者（即冠状动脉球囊扩张 2 周内、金属裸支架 1 个月内、DES 6 个月内、复杂多枚支架后 1 年内、心肌梗死后支架 6 个月内、曾有支架内血栓者等），特别是支架置入后 1 个月内，建议术前进行桥接的 2 种方法：一是短效抗血小板药物桥接，特别注意，采用短效抗血小板桥接治疗，需要有经验的心内科医师共同参与；二是低分子肝素（LMWH）桥接，术前 5～7d 停用 DAPT 后，采用 LMWH 皮下注射，术前 12h 停用。

（二）术前其他准备

1. 术前检查　术前需要进行 ECG、心脏彩超、心肌酶、肌钙蛋白、凝血功能、肝肾功能及电解质等检查，尤其对于重症冠心病患者接受中高危手术，术前应行股动脉超声检查，为术中、术后可能的主动脉球囊反搏辅助治疗做好通路准备。

2. 阿司匹林　ESC 指南建议，对于正在接受 DAPT 的患者接受手术时，推荐整个围术期继续服用阿司匹林。对于阿司匹林二级预防的患者（即心肌梗死病史、冠心病、冠状动脉支架术后、外周血管病、脑卒中、瓣膜置换术后）接受非心脏手术，不建议停用阿司匹林，但需注意平衡血栓和出血的风险。对接受特定的闭腔手术（例如脊髓、神经外科和眼科手术）手术，酌情停用阿司匹林 5d。

3. 合并高血压、糖尿病的冠心病患者　术前控制血压在 180/110mmHg 以下，控制血糖及糖化血红蛋白（HbA_1c）在正常范围。术前血糖控制不满意者，停用二甲双胍类等降血糖药物，采用胰岛素滴定进行血糖精准控制。建议围术期血糖控制在 7.8～10.0mmol/L（140～180mg/dl）。β 受体阻滞药、钙通道阻滞药用至手术当日清晨。

4. 肌钙蛋白　根据患者接受手术种类、是否急诊或限期手术个体化处理。若相邻时间点（2～4h），hs-cTn 变化≥20% 可认为是急性、进行性心肌损伤，需要暂缓手术。若 hs-cTn 变化＜20%，则为慢性、稳定性心脏疾病，可根据临床是否伴有缺血症状、ECG 改变、影像学证据等酌情考虑是否手术。若经过复查肌钙蛋白非但没有改善反而有升高趋势，需暂缓择期手术。

5. 麻醉方法　根据手术要求、术前抗血小板药物使用情况及凝血指标等选择麻醉方式，在满足各项条件的前提下，优先选择神经阻滞、椎管内麻醉、椎管内麻醉复合全身麻醉等。

6. 非心脏手术同期需要冠状动脉再通建议　对于非心脏手术需要同期冠状动脉再通指征，目前尚无循证医学依据，需要个体化对待，应根据患者年龄、整体身体状况及冠状动脉病变特点，权衡利弊，选择是否进行同期冠状动脉旁路移植手术或 PCI，实现冠状动脉再通。

同期接受冠状动脉再通手术者，多先行冠状动脉再通，之后行非心脏手术。麻醉后可考虑备主动脉内球囊反搏（IABP）鞘管。避免硬膜外麻醉，防止同期冠状动脉手术抗栓抗凝治疗带来的硬膜外血肿风险。术后由心脏重症监护室管理。

三、高血压患者非心脏手术的评估

（一）高血压靶器官损害

1. 高血压新发脑梗死患者手术需要延迟 4～6 周后进行，脑出血患者需要病情稳定 1 个月后进行非脑外科手术。

2. 术前肌酐水平＞180μmol/L（2mg/dl）或肌酐清除率有明显意义的降低，择期手术需要术前进一步治疗。

3. 高血压尤其合并糖尿病的患者，有眼底出血、视网膜和视神经盘水肿或出血，择期手术暂缓。

4. 注意同时合并的主动脉扩张及主动脉夹层问题，必要时行主动脉 CTA 检查排除。

（二）术前控制血压标准

1. 未经治疗的高血压容易发生心肌缺血、心律失常、心衰等，均需治疗并暂缓手术。血压标准应以术前病房测量的标准血压和手术室第 1 次测量血压的平均值作为基础血压。轻、中度高血压（＜180/110mmHg）可以进行手术；重度高血压（≥180/110mmHg）应延迟择期手术，争取时间控制血压。如需要接受急诊手术，则血压高低不应成为立即麻醉手术的障碍。

2. 择期手术患者术前理想的降压目标为中青年患者血压控制＜130/85mmHg，老年患者血压控制＜140/90mmHg。合并糖尿病者，血压应降至 130/80mmHg 以下；合并慢性肾脏疾病者，血压应控制＜130/80mmHg 甚至 125/75mmHg 以下。

3. 降压须个体化，避免术前降压过低、过快，尤其合并冠心病和（或）颈动脉中、重度狭窄的患者。

（三）抗高血压药物的术前调整

围术期抗高血压药物调整的核心原则是尽可能维持围术期血压稳定。目前，高血压患者术前抗高血压药调整推荐意见见表 22-1。

表 22-1　高血压患者术前常用抗高血压药应用推荐意见

抗高血压药物	用药建议	理由
β 受体阻滞药	术前不需停药	可降低术后房颤等心血管事件的发生率，避免术前停用导致术中心率反跳
RAAS 抑制药	手术当天停用	包括 ACEI 和 ARB，增加围术期低血压和血管性休克的风险
钙通道阻滞药	术前不需停药	改善心肌氧供需平衡，治疗剂量对血流动力学无明显影响
利尿药	手术当天停用	降低血管平滑肌对缩血管药物的反应性，增加术中血压控制难度，可能加重体液及离子缺失

RAAS. 肾素-血管紧张素-醛固酮系统；ACEI. 血管紧张素转化酶抑制药；ARB. 血管紧张素 II 受体拮抗药

术前抗高血压药物利血平停药与否存在争议，利血平多为复方制剂，通过耗竭交感神经末梢儿茶酚胺，特别是去甲肾上腺素来实现降低血压的目的。综合国内外最新文献，建议以利血平为主的复方降压药手术当天停用即可，术中出现低血压及心率减慢，考虑使用直接的血管收缩药物，如去氧肾上腺素或者提升心率药物如阿托品等。

（四）麻醉方式

在满足手术的前提下，优先选择局麻、神经阻滞或椎管内麻醉，必须全麻时可酌情联合区域阻滞麻醉。

四、心肌病患者非心脏手术的评估

围术期最常见的心肌病为扩张型心肌病（dilated cardiomyopathy，DCM）、肥厚型心肌病（hypertrophic cardiomyopathy，HCM）、限制型心肌病（restrictive cardiomyopathy，RCM）、围产期心肌病，以及伴有限制性病理生理改变的继发性心肌病，如缺血性心肌病（ischemic cardiomyopathy，ICM）。

（一）扩张型心肌病

扩张型心肌病是一类以左心室或双心室扩大伴收缩功能障碍为特征的心肌病，是心肌病最常见的类型。若术前存在 LVEF 值低于 25%、肺毛细血管楔压（PCWP）高于 20mmHg、心指数（CI）低于 2.5L/(min·m^2)、低血压、肺动脉高压、中心静脉压（CVP）增高、恶性心律失常中 1 项或多项，自然猝死率极高，需术前积极准备，禁忌非挽救生命的一切手术。评估要点如下。

1. 根据 ECG 及 24h 动态心电图判断术前起搏器或植入型心律转复除颤器（implantable cardioverter defibrillator，ICD）指征，以防围术期猝死。若伴有二度房室传导阻滞、双束支传导阻滞、完全左后分支传导阻滞三者之一时，无论有无临床症状，均应考虑安装临时心脏起搏器。若合并二度Ⅱ型、高度或三度房室传导阻滞（atrioventricular block，AVB）患者，推荐植入永久心脏起搏器。

2. 超声心动图可评估心腔大小、室壁运动功能、有无附壁血栓、瓣膜功能，以决定术前调整用药及是否需要抗凝。

3. 检测 BNP、NT-proBNP，若二者水平显著升高或居高不降，或降幅＜30%，预示围术期死亡风险增加，应暂缓择期手术。术前纠正贫血及电解质、肝肾功能异常。

（二）肥厚型心肌病

HCM 是一种以左心室肥大为突出特征的原发性心肌病。心肌肥厚部位以左心室为常见，右心室少见。室间隔高度肥厚向左心室腔内突出，收缩时引起左心室流出道梗阻者，称为"肥厚型梗阻性心肌病"（hypertrophic obstructive cardiomyopathy，HOCM）。肥厚型心肌病术前评估的主要方面是确定有无左心室流出道梗阻及严重程度、是否具有心脏外科指征，以及通过术前准备将术中及术后梗阻恶化的可能性降到最低。若患者存在行室间隔心肌切除的指征，接受非心脏手术时，需要相应心外科备台，并做好体外循环的准备。

（三）限制型心肌病

RCM 是心室壁僵硬度增加、舒张功能降低、充盈受限而产生的以临床右心衰竭症状为特征的一类心肌病，与缩窄性心包炎的临床表现及血流动力学改变十分相似，TTE 或 TEE 可鉴别诊断。限制型心肌病容易合并心律失常，β受体阻滞药有助于减少恶性心律失常的风险，但应特别注意避免心动过缓诱发急性心衰；发生心衰主要表现为舒张性心衰时，应避免进行非急诊手术，避免过度利尿，合并房颤时可使用洋地黄类。

（四）缺血性心肌病

缺血性心肌病是冠心病的一种特殊类型或晚期阶段，如不可避免地需要接受非心脏手术，包括急诊手术、肿瘤限期手术等，则围术期风险极大。大多患者表现类似于 DCM，围术期管理需结合冠心病和 DCM 二者的特点。术前应明确有无心律失常及类型并判断有无 ICD 指征、心肌缺血是否改善、冠状动脉狭窄程度、心脏功能、心肌存活情况，可行多学科会诊，讨论有无冠状动脉重建指征及重建时机和方式；接受抗凝治疗的患者，应做好围术期衔接，兼顾栓塞及出血的风险。病情危重者，可术前行股动脉超声，评估围术期 IABP 辅助通路条件。

五、心律失常患者非心脏手术的评估

围术期常见的心律失常类型包括心房颤动、频发室性期前收缩（室性早搏）、阵发性室上性心动过速（室上速）、房室传导阻滞等。

（一）心房颤动

术前新发房颤，手术应尽可能推迟到心室率被控制或转复为窦性心律；若为持续性房颤，术前应控制心室率在 100 次/分以下。房颤时心房收缩缺乏协调，促使血液在左心房淤积及血栓形成，由此所致的血栓栓塞性卒中是其最严重的并发症。临床上常根据非瓣膜病房颤血栓危险度 CHA2DS2-VASc 量表（表 22-2）评估房颤患者是否需要抗凝。房颤患者抗凝指征包括准备进行药物或电复律；瓣膜病伴房颤；非瓣膜房颤患者，若 CHA2DS2-VASc 评分男性≥1 分，女性≥2 分者；有其他抗凝指征，如体循环栓塞、肺栓塞、机械瓣置换术后的房颤患者；妊娠期房颤。

若存在一次或多次＞5s 的心脏停搏，无论有无症状，均应考虑心脏起搏器治疗。永久性房颤合并症状性心动过缓者，术前需要置入起搏器。房颤表现为慢且规则的心室率，表示可能存在完全性房室传导阻滞，如持续不恢复，需要进一步检查。

表 22-2　非瓣膜病房颤血栓危险度 CHA2DS2-VASc 评分

危险因素	评分	危险因素	评分
心力衰竭 /LVEF＜40%（C）	1	血管性疾病（V）	1
高血压（H）	1	年龄 65～74 岁（A）	1
年龄＞75 岁（A）	2	女性（Sc）	1
糖尿病（D）	1	总分	9
卒中 / 血栓形成（S）	2		

（二）频发室性早搏

24h 动态心电图室性早搏占总心搏数 15%～25% 以上即为频发室性早搏，也有研究认为室性早搏次数＞1000 次 / 天。频发室性早搏可导致左心室收缩功能不全。术前患者 ECG 提示频发室性早搏，应排除有无电解质紊乱，同时建议 24h 动态心电图及超声心动图进一步检查。对于症状明显且抗心律失常药物治疗无效或患者不能耐受药物治疗、频发室性早搏导致心律失常心肌病、室性早搏导致局灶性室颤需要接受中高危非心脏手术的患者，应考虑术前进行导管消融治疗。麻醉手术期间，如出现≥6 个 / 分室性早搏、反复出现或者呈现多灶性室性异位节律，则发生致命性室性心律失常的风险增加，应即刻处理。

（三）室上性心动过速（supraventricular tachycardia，SVT）

SVT 是指起源于希氏束分支以上部位的心动过速，包括房性心动过速（简称房速）、心房扑动（简称房扑）、房室结折返性心动过速及房室折返性心动过速。房速和房扑多见于器质性心肺疾病患者。室上速发作期禁忌接受任何非急诊手术。反复发作或者对药物治疗效果不佳的顽固性 AVNRT 患者，建议术前导管射频消融治疗。

（四）QT 间期延长

长 QT 间期综合征分为获得性和先天性。先天性长 QT 间期综合征（LQTS）是一种常染色体遗传性心脏病，以反复发作晕厥、抽搐，甚至猝死为临床特征。QTc＞500ms 者为高危象，QTc＞600ms 者为极高危。LQTS 可引起后除极化触发的室性早搏，引起折返性心室节律，表现为多形性室性心动过速，即尖端扭转型室性心动过速（TdP），并可恶化为室颤。

术前应积极纠正导致 QT 间期延长的因素，如保持血钾、血钙、血镁在正常范围高限，避免紧张等交感神经兴奋因素，术前适当镇静；术前贴好体外除颤电极。

（五）传导阻滞

根据 2018 年美国心脏病学会（ACC）、美国心脏协会（AHA）和美国心律学会（HRS）联合发布的《2018ACC/AHA/HRS 心动过缓和心脏传导延迟评估和管理指南》，重新定义 HR＜50 次 / 分为心动过缓。

完全性左束支传导阻滞（left bundle branch block，LBBB）通常是严重心脏病，如高血压、冠心病、主动脉瓣疾病或心肌病的标志，术前需要明确并对相关疾病进行积极治疗。术前无论原有或新发的完全性右束支或左束支（左前或左后分支）传导阻滞，若心率在正常范围，且无血流动力学变化，应积极纠正原发病，暂不处理，一旦出现双束支、三分支传导阻滞时，要考虑安装临时起搏器；对于合并传导阻滞的患者，应综合考虑患者症状、心脏电生理检查、其他心脏疾病合并状况、手术创伤刺激等，需要心血管病医师会诊，评判是否需要植入临时或永久心脏起搏装置。

目前尚无证据表明全身麻醉或区域阻滞麻醉会增加预先存在的双束支传导阻滞的患者发展为三度房室传导阻滞的风险，但需要注意术中及术后可能发展为高度房室传导阻滞者，需要积极预防及处理。

六、先天性心脏病患者非心脏手术的评估

先天性心脏病患者接受非心脏外科手术时，围术期风险与合并先天性心脏病的种类、非心脏外科手术的风险及是否急诊有关，术前常需要相关专业科室进行会诊与评估。

（一）心脏畸形种类

术前应首先了解接受非心脏手术患者常见合并心脏畸形的种类，了解其病理生理变化以及各自的血流动力学特点，以指导麻醉计划。根据先天性心脏病围术期的管理特点，可分为发绀型和非发绀型先天性心脏病。发绀型存在右向左分流或以右向左为主的双向分流，如法洛四联症、大动脉转位、完全性肺静脉异位引流、艾伯斯坦畸形等；非发绀型可分为无分流和有分流，无分流见于主动脉缩窄、主动脉瓣狭窄；有分流最常见，如室间隔缺损、房间隔缺损、动脉导管未闭、心内膜垫缺损等。

（二）术前评估要点

术前需要根据患者的症状、体征、心脏病类型、影像学检查及实验室检查等，来判断患者的病情程度，必要时先行术前调整，再选取最佳手术时机。如患者存在发绀、心力衰竭、肺动脉高压、严重心律失常，表明畸形导致的病理生理改变严重。

1. 发绀型先天性心脏病　对于发绀型先天性心脏病患者，应注意有无缺氧发作、红细胞压积（HCT）、Hb浓度等。若HCT极度升高，则患者的血液黏稠度高，易形成血栓，并且术前禁食会加重高血黏度的症状，并增加了脑血管血栓形成的风险，术前应考虑积极补液，缓解血液黏稠，以及减少禁食水造成的体循环容量不足。此外，发绀患者维生素K依赖性凝血因子、V因子和von Willebrand因子水平低，国际标准化比值（INR）升高及活化部分凝血活酶时间延长，出血风险也相对增加，接受椎管内麻醉时要高度关注。

2. 心力衰竭　先天性心脏病右心衰竭较左心衰竭常见，见于矫治或未矫治的先天性心脏病。术前应充分了解原发心脏畸形的病理损害，通过心脏超声检查、实验室检查（如血气分析、BNP及NT-proBNP）、患者的活动耐量等决定是否手术及手术时机。

3. 肺动脉高压　肺动脉高压特别是重度肺动脉高压患者（MPAP＞50mmHg）是成人先天性心脏病患者接受非心脏手术面临的最高风险因素之一，多由左向右分流导致的肺血流增加及肺血管阻力升高导致，如Eisenmenger综合征，术前往往需要口服降低肺血管阻力的靶向药物治疗，围术期风险高，容易发生猝死。成人先天性心脏病肺动脉高压还可由肺静脉高压引起，源于左心室舒张末期压力增高、肺静脉心房压增高或肺静脉狭窄等。不同原因导致的肺高压围术期处理原则略有不同，术前要明确。

4. 心律失常　接受过心脏畸形矫正的患者，如房室间隔缺损修补术、心房手术或有心房扩张的患者，20%～45%会发生室上性心律失常，产生对药物治疗抵抗并容易导致血流动力学快速恶化。部分心功能受损的成人先天性心脏病患者可有室性心律失常，术前需要甄别是否植入永久性起搏器或心内除颤器。

5. 先天性心脏病手术治疗后的患者　接受过先天性心脏病手术治疗的患者，包括完全矫治、姑息性治疗（如B-T分流术、部分或全部腔静脉肺动脉分流术），要熟悉心脏姑息性矫治术后的病理生理学改变，麻醉管理仍具有挑战性。

七、瓣膜性心脏病患者非心脏手术的评估

瓣膜性心脏病患者非心脏手术的围术期风险和预后取决于瓣膜疾病的严重程度，狭窄性瓣膜病变的进展速度比反流性病变快、围术期风险更大，但是继发于感染性心内膜炎、腱索断裂和缺血性心脏病的瓣膜反流性疾病可以造成患者迅速死亡。

（一）瓣膜性心脏病接受非心脏手术术前评估总原则

瓣膜性心脏病术前评估共同要点主要包括：①重点关注瓣膜受累的严重程度、心肌收缩力的受损程度、目前维持心输出量的代偿机制、是否存在其他瓣膜疾病、心律失常或其他器官系统疾病以及目前的药物治疗。②注重活动耐量的评估。失代偿心力衰竭（恶化或新出现的心衰或心功能Ⅳ级）状态，术前需要心脏专业医师参与评估与优化。③关注术前心脏彩色多普勒超声检查，注意结合患者的活动耐量、瓣膜的病理生理改变及 BNP，合理解读 EF 值。④关注人工心脏瓣膜或心房颤动围术期抗凝治疗的桥接问题。⑤已具备瓣膜置换或修复适应证的患者接受非心脏手术，尤其接受创伤较大的手术，术前需做好心外科可能干预的准备，包括体外循环的准备。

（二）各类型瓣膜病术前评估重点

1. 二尖瓣狭窄（mitral stenosis，MS） 二尖瓣狭窄患者常有风湿性心脏病病史，易伴随主动脉瓣疾病或二尖瓣反流。这类患者心输出量相对固定，代偿能力低。轻、中度二尖瓣狭窄，应控制好围术期心率，延长舒张期充盈时间，避免肺水肿。以下情况建议优先处理心脏问题，择期手术取消或延期：狭窄严重（瓣口面积<1.0cm²）、接受高风险非心脏手术前，以及达到心外科手术指征的二尖瓣狭窄、二尖瓣狭窄合并房颤及左心耳血栓。

风湿性二尖瓣狭窄代偿期较长，当存在明显的临床症状时，往往病情较重。术前根据超声心动图结果、BNP 及 NT-proBNP 结果，以及是否存在房颤、肺动脉高压及右心功能不全等进行综合判断，优化内科治疗措施。症状严重的患者需要术前纠正心功能；房颤患者术前应尽可能将心室率控制在 70～90 次/分，并根据血栓栓塞和出血的风险不同调整抗凝治疗，做好抗凝治疗的衔接。

2. 二尖瓣关闭不全（mitral insufficiency，MI） 慢性二尖瓣关闭不全患者围术期耐受性一般较好，应术前重点关注瓣膜关闭不全的发病原因及严重程度、是否合并心衰以及心衰严重程度。

二尖瓣关闭不全可与二尖瓣狭窄、二尖瓣脱垂、结缔组织病或心肌病等共同慢性存在，逐渐进展直至晚期发生左心室功能不全之后出现症状。术前需要改善心衰及肺水肿症状，严重的急性二尖瓣关闭不全需暂缓所有非急救手术，排除主动脉瓣病变后，可考虑在术前置入 IABP，以减轻左心室后负荷并增加舒张期冠状动脉灌注。当超声提示左心室收缩末期径（LVESD）≥40mm、LVEF≤60%、反流量≥60ml、反流分数≥50%、反流孔面积≥0.4cm² 等时，均提示为二尖瓣重度反流。非急诊手术需要术前调整药物，或可能需要心。

3. 主动脉瓣狭窄（aortic stenosis，AS） 主动脉瓣狭窄主要的病理生理改变是主动脉瓣瓣口狭窄导致的左心室射血受阻以及左室内压力增加，可以导致明显症状甚至猝死。主动脉瓣狭窄患者往往同时伴有冠心病，术前需要检查冠状动脉病变，做好术前准备，尤其对于年龄>50 岁的患者，术前需要排除；关注左心室肥大状况、有无心衰及其严重性、是否存在主动脉瓣关闭不全（aortic insufficiency，AI）或其他瓣膜病变。

平均跨瓣压差<50mmHg 并且体能状态较好时，代谢当量（MET）>4METS，一般能耐受低中度危险操作，应避免行高危手术、腹压增加的手术（如腹腔镜）或者血流动力学可能剧烈波动的手术，如嗜铬细胞瘤；如果主动脉瓣狭窄患者已有症状，择期非心脏手术应延期或取消。此类患者对药物治疗的反应较差，外科行瓣膜置换术是唯一有效的治疗手段。

4. 主动脉瓣关闭不全 反流性主动脉瓣膜损害所造成的危险要低于狭窄性瓣膜损害。术前应重点关注瓣膜反流严重程度、左心室大小以及是否存在心衰，同时注意有无主动脉根部扩张。术前应适当降低后负荷，防止高血压及心动过缓。

若超声提示 LVESD≥50mm、左心室舒张末期径（LVEDD）≥65mm、LVEF≤50%、反流量≥60ml、反流分数≥50%、反流孔面积≥0.3cm² 等，均提示为主动脉瓣重度反流。尤其有相应临床表现者，多具有心外科手术指征，非急诊手术需要术前药物调整，或可能需要先行心外科干预；若患者活动耐量尚可，在做好围术期维护的基础上，多可耐受中低危手术，但对于接受高危手术及循环波动较大的手术，需要权衡利弊。急诊手术及产科手术需要在心外科、体外循环准备下进行。

若为急性主动脉瓣关闭不全，往往存在严重的心功能不全，禁忌任何非心脏手术。

5. 三尖瓣关闭不全（tricuspid insufficiency，TI） 三尖瓣关闭不全通常是功能性的，继发于右心室扩大或肺动脉高压导致的三尖瓣环扩张，往往提示病情严重。多数三尖瓣关闭不全患者都并存明显的主动脉瓣或二尖瓣疾病，因此，应主要评估其他瓣膜的病变和肺高压程度。应警惕三尖瓣关闭不全导致的右心衰竭、肝淤血，可导致肝功能减退及凝血功能异常、胸腔积液等。

6. 人工瓣膜置换术后 人工瓣膜置换术后应了解原发病和人工瓣膜的类型，并对瓣膜本身结构与功能进行评估。接受生物瓣置换术后 3 个月及接受机械瓣置换者均需接受华法林抗凝治疗，维持 INR 2~3。需要关注以下几方面。

（1）瓣膜置换术后 3 个月内尽量避免非心脏手术。

（2）出血风险小的非心脏小手术，包括诊断性内镜操作，可继续维持治疗水平 INR 的华法林治疗，但需确认 INR≤2.5。

（3）接受出血风险高的非心脏手术，包括内镜下治疗，需要进行 LMWH"桥接抗凝"治疗，应充分权衡椎管内麻醉的优点和可能造成硬膜外血肿的风险。

第三节　呼吸系统疾病的评估

一、慢性阻塞性肺疾病

慢性阻塞性肺疾病（chronic obstructive pulmonary disease，COPD）是一种可预防、可治疗的常见病，其特征是持续存在的呼吸道症状和气流受限。COPD 特征之一的慢性气流受限是由小气道病变（如阻塞性细支气管炎）和肺实质破坏（肺气肿）共同导致，两者所起的相对作用因人而异。手术患者合并 COPD 会使术后肺部并发症风险增加，以及心脏、肾等肺外器官并发症风险增加，并导致住院时间延长、医疗费用提高、围术期死亡率增加。

（一）COPD 的诊断标准及分级

任何有呼吸困难、慢性咳嗽或咳痰和（或）COPD 危险因素暴露史的患者，都应考虑 COPD 诊断。对于确诊或疑似 COPD 的新患者，必须采集详细病史。确诊 COPD 要求进行肺功能检查，使用支气管扩张药后 $FEV_1/FVC<0.70$ 可确定存在持续性气流受限，结合具有相应症状和有害刺激物质暴露史可诊断 COPD。

评估气流受限严重程度的肺功能检查应在给予至少一种足量的短效支气管扩张药吸入后进行，以尽可能减少变异性（表 22-3）。

表 22-3　COPD 气流受限严重程度分级

分级	严重程度	FEV_1 占预计值百分比（%）	分级	严重程度	FEV_1 占预计值百分比（%）
GOLD1	轻度	≥80	GOLD3	重度	30~49
GOLD2	中度	50~79	GOLD4	极重度	<30

GOLD. 慢性阻塞性肺疾病全球倡议

（二）COPD 患者的术前评估

评估的目的是明确气流受限的严重程度、对患者健康状况和未来事件发生风险的影响，并指导围术期治疗。应从以下方面进行评估，包括肺功能异常的存在和严重程度、患者目前症状的性质和程度、急性加重的病史和未来风险，以及存在的合并症。

1. 术前肺功能及健康状况评估 肺功能是判断气道阻塞和气流受限程度的主要客观指标，对明确 COPD 的诊断和严重程度、了解疾病进展状况、评估围术期风险、判断预后和对治疗的反应等都有重要意义。FEV_1/FVC 是 COPD 的一项敏感指标，可检出轻度气道受限。FEV_1 占预计值百分比是中、重度气道受限的良好指标。当临床症状与气道受限严重程度不符时，弥散功能检查对于评估肺气肿的严重程度有一定价值，常用肺一氧化碳弥散量（DL_{CO}）检查。

客观的活动耐量检查能反映呼吸系统和全身的功能状态，预测健康状态受损情况，其中 6 分钟步行试验（6MWT）简便易行，已广泛用于中、重度心肺疾病患者的功能状态评价、疗效比较和结局预测。心肺运动试验（CET）可以更客观、全面地评价心肺功能，该试验可检测氧摄取量（VO_2）、无氧阈值（AT）、MET 等生理指标，其中最大运动负荷时所达到的 MET 是评估心肺功能受损的重要指标，MET<4 提示心肺功能储备不足。

X 线胸片改变对诊断 COPD 的特异性不高，COPD 的典型 X 线胸片改变包括肺膨胀过度、肺透亮度增加和血管影减弱。CT 检查不作为 COPD 常规检查项目，但需对疑问病例进行鉴别诊断或对其他合并症进行确诊时有较高价值。

2. 风险评估量表

（1）症状评估：临床症状的严重程度与 COPD 的急性加重、健康状况的恶化显著相关，也可预测死亡风险。临床上最常用的评分量表有改良英国医学研究委员会（mMRC）量表和 COPD 评估测试（CAT）问卷。以前认为 COPD 是一种以呼吸困难为主要特点的疾病，使用 mMRC 量表对呼吸困难程度进行简单评分即可（表 22-4）。但现在认为 COPD 对患者影响有多个方面，包括咳嗽、咳痰、胸闷、呼吸困难、活动受限、睡眠障碍、自信心下降和精力减退，CAT 问卷可评估上述 8 个方面的严重程度。根据指南建议，可将 CAT$\geqslant$10 分作为决定治疗或判断预后的分界点。若采用 mMRC 评分，以 mMRC$=2$ 级作为等效分界点。

表 22-4　改良英国医学研究委员会呼吸困难评分

分级	症状
0 级	我仅在费力运动时出现呼吸困难
1 级	我在平地快走步行走或步行爬小坡时出现气短
2 级	我由于气短，平地行走比同龄人慢或需要停下来休息
3 级	我在平地行走 100m 左右或几分钟后需要停下来喘气
4 级	我因严重呼吸困难不能离家，或者在穿脱衣服时出现呼吸困难

（2）综合评估：① ABCD 评估工具。2017 年 GOLD 指南推荐使用更新的"ABCD"评估工具对 COPD 患者进行综合评估。在该评估方案中．患者应先接受肺功能检查以明确气流受限的严重程度（肺功能 GOLD 分级），随后使用 mMRC 评估呼吸困难或使用 CAT 评估症状，并记录患者的急性加重病史（包括既往住院情况），最后得出所属的"ABCD"分组（图 22-1）。完整的 COPD 综合评估应包含两方面：运用肺功能检查评估气道受限的严重程度，同时运用 ABCD 评估工具评估症状严重程度和急性加重风险。患者严重程度分级可表述为 GOLD 分级（表 22-3）和"ABCD"分组，如 GOLD4 级、D 组。FEV_1 是预测患者预后（如死亡率和住院时间）的重要指标，而 ABCD 评估工具在指导治疗方面有一定价值。在某些情况下，"ABCD"评估工具可帮助医师在无肺功能的情况下，评估患者 COPD 的严重程度。② BODE 评分系统。也是评估 COPD 患者预后和转归的一项重要工具。BODE 评分系统基于 4 个指标：体质指数（B）、气道阻塞程度（O）、功能性呼吸困难（D）和用 6 分钟步行距离评估的活动耐量（E）（表 22-5）。它综合性强、对死亡率的预测效力高，且各项指标易于获得，非常适合临床使用。BODE 评分高则伴随死亡风险增加，BODE 评分每增加 1 分的全因死亡风险比（HR）$=1.34$，因呼吸原因死亡的风险为 HR$=1.62$（95% CI：$1.48\sim1.77$）。

表 22-5　BODE 评分系统

参数	0 分	1 分	2 分	3 分
体质指数	>21	≤21	—	—
FEV_1 占预计值百分比（%）	≥65	50~64	36~49	≤35
mMRC 呼吸困难评分（级）	0~1	2	3	4
6min 步行距离（m）	≥350	250~349	150~249	≤149

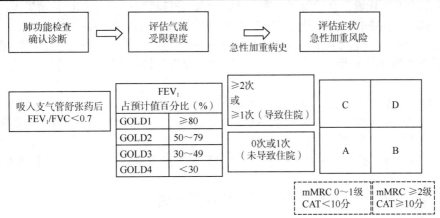

图 22-1　细化的 ABCD 评估工具

二、限制性肺部疾病

限制性肺疾病的特征是肺顺应性下降、肺容量下降、呼气流速正常。因此，FEV_1 和用力肺活量（FVC）均降低，但 FEV_1/FVC 正常。限制性肺疾病包括许多急性和慢性肺自身疾病，也包括肺外因素，如胸膜、胸壁、膈肌和神经肌肉功能改变所造成的疾病。肺顺应性降低导致了呼吸功的增加，造成了典型的浅快式呼吸，在病情严重之前，肺换气通常可以维持。

（一）急性内源性肺病变

急性内源性肺病变包括肺水肿（包括急性呼吸窘迫综合征，ARDS）、感染性肺炎、吸入性肺炎。在急性内源性病变中，肺顺应性降低主要是由于肺毛细血管压力升高或者肺毛细血管通透性增加所导致的肺血管外液体的增加。左心衰竭时，肺毛细血管压力升高，而 ARDS 则出现液体超负荷和肺毛细血管通透性增加。在误吸和感染性肺炎时，也会发生局部或整个肺毛细血管通透性的增加。

急性肺部疾病的患者择期手术应延期。急诊手术术前应该尽可能使患者的氧合和通气功能达到最佳状态。应用利尿药可对液体超负荷进行治疗，心力衰竭同样需要进行治疗。大量胸腔积液应在麻醉前进行引流。同样的，严重的腹胀也需要通过胃肠减压或腹水引流来缓解。持续的低氧血症应进行机械通气。

（二）慢性内源性肺病变

慢性内源性肺病变通常也指间质性肺疾病。尽管病因不同，但特点都是隐匿性发病、肺泡壁和肺泡周围组织慢性炎症、进行性的肺组织纤维化。后者最终会影响换气和通气功能。

术前评估主要是评估肺损伤的程度以及潜在的疾病进程，应该通过肺功能检查和动脉血气分析进一步评估患者劳力性（或静息性）呼吸困难的情况。肺活量少于 15ml/kg（正常大于 70ml/kg）是严重的呼吸功能障碍的指标，X 线胸片也有助于评估患者的疾病严重程度。

（三）外源性限制性肺病

外源性限制性肺病变是由于肺扩张过程受干扰进而影响了气体交换。外源性限制性肺病变包括胸腔积液、气胸、纵隔肿物、脊柱侧后凸畸形、漏斗胸、神经肌肉功能障碍以及由于腹水、妊娠、出血导致的腹压升高。显著的肥胖也会导致限制性通气功能障碍。麻醉评估与内源性限制性肺病变类似。

三、肺 栓 塞

肺栓塞是由于血栓、脂肪、肿瘤细胞、气体、羊水或外来物质进入静脉系统，下肢、盆腔静脉以及罕见的右心血栓通常会导致肺栓塞。静脉淤血或高凝状态是常见的肺栓塞诱因。术中也可能发生肺栓塞。肺栓塞的临床表现包括呼吸急促、呼吸困难、胸痛或咯血。咯血通常提示肺梗死。当怀疑肺栓塞时，应行急诊肺血管 CT 造影。术前下肢超声检查也可能有助于发现深静脉血栓（DVT）。超声心动图可作为围术期不稳定患者紧急情况下的辅助诊断。对于肺栓塞最好的治疗是预防。

急性肺栓塞的患者可能会因放置下腔静脉滤器或切开取栓出现在手术室，后者很少见，大多数情况下，是既往有肺栓塞病史的患者进行非肺栓塞相关手术，对于这些患者，围术期中断抗凝治疗的风险尚不清楚。如果肺栓塞急性期超过 1 年，暂停抗凝治疗的相关风险可能很小，而且除外慢性复发性肺栓塞，肺功能通常能够恢复正常。这些患者围术期管理的重点是预防再栓塞。

第四节 糖尿病患者的评估

糖尿病是指胰岛素相对缺乏或绝对缺乏引起的一系列功能紊乱。该疾病以激素诱发的多种代谢异常为特点，临床表现包括广泛的微血管病变和远期终末器官的并发症。糖尿病的诊断标准为空腹血浆葡萄糖高于 7.0mmol/L（126mg/dl）。糖尿病可分为两种完全不同的类型，但均可导致长期的终末器官并发症。临床分为 1 型糖尿病和 2 型糖尿病。妊娠期糖尿病发生率为 3%，15 年内发展成为 2 型糖尿病的风险增加了 17%～63%。

据估计，糖尿病的发病率将在 10 年后增加 50%。成人以及儿童体重的过度增加以及由此导致的 2 型糖尿病发病率升高，将是糖尿病发病率升高的主要原因。

一、择期手术术前评估

糖尿病患者手术最主要的风险在于糖尿病引起的终末器官疾病：心血管功能障碍、肾功能不全、关节胶原组织异常（限制颈部伸展、伤口愈合差）、粒细胞生成不足及神经病理改变，以及合并感染等。糖尿病引起的终末器官病变程度对围术期预后的影响较糖尿病本身更为显著。因此，麻醉科医师术前评估的重点应是这些疾病及其治疗情况，以确保患者达到术前最佳状态。测量 HbA1c 水平可反映血糖控制情况。术前血糖控制不佳是围术期不良转归的独立预测因子。

糖尿病患者围术期血糖控制的关键是设定明确的血糖管理目标，并根据密切的血糖水平监测调整治疗方案以达到目标值。世界卫生组织的手术安全核对清单建议围术期血糖水平控制在 6～10mmol/L（许可范围为 4～12mmol/L）或 100～180mg/dl。围术期血糖控制不良可使许多专科手术术后感染的风险显著增加。尽管围术期可采取不同的治疗方案将血糖控制在任意水平，但越严格的目标血糖控制方案导致低血糖的风险越高。因此，对围术期最佳血糖控制水平的争论仍非常激烈。严格的血糖控制可抑制所有葡萄糖毒性反应，或许能降低糖尿病的严重程度而使患者在其他方面获益。许多因素都可能影响术中血糖的管理，如手术种类、妊娠、潜在的广泛中枢神经系统损害、患者的初级保健医师意见以及糖尿病的类型。

糖尿病引起的自主神经病变可能使围术期风险增高，使术后管理的难度增大并严重影响患者的生存率，因此术前应常规对自主神经病变情况进行评估。糖尿病自主神经病变患者胃轻瘫的概率增高（可能引起胃内容物的误吸），并且围术期呼吸、心搏骤停的风险增加。如果患者存在某些自主神经病变的表现，如早饱感、无汗、呼吸或体位改变时脉率无变化、阳痿等，则其出现无痛性心肌缺血的风险极大。术前给予甲氧氯普胺 10mg 可以有效促进胃内固体食物的排空。肺炎或麻醉药、镇痛药、镇静药对呼吸和窦性自主节律的影响可能是引起呼吸、循环衰竭的主要原因。评估窦性心律失常的程度和心率变异性可以简单而准确地评价自主神经病变的程度。正常人深吸气时的心率最大值和最小值之间可相差 15 次/分，但在出现呼吸、心搏骤停的患者，心率变异均不超过 5 次/分。

自主神经病变患者的其他特征包括直立性低血压（动脉血压下降超过 30mmHg）、静息时心动过速、夜间腹泻和多发性周围神经病变。糖尿病患者合并严重的自主神经病变时，呼吸系统对低氧的反应性降低，对具有呼吸抑制作用的药物特别敏感，尽管目前尚无明确的对照研究支持，但对该类患者建议在术后 24～72h 给予呼吸和循环的持续严密监测。无自主神经病变的糖尿病患者尽可能实施非住院手术。

二、糖尿病急症的评估与治疗

许多因创伤或感染需行急诊手术的糖尿病患者存在明显的代谢紊乱，包括酮症酸中毒，通常没有充足的时间使患者病情稳定，但只要有数小时就足以纠正潜在威胁生命的水、电解质紊乱。如果外科疾病本身会进一步加剧代谢紊乱，就没有必要为了完全纠正酮症酸中毒而延期手术。血容量不足和低钾血症得到部分纠正即可减少酮症酸中毒引起的术中心律失常及低血压的发生率，在酮症酸中毒的初始复苏阶段，不应首先使用晶体液，应先给予补钾和静脉胰岛素治疗。

胰岛素治疗可以从单次静脉注射 10U 普通胰岛素开始，然后再持续输注。定期监测血糖、血钾和血 pH 值比胰岛素的实际用量更重要。在液体复苏的最初 1～2h，血糖下降较快，当血糖下降至 250mg/dl 时应该输注含有 5% 葡萄糖的溶液。治疗所需的补液量由血容量缺乏的程度决定，一般为 3～5L，有时可以高达 10L。对于有心功能不全病史的糖尿病患者应监测左心室容积，在最初的 6～8h 补充预计缺失容量的 1/3，另外 2/3 的液体在之后的 24h 内补充。

酸中毒的程度可以通过动脉血气分析和测定阴离子间隙确定。在危重症糖尿病患者，可出现伴有阴离子间隙增加（≥16mmol/L）的酸中毒，其成因可以是酮症酸中毒的酮体、乳酸酸中毒的乳酸或肾功能不全导致的有机酸增加，或者是三者共同的作用。在血糖正常的情况下，如果存在持续酮症且血清碳酸氢盐浓度低于 20mEq/L，应继续使用葡萄糖和胰岛素以纠正细胞内的脂质分解。

糖尿病酮症酸中毒时，最严重的电解质紊乱是体内钾总量的缺失，缺失量可达 3～10mEq/kg。血清钾浓度在静脉使用胰岛素后迅速下降，并在 2～4h 后达到最低，这时需要积极补钾。随着酸中毒的纠正，输入体内的钾随胰岛素进入细胞内，补液后更多的钠离子进入远端肾小管也引起尿钾排泄增多。

第五节　睡眠呼吸障碍患者的评估

阻塞性睡眠呼吸暂停（obstructive sleep apnea，OSA）是最常见的睡眠相关呼吸障碍，由于睡眠过程中反复发作的部分或完全上呼吸道梗阻，临床表现主要为睡眠期间打鼾伴呼吸暂停和日间嗜睡。我国 OSA 患病率为 2%～4%，危险因素包括年龄、性别、肥胖、家族史、上呼吸道解剖异常、吸烟史、饮酒史、使用镇静催眠药物、神经肌肉疾病及神经系统疾病等。据估算，约 25% 的择期手术患者合并 OSA，而减重手术患者患病率高达 80%。合并阻塞性睡眠呼吸暂停患者术后并发症的风险增加，尤其是呼吸、循环系统不良事件发生率增加 2～3 倍。而大多数患者术前未识别是否合并阻塞性睡眠呼吸暂停，即使阻塞性睡眠呼吸暂停确诊患者亦有相当比例未接受规范治疗，由于缺乏这类患者术前阻塞性睡眠呼吸暂停风险分级、针对性预防措施及合理围术期风险管理预案，导致围术期风险进一步增加。

一、阻塞性睡眠呼吸暂停术前诊断

（一）成人 OSA 诊断标准

同时满足下述（1）和（2）或只满足条件（3）。

（1）出现以下症状中 1 项或以上：①自诉乏力、失眠、白天嗜睡、睡眠不能解乏；②夜间因憋气或喘息从睡眠中醒来；③他人观察到患者睡眠期间习惯性打鼾和（或）呼吸暂停；④患者已存在高血压、冠心病、心房颤动、脑血管疾病、充血性心力衰竭、2 型糖尿病、心境障碍、认知功能障碍。

（2）多导睡眠监测（polysomnography，PSG）或居家睡眠监测中睡眠呼吸暂停低通气指数（apnea-hypopnea index，AHI）≥5 次 / 小时，包括阻塞性呼吸暂停、混合性呼吸暂停、低通气。

（3）PSG 或居家睡眠监测 AHI≥15 次 / 小时，包括阻塞性呼吸暂停、混合性呼吸暂停、低通气。

（二）术前评估、识别 OSA 患者的必要性

PSG 是诊断 OSA 的金标准，但尚无足够的证据支持术前常规行 PSG 检测。STOP-Bang 问卷、P-SAP 评分、Berlin 问卷和 ASA 核查表等已在手术患者中被证实可作为 OSA 筛查工具。STOP-Bang 问卷因简洁、高效，是目前外科手术患者最常用的 OSA 筛查工具。

术前常规筛查可识别大多数 OSA 患者，进行适当的术前、术中及术后干预可降低潜在风险。术前应用筛查工具对疑似 OSA 患者进行风险分层并制订干预策略，可降低围术期并发症的风险。

二、OSA 术前评估

由于成人 OSA 患者并发心脑血管系统、呼吸系统、内分泌系统、泌尿生殖系统等多系统损伤的风险显著增加，因此术前要加强此类患者重要器官功能评估，并根据对应专科会诊的诊疗意见对受累器官进行治疗，优化受累器官功能状态。并且，建议加强对 OSA 筛查为阳性患者的气道评估，气道管理遵循可疑困难气道处理流程。

临床工作中多数疑似 OSA 患者是在术前筛查过程中首次被发现的，包括已确诊 OSA 但拒绝接受治疗或对规范治疗依从性差的患者。建议已确诊 OSA 患者，在住院睡眠期间继续按院前已设定的参数进行气道正压（positive airway pressure，PAP）通气治疗，可减少术后并发症。目前缺乏证据支持推迟疑似 OSA 患者手术。

（董海龙）

思 考 题

1. 高血压患者术前访视应注意哪些方面？
2. 对慢性阻塞性肺疾病（COPD）患者的术前评估及有帮助的辅助检查有哪些？
3. 睡眠呼吸障碍患者的诊断标准及术前评估要点是什么？

知 识 拓 展

共病患者的手术治疗过程多需要多学科专家共同参与，而术前评估不全面是医疗事件发生的重要原因之一。随着 ERAS 理念的逐渐普及，麻醉医师在患者尤其是共病患者术前准备的生理、心理和营养方面发挥着至关重要的作用。首先，麻醉医师术前通过和患者及家属沟通，了解患者既往病史、用药史、手术史和共存基础疾病等生理状况，根据患者情况调整术前用药，补充必要

的生化或者影像学等检查，必要时请专科医师会诊，可以争取在术前达到最优生理功能状态。此外，麻醉医师通过麻醉前评估，便于合理选择麻醉方式及制订处理预案；根据具体情况选择适合患者病情的手术方式，针对手术方式及患者情况综合考虑选择最佳麻醉方式及相关有创操作和监测方法。目前，应国家政策要求，多数医院已开展麻醉门诊，这对共病患者尤为重要，在做好术前评估、降低手术风险、提高麻醉安全性、缩短住院时间、降低住院费用等方面发挥了突出作用。

推 荐 阅 读

中国睡眠研究会麻醉与疼痛专业委员会. 2021. 成人阻塞性睡眠呼吸暂停患者术前筛查与评估专家共识 [J]. 中华麻醉学杂志, 41(12): 1414-1420.

中华医学会老年医学分会, 解放军总医院老年医学教研室. 2015. 老年患者术前评估中国专家建议 (2015)[J]. 中华老年医学杂志, (11): 1273-1280.

朱鸣雷, 刘晓红. 2020. 老年患者围术期风险评估及管理 [J]. 中华老年医学杂志, (07): 741-743.

De HERT S, STAENDER S, FRITSCH G, et al. 2018. Pre-operative evaluation of adults undergoing elective noncardiac surgery: updated guideline from the European Society of Anaesthesiology[J]. Eur J Anaesthesiol, 35(6): 407-465.

DWORKIN A, LEE DS, AN AR, et al. 2016. A simple tool to predict development of delirium after elective surgery[J]. J Am Geriatr Soc, 64(11): e149-e153.

MAYHEW D, MENDONCA V, MURTHY B. 2019. A review of ASA physical status-historical perspectives and modern developments[J]. Anaesthesia, 74(3): 373-379.

NORCOTT AE, MIN LC, BYNUM JPW. 2021. Preoperative cognitive evaluations[J]. Annals of Surgery, 274(1): e85-e87.

OWENS WD, FELTS JA, SPITZNAGEL EJ. 1978. ASA physical status classifications: a study of consistency of ratings[J]. Anesthesiology, 49(4): 239-243.

POLLOCK Y, CHAN C, HALL K, et al. 2020. A novel geriatric assessment tool that predicts postoperative complications in older adults with cancer[J]. Journal of Geriatric Oncology, 11(5): 866-872.

SINCLAIR A, DUNNING T, RODRIGUEZ-MAÑAS L. 2015. Diabetes in older people: new insights and remaining challenges[J]. The Lancet Diabetes & Endocrinology, 3(4): 275-285.

第二十三章　医用植入式电子设备

随着医疗技术和电子设备制造业的发展，医学领域使用的植入式电子设备不断增多。根据植入部位和功能分为三大类：①心脏电子植入设备，包括心脏起搏器（cardiac pacemaker，PM）和植入型心律转复除颤器（implantable cardioverter defibrillator，ICD）；②脊髓电刺激器（spinal cord stimulator，SCS）；③脑深部电刺激器（deep brain stimulator，DBS）。本章节将主要介绍前述常用植入式电子设备的工作原理和围术期管理与注意事项。

第一节　临床常用植入式电子设备及其工作模式

一、心脏起搏器

心脏起搏器是一种植入于人体内的微型电子精密装置，由脉冲发生器定时发放一定频率的脉冲电流，通过起搏电极导线传导，刺激电极所接触到的心房或心室肌，替代心脏的起搏点，恢复和维持心脏有节律地跳动。用于治疗某些心律失常所致的心脏功能障碍。

（一）心脏起搏模式的命名法

临床上心脏起搏器有多种功能的组合，为了方便了解和选用合适的心脏起搏模式，美国心脏协会和美国心脏病学会联合工作组于1974年首次提出了描述各种起搏系统基本功能的3位字母编码，即NBG编码。之后，北美心脏起搏与电生理学会（NASPE）和英国心脏起搏和电生理学组（BPEG）共同对其进行了更新，即由代表起搏模式的5位字符组成的NBG编码。

NBG编码（5位字符式）

NBG编码的第Ⅰ位字符代表起搏器起搏心脏的部位："A"代表心房起搏，"V"代表心室起搏以及"D"代表双心起搏，即心房和心室双起搏。

NBG编码的第Ⅱ位字符代表起搏器在心脏感知的部位："A"代表心房感知，"V"代表心室感知，"D"代表双腔感知，而"O"为无感知，后者代表程控模式将忽略任何自身节律，只按指定频率自动起搏。

NBG编码的第Ⅲ位字符表示起搏器感知后的反应方式：如"I"代表感知事件后抑制输出脉冲，"T"代表感知事件后触发输出脉冲，"D"代表存在双重反应，仅用于双腔起搏系统，心房感知事件后抑制心房脉冲输出，但触发心室脉冲输出。为了模拟正常的P-R间期，双腔起搏系统具有心房感知事件和触发心室输出之间的程控延迟功能。当心室导线电极在程序设定的延迟期间感知到自身心室信号，会抑制起搏器心室脉冲输出。"O"代表感知输入后无反应。

NBG编码的第Ⅳ位字符表示频率调节，也称为频率应答性起搏或频率适应性起搏。在编码第Ⅳ位字符中，"R"是唯一的编码，表示起搏器具有频率调节功能。当机体活动时，起搏器能自动增快起搏频率至高限，而在休息时，又可自动回降到低限频率。在频率适应性起搏模式中，心率范围、加速和减速的速度以及启动频率应答所需的活动程度都可程控。"O"表示没有频率调节功能或关闭。起搏器的类型编码常将第Ⅳ位字符的"O"省略，即DDDO同DDD。

NBG编码的第Ⅴ位字符极少使用，仅代表多部位起搏的位置或无多部位起搏，定义为双心房多部位起搏、双心室多部位起搏、任一单心腔多部位起搏，或这些方式的组合。其中"A"代表单心房或双心房多部位起搏；"V"代表单心室或双心室多部位起搏；"D"代表心房和心室的双重多部位起搏；"O"代表无多部位起搏。因此，起搏器的类型编码中也将第Ⅴ位字符的"O"省略，即起搏器型号 DDDOO 与 DDD 相同。

（二）心脏起搏模式的选择

选择合适的心脏起搏器，必须进一步综合考虑患者的基础心脏节律异常、全身情况、共存疾病及其并发症、运动能力、左心室功能和心脏对运动的变时性反应，以及掌握各类起搏器的特征。

1. 单腔起搏器　单腔起搏器只感知和起搏单一心腔。心房起搏适用于存在单纯窦房结功能障碍（sinus node dysfunction，SND）而房室传导功能正常的患者。心室起搏适用于任何原因导致的室性缓慢性心律失常或心搏停止。

（1）VVI 或 VVIR 起搏器：VVI 起搏器是指具有心室起搏、心室感知且感知到心搏后抑制起搏功能，是目前最常用的起搏模式。抑制起搏功能是指当起搏器感知到患者自身心脏激动时，抑制起搏器脉冲发放；若未感知到自身激动，则按预先设定的起搏频率起搏心室。VVI 仅需单根导线，且对各种类型的心动过缓有效，但是 VVI 不能维持房室同步，有可能导致晕厥、低心排血量综合征及充血性心力衰竭等起搏器综合征，其发生率约占植入 VVI 患者的 17%～38%。VVIR 起搏主要适用于心室率缓慢的慢性房颤患者。

（2）AAI 或 AAIR 起搏器：AAI 起搏器是指具有心房起搏、心房感知且感知到房性心搏后抑制起搏功能。AAI 适用于房室结功能正常而窦房结功能异常的患者。有症状的窦性心动过缓或窦性停搏患者，如果运动能加快其心率，可选择 AAI；若运动不能充分加快其心率，则选择具备频率应答性起搏功能的 AAIR。

2. 双腔起搏器　双腔起搏系统（DDD 或 DDDR），在心房和心室中均有感知和起搏功能，可提供生理性起搏。

（1）DDD 或 DDDR 起搏器：DDD 起搏器适用于窦房结功能正常的房室传导阻滞患者。DDDR 起搏适用于窦房结和房室结功能均有障碍的患者，以保证患者恢复频率应答和房室同步。DDDR 也适用于窦房结功能障碍而房室传导正常的患者。

（2）DDI 起搏器：具备心房与心室均感知和起搏，但不会跟踪自身心房活动的功能。当感知到自身心房频率时，起搏器将会同时抑制心房和心室的输出，从而允许自身信号传导到达心室。如果发生房室传导阻滞，心室将自动以设定频率起搏，但与心房不同步。例如，DDI 模式设定频率为 50 次 / 分，若窦性心率为 60 次 / 分且房室传导为 1 : 1 时，起搏器将被完全抑制；如果存在房室传导阻滞，起搏器将以 50 次 / 分的频率起搏心室；如果发生窦性心动过缓，起搏器则将以 50 次 / 分的频率同步起搏心房和心室。即在 DDI 起搏模式中，如果窦性心率低于设定频率，起搏器将顺序起搏心房和心室。

3. 非同步化起搏　该起搏模式是指起搏器既不感知自身心脏活动，也不对其产生反应，而是以固定频率起搏。外科手术期间，起搏器可能会将电刀、电凝等电干扰信号错误感知为自身心脏活动，从而抑制起搏输出，导致起搏器依赖患者自身心电活动，进而发生严重心动过缓，甚至心搏骤停。为了避免这种情况，可将起搏器重新程控为非同步化模式，关闭感知功能。

（三）心脏起搏器的构件与类型

心脏起搏器包括两部分：一个脉冲发生器可提供电脉冲刺激心肌；一个或多个电极（即电极导线），可将脉冲发生器的电脉冲传递到心肌（图 23-1）。心脏起搏器以维持时效的长短分为临时起搏器（temporary cardiac pacemaker）和永久起搏器（permanent cardiac pacemaker）。

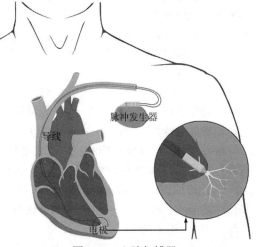

图 23-1　心脏起搏器

脉冲发生器是起搏器的"电池"部分,其产生的电脉冲可传递到心肌层,引起心搏。永久起搏器的脉冲发生器最常植入前胸壁锁骨下区域,绝大多数放置在胸大肌表面;临时起搏器的脉冲发生器应固定在体表靠近植入电极的静脉穿刺部位。

永久起搏器和临时起搏器首选的起搏方式是经静脉电极(导线)将脉冲发生器产生的起搏脉冲传递到心肌层。另外,心脏手术后将电极导线置于心房和(或)心室的心外膜,并经隧道引出体外,即心外膜临时起搏器。

(四)起搏器的适应证

根据起搏器植入的风险和获益,起搏器的适应证分为 Ⅰ、Ⅱ 和 Ⅲ 类。Ⅰ 类适应证是指起搏器肯定有益、有用且有效。Ⅱ 类适应证是起搏器通常有效,但证据存在矛盾和(或)意见有分歧。Ⅱ 类适应证又分为 Ⅱa 和 Ⅱb 两类,Ⅱa 类是指证据/意见倾向于支持起搏有用或有效,而 Ⅱb 类是指证据/意见不能非常明确地证实有用或有效。Ⅲ 类适应证是指起搏无作用或无效,且可能在某些情况下有害。本书所列适应证均为 Ⅰ 类适应证。

1. 临时起搏器的适应证 临时起搏器常用于合并缓慢性心律失常且伴短暂血流动力学不稳定的患者,也可作为高度房室传导阻滞患者的临时起搏。常见的适应证如下。

(1)可逆原因引起的窦性心动过缓或逸搏,并伴有血流动力学影响等症状。

(2)作为永久起搏器治疗高度房室传导阻滞的桥接治疗。

(3)急性心肌梗死期间的治疗,包括心脏停搏、新发一度房室传导阻滞合并双束支传导阻滞、左束支传导阻滞、药物治疗无反应的症状性心动过缓、二度 Ⅱ 型房室传导阻滞。

(4)心动过缓依赖的快速性心律失常,如尖端扭转型室性心动过速伴长 QT 间期综合征。

2. 永久起搏器的适应证

(1)房室传导阻滞:三度房室传导阻滞、伴心动过缓的二度房室传导阻滞。

(2)双束支或三束支传导阻滞:阵发性三度房室传导阻滞、有症状的二度 Ⅱ 型房室传导阻滞。

(3)急性心肌梗死后房室传导阻滞:希-浦系统内持续性二度或三度房室传导阻滞、短暂房室结下二度或三度房室传导阻滞伴左束支传导阻滞、任何水平有症状的二度或三度房室传导阻滞。

(4)颈动脉窦高反应或神经源性晕厥:颈动脉窦刺激引起的反复晕厥;在没有药物抑制窦房结或房室传导的情况下,最小压力颈动脉窦压迫导致心脏停搏 3s 以上。

(五)起搏器植入的常见并发症及处理

起搏器植入的并发症发生率为 1%～6%,根据发生的时间分为植入相关并发症和长期并发症。

1. 植入相关并发症 植入相关并发症主要与起搏器植入过程有关,包括气胸、动脉损伤、导线异位、脉冲发生器周围血肿、心脏穿孔、心包压塞等。这些并发症可通过超声、CT 等引导起搏器植入过程而减少。

2. 长期并发症 长期并发症主要包括导线相关并发症、脉冲发生器相关并发症。

(1)导线相关并发症:导线相关问题包括感染、导线故障、三尖瓣关闭不全和(或)损伤、植入血管阻塞。

感染:CIED 植围术期或术后任何时间均可出现脉冲发生器囊袋或导线感染。一旦发现感染,应完全移除脉冲发生器和所有导线,同时给予抗生素治疗。但在特定情况下,如患者预期寿命极短,也可给予姑息性抗生素治疗。

导线故障:主要包括绝缘故障、过度感知和导线断裂。导线故障大多都是在患者出现相关症状时得出诊断,如起搏失败导致头晕或晕厥等。导线一旦出现机械性故障,则需进行更换。

三尖瓣损伤:起搏器导线经过三尖瓣(tricuspid valve,TV),可导致 TV 穿孔,从而导致三尖瓣功能异常;同时,导线如引起 TV 慢性纤维化改变,则加重其功能不全。起搏器导线植入时,应选择尖端柔软的导线。

(2)脉冲发生器相关并发症:脉冲发生器相关的长期并发症相对少见,发生率不足 2%,包括囊袋侵蚀／感染、电子线路损坏。

囊袋侵蚀／感染：脉冲发生器囊袋感染可发生于 CIED 围术期或植入后任何时间。CIED 感染可能威胁生命，因此强烈推荐完全取出 CIED 脉冲发生器及所有导线，并行抗生素治疗。

电子线路损坏：电子线路故障并不常见，发生率为 0.01%～0.10%，主要由高压混合电路及其他电子元件的电气过载损伤引起，放疗也可以损坏电子线路。电子线路损坏表现为遥测失灵和无法进行治疗。因此，起搏器需常规随访检查。同时，放疗时应遮挡装置避免暴露于放射束，并在放疗后密切随访起搏器功能。

二、心脏转复除颤器

心室颤动（ventricular fibrillation，VF）是心源性猝死（sudden cardiac death，SCD）的常见病因，其前兆常为单形性或多形性室性心动过速（ventricular tachycardia，VT）。电除颤是终止 VF 最为快速、有效的方法。1980 年世界首个体内自动除颤器植入人体，1985 年 ICD 正式应用于临床。

（一）ICD 类型与构件

ICD 主要有两种类型，分别是经静脉植入型心律转复除颤器（transvenous ICD，TV-ICD）和皮下植入型 ICD（subcutaneous ICD，S-ICD）。两种类型均由脉冲发生器和电击（除颤）电极导线组成。

现代 ICD 装置很小，脉冲发生器常植入到前胸壁胸肌区的皮下组织或肌肉下。TV-ICD 系统常有 1 根经静脉导线，与位于前胸壁锁骨下区域皮下组织中的脉冲发生器连接，经腋静脉、锁骨下静脉或头静脉置入，其远端电极置于右心室心尖部心内膜上。S-ICD 没有经静脉导线，其皮下导线从脉冲发生器发出，经皮下隧道走行至左侧胸骨旁边缘某一位置，导线末端含有一条 8cm 长的电击线圈电极。

（二）ICD 的功能

1. 心电图监测和存储　ICD 可记录和储存快速性心律失常事件的心电图。

2. 抗心动过速起搏　ICD 通过略高于心动过速的频率起搏心室来终止 VT，尤其是既往心肌梗死（myocardial infarction，MI）所致瘢痕引起的折返性 VT。当起搏脉冲在心动过速期间进入折返环路时，可使某一段环路除极，折返波到达时这段环路处于不应期，从而终止心动过速。

3. 心脏复律或除颤　ICD 心脏复律是指在 R 波峰值时同步电击。由于 VT 是规则节律，在复极易损期发放电击会使 VT 恶化为 VF。同步心脏复律可防止在易损期发放电击。

ICD 在 VF 时自动采取非同步电击进行心脏除颤，即在心动周期随机发放电击。快速的 VT 和 VF 时同步电击除颤非常困难，而且这种快速节律往往会导致严重的血流动力学紊乱。因此，ICD 对频率超过 200 次／分的 VT 或 VF 时采用非同步除颤。

4. 抗心动过缓起搏　ICD 的起搏功能可防止心动过速或电击后发生缓慢性心律失常，也可防止心动过缓依赖性室性心律失常。所有 TV-ICD 都有起搏功能，适用于预防缓慢性心律失常。但 S-ICD 仅能在发放电击后提供 30s 的起搏，不适宜于缓慢性心律失常的预防。

（三）适应证

1. 心源性猝死（SCD）一级预防　对危及生命的 VT/VF 相关的 SCD 患者；对已接受规范的内科治疗，包括使用 β 受体阻滞药和 ACEI，仍存在 SCD 高风险的患者，推荐使用 ICD 进行一级预防。

（1）心肌梗死发生 40d 后，左室射血分数（left ventricular ejection fraction，LVEF）≤30% 的患者。

（2）纽约心脏病协会（New York Heart Association，NYHA）心功能分级为 Ⅱ／Ⅲ 级，且 LVEF≤35% 的心肌病患者。

（3）非缺血性心肌病患者接受规范内科治疗 3 个月后，LVEF 仍≤35%。

（4）先天性长 QT 间期综合征患者或其他高危患者，在使用 β 受体阻滞药后，仍存在复发性症状和（或）尖端扭转型室性心动过速。

（5）肥厚型心肌病或右心室心肌病伴心律失常的高危患者。

（6）Brugada 综合征、儿茶酚胺敏感性多形性 VT 和其他离子通道病的高危患者。

2. SCD 二级预防 既往存在持续性 VT、VF，或 VT/VF 相关 SCD，心肺复苏成功的患者可植入 ICD 进行二级预防。常用于以下患者。

（1）曾经发作过 VT/VF，心肺脑复苏成功的患者。

（2）原因不明的 VT 伴有持续性血流动力学紊乱，采用其他方法治疗效果不佳者。

（3）特发性 VT/VF 和先天性长 QT 间期综合征的患者。

（4）心脏病（包括瓣膜性、缺血性、肥厚性、扩张性或浸润性心肌病）和其他疾病（如离子通道病）出现自发性持续性 VT 的患者。

三、脑深部刺激电极

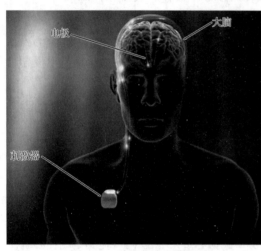

图 23-2 脑深部电刺激器

脑深部电刺激器（DBS）可用于治疗多种神经精神系统疾病，包括运动障碍（如帕金森病、特发性震颤和肌张力障碍）、癫痫、强迫症和难治性重度抑郁。

（一）设备植入

DBS 装置由 3 个主要部分，即多触点颅内四极性电极、可程控单通道或双通道体内脉冲发生器（internal pulse generator，IPG）、IPG 的延长导线与连接电极组成（图 23-2）。

DBS 植入手术步骤：首先在保留患者意识清醒的状态下进行脑手术，将电极植入脑内靶区，然后经皮下隧道将电极和延长导线从颅区引至锁骨下区域（通常为右侧），并在此处与可程控 IPG 相连。

（二）设备调试与定位

由于 DBS 的治疗有效性取决于所放置刺激电极与靶核的接近程度。丘脑底核（subthalamic nuclei，STN）、苍白球内侧核或丘脑腹中间核是常选择的刺激治疗靶核。由于靶核常位于大脑深部且体积较小，通常需要联合使用框立体定向成像、微电极记录（microelectrode recording，MER）或宏刺激等多种方法，才能准确放置电极。

1. 有框成像识别靶核 在患者清醒镇静状态下，采用局部麻醉安装立体定向头架。安好立体定向头架后，手术医师通过 MRI 识别靶核，并确定植入电极的外部坐标。若患者存在 MRI 禁忌证或无法进行 MRI 检查，则换用 CT 识别。

2. 微电极记录定位靶点 MER 是一种电生理技术，先将微电极植入靶点上方 10～15mm 处，然后以 0.5～1.0mm 逐步缓慢推进，探针沿途记录并放大神经元放电信号，从而根据独特的放电模式识别特定的大脑结构。其机制是利用特定核之间的自发放电频率差异，以及特定患者主动运动和被动运动相关的放电频率变化，微调靶点定位来判定脑部靶核。

3. 宏刺激测试 治疗医师短暂刺激已植入的脑深部电极，证实神经刺激的有效性，并观察不良反应。

新近植入电极后由于周围组织的水肿，可能干扰术后早期临床症状的评估。因此，须在电极植入 2～4 周后才能进行电刺激治疗。

四、脊髓电刺激器

脊髓电刺激器（spinal cord stimulator，SCS）采用经皮或手术方式，将电极植入人体硬脊膜外隙，用于治疗神经病理性疼痛和交感神经介导的慢性疼痛。

（一）设备

脊髓电刺激器由带电池的植入式脉冲发生器（implantable pulse generator，IPG）、一根或数根刺激电极，以及连接电极与发生器的延长导线组成（图23-3）。

1. 植入式脉冲发生器　IPG发放电刺激，且电刺激的脉宽、频率和振幅可以调节。IPG的参数包括控制电能的方法（如恒定电流或恒定电压）、刺激频率范围、刺激形式 [如强直（tonic）刺激或成簇刺激]、电极特征以及与MRI的兼容性等。

IPG的电能可采用一次性非充电电池，电池使用寿命通常为4～7年，且取决于SCS的设置；也可采用充电电池，使用外部充电器透过患者皮

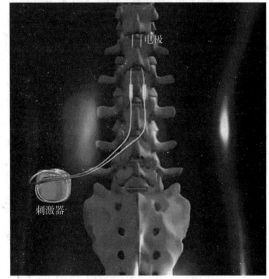

图 23-3　脊髓电刺激器

肤充电，使用寿命约为9年。由于一次性电池体积比充电电池大，不适用于皮下脂肪较少的患者。

2. 电极　SCS的电极有柱状和桨状两种样式。柱状电极通常经皮植入，而桨状电极则需要手术切开椎板植入。

（1）柱状电极：应用硬膜外穿刺针（14G）植入柱状电极。应该注意在电极植入早期较容易发生移位，即使在植入较长时间后仍然容易发生移位，甚至脱出。

（2）桨状电极：需要外科手术植入的桨状电极形状扁平，有2～5排触点，可向脊髓输出单向电刺激，这种刺激穿透深度更深。由于桨状电极的体积比柱状电极大，应避免放置于椎管狭窄区域。外科手术植入桨状电极常需要缝合固定，不容易移位，但取出时亦需外科手术。

3. 程控器　有多种程序设置供治疗选择。临床医师根据患者情况选择合适的程序设置2～3种治疗方案，患者可根据需要在已设置程序中选择应用。

（二）作用机制

SCS缓解疼痛的机制较复杂，目前尚未完全阐明，主要是通过电刺激调控疼痛的神经通路而达到镇痛目的。

1. SCS缓解神经病理性疼痛机制

（1）闸门控制理论：是指SCS通过脊髓后角的门控机制发挥作用。根据门控理论，脊髓后角中的罗氏胶质区是一个可以调控疼痛的功能性"闸门系统"，既有提升疼痛感知程度的易化因素（通过"打开"闸门），也有降低其感知水平的抑制因素（通过"关闭"闸门）。与疼痛相关的神经纤维激活、传导、抑制关联。

（2）脊髓和脊髓上机制：SCS缓解神经病理性疼痛还涉及脊髓和脊髓上机制。部分由脊髓后角的广动力范围（wide dynamic range，WDR）神经元介导抑制，通过Aβ神经纤维介导的γ-氨基丁酸（γ-aminobutyric acid，GABA）等抑制因子、胆碱能系统和其他递质系统发挥作用。SCS的脊髓上机制通过下行抑制通路发挥作用。

2. SCS缓解缺血性疼痛机制　与氧供需平衡恢复有关。SCS逆行激活感觉神经，促进扩血管物质释放；SCS作用于交感神经系统，扩张血管，增加缺血组织的血流量。

（三）SCS 的适应证

1. 腰椎手术失败综合征 SCS 可用于治疗腰椎手术失败综合征所致的持续性神经根性痛。

2. 复杂性局部疼痛综合征 对于常规治疗无效的复杂性局部疼痛综合征，特别是病变局限于单个肢体的患者，可选用 SCS 治疗。

3. 疼痛性外周血管病 若不能进行手术治疗，可选用 SCS 治疗。

4. 顽固性心绞痛 SCS 安全性高，且有抗缺血作用，对顽固性心绞痛有一定疗效。

（四）电极植入部位的选择

SCS 电极的最适植入位置取决于疼痛的部位。如腰及下肢疼痛，电极可置于低位胸椎到高位腰椎（$T_8 \sim L_1$）之间的水平。颈部神经根性疼痛或上肢复杂性区域疼痛综合征（CRPS）的疼痛，电极可置于颈椎水平。电极的放置水平与疼痛解剖位置对应关系分别为：颈部（C_3 以上）、肩部（C_5 以上）、上肢（C_5、C_6）、大腿前部（T_7、T_8、$T_{11} \sim T_{12}$），大腿后部（$T_1 \sim L_1$），足（L_1）和腰部（$T_9 \sim L_{10}$）。

第二节 植入式电子设备的围术期管理

一、心脏起搏器和心脏复律除颤器

近年来，使用永久心脏起搏器（PM）、ICD 等心脏植入式电子装置（cardiac implantable electronic device，CIED）的患者越来越多，这些患者接受外科手术或其他介入治疗的机会也在不断增加，因此围术期相关 CIED 的功能稳定和医疗安全问题已成为关注重点。为此，美国麻醉医师协会、美国心律学会、加拿大麻醉医师协会联合加拿大心血管协会，以及英国药品与保健品管理局等机构制定了已行 CIED 的手术患者围术期管理指南。

（一）术前评估

1. 评估团队 CIED 患者行择期手术前，需要进行多科室的专业评估，包括心脏科医师或医疗机构的 CIED 治疗团队、麻醉科医师和外科医师等，共同确定 CIED 的类型、生产厂家、型号、当前设置和装置运行情况，并制订围术期管理计划。

2. 评估内容 CIED 患者在麻醉手术前的评估内容包括确定装置类型、患者对 CIED 的依赖程度等。

（1）装置查询：麻醉前再次确认患者的基础心律，以及 CIED 的功能和程控模式。一般需要通过评估 CIED 的最近查询结果进行确认。对于 ICD 植入的患者，要求查询 6 个月内的功能监测数据，包括其感知和起搏情况；对于 PM 植入的患者，要求查询 12 个月内的功能数据。

（2）装置管理计划：依据患者 CIED 最近查询结果和病情，针对起搏依赖、ICD 植入以及 CIED 重编程等，制订患者围术期装置管理计划是很关键的。

1）起搏依赖：是指起搏器停止起搏后没有内在的心脏节律。无论是有 PM 还是 ICD 的患者都可能依赖起搏，通常见于有症状的心动过缓病史者和不适当的逸搏心律或房室结消融病史者。电磁干扰（electromagnetic interference，EMI）诱导的起搏抑制可能导致这类患者发生重度心动过缓或心脏停搏。因此，对于有起搏依赖风险的患者，围术期为了避免 EMI 导致的严重后果，PM 或 ICD 应重新编程为非同步起搏模式。

2）电磁干扰：ICD 植入的患者接受脐上区域的手术，若术中需要使用可能产生 EMI 的电外科等设备，则应暂停其抑制心动过速的功能。

3）CIED 重编程模式：CIED 的重编程可用编程器或放置磁体进行。ICD 通常使用编程器进行重新编程，将 ICD 编程为非同步起搏模式，并能关闭 ICD 的频率适应性起搏传感器；而采用磁体进行重编程，不能改变 ICD 的起搏模式。编程器和磁体都可以关闭 ICD 的抗快速性心律失常功能，也能启动 PM 固定频率的非同步起搏模式，用以避免术中的 EMI 干扰。

4）制订管理计划：CIED 患者术中管理的重点是预防 EMI，管理计划应根据患者、手术等综合情况设定 CIED 的模式和功能。

对于术中可能出现 EMI 的患者，术前应关闭 ICD 的抗快速性心律失常功能，以免出现不恰当的电击和抗心动过速起搏。

无论术中是否有 EMI 风险，涉及眼内操作等精细手术，ICD 电击引起的体动可能对患者造成伤害，手术期间也应关闭 ICD 的抗快速性心律失常功能。

对于可能有起搏依赖的手术患者，手术期间 ICD 或 PM 应重编程为非同步起搏模式，避免传感过度和起搏抑制。

（二）术中管理

CIED 患者的术中管理主要包括电磁干扰、机械干扰等的预防，以及 CIED 装置出现紧急情况后的处置。

1. 电磁干扰　EMI 是指电子装置受到其附近外源性电磁场的干扰。

（1）来源：在手术过程中，电外科设备（electrosurgery unit，ESU）是产生 EMI 的主要原因。单极电外科仪器产生的 EMI 比双极电外科仪器更多，高压电凝模式比低压非混合切割模式引起的 EMI 更多。电外科设备在 ICD 或 PM 的脉冲发生器或导线附近使用，EMI 的风险最高；相反，与 CIED 距离越远，EMI 风险越小。

EMI 还可来源于其他外科和麻醉设备，包括用于神经阻滞的或外周神经刺激器、经皮神经电刺激设备、用于探查留滞手术器械的射频扫描仪、碎石术或射频消融装置等。

（2）危害：如果 CIED 感知到单极电外科设备产生的 EMI 时，可能会错误解读为自身的 R 波，引起过度感知，从而抑制脉冲输出。如果 ICD 将 EMI 错误解读为快速性心律失常时，则导致其发出不恰当电击或启动抗心动过速起搏模式。如果双腔起搏器将 EMI 错误解读为心房信号时，则导致起搏器以最大心室起搏频率进行心室起搏，造成严重的心动过速。

（3）预防措施：手术期间，若需使用电外科设备或其他产生 EMI 的装置，则必须连续监测心电图、脉搏血氧饱和度或有创动脉监测；同时根据手术特点调整 CIED 的功能，合理选择 ESU 设备。

1）心电图监测：对于心电图监测仪需要重新调配高频过滤，以清晰显示起搏脉冲。一般来说，选择"诊断性"带滤波器模式优于"监测"或"过滤"模式，这样可以清楚地显示高频信号，包括起搏峰。心电图监测还可以早期发现起搏导线脱落、起搏器失能等情况。

2）脉搏血氧饱和度测定或有创动脉压监测：脉搏血氧饱和度或有创动脉压力波形能直接反映动脉脉搏，从而反映心室的收缩情况。

3）CIED 功能调整：在接受脐上区域的手术，使用 ESU 或其他产生 EMI 的装置前，应暂停 ICD 的抗快速性心律失常功能。对于有起搏依赖的患者应启动非同步起搏模式。

4）ESU 规范管理：使用 ESU 时，电刀笔与负极板之间会形成"电流通路"，为了防止 EMI 造成的伤害，必须选择正确贴放 ESU 负极板的位置：①使用可产生电流的装置（如 CIED 的发生器和导线、心电图电极片、ESU 的负极板以及各种线路）均不得在"电流通路"上，并与"电流通路"的距离超过 15cm。②临时起搏器放置位置应遵循与手术切口非同侧和保持远距离的原则，如行腹股沟疝修补手术，临时起搏装置应选在上胸部固定，如行甲状腺手术，这种装置应选在腹股沟和股部固定。③尽量选用双极 ESU。若为单极 ESU，则应以最低能量水平、短时、间歇性、不规则地使用，以最大程度减少 EMI。

2. 机械干扰　围术期机械干扰主要来源于中心静脉插管时所用的导丝，其危害及预防与 EMI 类似。

在放置中心静脉导管（central venous catheter，CVC）期间，导丝在 CIED 的传感电极附近移动可能引起机械干扰，可以导致心室传感过度，从而引起 ICD 发送不恰当的电击，或抑制必需的起搏功能。如果在双腔起搏模式下，还可能发生心房感知过度，从而引起心室跟踪起搏和不适当的快速心室起搏。假如导丝和右心室内心率传感器之间的直接物理接触还可引起短路，会导致 CIED 发生器发生不可逆的损害。此外，骨锯产生的振动也可以带来机械干扰。

与预防 EMI 一样，应提前通过 X 线胸片确定冠状窦导线位置；在放置中心静脉置管期间，也应连续监测心电图和脉搏血氧饱和度或有创动脉压力波形；同时，暂停 ICD 的抗心动过速功能；有起搏依赖的患者应重新编程为非同步起搏模式。

3. 药物的选择 尽管麻醉药物本身不会影响 CIED 的功能，但在麻醉药物选择时应尽量避免其心血管副作用对患者的影响。

对于有心动过缓的患者，应避免大剂量使用右美托咪定或芬太尼等镇静镇痛药物，因为这些药物会加重心动过缓，增加起搏依赖的风险。

因长 QT 间期综合征放置 CIED 的患者，应避免使用延长 QT 间期的药物，如氟哌啶醇、美沙酮或大剂量强效挥发性吸入性药物等，以避免增加发生多形性室性心动过速的风险。

4. 术中紧急情况 常见有 CIED 系统失效和 ICD 患者需要体外除颤或复律。

（1）CIED 系统完全失效：系统失效表现为无反应或不恰当的治疗，如反复递送电击或"失控的"高频率（通常为 180～200bpm）起搏。尽管这种情况罕见，但一经发现或怀疑有不恰当的抗心动过速治疗时，必须立即中止手术、撤除所有 EMI 源，并紧急评估 CIED。

（2）紧急体外除颤或心脏复律：如果 ICD 患者需紧急体外除颤或心脏复律，应重新激活 ICD 的抗快速性心律失常功能，同时终止所有的 EMI 源，以确保正确的心律、心率解读和恰当的治疗。

（三）术后处理

如果术前已进行 CIED 重新编程，那么在手术结束后离开麻醉后恢复室（post-anesthesia care unit，PACU）或重症监护治疗病房（intensive care unit，ICU）前，须重新激活初始设置。CIED 设置恢复前，在连续监测心电图和脉搏血氧饱和度波形下，应继续备好经皮起搏 / 除颤电极板，以便于随时进行心脏起搏和体外除颤。

二、脑深部电刺激器植入术的围术期管理

（一）术前评估和准备

脑深部电极植入手术的麻醉前评估，同样包括全面的病史回顾和体格检查、需要安置 DBS 的疾病原因及相关治疗情况、患者对麻醉手术的耐受性，以及与患者详细交流手术当日的相关情况。

1. 术前治疗药物管理 为了方便测试，通常在手术当天早晨停用针对患者神经系统疾病或精神疾病的药物，但停药可能会导致症状发作，包括帕金森病患者出现延髓症状（吞咽困难）和运动症状（震颤），增加麻醉管理的难度。如果患者停药后症状加重，则须请神经外科会诊，酌情减少用药剂量。

2. DBS 指征对麻醉管理的影响 选择植入 DBS 的患者常伴有一些严重疾病，对麻醉管理需要有更高的要求，例如帕金森病患者自主神经功能障碍、呼吸储备减损、咳嗽反射差、睡眠呼吸暂停和误吸风险增加；肌张力障碍患者营养不良，且常合并低血容量，围术期发生血流动力学不稳定的风险增加；这些患者骨骼畸形，可影响静脉通路的建立和体位摆放；还有发育迟缓、痴呆、行为问题和沟通困难等常见病症。

（二）术中管理

1. 麻醉方式选择 对麻醉的要求是既要保证患者的舒适安全，又要方便颅内靶点定位，推荐的麻醉方法是监护麻醉（monitored anesthesia care，MAC）联合局部麻醉与镇静。

（1）局部麻醉：可以采用局部麻醉药在切口部位和颅针放置处进行头皮局部浸润麻醉，也可以行头皮神经阻滞。

（2）监测麻醉管理：由于 DBS 的电极植入术需要保留患者的沟通能力，并报告症状和配合测试。

采用 MAC 要求不影响皮质下活动或者其影响可以逆转，以便进行微电极记录（MER）和临床测试。切皮和颅骨钻孔时，采用清醒镇静和切口局部麻醉药浸润，在植入电极和进行电生理测试时减量或暂停镇静药，在完成宏刺激测试后关闭切口时重新启用镇静。

静脉镇静药物对 MER 的影响各不相同，宜酌情选用：如大脑皮质下区域对 γ-氨基丁酸（gamma-aminobutyric acid，GABA）受体调节药物丙泊酚和咪达唑仑极为敏感，即使使用小剂量也会影响 MER 的质量，应避免使用；而右美托咪定通过激活蓝斑中的 α_2 肾上腺素受体而发挥清醒镇静作用，呼吸抑制轻微，是 DBS 电极植入手术常用的镇静药物。

阿片类药物对 MER 的影响极小，可选择芬太尼或瑞芬太尼等短效阿片类药物作镇痛药。

2. 术中监测　DBS 电极植入手术体位常为半坐位，此时脑平面的灌注压比手臂平面测得的血压低。因此，无创血压测量时应考虑检测部位与脑部之间的流体静压差，而有创血压监测的传感器应置于外耳道水平，并重新校零。

3. 围术期并发症　由于患者原发疾病、特殊体位、麻醉和手术操作的影响，其围术期并发症发生率为 5%～16%，包括气道梗阻、静脉空气栓塞、癫痫发作、颅内出血等。

（1）气道梗阻：DBS 植入过程中，过度镇静或颅内事件（如癫痫发作或出血）引起的意识水平突然下降可能导致气道梗阻，患者躁动也可发生于急性气道梗阻的患者。声门上气道装置（如口咽通气道、喉罩）是可选用的工具。气管插管和气管切开插管也应备用急救。

（2）静脉空气栓塞：无论患者取仰卧位还是半坐位，颅骨钻孔操作中任何时候可能发生静脉空气栓塞（venous air embolism，VAE）。保留自主呼吸的患者突然剧烈咳嗽是 VAE 的主要临床表现，某些患者则表现为不明原因的缺氧和低血压。心前区多普勒超声监测可早期发现 VAE。应积极采取抗栓急救。

（3）癫痫发作：在术中可出现癫痫发作。围术期癫痫发作大多发生在宏刺激测试期间，常为自限性和局灶性。全身强直-阵挛性癫痫也偶有发生，可使用静脉注射小剂量丙泊酚控制，并要确保癫痫发作后气道通畅。

（4）颅内出血：罕见，但后果严重。当清醒患者突然出现精神状态改变或局部神经功能障碍时，应怀疑颅内出血，通过 MRI 或 CT 确诊。

（三）术后管理

1. 恢复用药　术后尽早恢复已停用的治疗帕金森病的药物，避免神经系统和呼吸功能的恶化。

2. 术后谵妄　若术后发生谵妄，应首先排除颅内出血、尿路感染等常见原因，同时给予氟哌啶醇（剂量为 0.5～2.0mg，静脉注射，具体剂量应根据患者决定）等药物治疗。

（四）DBS 患者行其他手术的围术期管理

随着 DBS 植入指征的扩大和临床应用，已接受 DBS 治疗的患者逐渐增多，因患其他疾病需要麻醉和手术的情况亦越来越多。对于此类患者的围术期管理，更应关注 DBS 的具体信息，仔细评估和权衡围术期关闭 DBS 系统对患者的影响，以及术中操作对 DBS 系统的影响。

1. 关闭 DBS 系统的利弊与管理　麻醉手术前，手术医师、DBS 管理医师和麻醉科医师共同讨论，分析关闭 DBS 系统的利弊和预后。如果关闭系统会导致严重症状，应在关闭设备之前开始服用口服药物（请神经科会诊，根据 DBS 治疗的基础疾病决定具体药物）。若需术中关闭 DBS，应在术后开启设备，并进行一定时间的系统查询监测。

2. 与其他医疗设备的相互影响　术中电外科设备对 DBS 系统可产生干扰，而 DBS 系统也可能干扰心电图记录。

术中电凝可灼伤或切断刺激器电极周围的神经组织或改变设备的程序控制。若术中需要使用电凝，为了避免电磁干扰，应首选关闭 DBS 系统，优先选用双极电凝，单极电凝则应尽量远离脉冲发生器，并使用最低有效能量和不规则短脉冲模式。

DBS 系统可能会产生干扰波而干扰心电图记录。DBS 植入患者使用体外和体内心脏除颤器的安全性尚不明确，如需进行心律转复或除颤者，除颤电极应尽量远离脉冲发生器，并选择临床适配的最低输出能量。心脏复律或除颤后必须检查脉冲发生器的功能。

植入 DBS 电极的患者可以行 MRI，但必须严格遵循生产厂的产品使用指南，尽量缩短扫描时间。

三、脊髓电刺激器的围术期管理

（一）脊髓电刺激器电极植入的围术期管理

1. 术前评估 植入脊髓电极之前常规进行麻醉评估，重点评估植入成功的影响因素及可能的并发症。

（1）凝血功能障碍：硬脊膜外血肿（spinal epidural hematoma，SEH）是脊髓电刺激器植入的严重并发症，可导致永久性神经损害。依据国际疼痛协会联合发布的抗血小板和抗凝治疗患者介入性脊柱和疼痛操作联合指南，脊髓电刺激器测试和电极植入是引起椎管内出血的潜在高风险操作。因此，未控制的凝血功能障碍和重度血小板减少是脊髓电刺激器测试或电极植入的禁忌证。

（2）感染：无论是手术部位还是全身感染都是脊髓电刺激器植入和测试的禁忌证。脊髓电刺激器植入和测试之前，应排查局部和全身感染，并严格遵守无菌操作原则。

（3）起搏器与除颤器：对有 PM 和 ICD 的患者，建议请心内科会诊进行术前评估，共同确定其与 SCS 的兼容性，确保脊髓电刺激不会导致心脏起搏器功能异常或除颤器放电。

2. 术中管理 经皮脊髓电刺激器的植入包括证明刺激有效的测试期和随后的最终植入期两个阶段。SCS 测试是指在永久植入前，先测试其控制疼痛的效果和患者的耐受性。测试时经皮植入临时电极，并通过延长导线将电极与外部发生器相连。测试期结束后移除临时电极，2 周后再植入永久电极。

（1）无菌手术原则：测试和植入在 X 线引导下进行，应严格无菌、进行完整的外科皮肤准备和铺巾，并在术前使用抗生素。

（2）麻醉管理：胸段或腰段 SCS 植入手术的麻醉方式应根据患者情况和手术要求，与治疗科室的医师共同讨论决定。局部麻醉复合 MAC 镇静是常用的麻醉方式。治疗科室医师在切口部位实施局部浸润麻醉，麻醉科医师给予适度静脉镇静，保证患者能反馈刺激神经引起的疼痛，在置入电极后报告异感的分布区域以及是否覆盖慢性疼痛区域。由于该手术体位为俯卧位，中度或深度镇静下发生气道阻塞的风险较高，必要时可首选气管插管全麻。

3. 术后管理 患者植入电极后数日至 1 周门诊复诊，检查切口情况，以及有无感染征象，并检查 SCS 参数设置和患者对程控器的使用情况。

（二）已植入脊髓电刺激器患者其他手术的围术期管理

1. EMI 管理 电外科能量可损坏脊髓电刺激器的任何组件。若术中电外科设备无法避免，则应在最低有效电压设置下使用双极电外科设备；若需使用单极工具，则应术前检测脊髓电刺激器的阻抗作为漏电的指示，并关闭脊髓电刺激器，同时尽可能远离 IPG 放置负极板（接地板）。手术结束后再次检测脊髓电刺激器。

2. SCS 后椎管内麻醉选择 已植入 SCS 的患者行椎管内麻醉应谨慎。为了避免电极破坏或纠缠，禁止在脊髓电刺激器植入部位实施椎管内麻醉。此外，SCS 植入后的纤维组织或瘢痕形成会影响硬膜外局麻溶液的扩散，从而可能导致斑片状或不完全的镇痛或麻醉。

（闵 苏 王 彬）

思 考 题

某患者安置了永久心脏起搏器，现因胆囊结石拟行腹腔镜胆囊切除手术，请制订该患者的围术期管理计划。

知 识 拓 展

脊髓电刺激的机制尽管有门控理论和脊髓上机制，但具体机制仍不清楚。关闭刺激器后，SCS 的镇痛作用常可持续数日，甚至数周，说明了脊髓上机制的重要性。脊髓上机制通过下行抑制通路发挥作用，目前的研究提示脊髓刺激可激活 CNS 中的神经胶质细胞，如小胶质细胞和星形胶质细胞，从而缓解慢性神经病理性疼痛。但具体的激活通路、关键递质和关键调控分子仍不清楚，还需要进一步深入地研究。

推 荐 阅 读

威廉姆·安德森 . 2020. 脑深部电刺激技术与实践 [M]. 张建国，译 . 北京：中国科学技术出版社 .

中华医学会心电生理和起搏分会，中国医师协会心律学专业委员会 . 2019. 心血管植入型电子器械远程随访中国专家共识 [J]. 中华心律失常学杂志，(3): 187-196.

CEDENO DL, KELLEY CA, CHAKRAVARTHY K, et al. 2021. Modulation of glia-mediated processes by spinal cord stimulation in animal models of neuropathic pain[J]. Front Pain Res(Lausanne), 2: 702906.

THOMAS H, PLUMMER C, WRIGHT IJ, et al. 2022. Guidelines for the peri-operative management of people with cardiac implantable electronic devices: Guidelines from the British Heart Rhythm Society[J]. Anaesthesia, 77(7): 808-817.

第二十四章　麻醉前准备

麻醉医师在术前需根据患者病情和手术方式做好全面的准备工作，调整有合并症患者的术前用药，制订麻醉方案和具体措施，使患者在身体和精神两方面均处于可能达到的最佳状态，以增强患者对麻醉、手术的耐受能力，提高患者在麻醉中的安全性。按计划做好仪器设备、麻醉用具和药品等的准备，可避免麻醉意外发生，减少麻醉后并发症。

对于 ASA Ⅰ 级患者，按流程做好常规准备即可；对于 ASA Ⅱ 级患者，应维护全身情况及重要生命器官功能，最大限度地增强患者对麻醉的耐受力；对于Ⅲ～Ⅴ级患者，除需做好常规准备外，还需根据不同情况制订个体化麻醉方案。完善的麻醉前准备不仅是增加围术期安全性的重要基础，还是促进患者术后加速康复的重要举措。

第一节　术前患者的准备

麻醉前应尽力改善患者状况，纠正紊乱的生理功能和治疗潜在的内科疾病，使患者各脏器功能处于较好状态，但也应注意勿使患者丧失有利的手术时机。

一、患者身体方面的准备

（一）改善患者的全身情况

术前患者存在的生理功能紊乱与并存症可能涉及多个系统、器官，应根据其轻重、缓急程度以及不同人群的病理生理特点，按照"最有利于患者"的原则给予针对性处理。根据麻醉前评估结果及 ASA 分级，针对患者不同情况，纠正贫血和水、电解质和酸碱平衡紊乱；术前停止吸烟48h，可降低血液碳氧血红蛋白水平，氧解离曲线右移，使组织的氧利用率增加，术前戒烟4～6周可降低术后肺部并发症的发生率。术前练习深呼吸、改善心肺储备功能，可增加对麻醉和手术的耐受能力。低蛋白血症可引起组织水肿，影响创面愈合，营养不良的患者机体抵抗力低下，容易并发感染，血浆白蛋白在 30～35g/L 时，应该给予补充富含蛋白质的饮食；如果低于 30g/L，则需要通过静脉输注人体白蛋白制剂纠正低蛋白血症，提高手术、麻醉的耐受力。若患者为低血容量性或感染性休克，均需采取适当补充血容量以及其他措施，以改善循环功能和组织灌注。一般需待休克得到纠正后才能进行麻醉和手术，但如果手术本身即是消除休克病因的手段或主要措施，不进行手术就难以纠正休克甚至危及患者生命，在情况紧迫时可边纠正休克边进行麻醉和手术。

（二）积极治疗内科疾病

手术患者常并存内科疾病，麻醉医师应充分认识其病理生理改变，对其严重程度做出正确评价，必要时请内科专家协助诊治。

1. 心血管系统　高血压是增加心血管疾病发病率和病死率的主要危险因素之一，严重的高血压患者如术前未经降压治疗则术后发病率和病死率均较高，术中血压亦可剧烈波动。术前对于合并有高血压的患者，要进行规范药物治疗并动态监测血压，目的是降低围术期心脑血管意外事件的发生率。WHO 降压目标为中青年<130/85mmHg，老年人<140/90mmHg，糖尿病合并高血压时应降至 130/80mmHg 以下，高血压合并肾功能不全者应将血压控制在<130/80mmHg，甚至在125/75mmHg 以下。

冠心病患者常伴有不稳定型心绞痛。对于近期有发作、心电图有明显心肌缺血表现等情况，麻醉风险增大，应加强术前准备。对心脏明显扩大或心胸比值＞0.7的患者，应注意对其心功能的维护支持，术前采取相应增加心肌氧供及减少心肌氧耗量的措施，提升患者对手术、麻醉的耐受能力。冠心病患者术前准备的重点是明确冠状动脉病变程度，若存在心功能不全，术前需要行静息心肌及代谢心肌灌注显像，明确冬眠心肌、梗死心肌范围，判断出现非计划冠状动脉再通的意义及患者对麻醉和手术应激的耐受能力。

心房颤动主要由心脏疾病，如瓣膜性心脏病、冠心病、心肌病、心力衰竭等导致。合并房颤的患者接受非心脏手术时，麻醉医师要了解患者心房颤动的病因、术前心室率控制情况、心功能是否受累以及是否接受抗凝治疗等。合并房颤患者进行非心脏手术的术前准备包括病因治疗、心室率控制、抗心力衰竭及抗凝治疗。

束支传导阻滞的患者接受非心脏手术，核心问题是需要术前明确束支传导阻滞的类型及是否合并心脏器质性病变，是否服用抗心律失常药物并明确治疗结果。多数合并束支传导阻滞的患者表现为慢性稳定型心律失常，其血流动力学平稳，无需特殊干预。但部分束支传导阻滞源于心血管系统疾病，应做好术前预防，防止围术期发生或进展为高度房室传导阻滞，产生严重的心血管不良事件。

预激综合征患者术前应避免任何增加交感神经活性的因素，术前有阵发性室上性心动过速发作者，非急诊手术暂停，可服用普罗帕酮或β受体阻滞药控制症状，对合并有心功能减退的患者慎用β受体阻滞药。对于药物无法控制的快速心律失常，酌情考虑射频消融。提前备好抗心律失常及急救药物，术前备好心脏复律及体外除颤设备。

无论是先天性心脏病还是后天性心脏病，这类患者麻醉和术前准备的关键是改善心脏功能，心功能的好坏直接关系到患者的安危。术前应进行全面而准确的围术期风险评估，纠正低血容量及电解质紊乱，调整围术期心血管治疗药物，改善心功能。

2. 呼吸系统　对术前有急性呼吸道感染者，除非急症，手术应暂停，待感染控制后1周再行手术，否则术后呼吸系统并发症明显增加。对并存慢性呼吸系统疾病，如哮喘、慢性阻塞性肺疾病、肺气肿、支气管扩张等，术前应检查肺功能、动脉血气分析和X线胸片；停止吸烟至少2周，并进行呼吸功能训练；行雾化吸入和胸部物理治疗以促进排痰；术前应用支气管扩张药和肾上腺皮质激素；通过完善的术前准备提高患者的呼吸储备功能。术前制订有效的术后镇痛方案，促进患者尽早有效咳嗽，可降低术后发生肺部并发症的风险。对阻塞性睡眠呼吸暂停综合征患者术前需做肺功能测定和动脉血气分析，重视静息期$PaCO_2$升高，注意对呼吸系统受累严重程度进行评估，同时进行相应治疗，使受损器官达到较好的功能状态。

3. 中枢神经系统　对于有神经系统疾病的患者，多学科治疗是术前准备的关键。中枢神经系统疾病多数涉及生命重要部位的功能状态，因此，必须针对原发疾病病情和变化程度做好麻醉前准备工作。对有认知功能障碍或痴呆症的患者，需要在实施手术治疗、其他重要治疗和复苏决策之前评估心理水平。麻醉准备的重点是尽量避免使用引起谵妄和术后认知功能障碍的药物。脑卒中后非紧急手术应推迟至少6个月，因为在脑卒中后6个月内围术期脑卒中的风险显著增加，若要进行紧急手术，需要考虑并告知患者这种风险。颈动脉狭窄超过70%和近期有相关症状的患者应考虑行颈动脉内膜剥脱术（carotid endarterectomy，CEA）或支架置入术。帕金森病患者容易出现直立性低血压、体温调节失控和麻醉期间血流动力学紊乱，同时患者因呼吸肌僵直可出现限制性肺功能改变，因此术前需做肺功能检查、血气分析，并指导患者锻炼呼吸功能。

4. 内分泌系统　对并存不同内分泌系统疾病的患者，依其病理生理学特点，麻醉前准备的侧重点不同。对于甲状腺功能亢进者，麻醉前准备的关键在于术前控制病情、有效降低基础代谢率、防止术中及术后甲状腺危象的发生。对于原发性醛固酮增多症和皮质醇增多症患者，麻醉前应注意纠正水、电解质与酸碱平衡紊乱，特别注意钾的补充。对于嗜铬细胞瘤患者，术前应尽量控制儿茶酚胺过度分泌导致的高血压，在应用α受体阻滞药扩张血管的同时积极行液体治疗，扩充血容量，在纠正血容量不足和电解质紊乱后手术。对于糖尿病病人，择期手术应控制空腹血糖在 8.3mmol/L 以下，最好在 6.1～7.2mmol/L，最高不应超过 11.1mmol/L，尿糖（+/-），尿酮体阴性。急诊伴酮症酸中毒者，应静脉滴注胰岛素消除酮体、纠正酸中毒后再考虑手术；如需立即手术者，虽然可在手术过程中补充胰岛素、输液并纠正酸中毒，但麻醉风险明显增加。

5. 其他系统 手术创伤和麻醉对肝、肾功能均可产生显著影响，术前肝功能的异常程度可直接增加麻醉难度和术后并发症的发生，术前准备要积极护肝治疗，最大限度地改善肝功能和全身状态。轻度肝功能不全的患者对麻醉和手术的耐受力影响不大，中度肝功能不全或濒于失代偿时，麻醉和手术耐受力显著减退，术前需要经过较长时间的准备，积极护肝治疗，最大限度地改善肝功能和全身状态后再行择期手术。重度肝功能不全，如晚期肝硬化，常并存严重营养不良、消瘦、贫血、低蛋白血症、大量腹水、凝血功能障碍、全身出血或肝性脑病前期等征象，手术麻醉的危险性极高。急性肝炎患者除紧急抢救性手术外，一般禁忌施行手术。

肾脏疾病患者术前准备的重点是考虑肾在内环境稳态中的作用，如维持正常血容量、电解质平衡以及是否增加心血管疾病的发生率；随着医疗技术的提高，术前血液透析的应用，肾衰竭已不再是择期手术的禁忌。术前准备仍需注意增强肾功能储备，如糖尿病、高血压、贫血、肝功能不全的控制等。如果需要透析，应在计划手术 24h 以内进行。

没有明确病因的血液学异常，应尽早请血液科医师会诊，以免延误手术。对术前由各种原因导致的出、凝血异常，麻醉前应明确原因、进行相应的病因治疗并进行血液成分制品的准备。对于长期接受抗凝治疗的患者需要进行围术期桥联抗凝评估。

（三）规范麻醉前禁食禁饮

择期手术前应常规排空胃，严格执行麻醉前禁食禁饮的要求，以避免围术期间发生胃内容物的反流、呕吐或误吸，以及由此而导致的窒息和吸入性肺炎，麻醉前禁食禁饮是保证手术患者生命安全的前提。

近年来，术前禁食 12h 的传统观念已经改变，因为这种方式不能确保胃部排空，而且可能造成患者不必要的脱水和应激状态。目前推荐成人麻醉前禁食固体食物 6～8h，食用肉类、油煎制品等含脂肪较高的食物，术前禁食 8h；若食用含脂肪较少的饮食，术前禁食 6h。小儿不耐饥饿，其禁食、禁饮时间可以较短，小儿推荐术前应禁食（奶）4～8h，禁水 2～3h。有研究表明，缩短术前进食时间，有利于减少术前患者的饥饿、口渴、烦躁、紧张等不良反应，减少术后胰岛素抵抗，缓解分解代谢，缩短术后住院时间。除合并胃排空延迟、胃肠蠕动异常、糖尿病、急诊手术等患者外，目前提倡手术 2h 前可口服清流质饮料，包括清水、糖水、无渣果汁、碳酸类饮料、清茶及黑咖啡（不含奶）等，不包括乙醇类饮品，饮用量≤5ml/kg 或总量≤400ml。

（四）饱胃的处理

对严重创伤患者、急腹症和产妇，禁食时间不足或虽距末餐进食已超过 8h，由于其胃排空延迟，均应视作"饱胃"患者对待，在不耽误手术治疗的前提下，应抓紧时间做较充分准备，即使在局部麻醉下也有发生呼吸道阻塞的危险，不可掉以轻心。选用全麻时，一般可考虑采用"清醒气管内插管"的方法来主动地控制呼吸道，有利于避免或减少呕吐、误吸的发生；如考虑作快速诱导气管内插管，则需要助手的妥善配合，将环状软骨压向食管。

诱导前的预防措施包括高危患者可给予减少胃液量和提高 pH 的药物减少胃酸分泌；减少镇静药物用量，防止镇静过度；采用头高位 40°～45° 的体位进行麻醉诱导；一般不推荐应用抗胆碱药物，如阿托品、东莨菪碱，这类药物可降低食管下段括约肌张力，导致胃内容物反流至食管；推荐有条件的医疗单位进行 POCUS 评估胃内容物。对禁食禁饮的目的、要求以及不进行禁食禁饮的危害，应向患者及其家属解释清楚，以免产生误解而导致食用未予指明的食物。

（五）其他术前准备

患者送入手术室前应嘱其排空膀胱，以防止术中膀胱充盈过度和术后尿潴留；对盆腔手术排空膀胱有利于手术野暴露和预防膀胱损伤。危重患者或复杂大手术，均需留置导尿管，以利观察尿量。

麻醉后，上呼吸道的一般性细菌容易被带入下呼吸道，在术后抵抗力低下的情况下，可能引起肺部感染并发症。因此，患者住院后即应嘱患者早晚刷牙、饭后漱口；对患有松动龋齿或牙周炎症者，需经口腔科诊治。进手术室前应将活动性义齿摘下，以防麻醉时脱落，甚至误吸入气管或嵌顿于食管。对中等以上手术，术前应检查患者的血型，准备一定数量的血液制品，做好交叉配血试验。

二、患者精神方面的准备

多数患者在术前可能存在不同程度的思想顾虑、紧张焦急等情绪波动，对自己所患疾病的预后感到焦虑、忧伤，甚至悲观、绝望，这种情绪波动必然会引起患者机体内环境的紊乱，影响患者对麻醉和手术的耐受力。因此，术前必须设法解除患者的思想顾虑和焦虑情绪，从关怀安慰、解释鼓励着手，针对不同患者采用卡片手册、多媒体展板等形式阐明手术目的、麻醉方式、手术体位以及麻醉手术中可能出现的不适等情况，以缓解患者焦虑、恐惧情绪，使患者及其家属充分了解自己在诊疗过程中的重要作用，以取得患者信任，更好地配合手术。

麻醉前对患者精神方面的准备，应着重放在解除患者及其家属对麻醉和手术的恐惧、顾虑和增强患者信心上。应尊重患者的人格权和知情权，适当介绍所选麻醉用于该患者的优点、麻醉过程、安全性以及相关安全措施，指导患者如何配合，同时耐心听取并合理解答患者及其家属提出的问题，对患者多加关心和鼓励以取得患者的理解、信任和合作，患者对麻醉医师的信任比任何镇静药都有效。

麻醉医师在接触患者时应注意自己的仪表举止，言谈得体，有时不慎的言辞可使患者更为紧张和失望，通过加强沟通技巧，体现出"一切以患者为中心"的理念，体现对患者的人文关怀，让患者知情却不增加精神上的负担，可避免造成不利影响。对于过度紧张而难以自控者，应以药物配合治疗。对某些严重病情，如癌症扩散等，估计患者心理上难以承受，或家属不愿患者知道而不对患者告知者，应在知情同意书上注明，患者家属及麻醉医师均应签字。

第二节　术前用药的调整

病情复杂的患者，术前已接受一系列药物治疗，麻醉前除要求全面检查药物治疗的效果外，还应重点考虑某些药物与麻醉药物之间存在的相互作用，有些容易导致麻醉中的不良反应。

一、心血管系统

对并存高血压者，要了解内科治疗的方法、用药情况及不良反应、高血压控制的稳定程度及有无重要器官的损害。在选择抗高血压药时，应避免使用中枢性抗高血压药或酶抑制药，以免麻醉期间发生顽固性低血压和心动过缓。术前应用血管紧张素转换酶抑制药（ACEI）和血管紧张素受体拮抗药（ARB）可能与术中低血压相关，建议在术前24h停用，并在术后48h内恢复治疗。对于利尿药的围术期应用，在术前应评估患者的血容量状态，手术当日应停用袢利尿药，可继续服用噻嗪类和保钾利尿药。利血平通过耗竭交感神经末梢儿茶酚胺，特别是去甲肾上腺素来实现降血压的目的，复方利血平中还有硫酸双肼屈嗪和氢氯噻嗪等成分，三者联合具有显著的协同降压作用，易导致术中顽固性低血压，术前应停药1周，改用其他高抗血压药物调整血压。心肌缺血者突然停用钙通道阻滞药，可发生撤药综合征，出现心率增快及血压上升，继发急性冠脉综合征，虽然钙通道阻滞药与吸入麻醉药和其他术中用药有相互作用，但术前无须停药，麻醉及术中注意调整吸入麻醉药和肌松药的剂量即可。

鉴于突然停药时患者心律失常复发的风险增加，抗心律失常药一般都不需要术前停药，可继续使用直至手术当日晨。除血管手术外，抗血小板药术前应停用1周。其他抗凝血药，如华法林、香豆素等，术前应至少停用5d。对于易发生血栓的高危患者，停用抗凝血药治疗时，术前需使用小剂量低分子肝素皮下注射，预防深静脉血栓和心肌梗死等。术前以洋地黄维持治疗者，手术当天应停药，但如果患者有房颤或心室率较快，则洋地黄类药物可持续给药直至手术日晨；长期服用β受体阻滞药治疗心绞痛、心律失常和高血压者，术前不停药。

二、中枢神经系统用药

抗癫痫药物是重要的酶诱导药，长期服用对肝功能有不同程度的损害，术中易发生全麻药蓄积，有些还能影响神经肌肉传递功能，术前如果停药，可能诱发癫痫发作，因此麻醉前需适当调整用量并用至术晨，术后应尽快恢复用药。许多抗癫痫药的血浆蛋白结合率都很高，所以它们受其他药物的蛋白置换作用影响较大，通常在麻醉前适当调整抗癫痫药物用量，即可保持血药浓度的稳定，不至于发生意外。抗焦虑药物突然停药或减量过快会造成疾病反跳和戒断症状，术前不主张停药。抗精神病药物长期应用者骤然停药可出现迟发性运动障碍以及促使抑郁复发的风险，术前不主张停药。抗帕金森病的药物需一直用至术前，最常用的药物是左旋多巴，但其可能引起心肌敏感，容易诱发心律失常、低血压或高血压，围术期应避免使用抗多巴胺类药。单胺氧化酶抑制药可以抑制细胞内酶而导致儿茶酚胺类递质在释放池的蓄积，在麻醉中可能出现多种严重的药物相互作用，且与阿片类合用可能发生呼吸抑制、嗜睡、低血压和昏迷，因此，麻醉及术前应停用。

三、呼吸系统

平喘药可扩张支气管，降低呼吸道阻力，稳定肥大细胞膜，松弛支气管平滑肌，抑制炎症细胞释放过敏反应介质，增强纤毛运动，降低血管通透性，减轻呼吸道水肿等多种作用，有利于术中及术后的呼吸道管理和肺保护，不主张术前停药。此外，镇咳祛痰药和抗肺动脉高压用药均可继续使用直至手术当日。

四、内分泌系统

口服短效降血糖药应在手术日晨停用，如果服长效降血糖药，应在手术前2～3d停服，改为使用胰岛素。术前注射短效胰岛素者，手术当日继续注射全量短效胰岛素。术前依靠胰岛素控制血糖的患者在手术当日应监测血糖并根据需要皮下注射胰岛素，维持血糖稳定。

如果时间允许，围术期药物调整的理想状态是停用可能有害的围术期药物，必需药物应继续服用。麻醉医师必须权衡患者的常规用药导致围术期伤害的风险与停止药物治疗对潜在的身体状况的风险，最大限度地保障患者围术期安全。统计资料指出，手术并发症和病死率，与术前并存心血管、呼吸、血液和内分泌系等疾病有密切关系。合并上述疾病的患者，术前需与相关专科共同评估手术适应证并制订详细的围术期方案。

第三节　麻醉前准备与麻醉方式选择

为了使麻醉和手术能安全、顺利进行，防止意外事件的发生，麻醉前必须对仪器设备、麻醉用具及药品进行准备和检查。麻醉前应检查各种器械仪器，保证用品齐全、性能良好，对麻醉设备、器材的检查宜有序进行，以免遗漏。

一、麻醉设备的准备与检查

(一)气源的检查

许多医院手术室内均设有中心供气装置。按国际惯例对不同气体管道均用不同颜色加以区分，其衔接管接头亦均有不同口径或构形，以防错接。必须确认无误后再将气源连接至麻醉机上的相应部位进行检查。如为中心供氧，输出压力为3～4kg/cm^2，一般麻醉机和通气机的驱动和使用压力＞$3kg/cm^2$；开启氧源后，氧浓度分析仪应显示 100%。符合上述标准，方可采用。如果压力不足，或压力不稳定，或气流不畅者，不宜贸然使用，应改用压缩氧筒源。

（二）麻醉机的检查

现代麻醉机除了具有气路部分的基础构件外，还配合了电子、计算机控制和监测等仪器，已发展为高度一体化、集成化、智能型的麻醉工作站。麻醉机是临床麻醉的重要设备，所有麻醉机在使用之前都应检查线路、电压及接地装置。有自检功能的麻醉机应在使用前通过自检，无自检功能的麻醉机在使用之前应重点检查麻醉机的功能是否正常，有无漏气。

1. 流量表及其控制钮是麻醉机的关键部件，必须严格检查后再使用。开启氧气后，检查气体流量表的旋转子是否活动自如，开启控制钮后，浮子的升降应灵活、恒定，表示流量表及控制钮的工作基本正常；在堵住呼吸螺纹管的 Y 形接口状态下，按动快速充气阀，如果贮气囊能迅速膨胀，表明快速充气能输出高流量氧，快速充氧开关功能良好，否则应更换。

2. 采用正压泄漏实验用于检测低压系统是否泄漏。关闭排气阀，充氧，使回路内压力达 $30\sim50cmH_2O$，在 30s 或更长的时间内，观察压力表的压力是否能维持。采用回路系统试验测试患者呼吸系统的完整性，试验分为泄漏试验和活瓣功能试验两部分。泄漏试验时，关闭排气阀，堵住 Y 型接头，快速充氧使回路内压力达 $30cmH_2O$ 左右，如有泄漏将不能保持此压力。进行活瓣功能试验，吸气和呼气活瓣正常时应呈一关闭一开放相反的动作。

3. 使用前根据患者年龄、体重以及手术方式设置呼吸参数（潮气量、呼吸频率、吸呼比、PEEP 等），确保呼吸回路完好无损，确保钠石灰罐内装满吸收性能良好的钠石灰，确保吸入麻醉药挥发器开关置于关闭位并可正常开启，且挥发器内已装入相应的麻醉药。正确连接呼吸回路，必要时连接呼吸回路所需的辅助部件，开启机控模式，观察风箱运行情况，同时选定报警限值，证实运行无误后方可使用。

（三）气道管理设备的检查

应检查必要的气道管理工具是否齐备，如喉镜、镜片、不同型号的气管导管或支气管导管、面罩、插管钳、牙垫、气管导管管芯、空注射器、吸引用具、吸引管、喷雾器及听诊器等。对评估存在困难气道的患者，还需进一步准备口咽通气道、喉罩、光棒、可视气管插管、喉镜等特殊用物。

（四）监测仪器的检查

麻醉期间除必须监测患者的生命体征，如血压、呼吸、ECG、脉搏氧饱和度和体温外，还应根据病情和条件，选择适当的监测项目，如呼气末二氧化碳分压、中心静脉压、神经肌肉传递功能、麻醉深度等。在麻醉实施前应检查已准备好的监测设备是否正常工作，特别是应注意检查除颤器是否处于正常备用状态。对于疑难危重患者，还需要检查有创压力监测及其压力传感器、脑功能监测仪、麻醉气体分析监测仪、心输出量监测仪是否完好备用等。上述各种监测仪应在平时做好全面检查和校验，于麻醉诱导前再快速检查一次，确定其功能完好无损后再使用。

（五）其他

针对不同手术患者准备各种输液用的液体，检查微量输液泵能否正常工作，以及动、静脉穿刺针等一次性耗材，还要检查消毒及使用有效期，如作椎管内麻醉或神经阻滞，应检查麻醉包消毒的可靠性。若需要为患者实施超声引导下可视操作，需准备无菌耦合剂、一次性超声探头保护套以及超声设备。需要实施术后镇痛的患者，应检查术后镇痛泵是否功能良好，参数设置是否正确。

二、各种麻醉及急救药品的准备

根据所选择的麻醉方法，分别准备好常用的吸入麻醉药、镇静催眠药、镇痛药、肌肉松弛药、局部麻醉药等，备好抗组胺药、心血管活性药、抗心律失常药等急救用药。检查已抽取的药品是否正确贴上浓度和剂量标签，每次使用前应核对药名、剂量、浓度等以防止发生差错。

三、患者入手术室后的复核

患者进入手术室后的复核至关重要，如有疏忽则可能导致严重的不良事件。术前麻醉医师、外科医师及巡回护士应执行严格的三方核查。实施麻醉前，首先问候患者，表现关心体贴，听取主诉和具体要求，使患者感到安全、有依靠，对手术、麻醉充满信心，确认患者姓名、性别、年龄、住院号等无误，并再次询问患者的精神状况以及有无须取消或推迟手术的特殊情况发生。然后逐项检查并核对患者手术部位与手术标识、麻醉访视单是否完善、麻醉知情同意书是否签署、麻醉设备是否进行安全检查、静脉通道是否建立、最后一次进食水时间、胃管和导尿管是否通畅、麻醉前用药是否已执行及给药时间、了解最新的化验结果特别是访视时建议检查的化验项目、血型、血液制品和血浆代用品的准备情况等，观察麻醉前用药效果。对患者的义齿、助听器、首饰等均应在入手术室前摘下交给患者家属保管。对女性患者要注意指甲染色和唇膏是否已揩拭干净，了解皮肤准备是否合乎要求。在复核正确之后可开始监测患者各项生理指标，再次核对麻醉器具和药品以便麻醉工作顺利进行。手术开始前和手术结束后要再次三方核对，保障患者围术期安全。

四、麻醉方式选择

麻醉选择包括麻醉方法的选择和麻醉药物的选择，取决于患者病情特点、手术性质和要求、麻醉方法本身的优缺点、麻醉者的理论水平和技术经验以及设备条件等多方面因素，同时还要尽可能考虑手术者对麻醉选择的意见和患者的意愿。总的原则是在确保麻醉效果、保障患者安全、满足手术要求的前提下选择对患者最有利的麻醉方法和药物。

(一)患者病情和麻醉选择

手术患者的病情是麻醉选择最重要的依据：①体格健康、重要器官无明显疾病、外科疾病对全身尚未引起明显影响者，几乎所有的麻醉方法都能适应，可选用既能符合手术要求，又能照顾患者意愿的任何麻醉方法；②体格基本健康，但合并程度较轻的器官疾病者，只要在术前将其全身情况和器官功能适当改善，麻醉的选择也不存在大问题；③合并较重全身或器官病变的手术患者，除应在麻醉前尽可能改善其全身情况外，麻醉的选择首先要强调安全，选用对全身影响最轻、麻醉者最熟悉的麻醉方法，要防止因麻醉选择不当或处理不妥所造成的病情加重，也须防止片面满足手术要求而忽视加重患者负担的倾向；④病情严重达垂危程度，但又必须施行手术治疗时，除尽可能改善全身情况外，必须强调选用对全身影响最小的麻醉方法，手术方式应尽可能简单，必要时可考虑分期手术，以缩短手术时间。

小儿合作差，在麻醉选择上有其特殊性。基础麻醉不仅能解决不合作问题，还可使小儿安静地接受局部浸润、神经阻滞或椎管内麻醉，如果配合全麻，可做到诱导期平稳、全麻药用量显著减少。又因小儿呼吸道内径细小、分泌腺体功能旺盛，为确保呼吸道通畅，对较大手术宜选用气管内插管全麻。

老年人的麻醉选择主要取决于全身状况、老年生理改变程度和精神状态。全身情况良好、动作反应灵敏者，耐受各种麻醉的能力并不比青壮年差，但麻醉用药量都应有所减少，只能用其最小有效剂量。体力衰弱、精神萎靡不振的老年患者，麻醉的耐受力显著降低，以首选局麻或神经阻滞为宜，但应注意麻醉扩散范围以及麻醉药物用量，实施全麻时应进行完善的术前评估、全面的术中监测和精准的麻醉管理。

(二)手术要求和麻醉选择

麻醉的首要任务是在保证患者安全的前提下，满足镇痛、肌肉松弛和消除内脏牵拉反应等手术要求。有时手术操作还要求麻醉提供降低体温、降低血压、控制呼吸、肌肉极度松弛或施行术中唤醒试验等特殊要求。因此，麻醉选择存在一定的复杂性。针对手术要求，在麻醉选择时应考虑手术部位、肌肉松弛需要程度、手术创伤或刺激性大小、出血多少、手术时间长短、手术体位和手术可能发生的并发症等问题。

上肢手术通常选用臂丛神经阻滞麻醉，下肢手术通常选用椎管内麻醉；胸内手术宜选择双腔支气管导管进行单肺通气；心脏内手术选用低温体外循环下静吸复合麻醉。对复杂而创伤性很大或极易出血的手术，不宜选用容易引起血压下降的麻醉方式。对于探查性质的手术，手术范围和时间事先很难估计，则应作长时间麻醉的打算，选择全麻较为合适。呼吸道部分梗阻或有外在压迫的患者，以选用清醒气管内插管为合适。

（三）麻醉医师和麻醉选择

麻醉医师在制订麻醉方案时，要考虑麻醉者的业务水平、经验习惯、麻醉设备和药品方面的条件等。原则上应首先采用安全性最大和操作最熟练的麻醉方法，如果超越麻醉者的学识和技术水平或受到设备与药品方面的限制，则无法保障患者的安全。遇危重患者或既往无经验的大手术，宜采用最熟悉且有把握的麻醉方法，在上级医师指导下进行。不能将麻醉选择绝对化，同一种手术可在不同的麻醉方法下进行，同一麻醉方法也可用于多种手术。麻醉医师应根据多方面的因素来选择最合适的麻醉方法和药物，在这方面没有硬性的规定可循，麻醉选择虽然很重要，但更重要的是麻醉管理。麻醉不良事件大都与麻醉管理相关，如低血容量、低氧、低血压、通气不足、准备不足、观察不细、对危象处理不当、气道梗阻、用药过量或误吸等，必须注意预防，并及时处理。

（王贤裕　曾文静）

思　考　题

1. 利用思维导图总结本章主要内容。
2. 列表总结术前 1 周需要停用的药物种类及停药原因。
3. 设计一份术前三方核查表。
4. 在提倡围术期加速康复理念的背景下，麻醉前准备需要重点注意哪些方面的内容？

知 识 拓 展

近年来，随着加速康复理念的实践，麻醉前准备的相关要点内容有部分较以往发生了改变，如禁食水时间及麻醉前用药调整。探索麻醉前药物与麻醉的相互作用以及药物类型和剂量调整的相关临床研究是现今较为热门的方向，虽然部分临床研究已有证据指导大部分术前用药的调整，但仍有少部分药物未涉及。目前逐渐规范的指南和专家共识，使得麻醉前准备和麻醉选择更加优化，可减少相关并发症的发生，更有利于患者康复。

推 荐 阅 读

陈向东，曹铭辉，杨建军，等 . 2023. 麻醉前访视和评估专家共识 [EB/OL]. https: //csahq. cma. org. cn/guide/detail_1624. html.

孙增勤，沈七襄 . 2020. 麻醉失误与防范 [M]. 第 3 版 . 郑州：河南科学技术出版社 .

中华医学会外科学分会，中华医学会麻醉学分会 . 2021. 中国加速康复外科临床实践指南 (2021)(一)[J]. 中华麻醉学杂志 , (09): 1028-1034.

CRERAR-GILBERT A, MACGREGOR M. 2022. 术前麻醉评估和管理的核心问题 [M]. 李洪，鲁开智，陈力勇，译 . 天津：天津科技翻译出版有限公司 .

S A, L LS, A PR. 2017. Anesthesia for patients with endocrine disease[M]//Longnecker D E, Mackey S C, Newman M F, et al. New York, NY: McGraw-Hill Education.

第二十五章 围术期内环境调节及液体管理

第一节 内环境稳态及体液生理学基础

一、内环境稳态

（一）内环境稳态

内环境（internal environment）是指机体内围绕在各种细胞周围的细胞外液（extracellular fluid，ECF），为机体细胞提供一个适应的生存环境。ECF 中含有较多离子（如 H^+、Cl^-、HCO_3^- 等）及细胞所需的养分（如氧、葡萄糖、氨基酸、脂肪酸等），还含有 CO_2 及其他细胞代谢产物。内环境的各项物理、化学因素是保持相对稳定的状态，此种状态称为内环境的稳态（homeostasis）。内环境的稳态是细胞维持正常生理功能的必要条件，也是机体维持生命活动的必要条件。内环境的稳态不是静止不变的，也受外环境的影响。

（二）稳态的调节

在机体处于不同的生理情况或外界环境发生改变时，体内一些器官、组织的功能活动为了适应各种不同的生理情况和外界环境的变化而做出相应的改变，从而维持内环境的稳定。这些调节包括以下几种方式。神经调节（neuroregulation）：感受器感受体内某部位或外界环境的变化，并将这种变化转变成一定的神经信号，通过传入神经纤维传至相应的神经中枢，中枢对传入信号进行分析并作出反应，再通过传出神经纤维改变效应器的活动。例如，在生理情况下动脉血压是保持相对稳定的，当动脉血压高于正常时，主动脉弓和颈动脉窦上的压力感受器能感受血压的变化，并将血压变化转变为神经冲动，后者通过传入神经纤维到达延髓的心血管中枢，心血管中枢对传入的神经信号进行分析，然后通过迷走神经和交感神经传出纤维，改变心脏和血管的活动，最后使升高的动脉血压回降。体液调节（humoral regulation）：指机体的某些细胞能生成并分泌某些特定的化学物质，这些化学物质又作用于细胞上相应的受体，对这些组织细胞的活动进行调节。例如，胰岛 β 细胞分泌的胰岛素能促进细胞对葡萄糖的摄取和利用，然后维持机体正常的血糖水平。自身调节（autoregulation）：许多组织、细胞自身也能对周围环境变化发生适应性的反应，这种反应不依赖于外来的神经或体液因素的作用，所以称为自身调节。例如，小动脉的灌注压升高时，对血管壁的牵拉刺激增加，小动脉的血管平滑肌收缩，使小动脉的口径缩小，以至于其血流量不致增大，这种自身调节对维持组织局部血流量的相对恒定起一定的作用。

二、体液生理学基础

（一）体液的容量和分布

成人的体液约占体重的 60%。年龄、性别及组织不同，体液所占的比例也有所不同。例如，肌肉组织中的体液占 75%，脂肪组织中的体液占 10%。男性体液含量较高，女性因脂肪较多体液含量相对较低；儿童的体液含量相对较成人高。健康成年男性体液总量约占体重的 60%，而成年女性约占体重的 50%，小儿的脂肪较少，体液量所占体重的比例较高，新生儿可达体重的 80%。体液按其在体内的分布可分为两大类：一类是细胞内液（intracellular fluid，ICF），约占 2/3 的体液（约占体重的 40%），分布在细胞内；另一类就是 ECF，约占 1/3 的液体（约占体重的 20%），分布在细胞外。ECF 又可分为血浆和组织间液（interstitial fluid，ISF），前者分布在心血管系统内，约占 ECF 的 1/4（约占体重的 5%），后者分布在全身的各种组织间隙中，约占 ECF 的 3/4（约占体重的 15%）。绝大部分 ISF 能迅速与血管内液体或 ICF 进行交换并取得平衡，这在维持机体的水和电解质平衡方面具有重要作用，称为功能性 ECF；另有一小部分 ISF 仅有缓慢交换和取得平衡的能力，在维持体液平衡方面作用甚小，称为无功能性 ECF。ISF 中有极少的一部分分布于一些密闭的腔隙（如关节囊、颅腔、胸膜腔、腹膜腔）中，也称第三间隙液。由于这一部分是由上皮细胞分泌产生的，又称为跨细胞液（transcellular fluid）。结缔组织液和跨细胞液，如脑脊液、关节液及消化液等，都属于无功能性 ECF。有些无功能性 ECF 的变化会影响体液量及成分的变化。无功能性 ECF 占体重的 1%～2%，占 ISF 的 10% 左右。

（二）体液的组成

体液的主要成分是水，其次是溶解在水里的各种无机盐和有机物，包括电解质及蛋白质等。ICF 和 ECF 中电解质的成分有很大的差异，见表 25-1。ECF 中的阳离子主要是 Na^+，阴离子主要是 Cl^-。ICF 中主要的阳离子是 K^+，主要阴离子是 HPO_4^{2-}。

表 25-1　ICF 和 ECF 的主要成分　　　　　　　　　　　　　　　（mmol/L）

物质		ICF	ECF	
			血浆	ISF
阳离子	Na^+	10	142	145
	K^+	157	4	4
	Mg^{2+}	20	1	1
	Ca^{2+}	<1	2.5	2.4
阴离子	Cl^-	3	104	117
	HCO_3^-	7	24	27
	HPO_4^{2-}	11	2	2
	SO_4^{2-}	1	0.5	0.5
	有机酸		6	6
	蛋白质	4	1.2	0.2

（三）体液的渗透压

体液的渗透指可渗透水而不能渗透溶质的膜（半透膜）两侧因溶质浓度的差别而造成水在膜两侧净移动。水分子将跨膜扩散到溶质浓度较高的区域，抵抗溶剂分子以这种方式运动所需的静水压力是渗透压。由于水可以自由通过细胞内外，无法产生渗透压梯度，故渗透压取决于溶质分子或离子的数量，体液内起渗透作用的溶质主要是电解质。ECF 的渗透压 90%～95% 来源于 Na^+、Cl^-、HCO_3^-，剩余的 5%～10% 由其他离子、葡萄糖、氨基酸、尿素以及蛋白质等构成。ICF 的渗透压主要是 K^+ 和 HPO_4^{2-}，与 ECF 的渗透压基本相等。血浆渗透压主要由 Na^+ 及其相关阴离子（如 Cl^-、HCO_3^-）所形成。正常人体血浆毫渗透压摩尔浓度为 290～310mOsmol/kg，在此范围内称为等渗；低于此范围称为低渗；高于此范围称为高渗。血浆蛋白质所产生的渗透压较小，约占血浆总渗透压的 1/200，由于其不能自由通过毛细血管壁，可维持血管内、外液体的交换和血容量。

第二节　围术期酸碱紊乱及调节

酸碱平衡是机体内稳态的重要组成部分，体液的适宜酸碱度是机体组织、细胞进行正常生命活动的重要保证。机体一旦出现酸碱平衡紊乱，可严重影响机体的代谢和生理功能，甚至威胁生命，因此掌握酸碱失衡的监测方法，对早期发现酸碱失衡和进行适当治疗，监测病情变化和降低病死率极为重要。

一、酸 碱 概 念

（一）酸和碱的概念

根据 Brønsted 和 Lowry 提出的酸碱概念，酸和碱的定义为：凡能释放 H^+ 的物质称为酸（H^+ 的供体），如 HCl、H_2SO_4、NH_4^+ 和 H_2CO_3 等；凡是能接受 H^+ 的物质称为碱（H^+ 的受者），如 OH^-、NH_3、HCO_3^- 等。酸的强弱取决于释放 H^+ 的多少，而碱的强弱取决于与 H^+ 结合的程度。通常用 H^+ 浓度的负对数即 pH 来表示溶液的酸碱度。

（二）体液中酸碱物质的来源

酸性物质主要通过体内代谢产生，碱性物质主要来自食物。

1. 酸性物质的来源　糖、脂肪、蛋白质在其分解代谢中产生的 CO_2 与水结合生成 H_2CO_3，是机体在代谢过程中产生最多的酸性物质。H_2CO_3 可释出 H^+，也可分解产生气体 CO_2，从肺排出体外，所以称之为挥发酸。H_2CO_3 是体内唯一的挥发酸。通过肺进行的 CO_2 呼出的调节，称为酸碱平衡的呼吸性调节。不能变成气体由肺呼出，而只能通过肾由尿排出的酸性物质称为固定酸（fixed acid），主要包括硫酸、磷酸、尿酸和有机酸。机体有时还会摄入一些酸性食物或服用酸性药物，成为固定酸的另一来源。固定酸可通过肾进行调节，这一调节过程称之为酸碱平衡的肾性调节。

2. 碱性物质的来源　主要来源是体内生成的和食物中含有的有机酸盐，如柠檬酸盐、苹果酸盐和草酸盐等，可在代谢过程中生成碳酸氢钠。

二、酸碱平衡的调节

（一）血液缓冲系统

血液缓冲系统由弱酸或弱碱与其对应的弱酸盐或弱碱盐组成，可防止强酸或强碱进入人体后内出现 H^+ 浓度大的波动，血液中缓冲体系含量约占体内缓冲体系的 1/4。

1. 血浆缓冲系统　血浆以 $NaHCO_3/H_2CO_3$ 缓冲体系为主，在酸碱平衡调节中也最为重要。强酸经碳酸氢盐缓冲后生成 H_2CO_3，再分解为 CO_2 由肺排出，将血液的缓冲调节与呼吸调节联系在一起。强碱经碳酸中和后产生 HCO_3^- 经肾排出，再次与肾调节联系在一起，此缓冲系统可以缓冲所有的固定酸，但不能缓冲挥发酸。

2. 红细胞缓冲系统　以血红蛋白缓冲系统体系为主，氧合血红蛋白具有弱酸性，还原血红蛋白具有弱碱性。当循环血液通过组织时，氧合血红蛋白分解供给组织氧，同时把缓冲 H_2CO_3 能力较弱的氧合血红蛋白缓冲系统 $HHbO_2/HbO_2$ 转化为缓冲能力较强的血红蛋白缓冲系统 HHb/Hb。当强酸进入机体后，血浆中的碳酸盐系统首先进行缓冲，其次才是血红蛋白缓冲系统发挥作用。

（二）肺在酸碱平衡中的作用

肺在酸碱平衡中的作用是通过改变 CO_2 的排出量来调节，使血浆中 HCO_3^- 与 H_2CO_3 比值接近正常，保持 pH 相对恒定。脑脊液和局部细胞外液中 H^+ 可刺激呼吸中枢化学感受器，兴奋呼吸中枢，使呼吸运动加深加快。血液中 H^+ 不易通过血脑屏障，而 CO_2 能迅速通过血脑屏障，CO_2 与 H_2O 结合成 H_2CO_3，H_2CO_3 分解成 H^+ 和 HCO_3^-，H^+ 兴奋呼吸中枢。呼吸中枢也能由外周化学感受器的刺激而兴奋，外周化学感受器主要感受低氧，反射性引起呼吸中枢兴奋，使呼吸加深加快，增加 CO_2 排出量。肺调节的是体内的挥发酸。

（三）组织细胞在酸碱平衡中的调节作用

组织细胞的缓冲作用主要是通过离子交换进行的，如 H^+-K^+、H^+-Na^+、Na^+-K^+ 交换以维持酸碱平衡。当 ECF 中 H^+ 过多时，H^+ 弥散入细胞内，而 K^+ 从细胞内移出；反之亦然。体内 Cl^--HCO_3^- 的交换也很重要，当 HCO_3^- 升高时，它的排出可由 Cl^--HCO_3^- 交换来完成。此外，肝可以通过合成尿素清除 NH_3，骨骼的钙盐分解也可对 H^+ 起到一定的缓冲作用。

（四）肾在酸碱平衡中的调节作用

肾主要调节固定酸，通过肾小管上皮细胞排 H^+、排氨和重吸收 Na^+、HCO_3^- 等来实现，以使 pH 值相对恒定。肾排酸的机制主要有：分泌 H^+ 和重吸收 $NaHCO_3$；近曲小管分泌 NH_4^+ 增加，远曲小管和集合管也可分泌 NH_3，可中和尿液中 H^+，并结合成 NH_4^+ 从尿中排泄。

总之，血液缓冲系统是机体维持酸碱稳态的第一道防线，反应最为迅速，同时缓冲系统自身被消耗，故缓冲作用不易持久。肺的调节作用效能大，也很迅速，在几分钟内开始，30min 时达最高峰。组织细胞的缓冲作用慢，3～4h 后才发挥调节作用，通过细胞内外离子的转移来维持酸碱平衡。肾的调节作用发挥较慢，常在酸碱平衡紊乱发生后 12～24h 才发挥作用，但效率高、作用持久，对排出非挥发酸及保留 $NaHCO_3$ 有重要作用。

三、酸碱平衡失调的检测指标

1. pH　pH 为 H^+ 浓度的负对数。正常人动脉血 pH 为 7.35～7.45，平均为 7.40。血浆 pH 低于正常表示有酸中毒，高于正常表示有碱中毒。pH 在正常范围内，可以表示酸碱平衡正常，也可表示处于代偿性酸碱平衡失调阶段，或同时存在混合型酸碱失衡。

2. 动脉二氧化碳分压（arterial carbon dioxide pressure，$PaCO_2$）　指物理溶解于血浆中的 CO_2 分子所产生的张力。正常范围为 33～47mmHg，平均为 40mmHg。原发性 $PaCO_2$ 增多表示有 CO_2 蓄积，见于呼吸性酸中毒；原发性 $PaCO_2$ 降低，表示肺通气过度，见于呼吸性碱中毒。

3. 标准碳酸氢盐（standard bicarbonate，SB）**和实际碳酸氢盐标准**（actual bicarbonate，AB）SB 指标准条件下，即在血液 38℃、$PaCO_2$ 为 40mmHg、血红蛋白氧饱和度为 100% 时，测得血浆中 HCO_3^- 含量，是判断代谢性酸碱中毒的指标。AB 指隔绝空气的血液标本，在实际血氧饱和度、温度和 PCO_2 条件下测得的血浆 HCO_3^- 含量。AB 受代谢和呼吸两方面因素的影响，正常人 SB 与 AB 相等，正常值为 22～27mmol/L，平均值为 24mmol/L。代谢性酸中毒时，两者都降低；代谢性碱中毒时，两者都升高；在呼吸性酸碱平衡紊乱时，两者可不相等。AB 大于 SB 提示有 CO_2 潴留，为呼吸性酸中毒；AB 小于 SB 提示 CO_2 排出过多，为呼吸性碱中毒。

4. 缓冲碱（buffer base，BB）　指血液中一切具有缓冲作用的阴离子的量，正常范围为 45～52mmol/L，平均值为 48mmol/L。代谢性酸中毒时，BB 减少；代谢性碱中毒时，BB 增加。慢性呼吸性酸碱平衡紊乱时，由于肾的代偿调节，BB 可出现继发性升高或降低。

碱剩余（base excess，BE）：是在标准条件下，将全血或血浆滴定到 pH7.4 所需的酸或碱的量（mmol/L），正常值为（0±3）mmol/L。代谢性酸中毒时，BE 用负值表示；代谢性碱中毒时，BE 用正值表示。细胞外液碱剩余是反映代谢性因素的较好指标，因为测定时血浆或其他细胞外液需经 $PaCO_2$40mmHg 的气体平衡，可以排除血液中 $PaCO_2$ 升降的影响。全血 BB 包括血红蛋白在内，故受患者血红蛋白量的影响，血红蛋白是全血缓冲的重要成分，所以测定后要视患者血红蛋白浓度按照方便的公式矫正。

5. 阴离子间隙（anion gap，AG）　是指血浆中未测定的阴离子量与未测定的阳离子量的差值。AG 可根据血浆中常规可测定的阳离子（Na^+）与常规测定的阴离（Cl^- 和 HCO_3^-）的差算出，即 $AG=[Na^+]-\{[Cl^-]+[HCO_3^-]\}$。AG 的正常值为 10～14mmol/L，平均值为 12mmol/L。AG 可帮助区分代谢性酸中毒的类型和诊断混合型酸碱平衡紊乱。

6. 二氧化碳结合力（carbon dioxide combining power，CO_2CP）　指化学结合状态的 CO_2 量，正常值平均为 27mmol/L。血浆 CO_2CP 可反映血浆中 $NaHCO_3$ 的含量。

四、酸碱平衡失调

机体酸碱物质超量负荷，或调节功能发生障碍，则打破平衡状态，形成不同形式的酸碱失衡。

（一）单纯型酸碱失衡

1. 代谢性酸中毒 是临床上最常见的酸碱失衡，由于体内 H^+ 增加和（或）HCO_3^- 丢失引起 pH 下降，以血浆 HCO_3^- 原发性减少为特征。根据 AG 是否增大可分为两类：一种是 AG 正常型代谢性酸中毒，而另一种是 AG 增高型代谢性酸中毒。目前多以 $AG > 16mmol/L$ 作为判断是否有 AG 增高型代谢性酸中毒的界限。

（1）病因：AG 正常型代谢性酸中毒多见于腹泻、肠瘘、胆瘘和胰瘘等，经粪便、消化液丢失 HCO_3^-。AG 增高型代谢性酸中毒：失血性及感染性休克时，循环障碍，组织缺血缺氧，可发生乳酸性酸中毒。在糖尿病或长期不能进食时，体内脂肪分解过多，可形成大量酮体积聚，引起酮症酸中毒；休克、抽搐、心搏骤停等，同样引起体内有机酸的过多形成。应用酸性药物，如氯化铵和盐酸精氨酸过多，导致血 HCO_3^- 减少，产生酸中毒。肾小管功能不全，不能将内生性 H^+ 排出体外，或 HCO_3^- 吸收减少均可导致酸中毒。

（2）机体的代偿调节：①代谢性酸中毒时，血液中增多的 H^+ 立即被血浆缓冲系统进行缓冲，HCO_3^- 及其他缓冲碱不断被消耗。细胞内的缓冲多在酸中毒 $2 \sim 4h$ 后，约 1/2 的 H^+ 通过离子交换方式进入细胞内被细胞内缓冲系统缓冲，而 K^+ 从细胞内向细胞外转移，以维持细胞内外电平衡，故酸中毒易引起高血钾。②血液 H^+ 浓度增加可通过刺激颈动脉体和主动脉体化学感受器，反射性引起呼吸中枢兴奋，增加呼吸的深度和频率（也称为 Kussmaul 呼吸），血液中 $PaCO_2$ 继发性降低，血液 pH 趋向正常。呼吸的代偿反应是非常迅速的，一般在酸中毒 10min 后就出现呼吸增强，30min 后即达代偿，$12 \sim 24h$ 达代偿高峰。③肾加强分泌 H^+、NH_4^+ 及重吸收 HCO_3^-，肾的代偿作用较慢，一般要 $3 \sim 5d$ 才能达高峰。在肾功能障碍引起的代谢性酸中毒时，肾不能发挥代偿作用。血气分析参数：HCO_3^-、AB、SB、BB 值均降低，BE 负值加大，pH 下降，通过呼吸代偿，$PaCO_2$ 继发性下降，AB < SB。

（3）临床表现：轻症常被原发病的症状所掩盖，重症患者有疲乏、眩晕、嗜睡，可有感觉迟钝或烦躁。最突出的表现是呼吸深快、患者面部潮红、心率加快、血压偏低，可出现神志不清或昏迷。代谢性酸中毒可降低心肌收缩力和周围血管对儿茶酚胺的敏感性，患者容易发生心律失常、急性肾功能不全和休克。

（4）诊断：根据患者病史，结合深快呼吸表现，高度怀疑有代谢性酸中毒，血气分析可明确诊断，并可了解代偿情况和酸中毒的严重程度。

（5）治疗：早期机体可通过增加肺通气量来代偿，但此种代偿极其有限。严重代谢性酸中毒时，处理方式包括祛除病因、对症支持治疗、应用碱性药物治疗等。纠正酸中毒同时需要注意纠正水和电解质紊乱。

2. 代谢性碱中毒 由于体内碱增多和（或）H^+ 丢失引起的 pH 升高，以血浆 HCO_3^- 原发性增多为特征。

（1）病因：酸性物质丢失过多是最常见原因。胃液中 H^+ 丢失，HCO_3^- 得不到 H^+ 中和而被吸收入血；胃液中 Cl^- 丢失，可引起低氯性碱中毒。碱性物质摄入过多，几乎都是长期服用碱性药物所引起。低钾血症时因细胞外液 K^+ 浓度降低，引起细胞内 K^+ 向细胞外转移，同时细胞外的 H^+ 向细胞内移动，发生代谢性碱中毒。

（2）机体的代偿调节：代谢性碱中毒时，H^+ 浓度降低，OH^- 浓度升高，OH^- 可被缓冲系统中弱酸（H_2CO_3、$HHbO_2$、HHb、HPr、$H_2PO_4^-$）所缓冲，使 HCO_3^- 等弱酸根离子浓度升高。同时细胞内外离子交换，细胞内 H^+ 逸出，而细胞外液 K^+ 进入细胞内，从而产生低钾血症。呼吸代偿反应是呼吸变浅变慢，CO_2 排出减少时，$PaCO_2$ 升高，HCO_3^-/H_2CO_3 的比值接近于 20:1，保持 pH 在正常范围。肾代偿反应是肾小管上皮细胞中的碳酸酐酶和谷氨酰胺酶活性降低，H^+ 和 NH_3 的生成减少，$NaHCO_3$ 的再吸收减少，HCO_3^- 离子从尿排出增多。血气分析参数：pH 升高，AB、SB 及 BB 均升高，AB > SB，BE 正值加大，$PaCO_2$ 继发性升高。

（3）临床表现：一般无明显症状。严重碱中毒时呼吸变浅慢，以及烦躁不安、精神错乱、谵妄、意识障碍等中枢神经系统症状。碱中毒往往伴有低钾血症，低钾血症除可引起神经肌肉症状外，严重时还可以引起心律失常。碱中毒严重时还可因脑和其他器官的代谢障碍而发生昏迷。

（4）诊断：根据病史和症状，可初步作出诊断，血气分析可明确诊断及其严重程度。

（5）治疗：重点在于原发疾病的积极治疗。对丧失胃液所致的代谢性碱中毒，可输等渗盐水或葡萄糖盐水，恢复细胞外液量和补充 Cl^-，纠正低氯性碱中毒。碱中毒几乎多伴有低钾血症，需考虑同时补充氯化钾才能加速碱中毒的纠正，但补钾应在患者尿量超过 40ml/h 后。对缺钾性碱中毒，补充钾才能纠正细胞内外离子的异常交换和终止尿液中排酸。

3. 呼吸性酸中毒　是指 CO_2 排出不足或吸入过多以致血液的 pH 下降，以血浆 H_2CO_3 浓度原发性升高为特征。

（1）病因：全身麻醉过深、镇静药过量、心搏骤停、气胸、急性肺水肿、支气管痉挛、喉痉挛和呼吸机使用不当等，使通气不足，引起急性暂时性的高碳酸血症。肺组织广泛纤维化、重度肺气肿等慢性阻塞性肺疾病，这些疾病会引起 CO_2 在体内蓄积，导致高碳酸血症。

（2）机体的代偿调节：肺通气功能障碍导致的呼吸性酸中毒，呼吸系统往往不能发挥代偿作用，主要靠血液非碳酸氢盐缓冲系统、细胞内外离子交换和肾代偿。血气分析参数：$PaCO_2$ 增高，pH 降低。通过肾等代偿后，AB、SB、BB 值均升高，AB＞SB，BE 正值加大。

（3）临床表现：可有呼吸困难，表现为换气不足和全身乏力，有气促、发绀、头痛、胸闷，随着酸中毒的逐渐加重，患者可有血压下降、谵妄、昏迷等。急性呼吸性酸中毒时，血气分析显示，血液 pH 明显下降，$PaCO_2$ 增高，血浆 HCO_3^- 正常。慢性呼吸性酸中毒时，血液 pH 下降不明显，$PaCO_2$ 增高，血浆 HCO_3^- 有增加。

（4）诊断：根据病史和临床表现，结合血气分析检查结果可作出诊断。

（5）治疗：尽快治疗原发病和改善患者的通气功能，必要时做气管插管或气管切开术，使用呼吸机以改善换气。

4. 呼吸性碱中毒　肺泡通气过度，体内生成的 CO_2 排出过多，以致血 $PaCO_2$ 降低导致 pH 增加，以血浆 H_2CO_3 浓度原发性减少为特征。

（1）病因：引起通气过多的原因有癔症、精神过度紧张、发热、创伤、感染、中枢神经系统疾病等；轻度肺水肿、肺栓子、呼吸功能衰竭和呼吸机使用不当等。高热、甲状腺功能亢进时，由于血温过高和机体分解代谢亢进可刺激引起呼吸中枢兴奋，通气过度使 $PaCO_2$ 降低。

（2）机体的代偿调节：$PaCO_2$ 降低，呼吸中枢受抑制，呼吸减慢变浅，CO_2 排出减少，血液中 HCO_3^- 代偿性增高，但这种代偿很难持续下去，肾逐渐发挥代偿作用，肾小管上皮细胞生成 H^+ 和 NH_3 减少，故 H^+ 与 Na^+ 的交换、H^+ 和 NH_3 形成 NH_4，以及 $NaHCO_3$ 再吸收都有减少，血液中 HCO_3^- 降低，HCO_3^-/H_3CO_3 比值接近正常，维持 pH 在正常范围。血气分析：$PaCO_2$ 降低，pH 升高，AB＜SB，代偿后 AB、SB 及 BB 均降低，BE 负值加大。

（3）临床表现：患者一般无症状，可有眩晕、手足和口周麻木及针刺感，以及意识障碍、手足抽搐及 Trousseau 征阳性；也可因细胞内外离子交换和肾排钾增加而发生低钾血症；血红蛋白氧离曲线左移使组织供氧不足。

（4）诊断：根据病史和临床表现，结合血气分析检查结果可作出诊断。

（5）治疗：积极处理原发疾病、消除引起肺过度通气的原因。嘱患者反复屏气或用塑料袋套于口鼻上，重复吸入呼出的 CO_2；也可给患者吸入含 $5\%CO_2$ 的氧气。有手足抽搐者，可静脉注射 10% 葡萄糖酸钙。

（二）混合型酸碱失衡

1. 呼吸性酸中毒合并代谢性酸中毒　常见于严重通气障碍引起的呼吸性酸中毒，同时因持续缺氧而发生代谢性酸中毒，为临床上常见的一种混合型酸碱平衡紊乱类型。例如，心搏和呼吸骤停、慢性阻塞性肺疾病合并心力衰竭或休克。患者的 pH 明显降低，SB、AB 及 BB 均降低，AB＞SB，血浆 K^+ 浓度升高，AG 增大。治疗上首要的是病因治疗，改善通气、纠正缺 O_2 和 CO_2 潴留，必要时适当补充碱性药物。pH 小于 7.20 是使用碱性药物的指征，使 pH 上升至 7.20～7.30，或使 HCO_3^- 上升到 15～18mmol/L。高钾血症是常见并发症，应注意纠正。

2. 呼吸性碱中毒合并代谢性碱中毒　常见于高热伴呕吐的患者，高热致通气过度出现呼吸性碱中毒，呕吐导致大量胃液丢失而出现代谢性碱中毒；肝衰竭、败血症和严重创伤的患者分别因高血氨、细菌毒素和疼痛刺激呼吸中枢而发生通气过度，加上利尿药应用不当或呕吐而发生代谢性碱中毒。血气分析示 SB、AB、BB 均升高，AB＜SB，$PaCO_2$ 降低，pH 明显升高，血浆 K^+ 浓度降低。治疗上重点在于纠正代谢性碱中毒，如补液、补钾、补氯；而呼吸性碱中毒则强调病因治疗，通过各种措施提高 $PaCO_2$。

3. 呼吸性酸中毒合并代谢性碱中毒　常见于慢性阻塞性肺疾病患者引起的慢性呼吸性酸中毒，又因呕吐或应用大量排钾利尿药，都可引起 Cl^- 和 K^+ 的丧失而发生代谢性碱中毒。$PaCO_2$ 和血浆 HCO_3^- 浓度均升高，AB、SB、BB 均升高，BE 正值加大，pH 不变，略偏高或偏低。治疗上主要是病因治疗，以及采用补液、补钾、补氯等措施纠正代谢性碱中毒，必要时酌情使用酸性药物。为避免高碳酸血症纠正后的代谢性碱中毒加重，机械通气时 $PaCO_2$ 应缓慢下降。

4. 呼吸性碱中毒合并代谢性酸中毒　可见于糖尿病、肾衰竭或感染性休克及心肺疾病等患者伴有发热或机械通气过度；慢性肝脏疾病、高血氨并发肾衰竭时；水杨酸或乳酸盐中毒、有机酸生成增多。血浆 HCO_3^- 和 $PaCO_2$ 均降低，pH 变动不大，甚至在正常范围。此类酸碱失衡治疗时应注意 pH。如果 pH 正常，只治疗原发因素和纠正电解质紊乱。以代谢性酸中毒为主者，pH 小于 7.20 可酌情给予碱性药物，使 pH 大于 7.20，应同时积极处理原发疾病。以呼吸性碱中毒为主者，在治疗原发病的同时使 pH 小于 7.50。

5. 代谢性酸中毒合并代谢性碱中毒　常见于尿毒症或糖尿病患者因频繁呕吐而大量丢失 H^+ 和 Cl^-，以及严重胃肠炎时呕吐加严重腹泻并伴有低钾和脱水的患者。血浆 HCO_3^- 及血液 pH 在正常范围内，$PaCO_2$ 也常在正常范围内或略变动。治疗上主要是病因治疗，一般不使用碱性或酸性药物。

五、酸碱失衡诊断和分析方法

酸碱失衡的诊断应根据病史、病程及实验室指标进行综合分析，一个正确而全面的诊断是这三者综合分析的结果。

（一）单纯型酸碱平衡紊乱的判断

pH＜7.35 为酸中毒，pH＞7.45 为碱中毒。根据病史和原发性紊乱可判断为呼吸性还是代谢性紊乱。原发性 $PaCO_2$ 升高引起 pH 降低称为呼吸性酸中毒。原发性 $PaCO_2$ 降低引起 pH 升高称为呼吸性碱中毒。原发性 HCO_3^- 增加引起 pH 降低称为代谢性酸中毒。原发性 HCO_3^- 降低引起 pH 升高称为代谢性碱中毒。根据代偿情况可判断为单纯型酸碱平衡紊乱还是混合型酸碱平衡紊乱。代偿的规律是代谢性酸碱平衡紊乱主要靠肺代偿，而呼吸性酸碱平衡紊乱主要靠肾代偿，单纯型酸碱平衡紊乱继发性代偿变化与原发性紊乱同向，但继发性代偿变化一定小于原发性平衡紊乱。

（二）混合型酸碱平衡紊乱的判断

单纯型酸碱平衡紊乱时，机体的代偿变化应在一个适宜的范围内，如超过代偿范围即为混合型酸碱平衡紊乱。机体对单纯型酸碱平衡紊乱的代偿能力会受到多种因素的综合制约。例如，代谢性碱中毒时，代偿性呼吸抑制使 $PaCO_2$ 升高，但 $PaCO_2$ 升高到一定限度就不再上升，这是因为升高的 $PaCO_2$ 和缺氧会刺激呼吸中枢，维持一定的肺通气量。因此，在单纯型酸碱平衡紊乱时，机体的代偿反应不会超过代偿限值。AG 值是区分代谢性酸中毒类型的标志，也是判断单纯型或混合型酸碱平衡紊乱的重要指标。对病情较为复杂的患者，计算 AG 值能将潜在的代谢性酸中毒显露出来。无论是单纯型还是混合型酸碱平衡紊乱，都不是一成不变的，随着疾病的发展、治疗措施的影响，原有的酸碱失衡可能被纠正，也可能转变或合并其他类型的酸碱平衡紊乱。要密切结合患者的病史及检查结果综合判断，边查边纠。

第三节　围术期水、电解质紊乱及调节

一、水和钠代谢紊乱

（一）水钠的生理功能和调节

1. 水的生理功能　正常人每日水的摄入和排出处于动态平衡之中（表 25-2）。水的生理功能包括促进物质代谢、调节体温、润滑作用，以及与蛋白质、黏多糖和磷脂等相结合以结合水的形式存在，从而发挥其复杂的生理功能。

2. 钠的生理功能　成人每日饮食摄入钠为 $100\sim200$mmol（$6\sim12$g），主要经肾随尿排出。摄入多，排出亦多；摄入少，排出亦少。正常成人血清 Na^+ 浓度的正常范围是 $135\sim145$mmol/L。钠的生理功能：Na^+ 在维持 ECF 的渗透压中发挥主要作用；Na^+ 在神经肌肉和心肌的应激性及动作电位中也有重要作用。

表 25-2　人体正常情况下每日出入量
（单位：ml）

摄入量		排出量	
饮水	$1000\sim1500$	尿	$1000\sim1500$
食物水	700	粪	1500
水代谢	300	呼吸蒸发	350
		皮肤蒸发	500

3. 水钠的调节

（1）口渴机制：ECF 渗透压增加时，刺激下丘脑视上核和视旁核的渗透压感受器，产生口渴感并刺激饮水行为，而低渗透压时抑制口渴反应。

（2）抗利尿激素（antidiuretic hormone，ADH）又称血管升压素（vasopressin，AVP）：ADH 是由下丘脑视上核和视旁核的神经元分泌的一种激素，能提高远曲小管和集合管上细胞对水的通透性，从而增加水的重吸收，使尿液浓缩，尿量减少，发挥抗利尿作用。ADH 还增加髓袢升支粗段对氯化钠的主动重吸收和提高内髓部集合管对尿素的通透性，从而增加髓质组织间液的溶质浓度，提高髓质组织间液的渗透浓度，利于尿液的浓缩。

（3）肾素-血管紧张素-醛固酮系统（renin-angiotensin-aldosterone system，RASS）：由肾动脉内血压降低、流经肾致密斑的钠减少和交感神经活性增强而激活。RASS 可通过刺激肾上腺皮质球状带，促使醛固酮分泌，从而增加水和钠的重吸收及 K^+ 的排泄。

（4）其他：近年来研究发现心房钠尿肽（atrial natriuretic peptide，ANP）和水孔蛋白（aquaporin，AQP）也参与水钠代谢。

（二）水钠的代谢紊乱

不同原因引起的水和钠的代谢紊乱，在缺水和失钠的程度上会有所不同，这些不同缺失的形式所引起的病理生理变化以及临床表现也不相同。

1. 等渗性脱水　特点是水和钠成比例的缺失，血清钠和血浆渗透压仍在正常范围。

（1）病因：常见的病因有消化液的急性丧失，如肠外瘘、大量呕吐等；体液丧失在感染区或软组织内，如腹腔内或腹膜后感染、烧伤等，这些丧失的体液成分与细胞外液基本相同。

（2）代偿机制：肾入球小动脉壁的压力感受器受到管内压力下降的刺激，肾小球滤过率下降所致的远曲小管内 Na^+ 的减少，引起肾素-醛固酮系统兴奋，醛固酮的分泌增加促进远曲小管对 Na^+ 的重吸收，水随 Na^+ 一同被重吸收的量也增加，从而代偿性地使细胞外液量回升。

（3）临床表现：患者有恶心、厌食、乏力、少尿等，但无口渴；舌干燥、眼窝凹陷、皮肤干燥、松弛。若在短期内体液丧失量达到体重的 5%（相当于细胞外液的 25%），患者会出现低血容量症状，如脉搏细速、肢端湿冷、血压不稳或下降等。

（4）诊断：依据病史和临床表现，常可得出诊断。实验室检查可发现有血液浓缩的现象。

（5）治疗：积极治疗原发病。静脉滴注平衡盐溶液或等渗盐水能纠正细胞外液的减少，使血容量得到尽快补充。静脉快速输入上述液体时，必须监测心脏功能，包括心率、中心静脉压或肺动脉血压等。平衡盐溶液的电解质含量和血浆内含量相仿，用来治疗等渗性缺水比较理想。在纠正缺水后排钾量会有所增加，血清钾离子浓度也因细胞外液量的增加而被稀释，导致降低，应注意补钾。一般补充血容量使尿量达到 40ml/h 后补钾。

2. 低渗性脱水 特点是水和钠同时丢失，但失钠多于失水，血清钠浓度＜135mmol/L，血浆渗透浓度＜290mmol/L，细胞外液呈低渗状态。

（1）病因：胃肠道消化液持续性丢失钠，如反复呕吐、长期胃肠减压引流或慢性肠梗阻；液体在第三间隙积聚，如胸膜炎形成大量胸腔积液及腹膜炎、胰腺炎形成大量腹水等；长期连续使用利尿药，抑制了髓袢升支对 Na^+ 的重吸收；肾上腺皮质功能不全时由于醛固酮分泌不足，导致肾小管对钠的重吸收减少；肾实质性疾病及肾小管中毒时，Na^+ 随尿液排出增加；等渗性脱水治疗时补水过多而未及时补充钠。

（2）代偿机制：开始 ADH 分泌减少，水在肾小管内重吸收减少，尿量排出增多，提高 ECF 的渗透压，随后 RASS 激活，增加水和钠的重吸收；血容量继续下降，ADH 分泌增加，出现少尿，严重者出现休克。

（3）临床表现：外周循环衰竭症状出现较早，有直立性眩晕、血压下降、四肢厥冷、脉搏细速等症状。循环血容量严重下降者，可出现神志淡漠、肌痉挛性疼痛、腱反射减弱和昏迷等。一般均无口渴感。根据缺钠程度，低渗性脱水可分为轻、中、重三度：血清 Na^+ 浓度在 130～135mmol/L 以下为轻度缺钠，患者感疲乏、头晕、手足麻木，尿中 Na^+ 减少。血清 Na^+ 浓度在 120～130mmol/L 以下为中度缺钠，患者除有上述症状外，尚有恶心、呕吐、脉搏细速、血压不稳或下降、脉压减小、浅静脉萎陷、视力模糊、站立性晕倒；尿少，尿中几乎不含钠和氯。血清 Na^+ 浓度＜120mmol/L 以下为重度缺钠，患者神志不清、肌痉挛性疼痛、腱反射减弱或消失，严重者出现昏迷。

（4）诊断：患者有上述特点的体液丢失病史和临床表现，尿比重常在 1.010 以下，尿 Na^+ 和氯离子明显减少，血钠浓度低于 135mmol/L，表明有低钠血症。

（5）治疗：应积极祛除病因，处理原发疾病。静脉输注含钠溶液和（或）高渗盐水，以纠正细胞外液的低渗状态和补充血容量。在补充血容量和钠盐后，由于机体的代偿调节功能，合并存在的酸中毒常可同时得到纠正。如果根据动脉血气分析测定，酸中毒仍未完全纠正，可静脉滴注 5% 碳酸氢钠。在尿量达到 40ml/h 后，同样要注意钾盐的补充。

3. 高渗性脱水 特点是失水多于失钠，血清 Na^+ 浓度＞150mmol/L，血浆渗透浓度＞310mmol/L。

（1）病因：主要病因为摄入水分不够，如食管癌吞咽困难、危重患者的给水不足、经鼻胃管或空肠造瘘管给予高浓度肠内营养液等；水分丢失过多，如高热、大量出汗、大面积烧伤暴露疗法、经皮肤丢失大量水分；呕吐、腹泻及消化道引流等可导致等渗或含钠量低的消化液丢失；中枢性尿崩症时因 ADH 产生和释放不足，肾排出大量低渗性尿液；使用大量脱水药以及昏迷的患者鼻饲浓缩的高蛋白饮食，均可产生溶质性利尿而导致失水。

（2）代偿机制：高渗状态刺激位于视丘下部的口渴中枢，患者感到口渴而饮水，使体内水分增加，降低细胞外液渗透压，另外细胞外液高渗状态可引起抗利尿激素分泌增多，使肾小管对水的重吸收增加致尿量减少，使细胞外液的渗透压降低和恢复血容量。如脱水加重使循环血量显著减少，又会引起醛固酮分泌增加，可加强对钠和水的重吸收，从而维持血容量。

（3）临床表现：脱水程度不同，症状也不同，轻度脱水者除口渴外无其他症状，缺水量为体重的 2%～4%。中度脱水者有极度口渴、乏力、尿少和尿比重增高、唇舌干燥、皮肤失去弹性、眼窝凹陷，常有烦躁不安，脱水量为体重的 4%～6%。重度脱水者还可能出现躁狂、幻觉、谵妄，甚至昏迷，脱水量超过体重的 6%。

（4）诊断：病史和临床表现有助于高渗性脱水的诊断，血清 Na^+ 浓度在 150mmol/L 以上。

（5）治疗：应积极祛除病因，处理原发疾病。补给体内缺少的水分，不能经口进食者可由静脉滴入 5%～10% 葡萄糖溶液。此外应该注意高渗性脱水者，实际上也有缺钠，如果在纠正时只补给水分，而不适当的补钠，可能反过来导致低钠血症。由于细胞内脱水，K^+ 也同时从细胞内释出，引起血 K^+ 升高，尿中排 K^+ 也多，尤其当患者醛固酮分泌增加时，补液若只补给盐水和葡萄糖溶液，则由于增加了 K^+ 的转运至细胞内，易出现低钾血症，所以应适当补 K^+。

4. 水中毒　特点是水潴留使体液量明显增多，血清 Na^+ 浓度＜135mmol/L，血浆渗透压浓度＜290mmol/L，但体内钠总量正常或增多。

（1）病因：水的摄入过多，如用无盐水灌肠、肠道吸收水分过多、精神性饮水过量等；静脉输入含盐少或不含盐的液体过多、过快，超过肾的排水能力；水排出减少，多见于急性肾衰竭，ADH 分泌过多；水中毒最常发生于急性肾功能不全的患者而又输液不恰当时。

（2）临床表现：急性水中毒的发病急骤，水过多所致的脑细胞肿胀，可造成颅内压增高，引起一系列神经精神症状，如头痛、躁狂、精神错乱、谵妄，甚至昏迷，若发生脑疝则出现相应的神经定位体征。慢性水中毒的症状往往被原发疾病的症状所掩盖，可有软弱无力、恶心、呕吐、嗜睡、体重明显增加、皮肤苍白而湿润等。

（3）诊断：根据病史及实验室检查可诊断，检查可见血清钠浓度降低。

（4）治疗：防治原发病，急性肾衰竭及心力衰竭的患者，应严格限制水的摄入，预防水中毒的发生。程度较轻者，只要停止或限制水分摄入即可自行恢复。程度严重者，除禁水外，还需使用利尿药促进水分的排出，还可静脉滴注高渗的 5% 氯化钠溶液，以迅速改善低渗状态，减轻脑细胞肿胀。

二、钾的代谢紊乱

（一）钾的生理功能和调节

1. 钾的生理功能　体内钾总量的 90% 存在于细胞内，骨组织中钾约占 7.6%，跨细胞液中钾约占 1%，仅约 1.4% 的钾存在于细胞外液中。摄入钾的 90% 经肾随尿排出，排钾量与摄入量相关，即多吃多排、少吃少排，但是不吃也排；摄入钾的 10% 随粪便和汗液排出。正常血清钾浓度为 3.5～5.5mmol/L，钾参与维持细胞的正常代谢、维持细胞内液的渗透压和酸碱平衡、维持神经肌肉组织的兴奋性以及维持心肌正常功能等。

2. 钾的调节　通过细胞膜钠钾泵，将 Na^+ 泵出细胞外并将 K^+ 泵入细胞内，维持钾在细胞内外分布平衡；通过细胞内外的 H^+-K^+ 交换，影响细胞内外液钾的分布；通过肾小管上皮细胞内外跨膜电位的改变影响其排钾量；通过醛固酮和远端小管液流速，调节肾排钾量；儿茶酚胺通过 β_2 肾上腺素受体，增强钠钾 ATP 酶的活性，促进 K^+ 进入细胞内，细胞外 K^+ 减少；而通过 α 肾上腺素受体可抑制 K^+ 进入细胞内。虽然儿茶酚胺对 K^+ 具有双向调节作用，但机体儿茶酚胺分泌增加时常出现血钾降低。

（二）钾的代谢紊乱

1. 低钾血症（hypokalemia）　血清钾浓度低于 3.5mmol/L。

（1）病因：消化道梗阻、昏迷、神经性厌食及术后较长时间禁食，以及静脉补液中未同时补钾或补钾不够；严重呕吐、腹泻、胃肠减压及肠瘘等致钾丢失过多；血容量减少时，醛固酮分泌增加使肾排钾增多；长期大量使用利尿药、肾小管性酸中毒、急性肾衰竭的多尿期以及盐皮质激素分泌过多等，肾排钾增多；碱中毒时 H^+ 从细胞内溢出细胞外，细胞外 K^+ 进入细胞内；大量输注葡萄糖和胰岛素使用，使细胞外钾转入细胞内；钡中毒、粗制棉籽油中毒，由于钾通道被阻滞，使 K^+ 外流减少；β 肾上腺素受体活性增强，激活钠钾泵，促进细胞外钾向细胞内转移；低钾型周期性瘫痪发作时细胞外钾进入细胞内。

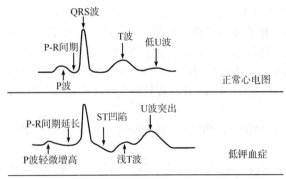

图 25-1　正常心电图及低钾血症心电图改变

此时会出现低钾血症的症状。低钾血症可导致代谢性碱中毒，这是由于一方面 K^+ 由细胞内移出，Na^+-K^+ 和 H^+-K^+ 交换增加（3 个 K^+ 移出细胞外，有 2 个 Na^+ 和 1 个 H^+ 移入细胞内），使细胞外液的 H^+ 浓度降低；另一方面，远曲肾小管 Na^+-K^+ 交换减少，Na^+-H^+ 交换增加，H^+ 排出增加。这两方面的作用使患者发生低钾性碱中毒，尿呈反常性酸性尿。

（3）诊断：根据病史、临床表现和血清钾浓度即可作出诊断。心电图检查可作为辅助性诊断手段。

（4）治疗：病因治疗。补钾通常是采取分次补钾，边治疗边观察。能口服补钾者尽量口服补钾，无法口服补钾者，需静脉补给。补钾量根据血清钾浓度进行调整。静脉补钾时每升液体中含钾量不超过 40mmol（相当于氯化钾 3g），输注钾量控制在 20mmol/h 以下。如果患者伴有休克应先恢复血容量，待尿量超过 40ml/h 后再静脉补充钾。由于补钾量是分次给予，因此要完全纠正体内的缺钾，常需连续 3～5d 的治疗。

2. 高钾血症（hyperkalemia）　血清钾浓度超过 5.5mmol/L。

（1）病因：口服或静脉输入过多钾盐、使用含钾药物以及大量输入库血等；肾排钾功能减退，如急性及慢性肾衰竭、应用保钾利尿药（螺内酯，氨苯蝶啶）以及盐皮质激素不足等；酸中毒时易伴发高钾血症，细胞外液 H^+ 进入细胞内，细胞内 K^+ 转移到细胞外；肾小管上皮细胞内、外使 H^+-Na^+ 交换加强，而 K^+-Na^+ 交换减弱，尿钾排出减少；高血糖合并胰岛素不足妨碍了钾进入细胞内；$β$ 受体阻滞药、洋地黄类药物中毒等可干扰钠钾 ATP 酶活性而妨碍细胞摄钾；氯化琥珀胆碱可导致血钾升高；溶血、挤压综合征时，细胞内钾大量释出而引起高钾血症；缺氧细胞膜上钠钾泵运转障碍，细胞外 K^+ 不易进入细胞内；高钾型周期性瘫痪发作时细胞内钾外移而引起血钾升高。

（2）临床表现：可有意识模糊、感觉异常和肢体软弱无力等。严重高钾血症者有微循环障碍的临床表现，如皮肤苍白、发冷、低血压等。高钾血症常伴有心动过缓或心律失常，最危险的是可导致心搏骤停。高钾血症的典型心电图改变为早期 T 波高尖，QT 间期延长，随后出现 QRS 波增宽，P-R 间期延长，见图 25-2。高钾血症时细胞外液 K^+ 升高，K^+ 向细胞内移动，而细胞内液 H^+ 向细胞外移出，引起细胞外液酸中毒；肾小管上皮细胞内 K^+ 浓度增高，H^+ 浓度减低，造成肾小管 H^+-Na^+ 交换减弱，而 K^+-Na^+ 交换增强，尿排 K^+ 增加，排 H^+ 减少，加重代谢性酸中毒，尿呈反常性碱性尿。

（3）诊断：有引起高钾血症的原因，血清钾浓度超过 5.5mmol/L。心电图有辅助诊断价值。

（4）治疗：病因治疗。停用一切含钾的药物或溶液。输注碳酸氢钠溶液，这种高渗性碱性溶液输入后可使血容量增加，不仅可降低血清钾浓度，还能使钾离子移入细胞内或由尿排出，同时还有助于酸中毒的治疗。注入的 Na^+ 使肾远曲小管的钠钾交换增加，可促使 K^+ 从尿中排出。静脉注射 10% 葡萄糖酸钙溶液 20ml，可缓解钾离子对心肌的毒性作用。输注葡萄糖溶液及胰岛素可使钾离子转移入细胞内从而暂时性降低血清钾浓度。用透析疗法和口服或灌肠阳离子交换树脂，可增加肾和肠道的排钾量。

（2）临床表现：最早的临床表现是肌无力，先是四肢软弱无力，后可累及躯干和呼吸肌，可致呼吸困难或窒息，有厌食、恶心、呕吐和腹胀、肠蠕动消失等肠梗阻表现。心脏受累主要表现为传导阻滞和节律异常，见图 25-1。典型的心电图改变为早期出现 T 波降低、变平或倒置，随后出现 ST 段降低，QT 间期延长和 U 波。当患者伴有严重的细胞外液减少时，这时的临床表现主要是缺水、缺钠所致的症状，但缺水被纠正之后，由于钾浓度进一步被稀释，

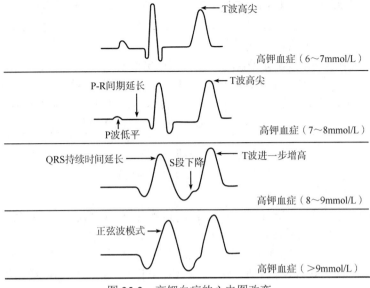

图 25-2　高钾血症的心电图改变

三、钙的代谢紊乱

（一）钙的生理功能与调节

1. 钙的生理作用　绝大部分（99%）以磷酸钙和碳酸钙的形式贮存于骨骼中，细胞外液中钙含量占总钙量的 0.1%。血清钙浓度正常为 2.25~2.75mmol/L。钙能维持神经肌肉的兴奋性，当血浆 Ca^{2+} 的浓度降低时，神经肌肉的兴奋性增高，可引起抽搐。细胞外 Ca^{2+} 是重要的第一信使，通过细胞膜上的钙通道发挥重要调节作用。细胞内 Ca^{2+} 作为第二信使可参与多种信号转导过程，在肌肉收缩的兴奋收缩偶联、激素和神经递质的刺激-分泌偶联、体温中枢调定点中发挥重要的调节作用。钙是凝血过程中不可缺少的因子，还参与腺体分泌和补体及酶的激活等作用。

2. 钙的调节　甲状旁腺素（parathyroid hormone，PTH）由甲状旁腺主细胞合成并分泌，具有升高血钙、降低血磷和酸化血液等作用。降钙素（calcitonin，CT）是由甲状腺滤泡旁细胞（又称 C 细胞）所分泌的激素。血钙升高可刺激降钙素的分泌，血钙降低则抑制其分泌。降钙素直接抑制破骨细胞的生成，并且加速破骨细胞转化为成骨细胞，从而降低血钙、血磷的浓度。

（二）钙的紊乱

1. 低钙血症（hypocalcemia）　血清钙浓度低于 2.25mmol/L，或血清 Ca^{2+} 低于 1.0mmol/L。

（1）病因：维生素 D 代谢障碍、甲状旁腺功能减退、慢性肾衰竭、急性胰腺炎、低镁血症。

（2）临床表现：与神经肌肉兴奋性增高有关，有容易激动、口周和指（趾）尖麻木及针刺感、手足抽搐、肌肉痛、腱反射亢进，以及面神经叩击试验（chvostek 征）和束臂加压试验（trousseau 征）阳性。心肌动作电位平台期延长，不应期延长，心电图表现为 QT 间期和 ST 段延长，T 波低平或倒置。

（3）诊断：根据血清钙浓度测定及临床表现，可作出诊断。

（4）治疗：治疗原发疾病，用 10% 葡萄糖酸钙 10~20ml，或 5% 氯化钙 10ml 静脉注射，以缓解症状，必要时可 8~12h 重复注射。治疗可能同时存在的碱中毒，将有利于提高血清中钙离子的含量，对需长期治疗的患者，可口服钙剂及补充维生素 D。

2. 高钙血症（hypercalcemia）　血清钙大于 2.75mmol/L，或血清 Ca^{2+} 大于 1.25mmol/L。

（1）病因：主要发生于甲状旁腺功能亢进、恶性肿瘤（白血病、多发性骨髓瘤）及恶性肿瘤骨转移、维生素 D 中毒，肾上腺皮质功能不全也是引起血钙增高的原因。

（2）临床表现：早期有厌食、恶心、呕吐、乏力、表情淡漠、腱反射减弱，严重患者可出现精神障碍、木僵和昏迷；肾小管损伤，早期表现为浓缩功能障碍；晚期可发展为肾衰竭。心电图表现为 QT 间期缩短，房室传导阻滞。甲状旁腺功能亢进者在病程后期可致全身性骨质脱钙，血清钙浓度达到 4～5mmol/L，可能有生命危险。

（3）诊断：根据血清钙浓度测定及临床表现，可作出诊断。

（4）治疗：病因治疗，对于甲状旁腺功能亢进者，手术治疗。对骨转移性癌症患者，可预防性地给予低钙饮食，并注意补充足够水分，利于钙的排泄。可用生理盐水补充血容量后给予呋塞米，增加肾对钙的排泄。病情较重者，如肾衰竭、心力衰竭，可给予透析治疗。

四、镁的代谢紊乱

（一）镁的生理功能及调节

正常人体血清镁浓度在 0.75～1.25mmol/L。镁具有多种生理功能，对神经活动控制、神经肌肉兴奋性传递、肌肉收缩、心脏激动性及血管张力等方面具有重要作用。

主要靠肾调节。通过肾小球超滤过的镁大部分在髓袢升支粗段被重吸收，只有少部分被肾排出。高血钙、甲状腺素、降钙素以及抗利尿物质可降低肾小管对镁的重吸收，增加肾排镁；甲状旁腺素可增加肾小管对镁的重吸收，减少肾排镁。

（二）镁的代谢紊乱

1. 低镁血症（hypomagnesemia）　血清镁浓度低于 0.75mmol/L。常见于长期禁食、厌食或长期静脉营养又未补充镁剂、大量应用利尿药致镁丢失过多、严重甲状旁腺功能减退、甲状腺功能减退等情况。临床表现为肌肉震颤、手足抽搐、Chvostek 征阳性、反射亢进等症状，严重时引起癫痫发作、精神错乱、惊厥、昏迷等。低镁血症时易发生心律失常，以室性心律失常为主。低镁血症可伴有低钾血症及低钙血症。

治疗主要是控制原发病，静脉补充硫酸镁制剂补镁同时还须注意有无低钙血症、低钾血症并存的情况。完全纠正镁缺乏需时间较长，需持续 1～3 周。补镁时要注意监测镁浓度及膝反射，如果镁中毒可静脉注射葡萄糖酸钙或氯化钙拮抗。

2. 高镁血症（hypermagnesemia）　血清镁浓度高于 1.25mmol/L。主要见于静脉内补镁过多、过快及肾排镁减少，如严重脱水、肾衰竭时，肾排镁减少；甲状腺功能减退时抑制肾小管重吸收镁的作用减弱，肾排镁障碍；肾上腺皮质功能减退，醛固酮减少，肾保钠排镁作用减弱，随尿排镁也减少。临床表现主要是肌无力，甚至弛缓性瘫痪，严重者发生呼吸肌麻痹；高镁血症时腱反射减弱或消失，甚至发生嗜睡或昏迷；高镁血症时可出现心动过缓和传导阻滞；当血清镁浓度达 7.5～10mmol/L 时，可发生心搏骤停，心电图改变与高钾血症相似；导致外周阻力和动脉血压下降；抑制内脏平滑肌可引起嗳气、腹胀、便秘和尿潴留等症状。治疗主要是寻找原发疾病，对因治疗；改善肾功能；缓慢静脉注射钙剂，如 10% 葡萄糖酸钙 10～20ml，以对抗镁对心肌和肌肉的抑制作用；同时要积极纠正酸中毒和缺水。

第四节　围术期液体管理

围术期液体治疗的目的是避免脱水，维持有效循环血量，并防止组织灌注不足。最佳液体管理应视为患者整个住院期间的一个连续过程。

一、液体的种类

（一）晶体溶液

晶体溶液是电解质与水形成的溶液，可用于补充水分和电解质，同时也可用于扩容。

1. 氯化钠溶液

（1）0.9% 氯化钠溶液（生理盐水）：主要用于补充 ECF 丢失和扩容。Na^+ 和 Cl^- 含量超过 ECF，大量使用会产生高氯血症。因不含缓冲剂和其他电解质，在颅脑外伤代谢性碱中毒或低钠血症的患者，应用生理盐水更加优越；因不含钾，更适用于高钾血症患者。0.9% 氯化钠溶液的渗透压与血浆渗透压非常相似，输注后阳离子和阴离子两种离子均存在于 ECF 中，这种溶液称为等张溶液。因此，0.9% 氯化钠溶液是等渗等张液体。

（2）高张盐溶液：多用于低钠血症的治疗，可用的高张盐溶液有 1.8%、3% 及 7.5% 三种浓度的氯化钠溶液。这些溶液的高张特性可使水分从细胞内转移到细胞外，在尽量减少输液量的同时可能达到扩容的目的。

2. 平衡晶体液 总渗透浓度（265mmol/L）比 0.9% 氯化钠溶液低，Na^+ 和 Cl^- 浓度也低。

（1）乳酸林格液：属于平衡盐溶液，电解质浓度与 ECF 相似，Na^+ 浓度低于生理盐水，所形成的渗透浓度比生理盐水低。该溶液在林格溶液的基础上增加了乳酸钠（28mmol/L），经肝代谢后变为等当量的 HCO_3^-，有缓冲酸性物质的作用。围术期使用乳酸林格液具有降低血液黏稠度、稀释血液有利于微循环灌注、扩容保护肾功能和纠正酸中毒的功能。

（2）醋酸钠林格液：除不含钙离子外，其组成成分与 ECF 更接近。其所含氯离子浓度为 98mmol/L，低于生理盐水与乳酸林格液，大量应用不会引起高氯性酸中毒。以醋酸根和葡萄糖酸根作为抗酸的缓冲物质，可避免肝、肾功能损伤时，大量使用乳酸林格液所引起的血浆乳酸酸中毒。适用于术中液体治疗、失血性休克的液体复苏及代谢性酸中毒的防治，另外，醋酸不仅可以在肝代谢，还可以在肾和肌肉代谢，适用于肝功能不全、肝手术的患者。

3. 葡萄糖溶液 5% 葡萄糖溶液为临床上常用的等渗不含电解质的晶体液，可起到补充能量和水的作用。尽管 5% 葡萄糖溶液的热量不足以维持能量所需，但较高浓度葡萄糖溶液可以为机体提供能量。5% 葡萄糖溶液的体外渗透压接近血浆渗透压，在胰岛素作用下葡萄糖被迅速摄入细胞内而留下自由水。手术创伤的刺激将引起儿茶酚胺、皮质醇、生长激素的释放增加，可导致胰岛素分泌得相对不足，葡萄糖利用率下降结果形成高血糖，所以一般不作为术中补液，常用于防治糖尿病患者接受胰岛素治疗时产生的低血糖。

（二）胶体液

胶体液的渗透压较高，能最大限度地减少毛细血管滤过。输注胶体液后可通过血液稀释增加血流量、降低血浆黏度和减少红细胞聚集，但输入大剂量胶体液可能会带来免疫系统、凝血系统和肾的不良反应。

1. 半合成胶体

（1）明胶溶液：适用于低血容量时扩容、血液稀释及作为人工心肺机器管道的预冲液。静脉输注的明胶主要在肾滤过。明胶对凝血系统无明显影响，但严重过敏和类过敏反应发生率在胶体中是最高的。

（2）羟乙基淀粉（hydroxyethyl starch，HES）：羟乙基在 C_2、C_3、C_6 位置上取代葡萄糖单元，可防止被体内淀粉酶快速水解。输注 HES 后，较小的 HES 分子会被快速排泄，而较大的 HES 分子会经过水解形成较多的小分子。较小的 HES 分子通过肾持续排泄，中等大小的 HES 分子通过胆汁和粪便排泄。HES 的代谢时间较长，意味着其血浆扩容效果通常比明胶溶液或晶体溶液更持久。副作用包括影响凝血功能、蓄积和肾功能障碍等问题。关于 HES 是否对肾有损害作用还需要进一步的证据来统计验证。

2. 右旋糖酐 根据分子量大小可分为 40kDa 和 70kDa。右旋糖酐 70 在 24h 内经肾排泄，较大分子量的右旋糖酐被排泄到胃肠道，或由单核巨噬细胞系统摄取，再经内源性右旋糖酐酶降解。除了用于扩容外，右旋糖酐 40 还可能用于显微血管外科手术。右旋糖酐可引起血小板的黏附力下降，出血时间相应延长。不良反应主要是过敏反应和非心源性肺水肿。

3. 人血浆衍生物 包括人白蛋白溶液、血浆蛋白提取物、新鲜冰冻血浆和免疫球蛋白溶液。5% 白蛋白溶液是一种从健康成人血液中分离得到的天然胶体溶液，该溶液为等渗，其渗透压接近生理胶体渗透压（20mmHg），可用于血浆白蛋白丧失的患者。

二、围术期液体治疗

（一）术前

择期手术前脱水很常见，通常与禁食和肠道准备有关，但也有研究表明禁食、禁饮通常不会改变正常血容量。术前液体管理旨在维持正常血容量并防止术前脱水，患者在麻醉准备间开通静脉后就开始静脉滴注平衡晶体液体。

（二）术中

术中液体管理的目标是保持末端器官灌注。低血容量可导致器官灌注不足、败血症和多器官衰竭的风险增加；高血容量可导致外周和肺水肿，并增加术后肠梗阻的发生率。因此，术中液体管理的目标应该是维持血容量在正常范围。

1. 限制性或开放性补液 早在 20 世纪 50 年代和 60 年代 Moore 进行了大量研究表明，创伤和手术的压力会导致盐和水潴留，因此限盐、限水的使用是合理的。Shires 测量到大手术后有效 ECF 是减少的，他将其归因于损伤部位因麻痹性肠梗阻和水肿而形成了孤立的 ECF 的"第三间隙"，因此，他提出使用大量等渗盐溶液以维持有效的 ECF 是合理的。这些对立的观点使外科医师和麻醉医师的做法两极化，有人认为术中大量静脉输液可能会因组织水肿而导致并发症，主张术中限制补液；有人认为术中液体不足可能导致组织低灌注、器官功能障碍，主张术中采取开放性补液。以至于 Moore 和 Shires 提出了"适度"补液的呼吁。多年来，开放性或限制性液体治疗策略的优势和局限性已经减弱，而目标导向液体治疗（goal-directed fluid therapy，GDFT）越来越受到重视。GDFT 是根据个体化指标调整液体治疗，以实现个体化液体平衡，它可以降低手术患者的死亡率和发病率，同时加快康复，是目前公认的较为合理的围术期液体管理方法，也是 ERAS 的重要组成部分。

2. 晶体溶液和胶体溶液的选择 术中晶体溶液和胶体溶液的选择应该考虑疾病的种类和液体治疗的目的，个体化地选择液体种类和治疗方案。手术期间使用两大类溶液，即晶体溶液和胶体溶液。晶体溶液的分子量较小，在血管内保留的时间很短，使用大量富含氯化物的溶液可能导致高氯血症性酸中毒，肾血管收缩和 AKI。胶体溶液的分子量比晶体溶液大很多，在血液循环中停留的时间比晶体溶液更长。胶体溶液存在影响凝血功能、过敏及 AKI 等的风险。

3. 术中输液量

（1）补偿性扩容（compensatory volume expansion，CVE）：大部分全身麻醉药物和局部麻醉药物可使动、静脉扩张，从而使回心血量减少和心输出量下降，麻醉本身也可以引起一定程度的血管扩张和心肌抑制，故在麻醉前应适当进行 CVE。一般在麻醉诱导前或诱导开始时静脉补充 5～7ml/kg 的平衡盐溶液以弥补麻醉导致的相对血容量不足。

（2）累计损失量：包括生理需要量 × 禁食时间、术前额外缺失量和第三间隙丢失量这 3 部分。术前因疾病、外伤引起的额外液体丢失和第三间隙丢失往往难以估计，一般根据循环系统的改变来估算；病情严重者，须严密监测血流动力学指标。麻醉前最好输注充足的液体尽量维持血容量稳定。急诊情况下，要评估患者与外科情况相关的水、电解质紊乱，麻醉前一并积极纠正。累计损失量应在入院后 8～12h 补充。无额外液体丢失量的患者，可在麻醉中补充。

（3）继续损失量：术中出血导致血容量直接丢失，失血的临床表现主要取决于失血的量和时间。不显性液体丢失难以估计，手术部位丢失的是水分，丢失的量与暴露面积及手术室温度成正比，与环境湿度成反比。大型手术引发的炎症可引起液体从血管内渗出到细胞外间隙。术中尿液生成受抑制，一方面与抗利尿激素分泌有关，另一方面术中正压通气导致胸膜腔内压力增加，抑制静脉回流，心输出量减少，最终导致尿量生成减少。因此，应根据术中额外丢失的量补充液体，维持机体正常的血容量和 ECF 组成。

（4）生理需要量：根据表 25-3 估算机体每天的生理需要量。

表 25-3　每日生理需要量

体重（kg）	补液量 [ml/（kg·h）]	液体容量（ml/kg）
第一个 10kg	4	100
第二个 10kg	2	50
以后每个 10kg	1	25～50

（5）第三间隙缺失量：主要由于液体跨细胞或血管转移导致，这部分的组成与 ECF 相似，适合用平衡盐溶液来补充。较小手术，术中需要补充 2～3ml/（kg·h）液体；中等程度手术，术中需要补充 4～6ml/（kg·h）液体；较大程度手术，术中需要补充 7～10ml/(kg·h)液体。

（三）术后

最佳的液体管理可能有助于减少术后并发症，外科手术诱发的应激反应可能对术后液体平衡存在持续影响，但仍需要确定何时给予静脉液体，补充胶体溶液或晶体溶液以及给予多少，目前的证据仍然没有定论。

（四）术中输液的监测

通过皮肤弹性、眼结膜及口腔黏膜干湿程度、精神状态、口渴感、是否出现嗜睡等，可判断有无脱水或水过多，是等渗、低渗还是高渗脱水。循环系统监测常用指标有血压、心率、尿量及中心静脉压。心电图可监测有无心律失常、是否存在电解质紊乱。目前一些较为先进的监测方法可用于危重患者术中输液的监测，如连续心输出量监测、经食管超声心动图，以及肺动脉导管监测肺动脉压、肺动脉嵌压等。存在自主呼吸的患者出现低通气或通气过度，应考虑是否存在酸碱失衡。患者呼吸急促、呼吸无力，应考虑是否存在电解紊乱。血红蛋白、血细胞比容、血乳酸和血气分析等对于液体治疗的判断仍然具有参考意义。乳酸水平可反映组织氧供和代谢，目前在临床中的应用较为普遍。

（嵇富海　王玉兰）

思　考　题

1. 患者，70 岁，近 1 个月反复呕吐，钡餐检查发现幽门梗阻，患者入院后进一步检查发现：pH 7.55，$PaCO_2$ 52mmHg，PaO_2 68mmHg，BE+12mmol/L，SB 36mmol/L。该患者发生了何种代谢紊乱？

2. 一脑外伤患者伴昏迷，急诊入院，查血气分析和电解质：pH 7.15，$PaCO_2$ 80mmHg，HCO_3^- 38mmol/L，Na^+ 142mmol/L，Cl^- 82mmol/L，该患者出现了哪些酸碱平衡紊乱？

3. 患者，男性，60 岁。因反复呕吐 2d 入院，近期消瘦。入院查体：T 37.2℃，P 103 次 / 分，R 18 次 / 分，BP 100/65mmHg，舌干燥、眼窝凹陷、皮肤干燥。实验室检查：Na^+ 130mmol/L、K^+ 3.3mmol/L、Cl^- 88mmol/L，HCT 0.50，Hb 140g/L。血气分析：pH 7.50、$PaCO_2$ 40mmHg、PO_2 75mmHg、BE+3mmol/L、BB 58mmol/L、SB 34mmol/L。心电图示 QT 间期延长、ST 段压低、T 波降低，出现 U 波。该患者出现了何种水、电解质紊乱？出现了何种酸碱平衡紊乱？

知 识 拓 展

术中液体管理对于预防围术期、术后并发症和降低死亡率非常重要。研究表明，与自由体液管理相比，GDFT 可减少围术期并发症、提高术后疗效、促进伤口愈合、缩短住院时间等，是 ERAS 中的主要组成部分。ERAS 相关液体管理包括术前给予富含碳水化合物的饮料，直至术前

2h，这有助于改善新陈代谢、降低胰岛素抵抗、减少恶心和呕吐；鼓励患者术后尽早开始口服补水，并避免静脉输液过量，有助于改善愈合和术后恢复；平衡晶体液是 ERAS 术中管理推荐使用液体，但最佳液体类型尚无定论。

推 荐 阅 读

工作组中国围术期人工胶体液使用现状蓝皮书 . 2022. 中国围术期人工胶体液使用现状蓝皮书 [J]. 中华麻醉学杂志 , 42(12): 1409-1425.

沈雨希 , 徐磊 . 2022. 无创评估容量反应性的临床应用进展 [J]. 临床麻醉学杂志 , 38(12): 1312-1316.

ELIZABETH AM. 2020. A history of fluid management[M]//E F, A K, C T. Perioperative fluid management. Cham: Springer International Publishing, 3-29.

SEIFTER JL. 2019. Body fluid compartments, cell membrane ion transport, electrolyte concentrations, and acid-base balance[J]. Semin Nephrol, 39(4): 368-379.

TUCKER AM, JOHNSON TN. 2022. Acid-base disorders: a primer for clinicians[J]. Nutr Clin Pract, 37(5): 980-989.

第二十六章　输血及凝血功能调控

输血（blood transfusion，BT）的主要目的是维持机体组织氧供和维护机体止血和凝血功能。输血不仅提高了血液的携氧能力，而且还能通过血容量的扩充增加心输出量和组织灌注。不同成分的血液具有不一样的功能，麻醉医师应熟练掌握输血指征和权衡风险利弊，以及正确处理出现的不良反应和并发症。

正常的凝血功能是维持稳定局部血凝块的促凝机制和抑制血栓播散或血栓过早降解的抗凝机制之间的平衡。这一平衡的失调将导致失血过多或病理性血栓形成，围术期麻醉医师对凝血功能的调控至关重要。

第一节　围术期患者血液管理

一、患者血液管理的意义

同种异体输血（allogeneic blood transfusion，ABT）一直是治疗围术期贫血和手术失血的常见治疗手段。急性和慢性贫血与患者围术期死亡率增加和不良预后有关。尽管 ABT 可以拯救生命，但异体（供体）血液是一种宝贵的资源，供应十分有限，且它相对昂贵，并对受血者存在一系列潜在的风险。患者血液管理（patient blood management，PBM）是 2005 年澳大利亚血液学家 James Isbister 教授首次提出的，他意识到输血医学的重点应该从血液制品转向患者。PBM 将患者自己的血液视为一种资源，提出应加以保存和适当管理，有助于降低成本并改善患者预后。PBM 策略旨在维持血红蛋白（hemoglobin，Hb）浓度，优化止血和减少失血。PBM 即优化血容量和红细胞质量，主要由 3 个方面组成，包括红细胞生成刺激药和铁及维生素补充药等治疗；减少失血量和手术出血；通过改善心、肺功能以及使用限制性输血阈值来控制和优化患者对贫血的生理耐受性。PBM 因在减少 ABT 暴露和改善患者预后方面的优势，2010 年起已被世界卫生组织（WHO）采用。

二、患者血液管理的方法

（一）优化红细胞质量

如术前评估术中存在中度至高度失血可能（定义为失血量可能超过 500ml，或 ABT 的可能性≥10%），应进行相关实验室检查，包括全血细胞计数、血清铁蛋白、转铁蛋白饱和度（TSAT）及炎症标志物，如 C 反应蛋白（CRP），以及肾功能替代指标。

术前应针对贫血病因积极治疗，在缺铁性贫血的情况下，可以使用口服或静脉注射铁剂。口服铁剂成本低且可以增加 Hb 并降低需要 ABT 的患者比例，然而，需要注意亚铁的生物利用度仅为 10%～15%，并且在炎症条件下刺激铁调素可能会进一步降低其生物利用度。一旦开始口服铁剂，应至少在术前 4 周再次复查 Hb。如果口服铁剂后 Hb 没有增加，则可改用静脉内铁剂。在铁调素上调的情况下，静脉补铁更有可能发挥作用，因为它被巨噬细胞吸收并降解，导致细胞内铁增加，细胞内铁增加了铁转运蛋白的表达，并通过血浆中的转铁蛋白将铁转运到骨髓而生成红细胞。

重组促红细胞生成素（recombinant erythropoietin，rEPO）作用于骨髓中的祖细胞并刺激红细胞生成，已首先在透析患者中广泛使用，目前也已应用于骨科手术贫血患者。rEPO 可以有效增加 Hb 水平并降低 ABT 的风险。但需要警惕 rEPO 的使用与高血压和血栓事件有关。

（二）减少术中失血

减少手术失血是 PBM 的基本措施，包括优化手术和麻醉技术、氨甲环酸（TXA）使用和自体血液回收等。麻醉、手术期间，可以通过运用一些物理方法，减少术野失血，还可以应用麻醉技术、止血药等减少术中失血，从而降低输血的概率。术前应详细采集病史以评估出血风险，包括是否有手术或外伤后出血史、女性月经过多、抗凝和抗血小板药物使用史以及出血家族史。目前越来越多的抗凝血药和抗血小板药物持续使用到围术期，个体化评估停用这些药物的血栓风险与围术期出血风险非常关键。减少术中失血的常用方法有以下几种。

1. 动脉阻断法 在一些手术中，通过阻断供应手术区域的动脉，可以有效减少术中出血。手术期间常采用的动脉阻断方法有应用止血带、直视下动脉阻断法和动脉内球囊阻断术。骨科上、下肢手术使用止血带；肝手术中直视下肝门阻断可以有效减少失血。动脉内球囊阻断术是一种新的微创性的动脉阻断法，近年来，使用于那些出血多但又不容易止血的手术，例如骶尾部肿瘤手术、骨盆肿瘤手术、胎盘植入剖宫产手术等。此技术是通过股动脉穿刺把带有球囊的导管置于髂内动脉内，经导管注气使球囊膨胀扩张从而在动脉血管内阻断了该动脉离心端的血供，能有效地减少该动脉所供给的手术区域的出血。与同类手术行髂内动脉结扎手术相比，动脉内球囊阻断术方法简便易行、微创、可控，能明显控制术中出血、缩短手术时间，提高手术成功率，减少术后并发症，是一种有前途的血液保护方法。

2. 控制性低血压（controlled hypotension） 控制性低血压是指采用多种方法和药物使血管扩张，降低手术区域内的血管压力，从而减少出血的一种方法。控制性降压曾经作为减少手术出血的主要措施而广泛应用，但由于适应证选择不当而引起严重并发症甚至死亡的发生，现已很少单独使用。临床实践证明，把控制性低血压与血液稀释技术结合起来，能最大限度地减少术中出血，是一种理想的血液保护方法。但是降压可削弱血液稀释过程中的心排血量代偿机制，是否对心、脑等重要脏器的氧供产生影响还有待进一步的研究。

3. 控制性低中心静脉压（low central venous pressure，LCVP） 肝手术中通过麻醉及其他医疗技术将中心静脉压（central venous pressure，CVP）控制在 $0 \sim 5cmH_2O$ 水平，可同时维持动脉收缩压大于或等于 90mmHg 和心率稳定，从而使术中出血量明显减少；通过降低 CVP 还可减少肝静脉的压力从而使肝静脉窦内压力降低，使横断肝实质的时候出血减少；同时，维持较低的 CVP 可以使腔静脉及其分支的静脉塌陷，有利于肝的游离，从而减少肝血管损伤导致的出血。

4. 止血药物的应用 止血药物对于血液保护非常重要，既可以在围术期预防性地应用以减少手术野的失血，也可以作为大出血时的治疗措施。

（1）抗纤维蛋白溶解药物：6-氨基己酸和 TXA，通过抑制纤溶酶的活性或抑制纤溶酶的形成，从而抑制纤维蛋白溶解，达到止血的目的。手术中或者手术后使用能减少围术期出血量。用法：6-氨基己酸 $4 \sim 6g$，溶于 100ml 生理盐水，静脉滴注；TXA 负荷剂量 10mg/kg，维持量 1mg/kg 至手术结束。

（2）去氨加压素：去氨加压素是一种分子结构类似升压素的合成药物，可促使Ⅷ因子和 von Willebrand 因子的释放，促进凝血。用法：$0.3\mu g/kg$，静脉注射。

（3）重组活化凝血因子Ⅶ：重组活化凝血因子Ⅶ是一种人工合成的功能等同于凝血因子Ⅶ的生化制剂，能有效地减少手术失血量和输血量。用法：$20 \sim 40\mu g/kg$，静脉滴注。

5. 其他方法 体温保护：手术室低温环境及各种麻醉、手术操作容易导致患者体温降低，低温会抑制血小板、凝血因子及凝血酶的活性，围术期可以在体温监测下通过调节室温、使用变温毯或输液加热器等装置将患者体温维持在正常范围内，从而减少术中失血和输血的风险。围术期维持正常的钙离子水平；保障组织灌注，避免酸中毒；抬高手术部位和避免手术部位静脉回流受阻；精细地进行外科止血等多种方法都可以减少术中失血。

（三）优化对贫血的耐受性

通过改善心、肺功能以及使用限制性输血阈值来控制和优化贫血的耐受性。氧气的吸收、运输和利用是复杂的生物过程，该链条中任何环节的缺陷，例如贫血，都可以通过其他环节来弥补。适应性反应包括增加每分钟通气量和心输出量、改善肺部通气灌注、优先向重要器官输送氧气和更高效率的组织摄氧。可以通过多种方式提高患者对贫血的生理耐受性。

氧合可以通过增加氧气的吸入浓度来优化，并且可以使用血管升压素来控制血流动力学以维持器官血流灌注。确保足够的镇痛和减少围术期感染可以减少氧气的消耗。与自由输血阈值相比，使用限制性输血阈值不会对发病率和死亡率产生不利影响，所以对于没有急性冠脉综合征或大出血的患者，应将红细胞输血阈值设为 7g/dl，其目标浓度为输血后 7～9g/dl，该方法可以提高红细胞的利用率并减少患者对 ABT 的暴露。心血管疾病患者可能是处于生理储备极限的特定高危人群，应推荐宽松的输血阈值，建议急性冠脉综合征患者的 Hb 阈值为 8～10g/dl 时考虑输血红细胞，目标是输血后的浓度目标为 8～10g/dl。

（四）自体输血（详见本章第五节）

第二节 输血适应证

现代外科和麻醉学的发展离不开血型的发现和输血治疗的进步。20 世纪 60 年代，多以全血进行输血治疗，从 20 世纪 70 年代至今，成分输血已成为输血治疗的标准和主流。近十年间提出了重组全血的概念，而这种输血策略的建立和运用是基于创伤和战伤救治方面的研究积累，重新登上历史舞台的全血输注观念将被更多应用于危及生命的大出血患者中。

输血（blood transfusion，BT）包括输注全血、成分血（blood components）和血浆增量剂，是治疗外伤、失血、感染等疾病引起的血液成分丢失或破坏和血容量降低的重要手段。临床医师应当注意输血疗法是把双刃剑，既有治疗作用，也有潜在风险。

血液的基本功能是维持组织氧供与维护机体凝血功能，为了达到不同的治疗目标，应采用合适的血液成分和量进行输注；临床医师要认识到输血所带来的血容量扩张不是治疗的主要目标，而是增加心排血量，进而增加组织血流灌注。根据世界卫生组织的调查和临床工作现状来看，血液制品是宝贵的医疗资源，无偿献血仍是目前安全血液的主要来源，麻醉医师是输血专家，要让血液制品物尽其用，为此，应充分认识血液成分的相应功能和特点、熟练掌握输血适应证和不同的输血策略。

一、输 血 生 理

（一）改善组织氧供

组织氧供取决于心排血量和血氧含量（公式 26-1），从公式中可以看出，通过提高 SaO_2 和动脉血氧分压来提高血氧含量的作用很有限，而提高 Hb 的浓度对血氧含量的改善最为明显。但 Hb 浓度并非越高越好，伴随红细胞压积（hematocrit，HCT）和 Hb 浓度的升高易导致血液黏滞和微循环障碍。正常情况下，Hb 浓度为 100g/L 时，氧供水平达峰值。

$$DO_2（ml/min）=CO（L/min）\times CaO_2（ml/dl）\times 10$$
$$=HR\times SV\times[Hb（g/dl）\times SaO_2\times 1.34+0.0031\times PaO_2（mmHg）]\times 10 \qquad (26-1)$$

式中：DO_2 为氧供；CO 为心排血量；CaO_2 为动脉血氧含量；HR 为心率；SV 为每搏量；Hb 为血红蛋白；SaO_2 为动脉血氧饱和度；PaO_2 为动脉血氧分压。

心排血量由心率和每搏量决定，如前所述，临床医师要认识到输血所带来的血容量扩张不是输血治疗的主要目标，只是容量负荷的增加确实可增加心排血量。相应地，为了增加容量负荷应酌情使用晶体溶液和（或）胶体溶液，胶体溶液又包括了人工胶体溶液和天然胶体溶液，也因此，医师在制订输血方案时，需要考虑总输液量。

（二）维持凝血机制

机体维持正常的止血功能有赖于血管的完整性、血小板和凝血因子数量或功能上的正常。先天性或获得性凝血功能障碍的患者在围术期往往需要接受成分输血来纠正或改善凝血紊乱以保障安全，本节将介绍输注血小板、血浆、冷沉淀的适应证。通过其他治疗手段来调控凝血功能的知识将在另节介绍。

二、成 分 输 血

成分输血（blood components transfusion）指根据患者所丢失或缺乏的血液成分补充相应的血液制品。目前临床上常用的血液成分为红细胞、新鲜冰冻血浆、血浆冷沉淀物、浓缩血小板。随着生物工程和制药技术的进步，一些特定的血液成分（如凝血因子）已经有了人工重组制剂替代。

（一）红细胞制剂

输注红细胞的目的是提高携氧能力。前文述及，提高 Hb 的浓度对血氧含量的改善最为明显，但 Hb 浓度并非越高越好。Hb 值不应作为围术期输血决策的唯一参考，而应同时考虑患者的总体情况，如术前贫血情况、血流动力学、器官灌注和氧供、手术特点和可预计的创伤程度。例如，术前已经存在慢性贫血的患者对低 Hb 的耐受程度较急性贫血者强；胸腹腔开放手术往往潜在大血管损伤的风险，一旦发生，出血量大而快，通过监测 Hb 浓度指导输血往往滞后，麻醉医师应该及时观察出血量和预估手术进程来指导输血。尽管如此，Hb 值仍是目前指导输注红细胞制剂的基本依据。

1. 输血时机　不同患者可耐受的 Hb 极限低值有差异，这主要与患者的合并症、心肺功能状态、器官特性、年龄等因素有关。在决定输血时机和判断输血效果时，除关注 Hb 浓度 /HCT 外，要结合生命体征、血流动力学指标、血气分析等综合判断组织灌注与氧合情况。各国确定的启动输血的 Hb 界值仍有差异，2000 年卫生部颁布了我国输血指南，2017 年中华医学会制定了《围术期血液管理专家共识》，这些都为规范临床用血提供了指导和依据，麻醉医师应该与时俱进、加强学习，在实际工作中用好血液制品、珍惜血液资源。下面是现有确定的输血时机的标准。

（1）急性失血超过血容量（blood volume，BV）的 20%。

（2）Hb≥100g/L 时围术期不需要输注红细胞；Hb＜70g/L 时建议输注红细胞；Hb 介于 70～100g/L 时，应根据患者心肺代偿功能、有无代谢率增高及有无活动性出血等因素决定是否输注红细胞。

（3）伴随严重内科疾病（如缺血性心脏病或慢性阻塞性肺疾病等）的患者 Hb＜100g/L。

（4）Hb＜80g/L 并伴有症状（胸痛、直立性低血压、对液体治疗反应迟钝的心动过速或充血性心力衰竭）。

2. 失血量估计　出现急性出血时，建议反复测量 Hb 浓度、HCT、血乳酸水平、酸碱平衡状况以了解组织灌注、氧合、贫血程度。麻醉医师应实时对手术区域进行视觉评估，评估手术出血和凝血状况。

（1）测量吸引瓶内血量、称量干纱布与浸血纱布的重量差、检查手术单上的失血量。

（2）通过失血量预估出血后 HCT（公式 26-2）。

$$HCT_{出血后} = （1- 出血量 /2BV）\times HCT_{基础}/（1+ 出血量 /2BV）\qquad (26-2)$$

式中：BV 为血容量。

（3）预估最大允许出血量（estimate allowable blood loss，EABL）（公式 26-3），当出血量达该阈值时即开始输血。

$$EABL=[（HCT_{术前}-HCT_{允许值}）\times BV]/[（HCT_{术前}+HCT_{允许值}）/2]\qquad (26-3)$$

式中：BV 为血容量。

3. 红细胞的保存　血液只要离开人体血液循环就开始产生一系列变化，即"保存损害"，其程度与保存液种类、保存温度和保存时间有关。随着保存时间的延长，血液中的有效成分，如2, 3-二磷酸甘油酸（2, 3-diphosphoglycerate，2, 3-DPG）、三磷酸腺苷（adenosine triphosphate，ATP）即减少，而一些有害成分增加，如游离Hb、血钾等。2, 3-DPG的减少使氧解离曲线左移而不利于组织供氧，而ATP减少则直接影响了红细胞的新陈代谢及后续发育。采集到的供体血应置于4℃冷藏。保存液的首要功能是抗凝，其次不同配方的保存液中由于含有特殊的成分或底物而表现出不同功能。国内大多采用枸橼酸-枸橼酸钠-葡萄糖保存液，枸橼酸钠为抗凝剂；葡萄糖为红细胞糖酵解提供底物，为红细胞氧化供能；枸橼酸防止葡萄糖在高压消毒时焦化，并延缓红细胞的脆性增加。使用该保存液，红细胞保存期可延长至21d。

4. 几种红细胞制剂

（1）浓缩红细胞：采集到的全血经离心或自然沉降法制备而成，具有和全血相同的携氧能力，容量则只有全血的1/3～1/2，HCT可达70%～90%。

（2）洗涤红细胞：使用生理盐水等溶液反复洗涤红细胞3～6次后的红细胞制剂，可去除原血液中80%的白细胞并保留80%以上的红细胞。洗涤红细胞以红细胞为主，仅残余少量白细胞、血小板、血浆蛋白，因此可明显降低输血不良反应发生率。洗涤红细胞缺乏同种抗A、抗B凝集素，因此O型洗涤红细胞可输注给任何ABO血型患者。自身免疫性溶血和对血浆蛋白有过敏的患者宜输注洗涤红细胞。

（3）少白红细胞：少白红细胞适用于反复发热的非溶血性输血反应患者。患者因反复输血导致白细胞同种免疫，一旦输入带有白细胞的血液即可引起免疫反应，本制剂可防止此反应发生。对产生白细胞抗体的患者、器官移植及血液透析患者宜输注少白红细胞。

（二）血小板

1. 输注血小板的适应证　按血小板数量可将血小板减少分为轻、中、重度：血小板计数（50～100）$\times 10^9$/L时为轻度血小板减少；计数（20～50）$\times 10^9$/L时为中度血小板减少；计数＜20×10^9/L时为重度血小板减少。临床出血表现与血小板数量减少程度不一定一致，还与血小板功能相关。所以，血小板输注指征应视患者出血情况、血小板数量及功能状态作出综合判断。

（1）血小板计数≥100×10^9/L时不需要输注血小板。

（2）术前血小板计数＜50×10^9/L，应考虑输注血小板。

（3）血小板计数介于（50～100）$\times 10^9$/L时，应根据是否有自发性出血或伤口渗血决定是否输注血小板。

（4）如术中出现不可控性渗血，经实验室检查确定有血小板功能低下，应考虑输注血小板。

（5）因为某些药物治疗或疾病的存在可预见影响血小板功能时，如继发于阿司匹林、替格瑞洛等抗血小板治疗导致的血小板功能抑制，是否要给予干预（包括停药或输注血小板）应结合血小板功能检查、手术类型和范围、控制出血的能力、出血的潜在后果以及围术期进一步影响凝血功能的因素（如低体温；肝、肾衰竭；体外循环等）综合考虑。

2. 血小板制剂　包括手工分离血小板、机器单采血小板。手工分离血小板含量约为2.4×10^{10}/L，保存期为24h；机器单采血小板含量约为2.5×10^{11}/L，保存期为5d。

3. 注意事项　输注血小板的效果难以确定，理想情况下，成年人输注一个治疗量的血小板，1h后可使血小板数量上升50×10^9/L，每个治疗量血小板输注后应重新进行临床评估，检测血小板水平，必要时再追加。从血库取来血小板后应立即输用，输注速度越快越好。

（三）血浆

输注血浆的目的是补充凝血因子的缺乏。正常成年人血浆蛋白含量为65～85g/L，蛋白在血浆中的半衰期为15～20d，故可以很好地维持血管内容量，这使得血浆成为良好的天然胶体。但临床医师应当注意，随着人工胶体溶液应用于临床，扩容不再是输注血浆的主要目的，即使是有指征需要输注天然胶体溶液（如白蛋白），也应使用相应的成分制剂。

1. 血浆制剂 临床常用的血浆制剂有新鲜冰冻血浆（fresh frozen plasma，FFP）和冰冻血浆（frozen plasma，FP）。FFP 是全血采集后 6h 内分离并立即置于 -30℃冻结保存的血浆制剂，含有全部正常血浆蛋白。由于凝血因子Ⅴ、Ⅷ的不稳定性，全血储存 21d 后，这两个因子的水平分别降低到正常的 15% 和 50%，所以 FFP 和 FP 的主要差别在于后者的凝血因子Ⅴ、Ⅷ缺乏。

2. 输注血浆的适应证 通常，维持不稳定凝血因子浓度在正常水平的 5%～20%、其他凝血因子浓度在正常水平的 30% 就可以满足正常凝血的需要。以下是使用 FFP 的指征。

（1）凝血酶原时间（prothrombin time，PT）或活化部分凝血活酶时间（activated partial thromboplastin time，APTT）＞正常 1.5 倍或国际标准化比值（international normalized ratio，INR）＞2.0，或创面弥漫渗血。

（2）先天性或获得性凝血功能障碍。

（3）急性大出血输入大量库血（出血量或输血量相当于患者自身血容量）。

（4）紧急拮抗华法林的抗凝作用时，给予 5～8ml/kg 输注。

（5）凝血功能异常患者进行高出血风险的有创操作或手术前，应考虑预防性给予 FFP。

3. 注意事项 每单位（相当于 200ml 新鲜全血中的血浆含量）FFP 可使成人增加 2%～3% 的凝血因子，通常 FFP 首剂输注量为 10～15ml/kg，根据临床出血表现和实验室检查结果决定后续治疗。在大出血时，FFP 使用量可达 50～60ml/kg。

（四）冷沉淀

冷沉淀（cryoprecipitate）是 FFP 在 4℃ 融化后获得的血浆沉淀蛋白部分，因故得名。冷沉淀内含凝血因子Ⅷ、纤维蛋白原、血管性假血友病因子（vWF）、纤维黏连蛋白及凝血因子ⅩⅢ。200ml 全血分离制备的 FFP 制备的冷沉淀为 1 个单位，1 个单位冷沉淀含纤维蛋白原至少 150mg 和凝血因子Ⅷ 80～120U。输注冷沉淀的主要目的是补充纤维蛋白原及Ⅷ因子。

1. 输注冷沉淀的适应证

（1）存在严重创面渗血且纤维蛋白原浓度＜1.5g/L。

（2）存在严重创面渗血且已大量输血，无法及时测定纤维蛋白原浓度时，将输注冷沉淀作为辅助治疗。

（3）轻型甲型血友病、血管性血友病、纤维蛋白原缺乏症、Ⅷ因子缺乏症。

（4）纤维蛋白原＜1.0g/L 的患者，拟接受高出血风险的有创操作或手术前，应考虑预防性使用冷沉淀。

2. 注意事项 围术期纤维蛋白原浓度应维持在 1.0～1.5g/L 以上，根据临床出血表现和实验室检查结果指导冷沉淀补充量。对于严重甲型血友病患者还需加用Ⅷ因子浓缩剂。

第三节 输血并发症

输血可以挽救生命，但也存在风险。输血不良反应总体发生率约为 20%，绝大部分为轻微不良反应且不会对患者造成长期影响。常见的输血反应和并发症包括溶血反应、非溶血性发热反应、变态反应和过敏反应、细菌污染、循环超负荷、出血倾向、酸碱平衡失调、输血相关性急性肺损伤和传播感染性疾病等。新的循证输血算法、更新的血液筛查方法、献血政策、新的实验室检测手段以及血液使用警惕性的提高，可避免不必要的输血，并减少严重输血反应的发生率。

一、输血反应

输血反应最常见的类型包括同种异体免疫（溶血性输血反应或迟发性溶血性输血反应）、发热性非溶血性输血反应和变态反应（过敏性输血反应）。

（一）溶血性输血反应

血管内溶血是最严重的输血反应之一，绝大多数是输入异型血所引起。当输入血型不匹配的红细胞后，受血者的抗体和补体会直接攻击破坏输入的供血者红细胞，产生溶血反应。其典型症状是输入几十毫升血后，出现休克、寒战、高热、呼吸困难、腰背酸痛、心前区压迫感、头痛、血红蛋白尿、异常出血等，但麻醉手术中的患者唯一的早期征象是输血后出现血红蛋白尿和不明原因的低血压或伤口渗血，如处理不及时可致死亡，总体死亡率为 1/100 000。

通常，游离血红蛋白是以与结合珠蛋白结合形成的复合物形式存在于血液循环中，并由网状内皮系统清除。每 100ml 血浆中的结合珠蛋白可以结合 100mg 血红蛋白，当输入 50ml 不相容的血液，红细胞破坏后的血红蛋白量即可超过血浆中结合珠蛋白的结合能力。当血浆中游离血红蛋白为 2mg/dl 时，血浆外观呈粉红色或浅褐色；当血浆中游离血红蛋白水平达到 100mg/dl 时，血浆呈红色；当血浆游离血红蛋白超过 150mg/dl 时，则出现血红蛋白尿。血浆中游离血红蛋白水平与输入的不相容血液的量呈正相关。

如果怀疑发生溶血性输血反应，应立即停止输血并进行实验室检查明确诊断，实验室检查主要包括血清结合珠蛋白、血浆和尿液中的血红蛋白浓度测定、胆红素测定及直接抗球蛋白试验。其中直接抗球蛋白试验可以确诊溶血性输血反应。

溶血反应治疗的关键是预防低血压、肾衰竭和弥散性血管内凝血（disseminated intravascular coagulation，DIC）。急性溶血反应导致急性肾衰竭的机制可能是血红蛋白以酸性正铁血红素形式沉积在远曲小管，造成远曲小管机械性梗阻，沉积量可能与尿量及其 pH 相关。治疗策略首先要保证充足的尿量（75～100ml/h）并维持 24h 以上，可通过加大静脉输液量和适当使用利尿药实现；其次可以考虑碱化尿液来预防和减少酸性正铁血红素在远曲小管沉积，但效果目前仍存在争议。溶血性输血反应发生 DIC 的机制可能是红细胞基质分离后释放出的血红素激活了内源性凝血系统，导致纤维蛋白形成，造成血小板和凝血因子 I、II、V、VII 的消耗。一旦怀疑发生了急性溶血反应，应立即进行血小板计数、PT、APTT、血清纤维蛋白原（FIB）定量检查，获得以上参数的基础值，以便后续进行对比。溶血性输血反应发生低血压的机制可能是由激肽释放酶系统被激活引起，溶血反应导致激肽原转化为缓激肽，后者具有较强的扩血管作用，从而发生低血压。如常规升压药物效果不理想，可使用小剂量肾上腺素治疗。具体治疗步骤见表 26-1。

表 26-1　溶血性输血反应的治疗

治疗步骤	治疗措施
1	立即停止输血
2	防治低血压，必要时使用肾上腺素治疗
3	维持尿量大于 75～100ml/h
a	静脉大量输液，可快速静脉滴注甘露醇 12.5～50g
b	若输液和甘露醇效果不佳，则静脉注射呋塞米 10～40mg
4	碱化尿液，静脉滴注碳酸氢钠将尿液 pH 提高至 8，建议监测尿液 pH 以指导碳酸氢钠滴注量
5	测定血浆和尿血红蛋白浓度
6	测定血小板计数、PT、APTT、FIB 水平
7	将未使用完的血液送返血库，重新进行交叉配血
8	将患者血样和尿样送至血库检查

（二）迟发性溶血性输血反应

因为受体血液中抗体浓度足够高，输入不匹配的血液后会立即发生红细胞破坏，即迅速发生溶血性输血反应，此类现象其实较少见，更多情况是输入的供血者红细胞最初在受血者体内可以很好地存活，但在随后的 2～21d 出现溶血，即为迟发性溶血性输血反应。此类反应主要发生在既往输血或妊娠时对异体红细胞抗原过敏产生抗体的患者，因此迟发性溶血性输血反应在已存在同种异体免疫的患者和女性患者中更常见，其发生机制可能是输血时患者体内抗体水平太低，所以还不至于造成红细胞大量破坏且不能在交叉配血中显现出来，但当该患者再次输血时，抗原刺激免疫系统产生大量抗体（即回忆应答反应）导致红细胞破坏，发生迟发性溶血性输血反应。此反应产生的抗体主要为 Rh 和 Kidd 血型系统，而不是 ABO 血型系统。因输血前无法检测出受血者体内浓度极低的抗体，所以暂不能有效预防此类反应的发生。此反应一般只表现为输血后 HCT 下降，有时出现黄疸、血红蛋白尿和肾功能损伤，绝大部分预后较好，致死病例极罕见。

如在临床上输血后 2～21d 出现不明原因的 HCT 下降，即便没有出现明显的溶血临床表现，也要考虑此反应的可能性。尤其在外科手术后的患者，应鉴别 HCT 下降是由于迟发性溶血性输血反应还是术后出血引起，以免耽误病情。

（三）非溶血性输血反应

非溶血性输血反应是由供血者血液中白细胞释放出致热源性细胞因子和细胞内容物所引起，是最常见的输血反应，通常并不严重。常见症状包括发热、寒战、头痛、肌痛、恶心及干咳，使用滤过白细胞的血液可有效降低发热反应的发生率。极少数情况会出现低血压、胸痛、呕吐及呼吸困难等其他症状，也有报道胸部 X 线片显示肺浸润伴明显肺水肿及肺门淋巴结形成。

诊断非溶血性输血反应时应注意与一般发热反应、变态反应、微生物污染反应及溶血性输血反应鉴别，直接抗球蛋白试验可以很容易地就区分出溶血反应和非溶血性输血反应。当发生非溶血性输血反应时是否需要停止输血目前仍存在争议。

（四）变态反应

变态反应是由输入供血中的异体蛋白引起的轻微过敏反应或类过敏反应。大部分变态性输血反应是较轻微的，主要表现为荨麻疹伴瘙痒，可给予抗组胺药物减轻过敏反应症状。偶尔会发生本身缺乏 IgA 的患者体内存在抗 IgA 抗体时，输注了含 IgA 的异体血后，发生抗原抗体反应，此类变态反应表现为较严重的过敏反应，会出现面部肿胀、呼吸困难、喉头水肿、胸痛、低血压，甚至过敏性休克。此类反应不导致红细胞破坏，但通常在输血后迅速发生，若无发热或溶血性输血反应症状，则无需停止输血，除了给予抗组胺药物外，反应较重者还应给予类固醇激素治疗和纠正低血压。因此，有此类变态反应史的患者应输注去除供血者 IgA 的洗涤红细胞或同样缺乏 IgA 的血液。

二、一般输血并发症

（一）输血相关性急性肺损伤

输血相关性急性肺损伤（transfusion related acute lung injury，TRALI）是目前输血相关性死亡的首要原因，有报道称其比例高达 50.7%。此类损伤主要表现为非心源性肺水肿，引起急性低氧血症，不伴有血管内容量超负荷和心衰。典型表现为发热、呼吸困难、气管导管内液体增多及严重低氧，全麻状态下的患者首发体征通常为血氧饱和度下降，临床症状和体征一般出现在输血后 1～2h，6h 达到高峰，与输血有清晰的时间关系。所有血液成分，尤其是 FFP，均可为致病因素。

TRALI 的发生机制目前尚不明确，目前已知免疫反应引起的 TRALI 与人类白细胞抗原（human leukocyte antigen，HLA）抗体或抗中性粒细胞抗体（antineutrophil cytoplasmic antibody）有关，其发生与性别、年龄、种族、疾病及药物均无相关性。多次生产的产妇因妊娠接触到胎儿的血液产生白细胞抗体后，所捐献的血液具有产生免疫型 TRALI 的风险，男性供血者捐献的血液极少引起 TRALI；曾经接受过输血治疗或移植手术的患者通过类似的致敏机制可产生白细胞抗体，所捐献的血液同样具有产生免疫型 TRALI 的风险；"双击假说"认为，已存在的肺部病理反应先使白细胞固着在肺部微血管，此后输入受血者体内的白细胞抗体攻击并活化肺部微血管上的白细胞，导致这些白细胞释放出细胞因子及血管活性物质，从而引起非心源性肺水肿；"阈值学说"认为，只有当白细胞的能力和患者潜在的因素综合在一起达到一定的阈值才有可能发生 TRALI；另外，肺中被激活的中性粒细胞也可能分泌蛋白水解酶，导致更多的肺组织损伤。非免疫型 TRALI 的发生机制可能与白细胞中具有生物活性的脂质不断累积有关，此类反应在输入含白细胞的血液制品后发生。

　　TRALI 的治疗原则首先是停止输血并留检该供血者的所有血液制品，有条件时应该评估患者 HLA 检验结果，为诊断提供更多依据；其次是实施支持治疗，包括氧疗和机械通气治疗。有超过 70% 的 TRALI 患者需要呼吸机支持治疗，因 TRALI 不伴有血管内容量超负荷，所以治疗时避免盲目使用利尿药，建议在血流动力学监测下进行液体治疗。虽然大部分患者可在治疗 4d 后好转，但因 TRALI 仍是输血相关性死亡的主要原因，所以不容忽视。

（二）输血相关循环超负荷

　　输血相关循环超负荷（transfusion-associated circulatory overload，TACO）是指由于输血过量或速度过快，导致急性肺水肿或急性左心衰竭发生，多发生于有心肺疾病、肾衰竭和婴幼儿患者中。主要临床表现为剧烈头痛、呼吸困难、发绀、咳嗽、大量粉红色或血性泡沫痰、颈静脉怒张、肺部湿啰音、中心静脉压升高等，胸部 X 片显示肺水肿征象。全麻状态下的患者可能首发症状为血氧饱和度下降或气管导管内出现血性泡沫痰。治疗可使用利尿药和对症支持治疗，如发生急性左心衰竭则按左心衰竭治疗原则处理。需要注意的是 TACO 和 TRALI 有部分相同的临床表现容易混淆，二者的主要区别在于是否存在循环超负荷的相关表现。

（三）输血导致的免疫抑制

　　输注同种异体血可导致非特异性免疫抑制反应，此类反应可能促使恶性肿瘤进展和复发、增加术后感染机会和激活病毒。输血导致免疫抑制的机制尚不明确，可能与前列腺素 E 合成增加、白介素-2 产生减少以及新鲜冰冻血浆中纤维蛋白的分解产物有关。但也有学者对异体输血会导致肿瘤复发率增高提出不同意见，Younes 等研究了 116 例结肠癌肝转移手术的患者发现，相较于术中低血压时间、肿瘤部位、转移灶数量及术前肿瘤抗原表达水平，异体输血对肿瘤复发率和预后并没有显著影响。即便机制尚不明确，目前减白细胞的红细胞可能更适合肿瘤患者输注。

（四）输血相关性移植物抗宿主病

　　输血相关性移植物抗宿主病（transfusion associated graft versus host disease，T-GVHD）是输注异体血后由于供血者血液制品中淋巴细胞增殖并对受血者组织和器官造成免疫攻击而引起的免疫反应，此类反应较少见，但进展迅速，死亡率高，在 90% 以上的病例中是致命的。主要表现为发热、全身皮疹、白细胞减少、血小板减少、脓毒症、腹泻和肝功能障碍，甚至进展为 DIC 或多器官功能衰竭而死亡，可在输血后 1～6 周出现。严重免疫抑制或免疫缺陷患者接受异体输血以及供血者与受血者之间存在部分特异性 HLA 配型（即供血者为亲属）时容易发生 T-GVHD。危险因素包括氟达拉滨（Oforta）治疗史、霍奇金病、干细胞移植、大剂量化疗、宫内输血或胎儿成红细胞增多症，其他可能的危险因素包括实体瘤的细胞毒性药物治疗史，早产儿输血史。诊断有赖于皮肤、肝或肠道活检。目前缺乏有效的治疗手段，因此预防极其重要。在高危患者输血时，对血液制品进行 γ 射线辐照处理能预防 T-GVHD 的发生。

（五）输血相关的其他风险

　　1. 血行传播性感染　凡是能通过血液传播的疾病，均可能经输血途径由供血者传播给受血者，如肝炎、人类免疫缺陷病毒（HIV）、GB-病毒-C（BGV-C）、寨卡病毒等都有可能经输血传播。多年来部分血库只进行梅毒和乙肝表面抗原两项检查，但随着经济社会的发展，供体血 HIV 和丙型肝炎病毒（HCV）的免疫学检查已成为常规，使得同种异体血输注的安全性得以加强；1 型人 T

淋巴细胞病毒（type 1 human T lymphocyte virus，HTLV-1）也可经血行传播，并证实与 T 淋巴细胞白血病和进行性骨髓病的发生有关；巨细胞病毒（cytomegalovirus，CMV）常以潜伏状态存活于白细胞内，当患者输血后出现类似传染性单核细胞增多症的临床表现，且对嗜异染细胞抗体由阴性转为阳性，CMV 主要对早产儿、器官移植受体和脾切除患者产生严重影响；其他可由输血传播的感染性疾病还包括 Y-微肠球菌感染、梅毒、疟疾等。目前对病原体检测的主要指标是病原微生物免疫学，但病原微生物侵入人体后并不立即引起免疫应答，这使常规免疫学检查无法检测出新近感染，这就是所谓的检验窗口期。即便对供体血直接检测病原微生物的核酸可以将此窗口期减少至 1d，仍然存在感染的风险，目前输血相关的 HCV 和 HIV 感染率已降至 1/1 000 000。

2. 获得性免疫缺陷综合征 主要表现为细胞免疫能力重度下降，患者常因为机会性感染（卡式肺囊虫病等）和卡波西肉瘤等导致极度衰弱，甚至死亡。

3. 其他非传染性风险 同种异体血输注还可能引起一些不常见的非传染性风险，如输血后紫癜是由于受血者同种抗体攻击供血者血小板抗原所致；长期输血可能导致铁沉积在重要器官内出现铁超负荷，引起患者致命性的肝功能或心功能不全；输血相关 AKI 也有报道。

4. 输血后紫癜 输血后紫癜（post-transfusion purpura，PTP）是输血相对少见的并发症，女性患者更易发生，它发生在输血后 1～24d。患者通常表现为紫癜性皮疹和血小板减少症（血小板计数通常 <10 000/μl），导致黏膜、胃肠道和泌尿道出血。死亡病例发生的主要原因是颅内出血。PTP 最常与输注红细胞或全血有关，也有报道与血小板和血浆的输注有关。其发生机制主要与 HPA-1a 抗体有关，HPA-1b 抗体、其他血小板抗原和 HLA 抗原也参与其中。目前 PTP 的治疗方法是大剂量静脉注射免疫球蛋白。值得注意的是此类患者输注血小板通常对提高血小板计数无效。

（六）脐带血管内宫内输血的并发症

脐带血管内宫内输血（intravascular intrauterine transfusion，IUT）是治疗各种原因导致的胎儿贫血的最常用手段，其主要适应证是由于红细胞同种异体免疫和妊娠期细小病毒 B19 感染引起的胎儿贫血，此项技术最初于 1981 年由 Rodeck 等提出。通过近 30 年的临床应用和大量相关研究证实，IUT 是较安全、有效的技术。然而，IUT 仍然存在一些并发症，最严重的是 IUT 过程中或输血后引起胎儿宫内窘迫导致胎儿死亡（发生率为 0.9%～4.9%）或紧急分娩，并有新生儿窒息或死亡的风险。其次，IUT 的并发症还包括局部脐带意外（破裂、痉挛、血肿填塞或出血过多）、胎儿水肿、胎膜早破、早产、绒毛膜羊膜炎、大肠埃希菌引起宫内感染等。接受 IUT 治疗的新生儿在生命的前 6 个月内需要更多地补充红细胞输注，这可能是红细胞抗体产生抑制了胎儿红细胞生成所导致。有丰富临床经验的医师在高分辨率超声引导下实施 IUT 技术可能更加安全。

三、大量输血后的并发症

一次性输血量超过自身血容量的 1～1.5 倍，或 1h 内输血量大于自身血容量的 1/2，或输血速度大于 1.5ml/（kg·min）被认为是大量输血。大量输血可能导致凝血异常、血小板减少、凝血因子水平降低、低体温、枸橼酸中毒、电解质和酸碱平衡紊乱等并发症。最新的一项研究显示，红细胞输注量与新生儿术后预后差有关，输血量达 30～35ml/kg 时 30d 死亡率显著增加，术后肾并发症、中枢神经系统并发症、心血管系统并发症与输血量呈剂量依赖性增加。

（一）凝血功能异常

患者大量失血后大量异体血输入可能造成凝血功能异常，包括凝血因子稀释、稀释性血小板减少和 DIC，术中患者出现手术区域渗血、血尿、齿龈出血或静脉穿刺点出血、皮下瘀斑等。因此，大出血的患者凝血功能床旁检测（血栓弹力图）有助于监测凝血状态和更准确地判断血液成分需求。

1. 凝血因子 Ⅴ、Ⅷ水平和纤维蛋白原降低 库存血随着储存时间的延长，其凝血因子 Ⅴ 和凝血因子 Ⅷ 含量会降低。研究表明，全血储存 21d 后，这两个因子的水平分别降低到正常的 50% 和 30%；储存 35d 后，这两个因子的水平降至正常的 20%。因凝血因子 Ⅴ 只需要达到正常水平的

5%～20%，凝血因子Ⅷ达到正常水平的30%，即可满足外科手术凝血需求，所以大量输血后此两种凝血因子的降低，只是加重了出血倾向，但不占主导地位。纤维蛋白原对血凝块的形成十分重要，大量失血后大多需要补充，以前通过输注FFP和冷沉淀来补充，现在已有冻干纤维蛋白原浓缩液，后者具有良好的治疗效果和安全性。

2. 血小板减少　储存在4℃条件下的库血中血小板被大量破坏，输注后会迅速被网状内皮细胞系统吞噬清除，残余的血小板存活期也大大缩短。储存超过24h的库血里有活性的血小板仅存正常的5%～10%。大量输入库血会导致受血者血小板稀释，当血小板计数小于$75×10^9$时可能导致出血倾向，但在慢性血小板减少患者中其水平低至$10×10^9$时也可能没有出血倾向，这种现象表明急性血小板降低和慢性血小板降低可能存在不同的机制。所以单纯依赖血小板计数来评估凝血功能对临床出血的影响是不完全准确的，结合凝血功能障碍的临床表现综合判断更加准确。

3. DIC　DIC是由于血液凝固系统紊乱，导致弥散性纤维蛋白沉积，造成凝血因子过度消耗和纤溶亢进引发的出血。具体机制尚不明确。DIC多见于感染性休克和器官衰竭终末期，可能与肿瘤坏死因子、外毒素激活外源性凝血系统、血液淤滞引起组织缺氧造成的酸中毒或通过蛋白C通路释放组织凝血活酶等有关。如果血液循环中存在大量的组织凝血活酶将导致大量局灶性坏死和凝血系统广泛激活。一旦出现DIC，则预示患者预后不良。

（二）低体温

库存血一般保存在4℃环境中，大量输注后会导致受血者发生低体温。低体温会影响凝血功能，明显降低凝血因子和血小板的功能，诱发心律失常甚至心搏骤停。故维持患者正常体温十分重要，输血前将库血放入37～38℃温水中加热或使用输液加温设备等手段对预防低体温的发生有一定效果。

（三）枸橼酸中毒

枸橼酸可结合钙离子引起受血者低钙血症，进而引发低血压和心律失常。枸橼酸中毒一般不易发生，只有当枸橼酸-葡萄糖抗凝溶液保存的红细胞输注速度超过150ml/min时才可能出现。处理原则首先是纠正低血压，其次可以考虑补充钙并监测血清钙离子浓度。

（四）高钾血症

输血后高钾血症比较罕见。保存21d的库血中血清钾离子含量高达19～50mmol/L，只有大量输血且输血速度大于120ml/min时才可能出现输血后高钾血症的表现。肾功能不全的患者更易发生输血后高钾血症，因此大量输血的患者应密切监测血钾浓度。

（五）低钾血症

输血后低钾血症比高钾血症更常见，因为供体红细胞在细胞内重新聚集离子，柠檬酸盐代谢导致钾进一步进入细胞内。在大量输血时，儿茶酚胺释放和醛固酮增加导致的尿失禁也会引发低钾血症。

（六）酸碱平衡紊乱

大多数库血保存在酸性环境下，且红细胞在保存过程中的代谢产物和生产的二氧化碳无法排出，所以库血都是酸性的。保存21d的库血中PCO_2可达到150～220mmHg，pH约为6.9。如大量输注库血就可能会导致受血者发生酸碱平衡紊乱，因此大量输注库血的患者应监测动脉血气分析，根据客观数据适时纠正酸碱平衡。

（七）空气栓塞

随着塑料血袋的使用，输血过程中空气栓塞的发生率已显著降低。然而，在大量输血更换输血装置或血袋时，或者在加压状态下输注血液，尤其经中心静脉导管途径输血，空气可能会进入循环系统引发空气栓塞，所以不应被忽视。

第四节　围术期凝血功能调控

一、大出血的凝血功能障碍

大出血是指 24h 内丢失人体全部血量或者 3h 内丢失人体 1/2 的血量。手术室内大出血，有些是意料中的，有些则是意料外的，前者如肝移植术和腹主动脉瘤修补术，后者如创伤、血管损伤或产后出血。如果不及时处理，出血可引起一系列生理功能紊乱。大出血引起的凝血功能障碍，对麻醉医师来说始终是一项重大挑战。

（一）发病机制

1. 稀释　大量输液稀释凝血因子和血小板浓度，会导致凝血功能障碍。

2. 低体温　大量输入低于体温的液体、手术室温度低、体腔暴露等因素均会导致患者低体温，低温时凝血块的生成速度会变慢。体温低于 33℃时，凝血功能会受到明显影响，且会出现临床出血征象。

3. 酸中毒　酸中毒会影响凝血酶的功能，但在临床中很难将酸中毒和休克与组织低灌注对凝血功能的影响相区别。在动物实验中，当 pH 值为 7.1 时，PT 和 APTT 延长 20%。也有研究者在动物实验中发现，仅纠正酸中毒并不能逆转 PT 和 APTT 的延长。酸中毒的影响尚有争论。

4. 消耗　手术时组织因子激活外源性凝血通路。大出血时毛细血管内皮细胞受损，暴露出组织因子，组织因子可大量结合Ⅶ因子，激活外源性凝血通路。毛细血管内皮细胞受损后，也暴露出Ⅲ型胶原，Ⅲ型胶原可大量结合 vWF 和血小板。

5. 微循环低灌注　大出血时微循环低灌注还通过以下两种机制导致急性凝血功能障碍。

（1）蛋白 C 激活增加全身抗凝系统的活性：组织低灌注时，血管内皮细胞释放凝血调节蛋白（thrombomodulin，TM），TM 和凝血酶（thrombin）结合，进而妨碍凝血酶将纤维蛋白原裂解为纤维蛋白。TM 和凝血酶的复合物还可激活蛋白 C（activated protein C，aPC），进而抑制 V 和Ⅷ因子，最终减少凝血酶的生成（图 26-1）。

（2）纤溶系统过度亢进：组织低灌注时，血管内皮细胞释放组织型纤溶酶原激活物（tissue-type plasminogen activator，tPA），tPA 裂解纤维蛋白溶酶原，启动纤溶系统。TM 和凝血酶的复合物激活 aPC，aPC 消耗纤溶酶原激活物抑制因子-1（plasminogen activator inhibitor-1，PAI-1），PAI-1 的减少导致 tPA 活性更高，最终导致纤溶系统过度亢进（图 26-2）。

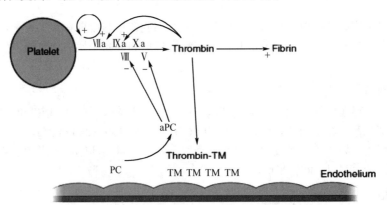

图 26-1　蛋白 C 激活增加全身抗凝系统活性机制图

Platelet. 血小板；PC. protein C，蛋白 C；TM. thrombomodulin，凝血调节蛋白；Thrombin. 凝血酶；Fibrin. 纤维蛋白；Endothelium. 内皮

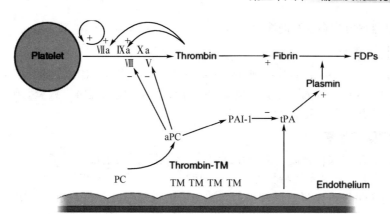

图 26-2 纤溶系统过度亢进机制图

FDPs. 纤维蛋白降解产物；PAI-1. plasminogen activator inhibitor-1，纤溶酶原激活物抑制因子-1；tPA. tissue-type plasminogen activator，组织型纤溶酶原激活物；Plasmin. 纤溶酶原

（二）治疗原则

对于大出血患者的凝血功能障碍，须尽早处理。ASA 指南规定 PT 大于 1.5 倍正常值，或 INR 达 2.0，或 APTT 大于 2 倍正常值方需输注 FFP。不能及时获得 PT 和 APTT 时，输注 1 个血容量血液后应输注 FFP 以纠正凝血因子缺乏，输注量为 10～15ml/kg。并规定 FIB＜0.8g/L 时应输注冷沉淀。凝血功能检查结果的等待时间长，血栓弹力图方便快捷，但昂贵。ASA 指南对凝血功能障碍需纠正的指征要求不严格，欧洲的创伤出血管理指南推荐 APTT 或 PT＞1.5 倍正常值时可输注 FFP，输注量为 10～15ml/kg。若出血时且 FIB＜1g/L，则需输注冷沉淀。欧洲麻醉学会指南推荐 FIB＜（1.5～2）g/L 时输注冷沉淀。笔者的临床研究表明，当失血量达到全身血容量的 30% 时，已符合输注 FFP 和冷沉淀的指征。当不能获得凝血功能检查结果和血栓弹力图，失血量达到全身血容量的 30% 时应考虑输注 FFP 和冷沉淀纠正凝血功能障碍。ASA 和欧洲的指南均推荐血小板维持在 $5×10^4/dl$ 以上。大出血时欧美指南均建议按 1∶1∶1（红细胞∶新鲜冰冻血浆∶血小板）大量输血方案（massive transfusion protocol，MTP）输注血液制品。笔者的临床研究显示，血液制品有限时，2∶1 或 3∶1（RBC∶FFP）输注也可最大限度地保持凝血功能。

针对纤溶系统亢进，欧洲的创伤出血管理指南推荐输注 TXA，负荷量为 10～15mg/kg，维持量为 1～5mg/（kg·h）。Roberts 等大样本临床研究发现，创伤后大出血的患者给予 TXA（负荷量 1g，之后 8h 内持续泵注 1g）可减少创伤后大出血相关并发症和死亡率。Sethna 等研究显示，大剂量 TXA（负荷量 100mg/kg，维持量 10mg/kg）可显著减少出血。笔者在临床研究中也发现，大剂量 TXA（负荷量 100mg/kg，维持量 10mg/kg）用于严重畸形的脊柱侧凸矫形术，可明显减少失血量，且未发现血管栓塞。但大剂量 TXA 远超药品说明书用量，且有栓塞的风险，故仅应在危急情况下使用，且需患者家属签署知情同意书。

输注 FFP 和冷沉淀时，其中的枸橼酸钠抗凝剂可螯合钙离子，而钙离子参与了凝血块的生成过程，故大量输血的患者应补充钙。

二、DIC

DIC 是机体凝血系统广泛地异常激活，其病理生理基础是凝血酶过多形成，导致血管内纤维蛋白大量生成，同时伴有血小板激活、纤溶亢进和凝血因子的耗竭，最终常导致出血。

（一）DIC 的诱因

感染、休克、创伤、妊娠并发症（羊水栓塞、胎盘剥离或脓毒性流产）、烧伤、脂肪栓塞和胆固醇栓塞等均可诱发 DIC；广泛头部损伤也可引起 DIC，因为脑组织含有大量的凝血激酶；肝硬化、主动脉夹层和恶性肿瘤也会引发慢性 DIC。

（二）DIC 的临床表现

包括皮肤的瘀点、瘀斑、静脉穿刺部位出血及手术切口渗血。DIC 的出血表现最明显，微血管内和大血管内血栓形成较为常见，也更难治疗且常致命，因为这将导致重要脏器的缺血。DIC 过程中释放的缓激肽还可引起低血压。

（三）DIC 的实验室检查

结果显示：① D-二聚体升高，提示在纤溶酶的作用下纤维蛋白发生了溶解；②纤维蛋白降解产物（FDP）也升高，但并不能特异性地提示 DIC 的发生，因为不仅纤维蛋白受纤溶酶的作用降解过程中会产生 FDP，纤维蛋白原转化为纤维蛋白的过程中也会产生 FDP；③ PT 和 APTT 显著延长，连续测定显示纤维蛋白原水平和血小板计数持续降低。测得 APTT 后，如果 APTT 曲线显示一个早期的负性倾斜，则提示 DIC。

（四）DIC 的治疗原则

初期目标是解除原始诱因和加重因素，常需要给予机械通气、有创监测和正性肌力支持。早期进行连续凝血功能监测有利于指导应用血液制品：大量出血时用浓缩红细胞；凝血因子缺乏用 FFP；输注冷沉淀维持纤维蛋白原$>1g/L$；输注血小板维持血小板数量$>20\times10^9/L$（无出血）或$>50\times10^9/L$（有出血）；使用抗纤溶药物或肝素目前还有争论。

三、慢性肝脏疾病

除了因子 V 和 vWF 因子由内皮细胞产生，其余的凝血因子均是由肝产生。肝功能不良患者的凝血因子生成减少而且清除活化因子的能力下降，由于血液循环中激活的凝血因子增多，将导致患者存在高凝后凝血因子耗竭的凝血功能障碍，类似于 DIC；同时，肝还负责清除纤溶的产物，因此在肝功能不全患者的血液循环中纤维蛋白降解产物可增加。与肝脏疾病相关的实验室检查结果包括 PT 延长，血小板减少，APTT 可能延长。对肝脏疾病引起的急性出血常需给予血浆和血小板。

四、维生素 K 缺乏

肝产生凝血因子 Ⅱ、因子 Ⅶ、因子 Ⅸ、因子 X 及蛋白 C 和蛋白 S 都需要维生素 K 的参与。由于人体自身无法合成维生素 K，如果有任何影响维生素 K 吸收的因素存在，都将导致凝血异常和 PT 延长。由于维生素 K 的产生依赖于胃肠道菌群，因此服用广谱抗生素、胃肠道菌群不全的新生儿及短肠综合征的患者易出现维生素 K 缺乏。这些患者可每天皮下注射维生素 K 10mg，持续 3d。静脉注射该药可使 PT 纠正稍快，但偶可发生变态反应。如果经静脉使用，则应缓慢注射。如希望纠正 PT 较维生素 K 更快，则可给予 FFP（5～8ml/kg）。

五、药物干预

（一）肝素

肝素通过增强抗凝血酶Ⅲ的活性，加速凝血酶的失活来发挥抗凝作用，它使 APTT 延长，因为其半衰期较短，所以若无后续药物追加，其抗凝效应将在约 4h 后被完全逆转。如果需要更快逆转肝素的抗凝作用，则可给予天然的拮抗药鱼精蛋白，应按比例逆转，肝素∶鱼精蛋白为 1∶1.3（或 50～100mg 开始，根据活化凝血时间调整）。

（二）低分子肝素

低分子肝素是肝素经分馏法得到的，其分子量介于 2000～10 000Da，它主要通过抑制 X 因子而发挥抗凝效应，但不会延长 APTT。低分子肝素的半衰期为 4～7h，比肝素的半衰期长，且不能用鱼精蛋白逆转,肝素诱导的血小板减少发生率也低。如果需要更快逆转低分子肝素的抗凝作用,可输注 FFP。

(三) 华法林

华法林可抑制维生素 K 环氧化物还原酶,造成维生素 K 的缺乏,从而防止肝对多种凝血因子(因子Ⅱ、因子Ⅶ、因子Ⅸ、因子 X 及蛋白 C 和蛋白 S)羧化而成为活性形式。服用华法林的患者 PT 和 INR 都会延长,其药物半衰期约为 35h,停用华法林(INR 为 2.0～3.0)后,大约需要 4 天 INR 才能恢复至正常水平。如果需要快速拮抗,可给予 FFP(5～8ml/kg)和凝血酶原复合物(50U/kg)。若只单纯给予维生素 K_1,使用剂量为 1.0～2.5mg 口服,可在 24h 内使升高的 INR 迅速下降,静脉使用维生素 K_1,可使 INR 在 6～8h 明显下降。纯化含蛋白 C 的浓缩Ⅱ、Ⅶ、Ⅸ、X 因子蛋白质已经在国外很多地区使用,国内已经开始研究。

(四) 抗血小板药

此类药物主要用于预防动脉血栓形成。服用抗血小板药后,即使凝血全项及血小板计数正常,也不能说明患者的凝血功能就正常,而需要做血小板功能的检测。阿司匹林和 NSAID 通过干扰环氧合酶的途径抑制血小板的聚集和血管收缩。阿司匹林的抑制效应可持续整个血小板的自身生存时间(10d),其他 NSAID 可逆地抑制环氧合酶途径,停药后其抗凝作用在 3d 内被逆转。阿司匹林术前停药 1 周可以保证血小板所受抑制作用全部逆转(只要有 1/7 功能正常的血小板即可)。双嘧达莫(潘生丁)是一种磷酸二酯酶抑制药,因而能使血小板 cAMP 增加,从而抑制血小板聚集。噻氯吡啶、氯吡格雷、普拉格雷和替卡格雷是抗血小板药,通过抑制 ADP 介导的血小板聚集发挥抗凝作用。阿昔单抗是针对血小板Ⅱb/Ⅲa 糖蛋白抗原的静脉使用的单克隆抗体,它能对血小板产生重度抑制,甚至产生低血小板血症,虽然该药物的血浆半衰期很短,但对血小板的抑制效应却可长达几天,并且需要多次的血小板输注才能逆转抗凝效应,因为该抗体同样能与供血者的血小板结合。若要快速逆转抗血小板药所致的抗凝作用,需给予血小板输注,而且如果血浆中仍存在抑制药,输注可能没有效果。

(五) 溶栓药

溶栓药是通过促进纤溶酶原转化为纤溶酶,后者可使纤维蛋白凝块发生溶解,进而起到溶解血栓的作用。它们用于逆转血栓的形成,使血管再通。组织纤溶酶激活药和链激酶是临床上常用的两种溶栓药,两者在药效学和副作用上仅有轻微的差别,这两种药物都产生低纤维蛋白原血症状态,都存在出血的危险,通常禁用于围术期。如果在溶栓治疗后要进行急诊手术,可用氨基己酸和 TXA 予以逆转,另外,可给予 FFP 或冷沉淀物输注提高患者的纤维蛋白原水平。

(六) 抗凝血酶

达比加群和阿加曲班是比较受欢迎的抗凝血酶,可抑制凝血酶(Ⅱ因子)。达比加群是一种口服的抗凝血酶,常用于防治心房颤动引起的脑卒中,与华法林不同的是,达比加群不要求连续的 INR 值监控。阿加曲班是第Ⅳ代药物,用于肝素诱导性血小板减少症患者的抗凝。同时,抗凝血酶缺乏特异性逆转药物,误服会导致危及生命的大出血。

(七) Xa 因子抑制药

如阿哌沙班和利伐沙班,直接抑制 Xa 因子(不同的是,低分子肝素是通过抗凝血酶Ⅲ抑制 Xa 因子的作用)。与抗凝血酶类似,这些药物可用于血栓栓塞类疾病的防治,同样缺乏特异的逆转药物。

六、围术期凝血障碍的逆转

依据凝血障碍的原因,围术期的凝血障碍可通过输注冷沉淀、血小板和 FFP 逆转。另外,特异性凝血因子也可用于要求快速逆转凝血障碍的患者,这样患者可不必大量输血及避免由于输注血液制品所致的相关并发症。

重组Ⅶ因子（rFⅦa）已获 FDA 批准用于治疗体内有抗Ⅶ因子和Ⅸ因子抗体的血友病。最初由个案报道显示，该药对减少创伤和大手术出血颇为有效，从而使越来越多的医师对该药更广泛的应用产生了浓厚的兴趣。例如，一些神经外科重症监护室的医师用其减轻非创伤性出血性脑卒中后的脑组织血肿，取得不错的效果，然而随后同一组医师的一项前瞻性随机试验结果却显示，虽然 rFⅦa 的使用可以显著缩小脑血肿，但对于神经功能的恢复和降低病死率却与对照组没有明显差异。总之，目前 rFⅦa 除用于血友病的治疗外，其他领域的应用效果尚不肯定。

凝血酶原复合物（PCC）包括因子Ⅱ、因子Ⅴ、因子Ⅶ、因子Ⅸ、因子Ⅹ和 FFP 中分离出来的蛋白 C 和蛋白 S。PCC 主要用于华法林的快速逆转或由于凝血因子缺乏导致的严重凝血障碍。PCC 因价格昂贵，仅在要求紧急逆转抗凝作用的患者中使用，如危重脑出血患者。

七、特殊患者的处理原则

（一）血友病

血友病 A 和血友病 B 罕见，均为 X 连锁隐性遗传病，几乎只见于男性患者。血友病 A 是由于Ⅷ因子水平异常，而血友病 B（Christmas 病）则是由于Ⅸ因子水平异常。在美国，男性血友病 A 的发病率是 1 : 10 000，男性血友病 B 的发病率是 1 : 100 000。

1. 临床表现 一般在儿童时期就出现症状，即轻微创伤就可导致关节腔积血和软组织血肿。实验室检查发现 APTT 显著延长，而 PT、出血时间和血小板计数通常为正常。特定的实验室检查可以区别检测凝血因子，血浆Ⅷ因子或Ⅸ因子的水平决定了病情的严重程度。

2. 治疗 应给予患者补充适当的重组Ⅷ因子或Ⅸ因子产品，并与血液科医师进行沟通。血友病 A 手术前的治疗目标是使Ⅷ因子的活性水平达到 25%～100%，取决于手术的大小。输注的Ⅷ因子的半衰期约为 12h，但根据制剂不同会有变化。一些轻症患者可给予去氨加压素治疗。紧急情况下，如果没有重组Ⅷ因子，也可输注冷沉淀以补充缺乏的因子。血友病 B 术前的治疗目标是Ⅸ因子的活性水平达到 30%～50%。Ⅸ因子半衰期较长（18～30h），不需要过于频繁地输注。基因治疗目前也有良好的前景。

（二）血管性血友病（von Willebrand 病）

von Willebrand 病是由 vWF 缺乏或不足导致。vWF 使受损的血小板固定在血管内皮，并稳定Ⅷ因子。此病是最常见的遗传性出血性疾病，在人群中的发病率为 1%～2%，它是常染色体遗传性疾病，男性和女性的发病率相当。其有三种表现型：1 型为 vWF 和Ⅷ因子数量都轻度或中度减少；2 型是只有 vWF 数量减少；3 型血浆中 vWF 数量极低或测不出，Ⅷ因子数量也很少，但可以检测出。

1. 临床表现 血管性血友病的表型表达得不同，造成临床表现的出血程度也不相同，从轻微出血到严重出血。通常患者都有容易出现淤青或黏膜容易出血的病史，但也有一些患者直至遭受重大创伤或手术并发出血后才明确诊断。实验室通常显示出血时间延长。

2. 治疗 根据分型的不同而异，1 型患者用去氨加压素治疗有效，但 2 型和 3 型的患者就需要输注冷沉淀或从多人血浆中提纯的 vWF 和Ⅷ因子复合物。赖氨酸衍生物类抗纤溶药也可用于术前患者，防止术中出血。建议术前与血液科医师沟通，讨论治疗方案。

（三）镰状细胞贫血

镰状细胞贫血在非洲裔美国人中的发病率是 1 : 600。该病是由于血红蛋白 β 链第 6 位点上的谷氨酸被缬氨酸替代。

1. 临床表现 异常形态的血红蛋白聚合在一起，在特定条件下（低氧、低温、酸中毒或脱水状态）引起红细胞形态镰状样改变。变形的红细胞会堵塞微血管，造成组织缺血和梗死。镰状细胞危象的典型表现为剧烈的胸痛或腹痛、发热、心动过速、血白细胞增多和血尿等，这些症状和体征可能被全身麻醉所掩盖。这些红细胞的存活时间较短，只有 12d 左右，因而会导致贫血和骨髓外造血。

2. 麻醉处理　对这些患者应注意避免诱使红细胞发生镰状样改变的因素（低氧、低温、酸中毒或低血容量）。保守的输血使患者术前的 HCT 在 30% 左右可有效防止术后并发症的发生，其效果与传统的"交换输血"使血红蛋白 S 降至总血红蛋白的 30% 的效果相似。

（四）特发性血小板减少性紫癜

特发性血小板减少性紫癜（idiopathic thrombocytopenic purpura，ITP）是免疫介导的血小板过度破坏所致的出血性疾病。在大多数患者体内可检测出抗血小板自身抗体，又称为特发性自身免疫性血小板减少性紫癜。

1. 临床表现　急性型多见于儿童，多数患者发病前 1~2 周有病毒感染史。表现为皮肤黏膜出血或内脏出血，可有全身皮肤瘀点、紫癜、瘀斑，严重者可有血泡及血肿形成；鼻出血、牙龈出血、口腔黏膜及舌出血；损伤及注射部位可渗血不止或形成瘀斑。颅内出血是本病致死的主要原因。慢性型成人多见，起病隐匿，多在常规查血时偶然发现，出血倾向多数较轻，但易反复发生，可表现为皮肤、黏膜的瘀点、紫癜、瘀斑及外伤后止血不易等，鼻出血、牙龈出血亦常见，严重内脏出血较少见，但月经多较常见。

2. 麻醉处理　术前应综合评估患者的病情、血小板数量及质量、出血情况、手术种类及大小，以做出适当的麻醉选择。术中根据出血情况和血小板监测数据，酌情输入浓缩红细胞及血小板制剂。对于术前用激素治疗的患者，围术期应给予强化剂量，预防肾上腺皮质功能减退。

（五）耶和华见证会患者

耶和华见证会的患者因为其信仰，可能会拒绝接受输血或血液制品（包括全血、红细胞、白细胞、血小板和血浆）治疗，即使这种拒绝可能付出生命的代价。紧急情况下，如果患者自身没有行为能力，或有监护人对其负责，那么可以参照一般的治疗原则处理。耶和华见证会信徒们对血液的保存措施要求非常严格，如果让血液保持不脱离机体的状态，这些患者可能接受自体血回输方式（设备必须持续与患者循环相连通）。给予患者促红细胞生成素可增加围术期红细胞数量。总之，麻醉医师有义务与患者就宗教信仰与输血治疗方案进行充分沟通，并将这些讨论结果记录在病案和手术协议书上。

第五节　自体输血

自体输血（autologous transfusion，AT）的安全性和有效性高，能避免同种异体输血的不足及其相关并发症，特别是针对特殊血型和稀有血型患者，AT 能解决血液供应问题。AT 包括 3 种方式：①预存式自体输血（predeposited autotransfusion，PAT）；②稀释性自体输血（hemodiluted autotransfusion，HAT）；③回收式自体输血（salvaged autotransfusion，SAT）。

一、预存式自体输血

PAT 是指在术前（通常为 2~4 周）针对需要输血的手术患者，采集自体血液（一般 200~400ml）并保存，围术期进行自体血回输。其具有多项优点，如避免病毒和寄生虫感染；血液轻度稀释、降低血液黏度；改善微循环；预防采血后贫血引起的缺氧；术前多次采血可刺激骨髓细胞增殖，刺激红细胞再生，增加患者的术后造血功能和造血恢复，有利于伤口愈合；降低同种异体输血相关免疫反应引起感染的机会。目前，PAT 已被广泛应用于临床治疗和外科领域，均取得显著的效果。主要用于预计出血量较大、稀有血型、血型鉴定和（或）交叉配血困难、既往发生过严重输血反应、异体蛋白过敏者以及拒绝接受异体输血的择期手术患者。

（一）应用指征

1. 有输血计划的择期手术患者。

2. 开展 PAT 前，必须考虑择期手术的风险、术前采血的时间间隔、预计失血量、患者身体状况和术前采血耐受性。

（二）适合人群

1. 无心、脑血管疾病和呼吸系统疾病，Hb≥110g/L。

2. 对患者的年龄和体重无特定要求，有适合的静脉采血通路，能配合医师完成采血。

（三）绝对禁忌证

1. 手术日期未确定。

2. 贫血。

3. 静脉采血通路不佳。

4. 感染活动期。

（四）相对禁忌证

1. 心血管疾病　缺血性心肌病（左主干病变、近期心绞痛、不稳定型心绞痛、近 6 个月内心肌梗死）、严重狭窄性瓣膜病、发绀型先心病、室性心律失常、充血性心力衰竭。

2. 高血压未控制　收缩压＞180mmHg，舒张压＞100mmHg。

3. 呼吸系统疾病　限制性和梗阻性肺疾病。

4. 中枢神经系统疾病　脑肿瘤、癫痫、脑卒中和短暂性脑缺血发作病史。

5. 妊娠合并症　妊娠合并胎盘血流受损、宫内发育迟缓、妊娠相关高血压、子痫前期、心脏病、呼吸系统疾病、肾脏疾病、1 型糖尿病。

6. 病毒学标记阳性　HBV、HCV、HIV 阳性。

（五）操作注意事项

1. 知情同意　按法律的规定和医院监管的要求，患者或监护人必须签署 PAT 知情同意书。

2. 制订采血时间表　这主要由手术日期和血液成分储存时间决定，适宜的患者可在术前 5 周内采集 5 单位血液备用；患者一旦加入此项目，需要持续补充铁剂；每次采血时间间隔最小是 7d，术前停止采血最少是 3d。

3. 采血前检查　每次采血前，采血者要核对患者的基本信息，询问患者基本状况，是否进食和口渴，测量体温、血压、心率和血常规；在体温、血压、心率正常和 Hb≥110g/L 的前提下进行采血。

4. 严格无菌操作技术　静脉穿刺前的皮肤准备应达到手术清洁度要求，以确保采集到一个安全的无菌血液。

5. 采血容积　每次采血容积不超过血容量的 13%，预估血容量 = 体重（kg）×71（ml/kg），采血最大上限为 470ml（包括实验室检测样本），体重＜50kg 的患者，采血量＜470ml；选择合适的血袋，确保每次采血量应与抗凝剂量成比例，参考标准：（450±45）ml 血液需要 63ml 抗凝剂；若采血量＜300ml，抗凝剂量 =（采血量 ml÷450）63ml。

6. 实验室检测　ABO 血型和 Rh 亚型测定；推荐在 PAT 采血前进行感染性筛查，以确立患者输血前的状态。

7. 输血前检测　因为患者可能需要额外输注异体血，PAT 需要采血进行输血相容性检测，以确保安全输血。

8. 储存　做好特定标记的自体血应该独立于异体血，储存于输血科（4±2）℃冰箱。

9. 剩余 PAT 血液的处理　PAT 血液不推荐用于其他患者，患者出院或 PAT 血液过期后，按照生物医疗废物处理血液；在患者知情同意和梅毒、抗 HIV、抗 HTLV-1、抗 HCV 和 HBsAg 阴性的前提下，可用于实验和科学研究。

10. 记录　PAT 相关的所有知情同意书、采血记录和输血记录都必须详细记录，为循证医学提供依据。

二、稀释性自体输血

HAT 是在麻醉诱导后或手术的主要出血步骤前，直接采取 1 个或多个单位的新鲜全血，辅以同等容量的胶体溶液或晶体溶液以维持循环容量，维持血管内血容量恒定和氧输送量不减，待手术出血停止后，再将这些采集的新鲜的自体全血或成分血回输体内。HAT 的自体输血方法最早应用于 1946 年，因其能有效降低术中失血，目前已被广泛应用于创伤大、出血多和需要输血的手术，如产科、骨科、肿瘤外科和心脏外科。血液稀释技术对患者的生理功能影响较大，尤其是循环功能和凝血功能，因此一定要严格掌握这种技术的适应证和禁忌证。

（一）优点

1. 采血同时补充晶体溶液或胶体溶液稀释血液，使血液循环中的红细胞浓度降低，这反过来可减少术中红细胞的丢失，提高机体的耐受性。

2. HAT 是唯一能提供自体新鲜血液的方法，且血小板和凝血因子的功能很少受到影响。

3. 同 PAT 相比，HAT 自体输血具有操作简单、快捷、费用低、存血时间显著缩短和血液有形成分损害低等优点，且避免了反复采血。

4. HAT 具有通用性，对于存在 PAT 禁忌（如菌血症）和不适合行血液回收（如癌症手术）的患者，应用 HAT 是可行的。

5. HAT 还特别适用于 RhD 阴性、抗体不规则、ABO 血型难以分型或伴有其他血型匹配问题的患者。

6. HAT 能有效预防术后出血和贫血。

（二）指征

1. 患者能耐受快速失血 1 个单位或几个单位（＜20ml/kg）。

2. 预计失血量＞1000ml 或机体血容量的 20%。

（三）适应证

HAT 的执行医师通常是麻醉主治医师，该医师综合患者的基本状况、心肺功能和机体携氧能力评估患者是否适宜 HAT，理想状态下，HAT 患者应免于心血管疾病、呼吸系统疾病和脑血管疾病，Hb≥110g/L。

（四）禁忌证与相对禁忌证

禁忌证为快速采血后血液循环不能代偿的患者。相对禁忌证：① Hb＜110g/L；②缺血性心肌病、严重的心脏瓣膜狭窄、有症状的主动脉瓣狭窄；③高血压未控制，收缩压＞180mmHg，舒张压＞100mmHg，患者口服 β 受体阻滞药或 CCB 类药物；④限制性和梗阻性肺疾病；⑤肾功能严重受损；⑥凝血功能紊乱；⑦细菌感染活动期或存在细菌感染的潜在风险；⑧低血容量。

（五）操作注意事项

1. 知情同意　按法律的规定和医院监管的要求，患者或监护人必须签署 HAT 知情同意书。

2. 严格无菌技术　在严格执行无菌技术的前提下通过动脉或静脉导管采集血液。

3. 采血量　可采集的血液量取决于许多因素，需综合考虑患者的年龄、健康状况、术前 Hb 值、血液稀释后预期的 Hb 值和手术种类；采血量计算公式，采血量 =（Hb$_{实测值}$-Hb$_{理想值}$）× 全血容量/Hb$_{实测值}$。男性全血容量为体重（kg）× 70（ml/kg）；女性全血容量为体重（kg）×65（ml/kg），如患者超重，则以标准体重计算，男性标准体重为身高（cm）-110,女性标准体重为身高（cm）-105，采血前 Hb 值为 Hb$_{实测值}$，目标 Hb 值即采血后 Hb 值，即 Hb$_{理想值}$。

4. 等容稀释 采血的同时输入等量晶体溶液和胶体溶液以维持正常血容量。

5. 严密监测生命征 在整个过程中持续监测血流动力学变化，为安全采血提供客观依据。

6. 血液标记和储存 自体血液必须标记"只供自体使用"的易于识别的标签，并包含患者的姓名、身份证号、采集日期、采血时间、住院号、采血者姓名等信息；将血液保存在与患者相同的手术室，并放在（4±2）℃的血库式冰箱中冷藏。

7. 血液输入和处置 采血医师（麻醉主治医师）决定血液回输，后采集的血液先回输，以确保最佳的血球压积和血小板功能。室温保存的血液必须在采集后 6h 内再输入，24h 后所有未用血必须妥善处理并记录。

8. 记录 描述 HAT 政策和操作流程的知情同意文件应经输血委员会批准认定，HAT 工作应提名一名工作人员进行监管，其职责应包括遵守程序及完成定期审查。操作麻醉医师必须在麻醉上注意记录抽血量、输注液体的量和种类、回血量，以及患者的生命体征。

三、回收式自体输血

SAT 是指应用血液回收装置将患者体腔内的血液、术中失血及术后引流血液回收，经过抗凝、过滤和洗涤后再回输给患者的一种输血方法。SAT 是一种重要的血液保护方法，其主要目的是减少异体输血的暴露，研究显示预计失血量大的心脏、骨科和血管外科手术患者均能从 SAT 中获益。按对回收血的处理方法不同，血液回收可分为非洗涤式血液回收和洗涤式血液回收。

非洗涤式血液回收是直接将术中失血回收、抗凝、过滤后回输给患者，具有经济、简单、不废弃血液中的血浆成分等优点，但其不足之处是血液中混合有异物以及吸引过程中易造成红细胞的破坏，可引起以溶血为主的多种并发症，故现已很少使用。洗涤式血液回收指用洗血球机（cell saver）将手术野的血液吸引入储血器，经过滤、离心、洗涤后，收集浓缩的红细胞回输给患者。洗涤式血液回收还能把浸染在纱布块上的血液进行回收。洗涤式血液回收通常可回收 60%～70% 的失血，此法最大的优点是并发症少，缺点是废弃了血液中的血浆成分。

20 世纪 90 年代初，血小板分离术（plateletpheresis）被运用到体外循环（cardiopulmonary bypass，CPB）心脏手术中，其显著的血液保护作用正引起越来越多的重视。在麻醉后 CPB 开始前，采用血液回收和分离装置，将患者血液中的部分血小板分离出来加以保存，保护血小板免遭体外循环过程中各种有害因素的刺激与破坏，最大限度地保护血小板功能，从而使术后凝血功能得以迅速恢复，及时发挥止血作用，防止或减少术后出血，达到血液保护的目的。

（一）注意事项

1. 吸引器吸力的大小调节非常重要，因为当吸力超过 150mmHg 时，吸引器头上的剪切力会增加溶血的风险。

2. 避免污染物，如局部止血药（凝血酶、纤维蛋白或胶原为主），以及其他污染物，如聚乙烯酮碘、乙醇、过氧化氢、甲基丙烯酸甲酯（骨水泥）和胃液或羊水都应该被吸进一个废物容器。

3. 回收洗涤得到的红细胞浓缩液应在处理后 4h 内回输，如果产品在加工后 4h 内冷藏在 1～6℃，那么可以在 24h 内回输。

（二）适应证

1. 预期手术失血量≥1000ml（或总血容量的 20%）。

2. 减少或避免输入异体血。

3. 交叉配型很难找到相容的血液。

4. 存在红细胞同种抗体的患者。

5. 不接受异体输血的患者。

6. 术前红细胞质量差和高出血风险的患者。

（三）禁忌证

1. 绝对禁忌证

（1）镰状细胞贫血。

（2）毒物或其他污染物（聚乙烯酮碘、乙醇、配制溶液）污染的血液。

（3）凝血酶、纤维蛋白和其他止血药接触的血液。

（4）骨水泥（甲基丙烯酸甲酯）污染的血液。

2. 相对禁忌证

（1）剖宫产术过程中羊水污染的血液。

（2）肿瘤外科污染的血液。

（3）细菌污染的血液。

当输入大量回收血液时，应警惕稀释性凝血病，因为输入的只有红细胞，在凝血因子和血小板相对不足的情况下，患者的出血风险会增加。肝素的残留是 SAT 的另一个潜在问题，回收血液过程需要肝素化，而洗涤过程无法消除肝素，所以，残留肝素一直是一个研究的主题。细菌污染也是一个值得关注的问题，特别是在体内非无菌区域进行手术时，细菌污染发生的风险将会增加，例如，创伤、胃肠道或结直肠手术。SAT 的潜在风险还包括溶血、空气栓塞和脂肪栓塞。此外，肿瘤手术中是否使用血液回收技术，目前意见尚不统一，主要顾虑是担心肿瘤细胞混杂于血液中，造成血源性扩散，现多倾向于暂不使用血液回收技术。

（思永玉　欧阳杰）

思　考　题

1. 患者，男性，18 岁，60kg。营养状况良好，术前血红蛋白 130g/L，拟行"脊柱侧凸矫形，半椎体切除术"，患者血型 Rh 阴性，术前备血只有 300ml，预计失血量 2000ml，请问如何进行血液保护？

2. 患者，女性，56 岁，60kg。因月经过多收住妇科，诊断为多发子宫肌瘤，拟行子宫双附件切除术。平素体健，生活自理，无心肺基础疾病，无食物及药物过敏史。术前检查提示 Hb 90g/L，HCT 30%，血小板计数和凝血功能各项指标在正常范围。术前该如何拟定输血计划以应对术中出血。

3. 患者，男性，48 岁。因转移性右下腹痛入院，初步诊断为急性阑尾炎，拟行剖腹探查、阑尾切除术。既往 5 年前因风湿性心脏瓣膜病在我院行二尖瓣机械瓣置换术，术后一直服用华法林抗凝。术前评估结合病史和查体，未见临床出血征象，心功能良好。请问实施急诊手术，该如何做凝血方面的准备？

4. 患儿，男，13 岁，26kg。诊断为特发性脊柱侧凸，拟行脊柱侧凸矫形术。由于术中发生了大出血，出血量约 2000ml。在接受了 6U RBC、1200ml 新鲜冰冻血浆后，目前仍在出血。需要采取什么措施来改善目前的状况？

知 识 拓 展

异体输血相关的不良反应已被大量研究证实，因此，临床工作中应尽量减少异体输血，以降低异体输血所带来的相关并发症的发生，从而降低输血相关的发病率和死亡率。PAT、HAT 和 SAT 的节血策略可以有效地减少异体血输入，具有各自独特的优势，也面临着各自多方面的不足，同时存在多个争议问题，因此，最佳的血液管理策略仍需要研究者继续深入研究，探索制定个体化血液管理的理念和方法。近年来，随着研究的深入，ANH 在外科的应用范围越来越广，可查阅 ANH 在心脏大血管外科和肝胆外科的应用及研究进展。

推 荐 阅 读

邓硕曾，宋海波，刘进 . 2006. 循证输血与输血指南 [J]. 中国输血杂志，19(4): 2.

中华人民共和国国家卫生健康委员会 . 2022. WS/T 796—2022 围术期患者血液管理指南 [S].

CARSON JL, GUYATT G, HEDDLE NM, et al. 2016. Clinical practice guidelines from the aabb: red blood cell transfusion thresholds and storage[J]. JAMA, 316(19): 2025-2035.

DESAI N, SCHOFIELD N, RICHARDS T. 2018. Perioperative patient blood management to improve outcomes[J]. Anesth Analg, 127(5): 1211-1220.

KLEIN AA, BAILEY CR, CHARLTON AJ, et al. 2018. Association of Anaesthetists guidelines: cell salvage for peri-operative blood conservation 2018[J]. Anaesthesia, 73(9): 1141-1150.

第二十七章 成人气道管理

气道管理是麻醉管理中非常重要的内容，其目的在于保持患者呼吸道通畅、维持氧分压与二氧化碳分压在安全范围内、防止误吸等原因导致的肺损伤，以保证患者的生命安全。气道可分为上呼吸道和下呼吸道，多种因素会影响气道的通畅。建立和维持完整而通畅的气道是保证患者正常通气和氧合的前提，可通过声门上或声门下的气道管理策略实现。临床麻醉医师术前应评估患者的气道情况，对已知有困难气道的患者提前做好相应措施，减少气道意外事件的发生。

第一节 气道解剖

一、气道的解剖结构

呼吸系统由气道和肺两部分组成。气道又可分为上呼吸道和下呼吸道，两者以声门结构为界。临床上将口、鼻、咽和喉部称为上呼吸道（图27-1），口和咽也是上消化道的一部分，喉部结构可在一定程度上预防误吸。气管、支气管及其肺内各级、支气管称为下呼吸道。上述解剖结构中的任一环节出现问题，都可能造成气道梗阻。

1. 颌面及口部 颌面部的解剖结构与面罩辅助通气时的气密性和气管内插管操作等有着密切的联系。张口度过小、下颌的退缩、颊部的消瘦凹陷以及突起的大鼻等都可能增加操作难度。口腔和牙齿的解剖异常也与插管困难密切相关，如舌体过大、口腔内的增殖体或肿瘤、缺牙、残牙、切牙过长或前突、全口无牙等，都可增加面罩通气和气管内插管的难度。

2. 鼻 鼻是呼吸道的起始部分，吸入的气体通常经鼻被湿化和加温，鼻毛和黏液还可起到过滤作

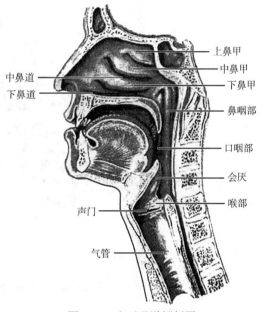

图 27-1 上呼吸道解剖图

用，以阻挡空气中的粉尘和细小颗粒。平静呼吸时，2/3 的气道阻力是气流通过鼻腔时所产生的。经鼻呼吸时的气道阻力几乎是经口呼吸时的 2 倍，这亦是剧烈运动时人类通常选择张口呼吸的重要原因。鼻腔顶部，尤其是鼻中隔前下部的黏膜，具有来自上颌动脉分支极丰富的血管丛分布，该区域亦称为鼻易出血区（即 Little 区），与置管损伤相关的鼻出血 90% 以上都发生在该区域。经鼻置管时，严禁气管导管或胃肠引流管等进入上鼻道，以免造成难以控制的损伤和出血。鼻部气道梗阻的常见原因包括鼻息肉、鼻中隔偏曲、炎症引起的黏膜水肿和分泌物增加等。

3. 咽 咽腔为呈漏斗状的肌性管道，上接鼻后孔，下至食管上端、梨状窝附近。以软腭下缘和会厌软骨上缘为界，可将咽腔人为地区分为鼻咽腔、口咽腔和喉咽腔。鼻咽部和口咽部引起气道梗阻的主要原因分别是扁桃体肿大和颏舌肌松弛引起的舌后坠。

4. 喉 喉位于第 3 颈椎至第 6 颈椎之间，主要作用是发声和保护下气道。喉由肌肉、韧带和软骨组成。软骨包括甲状软骨、环状软骨、会厌软骨以及三对成对的软骨（杓状软骨、小角状软

骨和楔状软骨），其表面由黏膜覆盖。喉部的肌肉非常活跃，主要由迷走神经的分支支配。插管刺激或喉部的操作刺激可引起喉痉挛，这也是气道梗阻的常见原因。

5. 气管和主支气管 气管通常由12～20个马蹄形软骨环组成，一般为15～16个。成人气管长度为10～15cm，平均约10.5cm。上部起始于环状软骨（相当于第6颈椎水平），下部止于气管隆嵴处（相当于第4胸椎下缘，胸骨角水平），向下气管分为左、右主支气管（图27-2）。气管和支气管黏膜表面有丰富的迷走神经纤维末梢分布，尤其是气管隆嵴部位，遇刺激后易引起剧烈的咳嗽和支气管痉挛。引起气管和支气管梗阻的主要原因为气道分泌物或异物等阻塞、颈部巨大肿瘤侵犯或压迫以及严重支气管痉挛等。

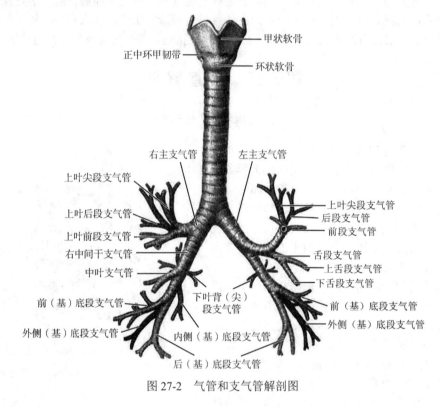

图27-2 气管和支气管解剖图

二、影响气道通畅的常见原因及处理原则

相对于气管导管等人工气道而言，人体自身的气道属于解剖气道。临床上，凡是能引起上至口咽部，下至支气管等部位的气道狭窄或梗阻的因素，都是影响解剖气道通畅的原因。常见原因如下。

1. 分泌物、出血、血凝块以及异物阻塞 是急诊患者气道梗阻的常见原因，在意识不清的患者中更容易出现。咽喉部分泌物多或有异物时，常引起不完全性呼吸道阻塞，主要表现为吸气性呼吸困难，听诊时可听到患者喉部和（或）胸部有痰鸣音和高调的哮鸣音。

2. 舌后坠 常见于意识不清、全身麻醉诱导期与苏醒期患者以及非全身麻醉患者辅助用镇静镇痛药时。患者仰卧位时，在重力作用下下颌骨和颏舌肌松弛，可造成舌体坠向咽后壁而阻塞气道。当舌后坠引起不完全性气道梗阻时，最明显的表现为随呼吸发出的强弱不等的鼾声以及喉拖曳征；当舌后坠引起完全性气道梗阻时，鼾声消失，患者早期即出现明显的胸腹反常呼吸、吸气三凹征和口鼻部的呼吸气流完全中断，随即出现氧饱和度进行性下降和发绀等，此时必须紧急处理。

3. 喉痉挛 喉痉挛是喉上神经受刺激导致喉部肌群不自主的强有力的收缩。多发生在全麻诱导插管或术后苏醒拔管期，特别是在浅麻醉或低氧和二氧化碳蓄积时，进行喉部操作更容易诱发喉痉挛。临床表现为吸气性呼吸困难，可伴有干咳及典型的高调吸气性喉鸣音。轻度喉痉挛仅假声带挛缩，声门变窄，吸气时出现喉鸣；中度喉痉挛时，真假声带均发生挛缩，但声门未完全关闭，吸气和呼气时都出现喉鸣音；重度喉痉挛时，声门紧闭，呼吸道完全梗阻，呼吸音消失，氧饱和度迅速下降，患者发绀。

4. 支气管痉挛　常因过敏、呕吐物反流误吸、分泌物过多以及气管内插管或异物刺激气管黏膜而引起反射性的支气管痉挛。浅麻醉的患者气道反应性高，更容易发生支气管痉挛。临床表现以呼气性呼吸困难为特征，患者的呼气期延长且费力，听诊两肺满布哮鸣音，常伴有窦性心动过速，甚至更严重的心律失常。最严重的情况下，患者肺部的呼吸气流完全中断，听诊肺部哮鸣音反而消失，出现"寂静肺"。机械通气时，最显著的特征为气道压显著升高，甚至难以通气。

5. 药物残余作用所致通气障碍　除了神经肌肉系统的病变可导致限制性通气功能障碍外，能抑制中枢神经系统的麻醉药以及肌松药的应用过量、蓄积或残余作用等，也可造成患者的通气功能障碍，表现为低氧血症和高碳酸血症。

第二节　气道评估

麻醉前访视患者时，应评估上、下呼吸道的解剖结构和通畅程度，预计气管插管的难易程度，评估气管路径是否有阻碍，并结合手术部位选择插管路径（经鼻腔、口腔或气管切开），明确气管内插管的适应证与禁忌证，评估的重点为是否存在困难气道，并及时发现困难气管，这是正确进行气道管理和做好充分准备的前提。

一、病　　史

术前访视患者，了解患者的一般情况、现病史及既往史。检查患者是否有导致面罩通气或者气管内插管困难的先天性综合征，如唐氏综合征（Down syndrome）、罗班序列征（Robin sequence）、克利佩尔-费尔综合征（Klippel-Feil syndrome）、戈尔登哈尔综合征（Goldenhar syndrome）和特纳综合征（Turner syndrome）等。了解患者是否有打鼾、睡眠呼吸暂停综合征史、病态肥胖或肢端肥大症、气道手术史、头颈部感染、创伤、肿瘤及放疗史等。既往有困难气道病史或者曾患过可能导致困难气道疾病的患者要重点关注，必要时查阅患者以往的麻醉手术记录，了解困难气道的处理经历。

二、一般检查

患者的意识状态、体型、体位、下颌、鼻、舌及牙齿等解剖特点是气道评估的基本检查，气道病理或者解剖异常都存在插管困难的可能。

（一）意识状态

患者意识状态直接影响气道管理策略。此外，年龄、语言障碍等也可以影响气管插管及气道管理过程。

（二）外貌和体型

过度肥胖患者颈前短粗，缺氧耐受力差；颈部活动受限会直接影响声门的暴露；头颈部烧伤、肢端肥大症、咽喉部手术史、放疗史等患者都可能存在困难气道风险。端坐呼吸的患者提示有气道阻塞。

（三）下颌及颞下颌关节活动度

小下颌或下颌巨大、下颌骨退缩或下颌骨圆钝患者抬下颌有困难。颞下颌关节活动度是下颌骨活动性的指标，能反映上、下切牙间的关系。解剖变异的情况下，如果患者前伸下颌时不能使上、下切牙对齐，可能会导致插管困难。下颌前伸幅度越大，喉部暴露越清晰；下颌前伸越小，喉部暴露不清晰导致气管插管困难。

（四）鼻咽

鼻的形态直接影响面罩贴合程度，鼻骨太大时，气体易从面罩两侧溢出，反之鼻骨过小时，气体易从面罩中间溢出。拟行经鼻插管的患者应询问鼻腔通畅情况，分别阻塞单侧鼻孔试行呼吸，检查两侧鼻腔呼吸通畅度，以通畅最佳的一侧鼻腔作为插管路径，并根据鼻腔情况选择合适的气管导管型号。对于鼻塞患者，应仔细询问鼻塞的程度及发作时间，是单侧还是双侧，发作性还是持续性，有无交替变化或逐渐加重的特点，有无其他伴随症状。鼻腔的阻塞或病变会影响经鼻气管插管。术前访视要询问患者既往有无鼻损伤、鼻出血史及咽部手术史、放疗史等。

咽部检查有无炎性肿块，如扁桃体肥大、咽后壁脓肿及喉炎等对于预测困难气道都具有一定的敏感性和特异性。

（五）舌

舌体的大小影响声门的暴露程度。肢端肥大症、Down 综合征、甲状腺功能减退可造成舌体肥大。发生血管神经性水肿可造成舌的急剧肿胀甚至整个喉部的肿胀。无症状、无法察觉的舌根部、舌扁桃体肥大极易给气道管理带来困难。

（六）牙齿

有活动性义齿者，应嘱患者术前取下；老年人及儿童患者，常有松动的牙齿或者新近长出的乳牙、恒牙等，在喉镜操作以及插管过程中易遭损伤（松动、折断或脱落），进入气管。因此，松动牙齿应术前用线进行固定防止脱落进气道。此外，上切牙外露过多或过长、上下牙列错位、缺牙等，都将给面罩通气或气管插管带来困难。

三、特殊检查

（一）甲颏距离

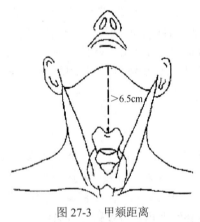

图 27-3 甲颏距离

甲颏距离（thyromental distance）是指颈部完全伸展时，从甲状软骨切迹到下颏尖端的直线距离。正常人甲颏距离在 6.5cm 及以上（图 27-3）。当此距离小于 6cm 或小于检查者三横指的宽度时，提示可能会出现窥喉困难。测量时注意患者取坐位或仰卧位，放松状态，头尽量后仰，确保头处于伸展位。也可以通过测量胸骨上窝和颏突的距离（胸颏间距）来预测困难插管。正常的胸颏间距应大于 12.5cm，如小于此值，可能会有插管困难。还可预测下颌骨的水平长度，即下颌角至颏的距离来表示下颌间隙的距离，小于 9cm 时提示气管插管可能会存在困难。

（二）头颈活动度

头颈部活动度检查是指寰枕关节及颈椎的活动度是否直接影响头颈前屈、后仰，该指标对气管插管时声门暴露程度有显著影响。在气管插管时，需要保证口、咽、喉三轴线接近重叠，而提前判断头颈部活动度对气管插管时能否保证充分暴露气道至关重要。正常头颈前屈、后仰范围在 90°～165°，老年人活动范围降低 20%，如头后仰不足 80° 常导致气管插管操作困难。头颈部活动范围可因几种情况而减少：先天性 C_1 棘突突出或枕寰间隙狭窄、类风湿关节炎、强直性脊柱炎、颈椎结核、颈椎骨折脱位及颈部瘢痕挛缩等；也常见于肥胖患者因颈短粗或颈背脂肪过厚而导致头后伸受限；个别烧伤和放射治疗的患者因颏胸粘连而导致颈部活动受限。如果强行头后仰会使颈椎中段前凸，使喉头向前移位，喉头暴露更加困难。

（三）张口度

张口度是指最大张口时上、下切牙间的距离，判定及测量方法是以患者自身的示指、中指、环指并列垂直置入上、下中切牙切缘间测量，正常应为3.5～5.6cm（图27-4）。正常人张口度为3横指，舌-颌间距在正常人不少于3横指，甲状软骨在舌骨下2横指，即所谓的3-3-2法则。张口度小于3cm或检查者两横指时，常妨碍喉镜置入，导致喉镜显露困难，＜1.5cm则无法用常规喉镜进行插管。

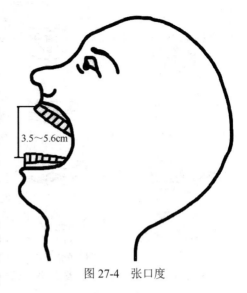

图27-4 张口度

影响张口度的因素包括咬肌痉挛、颞下颌关节功能紊乱以及各种皮肤病变，张口困难常见疾病有智齿冠周炎并发嚼肌间隙感染、颞肌间隙感染、外伤导致下颌骨骨折、颞下颌关节病变、翼腭窝深部肿瘤等。咬肌痉挛可以使用麻醉药和肌松药改善，但应慎用，而颞下颌关节功能紊乱以及皮肤病变通常麻醉后也难以改善。

（四）改良的 Mallampati 分级

改良的 Mallampati 分级是目前最常用的判断咽部暴露程度的分级方法。患者保持坐位，最大限度张口伸舌发"啊"音，同时观察口咽部。根据观察到的结构将暴露程度分为四级：Ⅰ级可见软腭、咽腭弓和悬雍垂；Ⅱ级可见软腭、咽腭弓和部分悬雍垂；Ⅲ级仅见软腭、腭垂基底部；Ⅳ级仅见硬腭。咽部结构分级愈高预示喉镜显露愈困难，Ⅲ～Ⅳ级提示困难气道（图27-5）。

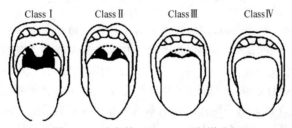

图27-5 改良的 Mallampati 气道分级

（五）上唇咬合试验

上唇咬合试验是2003年由 Zahid Hussain Khan 等引入的一项独立预测困难气管插管的方法，其较改良 Mallampati 口咽评分法更具特异性和精确性。患者坐直，下颌尽量前倾，用下切牙咬上嘴唇。下切牙超过上唇线为Ⅰ级；下切牙低于上唇线为Ⅱ级；不能咬住上唇为Ⅲ级。Ⅱ～Ⅲ级提示声门暴露困难，插管可能会遇到困难。

（六）喉镜显露分级

喉镜显露分级以 Cormach-Lehane 分级最为常见，该分级是以直接喉镜暴露下的声门结构分级，与咽部分级有一定的相关性，可作为判断插管难易程度的参考指标。Ⅰ级为声门完全显露；Ⅱ级能看到杓状软骨（声门入口的后壁）和后半部分声门；Ⅲ级仅能看到会厌；Ⅳ级看不到会厌。Ⅰ、Ⅱ级插管容易，Ⅲ级插管难度明显增加，但对于有经验者尚不足以构成困难，Ⅳ级为插管困难。Mallampati 分级为Ⅳ级者，喉镜显露几乎为Ⅲ～Ⅳ级（图27-6）。

（七）辅助检查

了解病史并进行体格检查后，对怀疑有气道困难的患者，可以使用辅助检查帮助评估和诊断。

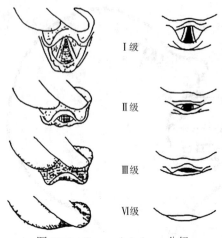

图 27-6　Cormach-Lehane 分级

喉镜、超声、X线检查、CT和MRI、3D打印等影像学检查有助于评估困难气道，并可明确困难气道的特征与困难程度。

1. 喉镜"快速"检查法　对于具有高危因素的可疑困难气道患者（如有气道肿瘤或有上呼吸道严重感染患者），应在清醒镇静表面麻醉下行快速床边内镜、可视喉镜或气管镜检查，如果在直接喉镜或可视喉镜下能够获得满意的视野则可以考虑进行全麻诱导。

2. 超声检查　超声测量皮肤与舌骨的距离、舌体积、皮肤到会厌的距离，有助于评估气道是否为困难气道。拟行经皮气管切开术前可使用POCUS来确定气管的位置，当进行喉镜检查评估气道有困难时，也可以用超声来估计颈部脂肪的厚度。

3. 放射学检查　有些患者需要通过检查颈椎X线、CT或MRI来评估头颈活动度或头面部畸形情况。开放气道的难易程度可以通过CT或MRI来评估。胸部或颈部X线检查可显示气管偏移或狭窄及颈椎畸形，这对于创伤患者尤为重要。有锁骨以上或严重多发创伤时，均应行X线检查，但此检查不能排除重要韧带损伤，气管插管时需注意颈髓的保护。颈椎侧位片可发现颈椎融合、寰枢椎不全脱位、颈椎退行性疾病、椎间盘病变等。

以上各组方法预测困难气道具有一定的特异性和敏感性，单一方法还不能预测所有的困难气道。正确地评估气道，可以帮助麻醉医师在麻醉和气道管理中做好充足的预判和准备。

第三节　声门上气道管理

气道管理是采用专业的方法维持或确保患者气道处于开放的状态。其中，声门上气道管理是日常麻醉气道管理以及气道急救等多种情景中建立和维持气道通畅的重要措施。声门上气道管理的方法和工具有单/双手托下颌法、口/鼻咽通气道、面罩通气术，以及声门上气道装置（supra-glottic airway devices，SAD）等。面罩通气术依然是气管管理初学者必须掌握的技能，并且是其他气道管理的基础。SAD越来越多地被用作面罩通气和（或）气管插管的替代品，成为气道管理的重要工具。在气道管理中发挥着两大作用：第一，作为气道管理工具，用于正压通气或者保留自主呼吸时使用；第二，在既不能插管又不能面罩通气时，可使用SAD通气，进而可通过其进行插管（应用插管型喉罩）。SAD中最常见的是喉罩（laryngeal mask airway，LMA）类，又分为单管喉罩、双管喉罩、可视喉罩和气管插管型喉罩。本章节选取面罩通气术和声门上气道装置-喉罩通气术为主要内容，并以喉罩的演进为例为研究生提示气道工具开发和临床应用研究的思路。

一、面罩通气术

面罩通气工具易于获得，方法容易掌握。初学气道管理技能时应尽可能多地使用面罩通气，成功的面罩通气是所有呼吸道管理的基础。在患者通气不足或意识消失时，面罩通气是一种有效、无创地提供通气和氧合的方法，而当直接喉镜暴露困难时，有效的面罩通气是生命支持甚至挽救生命的重要措施，是保证临时氧合和通气的必要手段。在紧急气道管理和危重患者救治中，面罩通气至今发挥着无可替代的作用。

作为声门上气道管理的基础管理方法，采用面罩通气术也需要对患者进行气道评估。对于睡眠呼吸暂停综合征患者和肥胖患者等，在使用面罩通气术时，使用双手托下颌法，并用口/鼻咽通气道辅助。如果发生面罩通气困难，则需要按照困难气道方案进行下一步处理，以尽快解决通气问题。

面罩通气的适应证包括为无胃内容物反流、误吸危险者的短小手术施行全身麻醉通气；气管内插管前为患者预充氧去氮；紧急情况下进行辅助或控制呼吸，如心肺复苏的现场急救。在紧急情况为挽救生命时，面罩通气无绝对禁忌。但以下情况需要谨慎使用：上气道异物梗阻；严重误吸引起的窒息性呼吸衰竭；饱胃；未经减压及引流的张力性气胸、纵隔气胸或大量胸腔积液；重度肺囊肿或肺大疱；中等量以上的活动性咯血。面罩通气的并发症有胃胀气、胃内容物反流、误吸，吸入性肺炎。

二、喉罩通气术

喉罩广泛应用于临床麻醉、急救复苏与困难气道管理中。从某种意义上讲，喉罩的发明是基于面罩，是将罩于口鼻上的面罩异形而置于声门之上。1981 年，英国麻醉医师 Archie Brain 发明了喉罩（LMA）。作为 SAD 中最常见的喉罩类，不断演进，从外形和功能分为单管型喉罩、双管型喉罩（引流型喉罩）、气管插管型喉罩和可视喉罩等。麻醉医师需合理选择、使用喉罩，关注通气质量，围术期加强监测与术后随访，最大限度地避免相关并发症的发生。

喉罩通气可适用于手术室内常规管理气道、喉镜暴露困难、球囊-面罩通气困难患者，或是遇到不能气管内插管，是不能通气时的急救工具，以及进行纤维支气管镜插管的辅助工具。禁忌证有严重的上呼吸道梗阻、张口受限、饱胃或潜在的胃反流（急救时相对禁忌证）；气道峰压过高的正压通气（急救时相对禁忌证）。并发症包括咽喉黏膜局部并发症；气道梗阻；通气漏气；杓状软骨半脱位；神经损伤；胃胀气；胃内容物反流、误吸，吸入性肺炎。

单腔和双腔喉罩结构虽有不同，但使用的方法大致相同。

（一）常规法

用左手从后面推患者的枕部，使颈伸展、头后仰，右手示指和拇指握持充分润滑的 LMA，开口面向患者额部，紧贴上切迹的内面将 LMA 的前端插入口腔内，然后向上用力将 LMA 紧贴硬腭推送入口腔，用示指放在通气导管与通气罩的结合处向里推送 LMA，尽可能用示指将 LMA 推送至下咽部，下端进入食管上口，上紧贴会厌腹面底部，罩内的通气口正对声门。当深度满意时，可感到有阻力，左手握通气导管固定 LMA，再退出示指，充气后与麻醉机连接，评估通气功能后调整固定。除使用示指和中指引导外，还可使用拇指引导喉罩的插入，这种方法适用于由于各种原因，操作者不能从患者后侧进行操作的情况下，具体操作步骤如下：操作者一手持喉罩，拇指位于罩体和气道管的连接处，其余手指位于喉罩的背侧，操作者面向患者，置入过程与示指引导方法相似，只是插入的过程中拇指及喉罩的罩口始终面向下颌。

（二）逆转法

置入方法与常规法基本相同，只是先将喉罩口朝向硬腭置入口腔至咽喉底部后，轻巧旋转180°（喉罩口对向喉入口）后，再继续往下推置喉罩，直至不能再推进为止。

（三）侧位法

喉罩以 45° 滑过硬腭，同时通气罩近端压向一侧，通气罩远端压向另一侧。置入过程中，应以通气罩的远端侧面作为与硬腭的接触边，顺势将喉罩以 45° 滑过硬腭并推入口咽部，一旦通气罩到达喉咽位置，即将其放正（开口面向咽喉）。

喉罩置入的理想位置：喉罩套囊的侧边对着梨状隐窝，近端的前表面在舌根后方、扁桃体水平以下。喉罩套囊的凹陷面正对杓会厌襞，套囊后面紧贴咽后壁。将罩周围的套囊充气后，即可在喉头部形成封闭圈，从而保证了通气效果。<10 岁的患儿置入喉罩的平均深度 =10.0（cm）+0.3（cm）× 年龄（岁）。

气管插管型喉罩是在单管喉罩和双管喉罩的基础上扩大了通气管的内径，优化了通气管的弧度，改进了会厌栅栏的设计，使得在置入喉罩能进行通气后还可以经喉罩通气管插入气管导管。目前有 Fastrach 喉罩、Aura-i 喉罩、BlockBuster 喉罩及 Cookgas 喉罩。

CTrach 插管型可视喉罩是在 Fastrach 插管型喉罩基础上加装了可视系统，在喉罩内增加了内置性光导纤维束，其近端通过磁性接头与显示器相连，远端开口于会厌提升板下方，可以在显示器上直视喉部结构，并完成气管插管。在采用 CTrach 插管型可视喉罩引导气管插管时，在显示屏上获得清晰的声门图像是 CTrach 插管型可视喉罩引导气管插管成功的前提和关键。在声门图像暴露不佳时，通过单次或重复使用部分后退再置入的调节手法效果较好，并且在调节过程中同时辅助正压通气能有效缩短寻找声门时间。

第四节　气管内插管及拔管技术

气管内插管是将人工气道与解剖气道连接的最可靠的方法，是麻醉医师最常用的声门下气道管理手段。气管内插管是通过口腔或鼻腔经喉把特制的气管内导管插入气管内的技术，如把导管插入单侧支气管即称为支气管内插管。

一、插管前的准备及麻醉

插管前必须准备好所有设备和器材，人员到位，相关药品（麻醉药、血管活性药等）准备齐全。插管前准备不足或对困难气道预计不够，不仅可导致插管失败，更可能威胁患者的生命安全。

（一）插管前对患者的检查和评估

插管前应常规对患者进行有关检查和评估，包括病史、一般检查与特殊检查（具体见本章第 2 节），从而决定插管的途径、导管的型号、适于插管的麻醉方法以及是否存在插管困难等。

（二）插管用具的准备

插管前应准备的基本设备有：①给氧及通气装置；②面罩(适当大小)、口咽通气道、鼻咽通气道；③气管内导管（适当大小）；④管芯和牙垫；⑤麻醉药及肌松药；⑥吸引装置及吸引管；⑦插管钳；⑧喉镜及适当的喉镜片；⑨听诊器；⑩呼气末二氧化碳传感器 / 脉搏血氧饱和度传感器和监护仪。

1. 喉镜的选择和检查　临床上可供选择的直接喉镜种类较多，其用途和使用方法也各不相同，应根据操作者的使用习惯及患者情况加以选择。婴儿选择直喉镜片，儿童和成人常用的是传统的 Macintosh 喉镜（弯喉镜片）。成人根据体型选择 3 号或 4 号镜片。使用前须检查喉镜电池的电量是否充足、喉镜片前端的灯泡或光纤是否明亮。除此以外，可视喉镜在部分医院已得到了普及，型号选择同前。

2. 气管导管的选择和检查　成人一般选择内径 7.0～7.5mm 的气管导管，小儿气管导管内径可根据经验公式进行选择，即导管内径（mm）= 患儿年龄（岁）/4+4。选择好导管后，应另外再备两根分别大于和小于该导管内径 0.5mm 的导管，以备插管过程中根据患者的实际情况及时调整气管导管的型号。检查导管套囊是否漏气，并将导管前端和管芯用医用润滑剂或生理盐水润滑；将导管芯置于气管导管腔内，根据患者的喉部位置情况，将气管导管保持合适的弯曲度，以便提高插管的成功率。导管芯前端不能超出气管导管。所有的操作均应保持气管导管的无菌状态。

二、气管内插管

气管内插管根据径路可分为经口腔或经鼻插管，按插管是否显露声门分为明视或盲探插管法。经口或者经鼻均可采用明视或者盲探插管法。

（一）气管内插管的适应证和禁忌证

1. 适应证　气管内插管可保持患者的呼吸道通畅，防止异物进入呼吸道，便于及时吸出气管内的分泌物或血液；进行有效的人工或机械通气；便于吸入全身麻醉药的应用。因此，需要保障上呼吸道开放的手术，如头颈部手术、俯卧位或坐位手术、呼吸道畸形患者；避免胃内容物误吸，如腹压增高频繁呕吐（如肠梗阻）或饱胃全麻患者；需要反复吸引气管内分泌物，如休克肺全麻手术；需要长时间正压通气，如开胸手术、需要用肌松药的患者、呼吸衰竭的患者；某些特殊的麻醉，如并用降温术、控制性降压等；因各种原因需要进行机械通气者、心肺复苏以及新生儿严重窒息时，都是气管内插管的适应证。

2. 禁忌证　绝对禁忌证包括喉水肿、急性喉炎、喉黏膜下血肿。相对禁忌证包括呼吸道不全梗阻者禁忌快速诱导插管；主动脉瘤压迫气管者；合并出血性疾病（如血友病）鼻咽部纤维血管瘤、鼻息肉或反复鼻出血者禁忌经鼻插管。但当气管内插管作为抢救患者生命所必须采用的抢救措施时，均无绝对禁忌证存在。

（二）气管内插管方法

根据插管时是否需要显露声门分为明视插管和盲探插管；根据插管路径分为经口插管和经鼻插管；根据插管前麻醉方法分为慢诱导插管、快诱导插管和清醒插管等。

1. 经口明视气管内插管术

（1）预充氧去氮：患者插管前以面罩纯氧通气至少 3min，以排出患者体内的氮气，增加肺内的氧气储备，延长插管的安全时限。

（2）插管的体位：患者仰卧时，三轴线彼此相交成角，并不处于一条支线。如果在患者枕下垫一薄枕，使患者的头部垫高约 10cm，麻醉者右手压患者前额，使头在枕寰关节处尽量仰伸（"嗅花位"），这个体位可以使患者咽、口、喉三轴线接近重叠，插管径路接近为一条直线，利于显露声门。

（3）插管操作方法

1）喉镜的置入和声门的窥视：操作者左手持喉镜柄，右手提颏张口并拨开上下唇。从患者右侧口角置入喉镜片，沿患者的舌背面向下滑行，在将喉镜片逐渐移至口正中部的同时，将舌体略压向左侧。显露腭垂后，继续沿舌背部的曲线轻柔地将喉镜片向下滑入，直至看见会厌软骨。使用弯喉镜片时，在明视下将喉镜片的前端伸入舌根与会厌软骨根部之间的会厌谷，再向上、略向前上提喉镜，使会厌向上翘起紧贴喉镜片，以显露声门。如果使用直喉镜片（如 Miller 喉镜）时，在暴露会厌软骨后，将喉镜片置于会厌软骨的喉面，直接向前上方挑起会厌，即可显露声门。注意上提喉镜时，用力的方向应与喉镜柄的方向一致，即朝向患者足部上方天花板的方向，大致为前上方 45°。这时注意不要弯曲自己的腕部或将喉镜片在患者的牙齿上撬动，以免损伤牙齿或软组织（图 27-7）。

2）气管导管的置入：置管时右手以持笔式持气管导管，在明视声门的情况下将气管导管沿患者的右口角置入，避免导管阻挡操作者的视野，亦不要使牙齿刮破导管套囊。气管导管进入声门后，将导管内的管芯拔出，继续置管，直到气管导管的套囊进入声带下 3～4cm 的位置。然后将牙垫置入患者的切牙之间，退出喉镜。使用注射器将导管套囊充气，最佳充气标准是使套囊内压力为手控呼吸下套囊周围无漏气时的最小压力。成年人置管平均深度（即气管导管前端至切牙距离）为 22～24cm。

3）气管导管插入气管的确认：导管插入气管的间接征象为听诊双肺呼吸音对称，可见双侧胸廓对称起伏；胃内无气流声，胃无充气膨胀；吸气时肋间隙饱满；呼气时导管壁出现"白雾"，吸气时"白雾"消失；按压胸廓时能从气管导管听到气流排出；如有自主呼吸，可见呼吸囊随呼吸有相应的张缩，并且呼出较大的潮气量；脉搏血氧饱和度良好。导管插入气管的直接征象：明视导管在声带之间；纤维支气管镜视及气管环及气管隆嵴；监测呼气末二氧化碳分压（$P_{ET}CO_2$），显示 CO_2 呼吸波。理想的导管位置：其前端应位于气管的中段，气管隆嵴上 3～7cm。确定导管插入气管后记录导管在切牙处的刻度，供术中出现疑问时进行核对。

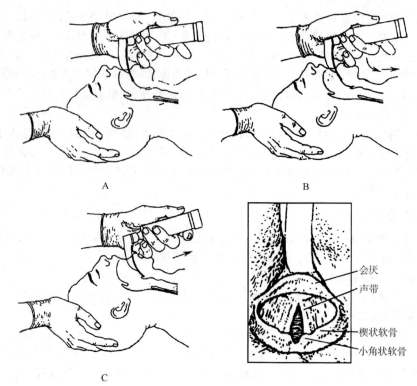

会厌
声带
楔状软骨
小角状软骨

A

B

C

图 27-7 喉镜的置入和声门的窥视

4）气管导管的固定：最好采用专用的导管固定器来固定导管，也可采用胶带或气管导管固定带固定导管。ICU 患者气管内插管后应用适当的镇静药物，并限制患者上肢的活动，以防患者自己意外拔管。

（4）插管的注意事项：①插管时患者应处于适当的麻醉深度，以使咬肌松弛、张口满意，并抑制咽喉反射；②暴露过程中如发现咽喉反射活跃，宜暂停插管，在辅助通气下适当加深麻醉，清醒插管者可作喉部表面麻醉；③喉镜的着力点应始终位于喉镜片的顶端，并采用上提喉镜的手法，严禁将上切牙作为支点，以防损伤牙齿；④导管插入声门时必须动作轻柔，避免使用暴力。

2. 经鼻气管内插管术

（1）适应证与禁忌证：适应证与经口气管内插管相似，尤其适于一些不适合经口气管内插管的特殊患者选用，如颈椎不稳、下颌骨骨折、口咽部感染、需较长时间带管者等。

禁忌证：此操作的创伤程度高于经口气管内插管。主要禁忌用于凝血功能障碍、面部中段创伤、颅底骨折以及可能有颅内压增高等的患者。

（2）经鼻插管的准备：插管前应用生理盐水及棉签清洗鼻腔内的分泌物，给鼻黏膜滴入数滴血管收缩药（如 3% 麻黄碱）和液体石蜡，以减少出血风险。气管导管使用医用润滑剂充分润滑。如果清醒插管还应滴入表面麻醉药。选择患者通气较好的一侧鼻孔作为鼻插管入口。

（3）操作要点

1）经鼻明视气管内插管术：经鼻明视气管内插管时，基本上与明视经口插管法相同。注意以下几点：必须将导管与面部作垂直的方向插入鼻孔，沿鼻底部出鼻后孔至咽腔，切忌将导管向头颈方向推进，否则极易引起严重出血。鼻翼至耳垂的距离相当于鼻孔至咽后腔的距离。当导管推进至上述距离后，用左手持喉镜显露声门。右手继续推进导管进入声门，如有困难，可用插管钳夹持导管前端送入声门。

2）经鼻盲探气管内插管术：经鼻盲探气管内插管术是在保留患者自主呼吸下，导管置入鼻腔后，通过患者呼吸气流的导引而盲探置管的一种方法，既往多用于张口度小、喉镜暴露困难或不适于喉镜暴露而需气管内插管的患者。与明视经鼻插管不同之处有宜在较浅的全麻或清醒状态下插管，必须保留较大通气量的自主呼吸；需依靠导管内呼吸的气流声强弱或有无，来判断导管斜口端与声门的位置和距离，导管口越正对声门，气流声越响，当调整至声响最强时，缓慢推进导管入声门，插管成功后导管口有连续呼吸气流；如推进导管受阻，同时呼吸气流声中断，提示导管前端触及梨状窝、误入会厌谷、误入食管。该方法即使是具备丰富插管经验的操作者，成功率也难以保障，并不适合初学者使用。近年来，随着纤维支气管镜等辅助插管技术日益成熟和推广，该方法在临床上的使用逐渐减少。

三、支气管插管术

随着胸腔手术的发展，要求术中将两肺分隔并能进行单肺通气。支气管内插管通常可以选择3种器具：双腔气管导管（double-lumen endotracheal tube，DLT）、单腔支气管导管（single lumen endobronchial tube）和单腔支气管堵塞导管（如 Univent 单腔管系统）。

（一）适应证及优缺点

支气管插管可以使健侧肺和病侧肺的气道隔离通气，适应证包括：①大咯血、肺脓肿、支气管扩张症痰量过多或肺大疱有明显液面的休克肺患者，可避免大量血液、脓液或分泌物淹没或污染健侧肺；②支气管胸膜瘘、气管食管瘘；③拟行肺叶或全肺切除术的患者；④外伤性支气管断裂及气管或支气管成形术时，可防止患侧漏气；⑤食管肿瘤切除或食管裂孔疝修补；⑥分侧肺功能试验或单肺灌洗治疗；⑦胸主动脉瘤切除术；⑧主动脉缩窄修复术；⑨动脉导管未闭关闭术等。

支气管插管的优点有：①可使健侧肺和病肺隔离通气，避免大量血液、脓液或分泌物淹没或污染健侧肺；②防止患侧支气管漏气；③显著改善开胸条件，便于手术操作。缺点有：①单肺通气易致动脉低氧血症。麻醉者必须权衡使用双腔支气管导管单肺通气使开胸侧肺萎陷引起的低氧血症，因为开胸后肺内分流大小取决于缺氧性肺血管收缩程度及手术侧肺萎陷的程度。企图升高通气侧肺泡内压以改进动脉血氧合，反而使通气侧肺血流转移至非通气侧而增加肺内分流；有时对非通气侧应用呼气末正压，使其血流转向通气侧肺，才能恢复满意的动脉氧分压。②支气管导管内径较细，如 Carlens 双腔管 F39 和 F37 号内径分别相当于普通气管导管 F30（ID7.0）和 F28（ID6.5），将明显增加通气阻力，应辅助用肌松药进行控制呼吸。

（二）双腔气管导管插管

双腔导管支气管插管可使左、右肺通气隔离，并可独立地进行一侧或双侧通气及分别吸引两侧肺内分泌物，所以是目前最常用的支气管内插管方法。

1. 双腔导管种类 过去最常用的为卡伦（Carlens）双腔管（图 27-8），其左分支导管附有套囊斜向左侧便于进入左主支气管，在其套囊根部有一舌状小钩称 Carlens 小钩，插管后正好骑跨在气管隆嵴上，同时在小钩上方有右管腔的开口正对右主支气管，近端还有充气套囊。怀特（White）双腔导管类似卡伦双腔管，但其分支导管斜向右侧，并有开口，不致堵塞右肺上叶支气管。现常用的 Robertshaw 双腔管，类似卡伦双腔管及怀特双腔管，取消了卡伦钩，便于插管操作。右分支的双腔管仍有阻塞右主支气管不严（漏气）或有阻塞右肺上叶支气管开口的危险。由于不具备卡伦钩，导管位置不易固定牢靠，翻身后应再次确认导管位置。

2. 双腔导管的插管和定位方法 插管方法基本类似气管插管，插管前充分吸氧，尽可能用喉镜显露声门，右手握导

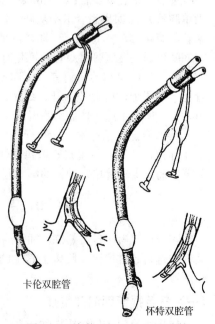

卡伦双腔管

怀特双腔管

图 27-8 卡伦（Carlens）双腔管

管使分支端向上（前），一旦分支端进入声门即将导管向所需插入的支气管方向旋转 90° 角（顺时针或逆时针均可），继续推进导管，一般男性插入 29～30cm，女性插入 27～29cm。先将蓝色或红色支气管的套囊充气，再经"白"色充气套囊将主气管的套囊充气，然后在两侧分别通气时用听诊器听诊两侧肺呼吸音，或用纤支镜确定导管位置。吸痰时应预先确定吸痰管与导管同长的标记，以免插入过深损伤组织；同时应备左、右吸痰管，避免交叉使用造成感染。

3. 双腔支气管插管并发症　除单肺通气影响动脉氧合外，导管本身也可引起一些严重的并发症，包括气管支气管树破裂、创伤性喉炎、肺血管与双腔管意外缝合。气管支气管树破裂的主要原因是由于支气管套囊压力过高所致。为减少气管支气管树破裂并发症的发生，应注意在支气管壁异常的患者中应该谨慎使用双腔管；选择合适型号的塑料双腔管；保证导管位置正确；防止导管套囊过度膨胀；转换体位时放松支气管套囊；缓慢给支气管套囊充气；吸入 N_2O 时，选用液体或利多卡因充填套囊；转换体位时防止导管活动。

4. 双腔支气管插管的相对禁忌证　由于插管困难或者危险，有些情况下双腔管是相对禁忌的，包括饱胃患者；双腔管行进途中气道有病灶的患者；身材小的患者（35F 太粗，而 28F 太细）；患者上呼吸道解剖提示插管困难，如内收的下颌、前凸的切牙以及颈短粗、喉前移；特别危重的患者，如已行单腔插管，不能耐受短时间的无通气和停止 PEEP；或者患者并存有上述情况，都是双腔气管插管的相对禁忌证。

（三）单腔管支气管内插管

对于咯血的患者，应用单腔管进行支气管插管是有效实现肺分隔的最容易、最快速的方法，尤其是对于左肺出血。当条件有限又必须对小儿行单肺通气时，可选择单腔管支气管插管。

（四）单腔支气管堵塞导管

此技术是将气管导管与支气管堵塞相结合，以获得有效的肺隔离，其单腔管口径大，以便于吸引和通气，可应用于选不到合适型号双腔管的儿童。最小的双腔管是 26F，适用于 8～12 岁、体重 25～35kg 的患者。最常用的是 Univent 导管。

1. 单腔支气管堵塞导管的特点　① Univent 导管的放置容易，速度更快，同样能达到单肺通气的目的，尤其适用于困难插管和抗凝治疗的患者；②放置支气管堵塞管时患者可持续通气，侧卧位患者也很容易放置；③ Univent 导管术后可以留在原位行机械通气，避免了换管（由双腔管换为单腔管）；④如果患者术中从仰卧位转为俯卧位，Univent 导管的位置不会改变；⑤由于支气管堵塞管具有可移动的特点，可选择性地肺部分堵塞，有利于避免单肺通气的低氧血症；⑥支气管堵塞期间可通过支气管堵塞管的管腔对萎陷肺实施 CPAP。

临床应用存在的问题有：①影响全肺切除的操作，在切开、结扎支气管残端前，必须将内套管缩至呼吸道，因此在切开、缝扎支气管时有漏气；②不能对任意单侧肺行间歇性正压通气和吸引功能，所以不适于休克肺患者的手术；③内套管移位及阻塞不全的发生率较高。

2. 适应证　预计术后必须行机械通气的患者，可避免术后换管带来的危险；胸椎手术术中需变换体位，应用单腔支气管堵塞导管可避免导管移位；如果气道严重变形，可能会影响双腔管的放置，而对支气管堵塞导管的影响则很小；如果双肺都需要阻塞，最好选用单腔支气管堵塞导管。

四、气管、支气管内插管的并发症

随着插管操作日益熟练，插管用具不断改进及肌松药的应用，气管插管的并发症也显著减少，其获益远远超过风险。临床上发生的并发症多为麻醉者对并发症的原因不够熟悉、操作或管理不当所致。

（一）气管插管即时并发症

1. 牙齿及口腔软组织损伤　多为操作粗暴引起，如：① 喉镜置入不当，误将下唇或舌尖挤在喉镜片和下切牙之间，造成下唇或舌尖切伤血肿。喉镜置入过猛、过深，可能损伤咽后壁黏膜引起出血，如果偶尔挑破梨状窝发生颈部皮下气肿，应取粗针在颈部皮下气肿处穿刺吸引。如上提喉镜不当，误将上切牙作杠杆支点，用力向后旋压，常造成上切牙松动或脱落，脱落牙必须及时找到，置于生理盐水中以备再植，如找不到时应立即作胸腹透视，务必找到其下落。②插管粗暴也可引起软组织损伤，但极为少见。临床上曾有鼻插管经鼻孔后误向头顶猛插，造成黏膜出血；过鼻后孔后暴力探插误入咽后间隙，造成术后咽后壁血肿；早期还有暴力插管刺破气管的个案，插管后发现不通气，同时在颈部皮下触到导管前端，甚至并发纵隔气肿，虽属少见，但应完全杜绝。

2. 高血压及心律失常　置入喉镜、气管插管或套囊充气时均可能并发一过性血压升高，多与血液中去甲肾上腺素浓度增高有关。喉镜及气管插管引起的一过性心血管交感反应对正常循环功能的患者影响轻微，但这类插管应激反应对原先有高血压的患者却可引起严重后果，还可危及冠状动脉硬化、瓣膜疾病、颅内压增高患者的生命，应预先应用药物处理以减轻置入喉镜时的升压反应，如置喉镜前 90s 静脉注射利多卡因（1.0～1.5）mg/kg 或置喉镜前 2～4min 静脉注射芬太尼（5～6）μg/kg，均可减轻此循环系统反应。

心律失常患者在浅麻醉下插管有 5%～15% 发生窦性心动过速或心动过缓，在充分给氧的情况下即使发生也不会十分严重和持久。成人插管前给予充氧 3～5min，插管时呼吸中断 2～3min，动脉血氧分压也仍高于清醒时水平。

3. 气管导管误入食管　气管导管滑入食管通常不难及时发现，也不致引起窒息意外，但临床上确有误插入食管未能及时发现，甚至出现窒息死亡的案例，主要还是警惕不够。由于插管前给肌松药和纯氧吸入，呼吸消失，误入食管也不迅速出现发绀体征，尤其肥胖患者通气时胸廓运动不显著，外加腹壁脂肪丰满，误入食管加压给氧，腹壁膨隆不明显，通气时腹壁听诊也不清晰，从而混淆了窒息体征。其实稍加注意，还是可以鉴别诊断的，如压迫胸壁时气管导管无气体喷出或呼气囊不见呼气时膨胀，通气时胸廓听诊无呼吸音，同时应鉴别胃内"咕噜"声的传导。除直接看到导管通过声门、纤维支气管镜定位和检测 $P_{ET}CO_2$ 之外，其他临床常用定位方法可靠性欠佳，包括听诊双肺呼吸音和观察胸廓运动、压迫胸廓时导管内有气体呼出、胃部听诊、观察贮气囊的充盈和运动以及 X 线胸片等。

4. 误吸　指胃内容物受重力作用，或因腹压增高，胃内容物反流进入咽喉腔及气管内。饱胃患者和预先没有正确估计出困难气道的患者，发生误吸的风险增加。快速诱导和清醒插管是防止患者误吸的方法。当导管放置正确，并且套囊膨胀时，仍有发生误吸的可能，但概率大大降低。

（二）留置气管内导管期间的并发症

全身麻醉下采用气管插管容易保持气道通畅，只有极个别情况下出现导管梗阻、脱出等并发症。

1. 气管导管梗阻　常见的为导管斜口与气管壁相贴梗阻，如左侧卧位垫枕过高使头位过度右偏，或气管受压变形气管壁易与导管斜口相贴；套囊厚薄不均，充气后畸形膨胀阻塞斜口或将斜口压向气管壁；此外导管内附着干枯黏痰、血块，均可造成导管梗阻。一旦出现完全或不完全梗阻，必须寻找原因，迅速纠正，如使用吸痰管插入梗阻部位试探或套囊放气、移动导管等措施纠正，通常来不及用纤维支气管镜确诊梗阻原因。

2. 导管脱出　多为术中管理不当所致，如导管固定不牢或插入过浅、变动俯卧位或头位过度后仰或前屈、呛咳动作等均可能使导管脱出声门外，特别在小儿患者更为多见。因此必须妥善固定导管及抑制呛咳。

3. 导管误入单侧主支气管　气管导管插入过深，或移动导管易误入一侧支气管，特别在小儿插管时更易发生，一般进入右侧主支气管。有怀疑时应迅速听诊左肺上叶呼吸音是否消失及快速使套囊充气，同时触摸胸骨上凹，检查套囊膨胀感是否消失。确诊后应及时将导管退至气管内。

4. 呛咳动作　麻醉过浅、未用肌松药进行气管插管时，常出现剧烈的变相"咳嗽"，称为"呛咳动作（bucking）"，即插管后声门不能关闭，而胸壁及腹壁肌肉仍可持久出现类似咳嗽的阵发性收缩动作,增加氧耗量又影响通气,易产生动脉低氧血症,以及颅内压、血压增高和缝合伤口撕裂。杓状软骨的用力内收,挟住导管还可使喉创伤或使导管脱出。足量的肌松药、静脉注射芬太尼 0.3mg 或利多卡因 50mg 均可防治呛咳动作。

5. 支气管痉挛 在浅麻醉下进行气管插管或插管后肌松药的作用消失偶尔会出现支气管痉挛。患者出现发绀,而贮气囊难以向肺内挤入气体。听诊有明显的喘鸣音,可能为导管插入过深刺激气管隆嵴或胃酸反流误吸所致。应排除原因,吸入卤烃类吸入麻醉药或静脉注射氯胺酮均可有效缓解。

6. 吸痰操作不当 气管内插管时如导管内无分泌物及湿啰音,不宜常规用吸痰管吸痰,以免逆行感染。但术中痰量过多或肺切除血液流入气管内,必须及时多次吸引,如延误时间,血性液体可能凝成支气管状凝块,吸出更加困难,必要时可将吸痰管向外一起拖出。此外,切忌持续吸痰时间过长,以免引起严重低氧血症,导致心动过缓,甚至心搏骤停。新生儿吸痰时间过久、负压过大还可发生肺萎陷及上腔静脉、主肺动脉及心脏横径增大,增加静脉回流,使缺氧心脏增加负担,有发生突然死亡的危险,应引起高度警惕。

五、气管拔管术

气管拔管是气道管理中的一个高危环节。尽管拔管时各种并发症发生的概率较低,但是拔管和复苏期间致死的案例时有发生,因此要求所有的拔管操作均应在麻醉科主治医师或主治医师以上人员指导下进行。拔除气管导管前应具备下列条件:①拔管前必须先吸尽残留于口、鼻、咽喉和气管内的分泌物,拔管后应继续吸口咽腔内的分泌物;②肌肉松弛药的残余作用已被满意逆转以及麻醉性镇痛药的呼吸抑制作用已消失;③咳嗽、吞咽反射活跃,自主呼吸满意。气管拔管主要分为如下几个步骤:①拔管计划;②拔管准备;③拔管操作;④拔管后监护。

(一)拔管计划

在麻醉诱导前就应制订详尽的拔管计划,包括拔管后不能维持呼吸道通畅时重新插管的计划,该计划包括对气道和危险因素的评估。大体上气管拔管分为"低危"和"高危"两大类,又可分为清醒拔管和深麻醉下拔管两种方法。

1."低危"拔管 常规拔管操作即可。适用于患者气道情况在诱导期间并无特殊,整个手术过程中气道也未发生变化,也不存在某些危险因素。

2."高危"拔管 "高危"患者的拔管应该在手术室内或 ICU 执行。拔管时常存在一些潜在的并发症风险。拔管高风险的相关因素如下。

(1)已经存在的困难气道:诱导期间可预料的或不可预料的,以及手术过程中可能会加剧的困难气道。包括肥胖、阻塞性睡眠暂停综合征以及饱胃的患者。

(2)围术期间气道恶化:诱导时气道正常,但在围术期发生变化。例如,解剖结构的改变、出血、血肿、手术或创伤导致的水肿以及其他非手术因素。

(3)气道受限:诱导时气道通畅,但在手术结束时受限。例如,与外科共用气道、头部或颈部活动受限(下颌骨金属丝固定、植入物固定、颈椎固定)。

(4)其他危险因素:患者的整体情况也需要引起关注,它们可能使拔管过程变得复杂,甚至延迟拔管。包括呼吸功能受损、循环系统不稳定、神经或神经肌肉接头功能受损、低温或高温、凝血功能障碍、酸碱失衡以及电解质紊乱。

(二)拔管准备

拔管准备是准确评估气道和全身情况,并为成功拔管提供最佳条件的过程。

1. 评价并优化气道情况 手术结束拔管前需要重新评估及优化气道情况,并制订拔管失败情况下的补救措施以及重新插管计划。评估按照以下逻辑顺序实施。

（1）上呼吸道：拔管后可能出现上呼吸道梗阻，故拔管前需要考虑面罩通气模式的可行性。水肿、出血、凝血块、外伤或气道扭曲都可以直接或间接通过喉镜发现，但必须意识到气管内插管时直接喉镜的检查结果可能会过于乐观，而且气道水肿的发展可能极为迅速，造成严重的上呼吸道梗阻。

（2）喉：套囊放气试验可以用来评估声门下口径。以套囊放气后可听到明显的漏气声为标准，如果合适的导管型号下听不到漏气的声音，常需要延迟拔管。假如有提示气道水肿的临床症状，那么即使套囊放气后能听到声音，也需要警惕。

（3）下呼吸道：下呼吸道因素也会影响拔管的实施，如下呼吸道外伤、水肿、感染以及分泌物等。如果术中氧合不满意，胸片可以用来排除支气管内插管、肺炎、肺气肿或其他肺疾病。

（4）胃胀气：胃胀气可能会压迫膈肌，影响呼吸；另外，拔管后胃胀气会增加肺误吸的风险。使用面罩或声门上高压通气的患者，拔管前需要经鼻或经口胃管减压。

2. 评估并优化患者的一般情况　拔管前，应确保神经肌肉阻滞完全被逆转或恢复，以最大限度地保证足够的通气并使患者的气道保护性反射重新恢复，便于排出气道的分泌物；维持患者血流动力学稳定及体温正常，患者电解质、酸碱平衡及凝血功能保持正常并提供良好的术后镇痛。

3. 评估并优化拔管的物质准备　拔管操作与气管内插管具有同样的风险，所以在拔管时应准备与插管时相同条件的监护、设备及助手；另外，与外科医师及手术团队的充分沟通也是拔管安全的重要保障。

（三）拔管操作

1. 拔管需要注意的问题　所有的拔管操作都应该尽量避免干扰肺通气。无论"低危"拔管还是"高危"拔管，以下问题均需要注意。

（1）建立氧储备：拔管前，建立充分的氧储备，主要用于维持呼吸暂停时机体的氧供给。因此，患者应进行预充氧，吸入氧浓度为100%，合适的情况下可考虑实施肺复张手法。

（2）体位：没有证据表明某一种体位适合所有患者。目前主要倾向于抬头仰卧位（头高足低位）或半侧卧位。抬头仰卧位主要适用于肥胖患者，以及有肺通气不足和呼吸道梗阻风险的患者，因为根据呼吸力学，它具有优势，并且方便气道的管理。左侧卧头低位主要用于饱胃患者。

（3）吸引：口咽部非直视下吸引可能会引起软组织损伤，理想情况应该在足够麻醉深度下使用喉镜辅助吸引，特别是口咽部存在分泌物、血液及手术碎片污染的患者。对于气道内存有血液的患者，因存在凝血块阻塞气道的可能性，吸引时应更加小心。进行下呼吸道吸引时，可使用细的支气管内吸痰管（合并胃管减压）。

（4）肺复张手法：患者在麻醉后会出现肺不张。保持一定的呼气末正压（PEEP）及肺活量呼吸等肺复张手法可暂时性地改善肺不张的发生，但对改善术后肺不张益处不大。在吸气高峰时（给予一次正压充气后）同时放松气管导管套囊并随着发生的正压呼气拔出气管导管可产生一个正压的呼气，有利于分泌物的排出，并减少喉痉挛和屏气的发生率。

（5）牙垫：牙垫能防止麻醉中患者咬管而导致气道梗阻；同时，气管导管阻塞时，用力通气而形成的高气道负压会迅速导致肺水肿。一旦发生咬管，应迅速将气管导管或喉罩套囊放气，因气体可从导管周围流入，避免气道内极度负压的产生，可能有助于防止梗阻后肺水肿的发生。

（6）拔管时机：一般来说，气管拔管可以分为清醒拔管和深麻醉下拔管。选择哪种拔管应权衡此两项技术的风险和利益。清醒拔管总体上来说更安全，由于患者的气道反射和自主呼吸已经恢复，更容易保持气道通畅。深麻醉拔管能减少呛咳以及血流动力学的波动，但需承担上呼吸道梗阻和肺通气不足的风险，仅用于容易管理的气道。

2. "低危"拔管　尽管所有的拔管都有风险，但是对于那些再次插管没有困难的患者，可以常规进行拔管。"低危"患者可选择清醒或深麻醉下拔管。

（1）"低危"患者的清醒拔管步骤：①吸入纯氧；②尽量在直视下使用吸引装置清除口咽部分泌物；③放置牙垫，防止咬管导致气管导管梗阻；④将患者摆放至合适的体位；⑤拮抗肌松药的残余作用；⑥保证自主呼吸规律并达到足够的每分钟通气量；⑦意识清醒，能遵循指令睁眼或咳嗽；⑧减少头颈部的活动；⑨正压通气下松套囊，拔管；⑩提供纯氧呼吸回路，确保呼吸道通畅及充足的通气量；持续面罩给氧，直到恢复完全。

（2）"低危"患者的深麻醉拔管步骤包括：①确保不再存在其他手术刺激；②保证足够的镇痛强度以耐受机械通气；③使用挥发性吸入麻醉药或者全凭静脉麻醉来保证足够麻醉深度；④吸入纯氧、摆放合适的体位；⑤尽量在直视下使用吸引装置清除口咽部分泌物；⑥松套囊，任何咳嗽或呼吸模式改变均应加深麻醉；⑦正压通气下拔除导管；⑧再次确认呼吸道通畅且通气量满足要求；⑨使用简单的气道工具，如口咽或鼻咽通气道保持气道通畅，直至患者清醒；⑩持续面罩给氧，继续监测。

3. "高危"患者拔管 "高危"患者拔管主要用于已证实存在气道或其他全身风险因素以致无法保证拔管后维持足够自主通气的患者。需要考虑的关键问题是：拔管后患者是否安全？是否应该保持气管内插管状态？如果考虑能安全拔管，使用清醒拔管或其他技术是否可以克服绝大多数"高危"拔管的困难？任何技术都存在风险，熟练程度和经验至关重要，如果预计无法安全拔管，应该延迟拔管或者实施气管切开。

（1）清醒拔管："高危"患者的清醒拔管同"低危"患者没有技术上的差别，而且适用于绝大多数的高危患者，例如存在误吸风险、肥胖以及绝大多数困难气道的患者。但是，在某些情况下，以下一种或多种技术可能对患者更有利。

（2）喉罩替换技术：使用喉罩替换气管导管，可以建立一个生理稳定的非刺激气道，并能阻止来自口腔的分泌物和血液对气道的污染。该技术既可用于清醒拔管也可用于深麻醉拔管，主要适用于气管导管引起的心血管系统刺激可能影响手术修复效果的患者，同时对于吸烟、哮喘等其他气道高反应性患者可能更有好处，然而对于再插管困难或饱胃风险的患者不适用。该技术需要反复地练习和谨慎的态度，足够的麻醉深度是避免喉痉挛的关键。喉罩替换拔管技术的具体步骤包括：①吸入纯氧、避免气道刺激；②深麻醉状态或使用神经肌肉阻滞药；③喉镜下直视吸引；④气管导管后部置入未充气喉罩；⑤确保喉罩的尖端置于正确的位置；⑥喉罩套囊充气；⑦松掉气管导管套囊，正压通气下拔除导管；⑧使用喉罩通气；⑨置入牙垫；⑩摆置合适的体位并持续监护。

（3）瑞芬太尼输注技术：气管导管的刺激可能引发呛咳、躁动以及血流动力学的波动，因此对于颅脑手术、颌面手术、整形手术以及严重心脑血管疾病的患者，避免这些反应的发生尤为重要。多年来已经证实阿片类药物的镇咳效应，并且可以减轻拔管时循环系统血流动力学的波动。输注超短效阿片类药物瑞芬太尼能减少这些刺激反应，并能使患者在耐管的情况下，意识完全清醒且能遵循指令。很多因素会影响防止拔管呛咳反应所需的瑞芬太尼的剂量，包括患者的自身体质，手术操作及麻醉技术。

瑞芬太尼的输注主要有两种方式：延续术中输注继续使用或拔管时即刻使用。成功的关键在于拔管前其他镇静药物已经充分代谢，以便于更好地滴定瑞芬太尼的用量。文献报道的瑞芬太尼的使用剂量范围很大，因此需要根据患者的情况找到一个合适的输注剂量，既能避免呛咳（剂量过低）又能避免苏醒延迟及呼吸暂停（剂量过大）。瑞芬太尼输注拔管技术的具体步骤包括：考虑到术后镇痛，如条件合适，可以在手术结束前静脉给予吗啡；手术结束前，将瑞芬太尼调至合适的速率；手术适当阶段给予肌松拮抗药；停止其他麻醉药物（吸入麻醉药或丙泊酚）；如果使用了吸入麻醉，使用高流量的新鲜气体洗出，并监测呼气末浓度；尽量直视下吸引；在不催促、刺激的情况下，等待患者按指令睁眼；如果自主通气充分，拔除气管导管并停止输注瑞芬太尼，如果自主通气欠佳，鼓励患者深吸气并减低瑞芬太尼输注速率；呼吸改善后，拔除气管导管并停止输注瑞芬太尼，冲洗掉管路中残留的药物；拔管之后，依然存在呼吸抑制的危险，应严密监护直至完全苏醒；注意瑞芬太尼无法长效镇痛，其作用可以被纳洛酮拮抗。

（4）气道交换导管辅助技术：对于再插管可能困难的患者，保持气道的可控性十分重要，而气道交换导管（airway exchange catheter，AEC）能解决这一难题。拔管前将空心引导管通过气管导管并保留在原位直到排除了重新插管的可能。Cook 公司生产的气道交换导管在临床上较为常见。AEC 是由半硬质热稳定聚氨酯材料制成的中空细导管，终端圆钝，附侧孔，射线下可视并且外标刻度。可配套 15mm 接头与呼吸回路连接，或连接 Luer 锁头实施高压喷射通气。它有多种型号可供选择，其中最适合用于拔管的型号是 83cm 长的 11F 或 14F 的导管，相应的内径分别为 2.3mm 及 3mm，外径分别为 3.7mm 及 4.7mm，适用于内径分别为 4mm 及 5mm 以上的气管导管。当需要再插管时，AEC 可以引导气管内插管，而且还能供氧，辅助再插管的成功率非常高。相关并发症的发生与其尖端的位置和用它实施高压喷射通气有关，使用时必须小心使导管尖端在任何时间均位于气管的中部，然而当氧合不好时，使用它实施高压喷射通气必须非常谨慎，因为它可能导致气压伤，并已有死亡的报道。

（5）延迟拔管：当气道风险巨大时，可选择延迟拔管。某些情况下推迟数小时，甚至数日，以待气道水肿消失后再拔管是最合适的选择，可增加拔管成功率及患者安全性。

（6）气管切开：当气道预先存在某些问题而有相当大风险时，应当考虑气管切开，这取决于手术的类型，或者肿瘤、肿物、水肿和出血对气道的影响程度。麻醉科医师应该与外科医师共同讨论，主要依据以下四点：①术后气道受累情况；②术后气道恶化的概率；③重建气道的可能性；④显著气道危险可能的持续时间。气管切开减少了长期使用气管导管造成声门损伤的危险，尤其当患者发生喉头水肿等气道问题短期内无法解决时。

（四）拔管后监护

拔管后可能导致生命危险的并发症并不只局限发生于气管拔管后即刻，拔管后应该加强管理、监测，应注意以下几方面问题。

1. 人员配置和交流　患者气道反射恢复、生理情况稳定前需要经培训人员的持续护理，比例最好是 1：1，并且恢复室内不得少于两人，保证随时能联系到有经验的麻醉科医师，交流亦十分重要。手术结束时，手术医师与麻醉科医师应就恢复期的关注点进行交流。回恢复室或 ICU 时，必须保证清楚的口头或书面交接。

2. 监测和危险信号　术后监测包括意识、呼吸频率、心率、血压、末梢血氧饱和度、体温和疼痛程度。使用特制的 CO_2 监测面罩能早期发现气道梗阻。脉搏血氧饱和度并不适合作为通气监测的唯一指标，它容易受到周围环境的影响。危险信号包括一些早期气道问题和手术问题的征象、如喘鸣、阻塞性通气症状和躁动常提示气道问题，而引流量、游离皮瓣血供、气道出血和血肿形成常提示手术方面的问题。

3. 设备　困难气道抢救车应该随手可得，应配置标准监护仪和 CO_2 监护设备。

4. 转运　存在气道风险的患者运送至恢复室或 ICU 时，途中应由有经验的麻醉科医师与手术医师护送。

5. "高危"气道患者的呼吸道管理　存在气道危险的患者应该给予湿化的氧气，同时监测 P_{ET}-CO_2，鼓励患者深吸气或者咳出分泌物，阻塞性睡眠呼吸暂停综合征患者最好保留气管导管进入 ICU 监护。术后第 1 个 24h 内，应高度警惕创面的出血和呼吸道的梗阻，术后第 2d 拔管是较安全的选择。拔管后，鼻咽通气道可改善上呼吸道梗阻；头高位或半坐位能减轻膈肌上抬所致功能余气量降低；皮质激素能减轻气道损伤所致的炎症性水肿，但是对于颈部血肿等机械性梗阻无效。

6. 镇痛　良好的镇痛能使术后呼吸功能达到最优化，但是要避免或谨慎使用镇静药物。

（五）拔管并发症

1. 气管拔管时的并发症

（1）喉痉挛：浅麻醉下拔管偶尔可并发喉痉挛而"挟住"导管，使拔管困难，在颈部可见到喉结被拽动而不能将导管拔出，应再加深麻醉，充分给氧后即可拔管，个别需要用肌松药协助拔管。也有在拔管后出现喉痉挛窒息，应立即用双手托起下颌，用密闭面罩加压给氧，多能自行缓解。

（2）误吸和呼吸道梗阻：饱食或肠梗阻患者，拔管时易发生呕吐导致误吸，应待患者完全清醒后拔管。如拔管前即有呕吐，应待患者吐尽呕吐物并清除口咽呕吐物后，再放开套囊拔管，必要时可在侧卧或俯卧位下拔管。此外，口腔颜面手术，遗留在咽喉部的血块、组织或纱布条等，如术毕未清除干净，拔管后也有可能堵塞声门。还有下颌手术后钢丝固定不能开口，应让术者用尼龙丝穿透舌体牵引至口边，以防拔出鼻导管后舌后坠窒息，必要时还应插入并留置换管条后再拔管，以防出现窒息时，可再用经鼻气管导管沿换管条引导插管。

（3）拔管后气管萎陷：颈部肿瘤或胸骨后甲状腺肿压迫气管过久，容易引起气管软化。切除肿瘤后气管失去周围组织的支持，拔管后吸气时即可产生气管塌陷，出现完全窒息意外。所以拔管时应预置吸痰管或者换管条，以便拔管后出现窒息时重新引导插管或气管造口。

2. 拔管后并发症

（1）咽喉炎：气管拔管后发生咽炎多为咽部黏膜上皮受损，发病率为5.7%～90%，主诉为咽痛，不需治疗，48～72h即可自行消失，女性较男性多见，因声门后的黏膜女性较薄。咽痛发病率可能还与琥珀胆碱的肌震颤及套囊压迫气管范围增宽有关。喉炎发病率更少，仅3%，自诉咽喉发紧、声音嘶哑，也可自行恢复。

（2）喉头水肿或声门下水肿：多发生在婴幼儿，拔管后逐渐发生呼吸困难，因为婴幼儿轻度喉头水肿，即可显著缩小喉腔孔径，如新生儿喉黏膜水肿1mm，即可减少喉腔横断面积的65%，而成人水肿1mm仅声音嘶哑而已。小儿喉头水肿的发生机制主要为婴幼儿喉头黏膜下组织脆弱、疏松，易受插管及过粗导管的损伤，且婴幼儿喉头呈漏斗状，更易出现声门下水肿。此外，导管不洁或污染、消毒液如苯扎溴铵（新洁尔灭）的化学刺激也易引起水肿。导管留置时间与水肿的发生率似无关联。一旦出现喉头水肿，应雾化吸入布地奈德或并用地塞米松等注射。严重阻塞时还应做气管造口急救。

（3）声带麻痹：单纯因气管插管引起的双侧声带麻痹极为少见，偶尔出现单侧声带麻痹，发生机制不清，可能是由于套囊不规则膨胀压迫喉返神经分支于甲状软骨上而引起。左侧声带麻痹发生率比右侧多2倍，男性又比女性多7倍。主要症状为声音嘶哑及说话困难，间接喉镜可确诊单侧声带麻痹。一般7～8周多可恢复声带功能或为对侧声带所代偿。无症状的喉返神经麻痹也可能在插管前已存在，而被误认为插管所致。

（4）杓状软骨脱位：多为喉镜片置入过深直达环状软骨后上提喉镜所致，拔管后声嘶或不能出声，持久不愈。间接喉镜可见到杓状软骨脱向侧位或后位。环状软骨脱位，受损声带外展，内收受限，使声带不能正常震颤而发声。治疗上应及早行脱臼整复，也可行环杓关节固定术。

（5）上颌窦炎：多发生在经鼻插管后。经鼻插管亦可引起全身性菌血症，主要是由于鼻腔内细菌随导管带入气管或经损伤鼻黏膜入血所致。临床上多在术后数天出现面部痛、鼻闷胀感、流脓性分泌物及发热，7～8d后X线检查即显示上颌窦影像模糊，有时有气液面。应选用敏感抗生素及鼻腔滴麻黄碱收缩鼻黏膜血管，有利于脓液引流，通常数周后痊愈。

（6）肺感染：不一定由气管插管引起，口、咽、鼻腔内细菌一般并不存在于气管内，良好的口腔卫生及治好龋病可减少肺感染的概率。

（7）气管狭窄：气管狭窄是拔管后最严重的延迟并发症。随着机械通气的应用，气管插管及充气套囊的滞留时间也日益延长。套囊压力过高，超过毛细血管小动脉压，即可使受压气管壁黏膜缺血，如置管时间过久（超过48h），并用高频通气使气管不断移动与套囊壁摩擦，细菌感染或持久低血压，可进行性使气管黏膜坏死，直至破坏气管软骨环，溃疡愈合形成环状瘢痕挛缩，使部分气管狭窄。成人气管内径小于5mm时才出现呼吸困难症状。某些患者可进行气管扩张治愈，但严重狭窄多需进行狭窄段气管切除成形术。现临床上多尽量采用高容低压套囊，减轻了气管黏膜受压。该并发症已少见。长时间插管时应定时放松套囊以恢复局部黏膜血流，避免缺血坏死。

随着科技的发展，插管用具不断更新，可视化程度越来越高，可视喉镜、纤支镜、软镜和光杖的使用，以及可视气管导管、可视双腔支气管导管等的出现，大大降低了困难气道的发生率和插管相关并发症的发生率。

第五节　困难气道的处理流程

困难气道的管理与麻醉质量、安全密切相关,是麻醉医师最关注的问题,大约90%以上的困难气道患者可以通过术前评估发现,对已知有困难气道的患者提前做好相应措施有助于麻醉医师迅速处理,减少气道意外事件的发生。过去的围术期间不良事件研究发现气道损伤占6%,因困难气道内插管引起死亡率可达2.3%,50%以上的麻醉相关并发症均是由气道管理问题所致。因此,掌握困难气道管理有助于麻醉医师规范处理困难气道问题,降低因困难气道所致的麻醉并发症的发生率及死亡率。

一、困难气道的定义与分类

(一)困难气道的定义

1. 困难气道(difficult airway)　经过专业训练的有5年以上临床麻醉经验的麻醉医师发生面罩通气困难或插管困难,或二者兼具的临床情况。

2. 困难面罩通气(difficult mask ventilation,DMV)　有经验的麻醉医师在无他人帮助的情况下,经过多次或超过1min的努力,仍不能获得有效的面罩通气。根据通气的难易程度将面罩通气分为四级(表27-1),1~2级可获得良好通气;3~4级为困难面罩通气。喉罩的应用可改善大部分困难面罩通气问题。

表 27-1　面罩通气分级

分级	定义	描述
1级	通气顺畅	仰卧嗅物位,单手扣面罩即可获得良好通气
2级	轻微受阻	置入口咽和(或)鼻咽通气道单手扣面罩;或单人双手托下颌扣紧面罩同时打开机械通气,即可获得良好通气
3级	显著受阻	以上方法无法获得良好通气,需要双人加压辅助通气,能够维持$SpO_2 \geqslant 90\%$
4级	通气失败	双人加压辅助通气下不能维持$SpO_2 \geqslant 90\%$

3. 困难喉镜显露　直接喉镜经过3次以上努力仍不能看到声带的任何部分。

4. 困难气管插管(difficult intubation,DI)　无论存在或不存在气道病理改变,有经验的麻醉医师气管插管均需要3次以上努力。

5. 困难气道拔管(difficult extubation,DE)　在拔除气管导管或声门上气道后,患者气道通畅性降低,不能充分通气。

6. 困难声门上通气工具(supraglottic airway device,SAD)置入和通气　无论是否存在气道病理改变,有经验的麻醉医师均需3次以上努力;或置入后,不能通气。

7. 困难有创气道建立　定位困难或颈前有创气道建立困难,包括气管切开技术和穿刺技术。

(二)困难气道的分类

1. 根据有无困难面罩通气将困难气道又分为非紧急气道和紧急气道。

(1)非紧急气道:仅有困难气道内插管而无困难面罩的情况。患者能够维持满意的通气和氧合,能够允许有充分的时间考虑其他建立气道的方法。

(2)紧急气道:只要存在困难面罩通气,无论是否合并困难气道内插管,均属困难气道。患者容易陷入缺氧的状态,需要紧急建立气道通气,其中少数患者既不能插管也不能通气,可导致气管切开、脑损伤,甚至死亡等严重后果。

2. 根据麻醉前的气道评估情况将困难气道分为已预料的困难气道和未预料的困难气道。

（1）已预料的困难气道：已明确的困难气道和可疑的困难气道，前者包括明确困难气道史、严重瘢痕烧伤史、重度阻塞性睡眠呼吸暂停综合征等，后者为仅评估存在困难危险因素者。两者的判断可依据患者实际情况和操作者自身水平而定，对已预料的困难气道患者最重要的是维持患者的自主呼吸，预防发生紧急气道。

（2）未预料的困难气道：评估未发现困难气道因素的患者，其中极少数于全麻诱导后有发生困难气道的可能，需常备应对措施。

二、困难气道的预测和评估

在进行麻醉气道管理之前应对患者进行充分的气道评估，进一步确定可能存在气道困难的物理特征，有助于麻醉医师及时发现困难气道，并针对患者情况提前做好准备及处理方案。研究表明，年龄大于 55 岁、BMI 大于 $26kg/m^2$、打鼾病史、无牙及蓄络腮胡是面罩通气困难的独立危险因素。

术前访视，了解患者的一般情况、现病史及既往史，均有助于困难气道的识别，有无麻醉记录，有气管插管困难的患者或曾患过可能会导致困难气道疾病的患者要特别重视气道问题。某些疾病，如类风湿关节炎、强直性脊柱炎、退化性骨关节炎、睡眠呼吸暂停综合征、肢端肥大症、病态肥胖、Goldenhar 综合征（下颌骨发育不全），Klippel-Feil 综合征（颈椎融合）等都提示可能存在气管插管困难。患者体格检查包括头颈活动度、甲颏距离、张口度、改良的 Mallampati 分级、Cormach-Lehane 分级等，必要时进行辅助检查，如超声、X 线检查、CT 和 MRI 等有助于识别气管偏移、颈椎疾病等导致困难气道的疾病（具体见第二节）。

三、处理困难气道的用具和方法

用于困难气道的工具很多，可根据非紧急气道和紧急气道，选择不同的工具和方法。处理非紧急气道的目标是无创，处理紧急气道的目的是挽救生命。麻醉医师应遵循先无创后有创的原则建立气道。

2022 年美国麻醉医师协会困难气道管理实践指南指出，如果选择无创方法，首先需确认用于气道管理的无创设备选择顺序，包括型号和尺寸不同的硬质喉镜刀片（诱导后有足够的面罩通气）、附件（例如引导器、探条、针头、各类气管导管及声门上气道工具）、可视喉镜、可视插管软镜、声门上气道装置、发光或光学针头、替代光学喉镜和硬质支气管镜。如果单个技术遇到困难，可以执行组合技术，包括但不限于：①直接或可视喉镜结合光棒 / 可视插管、软镜镜插管、气道交换导管、逆行引导导丝或声门上气道装置；②声门上气道结合光棒 / 可视插管、软镜插管或逆行引导导丝。应严格注意插管时间、尝试次数和血氧饱和度的变化。在可行的情况下，在每次尝试后都应及时行面罩通气，并限制气管插管或声门上气道放置的尝试次数，以免产生潜在的伤害和并发症。

对于有创方法，先确定首选的干预措施。有创干预包括但不限于以下技术之一：手术环甲膜切开术（手术刀探条导管）、带压力调节装置的针状环甲膜切开术、大口径套管环甲膜切开术或外科气管切开术、逆行钢丝引导插管和经皮气管切开术。应确保尽可能由受过有创气道技术培训的医师执行开放有创气道。如果选择的方法失败或不可行，应及时更换另一种有创方法。在适当或必须情况下，可启动体外膜氧合器（extracorporeal membrane oxygenator，ECMO）。

（一）非紧急无创工具和方法

非紧急无创工具和方法主要分为喉镜、经气管导管和声门上气道工具 3 类。

1. 喉镜类 分为直接喉镜和可视喉镜。

（1）直接喉镜：包括弯形镜片（Macintosh）和直形镜片（Miller）。选择合适的尺寸类型非常重要，必要时需更换不同尺寸类型的镜片和不同型号的喉镜柄。

（2）可视喉镜：常用的可视喉镜包括 Glidescope、McGrath、UE、Tosight、Airtraq、HC 等。可以通过显示器或者目镜看到声门，不需要口、咽、喉三轴重叠，可提供更宽广的视角，有效改善声门显露，属于间接喉镜。但一般需借助管芯，以防显露良好却插管失败。

2.经气管导管类 包括管芯类、光棒、可视管芯、可视插管软镜4类。

（1）管芯类：包括硬质管芯、可弯曲管芯以及插管探条（gum elastic bougie，GEB）。需喉镜辅助，方法简便，可提高插管成功率。插管探条能减少气道损伤。

（2）光棒：如 Lightwand 等，利用颈前软组织透光以及气管位置比食管更表浅的特性。当光棒前端进入声门后即可在甲状软骨下出现明亮光点，部分患者还有光线向下放射。优点是快速简便，可用于张口度小和头颈不能运动的患者。存在上呼吸道解剖异常（肿瘤、息肉、会厌和咽后壁脓肿等）者禁用，显著肥胖等颈前透明性差者慎用。

（3）可视管芯：如视可尼等，能通过目镜看到声门。既可模仿光棒法结合目镜观察辅助插管，也可模仿纤维气管镜法辅助插管。优点是结合了光棒和纤维气管镜的优势，快捷可视。

（4）可视插管软镜：包括纤维支气管镜和电子软镜。此方法能适合多种困难气道的情况，尤其是清醒镇静表面麻醉下的气管内插管，并可吸引气道内的分泌物，但一般不适合紧急气道，操作需经一定的训练。

3.声门上气道工具 包括引流型喉罩、插管型喉罩、喉管以及其他声门上气道工具（详细见第二节）。

（1）引流型喉罩：常用的有 Proseal 喉罩（IMA-ProSeal）和 Supreme 喉罩（LMA-Supreme）等。引流型喉罩是应用最广泛的声门上工具，置入成功率高，密封压高，可以引流胃内液体，既可改善通气，也可代替气管插管维持气道。

（2）插管型喉罩：常用的有 Fastrach 喉罩（LMA-Fastrach）、Cookgas 喉罩（Cookgas air-Q）、Ambu 喉罩（Ambu Aura-i）和鸣人插管型喉罩（Block Buster）等。插管型喉罩的优点是可同时解决困难通气与困难气管插管，可用于各种困难气道患者，亦可用于颈椎损伤患者，插管成功率高，但可受患者张口度限制。

（3）喉管（laryngealtube，LT）：套囊封闭咽腔与食管开口从而进行通气，置入简便，损伤较轻。

（4）其他：SLIPA 等免充气型声门上工具，置入成功率高。

4.其他方法 经鼻盲探气管插管也是临床可行的气道处理方法。优点是无需特殊设备，适用于张口困难或口咽腔手术需行经鼻气管插管者。

（二）非紧急有创工具和方法

1.逆行气管内插管 适用于普通喉镜、喉罩、可视插管软镜等插管失败；颈椎不稳、颌面外伤或解剖异常者可根据情况选择使用。

使用 Touhy 穿刺针或静脉穿刺针行环甲膜穿刺后，采用导丝或硬膜外导管可以实现逆行气管内插管。亦可采用引导导管先穿过导丝然后引导气管内插管。逆行气管内插管技术的平均插管时间是 2.5～3min。并发症较少见，常见的有出血、皮下气肿等。

2.气管切开术 气管切开术有专用工具套装，创伤虽比手术切开小，但仍大于其他建立气道的方法且并发症较多，用时较长，只用于必须气管切开的患者，如喉肿瘤、上呼吸道巨大脓肿、气管食管上段破裂或穿孔以及其他建立气道方法失败又必须手术的病例。

3.ECMO 在非紧急或紧急时，尽可能确保由接受过 ECMO 培训的人员进行，并确保尽快实施有创操作。

（三）紧急无创工具和方法

发生紧急气道时要求迅速解决通气问题，保证患者的生命安全，为进一步建立气道和后续治疗创造条件。常用的紧急无（微）创气道工具和方法包括以下几种。

1.双人加压辅助通气 在嗅物位下置入口咽和（或）鼻咽通气道，由双人四手，用力托下颌扣面罩并加压通气。

2.再试一次气管插管 有研究报道了77例无法通气的患者，58例采用直接喉镜气管内插管容易，8 例采用直接喉镜多次努力后成功插管，7 例采用可视喉镜、光棒等工具完成插管，2 例唤醒患者后采用纤维支气管镜清醒插管成功，仅有一例唤醒患者后行气管切开术，另 1 例行紧急环甲膜切开术。基于以上研究结果，再试一次气管内插管是仍然可以考虑的方法，但应注意麻醉深度和肌松程度。

3. 喉罩（LMA） 既可以用于非紧急气道，也可以用于紧急气道。紧急情况下，应选择操作者最熟悉和最容易置入的喉罩。

4. 喉管（LT） 同 LMA 一样，既可以用于非紧急气道，也可以用于紧急气道。

5. 食管-气管联合导管 食管-气管联合导气管（esophageal-tracheal combitube，ETC）是一种双套囊和双管腔的导管，无论导管插入食管还是气管均可通气。

6. ECMO 非紧急困难气道时，如果选择的方法失败或不可行，在适合和需要的情况下启动 ECMO，但要尽可能确保由接受过 ECMO 培训的人员实施。

（四）紧急有创工具与方法

1. 环甲膜穿刺置管和经气管喷射通气（transtracheal jet ventilation，TTJV） 环甲膜穿刺是经声门下开放气道的一种方法，用于声门上途径无法建立气道的紧急情况。经环甲膜穿刺后留置套管固定到高压供氧源或高频喷射通气机，每次喷射通气后必须保证患者的上呼吸道开放，以确保气体完全排出。优点是微创、迅速、操作简单，对喷入气体能呼出者有效。缺点是气道缺乏稳定性，必须尽快采用后续方法，且紧急情况下并发症发生率较高，如皮下气肿和纵隔气肿、高碳酸血症等。

2. 经环甲膜穿刺通气 采用环甲膜穿刺套件，导管直径为 4mm，可直接进行机械和手控通气。

3. 经环甲膜切开通气（简称手术刀技术） 是紧急气道处理流程中的最终解决方案。操作虽然简便，但必须事先在模型上接受过训练才能迅速完成。

4. ECMO 遇到紧急或意外困难气道时，如果选择的方法失败或不可行，在适合和需要的情况下启动 ECMO，但要尽可能确保由接受过 ECMO 培训的人员尽快实施。

四、困难气道处理流程

困难气道处理流程（图 27-9）是根据麻醉前对气道评估的结果判断气道的类型，再依据气道类型选择麻醉诱导方式；根据面罩通气分级和喉镜显露分级决定通气和建立气道的方法，无创方法优先；在处理过程中判断每步的效果并决定下一步方法，直到确保患者安全。按照困难气道处理流程图有目的、有准备、有步骤的预防和处理将显著增加患者的安全性，见图 27-9。

（一）充分的气道评估

通过了解病史、体格检查和辅助检查进行充分的术前气道评估，关注患者发生反流的风险（包括饱胃状态、食管反流病史、胃排空延迟相关疾病等），以早期采取措施预防反流误吸的发生。具体气道评估方法见本章第二节。

（二）明确气道分类与术前准备

明确气道分类、进行充分的术前准备，可疑困难气道患者进行可视喉镜或插管软镜检查评估。

1. 气道的分类 通过麻醉前的气道评估情况将困难气道分为已预料的困难气道和未预料的困难气道。气道分类的意义在于理清气道处理思路，针对不同气道类型选择针对性的处理流程并做好相关的准备，以提高患者在气道处理过程中的安全性。

（1）已预料的困难气道：包括明确的困难气道和可疑的困难气道，前者包括明确的困难气道史、严重烧伤瘢痕、重度阻塞性睡眠呼吸暂停综合征、严重先天发育不良等，后者为仅评估存在困难危险因素者。两者的判断根据患者实际情况及操作者自身的技术水平而定，具有一定的主观性。可疑困难气道可通过在手术室内麻醉诱导前行可视喉镜或可视插管软镜等工具检查，进一步明确是否为困难气道。对已预料的困难气道患者，根据预期手术、患者状况、患者的配合及意愿、患者年龄和麻醉医师的技能偏好等方面评估，分为以下 4 种情况：①清醒气管插管；②可以充分通气但插管困难的患者；③无法通气或插管的患者；④需紧急有创开放气道抢救。其中最重要的是维持患者的自主呼吸（氧合），预防发生紧急气道。

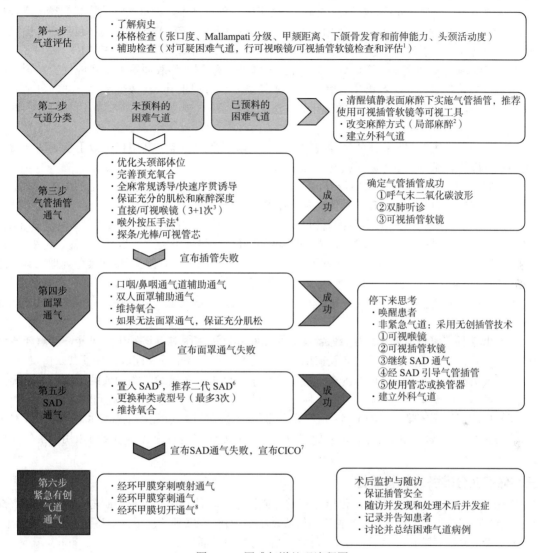

图 27-9　困难气道处理流程图

注：1. 有条件时，可行头部 X 线 /CT/MRI/ 超声检查

2. 局部麻醉包括：椎管内麻醉、神经阻滞麻醉、局部浸润麻醉等

3. 喉镜插管尝试的次数应限定在 3 次以内，建议尽早使用可视喉镜，第 4 次尝试只在更换另一位经验丰富的高年资麻醉医师的情况下可进行

4. 喉外按压方法：通过按压甲状软骨有助于暴露声门，该手法被称为 BURP（向背、向上、向喉检查者的右侧按压）

5. SAD：声门上通气工具，包括：喉罩 / 插管喉罩 / 喉管

6. 二代 SAD：胃食管引流型喉罩（双管喉罩）

7. CICO：既不能通气，又不能氧合

8. 经环甲膜切开通气：指刀片 + 探条 + 气管导管法环甲膜切开通气

　　满足以下一项或者几项的患者，应选择清醒插管：①通气困难（面罩 / 声门上气道）；②误吸风险增加；③患者可能无法耐受短暂的呼吸暂停；④预计紧急有创开放气道抢救困难。对于不合作的患者或者儿科患者，清醒插管受到限制时，可采用其他方法，例如在全麻诱导后尝试插管。在全麻诱导后，当判断收益大于风险时，应继续进行气道管理。对于清醒或麻醉后插管，尝试熟悉

的气道操作有利于气管插管。

对已预料的明确困难气道的干预措施包括：①气道手法，喉部/环状软骨加压法有助于提高插管成功率；②无创气道管理设备，包括喉镜片种类和尺寸的选择、探条等辅助设备、视频喉镜、声门上气道装置、光棒/可视导丝以及硬质支气管镜；③联合技术，如直接喉镜或视频喉镜联合光棒/可视导丝、气管交换导管，或声门上气道装置；④有创性气道管理干预措施，包括逆行钢丝引导插管、颈前经皮或手术环甲膜切开术/气管切开术、清醒环甲膜切开术；⑤ECMO。

对于已预料的明确困难气道，处理方法包括：①采用清醒镇静表面麻醉下实施气管插管，推荐使用可视插管软镜等（如纤维支气管镜和电子软镜）等可视工具；②改变麻醉方式，可采取椎管内麻醉、神经阻滞和局部浸润等局部麻醉方法完成手术；③建立外科气道，可由外科行择期气管切开术。

（2）未预料的困难气道：评估未发现困难气道危险因素的患者，其中极少数于全麻诱导后有发生困难气道的可能，需常备应对措施。

2. 应对困难气道的准备　当怀疑或预测患者会出现困难气道后，应做好充足的准备，使困难气道能够得到规避和及时的处理。具体准备工作如下。

（1）困难气道管理用具和设备的准备：每个麻醉科均应具有一系列的气道管理工具。无创工具：直接喉镜（含不同尺寸和形状的喉镜片）、可视喉镜；经气管导管类包括管芯类、光棒、可视管芯、纤维支气管镜和电子软镜；SAD（二代喉罩、插管喉罩、喉管等）。有创工具：非紧急处理工具（逆行气管插管）和紧急气道处理工具（如环甲膜穿刺置管和经气管喷射通气 TTJV、经环甲膜穿刺通气、颈前外科气道建立装置等）、ECMO。具体应用可结合科室情况与操作者的技术和偏好等具体情况选择。

（2）患者及家属知情同意：告知患者及家属在麻醉过程中困难气道发生的可能，并解释遇到困难气道后的具体处理方案，让患者及家属有良好的心理准备并能积极配合，保证其知情权。

（3）人员准备：对于已预料的困难气道应进行术前讨论，在有经验医师或助手在场的情况下进行插管操作，出现非预料困难气道时，应立即求助，有专业人员能够立即赶到现场协助。

（4）反流误吸高风险患者的准备：应在术前常规禁食、禁饮；使用药物降低胃内 pH 值。对于严重的胃排空延迟或肠梗阻的患者，应放置胃管，麻醉处理同饱胃患者，必要时采用清醒气管内插管。

（三）做好充分准备的气管插管

优化体位下的充分预充氧合，使用常规诱导或快速序贯诱导达到完善的肌松与适宜的麻醉深度，首选可视喉镜或最熟悉的工具使首次插管成功率最大化。在喉外按压手法与探条光棒等辅助下，均不能插管成功时，应限定插管次数，及时呼救，进行面罩通气。

1. 优化头颈部体位的预充氧合　患者适当的体位能够增加直接喉镜置入和气管插管的成功率。大多数患者采用直接喉镜时，最好体位是颈部仰伸，头以寰枕关节为轴后仰，即鼻嗅物位。体位对于肥胖患者更为重要，应常规使用轻度头高足低斜坡位，以保证外耳道水平齐平胸骨上切迹，这样能够在直接喉镜中提供更好的视野，改善气道开放和呼吸动力，促进呼吸暂停时的被动氧合。20°～25° 头部抬高体位和持续正压通气能够延缓肥胖患者出现缺氧的时间。

所有患者全麻诱导前均需预充氧合，通过吸入适当流量的纯氧来增加患者体内的氧储备，健康成人在仅呼吸空气的情况下，$SpO_2 \geq 90\%$ 的呼吸暂停时间（安全无呼吸时间）仅为 1～2min，而经过预充氧合安全无呼吸时间可延长至 8min。安全无呼吸时间对于保证麻醉诱导或无呼吸患者的插管安全尤为重要。对于大部分患者，新鲜气流（氧气）应超过静息每分钟通气量（大约 5L/min），以正常潮气量吸入纯氧 3min 或 8 次/分的深呼吸，即可达到预充氧合的效果。理论上，最佳预充氧合是指呼气末氧浓度达到 87%～90%。20°～25° 头高位和正压通气有助于提高预充氧合的效果。对于危重和困难气道患者，推荐持续使用高流量温湿化鼻导管给氧（15～70）L/min 来改善预充氧合的效果。

2. 麻醉与诱导　主要包括清醒镇静表面麻醉气管插管、全麻常规诱导、快速序贯诱导等。依据气道类型，已预料的困难气道选择清醒镇静表面麻醉气管插管，未预料的困难气道的患者往往选择快速序贯诱导或全麻常规诱导。

（1）清醒镇静表面麻醉气管插管：清醒状态下纤维支气管镜辅助插管在困难气道的患者中成功率高达 88%～100%。清醒镇静表面麻醉包括患者准备、镇静镇痛和表面麻醉等环节。镇静镇痛的理想目标是使患者处于闭目安静、不痛、降低恶心呕吐敏感性和遗忘，同时保留自主呼吸、能被随时唤醒又高度合作的状态。咪达唑仑、芬太尼、舒芬太尼和右美托咪定是常用的药物。

（2）全麻常规诱导：常用的诱导药物丙泊酚能够抑制喉反射，相较于其他药物能够提供更好的气道插管条件。肌松药有助于改善面罩通气，对于气道评估Ⅰ～Ⅱ级的患者和不能合作的患者，可以不常规测试面罩通气而直接全麻常规诱导。在尝试重复插管时确保患者已充分麻醉是非常重要的。如果出现插管困难，在没有充分的肌松的情况下不应进行下一步的插管尝试。

（3）快速序贯诱导：尽可能缩短从意识消失到气管插管的时间间隔。适用于非困难气道的饱胃和急诊患者，也适用于面罩通气困难但插管不困难的患者。推荐使用芬太尼、丙泊酚和琥珀胆碱（1mg/kg）或罗库溴铵（0.9mg/kg）；在患者意识消失前，给予环状软骨向上向后方向的加压（10牛顿），意识消失后为 30 牛顿，如面罩通气困难或置入 SAD 困难时，可以松开环状软骨加压；快速序贯诱导期间，通常不需要面罩通气，对于老年危重患者和儿童，可以采用面罩通气；对于困难插管患者，可首选可视喉镜。

3. 气管插管　插管工具和方法的选择依赖于外科手术、患者情况、麻醉科医师技能和偏好以及科室设备供应。合适的体位能够增加插管成功率，大多数患者插管最好的体位是嗅物位，肥胖患者则适宜斜坡位。插管过程中采用喉外按压手法能够改善喉镜的显露，该手法被称为 BURP 手法（麻醉科医师的右手可在颈部进行喉部按压的操作，向患者背部、向上、向喉镜检查者的右侧按压，以增加喉镜下声门的显露）。

在充分的麻醉深度和肌松条件下进行初次插管，推荐初次插管直接使用可视喉镜或操作者最熟悉的工具，以达到首次插管成功率的最大化。插管过程中可同时辅助喉外按压手法、探条、光棒、可视管芯等工具以提高插管成功率。

喉镜置入口腔即为一次喉镜尝试。每次尝试都应该在麻醉深度与肌松状态最优的情况下进行，因为反复尝试喉镜置入和气管插管与不良结局和发展为 CICO 的风险相关。不论麻醉科医师的经验水平如何，如遇困难，均应立即尽快寻求帮助。

插管过程中应注意操作动作轻柔，尽可能第一次插管尝试即成功。如果遇到插管困难，应改善一些利于成功的因素（包括患者的体位、插管工具、插管方法、肌松程度、人员等）。喉镜插管尝试的次数应限定在 3 次以内，第 4 次尝试（即 3+1 次）只能在更换为另一位经验丰富的高年资麻醉科医师的情况下才可进行。应尽早使用可视喉镜。

目前认为 $P_{ET}CO_2$ 监测是判断气管插管成功最可靠的方法，直视下气管导管进入声门、双肺听诊、可视插管软镜检查等也都是临床常用的判断方法。尽管有学者质疑双肺听诊的准确性，但此方法依然是我国目前最为普遍使用的判断方法，且可以通过此方法判断导管是否置入过深。当气管导管的位置不确定时，应迅速决定是取出气管导管并尝试通气还是使用其他技术以确定气管导管的位置。

推荐行 3+1 次气管插管，期间需要根据患者的情况行面罩通气，保证氧合；如 3+1 次气管插管失败，则宣布插管失败，暂停插管，立即面罩通气，保证患者的氧合。

（四）插管失败后的面罩通气

口咽（鼻咽）通气道或双人加压辅助面罩通气，维持氧合，在充分肌松下进行面罩通气。

当气管插管失败时，立即行面罩通气维持氧合。大部分的患者经单手扣面罩即可获得良好通气。"CE"手法是临床上最常用的一种单手扣面罩的方法。对于单手扣面罩不能获得良好通气的患者，可采用口咽和（或）鼻咽通气道配合单手扣面罩的方法，或采用双手托下颌扣面罩同时机械通气的方法。有研究证实双手托下颌较单手托下颌更为有效。如果以上方法仍不能维持良好的通气，需要立即请求帮助，在嗅物位下置入口咽和（或）鼻咽通气道，由双人四手，用力托下颌扣面罩行双人加压辅助通气，嗅物位能够增加喉部空间，更易面罩通气。当麻醉不充分或者肌松不足时会增加面罩通气的难度，所以即使是面罩通气时也应特别注意麻醉深度与肌松状态。

如果面罩通气可以维持患者氧合，则此时为非紧急气道，操作者应停下来认真思考：是否可以采用其他无创插管技术再次尝试（包括可视喉镜、纤维支气管镜辅助下气管插管、经 SAD 通气或引导气管插管、使用管芯或换管器等）；是否需要唤醒患者；或恢复患者自主呼吸，建立外科有创气道。

如果双人加压辅助通气仍不能维持氧合，则继续寻求帮助，并立即宣布面罩通气失败，使用 SAD 通气，以维持患者氧合。

（五）声门上通气工具的置入和通气

SAD 的使用是以维持氧合为目的的，限定置入次数不超过 3 次，推荐使用二代 SAD。

当双人加压辅助通气仍不能维持氧合，则立即宣布面罩通气失败，置入 SAD 进行通气，以维持患者氧合。一项观察性研究显示喉罩可以在 94.1% 既不能插管也不能面罩通气的患者中恢复通气。研究已证实第二代 SAD 在困难气道管理中的重要性，其不仅可以改善大多数患者的通气情况，而且可以胃内减压，减少反流误吸的风险，推荐所有麻醉科均应常规配备此类工具，且所有麻醉科医师都应该接受第二代 SAD 的使用培训。理想的 SAD 应该容易置入、密封性好、有通向食管和胃的引流管、可经 SAD 引导气管插管。目前应用和研究较多的有 LMA-ProSeal、the LMA-Supreme、i-gel 等。快速序贯诱导时可解除压迫环状软骨以保证 SAD 的顺利置入。SAD 置入困难时可更换型号或产品种类，但置入次数建议不超过 3 次。

成功置入 SAD（方法包括双侧胸廓起伏、双肺听诊、呼气末二氧化碳监测等），患者氧合得到保障时，应该停下来思考：①是否可以使用 SAD 通气，保障患者整个手术过程中的氧合并完成手术？②是否可通过 SAD 完成气管插管？③是否需要唤醒患者？④是否需要患者恢复自主呼吸后建立外科气道？患者因素、急诊手术、操作者的技巧都会影响最终的选择，但基本原则是保证通气，维持患者氧合，减少误吸风险。如果为非紧急手术，唤醒患者是第一选择。通过 SAD 插管仅适用于临床情况稳定、可通过 SAD 给氧、麻醉科医师熟练该项操作的情况，且气管置入的次数也需限制。研究表明，在困难气道的患者中，通过插管型喉罩进行插管的成功率达 74.1%～100%。随着二代喉罩等 SAD 的不断普及，越来越多的手术可直接在喉罩全麻下完成而无需气管插管，但在特殊或紧急危及生命的情况下，用 SAD 维持麻醉被认为是一个高风险的选择。此时，气道已经被多次不成功的插管损伤，且在手术的过程中可能因为气道工具的移位进一步恶化，胃反流、气道肿胀或手术因素也造成危险。在很少的情况下，即使 SAD 可以维持患者通气，但也可能需要建立外科气道。

如果置入 SAD 已 3 次仍不能进行通气，不能维持患者氧合，则立即宣布 SAD 通气失败，此时患者处于既不能插管也不能氧合（CICO）的状态，应迅速建立紧急有创气道，进行通气，确保患者氧合。

（六）紧急有创气道的建立

当无法进行通气与保证氧合时，应建立紧急有创气道通气以确保氧合。紧急困难气道的管理包括以下干预措施：①寻求帮助；②优化氧合（例如尝试插管过程中经鼻给予低 / 高流量氧）；③在适当的时候，参考流程或使用认知辅助；④无创气道管理设备；⑤如单一技术有困难可以采用组合技术；⑥如果需要采用有创气道管理方法（例如不能插管、不能通气），则为明确首选的干预措施；⑦如果选择的方法失败或不可行，立即确认替代的有创干预措施（在适合和需要的情况下启动 ECMO）。

当患者宣布 CICO 时，如不立即处理将会出现缺氧性脑损伤，甚至死亡，应立刻建立紧急有创气道。这项技术的成功运用取决于决定的时间、计划、准备及技术的掌握。麻醉科医师必须定期反复培训紧急有创气道建立的技术。充足的肌松有助于该技术的顺利完成。紧急有创气道通气包括环甲膜穿刺置管和经气管喷射通气（TTJV）、经环甲膜穿刺通气、经环甲膜切开通气。如果选择的方法失败或不可行，在适合和需要的情况下启动 ECMO。

环甲膜穿刺置管和经气管喷射通气（TTJV）是采用套管针（13G 或 15G，长度为 5cm 或 7.5cm）行环甲膜穿刺置管，将 TTJV 装置连接套管针，通过套管针行喷射通气；在使用过程中，要确保上呼吸道开放，可置入口咽通气道或鼻咽通气道，同时托起下颌骨。该技术在 2004 年的 ASA 困难气道指南中就被推荐，因为麻醉科医师更熟悉套管针技术。有人指出使用手术刀会延误下决定的时机，选择套管针能够更快地进行气道干预。但环甲膜穿刺置管和 TTJV 尚存在一些局限，例如需要高压气源，可能造成气道创伤；因为犹豫、位置不当或者套管针移位均会造成穿刺失败；另外高压气源并非在任何情况下都可以获得，且大部分麻醉科医师也不常规进行此操作。

经环甲膜穿刺通气导管直径为 4mm（如 Quicktrach 套装），经环甲膜穿刺后，可直接进行机械或手控通气。使用时首先确定环甲膜位置，右手持穿刺套件由环甲膜处斜向后下方穿刺入气管。固定穿刺针芯，将外套管向前推入，拔出针芯，套囊充气后接麻醉机手控或机械通气。

经环甲膜切开通气（简称手术刀技术）指刀片＋探条＋气管导管法环甲膜切开通气技术。2015 年困难气道学会（DAS）推荐使用手术刀环甲膜切开技术。首先喉外手法确认环甲膜位置，刀刃朝向操作者，在环甲膜做横切口，切开环甲膜，顺时针旋转刀片使刀刃朝向尾侧，探条贴刀片下缘潜入气管，气管导管（ID 5.0mm）顺探条导入气管，通气、套囊注气、通过呼出气 CO_2 波形确认导管位置，固定导管。在肥胖或者解剖变异的患者中推荐采用纵切口。

ECMO 运转时，将机体血液从大静脉等引出，通过膜肺氧合，排出二氧化碳，氧合血可回输静脉（V-V 转流），也可回输动脉（V-A 转流），从而对困难气道患者的机体氧合及 CO_2 排出提供体外支持。

（七）困难气道拔管的建议

在困难气道处理结束，患者恢复自主通气，可尝试脱离气道工具时，应预先制订拔管及后继气道管理策略：该策略部分取决于手术/操作、围术期情况、患者状况以及临床医师的技能和偏好；首先要充分评估患者拔管准备情况；确保有资深人员在场，在需要时协助拔管；并尽可能选择合适的拔管时间和地点；评估短期使用气道交换导管和（或）声门上气道设备作为快速再插管引导的临床价值和可行性；若是儿童患者时，尽量减少对儿科患者使用气道交换导管；在尝试拔管之前，评估择期气管切开术的风险和获益；并评估清醒拔管与意识恢复前拔管的风险与获益；在可行的情况下，在整个拔管过程中辅助给氧；最后评估患者拔管后可能对通气产生不良影响的临床因素。

（八）注意事项和总结

完整的困难气道处理过程包括气道的建立、患者自主呼吸的恢复以及后续的随访与处理。麻醉科医师要制订一套方案来保证拔管时的安全，理想的拔管方法应该是待患者自主呼吸完全恢复，在可控、分步且可逆的前提下拔出气管导管。麻醉科医师应评估、随访并处理经过困难气道处理后可能发生并发症的患者、应该在麻醉记录单中记录患者出现困难气道，并对其特征进行描述；同时有必要将以上信息告知患者和家属，为今后气道处理提供指导。任何一次困难插管、困难面罩通气、紧急有创气道、未预料的困难气道处理都应该认真复习、讨论和总结。

（夏中元　雷少青）

思 考 题

1. 上呼吸道和下呼吸道分别包括哪些解剖结构？

2. 临床工作中上呼吸道梗阻最常见的原因是什么？其处理措施是什么？

3. 患者，男性，38 岁。体重 120kg。有睡眠呼吸暂停综合征病史，如果拟行气管插管全身麻醉，麻醉前你需要了解病情、辅助检查以及气道评估的要点有哪些？

4. 患者，男性，35 岁。高处坠落致颈椎骨折，既往体健，现行颈椎骨折复位手术，请选择合适的气管插管方式，并陈述选择的理由。

知 识 拓 展

气道管理不仅要求熟练掌握各种困难气道工具的使用，更重要的是要有冷静处理困难气道的正确思路。①麻醉与气道管理前对患者进行详尽的评估与充分的准备，对可疑困难气道患者，建议使用辅助工具检查，在床旁或手术室内使用可视喉镜或可视插管软镜等工具进行评估，目的是最大限度地减少紧急气道，特别是"既不能插管又不能氧合（CICO）"的发生；②强调了处理困难气道的准备，包括气道管理工具、患者的准备和寻求帮助；③强调预充氧合以及整个气道管理过程中通气的重要性，以维持氧合为第一要务；④每次操作前均应保证充分的肌松和麻醉深度；⑤严格控制操作次数；⑥及时识别和宣布气道处理遇到的困难或失败；⑦在保证氧合的基础上，停下，思考是进是退；⑧对麻醉科医师反复、定期、规范地进行培训。需要说明的是，不同专科患者的病理生理改变具有不同的特殊性，如产科、儿科、创伤、胸科的，这类患者困难气道的具体操作细节还需根据患者的特点及手术需求进一步完善，但总的处理原则可遵循。总之只有对患者充分的气道评估，准备好必备的气道管理工具，对困难气道有计划、有准备、有步骤地判断和处理，方可在处理困难气道时更加得心应手，使患者更加安全。

推 荐 阅 读

陈红梅，杨相梅，罗艳，等 . 2020. 困难气道评估方法研究进展 [J]. 中国呼吸与危重监护杂志；Chinese Journal of Respiratory and Critical Care Medicine, 19(3): 312-316.

郭玲，柳兆芳 . 2018. 超声在气道评估与管理中的应用进展 [J]. 赣南医学院学报 , 38(2): 191-194.

于布为，吴新民，左明章，等 . 2013. 困难气道管理指南 [J]. 临床麻醉学杂志 , 29(1): 93-98.

APFELBAUM JL, HAGBERG CA, CONNIS RT, et al. 2022. 2022 American Society of Anesthesiologists Practice Guidelines for management of the difficult airway[J]. Anesthesiology, 136(1): 31-81.

GREEN SM, ROBACK MG. 2019. Is the Mallampati score useful for emergency department airway management or procedural sedation?[J]. Ann Emerg Med, 74(2): 251-259.

第二十八章 全身麻醉

麻醉（anesthesia）一词来源于希腊文，其原意是感觉丧失，即指应用药物或其他方法使患者整体或局部暂时失去感觉，从而消除手术时的疼痛。全身麻醉（general anesthesia）是指凭借麻醉药经呼吸道吸入或静脉、肌内注射进入人体内，产生中枢神经系统的抑制作用，从而可逆地改变中枢神经系统中的某些功能满足手术时的特异要求，临床表现为遗忘、意识消失、全身的痛觉丧失、反射抑制和一定程度的肌肉松弛。全身麻醉不同于普通的睡眠，全身麻醉对中枢神经系统、呼吸、循环系统以及对伤害性刺激的反应等均产生不同程度的抑制，甚至消失。麻醉药对中枢神经系统抑制的程度与血液内的药物浓度和（或）分压有关，并且可以调控。这种抑制是完全可逆的，当药物被代谢或从体内排出后，患者的神志、感觉和各种反射可逐渐恢复。为了确保患者的安全，全身麻醉时一般都要求建立人工气道。对于短小手术、未建立人工气道的，均要求保持气道通畅以避免呼吸抑制所致的风险。全身麻醉是较其他麻醉（例如局部麻醉）影响患者的生理状态最为显著者，但此种影响的程度则在很大程度上取决于全身麻醉的技术掌握，技术的掌握固然有赖于经验的积累，但更重要的还在于理论的认识。只有在正确的理论指导下的技术才能成为经得起临床考验的技术。

第一节 全身麻醉准备

麻醉前准备是根据患者的病情和手术部位及方式，有目的进行的各方面准备工作，旨在提高患者的麻醉质量、手术耐受力、安全性和舒适性，保证手术顺利进行，减少术后并发症，使术后恢复更迅速。全身麻醉准备包括麻醉前的一般准备、麻醉诱导前即刻期的准备和特殊病情的准备。麻醉前的一般准备（包括术前访视和术前用药）和特殊病情的准备可参考第二十四章麻醉前准备。本节重点介绍全身麻醉诱导前即刻期的准备。

全身麻醉诱导前即刻期一般是指诱导前 10～15min 这段时间，于此期间要做好全面的准备工作，包括对患者手术风险评估（ASA 分级、手术切口清洁程度、手术类别、手术持续时间），以及与手术医师、巡回护士进行三方核查的第一次核查，并复习麻醉方案、手术方案及麻醉设备等的准备情况，应完成的项目见表 28-1，对急症或门诊手术患者尤其重要。

表 28-1 麻醉前即刻期应考虑的项目

项目	内容
患者方面	健康状况、精神状态、特殊病情、患者主诉及要求
麻醉方面	麻醉实施方案、静脉输液途径、中心静脉压监测途径等
麻醉器械	气源（氧气、N_2O、压缩空气）、麻醉机、各类监护仪、各类气管内插管用具、一般器械用具
药品	麻醉药品、辅助药品、肌松药、急救药品
手术方面	手术方案、手术部位与切口、手术时长、手术对麻醉的特殊要求、手术体位、预防手术体位损伤及保温的措施、术后镇痛要求等
术中处理	预计可能的意外并发症、应急措施与处理方案、手术危险评估

一、患者方面

麻醉诱导前即刻期对患者应考虑两方面的中心问题：①此刻患者还存在哪些特殊问题？②还

需要做好哪些安全措施？

（一）常规工作

麻醉科医师于诱导前应再次询问病史和评估目前患者的脏器功能状态，并以亲切、温和、简练的语言解答患者最关心的问题和麻醉手术注意事项，使患者感到安全、有依靠，对手术、麻醉充满信心。诱导前焦、虑紧张不能自控的患者，可静脉注射少量镇静药（咪达唑仑）。对患者的活动性义齿、助听器、人造眼球、隐形眼镜片、首饰、手表等均应摘下保管，并记录在麻醉记录单上。明确有无义齿或松动牙，作好记录。复习最近一次病程记录（或麻醉科门诊记录），包括：①体温、脉率；②术前用药的种类、剂量、用药时间及效果；③最后一次进食、进饮的时间，以及饮食内容和数量；④已静脉输入的液体种类、数量；⑤最近一次实验室检查结果；⑥手术及麻醉知情同意书的签署意见；⑦患者提出的专门要求的具体项目（如拒用库存血、拒绝椎管内麻醉、要求术后切口不痛等）；⑧如为门诊手术，落实术后离院的计划。

（二）保证术中静脉输注通畅

根据手术大小、部位、出血量的可能性及麻醉所需，选择合适型号的静脉留置针和（或）中心静脉穿刺置管；根据手术部位选定静脉穿刺径路（如前上纵隔肿瘤累及上腔静脉时选择股静脉穿刺；坐位神经外科手术选择锁骨下或颈内静脉穿刺等）；行有创动静脉穿刺一定要保护好原有的动静脉造瘘、血透中心静脉置管、肿瘤化疗用 PICC 等。

二、麻醉设备方面

麻醉诱导前必须对已备妥的麻醉和监测设备、麻醉用具及药品再做一次全面的检查与核对，重点项目如下。

（一）气源的检查

检查氧、N_2O 筒、压缩空气与麻醉机进气口的连接是否正确无误。检查气源压力是否达到使用要求。

1. 许多医院手术室内均有中心供气装置。按照国际惯例对不同气体管道均用不同颜色加以区分，如氧气蓝色、N_2O 灰色、压缩空气黄色，其衔接管接头构型亦不同，以防接错。如所用为高压气瓶，应根据颜色或瓶上标志准确连接麻醉机。

2. 如为中心供氧，氧压表必须始终恒定在 $3.5kg/cm^2$，开启氧源阀后，氧浓度分析仪应显示 100%；如使用高压氧瓶，满瓶时压力应为 $150kg/cm^2$（$\cong 2200\ PSI \cong 15\ MPa$），含氧量约为 625L。如按每分钟输出氧 2L 计，1h 的输出量约为 120L，相当于氧压 $29kg/cm^2$。因此，满瓶氧采用氧流量为 2L/min 时，一般可连续使用 5.2h 左右。

3. 如为中心供 N_2O，气压表必须始终恒定在 $52kg/cm^2$，不足此值时，表示供气即将中断；如使用压缩 N_2O 瓶，满瓶时应为 $52kg/cm^2$（$\cong 745\ PSI \cong 5.2\ MPa$），含 N_2O 量约为 215L，在使用中其瓶压应保持不变；如果开始下降，表示瓶内 N_2O 实际含量已接近耗竭，当压力降到 $25kg/cm^2$，提示瓶内 N_2O 气量已只剩 100L，若继续以 3L/min 输出，仅能供气 30min，因此必须更换新瓶。

4. 空气源压力表必须始终恒定在 $3.5kg/cm^2$。

（二）麻醉机检查

检查麻醉机的功能及有无漏气。按照操作手册和（或）麻醉机提示进行麻醉机自检，对于旧款号无自检功能麻醉机的一般经验性检测包括：备简易呼吸器、高压系统（气源管路）、低压系统（蒸发器、流量计）、废气排放系统、呼吸回路（校对氧检测仪、回路完整性、CO_2 吸收剂及过滤器、有无漏气）、手动和机械通气系统、单向活瓣。不能通过自检或手动检测者，应立即追查原因。

须特别注意以下情况。

1. 麻醉机的密闭程度与漏气。

2. 开启氧气后，气体流量表的旋转子是否活动自如？呼气和吸气活瓣是否启闭正常？气体逸出是否正常？快充氧开关是否失灵？如使用笑气，确认氧气笑气联动装置工作正常。

3. 检查报警装置，特别是低氧报警装置是否工作正常？

4. 麻醉机上的呼吸器能否正常工作？根据患者调节合适的呼吸参数。

5. 钠石灰罐内是否装有钠石灰？钠石灰是否失效？

6. 蒸发器内是否已装入相应的麻醉药？蒸发器开关是否处于关闭位？

7. 根据患者选择合适型号的面罩、螺纹管和储气囊，注意与气管导管或支气管导管的衔接头是否合用或是否缺如？

（三）气管/支气管内插管用具的检查

喉镜/视频喉镜、气管内导管/双腔管、管芯、牙垫、空心注射器、吸引用具、胶布及听诊器。确认导管套囊不漏气。如拟经鼻插管，应备好石蜡油、棉签、麻黄碱和插管钳。评估存在困难气道时，还需准备口/鼻咽通气道、喉罩、纤支镜、表面麻醉设备等特殊物品。

（四）监测仪器的检查

血压、呼吸、ECG、SpO_2、脉搏、体温、$P_{ET}CO_2$、尿量监测，必要时监测有创动脉压、中心静脉压、肌松监测、呼气末麻醉气体浓度监测、脑电BIS、血气分析仪、血栓弹力图检测仪、TEE、脑氧饱和度、有创或无创心排血量监测等。

（五）其他

各种液体、微量输注泵、各种型号的动脉穿刺针、压力传感器、各种型号的神经阻滞针、椎管内或神经阻滞麻醉包、超声机、除颤器等。

（六）麻醉药品及急救药品

根据选择的麻醉方法，分别准备好常用的吸入和（或）静脉麻醉药、肌松药、镇痛药、局麻药等药品，以及血管活性药、抗心律失常药、H_2 组胺受体拮抗药、镇吐药等急救用药。贴好标签标注浓度，使用前、后再次核对。

三、手术方面

麻醉医师与手术医师之间要始终保持相互默契、意见统一，在麻醉诱导前即刻期，必须重点明确手术方案、手术部位与切口、手术时长、手术对麻醉的临时特殊要求、手术体位、预防手术体位损伤及保温的措施、术后镇痛要求等。特别在手术体位的问题上，对手术拟采用的特殊体位，麻醉科医师应尽力配合，但要求以不引起呼吸、循环等功能过分干扰，以及神经、血管、关节、眼球等过分牵拉和压迫为前提。

第二节　全身麻醉实施

全身麻醉过程分为麻醉诱导、麻醉维持和麻醉苏醒 3 个阶段。

一、全身麻醉诱导

全身麻醉诱导（induction of anesthesia）是指患者接受全麻药后，由清醒状态到神志消失，并进入能施行手术操作或检查的麻醉状态，这一麻醉过程称为全麻诱导。诱导前应准备好麻醉机、气管插管用具及吸引器等，开放静脉和胃肠减压管，测定血压和心率的基础值，并应监测心电图和脉搏血氧饱和度（SpO_2）。全麻诱导方法有以下几种。

（一）面罩吸入诱导法

分为浓度递增慢诱导法和高浓度快诱导法。单纯的吸入麻醉诱导适合于外周静脉开放困难（小儿）、静脉麻醉诱导可能造成循环剧烈波动和预测为气管插管困难的成年患者，通常使用刺激性小的药物，如氟烷或七氟烷。将麻醉面罩扣于患者的口鼻部（可预充回路），开启麻醉药蒸发器，浓度递增慢诱导法起始刻度为 0.5%，新鲜气流量为 6～8L/min，患者每呼吸 3 次后增加吸入浓度 0.5%，直至达到需要的镇静或麻醉深度。高浓度快诱导法常预先作呼吸回路的预充，七氟烷蒸发器起始刻度为 8%，新鲜气流量为 6～8L/min，意识消失后降低七氟烷浓度至 3.5%～4.5%，达到足够麻醉深度时开放静脉通路，静脉注射肌松药和小剂量的阿片类药后行气管内插管或置入喉罩行机械通气。

（二）静脉诱导法

静脉诱导开始时，先以面罩吸入纯氧 2～3min，增加氧储备并排出肺内的氮气。根据病情选择合适的静脉麻醉药及剂量，从静脉缓慢注入并严密监测患者的意识、循环和呼吸的变化。患者神志消失后再静脉注射肌松药，应用麻醉面罩进行人工呼吸，然后进行气管内插管或置入喉罩行机械通气。与吸入诱导法相比，静脉诱导较迅速，患者也较舒适，无环境污染，但麻醉深度的分期不明显，对循环的干扰较大。

二、全身麻醉的维持

全麻维持（maintenance of anesthesia）是从手术操作或检查开始直至结束，并停用全身麻醉药的这段时期。全麻维持期的主要任务是维持适当的麻醉深度以满足手术的要求，如切皮时麻醉需加深，开、关腹膜及腹腔探查时需良好肌肉松弛；同时，麻醉医师要保持高度警觉加强对患者的管理和调控，维持患者内环境稳定（生命体征、酸碱平衡、体温、凝血和血容量）。

（一）吸入麻醉药维持

经呼吸道吸入一定浓度的吸入麻醉药可以维持适当的麻醉深度，包括气体吸入麻醉药 N_2O 和吸入麻醉药，如七氟烷、地氟烷等。由于 N_2O 的麻醉效能弱，高浓度吸入有缺氧危险，所以难以单独用于维持麻醉。挥发性麻醉药的麻醉效能强，高浓度吸入可使患者意识、痛觉消失，能单独用于维持麻醉，但肌松作用并不满意，而且吸入浓度越高，对生理的影响越严重。因此，临床上常将 N_2O-O_2-挥发性麻醉药合用来维持麻醉，必要时可加用肌松药。使用 N_2O 时，应监测吸入氧浓度（≥30%），在患者有封闭积气体腔（如气胸、颅内积气、肠梗阻和眼科手术中玻璃体注气）者应禁止使用 N_2O，对于维生素 B_{12} 或叶酸缺乏症或蛋氨酸合成酶异常的患者，应用 N_2O 有可能会加重血液系统或神经系统疾病病情。挥发性麻醉药应采用专用蒸发器以控制其吸入浓度，有条件者可连续监测吸入和呼出的吸入麻醉药浓度，使麻醉深度更容易控制。

（二）静脉麻醉药维持

为全麻诱导后经静脉给药以维持适当麻醉深度的方法。静脉给药方法有单次、分次和连续注入法 3 种，应根据手术需要和不同药物的药理特点来选择给药方法。目前所用的静脉麻醉药中，除氯胺酮外，多数都属于催眠药，缺乏良好的镇痛作用，因此，使用全静脉麻醉过程中也需要按需给予镇痛和肌松药物。

全凭静脉麻醉（total intravenous anesthesia，TIVA）是指在静脉麻醉诱导后，静脉持续输注或重复单次注射短效催眠类药（如丙泊酚）或复合使用阿片类药（例如瑞芬太尼）和肌松药维持麻醉。这种方法特别适用于需要反复中断呼吸的操作技术（例如支气管镜检查和激光气道手术）。全凭静脉麻醉常复合应用静脉麻醉药、阿片类药和肌松药，既可发挥各种药物的优点，又可克服其不良作用，具有诱导快、操作简便、可避免吸入麻醉药引起的环境污染等优势。如果用药适时、适量，可使麻醉过程平稳，恢复也较快。但是，由于是多种药物的复合应用，如何根据各种药物的药理特点选择给药时机及剂量，既十分重要也相当困难，而且，全凭静脉麻醉下的麻醉体征与麻醉分期也难以辨别，麻醉后苏醒延迟及肌松药的残余作用也可带来严重并发症。因此，麻醉医师必须熟悉各种药物的药理特点，严密监测镇静深度及呼吸、循环功能的变化，仔细观察浅麻醉时应激反应的体征，才能灵活用药，取得良好的麻醉效果。随着对静脉麻醉药药动学的深入认识和计算机技术在临床的应用，靶控输注（target-controlled infusion，TCI）已广泛应用于临床麻醉。TCI是在静脉麻醉药输注时，应用药动学和药效学原理，通过微处理器控制输注泵输注速率来调节靶位（血浆或效应室）的药物浓度，从而控制或维持麻醉在适当的深度，以满足临床要求的一种静脉给药方法。目前用于临床的还只限于快速、短效且无蓄积作用的药物，如丙泊酚和瑞芬太尼等。

（三）静脉-吸入复合全身麻醉的维持

全凭静脉麻醉的深度缺乏明显的标志，给药时机较难掌握，有时麻醉可突然减浅。静脉全麻与吸入全麻复合应用，可避免大剂量使用单一麻醉药及其所引起的毒性，彼此取长补短，以达到最佳临床麻醉效果。在静脉麻醉的基础上，持续或间断吸入低浓度的挥发性麻醉药（0.3～0.5MAC），如七氟烷或地氟烷等，这样既可维持麻醉相对稳定减少术中知晓，又可减少吸入及静脉麻醉药的用量，有利于麻醉后迅速苏醒。静脉-吸入复合麻醉的适应范围较广，麻醉操作和管理都较容易掌握，极少发生麻醉突然减浅的被动局面，但如果掌握不好，也容易发生术后苏醒延迟。

（四）联合麻醉的维持

1. 全麻-椎管内阻滞联合麻醉　指椎管内阻滞联合全身麻醉，可以蛛网膜下腔阻滞复合全身麻醉或硬膜外阻滞复合全身麻醉，主要是利用了椎管内麻醉特别是中上胸段阻滞产生的镇痛、抑制应激反应，联合全身麻醉则可弥补硬膜外产生的通气不足及内脏牵拉反应，两种麻醉优劣互补。硬膜外留置导管还可用于术后镇痛。此方法最适合用于胸、腹部开放手术。硬膜外复合全麻中最常见的不良事件是低血压，主要源于广泛的交感神经阻滞，可通过适当补液和应用 α_1 受体激动药来纠正；另一个比较严重的并发症是硬膜外血肿，尤其是术后应用抗凝治疗的患者，概率明显增加，需谨慎随访。

2. 全麻-神经丛阻滞联合麻醉　在超声引导下的神经丛阻滞可准确阻滞目标神经，产生较完善的镇痛作用，随着局麻药浓度增加，可以产生运动神经阻滞。与全身麻醉联合应用时，可有效降低全身麻醉药量，加快苏醒。连续神经丛阻滞同样可以继续沿用至术后镇痛。神经丛阻滞对呼吸、循环影响轻微，主要并发症为局麻药中毒。

三、全身麻醉深度的判断

一般认为，麻醉状态是多种药理效应和伤害性刺激并存时的综合结果，麻醉深度是指麻醉药物对患者的意识、感觉、运动、神经反射及内环境稳定性的影响程度。因此，临床体征的观察仍是目前判断麻醉深度的基本方法，可保障临床满意的麻醉，在意识水平的监测方面，确保无术中知晓；在镇痛水平的监测方面，确保无伤害性刺激引起的不良（应激）反应。

（一）麻醉深度的临床判断

20 世纪 30 年代，Guedel 总结了乙醚麻醉分期的各种体征和表现。乙醚麻醉分期的标准是以药物对患者意识、痛觉、反射活动、肌肉松弛、呼吸及循环抑制的程度为标准，描述了典型的全身麻醉过程，即全麻药对中枢神经系统的抑制过程。由于乙醚本身的特性，其麻醉深度变化较慢，麻醉深浅程度明确且层次分明，临床上也容易理解和掌握。尽管有新型麻醉药的开发和复合麻醉技术的临床应用，乙醚麻醉时判断麻醉深度的各种体征或标志并未因此而完全改变。乙醚麻醉分期的基本点仍可作为当今临床麻醉中判断和掌握麻醉深度的参考。

复合麻醉时同时应用了多种药物，可有针对性地抑制生理功能，以达到意识丧失或遗忘、疼痛消失、反射抑制及肌肉松弛，而对血流动力学又不产生明显抑制的目的。某些情况下，由于强效镇痛药和肌松药的应用，患者可无疼痛反应，肌肉也完全松弛，但知道术中发生的事情而无法表示，称为术中知晓（intraoperative awareness），表明患者的意识并未完全消失。因此，麻醉深度应根据复合应用的药物（包括各种全麻药、安定药、催眠药、肌松药、镇痛药等）对意识、感觉、运动、神经反射及内环境稳定性的影响程度来综合判断。例如，有自主呼吸者，手术刺激时呼吸增强、加速为浅麻醉的表现。流泪为浅麻醉的表现，而角膜干燥无光为麻醉过深的表现。循环的稳定性仍为判断麻醉深浅的重要标志，循环严重抑制多为麻醉过深，心率增快、血压升高则多为浅麻醉的表现。挥发性麻醉药的麻醉效能强，大量吸入虽可使患者意识、痛觉消失，但肌松作用并不满意，如盲目追求肌松势必付出深麻醉的代价，故复合麻醉仍在于合理的药物配伍，避免深麻醉。吸入麻醉药的肺泡浓度达 1.3MAC 以上时痛觉方可消失，而在 0.3MAC 以下时患者即可苏醒。维持适当的麻醉深度是重要而复杂的，应密切观察患者，综合患者各项反应作出合理判断，并根据手术刺激的强弱及时调节麻醉深度，以适应手术麻醉的需要。乙醚麻醉深度分期为浅麻醉期、手术麻醉期和深麻醉期（表28-2），对于掌握麻醉深度有一定的参考意义。

表 28-2　通用临床表现判断麻醉深度标准

麻醉分期	呼吸系统	循环系统	眼征	其他
浅麻醉期	不规则、呛咳、气道阻力↑、喉痉挛	血压↑、心率↑	睫毛反射（-）、眼睑反射（+）、眼球运动（+）、流泪	吞咽反射（+）、出汗、分泌物↑、刺激时体动
手术麻醉期	规律、气道阻力↓	血压稍低但稳定、手术刺激无改变	眼睑反射（-）、眼球固定中央	刺激时无体动、黏膜分泌物消失
深麻醉期	腹肌呼吸、呼吸↑	血压↓	对光反射（-）、瞳孔散大	

（二）意识层面的监测

在监测患者意识方面，以脑电双频指数（bispectral index，BIS）的临床应用较为广泛。BIS 是应用非线性相位锁定原理对原始脑电图（EEG）波形进行回归处理的一种方法。BIS 数值范围为 0~100，数值越大，患者的神志越清醒，反之提示大脑皮质的抑制越严重。目前认为，当麻醉期间将 BIS 值控制在 60 以下时，术中知晓发生率很小。因此，建议麻醉期间控制 BIS 在 40~60 为适宜。

监测 BIS 能较好地反映催眠药对 CNS 的抑制效应，但对镇痛药效应的敏感性较差，因此，在临床应用 BIS 监测时应对麻醉的催眠成分与镇痛成分区别对待。当 BIS 升高但无体动反应和血流动力学反应时，应加用催眠药；而在 BIS 较低仍有血流动力学和体动反应时，则应加用镇痛药以增加麻醉中的镇痛成分。但 BIS 值可受多种麻醉药联合应用时的影响，这是其局限性所在，因此，BIS 可为麻醉深度监测提供有用的趋势信息，但单独使用尚不能完全预防麻醉中知晓的发生。

此外，镇静深度脑电监测还包括 Narcotrend 指数监测（30~45）、听觉诱发电位指数（AEP index）监测（15~25）和脑电熵指数（Entropy index）监测（40~60）。吸入麻醉维持时通常采用呼气末吸入麻醉药浓度监测，呼气末吸入麻醉药的浓度可较好地反映肺泡吸入麻醉药的浓度，通过监测年龄校正后呼气末吸入麻醉药浓度并结合 MAC，可间接反映麻醉深度，吸入维持建议 0.7~1.3MAC。

（三）伤害性刺激反应的监测

对机体组织细胞产生损伤的刺激称为伤害性刺激，在麻醉深度监测范畴，通常指麻醉和手术操作所造成的伤害，如气管插管和手术切皮等。伤害性刺激作用于机体可引起痛感觉（主观感觉），以及机体对伤害性刺激的痛反应 [躯体运动性反应和（或）内脏自主反应]，自主反应包括血流动力学、催汗反应、内分泌反应、免疫反应等多方面应激反应。

监测伤害性刺激的常用方法包括：体动反应、心血管反应、末梢灌注指数（tip perfusion index，TPI)、心率变异性（heart rate variability，HRV)、镇痛 / 伤害平衡指数（analgesia/nociception index，ANI)。ANI 是近 10 年发展起来的可用于监测镇痛程度及伤害性刺激反应程度的新型监测参数，ANI 主要利用 HRV 来反映交感张力 / 副交感张力的平衡，从而间接反映疼痛水平，推荐临床镇痛 / 伤害平衡满意的 ANI 范围为 50～70。

（四）不同手术麻醉深度维持原则

镇静、镇痛和肌松是麻醉维持三大要素。所有全麻下手术都要求患者神志消失，无知晓，BIS 维持在 40～60 比较适宜。镇痛必须完全，主要镇痛措施包括神经阻滞和应用阿片类药物。术前合并应用神经阻滞或椎管内麻醉，可提供良好的术中镇痛。另外，阿片类药物是术中最常用的中枢镇痛药，可根据手术创伤大小，以及术中血压、脉搏的变化，有条件者可监测 ANI，实时地调整镇痛药的用量。不同手术对肌肉松弛的要求不尽相同，腹部（特别是开腹）、骨关节置换等手术对肌肉松弛要求最高，胸部手术次之，颅内和体表手术不要求有较深的肌肉松弛作用，但辅助肌肉松弛药可以很好地控制体动，为手术提供良好条件。

四、全身麻醉的苏醒

麻醉苏醒（emergence）是从停用全身麻醉药到患者意识完全恢复正常并恢复完整的保护性反射的时段。由于麻醉苏醒需要一定时间，此期间的并发症也较多，为保证患者的安全，全身麻醉后的患者应送到麻醉恢复室进行严密观察，待患者完全清醒和生命体征平稳后再送回普通病房。

（一）吸入麻醉的苏醒

吸入麻醉的苏醒必须将吸入麻醉药从体内经呼吸道排出体外，这个药动学的过程基本上与吸入麻醉的诱导和加深过程相反，因此，在确保吸入气中无吸入麻醉药的前提下，麻醉科医师可以通过加大肺泡通气量来加快吸入麻醉药经呼吸系统排出体外。在停止吸入麻醉药后，影响吸入麻醉清醒速度的主要因素有以下几方面。

1. 药物的血 / 气分配系数　血 / 气分配系数越小者，清醒越快。

2. 麻醉时间　时间越短者，清醒越快。

3. 肺泡通气量　在一定范围内肺泡通气量越大者，清醒越快。

（二）静脉麻醉的苏醒

静脉麻醉的苏醒有赖于药物在体内的再分布、生物转化和排泄，待中枢神经系统中麻醉药的浓度下降到一定水平后，患者才开始苏醒。目前尚无有效办法来主动干预和调控。影响静脉麻醉苏醒速度的因素有以下几方面。

1. 药物的半衰期　半衰期越短，清醒越快。单次给药后血药浓度减少 1/2 的时间用分布半衰期（$t_{1/2\alpha}$）和消除半衰期（$t_{1/2\beta}$）表示。单次给药就能完成的静脉麻醉若需尽早清醒，应选用分布半衰期和消除半衰期短的药物。

2. 麻醉时间和药物用量　时间越长和用药总量越大，麻醉苏醒越慢。为了维持适当的麻醉深度，术中往往需要重复给药或持续静脉滴注。由于多数药物在重复和持续给药后在体内都有一定程度的蓄积，此时血药浓度降低的规律再也不能用分布半衰期或消除半衰期来准确反映，而与时量相关半衰期（context-sensitive half time，$t_{1/2cs}$）相关。$t_{1/2cs}$ 表示药物持续、恒速输注一定时间停药后，血药浓度减少 1/2 的时间。$t_{1/2cs}$ 越短的药物，清醒越快。

3. 影响药物代谢和排泄的因素　如某种药物主要经肝代谢，肝功能不全的患者苏醒较慢；如果某种麻醉药的原形或有麻醉作用的代谢产物主要由肾排泄，则肾功能不全者的苏醒较慢；低温可降低所有药物的代谢率，麻醉苏醒也会延长。

第三节 全身麻醉并发症及预防

一、反流、误吸和吸入性肺炎

反流（regurgitation）是指人或动物将胃内容物从食管和咽部排出至口腔内或口腔外。误吸（aspiration）是指物质（如口咽部的分泌物、食物、血液或胃内容物）从口咽部或消化道进入喉部和下呼吸道的过程。吸入性肺炎又称为门德尔松综合征（Mendelson syndrome），特指因误吸入酸性胃内容物而导致的以化学性损伤为主的肺损伤，因首先由 Mendelson（1946 年）描述，故又称"Mendelson 综合征"，即在误吸发生后不久或 2～4h 出现"哮喘样综合征"，患者呈发绀、心动过速、支气管痉挛和呼吸困难。在受累的肺野可听到哮鸣音或啰音，24h 胸部 X 线检查可见受累肺野出现不规则、边缘模糊的斑状阴影。Mendelson 综合征肺损伤的程度与胃液量、胃液 pH 及消化酶活性相关，吸入量越大、pH 越低，肺损伤越重。pH 低于 2.5、容量大于 0.4ml/kg 者危险性明显增加。

全麻可抑制气道反射从而使患者容易发生反流和误吸，尤其以产科、小儿外科和肥胖患者的发生率较高。易于诱发误吸的危险因素包括饱胃、食管下端括约肌张力低下、胃食管反流、食管裂孔疝、留置鼻胃管、胃幽门梗阻、肠梗阻、病态肥胖、糖尿病胃轻瘫、孕妇及头部创伤患者。麻醉期间预防反流和误吸是非常重要的，主要措施包括：执行术前禁食指南，术前预防性给药以促进胃排空、减少胃内容量和提高胃液 pH；术前胃肠减压（手术室内充分吸引胃管）减少胃内容物，降低胃内压；保护气道，尤当气道保护性反射消失或减弱时；识别反流误吸高危患者，对高危患者优先选择局麻或区域麻醉，需要实施全麻时，选择特殊的诱导方式（表面麻醉清醒气管插管、快诱导插管），采用清醒拔管。一旦发生反流和误吸，需及时发现和采取有效的措施，以免发生气道梗阻窒息和减轻急性肺损伤，包括：重建气道（口咽部清理）、气管导管内应用粗吸引管快速清理气道、气管内生理盐水冲洗或纤支镜检和灌洗、纠正低氧血症（纯氧、呼气末正压通气）、酌情静脉 / 气管内使用支气管扩张药物、早期经验性使用广谱抗生素及其他支持疗法。

二、急性上呼吸道梗阻

呼吸系统主要由呼吸道和肺两部分组成。以环状软骨下缘为界，临床上通常人为地将呼吸道分为上呼吸道和下呼吸道两个部分。其中，上呼吸道主要包括口腔、鼻腔、咽腔和喉部 4 个部分；下呼吸道主要包括气管、支气管以及各级分支细支气管。当上呼吸道各解剖部位的任何部分因各种原因出现阻塞，造成呼吸气流受限或中断时，即称为上呼吸道梗阻。上呼吸道梗阻临床表现的共同特征为吸气性呼吸困难，包括鼾声、胸腹部反常呼吸、三凹征、口鼻部呼吸气流无法探测、SpO$_2$ 进行性下降和发绀，直至心搏骤停和死亡。临床上引起急性上呼吸道梗阻较常见的原因包括四类：①分泌物、出血、感染、骨折、肿瘤和异物等引起的机械性梗阻；②各种原因所致意识障碍患者出现的舌后坠；③咽喉部刺激引起的喉痉挛；④神经肌肉系统病变所致的梗阻。围术期以舌后坠和喉痉挛多见。

舌后坠是临床上引起急性上呼吸梗阻最常见的原因，常见于全身麻醉诱导期、苏醒期拔管后以及非全身麻醉患者辅助使用镇静镇痛药后的整个围术期，其发生的前提条件是患者的意识消失或障碍，绝大多数发生在仰卧位状态下。舌后坠处理的关键是迅速用手法将后坠的舌体抬离咽后壁或使用人工气道解除上呼吸道的梗阻，常用方法包括头部略抬高并偏向一侧或病情允许时侧卧位、单手抬下颏法或双手托下颌法、放置口咽或鼻咽通气道、其他人工通气道（如喉罩）等。

喉痉挛（laryngospasm）指喉部肌肉反射性痉挛收缩，使声带内收，声门部分或完全关闭而导致患者出现不同程度的呼吸困难甚至完全性的呼吸道梗阻。喉痉挛是由于在喉部局部或全身性的刺激作用下，使支配喉部的迷走神经张力增高，引起喉内肌群强烈收缩，导致声带反射性关闭所致的急性上呼吸道梗阻。临床上多发生于麻醉较浅（麻醉过渡期）的状态下，此时喉部迷走神经反射相对亢进。因此，围术期喉痉挛好发于全麻诱导气管内插管时以及全麻苏醒期拔管后的即刻，其中又以拔管后的喉痉挛更为多见，婴幼儿患者的发病率高于成人。当患者存在缺氧和（或）二氧化碳蓄积时，浅麻醉状态下更容易诱发。在相对浅麻醉状态下，围术期引起喉痉挛的常见诱因包括放置喉镜以及咽部吸痰和气管内插管等操作的刺激、某些药物的作用、喉部局部或远隔部位的手术刺激（如腹腔内探查和牵拉、尿道和直肠肛门部手术的刺激等）、缺氧和高碳酸血症等。

喉痉挛以预防为主，应避免在浅麻醉状态，尤其是伴有低氧和（或）二氧化碳蓄积等情况下刺激咽喉部或进行腹腔和盆腔手术探查等操作。处理流程包括：①立即面罩加压纯氧吸入；②轻提下颌；③立即停止一切刺激和手术操作；④立即请求他人协助；⑤适当加深麻醉，静脉注射诱导剂量约 20% 的静脉麻醉药（首选丙泊酚）或增加吸入麻醉药浓度；⑥暴露并清除咽喉部分泌物，保持呼吸道通畅；⑦对重度喉痉挛，紧急情况下可采用 16 号以上粗针行环甲膜穿刺给氧或行高频通气；⑧对重度喉痉挛亦可静脉注射氯琥珀胆碱 1.0～1.5mg/kg 迅速松弛声带，继而迅速加深麻醉，完成人工气道的建立。

三、通气量不足

麻醉期间和全麻后都可能发生通气不足，主要表现为 CO_2 潴留，可伴有低氧血症，动脉血气分析显示 $PaCO_2$ 高于 50mmHg，同时 pH 小于 7.30。通气量不足的原因可分为两类：①中枢通气驱动下降。吸入卤族全身麻醉药、麻醉性镇痛药以及苯二氮䓬类药的残余作用，是引起中枢性呼吸抑制的主要原因，应以机械通气维持呼吸直到完全恢复，必要时以拮抗药逆转；较少见但可能危及生命的原因包括头部外伤、颅内和颈动脉手术，以及术中脑卒中导致的通气驱动受损。②肺和呼吸肌功能不全。术前并存呼吸系统疾病（如 COPD）、术后肌松药的残余、术后镇痛不全（见于胸部和上腹部手术后）、支气管痉挛和气胸等均可导致通气不足，术后肌松残余多见，应在手术结束时充分逆转，必要时应辅助或控制呼吸直至呼吸肌力的完全恢复。

四、低氧血症

低氧血症通常是指患者在一个大气压下呼吸空气时，$SpO_2 < 90\%$，$PaO_2 < 60mmHg$，或吸纯氧时，$PaO_2 < 90mmHg$。临床表现为呼吸急促、发绀、躁动不安、心动过速、心律失常、血压升高等。术后低氧血症是危及患者安全的最常见术后早期并发症之一。常见原因和处理原则如下。

1. 麻醉机的故障、氧气供应不足可引起吸入氧浓度过低；气管内导管插入一侧支气管或脱出气管外以及呼吸道梗阻（舌后坠、喉痉挛、支气管痉挛等）均可引起低氧血症，应及时发现和纠正。

2. 弥散性缺氧，可见于 N_2O 吸入麻醉。停止吸入 N_2O 后应继续吸氧至少 10min。

3. 肺不张，可通过吸痰、增大通气量、肺复张等措施纠正。

4. 误吸，轻者应用氧治疗有效，严重者应行机械通气治疗。

5. 肺水肿，可发生于急性左心衰竭或肺毛细血管通透性增加。应在增加吸入氧浓度的同时积极治疗原发病。

6. 麻醉和肌松药物残留，以肺泡通气不足为特点。吸入麻醉药和大部分静脉麻醉药均呈剂量依赖性地抑制低氧通气反射和 CO_2 通气反射；术后镇痛使用过量或相对过量的阿片类药物，其呼吸抑制作用主要表现为深慢呼吸；芬太尼由于脂溶性较高，表观分布容积增加，术后可出现迟发性呼吸抑制（用药后 3～4h）。在无肌松监测的情况下，肌松残余的比例临床上常被低估，需引起重视。

7. 气胸，可能导致通气不足、低氧血症和血流动力学不稳定。

五、术中知晓

术中知晓是指全麻下的患者在手术过程中出现了有意识的状态，并且在术后可以回忆起术中发生的与手术相关联的事件。全麻下的术中知晓限定为外显记忆，指患者能够回忆起全麻期间所发生的事件。患者在术中存在意识或能够按要求完成某些指令性动作，并不意味着其一定能够在术后回忆起相关事件。术中知晓需同时满足术中存在意识和术后回忆起术中事件这两项条件。

目前，国际上推荐改良的 Brice 调查问卷可用于术中知晓的术后评估（时机应包括术后第 1 天和 1 周左右两个时间点）。

国外报道的术中知晓发生率为 0.1%～0.4%，高危人群可高达 1% 以上。发生术中知晓可引起严重的情感和精神（心理）健康问题，据报道高达 30%～71% 的术中知晓患者出现创伤后应激综合征（post-traumatic stress disorder，PTSD）。

导致术中知晓的危险因素包括：①病史和麻醉史。有术中知晓发生史、大量服用或滥用药物（阿片类药、苯二氮䓬类药和可卡因）、慢性疼痛患者使用大剂量阿片类药物史、预计或已知有困难气道、ASA Ⅳ～Ⅴ级、血流动力学储备受限的患者。②手术类型。以心脏手术、剖宫产术、颅脑创伤手术、耳鼻喉手术、急症手术等发生率为高。③麻醉管理。全凭静脉麻醉、N_2O-阿片类药物的麻醉、肌松药的使用、催眠药物用量不足、没有预先给予苯二氮䓬类药物。

减少术中知晓发生的策略如下。

1. 术前评估　评估危险因素，对高危人群告知风险，术前预防性使用苯二氮䓬类药物。

2. 术中麻醉管理　①检查麻醉设备，特别是吸入麻醉药是否有泄漏等。②术前和浅麻醉时预防性使用苯二氮䓬类药物；预防性使用胆碱受体拮抗药（如戊乙奎醚）。③有术中知晓危险时，如发生气管插管困难时，应追加镇静药。④监测呼气末吸入麻醉药浓度，维持年龄校正后的呼气末浓度＞0.7MAC。⑤提倡使用基于脑电图信号分析的麻醉深度监测手段。⑥减少术中对患者的不必要刺激（声、光）。⑦所有手术室人员避免不恰当的说笑、讨论其他患者或不相关的话语。⑧麻醉医师对使用过 β 受体阻滞药、钙通道阻滞药及掩盖生理反应药物保持警惕。

3. 术后处理　分析患者的治疗报告，向质控部门汇报，为患者提供适当的术后随访和相应治疗。

六、恶性高热

恶性高热（malignant hyperthermia，MH）为罕见的常染色体显性遗传病，是由强效吸入麻醉药（如氟烷、七氟烷等）和去极化肌松药（氯琥珀胆碱）触发的骨骼肌代谢异常亢进综合征。临床表现为持续骨骼肌强直收缩、$PaCO_2$ 迅速升高、体温急剧上升（速度可达 1℃/5min），可超过 42℃。由于横纹肌溶解可导致肌红蛋白血症、急性肾衰竭、DIC。其预防、诊断及处理详见第四十九章第三节。

七、苏醒延迟

全身麻醉在按计划停药后，患者若在 60min 内意识未恢复，且不能对言语或刺激等作出有思维的回答或动作，即可认定为苏醒延迟。在采用短效吸入或静脉麻醉药维持麻醉的情况下，若停止麻醉 30min 后患者仍未能如期苏醒，则即应高度警惕苏醒延迟的可能，并应开始积极寻找或排除可能的病因，以免因被动等待苏醒延迟的"确诊"而延误患者的及时诊治。

苏醒延迟的病因涉及了患者因素、麻醉因素和手术因素等多个方面，其中又以麻醉药物的绝对或相对过多、代谢性疾病以及中枢神经系统功能障碍等最相关。

由于引起苏醒延迟的原因众多，应按照不同可疑病因的危害程度和轻重缓急，尽快作出必要的鉴别诊断，并采用个体化治疗方案。一般的治疗原则包括：①支持疗法。无论何种原因引起的苏醒延迟，首先是保持充分的通气（包括机械通气），补充血容量的不足，维持血液循环和内环境稳定。②实验室和影像学检查。包括血清 K^+、Na^+、Cl^- 水平及血糖、酮体；动脉血气分析以及尿常规（尿糖、酮体）。若有异常，则可进行纠正，必要时进行相关的影像学检查，及时排除中枢神经系统严重的器质性病变，以免误诊或漏诊。③若是吸入麻醉过深，在停止给药并保持充分通气后，当可逐渐苏醒，不必盲目应用呼吸兴奋药。若疑为镇痛药和肌松药联合用药的残留作用，在排除肌松残余后，一般可先拮抗麻醉性镇痛药（如纳洛酮）的效应。注意控制拮抗药物的剂量和时机，以免增加躁动和术后疼痛等风险。不建议常规采用非特异性的"催醒"药物进行催醒治疗。④及时请内分泌或神经科有关专业医师进行会诊与治疗，以免延误病情。

八、低 体 温

围术期由于各种原因导致的机体中心温度低于 36℃ 即为围术期低体温。凡非采用控制性降温技术所致的围术期低体温又称为围术期意外低体温。临床上轻度低体温通常是指中心温度为 34℃～36℃。全身麻醉时由于抑制了人体寒冷防御反射及体温自身调节能力，使得患者术中极易发生低体温。冷空气（室温）、输低温液体、身体过多暴露均可加重低体温。围术期意外低体温会增加手术部位感染、延长麻醉药作用时间、延缓麻醉苏醒、影响凝血功能、造成围术期心肌损伤延长住院时间，甚至导致严重创伤和大手术患者的死亡率增加等。

围术期低体温的预防：术前预保温（在麻醉前采用主动保温措施对体表或外周组织进行 20min 以上的预先保温）、术中体温保护（减少术野暴露、被动保温和主动保温）、术后体温保护（同术中，体温≥36℃ 可离开 PACU、注意减轻或抑制寒战反应）。常用的体温保护方法：体表加温（被动隔离，如棉被、棉毯；主动皮肤加温，如压力暖风毯、循环水床垫、辐射加温器）、内部加温（输液加温仪）、有创加温装置（腹膜透析加温、动静脉分流加温、体外循环复温）、输注氨基酸代谢产热、加温冲洗胸腹腔的液体。

九、术后恶心与呕吐

术后恶心与呕吐（postoperative nausea and vomiting，PONV）通常是指术后 24h 内发生的恶心和（或）呕吐，总体发生率为 20%～30%。PONV 的危险因素：①患者因素。女性、PONV 和（或）晕动病史、不吸烟、年龄小于 50 岁、儿童≥3 岁。②麻醉因素。全身麻醉、挥发性麻醉药、N_2O、阿片类药物、新斯的明、血容量不足等增加 PONV 的发生率。丙泊酚 TIVA、多模式镇痛及区域阻滞麻醉、阿片类药物用量减少等可降低 PONV 发生率。③手术因素。手术时间长（>3h）可增加 PONV 的风险。胆囊切除术、腹腔镜手术、妇科手术、斜视手术、咽扁桃体切除术、耳整形术、神经外科手术等手术类型的 PONV 发生率较高。

根据抗呕吐药作用部位可将抗呕吐药物分为：①作用在大脑皮质，如苯二氮䓬类；②作用在化学触发带，包括吩噻嗪类（氯丙嗪、异丙嗪和丙氯拉嗪）、丁酰苯类（氟哌利多和氟哌啶）、5-HT_3 受体拮抗药（昂丹司琼、格拉司琼、托烷司琼、阿扎司琼、多拉司琼和帕洛诺司琼）、NK-1 受体拮抗药（阿瑞匹坦）、苯甲酰胺类、大麻类；③作用在呕吐中枢，包括抗多巴胺能药（氨磺必利）、抗组胺药（苯甲嗪和羟嗪）、抗胆碱药（东莨菪碱）；④作用在内脏传入神经，包括 5-HT_3 受体拮抗药、苯甲酰胺类（甲氧氯普胺）；⑤其他，如皮质激素类（地塞米松、甲泼尼龙）。

防治 PONV 的基本原则：①确定 PONV 的风险，去除基础病因，包括术前适当禁食；特殊患者使用胃管抽吸或引流等方式解除胃潴留。②中危以上的患者使用药物预防，中危采用 1～2 种药物预防，高危采用 2～3 种药物预防。当预防性药物无效时，推荐加用不同作用机制的药物。③优化围术期的麻醉和用药方案，优先考虑采用区域麻醉技术。如采用全身麻醉，术中尽量采用 TIVA 麻醉、减少阿片类药物的用量，术后采用多模式镇痛。尽量缩短手术和麻醉时间。围术期维持适当的容量。

十、围术期过敏反应

过敏反应指某种物质触发的威胁生命的全身性的高敏反应，临床可表现为危及生命的气道、呼吸和循环问题，通常伴有皮肤和黏膜的改变。引起围术期过敏反应的主要药物或物质为肌松药（第一位是琥珀胆碱，其次为罗库溴铵、维库溴铵、米库氯铵、阿曲库铵和顺阿曲库铵）、乳胶、抗生素、明胶溶液、脂类局麻药、血液制品和鱼精蛋白等。女性发生率高于男性，为男性的 2～2.5 倍。过敏反应多为突发（多在麻醉诱导期间），难以预测。

患者临床表现往往出现皮肤、黏膜的症状，严重者可出现心血管系统表现、支气管痉挛等，需要与全脊麻、全麻过深、肺栓塞、气胸、心脏压塞、气道高反应性（支气管哮喘）和失血性休克等情况相鉴别。麻醉中接触某种药物或物质后出现上述典型症状，采集血液测定类胰蛋白酶和组胺水平升高，测定到特异性抗体，6 周后完成所接受的药物或物质的皮肤试验，如为阳性，即可确定为过敏反应。

只有皮肤、黏膜症状不推荐使用肾上腺素治疗，可给予吸氧、呼吸和循环等支持，去除过敏原。出现循环、呼吸系统表现首选肾上腺素治疗，同时采取其他相应措施，包括立即停止给予可疑药物、稳定循环系统（小剂量肾上腺素静脉注射和维持性泵注、扩容）、缓解支气管痉挛（纯氧机械通气、吸入支气管扩张药如沙丁胺醇、加深麻醉、静脉注射氨茶碱 5～6mg/kg、肾上腺素）、静脉注射肾上腺皮质激素（静脉注射氢化可的松 1～2mg/kg，可 6h 后重复，24h 不超过 300mg。或者甲泼尼龙 1mg/kg，最大剂量不超过 1g）及联用抗组胺药物。

十一、苏醒期躁动

苏醒期躁动（emergence agitation，EA）一般是指"在全身麻醉苏醒期即刻出现的一种伴有定向功能和感知功能改变的、对自身环境的认知和关注能力的障碍"，通常可表现为躯体和精神两方面的症状，即粗暴的动作和强烈或激动的情绪。EA 多发生在全身麻醉结束后的 30min 内，多为自限性，持续时间不等，一般在患者意识完全恢复后可自行缓解。小儿麻醉中发病率可高达 50%～80%。EA 的本质是患者尚未完全清醒，挥发性麻醉药所致的中枢神经系统各部位的恢复不一致是目前认为最可能的原因。

EA 的预防和处理：①苏醒期尽量消除伤害性刺激。②选择适当的麻醉药物。手术结束前 20～30min 给予阿片类镇痛药桥接；手术结束时咪达唑仑 0.03mg/kg 静脉注射、小儿麻醉中单次静脉注射低剂量的氯胺酮（如 0.1～0.25mg/kg）、小儿术前右美托咪定滴鼻给药以及所有人群的低剂量静脉维持泵注。③选择适当的麻醉方法。术中推荐单独或复合丙泊酚＋瑞芬太尼维持麻醉；苏醒期采用丙泊酚＋瑞芬太尼的全凭静脉麻醉；术中持续输注低剂量右美托咪定；手术结束前 20～30min 桥接中长效镇痛药单剂量注射；联合区域阻滞技术完善术后镇痛。④苏醒延迟发生后处理的基本原则是尽快祛除病因，解除诱发因素，及时对症处理。完善镇静、镇痛是最基本的措施，同时采用适当的制动措施以免造成患者自伤。另外，需要密切观察和处理药物治疗后所致的循环、呼吸及中枢抑制等风险，并维持治疗后足够的监护时间。最后，密切关注病情的进展，适时进行必要的实验室检查，以免因误诊而延误其他前述严重疾病的诊治。

（梅 伟 王 茂）

思 考 题

1. 患者，男性，45 岁。因小肠梗阻拟行剖腹探查＋肠粘连松解＋肠切除术（必要时），拟行气管插管全身麻醉，麻醉前你需要了解的病情有哪些？概述这类患者合理的麻醉方案？

2. 患儿，女性，13 岁。身高 150cm，体重 42kg。因"发现脊柱侧凸畸形 1 年"入院，拟在全麻下行"特发性脊柱侧凸后路三维矫形术"。静脉注射右美托咪定、舒芬太尼、丙泊酚和罗库溴铵诱导后，行鼻咽温监测（体温 35.4℃），吸入七氟烷和静脉泵注瑞芬太尼和右美托咪定维持。手术期间外科医师反复提及肌紧张，反复多次给予肌松药效果不满意，诱导后 $PaCO_2$ 逐渐升高到 107mmHg、心率 140 次 / 分、体温 41.2℃、血钾 5.1mmol/L，有创血压逐渐下降至 47/36mmHg。该患儿可能发生了什么情况？手术中如何紧急处理？

3. 患者，女性，45 岁。因"体检发现左上肺结节 1 月余"拟在胸腔镜下行肺结节楔形切除术。给予舒芬太尼、丙泊酚、阿曲库铵静脉诱导，插入 35Fr 左双腔，纤支镜对位。患者右侧卧位后有创血压从 110/60mmHg 突然下降到 60/50mmHg，心率 90 次 / 分，给予多巴胺 2mg 后，有创血压 72/60mmHg，心率 120 次 / 分，此时 SpO_2 逐渐下降（从 99% 下降到 30%），伴气道压升高，听诊双肺呼吸音低，手控双肺通气阻力大，此时发现患者前胸壁和颈部潮红。此患者血压和氧饱和度下降的原因是什么？术中遇到这种情况如何处理？

4. 患者，男性，60 岁。因腰椎间盘突出全麻下行腰椎减压融合内固定术，手术历时 4h，术中因外科医师抱怨肌紧张多次追加罗库溴铵，术毕拔管送入 PACU，监护显示 SpO_2 从 96% 逐渐下降到 80% 且不能维持，PACU 值班医师查看，患者呼之不应，呼吸浅快，无针尖样瞳孔，面罩加压给氧双肺听诊呼吸音清晰。该患者在 PACU 发生了什么情况？如何鉴别和处理？

知 识 拓 展

近年来，全身麻醉的研究热点包括全麻药物对脆弱脑功能（儿童和老年人）和肿瘤手术患者预后的影响。吸入麻醉药对发育期神经元毒性作用程度与暴露时的年龄和麻醉药累积剂量相关。目前多数临床研究都提示幼年时期单次或简短的吸入全麻暴露不会引起远期明显的神经认知缺陷。美国 FDA 2016 年发出警告：3 岁前或妊娠晚期尤其反复多次或超过 3h 暴露于全麻药和镇静药，可能影响儿童大脑发育。REGAIN（2021）和 RAGA-Delirium（2022）研究均提示老年髋部骨折手术区域麻醉与全麻术后谵妄发生率相似。目前关于全麻对肿瘤预后的大型随机对照试验（NCT01975064；NCT03034096；NCT02660411；and NCT04316013）正在进行中。

推 荐 阅 读

刘珍珍，夏中元，姚瑶，等 . 2012. 全身麻醉患者发生术中知晓的临床特征和对策 [J]. 中国医药导刊，14(1): 16-17.

王天龙 . 2020. 全身麻醉下多模式脑监测是根除老年患者围术期脑部并发症的关键 [J]. 中华医学杂志，100(41): 3201-3203.

MENG L. 2021. Heterogeneous impact of hypotension on organ perfusion and outcomes: a narrative review[J]. Br J Anaesth, 127(6): 845-861.

SUDFELD S, BRECHNITZ S, WAGNER JY, et al. 2017. Post-induction hypotension and early intraoperative hypotension associated with general anaesthesia[J]. Br J Anaesth, 119(1): 57-64.

第二十九章　椎管内麻醉

椎管内麻醉（intrathecal anesthesia）是指将局部麻醉药注入椎管内不同的腔隙，可逆性地阻断或减弱其支配区域相应脊神经的功能，产生不同程度的交感神经、感觉神经及运动神经阻滞的效应，临床上简称为椎管内麻醉。椎管内麻醉包含硬膜外阻滞和蛛网膜下腔阻滞。将局部麻醉药注入硬膜外隙作用于节段性脊神经根，称为硬膜外阻滞（epidural block）；将局部麻醉药物注入蛛网膜下腔作用于脊神经与脊髓表面，称为蛛网膜下腔阻滞（subarachnoid block），也称为脊椎麻醉（spinal anesthesia），简称脊麻或腰麻。将局部麻醉药经骶管裂孔注入骶管硬膜外隙产生的节段性脊神经根阻滞，称为骶管阻滞（caudal block），是一种硬膜外阻滞方法。

椎管内麻醉自 19 世纪 90 年代开始应用于临床，经过 1 个多世纪的实践与发展，是现代麻醉技术的重要组成部分，广泛用于无痛分娩、剖宫产手术、骨科手术、泌尿外科手术、围术期镇痛及急慢性疼痛诊疗。

第一节　椎管内麻醉的基础知识

一、椎管内麻醉相关的解剖

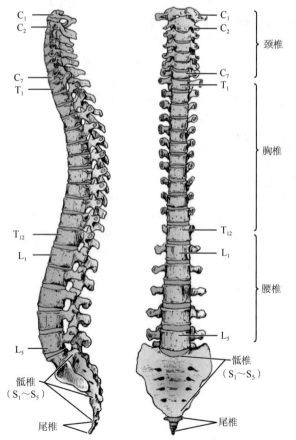

图 29-1　脊柱及脊柱生理弯曲

（一）脊柱

脊柱是人体的中轴，为身体提供结构支撑，有支持体重，承托颅脑，容纳和保护脊髓、神经根及被膜，参与构成胸廓、腹腔和盆腔以及运动等功能。脊柱位于躯干背部中央，幼年时，椎骨总数有 33 个，即颈椎 7 个、胸椎 12 个、腰椎 5 个、骶椎 5 个和尾椎 4 个。颈椎、胸椎及腰椎终生不融合，可以活动，故称为可动椎或真椎。成年后，5 个骶椎融合成 1 个骶骨，4 个尾椎融合成 1 个尾骨，因不能活动而称为不动椎或假椎。侧面观，成人脊椎有颈曲、胸曲、腰曲和骶曲 4 个生理弯曲，颈曲和腰曲向前凸起，呈双"C"形（图 29-1）。

脊柱由椎骨和椎间盘组成。椎骨由椎体和椎弓两部分组成，椎体与椎弓共同围成椎孔，各节椎孔相连形成椎管。椎弓为弓形骨板，紧邻椎体的缩窄部分称为椎弓根，相邻椎弓根的上下切迹形成椎间孔，内有脊神经和血管通过。由椎弓发起 7 个突起（图 29-2）：1 个棘突，伸向后方或下方，体表可扪及，位于上下棘突的间隙是椎管内麻醉常用的穿刺路径；1 对横突，伸向两侧；2

对关节突，在椎弓根与椎弓板结合处分别向上方及下方突起，相邻关节突形成关节突关节。

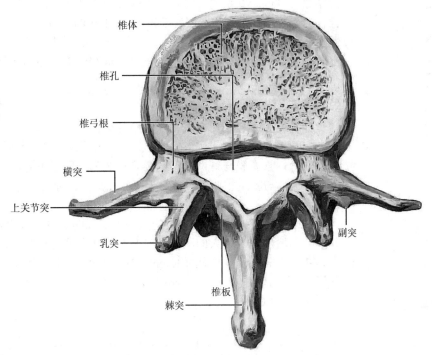

图 29-2 典型的腰椎椎体结构（上面观）

骶管裂孔是骶管下后面的斜行三角形裂隙，是硬膜外隙的骶骨部分，内含硬膜囊末端。骶管裂孔为尾骨上方的一个可扪及的沟或凹陷，位于两个骨性突起（骶角）之间（图 29-3），与髂后上棘形成一个等边三角形，其解剖结构在婴幼儿容易摸到。

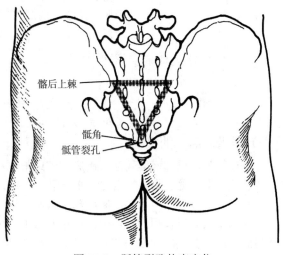

图 29-3 骶管裂孔体表定位

（二）脊髓

脊髓起源于胚胎时期神经管末端，从胚胎第 4 个月起，脊柱的生长速度快于脊髓，致脊髓的长度短于椎管，而脊髓上端连于延髓，位置固定，导致脊髓节段的位置高于相应的椎骨；下端形成脊髓圆锥，约平对第 1 腰椎下缘（新生儿可达第 3 腰椎下缘）。由于脊髓的相对升高，腰、骶及尾部的脊神经根在穿经相应椎间孔合成脊神经前，在椎管内几乎垂直下行。这些脊神经根在脊髓圆锥下方，围绕终丝聚集成束，形成马尾（cauda equina）。因此，在进行蛛网膜下腔穿刺时不应在第 2 腰椎（小儿第 4 腰椎）以上部位进行，避免造成脊髓损伤。

脊髓在构造上保留着阶段性，与脊神经相连。脊神经共有 31 对，其中颈神经 8 对、胸神经 12 对、腰神经 5 对、骶神经 5 对、尾神经 1 对。每对脊神经前根和后根的根丝附着处即为脊髓节段，前根由运动型神经根丝组成，后根由感觉型神经根丝组成。有 31 对脊神经，故有 31 个脊髓节段，由于成人脊髓的长度与椎管的长度不一致，所以脊髓的各个节段与相应的椎骨不在同一高度。成人上颈髓节段（$C_1 \sim C_4$）大致平对同序数的椎骨体，下颈髓节段（$C_5 \sim C_8$）和上胸髓节段（$T_1 \sim T_4$）

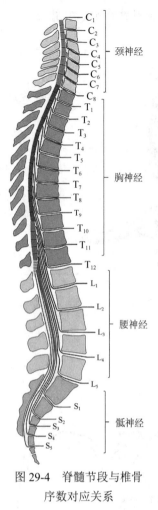

图 29-4　脊髓节段与椎骨
序数对应关系

约平对同序数椎骨的上 1 块的椎骨体，中胸髓节段（T_5～T_8）约平对同序数椎骨的上 2 块的椎骨体，下胸髓节段（T_9～T_{12}）约平对同序数椎骨的上 3 块的椎骨体。腰髓节段（L_1～L_5）约平对第 10～12 胸椎体，骶髓、尾髓节段约平对第 1 腰椎体（图 29-4）。各节段脊神经支配躯干皮肤感觉区域存在一定的规律，椎管内麻醉时借助躯体皮肤感觉消失范围来确定阻滞平面（图 29-5）。

（三）椎管内腔隙及脑脊液

脊髓被脊膜包绕，脊膜由 3 层膜结构构成，从内到外依次是软脊膜、蛛网膜、硬脊膜（图 29-6）。软脊膜紧密覆盖于脊髓和脑实质表面，富含血管。软脊膜与蛛网膜间的腔隙称之为蛛网膜下腔，内有脑脊液流动，上端与脑室相通，下端终于第 2 骶椎。脑脊液为无色透明液体，比重为 1.003～1.009，成人总量为 120～150ml，其中脊髓蛛网膜下腔含有 25～35ml。婴幼儿脑脊液的量约为成人的 2 倍，可达 4ml/kg；随着年龄的增加，老年人的脑脊液量减少。成人仰卧位腰骶部脑脊液压力为 7～18cmH$_2$O，平均约 15cmH$_2$O；侧卧位脊椎麻醉穿刺后测得的脑脊液压力，成人为 8～20cmH$_2$O，儿童为 4～10cmH$_2$O，新生儿为 1.0～1.4cmH$_2$O。

硬脊膜由致密的结缔组织组成，上端附着于枕骨大孔，下端终于第 2 骶椎。蛛网膜与坚韧的硬脊膜贴合在一起，二者之间的潜在腔隙称之为硬膜下隙。硬脊膜周围由后纵韧带、黄韧带、椎间孔及椎弓根围绕，构成硬膜外隙。硬膜外隙从枕骨大孔延伸至骶管裂孔。硬膜外隙的内容物有神经根、脂肪、蜂窝组织、淋巴管和静脉丛在内的血管。硬膜外隙略呈负压，可作为判断穿刺针进入穿破硬脊膜的标志之一。

二、椎管内麻醉的机制及对机体的影响

（一）椎管内麻醉的机制

目前认为，局部麻醉药注入硬膜外隙或蛛网膜下腔后，分别作用于硬膜外隙或蛛网膜下腔的脊神经根产生感觉、交感及运动阻滞作用。

蛛网膜下腔阻滞中，局部麻醉药进入脑脊液后，药物充分包绕裸露的脊神经根，产生药物分布平面以下的阻滞作用。神经阻滞作用起效的快慢与神经纤维有无髓鞘、神经纤维粗细、神经纤维与局部麻醉药接触的面积和时间及局部麻醉药的浓度等因素有关。后根多为无髓鞘的感觉神经纤维及交感神经纤维，对局部麻醉药敏感性较高；前根多为有髓鞘的运动神经纤维，对局部麻醉药敏感性较差。局部麻醉药阻滞顺序依次是交感神经、感觉神经、运动神经、本体感觉；消退顺序则相反，运动功能最先恢复，随后触觉和痛觉依次恢复，交感神经支配的血管舒缩功能最后恢复。一般来说，交感神经阻滞平面比感觉消失的平面高两个节段，感觉消失的平面比运动神经阻滞平面高两个节段。临床麻醉中所说的麻醉平面，是指患者对针刺痛感觉消失的平面，因此不能反映交感神经及运动神经阻滞的平面。

局部麻醉药注入硬膜外隙后，沿穿刺点部位硬膜外隙上下扩散，产生药物分布脊髓节段神经根的阻滞作用；少部分药物渗出椎间孔，产生椎旁阻滞；还有少部分药物直接渗透硬脊膜及蛛网膜，进入脑脊液中，产生"延迟性"蛛网膜下腔阻滞。

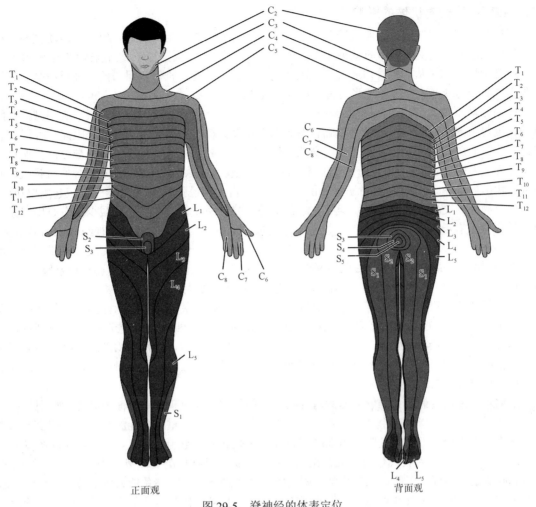

图 29-5　脊神经的体表定位

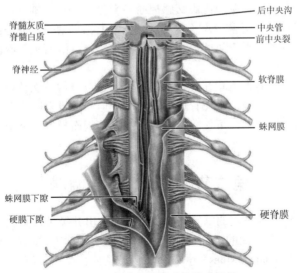

图 29-6　脊髓、脊膜及椎管内腔隙

（二）椎管内麻醉对机体的影响

无论是蛛网膜下腔阻滞还是硬膜外阻滞均作用于脊神经根，阻滞交感、感觉、运动神经纤维而产生生理学效应。支配机体的交感神经从胸腰段脊髓发出，而副交感神经则来自脑内第 10 对神经（迷走神经）和骶丛，椎管内麻醉不能阻断迷走神经。因此，椎管内阻滞的生理反应是交感神经张力减弱和（或）副交感神经张力失去对抗导致的。

1. 对循环系统的影响　椎管内麻醉对心血管系统的影响主要表现为血压降低、心率减慢，影响的幅度与阻滞平面与范围、患者基础状态等因素相关。机制主要是椎管内麻醉阻滞了外周交感神经和支配心脏的交感神经。阻滞外周交感神经，可引起外周静脉和动脉扩张，导致回心血量减少（前负荷）和外周阻力（后负荷）降低，分别降低前负荷（静脉回流）和后负荷（外周血管阻力），导致心输出量减少。由于动脉平滑肌可保留相当程度的自主神经张力，故静脉扩张效应起主要作用。

广泛的外周交感神经阻滞时，静脉血淤积于外周静脉系统，静脉血回流减少和右心房充盈压降低导致位于右心房和大静脉内的牵拉感受器发放冲动减少，从而引起迷走神经张力明显增强，导致心率下降。支配心脏的交感神经来源于 $T_1 \sim T_4$，当高位椎管内麻醉阻滞支配心脏交感神经可导致不同程度的心率减慢，特别是阻滞平面达到 T_1 水平时，由于无法对抗副交感神经活动，会导致严重的心动过缓，甚至心搏骤停，在低血容量患者更容易发生。

对冠状动脉血流的影响，冠状动脉血流与心肌氧供直接相关。冠状动脉灌注压为舒张压与左心室舒张末压差。当冠状动脉灌注压在 $50 \sim 120$ mmHg 时，冠状动脉可自我调节维持冠状动脉血流，当超出此范围时，冠状动脉血流呈压力依赖性。在椎管内麻醉时，虽然平均动脉压降低与冠状动脉血流量减少相关，但由于心率减慢和左心室后负荷降低，导致心肌氧耗量减少，大多数情况下不会直接导致心肌缺血发生。

2. 对呼吸系统的影响　椎管内麻醉对呼吸功能的影响，取决于阻滞平面的高度，特别是运动神经阻滞平面。健康患者甚至老年患者在椎管内麻醉时，引起严重肺功能改变的情况较少。高平面蛛网膜下腔阻滞或上胸段硬膜外阻滞时，导致肋间肌麻痹，影响呼吸肌收缩，可使呼吸受到不同程度的抑制，表现为胸式呼吸减弱甚至消失；同时肋间肌麻痹削弱咳嗽能力，使痰不易咳出，有阻塞呼吸道的可能。若腹肌也被麻痹，则深呼吸受到影响，呼吸储备能力明显减弱。但只要膈神经未被麻痹，膈肌和其他功能未发生改变的辅助呼吸肌可保持基本的肺通气量。由于椎管内麻醉阻滞肋间肌和腹肌的麻痹很常见，因此椎管内麻醉应慎用于严重呼吸疾病患者。

3. 对胃肠道的影响　支配胃肠道内脏交感神经多来自 $T_6 \sim L_1$，椎管内麻醉阻滞平面涉及此范围时，导致交感神经阻滞，副交感神经（迷走神经）张力相对增强，促进内脏收缩和蠕动，可产生恶心和呕吐症状。20% 的患者发生的恶心和呕吐与椎管内麻醉有关。胸段硬膜外阻滞时，小肠的灌注与平均动脉压呈正相关。

4. 对泌尿系统的影响　肾血流量在一定范围内可通过自身调节保持稳定，椎管内阻滞对肾功能储备较好的肾功能的影响较少，虽然肾血流量减少，但一般没有临床意义。椎管内麻醉使膀胱内括约肌收缩及膀胱逼尿肌松弛，可使膀胱排尿功能受抑制而导致尿潴留，患者常需要使留置导尿管。

第二节　蛛网膜下腔阻滞

把局部麻醉药注入蛛网膜下腔的脑脊液中，由脊髓发出并经过蛛网膜下腔的脊神经前、后根受到药物阻滞，使脊神经所支配的相应区域产生麻醉作用，称为蛛网膜下腔阻滞（subarachnoid block），也称脊椎麻醉（spinal anesthesia），简称脊麻或腰麻。

一、适应证与禁忌证

麻醉方法的适应证和禁忌证都是相对的。在选择麻醉方式时，除参考其固有的适应证与禁忌证外，还应根据患者的基础状况、麻醉医师自己的技术水平、医疗环境是否具备相应条件等因素综合考虑。

麻醉医师应该详细地向患者或其授权人讲解麻醉方式的选择和麻醉中潜在的风险、并发症及处理措施；讲解时注意态度和表达方式，对患者及其家属的处境和心情表示同情与理解，进一步获得他们的信任和理解，减少患者的术前焦虑，增加患者的心理安全感。

（一）适应证

基本的适应证是可在对患者不产生有害结果的麻醉平面下完成外科操作。

1. 下腹部、盆腔手术　如阑尾切除术、疝修补术、膀胱及前列腺手术、子宫及附件手术等。

2. 肛门及会阴手术　如痔切除术、肛瘘切除术等。

3. 下肢手术　如骨折或脱臼复位固定术、截肢术等。

4. 下腹部、盆腔、会阴部、下肢的疼痛治疗　如分娩镇痛等。

5. 上腹部、腰背等部位手术　也可在蛛网膜下腔阻滞下进行，但由于安全性与舒适性较差，目前在这些部分手术中较少单纯采用蛛网膜下腔阻滞。

（二）禁忌证

1. 绝对禁忌证　穿刺部位感染，患者拒绝，凝血功能障碍或者其他出血倾向、血容量严重不足、颅内压增高。

2. 相对禁忌证　败血症、患者不能合作、既往存在神经功能障碍、狭窄性心脏瓣膜病，左心室流出道梗阻（梗阻性肥厚型心肌病）、严重脊柱畸形。

二、蛛网膜下腔阻滞穿刺技术

（一）体位

蛛网膜下腔穿刺一般取侧卧位或坐位，以前者更为常用。侧卧位时应注意脊柱的轴线是否水平，女性的髋部常比双肩宽，侧卧时脊柱水平倾向于头低位，男性则相反，因此应通过调节手术床保持脊柱轴线水平。使用重比重局部麻醉药溶液时，手术侧向下；使用轻比重溶液时，手术侧向上。双手抱膝，大腿尽量贴近腹壁，头向胸部屈曲，使腰背部向后弓成弧形，以使棘突间隙张开（图 29-7），便于穿刺。鞍区麻醉一般取坐位，臀部与手术台边缘平齐，双足踏于凳上，低头，尽量抱膝，使腰背部向后弓出（图 29-7），此体位常需助手协助，以保持体位不变及预防摔倒。摆放穿刺体位要轻柔，隐私部位及非必须暴露部位盖上清洁敷料。

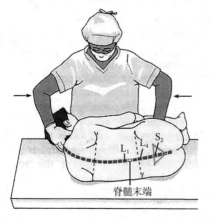

侧卧位穿刺

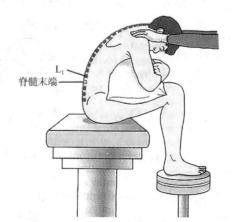

坐位穿刺

图 29-7　蛛网膜下腔阻滞穿刺体位

（二）穿刺部位和消毒范围

蛛网膜下腔穿刺常选用 $L_3 \sim L_4$ 或以下的棘突间隙，此处的蛛网膜下腔最宽（终池），脊髓至此已形成终丝，故无穿刺损伤脊髓的风险。取两侧髂嵴的最高点作连线，与脊柱相交处，即为 L_4 棘突或 $L_3 \sim L_4$ 棘突间隙，首选此间隙穿刺。若该间隙较窄，可上移一个间隙或下移一或两个间隙作为穿刺点。通过体表标志定位棘突间隙常不准确，也可使用超声进行精确定位。

穿刺前须严格消毒皮肤，消毒范围应上至肩胛下角，下至尾椎，两侧至腋后线。消毒后铺无菌单或孔巾。

（三）穿刺方法

操作前与患者进行充分的沟通，告知患者需要配合的关键步骤及配合方式。操作过程中与患者保持交流，告知操作进程，从而让患者以积极主动心态配合操作。

穿刺点可用 1%～2% 利多卡因作皮内、皮下和棘间韧带逐层浸润，浸润完成后，等待 2～5min，待药物完全起效后再开始穿刺。常用的蛛网膜下腔穿刺的方法有以下两种（图29-8）。

1. 直入穿刺法 用左手拇指、示指固定穿刺点皮肤。穿刺针在棘突间隙中点，与背部皮肤垂直，针尖稍向头侧缓慢进入，并仔细体会针尖处的阻力变化。当针尖穿过黄韧带时，常有阻力突然消失的"落空"感，继续推进常有第二个"落空"感觉，提示针尖已穿破硬膜与蛛网膜而进入蛛网膜下腔。如果进针较快，常将黄韧带与硬脊膜一并刺穿，此时只有一次"落空"感觉。

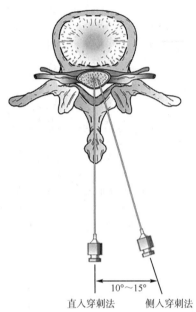

直入穿刺法　　侧入穿刺法

图29-8　蛛网膜下腔阻滞穿刺径路示意图

2. 侧入穿刺法 于棘突间隙中点旁开 1.5cm 处作局部浸润，穿刺针与皮肤成 75° 角对准棘突间孔刺入，经黄韧带和硬脊膜而到达蛛网膜下腔。本法可避开棘上韧带及棘间韧带，特别适用于韧带钙化的老年患者，或脊椎畸形或棘突间隙不清楚的肥胖患者。另外，当直入法穿刺不成功时，也可改用本法。进行超声实时引导蛛网膜下腔穿刺时，常使用侧入法进针。

针尖进入蛛网膜下腔后，拔出针芯即有脑脊液流出，这是穿刺成功的重要标志。如未见流出可旋转穿刺针，或用注射器缓慢抽吸。如仍无脑脊液流出者，应重新穿刺。

（四）常用药物

蛛网膜下腔阻滞常用的局部麻醉药有利多卡因、布比卡因、左布比卡因和罗哌卡因（表29-1）。

表29-1　蛛网膜下腔阻滞常用局部麻醉药物剂量、起效及维持时间

药物名称	常用浓度	剂量（mg）		起效时间（min）	持续时间（min）
		到 T_{10} 平面	到 T_4 平面		
利多卡因	2%～5%	40～75	75～100	3～5	60～150
布比卡因	0.5%～0.75%	10～15	12～20	4～8	130～230
左布比卡因	0.5%	10～15	12～20	4～8	140～230
罗哌卡因	0.5%～1%	12～18	18～25	3～8	80～210

1. 利多卡因（lidocaine） 为中效局部麻醉药，缺点是易弥散，导致麻醉平面不易控制。

2. 布比卡因（bupivacaine） 目前蛛网膜下腔阻滞最常用的药物。

3. 左布比卡因（levobupivacaine） 布比卡因左旋对映体，蛛网膜下腔阻滞的剂量与布比卡因相同，阻滞效果也相当。理论上全身毒性反应较布比卡因小。

4. 罗哌卡因（ropivacaine） 与布比卡因相比心脏毒性较小，安全性高，运动阻滞相比感觉阻

滞轻，可产生感觉运动分离阻滞。

三、影响麻醉平面的因素

麻醉平面是指皮肤感觉消失的界限。麻醉药物注入蛛网膜下腔后，须在短时间内主动调节和控制麻醉平面达到手术所需的范围，又要避免平面过高。这不仅关系到阻滞的成败，且与患者安危关系密切，是蛛网膜下腔阻滞技术中的重要环节。因此需要频繁地测定麻醉平面。在测试麻醉平面时应避免采用锐利的工具，可采用钝针（痛觉消失法）或冰水（温感消失法）测试麻醉平面，以减少对患者皮肤的损伤。

药物、患者和操作等因素均可影响局部麻醉药在蛛网膜下腔的分布，其中，局部麻醉药的剂量、比重和患者体位是影响脊椎麻醉阻滞平面的最重要因素。

（一）药物因素

局部麻醉药溶液可调整的因素包括剂量、容量、浓度、温度和比重。

当局部麻醉药溶液的比重与脑脊液比重有明显差异时，临床上才能体现出比重的实际影响。按照局部麻醉药溶液的比重与脑脊液比重的差别，可将局部麻醉药液分为重比重、等比重和轻比重液。重比重液一般是在局部麻醉药液中添加适量50%葡萄糖溶液加以配制，使混合后最终局部麻醉药溶液的比重达1.020以上。轻比重液是以无菌注射用水稀释局部麻醉药液而成。

局部麻醉药注入脑脊液中后，重比重液向低处移动，轻比重液向高处移动，等比重液停留在注药点附近。脊柱的4个生理弯曲在仰卧位时，L_3最高，T_6最低。例如如果经$L_{2/3}$间隙穿刺注药，患者转为仰卧后，重比重药物将受重力影响向头端移动，使麻醉平面偏高；如果经$L_{3/4}$或$L_{4/5}$间隙穿刺注药，重比重局部麻醉药将向足端移动，使麻醉平面偏低（图29-9）。体位的影响主要在5～10min内起作用，超过

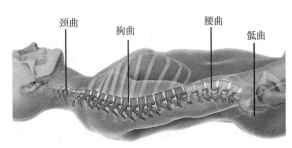

颈曲　胸曲　腰曲　骶曲

图29-9　脊柱的生理弯曲与药物移动的关系

此时限，药物已与脊神经充分结合，体位调节的作用就会消失，因此麻醉医师需要在此时限内通过调节手术床倾斜角度，以获得满意的阻滞平面。

尽管局部麻醉药的剂量、浓度和容量存在不可分割的联系（剂量＝浓度×容量），但是轻比重和等比重局部麻醉药溶液的阻滞平面更多地取决于剂量，重比重局部麻醉药溶液主要受比重影响。

（二）患者因素

影响麻醉平面的患者因素包括身高、体重、年龄、性别、妊娠、脊柱的解剖形态和脑脊液的特性（容积和成分）。在正常身高范围的成人中，患者的身高并不影响腰麻麻醉平面，因为成人的身高主要受下肢长骨的影响而不是椎管。

（三）操作因素

患者体位、穿刺针类型和方向、注药的速度等每个操作相关因素均可影响阻滞平面。

四、连续蛛网膜下腔阻滞

连续蛛网膜下腔阻滞是通过放置于蛛网膜下腔的导管间断注射小剂量局部麻醉药或镇痛药物产生和维持蛛网膜下腔阻滞的方法，其优点如下。

1. 可以逐渐增加局部麻醉药的剂量，可以使用滴定法给药以达到合适的阻滞平面，所用药物剂量明显减少，效果确切。

2. 缓慢分次给药对呼吸、循环干扰小，血流动力学稳定，尤其适用于老年患者和心血管、呼吸系统高风险患者的麻醉。

3. 可广泛应用于术后镇痛、癌痛及其他慢性疼痛的治疗。

4. 随着细套管针等技术的应用，脑脊液外漏减少，硬膜穿破后头痛发生率明显降低。

进行连续蛛网膜下腔阻滞时要特别注意无菌操作，严密观察导管留置情况，以避免导致中枢神经系统感染等并发症的风险。

第三节 硬膜外阻滞

将局部麻醉药注入硬脊膜外隙，阻滞脊神经根，使其支配的躯体区域产生暂时性麻痹，称为硬膜外阻滞。

硬膜外阻滞有单次法和连续法两种。单次法是穿刺后将预定的局部麻醉药全部陆续注入硬膜外隙以产生麻醉作用，此法缺乏可控性，易发生严重并发症，故已罕用。连续法是在硬膜外隙置入导管，根据病情、手术范围和时间，分次给药，使麻醉时间得以延长，并发症明显减少。目前临床上主要采用连续硬膜外阻滞。

一、适应证和禁忌证

因硬膜外穿刺上至颈段、下至腰段，通过给药可阻滞这些脊神经所支配的相应区域，理论上讲，硬膜外阻滞可用于除头部以外的任何手术。但出于安全考虑，硬膜外阻滞主要用于腹部及以下的手术，包括泌尿、妇产科、骨盆及下肢手术等。硬膜外应用局部麻醉药或与阿片类药物联合应用可有效缓解急性术后疼痛和严重慢性癌性疼痛等的治疗。硬膜外阻滞的禁忌证与蛛网膜下腔阻滞相似。

二、硬脊膜外阻滞穿刺及置管技术

硬脊膜外阻滞穿刺时一般要求患者穿刺过程中处于清醒状态。穿刺体位有坐位、侧卧位（图29-7）及俯卧位（多用于骶管阻滞）。穿刺点应根据手术部位选定，一般选取支配手术范围中央的相应棘突间隙。穿刺入路可以采用正中或旁正中入路。

腰段和低位胸段硬膜外阻滞时穿刺针的角度应该略偏向头部。因为中位胸段棘突向下成角显著，故此处穿刺时穿刺针向头侧偏向的角度更大，穿刺难度较腰段硬脊膜外阻滞大，意外穿破硬脊膜导致脊髓损伤的潜在危险也比腰段硬脊膜外阻滞大。硬脊膜外穿刺针需从皮肤开始直至穿透黄韧带。硬膜外阻滞时，穿刺针必须在硬脊膜前停止进针。判断穿刺针尖是否进入硬膜外隙有两种方法："阻力消失法"和"悬滴法"。

大多数医师更喜欢采用"阻力消失法"。操作时，穿刺针带管芯穿过皮下组织直至棘间韧带，此时会感到组织阻力增加，然后去除管芯或引导器，并在穿刺针座接带液体或空气的玻璃注射器。如果穿刺针针尖位于韧带内，则轻推注射器时会遇到阻力而无法注入。缓慢地推进穿刺针，同时持续或间断轻推注射器试注射。当穿刺针尖端进入硬膜外隙时，可有突然的阻力消失感。

"悬滴法"要在穿刺针进入棘间韧带并去除针芯以后，将穿刺针座充满液体并溢出一滴悬于外口处，然后再缓慢推进穿刺针。当穿刺针尖端位于韧带组织中，水滴会保持"悬吊"状态。一旦穿刺针尖进入硬膜外隙，就会形成负压，此时液滴会被吸入到穿刺针内。如果此时穿刺针发生了阻塞，液滴未被吸入到穿刺针内，可能会发生意外的硬脊膜刺穿。在腰段行正中入路法穿刺时，在正常体态成人皮肤至黄韧带的距离约为4cm，大多数（80%）患者为3.5～6cm；在肥胖或体型瘦小的患者中，此距离分别为更长或更短。旁正中入路法尤其适用于中、高胸段硬膜外阻滞。穿刺针应该在选择椎间隙的上位椎体相对应的棘突下缘外侧1～2cm进针，并沿着水平方向进入直至椎板，然后向正中和头侧方向进入硬脊膜外腔。当确认穿刺针进入硬脊膜外腔时，应该记录穿刺针进入皮肤的深度，然后移除注射器，轻柔地将导管置入 15～18cm，以保证有足够长的导管进入硬脊膜外腔。小心拔出穿刺针，在拔针的过程中不要随意改变针尖的斜口方向，以防斜口割断导管。针拔出后，调整硬膜外导管的深度。硬膜外导管留置于硬膜外隙的长度通常为 4～6cm，当长度小于 4cm 时可能会增加导管移位和镇痛不全的风险，而导管留置过长可能会增加导管位置不正的可能或并发症。

硬膜外阻滞需要局部麻醉药的剂量和浓度都比蛛网膜下腔阻滞大，如果将硬膜外阻滞的全剂量局部麻醉药全部注入蛛网膜下腔，将导致异常高平面甚至是全脊髓麻醉。因此，硬膜外阻滞一般是首次给予试验剂量，试验剂量是最小脊麻剂量，一般是 2% 利多卡因 3～5ml，观察 5min，不出现脊麻的征象后，再分次给予硬膜外阻滞剂量，给药期间注意回抽。给予试验剂量的目的是能够及时发现局部麻醉药物是否注入蛛网膜下腔。

三、常用药物

无论是将硬膜外阻滞作为主要的麻醉方法或全身麻醉的补充，还是作为镇痛的手段，其药物的选择均取决于所需的临床效果。根据所使用的药物种类不同和局部麻醉药添加剂的使用，在硬膜外隙单次给予局部麻醉药可以满足 45min 至 4h 的外科手术要求。通过将硬膜外导管留置在合适的位置，可以追加局部麻醉药来维持基本麻醉，并使常规术后镇痛的时间得以延长。外科手术一般采用短到中效的药物，包括利多卡因、氯普鲁卡因和甲哌卡因；长效药物包括布比卡因、左布比卡因和罗哌卡因。

在每节段应用 1～2ml 局部麻醉药（分次应用）初始剂量后，经硬脊膜外导管重复给药时，既可以根据操作者对药物的经验按照固定的时间间隔注射（单次剂量或者持续的输注），也可以在阻滞平面出现一定程度的消退时注射药物。一旦感觉阻滞平面出现了某种程度的消退，可追加初始剂量的 1/3～1/2。

氯普鲁卡因是一种超短效的脂类局部麻醉药，常用浓度为 2% 和 3%，均可以用于硬膜外注射，但前者肌松作用较弱，故后者更适用于手术麻醉。3% 氯普鲁卡因 10～15min 起效，持续时间 60min，添加肾上腺素后持续时间可达 90min。先前的氯普鲁卡因含有防腐剂，特别是重亚硫酸盐和乙二胺四乙酸（EDTA），当意外地在鞘内大剂量注入时，含重亚硫酸盐的氯普鲁卡因制剂可产生神经毒性，而 EDTA 则与剧烈背痛有关（可能是局部低钙血症所致）。目前使用的大多数氯普鲁卡因制剂不含防腐剂。氯普鲁卡因会影响硬膜外阿片类药物的镇痛作用，可能是阿片类受体被氯普鲁卡因或其代谢产物拮抗所致。

利多卡因和甲哌卡因均是短效的酰胺类局部麻醉药。利多卡因可用浓度为 1% 和 2%，10～15min 起效，持续时间 120min，添加肾上腺素后作用时间可延长至 180min。甲哌卡因常用剂型为 1%、1.5% 和 2% 无防腐剂溶液。2% 甲哌卡因的起效时间与利多卡因相似，作用时间比利多卡因稍延长（添加肾上腺素后可达 200min）。

布比卡因临床可用浓度为 0.25%、0.5% 或 0.75% 的无防腐剂溶液，约 20min 起效，持续时间达 225min，添加肾上腺素后作用时间稍延长（达 240min）。0.5% 和 0.75% 布比卡因溶液可用于手术麻醉。0.75% 布比卡因不推荐用于产科麻醉，因为有数篇用布比卡因行剖宫产术时意外注入血管导致心搏骤停的报道。低浓度（0.125%～0.25%）的布比卡因可用于镇痛。

罗哌卡因可用浓度为 0.2%、0.5%、0.75% 和 1.0% 的无防腐剂溶液。0.5%～1.0% 的罗哌卡因可用于外科手术，0.1%～0.2% 的罗哌卡因可用于镇痛。与布比卡因相比，罗哌卡因的安全性更高，其在保持满意的感觉阻滞的同时对运动阻滞较轻。有研究显示硬膜外使用罗哌卡因的效能比布比卡因低 40%。

四、影响阻滞平面的因素

硬脊膜外腔是一个具有伸缩延展性的间隙,药物在其内可以通过扩散、血管转运和渗漏进行散布和清除。麻醉药在硬脊膜外腔的扩散和阻滞平面与多种因素有关,包括药物因素、患者因素、操作因素等。

(一)药物因素

硬脊膜外腔给药后,药物的容量和注射总剂量是影响阻滞平面最重要的药物相关因素。在成人,每节段 1~2ml 局部麻醉药是一个被广泛接受的原则。例如,在 L_4~L_5 间隙注入局部麻醉药,要产生 T_4 水平的感觉阻滞就需要局部麻醉药 12~24ml。虽然麻醉添加剂(如碳酸氢盐、肾上腺素和阿片类药物)可以影响麻醉起效、麻醉效果和麻醉与镇痛持续的时间,但不影响药物的扩散。

(二)患者因素

随着年龄的增长,获得相同麻醉平面所需的局部麻醉药剂量呈下降趋势,这可能与硬膜外隙的大小和顺应性随年龄增长而不断下降有关。患者的体重和硬膜外隙所需剂量之间的关系不大,但身高对局部麻醉药在硬膜外隙的扩散有影响。身材矮小者每节段可能只需 1ml 局部麻醉药,而身材较高者每节段则需要 2ml。与其他患者相比,在达到同样的硬膜外阻滞效果时,孕妇对局部麻醉药的需要量减少,这可能是由继发性腹压增高导致的硬膜外淤血所致。

(三)操作因素

经证实,患者的体位对腰段硬膜外隙局部麻醉药的扩散有影响,侧卧位时药物在低位侧更容易扩散并起效更快,坐位和仰卧位对硬膜外阻滞平面没有影响,但是头低位可以增加产妇的药物扩散平面。注药的间隙水平对硬膜外阻滞平面起到很重要的作用。在高位颈段区域注药时,药物主要朝尾侧扩散;在中胸段注药,药物同时向头侧和尾侧扩散;在低位胸段注药时,药物主要向头侧扩散;在腰段注药时,药物向头侧扩散比尾侧多一些。

五、骶 管 阻 滞

骶管阻滞是小儿常用的一种区域麻醉技术,通常与全身麻醉联合实施,用于术中麻醉的辅助或术后镇痛。常用于横膈以下手术,包括泌尿生殖系统手术、直肠手术、腹股沟手术和下肢手术。骶管阻滞也用于成人的会阴、肛门和直肠手术的麻醉,在慢性疼痛和癌性疼痛的治疗中也很常见。

骶尾韧带(黄韧带的延续)位于两侧骶角间的骶管裂孔之间。骶管麻醉就是将穿刺针或导管穿过覆盖于骶管裂孔(由未融合的 S_4 和 S_5 椎板构成)的骶尾韧带。骶管裂孔为尾骨上方的一个可扪及的沟或凹陷,位于两个骨性突起(骶角)之间,其解剖结构在婴儿和小儿容易摸到,成人可以先定位髂后上棘,然后通过双侧髂后上棘与骶管裂孔的连线形成等边三角形来定位骶管裂孔。

穿刺体位成人常采用俯卧位,儿童由于常是全麻诱导后穿刺,为了方便管理气道则常用侧卧位。定位好骶管裂孔后,消毒皮肤,穿刺针或静脉导管针(18~23 号)以 45° 向头侧进针,直至穿过骶尾韧带出现突破感,然后将穿刺针放平,继续进针少许,回抽无血或脑脊液后,先注入试验剂量,再给予治疗剂量的局部麻醉药。

心动过速(如果应用了肾上腺素)或心电图上 T 波增高提示可能发生了血管内注射。虽然并发症发生率不高,但是严重时可导致全脊髓麻醉、抽搐或心搏骤停。由于成人硬脊膜囊在骶管内延伸到第一骶椎,而小儿则延伸至约第三骶椎,因此,小儿鞘内意外注射更为常见。超声技术用于骶管阻滞,可提高穿刺成功率并减少并发症。

骶管阻滞可以应用加或不加肾上腺素的 0.125%~0.25% 的布比卡因(或罗哌卡因)0.5~1.0ml/kg,也可加入阿片类药物(如吗啡 30~40μg/kg)。骶管阻滞的镇痛作用可持续数小时,并一直延续到术后。在接受肛肠手术的成人中,骶管阻滞可以提供完善的骶部感觉阻滞,而头部扩散有限。通常注入 1.5%~2.0% 利多卡因(含或不含肾上腺素)15~20ml 即可获得满意效果,也可加入芬太尼 50～100μg。但在患有藏毛囊肿的人群中应该避免采用这一技术,因为穿刺针可能会穿过囊肿,有将病原体带入骶部硬膜外隙的潜在危险。

第四节 蛛网膜下隙-硬膜外隙联合麻醉

蛛网膜下隙-硬膜外隙联合麻醉(combined spinal and epidural anesthesia,CSEA),简称腰-硬联合阻滞,是先行硬膜外穿刺,再将脊麻穿刺针通过硬膜外穿刺针刺破硬脊膜,注射局部麻醉药至蛛网膜下隙,然后退出脊麻穿刺针,通过硬膜外穿刺针置管的技术。腰-硬联合麻醉是指将蛛网膜下腔阻滞和硬膜外阻滞两种麻醉方法联合应用,兼具蛛网膜下腔阻滞起效迅速、阻滞完善、局部麻醉药用量小和硬膜外阻滞可持续性、平面易于控制和可术后自控疼痛的优点。

一、适应证与禁忌证

(一)适应证

CSEA 适用于剖宫产手术及其他下腹部与下肢手术。

(二)禁忌证

凡有脊椎麻醉或(和)硬膜外阻滞禁忌证的患者均不适合选用 CSEA。

二、蛛网膜下腔与硬膜外联合阻滞的常用技术与用药方案

(一)CSEA 的常用技术

患者穿刺体位同蛛网膜下腔。穿刺间隙根据手术部位和阻滞平面选择,主要穿刺点有 $L_2～L_3$、$L_3～L_4$ 或 $L_4～L_5$。CSEA 应用正中入路或旁正中入路穿刺均可。由于腰椎棘突接近水平状排列,故多推荐正中入路。

CSEA 技术主要有两种:两点穿刺法与单点穿刺法。两点穿刺法是在腰段脊柱不同间隙分别实施硬膜外穿刺置管和蛛网膜下腔阻滞,目前已很少使用。单点穿刺法指硬膜外穿刺针进入硬膜外隙,脊椎麻醉穿刺针从硬膜外穿刺针内进入蛛网膜下隙实施脊椎麻醉,而后经硬膜外穿刺针置入硬膜外导管。该技术自 1982 年开始用于临床,沿用至今,是目前实施 CSEA 的通用方法。

(二)CSEA 的用药方案

CSEA 局部麻醉药的选择和剂量取决于手术的要求。CSEA 中脊椎麻醉用药方案同单一脊椎麻醉。当脊椎麻醉 15min 或阻滞平面固定以后,若阻滞平面未达到手术要求的平面、脊椎麻醉阻滞平面消退而不能满足手术的要求或考虑硬膜外镇痛时,则需要经硬膜外导管给药。CSEA 时硬膜外开始注入药物的方法如下。

1. 试验剂量,在蛛网膜下腔阻滞平面固定后给予,一般用 1.5% 或 2% 利多卡因 2～3ml,严密观察阻滞平面、血压、心率、呼吸等指标,排除硬膜外导管置入蛛网膜下腔或血管。

2. 逐渐增加剂量,直至麻醉平面到达手术需要。

3. 术中维持阻滞平面,一般在蛛网膜下腔阻滞平面消退 2～3 个节段时,可考虑追加硬膜外阻滞。

(三)CSEA 的注意事项

1. 如果脊椎麻醉平面能满足整个手术要求,则无需经硬膜外导管给药。

2. 启用硬膜外麻醉或镇痛时必须给予试验剂量,排除硬膜外导管可能会经脊椎麻醉穿刺孔误入蛛网膜下腔或血管;每次经硬膜外导管给药时均须回抽确认有无脑脊液或血。

3. CSEA 时从硬膜外导管注入局部麻醉药,可引起脊椎麻醉平面扩散更广。可能与局部麻醉

药渗透入蛛网膜下腔或挤压蛛网膜下腔有关。

4. 脊椎麻醉注入药物后置入硬膜外导管需要一定的时间，导致脊椎麻醉后恢复仰卧位体位延迟，结果出现单侧脊椎麻醉或脊椎麻醉平面过高或过低。因此，蛛网膜下隙注药后应尽快完成硬膜外隙置管。

5. 脊椎麻醉或硬膜外阻滞的并发症在 CSEA 中均可能出现，应引起重视。

第五节　椎管内麻醉的常见并发症及其防治

椎管内麻醉的临床应用范围广泛，在其技术操作和药物作用过程中也可能会对机体带来不良影响，其并发症有一定的发生率，有的可以在一定程度上预防，有的难以避免，主要包括穿刺与置管相关并发症、椎管内阻滞相关并发症、药物毒性相关并发症。临床麻醉从业者应当掌握各项并发症的危险因素、诊断方法及其防治手段。

一、穿刺与置管相关并发症

（一）椎管内出血及血肿

椎管内血肿是一种后果严重的并发症，临床表现为在局部麻醉药效果消退后，阻滞平面以下部位的感觉和运动仍不能恢复，可在数小时或数天内出现严重背痛，短时间后出现肌无力及括约肌功能障碍，严重时可发展到完全性截瘫。如感觉阻滞平面恢复正常后又重新出现或出现更高的感觉阻滞平面，则应警惕椎管内血肿的发生，其诊断主要依靠临床症状、体征及影像学检查。

硬膜外隙有丰富的静脉丛，穿刺出血发生率相对较高，但形成血肿并出现并发症者罕见。血肿形成的直接原因是穿刺针或导管直接损伤正常或畸变的血管，多合并原性发凝血功能障碍或正在接受医源性抗凝治疗（如抗凝药物治疗）、血友病、血小板减少症等，超过一定量的出血局限于椎管内，对脊髓和神经形成压迫。

预防措施主要为严格排除禁忌证、避免暴力操作、围术期合理调整抗凝药物，对于穿刺中已经发现椎管内出血者应及时停止操作，必要时改行其他麻醉方法。加强术后随访，尤其是高危患者随访，如接受围术期抗凝治疗或穿刺中损伤出血者，有助于早期发现椎管内血肿并发症。若影像学明确诊断硬膜外大量血肿且临床症状典型应及时行椎管内减压手术并清除血肿，避免长时间压迫导致永久性截瘫。

（二）硬脊膜穿破后头痛

按照世界头痛协会的定义，硬脊膜穿破后头痛（postdural puncture headache，PDPH）是指"腰椎穿刺后 5 日内，因脑脊液（cerebrospinal fluid，CSF）从硬脊膜穿刺孔漏出而引起的头痛。常伴有颈项僵硬和（或）主观性的听觉症状，其往往在 2 周内自愈或采用腰段硬膜外自体血封闭漏口后缓解。"

硬膜外穿破是硬膜外阻滞或腰-硬联合阻滞时硬膜外穿刺针意外穿破硬膜，多可见硬膜外穿刺针内有脑脊液流出，此时继续硬膜外用药可引起阻滞平面过高，甚至全脊髓麻醉，大量脑脊液外漏可导致低颅压性头痛。典型表现为直立位头痛加剧而平卧后好转，严重时平卧位即感到头痛，可能伴随有其他症状：前庭症状（恶心、呕吐、头晕）、耳蜗症状（听觉丧失、耳鸣）、视觉症状（畏光、闪光暗点、复视、调节困难）、骨骼肌症状（颈强直、肩痛）等。

操作者经验不足或麻痹大意是硬膜外穿破的重要诱因；患者穿刺部位解剖异常，如既往创伤感染导致的硬膜外隙粘连、畸形、钙化等是结构基础；长斜面穿刺针和质地过硬的导管是客观的限制条件。

硬膜外穿破后头痛首要的预防措施是操作者在思想上高度重视每次硬膜外穿刺操作，使用非切割型蛛网膜下腔穿刺针。治疗措施主要以减少脑脊液漏，恢复正常脑脊液压力为重点，有效的方法是卧床休息，有些患者无需特殊处理，头痛可自行缓解，必要时可口服镇痛药物缓解头痛，有学者认为采用自体血 0.3ml/kg 的硬膜外隙填塞是极有效的方法，国内亦有学者尝试使用人工胶体液填充。

（三）穿刺部位感染

椎管内阻滞的感染并发症包括穿刺部位的浅表感染和深部组织的严重感染。前者表现为局部组织红肿或脓肿，常伴有全身发热；后者包括蛛网膜炎、脑膜炎和硬膜外脓肿。主要危险因素有潜在的脓毒症、菌血症、糖尿病；穿刺部位的局部感染和长时间导管留置；免疫抑制状态。

主要预防措施为严格无菌操作，因此操作者应强化无菌观念，严格遵守无菌操作流程；对于高危患者充分权衡利弊谨慎选择椎管内麻醉，避免于感染皮肤附近穿刺。早期诊断和治疗至关重要，浅表感染充分外科引流辅以静脉抗生素治疗较少引起神经功能障碍，深部组织感染需早期外科处理以获得满意的预后。

（四）神经机械性损伤

神经机械性损伤包括穿刺针或导管的直接机械损伤：脊髓损伤、脊髓神经损伤、脊髓血管损伤和硬膜外隙占位性间接损伤（如硬膜外隙血肿、硬膜外隙脓肿、硬膜外隙脂肪过多症、硬膜外隙肿瘤、椎管狭窄），其发生率较低，但一旦出现往往引起患者部分神经功能丧失。常有穿刺或注药时的先导感觉异常或疼痛，临床上出现超出预期时间和范围的运动阻滞、运动或感觉阻滞的再现，应立即怀疑是否有神经损伤的发生；进展性的神经症状，如伴有背痛或发热，则高度可疑硬膜外隙血肿或脓肿，应尽快行影像学检查以明确诊断。

神经机械性损伤大多数无法预测，操作前准确定位，避免全身麻醉或镇静下操作可以避免不必要的神经损伤或降低其严重程度，操作时引出异常感觉应及时调整甚至放弃穿刺。出现神经机械性损伤后应立即行神经营养支持，并请相关专科医师会诊处理。

（五）导管折断或打结

导管折断或打结是连续硬膜外阻滞的并发症之一，其发生的原因有导管被穿刺针切断、导管质量较差和导管拔出困难。良好的操作习惯和精良的制造工艺可以减少导管相关并发症，如需拔出时应连同穿刺针一并拔出；硬膜外隙导管留置长度不宜过长，以免打结；采用一次性质地良好的导管。如遇导管拔出困难，应使患者处于穿刺相同的体位，不要强行拔出，有报道在椎间孔镜辅助下可成功取出卡压的硬膜外导管。

二、椎管内阻滞相关并发症

（一）心血管系统并发症

低血压和心动过缓是椎管内阻滞最常见的生理效应，严重的低血压和心动过缓会导致心搏骤停，是椎管内阻滞严重的并发症。主要原因有：交感神经阻滞引起体循环血管阻力降低和回心血量减少，是最常见的原因；椎管内阻滞后血液再分布、心室充盈不足，引起副交感神经活动增强及交感神经活动减弱，导致椎管内阻滞后突发低血压、心动过缓，甚至心跳停搏；T_4 以上高平面阻滞，阻断心脏加速神经纤维，削弱心脏代偿功能，进一步加重血流动力学的变化；局部麻醉药及辅助用药吸收入血可引起循环系统改变。

实施麻醉前应建立静脉通道，并准备相应的急救药物，麻醉中应避免不必要的阻滞平面过广、及时纠正低血容量、必要时抬高双下肢，及时补液并使用血管活性药物。

（二）呼吸系统并发症

严重呼吸抑制或呼吸停止极为罕见，呼吸停止多由于全脊髓麻醉或广泛的硬膜外阻滞时，局部麻醉药直接作用于延髓呼吸中枢或严重低血压导致脑干缺血以及呼吸肌麻痹所引起；硬膜外阻滞对呼吸的影响与运动阻滞平面和程度相关。静脉辅助应用镇痛药、镇静药亦可引起呼吸抑制或加重椎管内阻滞的呼吸抑制。椎管内阻滞，特别是复合静脉给予镇痛药、镇静药引起呼吸抑制未被及时发现和处理，将导致心搏骤停，预后极差。操作时应选择适当剂量的局部麻醉药避免阻滞平面过高；凡辅助应用镇痛药、镇静药物者，应严密监测呼吸功能，直至药物作用消失。一旦发生呼吸抑制应尽早行通气支持。

（三）全脊髓麻醉

全脊髓麻醉多由硬膜外阻滞剂量的局部麻醉药误入蛛网膜下腔所引起，由于硬膜外阻滞的局部麻醉药用量远高于脊麻的用药量，注药后可迅速出现广泛的感觉和运动神经阻滞。表现为注药后迅速出现（一般 5min 内）意识不清、双瞳孔扩大固定、呼吸停止、肌无力、低血压、心动过缓，甚至出现室性心律失常或心搏骤停。操作时应避免穿破硬膜，必须给予试验剂量（通常为 2% 利多卡因 3～5ml），并且观察足够长时间（不短于 5min）。一旦发生，立即行呼吸、循环支持，并密切监护至神经阻滞症状消失。

（四）异常广泛地阻滞脊神经

异常广泛地阻滞脊神经是指硬膜外隙注入常用量局部麻醉药后，出现异常广泛的脊神经被阻滞现象。临床特征为：延迟出现（10～15min）的广泛神经被阻滞，阻滞范围呈节段性，没有意识消失和瞳孔的变化，症状可不对称分布。可能为局部麻醉药误入硬膜下隙，或硬膜外隙容积减少，硬膜外隙给药需少量、分次给予。严密监测、注意维持呼吸和循环功能稳定，直至局部麻醉药阻滞脊神经的作用完全消退。

（五）其他

恶心呕吐是椎管内阻滞常见的并发症，女性发生率高于男性，尤其是年轻女性。可能原因有血压骤降造成脑供血骤减，呕吐中枢兴奋；迷走神经功能亢进等。一旦出现恶心呕吐，应预防误吸，并给予镇吐药物。

椎管内阻滞常引起尿潴留，由于位于腰骶水平支配膀胱的交感神经和副交感神经麻痹所致，也可因应用阿片类药物或患者不习惯卧位排尿所引起，需留置导尿管直至膀胱功能恢复。

三、药物毒性相关并发症

药物毒性包括局部麻醉药、辅助用药和药物添加剂的毒性，其中局部麻醉药的毒性有两种形式：全身毒性和神经毒性。

（一）局部麻醉药的全身毒性反应

局部麻醉药全身毒性反应的临床表现和处理见第十一章第三节。

（二）马尾综合征

马尾综合征（cauda equina syndrome）是以脊髓圆锥水平以下神经根受损为特征的临床综合征，其表现为不同程度的排便失禁及尿道括约肌麻痹、会阴部感觉缺失和下肢运动功能减弱。可能原因有局部麻醉药鞘内的直接神经毒性；压迫性损伤，如硬膜外隙血肿或脓肿；操作时损伤。推荐采用能够满足手术要求的最小局部麻醉药剂量、最低有效局部麻醉药浓度，严格执行脊麻局部麻醉药最高限量的规定。

目前尚无有效的治疗方法，可用以下措施辅助治疗：①早期可采用大剂量激素、脱水、利尿、营养神经等药物；②后期可采用高压氧治疗、理疗、针灸、功能锻炼等。

（三）短暂神经综合征

短暂神经综合征（transient neurologic syndrome，TNS）的临床表现为症状常发生于脊麻作用消失后 24h 内；大多数患者表现为单侧或双侧臀部疼痛，50%～100% 的患者并存背痛，少部分患者表现为放射至大腿前部或后部的感觉迟钝。疼痛的性质为锐痛或刺痛、钝痛、痉挛性痛或烧灼痛，通常活动能改善，而夜间疼痛加重，给予 NSAID 有效。体格检查和影像学检查无神经学阳性改变。可能为局部麻醉药特殊神经毒性，利多卡因脊麻发生率高，亦受患者体位和手术种类的影响。应尽可能采用最低有效浓度和最低有效剂量的局部麻醉药液，最有效的治疗药物为 NSAID。

（李世勇　李新华）

思　考　题

1. 患者，男性，58 岁。因阑尾炎入院拟行阑尾切除术，如果拟行麻醉方式是椎管内麻醉，麻醉前准备你需要了解的病情及辅助检查有哪些？

2. 28 岁，女性，孕 38^{+5} 周，拟在硬膜外阻滞下行子宫下端剖宫产术，在穿刺过程中硬脊膜穿破，后续该如何处理？

3. 目前常用的椎管内麻醉穿刺套件中有哪些配件可加以改进能减少椎管内麻醉直接相关的并发症？

4. 在提倡围术期"少阿片化"，甚至"无阿片化"理念的背景下，以非阿片类药物或椎管内镇痛为主的镇痛方式对患者长期预后是否有影响？

知 识 拓 展

近年来，探索单纯或复合椎管内麻醉 / 镇痛对术后谵妄、肿瘤手术患者、术后复发及生存率等方面影响的临床研究是一个较为热门的方向，虽然部分已经发表的结果提示椎管内麻醉并不能减少老年髋关节术后谵妄及乳腺肿瘤复发的发生率，但在开腹腹主动脉瘤手术患者中，复合椎管内麻醉可减少术后 90d 死亡率。目前已开发出新的局麻药，使得椎管内麻醉作用时间更可控，可能更易体现椎管内麻醉相对于全身麻醉的优势。另一个新兴的领域是在疑似神经退行性变性疾病患者中行腰椎穿刺抽取脑脊液，用于探究或筛查疾病诊断、预后标志物的临床研究和诊断性检验，但缺少这类患者行腰椎穿刺适应证及规范流程的共识性意见。

推 荐 阅 读

高健，王俊科 . 2009. 追踪共识——《椎管内阻滞并发症防治的专家共识 (2008)》刊后随访 [J]. 中华医学杂志 , 89(25): 1798.

韩凤英，李继忠，李倩 . 2011. 人文关怀在椎管麻醉手术患者中的应用 [J]. 中国实用医药 , 6(35): 216-217.

HORLOCKER TT, VANDERMEUELEN E, KOPP SL, et al. 2018. Regional anesthesia in the patient receiving antithrombotic or thrombolytic therapy: American Society of Regional Anesthesia and Pain Medicine Evidence-Based Guidelines(Fourth Edition)[J]. Reg Anesth Pain Med, 43(3): 263-309.

JOHNSON RL, KOPP SL, BURKLE CM, et al. 2016. Neuraxial vs general anaesthesia for total hip and total knee arthroplasty: a systematic review of comparative-effectiveness research[J]. Br J Anaesth, 116(2): 163-176.

MEMTSOUDIS SG, COZOWICZ C, BEKERIS J, et al. 2019. Anaesthetic care of patients undergoing primary hip and knee arthroplasty: consensus recommendations from the International Consensus on Anaesthesia-Related Outcomes after Surgery group(ICAROS)based on a systematic review and meta-analysis[J]. Br J Anaesth, 123(3): 269-287.

YAP E, WEI J, WEBB C, et al. 2022. Neuraxial and general anesthesia for outpatient total joint arthroplasty result in similarly low rates of major perioperative complications: a multicentered cohort study[J]. Reg Anesth Pain Med, 47(5): 294-300.

第三十章 局部麻醉与神经阻滞

局部麻醉指应用局部麻醉药阻断神经冲动，从而使感觉消失。局部麻醉药可通过黏膜表面、外周神经末梢、神经干及神经丛、硬膜外腔或蛛网膜下腔（椎管内）等多个部位运用，相应的局部麻醉方式称为表面麻醉、局部浸润、外周神经阻滞和椎管内麻醉，前三种麻醉方式为本章介绍内容，椎管内麻醉在第二十九章介绍。

第一节 概 述

一、局部麻醉的分类

（一）痛觉的传导机制

疼痛是机体对伤害性刺激的感觉释义，伤害性刺激沿着周围神经传导至中枢神经系统，并引发系列反应以保护机体免遭伤害。周围神经由排列成束的运动神经、感觉神经和自主神经纤维所组成，这些纤维粗细不同，功能亦有差异。如果用电流刺激混合型周围神经，通过细胞外电极可记录到一个多峰的复合动作电位，通过分析动作电位，可根据传导速度对周围神经纤维进行分类。

1. 经典痛觉传导通路 在神经末梢部位，感受器将伤害性刺激（包括机械刺激、热刺激、疼痛递质等）转换成细胞膜的兴奋性改变，产生神经冲动，经过周围神经轴突传导至脊神经节内初级感觉神经元胞体，然后通过其中枢突与脊髓后角的二级神经元进行联系，后者在脊髓交叉并沿前外侧脊髓丘脑束上行至丘脑腹侧核，最后经突触到达三级神经元，呈放射状分布于大脑半球的中央后回。

2. 中枢调制作用 初级神经元对神经递质的释放可被内源性阿片样物质（如脑啡肽）抑制，大量的神经递质亦可参与痛觉传导。外源性阿片物质与脑啡肽作用于同一受体，阿片受体广泛分布于中枢神经系统，如脊髓胶质和边缘区、下丘脑、边缘系统、第四脑室导水管周围灰质和脑干网状激活系统，这些区域被推测有脑啡肽释放，参与痛觉传导的调制。

3. 周围神经分布 周围神经分布与胚胎发育有关，每个胚胎节段受一对神经的支配，每对神经由一个前根（司运动）和后根（司感觉）组成。每对神经分支支配的皮肤区域称为生皮节，也称为皮区。由同样单位支配的骨骼范围构成一个生骨节，前根发出运动纤维支配骨骼肌，一个节段所支配的区域亦称为一个生肌节。胚胎肢芽发育随着后来的转动可出现变形扭曲，相邻神经之间可出现明显的重叠支配现象。

（二）外周神经阻滞的分类

痛觉传导通路可在多个传导位点被阻断，阿片类药物仅对痛觉突触传递具有部分作用，而局麻药则可对所有类型初级神经元产生完全的可逆性阻滞。根据实施阻滞的部位，局部麻醉可以分为表面麻醉、局部浸润、外周神经（干、丛）阻滞和椎管内麻醉（硬膜外阻滞与蛛网膜下腔阻滞），本章主要介绍前三种局部麻醉技术，椎管内麻醉见第二十九章。

二、外周神经阻滞的定位技术

外周神经阻滞麻醉技术的发展过程经历了两次重要的飞跃：第一次是神经刺激器的发明及应用，可比盲法更准确地定位神经，拓展了神经阻滞麻醉的应用范围；第二次是超声定位技术的兴起和发展，使得神经阻滞麻醉实施过程可视化，通过减少并发症、降低局麻药用量等优点逐渐得到临床研究的证实和麻醉医师的认同，超声引导神经阻滞技术正以极快的速度得到普及。

（一）解剖标志定位

解剖定位技术常被称作"盲法"，即根据体表的解剖学标志及外周神经的解剖位置进行阻滞。此技术常限于浅层、细小的神经，穿刺针在穿过不同组织时会产生不同的感觉。例如，在施行髂筋膜阻滞时，当短斜面穿刺针进入皮肤以后，穿过阔筋膜和髂筋膜时操作者会有明显的突破感，表明此刻针尖到达髂筋膜间隙。另外，某些神经可根据其伴行的动脉进行定位，如腋路臂丛围绕腋动脉、股神经紧贴股动脉。

（二）异感定位法

神经刺激器应用之前，异感定位技术是外周神经阻滞的标准方法，即通过针尖触碰到神经束带来的异感来确认外周神经的位置，往往与解剖标志定位联合使用，如臂丛阻滞麻醉。异感法可能对外周神经造成损伤。

（三）神经刺激器引导定位

神经刺激器定位开始于 20 世纪 70 年代末至 80 年代初，极大地增加了外周神经阻滞的效率和准确性，促进了神经阻滞麻醉技术的发展，一度成为外周神经阻滞的金标准。不同类型的神经纤维对电刺激的敏感性不同，电刺激强度相同时，较慢的 C 或 A_δ 纤维应答时值较长，而较粗较快的 A_α 纤维时值短很多，基于这一基础，可选择不同的电流脉冲宽度来选择性地刺激某些神经。现代常用神经刺激器都简单易用（图 30-1），多数刺激器输出电流的脉宽在 1～2ms，频率在 1～2Hz，需要设定的最

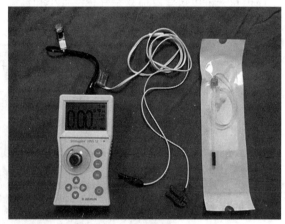

图 30-1　神经刺激器与刺激针

重要参数是刺激电流。初始电流一般设定为 1～1.5mA，电流过大容易引起患者不适，引出肌肉颤搐后电流应迅速减小，0.3～0.5mA 时仍存在颤搐时注入局麻药阻滞成功率较高，而低于 0.2mA 一般避免给药，以免出现神经内注射，造成神经损伤。

（四）超声引导定位

超声引导神经阻滞技术在过去的十几年中发展迅速，已逐渐成为神经阻滞主流麻醉技术的趋势。便携式超声设备的出现，使神经及周围肌肉、筋膜、血管、骨骼，以及局麻药液在神经周围扩散可视化，进一步改善了神经阻滞的质量，减少了潜在的并发症。

1. 超声成像原理　超声波是指人耳不能听见的频率高于 20 000Hz 的声波，由超声波探头中的压电晶体产生。由于声阻抗不同，超声波在不同的介质中传输速度不同，在超声束的传播路径中，两种组织间的界面由于介质不连续而产生发射波，超声探头接收到各种界面的发射波后重建出超声图像。超声波分辨率和其频率成正比，频率越高，分辨率更好，但穿透力差；而频率越低，分辨率就低，但穿透性强，因此需根据目标神经所在深度选择适当的探头频率。超声引导神经阻滞所用探头有两种基本类型：线阵探头和凸阵探头（图 30-2）。线阵探头的晶体彼此平行排列，

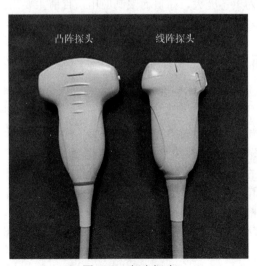

图 30-2　超声探头

生成的是矩形且无失真的图像，而凸阵探头的晶体呈同心圆排列，生成扇形图像，涵盖面积较线阵探头广泛。

2. 超声下神经成像特点　大多数外周神经在超声图像上表现为强回声，形状可以是圆形、椭圆形或三角形等。即使同一条神经在走行中也可以呈现出不同的形状。例如，尺神经在肘部尺神经沟中走行时为圆形，前臂中段为谷粒形，而前臂下段为三角形。大多数外周神经呈现内部成束状的特征，其特点为低回声的神经束被高回声的周围组织包裹，在横断面上呈现所谓的"蜂巢"状表现。而在肌间沟和锁骨上水平，颈神经根和臂丛神经在超声图像上均表现为低回声结构。

3. 超声引导神经阻滞的扫查与穿刺技术　常用的超声扫查切面包括短轴切面、长轴切面、斜位、冠状位与矢状位。超声定位神经阻滞有两种基本的穿刺入路，平面外（out-of-plane）入路和平面内（in-plane）入路（图 30-3）。平面外技术穿刺路径更接近传统的神经刺激器定位或解剖标志定位的穿刺路径，操作者可能感觉更为熟悉，但缺点是不能显示整个穿刺针，有时难以辨认针尖。平面内技术可以更完整地显示针体、针尖和局麻药液，缺点是进针路径比较长，穿刺针需要经过更多的组织结构。

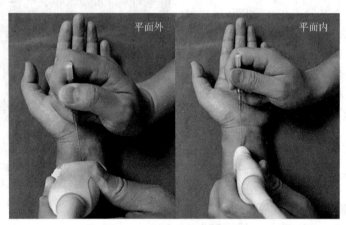

图 30-3　超声引导穿刺入路

（五）其他定位技术

X 线和 CT 扫面可提供良好的解剖构象，并可辅助神经阻滞的定位，但是，设备比较庞大、成本高，且需要专业人员操作，限制了其在神经阻滞麻醉中的应用。MRI 可以提供比超声更为清晰的软组织结构信息，包括外周神经的成像，同样因为设备庞大、昂贵而限制应用，目前主要用于神经阻滞麻醉相关的临床研究。

第二节　表 面 麻 醉

一、概　　述

将渗透作用强的局麻药应用于局部黏膜表面，使其透过黏膜而阻滞浅表神经末梢的方法即为表面麻醉。表面麻醉适用于眼睛、耳鼻喉、气管、尿道等部位的浅表手术或内窥镜检查术。

黏膜细胞的指状突起与邻近细胞交错形成功能性的表面，局麻药容易经黏膜吸收，但难以到达上皮下的痛觉感受器，因此表面麻醉仅能作用于黏膜表面。利多卡因和丁卡因喷雾已用于气管插管前的口腔、气管内麻醉，以及支气管镜和食管镜检查前的黏膜麻醉。目前应用于表面麻醉的局麻药分为两类：羟基化合物和胺类，用于手术、检查和治疗操作镇痛为胺类，又可细分为酯类和酰胺类。酯类包括可卡因、氨基苯甲酸酯、丁卡因等，酰胺类包括地布卡因和利多卡因等。另外，还有既不属于酯类也不属于酰胺类用于表面麻醉的局麻药，如达克罗宁和盐酸丙吗卡因。

二、操 作 方 法

（一）眼科手术

角膜的神经末梢接近表面，结膜囊可存储局麻药 1～2 滴，为理想给药途径。患者平卧，滴入 0.25% 丁卡因 2 滴，令患者闭眼，每 2min 重复滴药 1 次，共 3～5 次即可，麻醉作用可持续 30min，可重复应用。

（二）鼻腔手术

鼻腔感觉来自三叉神经眼支，其分支鼻睫神经支配鼻中隔前 1/3，筛前神经到鼻腔侧壁；蝶腭神经节分出后鼻神经和鼻腭神经到鼻腔后 1/3 黏膜。筛前神经与鼻神经进入鼻腔后都位于黏膜之下，可被表面麻醉所阻滞。方法：用小块棉布浸入 1∶1000 肾上腺素中，挤干后再浸入 2%～4% 利多卡因或 0.5%～1% 丁卡因中，挤去多余部分后，将棉片填塞于鼻甲和鼻中隔之间约 3min；在上鼻甲前庭与鼻中隔之间再填第二块局麻药棉片，10min 后取出棉片，即可行鼻息肉摘除、鼻甲及鼻中隔手术。

（三）咽喉、气管、支气管表面麻醉

声襞上方的喉部黏膜，喉后方黏膜及会厌下部的黏膜，最易诱发强烈的咳嗽反射。喉上神经侧支穿过甲状舌骨膜，先进入梨状隐窝外侧壁，最后分布于梨状隐窝内侧黏膜上，该处实施表面麻醉可使喉反射迟钝。软腭、扁桃体及舌后部易诱发呕吐反射，此处可应用喷雾表面麻醉。咽喉及声带手术实施喉上神经阻滞的方法：用弯钳夹持浸入局麻药的棉片，慢慢伸入喉侧壁，将棉片按入扁桃体后梨状隐窝的侧壁及前壁 1min，恶心反射即可减轻。咽喉及气管内喷雾法：令患者张口，对咽部喷雾 3～4 下，2～3min 后患者咽部出现麻木感，将患者舌体拉出，向咽喉部黏膜喷雾 3～4 下，间隔 2～3min，重复 2～3 次。最后，用喉镜显露声门，于患者吸气时对准声门喷雾，每次 3～4 下，间隔 3～4min，重复 2～3 次，即可行气管镜检查或插管。气管内麻醉的另一方法是：患者平卧，头后仰，在环状软骨与甲状软骨之间触及环甲膜，用 22G 3.5cm 针垂直刺入环甲膜，回抽有气泡，注入利多卡因 2～3ml 或 0.5% 丁卡因 2～4ml，注射局麻药时嘱患者屏气，不咳嗽、吞咽或讲话，注射完毕后鼓励患者咳嗽，使局麻药分布均匀，2～5min 后，气管上部、咽及喉下部可出现局麻作用。

第三节　局 部 浸 润

沿手术切口线分层注射局麻药，分层阻滞组织中的神经末梢而产生麻醉作用，称为局部浸润麻醉。各种局麻药均可用于浸润麻醉，于皮内或皮下注射可立即起效，麻醉持续时间各不相同，肾上腺素可延长局麻药作用时间，与利多卡因合用时这种作用更为显著。

（一）常用局麻药

根据手术时间长短，选择应用的局部浸润麻醉的局麻药，可分为短时效（普鲁卡因或氯普鲁卡因）、中等时效（利多卡因、甲哌卡因、丙胺卡因）和长时效（布比卡因或罗哌卡因）。

（二）操作方法

取 24～25G 皮内注射针，针头斜面紧贴皮肤，进入皮内后推注局麻药液，形成白色橘皮样丘疹，然后用 22G 10cm 长穿刺针经皮丘刺入皮下，分层注药。若需要浸润远处阻滞，穿刺针应尽量经过已浸润部位，减少穿刺疼痛。注射局麻药时可加压，使其在组织内形成张力性浸润，与神经末梢广泛接触，增强麻醉效果。

（三）注意事项

1. 注入局麻药要深入最下层组织，逐层浸润。

2. 进针应缓慢，改变方向时，宜先退针至皮下，避免穿刺针弯曲或折断。

3. 每次注射局麻药前应回抽，防止注入血管内。

4. 需要较大面积注射时，注意调整局麻药的浓度，避免局麻药过量致中毒。

5. 感染及肿瘤部位不宜行浸润麻醉。

第四节　神 经 阻 滞

　　四肢神经阻滞包括上肢与下肢神经阻滞，广泛用于骨科手术麻醉与镇痛。上肢神经阻滞主要分为臂丛分支外周神经阻滞，其中臂丛阻滞包括肌间沟、锁骨上、锁骨下及腋窝四大入路。臂丛分支外周神经阻滞主要包括正中神经、桡神经及尺神经阻滞，可以作为臂丛阻滞麻醉不全的补充阻滞方法。传统上可根据分支神经走行通路上的解剖标志，通过异感技术或者神经刺激器技术实施阻滞，而超声引导技术，理论上可在神经走行通路的任意部位实施阻滞。下肢神经阻滞主要包括后路腰丛阻滞、骶丛阻滞、下肢远端外周神经阻滞，其中下肢远端外周神经阻滞包括髂筋膜、股神经、股外侧皮神经、闭孔神经及坐骨神经阻滞。

一、上肢神经阻滞

（一）肌间沟臂丛阻滞

　　1. 肌间沟臂丛解剖　　臂丛是由 $C_5 \sim T_1$ 脊神经前支组成，有时亦接受 C_4 及 T_2 脊神经前支发出的小分支，主要支配整个手、臂运动和绝大部分感觉。臂丛各神经根分别从相应椎间孔穿出走向外侧，在锁骨下动脉第二段上分通过前、中斜角肌间隙，在穿出前后组成上（$C_5 \sim C_6$）、中（C_7）、下（$C_8 \sim T_1$）三干。三支神经干从前、中斜角肌间隙下缘穿出，伴锁骨下动脉在第一肋和锁骨之间继续延伸，此时肩胛上神经、肩胛背神经、胸长神经等重要臂丛分支发出。在肌间沟水平，膈神经在前斜角肌表面由后外侧向前内侧走行，与臂丛神经相当接近，因此肌间沟臂丛很容易阻滞膈神经。

　　2. 异感定位法　　患者去枕仰卧，头稍偏向对侧，手臂贴身体两侧，充分暴露颈部。于胸锁乳突肌后缘可触及一条小肌肉即前斜角肌，继续向外侧还可摸到一条大小相同的肌肉即中斜角肌，二者间的凹陷即肌间沟。由环状软骨向后作一条水平线，与肌间沟的交点为穿刺点。常规消毒后，术者右手持 3～4cm 长的 6 号短针，垂直进入皮肤，向足侧和内侧进针，出现异感后固定针头，回抽无血、无气，注射 20～25ml 局麻药。注射时可用手指压迫穿刺点上部，促使药液向足侧扩散，以追求更完善的效果。

　　3. 神经刺激器引导法　　体位同异感定位法，选用 22 号，25mm 长的绝缘穿刺针。先设置神经刺激器电流为 1.0mA，频率为 2Hz，脉冲时长为 0.1ms，向内、后和足侧穿刺，出现上肢肌肉颤搐时减小电流，当 0.3～0.5mA 时仍可出现颤搐，回抽无血、无气，即可缓慢注射局麻药，每 5ml 回抽 1 次。当电流低于 0.2mA 仍能引起颤搐，说明针尖距离神经过近，应适当后退穿刺针。

　　4. 超声引导法　　体位同异感定位法。常规消毒后，选用高频线阵探头，涂以超声耦合剂，用无菌护套包裹并扎紧。超声探头呈轴位置于环状软骨水平颈部中央，逐渐向外侧平移，可依次显示气管、甲状腺、颈总动脉、颈内静脉、前斜角肌、臂丛和中斜角肌。超声图像上，臂丛神经根在肌间沟内为串珠状排列的低回声环形影像，一般可清晰显示 $C_5 \sim C_7$ 神经根，少数患者可显示出 C_8 和 T_1。另外，超声下偶可发现神经根的走行变异。可采用短轴平面内或平面外穿刺技术，多推荐短轴平面内技术，可清晰显示穿刺针全长，并可多点注射，回抽无血后注射局麻药 10～15ml 至臂丛神经完全被液性暗区完全包裹（图 30-4）。

　　5. 禁忌证与并发症　　肌间沟臂丛阻滞的禁忌证为对侧膈神经麻痹、喉返神经麻痹、穿刺部位感染；并发症包括：霍纳综合征、膈神经麻痹、喉返神经麻痹、血管损伤、气胸、椎管内注射、神经损伤、局麻药中毒等。

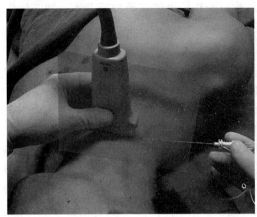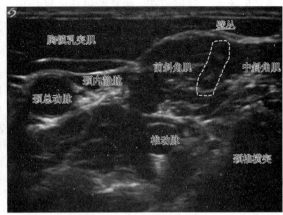

图 30-4　肌间沟臂丛超声影像

（二）锁骨上臂丛阻滞

1. 锁骨上臂丛解剖　臂丛三支神经干经前、中斜角肌间隙下缘穿出后，伴锁骨下动脉向前、向外、向下方延伸，其中上、中干走行于锁骨下动脉上方，下干走行于动脉后方。至锁骨后方、第 1 肋骨中点外缘，每支神经干分为前、后两股共 6 股，经腋窝顶进入腋窝，移行为锁骨下部。臂丛神经在锁骨下方离开锁骨时，各股神经再次合为 3 束围绕腋动脉。

2. 神经刺激器引导法　患者体位同异感法。选择 22G，50mm 长的短斜面神经阻滞针，于肌间沟沟底部、锁骨下血管旁、锁骨上 1 横指处，向患者中、后及下方缓慢刺入。出现肘关节、腕关节的相应肌肉颤搐时先设置神经刺激器电流为 1.0mA，频率为 2Hz，脉冲时长为 0.1ms，出现肘关节、腕关节等肌肉颤搐时减小电流，当 0.3～0.5mA 时仍可出现颤搐，回抽无血、无气，即可缓慢注射局麻药，每 5ml 回抽 1 次。当电流低于 0.2mA 仍能引起颤搐，说明针尖距离神经过近，应适当后退穿刺针。

3. 超声引导法　体位同盲法。常规消毒后，选用高频线阵探头，涂以超声耦合剂，用无菌护套包裹并扎紧。探头置于锁骨上窝，长轴与锁骨平行，作冠状斜位切面，轻微调节探头角度，获得清晰的锁骨下动脉、臂丛神经束、第一肋和胸膜图像。臂丛神经位于锁骨下动脉的外、上方，类似于葡萄串样的低回声区并以高回声环包绕。一般选择平面内技术，由外向内进针，可实施多点注射，使局麻药充分包绕臂丛神经（图 30-5）。

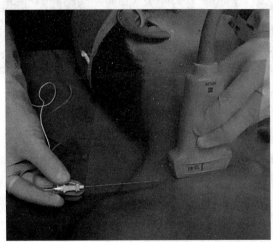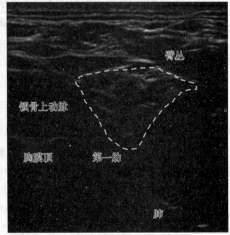

图 30-5　锁骨上臂丛超声影像

4. 禁忌证与并发症 锁骨上臂丛阻滞的禁忌证包括穿刺部位感染、严重呼吸系统疾病、严重凝血功能紊乱、双侧阻滞；并发症包括血管损伤、气胸、膈神经麻痹、霍纳综合征、神经损伤、局麻药中毒等。

（三）锁骨下臂丛阻滞

1. 锁骨下臂丛解剖 锁骨下方有颈腋鞘形成，上方为锁骨，下方为第1肋，臂丛神经及锁骨下动、静脉通过颈腋鞘进入腋窝顶部，胸大肌与三角肌之间形成锁骨下窝，覆盖于血管、神经丛上方。臂丛神经束在锁骨下区与腋动脉关系密切，根据相对位置，分为后束、外侧束和内侧束。肩胛下肌将锁骨下臂丛与肺组织隔离开，越靠外穿刺损伤胸膜的可能性越小。

2. 神经刺激器引导法 以经典垂直锁骨下路臂丛阻滞为例介绍。患者仰卧，手臂内收，头偏向对侧。皮肤消毒铺巾后，在肩峰隆起下段与颈静脉切迹之间的锁骨线上取中点，设置神经刺激器电流为1.0mA，频率为2Hz，脉冲时长为0.1ms。将神经阻滞针沿锁骨下缘垂直刺入皮肤1cm深度，首先会刺激胸大肌收缩，继续进针，可能遇到刺激及肌皮神经所致屈肘反应，不应停止，直至引起刺激臂丛后束、外侧束和内侧束而产生的远端肌肉收缩反应后，调整针尖距离，使电流0.3～0.5mA时引起运动反应，回抽无血、无气，注入局麻药40～50ml。穿刺角度调整遵循由内向外，每次调整大约10°左右，若回抽有血，说明进针部位过于靠内。

3. 超声定位法 患者仰卧，阻滞侧上肢外展，屈肘90°，活动不便时也可紧贴躯干。常规消毒后，选用高频线阵探头，涂以超声耦合剂，用无菌护套包裹并扎紧。探头位于锁骨下三角肌、胸大肌肌间沟内，作旁矢状位扫描，可清楚地显示皮肤、皮下组织、胸大肌、胸小肌及胸锁筋膜。腋动脉位于腋静脉头端，位置更表浅。臂丛神经束呈高回声，紧靠腋动脉，在神经和血管下方可见高回声区域为肺，胸膜呈高回声，可随呼吸而移动。穿刺可选取平面内技术，实施多点阻滞，原则为先远后近、先深后浅，每束周围可给予5～10ml局麻药。超声下根据局麻药的扩散情况调整针尖的位置，使局麻药围绕腋动脉和臂丛各束包裹，避免大量扩散至胸肌中，造成阻滞不全（图30-6）。

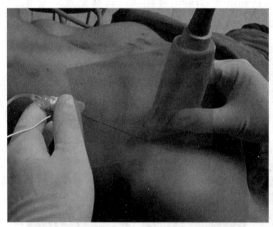
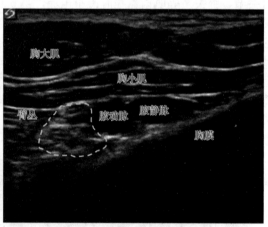

图30-6 锁骨下臂丛超声影像

4. 禁忌证与并发症 同锁骨上臂丛阻滞麻醉。

（四）腋路臂丛阻滞

1. 腋路臂丛解剖 在臂丛的锁骨下部，臂丛的三束随腋动脉进入腋窝，在胸大肌止点水平，臂丛的三个束已经形成终末神经，分别是腋神经、肌皮神经、正中神经、尺神经、桡神经、臂内侧皮神经和前臂内侧皮神经。正中神经来自外侧束与内侧束，尺神经为内侧束的延续，桡神经为后侧束的延续，肌皮神经来自外侧束，臂内侧皮神经来自内侧束，腋神经来自后束。这些臂丛的终末神经在腋窝紧密围绕腋动脉分布，因此腋动脉是腋路臂丛阻滞中极重要的解剖标志。

2. 经动脉法 患者仰卧，上臂外展90°，肘部屈曲90°，在腋窝中部触诊腋动脉，标记其走形。

使用 25mm 小号针朝向腋动脉搏动方向穿刺，回抽见血说明针尖已进入腋动脉，继续进针至回抽无血，说明针尖穿透腋动脉后壁，再次确认回抽无血后推入局麻药总量 2/3，然后同法退针至腋动脉前方，回抽无血后推入剩余 1/3 局麻药。同时压迫穿刺点远端，促进局麻药向腋鞘近端扩散，完善阻滞效果，局麻药用量为 30～40ml。

3. 神经刺激器法 体位同经动脉法，标记腋动脉后，皮肤消毒铺巾，设置神经刺激器电流为 1.0mA，频率为 2Hz，脉冲时长为 0.1ms。将 50mm 神经刺激针于腋动脉上方，向头侧 45° 刺入皮肤，缓慢进针至三支神经（正中神经、桡神经、尺神经）之一支配的肌肉产生收缩反应，调整针尖距离，使电流在 0.3～0.5mA 时维持肌肉运动反应，注入 30～40ml 局麻药，每 5ml 回抽 1 次，确保针尖未进入血管。

4. 超声引导法 穿刺体位同上，常规消毒后，选用高频线阵探头，涂以超声耦合剂，用无菌护套包裹并扎紧。探头置于胸大肌与肱二头肌交点，探头呈矢状斜位与腋动脉走行垂直。臂丛神经在腋窝的排列变异较大，但尺神经多位于最尺侧，桡神经多位于腋动脉下方，正中神经多位于腋动脉浅层。喙肱肌内可见肌皮神经。为保证臂丛三支阻滞充分，穿刺水平应不低于背阔肌-大圆机联合间水平，因在远端，桡神经与尺神经可能已经离开腋鞘。因腋窝血管丰富，探头常需加压以压闭腋静脉，以减少血管内注射的风险。多采用平面内技术多点注射，合理设置路径，避免血管和神经损伤（图 30-7）。

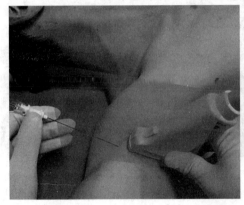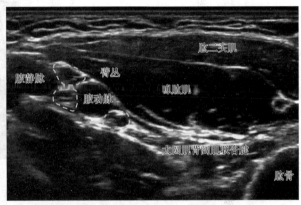

图 30-7 腋路臂丛超声影像

5. 禁忌证与并发症 相对于臂丛其他入路，腋窝臂丛一般无膈神经阻滞、霍纳综合征、喉返神经阻滞、气胸等风险，但可能存在血管内注射、神经损伤、局麻药中毒、感染等风险。禁忌证为局部感染、严重凝血功能障碍。

（五）正中神经阻滞

1. 解剖 正中神经运动支支配前臂屈肌、旋前肌、大鱼际肌和第一、二蚓状肌，感觉支分布于手掌桡侧半皮肤，包括拇指、示指、中指和环指桡侧半掌面皮肤。正中神经在上臂内侧伴肱动脉下行，先在肱动脉外侧，然后自前方转向肱动脉内侧，走行于肱二头肌与肱肌之间，在上臂无分支。在肘窝横纹下方，肱动脉分为桡动脉和尺动脉，正中神经失去伴行血管，从肱骨内上髁和肱二头肌腱中间，穿过旋前圆肌的浅头和深头后进入前臂，走行于指深屈肌和指浅屈肌之间，并在前臂发出前骨间神经和正中神经掌支，最后经过腕管于掌筋膜深面到达手掌。

2. 神经刺激器引导法 使用神经刺激器时，体位、解剖标志和进针点同异感法，正确的肌肉运动反应为屈腕或拇指对掌，调整针尖，使电流在 0.3～0.5mA 时维持肌肉运动反应，回抽无血后，注入局麻药 3～5ml。

3. 超声引导法 使用超声引导时，常选取前臂中段实施正中神经阻滞，此处正中神经显像清晰，无伴行血管、肌腱，且该点位于支配掌面皮肤感觉的正中神经掌支近端，支配运动的前骨间神经

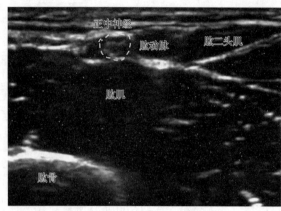

图 30-8　正中神经超声影像

远端，因此可在充分镇痛的同时减少对运动功能的影响。此处，正中神经位于指浅、指深屈肌间的筋膜平面，阻滞时可利用局麻药撑开筋膜间隙，扩散包绕正中神经（图 30-8）。

（六）尺神经阻滞

1. 解剖　尺神经运动支支配手固有肌和尺侧腕屈肌的运动，感觉支分布于手掌尺侧半及小指和环指尺侧半。解尺神经在上臂内侧沿肱二头肌与肱三头肌间隔下行，于肱骨中段穿出，向内向后进入肱骨内上髁和尺骨鹰嘴之间的尺神经沟，然后在尺侧腕屈肌、指深屈肌、指浅屈肌之间进入前臂，于前臂下 2/3 段与尺动脉伴行，进入手掌。尺神经在前臂发出 3 个分支：尺神经肌肉支、手掌支和手背支。

2. 神经刺激器引导法　体位、解剖标志、穿刺点等同异感定位法，正确的运动反应包括手的内收、环指或小指的屈曲，调整针尖，使电流在 0.3～0.5mA 时维持肌肉运动反应，回抽无血后，注入局麻药 3～5ml。

3. 超声引导法　通常选择在前臂上 1/3，尺神经与尺动脉伴行前阻滞。患者仰卧，上肢外展 90°，前臂旋后，尺神经呈圆形或三角形，位于指浅屈肌和尺侧腕屈肌之间的筋膜平面，阻滞时可利用局麻药撑开筋膜间隙，扩散包绕正中神经（图 30-9）。

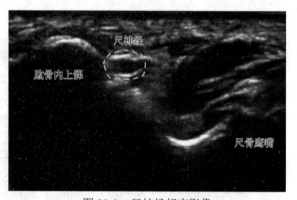

图 30-9　尺神经超声影像

（七）桡神经阻滞

1. 解剖　桡神经支配腕部和手部伸肌的运动，感觉支分布于前臂和手的后面。桡神经浅支支配拇指、示指、中指和环指桡侧半背面皮肤的感觉。桡神经自腋窝至肘窝的走行环绕肱骨呈螺旋状。桡神经自肱骨后，经桡神经沟绕至前外侧，在肱骨中段，走行于肱肌与肱三头肌之间，紧贴肱骨表面，穿外侧肌间沟后，于肘窝近端行于肱肌与肱桡肌之间，在肱骨外上髁前方分出桡神经浅支和深支。在肘窝远端，桡神经位于肱二头肌与肱桡肌之间，肱动脉外侧，桡神经浅支在前臂中段伴行桡动脉外侧，约在腕上 7cm 处，离开桡动脉，经肱桡肌腱深面转行至前臂后区，下行至手背。

2. 神经刺激器引导法　患者体位、解剖标志、穿刺点同异感法，肘关节水平正确的运动反应为伸腕，调整针尖，使电流在 0.3～0.5mA 时维持肌肉运动反应，回抽无血后，注入局麻药 5～7ml。

3. 超声引导法　桡神经常在上臂远端穿出肱骨桡神经沟处阻滞，此时桡神经位于肱桡肌和肱肌之间的筋膜平面内，呈圆形或卵圆形，阻滞时可利用局麻药撑开筋膜间隙，扩散包绕正中神经（图 30-10）。

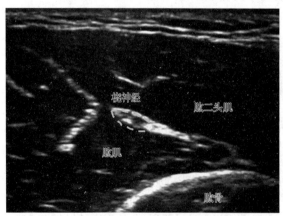

图 30-10　桡神经超声影像

二、下肢神经阻滞

（一）后路腰丛阻滞

后路腰丛相对于 Winnie 于 1973 年提出的股神经"三合一"阻滞而言，更能稳定地阻滞闭孔神经和股外侧皮神经，与坐骨神经阻滞联合，可以为整个下肢，甚至髋关节提供充足的麻醉和镇痛。后路腰丛阻滞是指从 $L_3 \sim L_5$（根据入路）横突水平中线偏外侧进针，神经丛距离体表及中线的距离非常重要。

1. 解剖　腰丛由 $L_1 \sim L_4$ 脊神经根组成，部分患者可能含有 T_{12} 或 L_5 的成分，形成肋下神经、髂腹下神经、髂腹股沟神经、股外侧皮神经、股神经、生殖股神经、闭孔神经等分支神经。腰丛通常位于腰大肌的后方，对于下肢最重要的股神经、股外侧皮神经位于同样筋膜层内，而闭孔神经通常位于单独的肌肉间隙内。髂腹下神经、髂腹股沟神经和生殖股神经参与支配下腹壁、臀部上外侧、腹股沟区域的中上部及部分生殖器的感觉。股神经皮支支配大腿前侧、内侧皮肤，终末支隐神经支配小腿及踝关节内侧皮肤，运动支支配缝匠肌、耻骨肌和股四头肌，关节支支配髋关节和膝关节。股外侧皮神经支配大腿外侧，闭孔神经支配大腿和膝盖内侧皮肤、大腿内侧的收肌及膝关节部分感觉。

2. 神经刺激器引导法　神经刺激器技术仍然是定位后路腰丛的最主要方法，根据进针点与腰椎 L_3、L_4、L_5 横突间的关系，有多种入路，如 Winnie 法、Capdevila 法、Chanyen 法等。现以经典入路 Winnie 法为例介绍神经刺激器引导后路腰丛阻滞。此法由 Winnie 于 1974 年提出，患者侧卧，患侧在上，健侧下肢伸直，患侧下肢屈髋屈膝。在体表画一条经髂后上棘的平行于脊柱中线的平行线，与双侧髂嵴连线交点即为进针点。阻滞针垂直于皮肤进针，碰到了横突后，向尾侧或头侧稍偏斜后再次进针。如果越过横突一直未到腰丛，则需要退针后向内侧调针。对于大多数患者，腰丛在 L_4 水平的深度为 70～85mm，选用 100mm 刺激针即可，对于部分病理性肥胖患者可能需要 150mm 刺激针，此时需要主动寻找到横突，以保证安全性。针尖滑过横突后，继续进针 1～2cm 即可到达腰丛，正确的反应为股四头肌收缩，调整针尖，使电流在 0.3～0.5mA 时维持肌肉运动反应，回抽无血后，注入局麻药 25～35ml。

3. 超声定位法　超声引导的腰丛神经阻滞入路，一般采用低频凸阵探头，轴位扫描，根据探头与后正中线的位置，可分为轴位、远轴位与三叶草 3 种入路。现以轴位为例介绍超声引导腰丛神经阻滞的具体方法。患者体位同神经刺激器定位法，常规消毒后，选用低频凸阵探头，均匀涂抹超声耦合剂，用无菌护套包裹并扎紧。探头首先呈旁矢状位置于髂后上棘内侧，通过腰椎椎板与骶骨呈现出不同形态的高回声亮线来辨认腰椎节段，在 L_4 水平将探头旋转至轴位置于后正中线，向头侧或尾侧轻微调节，清晰显示出脊柱棘突、关节突、横突、竖脊肌、腰方肌等结构，横突间平面可以显示出其深面的腰大肌，腰丛神经常位于腰大肌后 1/3，距离横突深度 1～2cm，部分患者因体型肥胖、年龄等因素腰大肌显示不清时，超声常能帮助判断正确的腰椎间隙和腰丛的大致位置。判定腰丛位置后，可打开多普勒观察其周围血管，尽量避免血管损伤。可选用 100mm 或 150mm 长神经阻滞针，平面内穿刺，连接好神经刺激器，当针尖靠近腰丛时，打开刺激电流，根据电流大小和股四头肌收缩反应，调整针尖至最佳位置，回抽无血、无液后注入局麻药 25～35ml。避免在腰丛附近反复调针和进针过深，以免损伤血管、腰神经根及椎管内注射（图 30-11）。

4. 并发症　腰丛阻滞属于高级区域阻滞，需要较丰富的神经阻滞经验，因位置较深、距离椎间孔较近，可能出现较严重并发症，包括蛛网膜下腔注射、硬膜外扩散、腹膜后血肿、脏器损伤、神经损伤、局麻药中毒等。

（二）股神经阻滞

单独股神经阻滞可用于大腿前侧手术，以及股骨、膝关节手术的镇痛。股神经联合坐骨神经阻滞可用于膝关节以下手术的麻醉和镇痛。股神经阻滞因操作简单，成功率高，是麻醉医师必须掌握的一项基本技术。

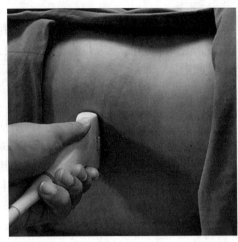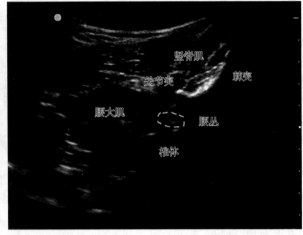

图 30-11　腰丛神经超声影像

1. 解剖　股神经是腰丛最大的分支，由 L_2～L_4 腰神经组成，形成股神经后在腰大肌与髂肌之间下行，在腹股沟韧带下方股动脉外侧、髂筋膜的深部穿出。股神经运动支支配股四头肌、缝匠肌和耻骨肌；感觉支包括大腿前侧皮神经、髌骨下神经和隐神经。

2. 神经刺激器引导法　患者仰卧，大腿外展，在腹股沟皱褶下 1cm 触及股动脉搏动，进针点位于股动脉外侧 1cm。采用 50mm 神经阻滞针，垂直刺入皮肤，针尖稍偏向头侧，穿过阔筋膜和髂筋膜时可感觉到两次落空感，出现股四头肌收缩反应后，调整针尖，使电流在 0.3～0.5mA 时维持肌肉运动反应，回抽无血后，注入局麻药 15～20ml。

3. 超声引导法　患者体位同神经刺激器定位法。常规消毒后，选用高频线阵探头，涂以超声耦合剂，用无菌护套包裹并扎紧。探头呈轴位放置于腹股沟皱褶上方，找到股动脉与股静脉，髂腰肌表面呈斜坡状，表面覆盖髂筋膜，与阔筋膜、股动脉呈三角形，在股动脉外侧、髂筋膜深面的三角形高回声结构即股神经。可采用平面内穿刺，由外向内进针，针尖到达髂筋膜深面、股神经外侧，用少量局麻药逐步将髂筋膜与股神经分离，显示出股神经清晰轮廓之后，调整针尖到股神经深面注药，共 15～20ml，使股神经被局麻药充分包裹（图 30-12）。

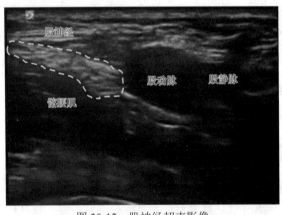

图 30-12　股神经超声影像

4. 并发症　股神经阻滞潜在的并发症包括血肿、神经损伤和局麻药中毒。

（三）股外侧皮神经阻滞

单独股外侧皮神经阻滞可满足大腿外侧浅层皮肤手术麻醉，还可以用于诊断和治疗异常性股痛，常与股神经阻滞联合使用用于股骨术后镇痛。

1. 解剖　股外侧皮神经源自 L_2、L_3 神经根，自腰丛分出后，穿过髂肌，经髂前上棘内侧、腹股沟深面到达大腿前侧，自内向外越过缝匠肌。

2. 解剖定位法　患者仰卧，暴露腹股沟，标记髂前上棘，进针点位于髂前上棘内侧 2cm 及下方 2cm，位于腹股沟韧带下方。50mm 神经阻滞针垂直皮肤刺入，穿过阔筋膜后，回抽无血注入局麻药 10ml。

3. 超声引导法 常规消毒后，选用高频线阵探头，涂以超声耦合剂，用无菌护套包裹并扎紧。探头置于髂前上棘下方，内侧位缝匠肌，外侧位阔肌膜张肌，二者间的筋膜间隙内即走行股外侧皮神经，可采用平面内或平面外方法进针，注入局麻药 5～10ml（图 30-13）。

4. 并发症 较少引起并发症，存在神经损伤的风险。

（四）闭孔神经阻滞

腰丛阻滞时，可能存在闭孔神经阻滞不全，闭孔神经阻滞可作为补救措施。闭孔神经阻滞可用于防止经尿道膀胱肿瘤电切术中电刺激所致的收肌收缩，还可用于膝关节手术镇痛、髋关节痛治疗等。

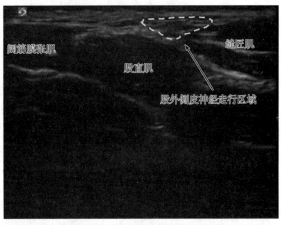

图 30-13 股外侧皮神经超声影像

1. 解剖 闭孔神经由 L_2～L_4 神经根组成，于腰丛分出后，自髂腰肌内侧缘穿出，在腰大肌后方和闭孔内肌前方向下走行，出骨盆后进入闭孔，分为浅支和后支，出闭孔后分别进入长收肌和短收肌之间、短收肌和大收肌之间。除了支配收肌，还支配股薄肌和耻骨肌。

2. 神经刺激器引导法 患者仰卧，大腿外展，暴露腹股沟与大腿近端。进针点位于耻骨结节外侧 1.5cm、尾侧 1.5cm。采用 100m 神经刺激针，垂直刺入皮肤，直至接触骨盆水平段，退针后重新向外侧调约 45°，进针至深于骨盆分支 2～3cm，调整针尖，使电流在 0.3～0.5mA 时维持收肌运动反应，回抽无血后，注入局麻药 10～15ml。

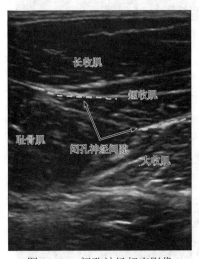

图 30-14 闭孔神经超声影像

3. 超声引导法 患者体位同神经刺激器定位法。常规消毒后，选用高频线阵探头，涂以超声耦合剂，用无菌护套包裹并扎紧。探头置于腹股沟皱褶，轴位扫描，位于股动、静脉内侧的为耻骨肌，于耻骨肌内侧，由浅至深可见长收肌、短收肌和大收肌，闭孔神经前支和后支分别走行于相应的肌间隙。可采用平面内或平面外技术，引导针尖至相应间隙，分别注入局麻药 5～8ml（图 30-14）。

4. 并发症 并发症较少引起并发症，存在神经损伤的风险。

（五）坐骨神经阻滞

坐骨神经是人体最粗大的外周神经，从出坐骨大孔至腘窝，可在其走行路径的不同位置进行阻滞，最常用的入路是近端的经臀入路和臀下间隙入路，或者远端的腘窝入路。坐骨神经阻滞可为腿、踝和足部手术提供麻醉与镇痛，常与腰丛或其分支神经联合阻滞用于下肢手术麻醉，具有较完善的效果。

1. 解剖 坐骨神经起始于 L_4～S_3 脊神经前根，主要由胫神经和腓总神经组成，两个分支由共同的结缔组织鞘包裹，由坐骨大孔出盆腔，进入臀部，表面覆盖梨状肌。在梨状肌下缘，坐骨神经从坐骨结节和股骨大转子之间进入大腿后方，深面为股方肌，表面为臀大肌覆盖。在臀横纹下，坐骨神经穿过臀下间隙后走行于股二头肌内侧、半腱肌和半膜肌前方、大内收肌后方，直至进入腘窝，深面走行腘动脉和腘静脉。一般于腘窝上方 50～120mm 处，坐骨神经分叉为胫神经和腓总神经。

2. 经臀入路 经臀入路位置较深，常采用神经刺激器引导法：患者侧卧，待阻滞侧在上，屈髋屈膝，健侧腿伸直，即 Sim 体位。在体表触及髂后上棘和大转子并连一直线，大转子与骶管裂孔连第二条线（Winnie线），以第一条线中点向第二条线做垂线，交点即为穿刺点。通常采用100mm的神经阻滞针，垂直进针，理想的肌肉运动反应为足的跖屈、跖伸、足外翻和足内翻等，单纯大腿后群肌肉收缩不能作为目标反应。调整针尖位置，当电流为0.4～0.5mA时，回抽无血，可推入局麻药20～30ml。

3. 臀下间隙入路 臀下间隙入路相比经臀入路表浅，骨性标志清晰，常采用超声引导法：患者体位仍为Sim位，常规消毒后，选用低频凸阵探头，涂以超声耦合剂，用无菌护套包裹并扎紧。探头置于坐骨结节与大转子连线的中点，作短轴切面扫描，可见外侧大转子和内侧坐骨结节的高回声亮线，坐骨神经位于二者之间、浅层臀肌与深层股方肌之间的臀下间隙中，呈高回声卵圆形结构。可采用100mm长神经阻滞针，平面内穿刺，超声引导针尖至坐骨神经旁时，连接神经刺激器，肌肉反应为足部运动，电流为0.4～0.5mA，即可推入局麻药20～30ml。注药过程中，可采用水分离技术，多点注射，使局麻药充分包裹坐骨神经（图30-15）。

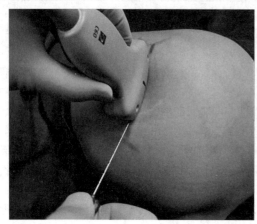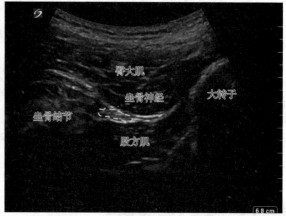

图 30-15 臀下间隙坐骨神经超声影像

4. 腘窝入路 腘窝入路血管标志容易辨认，常采用超声引导法：患者可仰卧、侧卧或者俯卧，现以侧卧为例进行介绍。患者Sim体位，常规消毒后，选用高频线阵探头，涂以超声耦合剂，用无菌护套包裹并扎紧。探头置于腘窝中央，作短轴扫面，滑动探头，清楚显示腘窝动、静脉，可轻压探头，腘静脉可随之被压闭。坐骨神经为位于血管浅层的椭圆形高回声结构，探头向头、尾端来回滑动，可追踪坐骨神经主干分叉过程，分叉后胫神经继续伴血管下行，腓总神经向外侧、浅层移行。选用100mm神经阻滞针，平面内进针，穿刺目标选取胫神经与腓总神经分叉处，回抽无血后注入局麻药10～20ml，可多点注射，使局麻药充分包裹坐骨神经（图30-16）。

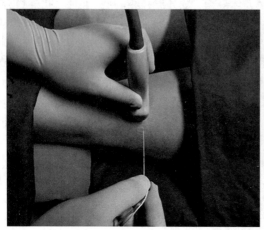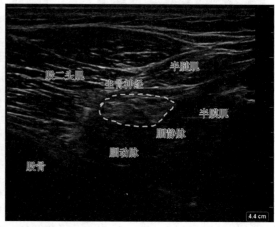

图 30-16 腘窝坐骨神经超声影像

5. 并发症　坐骨神经阻滞后可能产生持续异感，通常在 2 周内消失。如果感觉或运动异常超过 48h，建议及时会诊和处理。坐骨神经位置相对较深，发生血肿、血管内注射、神经损伤的风险更高。另外，坐骨神经阻滞常与腰丛阻滞联合用于下肢，局麻药总量较大，应注意预防局麻药中毒。

三、躯干神经阻滞

躯干部神经阻滞可以作为胸腹部手术良好的术后镇痛方法，也可作为一些体表小手术的麻醉方法，根据阻滞部位可分为胸壁神经阻滞与腹壁神经阻滞。胸壁最常用的是椎旁神经阻滞和肋间神经阻滞，其他还有胸骨旁阻滞、前锯肌阻滞等技术。腹壁最常用的是腹横肌平面阻滞和髂腹下髂腹股沟阻滞，其他还有腹直肌鞘阻滞、腰方肌阻滞等。

（一）胸壁神经阻滞

1. 解剖　胸神经自椎间孔发出后，向前越过横突进入椎旁间隙。胸段椎旁间隙为肋骨头和肋骨颈之间的楔形区域，后壁为肋横突韧带，前外侧壁为壁胸膜和胸内筋膜，内侧壁为椎体、椎间孔和椎间盘外侧。椎旁间隙向外与肋间隙相通，向内与椎管相通。$T_1 \sim T_{12}$ 神经出椎旁间隙后到达相应肋间隙，与肋间血管一同穿行于肋骨下缘深处肋间内肌和肋间最内肌之间，接近腋中线附近，肋间神经发出外侧皮支并浅出，而主干继续在肋间内肌和肋间最内肌之间前行，至中线附近浅出，称为前皮支。T_1 神经没有前皮支，部分纤维加入臂丛，剩余纤维支配肋间肌；$T_2 \sim T_{11}$ 外侧皮支支配躯体外侧皮肤，T_{12} 无外侧皮支，部分纤维加入髂腹下等神经，$T_2 \sim T_{12}$ 前皮支支配中线附近皮肤。

2. 超声引导胸椎旁阻滞　为避免气胸，常采用超声引导法：患者可采取坐位、侧卧或俯卧。常规消毒后，根据患者体型选用高频线阵或低频凸阵探头，涂以超声耦合剂，用无菌护套包裹并扎紧。探头先作旁矢状位扫描，鉴别肋间隙、横突、肋横突上韧带和胸膜。若采用平面外技术，可在探头外侧中点处进针至肋横突上韧带深面，回抽无血、无气后注药 $5 \sim 10ml$，可见胸膜下移征象。若采用平面内技术，可旋转探头至与肋间平行，鉴别肋骨平面和肋间平面，在肋间平面可见斜坡状的胸膜及深面随呼吸滑动的肺组织，采取由外向内穿刺，在横突外侧穿破肋横突上韧带，回抽无血、无气后注药，同样可见胸膜下移征象（图 30-17）。

3. 超声引导肋间神经阻滞　常用超声引导法：患者可采取坐位、侧卧或俯卧。常规消毒后，选用高频线阵探头，涂以超声耦合剂，用无菌护套包裹并扎紧。前路阻滞探头位于腋前线，后路阻滞探头位于肩胛下线，探头作旁矢状位扫描，辨认肋骨、肋间肌、肋间血管和胸膜，可采用平面内或平面外方法，将针尖引导至肋间内肌与肋间最内肌之间，肋间血管旁，回抽无血、无气后注入局麻药 $3 \sim 5ml$（图 30-18）。

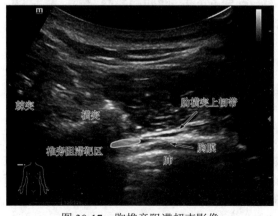

图 30-17　胸椎旁阻滞超声影像

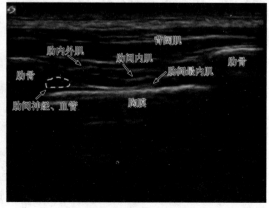

图 30-18　肋间神经超声影像

4. 并发症 使用超声引导的显著优势是对胸膜和血管的显示,可最大程度避免气胸和血管损伤的并发症,理论上,肋间神经阻滞还存在神经损伤的风险,椎旁阻滞仍然有椎管内阻滞的风险。

(二)腹壁神经阻滞

1. 解剖 腹壁中线为腹直肌,外侧腹壁 3 层肌肉由外向内依次为腹外斜肌、腹内斜肌和腹横肌,腹内斜肌与腹横肌之间的平面称为腹横肌平面。腹壁前侧的皮肤、肌肉和部分腹膜由 T_6～T_{12} 及 L_1 神经前支支配。T_6～T_8 在腹直肌下离开肋间,走行于腹直肌后鞘和腹横肌之间,然后向前穿过腹直肌鞘,到达腹直肌。T_9～T_{12} 在腹横肌平面内走行较长距离,一般在腹直肌鞘外侧离开腹横肌平面进入腹直肌鞘,走行较短距离后穿腹直肌前鞘浅出,支配锁骨中线至前正中线之间皮肤的感觉。髂腹下神经纤维主要来自 T_{12} 和 L_1 前支,于腰大肌上部外侧缘穿出,在肾后方腰方肌表面下行,至髂嵴前上方穿过腹横肌,进入腹横肌与腹内斜肌之间的腹横肌平面。髂腹股沟神经主要来自 L_1 前支,在腹横肌平面内与髂腹下神经并行相当长一段距离,二者间距离约 10mm。

2. 超声引导腹横肌平面阻滞 患者仰卧,暴露腹壁区域,常规消毒后,选用高频线阵探头,涂以超声耦合剂,用无菌护套包裹并扎紧。腋前线入路时,探头位于髂嵴与肋缘下连线中点处轴位扫描;肋缘入路时,探头位于肋弓下,作斜轴位扫描。以腋前线入路为例:腹壁肌肉由浅至深依次为腹外斜肌、腹内斜肌和腹横肌,其中腹内斜肌最厚,可采用平面内进针法,由探头内侧进针,引导针尖至腹内斜肌与腹横肌之间,回抽无血即可推入局麻药 20～30ml,调整针尖,使得局麻药将筋膜间隙撑开(图 30-19)。

3. 超声引导髂腹下髂腹股沟神经阻滞 患者仰卧,暴露下腹部、髂嵴上下区域,常规消毒后,选用高频线阵探头,涂以超声耦合剂,用无菌护套包裹并扎紧。探头置于髂嵴与肚脐连线上,靠近髂嵴内侧,作斜轴扫描。超声上可见外侧的髂嵴及深面的髂肌,内侧由浅至深依次为变薄的腹外斜肌、腹内斜肌、腹横肌,腹内斜肌与腹横肌之间的筋膜平面内可见旋髂深动脉,髂腹下与髂腹股沟神经与之伴行,采用平面穿刺法,将针尖引导至血管旁,回抽无血,注入局麻药 5～10ml(图 30-20)。

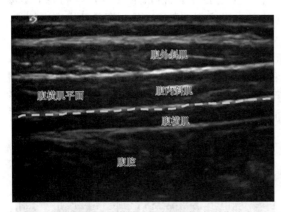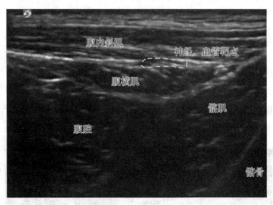

图 30-19 腹横肌平面阻滞超声影像　　　　图 30-20 髂腹下髂腹股沟神经超声影像

4. 并发症 可能有损伤腹腔脏器、血管、局麻药中毒等风险。

四、头颈部神经阻滞

除四肢神经阻滞、躯干部神经阻滞技术广泛用于外科手术麻醉和术后镇痛外,头颈部神经阻滞技术也经常被使用,如颈浅丛阻滞、头皮神经阻滞、星状神经节阻滞等。颈浅丛阻滞可用于锁骨、肩部、甲状腺、耳郭等部位手术区域的麻醉与镇痛。头皮神经阻滞可用于开颅手术的辅助镇痛,包括枕大、枕小神经阻滞及颞浅神经阻滞,以及眶上、滑车上神经阻滞等,联合阻滞可对头皮切口给予充分镇痛,在功能神经外科术中唤醒中发挥了重要作用。星状神经节由颈交感神经节与 T_1

交感神经节融合而成，位于 C_7 横突与第 1 肋骨颈之间的颈长肌外侧缘，旁边有颈动脉鞘、喉返神经、椎动脉、胸膜顶等重要结构，星状神经节阻滞主要用于诊断、治疗头颈、上肢的交感功能障碍，如各种头痛、雷诺病、动脉栓塞、带状疱疹等。其他头面部神经阻滞技术还包括眶下神经阻滞、颏神经阻滞、膈神经阻滞、下颌神经阻滞等。颈浅丛、头皮神经等均较为表浅，具有良好的解剖标志，且常有相应血管伴行，可根据解剖标志定位进行盲法阻滞。随着超声在外周神经阻滞中的应用，头面部神经阻滞技术逐渐以超声引导为主，超声下解剖标志易于辨认、成像清晰、目标表浅，可帮助避免血管损伤等并发症。下面以颈浅丛阻滞为例介绍超声在头面部神经阻滞的应用。

1. 解剖　颈丛由 C_1～C_4 神经前支组成，位于 C_1～C_4 椎体外侧，中斜角肌与肩胛提肌前面，胸锁乳突肌与椎前筋膜深面。颈丛可分为浅支与深支。浅支主要支配皮肤，又称颈浅丛，主要的皮神经有：①枕小神经，于胸锁乳突肌外侧浅出后沿其上行至耳郭后缘，分布于枕部皮肤；②耳大神经，为最大分支，同样浅出后沿胸锁乳突肌表面上行，分布于耳郭和腮腺区域；③颈横神经，横越胸锁乳突肌中部前行，分布于颈前皮肤；④锁骨上神经，分布于胸前上部和肩部皮肤。

2. 超声引导颈浅丛阻滞　患者仰卧，头偏向对侧，暴露颈部区域，常规消毒后，选用高频线阵探头，涂以超声耦合剂，用无菌护套包裹并扎紧。探头置于胸锁乳突肌中点，上下平移，可辨认胸锁乳突肌、颈浅丛、颈内静脉、斜角肌、臂丛、膈神经等结构，采用平面内技术，由外向内进针，引导针尖至胸锁乳突肌外侧缘后方、椎前筋膜前方、颈内静脉外侧，回抽无血推入局麻药 5～10ml（图 30-21）。

3. 并发症　主要为血管损伤和膈神经麻痹。

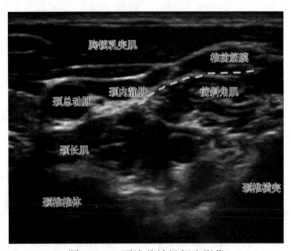

图 30-21　颈浅丛神经超声影像

（万　里　杨曙光）

思　考　题

1. 患者，男性，55 岁。冠状动脉支架植入术后 1 年，口服阿司匹林、波立维，拟行膝关节镜检查，请问如何选择麻醉和镇痛方式？

2. 患者，女性，78 岁。既往糖尿病、高血压、慢性阻塞性肺疾病病史，动脉血气分析提示 $PaCO_2$ 45mmHg，PaO_2 55mmHg，拟行锁骨骨折内固定术，如何选择麻醉方式？

3. 有什么方法可以增强超声对神经的识别？

4. 如果选择全麻，还需不需要进行神经阻滞麻醉？

知　识　拓　展

近 10 年来，超声可视化技术在椎管内麻醉和外周神经阻滞麻醉领域都得到了快速发展和普及。从四肢、头面部的外周神经精准阻滞麻醉，到躯干部的筋膜间隙阻滞镇痛，神经阻滞麻醉已经从单一的麻醉方式逐渐被认可为重要的围术期镇痛技术，不仅为患者提供麻醉，更为患者提供了良好的围术期镇痛，加速了患者的康复，甚至在某些患者群体中可改善其预后。超声虽然具有显著的优势，但在深部神经阻滞中仍然受限，如腰丛阻滞、坐骨神经阻滞，从患者安全角度出发，联合神经刺激器引导仍然是明智的选择。人工智能、现实增强等技术已被研究用于进一步提升超声对神经的辨别和穿刺引导能力，有希望进一步扩展超声在神经阻滞麻醉领域的应用。

推 荐 阅 读

黄宇光 , HANG J. 2012. 周围神经阻滞 [M]. 北京 : 人民卫生出版社 .

田玉科 , 梅伟 . 2011. 超声定位神经阻滞图谱 [M]. 北京 : 人民卫生出版社 .

ALBRECHT E, CHIN KJ. 2020. Advances in regional anaesthesia and acute pain management: a narrative review[J]. Anaesthesia, 75 Suppl 1: e101-e110.

第三十一章　围术期床旁超声的应用

超声波从 20 世纪 40 年代晚期开始应用于临床诊断，超声波的波长与频率成反比，频率越低则穿透力越高，频率越高则图像的轴向分辨率越高，医用超声成像通常使用 1.0～20MHz 频率的声波。超声探头是一种压电换能器，电流作用于压电晶体产生超声波并传播给正对的物体，反射波返回探头的超声波转换成电信号，通过超声机器的解读并表达成图像。

围术期床旁超声（POCUS）以其简便、快捷、实用和可重复性等优势在麻醉学领域的应用日益广泛，主要目标是应用超声对解剖结构进行可视化成像，协助疾病诊疗，提高操作准确性，并且减少操作并发症，最终改善预后并加速患者的康复。

第一节　经胸超声心动图及经食管超声心动图的围术期应用

经胸超声心动图（transthoracic echocardiography，TTE）是评估围术期心脏解剖与功能的无创影像学方法。TTE 通过经胸标准声窗的扫描，观察心脏大小、结构、功能以及进行血流动力学定量分析，TTE 已成为心脏手术和危重患者围术期常规监测的重要内容。经食管超声技术于 20 世纪 80 年代首次应用于心脏手术，之后便成为心脏麻醉领域发展最迅速的一项技术。目前经食管超声心动图（transesophageal echocardiography，TEE）已经全面应用于临床，与 TTE 相比，TEE 的高频探头成像分辨率高，且不受肺气肿、肺水肿、胸骨、肋骨、术后敷料、体位等因素的影响，可为危急重症患者的管理提供各种诊疗信息，甚至进行长期连续监测。

一、经胸超声心动图的核心切面

（一）概述

经胸心脏超声使用频率为 3～5Hz 的相控阵探头，探头一端有标记点（凸起、凹陷或标识），在屏幕显示的扇形图像定点的一端也有一个标记点与之相对应。患者取平卧位或左侧卧位，左侧卧可使心脏贴近胸壁，有利于获取更加清晰的图像，但围术期患者通常只能平卧位或垫高右肩。TTE 有 3 个标准的声窗：胸骨旁、心尖、剑突下。成像平面是指解剖平面，心脏的成像平面根据心脏的轴线描述为长轴、短轴、四腔心、两腔心。声窗与成像平面相结合产生则获得心脏的标准切面。检查时可以在声窗内通过滑动、倾斜、旋转、摆动探头 4 种重要动作结合来获取想要的切面。滑动：探头在胸壁皮肤表面移动；倾斜：探头表面轻贴胸壁，维持与皮肤的接触点不变，改变成像的角度扫查；旋转：探头表面轻贴胸壁，以探头长轴中心线为轴顺时针或逆时针旋转；摆动：探头表面轻贴胸壁，尾部顺着探头长轴方向在所取切面的平面内摇动，摆动可以将图像调整位于屏幕中间而不改变成像平面。常规的扫描部位和顺序为胸骨左缘第 3 或第 4 肋间，心尖搏动点附近和剑突下，从而获取 5 个核心切面。

（二）胸骨旁左室长轴切面（parasternal long-axis view，PLAX）

将探头置于胸骨左缘第 3 或 4 肋间，探头标志朝向患者右肩，超声束与右肩至左肋角连线平行，当主动脉瓣和二尖瓣清晰地显示在屏幕中心的右侧时，轻轻旋转探头至显示出最大程度的左室心腔，则获得了理想的 PLAX。在二维超声上从前向后显示的解剖结构依次是：右心室前壁、右心室、室间隔、左心室、左心室下侧壁、左心室流出道、主动脉瓣、主动脉窦部、左心房（图 31-1）。该切面可测量主动脉根部内径、左室内径、左房大小、心肌厚度、左室收缩功能，该切面还能评估心包积液、主动脉瓣和二尖瓣功能。

（三）胸骨旁左室短轴切面（parasternal short-axis view, PSAX）

在胸骨旁左室长轴切面基础上，将探头顺时针旋转90°，探头标志朝向患者左肩，倾斜探头得到不同切面。根据探头的倾斜角度不同可得到4个水平的成像切面：①主动脉瓣右室流出道水平。将超声束朝向心底，主要显示三尖瓣、右室流出道、肺动脉瓣、主动脉瓣、左心房、右心房等。②左室二尖瓣水平。主要显示左右心室及二尖瓣的前、后瓣叶，可以看到"鱼口"样的二尖瓣。③左室中段乳头肌水平。主要显示左室中段心肌和乳头肌短轴，圆形的左心室腔内可见两个乳头肌。④左室心尖水平。将超声束朝向心尖可获得心尖切面，可以显示心尖有无扩张、附壁血栓等。其中，左室中段乳头肌水平是围术期TTE最常使用的PSAX，用于评估左室整体收缩功能和节段性室壁运动，见图31-2。

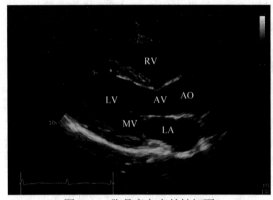

图31-1 胸骨旁左室长轴切面

RV. 右心室；LV. 左心室；LA. 左心房；MV. 二尖瓣；AV. 主动脉瓣；
AO. 升主动脉

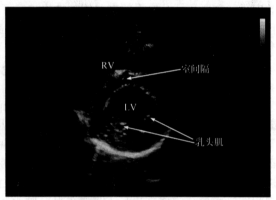

图31-2 胸骨旁左室短轴切面

RV. 右心室；LV. 左心室

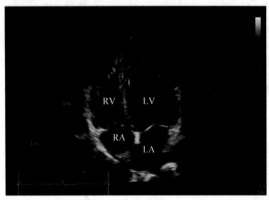

图31-3 心尖四腔心切面

RV. 右心室；LV. 左心室；LA. 左心房；RA. 右心房

（四）心尖四腔心切面（apical 4-chamber view, A4C）

将探头置于心尖搏动点上或最大搏动点附近，这个位置在不同患者存在较大的变异，通常位于左侧第5肋间锁骨中线内侧1～2cm，也可以将探头从胸骨旁短轴向心尖外下移动，直至分辨心尖声窗，然后向上倾斜探头，方向标志朝向患者左腋窝，向左或向右摆动探头，使室间隔垂直位于屏幕中间，见图31-3，可清楚地显示右心室、左心室、右心房、左心房，以及三尖瓣、二尖瓣。此切面可显示真实的心尖，并且可以很好地评估房室瓣及左、右心室大小和功能。

（五）剑突下四腔心切面（subcostal 4-chamber view, S4C）

对于围术期床旁的经胸超声心动图，剑突下声窗具有下列几个优点：①体表标记可靠且仰卧位适用；②肺气肿或机械通气引起肺过度扩张的患者心脏下移，剑突下声窗容易获取图像；③紧急情况，如心肺复苏时适用；④一些紧急或常见的临床情况，如心脏压塞、低血容量、左心收缩功能衰竭等情况，可以通过剑突下声窗有效诊断。

将探头置于剑突下，用力向下压并向上倾斜探头，方向标志朝向患者左侧，可以让患者屈膝放松腹肌，并深吸气后屏住呼吸使心脏下移。看到心脏后轻轻旋转、倾斜和摆动探头有助于获得理想的四腔心切面，见图 31-4，可显示右心室、室间隔、左心室、右心房、房间隔、左心房、三尖瓣、二尖瓣，以及心包。

（六）下腔静脉切面（inferior vena cava view，IVC）

将探头紧贴剑突下，探头标志朝向头端，略偏右向上方倾斜时可得到剑突下矢状切面图，见图 31-5，可显示下腔静脉、肝静脉、右心房。下腔静脉正常直径为 12～25mm，其扩张和塌陷与右心房压力相关，根据下腔静脉直径和呼吸变异率可以评估血容量和心功能，以指导液体治疗。

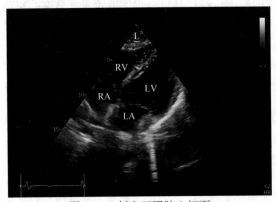

图 31-4　剑突下四腔心切面

RV. 右心室；LV. 左心室；LA. 左心房；RA. 右心房

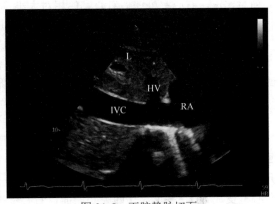

图 31-5　下腔静脉切面

L. 肝脏；HV. 肝静脉；IVC. 下腔静脉；RA. 右心房

二、经胸超声心动图的围术期应用

（一）左心功能的评估

通过心室壁收缩运动和室壁增厚的程度可以评估心室收缩功能，常用的测量方法包括 M 型超声、二维 Simpson 法测量射血分数，但对于围术期 POCUS 而言，定性的视觉评估更为常用。

1. 常用的切面　①胸骨旁左室长轴切面：可见左室前间隔和下侧壁，并能评估左心室壁心肌增厚、心内膜移动和二尖瓣前叶运动的情况；②胸骨旁短轴切面：首选心室中段的乳头肌水平，该切面可以显示所有左室壁，有利于判断左心室整体收缩功能和严重的节段性室壁运动异常；③心尖四腔心切面：该切面可见左心室的下间隔和前侧壁，以及心尖部，推荐结合其他切面进行共同评估；④剑突下四腔心切面：对于经胸声窗获取困难或正在行心肺复苏的患者，紧急情况下可使用剑突下四腔心评估左心室收缩功能。

2. 正常的左心室收缩功能　当左心室收缩功能正常时，收缩期心肌增厚，心内膜向中心运动，舒张期二尖瓣前叶尖端靠近室间隔。正常左室缩短分数（FS）为 25%～35%，射血分数为 50%～70%。

3. 左心室收缩功能过强　左心室收缩过强通常见于低血容量和（或）外周血管舒张，也可见于高心输出量疾病（如甲亢、贫血、使用正性肌力药等）。此时，左心室心肌增厚和心内膜运动增强，收缩末期左心室腔甚至完全消失。

4. 左心室收缩功能减退　与收缩功能正常时相比，左心室收缩功能减退时心肌增厚和心内膜运动减弱，左心室内径增大，二尖瓣前叶尖端不能靠近室间隔。严重减退时二尖瓣开放有限。

5. 左心室舒张功能减退　在充血性心力衰竭患者中，30%～40% 的患者收缩功能正常而舒张功能减退。视觉评估包括评估左室厚度和左房大小，舒张末期左室壁>1cm 提示左室增厚，舒张末期左房直径>4cm 提示左房增大，提示左室舒张功能减退；定量评估通常通过超声多普勒测量二尖瓣口血流频谱和肺静脉血流频谱进行测量。

（二）右心室功能评估

右心衰竭主要见于肺栓塞、急性呼吸窘迫综合征、肺动脉高压、心肌梗死，以及各种原因引起的左心衰竭。右心室结构和功能评估对于危重患者休克和呼吸衰竭的诊断、指导液体治疗、指导血管活性药物使用，以及预测危重患者预后至关重要。

1. 常用的切面 ①胸骨旁长轴切面：可见右室流出道，当严重的右室大小或功能异常时可以鉴别；②胸骨旁短轴切面：在心室中段的乳头肌水平，可以通过与左心室大小对比，以及室间隔形态改变而评估右心室的大小和压力负荷；③心尖四腔心切面：是获得右心室信息最全的切面，通过并列对比左、右心室可评估右心室的相对大小及室间隔的位移，且可以定性或定量评估右心室的收缩功能；④剑突下四腔心切面：当心尖四腔心获取困难时，该切面可用于评估右心室大小、收缩功能和室壁厚度。

2. 正常的右心室功能 正常情况下，右心室游离壁比左心室壁薄，小于 5mm，右心室腔大小约为左心室腔大小的 2/3，在胸骨旁短轴切面呈新月形，在心尖四腔心及剑突下四腔心切面则呈三角形，在胸骨旁短轴切面，室间隔凹面朝向左心室。

3. 右心室功能衰竭 ①右心室大小：右心室负荷过重或衰竭时心室腔极易扩张，右心室大小＞2/3 左心室大小为中度扩张，＞左心室大小为严重扩张，心尖主要为右心室时提示右心室扩张；②右心室及室间隔形状和室间隔运动：在胸骨旁短轴切面，右心室扩张时形状变圆，右心室压力升高出现室间隔收缩期的反常运动或室间隔 "反弹"，右心室压力进一步升高时室间隔变得扁平，左心室变成 "D" 字形，在四腔心切面，右心室扩张时呈椭圆形；③右心室壁厚度：急性右心衰竭时通常＜5mm，舒张末期右心室游离壁厚度超过 1cm 提示慢性右心衰竭；④右心室收缩功能：与评估左心收缩功能相类似，可基于主观目测将右心室收缩功能划分为正常或轻度、严重减退。定量的评估可通过右室面积变化分数、测量三尖瓣环收缩期位移、右室射血分数等进行。

（三）容量状态

容量状态和容量反应性评估是容量管理的核心。当患者血容量不足时，心脏代偿性收缩增强，心腔变小，下腔静脉、颈内静脉塌陷，其随呼吸变化的变异率增大；反之，心脏收缩减弱，心腔增大，下腔静脉、颈内静脉扩张，其随呼吸变化的变异率减小。容量反应性是指扩容后，每搏输出量或心输出量增加的能力，通常增加 15% 或以上提示患者有容量反应性。

1. 左心室舒张末面积和内径评估 在胸骨旁短轴的乳头肌水平切面，测量舒张末期左心室面积（LEVDA）和内径（LVEDd），正常情况下成年人的 LEVDA 为 $8\sim14cm^2$，LVEDd 为 $4\sim5cm$，LEVDA＜$8cm^2$ 提示血容量不足，＞$14cm^2$ 提示容量负荷过重。

2. 下腔静脉直径与容量反应性评估 下腔静脉（IVC）对右心房容量和压力变化敏感，自主呼吸患者吸气时胸腔内为负压，IVC 直径减小，正压通气患者则相反，吸气时 IVC 扩张。通常在 IVC 汇入右心房前约 2cm 处测量最大直径和最小直径，亦可联合 M 型超声测量。自主呼吸时，IVC 吸气塌陷率 =（IVC 最大直径-IVC 最小直径）/IVC 最大直径，正压通气时，IVC 扩张率 =（IVC 最大直径-IVC 最小直径）/IVC 最小直径。对于自主呼吸患者，下腔静脉直径＜10mm，呼吸塌陷率＞50%，对于正压通气的患者，下腔静脉直径为 $10\sim15mm$，呼吸扩张率＞18%，均提示患者具有容量反应性；当下腔静脉绝对直径＞20mm，随呼吸固定不动时提示无容量反应性。如下腔静脉测量存在干扰，如肥胖、胃肠积气、腹部外伤、手术无菌区等，可以通过测量锁骨下静脉、颈内静脉、股静脉直径及塌陷指数进行评估。

（四）瓣膜功能的评估

围术期床旁 TTE 对瓣膜的评估重点在于迅速辨别可能影响血流动力学的异常，并与心房、心室大小和功能，以及与前、后负荷有关知识紧密结合。应该在多个切面进行瓣膜及周围结构进行二维检查，并用彩色多普勒和频谱多普勒来筛查严重的瓣膜反流和（或）狭窄。

（五）心包积液的评估

围术期由于外伤、手术创伤等因素引起的急性心包积液会严重影响患者血流动力学。正常情况下，心包腔内有少量液体（＜50ml），超声通常不能观察到如此少量液体，因此在大多数切面下见到心包为紧贴心肌的一层薄的高回声带。出现心包积液时，首先积聚于心包腔的低垂部位，仰卧位时通常在心脏后方发现液暗区将心脏与心包分离。积液量增大时，积液变成环形，在心脏前方及后方均见到液暗区。观察心包积液最敏感的切面是剑突下四腔心切面，积液量增大时，胸骨旁长轴切面和短轴切面，心尖四腔心切面也可观察到。此外，心脏压塞时，心包内压力超过右心房压力，导致下腔静脉过度充盈，深吸气时仅出现很小程度的塌陷或没有塌陷，如果深吸气时下腔静脉塌陷＞50%则可以有效地排除心脏压塞。

三、经食管超声心动图的核心切面

（一）探头的使用、适应证、禁忌证和并发症

将 TEE 探头前端涂上足够的耦合剂后，经口咽部插入食管。放置时可左手抬起下颌，右手置入探头，麻醉患者还可以使用喉镜来确认食管开口，不可使用暴力，以免造成损伤。当探头前端通过喉与咽环肌，可出现突破感，当探头进入胸段食管（约30cm）时，可显示出心脏结构。经食管超声探头有 5 种运动方式，分别为深入和后退；向左旋转和向右旋转；前屈和后伸；向左弯曲和向右弯曲；换能器晶片角度调整，范围为0°～180°，与探头方向垂直时为0°，与探头方向时一致为90°。

TEE 的适应证包括了几乎所有成人的心脏手术，在直视下心脏手术、胸主动脉手术、经导管心内手术中应常规使用，在冠状动脉旁路移植手术中也应考虑使用。另外在建立机械辅助循环支持（如体外膜氧合器）、IABP、肺动脉导管置入以及骨科手术中血栓的监测也可使用。处理危重患者时，在 TTE 或其他检查手段无法获取足够的诊断信息时，也可使用 TEE。

相对禁忌证包括食管狭窄、肿瘤、憩室、静脉曲张等食管病变及近期上消化道出血或手术、吞咽困难、纵隔放疗、胸主动脉瘤等。

并发症包括口腔、牙齿损伤；喉部功能障碍；婴儿主动脉或支气管压迫；食管胃底静脉曲张患者可能会出现曲张静脉破裂大出血等。

（二）TEE 的核心切面

1. 食管中段四腔心切面　将 TEE 探头晶片角度调整至 0°，深度放置至距切牙 30～35cm，可获得食管中段四腔心切面，向左或右轻轻转动探头，将二尖瓣和左心室显示在扇形图像中心，可将探头轻微后伸，调整探头晶片角度为 0°～10°，当三尖瓣瓣环径线显示为最大时，即得标准的食管中段四腔心切面（图 31-6）。该切面可以观察到的结构包括左心房、右心房、房间隔、二尖瓣、三尖瓣、左心室、右心室和室间隔。该切面是 TEE 中最具诊断价值的切面，二维切面的观察主要用于评价心脏各心腔的大小和功能、室间隔及侧壁的室壁运动情况、二尖瓣和三尖瓣的功能，心脏直视手术时可以观察聚集于心腔内的气体。此外，使用彩色多普勒还可以观察二尖瓣和三尖瓣是否存在狭窄或关闭不全。

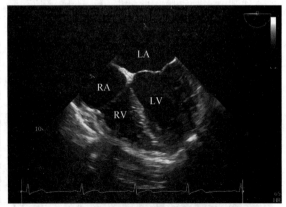

图 31-6　食管中段四腔心切面

LA. 左心房；RA. 右心房；RV. 右心室；LV. 左心室

2. 食管中段两腔心切面 在食管中段四腔心切面的基础上，调整晶片角度至 60°～90°，至右心结构消失和左心耳出现，即获得食管中段两腔心切面（图 31-7），该切面可见结构包括左心房、二尖瓣、左心室和左心耳。该切面是观察左心耳和心尖血栓的最佳切面，也可用于评估左室功能（尤其是心尖部运动减弱）和评估左室前壁及下壁的运动。使用彩色多普勒可观察二尖瓣情况，检测是否存在关闭不全或狭窄。

3. 食管中段左室长轴切面 从食管中段两腔心切面调整探头晶片角度至约 120°，显示左室流出道和主动脉瓣稍微旋转和前屈探头显示流出道的最大径，即得到食管中段左室长轴切面，可见结构包括左心房、二尖瓣、左心室、左室流出道、主动脉瓣和近端升主动脉（图 31-8）。该切面可用于评估二尖瓣与主动脉瓣功能、观察左室流出道是否存在病理改变，以及评估前间隔和左室下侧壁室壁功能。使用彩色多普勒可以监测二尖瓣、左室流出道和主动脉瓣是否存在关闭不全和（或）狭窄/梗阻。

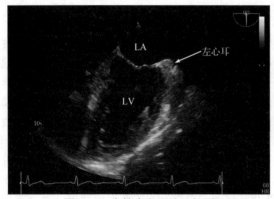

图 31-7　食管中段两腔心切面

LA. 左心房；LV. 左心室

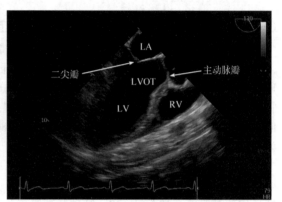

图 31-8　食管中段左室长轴切面

LA. 左心房；LV. 左心室；LVOT. 左室流出道；RV. 右心室

4. 食管中段升主动脉长轴切面 从食管中段左室长轴切面后退探头可获得升主动脉长轴切面（图 31-9），可见结构包括升主动脉和右肺动脉。该切面可用来确认近端主动脉的夹层、升主动脉扩张，以及冠状动脉旁路移植手术时观察桥血管情况。

5. 食管中段升主动脉短轴切面 在食管中段升主动脉长轴切面基础上，调整探头晶片角度至 0°～45°，升主动脉位于图像正中，主肺动脉分叉得以显示，右肺动脉位于升主动脉后方，与近端主肺动脉垂直，即为食管中段升主动脉短轴切面（图 31-10），可见结构包括近端升主动脉、近端主肺动脉、右肺动脉。此切面可用于确定肺动脉漂浮导管的位置，也是观察主肺动脉和右肺动脉血栓栓塞的较好选择。

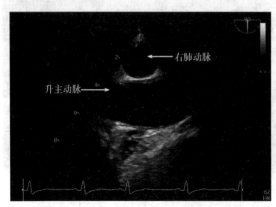

图 31-9　食管中段升主动脉长轴切面

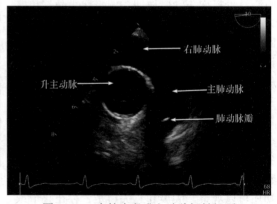

图 31-10　食管中段升主动脉短轴切面

6. 食管中段主动脉瓣短轴切面　从食管中段升主动脉短轴切面将探头深入，直到主动脉瓣叶显示，然后调整探头晶片角度至约 45° 即为食管中段主动脉瓣短轴切面（图 31-11）。此切面主要用于观察主动脉瓣的一般形态，可显示主动脉瓣叶的大小、瓣叶数量、有无瓣叶钙化、瓣叶的运动等。使用彩色多普勒观察主动脉瓣，可检测是否存在主动脉瓣狭窄和（或）关闭不全。除此之外，此切面还可观察房间隔的形态。

7. 食管中段右室流入-流出道切面　从食管中段升主动脉瓣短轴切面，向右旋转探头，调整晶片角度至 60°～90°，直至显示三尖瓣、右室流出道和肺动脉瓣，即为食管中段右室流入-流出道切面（图 31-12），可见结构包括左心房、右心房、三尖瓣、右心室、肺动脉瓣和近端主肺动脉。该切面主要用于评估右室腔及肺动脉瓣环的大小，并对三尖瓣和肺动脉瓣进行评价。使用彩色多普勒观察三尖瓣和肺动脉瓣，可检测是否存在狭窄和（或）关闭不全。在该切面应用多普勒测量三尖瓣口血流优于食管中段四腔心切面。

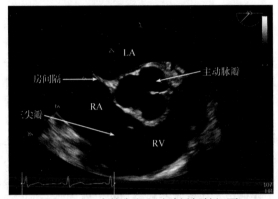

图 31-11　食管中段主动脉瓣短轴切面

LA. 左心房；RA. 右心房；RV. 右心室

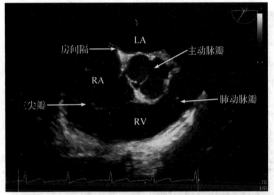

图 31-12　食管中段右室流入-流出道切面

LA. 左心房；RA. 右心房；RV. 右心室

8. 食管中段双房上下腔静脉切面　从食管中段右心室流入-流出道切面，调整探头晶片角度至 90°～110°，继续往右旋转探头即得双房上下腔静脉切面（图 31-13），该切面可见左心房、房间隔、右心房、上腔静脉、下腔静脉。该切面主要用来检查心房腔、房间隔形态以及检测心房内残余气体，使用彩色多普勒可观察房间隔是否存在卵圆孔未闭或房间隔缺损。当评估房间隔是否完整连续存疑时，可注射激活生理盐水，同时让清醒患者做 Valsalva 动作（全身麻醉患者升高气道压）评估是否存在右向左分流。

9. 降主动脉短轴切面　评价完心脏后，探头晶片角度回归为 0°，往患者左侧旋转探头即可

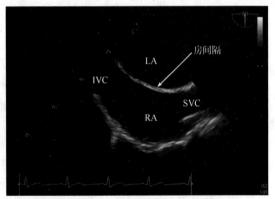

图 31-13　食管中段双房上下腔静脉切面

LA. 左心房；RA. 右心房；IVC. 下腔静脉；SVC. 上腔静脉

见降主动脉短轴切面（图 31-14）。将主动脉置于图像中央区，通过深入和后退探头可以观察整个胸段降主动脉。当主动脉横断面由圆形变为椭圆形时，则代表探头已位于主动脉弓水平。此外，如果患者出现左侧胸腔积液，该切面可以在远场发现胸腔积液，而右侧胸腔积液则可以通过向右旋转探头去检测右侧胸腔。

10. 降主动脉长轴切面　完成降主动脉短轴切面检查后，将探头晶片角度调整为 90°，可获得降主动脉长轴切面（图 31-15）。稍微左右旋转探头可扫描主动脉壁的钙化、扩张、夹层和其他病变。

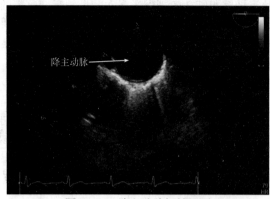

图 31-14　降主动脉短轴切面

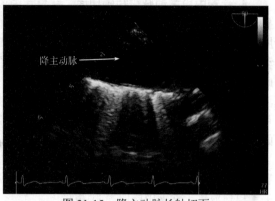

图 31-15　降主动脉长轴切面

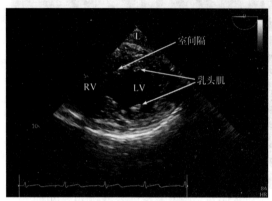

图 31-16　经胃乳头肌中部左室短轴切面

RV. 右心室；LV. 左心室

11. 经胃乳头肌中部左室短轴切面　从食管中段四腔心切面，调整探头晶片角度为 0°，深入探头并前屈接触胃壁可获得经胃乳头肌中部左室短轴切面（图 31-16）。该切面显示了前内侧和后外侧乳头肌，以及左室中部的心室壁和心室腔，两个乳头肌大小相近即为标准的左室短轴横断面。该切面可以提供极为重要的诊断信息，包括左室大小、室壁厚度、左室容积、室间隔形态、左室整体收缩功能和局部室壁运动，以上指标对于评估患者容量状态和心功能十分重要，对于血流动力学不稳定或者冠状动脉病变的患者尤为有价值。

四、经食管超声心动图的围术期应用

（一）TEE 在心血管手术围术期的应用

1. 心脏瓣膜手术

（1）二尖瓣病变：二尖瓣是一个复杂的三维结构，TEE 可通过多个切面对二尖瓣和瓣下结构进行评估，评估切面包括食管中段四腔心切面、食管中段两腔心切面、食管中段左室长轴切面等。建议综合多个切面从不同方位及角度，对二尖瓣和瓣下结构进行全面的定性评估。进一步评估进行定量评估二尖瓣反流、狭窄和功能时，可使用彩色多普勒、脉冲多普勒、连续多普勒、三维超声等，从而指导手术的决策、评价手术的效果及预后。

二尖瓣关闭不全时，应首先评估其反流的严重程度，通过测量缩流颈宽度、反流容积、反流口面积、反流面积与左室流出道面积之比等指标，将二尖瓣反流程度分为轻度、中度、重度；其次，应评估其反流的原因和病变的位置。二尖瓣反流的原因可能是瓣环扩张、腱索断裂、瓣叶脱垂或瓣叶活动受限等。二尖瓣反流评估的常用参数见表 31-1。

表 31-1　二尖瓣反流程度的常用评估参数

评估指标	轻度	中度	重度
缩流颈的宽度（mm）	<3	3～6.9	≥7
反流容积（ml）	<30	30～60	≥60
反流口面积（cm²）	<0.2	0.2～0.4	≥0.4
反流面积/左室流出道面积（%）	<20	—	>40

二尖瓣狭窄时，最常见的原因是风湿性心脏病，TEE首先要评估瓣叶是否有增厚或钙化、瓣叶活动幅度、瓣下结构以及心腔形态和功能的变化；其次，评估二尖瓣狭窄的严重程度。主要依据连续多普勒描记舒张期二尖瓣瓣口前向血流频谱，获得跨瓣平均压差、前向峰值流速等，还可通过压力半降时间、连续方程、瓣口面积法和近端等速表面积（PISA）法等测量或计算二尖瓣口的面积。二尖瓣瓣口面积小于 $1.5cm^2$ 为重度狭窄。

（2）主动脉瓣病变：主动脉瓣的评估切面主要包括食管中段主动脉瓣长轴和短轴切面，同样应首先在二维超声下对瓣膜的结构、性质、活动度、病变类型等进行检查，主动脉瓣的相邻结构，如左室流出道、主动脉瓣窦、升主动脉起始部等也应一同评估。

主动脉瓣关闭不全的定量评估，一般在食管中段主动脉瓣长轴切面，利用彩色多普勒测量反流束宽度与左室流出道宽度的比值来进行评估；也可在食管中段主动脉瓣短轴切面，用反流口面积与左室流出道横截面积比值进行评价；通过测量缩流颈的宽度，也能反映主动脉瓣反流的程度，见表31-2。

表31-2　主动脉瓣关闭不全程度的常用评估参数

评估项	轻度	轻-中	中-重	重度
反流束宽度/左室流出道宽度（%）	<25	25～45	45～64	≥65
反流口面积/左室流出道横截面积（%）	<5	5～20	21～59	≥60
缩流颈的宽度（mm）	<3	3～6	—	≥6

主动脉瓣狭窄的定量评估，其狭窄程度的指标常用跨瓣压力梯度和主动脉瓣口面积。测定跨瓣压力梯度，可在经胃主动脉瓣长轴切面，用连续多普勒测定跨瓣流速，从而计算出跨瓣压力梯度。估算主动脉瓣口面积，需要应用连续公式法，左室流出道的每搏输出量应与主动脉瓣的每搏输出量相等。常见的主动脉瓣狭窄程度的评价参数见表31-3。

表31-3　主动脉瓣狭窄程度的常用评估参数

评估项	主动脉瓣狭窄	轻度	中度	重度
主动脉瓣口血流速度（m/s）	≤2.5	2.6～2.9	3.0～4.0	>4.0
平均压力梯度（mmHg）	—	<20	20～40	>40
主动脉瓣口面积（cm²）	—	>1.5	1.0～1.5	<1.0

（3）三尖瓣病变：三尖瓣主要在食管中段四腔心切面和食管中段右室流入-流出道切面进行评估，可检查瓣叶的形态及活动，并用彩色多普勒检查有无狭窄和关闭不全，术中TEE还可以持续监测右心功能状态。在食管中段右室流入-流出道切面，如有足够的三尖瓣反流束，可通过连续多普勒测量反流束的速度，再用伯努利方程估计出肺动脉收缩压。

（4）肺动脉瓣病变：肺动脉瓣病变绝大多数是先天性疾病，可单独发生，也可与其他复杂先天性心脏病同时发生。肺动脉瓣主要在食管中段右心室流入-流出道切面进行评估，可检查其瓣叶活动、瓣叶形态，以及有无狭窄或反流。术中TEE不仅要评估肺动脉瓣本身病变，还应评估与其相关的其他先天性病变，如房室间隔缺损、动脉导管未闭、三尖瓣异常等。

以上各类瓣膜手术，在手术操作完成后，还应再次行TEE检查，对瓣膜的结构和运动情况进行全面评估，并应用彩色多普勒、频谱多普勒等评价手术效果和即时并发症，与手术医师沟通，及时处理。TEE还能评估手术前、后血流动力学状态和心脏功能，指导血管活性药和正性肌力药的使用，以及指导术后治疗。

2.先天性心脏病手术　先天性心脏病患者的心脏结构出现紊乱，可导致相应的血流改变，因此，先天性心脏病进行超声评估时，不能简单地检查某一个或几个标准切面，应遵循以下步骤：①判断心脏的方向和位置；②确定心房、心室、动脉节段等；③确定房室连接以及心室动脉连接；④确定其他合并的畸形，如梗阻、瓣膜异常等。

TEE 联合 TTE 可在术前对心脏进行全面的检查，特别是继发孔型房间隔缺损，TEE 可观察房间隔缺损的位置、大小、数量、边缘长度、毗邻关系等。TEE 在手术的任何阶段均能提供有益的信息。在体外循环前对患者进行检查，可能修正诊断、指导手术，并评估其血流动力学及心功能状态。在手术结束前进行检查，可评价手术效果，避免不正确的手术修复；探查其他可能的畸形，避免出现残余缺损而影响患者预后；并评估术后血流动力学状态和心脏功能，指导血管活性药和正性肌力药的使用，以及指导术后治疗。

3. 冠状动脉旁路移植手术　冠状动脉分为左、右冠状动脉。左冠状窦发出左冠状动脉主干，随后分成前降支和回旋支。前降支在前室间隔下行并发出对角支和间隔支，回旋支沿左心房室间沟下行，并分出钝缘支。右冠状动脉从右冠状窦起始，沿右心房室间沟下行，并分出后降支和锐缘支。前降支供血室间隔前部、左心室前壁及心尖前壁，回旋支提供左心室下外侧壁、前外侧壁和心尖部分侧壁的血供，右冠状动脉提供右心室、左心室下壁、室间隔下半部和心尖下壁的血供。目前应用最广泛的左心室 17 节段模型，将左心室分成基底段、乳头肌中段和心尖段 3 段，其中基底段和乳头肌中段均再细分成 6 个节段（前壁、前间隔、下间隔、下壁、下外侧壁、前外侧壁），心尖段平分成 5 个节段（前壁、室间隔、下壁、侧壁、心尖顶部），分别对应冠状动脉的不同分布区域。使用超声心动图检查室壁运动异常的节段，可确定发生病变的冠状动脉血管。

术中心肌缺血是术后发生心肌梗死的独立危险因素，在冠状动脉旁路移植术中对心肌缺血进行监测是有益的。TEE 可在术中动态评估心室前负荷、心肌收缩力等，并可依据左心室 17 节段模型评估室壁运动异常，确定冠状动脉病变部位和持续监测，及早发现心肌缺血并处理。此外，TEE 还可检查合并的其他心脏瓣膜病变，以及心肌梗死所致的二尖瓣关闭不全、心包积血、室壁瘤或室间隔缺损等。

4. 心肌病手术　在心肌病变中，TEE 可以检查心脏结构，与其他心脏疾病相鉴别，并能量化心脏的大小、形状、室壁厚度等。肥厚型心肌病大约有 2/3 的患者会合并左室流出道梗阻，经典的 Morrow 手术是将肥厚的室间隔心肌切除，从而拓宽左室流出道。在手术过程中，TEE 可测量左室室壁和室间隔厚度，评估左室流出道狭窄程度，检查二尖瓣、主动脉瓣与室间隔的具体位置，协助手术医师确定左室流出道疏通的具体范围，并持续监测前负荷、左室收缩功能和心室壁运动，以免心肌氧供需失衡导致心肌缺血的发生。在手术结束后即刻评估手术效果，并检查是否存在二尖瓣前叶的收缩期前向运动等。

5. 主动脉疾病手术　主动脉手术围术期应用 TEE 可从主动脉瓣叶开始探查，评估主动脉瓣病变情况，检查各段主动脉直径、内膜和血流；是否存在动脉瘤、夹层、钙化及动脉粥样硬化斑块等；注意升主动脉远端和主动脉弓近端位于经食管超声探查盲区，并检查有无心包积液、胸腔积液和其他合并病变等。例如，主动脉夹层患者术中使用经食管超声，可检查有无心脏压塞、有无累及主动脉瓣、有无心肌缺血等并发症，也可寻找内膜破口，分辨真腔与假腔，指导体外循环的主动脉插管，避免插入假腔。

6. 心内经导管手术　随着医疗技术的发展，多种心内导管手术可在 TEE 和（或）X 线引导下完成，如房间隔缺损封堵术、卵圆孔封堵术、室间隔缺损封堵术、动脉导管未闭封堵术、经导管主动脉瓣置换、经导管二尖瓣钳夹术等。

最常见的是房间隔缺损封堵术，术中 TEE 主要在食管中段双房上下腔静脉切面进行探查。该切面可精准评估缺损的位置及大小，直接引导手术医师进行经导管房间隔缺损封堵。在封堵完成后可评估手术效果，用彩色多普勒探查有无残余分流。值得注意的是，对于先天性心脏病患者，术中 TEE 应当对心脏进行完整探查，检查有无合并其他类型的先天性心脏病，如肺静脉异位引流等，必要时应及时改变手术方式，避免不良预后。

经导管的瓣膜手术，TEE 可评估瓣膜情况，引导进入合适的位置进行释放，术后评价瓣膜功能、检查瓣周漏、检查邻近结构的关系，还可检查冠状动脉开口，警惕冠状动脉缺血的发生。

7. 其他手术（循环辅助装置／心脏移植／心包炎等）　在放置各种辅助装置时可以使用 TEE 进行引导，如 IABP 导管置入、肺动脉导管的置入、各种心室辅助装置安放及评估、体外循环管道插管等，使用 TEE 指导推进装置置入合适的位置，可减少损伤。此外，TEE 在心脏移植、心包炎等特殊情况下亦可发挥其作用。

（二）TEE 在危重症患者非心脏手术围术期的应用

1. 对经胸超声心动图的补充　当由于创面、敷料、胸骨遮挡、肥胖、肺气干扰或俯卧位通气等原因，导致经胸超声心动图进行患者病情评估对显像不满意时，可使用经食管超声心动图进行补充探查。

2. 对休克的鉴别　快速判断休克的类型是治疗的基础，TEE 可评估患者心功能及血容量，监测血流动力学，结合临床迅速判断休克类型，分辨优先机制，指导精准治疗。

低血容量休克，常见于失血、失液、烧伤等患者，血容量急剧减少。血管源性休克，常见于脓毒症、过敏等患者，外周血管床扩张，微循环障碍。这两种类型休克均表现为有效循环血量减少。在 TEE 扫查下，可见心脏及大血管结构及心脏收缩功能正常，但前负荷降低，上腔静脉呼吸变异度增大，定量评估同 TTE，结合临床即可准确鉴别。

心源性休克，指心脏泵血功能障碍所致的休克，常见于各类心脏瓣膜病、急性心肌梗死、心肌病、心包炎等疾病。这些疾病可致心排血量减少。TEE 检查常可见心脏相关结构发生改变，心脏收缩功能明显减弱。

在合并多种机制的休克治疗中，TEE 可联合 TTE，鉴别优先的病理生理机制，包括低血容量、血管麻痹、心功能不全、梗阻等，以提出适当的治疗方案，指导复苏。

3. 不明原因的低氧血症　当患者出现低氧血症又排除其他诸如肺栓塞、肺水肿等原因时，可行经食管超声检查心内是否存在右向左分流。

4. 心搏骤停的指导治疗　经食管超声紧贴心脏表面，在心肺复苏过程中可对心脏进行持续监测，无须中断心外按压。心搏骤停时主要评估 3 个标准切面：经食管中段四腔心切面、经食管中段左室长轴切面和经胃乳头肌中部左室短轴切面。测量的指标主要有左心功能、右心功能、室壁运动、心包积液等，可以在最短的时间内获取足够的信息。此外，心外按压时可实时观察心外按压的效果，提高心肺复苏质量。

5. 体外膜氧合器（extracorporeal membrane oxygenerator，ECMO）**的全程管理**　在 ECMO 治疗过程中，TEE 可实现全程监测、指导与管理。治疗之前，可评估患者基础病情，判断 ECMO 的应用指征。治疗中，可指导置管，监测血流量，对心脏结构、心功能、血容量等进行评估，并监测是否有并发症的发生。减低血流量后，可再次评估心功能等情况，以判断撤机时间并指导撤机。

第二节　超声在血管通路建立中的应用

血管穿刺是麻醉科基础的有创操作，主要包括中心静脉穿刺、外周静脉穿刺和动脉穿刺。采用超声辅助进行血管穿刺，可提高成功率、减少穿刺次数和穿刺并发症，提高安全性。

（一）血管超声的影像和穿刺技术

二维超声下血管腔显示为无回声黑色影像。动脉为圆形结构，管腔较小，管壁厚，加压不易变形，可观察到动脉搏动；静脉为椭圆形结构，管腔较大，管壁薄，加压易变形。彩色多普勒观察，动脉管腔内只在收缩期可观察到血流信号，静脉管腔内舒张期和收缩期均有血流信号且彩色均匀一致。频谱多普勒观察，动脉血流以收缩期为主且流速快，静脉血流呈波浪形持续整个舒张期和收缩期且流速较慢。

超声引导的穿刺方式可以根据患者和目标血管的解剖特点选择，常用的方法有 3 种：短轴平面外法、长轴平面内法、斜轴平面内法。

1. 短轴平面外法 超声探头垂直于血管走行方向放置,显示血管的短轴切面。平面外法指穿刺针垂直于超声探头放置,在进行动态引导血管穿刺时,穿刺针在血管 12 点钟方向进针,可减少穿刺针进入血管侧面的风险,有利于顺利进入目标血管。短轴切面视图血管及毗邻结构显像清晰,较易定位目标血管位置,但是由于平面外法不易追踪针尖位置,存在毗邻组织损伤的风险。

2. 长轴平面内法 可以先采用短轴切面视图定位目标血管,将超声探头旋转 90°,使超声探头平行于血管走行方向放置,获得长轴切面。平面内法指穿刺针平行于探头放置,穿刺时可全程显示血管走行和穿刺针,实时观察穿刺路径和进针深度,安全性更高。但是长轴纵切面不利于显示血管毗邻结构,有损伤毗邻组织的可能,且血管较细时难以获得图像,操作上有一定的难度。

3. 斜轴平面内法 获得短轴切面视图后,将超声探头旋转 45°,即得斜轴切面。斜轴平面内法结合短轴和长轴两种穿刺方法的优点,兼顾穿刺针的显示和毗邻结构的安全,在中心静脉穿刺时,尤其是超声显示动脉在静脉正上方时,优势明显。

(二)超声引导下中心静脉穿刺置管

中心静脉穿刺置管的部位主要有颈内静脉、锁骨下静脉和股静脉,而外周静脉穿刺置入中心静脉导管的部位主要有头臂静脉和腋静脉。建议首选超声引导下穿刺置管,尤其是血管细小的儿童或预计会出现穿刺困难的患者,在盲穿失败后,也应使用超声引导作为补救措施。

在进行静脉穿刺之前,需对目标静脉进行二维扫描,确定目标静脉的位置、毗邻、内径、深度、走行、通畅性等,如有需要可选择彩色和(或)频谱多普勒对目标血管进行进一步评估。确定穿刺部位后,摆放体位,消毒皮肤,外科洗手后穿手术衣、戴无菌手套,铺巾,超声探头涂抹耦合剂套无菌保护套备用。穿刺时,始终保持目标静脉位于超声显示器的正中。在平面内或平面外缓慢进针,需时刻关注针尖位置,平面外法穿刺时,需要同时推进探头和穿刺针,以持续显示针尖。难以识别针尖时,需调整探头找到针尖,否则穿刺位置过深,可能造成意外损伤。在针尖抵达静脉前壁时,静脉会受压变形出现切迹,当针尖进入静脉时,切迹消失,可轻轻回抽注射器以确认针尖是否在静脉内。经穿刺针或套管置入导丝时,可用长轴平面内法确认导丝进入静脉,如导丝置入不畅,需调整进针角度和方向后重新置入。置入导丝后,扩皮并置入导管,长轴平面内法确定导管在静脉腔内后,封管固定。穿刺置管完成后,再次使用超声评估是否存在组织间血肿,是否有胸膜损伤等。

(三)超声引导下动脉穿刺置管

动脉穿刺的部位主要有桡动脉、足背动脉、肱动脉、股动脉和腋动脉,其中最常用的部位为桡动脉和足背动脉。

临床中常在体表扪及目标动脉搏动,使用盲法动脉穿刺。当存在过度肥胖、动脉低灌注、动脉痉挛、解剖异常等无法通过动脉搏动来定位动脉时,以及盲法穿刺失败后,应用超声引导穿刺可提高穿刺成功率,缩短穿刺时间。

与静脉穿刺相同,在进行动脉穿刺前也需要对目标动脉进行评估,确定动脉的位置、毗邻、内径、深度、走行、通畅性等。确定穿刺部位后,摆放适当体位,消毒铺巾,超声探头涂抹耦合剂套无菌保护套备用。穿刺时,始终保持目标动脉位于超声显示器的正中,在平面内或平面外缓慢进针,观察到穿刺针进入血管后,将导管沿穿刺针送入血管。对于动脉走行迂曲、存在动脉粥样硬化斑块以及难度较大的动脉置管采用平面内法更有优势。

(四)超声在血管通路建立中应用的局限性

首先是操作者的限制,超声引导建立血管通路技术的成功实施有赖于操作者对该项技术的熟练掌握,操作者需经过系统的培训;其次是患者本身的限制,穿刺部位存在皮下气肿或者是其他影响超声波传导的情况,会导致结构显示不清,限制超声的使用;最后是设备的限制,如高频线阵探头的分辨率随深度增加而降低,病态肥胖患者的血管位置较深可能难以显示清楚。

第三节　超声在气道、肺评估中的应用

一、超声在气道评估中的应用

气道管理是麻醉、重症监护室、急诊日常最重要的临床工作之一。近年来 POCUS 在气道评估中的应用日益广泛，可准确定位甲状软骨、环状软骨、环甲膜、气管等呼吸道结构，大大提高了各临床场景气道操作的安全性和气道管理的精准性。

（一）呼吸道解剖及超声特点

与麻醉密切相关的气道结构，从上至下分别是舌体、会厌、舌骨、甲状软骨、环甲膜、环状软骨、气管软骨环，此外还有气道毗邻的甲状腺、颈部血管、食管等。浅表结构如甲状软骨、环甲膜、气管软骨环，在高频线阵探头下表现为高回声的空气组织边界和低回声的软骨本身。深部的舌体、会厌、环构软骨和声带等多采用低频凸阵探头。

1. 口咽部　舌体为实质性中回声器官，背部与空气接触，二者的分界线超声下显示为高回声的空气黏膜线，舌根的宽度可通过彩色多普勒标定两侧舌动脉并测量两侧舌动脉进入舌根最底部的距离而获得。会厌在超声下呈现低回声的线状结构，其与空气接触面则呈现高回声的空气黏膜线。超声可以测量会厌厚度来评估急性会厌炎的严重程度，也能够发现会厌上的肿块，判断是否会影响通气和气管插管。

2. 喉部　甲状软骨是喉部最大的软骨，构成喉的前、侧壁，超声横断面上呈现左右对称的"人"字形连续双线状高回声，中间为均匀一致的低回声的软骨。"人"字形后方可以看到同样对称的三角形的声带和环构软骨。嘱患者发声可以观察声带的内收和外展的运动情况，判断有无声带麻痹。或者将探头置于矢状面正中位时，甲状软骨显示为连续的双线状高回声，往下延续的高回声的线为环甲膜。环状软骨是唯一完整的软骨环，在横断面上，环状软骨表现为低回声（软骨）和高回声（组织空气边界）构成的马蹄形"C"结构。

3. 气管　位于环状软骨下方的气管软骨环，在超声上呈现低回声结构。探头采用矢状位时，则变现为一串珍珠状的低回声椭圆形的结构，最大的为环状软骨，朝向尾端更小的为气管软骨环。

4. 食管　在胸骨上切迹处，横断面超声图像上食管位于气管的后方或者侧后方（多在左后方），呈圆形的无回声的环状。纵切面扫查可见食管长轴。因结构较深且回声弱，可以要求患者做吞咽动作来提高识别成功率。

（二）气道超声的临床应用

1. 预测困难气道　利用超声技术，有不同研究分别提出可通过测量舌体宽度，舌根厚度，颈前软组织厚度，会厌与声门夹角及皮肤和舌骨、会厌、声带的距离，以及甲状舌骨膜长度，颞颌骨关节活动度等指标来预测困难气道和（或）困难插管。

2. 辅助气管插管和定位　采用超声测量环状软骨的直径，能够更加准确地得到合适的气管导管尺寸，特别适用于儿童患者。超声还可以对导管的置入深度精准定位（采用充气、放气动态的示踪套囊位置，或者利用生理盐水注入套囊以获得更清晰图像），且超声能观察气管插管的过程。

3. 定位环甲膜穿刺　尤其是在重度肥胖、穿刺路径有肿块，或肿块导致气管移位等情况时，使用超声引导下行环甲膜穿刺，能大大提高穿刺的准确性和安全性。

4. 辅助清醒气管插管的局部麻醉　超声引导下行舌咽神经分支和喉上神经阻滞，能够完成口咽部局部麻醉，从而辅助清醒气管插管。

5. 辅助经皮气管切开术　超声能够更准确地计数气管软骨环，从而为气管切开选择合适的间隙，超声通过测量皮肤至气管前壁的深度可以预估穿刺深度，超声还可显示气管前壁帮助避开颈前血管，尤其适应于肥胖、水肿、解剖标志不清晰、凝血功能异常的患者。

6. 其他 超声还能用于辅助定位喉罩位置和预测能否成功拔除气管导管等方面，并且在辅助诊断气道狭窄、气道异物、气管周围脓肿等气道病变方面有一定的指导意义。

二、超声在肺评估中的应用

肺是充满空气的器官，超声波会在气体与其他组织的交界面上产生大量的反射，不利于超声穿透到组织深部，因此肺部曾很长一段时间被认为是超声检查的禁区。直到 1992 年法国医师 Daniel A Lichtenstein 教授将肺部超声带入了临床医学领域。现在肺部超声已经从传统胸腔积液的定性及定量评估，逐渐发展到了肺实质成像检查，并被证实对多种肺部病变的评估意义较大。

成人肺部超声通常选用低频凸阵探头，对新生儿和婴幼儿进行肺部检查时首选高频线阵探头，它可以提供较高的分辨力，若配有小凸阵探头也可以选择小凸阵探头。

（一）检查方案

肺部超声检查时，患者仰卧位或者半卧位，每侧胸壁分前、外、后外三区，每区分为上、下两个部分，双侧胸壁分为 12 个区域进行检查，依次纵向扫查。对于呼吸困难的急诊患者，可运用急诊床边超声检查（bedside lung ultrasound in emergency，BLUE），即蓝色方案。依照流程，可快速判断呼吸衰竭的原因（急性肺水肿、肺炎、气胸、胸腔积液以及慢性阻塞性肺疾病急性加重等），准确率高达 90%。

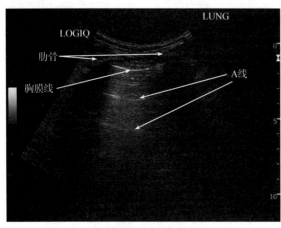

图 31-17 常见的正常肺部超声影像

（二）正常肺部超声的影像

胸膜线是由壁层胸膜和脏层胸膜的界面回声反射所形成的，在超声下呈规则、光滑的线状高回声，位于两根肋骨之间。行二维超声纵断面扫描时可观察到上一肋骨、胸膜线和下一肋骨形成的标志性的"蝙蝠征"。胸膜线处可观察到脏层胸膜可以随呼吸运动而移动，出现脏层胸膜与壁层胸膜在水平方向的相对滑动，即"胸膜滑动征"，而 M 型超声下的胸膜滑动征呈"海岸征"。此外，正常肺组织还能在胸膜线下看到一系列平行于胸膜线的高回声 A 线，各 A 线之间的距离等于皮肤到胸膜之间的距离。图 31-17 为正常的肺部超声影像。

（三）围术期常见肺疾病的超声影像学特点

1. 气胸的超声诊断 气胸主要依赖于观察壁层、脏层胸膜的相对移动来判定，气胸时脏层胸膜被气隔开，不能见到其随呼吸运动滑动，探头呈矢状位放置在胸前区最高处，通常是锁骨中线第 2 或 3 肋间隙，仔细观察胸膜滑动征是否消失，M 型超声下图像呈"条码征"。若同一区域同时存在胸膜滑动和不滑动，其交界处称为"肺点"，代表位于气胸的边缘，认为是诊断气胸的肯定标志。

2. 肺不张的超声诊断 肺不张是术后出现呼吸困难、不能脱机的常见原因。超声对肺不张有确诊价值，主要依据：①程度较重的大面积肺不张，实变区域边缘多较为清晰、规则、锐利，且"胸膜滑动征"消失，可见"肺搏动征"；②小范围局限性的肺不张，实变区域边缘与周围肺组织可能界限不明显，可见"碎片征"；③实变区域胸膜线异常及 A 线消失；④实变区域伴有"支气管征"；⑤彩色多普勒检查可见早期肺实变区的肺血流，这是不张的肺组织能够恢复的生理基础。

3. 肺水肿的超声诊断 肺水肿的超声诊断主要依赖于前胸部、侧胸部或后胸部所扫描到的"火箭征"来判断。当在一个肋间隙发现 3 条或 3 条以上垂直于胸膜并呈激光束样直达屏幕边缘的线样高回声的 B 线时称为"火箭征"。当双侧肺前胸部有明显的 B 线时,若存在肺滑动,提示为肺水肿;若不存在肺滑动,则提示为肺炎。

第四节　床旁超声的其他围术期应用

一、创伤超声重点评估

创伤超声重点评估(focused assessment with sonography for trauma,FAST)是一套用超声评估创伤后腹腔、心包内出血的标准方案,继之发展出扩展的 FAST 方案(extended focused assessment with sonography for trauma,EFAST),是由临床医师在短时间内评估仰卧位的危重患者,获得胸腹腔内出血、气胸、心脏压塞信息的一套方案。

EFAST 检查的主要目的是明确是否存在病理性心包、胸腹腔内游离液体以及是否存在气胸。检查方法是使用已确立的超声切面来评估心包腔、腹腔和胸腔。腹腔的形状使液体容易积聚于低垂部位,仰卧位时腹腔最低的部位为肝肾隐窝,盆腔最低的部位为膀胱直肠陷凹(男性)或子宫直肠陷凹(女性)。标准的评估顺序如下:剑突下、右上腹、左上腹、盆腔、胸腔。

1. 剑突下　用于评估心包积液,此切面能看到心包及 4 个心腔。

2. 右上腹　选用低频凸阵探头或者相控阵探头,探头放置在右侧第 10 肋腋中线位置附近,调整探头,重点观察肝肾隐窝的超声图像,正常时肝与肾的图像紧贴在一起,肝肾隐窝出现游离液体时,则检查为阳性。膈下、肝周围、右肾下极也应注意有无游离液体。在此区域,探头向头端移动,可看到膈肌,观察膈肌上方有无液体,胸腔积液时有时可见到压缩的肺组织在液体中摆动。

3. 左上腹　探头放置在左侧第 8 肋腋后线位置附近,调整探头,重点观察脾肾隐窝有无游离液体,同时注意膈下、脾周、左肾下极区域。探头向头端移动,观察左侧胸腔是否有积液。

4. 盆腔　在膀胱充盈时,膀胱边界清晰,导尿的患者可经导尿管注入适量生理盐水建立声窗,探头放置在紧邻耻骨联合上方的矢状位或横位,在男性中探查膀胱后方是否存在液体积聚,在女性中探查子宫后方是否存在液体积聚。

5. 胸腔　如前述,在腹部扫查时可以一并对胸膜腔评估,观察胸腔积液的状况,气胸的诊断和评估详见前文。

在围术期,出现不明原因的失血性休克时,EFAST 可以帮助评估失血部位。当 EFAST 检查的结果为阳性时最有帮助,可缩短开始进行确定性治疗的时间,当临床情况高度怀疑而 EFAST 检查阴性时,可重复检查动态观察,或者行 CT 等其他检查。

二、胃部超声在围术期的应用

麻醉诱导期间,气道保护性反射丧失,存在胃内容物反流误吸的风险,反流误吸可能严重影响患者的预后。POCUS 可以直观地观察胃内容物状态,在麻醉前实时、准确地对可疑饱胃患者进行胃内容物评估,对于降低反流误吸风险有重要意义,可提高围麻醉期的安全性。

(一)适应证

1. 未达到最短禁食时间要求的患者。

2. 胃排空障碍患者,例如肠梗阻、妊娠、肥胖、糖尿病、胃轻瘫、严重肝肾功能不全、危重患者等。

3. 无法判断禁食时间的患者,例如急诊昏迷无家属陪伴患者、精神异常患者等。

(二)胃部超声扫描技术

多数成人胃部超声常选用低频凸阵探头,儿童或消瘦患者可选用高频线阵探头。胃窦是胃部超声评估的主要观察对象,胃窦相较于胃底和胃体在超声下更容易获得清晰、连续的扫描图像。检查体位可选择仰卧位、右侧卧位和半卧位,右侧卧位时胃内容物在重力作用下向胃窦移动,更

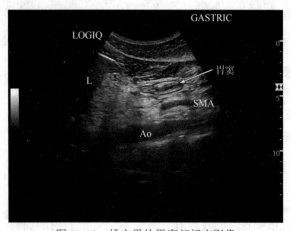

图 31-18 排空胃的胃窦部超声影像

L. 肝脏；SMA. 肠系膜上动脉；Ao. 腹主动脉

容易探及低容量胃内容物，增加超声检查的敏感性。将超声探头置于剑突下，沿矢状位扫描并左右移动探头，可观察到胃窦和胃体。通常在正中线偏右处可观察到胃窦，胃窦区毗邻肝和胰腺，肝左叶、腹主动脉和肠系膜上动脉可作为定位胃窦的解剖标志，矢状位腹主动脉标准切面可见肝左叶、胃窦横切面、腹主动脉和肠系膜上动脉长轴（图 31-18）。基于胃窦的超声图像，可以定义胃内容物。

（三）胃内容物定性及定量检测

胃窦因不同胃内容物性状在超声下呈现不同的形态。例如，在空腹时，胃窦平坦未扩张，且胃窦区前后胃壁并列，在冠状面上类似于戴着手套的手指，即"指套征"，在矢状面上无论是仰卧位还是右侧卧位均呈圆形或椭圆形，即"牛眼征"；当胃内存在清水、果汁、胃液等无渣清亮液体时，表现为低回声或无回声的超声影像；当胃内存在牛奶、稀饭等黏稠液体时，超声影像呈现为均质的高回声；固体食物混合吞咽时混入气体时，超声下呈现"磨玻璃征"，胃窦前壁内膜出现高回声线性区域，呈现多发"环晕伪像"，胃后壁难以显像。

胃窦横截面积（cross-sectional area，CSA）与胃容量（gastric volume，GV）相关性好，可以通过测量 CSA 来估算 GV，右侧卧位时估算最准确。为避免过低估算 GV，可选择腹主动脉标准切面，于胃窦收缩间歇期进行 CSA 测量。非妊娠患者该值达到 $340mm^2$ 临界值时误吸风险较高。此外，Perlas 等建立了胃窦三级分级法用来半定量评估胃内容物的情况，仰卧位和右侧卧位均无胃内容物，为胃窦 0 级，提示空胃；若仅右侧卧位时可见胃内容物为胃窦 1 级；若两个体位均可见明显胃内容物存在，则为胃窦 2 级。临床上可两种方法联合应用，可以更准确地评估胃内容物容量。

（四）胃部超声的临床应用

一般非妊娠期成人超声下空胃（胃窦 0 级），或少量清亮液体（胃窦 1 级，且 $CSA \leqslant 340mm^2$）时，误吸风险低。胃内容物为大量清亮液体时（胃窦 2 级或 $CSA > 340mm^2$），或胃内容物为黏稠液体或者固体时，误吸风险高。一旦评估结果为高误吸风险，择期手术需要推迟或取消，急诊手术需要调整麻醉方式或采取相应的干预措施，如改为区域阻滞麻醉、椎管内麻醉，或快诱导气管插管全身麻醉、全身麻醉诱导前放置胃管进行吸引等，以减少误吸的风险。

胃部超声在确定胃管位置方面也具有较高的诊断价值，特别是在儿科患者，有较高的判断正确率。超声对于评估和干预重症监护病房患者的胃潴留状态，也具有较高的应用价值。

三、眼部超声在围术期的应用

眼是位于体表充满液体的器官，超声很容易明确眼球及其内部结构相关性疾病，如视神经、视网膜动脉、视网膜静脉病变等。在围术期可以使用眼部超声评估颅内压。

（一）相关解剖基础

视神经是胚胎发生过程中间脑的一种外向形式，被神经鞘包裹，神经鞘由硬膜、蛛网膜及软膜包围，这 3 层脑膜与颅内相应的脑膜相延续，并向眼眶突出。因此，脑脊液在颅内和眶内蛛网膜下腔之间自由流动。眶内蛛网膜下腔环绕视神经，其压力变化与颅内蛛网膜下腔相同。当颅内压增高时脑脊液经蛛网膜滤出，可使包裹视神经周围的这些间隙持续扩张，血流量减少，血液循环受限，静脉淤血，使视神经鞘直径（optic nerve sheath diameter，ONSD）增宽，且与颅内压增高呈时相一致性。运用超声测定 ONSD 可为早期、无创、快捷诊断颅内压增高提供依据。

（二）眼部超声扫描技术

眼部超声常用高频线阵探头、二维超声模式检查。患者仰卧位，如患者无法耐受完全平躺，可将床头升高。患者眼睑紧闭，贴透明膜，应用耦合剂将探头横跨眼睑在横切面进行扫描，正常的眼部结构从前到后依次是眼睑、角膜、前房、虹膜、晶状体前囊、晶状体、晶状体后囊、玻璃体、眼球后壁、视神经鞘和视网膜中央动脉等。

ONSD 测量的具体操作方法为测量眼球后壁后方 3mm 处的 ONSD。以视神经起点处中点作为测量起点，沿视神经走行方向做一直线，于 3mm 处作该直线的垂直线，以灰度变化最大处作为视神经鞘的边缘，测量该垂直线到视神经鞘边缘的长度，即 ONSD。大多数临床研究推荐视神经鞘直径的临界值为 5.0～5.9mm，一般建议视神经鞘直径大于 5.0mm 时提示患者颅内压增高。

（王　锷　李龙艳）

思　考　题

1. 经胸心脏超声如何评估左心功能？

2. 患者，男性，74 岁。因"腹痛、腹胀、呕吐伴停止排气、排便 5d"入院，既往糖尿病、冠心病病史，术前诊断为："肠梗阻"，拟行急诊"剖腹探查术"。入室时血压 89/52mmHg，HR 120 次 / 分，呼吸 30 次 / 分，SpO_2 89%，此时 POCUS 可进行哪些检查？

3. 如果围术期高度怀疑肺栓塞，此时 POCUS 可进行哪些检查？可能有哪些阳性发现？

知 识 拓 展

由于患者人群的异质性、缺乏基于床旁结果的标准化治疗计划、标准化扫描方案的困难、同时治疗干预的混杂效应、技能的变化、临床医师的操作水平等原因，围术期 POCUS 对患者结果（例如功能状态、发病率和死亡率等）的影响是一项有挑战的研究，有待进一步深入。另一个活跃的开发和研究领域是人工智能和 POCUS，尽管机器设计技术有了进步，但基于定量分析的人工智能仍然有限。例如，全自动机器学习算法的实施，对于左心室和右心室收缩功能、心包积液的存在、液体反应性或急性肺疾病严重程度的预测、游离腹水的检测和规定的成像指导，以及训练卷积神经网络来对多器官 POCUS 检查进行分类，结合临床医师的专业知识，通过这种深度学习轨迹，临床相关决策可能会变得更加有效。

推 荐 阅 读

莱希·大卫，格雷戈里·费舍尔. 2018. 围术期经食管超声心动图学 [M]. 于晖，王晟，宋海波，等，译. 北京：人民卫生出版社.

索尼，昂特菲尔德，科里. 2015. 床旁即时超声 [M]. 尚游，袁世荧，译. 北京：人民卫生出版社.

DÍAZ-GÓMEZ JL, MAYO PH, KOENIG SJ. 2021. Point-of-care ultrasonography[J]. N Engl J Med, 385(17): 1593-1602.

NICOARA A, SKUBAS N, AD N, et al. 2020. Guidelines for the use of transesophageal echocardiography to assist with surgical Decision-making in the operating room: a surgery-based approach: from the American Society of Echocardiography in collaboration with the Society of Cardiovascular Anesthesiologists and the Society of Thoracic Surgeons[J]. J Am Soc Echocardiogr, 33(6): 692-734.

第三十二章 胸科手术的麻醉

本章节的学习目的是进一步改善胸科手术患者的麻醉管理。教材内容在保留相关胸科麻醉基础知识的同时，更新并融合了现代胸科麻醉发展的理论与技术，供专业理论基础和临床实践学习，相关的知识内容涉及麻醉学、呼吸病学、胸部手术学等相关学科，并涵盖了从术前评估到术中监测与支持的内容。

随着胸科微创技术的发展，手术操作更加精准，手术时间越短，创伤越小，为患者术后的迅速康复创造了更好的条件。作为胸科麻醉核心技术的肺隔离与单肺通气的通气工具，也从传统的双腔支气管导管扩展至支气管封堵器、非插管喉罩通气等新型通气工具，对气道与肺部的损伤更小，更有利于术后加速康复。

第一节 胸科手术患者术前评估及术前准备

一、呼吸功能的评估

呼吸功能的评估包括对患者既往生活质量的详细了解、基础简易肺量计法测定和肺功能检测。呼吸功能可分为相互关联，但又在一定程度上独立的 3 个方面，包括呼吸力学、气体交换和心肺交互作用。

（一）呼吸力学

许多呼吸力学与容量的检测与开胸手术的预后有关，包括第 1 秒用力呼气量（FEV_1）、用力肺活量（FVC）、最大通气量（MVV）和残气量 / 肺总量比值（RV/TLC）等。这些指标常用年龄、性别和身高校正的预计容量的百分比表示（例如 $FEV_1\%$）。在这些指标中，预测开胸术后呼吸系统并发症最有效的单个检测指标是术后 FEV_1 预计值（$ppoFEV_1\%$），其计算方法为：

$$ppoFEV_1\% = 术前 FEV_1\% \times （1-功能肺组织切除量百分比 /100）$$

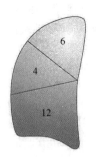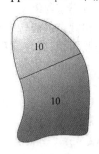

评估功能肺组织百分比的方法是基于被切除的功能肺亚段的计算量（图 32-1）。$ppoFEV_1\%$ 高于 40% 的患者术后发生呼吸系统并发症的风险较低。$ppoFEV_1\%$ 低于 40% 的患者亚组（尽管并非该亚组所有患者发生呼吸系统并发症）发生重大呼吸系统并发症的风险增加，$ppoFEV_1\%$ 低于 30% 的患者存在高风险。

图 32-1 双肺肺段总亚段 =42

（二）气体交换

气体交换能力是指肺血管床与肺泡间交换氧气与二氧化碳的能力，常以动脉血气分析数据，即 $PaO_2 < 60mmHg$ 或 $PaCO_2 > 45mmHg$ 作为肺切除术的临界值。肺气体交换功能最有用的检测是一氧化碳弥散量（diffusion capacity of carbon monoxide of lung, D_LCO），D_LCO 与肺泡-毛细血管界面的总功能表面积相关。D_LCO 也可通过与 FEV_1 相同的方法来计算肺切除后（ppo）的值，例如：术前 FEV_1（或 D_LCO）为正常预计值 70% 的患者在右下肺切除术后 FEV_1 预测值为 $70\% \times （1-29/100）=50\%$，以此来预计术后肺一氧化碳弥散量（$ppoD_LCO$）。

$ppoD_LCO$ 低于 40% 与呼吸和心脏的并发症增加有关，并在很大程度上独立于 FEV_1。与 FEV_1 不同，D_LCO 不受术前化疗的影响，且可能是这类患者预测并发症的重要指标。

（三）心肺的相互作用

心肺相互作用评估就是患者运动耐量的评估，运动耐量通常以代谢当量（MET）为单位来描述，静坐时氧耗量为 $3.5ml/(kg \cdot min)$（1MET）。登上一层楼为 4 MET，能不间断上两层楼是考虑行肺切除术评估的最低要求。最有效的简易运动试验有：① 6 分钟步行试验（6 MWT），其与最大氧耗量（VO_{2max}）具有良好相关性且无需实验设备。研究发现在慢性阻塞性肺疾病患者中，如 6 MWT 为 450m，估算的 $VO_{2max}=450/30=15ml/(kg \cdot min)$。②折返步行试验，即患者在相距 10m 的两个标志物间，以固定且逐渐增加的速度步行，距离小于 250m 与 VO_{2max} 小于 $10ml/(kg \cdot min)$ 相关。③运动血氧饱和度检测，患者运动期间脉搏氧饱和度（SpO_2）降低超过 4%，提示存在高风险。

实验室运动试验是评估心肺功能的"金标准"，VO_{2max} 是开胸手术预后最有用的预测指标。如果术前 VO_{2max} 小于 $15ml/(kg \cdot min)$，患者发生并发症与死亡的风险较高；如果术前 VO_{2max} 小于 $10ml/(kg \cdot min)$（35% 正常预计值），则患者发生并发症与死亡率的风险极高。VO_{2max} 大于 $20ml/(kg \cdot min)$（75% 正常预计值）的患者很少有呼吸系统并发症。

（四）检测的组合

没有一项呼吸功能检测因显示出充分有效而作为单一的术前评估，术前应在三方面对每位患者进行呼吸功能评估，即肺呼吸力学、肺换气功能和心肺的相互作用。肺功能的这 3 个方面构成了作为开胸手术前呼吸评估基础的"三足凳"方案（表 32-1）。

表 32-1　开胸手术前呼吸功能评估的"三足凳"方案

检测项目	最有效检测	风险增高阈值
呼吸力学	ppoFEV$_1$	<30%～40%（见正文）
肺换气功能	ppoD$_L$CO	<30%～40%（见正文）
心肺相互作用	ppoFEV$_1$	<15ml/(kg·min)

二、循环功能的评估

心脏并发症是导致胸科手术患者围术期发病和死亡的第二大常见原因。常见的心脏疾病有：①心肌缺血；②心律失常；③心脏瓣膜病；④充血性心力衰竭；⑤肺动脉高压。

三、患者术前准备

对胸科手术患者，除一般的麻醉前准备外，重点应放在改善肺功能或心肺功能方面。

（一）停止吸烟

停止吸烟 4 周以上一般可获得较好的效果，使气道分泌物减少，激惹性降低，支气管上皮纤毛运动改善。术前停止吸烟 24～48h 难以达到上述目的，但可降低血中碳氧血红蛋白含量，通过血红蛋白氧解离曲线右移而有利于组织对氧的利用。术前至少应停止吸烟 24～48h。

（二）控制气道感染

尽量减少痰量，抗生素的应用最好是根据痰液细菌培养及药物敏感试验的结果采用，一般也常采用术前预防性给药。术前尽量减少痰液是一项非常重要的措施，因为痰液可增加感染、刺激气道，甚至造成气道阻塞或肺不张等。控制气道感染固然是有效减少痰量的措施，但更重要的是鼓励患者自行咳痰。使黏稠的痰液易于咳出的办法是使痰液适当地湿化，常用的方法有热蒸气或加用药物雾化吸入，加强液体口服，必要时进行输液等。对咳嗽乏力的患者常需用叩打背部的方法使痰液松动，助其咳出。对支气管扩张及肺脓肿等分泌物量大的患者，则常需采用"体位引流"的方法排痰。在排痰方面应重视物理疗法的作用。

（三）保持气道通畅

应防治支气管痉挛，对有哮喘征象或正处于哮喘发作期的患者应控制其发作。对气道反应性（激惹性）增高的患者，如有哮喘史、慢性支气管炎或气道仍有某种程度感染的患者，应警惕围术期各种气道刺激均可诱发严重的支气管痉挛。除对感染者控制感染外，常用的解痉或支气管扩张药有：①茶碱类药物，主要为氨茶碱。②肾上腺糖皮质激素，常用气雾吸入剂，亦有经全身给药者。③非激素类气雾吸入剂，如色甘酸钠，其作用机制尚不完全清楚，常用于小儿的初期治疗，或用于撤除或减少肾上腺皮质激素的用量。④ β_2 肾上腺受体激动药，有口服及气雾制剂。如应用后出现心动过速，可采用四价抗胆碱药异丙托溴铵。

（四）锻炼呼吸功能

术前鼓励并指导患者进行呼吸功能锻炼十分重要，有利于减少术后肺部并发症。例如可进行"吹气"锻炼、健侧胸部呼吸训练（患者自己手压患肺相应部位的胸部，然后用力呼吸）、侧卧位呼吸训练等。对患者还应进行术后增强咳嗽、咳痰动作的训练，即让患者练习以手按预定手术部位用力咳痰的动作，使患者能适应术后的情况，并有相应的思想准备。

第二节　胸内手术对呼吸与循环的影响

一、单肺通气的病理生理学

单肺通气（OLV）后通气 / 血流比值（V/Q）的影响因素包括体位、全身麻醉、开胸以及低氧性肺血管收缩（HPV）等。

（一）体位对 V/Q 的影响

清醒状态下侧卧位时，膈肌较低部位向胸腔弯曲明显，因此能更有效地收缩；同时，胸膜腔压力梯度的改变也使下肺通气比上肺通气更好；肺血液受重力的影响向下肺分布较多，由于上肺通气量与血流量均下降，下肺通气量与血流量均增加，因此，双肺的 V/Q 变化不大。

（二）全身麻醉对 V/Q 的影响

全身麻醉后侧卧位时，肺血液分布的模式依然是下肺占优势，但肺机械通气的模式则与清醒时相反，上肺通气比下肺通气好。所以，麻醉后侧卧位时上肺通气好但血流量不足，V/Q 上升；下肺通气不良但血流灌注良好，V/Q 下降，通气效能下降，即无效通气增加。

（三）开胸对 V/Q 的影响

开胸后肺萎陷，肺泡通气面积骤减，但开胸侧肺血流量并未相应减少，从而造成开胸侧肺通气不足而血流灌注良好的情况，V/Q 降低造成肺内分流。麻醉后非开胸侧肺受腹腔内容物、纵隔、重力的影响致通气不良、血流灌注较多，同样造成 V/Q 的降低而造成肺内分流。肺内分流使动脉血氧分压下降出现低氧血症。非通气侧肺内分流量可达 40%～50%，在单肺通气 20～30min 下降最严重，随着 HPV 的启动，静脉血液掺杂而逐渐缓解，肺内分流减至 20%～25%。

（四）低氧性肺血管收缩（HPV）

HPV 是指肺泡氧分压下降后，机体自身肺血管收缩、肺血管阻力增加的一种保护性代偿反应。HPV 表现为肺泡低氧区域肺血管收缩致使肺动脉阻力升高、血流量减少，这样使得血液流向通气良好的区域。HPV 可使 V/Q 失调减轻，肺内分流减少，因此，单肺通气时 HPV 在减少萎陷肺血流中起到了重要作用。HPV 有两个阶段，最初（几分钟）快速发生，然后（几个小时）缓慢增加，HPV 受生理因素、疾病状态与药物的影响。其他影响肺血管的因素同样影响肺血管收缩，充血性心力衰竭、二尖瓣疾病、急慢性肺损伤等均可影响 HPV。钙离子通道阻滞药、硝酸盐类、硝普钠、β 受体激动支气管扩张药、NO 与吸入麻醉药均可抑制 HPV。HPV 受抑制后低氧血症表现更明显。

二、胸内手术对循环系统的影响

开胸前，胸膜腔两侧压力相等，纵隔位于胸腔中间；开胸后，开胸侧胸膜腔变为大气压，而非开胸侧胸膜腔仍为负压，结果使纵隔移向非开胸侧胸膜腔。此时，如为自主呼吸，吸气时非开胸侧胸膜腔负压增加，纵隔向非开胸侧胸膜腔移位更为明显；呼气时非开胸侧胸膜腔压力增加超过开胸侧胸膜腔压力，使纵隔向开胸侧胸膜腔移位，纵隔随呼吸的变化在两侧胸膜腔之间交替移动，称为纵隔摆动。纵隔摆动容易造成大血管扭曲，腔静脉扭曲可引起回心血量减少，使心输出量降低；大动脉扭曲则直接造成血压下降。因此，开胸手术常采用气管内插管全身麻醉、正压机械通气以减轻纵隔摆动所致的血流动力学紊乱。即便采用了全身麻醉、机械通气，但胸内操作对于纵隔内结构的牵拉、压迫、电烧灼刺激及单肺通气的影响等仍可对循环系统产生明显的干扰，容易造成低血压、心肌缺血、心律失常等。因此，胸内手术应持续监测心电图、脉搏血氧饱和度、呼气末二氧化碳分压、有创动脉血压、中心静脉压等。术后搬动患者时也应该动作轻柔，尤其是对全肺切除术后的患者。

第三节　肺隔离技术

肺隔离（lung isolation，LS）技术在胸外科麻醉中具有里程碑意义，该技术的出现使胸外科手术尤其是胸腔镜的发展取得了长足进步。

一、肺隔离的适应证与禁忌证

从为胸内手术操作创造理想的术野，到严重肺内出血的急症抢救，都需要应用肺隔离技术。早期的主要目的是保护健侧肺，而目前的主要目的在于方便手术操作，因此，不仅肺手术需要肺隔离，胸内其他器官的手术也需要肺隔离。

（一）绝对适应证

侧重考虑对健侧肺的保护和有效通气的支持。

1. 避免感染性分泌物、血液或血块污染、阻塞健侧支气管和肺。

2. 控制通气分布，包括支气管胸膜瘘、支气管胸膜皮肤瘘、单侧巨大囊肿或大泡、气管或支气管破裂、手术开放较大气道和因一侧肺疾病引起危及生命的低氧血症。

3. 单侧支气管肺灌洗术。

4. 电视辅助下胸腔镜手术。

（二）相对适应证

侧重考虑便于手术暴露。

1. 为了便于手术暴露，如胸主动脉瘤手术、全肺切除术、经胸骨正中劈开肺叶或肺段切除术、食管切除术以及胸内探查术等。

2. 体外循环后单侧肺水肿。

3. 双侧肺需采用不同的通气方式。

（三）禁忌证

肺隔离无绝对禁忌，但临床实践中有些情况则不宜使用，如存在主动脉瘤时插入双腔支气管导管可造成动脉瘤的直接压迫，前纵隔肿物存在时插入双腔支气管导管可造成肺动脉的压迫。食管气管瘘已放置食管内支架的患者，双腔支气管导管可能造成气管膜部穿孔。理论上，插入双腔支气管导管时误吸的可能性增加，因此，饱胃患者应谨慎使用。

二、肺隔离的方法

临床上肺隔离方法包括双腔支气管导管、支气管堵塞器和单腔支气管插管（表 32-2）等。各种技术有各自的优缺点，应根据患者病情与手术需要分别选用。

表 32-2　肺隔离的可选方法

选项	优点	缺点
双腔支气管导管	易于成功放置	型号选择困难
直接喉镜	很少需重新定位	困难气道或气管异常患者置管困难
经导管交换导管	支气管镜确认隔离肺	非术后通气最佳选择
纤维支气管镜引导	吸引隔离肺 便于加用 CPAP 便于 OLV 在两肺间切换 无纤维支气管镜仍可放置 绝对隔离的最佳装置	潜在喉部损伤 潜在支气管损伤
支气管堵塞器（BB）	无型号选择问题	定位所需时间较长
Arndt	易于在常规气管内导管加用	常需重新定位
Cohen	放置期间允许通气	支气管镜定位至关重要
Fuji	困难气道和小儿患者易于放置	因右肺上叶解剖限制右肺隔离
EZ-Blocker	术后撤离封堵器行双肺通气 可行选择性肺叶隔离 隔离可行 CPAP	支气管镜无法进入隔离肺 隔离肺难以吸引 两肺难以交替实施 OLV
Univent	同支气管堵塞导管 与支气管堵塞导管相比， 较少需要重新定位 使用较少	同支气管堵塞导管 气管内导管部分气流阻力， 大于常规导管 气管内导管部分直径大于常规导管
支气管内导管	与常规气管内导管类似， 困难气道患者放置较容易 比常规气管内导管长 短套囊设计便于肺隔离	放置需要支气管镜 隔离肺无法支气管镜检，吸引或加用 CPAP 右肺 OLV 困难
气管内导管	困难气道患者易于放置 置入支气管	隔离肺无法支气管镜检，吸引或加用 CPAP 套囊设计不适用于肺隔离 右肺 OLV 极度困难

（一）双腔支气管导管

常用的有 Mallinckrodt 和 Sheridan 导管。下面以 Mallinckrodt 导管为例进行陈述。

1. 左侧 Mallinckrodt 导管的特点　导管的套囊内压较低，在 $15\sim20cmH_2O$，套囊内容量 $2\sim3ml$ 即可完成隔离，套囊内容量超过 3ml 才能完成隔离者应调整导管位置。

2. 右侧 Mallinckrodt 导管的特点　支气管套囊前导管侧壁有一侧孔，用于右上肺叶通气，若导管插入过深易导致右上肺不张。右双腔支气管导管行肺隔离时套囊内压较高，可达 $40\sim49cmH_2O$。

3. 导管的优点　利于对双肺进行吸引、通气，易行支气管镜检查；有效肺隔离。

4. 导管的缺陷　解剖变异时，固定的导管设计不能发挥良好的隔离作用。

5. 插管操作　插管前检查双套囊后，先将导管充分润滑，喉镜暴露声门后支气管斜口向上插入声门，管端进入声门后退出管芯，支气管套囊越过声门后，左侧导管逆时针旋转 90°（右侧导管则顺时针旋转 90°）并缓慢推进导管至预计深度，插管即初步成功。

聚氯乙烯导管与橡胶导管的设计不同，推进导管时不宜以遇到阻力为插管初步成功，聚氯乙烯导管推进中遇到阻力时可能造成肺叶、肺段支气管插管或支气管损伤。

6. 导管的选择

（1）左／右侧导管：原则上右侧胸内手术应选择左侧导管，左侧胸内手术应选择右侧导管。由于置入右侧导管后顾虑其侧孔与右上肺叶支气管开口不易准确对位，因此当左侧胸内手术不涉及左支气管部位时亦可以选用左侧导管。

（2）导管型号：选择能顺利置入气管内，并能正确到位的最大管径的导管，这有利于降低通气阻力和引流分泌物。胸部 X 线后前位胸片中，胸骨锁骨端水平的气管内径测量值与选用适合的导管型号有显著性相关。测量气管内径在 8～10mm 时选用 28F 或 30F 导管，11～13mm 时可选用 35F，14～15mm 时可选用 37F，16～18mm 时可选用 39F，19mm 以上可选用 41～45F 导管。

7. 导管管端定位　双腔支气管导管管端正确到位的目的，一方面是为了获得满意的肺隔离效果，另一方面是保证单侧肺通气时的有效肺泡通气面积，防止低氧血症。

（1）身高与置管深度的关系：一般身高 170cm 的成人患者导管尖端距切牙 29cm，身高每增减 10cm 插管深度相应增减 1cm。左侧导管正确到位时的置管深度与身高的回归关系，男性置管深度（cm）=0.11× 身高（cm）+10.53，女性置管深度（cm）=0.11× 身高（cm）+10.94。此方法简单易行，但未能符合所有患者的特点。

（2）导管方向：插管初步成功后应明确导管位置，右侧导管插管易成功，左侧导管易出现进入右主支气管，遇到这种情况后先将套囊放气，导管后退至距切牙约 20cm 处（若此时通气可见到双侧胸廓起伏），将患者头向右侧旋转，同时将导管逆时针旋转再向下推进导管，导管易进入左侧支气管。上述方法不能见效者使用纤维支气管镜引导插管。

（3）听诊法：可简易、快速地诊断导管位置是否不良，但不能发现导管堵塞肺叶支气管的情况。听诊步骤如下：

1）气管插管前进行双侧肺部听诊。

2）插管操作认为导管到位后，检查导管的深度（刻度数值）。

3）对气管套囊注气，建立通气后，双肺听诊并与置管前比较，两肺呼吸音应与置管前基本相同，否则应对导管深度进行调整，调整后重复上述所有步骤。

4）向支气管套囊注气，然后进行双肺通气，双肺听诊并与支气管套囊注气前比较，两肺呼吸音应与置管前基本相同，否则应对导管深度进行调整，调整后重复上述所有步骤。

5）首先对健侧进行单侧肺通气，双肺听诊注意患侧肺呼吸音是否消失，健侧应保持呼吸音清晰，同时注意气道压力和有否漏气；然后对患侧进行单侧肺通气，双肺听诊注意健侧应保持呼吸音清晰，患侧肺呼吸音是否消失，同时注意气道压力和有否漏气，否则应对导管深度进行调整，调整后重复上述所有步骤。

6）注意右侧双腔支气管导管插管后的听诊，特别要注意对右上肺叶的听诊。双肺通气时，气道峰压一般应≤20cmH$_2$O；单肺通气时，气道峰压一般≤40cmH$_2$O。对气道肿瘤、COPD 或气胸等患者应结合具体情况考虑气道压力。

（4）纤维支气管镜（FOB）定位法：FOB 是确定双腔支气管导管位置最可靠的方法，能在直视下准确完成管端定位过程。步骤如下。

1）置入左双腔支气管导管者，先将 FOB 插入右侧管腔，在导管开口处可以见到气管腔、气管隆嵴、右支气管开口以及左支气管内已充气的支气管套囊（蓝色）；然后将 FOB 插入左侧管腔，在导管端孔处可见到左支气管腔及左上、下肺叶支气管开口（图 32-2A）。

2）置入右双腔支气管导管者，先将 FOB 插入左侧管腔，在导管开口处可以见到气管腔、气管隆嵴、左支气管开口以及右支气管内已充气的套囊（蓝色）；然后将 FOB 插入右侧管腔，在导管端孔处可见到右中间支气管，其前方可见右中、下肺叶支气管的开口，通过右侧管腔内的远端侧孔可见到右上肺叶支气管开口（图 32-2B）。

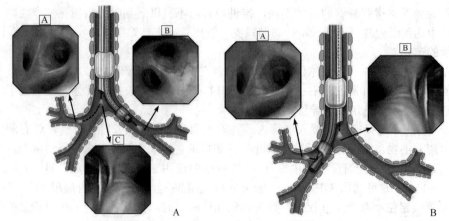

图 32-2　双腔管纤支镜定位示意图
A. 左侧双腔管的纤支镜定位；B. 右侧双腔管的纤支镜定位

3）如果上述各部位未能窥视清晰，说明导管有错位现象，可以在直视下调整管端位置，直到定位满意。

4）改变体位后和术中有怀疑时，应及时用 FOB 检查，以确保整个手术过程中导管都处在最佳位置状态。

（5）管端错位的常见原因

1）置管过深：选用偏细的导管容易置管过深。左侧导管置管过深时管端多处在左下叶支气管开口处，导致左下单肺叶通气；右侧导管置管过深时管端多处在右下或右中叶支气管开口处，导致右下叶或右中下叶通气，小套囊或导管壁可堵塞右上叶支气管开口。结果均造成单侧肺通气时肺泡通气面积减少，容易发生低氧血症。

2）置管过浅：选用过粗的导管往往在管端未进入或刚进入支气管时已无法继续向前推进，使导管不能正确到位；或尽管选用导管适宜，但管端进入支气管不够深，支气管套囊可部分堵塞对侧支气管开口。置管过浅时管端容易脱位。

3）管端发生旋转：置入右侧导管尽管深度合适，但因导管的支气管端发生旋转，使其侧孔无法与右上肺叶支气管开口对准而造成管端错位。

4）改变体位或手术牵拉肺时可引起管端错位：已固定妥善的导管可因患者头低位使管端向前推进约 2.7cm，亦可因头部后仰使管端退出 2.8cm，从而造成管端过深或脱位。

5）右上肺叶支气管开口位置异常：正常右上肺叶支气管开口位于距气管隆嵴 2cm 左右的右支气管壁上，先天异常时此开口距气管隆嵴可不足 2cm，或直接开口在气管壁上。置入右侧导管尽管"深度合适"，但导管支气管端的侧孔无法与右上肺叶支气管开口对准，使右侧单肺通气时缺少右上肺叶的通气。

（二）支气管堵塞器

1. 支气管堵塞器的操作方法　首先置入尽量粗的单腔气管导管，在 FOB 辅助下将支气管堵塞器送入相应的支气管内，堵塞器的套囊充气后听诊确定肺隔离效果。为防止堵塞器脱出，在改变患者体位前可将堵塞器送入略深部位。支气管堵塞器堵塞左、右主支气管的方法相同，右主支气管短且容易移位，造成右上肺萎陷差（图 32-3A）；左主支气管长，不容易移位，不影响左上叶肺萎陷（图 32-3B）。支气管堵塞器有时难以置入左主支气管，可将堵塞器退回气管导管腔内，在 FOB 辅助下将气管导管送入左主支气管，然后将堵塞器向前推送入支气管后，再将气管导管退回主气管即可。

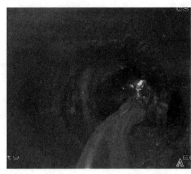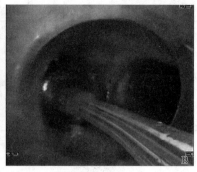

图 32-3　封堵器堵塞主支气管

A. 封堵器堵塞主支气管；B. 封堵器堵塞左主支气管

2. 支气管堵塞器的优点　在于术后保留气管导管方便、双肺的单肺通气转换方便，适用于气管狭窄使用双腔支气管导管插入困难的患者，也能用于小儿的肺隔离，以及用于手术方案改变需紧急采用肺隔离技术而双腔支气管导管插入困难的情况。

3. 支气管堵塞器的缺点　支气管堵塞时非通气侧肺的萎陷常需要主动抽吸、气体缓慢吸收或手术医师挤压肺组织完成排气，因此其主要缺陷在于肺萎陷速度慢、分泌物吸引清除效果差，而且由于手术操作的影响，尤其在右侧支气管堵塞时易发生堵塞气囊的移位。堵塞气囊的移位不仅造成隔离失败，而且有可能堵塞气管或通气侧支气管造成窒息等。尽管支气管堵塞器的应用范围广泛，但与双腔支气管导管相比仍有隔离效果不稳定的缺点。

（三）支气管内插管

支气管内插管是最早应用的肺隔离技术，现多用在双腔管和支气管堵塞器均无法使用的情况，该方法是将单腔支气管导管通过一定手法送入支气管而达到肺隔离。右侧支气管内插管较容易，左侧支气管插管在患者头右转 90° 的情况下较易成功。FOB 辅助下插管成功率高。右侧支气管插管易堵塞右上肺叶支气管，与支气管堵塞器相似，这种肺隔离技术对非通气侧肺的控制能力有限。费用低是该技术的突出优点。

三、肺隔离的并发症

肺隔离的主要并发症是气道创伤，导管插管时损伤喉头、声门，以及小套囊过度充气损伤支气管。防止气道创伤的主要措施为插管前详细的气道评估、选择适宜规格的导管、减小肺隔离时套囊内注气容量、仅在需要隔离时才对套囊充气（当翻动患者时小套囊应放气）、避免使用 N_2O，以及插管时轻柔操作等。

第四节　胸科手术的围术期管理

一、单肺通气与低氧血症

胸科麻醉单肺通气期间的低氧血症问题很常见，大多数病例的低氧血症是可以预测和治疗的。

（一）OLV 期间低氧血症的预测因素

对于很多胸科手术患者，可以根据术前评估情况预测患者在术中 OLV 期间发生低氧血症的概率，以及 OLV 期间氧饱和度下降相关的因素（表 32-3）。对于有低氧血症高风险的患者应采取预防措施降低这类风险。

表 32-3　OLV 期间氧饱和度下降相关的因素

1. 术前手术侧肺高灌注
2. 术前 PaO_2 低
3. 右侧手术
4. 肺活量测定呈限制性通气或正常
5. 仰卧位
6. 通气（非手术）侧肺显著病理改变
①肺炎；②支气管痉挛；③胸腔积液；④气胸；⑤间质性肺水肿等

（二）OLV 期间低氧血症的治疗

OLV 期间动脉血氧合会降低，在 OLV 启动后 20～30min 常降至最低点。随后在 2h 内，随着 HPV 增强，氧饱和度趋向稳定或逐渐上升。多数患者氧饱和度在 OLV 的前 10min 降低非常快。但 OLV 期间大多数低氧血症对治疗反应很快，治疗方案要点见表 32-4。

表 32-4　OLV 期间氧饱和度下降的治疗

1. 严重或突发血氧饱和度下降：恢复双肺通气（如果可能）
2. 氧饱和度逐渐下降：
（1）确保给予 FiO_2 为 1.0
（2）应用纤维支气管镜检查 DLT 或者堵塞器位置
（3）确保最佳心血排量，降低挥发性麻醉药＜1 MAC
（4）通气侧肺使用复张手法（这会暂时加重低氧血症）
（5）增加通气侧肺 PEEP（除非患者伴有肺气肿）
（6）非通气侧肺暂停呼吸时吹入氧气
（7）非通气侧肺应用 CPAP 1～2cmH2O（CPAP 前即刻对该肺使用复张手法）
（8）非通气侧肺部分通气技术
　　①间歇正压通气
　　②纤维支气管镜下肺叶吹入氧气
　　③小潮气量通气
（9）药物处理
（10）机械性限制至非通气侧肺的血流（如果有可能）
（11）静脉-静脉 ECMO

CPAP. 持续气道正压；ECMO. 体外膜氧合器；MAC. 最低肺泡有效浓度；PEEP. 呼吸末正压

二、围术期肺保护策略

肺部并发症（尤其是肺部感染）仍是目前胸外科患者术后住院时间延长和死亡的主要原因。围术期肺保护是 ERAS 的重要组成部分，加强围术期肺保护可以显著减少肺部并发症的发生、降低死亡风险。围术期肺保护贯穿整个围术期，包括术前、术中、术后。本节主要阐述术中肺保护。

（一）肺隔离与通气过程中注意事项

插管的无菌技术、支气管镜的准确定位与隔离；良好的肌肉松弛使得通气肺和胸壁的顺应性增大，可防止通气肺的肺内压增高或气道压增高使得肺血管收缩而减少肺血流。

（二）避免吸入纯氧

双肺通气时选用 FiO_2＜0.6、单肺通气时 FiO_2＜0.8，从肺保护的角度考虑，建议使用 5cmH2O 的 CPAP 于非通气侧肺，5cmH2O 的 PEEP 于通气侧肺；理论上 5cmH2O 的 CPAP 对手术操作影响不大，但实际应用中有时仍会因肺部膨胀而干扰手术，故术中需要观察手术野的肺部膨胀情况，及时调整 CPAP 大小，尤其是胸腔镜手术。在胸腔镜手术中为了加快肺萎陷，在麻醉诱导后可采用纯氧通气，维持期间可根据 SpO_2 监测逐渐减低吸入氧浓度将 SpO_2 维持在 90%～95% 以上；胸内手术结束宜用空氧混合行肺泡复张手法，然后维持空氧混合通气，避免纯氧通气。

（三）适宜的机械通气模式

容量控制通气模式双肺通气时，设定潮气量为 6～8ml/kg，呼吸频率为 12～14 次 / 分，气道峰压宜＜20cmH_2O；单肺通气时潮气量和呼吸频率可不变，但气道峰压＜25cmH_2O，通气功能障碍者气道峰压＜30cmH_2O；如果容量控制呼吸模式不能达到理想的通气效果，可改为压力控制通气模式，以求在相同的气道峰压下获得更大的潮气量，同样一般在双肺通气时气道压设定不超过 25cmH_2O，单肺通气时气道压设定不超过 30cmH_2O；如果经过上述措施仍不能达到理想的通气效果，可以采用允许性高碳酸血症。需要注意的是只要无严重的酸中毒，患者均可较好地耐受高碳酸血症。

（四）吸入气体加温、加湿

吸入气体加温、加湿肺保护的机制：①有利于气管和支气管纤毛运动；②使分泌物变得稀薄，容易排出；③预防微小肺不张；④预防支气管痉挛。

（五）有效的液体控制

术中应限制补液总量并控制输液速度，以目标导向为基础的个性化容量管理是减少术后急性肺损伤的最佳方法。

（六）应尽量避免大出血和大量输血

外科操作解剖清楚、规范操作，可避免术中大出血，大量输血容易导致急性肺损伤。

（七）缩短手术时间、减少手术创伤

做好术前规划和应急方案，优化手术流程，尽量缩短手术时间。手术操作提倡微创化，选择对肌肉创伤小、术后疼痛轻的切口和简洁实用的术式。术中应尽可能地避免过度牵拉、挤压和捻搓肺组织。肺切除手术时必须遵守两个"最大"原则：最大限度地切除肿瘤；最大限度地保留肺组织。应维持胸廓的完整性，尤其是在处理重症胸外伤、胸壁肿瘤和需要大块切除胸壁组织时。注意保护重要的神经结构，如喉返神经、膈神经和迷走神经。特别强调避免双侧喉返神经损伤。注意预防和减少肺漏气的发生。

（八）良好的术后镇痛

采用有效的静脉镇痛、硬膜外镇痛、椎旁神经阻滞、前锯肌平面阻滞、竖脊肌平面阻滞或肋间神经阻滞有利于术后维持良好的胸廓扩张运动，使得肺扩张与咳嗽、排痰有力，保持呼吸道通畅，促进肺功能的恢复，从而降低术后肺部并发症。

第五节　常见胸科手术的麻醉管理

一、胸腔镜手术

微创外科是现代外科的潮流和方向，外科技术在不断发展，胸科手术切口从：大切口—腔镜辅助小切口—四孔—三孔—两孔—单孔，手术越来越微创，胸科手术的微创化得益于电子仪器设备技术的不断更新，腔镜从：2D 腔镜—3D 腔镜—裸眼 3D 腔镜，裸眼 3D 腔镜是由中国国家呼吸病医学中心（广州）胸外科专家何建行教授发明的（图 32-4），腔镜设备的发展给外科医师提供了更好的手术操作视野。胸腔镜手术患者的麻醉处理与直接开胸手术相同，完善的肺隔离和手术侧充分肺萎陷才能保证清晰的手术术野。可以根据病情和手术的需要选择不同的肺隔离技术。

为了加速进胸后的肺萎陷速度，麻醉诱导后常采用纯氧通气去氮，外科进胸后断开呼吸机的呼吸回路，根据 SpO_2 暂停呼吸 3～5min，然后接呼吸机行非手术侧单肺通气；将吸痰管插入非通气侧，彻底清除气道分泌物，同时适度负压吸引加速非通气侧的残余气体排出；外科医师轻柔地挤压手术侧肺组织，加速残余气体排出；腔镜食管癌根治术可能会向手术侧胸腔充入 CO_2，以加速肺萎陷。单肺通气后，为了防止纵隔摆动影响手术操作，可采用小潮气量并提高频率的通气模式，可以存在允许性高碳酸血症，待关键操作结束后，再增加潮气量排出过多的 CO_2。

与传统开胸相比，胸腔镜手术创伤更小，患者康复更快，已逐渐成为胸科手术的主流手术方式。

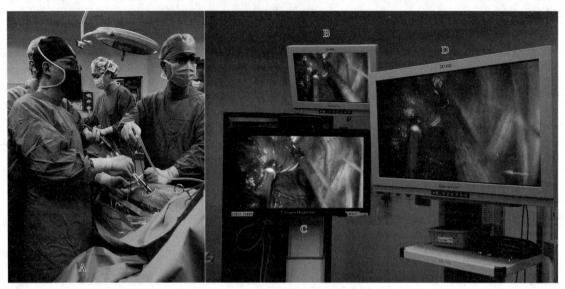

图 32-4　不同腔镜下术野显示效果

A. 裸眼 3D 腔镜发明人何建行教授（左一）; B. 2D 腔镜; C. 裸眼 3D 腔镜; D. 3D 腔镜

二、简单胸科手术的麻醉管理

（一）胸腔镜肺大疱切除术

术前要全面了解气胸、胸膜粘连的情况，以及肺大疱的位置、大小及其对周围组织的压迫，并了解术后可保留的肺实质情况；对持续漏气或张力性气胸患者，术前先行有效的胸腔闭式引流，以保证手术和麻醉的安全；术前控制感染，禁烟 1 周以上。术毕缓慢复张肺，避免肺膨胀不全和复张性肺水肿。

（二）胸膜活检术

单纯行胸膜活检术，可在肋间神经阻滞并辅以局部浸润麻醉下进行，操作方法简单，但患者术中处于自主呼吸状态，人工气胸对呼吸、循环干扰大，故对心肺功能不良或胸内情况较为复杂的患者慎用。对复杂的胸膜活检术，可采用双腔支气管导管插管全身麻醉，行单肺通气。此类手术特点为患者多存在胸膜粘连，分离时可能会出血较多，损伤大血管时止血困难。

（三）胸膜固定术

胸膜固定术是治疗自发性气胸、恶性胸腔积液、乳糜胸等疾病的方法。术前患者大量胸腔积液或积气，呼吸困难严重，术前应行胸腔穿刺抽气或抽液改善呼吸功能。一般采用双腔支气管导管插管全身麻醉，对于单纯行滑石粉胸膜固定术的患者可采用单腔气管导管插管或肋间神经阻滞麻醉（切口上、下两肋间）。应注意的是滑石粉可能会造成肺动脉高压和肺毛细血管通透性增高，偶尔引起急性肺炎、ARDS、急性肺水肿等。

（四）肺活检术

一般采用双腔支气管导管插管全身麻醉，呼吸功能损害严重，不能耐受单肺通气者可用单腔气管导管，术中行低潮气量通气，小儿因无合适的支气管导管型号，亦可采用健侧单腔支气管插管全身麻醉。对于术前肺功能极差者，术后可给予吸氧，必要时施行辅助呼吸。

三、肺叶切除术和一侧全肺切除术的麻醉管理

肺叶切除术是胸外科最常见的手术，根据病变的部位可以采用开放手术或腔镜手术，麻醉方式采用肺隔离技术全身麻醉，监测有创血压和中心静脉压，术中保护性肺通气，适度控制液体入量。肺叶切除术对呼吸、循环等生理的影响较全肺切除术小。一侧全肺切除术后，换气面积为原来的1/2，而肺血流量增加了 1 倍，V/Q 比值明显下降，术侧胸腔内空洞无物，纵隔及健侧肺将向手术侧明显移位，可能会严重影响心肺功能，甚至搬动体位、转运患者时可出现心搏骤停，尤其要注意以下问题。

1. 切除全肺前支气管导管远端退回气管内，退出肺动脉内导管，如漂浮导管等。

2. 全肺切除术后适当减少通气量及通气压力，定时检查血气分析。

3. 严密观察健侧肺的充盈情况。

4. 在术侧前胸上部放置胸腔闭式引流管，禁用负压引流装置。

5. 术后严密监测生命体征，相对严格地控制治疗液体量。

四、肺楔形切除术和肺段切除术的麻醉管理

需要行肺楔形切除术和肺段切除术的患者，肺结节往往比较小，术前常采用各种定位技术定位小结节，最常用的方法是 CT 引导下经胸壁穿刺注射吲哚青绿（或亚甲蓝），也有 CT 引导经胸壁穿刺放置微弹簧圈或带钩金属丝的方法定位。这种经胸壁穿刺的方法，有可能导致穿刺侧气胸，麻醉诱导和机械正压通气时可发生张力性气胸，如果出现高气道压和低 SpO_2 的情况，应立即听诊双肺，确定有张力性气胸时，立即行穿刺抽气或胸腔闭式引流，同时建立肺隔离行单肺通气。最近有一项新技术，采用经气管内纤维支气管镜磁导航技术定位肺小结节的方法（图 32-5），麻醉方法是麻醉诱导后插入大管径喉罩，纤维支气管镜经接头进入气道进行定位操作。定位结束后再改用肺隔离工具通气，实施单肺通气。

对于肺段切除术，外科需要界定肺段间平面进行精准切除，常采用膨胀萎陷法、目标肺段膨胀法、吲哚青绿反染法。膨胀萎陷法，是指外科游离并阻断目标肺段动脉后，双肺通气下以纯氧胀肺，让手术侧肺完全膨胀，然后再

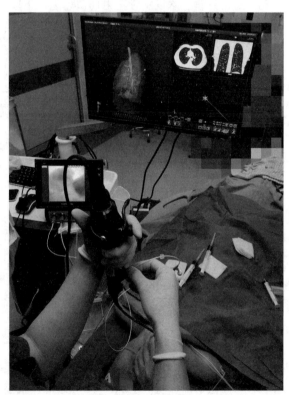

图 32-5　纤维支气管镜磁导航技术定位肺小结节

行非手术侧单肺通气，由于目标肺段动脉已阻断，目标肺段血流少，无法将氧气弥散带走，所以目标肺段的肺泡处于持续膨胀状态，目标肺段之外的肺组织有血流通过，肺泡内的氧气通过弥散被血流带走，则出现肺组织萎陷，这样膨胀的目标肺段与非目标肺组织之间形成一个明显的肺界限，这个界限在 15～20min 出现，对于肺组织顺应性差的患者，这个界限出现的时间更长。

五、气管手术的麻醉管理

气管、支气管与气管隆嵴重建手术的麻醉重点：控制呼吸道、维持良好的气体交换和术野暴露。

（一）术前评估

术前要详细评估患者的全身情况、呼吸困难程度以及与体位的关系。

一般而言，气管腔（直径）狭窄至 1cm 时，可出现特殊的喘鸣音，若＜1cm 时可呈明显的呼吸困难，若＜0.5cm 时活动受限，并出现典型的"三凹征"。

应询问并观察患者排痰的困难度、运动耐力、仰卧位呼吸能力以及用力吸气和呼气时是否存在呼吸困难（因气管塌陷或可活动的肿瘤在用力呼吸时可加重气道梗阻），确认患者的心、肺功能情况，以及是否合并其他疾病。对于因呼吸困难无法完成肺功能检查的，可以通过血气分析来获得相关的信息。

明确气管狭窄的部位、性质、范围、程度和可能突发的气道梗阻是术前评估的重点。判断气管狭窄情况可以通过纤维支气管镜、X 线胸片、CT 扫描、螺旋 CT 三维重建和磁共振。纤维支气管镜是诊断气道病变的"金标准"，它可以通过肉眼直视明确气管狭窄部位的长度和直径，以及肿物与气管壁的特点。

（二）术前准备

麻醉医师应当参与手术计划的讨论，了解手术径路和过程。高位气管手术多采用颈横切口，主动脉弓上气管手术以胸骨正中切口为主，下段气管涉及气管隆嵴及支气管多采用右后外侧切口进胸。常见的手术方式有气管壁的切除与修补、气管环形切除端-端吻合、气管隆嵴切除与重建等。

麻醉医师要根据患者情况和手术方案制订完善的麻醉方案，重点在于手术各阶段的通气方案和应急准备。完善术前器械的准备，重点是各种型号的气管导管、可供手术台上使用的无菌导管、通气延长管和接口，此外还应备有两套呼吸环路、各型支气管镜，甚至 ECMO。麻醉科医师和护士人员齐备，麻醉诱导前手术医师在场，做好紧急建立外科气道的准备。

（三）麻醉诱导

麻醉诱导是气管手术麻醉最危险也最具挑战性的阶段之一，诱导用药和插管方式必须结合患者具体病情和麻醉医师的实际经验。

1. 局部麻醉 静脉应用右美托咪定并保留自主呼吸清醒镇静下，联合局部麻醉行气管切开后再从气管造口处插入气管导管。

2. 吸入麻醉诱导 采用七氟烷吸入诱导，达到麻醉深度后，结合气管表面麻醉，再行气管插管或置入喉罩。

3. 静脉诱导 如果患者在仰卧位可保持呼吸通畅，而且气道病变固定，估计气管插管无困难时，则可采用含肌松药的静脉诱导。

4. ECMO 支持下诱导 对于严重呼吸困难，需要上半身抬高及麻醉后气道情况无法判断的患者，可先局麻下施行 ECMO 后，再麻醉诱导。

（四）插管方法的选择

1. 肿瘤或狭窄位于气管上部靠近声门，气管导管无法通过时，可在局部麻醉下和镇静下行气管切开，在狭窄部位以下建立通气；如果瘤体较小，气管最狭窄处内径＞1cm，可以在支气管镜引导下插入细管径气管导管通过狭窄的气管。也可以先置入喉罩，保留自主呼吸麻醉下行气管切开，在狭窄部位以下建立通气后拔除喉罩更换气管导管（暂不通气），待气管后壁吻合完成后，拔除经术野的气管插管，同时将经口气管导管推进越过气管吻合口，然后接呼吸机通气并完成手术。

2. 肿瘤或狭窄位于气管中部需视病情而定。对于气管肿瘤蒂细、肿瘤质地脆、易出血的患者，可放弃导管通过狭窄部位的尝试，将导管留置在狭窄部位以上，手控正压通气无阻力的情况下实施全身麻醉。对于蒂粗、不易脱落的肿瘤，在支气管镜引导下气管导管可尝试通过狭窄部位，若不能通过则把导管留置于狭窄部位以上。

3. 肿瘤或狭窄位于气管下部靠近气管隆嵴，可将单腔气管导管置于肿瘤上方，或若导管越过病变部位无困难,可考虑在支气管镜引导下把导管置入一侧的支气管内。

4. 对于气管内生肿瘤,建议均在支气管镜明视引导下进行,避免盲视下尝试导管越过病变部位,或减轻导管通过时对瘤体的冲击,同时随时可以交替使用气管内吸引和供氧。切忌盲目地插管操作,特别是对于蒂细、质地脆、易出血的肿瘤,触之易引起脱落和出血,可加重气道梗阻。对于外压性的气管狭窄,在确认导管通过狭窄部位前慎用肌松药。

(五)术中气道管理

术中气道管理的重点是在气道开放时确保气道通畅和患者的正常氧合。

通气常用的通道主要还是交替使用经口置入的气管导管和经术野置入的(支)气管导管。麻醉医师和外科医师应共同关注并随时沟通气道管理和氧合情况。

1. 气管导管的选择　术中麻醉医师应准备多个型号的气管导管和连接管供选用。经口气管插管的选择,可以根据肿瘤的部位,选择单腔支气管导管(若市场供应缺乏,可考虑使用普通单腔气管导管自行制作延长的气管导管,图32-6),一般备2~3根导管,以防在吻合过程中缝针刺破气囊,需及时更换,换管过程可使用导芯引导。经术野的气道导管要保持无菌,成人一般选择5.0或5.5号的加强型气管导管,并与无菌连接管放置于手术台上随时备用(图32-7)。

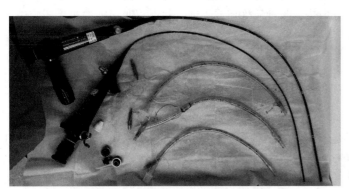

图32-6　自制的经口延长气管导管

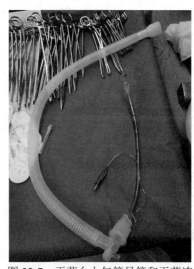

图32-7　无菌台上气管导管和无菌连接管

2. 经术野气道插管　可以根据不同的手术部位而定,颈部和胸部气管手术的重建方法较单一,而气管隆嵴重建术的方法较多,但是基本原理相近。术野中行气管切开前,经口的气管插管留置在病变部位的上方,在切除病变组织并完成吻合前,拔出术野的气道插管,将经口气管导管插入并越过吻合口,导管套囊充气后实施通气并完成手术。

3. 低氧血症的预防与处理　①在术中吻合口的缝合过程中,若手术操作所需,可能需要间断开放气道而暂停机械通气,故暂停通气前可吸入纯氧并适度过度通气后,从而获得较长的通气暂停时间,一旦SpO_2呈现下降至90%,应立即重新通气;②血液或分泌物阻塞远端气道时需要外科医师吸引清理远端气道;③术野或经口置入的气管导管位置不佳、插入太浅引起漏气或太深致部分肺部通气不足,需要术者或麻醉者调整导管位置;④提高氧气流量和吸入氧浓度,必要时双侧肺通气可以改善氧合;⑤单肺通气时肺内分流若导致严重低氧血症,可考虑经术野施行左和右支气管插管同时通气,也可经术野在术侧气道采用高频喷射通气(HFJV)。

(六)麻醉复苏期间气道管理

1. 结合手术情况考虑,尽量保持患者颈部前屈位,减少吻合口张力。

2. 结合呼吸恢复情况，考虑是否应用肌松拮抗药，在患者通气良好且稳定的情况下，才能考虑拔管。

3. 苏醒力求平稳，避免患者因躁动、呛咳而致吻合口撕裂。

4. 鼓励患者咳痰，避免痰液堵塞呼吸道。

六、食管手术的麻醉管理

食管外科将食管分为 3 段：颈段食管为环状软骨水平至进胸廓入口（$C_6 \sim T_1$）；胸段食管为胸廓内部分（$T_1 \sim T_{10}$）；腹段食管为膈肌水平以下。食管手术的麻醉管理应考虑患者的病理生理、并存疾病和手术性质，以减少影响患者预后的两大主要并发症——呼吸系统并发症和吻合口瘘的发生率。近年来，微创腔镜食管手术占比越来越多，微创术式与传统开胸食管手术相比，患者早期获益明显，康复更快。

（一）麻醉前评估与术前用药

食管手术术前访视中应重点注意 3 个方面：营养状况、食管反流和肺功能。

食管疾病患者常伴有吞咽困难、摄入减少，加上恶性疾病的消耗，可造成长期的营养不良。营养不良对术后恢复不利，因此术前应改善患者的营养状况。长期摄入减少的患者可能伴有低血容量。食管癌和食管远端损伤可能与酗酒有关，患者可有肝功能异常、门静脉高压、贫血、心肌病和出血倾向。术前已行化疗的患者一般情况可能更差。食管功能障碍可引起反流，长期的反流易导致误吸。由于大多数食管手术患者都有误吸的危险，对这类患者的麻醉前评估中要注意是否存在反流的症状。反流的主要症状有胃灼热、胸骨后疼痛或不适。对有误吸可能的患者还应进行肺功能评估并进行合理治疗。食管疾病引起反流误吸的患者多存在肺功能障碍，恶性食管癌患者可能还有吸烟史，对于这些患者应详细了解肺功能状况，并进行相应的治疗改善肺功能。

食管手术患者反流误吸的发生率增加，术前镇静药应酌情减量。对于误吸高危患者还可使用抗酸药与胃肠促动药。

（二）食管手术的监测

食管手术的麻醉监测项目主要根据患者病情、手术范围、手术方式和术中发生意外事件的可能性大小来确定。常规监测应包括 ECG、有创动脉血压、SpO_2、$P_{ET}CO_2$、中心静脉压和体温等。

食管手术中有创动脉血压监测的优点：①实时观察术中游离食管对后纵隔的刺激与压迫引起的循环波动；②手术牵拉或刺激引起胸内自主神经功能紊乱可导致心搏骤停，通过监测有创动脉压力波形与数值变化，在心电图可能受电干扰情况下仍能迅速发现心搏骤停并及时抢救；③便于术中、术后间歇多次血气分析采样。

中心静脉置管既可以持续监测中心静脉压力和快速输液，也可持续泵注各类药物以维持麻醉期间循环功能的稳定和紧急情况下快速给药。

食管手术室创面大、手术时间长，术中容易发生低体温，因此应常规监测体温，积极预防和处理低体温的发生。应采用输液加温器和保温毯保暖。

（三）食管手术的麻醉方法

食管手术的麻醉方法选择与手术因素、患者个体因素、麻醉医师能力和医疗设备条件等有关。食管手术采用的手术路径较多，腹段食管手术仅通过腹部正中切口或者腹腔镜手术完成，麻醉方法同一般开腹或者腹腔镜手术麻醉相似。多数食管手术为胸段食管手术，需要开胸，且部分手术还需要颈、胸、腹部联合切口，麻醉方法常为全身麻醉或全身麻醉复合高位硬膜外阻滞。该类患者术前可能存在长期摄入减少导致血容量不足，麻醉诱导过程可能出现严重低血压，要注意监测和预防。为了给手术创造理想术野，减轻手术操作对肺组织的损伤，常采用肺隔离技术和单肺通气技术，常用方法是双腔支气管导管、单腔气管导管联合封堵器行单肺通气。

（四）微创食管手术的麻醉管理

随着微创腔镜技术的发展，食管手术已逐渐从传统的开胸、开腹手术向胸腔镜联合腹腔镜或机器人辅助术式转变。胸腔镜联合腹腔镜食管手术，左侧卧位下以胸腔镜游离胸段食管，为使术野暴露清楚，常需施行肺隔离造成右肺萎陷。采用双腔支气管导管行肺隔离，因导管较硬，手术游离食管和清扫左喉返神经周围淋巴结时，推拉气管非常困难，而采用单腔气管导管联合封堵器进行肺隔离，在推拉气管时，容易导致封堵器发生移位，导致肺隔离失败。

随着手术技术的发展，越来越多的术者在胸腔镜操作时通过采用 CO_2 人工气胸达到术侧肺萎陷，以便于术野暴露，但必须注意 CO_2 气胸的压力，一般不宜超过 8mmHg（图 32-8）。CO_2 人工气胸容易导致胸膜腔内压力增高、中心静脉压增高、回心血量下降，从而引起血压下降；CO_2 吸收增加导致高碳酸血症；气道压的增高致潮气量下降，所以术中要加强监护，根据病情变化及时处理。手术操作对

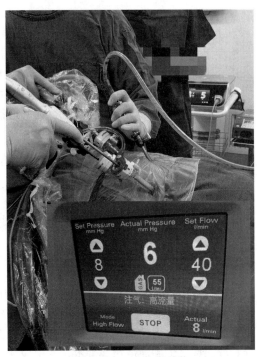

图 32-8　CO_2 人工气胸

纵隔的牵拉和压迫可以引起心律失常和血液循环不稳定，麻醉中应加强监护，及时与外科医师沟通。

颈部吻合结束时，麻醉医师应协助术者放置肠道营养管道，充分润滑营养管壁，通过食管吻合口时应轻柔，遇到阻力时应与术者沟通并取得帮助，避免损伤吻合口，营养管放置到位后注意妥善固定，避免移位和脱出。留置胃管可进行胃肠减压，保护吻合口，促进吻合口愈合，以及预防术后反流误吸等。留置空肠营养管可促进胃肠功能的恢复，加强营养，增强患者机体免疫力。

七、支气管扩张、肺脓肿、脓胸的麻醉管理

支气管扩张是部分支气管树局灶性、不可逆扩张。相关支气管存在炎症并易于萎陷，可导致气流阻塞并影响分泌物的排出。支气管扩张症与一系列疾病有关，主要是由于细菌感染性坏死引起。如果发生咯血或反复肺炎发作，则可能需要手术治疗。肺脓肿是肺炎或阻塞远端形成的非解剖性液体坏死。脓胸是脓液在胸膜壁层和脏层之间积累而形成的，常是肺炎或手术并发症，肺切除术患者中脓胸的发生率为 2%～16%，使围术期死亡率增加了 40%。手术措施包括胸膜剥脱术，或者胸廓造口术。在不太严重的情况下，胸管引流、抗生素冲洗和清创治疗即可。

麻醉管理要点如下。

1. 麻醉诱导后快速、准确地实施肺隔离，避免手术体位变动时导致健康肺被污染。

2. 应用双腔支气管导管进行肺隔离，有利于清除气管（支气管）内的坏死组织或分泌物。

3. 炎症可造成组织坏死或粘连，因此手术难度较大，且有大出血的风险；如行胸膜剥脱术，可出现大范围广泛渗血。

4. 对于术前已有较长时间萎陷的肺组织，肺复张过程应轻柔且缓慢，避免复张性肺水肿。

八、纤维支气管镜检查及介入治疗的麻醉管理

（一）术前评估与术前准备

常规进行全身性评估和气道评估。对于气道解剖异常者，术前应进行必要的相关检查，明确气道解剖结构。不少患者是反复多次接受纤维支气管镜检查治疗，应了解既往麻醉过程、使用的

麻醉药物和术中气道管理情况。

了解患者的意识状态、焦虑状况、发绀、呼吸频率、胸廓活动度、心率、血压等指征，评估气道梗阻与呼吸窘迫的程度，影像学检查有助于确定气道肿瘤的位置、大小和活动度。镇静或全麻诱导过程中，肌张力下降、堵塞物移位或体位的改变均可增加气道梗阻的可能性。

诊疗手术操作对术中气道管理影响较大，麻醉医师应根据术前病情评估准备相应的药物、器械等，避免因器械或药物准备不足，延误抢救。对于危重患者应考虑安排高年资医师实施麻醉。

（二）麻醉管理

1. 表面麻醉 对于诊断性检查，以及施行简单治疗与观察的患者，可对口腔、咽部和气管等呼吸道表面施行局部麻醉或者雾化吸入。环甲膜穿刺或经纤维支气管镜的镜体通道均可注入局麻药。

气管肿瘤致气管部分堵塞者，可施行表面麻醉并保留患者自主呼吸，严重堵塞者术中需随时进行辅助或控制通气。

2. 全身麻醉 全身麻醉可采用气管插管、喉罩和（或）保留自主呼吸（不插管）。

出血、水肿、分泌物较多、肥胖、高危、可能存在反流误吸或预估检查/手术时间较长者，气管插管能较有效地保证通气和进行呼吸功能监测。

气道阻塞程度与部位均不明确者，应做好各种风险预案与准备，麻醉实施应注意保留患者自主呼吸。麻醉前评估确定能迅速有效地建立人工气道者，诱导过程可不保留自主呼吸。对于气道异物取出或气道肿瘤烧灼等手术，术中应注意避免出现患者体动或呛咳，中、短效肌松药适合于此类患者。麻醉与镇痛药物宜选用起效快、作用时间短、恢复迅速的药物，如瑞芬太尼和丙泊酚等。

纤支镜进入气管导管（特别是较细型号的导管）内导致气道阻力增大，需注意加强辅助通气或实施控制通气，若镜体堵塞致气体难以有效呼出，有可能造成肺部气压伤，则应适当调整呼气时间，如堵塞严重则必须间歇退出纤支镜，提高吸入氧浓度并适度调整通气参数改善通气。

气管肿瘤或气道狭窄等患者在拔除气管导管后需再次插管的发生率较高，因此拔除气管导管前须注意重点观察患者自主呼吸的恢复情况，应恢复至清醒状态，呼吸和咳嗽反射恢复良好，在充分清理气道分泌物的情况下进行拔管则安全性较大。对于拔管前评估呼吸状况欠佳者，应保留气管导管至术后一段时间，或考虑行气管造口术。

3. 高频喷射通气（HFJV） 介入治疗时常需使用 HFJV，在使用 HFJV 时应注意密切观察胸廓活动度，注意调整喷气驱动压；HFJV 可导致胃内压力升高，必要时可放置胃引流管减压；HFJV 容易导致气压伤，可表现为皮下气肿、气胸、纵隔气肿和低氧血症等。

（三）注意事项

1. 气道痉挛 患者机体状况、气道疾病原因、手术者的熟练程度、药物因素和全麻深度偏浅等因素均与气道痉挛的发生率有关。出现气道痉挛时暂停手术并退出操作器械后，一般可自行缓解。

2. 对循环系统的影响 对咽喉部、气管、支气管黏膜或气管隆嵴的直接刺激可导致血压和心率发生明显变化，其程度与麻醉深度、手术时间和刺激强度有关。

3. 绿激光治疗 使用内径>8mm 的单腔气管导管，可保证足够的操作空间和通气量；激光束应在导管外进行烧灼，避免造成导管燃烧；气管导管套囊以生理盐水充填，可在激光误射时吸收激光的能量，减少导管燃烧的风险。N_2O 具有助燃作用，不宜使用。$F_iO_2 < 0.4$ 时，气管内起火的发生率很低，但严重气道梗阻患者不应过分限制 F_iO_2。激光可损伤视网膜，麻醉医师需佩戴防护眼镜，患者用湿纱块覆盖眼睛。

4. 低氧血症 术中低氧血症的发生率较高，若氧饱和度低于 90% 且不能被纠正时，应及时暂停手术并从气道退出手术器械，待通气状况及低氧血症改善后再酌情恢复手术。

5. 麻醉后恢复与处理

（1）若术后出现呼吸道水肿、气道损伤或通气不足，应保留气管插管一段时间。

（2）术毕应待患者完全清醒，才能送返病房。在拔管后和转运途中，均应面罩吸氧。

（3）拔管后若出现高调喘鸣音，可雾化吸入支气管扩张药或皮质激素，必要时重新插管。

（4）术后数小时低氧血症的发生率较高，必须常规吸氧治疗，连续监测 SpO_2 和 ECG。

（董庆龙　刘　辉）

思 考 题

1. 患者，男性，61 岁。因右肺上叶肿块拟行"右上肺叶切除术"，身高 175cm，体重 73kg。既往曾经行右下颌大部分切除术，有颈部放疗史。吸烟 40 余年，每天 2 包。气道检查提示：正常牙列，Mallampati 评分 3 级、甲颏距离 2 指、颈部活动度严重受限，可见既往手术瘢痕和放疗后瘢痕。触诊颈前部组织坚硬且活动度差。请问应考虑如何实施肺隔离？

2. 患者，男性，65 岁。因右肺腺癌拟行"右上肺叶切除术"，身高 169cm，体重 74kg。术前 FEV_1 为 82%，预测为阻塞性通气功能障碍，第 1 秒用力呼吸容积 / 用力肺活量（FEV_1/FVC）比值和肺一氧化碳弥散量（D_LCO）为 58%。戒烟 3 年，目前正在服用血管紧张素转换酶抑制药（ACEI）治疗高血压，没有其他并发症。麻醉诱导后置入 39Fr 左 DLT，左侧卧位下通气参数设置为潮气量 380ml，呼吸频率为 15 次 / 分，PEEP 为 $5cmH_2O$，FiO_2 为 0.8。手术开始，肺萎陷良好，5min 后，SpO_2 下降至 87% 左右，经处理后回升到 96%，但 10min 后再次下降到 88%。请问应考虑哪些因素造成低氧血症？如何处理？

知 识 拓 展

①随着加速康复外科理念的推广，目前约 80% 以上的胸科手术都可以在胸腔镜下完成，有助于患者术后加速康复。随之微创麻醉的理念也开始越来越受到大家的关注，非气管插管、术中非气管插管保留自主呼吸麻醉技术（tubeless）虽然还有争议，但全球很多医院也在开始逐步尝试应用于临床，特别是在重症肌无力患者的胸腺手术、COPD 患者肺减容手术、胸腔镜气管手术中体现了它独特的优势。②外科医师将手术入路改变为经剑突下入路，完成前纵隔胸腺瘤切除术、双侧肺楔形切除术和肺叶切除术等，为增加术野暴露空间，部分术者选择开放式联合胸骨悬吊拉钩或选择闭合人工气胸，闭合人工气胸对循环系统影响比较大，麻醉医师要加强监护与调控。③胸腔镜食管癌根治手术的技术已较为成熟，但对于有胸腔手术史、闭锁胸、全胸腔粘连、肺功能差的患者，部分学者曾尝试利用纵隔镜联合腹腔镜完成食管癌根治术，由于纵隔镜不需要进入胸腔，对患者损伤小，且缩短了手术时间，患者术后康复更舒适、更快。

推 荐 阅 读

格里尔 . 2008. 气管和支气管外科学 [M]. 黄平 , 译 . 上海 : 第二军医大学出版社 .

de ABREU MG, WITTENSTEIN J. 2022. Chapter 20-management of one-lung ventilation: protective lung ventilation[M]//COHEN E. Cohen's Comprehensive Thoracic Anesthesia. Philadelphia: Elsevier, 279-292.

HE J, POMPEO E, CHEN J, et al. 2017. Tubeless video-assisted thoracic surgery[M]. Hong Kong: AME Publishing Company.

JIANG L, LIU J, GONZALEZ-RIVAS D, et al. 2018. Thoracoscopic surgery for tracheal and carinal resection and reconstruction under spontaneous ventilation[J]. J Thorac Cardiovasc Surg, 155(6): 2746-2754.

WANG X, LI X, CHENG H, et al. 2019. Single-port inflatable mediastinoscopy combined with laparoscopic-assisted small incision surgery for radical esophagectomy is an effective and safe treatment for esophageal cancer[J]. J Gastrointest Surg, 23(8): 1533-1540.

第三十三章　心脏及大血管手术的麻醉

心脏及大血管手术种类繁多，包括先天性心脏病、瓣膜性心脏病、冠心病、心脏肿瘤、主动脉瘤、主动脉夹层及终末期心力衰竭等多种疾病的手术治疗。传统的心脏手术多数需要正中开胸及体外循环，近年来伴随着手术微创化及加速康复的发展，经肋间切口的微创心脏手术和经导管的介入心脏手术发展迅速，对围术期的管理提出了不同要求。各种心血管手术的麻醉管理要点将在本章讨论。

第一节　体外循环

一、体外循环的原理及组成

体外循环是大部分心血管手术必须依靠的技术手段，能保证心脏手术的顺利实施，但同时可能会对机体带来不同程度的危害。随着技术与设备的发展，当前的体外循环技术已经形成了完整的临床体系，对机体的潜在损伤作用也在逐渐得以控制。

（一）体外循环的原理

心肺转流术（cardiopulmonary bypass，CPB），又称体外循环，主要原理是把静脉血引流到人工管路中，在人工膜肺进行气体交换，转换为动脉血，由机械泵输送至动脉，以代替心脏和肺的功能，使心脏或者主动脉手术得以实施。体外循环开始后，回流心脏的大部分血液被引流入储血罐，之后阻断主动脉，将停搏液注入冠状动脉，心脏停搏，为开心手术提供无血、静止的手术野，方便心内直视手术的实施。同时，体外循环可通过改变血液温度调节体温，低温可降低氧耗量和代谢，实现全身器官保护。

静脉引流通常通过上、下腔静脉插管或右心房插管实现，动脉回血一般经升主动脉插管、股动脉或者腋动脉插管实现。侧胸入路的微创心脏手术和再次心脏手术通常经股动静脉建立体外循环，称为外周体外循环技术。

血液与人工管道接触后会激活凝血和纤溶系统，因此在建立体外循环前，必须注射肝素实现全身肝素化，剂量一般为3mg/kg（375U/kg）。术中监测激活凝血时间（activated clotting time，ACT）可评估抗凝效果。ACT正常值一般为60～140s，ACT达300s可以进行插管操作，达480s可以开始体外转流。体外循环结束后使用鱼精蛋白中和肝素，使ACT恢复正常。

（二）体外循环的组成

经典的CPB环路由静脉储血罐、人工肺（氧合器）、热交换器、血泵、动脉滤器、变温水箱及管道组成。CPB开始后，静脉血靠重力引流入储血罐。血液经过氧合、排除二氧化碳，被调节至适合的温度后，由主泵泵出，经过滤器通过动脉插管进入体内。

血泵可分为主泵和从泵。主泵用来在术中代替心脏向体循环供血；从泵主要用于心脏停搏液灌注、心内吸引及心外吸引等。血泵根据血液驱动方式的不同分为滚压泵和离心泵，滚压泵产生的血液驱动流速取决于泵转速、泵管内径粗细与泵管弹性。离心泵通过离心力驱动血液流经泵室泵出，对血细胞破坏更小，与滚压泵相比，离心泵可产生较高血流量，如出口段有阻力，泵室内压力不会无限增高，因而不会危及体外循环管路和插管安全。因此，离心泵更适合需要高血流量、血液灌注通路存在高阻力可能，以及需要长时间机械辅助循环及体外膜氧合器（extracorporeal membrane oxygenator，ECMO）的应用。

氧合器又称"人工肺"。当前普遍采用膜式氧合器来实施体外循环。膜式氧合器由静脉回流室、变温装置和气体交换装置组成，能实现过滤、祛泡、变温和气体交换的功能。

除了以上组成部分，体外循环系统还包括一些基本的监测配件，包括主泵压力、流量监测、气泡监测和液平面监测、温度监测、抗凝监测和静脉血氧饱和度监测。

二、体外循环对生理及药动学的影响

（一）体外循环对生理的影响

CPB 开始前，回路中必须充满液体，称为预充液。成年患者的预充液由平衡液、胶体溶液、白蛋白及少量肝素组成。CPB 开始后，预充液进入循环系统造成血液显著稀释，导致胶体渗透压、血红蛋白水平下降，容易引起组织水肿及氧输送能力降低。体外循环管路对红细胞、血小板具破坏作用，加上凝血因子的稀释与破坏，易导致体外循环后凝血障碍。血液与非生理人工管道接触，会激活凝血系统、补体与纤溶系统，引起促炎性细胞因子的释放，导致全身炎症反应综合征，对脏器功能产生影响。主动脉阻断后，心脏停搏，机械通气停止，心脏和肺处于缺血状态；主动脉开放后，心肺的血液供应恢复，此过程可导致缺血再灌注损伤。CPB 期间的无搏动性灌注可能导致重要脏器灌注不足。此外，体外循环期间的可能产生的血栓、气栓、游离血红蛋白，也会进一步影响器官功能。主动脉阻断后，通过从冠状动脉或冠状静脉灌注心脏停搏液，使心肌电活动停止，氧耗量降至最低，可达到心肌保护效果，也便于手术进行。心脏停搏液实现术中心肌保护的原理可归纳为停搏、预防钙超载、缓冲细胞内酸中毒、提供能量底物和低温。

（二）体外循环对药动学的影响

体外循环对药物的药动学影响复杂。①体外循环管路中的预充液会使总血容量增加 1000～1500ml，药物的表观分布容积增加，体外循环的管路会对药物产生吸附与消耗，体外循环开始后，几乎所有药物的血药浓度都会瞬时降低；②低温会降低各类酶的活性，从而影响药物的代谢；③挥发性麻醉药会在氧合器内清除，清除速度与氧合器的气体流速成正比。

因此，在体外循环开始前，多数麻醉药物可能需要追加剂量，低温与低灌注引起的药物代谢率降低以及低温本身的麻醉作用，使得麻醉药物的需求减少。临床上，建议在体外循环期间进行麻醉深度监测，以实现麻醉药物的精准调控。

第二节 成人先天性心脏病的麻醉管理

目前全球新生儿中先天性心脏病（congenital heart disease，CHD）的发病率为 9‰。随着外科手术和医疗技术的进步，超过 90% 的 CHD 患者可存活至成年，成人先天性心脏病（adult congenital heart disease，ACHD）患者已远超儿童 CHD 的人数，其中很多患者会因心脏手术或非心脏手术而需要麻醉。麻醉医师应了解患者原发的 CHD 病变和既往修复或姑息手术的情况，明确患者当前的心肺储备，才能进一步评估风险并制订适用于个体的血流动力学目标及麻醉计划。

ACHD 患者通常会因心脏疾病而有心脏和非心脏并发症，主要包括肺动脉高压、慢性心力衰竭、心律失常以及血液系统异常，这些因素也显著影响着患者的预后。

一、常见左向右分流 CHD 的病理生理和麻醉管理

常见左向右分流 CHD 包括房间隔缺损（atrial septal defect，ASD）、室间隔缺损（ventricular septal defect，VSD）和动脉导管未闭（patent ductus arteriosus，PDA）。病理生理改变与分流量大小有关。目前，大多数患者可通过介入封堵术或外科微创封堵术矫治，因无需体外循环，对生理功能影响小，术后并发症少。

（一）房间隔缺损

ASD 在 ACHD 中占比近 1/3，主要分为原发孔及继发孔两型，原发孔型 ASD 常伴二尖瓣裂缺、三尖瓣裂缺。虽然 ASD 在成年之前通常无症状，但未经治疗可能导致室上性心律失常、反常栓塞、肺动脉高压、右心衰竭等并发症。房间隔缺损（房缺）大小和位置符合封堵条件的患者多采用房缺封堵术。

1. 病理生理 ASD 早期因左心房压高于右心房压，分流从左心房出发，流经右心房、右心室、肺循环，之后回到左心房，并通过缺损处再次进入右心房，导致右心房、右心室和肺动脉容量超负荷。长期分流可导致右心及肺动脉扩张，后期因肺血流量增多引起肺小血管痉挛、内膜增生和肌层肥厚，PVR 升高，肺动脉压升高，右心房压随之上升。当右心房压超过左心房压时可出现右向左分流，即出现艾森曼格综合征（Eisenmenger syndrome，ES）。

ASD 的典型改变是左心房、右心房、右心室增大，右心房、右心室大可导致三尖瓣反流。巨大 ASD 类似于单心房，左、右心房血液混杂可导致发绀。

2. 麻醉管理 由于有反常栓塞的风险，应谨慎操作防止空气进入右心房。如超声心动图提示有中、重度肺动脉高压及双向分流或右向左分流，均应在术前放置肺动脉导管以准确评估和治疗 PAH。围术期应积极降低肺血管阻力（pulmonary vascular resistance，PVR），防止右心衰竭发生；同时避免升高 PVR 的因素，包括低氧、二氧化碳潴留、酸中毒、过高的 PEEP、咳嗽屏气、疼痛或应激引起的交感神经兴奋、高红细胞压积、浅麻醉和血管收缩药等。对于大孔径的 ASD，左心室可因长期充盈不足而容积减小，ASD 修复后无法适应正常的心室容量而易发生左心衰竭，脱离体外循环时应注意容量控制，并适当使用正性肌力药物增强心肌收缩力。

（二）室间隔缺损

VSD 可出现在室间隔的多个区域，最常见的为膜周部，其次为肌部，干下型与双出口型相对少见。出生时有症状的大型 VSD 通常已接受过矫治，未修补的 VSD 比 ASD 更易进展至 ES。室间隔缺损（室缺）大小和位置符合封堵条件的患者，大多采用 VSD 封堵术。

1. 病理生理 VSD 的分流大部分发生在收缩期，分流量由缺损大小决定。在无右心室流出道梗阻时，分流大小也取决于肺循环和体循环的相对阻力。因左、右心室压差较大，分流的流速较快，易发生感染性心内膜炎。与 ASD 相似，VSD 早期为左向右分流，右心室容量负荷增加，后期 PVR 增加，出现双向分流、右向左分流，表现为 ES。

2. 麻醉管理 左向右分流患者在缺损修补后，可能出现左心室容量负荷过重，必要时需使用正性肌力药支持左心功能。若肺动脉压力升高，脱离体外循环时可用磷酸二酯酶抑制药（如米力农）和吸入 NO 降低肺动脉压。VSD 修补后可出现残余分流、主动脉瓣反流、三尖瓣反流和房室传导阻滞等并发症。脱离体外循环前 TEE 评估，如残余的 VSD 超过 0.5cm，需再次修补，如遇三度房室传导阻滞需安装临时起搏器。

（三）动脉导管未闭

动脉导管连接主动脉和肺动脉，偶有在成年期仍然保留者。未经治疗 PDA 的潜在危险包括心力衰竭、感染性心内膜炎，以及因肺血管疾病导致分流逆转进展为 ES 等。目前，大多数患者采用介入下 PDA 封堵术。

1. 病理生理 主动脉的血液经 PDA 分流到肺动脉，连续的左向右分流使肺血流量增加，肺循环和左心容量超负荷，左心房、左心室扩张；分流量取决于动脉导管的大小以及肺循环与体循环的相对阻力。伴随着肺动脉压增高，后期 PVR 会升高，出现右心室扩张、肥大。晚期进展为双向分流或右向左分流，出现发绀，其特征是左上肢发绀比右上肢明显，下半身发绀比上半身明显，最终表现为 ES。

2. 麻醉管理 PDA 结扎术一般采用左胸后外侧切口，一般无需单肺通气。在结扎前应加深麻醉或使用扩血管药降低血压，以利于手术操作。在 PDA 结扎后，应注意测量下肢血压以免降主动脉被误扎。若动脉导管为窗或筛状，或同时合并其他心脏畸形，可采用体外循环下正中切口开胸手术，在低温低流量下切开肺动脉，直接封闭动脉导管。切开肺动脉时应保持头低位，低温、低流量的时间常仅数分钟，若时间过久应采取脑保护措施。如合并 PAH 需采取降低 PVR、支持右心功能的措施。

二、常见右向左分流 CHD 的病理生理和麻醉管理

(一) 法洛四联症

法洛四联症（tetralogy of Fallot）指肺动脉狭窄、VSD、右心室肥大和主动脉骑跨，是最常见的发绀型 ACHD，患者通常在幼年已接受姑息或根治手术。成年法洛四联症患者常无严重发绀表现，主要症状为呼吸困难和运动耐量下降，可具有红细胞增多、血液黏度增加、凝血功能异常、脑脓肿及感染性心内膜炎等慢性发绀的并发症。

1. 病理生理 法洛四联症的病因是在发育过程中，室间隔漏斗部偏移导致对位不良型 VSD，同时主动脉骑跨在缺损之上，继发肺动脉狭窄。肺动脉狭窄越严重，进入肺循环的血量越少，SaO_2 下降越显著。肺动脉狭窄及 VSD 导致右心室代偿性肥厚，在收缩期右心室压力可达到体循环水平。心脏收缩时血液可自右心室分流入主动脉，心脏舒张时室间隔缺损处可有双向分流。

2. 麻醉管理 术前给予镇静药物，预防缺氧发作。保证充足的血容量，避免脱水，禁饮食后适当补充晶体溶液，以减少血栓形成的风险。建立有创血压监测时应考虑患者是否进行过锁骨下动脉肺动脉旁路姑息手术。保证足够的麻醉与镇痛，避免应激。可使用氯胺酮、苯肾上腺素等药物提高 SVR，减少右向左分流。应避免心动过速及心肌收缩力增加，以减少右心室漏斗部的动力性梗阻，同时要避免过度心肌抑制。如行根治手术，可在体外循环开始前进行血液稀释以减少血细胞破坏；体外循环后根据需要补充血浆、凝血因子和血小板，以改善凝血功能，并适当支持左心和右心功能。脱离体外循环前，经 TEE 检查是否存在残余分流，以及右心室流出道梗阻和肺动脉狭窄是否解除。

(二) 艾森曼格综合征

长期体-肺循环分流可导致肺血管病变，PVR 不可逆性升高，当 PVR 超过体循环阻力（systemic vascular resistance，SVR）时可出现心房、心室或大动脉水平的右向左分流或双向分流，患者有发绀表现，运动耐力下降，即为艾森曼格综合征（ES），此时 PVR 一般超过 $800dyn \cdot s/cm^5$。

ES 的外科治疗为心肺联合移植或肺移植同期行心脏缺损修补术。ES 患者也可能行非心脏手术，术中血流动力学管理目标如下：积极降低 PVR，避免 PVR 升高；维持 SVR，减少右向左分流；维持心肌收缩力；维持前负荷和窦性心律。如行椎管内麻醉，建议使用硬膜外阻滞并缓慢滴定局麻药，积极治疗 SVR 降低，单次腰麻为相对禁忌。如行全身麻醉，应尽量选择对血流动力学影响小的药物，采用滴定方式给予诱导药物。

三、其他常见 ACHD 的病理生理和麻醉管理

(一) 主动脉缩窄

主动脉缩窄（coarctation of aorta，CoA）是指降主动脉的狭窄，通常位于左锁骨下动脉发出部位的远端、动脉导管与主动脉的连接处。CoA 常伴 VSD，成人患者中最常合并二叶式主动脉瓣畸形。典型起病体征为上半身高血压，严重高血压可致头痛、鼻出血、心力衰竭或主动脉夹层。狭窄远端血流量减少可致下肢跛行，尤其是在体力活动时。

1. 病理生理 表现为缩窄近端高血压及远端低血压、低灌注状态。通常左心室心肌代偿性肥厚以维持正常的收缩功能和射血分数，并有侧支循环使血流绕过狭窄病变处。

2. 麻醉管理 CoA 矫治手术一般采取左侧进胸，需单肺通气。应建立右侧桡动脉、右足背动脉的有创血压监测。一般无需体外循环，阻断主动脉时应注意避免上肢血压过高，可通过头高位、血

管扩张药控制血压。主动脉开放时应适当补充血容量，逐步放开阻断钳并适当注射血管收缩药维持血压平稳。严重 CoA 患者已有大量侧支循环形成，阻断及开放主动脉通常对上肢血压影响较小。

（二）Fontan 循环

Fontan 手术是对功能性或解剖性单心室患者进行的一种姑息性外科手术，原发病变主要包括三尖瓣闭锁、左心发育不良综合征、左心室双入口等，手术通常在 2～5 岁进行。Fontan 手术后10 年生存率约 90%，具有 Fontan 循环的成人有可能接受其他心脏手术或者心脏移植手术。

1. 病理生理 Fontan 手术是将腔静脉与肺动脉吻合，建立单心室的循环。Fontan 循环下，血液由腔静脉被动流入肺动脉，血液驱动依赖腔静脉与肺动脉的压差，并可受胸膜腔内压、心室舒张及外周骨骼肌泵影响，CVP 即为肺动脉压力。血液在肺内进行气体交换后进入单心房，由单心室向体循环泵血。PVR 升高、CVP 下降及心律失常导致的心房收缩消失均使心排血量降低。低心排血量和长期升高的 CVP 状态可导致氨基转移酶水平升高、肝硬化、蛋白丢失性肠病等并发症。

2. 麻醉管理 Fontan 循环患者围术期风险极高，需经验丰富的 CHD 专科医师参与管理。血流动力学目标是维持前负荷、降低 PVR，并维持心肌收缩力。维持前负荷至关重要，应尽量避免无静脉输液的长时间禁食，但高体循环静脉压也会导致外周水肿。全身麻醉应选择对血流动力学影响小的诱导药物，并滴定给药。术中需注意监测 CVP 并使用 TEE 指导血流动力学管理，尽量维持窦性心律并制订心动过速的处理方案。

第三节　心脏瓣膜手术的麻醉管理

心脏瓣膜疾病（valvular heart disease，VHD）是心脏瓣膜及其附属结构发生解剖或功能异常，造成单个或多个瓣膜狭窄和（或）关闭不全，导致血流动力学变化，产生临床症状的疾病。心脏瓣膜疾病的原因包括先天性、风湿热、退行性变、缺血或感染等。

一、病理生理改变

心脏的 4 个瓣膜均可发生病变，左心瓣膜发病率较高，三尖瓣关闭不全也很常见，肺动脉瓣病变相对较少。不同瓣膜病变导致的病理生理改变有很大差异，慢性瓣膜病变的病理生理改变见表 33-1。

表 33-1　常见心脏瓣膜慢性病变的病理生理变化

病变	代偿期	失代偿期
二尖瓣狭窄	血液从左心房进入左心室过受阻，左心房压力增高；左心房扩张，继发心房颤动、心房收缩功能丧失；肺静脉压力升高，血液回流受影响，肺循环淤血	左心室壁厚度下降，收缩功能不全；肺高压，右心功能不全
二尖瓣关闭不全	左心室收缩期前向血流减少，部分血液反流入低压高顺应性的左心房，左心房容量过负荷，心房扩张，而左心房压上升并不显著；左心室舒张期，反流入左心房的血液和正常的左心房血液一并进入左心室，左心室容量超负荷，致左心室扩张和离心性肥大	左心房压增高，心房颤动；肺淤血和肺高压；左心室收缩功能下降
主动脉瓣狭窄	主动脉瓣瓣口面积减小，左心室排血受阻，左心室收缩力代偿性增加，出现向心性肥厚；左心室肥大致舒张期室壁僵硬、顺应性降低，收缩末和舒张末左心室压力均升高	左心室偏心性肥厚，失代偿性扩张；左心室收缩功能下降；左心房压升高，肺淤血
主动脉瓣关闭不全	左心室舒张期，部分血液反流回左心室，前向血流减少，左心室舒张末容量与压力超负荷；心室扩张，二尖瓣瓣环扩大，继发性二尖瓣关闭不全、左心房扩大	左心功能不全，左心房压增高；肺淤血和肺高压
三尖瓣关闭不全	收缩期右心室血液反流入右心房，前向心输出量减少，右心房容量过负荷；右心房和下腔静脉的顺应性相对较好，右心房压升高、体循环淤血症状出现较晚	右心室收缩功能不全

急性心脏瓣膜疾病多为二尖瓣和（或）主动脉瓣关闭不全，由于急性病变者心脏没有足够的时间进行结构重塑而发挥代偿作用，因此症状明显、进展迅速。急性二尖瓣关闭不全常出现明显的左心房压力升高、肺淤血和心功能不全；急性主动脉瓣关闭不全常出现左心室舒张末压力明显升高，左心室功能迅速恶化。

左心室压力容量环（图33-1）有助于理解患者病理生理变化。

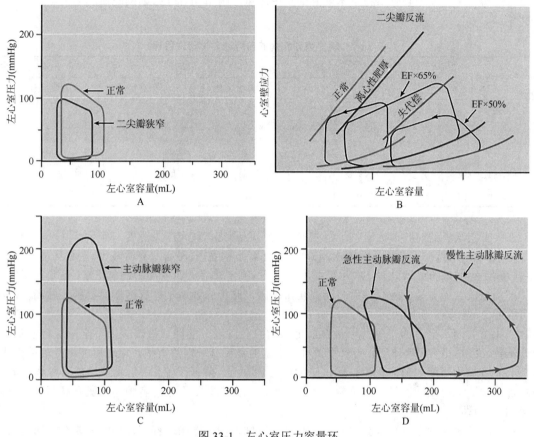

图 33-1　左心室压力容量环

A. 二尖瓣狭窄；B. 二尖瓣反流；C. 主动脉瓣狭窄；D. 主动脉瓣反流

二、术　前　评　估

术前评估应重点关注病程长短、瓣膜狭窄/关闭不全的严重程度、有无合并其他瓣膜疾病、心肌功能受损程度以及目前药物治疗情况。

患者通常会出现心脏功能受损，可根据纽约心脏病学会心功能分级标准对患者心脏储备和心功能进行分级（Ⅰ级：无症状；Ⅱ级：一般活动出现症状，休息时无症状；Ⅲ级：小于一般活动出现症状，休息时无症状；Ⅳ级：休息时出现症状）。

各种类型的心脏瓣膜疾病均可出现心律失常，最常见的是心房颤动，二尖瓣病变伴左心房扩大者最易发生。主动脉瓣狭窄者左心室肥大，氧耗量增加，易发生心内膜下心肌缺血；主动脉瓣关闭不全者舒张压降低，冠状动脉灌注压下降。因此无论是否合并冠心病，主动脉瓣膜病变患者均可能出现心绞痛症状。

超声心动图不仅可以评估瓣膜及瓣周解剖结构的改变，测量瓣口面积、跨瓣压差、反流量，评估病变严重程度，还可以评估心腔大小、心室收缩舒张功能以及判断有无血栓等，是术前评估的重要手段。心电图检查有助于发现心律失常，胸部影像学检查可提示肺水肿和心脏扩大，必要时可行心导管冠状动脉造影检查。

三、麻醉管理

（一）血流动力学管理目标

血流动力学管理是心脏瓣膜手术麻醉的重中之重，围术期管理必须围绕血流动力学目标进行（表 33-2）。

表 33-2　常见瓣膜疾病的血流动力学管理目标

瓣膜病变	血流动力学目标			
	心率（次/分）与节律	前负荷	后负荷	心肌收缩力
二尖瓣狭窄	60～70、窦性	充足	维持	维持
二尖瓣关闭不全	80～90、窦性	维持	维持/降低	可能需要支持
主动脉瓣狭窄	60～70、窦性	充足	维持	维持
主动脉瓣关闭不全	80～90	维持	降低	可能需要支持
三尖瓣关闭不全	80～90	维持	降低	可能需要支持

二尖瓣狭窄者的前向血流有赖于舒张期高的左心房左心室间压力梯度，前负荷降低会使每搏量下降；心率应维持在正常偏低范围内，心动过速时舒张期缩短，左心室充盈减少，左心房压力升高；心房收缩对每搏量的贡献很大，应尽可能维持窦性节律；患者心肌收缩力通常正常；后负荷降低对改善前向血流并无益处，应维持后负荷在正常范围。此类患者通常伴有肺淤血和肺动脉高压，应尽可能避免增加肺血管阻力。

二尖瓣关闭不全者的管理目标是保证足够的前向血流。慢性二尖瓣关闭不全应保持前负荷；建议维持心率在正常稍高水平；心房收缩对左心室前负荷有一定的贡献，应尽可能维持窦性心律；维持心肌收缩力可增加前向血流，促进二尖瓣瓣环收缩，降低反流量；后负荷增加可导致反流分数增加，建议维持或适当降低后负荷。严重或急性二尖瓣关闭不全患者肺动脉压升高明显，应避免增加肺血管阻力。

主动脉瓣狭窄者因左心室壁肥厚致左心室顺应性下降、舒张末容积减小，需要充足的前负荷才能维持正常每搏量；控制心率不超过 70 次/分非常重要，心率增加时心室充盈时间缩短，每搏量减少，同时心肌氧耗量增加，极易引起心肌氧供需失衡；左心室充盈依赖于有效的心房收缩，因此维持窦性节律至关重要，应积极预防与处理心律失常；维持正常的心肌收缩力即可，应谨慎使用正性肌力药；主动脉瓣狭窄是左心室后负荷升高的主要原因，体循环阻力降低不仅不能降低左心室后负荷，反而可能因为低血压导致冠状动脉灌注不足，推荐使用 α 受体激动药维持血压正常。

主动脉瓣关闭不全者的管理目标是保证左心室前向血流。应保持适度的前负荷、正常稍快的心率，患者左心室扩张，可能需要正性肌力药支持，后负荷降低能改善前向血流。急性主动脉瓣关闭不全患者的心脏没有应对左心室容量突然增加的能力，增快心率、增强心肌收缩力、使用血管扩张药降低后负荷是维持足够心排血量的主要措施。

三尖瓣关闭不全者需维持前负荷以增加前向血流。若合并重度肺动脉高压与右心衰竭，降低肺血管阻力并适当增加心肌收缩力对患者有利。

（二）术前用药

应在术前优化内科治疗，控制心率，保持血容量状态，抗心律失常药应口服至术前。

术前用药可减轻患者焦虑，但要注意过度镇静引起的通气不足可能加重肺动脉高压，也可能引起心动过缓与后负荷降低，因此需谨慎给予术前药。合并房颤患者常口服抗凝药物治疗，术前停止口服抗凝血药的时间要足够，应衡量栓塞和出血风险以决定是否进行桥接治疗。

（三）麻醉诱导

诱导原则是控制应激，维持心肌收缩力，保证前向血流，寻求良好的心功能状态，防止心率和血压剧烈波动，用药方案需根据患者的血流动力学管理目标进行调整。

多种静脉与吸入麻醉药均可以进行麻醉诱导，建议使用对血流动力学影响小的药物。依托咪酯对心肌抑制程度较轻，丙泊酚分级靶控也可较好地维持血流动力学，阿片类药物对心肌收缩力影响轻微。苄异喹啉类肌松药的组胺释放作用较为明显，可能引起心动过速和低血压。

对于危重患者，可根据血流动力学情况滴定式给予麻醉药物，按需推注或持续泵注正性肌力药与血管活性药，有助于维持诱导期间血流动力学稳定。

（四）麻醉维持

使用对心率、心肌收缩力、体循环阻力影响小的麻醉药物，按需使用正性肌力与血管活性药物，是维持麻醉平稳、保护心脏功能的最佳方式。吸入麻醉药具有一定的心肌保护作用，心肌抑制较轻，可降低全身血管阻力。阿片类镇痛药物对心肌抑制程度轻微，心功能严重受损者可适当增加阿片类药物用量。应根据麻醉深度监测调整用药。

若患者存在肺动脉高压，则应避免 PVR 进一步升高，包括提高吸入氧浓度；保持适度过度通气；避免过度膨胀肺和过高 PEEP；纠正代谢性酸中毒；维持体温正常；完善镇静镇痛，避免浅麻醉下气管插管或手术操作。

不同瓣膜疾病患者的液体管理目标不同，建议在 TEE 监测下采用个体化输液方案，既可避免血容量不足，也可避免血容量过负荷。

（五）术中监测

标准监测包括常规监测、有创血压、中心静脉压、脑电脑氧以及 TEE 监测。其他监测取决于患者的病理生理状态与手术方案。肺动脉导管和心排血量监测有助于判断患者的肺动脉压、体循环及肺循环阻力、心功能、血容量等状况，可酌情使用。

（六）心脏复苏

脱离体外循环困难最常见的原因为心室功能不全，可能是术前心功能不全的延续，也可能由于术中心肌缺血、心肌保护不佳所致。体外循环期间良好的心肌保护、主动脉开放后维持较高的冠状动脉灌注压和正常的机体内环境有利于心脏复跳。可使用 TEE 评估心室功能、室壁运动、血容量状态，并排除冠状动脉损伤、瓣膜残存病变、气栓及动力性左心室流出道梗阻等，同时纠正电解质与酸碱平衡紊乱，维持心脏节律、适宜的前后负荷与冠状动脉灌注压。室性心律失常首选电击除颤。根据不同瓣膜疾病的血流动力学管理目标酌情选用正性肌力药物、血管活性药物与抗心律失常药物治疗，必要时使用 IABP、ECMO 或其他心室辅助装置。

（七）术后管理

肺水肿、心力衰竭、心肌缺血的风险将持续至术后，因此对心血管系统的监测需要持续进行。有效的镇痛有助于减少应激与通气不足引起的心率增快与 PVR 增高。围术期出血风险下降后应尽快开始抗凝治疗。

四、微创瓣膜手术与介入手术

微创瓣膜手术入路包括胸骨上段切口、右胸第 4 肋间前外侧切口、右胸骨旁第 2 肋间切口等，大多微创手术需要术中单肺通气，以提供良好的手术野。单肺通气可使用双腔气管导管或支气管堵塞导管完成，建议采用保护性肺通气策略。麻醉管理与开胸瓣膜手术相似。由于缺乏开胸手术的直视效果，TEE 在微创心脏手术中更具有价值，除常规监测外，还可确定经外周动静脉置管的位置正确与否，并提示主动脉夹层等并发症。

经导管手术为近年新兴发展的心脏瓣膜疾病介入治疗手段，创伤更小、恢复更快。具体介绍详见第 6 节"心脏介入手术的麻醉管理"。

第四节　冠状动脉旁路移植手术的麻醉管理

冠状动脉疾病（coronary artery disease，CAD）主要为冠状动脉内壁脂质斑块形成导致慢性狭窄和（或）血栓形成，狭窄的冠状动脉无法满足心肌氧需引起心肌缺血。

一、冠状动脉的解剖及生理

主动脉发出左冠状动脉（left coronary artery，LCA）和右冠状动脉（right coronary artery，RCA）为心肌供血，LCA 分成左前降支（left anterior descending branch，LADB）和左回旋支（left circumflex artery，LCX），供应左心室前壁、侧壁、室间隔前 2/3 和心房大部分；RCA 供应心脏其他区域（图 33-2）。心肌的氧供取决于动脉血氧含量和冠状动脉血流量，氧耗量取决于心率、心肌收缩力和室壁张力。动脉血氧含量依赖足够的血红蛋白浓度和 SaO_2，冠状动脉血流量取决于冠状动脉灌注压和冠状动脉血管阻力（图 33-3）。高血压、血脂异常、糖尿病、肾功能不全和吸烟史都是 CAD 的高危因素。

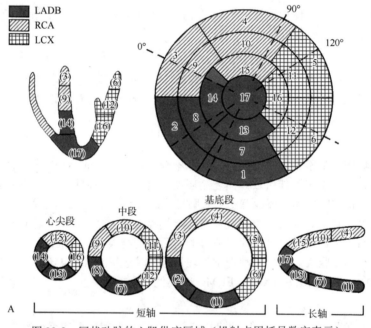

图 33-2　冠状动脉的心肌供应区域（投射点用括号数字表示）

1. 基底段前壁（2）；2. 基底段前室间隔壁（1）；3. 基底段下室间隔壁（6）；4. 基底段下壁（5）；5. 基底段下外侧壁（4）；6. 基底段前外侧壁（3）；7. 中段前壁（8）；8. 中段前室间隔壁（7）；9. 中段下室间隔壁（12）；10. 中段下壁（11）；11. 中段下外侧壁（10）；12. 中段前外侧壁（9）；13. 心尖段前壁（13）；14. 心尖段室间隔壁（16）；15. 心尖段下壁（15）；16. 心尖段侧壁（14）；17. 心尖顶部

二、冠状动脉旁路移植手术的麻醉

冠状动脉旁路移植术（coronary artery bypass grafting，CABG）是治疗冠状动脉病变最常用的手术，主要的适应证包括急性 ST 段抬高型心肌梗死、不适合 PCI 的 CAD、合并机械性并发症（急性二尖瓣关闭不全、室间隔或心室破裂）者、非 ST 段抬高型心肌梗死及需要进行多支血管血运重建的稳定型 CAD 患者。

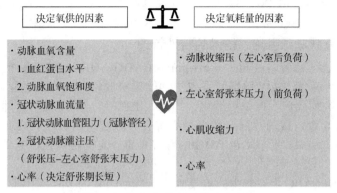

图 33-3　心肌氧供需平衡决定因素

CABG 术是将患者自身的血管作为移植物吻合至病变远端的冠状动脉，给缺血但尚存活的心肌重新建立血运。常用作移植物的自身血管有胸廓内动脉、桡动脉和大隐静脉。除胸廓内动脉可以直接吻合到靶血管（通常为左前降支），其他血管需一端吻合至体循环动脉（通常为升主动脉），另一端吻合至冠状动脉靶血管。CABG 手术根据患者的心功能、血管病变状况、是否需同时行其他心脏手术和主刀医师的经验，可以选择在体外循环或者非体外循环下进行，相应的麻醉计划应根据患者情况及手术情况制订。PCI 技术分流了大量轻症患者，选择 CABG 手术的多数为老年、多支血管病变、心力衰竭和急诊手术的患者；同时"快通道"麻醉和早期拔管（术后 4～8h）的需求给 CABG 的麻醉带来诸多挑战，需要更精细化的围术期管理。

（一）CABG 的麻醉要点

1. 麻醉评估　通过回顾患者的病史、体格检查、实验室检查和辅助检查评估手术风险和制订麻醉方案，并且优化患者相关危险因素，如贫血、肾功能不全和吸烟史等；对患者及家属进行麻醉宣教和缓解患者的焦虑情绪。

2. 麻醉前用药　目的是保证患者在手术当日正确地使用相关药物防止心肌缺血事件发生；减少恐惧和为术前穿刺适当镇痛。术前常规服用 β 受体阻滞药、他汀类和阿司匹林的患者应持续服用至手术当日，而长效钙通道阻滞药、血管紧张素系统抑制药的停药时机目前仍存在较大的争议，一般建议在手术当日停药。氯吡格雷建议停药 5～7d（急诊手术除外），需要低分子肝素桥接患者，低分子肝素用至术前晚。给予镇静药物，对于心绞痛频发或心衰的患者可以给予吗啡进行治疗。

3. 麻醉监测　患者进入手术室后需进行常规监测，多导联心电图可以增强心肌缺血监测的敏感度。除此以外，TEE 对心肌缺血诊断的敏感性高，可以早期发现室壁运动异常而确定缺血的冠状动脉分支；同时还可以用于术中心脏血容量、心肌收缩力及心脏瓣膜结构的评估。

4. 麻醉诱导与维持　CABG 患者麻醉诱导和维持重点关注两个方面，首先是患者的左心室功能，其次是术后早期拔管的考虑。常规使用阿片类药物＋丙泊酚 / 吸入麻醉药＋肌肉松弛药进行配伍。有研究认为吸入麻醉药具有模拟缺血预处理的作用，可对心肌细胞产生保护作用，但对患者预后的影响依然需要大样本的研究证实。CABG 术中，麻醉医师的另一个重要任务是防治心肌缺血。严密的血流动力学监测和对异常状态的快速处理是 CAD 患者术中治疗的基础原则。围术期的血流动力学管理目标是提供最佳氧供和最小化氧耗量，预防心肌缺血，具体包括：①有创血压（ABP）尽量维持在基线 ±20% 以内。②维持正常的心率（50～80 次 / 分）。③维持足够的麻醉深度，避免浅麻醉导致的高血压及心动过速。如果麻醉深度足够依然存在高血压，可以给予小剂量的 β 受体阻滞药或钙离子通道阻滞药控制血压。④相对限制性的液体管理，有助于避免液体超负荷导致左心室扩张和室壁张力增加。⑤出现心力衰竭征象时使用正性肌力药物治疗，用药前先优化前负荷、心率及心律。⑥心肌缺血的药物治疗。静脉注射硝酸甘油、地尔硫䓬和尼卡地平可缓解冠状动脉痉挛和心肌缺血。术后应尽早恢复抗血小板治疗。⑦对血流动力学不稳定的患者提前使用 IABP。

（二）非体外循环冠状动脉旁路移植术的特殊管理

非体外循环冠状动脉旁路移植术（off-pump CABG，OPCABG）是指不使用体外循环的 CABG，从而有效地避免了主动脉插管导致主动脉斑块脱落和夹层的风险以及 CPB 相关的并发症（例如，全身炎症反应、血小板活化、纤溶、出血等）。由于外科医师在术中需要在跳动的心脏上进行血管吻合，搬动、固定和悬吊心脏会导致心室扭转，吻合血管时阻断靶血管可能会进一步加剧心肌缺血，所以 OPCABG 的麻醉具有一定的特殊性，需要更为密切的关注和支持治疗。

1. 抗凝管理　OPCABG 需要较少的抗凝血药，约为 CPB 的 1/3，须保证 ACT 大于 300s，不充分的抗凝会导致桥血管堵塞，影响预后，所以术中要定时复查 ACT，并根据手术进程追加肝素。

2. 液体管理　根据 CVP、TEE 监测、术中出血量和尿量进行血容量管理；在搬动心脏的过程中可以利用体位如 Trendelenburg 位来临时增加回心血流量，为心脏提供最佳前负荷，从而提高血流动力学的稳定性。

3. 血流动力学维持　桥血管与升主动脉吻合时需要控制收缩压在 90～100mmHg，须避免侧壁钳滑脱和主动脉出血，其他时间根据患者的生命体征，采用去氧肾上腺素、去甲肾上腺素、垂体后叶素等血管收缩药，以及多巴酚丁胺、米力农等正性肌力药维持冠状动脉灌注压。如血流动力学难以维持稳定则需要使用大剂量正性肌力药，或发生恶性心律失常时，应考虑采用 IABP 改善心功能，必要时改为 CPB 下手术。

4. 体温管理　敞开的胸腔和获取移植血管时容易丢失体温，导致低温。低温不仅会造成药物代谢减慢，还会导致凝血功能障碍及切口感染率增加，OPCABG 缺少 CPB 的升温、保温过程，术中低体温更为常见，所以要采用多种措施进行有效的保温（如变温毯、输液加温、调高手术室温度等）。

（三）微创冠状动脉旁路移植术

微创冠状动脉旁路移植术采用左胸小切口（避免了胸骨切开）和（或）完全内窥镜 / 机器人器械和技术，可以进一步减少创伤、加速术后恢复。但是由于视野的受限，一般仅限于前降支及对角支 1～2 根血管的吻合，手术具有一定的特殊性。

1. 单肺通气的管理　手术通过左胸肋间切口进行操作，手术视野依赖于单肺通气的效果，所以术前需要对患者的气道进行评估，选择合适的双腔气管导管或封堵器。术后需要吸痰和充分的肺复张。

2. 血流动力学维持　在手术操作过程中，术者按压心脏或者人工气胸均会导致血流动力学波动，需要及时发现并给予干预。在桥血管吻合过程中，缩小的切口导致吻合时间延长，对心肌缺血的防治要求更高。

第五节　心脏肿瘤手术的麻醉管理

心脏肿瘤属罕见心脏疾病，临床上表现为与流出道梗阻、肿瘤侵袭、栓塞事件相关的症状以及与肿瘤细胞因子释放相关的非特异性全身症状。原发性心脏肿瘤可起源于任何心脏组织，且多数为良性，其中又以黏液瘤最为常见。不同组织学来源的心脏肿瘤在多发部位及临床特征方面不尽相同（表 33-3）。一般而言，心脏肿瘤的具体症状和体征取决于肿瘤在心脏的位置，而不是其组织病理学。

表 33-3　不同组织学来源的心脏肿瘤多发部位

肿瘤性质	组织学类型	起源及多发部位
良性肿瘤（原发性）	黏液瘤	起源于卵圆窝的未分化细胞和毗邻心内膜； 左心房、右心房多见
	脂肪瘤	起源于成熟脂肪细胞； 可见于心腔内、心肌内、心包
	乳头状弹性纤维瘤	起源于瓣膜的心内膜； 常累及主动脉瓣心室面、二尖瓣心房面
	血管瘤	发生于室间隔
	纤维瘤	多见于儿童； 结缔组织来源，常累及左心室顶端或间隔
	横纹肌瘤	多见于婴幼儿； 源于所有部位心肌，常见于心室和房室瓣膜
	嗜铬细胞瘤	源自神经内分泌细胞； 位于邻近贲门上部动脉的房室沟附近
恶性肿瘤（原发性）	血管肉瘤	右心房
	横纹肌肉瘤	各个心腔
	非霍奇金淋巴瘤	右心房、右心室
	恶性纤维组织细胞瘤	左心房
恶性肿瘤（继发性）	黑色素瘤	心肌、心包

一、术前评估

术前应着重了解肿瘤所致的临床症状和体征，明确肿瘤的大小、位置和活动度；判断有无瓣膜受累、侵及冠状动脉、血流受阻等情况；评估一般身体状况、心脏功能和合并症状况（包括栓塞风险）。肿瘤的具体位置对麻醉管理影响甚大（表 33-4）。通常来说，体积较大、有蒂且活动度大的心脏肿瘤与血流动力学不稳定相关性更高，而体积较小、形态不规则、累及主动脉瓣的肿瘤则更易发生栓塞。

表 33-4　不同部位心脏肿瘤的临床表现

肿瘤部位	病理生理影响	症状和体征
左心房	肿瘤阻碍血流或造成二尖瓣关闭不全，引发类似于二尖瓣疾病的症状，可导致心衰和（或）继发性肺高压；肿瘤释放碎片或瘤体部位的血栓脱落，引发体循环栓塞	呼吸困难、端坐呼吸、夜间阵发性呼吸困难、肺水肿、咳嗽、咯血、水肿和乏力；肿瘤活动度大时，在某些体位症状可能更严重；舒张早期可能闻及特征性"肿瘤扑落音"
右心房	肿瘤阻碍血流，导致与三尖瓣狭窄类似的血流动力学改变；肿瘤碎片进入肺循环，引起肺栓塞；若存在卵圆孔未闭（或房间隔缺损），右心房高压可导致静脉血分流至体循环，引起体循环栓塞	乏力、外周水肿、肝大、腹水等右心衰竭症状；舒张期杂音，类似于左心房黏液瘤的"肿瘤扑落音"；颈静脉明显"a 波"
右心室	干扰右心室充盈和（或）流出，导致右心衰竭	外周水肿、肝大、腹水、呼吸急促、晕厥和猝死；有时可被误诊为肺动脉口狭窄、限制型心肌病或三尖瓣关闭不全
左心室	腔内肿瘤可引起体循环栓塞或流出道梗阻；壁内肿瘤常导致心律失常或传导障碍	晕厥或左心室衰竭的症状，类似主动脉瓣狭窄

心脏影像学检查结果可为术前评估提供必要的诊断性信息。经胸超声心动图（TTE）可提示肿瘤在心腔内的位置、数量、大小、组织学类型、与瓣膜的关系，并能实时动态评估肿瘤对血流

的影响。术前经食管超声心动图（TEE）则能进一步呈现肿瘤形态学细节，包括肿瘤的附着点、活动度，但它对前纵隔或升主动脉前肿物的成像效果不佳。心脏 CT 和 MRI 成像可显示肿瘤形态、范围以及它与心脏、纵隔、心包等邻近结构的关系。

二、麻 醉 管 理

心脏肿瘤手术患者的麻醉管理主要受肿瘤位置、相关并发症和血流动力学的影响。

（一）麻醉诱导

麻醉诱导的目标包括保持适当的心肌收缩力和心室前负荷，维持窦性节律、全身血管阻力以及冠状动脉灌注压。麻醉诱导期间应密切监测，以便及早发现血流动力学异常。

心腔内肿瘤常导致不同程度的血流梗阻。术前血容量不足的状态可加重流出道梗阻并引起低血压，应通过静脉输液治疗纠正。与肿瘤阻塞相关的功能性三尖瓣、二尖瓣或主动脉瓣狭窄患者需要提高全身血管阻力、前负荷和收缩力，以维持心输出量。活动性较大的带蒂肿瘤更易导致瓣膜或腔室的动态梗阻，且症状与体位相关，在仰卧位或正压通气时可能进一步加重，患者会迅速出现严重低血压和（或）心律失常，此时需及时调整体位减轻梗阻。

心脏肿瘤患者围术期心律失常风险增加，尤以心房颤动和心房扑动多见。当流出道梗阻时，维持窦性心律对保证心输出量至关重要，故对此类患者需采取积极有效的药物或电复律治疗。在气管插管、切皮和胸骨劈开等刺激较大的操作之前，保证一定麻醉深度有助于减少心律失常的发生。

部分患者术前可能存在大量心包积液，这将导致严重的血流动力学不稳定，故应在麻醉诱导前尽可能排除积液。对心包内肿瘤、心包积液已造成心脏压塞的患者，麻醉诱导目标是维持心肌收缩力，提高外周血管阻力和心率。心脏肿瘤很少引发呼吸道问题。

在麻醉诱导期间，外科医师和体外灌注师应在场，并为股-股插管和心肺旁路术做好准备，以便在患者心血管衰竭时快速启动体外循环，特别是在肿瘤体积和活动度都较大的情况下。

（二）麻醉维持

心脏肿瘤切除手术常选择胸骨正中切口，但对于一些良性心脏肿瘤，也可选用肋间切口和微创胸腔镜手术。对于累及房/室间隔的肿瘤，术中常需行房间隔或室间隔修补。较大的、心室侧的、存在瓣膜破坏的肿瘤，切除过程中还可能涉及二尖瓣修复或置换。

全麻诱导后应常规实施 TEE 检查，以便在术前再次确认肿瘤的位置和范围。肿瘤切除后，也应使用 TEE 评估所有可见的肿瘤是否已被切除。TEE 还用于评估术后并发症，如瓣膜反流；评估肿瘤切除后是否存在房间隔或室间隔缺损；评估心室功能，特别是对于进行较大范围的心室游离壁切除后重建的患者。

在中心静脉导管放置过程中，右心房肿瘤的患者存在肿瘤移位或脱落导致肺循环栓塞的风险。如选择右颈内静脉置管，宜于全麻诱导后在 TEE 直视下小心推进导丝和放置导管，防止导管尖端位置过深。也可考虑选择股静脉、左颈内静脉或左锁骨下静脉置管作为替代。若术中需行心输出量监测，应首选非热稀释技术以尽量避免插入肺动脉导管（PAC）。如需在肿瘤移除后监测肺动脉压力，则可将 PAC 放置在其尖端刚好超出导管鞘的位置，当肿瘤移除后在术者协助下放置到位。

由下腔静脉蔓延至心脏的继发性肿瘤，如肾透明细胞癌、肝癌、静脉内平滑肌瘤等，常可累及右心房在内的右侧心脏结构。术中是否需要体外循环辅助下切除肿瘤，取决于手术技术和受累范围。麻醉管理最重要的两方面是保障通畅的静脉通路以及术中实施 TEE 检查。中心静脉通路对于容量复苏、监测右心充盈压力以及输注血管活性药物、正性肌力药物至关重要。由于肿瘤切除过程中常阻断下腔静脉血流，通常不考虑放置股静脉导管。选择在上肢开放大口径外周静脉通路，必要时备好快速加温输液装置以便实施容量复苏。另外，此类患者也应尽量避免放置 PAC。

另有一些少见的情况如心脏嗜铬细胞瘤，患者可出现与儿茶酚胺分泌相关的症状（以去甲肾上腺素为主），部分患者则以上腔静脉阻塞、心包积液的症状为主。由于肿瘤位置特殊，术中常伴有严重的出血。麻醉期间，儿茶酚胺分泌性肿瘤可能会引起难以控制的高血压、心动过速、肺水肿和二尖瓣关闭不全，故对此类患者应随时准备好处理血流动力学紊乱的措施。

（三）术后管理

肿瘤较大的患者，由于被切除的自身心脏组织量较大以及手术修复复杂，在术后可能发生心功能不全，这些患者可能需要正性肌力药物支持以帮助其脱离体外循环。暂时性心律失常是术后常见并发症，主要为室上性心律失常，发生率达 25%。术后还需密切观察脑部栓塞和出血情况，以便及时发现和处理相关的神经系统损害。

第六节　心脏介入手术的麻醉管理

冠状动脉介入手术、先天性心脏病介入手术、经导管射频消融术、心脏起搏器植入术等，基本采用局部麻醉。介入瓣膜手术包括经导管治疗主动脉瓣、二尖瓣、三尖瓣和肺动脉瓣的手术，其创伤性小于常规开放手术，通常无需体外循环；手术方式包括球囊扩张术、瓣膜成形术和瓣膜置换术等，其中部分手术方式需要在全身麻醉下完成。本章节主要讨论技术较成熟且需要麻醉医师配合完成的介入瓣膜手术。

一、经导管主动脉瓣手术

经导管主动脉瓣置换术（transcatheter aortic valve replacement，TAVR）是指将组装好的主动脉瓣经导管置于主动脉根部，在功能上完成主动脉瓣的置换。TAVR 最初适用于符合主动脉瓣置换标准但外科手术风险高的症状性重度主动脉瓣狭窄患者。近年来基于循证证据的支持和经验积累，国内外指南对 TAVR 的适应证有不同程度的拓宽，包括纳入相对低龄患者、外科手术中低风险患者，以及主动脉瓣反流患者等。

（一）患者访视与评估

麻醉前访视的常规内容同主动脉瓣膜疾病（详见本章第三节中"术前评估"部分）。

（二）麻醉管理

1. 麻醉监测　常规监测包括 5 导联心电图、体温、脉搏血氧饱和度和呼气末二氧化碳分压、中心静脉压和有创动脉压。推荐通过中心静脉通路给予血管活性药物，也可以建立大口径外周静脉通路。全麻患者推荐常规实施 TEE 监测，无法行 TEE 时可以行 TTE。术前应放置体外除颤电极。肺动脉导管并非常规要求。

2. 麻醉方式选择　TAVR 手术可选择全身麻醉、MAC 或局部麻醉。经股动脉路径的手术可以选择 MAC 或局部麻醉。经锁骨下、升主动脉及心尖路径的手术通常应用气管插管全身麻醉。推荐全身麻醉的其他情况包括一般情况差或心衰不能平卧者；可预见的困难气道；患者拒绝或不配合；需要术中 TEE；TAVR 手术开展初期等。全身麻醉和 MAC/ 局部麻醉的优劣目前尚存在争议（表 33-5）。

表 33-5　TAVR 麻醉方式比较

	优势	劣势
全身麻醉	完全可控的气道管理	可能延长 ICU 停留 / 住院时间
	易于实施 TEE 检查	增加正性肌力 / 血管收缩药需求
	绝对制动	
	可提供呼吸暂停	

	优势	劣势
MAC/局部麻醉	血流动力学平稳	存在术中转全身麻醉风险
	增加心脏前负荷	气道可控性较差
	节约手术室内时间	存在患者体动或不配合
	可能缩短 ICU 停留/住院时间	难以实施 TEE 检查

3. 全身麻醉管理方案 麻醉诱导总原则是缓慢诱导，极力维持血流动力学稳定。麻醉维持可选择静脉和（或）吸入麻醉。术中血流动力学管理与主动脉瓣膜手术的管理基本一致（详见本章第 3 节）。通常患者术后不需长时间机械辅助通气，因此麻醉药品的选择上以短效为宜。推荐早期拔除气管导管，术后转运至 ICU。

4. MAC/局部麻醉管理方案 麻醉药可选用右美托咪定、丙泊酚、瑞芬太尼、咪达唑仑等。可以采用神经阻滞提供术中及术后镇痛，包括髂筋膜阻滞、髂腹股沟和髂下腹神经阻滞。术中应密切关注患者呼吸。球囊扩张、快速心室起搏（rapid ventricular pacing，RVP）和瓣膜释放过程是手术的关键时点，要求绝对制动。注意与术者密切配合，及时沟通，并做好紧急情况的处理准备。

（三）手术简要操作流程

TAVR 手术有多种血管路径选择，其中经股动脉和经心尖路径最为常用（图 33-4）。

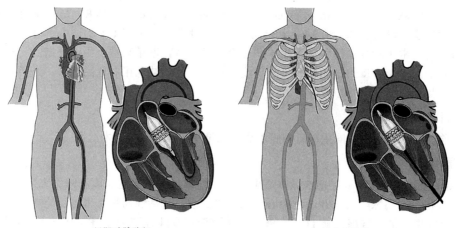

经股动脉路径　　　　　　　　　　　　经心尖路径

图 33-4　经股动脉和经心尖 TAVR 示意图

1. 建立血管入路，非瓣膜入路侧放置静脉临时起搏器。

2. 经股动脉顺行或经心尖逆行置入跨瓣导丝。

3. 装配瓣膜，全身肝素化。

4. AS 患者需在 RVP 下行球囊扩张。

5. 置入瓣膜输送系统，释放瓣膜。

6. 评估瓣膜释放位置及效果结果。

7. 结束手术。

（四）特殊操作注意事项

1. 快速心室起搏 主动脉瓣球囊扩张和释放瓣膜过程中可能需要 RVP。RVP 前须维持内环境稳定，维持收缩压约 120mmHg（MAP≥75mmHg），谨防循环系统崩溃。RVP 一般持续 10～20s，不宜过久，以免因冠状动脉灌注不足而引起室颤等恶性心律失常。起搏停止后如出现持续性低血压、室性或室上性心律失常应及时处理。

2. 球囊扩张　球囊扩张需在 RVP 下进行。首次扩张未达到预期效果需二次扩张者，应等待血液循环稳定后再进行。球囊扩张后如果循环系统崩溃，应立即心肺复苏，及时给予持续有效的胸外心脏按压，药物复苏，必要时给予冰帽进行脑保护。血液循环难以维持时可以选择机械循环支持。

3. 瓣膜置入　瓣膜释放过程可能需要 RVP 和（或）暂停呼吸。RVP 使 MAP 降至 50～60mmHg 时释放瓣膜，释放时严密观察心率和血压变化，RVP 结束后将起搏器再次调整至 50 次 / 分，并恢复机械通气。瓣膜释放过程中会有一过性低血压，应密切观察，谨慎使用药物，避免瓣膜释放完毕狭窄解除后出现严重高血压。

（五）常见术中并发症及处理

TAVR 早期并发症包括心脏压塞、瓣周漏、心肌缺血、入路血管出血、心室破裂、人工瓣膜移位、冠状动脉阻塞致心肌梗死等；晚期并发症常见心脏传导阻滞、AKI、抗凝继发出血、血管损伤、脑卒中、瓣叶血栓形成等。术中一旦出现心脏压塞、瓣膜异位置入、冠状动脉开口阻塞等危急情况时，可能需要立即改为全身麻醉，积极维持血流动力学平稳，必要时快速建立体外循环。

二、经导管二尖瓣手术

介入二尖瓣手术类型包括经导管二尖瓣修复术和经导管二尖瓣置换术（transcatheter mitral valve replacement，TMVR）。经导管缘对缘修复技术（transcatheter edge-to-edge repair，TEER）是目前应用最广泛、证据最多的介入二尖瓣手术。

TEER 为一项基于外科瓣膜缘对缘缝合方法发展形成的经导管瓣膜修复技术。二尖瓣 TEER 是经股静脉-房间隔或心尖路径将二尖瓣夹合装置置入左心房，在超声心动图和（或）透视引导下捕捉、钳夹二尖瓣反流区的前、后瓣叶游离缘并使之接合，减少收缩期二尖瓣瓣叶间隙，从而达到减少或消除二尖瓣反流的效果。该技术最初被应用于治疗退行性二尖瓣反流，现已被推广用于治疗外科手术高风险的中、重度有症状的退行性二尖瓣反流患者和在指南指导治疗后仍有症状的中、重度功能性二尖瓣反流患者。

由于二尖瓣 TEER 术中广泛采用 TEE 监测，因此通常选择气管插管全身麻醉，患者通常存在严重二尖瓣反流，推荐缓慢诱导麻醉，力求血流动力学平稳。麻醉管理原则与二尖瓣成形手术的麻醉管理基本一致。出于尽快拔除气管导管的考虑，麻醉药品的选择上以短效为宜。

二尖瓣 TEER 常见的并发症包括血管损伤、主动脉 / 心房损伤致心包积血或心脏压塞、栓塞、二尖瓣损伤、夹合装置脱落、出血等。

除 TEER 技术外，还有经导管二尖瓣腱索成形术、二尖瓣瓣环成形术等，其麻醉管理方案近似 TEER。

相较于经导管二尖瓣修复技术，经导管二尖瓣置换技术发展相对缓慢，其手术方式常见经心尖路径和经股静脉-房间隔路径，需要采用全身麻醉。麻醉管理方案近似 TAVR 手术，术中血流动力学管理近似 TEER 手术。

三、经导管三尖瓣手术

三尖瓣是心脏瓣膜介入治疗发展较迟的方向，现有的经导管三尖瓣置换技术包括异位腔静脉瓣膜植入技术（系经颈静脉或股静脉路径，将瓣膜植入上 / 下腔静脉）和三尖瓣原位瓣膜置换术；经导管三尖瓣修复技术包括瓣叶对合修复技术和瓣环成形技术。

目前经导管三尖瓣手术广泛采用透视联合 TEE 的术中影像技术，因此通常选择气管插管全身麻醉。经颈静脉路径的瓣膜器械通常需要穿刺或切开右侧颈内静脉置入，因此中心静脉导管推荐置于左侧。麻醉管理原则与三尖瓣反流患者的管理基本一致（详见本章第三节"心脏瓣膜手术的麻醉管理"中关于主动脉狭窄部分）。

第七节 心脏移植手术的麻醉管理

心脏移植作为终末期心力衰竭患者的最终治疗手段，因受体心功能及其他重要器官的失代偿状态，以及供心状态的不确定性，给麻醉和围术期管理带来极大的难度和挑战。

一、适应证与禁忌证

（一）心脏移植的适应证

心脏移植的绝对适应证包括：①经标准化治疗后血流动力学仍持续恶化；②难以治疗的心源性休克；③依赖静脉血管活性药物维持器官灌注；④ PeakVO$_2$＜10ml/(kg·min)；⑤心肌严重缺血导致持续性活动受限，且冠状动脉旁路移植术和经皮冠状动脉支架植入术无法解决；⑥反复发作的恶性心律失常，所有治疗均难以终止或避免复发。

（二）心脏移植的禁忌证

心脏移植的主要禁忌证包括：①存在系统性疾病，预计生存期＜2年，包括实体器官/血液系统的恶性肿瘤；②累及多系统的活动性红斑狼疮、结节病或淀粉样变性；③不可逆的肾或者肝功能不全且无法进行联合移植；④临床症状严重且未能进行血管再通的脑血管疾病；⑤严重阻塞性肺疾病（FEV1＜1L/min）；⑥不可逆的肺动脉高压，肺动脉收缩压＞60mmHg，跨肺动脉压力梯度＞15mmHg，肺血管阻力＞6 Wood 单位。

二、衰竭心脏和移植心脏的病理生理

（一）衰竭心脏的病理生理

心功能不全是心力衰竭时最根本的变化，失代偿阶段表现为每搏量及心排血量降低，动脉系统灌注不足，静脉系统血液淤滞，器官组织淤血、水肿和缺氧，进而导致多器官功能障碍。

前负荷的表现：当心肌扩张达最大限度将不再产生 Frank-Starling 有效反应，心室功能曲线明显变平和向下移位。

后负荷的表现：后负荷明显增加，表现为低排高阻。因此在麻醉期间应尽量避免使用过度增加全身血管阻力的药物。由于心脏 β$_1$ 受体数目减少和不敏感，因此正性肌力药物的效价降低，常需要使用较高剂量。

心率和节律的改变常表现为心律失常、心动过速、房颤和室性早搏。

（二）移植心脏的病理生理

1. 移植心脏的"去"神经支配 移植的心脏"无"神经，因而通过心脏自主神经进行调节的作用均失去，只能依赖于内在的固有节律性、血液循环中的儿茶酚胺、Frank-starling 机制、外源性激素等维持基本的心排血量。在运动和应激时心输出量和心率的增加需依赖代谢产物和血液循环中儿茶酚胺的变化。移植手术中，心脏常有偏快的心率。移植心脏即使有严重的冠状动脉病变，患者仍缺乏心绞痛症状。

2. 移植心脏的冠状动脉病变 移植物血管病是心脏移植后长期生存的最大威胁，表现为冠状动脉弥漫性的粥样硬化，这一过程可能与免疫细胞介导的血管内皮细胞激活致平滑肌细胞生长因子上调有关。超过50%的心脏移植患者在移植后3年将出现冠状动脉粥样硬化，而5年则有80%的患者出现这种病变。

三、心脏移植的麻醉管理

(一)术前评估和准备

术前评估的目的:优化术前的药物治疗,改善心脏及其他脏器功能;纠正水、电解质和酸碱平衡紊乱;鼓励患者树立信心,消除紧张和恐惧心理。

心脏移植通常为急诊手术,应重点评估:①有无困难气道、禁食情况及反流误吸风险;②有无TEE禁忌证;③复习既往病史,了解目前心血管状况和心功能损害程度以及近期是否进展、心血管用药情况以及既往肺动脉导管检查记录;④是否已经建立有创监测,是否已施行机械通气或者机械辅助循环;⑤了解心律失常的性质和严重程度。

(二)围术期监测

除常规监测外,还应有CVP和肺动脉导管监测,以监测肺动脉压、PVR和心泵功能。

注意:在切除病变心脏前,肺动脉导管必须退回到鞘内,在心脏吻合结束后并行转流时,可由外科医师协助重新放入肺动脉。移植前使用TEE可评估心室充盈度、瓣膜及室壁活动、是否有血栓,以及主动脉上的粥样硬化斑块;移植后即刻TEE可以用于评价心室及瓣膜功能和外科吻合口,以指导容量和药物治疗。

(三)麻醉诱导

麻醉诱导是整个手术过程中最危险的阶段,应在ECG、SpO_2、有创动脉压等监测完善后进行。麻醉诱导的关键点包括:①心排血量依赖心率;②对低氧血症耐受差;③对低血容量(前负荷)耐受差;④肾上腺素受体下调,机体对儿茶酚胺反应差;⑤后负荷降低(即使短暂)易致猝死。

麻醉诱导的总原则是避免使用对心肌有明显抑制以及有明显血管扩张作用的药物。宜采用静脉诱导,但由于患者血液循环迟滞,诱导药物出现作用迟缓,因此诱导药应分次、缓慢注入,切不操之过急,术前血液循环状态极不稳定的患者,麻醉诱导可选用有交感兴奋作用的氯胺酮或者艾司氯胺酮,但肺动脉压力明显升高的患者慎用或禁用。麻醉诱导前应备好不同浓度的正性肌力药和缩血管药,对于极度衰竭的心脏,通常需要在诱导时泵注正性肌力药,以对抗麻醉药的心肌抑制和血管扩张作用。术前已经开始的机械辅助设备还需要继续使用。

诱导后切皮前常是低血压的易发阶段,此时应优化前负荷,并适当调整正性肌力和血管收缩药的剂量。心脏移植患者通常存在肺动脉高压,应避免缺氧、高碳酸血症和酸中毒等导致的肺血管收缩。

(四)麻醉管理

与其他心脏手术一样,麻醉维持需使用多种药物来完成,包括麻醉药、免疫抑制药、正性肌力药、血管活性药、抗生素、止血药和抗纤溶药等。

免疫抑制治疗是移植手术所特有,包括免疫诱导、维持治疗和急性排斥反应治疗。免疫诱导治疗的开始时间常在患者入手术室前后,目的是在移植早期排斥反应的高危期间达到高强度免疫抑制状态,目前常采用的方案包括:巴利昔单抗(IL-2受体阻滞药),成人20mg,在移植前2h给药;或者抗胸腺免疫球蛋白(适用于存在急性排斥反应高危因素的患者),成人一般75mg,移植前4h给药。在主动脉开放前,甲泼尼龙500mg,静脉一次给药。以巩固免疫治疗效果。

左心房及主动脉吻合完毕后,即可开放主动脉阻断钳,此时供心的冠状动脉恢复供血,心脏常能自主复跳。心脏复苏的原则与其他心脏手术相似。理想状况下,供心只需要低剂量的正性肌力药支持,供心功能不良的常见原因包括缺血时间长、存在冠状动脉病变、供心与受体大小不匹配、受体存在器质性肺动脉高压等。供心功能障碍时可能需要IABP或者VA-ECMO辅助治疗。

难以脱离体外循环的最常见原因是右心衰竭。术前存在器质性肺动脉高压、供心和受体心脏大小不匹配、肺动脉吻合时产生扭曲或转位、三尖瓣反流等,均可导致右心衰竭。

右心衰竭的治疗包括：①优化容量负荷；②保持窦性节律或使用房室顺序起搏，以维持心房心室同步；③正性肌力药物支持；④降低肺血管阻力；⑤使用血管收缩药改善右心室冠状动脉灌注；⑥机械辅助设备。

四、心脏移植术后的管理

心脏移植术后患者的近期处理主要是维护好循环功能和其他重要脏器功能，预防急性排斥反应等并发症的发生。

（一）术后早期并发症

术后早期并发症主要包括低心排血量综合征、感染和排斥反应。

术前伴有肺动脉高压；移植术后缺氧、酸中毒、心律失常及心脏压塞；供心保护不当、排斥反应等，都可导致低心排血量综合征。临床上表现为血压下降、心率增快、四肢厥冷、皮肤苍白、尿量减少或无尿。

感染是心脏移植术后患者主要死亡原因之一，可发生在术后的任何阶段。主要原因包括手术创伤大、术中需用 CPB、围术期大剂量应用免疫抑制药等。感染最常见的部位是呼吸系统，其次为血液、心内膜、皮肤、胃肠道等。严格无菌操作，预防性使用抗生素至关重要。

排斥反应早期可无任何症状及体征，晚期时出现心力衰竭。术前配型及规范使用免疫抑制治疗是预防的关键。

（二）免疫抑制药的使用

免疫抑制治疗包括免疫诱导、维持治疗和急性排斥反应治疗。免疫维持治疗目前推荐以钙神经素抑制药（CNI）为基础的三联免疫抑制治疗方案（CNI+MMF+Pred），这是心脏移植术后免疫治疗的标准方案，组分包括：① CNI，如环孢素或他克莫司；②淋巴细胞增殖抑制药，如吗替麦考酚酯（MMF）或硫唑嘌呤；③雷帕霉素靶蛋白（mTOR）抑制药，如西罗莫司或依维莫司；④皮质类固醇，如泼尼松或泼尼松龙。

发生有症状的急性排斥反应时，首选静脉大剂量皮质类固醇；当出现血流动力学不稳时，特别是在静脉使用皮质类固醇 12～24h 未见临床症状改善时，需加用抗胸腺细胞抗体进行溶细胞治疗；根据需要加用正性肌力药物及缩血管药物，以维持足够的心排血量和体循环血压，直至移植心脏功能恢复；同时预防性使用抗生素防止感染。

（缪长虹 郭克芳）

第八节 主动脉手术的麻醉管理

主动脉是始于主动脉瓣终止于髂动脉分支的大血管，从心脏的左心室发出，向上向右再向下略呈弓状，再沿脊柱向下行，在胸腔和腹腔内分出很多较小的动脉。主动脉可分为升主动脉、主动脉弓和降主动脉；其中降主动脉又以膈的主动脉裂孔为界，分为主动脉胸部（胸主动脉）和主动脉腹部（腹主动脉）。

主动脉既有运输血液的作用，又因其回缩的弹性而具有泵血的功能。主动脉壁有 3 层：内膜薄，为一层内皮细胞，与血液直接接触，因而最易受损，是动脉粥样硬化的病变部位；中膜较厚，占整个动脉壁厚度的 80%，主要由呈螺旋缠绕的弹力纤维构成，是动脉可拉伸的结构基础；外膜薄，由纤维结缔组织构成，并含有滋养血管，营养主动脉的中外膜。

主动脉手术创面广，累及的重要器官多，需暂时阻断血流导致其所支配的重要脏器缺血，血流动力学变化大，尤其是主动脉夹层或高危动脉瘤手术，围术期并发症的发生率和死亡率远高于其他手术。因此麻醉管理的关键包括如何维持重要器官的血流灌注、缺血期间重要脏器的保护、精准监测和处理远端器官缺血。经验丰富、警觉性高、技术全面过硬的麻醉医师和手术团队密切配合对整个围术期的成功起着非常重要的作用。

一、升主动脉手术麻醉管理

（一）手术适应证

急诊手术适应证：新发的主动脉夹层、主动脉瘤破裂或壁内血肿、升主动脉瘤直径 4～4.5cm 并伴有急性胸痛症状、主动脉根部扩张所致的充血性心力衰竭，或无论是急性主动脉窦扩张还是慢性主动脉夹层所致的窦管交界消失。

择期手术适应证：主动脉瘤最大直径＞5.5cm、直径扩张速度每年超过 1cm、特殊病因如马方综合征、慢性主动脉夹层主动脉直径＞4.5cm。

（二）手术方式

升主动脉手术以体外循环下的开放手术为主，病变仅限于升主动脉段的可行升主动脉人工血管置换术。若病变累及主动脉根部，则往往涉及主动脉窦部、冠状动脉和主动脉瓣等重要解剖结构，通常需要行主动脉根部重建术（表 33-6）。

表 33-6　主动脉根部重建的常用术式

手术名称	手术方式	适应证
Bentall 术	应用带瓣人工血管替代升主动脉根部和主动脉瓣膜，并移植左、右冠状动脉	主动脉瓣病变、主动脉根部明显扩张、双侧冠状动脉开口明显移位
Wheat 术	保留主动脉窦的主动脉瓣和升主动脉替换术	主动脉瓣病变、升主动脉明显扩张但主动脉窦无明显病变
David 术	保留主动脉瓣的主动脉根部替换术，并移植左、右冠状动脉	主动脉瓣功能良好，但主动脉根部明显扩张，双侧冠状动脉开口明显移位
Florida Sleeve 术	将人工血管用作主动脉塑形的限制材料，避免了主动脉瓣环及左、右冠状动脉开口与人工血管的吻合	主动脉瓣功能良好，但主动脉根部扩张

（三）麻醉管理

1. 术前评估　除一般情况评估外，术前重点对患者的神经系统、心血管系统、呼吸系统、泌尿系统功能进行评估，了解患者有无脑卒中或短暂脑缺血发作、颈动脉狭窄、缺血性心脏病、心包积液、肺部感染、阻塞性肺部疾病、吸烟、肾功能不全、慢性肾炎等病史；其次，明确患者并存疾病。

2. 麻醉管理　建立充足的静脉通路，建议选择大口径双腔中心静脉导管及粗大的外周静脉通路。常规有创血压监测，TEE 用于术中评估整体心室功能、指导液体治疗以及监测心肌缺血。体外循环期间监测核心体温和外周体温。麻醉诱导阶段注意血压的控制，应避免浅麻醉导致血流动力学剧烈波动。采取适宜的血液保护措施，以减少手术出血量及异体血输注量。维持有效循环血量及灌注压，避免使用肾毒性药物，采用多模式镇痛，术后尽早拔管。

二、主动脉弓手术麻醉管理

（一）手术适应证

急诊手术适应证：动脉瘤破裂，假性动脉瘤或急性 A 型主动脉夹层。

择期手术适应证：大于 6cm 的弓部动脉瘤，迅速增长（每年超过 1cm）的囊状动脉瘤或伴有疼痛或声音嘶哑症状。

（二）手术方式

主动脉弓手术是最为复杂的手术，涉及主动脉弓部血管、头臂干、左颈总动脉与左锁骨下动脉，需经深低温停循环（deep hypothermia circulatory arrest，DHCA）、脑灌注等过程。手术方式包括开放手术及杂交手术，开放手术即开胸主动脉弓部重建，杂交手术则是将外科开放手术与腔内修复技术相融合的 Debranch Hybrid 手术（图 33-5）。

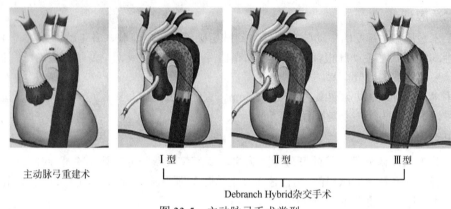

主动脉弓重建术　　Ⅰ型　　Ⅱ型　　Ⅲ型

Debranch Hybrid杂交手术

图 33-5　主动脉弓手术类型

（三）麻醉管理

1. 术前评估　基本原则同升主动脉手术患者的术前评估。主动脉弓部手术患者可能因头臂干、左颈总动脉、左锁骨下动脉受累而出现相应症状。急性 A 型主动脉夹层患者往往因夹层进展而累及主动脉弓，可出现增加风险的并发症包括心脏压塞、急性重要脏器灌注不良、急性重度主动脉瓣关闭不全、凝血功能障碍等，需特别关注夹层征象及疾病进展情况。

2. 术前准备　对于确诊为急性 A 型主动脉夹层的患者，应积极行术前准备。治疗原则为对低血压患者进行复苏，对高血压患者进行心率和血压的控制以预防夹层进展和破裂。心率控制可降低动脉血管壁应力，以降低破裂的风险，可使用 β 受体阻滞药（如艾司洛尔、拉贝洛尔）或钙通道阻滞药，但需注意保持最低有效器官灌注压。术前有效镇痛（推荐阿片类药物）也有助于降低夹层破裂的风险。

3. 麻醉管理　无论是开放手术还是杂交手术，主动脉弓手术的麻醉管理目标均为维持血流动力学稳定，避免增加动脉瘤或夹层进展、破裂风险的任何因素，以及维护重要脏器功能。

（1）开放手术：主动脉弓开放手术出血量大，术前必须建立充足的静脉通路，包括留置大口径的中心静脉通路和外周静脉通路。动脉穿刺进行有创血压监测。主动脉弓病变可能影响头臂干与左锁骨下动脉，因此除桡动脉置管外，通常需要下肢动脉置管同步压力监测。TEE 监测及至少两个不同部位的温度监测。术后神经功能障碍的高风险患者要求监测 BIS 和脑氧饱和度。诱导插管过程中需要严格控制患者血压和心肌收缩力，避免高血压及血压剧烈波动。部分主动脉夹层患者可能存在心包积血，可适当使用正性肌力药物与血管活性药物，以免出现循环衰竭。

主动脉弓部手术须采用脑保护措施，包括低温、选择性脑灌注以及药物等。近年来提倡在停循环时将全身温度保持在 21～25℃ 的中度低温停循环（moderate hypothermia circulation arrest，MHCA）的方法。停循环期间脑灌注也是脑保护的重要措施之一。脑灌注分为逆行脑灌注（静脉逆行）和顺行脑灌注（动脉顺行），顺行脑灌注因符合生理状态、可利用脑血流自动调节功能，目前临床中更常用。一般单侧脑灌注即可，但若不确定 Willis 动脉环是否完整、脑灌注时单侧脑氧下降明显，或对于高龄、右侧椎动脉狭窄、严重动脉硬化、脑缺血病史的患者，则选择双侧灌注。

血液保护措施、镇痛、术后苏醒原则同升主动脉手术麻醉管理。

（2）杂交手术：杂交手术的麻醉管理结合了开放手术与全腔内修复术的要点，但更接近于开放手术。杂交手术更多用于术前合并症多的老年患者及不能耐受低温停循环开放手术的患者，因此术前需要更加仔细地评估患者状况，并充分了解手术方式。术中监测同开放手术。非体外循环下升主动脉-弓上血管旁路移植术，头臂干、左颈内动脉阻断吻合阶段，建议将血压维持在外科可接受的正常值高限，避免低血压。Hybrid Ⅲ型 Debranch 手术需要深低温停循环，应注意脑保护。主动脉支架置放期间可使用药物进行控制性降压，将平均动脉压降至 60mmHg 左右以减少支架移位的风险。术中大量使用造影剂可能引起肾损伤，应避免使用人工胶体与肾毒性药物，建议使用预防性水化方案和碳酸氢钠碱化尿液。

三、胸部降主动脉和腹主动脉手术麻醉管理

（一）主动脉瘤

有多种病因可导致主动脉瘤，其自然病程是进行性扩张，扩张速度取决于动脉瘤的位置及基础病因。

胸部降主动脉瘤是指瘤体范围仅限于胸降主动脉，根据胸降主动脉的三段来分类：A 型包括近端的 1/3，B 型包括中间的 1/3，C 型包括远端的 1/3。如果病变范围超过 1/3 则根据病变累积的范围分类，例如，动脉瘤累计近端的 2/3，则为 AB 型。

胸腹主动脉瘤最常用的是 Crawford 分类法（图 33-6）。Ⅰ型胸腹主动脉瘤（TAAA）从左锁骨下动脉起始，下行至肾动脉上的膈肌水平为止；Ⅱ型 TAAA 的范围包括整个胸降主动脉、穿过膈肌累及腹主动脉直至髂动脉分叉处；Ⅲ型 TAAA 始于胸降主动脉远端，穿过膈肌累及腹主动脉直至髂动脉分叉处；Ⅳ型 TAAA 仅累及全部腹主动脉。Crawford 分类法有助于评估手术风险和指导围术期管理，Ⅰ型和Ⅱ型的 TAAA 发生率更高，手术死亡率和并发症发生率也更高。

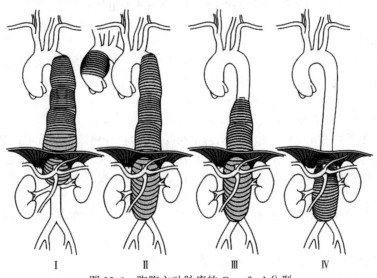

图 33-6 胸腹主动脉瘤的 Crawford 分型

（二）主动脉夹层

主动脉夹层是由于主动脉内膜撕裂，主动脉内的血液在搏动的压力下进入病变的主动脉中层所致。血液可能不进入真正的主动脉腔而撕裂主动脉壁形成了假腔。主动脉夹层可能仅局限于内膜撕裂口，也可能向近端、远端延伸，还可能累及主动脉分支血管引起分支血管堵塞，或者内膜剪切分支血管开口，形成多个穿通开口。变薄的主动脉壁经常导致急性主动脉扩张，甚至主动脉破裂、心脏压塞、大出血。

目前有两大主动脉夹层解剖学分类，分别是 Standford 法和 DeBakey 法。Standford 法更常用，

累及升主动脉的夹层为 A 型（也可能累及主动脉弓或降主动脉），不考虑初始内膜撕裂位置，其他所有的主动脉夹层均为 B 型。DeBakey 法是以初始内膜撕裂位置为依据，DeBakey Ⅰ 型起源于升主动脉并至少蔓延至主动脉弓；Ⅱ 型起源并局限于升主动脉；Ⅲ 型起源于降主动脉，并向近端或远端蔓延，但不超过左锁骨下动脉。Ⅲ 型进一步分为 Ⅲ A 型：内膜撕裂源于降主动脉，累及范围在膈肌以上；Ⅲ B 型：内膜撕裂源于降主动脉，累及范围在膈肌以下（图 33-7）。

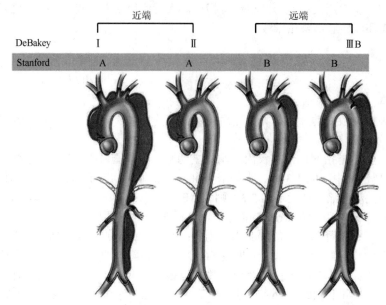

图 33-7　主动脉夹层的 Standford 和 DeBakey 分型

（三）主动脉缩窄

主动脉缩窄（coarctation of aorta，CoA）是降主动脉的狭窄，通常位于动脉导管（PDA）与主动脉的连接处，恰好为左锁骨下动脉发出部位的远端。该缺陷往往导致左心室压力超负荷。绝大多数为先天性，占所有先天性心脏缺陷的 4%～6%，男性比女性更常见，小儿患者常伴有复杂性先天性心脏病，成人患者中最常合并二叶式主动脉瓣畸形。

主动脉缩窄在子宫内并不会引起血流动力学问题，因为心输出量的 2/3 通过 PDA 流入胸降主动脉，绕过了主动脉的缩窄部位。出生后，当 PDA 和卵圆孔开始关闭时，必须经过主动脉狭窄段到达下肢的心输出量稳步增加。随着这些变化，血流动力学改变从轻微的收缩期高血压到严重的心力衰竭和肺动脉高压不等。机体会出现几种代偿机制以克服左心室流出道梗阻，包括左心室肥大以维持正常的收缩功能和射血分数、建立侧支循环（肋间血管、胸廓内血管和肩胛血管）绕过狭窄病变处。

（四）胸部降主动脉和腹主动脉的外科治疗

主动脉瘤通常无症状，只是在偶然的情况下发现，但出现症状或存在动脉瘤相关并发症（如主动脉夹层、主动脉破裂）的患者应接受外科手术治疗。对无症状主动脉瘤的保守治疗旨在减轻对主动脉的压力并限制主动脉的进一步扩张，患者需要接受持续动脉瘤监测，当瘤体直径＞5.5cm，或瘤体快速扩张，每年扩张速度大于等于 5mm 时应行外科修复。

急性 A 型主动脉夹层是外科急症，患者极有可能迅速发生危及生命的并发症，例如急性主动脉瓣关闭不全、心脏压塞、心肌梗死和夹层破裂。B 型主动脉夹层根据血流动力学是否稳定可以选择开放式手术、腔内治疗或者是内科治疗。

诊断为主动脉缩窄的成人，典型起病体征为高血压。主动脉缩窄诊断后应进行外科修复，包括球囊血管成形术、支架植入或开放手术。

胸部降主动脉和腹主动脉的手术可采用开放性修复术、腔内修复术或两者结合修复（混合修复术）。

四、麻 醉 管 理

（一）麻醉前评估

从患者和手术两方面评估风险。主动脉手术可能出现缺血和栓塞性并发症、大量失血以及手术时间长，因此围术期并发症发生率和死亡率较高。

1. 手术方面 首先要了解手术是急诊、限期还是择期；其次，疾病的诊断也非常重要，因为疾病的解剖学范围和患者状况直接决定了麻醉方法和手术方法，有助于麻醉医师预防围术期风险及并发症的发生，胸腹主动脉开放性修复手术后，脊髓缺血的风险为 $1\%\sim6\%$，胸主动脉病变的部位、范围及对脊髓血供的影响是决定术后脊髓是否缺血的风险因素。

2. 患者方面 系统评估主动脉手术患者的各个系统状况以及对麻醉和手术的耐受力，并制订对重要器官的保护措施。

（1）心血管系统：主动脉血管病患者在围术期发生心肌梗死或死亡的风险较高，需了解患者是否存在全身动脉粥样硬化性疾病和冠状动脉疾病。脑卒中的风险也很高，因在主动脉手术操作过程中主动脉粥样硬化物碎片可能进入脑循环形成栓塞，所以术前应评估是否患脑血管疾病。了解患者术前的基础血压，术中低血压可加重缺血性或栓塞性脑损伤，因此手术期间需要维持平均动脉压达到 $80\sim100mmHg$，以保证脑灌注并确保脊髓灌注压 $\geqslant70mmHg$。

（2）呼吸系统：许多患者目前或既往吸烟，并伴有 COPD，会增加术后肺部并发症的发生率。

（3）肾功能：术前血清肌酐水平升高是胸腹主动脉术后肾功能障碍的风险因素。术中主动脉横断钳闭时间长、动脉粥样硬化物碎片致肾动脉栓塞、血流动力学不稳定、失血和脱水均可能引起或加重肾功能障碍。

（二）手术前治疗用药

手术前治疗用药依照患者伴随疾病的状况，与常规手术相同。

1. 心血管药物 术前一天停用血管紧张素转换酶抑制药和血管紧张素Ⅱ受体阻滞药以减少围术期低血压的风险；接受他汀类药物、β受体阻滞药和阿司匹林的患者可继续使用。

2. 降血糖药 所有口服降血糖药在手术前晚应停止使用，以防止低血糖；二甲双胍术前一天应停止使用，以避免潜在的因血容量不足和使用碘造影剂所致的严重乳酸中毒；使用胰岛素的患者，手术当日应停用或在严密监测血糖下由医务人员给予。

3. 各类抗凝和抗血小板药物 应在术前根据药理特性停用一段时间，直到凝血和血小板功能恢复正常，以便鞘内安全置管。如果患者必须接受抗凝治疗，应用低分子肝素桥接，于术前停止使用。

4. 抗生素 在推荐的时间范围内使用特定的预防性抗生素，以降低感染风险。

（三）开放性手术的麻醉监测

麻醉监测包括标准监测和特殊监测。

1. 标准监测 所有患者均要接受标准的无创监测，包括 5 导联心电图、脉搏血氧测定、间断无创袖带血压监测。麻醉诱导后插入尿管以监测尿量、鼻咽和膀胱温度监测。

2. 心血管监测

（1）近端和远端动脉血压：为持续监测动脉血压，需要穿刺 2 根动脉导管：一根置于右桡动脉以监测近端血压，通常在麻醉诱导前完成；另一根通常在麻醉诱导后放置于股动脉，以监测远端血压。

（2）中心静脉压：因为胸腹主动脉手术过程中可能导致灾难性的大出血和心血管虚脱，所以需要在颈内静脉置入 1 根双腔中心静脉导管，既可输注液体、血液和血管活性药物，也可以动态监测中心静脉压作为血管内容量状态的补充指标。

（3）肺动脉压：如果患者有症状性心力衰竭或肺动脉高压病史，则可以置入肺动脉导管，以便于监测肺动脉压、核心体温并有助于心功能管理，但近年来部分功能逐渐被脉搏轮廓动脉压波形分析连续心排血量监测技术如连续心输出量监测（pulse indicator continuous cardiac output，PICCO）所替代。

（4）TEE：可评估患者的心脏功能和容量状态，尤其是主动脉钳闭及松开钳闭时。主动脉钳闭会导致左心室后负荷急剧增加，从而引起心肌缺血和（或）左心室衰竭。节段性室壁运动异常可提示主动脉钳闭后心肌缺血进行性加重，此时可以选择 Gott 分流或部分左心转流的方式来减轻心脏的后负荷或前负荷。此外 TEE 也有助于发现主动脉病变，如是否吻合口漏、血栓栓塞、空气栓塞，以及由插管或钳闭引起的主动脉夹层。

3. 脊髓缺血相关的神经监测　主动脉手术期间，监测运动诱发电位（motor evoked potential，MEP）和躯体感觉诱发电位（somatosensory evoked potential，SEP）可持续评估脊髓功能，以便于判断是否脊髓缺血并及时启动干预措施，从而避免不可逆的损伤。

4. 脑脊液压力监测与引流　对于下肢轻瘫 / 截瘫风险较高的患者（如既往行主动脉手术、支架植入术或长节段主动脉覆盖），应监测其脑脊液压力，并在出现脊髓缺血迹象时，通过引流降低脑脊液压力并改善脊髓灌注压（spinal cord perfusion pressure，SCPP）。

5. 脑氧饱和度监测　采用近红外光谱监测脑氧饱和度可发现单侧或双侧脑灌注不足。脑氧饱和度较基线下降的标准并无定论，一般认为下降超过 15%～20%，有临床意义。单侧脑氧去饱和可能提示脑血流局部中断（如新发动脉夹层），应立即通知外科医师。双侧脑氧饱和度较基线下降，可以通过提高 MAP、增加吸入氧浓度、输注红细胞提高血液携氧能力等方法来增加脑氧供。

6. 其他　主动脉开放性手术中的即时检测包括动脉血气分析和 pH 值、血红蛋白、电解质、血糖以及使用肝素抗凝后的活化凝血时间（activated clotting time，ACT）。在大量出血时应该选择血栓弹力图（TEG）或旋转式血栓弹力（ROTEM）监测凝血功能。

（四）开放性手术的麻醉管理

开放性手术一般选择全麻。根据手术范围和患者凝血功能选择是否复合硬膜外阻滞。

1. 全麻诱导与气道管理　由于麻醉药物和气管插管的作用，需要仔细监测血流动力学变化，选择恰当的血管活性药物，停用正在使用的扩血管药物，麻醉选择对循环抑制作用较小的药物，如依托咪酯或苯二氮䓬类，力求诱导和麻醉维持过程中血液循环平稳，血压不发生大幅度的波动，将心肌缺血的风险降至最低。如手术需要横断钳闭膈上主动脉时，可置入双腔气管导管或支气管阻塞器以实现单肺通气。

2. 麻醉维持

（1）麻醉方式：如需监测 SEP 和 MEP 需采用全凭静脉麻醉技术，或选用＜0.5MAC 的挥发性吸入麻醉药的复合麻醉技术，避免使用肌松药和 N_2O，确保高质量的监测信号。

（2）血液回收和输血：术中采用血液回收系统，配合有加温功能的快速输液装置，自体输血技术可以尽量降低输注异体血的需求。

3. 主动脉阻断期间的麻醉管理

（1）近端血压控制：主动脉阻断期间，会发生急剧的血流动力学变化。钳闭主动脉后，近端主动脉压力骤然增加，同时伴随前负荷的增加，这是由于主动脉阻断后远端静脉内的血容量重新分布所致。主动脉阻断引起的后负荷、前负荷和心肌收缩力的增加可能导致心肌氧耗量增加，心肌缺血。尼卡地平、硝酸甘油、硝普钠和（或）挥发性吸入麻醉药可用于降低主动脉阻断所致的急性后负荷增加。艾司洛尔能降低主动脉阻断期间的心输出量、增加心室充盈压力。随着主动脉阻断时间的延长，近端血压将逐渐下降。此时应注意鉴别血压下降的原因：低血容量、心肌抑制、部分转流量过大等。治疗包括纠正低血容量、酸中毒、低钙血症和合理使用血管活性药物，如去甲肾上腺素和去氧肾上腺素，将 MAP 维持在 80～100mmHg。

（2）脊髓保护：围术期脊髓缺血处理流程图见图33-8。

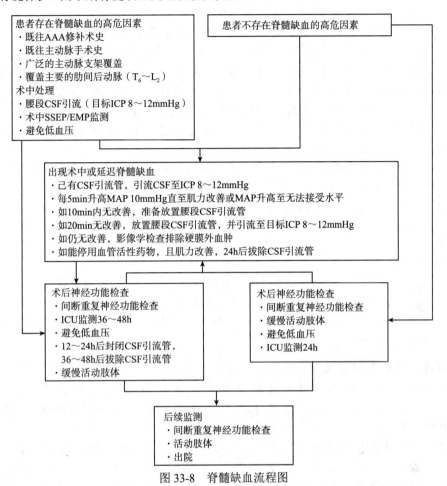

图 33-8　脊髓缺血流程图

1）脊髓保护的策略：在主动脉手术期间，防治脊髓缺血的具体方式包括手术策略和麻醉措施。如果 MEP 和（或）SEP 监测期间观察到了脊髓缺血性改变，麻醉医师、外科医师和神经监测团队应尽快协作确认、明确病因并及时启动干预措施。

2）手术策略包括部分左心转流、全身性低体温（34℃），以及选择性灌注节段性肋间动脉、腰动脉和再植胸段肋间动脉。

3）麻醉措施

A. 增加脊髓灌注压：通过血管活性药物或液体输注使 MAP＞80mmHg，从而维持充分的脊髓灌注。术前长期高血压的患者需要维持更高的 MAP，如将 MAP 增高至 90mmHg 以上。

B. 脑脊液引流：横断钳闭胸主动脉会导致 MAP 明显升高，同时导致脑脊液生成增加及脑脊液压力和颅内压（intracranial pressure，ICP）增高。因此需要引流脑脊液，降低脑脊液压力，使其维持在 8～12mmHg，以确保 SCPP＞70mmHg，SCPP=MAP−CSF。维持较高的 SCPP 是为了确保血流经过椎管内的侧支小血管网，其与主要的脊髓前、后动脉以及椎旁组织、椎旁肌肉和下腹的血管相通，这些血管之间的连接处会根据各血管床的相对压力不断开合以维持血流代偿。

C. 改善氧供：除充足血供外，还需具备最佳氧供才能预防脊髓缺血。这有赖于维持心输出量和最佳的全身氧含量，包括维持正常至较高的氧饱和度和动脉血氧分压，以及血红蛋白水平（＞80g/L）。

D. 脊髓局部降温：在主动脉阻断期间全身低温有脊髓保护作用，但全身体温过低也会导致凝血功能异常、血小板消耗和心动过缓等不良反应。通过硬膜外腔灌注冷盐水进行选择性降温至25℃，也是 TAAA 修补术中脊髓保护的方法之一。新型的硬膜外腔对流闭合 U 形回路管道通过循环注射冰生理盐水来冷却脊髓，预防脊髓缺血效果更佳。

E. 药物保护：大剂量的糖皮质激素、甘露醇、鞘内注射罂粟碱和麻醉药物丙泊酚、巴比妥类药物可能具有神经保护作用。其他药物如利多卡因、纳洛酮和硫酸镁对神经保护作用也有报道。

（3）肾和内脏保护：胸降主动脉和胸腹主动脉手术期间，应尽量缩短缺血时间，保证血管内容量、心输出量和器官灌注压，部分左心转流和（或）全身性低体温可预防或尽可能减少肾、肠系膜以及脊髓的缺血性损伤。此外还可以采用冷晶体溶液或血液选择性灌注肾动脉和内脏动脉。术前扩容、术中使用甘露醇也可作为保护肾的方法。现已证明在远端主动脉灌注期间保证双下肢灌注可以减轻横纹肌溶解症，有明显的肾功能保护作用。

4. 主动脉钳闭开放时的管理 主动脉钳闭开放可导致外周血管阻力骤降和低血压，这是再灌注综合征所致，与心肌收缩力及前负荷下降、代谢性酸中毒等有关。长时间钳闭主动脉后，低血压可能较严重，特别是在肾动脉或腹腔干以上水平进行主动脉钳闭时。此外，代谢性酸中毒及肌肉缺血可导致高钾血症、恶性心律失常，甚至心搏骤停。在钳闭末期增加血管内容量，开放时使用缩血管药物和（或）正性肌力药物、纠正代谢性酸中毒，以及逐步开放主动脉钳闭等方式均可减轻上述影响。

5. 凝血病的预防和治疗 预防性使用抗纤溶药物（氨甲环酸），可以降低围术期出血。对于有心肌或其他器官缺血证据的患者，围术期应维持血红蛋白＞8g/dl。根据凝血功能（TEG 或 RO-TEM）可针对性地选择新鲜冰冻血浆、凝血酶原复合物、纤维蛋白原、冷沉淀、Ⅶ因子和血小板或抗纤溶治疗等纠正凝血功能紊乱。

（五）开放性手术的术后管理

1. 麻醉苏醒 手术结束时，大多数患者可能因以下情况无法拔管：低体温＜35.5℃，以及血流动力学不稳定、凝血病、未纠正的低氧血症、高碳酸血症或酸中毒。应维持全身麻醉状态直到进入重症监护室后数小时，然后进行可控性苏醒。

2. 迟发性下肢轻瘫/截瘫的处理 术后需要持续监测患者的神经功能、MAP、脑脊液压力和体温。脊髓缺血所致下肢轻瘫/截瘫可在术后数小时至数日出现，术后应每小时检测下肢运动肌肌力，并及时进行处理，如引流脑脊液，需降低 ICP 至 8～12mmHg，升高 MAP，并保证氧供。如果术后没有发生下肢轻瘫/截瘫，可先封闭鞘内导管 12～24h，并在封闭后 24h 移除导管。术后应避免体温，因为即使全身体温小幅升高也可能加重缺血性神经损伤。

3. 术后疼痛管理 胸腹主动脉开放性修复术患者的胸部或胸腹部切口较大、术后疼痛显著，可采用患者自控静脉镇痛（patient-controlled intravenous analgesia，PCIA），通常使用强效阿片类药物，如舒芬太尼。胸段椎旁神经阻滞可安全、有效地补充镇痛，同时能降低胸主动脉开放修复术后重插管和肺炎的发生率，还可以提高血流动力学的稳定性。胸段硬膜外镇痛应选择低浓度的局麻药，以不影响术后下肢运动功能评估为准。

（六）腔内修复术的麻醉管理

主动脉腔内修复术（endovascular aortic repair，EVAR）已经成为胸主动脉和腹主动脉疾病的标准治疗方法。EVAR 不需要胸腔内或腹腔内暴露主动脉，也不需要主动脉横断钳闭，因此围术期并发症的发生率和死亡率都低于开放性手术。EVAR 的血管通路为经皮穿刺或者经皮小切口建立的股动脉通路。一般采用的麻醉方法有以下 3 种：全身麻醉、椎管内麻醉或 MAC 下的局部麻醉。

1. 麻醉目标 协助患者舒适安静地平卧 1～3h；确保充分地补液以降低造影剂肾病的风险；抗凝的处理（开始、监测和逆转）；连续血细胞比容监测；严格控制血压，在腔内装置植入时使用药物降低平均动脉压；保温。

2. 麻醉选择 EVAR 可在局部麻醉、椎管内麻醉或全身麻醉下安全实行。有观察性研究结果显示，局部麻醉或椎管内麻醉的效果至少与全身麻醉相当，而且在住院时间和并发症方面具有一些优势。手术医师需要使患者在其努力放置植入物时保持不动。对于特别紧张的患者及不能配合或者不能平躺（如心力衰竭或背痛）的患者，全身麻醉或许更可取。

3. 麻醉性监护下的局部麻醉　EVAR 的股动脉或髂动脉入路可通过局麻药浸润皮肤来完成，通常辅以髂腹股沟神经和髂腹下神经阻滞。MAC 时，麻醉医师通常使用短效药物（如咪达唑仑、阿片类药物、小剂量丙泊酚或右美托咪定）进行镇静、镇痛和抗焦虑，同时使患者可快速恢复，但需警惕气道梗阻、低氧血症或误吸的发生。

4. 椎管内麻醉　包括单次脊麻、连续脊麻或硬膜外麻醉。目标是在 $T_6 \sim L_3$ 皮区水平提供连续 $3 \sim 4h$ 的椎管内麻醉。应及时处理椎管内麻醉所致的低血压，此外"轻度"镇静、镇痛和抗焦虑也可以用于椎管内麻醉的补充。

5. 全身麻醉　全麻诱导和维持期间的主要目标是避免血压剧烈波动，围术期都要按需使用血管活性药物来控制血压。麻醉诱导采用短效药物，如依托咪酯或丙泊酚，缓慢注射并逐步调整剂量至起效。短效阿片类药物如芬太尼、瑞芬太尼和（或）利多卡因，可减轻气管插管时交感神经刺激引起的高血压和心动过速反应。麻醉维持可选择挥发性麻醉药或全凭静脉麻醉来实现，目标是维持血流动力学稳定，同时避免干扰神经监测。全麻苏醒时按需使用肌松拮抗药，严密监测血流动力学变化，使用短效 β 受体阻滞药和（或）血管扩张药（如艾司洛尔、尼卡地平或硝普钠）以减弱在唤醒和拔管时血流动力学的波动。

6. 液体管理　在使用造影剂之前及之后持续数小时，通过补充等张晶体溶液维持充分的血管内容量状态，可降低造影剂肾病（contrast-induced nephropathy，CIN）的风险。如果患者可以耐受，轻度血容量过多（约 500ml 液体正平衡）可能有益。

7. 血压管理　为了最大限度地减少因高血压导致的动脉瘤破裂，因低血压所致的心肌缺血、脑供血不足和肾功能不全发生，术中需全程控制血压。收缩压和平均动脉压的变化通常维持在其基础血压的 20% 以内。支架植入时需要降低平均动脉压，以降低支架向远端移动的风险，同时停止麻醉患者的通气或嘱清醒患者屏住呼吸。

8. 脊髓缺血的处理　未曾行胸主动脉修复的患者在择期腹主动脉 EVAR 中的脊髓缺血风险很低，因此 CSF 引流很少用于腹主动脉 EVAR。行胸主动脉 EVAR 的患者也罕见脊髓缺血。然而如果覆盖的主动脉超过 20cm 和（或）曾行腹主动脉修复术，则应考虑进行 CSF 引流。脊髓缺血的风险在 Adamkiewicz 动脉被阻断时最大，因为脊髓前动脉下 1/3 段的供血大多来自该动脉。

9. 抗凝处理　支架植入前开始全身抗凝，通常采用静脉用肝素 $5000 \sim 8000U$。目标是 ACT > 200s。支架植入后逆转抗凝作用并复查 ACT。

第九节　颈动脉手术的麻醉

左颈总动脉起源于主动脉弓，而右颈总动脉起源于头臂干。颈总动脉通常在甲状软骨上缘水平分为颈内动脉和颈外动脉。迷走神经大多走行于颈总动脉后方。颈外动脉有多根分支为面部和头皮供血，并为大脑提供侧支循环。颈动脉窦压力感受器是对牵张敏感的机械感受器，位于颈内动脉起始处的动脉外膜内，由舌咽神经的 Hering 窦神经分支支配，能对血压改变产生反应，低血压时，神经纤维通过中枢作用机制降低放电频率，刺激交感神经系统，同时抑制副交感神经系统。

一、颈动脉狭窄的手术治疗

颈动脉狭窄的治疗尚存争议，强化内科治疗（他汀类药物、抗血小板药物、治疗高血压和糖尿病，以及倡导健康的生活方式）适用于大多数患者，颈动脉血运重建仅用于脑卒中风险特别高的患者。部分血管外科医师推荐 < 80% 的狭窄进行内科治疗，但当预期寿命 > 5 年且狭窄 > 80% 时，推荐血运重建。

最佳的颈动脉血运重建手术是颈动脉内膜切除术（carotid endarterectomy，CEA）还是颈动脉支架术（carotid artery stenting，CAS），目前仍有争议。

二、颈动脉狭窄手术的麻醉

（一）麻醉前评估

麻醉前评估的关键内容是优化患者的心脏状况。大多数接受颈动脉干预的患者同时存在冠状动脉粥样硬化，并且因心肌缺血而使围术期并发症风险增加。术前均应常规进行 12 导联心电图检查。对于存在重度或不稳定型心脏病的患者，需要请心内科医师进一步会诊。

（二）手术前治疗用药

1. 术前已经使用他汀类药物和 β 受体阻滞药的患者，应继续用药。

2. 推荐在 CEA 和 CAS 前使用阿司匹林和（或）氯吡格雷。

（三）麻醉管理

1. 麻醉方法的选择 颈动脉血运重建可以在全身麻醉或局部 / 区域麻醉下实施。CAS 的大多数操作都是对动脉穿刺部位进行局麻后进行。CEA 的麻醉团队需同时精通这两种麻醉技术，以便于满足外科团队的偏好、患者本身的原因和术中紧急更换为全身麻醉或紧急放置分流管。

不论采用哪一种麻醉技术，颈动脉血运重建最重要的麻醉目标是避免在整个手术过程中血压和心率的大幅波动，确保手术结束后患者能迅速清醒，并能完全配合针对早期脑卒中检测的神经系统检查。

2. 全身麻醉技术 应选择短效麻醉药物，以便快速苏醒和迅速清醒，从而配合神经系统检查。

（1）诱导：使用丙泊酚或依托咪酯等短效药物进行麻醉诱导，缓慢注射并根据效果调整剂量。加用低剂量短效阿片类物质或利多卡因可减弱气管插管期间交感神经刺激引起的高血压和心动过速反应。

（2）维持：使用挥发性麻醉药或静脉麻醉药来实现麻醉维持，如果进行神经监测，则挥发性麻醉药的剂量＜0.5MAC，以免干扰脑监测的信号。

（3）气道管理：由于 CEA 和 CAS 手术过程中建立气道受限，一般优先选择气管插管，但也有一些单位有采用喉罩的经验。气管内插管可确保整个手术期间气道通畅，并且能够可靠地控制机械通气，但在插管和拔管的过程中，需要严格控制麻醉深度，避免高血压、心动过速、呛咳所致的缝线断裂、颈动脉血肿等不良后果。喉罩相较于气管内插管，在麻醉诱导和苏醒期间较少引起血流动力学不稳定，但术中移位的可能性大。

（4）通气管理：全身麻醉期间应维持正常的动脉血二氧化碳水平。既要避免高碳酸血症，也要避免低碳酸血症。

3. 局部 / 区域麻醉技术 实施局部 / 区域麻醉时可联合或不联合神经阻滞，最常用的神经阻滞技术是颈浅丛和（或）颈深丛阻滞。应注意颈深神经丛阻滞可能引起的一些并发症，如蛛网膜下腔注射、霍纳综合征（Horner 综合征），以及膈神经、喉返神经和迷走神经阻滞。

4. 神经系统监测 应全程监测是否脑缺氧并迅速治疗，尽量减少颈动脉手术相关的脑损伤。清醒患者的神经系统检查：在开始手术时进行基线评估，随后在颈动脉暴露期间每 10～15min 复1 次，在即将钳闭颈动脉前评估 1 次，并在钳闭颈动脉期间持续评估。评估内容包括患者回答简单问题；握紧医护人员的手或发声玩具，以判断患者手的握力。当出现躁动、言语不清、定向障碍和肢体无力时则提示可能存在脑缺血，需要置入分流管。

全身麻醉患者的神经系统检查：可选择脑电图、脑灌注监测和脑氧饱和度监测。

5. 血流动力学监测和管理 应持续进行心电图监测，以检测心律失常和（或）心肌缺血。应使用有创血压监测来实时监测血压的变化。CEA 术中，剥离颈动脉期间操作颈动脉窦时可能引起血压及心率变化。颈动脉阻断可造成脑栓塞，引起同侧脑缺血，因此在横断钳闭颈动脉期间，应将收缩压（或平均动脉压）维持在患者基线血压以上 20%，以优化侧支循环脑灌注。

6. 抗凝管理　推荐在 CEA 或 CAS 期间进行抗凝。CEA 期间，钳闭颈动脉之前应静脉注射肝素，ACT 目标值为 200～250s，完成 CEA 后用鱼精蛋白逆转肝素作用。CAS 期间，通常在导丝进入颈动脉前给予肝素，以防血栓形成，ACT 维持在 250～300s，CAS 术后不用逆转肝素作用。

7. 术后管理　因 CEA 或 CAS 导致压力感受器功能受损，术后可能引起血压和心率持续不稳定，需要持续进行有创血压监测，术后脑自动调节功能可能被破坏，因此术后高血压可能会导致脑血流量异常增加，使得严格控制术后高血压非常重要，否则易发生脑高灌注综合征，这种综合征的特征为脑水肿、瘀斑性或明确的脑内出血以及癫痫发作。

第十节　髂动脉手术的麻醉

髂动脉是髂总动脉、髂内动脉和髂外动脉的总称。髂动脉常见疾病有 3 类：髂动脉闭塞、髂动脉瘤和髂动脉夹层。

髂动脉疾病的手术治疗和麻醉

当髂动脉疾病存在手术指征时，可采用开放性手术或血管腔内技术，修复方法的选择取决于临床表现、血管病变程度以及患者的共存疾病。与开放手术相比，血管腔内修复术的优势包括避免了与盆腔切开相关的并发症（损伤交感神经、副交感神经和淋巴管）、降低了围术期并发症的发生率；缺点包括使用造影剂和终身影像学监测、增加了肾功能障碍和放射相关后遗症的风险。

髂动脉开放性手术修复须在全身麻醉下进行，采取腹中线或腹膜后入路，动脉瘤切除和（或）植入腹主动脉-双侧髂动脉或腹主动脉-双侧股动脉人工血管进行处理，近端人工血管的起始位置应略低于肾动脉。髂动脉手术中动脉阻断位置低，循环波动较小，对器官灌注的影响也较小，但长时间阻断所致的下肢缺血再通后仍可能发生再灌注综合征。手术过程中应持续监测心电图，以检测心律失常和（或）心肌缺血。使用有创血压监测来实时监测血压变化，以快速发现并治疗高血压或低血压，并在髂动脉阻断期间和开放后间断行血气分析，以维持电解质和酸碱平衡。

髂动脉血管腔内修复术可在局部麻醉和镇静的情况下完成，但如果发生技术性并发症且无法通过血管腔内方式处理时，可能需要转为开放性手术。

（缪长虹　周　荻）

思　考　题

1. 快通道麻醉与 ERAS 的理念有何不同？
2. 微创心脏手术行单肺通气时容易发生低氧血症的原因有哪些？
3. 23 岁患者，诊断为室间隔缺损，重度肺动脉高压，拟行室间隔缺损修补术，术前评估及麻醉管理应注意哪些事项？
4. 为实现多模式镇痛，心脏手术可以使用的区域阻滞技术有哪些，各有什么优缺点？

知 识 拓 展

伴随着 ERAS 理念的发展，近年来，心血管手术逐步向着微创化的方向发展，经肋间切口、胸骨部分切开以及经导管的心脏手术适应证不断扩大，主动脉夹层患者的杂交手术和腔内修复手术也在不断发展。围术期的 ERACS 理念与策略旨在将手术产生的生理干扰降至最低，以降低术后并发症、改善患者体验，促使患者早日康复。从事心血管手术麻醉的医师应熟知手术方式的改进、新术式的麻醉管理要点以及 ERACS 的理念与策略，配合微创手术进行单肺通气及肺保护、协助经外周血管通路建立体外循环、做好多模式镇痛及快速康复。

推 荐 阅 读

HAGE A, GIAMBRUNO V, JONES P, et al. 2019. Hybrid coronary revascularization versus off-pump coronary artery bypass grafting: comparative effectiveness analysis with long-term follow-up[J]. J Am Heart Assoc, 8(24): e14204.

HENSLEY N, CHENG A, SHAH A, et al. 2018. Chapter 3-cardiac electrophysiology: diagnosis and treatment[M]: KAPLAN J A. Kaplan's Essentials of Cardiac Anesthesia(Second Edition). Philadelphia: Elsevier, 40-60.

POTERMAN M, KALMAR AF, BUISMAN PL, et al. 2020. Improved haemodynamic stability and cerebral tissue oxygenation after induction of anaesthesia with sufentanil compared to remifentanil: a randomised controlled trial[J]. BMC Anesthesiol, 20(1): 258.

SILVAY G, LURIE JM, CASALE M. 2021. The anaesthetic management of patients with thoracic ascending aortic aneurysms: A review[J]. J Perioper Pract, 31(7-8): 281-288.

第三十四章　神经外科及神经介入手术的麻醉

神经外科麻醉是重要的亚专科麻醉之一，本章节就该亚专科麻醉中的特殊问题（如颅内压控制、液体管理等）及常见手术的围术期管理等内容进行详尽地阐述，希望为神经外科麻醉的临床实践提供指导和帮助。

第一节　神经外科手术概述

一、颅内压增高及控制

（一）中枢解剖和生理

脑位于颅腔内，在解剖学上可分为端脑、间脑、中脑、小脑、脑桥和延髓，是中枢神经系统的主要组成部分。脑的血流供应主要来自颈内动脉系统和椎基底动脉系统，并由基底动脉环（Willi's 环）等侧支循环相互连接。脑脊液由脑室内脉络丛分泌产生并循环于脑室系统（如侧脑室、第三脑室、第四脑室和蛛网膜下隙等）中。脑组织、血液、脑脊液和体液（细胞内液和细胞外液）构成了主要的颅内容物。

成人脑组织重量约为 1400g，占体重的 2%。脑血流量（cerebral blood flow，CBF）的正常参考值为每 100g 脑组织 50～70ml/min，约占心输出量的 12%～15%。CBF 等于脑灌注压（cerebral perfusion pressure，CPP）除以脑血管阻力，其影响因素包括：①平均动脉压（mean arterial pressure，MAP）。当 MAP 处于 50～150mmHg 时，CBF 通过颅内小动脉的收缩与舒张而维持恒定，这称为脑血流的自动调节机制（图 34-1）。脑缺血、创伤、缺氧、高碳酸血症、水肿、肿瘤和吸入麻醉药可使这种自动调节作用减弱或消失，使病变区的 CBF 依赖于 MAP 的变化而变化。②动脉血二氧化碳分压（PaCO$_2$）。PaCO$_2$ 通过改变脑细胞外液 pH 影响 CBF。当 PaCO$_2$ 为 20～80mmHg 时，CBF 随 PaCO$_2$ 增加而线性增加。PaCO$_2$ 每增减 1mmHg，可使 CBF 增减约 2ml/（100g·min）。但这种调节作用是短暂的，PaCO$_2$ 对 CBF 的影响在 6～24h 后减弱并消失。③动脉血氧分压（PaO$_2$）。低氧血症（如 PaO$_2$＜60mmHg）能显著扩张脑血管，使 CBF 明显增加。PaO$_2$ 在 60～300mmHg 范围内对 CBF 几乎没有影响。④神经源性调节。研究发现，胆碱能、血清素能、肾上腺素能神经可调节脑血管的舒缩。⑤血液黏滞度。正常血细胞比容（35%～45%）对 CBF 影响较小。在局部脑缺血时，血液稀释致血细胞比容为 30%～34% 时，可使缺血区 CBF 增加，改善局部氧供。

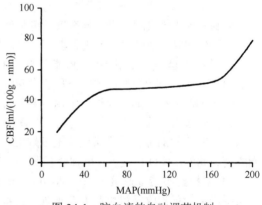

图 34-1　脑血流的自动调节机制

（二）颅内压

颅内压（intracranial pressure，ICP）是指颅内脑脊液的压力，反映了颅内容物（脑组织、血液、体液和脑脊液）容量与颅腔容积之间的关系。ICP 与 CPP 和 MAP 密切相关，即：CPP=MAP-ICP。正常情况下，人体的体位、循环、呼吸功能和交感神经张力变化，都会在一定范围内引起 ICP 的变化。

机体通过代偿机制使各颅内容物与颅腔相适应，维持成人 ICP 于 5～15mmHg。儿童 ICP 正常生理范围为 3～7mmHg，婴儿为 1.5～6mmHg。

成人颅腔是由颅骨构成的一个恒定的封闭空间，无任何伸缩性，因此成人颅腔适应颅内容积增大的潜力有限。当颅内容物体积逐渐增加（如肿瘤、血肿或积水等）并超出代偿范围时，颅内顺应性减小，ICP 持续升高大于 15mmHg 时，患者出现颅内压增高。早期颅内压增高表现为头痛、恶心、呕吐、视物模糊和意识水平降低。严重颅内压增高可导致脑疝，表现为昏迷、高血压伴心律失常、呼吸不规律、同侧瞳孔扩大及对光反射减弱或消失，甚至死亡。

（三）颅内压增高的处理

以下措施通过减少颅腔内容物（如脑组织、血液、体液和脑脊液）容积而降低 ICP。

1. 避免低氧血症和高碳酸血症。短暂的过度通气可使 $PaCO_2$ 维持在 25～30mmHg，该措施可收缩脑血管，起到临时降低 ICP 的作用。由于过度通气可增加损伤区脑缺血的风险，因此达到治疗效果后应立即停止过度通气。

2. 巴比妥类药物（如硫喷妥钠）能强效收缩脑血管，降低脑氧代谢率（cerebral oxygen metabolism rate，$CMRO_2$）并减少 CBF，从而降低 ICP。

3. 改善颈静脉回流。头部抬高 30° 及以上，避免颈部过度扭曲都可有效促进颈静脉引流，降低颈静脉压。术中头部抬高应警惕发生空气栓塞的风险。机械通气时慎重给予呼气末正压（positive end expiratory pressure，PEEP）通气以避免胸膜腔内压的升高。

4. 利尿药（如呋塞米）、甘露醇、高渗盐水可使血浆渗透浓度升高（>310mmol/L），减轻脑水肿并缩小脑体积，起到快速降低 ICP 的作用。

5. 激素（如地塞米松）可缓解肿瘤相关性脑水肿。

6. 脑室外引流或腰穿引流脑脊液，可降低 ICP。

7. 肿瘤切除、血肿清除或去骨瓣减压可降低颅内容物体积，从而降低 ICP。

8. 静脉麻醉药（如丙泊酚）能降低 CBF 和 $CMRO_2$，并降低 ICP。氯胺酮可升高 CBF 和 $CMRO_2$，可能增加 ICP，在神经外科手术麻醉中应尽量避免使用。

9. 吸入麻醉药（如异氟烷、七氟烷和地氟烷等）具有直接脑血管扩张作用，可增加 CBF，其脑血管扩张作用强弱次序为：异氟烷＞地氟烷＞七氟烷。吸入麻醉药可引起剂量相关的 ICP 升高。对术前 ICP 正常的患者，异氟烷或七氟烷应≤1 MAC。对于颅内顺应性下降的患者，应慎用吸入麻醉药。此外，N_2O 也是一种脑血管扩张药，禁用于存在颅内压增高的患者。

10. 肌松药不透过血脑屏障（blood-brain barrier，BBB），对脑血管无直接作用。琥珀胆碱由于肌纤维束的强烈收缩可引起 ICP 增加。泮库溴铵可诱发高血压，当患者存在脑血管自动调节障碍时，可引起 ICP 升高。

二、特殊体位

为患者摆放体位时需要整个手术团队的共同合作，尽量使患者在整个围术期都处于舒适和安全的体位。由于麻醉药物的使用会削弱机体原有的保护和代偿机制，使手术患者更易受到不同体位的影响，因此麻醉医师在手术前就应详细了解手术体位，评估该体位对患者呼吸、循环或周围神经等系统造成不良影响的风险，并尽可能避免相关不良事件的发生。手术体位摆放的基本原则是尽可能保持脊柱和四肢在自然体位，骨性突出部位给予保护垫，避免软组织和周围神经因长时间受压而缺血。对于神经外科手术的患者，体位的放置还要考虑到：①提供良好的"脑松弛"，便于手术医师的操作；②维持足够的脑灌注，避免围术期脑缺血。

（一）仰卧位

这是常用的手术体位，适用于额颞部开颅术、经鼻蝶入路手术、CEA 和神经介入手术等。根据术野暴露需求，术者通过颅骨钉头架固定并转动头颅位置，使头部处于正中位或偏向一侧。同时，术者通过调整手术床使头部抬高，促进脑静脉回流，从而降低ICP和减少术野出血。需要注意的是，当手术部位（如头部）高于心脏水平时，硬脊膜静脉窦的破裂将增加患者发生空气栓塞的风险，患者可出现心律失常、氧饱和度降低、急性肺动脉高压，甚至心搏骤停。此外，头颈部前屈伴侧方旋转可导致颈静脉回流受阻，使ICP明显升高，严重者可出现明显的脑肿胀。因此，体位放置时应该避免头颈部过度前屈和侧偏。

（二）俯卧位

该体位适用于顶枕部、颅后窝、颅颈交界区和后路脊柱手术等。手术医师将患者头部固定在支架上，或者放置在马蹄形头枕上，最终使患者脊柱保持在正中位置。在摆放该手术体位时，需要注意：①避免患者眼眶受压，应以患者面部的骨性突出位置作为承重点。术中每15min确认一次眼眶有无受压。长时间的眼眶压迫可引起视网膜中央血管阻塞，从而导致灾难性的围术期失明（perioperative visual loss，POVL）。②避免颈部过度屈曲，后者可导致气管导管移位和舌根压迫性缺血。麻醉医师务必在手术体位放置后再次听诊确定气管导管的位置，术毕拔除气管导管时警惕"巨舌"引起的气道梗阻。③沿着患者同侧从锁骨至髂嵴放置支撑物（如凝胶或泡沫长枕），使患者腹部完全游离不受压。体位摆放完成后，务必明确患者乳房、生殖器没有受压。腹部受压可导致腹压的增加，后者可压迫下腔静脉从而升高静脉压（如硬膜外静脉），易增加脊柱后路手术术野内渗血。④在摆放俯卧位前，仔细固定气管导管并放置牙垫或口咽通气道，避免俯卧位时舌咬伤。

（三）侧卧位

侧卧位包括半侧位、侧俯卧位，适用于顶枕叶及颅中、后窝手术等。除了避免患者腹部受压，同时需要警惕周围神经损伤的风险（如臂丛神经、腓总神经等），避免四肢的过度外展或牵拉，并采用凝胶或泡沫枕加以保护。

（四）坐位

又称沙滩椅位，适用于颅后窝、颅颈交界区和后路脊柱手术等。由于重力作用能改善脑静脉回流，坐位能减少手术术野的出血，并为术者提供极佳的操作术野；同时，在该体位下，麻醉医师也便于管理患者气道。然而坐位存在许多特有的风险，需要引起重视。①空气栓塞（venous air embolism，VAE）：由于手术部位（如头部）高于心脏水平，存在气体通过静脉破口进入心脏的风险。由于硬脊膜静脉窦没有静脉瓣，且附着在颅骨上处于开放状态，因此坐位下开颅手术VAE风险显著增加。患者可出现心律失常、氧饱和度降低、急性肺动脉高压或血液循环抑制，甚至死亡。②反向空气栓塞：当患者存在卵圆孔未闭（patent foramen ovale，PFO）时，空气易进入冠脉循环或体循环，导致心肌梗死或脑梗死。建议术前行心脏超声检查，若患者存在PFO则坐位禁忌。VAE的严重程度取决于进入血液循环的空气量和速度。据推测，3～5ml/kg空气可导致成人死亡。经胸多普勒、经食管超声心动图可用于术中监测有无VAE的发生，呼气末二氧化碳监测、脉搏氧饱和度监测的敏感性较差且滞后。VAE的治疗原则是阻断空气继续进入静脉，具体措施包括：术者立即用生理盐水覆盖术野，或用骨蜡封闭颅骨上的出血点；采取对症治疗，如纠正低氧血症（吸纯氧）、低血压（升压药、静脉输液扩容）等；改变手术体位至头低足高位且向左倾，并通过中心静脉导管尽量抽出空气。③围术期脑缺血：较为常见。坐位与引起脑缺血与心输出量下降、麻醉引起的代偿机制削弱、头部扭转导致的椎动脉狭窄、围术期控制性低血压导致的脑灌注不足等密切相关。麻醉医师调整血压时没有考虑到头部位置高于心脏，忽视了围术期脑灌注的重要性。建议行有创血压监测时，将动脉换能器置于外耳道水平，从而监测脑部血压；在不影响手术视野的前提下，推荐使用局部脑氧饱和度监测，避免和纠正脑氧饱和度的下降；缓慢将患者放置成坐位，备好静脉输液和血管活性药物，避免严重低血压的发生。

三、液体管理

液体管理是神经外科围术期管理的重要组成部分。神经外科围术期液体治疗原则：在保证脑灌注的同时，降低脑组织内水含量，从而降低ICP，为术者提供"松弛脑"。

与外周组织不同，中枢神经系统中存在血脑屏障（BBB）。水能通过完整的BBB，而大多数电解质和大分子物质（如Na^+、白蛋白、甘露醇等）则无法通过BBB。BBB的选择性通透作用对维持脑组织周围的内环境稳定具有重要的意义。当BBB被破坏后，BBB对上述电解质和大分子物质通透性增加，这些物质可进入脑组织细胞外液，使ICP升高，形成脑水肿。

目前研究发现，血浆渗透压下降可能与正常和异常脑组织内水含量的增加相关，即降低的血浆渗透压可能增加脑水肿的风险。因此，神经外科围术期液体治疗具有其特殊性。

液体的选择：围术期常用的液体包括晶体溶液和胶体溶液。然而，在神经外科手术中，胶体溶液和晶体溶液孰优孰劣尚无定论。

（一）晶体溶液

1. 等渗葡萄糖溶液（5%葡萄糖溶液） 因葡萄糖被代谢后产生自由水，后者可透过BBB增加脑中水的含量，增加ICP。因此，不建议在神经外科手术中使用等渗葡萄糖溶液。

2. 生理盐水（0.9% NaCl溶液） 正常情况下，血浆毫渗透压摩尔浓度为295mOsmol/kg。生理盐水的毫渗透压摩尔浓度为308mOsmol/kg，略比血浆高渗，可以适当减轻脑水肿。缺点是大量输注可引起高氯性代谢性酸中毒。

3. 乳酸林格液 毫渗透压摩尔浓度为273mOsmol/kg，属于低渗晶体溶液。理论上，大量输注乳酸林格液可降低血浆渗透压，导致脑水肿。因此，在神经外科手术中不推荐使用乳酸林格液。当患者急需输注大量液体（如动脉瘤破裂、多发伤等），可以采用1：1交替输注生理盐水和乳酸林格液。

4. 高渗盐溶液 有1.8%、3%和7.5%等多种浓度的NaCl溶液。高渗盐水通过将细胞内水分转移至细胞外，起到扩容、降低高颅压和纠正低渗性低钠血症的作用。但研究发现，高渗盐水不改善脑外伤患者的预后。此外，高浓度的NaCl溶液可能损伤血管内皮，建议通过中心静脉输注。

（二）胶体溶液

1. 白蛋白 白蛋白是利用人血浆衍生物制备技术获得的相对纯化的溶液，尽管白蛋白已经去除了已知的感染源，但理论上依然存在病原体传染的风险。5%白蛋白接近生理水平的胶体渗透压（20mmHg），为等渗溶液，可用于扩容。白蛋白溶液在神经外科手术中的应用仍具有争议。有研究发现，低渗的4%白蛋白可加重脑外伤患者的脑水肿，增加死亡率。但也有研究发现，白蛋白溶液对蛛网膜下腔出血和脑梗死患者无负面影响。

2. 半合成胶体 由大分子颗粒物质构成，不易透过毛细血管，故扩容效应优于晶体溶液。目前临床上常用的半合成胶体溶液有明胶、羟乙基淀粉等。大量输注上述胶体溶液时，需警惕稀释性凝血功能障碍和肾功能不全的发生。鉴于神经外科手术中第三间隙液体丢失量较少，建议该类手术中以晶体溶液补充血容量为主。

第二节 常见神经外科手术的麻醉

一、动脉瘤、动静脉畸形手术的麻醉

临床上脑血管手术有动脉瘤、动静脉畸形、烟雾病、海绵状血管瘤、高血压性脑出血等手术。开颅脑血管手术的围术期管理有其特殊性，以下将以常见的动脉瘤、动静脉畸形手术为例，介绍脑血管手术的麻醉管理要点。

（一）颅内动脉瘤夹闭术的麻醉管理

1. 临床症状和体征 颅内动脉瘤是蛛网膜下腔出血最常见的原因之一，好发于基底动脉环的大动脉分叉或分支的远侧角处，表现为颅内动脉上的异常膨出。颅内动脉瘤与很多疾病有相关性，如高血压、多囊肾、主动脉缩窄、脑动静脉畸形、镰形红细胞血症等。临床表现为突发的剧烈头痛、并伴有恶心呕吐、面色苍白、意识障碍等。局部血肿、脑血管痉挛可导致偏瘫、失语、感觉障碍、视野缺损等体征。

2. 术前评估

（1）神经功能评估：临床常用的动脉瘤分级评分有世界神经外科医师联合会（WFNS）蛛网膜下腔出血量化表和蛛网膜下腔出血后神经系统功能的 Hunt-Hess 分级（表 34-1，表 34-2）等。传统观念认为评分较好的患者，如 WFNS 分级Ⅰ～Ⅲ级或 Hunt-Hess 分级Ⅰ～Ⅲ级，可给予早期手术夹闭或血管内介入治疗；对于评分差的患者，手术干预推迟至蛛网膜下腔出血后的 10～14d 以后，以安全度过血管痉挛期。鉴于早期手术夹闭或血管内介入干预可以减少动脉瘤再出血的风险，目前观点建议对于颅内动脉瘤破裂的大部分患者应当尽早进行干预，以降低再出血发生率。

表 34-1　世界神经外科医师联合会（WFNS）蛛网膜下腔出血量化表

分级	格拉斯哥昏迷评分	运动障碍
Ⅰ	15	无
Ⅱ	14～13	无
Ⅲ	14～13	有
Ⅳ	12～7	有或无
Ⅴ	6～3	有或无

表 34-2　蛛网膜下腔出血后神经系统功能的 Hunt-Hess 分级

分级	症状和体征 *
Ⅰ	无症状或轻度头痛、颈项强直
Ⅱ	脑神经麻痹、中重度头痛、颈项强直
Ⅲ	嗜睡、意识模糊，或轻度局灶性神经功能缺失
Ⅳ	昏迷、中重度偏瘫，或去大脑强直和植物人状态
Ⅴ	深昏迷、去大脑强直、濒死状态

* 若患者存在严重的系统性疾病，如高血压、糖尿病、冠心病、呼吸系统疾病等，可将患者划入更严重的一级中

（2）血管痉挛：蛛网膜下腔出血后，血红蛋白裂解产物积聚在基底动脉环血管周围导致脑血管痉挛，研究发现钙离子通道、NO、内皮素系统可能与血管痉挛有关。麻醉医师应在术前了解患者有无脑血管痉挛及其程度，是否已经开始治疗。当患者出现感觉中枢的异常或新的神经功能障碍时，应警惕脑血管痉挛的发生，可采用经颅多普勒（transcranial Doppler，TCD）超声、血管造影或其他的影像学检查来明确。既往提倡采用"3H"疗法（即高血容量、高血压和血液稀释）治疗血管痉挛。目前研究发现，"3H"疗法治疗血管痉挛缺乏充分的科学依据，故治疗方案已转变为"3N"疗法，即维持正常血容量、正常血压和适度血液稀释。应维持中心静脉压在 5～10cm-H_2O 和血细胞比容在 30%～35%。钙通道阻滞药（如尼莫地平、尼卡地平、维拉帕米等）是目前治疗蛛网膜下腔出血的常用药物。研究发现尼莫地平可以降低脑缺血并发症的发生率，但不能降低动脉痉挛的发生率。尼卡地平能降低有症状的血管痉挛的发生率，但不能改善患者的预后。

（3）心功能评估：蛛网膜下腔出血可导致与神经功能障碍严重程度相关的心功能障碍，表现为广泛的、可逆的心肌损伤。ECG 可显示为心律失常、非特异性的 T 波、QT 间期和 T 波改变，并可能伴有肌钙蛋白的升高。麻醉医师应警惕恶性心律失常的发生(如尖端扭转型室性心动过速)。

3. 麻醉监测　建议开放大直径（如 16G 或 18G）的外周静脉通路，并放置中心静脉导管。除了常规的生命体征监测项目（ECG、SpO_2、$P_{ET}CO_2$ 和体温），麻醉诱导前需建立有创血压监测，避免诱导时和术中血压的剧烈波动。根据术者的要求，必要时行神经电生理监测。

4. 麻醉管理要点

（1）麻醉原则：围术期精准控制血压，避免动脉瘤的再破裂以及维持适当的脑灌注；维持脑松弛便于手术操作。

（2）避免高血压：在动脉瘤夹闭前，麻醉医师应当警惕麻醉和手术操作可增加动脉瘤破裂的风险（如动静脉穿刺置管、气管插管、体位摆放、切皮等操作）。麻醉医师应预防性加深麻醉（如

丙泊酚、芬太尼、利多卡因等）或使用抗高血压药（尼卡地平、拉贝洛尔、艾司洛尔等），避免血压的剧烈波动所致的动脉瘤跨壁压增加，后者将导致动脉瘤破裂出血。

（3）诱导性高血压：术中临时阻断动脉瘤有利于暴露和分离动脉瘤根部，因此手术医师常在永久夹闭动脉瘤前行临时阻断。阻断时间延长会增加缺血性脑损伤的风险，一般 14min 以内的临时阻断较为安全，此时可使用升压药（如去氧肾上腺素、去甲肾上腺素、麻黄碱等）将收缩压升至 150mmHg，通过侧支血流增加脑血流量。动脉瘤一旦永久夹闭，需适度升高血压和血液稀释，防止术后血管痉挛的发生。

（4）低体温：术中轻度低体温（34℃）不改善评分良好的动脉瘤患者的神经功能预后，故是否常规用于动脉瘤夹闭术仍存在争议。

（5）电生理监测：脑电图（electroencephalogram，EEG）、躯体感觉诱发电位（somatosensory evoked potential，SEP）、运动诱发电位（motor evoked potential，MEP）已被广泛用于动脉瘤夹闭术中，以便实时发现缺血事件的发生。对于术中需要监测电生理的患者，麻醉药物通常选择丙泊酚联合瑞芬太尼的靶控输注（target-controlled infusion，TCI）。肌松药可显著抑制 MEP，需慎用。

（二）颅内动静脉畸形切除术的麻醉管理

1. 临床症状和体征　动静脉畸形因为动脉和静脉之间无毛细血管连接而直接交通，以高血流低阻力为特点，这种血液分流（"窃血"）可导致周围脑组织的低灌注。患者常表现为头痛、癫痫、蛛网膜下腔出血或进行性神经功能障碍。

2. 术前评估　目前常用的评估方法为史玉泉动静脉畸形分级法（表 34-3）。根据患者脑血管造影结果，通过动静脉畸形的大小、部位、供血动脉和引流静脉等四项因素给予评分。若有两项因素为某一级别时，则定为该级；若只有一项因素评分高于其他三项时，则该项减去半级。

表 34-3　史玉泉动静脉畸形分级法

项目	I级	II级	III级	IV级
大小	<2.5cm	2.5~5cm	5~7.5cm	>7.5cm
部位、深度	表浅，非功能区	表浅，功能区	深部，如大脑半球内侧面、基底节	深部，如脑干、间脑等
供血动脉	单根大脑前或中动脉的表浅支	多根大脑前或中动脉的表浅支或其单根深支	大脑后动脉或大脑前和中动脉深支、椎动脉分支	大脑前、中、后动脉都参与供血
引流静脉	单支，表浅，增粗不明显	多支，表浅，有静脉瘤样扩大	深静脉或深、浅静脉都参与	深静脉增粗曲张呈静脉瘤

根据术前头颅 CT 或 MRI 检查结果，判断患者动静脉畸形的部位、有无脑水肿、脑积水、中线移位及其程度，以便作好相应的麻醉准备。

3. 麻醉监测　与颅内动脉瘤夹闭术的麻醉监测基本相同，包括通畅的外周静脉通路和中心静脉置管，以及麻醉诱导前建立有创血压监测等。

4. 麻醉管理要点

（1）麻醉原则：同动脉瘤夹闭术的麻醉原则，为围术期精准控制血压，避免高血压引起的脑肿胀和动静脉畸形的血管破裂。

（2）"窃血"效应可导致动静脉畸形周围脑组织低灌注，因此术中不推荐使用控制性降压，以避免缺血性事件的发生。

（3）由于动静脉畸形周围脑区存在自主调节功能障碍，高血压可导致术后严重的脑水肿和脑出血，故必须严格避免高血压。若脑肿胀严重，可考虑联合使用过度通气（低碳酸血症）、低温和巴比妥类药物（如硫喷妥钠），通过降低脑代谢和脑血流量减轻脑肿胀。

二、颈动脉内膜剥脱术的麻醉

颈动脉内粥样斑块的形成可导致血管腔内进行性狭窄甚至完全闭塞。与颈动脉支架植入术（carotid artery stenting，CAS）相比，颈动脉内膜剥脱术（carotid endarterectomy，CEA）能达到完全意义上的根治。

（一）临床症状和体征

颈动脉斑块引起的颈动脉狭窄可导致进行性脑缺血。患者可出现头晕、黑矇、感觉或运动障碍、短暂性脑缺血发作（transient ischemic attack，TIA）、局灶性或弥漫性脑卒中等。数字减影血管造影（digital subtract angiography，DSA）提示颈动脉狭窄或闭塞，头颅 CT 或 MRI 检查结果常显示颅内缺血性病灶。

（二）术前评估

该类患者往往合并广泛的系统性动脉粥样硬化（特别是冠状动脉）。研究发现，CEA 患者术后 30d 内急性心肌梗死发生率约为 2.2%，脑卒中 / 死亡发生率约为 1.6%～6.9%。因此，术前必须详细询问以下内容用于评估术后心、脑血管意外的风险：①测量患者的基础血压，建议通过询问病史，在术前访视和入手术室后测量双侧上肢血压；②了解患者有无神经系统病史，如黑矇、TIA、脑梗死病史等；③了解双侧颈动脉的狭窄程度以及脑侧支循环情况，可以采用颈部超声、CTA、MRA 或 DSA 评估；④了解有无其他系统并发症，如心功能、肾功能、糖尿病等。

（三）麻醉监测

无论采用局部麻醉还是全身麻醉，都建议行有创血压监测。有条件者，除常规监测外还可行脑电图（EEG）、体感诱发电位（SEP）、经颅多普勒（TCD）超声、局部脑氧饱和度（regional cerebral oxygen saturation，$rScO_2$）监测等，以便于术中及时发现缺血性脑损伤。

（四）麻醉管理要点

1. 麻醉原则　精准调控血压，以维持正常的脑灌注，避免灌注不足或过度；调控心肌氧供需平衡，降低围术期心 / 脑血管不良事件的发生率。

2. 麻醉方式　可采用局部麻醉或全身麻醉。局部麻醉通常使用单侧颈（浅＋深）丛阻滞或臂丛神经阻滞。全身麻醉可选择静脉-吸入复合麻醉。术中如有电生理监测需求（如 EEG、SSEP 等），可采用丙泊酚联合瑞芬太尼的全凭静脉麻醉。局部麻醉要求术者手术操作轻柔以及患者在术中的高度配合，局部麻醉便于术者直接监测患者脑功能（如语言交流、肢体活动等），且对患者心肺功能影响小。全身麻醉时，术者需要采用 EEG、SSEP 或 TCD 等手段间接监测脑功能，危重患者可能较难耐受全麻，但术中患者舒适度高，麻醉医师易于调控患者的呼吸和循环功能。

3. 研究发现，术前舒张压（diastolic blood pressure，DBP）每升高 10mmHg，CEA 术后脑卒中 / 死亡率显著增加。对于行急诊 CEA 的患者，建议收缩压（systolic blood pressure，SBP）＜180mmHg 或 DBP＜100mmHg；对于择期 CEA 患者，建议 SBP＜160mmHg。

4. 术中行颈动脉阻断前，建议将患者血压维持在术前基础值水平。在颈动脉阻断时，为了避免脑灌注不足，建议轻度升高血压至基础血压的 10%～20%。转流管（又称分流管）的使用可缩短颈动脉阻断时间。在颈动脉开放后，为了避免脑过度灌注，建议轻度降低血压至基础血压的 10%～20%。同样，在术后也要避免脑过度灌注，建议 SBP＜150mmHg 或维持在基础血压的 ±20% 以内。

5. 对于存在心血管高危风险的患者，建议围术期维持 DBP＞50mmHg，以降低心肌缺血、心肌梗死、充血性心力衰竭等不良事件的发生率。

6. 术中避免过度通气，低碳酸血症可收缩脑血管导致脑灌注下降。

7. 颈动脉斑块的切除有时会改变压力感受器，导致低血压或高血压，需要给予相应的血管活性药物，以避免脑灌注不足或过度。需要注意的是，这种低血压并不能反映患者血容量不足。

三、幕上肿瘤手术的麻醉

幕上肿瘤是指位于额叶、颞叶、顶叶、枕叶、中央区、丘脑、脑室内和鞍区等部位的肿瘤，其肿瘤类型包括脑膜瘤、胶质瘤、生殖细胞瘤、胚胎性肿瘤、脉络丛肿瘤和神经元-胶质细胞混合性瘤等。因肿瘤位置和类型不同，临床表现和体征各异，具体如下。

（一）临床症状和体征

随着肿瘤的增大，患者可出现头痛、恶心、呕吐、视力模糊等颅内压增高症状。部分患者可出现癫痫、偏瘫、失语、感觉/运动障碍，甚至嗜睡、意识水平下降等症状和体征。

（二）术前评估

1. 神经功能评估　根据病史、症状、体征和影像学资料，了解肿瘤大小、性质、部位、毗邻重要结构（血管、语言/运动功能区等）、颅内顺应性（有无中线偏移、脑室受压或扩大、ICP 升高的症状和体征）等。

2. 全身情况　有无发热、感染。对于使用利尿药治疗颅内压增高的患者，需要注意其液体出入量，有无水、电解质紊乱。对于存在运动功能障碍的患者，需要了解其卧床时间，有无存在深静脉血栓的可能。

3. 术前用药　抗癫痫药、皮质类固醇药应持续用至术前。颅内占位的患者对中枢抑制药较为敏感。镇静镇痛药可能引起呼吸抑制，后者所致的高碳酸血症可使脑血管扩张，进一步加重颅内压增高的症状。故术前应避免使用此类药物。

（三）麻醉监测

除了常规的生命体征监测（如心率、血压、氧饱和度、体温和尿量等）外，还需根据肿瘤的大小和性质，在围术期行有创血压和中心静脉压监测。通过血气分析，指导输血、输液，纠正电解质紊乱，以及指导短暂的过度通气（维持 $PaCO_2$ 在 $25\sim30mmHg$）。肿瘤位于运动功能区，术中可考虑行神经电生理监测（如脑电图、体感诱发电位和运动诱发电位等）。

（四）麻醉管理要点

1. 麻醉原则　围术期维持"脑松弛"和正常脑灌注，术毕患者尽快清醒，便于神经系统评估。

2. 麻醉药物的选择　中高浓度的吸入麻醉药（MAC＞1.0）可显著增加脑血流量，使 ICP 升高。因此，对于需要严格避免颅内压增高的手术，全麻方法通常采用全凭静脉麻醉（TIVA）的方式，即静脉药（如丙泊酚等）联合镇痛药和肌松药。丙泊酚和瑞芬太尼的半衰期不随着持续输注时间的延长而显著延长，被作为常用的 TCI 静脉麻醉药用于神经外科手术的麻醉。

3. 维持"脑松弛"　可通过采用多种措施联合减少颅腔内容物（如脑组织、血液、体液和脑脊液）容积从而降低 ICP。具体见"颅内压增高的处理"章节中的详细阐述。

4. 确保脑灌注　CBF 具有自动调节机制，即 MAP 处于 $50\sim150mmHg$ 时，脑血流通过颅内小动脉的收缩与舒张而维持恒定。需要重视的是，当患者存在脑缺血、创伤、缺氧、高碳酸血症、水肿、肿瘤时，CBF 的自动调节作用可减弱或消失，病变区的 CBF 依赖于 MAP 的变化而变化，建议维持 $MAP\geqslant60mmHg$ 及以上，确保正常的脑灌注。

四、经鼻-蝶窦入路手术的麻醉

经鼻-蝶窦入路是鞍区肿瘤手术的主要手术入路，肿瘤以垂体腺瘤为主。垂体腺瘤作为常见的颅内肿瘤，其发病率为 $10\%\sim15\%$。根据有无内分泌功能异常，垂体腺瘤可分为无功能和有功能的垂体腺瘤，后者包括库欣综合征（糖皮质激素增加）、肢端肥大症（生长激素增加）、闭经泌乳综合征（催乳素增加）等。患者呈现出不同的临床症状和体征，具体如下。

（一）临床症状和体征

1. 垂体前叶功能亢进 ①催乳素型垂体腺瘤因催乳素分泌增加,常导致女性溢乳、闭经和不孕,男性则表现为性功能下降。②生长激素型垂体腺瘤因分泌过多的生长激素,患者常呈现面容改变和四肢的骨骼发育异常,即巨人症或肢端肥大症。部分患者合并心肌病和心功能不全。③皮质激素型垂体腺瘤患者因 ACTH 过度升高导致库欣综合征,表现为水牛背、满月脸、肥胖、皮肤紫纹等。④甲状腺素型垂体腺瘤因 TSH 异常导致中枢性甲状腺功能亢进。

2. 肿瘤占位效应 ①垂体腺瘤压迫周围组织导致其他垂体促激素的减少和相应周围靶腺体的萎缩,如生殖功能低下、甲状腺功能减退或肾上腺皮质功能减退等。②肿瘤压迫视交叉,表现为视野缺损、视力减退等。③肿瘤向鞍外生长,压迫或包绕颈动脉、基底动脉环等产生血管性头痛。

（二）术前评估

1. 根据患者病史、症状、体征和影像学资料,明确肿瘤的大小、部位、毗邻重要结构（如血管、视交叉等）,以及有无颅内压增高。

2. 根据内分泌检测结果,明确垂体腺瘤的性质,了解患者目前的药物治疗情况,以及是否需要术中补充皮质激素。

3. 生长激素型垂体腺瘤患者常伴有面容改变,需要着重评估有无困难气道。此外,对此类患者还需要评估心功能。

4. 仔细询问患者的饮食习惯和大小便情况,对持续性多尿者应怀疑尿崩症。术前检查应注意有无、水电解质平衡失调。

（三）麻醉监测

通常采用常规的生命体征监测（如心率、血压、氧饱和度、体温和尿量等）。若肿瘤向鞍外生长并包绕颈动脉等血管,建议围术期行有创血压监测。

（四）麻醉管理要点

1. 麻醉原则 为在围术期采用控制性降压,避免患者苏醒躁动,以减少鼻道出血。

2. 术者通常采用肾上腺素纱条等填塞鼻道,使鼻黏膜血管收缩从而改善术野。该步骤可引起患者血压升高、心率加快,建议提前做好降压措施。

3. 术野暴露不充分以及肿瘤包绕、侵袭颈动脉等都可导致大出血,海绵窦破裂时可能发生空气栓塞,需提高警惕。一旦出现,应尽快开放第二条静脉通路,并根据血气分析指导输血、输液。

4. 术前肾上腺皮质功能减退的患者若围术期出现顽固性低血压,可考虑补充皮质激素（如氢化可的松、甲泼尼龙等）。

5. 对于术前有尿崩症的患者,术中应严密监测尿量、血容量、血钠浓度和渗透压,及时补液,纠正高渗性脱水和低钾血症。若术中出现尿量过多并怀疑尿崩症时,应增加输液并静脉注射去氨加压素或垂体加压素。

6. 鼻道中的血液和分泌物会流入口咽部。手术结束后,必须待患者完全清醒后才能拔除气管导管,避免误吸。拔管时须避免患者躁动和高血压,以减少鼻出血。

五、清醒开颅与术中唤醒技术

1923 年 4 月 Karl Winfield Ney 医师成功为患者实施了医学史上公认的第一例清醒开颅手术。至今,清醒开颅术已有近百年的历史。随着手术和麻醉技术的日益提高,清醒开颅等相关技术在世界范围内得到了快速的发展。该技术有利于术中的精确定位,在最大范围切除病灶的前提下,有效避免了永久性神经功能缺损,从而减少患者的术后并发症,真正实现了功能神经外科的术后加速康复。

（一）适应证

1. 邻近或位于大脑皮质重要功能区（如感觉、运动、语言等）的占位或血管性病变的手术。

2. 需要术中精细电生理监测的手术，如治疗癫痫、帕金森病的脑深部电极植入术。

（二）禁忌证

1. 患者拒绝配合。

2. 外科医师和（或）麻醉医师经验不足。

3. 患者术前存在严重的颅内压增高（如脑疝）。

4. 患者存在沟通交流障碍，如存在意识、认知功能障碍及术前失语、方言、文化程度低（如文盲或低龄儿童）等。

5. 术前未严格禁食水的饱胃患者。

6. 手术体位限制，如俯卧位。

7. 病态肥胖（BMI＞$40kg/m^2$）且合并阻塞性睡眠呼吸暂停综合征的患者。

随着技术的不断发展和理念的更新，清醒开颅术的禁忌证范围正在逐步缩小。

（三）麻醉监测

监测项目与开颅幕上肿瘤切除术基本相同，包括常规的生命体征监测（如心率、血压、SpO_2、体温和尿量等）。与全麻手术不同，麻醉医师无法通过调整机械通气参数来改变清醒开颅术患者的通气状态，因此建议围术期行有创血压监测和血气分析，通过动脉血 $PaCO_2$ 评估患者有无镇静过度导致通气不足，并加以及时调整镇静药物（如丙泊酚、右美托咪定、咪达唑仑等）的剂量。采用脑电双频指数（BIS）监测以了解患者的镇静深度。

（四）麻醉管理要点

1. 麻醉原则 临床经验丰富的麻醉医师和手术医师、配合良好且无心理和行为障碍的患者、充分的镇痛和维持气道通畅是成功实施清醒开颅手术的必要条件。

2. 术前评估 全面评估患者有无清醒开颅术的禁忌证显得极为重要。对于存在绝对禁忌证的患者，麻醉医师应告知术者选择全身麻醉联合术中电生理监测的方案更为合适。而对于适合清醒开颅术的患者，麻醉医师必须与之进行详细的术前沟通，使患者熟悉手术和麻醉的步骤，并对术中可能出现的情况（如镇痛不足、突发失语或偏瘫等）做好充分的思想准备，并在此基础上帮助患者建立勇气和信心。了解患者术前用药情况，如抗癫痫药、脱水利尿药等。

3. 术中体位 与全身麻醉下开颅手术不同，清醒开颅术的体位摆放要求更高。手术体位应既能满足手术视野的充分暴露，同时还要考虑到患者的舒适度，尽可能避免颈部的过度扭曲/牵拉、各个关节和神经的卡压和损伤等。颈部的过度扭转可导致一侧脑静脉回流受阻，严重时可增加颅内压，导致脑水肿。

4. 局部麻醉 清醒开颅术中的镇痛主要通过局部浸润麻醉和（或）头皮神经阻滞来完成。

（1）局部浸润麻醉：在术野消毒铺巾后，由手术医师在手术切口周围注射局麻药物（如利多卡因、布比卡因、罗哌卡因等）。术者通过逐层注射局麻药，充分阻滞头皮、皮下组织中的神经末梢，以达到镇痛的效果。优点是镇痛完善；缺点是需要使用大量的局麻药，可能增加局麻药中毒的风险。

（2）头皮神经阻滞：根据精准的解剖定位，由麻醉医师实施的神经阻滞技术。常用的头皮神经阻滞包括滑车上、眶上、颧颞、耳颞、枕大和枕小神经阻滞，可有效阻断单侧额、颞、枕部的大部分皮肤痛温觉（图34-2）。超声引导有助于提高神经阻滞的成功率。该技术使用局麻药量小，降低了局麻药中毒的风险。由于阻滞成功率受到头皮神经

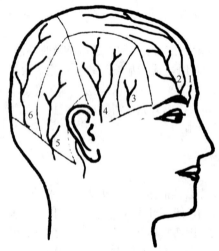

图 34-2 头皮神经解剖示意图

1. 滑车上神经；2. 眶上神经；3. 颧颞神经；4. 耳颞神经；5. 枕小神经；6. 枕大神经

解剖变异和操作者的熟练程度的影响，术中可能需要辅助应用静脉镇痛药或局部浸润麻醉。

（3）硬脑膜麻醉：硬脑膜上存在感觉神经分布，术者剪开、牵拉或悬吊硬脑膜可引起患者的三叉神经心脏反射（trigeminal cardiac reflex，TCR），表现为严重的心动过缓，甚至心搏骤停。建议在剪开硬脑膜前，术者使用局麻药物浸润的棉条贴敷在硬脑膜上15~20min，或在脑膜中动脉周围、三叉神经硬膜支配区或两层脑膜之间注射局麻药物（如2%利多卡因），以达到阻断三叉神经反射的作用。

5. 镇静镇痛 常用的清醒开颅术包括睡眠—清醒—睡眠（asleep-awake-asleep，AAA）技术和麻醉监护下镇静（MAC）技术。无论采用何种术中唤醒技术，麻醉医师都倾向于使用短效的麻醉药物（如丙泊酚、瑞芬太尼等），以便于患者及时苏醒和术中神经功能评估。

（1）AAA技术：是指在麻醉起始阶段进行常规全麻诱导、建立人工气道（如置入气管插管或喉罩）并给予机械通气，在清醒阶段移除气管导管或喉罩，完成颅内操作后再次使患者进入睡眠的方案。该技术的优点在于局麻镇痛不足可以采用静脉镇静镇痛药物弥补，避免了镇痛不足导致的患者体动和不配合。同时，气道安全得到了保障，避免了麻醉过深导致的气道梗阻和二氧化碳潴留。缺点在于人工气道（如气管插管、喉罩）在患者苏醒阶段可引起气道激惹，导致患者不适和呛咳，后者可显著升高胸膜腔内压，抑制脑静脉回流，从而增高颅内压，严重时可导致脑膨出。颅内操作结束后，手术体位的限制可能导致再次建立人工气道失败。因此，该技术往往需要配合完善的声门下表面麻醉，以减少气道激惹反应。与气管插管相比，喉罩作为声门上气道工具可减轻气道的刺激反应，但无法避免胃内容物反流导致误吸的风险。我院在深度镇静下采用纤维支气管镜引导，将气管导管经鼻置于会厌下声门上的位置。患者自主呼吸时，能够说话且没有气道刺激症状，而在紧急状况下，可将气管导管插入声门下以迅速建立人工气道，此种方法可为AAA模式的气道管理提供较好的借鉴。

（2）麻醉监护下镇静（MAC）技术：是指在麻醉起始阶段静脉泵注小剂量镇静镇痛药物（如丙泊酚、瑞芬太尼），使患者处于嗜睡但容易被唤醒的轻中度镇静状态，在颅内操作前减少或暂停镇静药的使用，患者清醒完成术中配合后再次加深麻醉的方案。通常采用鼻导管、口咽或鼻咽通气道维持呼吸道通畅和良好的氧合。该技术的优点在于患者苏醒迅速且舒适，避免了人工气道引起的呛咳反应。缺点在于局麻镇痛不完善时，静脉镇静镇痛药物的使用增加了呼吸抑制、气道梗阻的风险，后者可导致二氧化碳潴留，增高颅内压，甚至危及生命。在手术全过程中，麻醉医师必须密切关注并维持患者的气道通畅，保证其氧合良好。当出现镇痛不全时，术者或麻醉医师必须及时再次给予局部浸润麻醉或头皮神经阻滞。

6. 术中癫痫的防治 癫痫发作是清醒开颅术中较为常见的急性事件，若处理不当，可导致患者呼吸道梗阻、脑膨出、颈椎损伤、坠床等不良事件。癫痫病史、术中皮层电刺激是诱发术中癫痫的危险因素。手术开始时，一般常规给予苯妥英钠等抗癫痫药物作为预防用药。当发生术中癫痫时，立即使用冰生理盐水冲洗术野往往可以中止癫痫发作。若仍无法有效控制癫痫，可静脉给予小剂量丙泊酚（25~50mg）加深麻醉，必要时建立人工气道以维持呼吸道通畅。

7. 术中电生理监测 EEG、皮层脑电图（ECoG）、体感诱发电位（SEP）是术中常用的电生理监测手段。研究发现，吸入麻醉药可显著抑制EEG、ECoG和SEP的波幅和潜伏期，术中须避免使用。此外，苯二氮䓬类药物（如地西泮、咪达唑仑等）也可抑制EEG和ECoG，须避免使用。丙泊酚、阿片类药物对上述电生理监测无显著影响，已被广泛用于清醒开颅术中的镇静和镇痛。

六、神经介入手术的麻醉

神经介入手术是指在计算机控制的数字减影血管造影（DSA）的辅助下采用血管内导管操作技术达到治疗效果的手术方法。常见的神经介入手术包括颅内动脉瘤栓塞术、脑动脉畸形栓塞术、硬脑膜动静脉瘘栓塞术、脑血栓溶栓术等。神经介入手术通常在杂交手术室内完成，麻醉的主要目的是在术者行血管内操作时提供安静的术野和稳定的血流动力学，并在术后使患者尽快苏醒便于神经功能的评估。麻醉医师应当做好个人防护，避免放射线损伤。

（一）颅内动脉瘤栓塞术的麻醉

颅内动脉瘤栓塞术是指在 DSA 技术引导下，通过股动脉置入导管到达动脉瘤病变部位，填入弹簧圈栓塞动脉瘤的方法。该微创式精准度好，成功率高，给很多高龄、合并症多、无法耐受开颅手术的重症患者提供了治疗机会。

1. 术前评估 与开颅动脉瘤夹闭术患者的术前评估基本相同（详见本章第二节中"颅内动脉瘤夹闭术的麻醉管理"部分）。此外，还需要详细了解患者有无造影剂过敏史。

2. 麻醉监测 除了常规的生命体征监测（如心率、血压、氧饱和度、体温和尿量等）外，建议在麻醉前建立有创血压监测，以便于围术期严格控制血压，防止动脉瘤的破裂。

3. 麻醉管理要点 与开颅动脉瘤夹闭术的麻醉管理要点基本相同，即精准控制血压，避免动脉瘤的再破裂以及维持适当的脑灌注。

（1）避免高血压。可使用钙通道阻滞药、β受体阻滞药、硝酸甘油等有效治疗高血压，以降低出血或动脉瘤破裂的风险。

（2）麻醉方式的选择。为了避免患者术中体动，一般选择全身麻醉，为患者提供遗忘和肌松。通常采用静脉麻醉药（丙泊酚、镇痛药和肌松药等）和（或）吸入麻醉药（七氟烷、地氟烷等）。须避免使用 N_2O，以减少动脉空气栓塞的风险。

（3）气道建立的方式。全麻诱导后，可经口或鼻置入气管导管行机械通气。气管导管的置入对气道刺激较大，必须加深麻醉，避免因血液循环剧烈波动导致动脉瘤破裂。对于择期手术已严格禁食的患者，可采用喉罩建立气道，后者对气道刺激小，可降低高血压的发生率。

（4）高渗造影剂有利尿的作用，需留置导尿管，并按需静脉补液。

（5）为避免血管内操作引起的血栓栓塞，通常在术中使用抗凝血药（如肝素、阿加曲班等）或抗血小板药物（如依替巴肽）。

（6）与开放手术不同，介入手术中动脉瘤破裂出血不明显。颅内压的急剧升高可导致患者血压骤升，心率减慢，麻醉医师需要警惕并及时提醒术者动脉瘤破裂的可能。

（二）脑动静脉畸形栓塞术的麻醉

虽然动静脉畸形首选治疗方法仍是手术切除，但随着神经介入技术的发展，血管内介入治疗已被广泛用于巨大、高流量、功能区或深部动脉畸形栓的治疗。在很大程度上增加了治疗的安全性。常见的并发症有栓塞后脑出血、水肿或梗死，麻醉医师应对其有所了解。

1. 术前评估 与开颅动脉畸形栓切除术患者的术前评估基本相同（详见本章第二节中"颅内动静脉畸形切除术的麻醉管理"部分）。

2. 麻醉监测 与颅内动脉瘤栓塞术的麻醉监测基本相同，也需要在麻醉诱导前建立有创血压监测。

3. 麻醉管理要点 同动脉畸形栓切除术的麻醉原则。围术期精准控制血压，避免高血压引起的脑肿胀或动静脉畸形的血管破裂，同时避免低血压引起的动脉畸形栓周围脑组织低灌注。麻醉药物的选择、气道建立方式、造影剂和抗凝血药等问题可参考动脉瘤栓塞术的麻醉管理要点。

（三）脑血栓取栓术的麻醉

血管内取栓术是治疗急性缺血性脑卒中的重要手段之一。血栓导致颅内动脉管腔急性闭塞，使其供血的局部脑组织发生缺血、缺氧、梗死，从而引起局灶性神经功能障碍，严重时可导致昏迷或死亡。血管内取栓术能够迅速实现血管再通和脑组织的再灌注，目前常用的取栓装置包括 MERCI 取栓系统、Penumbra 抽吸系统、Solitaire FR 和 Trevo 支架置入装置等。一般推荐在患者发病 8h 内进行行动脉内取栓较为有益。常见的手术并发症有脑出血和再灌注损伤。

1. 术前评估 此类患者以老年人居多，通常合并冠心病、高血压、糖尿病以及心律失常等多种疾病。因此，麻醉医师除了评估神经功能外，对患者的呼吸、循环、内分泌等系统必须予以仔细地评估。此外，作为急诊手术，麻醉医师还必须了解患者是否存在饱胃和反流误吸的风险，并作好相应的准备。

2. 麻醉监测　同动脉瘤栓塞术。

3. 麻醉管理要点　围术期精准控制血压，避免循环系统的剧烈波动。

（1）麻醉方式的选择。局部麻醉：对于清醒且配合的患者可以在局麻下完成取栓术，但存在术中体动的风险。监护麻醉（MAC）：采用短效的镇静、镇痛药物达到患者术中镇静、镇痛、保持不动且苏醒迅速的目的。适用于伴有严重系统性疾病不能耐受全身麻醉的患者。由于术中缺乏气道保护，患者存在呼吸抑制、反流误吸的风险。建议术中合理使用口咽、鼻咽通气道。全身麻醉：有利于气道控制，避免误吸和体动，对于手术时间长、术中操作困难、儿童或不能合作的患者特别适用。

（2）气道建立的方式可选择喉罩或者气管导管。对于饱胃患者，建议使用气管导管建立气道。通气管理目标为避免过度通气，建议维持正常的呼气末二氧化碳分压水平。

（3）血压的管理。①血管再通前，建议采取控制性高血压以维持脑灌注，即维持收缩压在140～180mmHg，舒张压＜105mmHg。②血管再通后，建议采取控制性低血压以减轻再灌注损伤，一般血压下降程度不低于基础值的20%。

（4）术毕是否拔管依据患者临床表现和血管内治疗情况，与神经介入医师沟通确定。无特殊情况，建议术后应尽早苏醒和拔管，便于早期行神经功能评估。

（王英伟　余　琼）

思　考　题

1. 患者，男性，58 岁。高血压性脑出血，拟在全麻下行去骨瓣减压＋血肿清除术。术前已给予静脉滴注甘露醇，围术期还有哪些措施可用于降低颅内压？

2. 简述脑血流自动调节机制的定义及其影响因素。

3. 患者，女性，65 岁，在坐位下行第四脑室肿瘤切除术。术中血压从 140/60mmHg 突然降至 80/40mmHg，并伴有 $P_{ET}CO_2$ 的下降（35mmHg 降至 20mmHg）。术前心脏彩超检查结果正常。该患者发生了什么不良事件？如何处理？

知 识 拓 展

近数十年来，现代神经外科学已从传统的解剖学模式向解剖-功能模式发展，即尽可能切除病灶的同时最大限度保留患者的脑和脊髓功能。为此，清醒开颅术、术中电生理监测、术中 MRI 扫描等技术得到了飞速的发展。作为神经外科亚专科麻醉医师，我们除了掌握常规的麻醉知识和操作技能外，还需要熟悉的内容包括但不限于：①麻醉药物对术中电生理监测的影响和干扰；② MRI 手术室内麻醉设备的兼容性问题；③神经外科介入手术与开颅手术麻醉管理差异；④降低颅内压的有效措施；⑤清醒开颅术中的气道安全问题等。这些都有待于各位麻醉医师在神经外科亚专科麻醉的学习中不断掌握和完善。

推 荐 阅 读

韩如泉,王保国,王国林.2018.神经外科麻醉学[M].3 版.北京:人民卫生出版社.

第三十五章 肾脏及泌尿生殖系统手术的麻醉

泌尿外科手术患者年龄跨度较大，老年人及小儿多见，术前要系统评估患者的全身情况和肾功能。腔镜手术或手术时间较短及无法长时间配合手术的患者应采用全身麻醉；采用椎管内麻醉时应注意不同手术部位，所需达到的麻醉平面不同；对于肾功能损害的患者，麻醉医师要熟知麻醉方法和药物对肾功能的影响。

随着外科技术发展，泌尿外科手术已由传统的开放性手术逐渐向微创手术转变。术中特殊体位如截石位、折刀位、头低足高位等可能造成患者相应的神经损伤和血液循环波动；尿石症及尿路梗阻患者常引发菌血症或败血症；术中应用大量灌注液可造成患者低体温、水中毒、电解质紊乱等。因此麻醉医师需注意患者术中的生命体征和病情变化，发现问题及时处理。

第一节 肾脏手术术前评估、准备及肾脏手术的麻醉

一、术前评估

（一）肾功能

肾小球功能异常表现为肾小球滤过率（glomerular filtration rate，GFR）降低和滤过膜通透性改变。肾小球滤过功能是肾功能的重要指标之一，它与许多代谢产物排泄有关，常用的检测肾小球滤过功能的指标有对氨基马尿酸清除率、菊粉清除率、滤过分数、肌酐清除率、血清肌酐和碘海醇清除率等，其敏感度和检测方法不同，各有优势，需进行综合对比评估。

肾小管功能异常可因缺血、缺氧及肾毒性物质等引起上皮细胞变性坏死，也可因神经、体液等调节因素的波动导致功能性改变。近端肾小管主要表现为重吸收及排泄功能异常，当血糖低于肾糖阈而尿糖阳性时，表明近端肾小管重吸收葡萄糖能力降低。远端肾小管对维持内环境稳定及终尿的质量有重要意义，主要检测指标有尿液浓缩与稀释试验。

临床上准确评估肾功能通常比较困难，目前血清肌酐清除率测定是临床上评估总体肾功能最准确的方法，其数值与肾功能的对应关系见表35-1。

表 35-1 肾功能与血清肌酐清除率的对应关系

肾功能	血清肌酐清除率（ml/min）	肾功能	血清肌酐清除率（ml/min）
正常	100～120	中度肾功能不全	25～40
肾功能储备下降	60～100	肾衰竭	<25
轻度肾功能受损	40～60	终末期肾病	<10

（二）病情评估

麻醉前要对患者病历资料进行全面详细的了解，既要了解患者的肾功能和肾脏疾病引起的相关临床症状，也要评估患者并存疾病及治疗情况，同时关注手术方式及要点，衡量患者对手术麻醉的耐受能力。

肾小球疾病患者术前要调整患者血容量及水、电解质平衡，肾小管疾病患者可表现为少尿、无尿和代谢产物滞留体内，甚至发展为尿毒症，必要时术前需进行透析治疗。对于尿常规正常且无肾脏疾病的年轻患者，可耐受各种手术和麻醉。伴有多种疾病，如高血压、冠心病、糖尿病的

老年患者围术期易发生肾功能不全，术前应尽可能给予调整，麻醉方式和麻醉药物选择须慎重、合理。急性肾病或慢性肾衰竭的患者，对手术麻醉的耐受力较差，原则上如未经治疗禁忌行择期手术，确需手术时术前应行肾透析治疗。

二、术前准备

（一）原则

　　患者常由于肾肿瘤、先天性畸形、病理性梗阻或作为移植供体而行肾、输尿管切除术。术前准备的原则是保护肾功能，术前尽可能做到补足血容量、保持尿量充分、纠正水电解质代谢失衡、避免使用肾毒性药物、有效控制尿路感染等。

（二）要点

　　1. 重点关注心肺功能情况，特别是拟行腹腔镜手术的患者。

　　2. 行肾、输尿管手术患者应注意术前肾功能情况，如肌酐、尿素氮的升高程度和速度以及血钾、ECG、凝血功能。慢性肾功能障碍者可能继发高血压、尿毒症、低蛋白血症、贫血及水、电解质紊乱和酸碱失衡，以及其他脏器病变，需积极处理。

　　3. 明确疾病的病理性质，如果是肿瘤要了解是否已有肺、脑的转移，肾肿瘤还可能引起抗利尿激素（ADH）的异常分泌。

　　4. 肾癌患者常伴无痛性血尿，贫血严重者需术前输血治疗。

　　5. 若肾肿瘤侵入肾静脉、下腔静脉甚至右心房（图 35-1），术前需通过影像学检查明确癌栓是否侵入血管及病变范围，必要时术中需体外循环支持治疗。

　　6. 肾手术多需特殊体位，对呼吸、循环系统影响较大，术中需加强监测，同时应注意特殊体位对外周神经的牵拉和对眼、耳、生殖器等重要器官的压迫，提前做好防护措施。

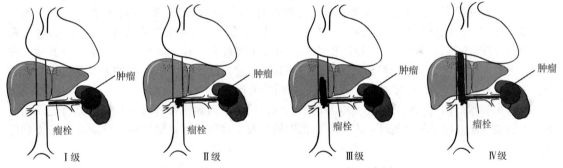

图 35-1　肾癌静脉瘤栓的 Mayo 分级示意图

Ⅰ级 . 瘤栓在肾静脉内或侵入下腔静脉内但距肾静脉-下腔静脉汇合处≤2cm；Ⅱ级 . 瘤栓侵入肝静脉水平以下的下腔静脉内，距肾静脉-下腔静脉交汇处＞2cm；Ⅲ级 . 瘤栓生长达肝内下腔静脉水平，膈肌以下；Ⅳ级 . 瘤栓侵入膈肌以上下腔静脉内

三、肾手术的麻醉

　　肾手术包括肾非癌症手术（如全肾或部分肾切除术、肾盂成形术、肾囊肿去顶术、肾结石手术等）和肾癌根治术。

（一）麻醉方法

　　多选全麻，既满足特殊体位的舒适性需求，也为患者提供可控的呼吸支持，注意避免选择对肾功能有明显损害的药物。采用椎管内麻醉时，一般选择 T_{10}～T_{11} 间隙穿刺，麻醉平面应达 T_5，需提前加用镇静、镇痛药减轻牵拉反应。全麻复合硬膜外麻醉更有利于患者术后康复，但应注意术中低血压的发生，需提前做好预防措施。还可以采用全麻联合神经阻滞麻醉，可降低术中应激反应，提高术后镇痛效果，多采用椎旁神经阻滞。

（二）麻醉药物的选择

与手术和麻醉对患者的干扰相比，麻醉药物对肾功能的影响不明显。丙泊酚对肾功能没有不利影响，大剂量麻醉镇静和镇痛药可引起一定的药物蓄积。吸入麻醉药会导致肾功能短暂的可逆性下降，地氟烷较七氟烷稳定，可抵抗碱石灰和肝的降解，一些研究推荐使用七氟烷麻醉时新鲜气体流量至少为 2L/min，能防止其裂解产物（复合物 A）导致肾损伤。

舒芬太尼在肾功能受损时其清除半衰期存在较大变异性，而芬太尼并未发生明显改变，瑞芬太尼的药动学和药效学不受肾功能影响。肾功能异常者慎用吗啡和哌替啶，其活性代谢产物可导致呼吸抑制等副作用发生率增高。

琥珀胆碱可用于肾功能低下的患者，但应避免长时间大剂量输注，同时该药可导致血清钾升高。非去极化肌松药作用时间在肾衰竭患者中可能延长，特别是长效剂型重复给药时应谨慎。目前，常用经霍夫曼消除的阿曲库铵和顺阿曲库铵，其代谢消除及时效不受肾功能影响。

肾是重要的排泄器官，许多药物及其降解产物均主要经肾排泄，故对于肾功能低下和肾衰竭的患者，使用药物时必须十分慎重。药物的选择和剂量都需根据患者具体情况予以考虑，否则可造成药效显著延长或出现某些严重副作用。

（三）麻醉管理

术前应建立较大孔径的静脉或中心静脉通路，以方便术中快速补液，对于肿瘤体积较大且血运丰富的患者应行外周动脉穿刺置管测压，也便于术中行血气分析。肾手术多在腹腔镜下完成，腹压增高可使通气效率降低，导致动脉血 $PaCO_2$ 明显升高，因此术中必须监测 $PaCO_2$ 和 $P_{ET}CO_2$，密切关注手术情况和监测患者的生命体征，如术中发生气胸和下腔静脉破裂大出血时，要积极与外科医师沟通处理。

术中关注肾灌注情况，适当补液以保持尿量在 0.5ml/(kg·h) 以上。对于行肾血管成形术治疗肾性高血压的患者，由于术中需要长时间阻断肾血流，易引起术后肾衰竭、肾血栓形成，术中应行肾功能保护。注意肾手术特殊体位，如折刀体位对呼吸、循环系统的影响，同时防范压疮和神经损伤（图 35-2）。透析患者需控制输液量，合并下腔静脉癌栓的肾癌患者术中分离肿瘤时碎片脱落可致急性肺栓塞及下腔静脉阻塞导致循环衰竭，建议此类患者常规行 TEE 监测癌栓位置和癌栓是否进入右心房等，必要时可采用深低温停循环取栓。

多数患者术后即可拔管或送入 PACU，术后当天应严密监测生命体征变化，注意有无活动性出血和创面渗血并给予积极处理。对于手术范围较大及生命体征不平稳的患者可送往 ICU 密切监测治疗。

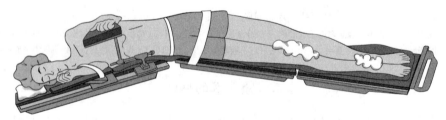

图 35-2　泌尿外科折刀体位示意图

第二节　碎石手术的麻醉

一、尿路结石的分类和治疗方式

尿路结石（urolithiasis）简称尿石症，是泌尿外科的常见病。根据结石所在部位的不同，分为肾和输尿管的上尿路结石及膀胱和尿道的下尿路结石(图35-3)。典型临床表现有腰腹部绞痛、血尿、尿频、尿急、尿痛等。

根据结石大小、部位以及是否引起肾盂积水，手术方式也有所不同。尿路结石的外科治疗已逐渐演变为微创甚至无创的方式，如膀胱镜检查、支架置入、输尿管镜取石等。体内碎石术协同内科排石治疗，已经成为一线治疗手段，其中，体外冲击波碎石术（extracorporeal shock wave lithotripsy，ESWL）可用于治疗0.4～2cm 的肾内结石，经皮肾镜取石术（percutaneous nephrolithotomy，PCNL）可用于更大或嵌入的结石。

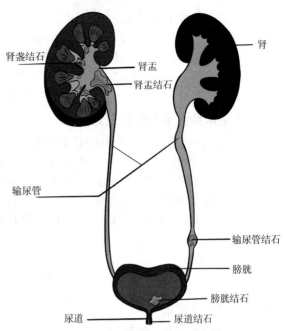

图 35-3　尿路结石部位示意图

二、体外冲击波碎石的麻醉

（一）基本原理

体外冲击波碎石术（ESWL）是通过 X 线或 B 超定位结石，将高能冲击波聚焦后作用于结石，使结石内部产生切力和应力，并在结石表面形成空穴，导致结石碎裂，随尿液排出。第一代碎石机治疗中需将患者浸于水浴中，可产生明显的呼吸及心血管系统改变。经过第二、三代碎石机的改进，无需患者浸入水中，引起的疼痛也较轻，相对来讲更安全、舒适。

（二）适应证

主要适用于肾和输尿管上段的结石，输尿管下段结石仍首选经输尿管镜碎石。

（三）禁忌证

1. 全身出血性疾病、妊娠、严重心律失常、心衰、装有心脏起搏器的患者。

2. 新近半年内发生的脑血管疾病，如严重的高血压、脑卒中及肺功能障碍者。

3. 传染病的活动期，如活动性肝炎、细菌性痢疾及非典型病原体肺炎等。

4. 妇女月经期、急性尿路感染及结石远端尿路梗阻患者。

5. 未控制的糖尿病，碎石后可发生难以控制的严重尿路感染。

（四）患者浸入浴槽的生理变化

患者半坐位浸入 36～37℃的温水中可造成血管扩张导致短暂的低血压，随后由于下肢与腹部受水压影响，静脉回流增加可引起血压升高。静脉回流增加与体循环阻力增大，对于心脏储备较差的患者容易诱发充血性心力衰竭；同时，患者功能残气量降低30%～60%，易导致低氧血症（表35-2）。

表35-2　患者浸入水浴槽的生理变化

系统名称	变化	
循环系统	中心血容量	增加
	中心静脉压	增加
	肺动脉压	增加
呼吸系统	肺血流量	增加
	呼吸频率	增加
	肺活量	降低
	潮气量	降低
	功能残气量	降低

（五）麻醉方法的选择

全身麻醉起效快，可控制患者的体动，并可以通过调节呼吸参数以减少结石随呼吸的运动。

选择硬膜外阻滞时，应尽可能避免向硬膜外间隙注入气体，也不要使用海绵胶带保护硬膜外管，以防冲击波能量的衰减和局部组织损伤。也可行蛛网膜下腔阻滞，但患者低血压的发生率较高。

区域阻滞，如肋间神经阻滞联合镇静、镇痛可提供良好的麻醉，主要缺点是不能控制膈肌运动，自主呼吸会使结石移位，导致手术时程延长，可让患者浅快呼吸而缓解这个问题。

监护下麻醉，适用于第二、三代低能量碎石器，患者很少感觉不适，可在麻醉监护下使用咪达唑仑和芬太尼进行镇静、镇痛，也可以采用深度镇静的麻醉方式。

（六）术中麻醉监测及液体管理

在清醒、深度镇静或者全麻的状态下必须使用标准麻醉监测，因为即使冲击波与 R 波同步，室上性心律失常也可能发生。由于浸入水浴槽后功能残气量的改变，所以应该加强氧饱和度监测，尤其是对于有低氧血症风险的患者。为防止低体温的发生，应该同时监测水浴温度和患者体温。静脉补液治疗很重要，除了最初的静脉补液 1000～1500ml 外，还可使用小剂量呋塞米保持顺畅的尿流量，有助于冲洗结石碎片和血凝块，心功能储备差的患者则采用保守的液体疗法。

三、经皮肾镜取石术的麻醉

（一）原理及适应证

经皮肾镜取石术（PCNL）是一种新型的微创技术，是在腰部建立一条从皮肤到肾的通道，由此将肾镜插入肾，利用激光、超声等碎石工具，把肾结石击碎取出。该类手术主要适用于需要开放手术的肾结石，如鹿角形肾结石、大于 2cm 的肾结石、有症状的肾盏或憩室内结石、体外碎石无效者、输尿管上段肾结石以及特殊类型的肾结石（如小儿、肥胖患者、合并输尿管狭窄的肾结石等）。

（二）麻醉方法

气管插管全麻适用于老年人、小儿、凝血功能异常、合并心肺疾病及行双侧经皮肾镜碎石取石术的患者。

椎管内麻醉可保证充分的术中镇痛和肌松，患者清醒，有利于发现异常情况。一般选择 T_{10}～T_{11} 椎间隙穿刺，麻醉平面应覆盖 T_5～L_2；也可以选择 L_2～L_3 及 T_{10}～T_{11} 椎间隙穿刺置管双管给药；还可行腰硬联合麻醉。

（三）术中麻醉管理

手术频繁的体位变动和广泛的麻醉平面导致围术期相关并发症也较多，麻醉管理复杂。除常规监测外还需备好麻醉机、气管插管用品和急救药品。该手术先在截石位放置输尿管导管，然后在侧卧位、侧卧前倾位或俯卧位完成手术，应注意特殊体位对患者呼吸、循环系统的影响，同时避免体位性神经损伤及并发症。此外要注意术中灌注液的温度和用量，灌注液应加温。

（四）并发症及防治

1. 出血 穿刺过程中导致肾损伤、肾门血管及肋间动脉损伤均可引起术中出血，要严密监测、观察，及时补充血容量，必要时输血。

2. 胸膜损伤 与经皮肾穿刺有关，可导致患者气胸、血胸。穿刺肾时嘱患者屏气或断开呼吸管路，如出现低氧血症及气道压升高应尽早行胸膜修补或胸腔闭式引流。

3. 灌注液大量吸收及渗漏 灌注液可通过肾实质大量吸收入血液循环导致循环超负荷、稀释性低钠血症、内环境紊乱等。当有腹膜损伤时，灌注液还可渗漏到腹膜后被腹膜及肠管大量吸收，造成细胞水肿和代谢障碍，引发患者酸中毒。因此，术中应控制灌注液体量、灌注压力及灌注时间，及时行血气分析，观察血红蛋白和电解质变化，必要时对症治疗。

4. 空气栓塞 手术部位高于心脏和灌注液加压注入体内是空气栓塞的危险因素。

5. 低温　术中长时间、大量的低温灌注液冲洗和手术铺巾潮湿可引起患者低温，应加强体温监测，同时做好保温措施，如灌注液加温至37℃后使用。

6. 感染　术前肾结石常伴有尿路感染，术中高压及大量灌注液可使脓性尿液逆行入血，从而引发脓毒性休克和败血症。

四、输尿管软镜钬激光碎石的麻醉

输尿管软镜钬激光碎石是近年来治疗输尿管结石的新方法，其对于直径在2cm以内的结石可发挥体外冲击波碎石及经皮肾镜碎石的综合优势，微创且术后恢复快，结石排净率高。

目前，输尿管软镜钬激光碎石已经广泛应用，但需注意选择合适的麻醉方法。常用的麻醉方法是腰硬联合麻醉方法，亦可采用喉罩全身麻醉。

第三节　泌尿系统恶性肿瘤的麻醉

随着人口老龄化的加剧，泌尿系统恶性肿瘤，如膀胱癌、前列腺癌、肾癌及睾丸癌有逐年上升的趋势。我国泌尿外科恶性肿瘤中膀胱肿瘤最常见，肾癌占第二位，在泌尿系统肿瘤的治疗中，根治性手术治疗已经取得了较大的进展，机器人手术技术也已经更多地应用于泌尿外科。

一、膀　胱　癌

（一）概述

膀胱癌是常见的泌尿系恶性肿瘤，膀胱癌的发生、发展与众多因素相关，如性别、吸烟、饮酒、代谢综合征以及化学物质接触史等，主要临床表现为无痛性全程血尿。诊断膀胱癌首选B超，确诊则需要膀胱镜检查。根据肿瘤浸润深度分为四期：一期局限于固有层；二期浸润深度为肌层；三期则侵犯周围组织；四期已经远处转移。一期行经尿道膀胱肿瘤切除术（transurethral resection of bladder tumor，TURBT）；二期行膀胱部分切除术；三期行膀胱全切除术；四期则姑息治疗。二期开始辅助化疗，通常患者在膀胱切除后还需行尿流改道术。

（二）麻醉管理

1. 经尿道膀胱肿瘤切除术　可采用椎管内麻醉或者全身麻醉。椎管内麻醉时，麻醉平面需达到T_{10}。此外，膀胱侧壁肿瘤可能邻近闭孔神经，切除肿瘤过程中刺激闭孔神经可导致大腿内收引发膀胱穿孔，因此椎管内麻醉常需联合闭孔神经阻滞。TURBT也可选用全身麻醉，但必须应用肌松药，避免引起闭孔神经反射。

2. 根治性膀胱切除术　膀胱全切除术是治疗浸润性膀胱癌的金标准，手术较为复杂，对于不能耐受手术者也可行分期手术治疗。术中可能引起大出血，术前应充分备血，首选成分输血，大量输血时需准备血小板，白蛋白低下时输注白蛋白。麻醉方法首选气管插管全麻，麻醉诱导前需行深静脉及动脉穿刺置管术，并且输入适量液体，备好血管活性药物。大量出血时，容量复苏以输血及补充胶体溶液为主，如白蛋白或人工胶体溶液。术中监测体温，维持体温在35.2～36.5℃。此外，还应严密监测术中尿量的变化。

膀胱切除术后需要尿道改道，可将尿道与乙状结肠或回肠吻合，使新膀胱储尿和排空接近生理状态（图35-4）。术中应维持一定的血容量以维持尿液冲洗吻合口，最好使用中心静脉压监测辅助液体治疗，此外术中大量液体的冲洗和尿道改道时的尿液通过肠黏膜容易引起水、电解质紊乱。术后应尽早放置临时输尿管支架，保持尿流速度并及时行血气分析。

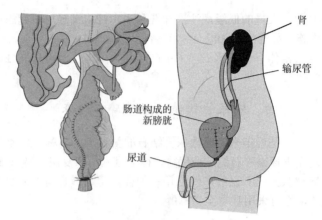

图 35-4　膀胱切除尿流改道示意图

二、前列腺癌

（一）概述

前列腺癌是一种具有高度遗传特性的恶性肿瘤，有 40%～50% 的前列腺癌与家族遗传有关。前列腺癌的治疗方式主要包括手术治疗（根治性前列腺癌切除术）、放疗、化疗、内分泌治疗、靶向治疗及免疫治疗等。前列腺癌早期症状不明显，容易发生骨转移。前列腺癌的手术方式包括开放式和腹腔镜下的前列腺切除加盆腔淋巴结清扫术，放疗失败后补救性前列腺切除术和转移性前列腺癌的激素疗法时可行双侧睾丸切除术。

（二）麻醉管理

1. 腔镜下根治性前列腺切除术　由于手术时间长、术中采用较低的头低足高位（＞30°）以暴露视野，过度的头低足高位可使头面部组织水肿、眼内压升高、肢体神经损伤，导致术后相关并发症，如拔管后呼吸窘迫、视力缺损、臂丛损伤等，应注意防范。手术范围包括整个前列腺、精囊、射精管及部分膀胱颈，前列腺切除术后将膀胱颈与尿道直接吻合，术中会使用靛蓝胭脂红染色来显示尿道，这种染料会引起血压的变化。麻醉方式首选气管插管全麻，也可联合椎管内麻醉，术前应充分评估患者的老年性疾病，如冠状动脉疾病、慢性阻塞性肺疾病及肾功能不全等。前列腺根治术中最常见的是出血问题和大量输血并发症，特别是开腹耻骨后前列腺切除术，麻醉前常规行有创血压监测，术中大量输液及输血应使用加温毯和液体加温仪，预防患者低体温。术后可应用多模式镇痛，降低阿片类镇痛药剂量，促进胃肠道功能早期恢复。

2. 双侧睾丸切除术　常用于前列腺癌转移后的姑息手术治疗，手术时间短，通常在喉罩全身麻醉或椎管内麻醉下完成，也可在局麻下完成。

三、肾　　癌

（一）概述

肾癌又称肾细胞癌，癌细胞可经血液和淋巴转移到脑、肺、肝及骨骼等，同时还可扩散到肾静脉和下腔静脉形成癌栓。临床表现不典型，只有 10% 的患者有典型的肾癌三联征，即血尿、肾区疼痛与肿块，肿瘤压迫肾血管时可引起肾素分泌过多导致高血压。

目前对肾癌的治疗主要为腹腔镜下肾切除术和部分肾切除术，肾部分切除术一般多用于病变小、双侧肿瘤，或伴有并发症（如糖尿病或高血压）的患者。一般有两种入路，经腹腔镜手术和后腹腔镜手术。术前必须了解是否有静脉内癌栓。

（二）麻醉管理

腔镜下肾切除术首选气管插管全身麻醉，也可选择全麻联合硬膜外阻滞，硬膜外阻滞宜选 T_{10}～T_{11} 穿刺置管。术前应充分准备及评估，尤其是肾功能受损及伴有合并症的患者。麻醉中除常规监测外，麻醉诱导前宜行中心静脉及有创血压监测，中心静脉置管时应谨慎癌栓脱落移位。5%～10% 的肾癌患者的肿瘤会侵入肾静脉、下腔静脉和右心房，对于这些患者需要额外关注术中腔静脉堵塞引起的循环衰竭或肿瘤破裂引起的肺栓塞。术前更应明确病变范围、了解腹腔镜操作技术的基本流程步骤、制订完善的麻醉计划，有些患者甚至需要在体外循环下完成手术，通常应避免硬膜外阻滞，以免导致硬膜外血肿。

肾癌根治联合取栓术一般采用经后腹膜入路，由于后腹膜存在广泛的疏松结缔组织，二氧化碳更容易吸收入血，发生高碳酸血症和皮下气肿。术中应加强监测，根据 $P_{ET}CO_2$ 和血气分析及时调整呼吸参数，尽量控制 CO_2 气腹压不超过 15mmHg。术中需关注长时间特殊体位对患者的影响，避免术中循环系统的剧烈波动，保证肾血流灌注，备足血液制品，提倡使用血液保护策略。肾癌伴有下腔静脉癌栓甚至累及右心房者，手术范围和难度较大，必要时需深低温停循环取栓，术中须防止癌栓脱落及预防各种围术期并发症，如气胸、低血容量性休克、肾功能不全、肾衰竭、多器官功能障碍综合征等发生。

四、睾　丸　癌

（一）概述

约占男性恶性肿瘤的 1%，其中以睾丸生殖细胞肿瘤多见。睾丸癌的诊断依靠于影像学及诊断学的判断，常用的治疗方法是睾丸癌根治术及放、化疗。

（二）麻醉管理

根治性睾丸切除术可在全身麻醉下进行，除了切除睾丸以外还要行腹膜后淋巴清扫，手术上至肾血管，下至髂血管交叉处两输尿管之间的全部淋巴组织，目前改良的腹膜后淋巴清扫术可保留生育功能，术中牵拉精索可能引起反射性心动过缓。由于手术切口较大，术中补液应维持尿量 >0.5ml/(kg·h)，晶：胶为 2：1 较好。术后疼痛较剧烈，可采用硬膜外镇痛、鞘内阿片类镇痛或者区域阻滞等多模式镇痛。此外，改良后的腹膜后淋巴结清扫术会破坏一侧的交感神经，术后可出现两侧下肢体温不一致。

第四节　肾上腺手术的麻醉

肾上腺位于双侧肾上极的内上方，位置相对较深且血供丰富，人体左侧肾上腺似半月状，右侧近似于锥形体，可分为皮质和髓质两部分。肾上腺是重要的内分泌器官，肾上腺疾病包括醛固酮增多症、皮质醇增多症、嗜铬细胞瘤等，这些疾病多可通过外科手术治疗。围术期应根据不同病情，进行充分的术前准备和严密的术中监测，维持呼吸、循环、内分泌及电解质等各项功能稳定和平衡；同时密切关注手术进程，与外科医师及时沟通，及时发现问题并妥善处理。

一、原发性醛固酮增多症手术的麻醉管理

（一）概述

原发性醛固酮增多症（primary hyperaldosteronism，PHA）简称原醛症，是由于肾上腺皮质球状带分泌过量的醛固酮所致。发病年龄高峰为 30～50 岁，女性较男性多见，临床上以高血压、低血钾、肌无力和碱中毒为主要表现，在高血压患者中占比达 10%，是继发性高血压最常见的原因。

（二）麻醉前准备

准备的主要目的是控制高血压，纠正低血钾和电解质紊乱。原醛症首选的治疗药物为口服螺内酯，螺内酯为醛固酮的竞争性拮抗药，保钾排钠，用药期间应监测血钾变化，防止血钾过高。对于严重高血压单纯口服螺内酯降压效果不佳的患者，可联合使用其他抗高血压药物，如钙通道阻滞药或血管紧张素转换酶抑制药等。此外，对于严重高血压且合并高钠血症的患者宜低盐饮食。

（三）麻醉管理

肾上腺腺瘤或单纯肾上腺增生导致的原发性醛固酮增多症首选手术治疗。在全身麻醉或在硬膜外阻滞下均可完成此类手术，随着腹腔镜技术应用于肾上腺切除手术，此类患者多接受全身麻醉，良好的术前准备会降低麻醉风险。

全身麻醉中应避免过度通气，以免引起血钾进一步降低，术中要及时行血气分析，重点关注血钾变化。注意循环系统变化尤其硬膜外阻滞时，外周血管扩张，回心血量减少，易诱发低血压，可以适当补充血容量及合理使用血管活性药物纠正，尤其是高龄患者。

二、皮质醇增多症手术的麻醉管理

（一）概述

皮质醇增多症（hypercortisolism）又称库欣综合征（Cushing syndrome），系由于肾上腺皮质肿瘤或肾上腺皮质增生等致肾上腺皮质功能亢进，分泌过多的糖皮质激素，引发机体产生一系列病理生理变化。长期高皮质醇血症可引起体内的蛋白质、脂肪、糖、电解质代谢紊乱及心血管、神经精神系统等一系列功能改变，患者可表现为向心性肥胖、多血质面容、高血压、糖尿病、抵抗力降低等。多发生于 20～45 岁，女性约是男性的两倍，在高血压人群中库欣综合征患者占 0.5%～1%。

（二）麻醉前准备

肾上腺皮质醇增多症的患者对手术耐受性差，而切除肾上腺后又可使功能亢进突然转为功能低下，机体很难适应这种变化，术前应纠正代谢紊乱，术中防治肾上腺皮质功能减退和危象。

1. 纠正代谢及电解质紊乱　术前患者常存在低钾血症，应适当补钾，控制血糖水平，必要时用胰岛素来治疗；病情严重呈负氮平衡时，患者表现为肌无力、骨质疏松等，可考虑应用丙酸睾酮或苯丙酸诺龙以促进蛋白质合成。

2. 补充糖皮质激素　切除肿瘤或增生的腺体后，患者体内糖皮质激素水平骤降，如不及时补充，可发生肾上腺皮质功能减退或危象。因此，围术期应补充肾上腺皮质激素。一般于术前一日给予醋酸可的松 100mg 肌内注射，术中常规给予氢化可的松 100～200mg 静脉滴注。

3. 并发症防治　皮质醇增多症患者体内的高凝状态可导致围术期深静脉血栓和肺栓塞的风险增加。高危患者可使用低分子肝素等抗凝药物及弹力袜、下肢压力泵等设备预防血栓形成。

（三）麻醉管理

肾上腺皮质醇增多症患者对麻醉药物的耐受性较差，麻醉前用药一般仅为正常人的 1/3～1/2 即可。患者多有肥胖伴紧张焦虑。

全身麻醉和椎管内麻醉均适用于此类手术，应警惕患者因面部肥胖、颈部短粗而发生困难气道，拔管后常规拮抗肌松，在 PACU 中仔细观察至患者完全清醒后才可送回病房。

硬膜外阻滞可以满足手术要求，对肾上腺皮质功能影响较全身麻醉要小，患者恢复较快，同时利于术后镇痛，但要充分考虑到因患者肥胖造成的穿刺困难，麻醉过程中应适当地调整麻醉平面，满足手术需要，同时避免呼吸抑制。

此类患者对失血的耐受性一般很差，常出现血压下降，甚至休克。术中除及时补充血容量外，还应考虑肾上腺皮质功能不全的可能性，如出现抗休克治疗效果不佳时，应考虑经静脉给予氢化可的松 100～300mg，并应在术后每 8 小时肌内注射醋酸可的松 50～100mg，根据病情及血浆皮质醇水平持续使用 1～2 周或更长时间。

皮质醇增多症患者皮肤菲薄，毛细血管壁薄，有出血倾向，麻醉穿刺操作要注意力度和手法。晚期患者骨质疏松，麻醉、手术过程中应保护好皮肤和固定好肢体，避免发生病理性骨折。此外，患者抗感染能力差，应合理使用抗生素，术后鼓励患者早期下床活动，以减少术后肺部感染和深静脉血栓、肺栓塞的风险。

三、肾上腺性征综合征手术的麻醉

（一）概述

肾上腺性征综合征是由于分泌过量的肾上腺雄性激素所致的性征异常，从而出现女性男性化倾向或男性假性性早熟的临床表现。常由先天性肾上腺皮质增生或肾上腺肿瘤引起，有些肿瘤同时分泌皮质醇导致库欣综合征伴促肾上腺皮质激素分泌抑制和对侧肾上腺萎缩。小儿及青年患者多见，女性患者症状、体征较男性明显。

（二）麻醉前准备

轻症患者通常无肾上腺皮质功能减退表现，术前不需要作特殊准备。存在皮质功能不全的患者，应在术前补充糖皮质激素，以防在麻醉、手术过程中出现肾上腺皮质功能减退。酌情补充盐皮质激素，纠正低钠血症、高钾血症和代谢性酸中毒。

（三）麻醉管理

一般来讲，麻醉选择与术中麻醉管理无特殊要求，对术前存在肾上腺皮质功能减退或在围术期应激状态下可能发生肾上腺皮质功能危象的患者，应及时补充肾上腺皮质激素。

四、嗜铬细胞瘤手术的麻醉

（一）概述

嗜铬细胞瘤（pheochromocytoma，PHEO）是一种分泌儿茶酚胺的肿瘤，起源于肾上腺的髓质或椎旁交感神经链的嗜铬组织，绝大部分嗜铬细胞瘤发生于肾上腺髓质，起源于交感神经节或肾上腺外的嗜铬细胞瘤称为副神经节瘤（paraganglioma，PGL）或异位嗜铬细胞瘤，因肿瘤细胞可被铬盐染色，因此称为嗜铬细胞瘤。嗜铬细胞瘤在所有分泌儿茶酚胺的肿瘤中占 85%～90%，占高血压患者的 0.2%～0.6%，血流动力学急剧变化是此类患者麻醉与手术危险的根本原因，如处理不当，可危及患者生命。

（二）临床表现及检查

1. 临床表现　70%～90% 患有头痛、多汗、心悸三联征。85% 以上患者伴有阵发性或持续性高血压及其他代谢紊乱，如血糖增高、血脂异常，可造成心、脑、肾的严重并发症。肿瘤发生出血、坏死也可引起低血压与休克。多数患者临床症状不典型，需与内分泌、心血管、神经精神系统疾病鉴别诊断。

2. 实验室检查　首选 24h 尿或血浆甲氧基肾上腺素类物质测定，是儿茶酚胺在肿瘤中的代谢产物；其次为血或尿儿茶酚胺测定，其他还有血细胞比容和红细胞沉降速率等。

3. 影像学检查　胸腹腔和盆腔 CT 或 MRI 有助于评估肿瘤大小、是否浸润及其与周围结构关系。还有 ^{123}I-间碘苄胍显像及 18-氟脱氧葡萄糖 PET 等。

（三）术前准备及治疗

1. 控制血压　术前充分有效的 α 肾上腺素受体阻滞药应用是提高嗜铬细胞瘤手术安全性、降低死亡率的关键因素之一。常用药物为酚苄明，术前用药时间不得少于 2 周。

2. 纠正心律失常 有心动过速或心律失常的嗜铬细胞瘤患者，使用 α 肾上腺素受体阻滞药后仍然存在上述情况时，宜加用 β 肾上腺素受体阻滞药。

3. 补液扩容 嗜铬细胞瘤分泌过量的儿茶酚胺使外周血管强烈收缩，血容量相对不足。术前在控制血压的情况下，给予适当的扩充血容量，可预防瘤体切除后的低血压。

4. 调控内环境 调控患者血糖、血脂水平，纠正电解质紊乱。

5. 高钠饮食 控制血压和改善心脏功能后，给予患者高钠饮食，有助于减轻 α 肾上腺素受体阻滞药的直立性低血压，但慎用于充血性心力衰竭和肾功能不全者。

（四）术中麻醉管理

1. 麻醉方法和药物的选择 过去有在单纯蛛网膜下腔阻滞或硬膜外阻滞下进行嗜铬细胞瘤切除术的报道，但蛛网膜下腔阻滞可能导致患者出现严重低血压，因此目前嗜铬细胞瘤切除术大多在全身麻醉下进行。对于行腹腔镜嗜铬细胞瘤切除术的患者，应用全身麻醉复合硬膜外麻醉可使患者术中血流动力学更加平稳、儿茶酚胺释放量更小。

吸入麻醉药物中，优先考虑应用七氟烷，地氟烷因刺激气道可能导致高血压、心动过速等。静脉麻醉药中，丙泊酚相对安全，对于术前存在低血容量或心功能不全的患者，可以考虑应用依托咪酯进行麻醉诱导。阿片类药物中，吗啡可能导致组胺释放，应尽量避免使用。肌肉松弛药中，琥珀胆碱、阿曲库铵、泮库溴铵可导致儿茶酚胺释放增加，应避免使用。

2. 术中监测 嗜铬细胞瘤手术期间除常规监测外，建议监测有创血压及 CVP，方便实时调控患者的动脉血压及血容量，也便于术中测量血气、血糖等指标。此外，部分嗜铬细胞瘤患者心功能储备较差、合并基础心脏疾病、肺动脉高压、充血性心力衰竭或可疑儿茶酚胺心肌病，对于这些患者，有条件的医疗机构可考虑术中监测 TEE，或置入肺动脉导管，监测肺动脉压及肺动脉楔压，用以评估患者术中容量状态及心室收缩功能。

3. 术中血流动力学调控 术中血流动力学波动的因素包括手术体位变动、气管插管、手术切皮、气腹、肿瘤探查等，以上操作均可使儿茶酚胺释放增多引起血流动力学波动，在确保足够的麻醉深度下，可选择短效的血管活性药物控制血压和心率，一旦血压升高超过原水平的 1/3 或大于 200mmHg 应积极采取降压措施，如使用酚妥拉明 1～5mg 静脉注射或泵注硝普钠起始剂量为 0.5～1.5μg/(kg·min)，根据血压情况及时调整。麻醉医师须密切关注手术进程，在肿瘤静脉结扎或肿瘤切除后，血浆中的儿茶酚胺释放会突然中止，术前血容量欠缺、手术出血以及麻醉药引起的血管扩张均会引起持续的低血压状态，在此之前需尽可能保证患者有足够的循环血容量，并及时减少或停止使用扩血管药物。

（五）术后管理

嗜铬细胞瘤患者在麻醉复苏后仍可发生复杂的病情变化，如低血压、休克、低血糖、心衰等，因此复苏后仍需密切观察血流动力学变化，对症处理，必要时辅以血管活性药物维持血流动力学相对稳定。

随着诊断技术的不断提高，术前未诊断的嗜铬细胞瘤越来越少，若在手术期间怀疑异位的嗜铬细胞瘤并出现高血压危象时可采取加深麻醉，应用抗高血压药物，如酚妥拉明和硝普钠，必要时暂停或停止手术，待血压控制良好并补充血容量后再行手术治疗。

第五节　妇科手术的麻醉

一、妇科手术麻醉的特点

（一）腔镜术式及体位

妇科手术相关器官多位于盆腔深处，术式多以腹腔镜为主，头低足高位可实现良好的器官暴露，但此体位会使得腹腔内容物向上腹部转移，建立气腹后将进一步加重膈肌上移导致肺顺应性降低、气道压升高以及肺泡通气量减少等，此时应注意呼吸参数的变化并及时调整。二氧化碳气体经腹膜吸收入血可导致高碳酸血症，手术时间较长时应行呼气末二氧化碳监测或行动脉血气分析，实时了解患者内环境状况。腔镜手术期间应密切关注气腹压力，较高的气腹压力会导致腹内压力增高，使内脏血管受压以及静脉回流受阻，均可影响脏器血供。患者若同时存在截石体位，应调整好腿架高度与放置角度，避免下肢肌肉和神经长时间受压。

（二）术后恶心呕吐及多模式镇痛

女性患者术后恶心呕吐（postoperative nausea and vomiting，PONV）的发生率较高，除手术操作以及患者自身病理状态，另一重要原因是围术期麻醉用药。阿片类药物在围术期镇痛中具有不可取代的地位，但由于其恶心呕吐、便秘或瘙痒等不良反应发生率较高，因而以"多模式镇痛"途径实现"去阿片化"的目标是当下趋势。以术中多模式镇痛方案为例，常见有全身麻醉联合椎管内麻醉，或全身麻醉联合神经阻滞（如腹横肌平面阻滞）、腰方肌阻滞或髂腹下-髂腹股沟神经阻滞等，二者联合在实现满意镇痛的同时可减少全身麻醉中阿片类药物的用量，降低PONV发生率，利于术后早期康复，符合ERAS理念。

（三）麻醉方法及药物选择

安全是选择麻醉方式及药物的首要原则。非绝经期患者术前应确认是否处于月经期，择期患者多伴有阴道流血症状，因而术前贫血或凝血功能紊乱的发生率较高，应仔细查看凝血或血红蛋白等指标，避免盲目采取椎管内麻醉。

患者存在椎管内麻醉禁忌证，且手术较为短小，可实施喉罩全身麻醉，采用半衰期较短的药物，如阿芬太尼、瑞芬太尼和瑞马唑仑等，根据手术需求可考虑是否使用肌松药；对于开腹且时间较长的手术，如宫颈癌根治术等，术中失血风险及循环波动较大，且手术对腹部肌肉松弛度要求较高，故气管插管全麻更为稳妥，可视情况联合椎管麻醉或神经阻滞。

肿瘤患者身体状况较差，麻醉后血管张力减低容易表现为低血压，在排除绝对血容量不足以及低心排血量的情况下，可间断或持续给予 α_1 受体激动药以维持适当的血管张力，降低过度依赖于液体灌注来维持血流动力学平稳；妇科急症如出血多，如异位妊娠破裂，麻醉前需评估患者循环状况，采用依托咪酯等对循环抑制作用较小的药物或艾司氯胺酮等具有交感神经兴奋作用的药物均是较合理的选择。

二、经腹手术的麻醉

（一）子宫及附件切除术

子宫及附件切除手术患者多为中老年妇女，随着中国老龄化进程的推进，妇科手术也呈现老年化趋势。因此，此类手术患者尤其是高龄患者可能合并高血压、糖尿病等基础疾病，需要及时调整循环及呼吸功能。此外，该类患者可能存在慢性失血而伴有贫血，术前应纠正贫血，待血红蛋白＞80g/L，方可行择期手术。

腹腔镜手术是目前妇科良性病变的首选，一般选择全身麻醉。宫颈癌根治术的手术范围较大，需行广泛子宫切除及盆腔淋巴结清扫术，创伤及渗血较多，手术时间较长，而且老龄患者多合并心、肺疾病，应特别重视呼吸和循环功能监测。

随着ERAS理念的推广，完善患者术后疼痛管理，有助于加速患者术后恢复。大量的研究表明，超声引导下双侧腹横筋膜阻滞可以显著减轻宫颈癌根治术老年患者的术后疼痛，减少阿片类药物的应用及其不良反应。此外，有研究表明，腹腔镜下子宫及附件切除术中使用羟考酮相较于芬太尼可增强术后镇痛效果，不增加恶心呕吐、呼吸抑制等不良反应的发生率，并可缩短住院时间。

（二）巨大卵巢肿瘤切除术

良性卵巢肿瘤在妇科疾病中很常见，巨大卵巢肿瘤被定义为大于 10cm 的卵巢肿瘤，研究发现巨大卵巢肿瘤恶变的发生率较高，一旦被确诊均应行手术治疗。

巨大卵巢肿瘤患者的生理变化与孕妇和病态肥胖患者具有一定的相似性。

1. 肿瘤超过脐中线，使腹腔脏器挤压胸腔，肺部活动受限，易并发慢性支气管炎和呼吸道感染，因此术前常规检查肺功能及动脉血气分析并警惕术后复张性肺水肿。

2. 肿瘤可能长期压迫下腔静脉，导致下肢淤血水肿，心脏后负荷增加，且有可能发生仰卧位低血压综合征；长期静脉回流受阻，可使硬膜外隙血管丛扩张淤血，硬膜外隙狭窄，选择硬膜外穿刺、置管应谨防血管损伤及麻醉平面过高，用药量应减少 1/3～1/2。

3. 肿瘤若压迫胃肠道，患者可出现营养不良、低蛋白血症和水、电解质代谢紊乱，麻醉前应尽可能予以纠正。

4. 肿瘤若使患者难以平卧时，如属良性囊肿，麻醉前可试行囊肿穿刺缓慢放液，同时经静脉补充血浆或代血浆。

开腹手术治疗是目前巨大卵巢肿瘤的首选方法，但随着腹腔镜技术的日益成熟，部分卵巢肿瘤也会选择腹腔镜下手术切除。麻醉方法和药物的选择应根据心、肺功能代偿能力全面权衡。随着多模式镇痛的应用，全身麻醉联合神经阻滞或椎管内麻醉也是较佳的选择。

围术期除常规监测外，还应监测动脉血压和中心静脉压。术中探查、放囊内液及搬动肿瘤等操作过程中，要严密监测生命体征，移出肿瘤后应立即作腹部加压。术中应及时调节血容量平衡，推荐小潮气量联合 PEEP 的肺通气策略，预防复张性肺水肿。

术后待呼吸、循环稳定及意识清醒后，再送回病房。若患者术前基础情况复杂，条件较差，可以带管送 ICU。

（三）异位妊娠切除术

异位妊娠为年轻女性最常见的妇科急腹症，麻醉的选择主要取决于失血或休克的严重程度及时间的长短。术前应纠正患者的失血、失液，补充有效循环血量，维持组织供氧。严重失血及生命垂危者可选择在积极抗休克的同时选择局部浸润麻醉，开腹止血。

随着医疗技术的发展，异位妊娠患者对于术后生殖系统功能性损伤越来越受重视，故腹腔镜手术在治疗轻、中度失血性休克患者中的应用率增加。无论是开腹还是腹腔镜手术均宜选择全身麻醉。此外，如患者无基础疾病及禁忌证，可准备自体血回输。由于患者可能是饱胃状态，在麻醉诱导时须警惕呕吐、误吸。

全身麻醉应选择对血液循环影响小的麻醉药物，优先选择依托咪酯、氯胺酮复合镇痛及肌松药进行麻醉诱导。术中维持可根据患者的情况选择维持用药。根据失血量，选择补液成分，及时纠正失血性休克，纠正水、电解质及酸碱平衡紊乱，维持血流动力学稳定，预防肾前性肾衰竭。术后如患者情况稳定，可拔管后继续密切观察生命体征变化。

三、经阴道妇科手术的麻醉

（一）经阴道妇科手术的种类

1998 年 Moran 提出经自然腔道内镜手术（natural orifice translumenal endoscopic surgery，NOTES），是指运用人体的自然孔道，如口腔、鼻腔、肛门、阴道等作为外科手术的自然通道，到达目标位置进行手术操作的方式。NOTES 因为其损伤较小、无体表瘢痕、减轻术后疼痛、加速术后康复等优点成为热点术式。在妇科方面，常见的主要有宫腔镜手术（图 35-5）和宫颈环切术，国内外还有报道经阴道行子宫全切术、异位妊娠根治术、卵巢囊肿剥除术、子宫肌瘤剔除术等。

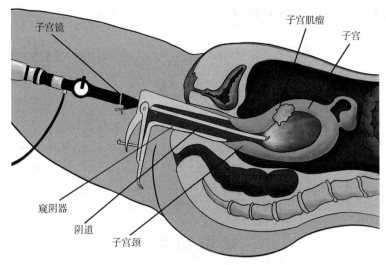

图 35-5　宫腔镜手术示意图

(二) 经阴道妇科手术的麻醉

1. 全身麻醉及监护麻醉　常用的麻醉方式是全身麻醉及监测下的麻醉管理（monitored anesthesia care，MAC），由于宫腔镜手术时间较短，可采用静脉全身麻醉，小剂量咪哒唑仑、丙泊酚和舒芬太尼联合应用，不仅效果确切而且术后苏醒迅速，多数患者可在不插管或置入喉罩的情况下完成手术。较新的资料显示，艾司氯胺酮复合丙泊酚用于宫腔镜手术效果较好，呼吸抑制及术后不良反应少，可安全应用。对于手术时间较长或全身情况较差不能耐受椎管内麻醉的患者，或者手术体位特殊，如头低足高位，为减轻患者的不适感，保证手术安全，可采取气管插管全身麻醉。

2. 蛛网膜下腔阻滞、腰-硬联合阻滞　宫腔镜手术的刺激仅限于宫颈扩张及子宫内操作，其感觉神经支配前者属 $S_2 \sim S_4$，后者属 $T_{10} \sim L_2$，蛛网膜下腔阻滞、腰-硬联合阻滞一般选择 $L_2 \sim L_3$ 或 $L_3 \sim L_4$ 作穿刺点，神经阻滞范围应达 $T_{10} \sim S_5$，待麻醉平面固定后，患者取截石位行手术。但由于椎管内麻醉后患者下肢肌力恢复时间长，应用受限。

3. 局部区域阻滞　宫颈旁神经阻滞可由麻醉医师超声引导下完成，也可由手术医师在宫颈旁注射完成。

(三) 经阴道妇科手术的常见并发症

宫腔镜手术时需要扩张宫颈，如强行扩张可致心脑综合征、子宫颈裂伤、子宫穿孔等并发症。

宫腔镜检查与手术过程中要使用膨宫介质，我国常用的膨宫介质分为二氧化碳气体和低黏性液体两类，以晶体溶液为介质者，应注意术中液体超负荷或水中毒的问题，密切观察出入量，维持血流动力学稳定和电解质平衡。

常见的并发症为子宫穿孔，其次是膨宫液过量吸收综合征、术中出血、空气栓塞、膀胱或肠道损伤以及感染、子宫内膜炎等。此外，可发生迷走神经紧张综合征，表现为恶心、出汗、心动过缓、低血压，甚至导致心搏骤停。

(四) 经阴道妇科手术的术中及术后监测

麻醉及恢复期患者生命体征监测应贯穿整个过程，包含血氧饱和度、心电图、血压、麻醉深度监测等。

1. 呼吸监测　监测呼吸及血氧饱和度，必要时监测呼气末二氧化碳分压。

2. 循环监测　密切监测血压、心率变化。

3. 体温监测　内镜手术低体温较为常见，应及时发现并采取保温措施。

4. 血气分析检测　较长时间的内镜手术应检测患者血气及电解质变化。

5. 麻醉深度监测 避免发生术中知晓和麻醉深度过深等并发症。

（贾 珍 李 娜）

思 考 题

1. 泌尿外科的腔镜手术与其他腔镜手术有什么不同，术中关注点有哪些？

2. 患者，女性，40 岁。于椎管麻醉下行输尿管镜下肾盂碎石取石术，术中突发寒战、恶心、呕吐，心率增快至 130 次 / 分，血压下降至 80/40mmHg，此时可考虑发生了什么、如何处理？

3. 嗜铬细胞瘤患者术前准备充分与否的判断标准有哪些？

4. 基于 ERAS 理念如何实施妇科手术围术期的疼痛管理？

知 识 拓 展

随着 ERAS 麻醉理念的深入及神经阻滞技术的发展，神经阻滞联合全身麻醉或椎管内麻醉对泌尿生殖系手术患者术中的麻醉效果及术后的疼痛和康复的影响是目前较为热点的研究方向，常用的神经阻滞包括椎旁神经阻滞、竖脊肌、腰方肌及腹横筋膜阻滞等。不同的麻醉方法及药物可能影响泌尿系肿瘤复发、转移，并影响患者的免疫功能和预后，目前的研究表明，可能与麻醉药物对肿瘤的直接作用、围术期肾上腺素能-炎症应激反应的调节作用、细胞因子的功能和免疫环境改变等有关。术中精细化管理包括体温管理、液体管理、体位管理、舒适化麻醉和器官功能保护等相关研究也在探索研究和优化过程中。

推 荐 阅 读

艾攀，高建东，吴安石，等 . 2019. 围术期加速康复外科策略在腹腔镜膀胱癌根治术麻醉管理中的应用 [J]. 临床麻醉学杂志：Journal of Clinical Anesthesiology, 35(5): 458-461.

冯丹丹，马正良，顾小萍，等 . 2017. 妇科日间腹腔镜手术麻醉管理：回顾性分析 [J]. 中华麻醉学杂志：Chinese Journal of Anesthesiology, 37(1): 121-122.

孙大为 . 2018. 中国大陆妇科单孔腹腔镜及经自然孔道内镜手术的探索发展及现状：2018 年林巧稚妇产科学论坛暨第十四届妇产科华润会议论文集 [C]. 北京 .

DAM M, HANSEN CK, POULSEN TD, et al. 2019. Transmuscular quadratus lumborum block for percutaneous nephrolithotomy reduces opioid consumption and speeds ambulation and discharge from hospital: a single centre randomised controlled trial[J]. Br J Anaesth, 123(2): e350-e358.

WACKERHAGE H, CHRISTENSEN JF, ILMER M, et al. 2022. Cancer catecholamine conundrum[J]. Trends Cancer, 8(2): 110-122.

第三十六章　肝胆等腹部外科手术的麻醉

　　腹部外科手术是主要针对腹部区域疾病进行的诊断或治疗的外科手术，主要包括肝脏、胆道、胰腺、胃肠、脾脏、肛肠等等部位手术，也称普通外科，是外科系统中最大的专科。肝脏、胆道系统、胰腺和胃肠道的生理功能主要是消化、吸收和代谢，还参与解毒和药物转化，以及蛋白质及多种凝血因子的合成、免疫屏障和吞噬及内分泌功能。因此，一旦出现病变，相应器官会出现生理功能紊乱，并伴随全身营养状态恶化。腹腔手术的麻醉有一些的共性，同时又各有特点，为了患者安全度过围术期并快速康复，麻醉医师必须熟悉相应器官的生理功能以及患病后的病理生理改变，全面了解病史，详细体格检查并评估病变器官的功能以及全身状况，积极纠正术前的生理功能紊乱和营养状态，并制订合理的麻醉和镇痛方案。

第一节　肝脏疾病的病理生理改变及对麻醉药物代谢的影响

一、肝脏疾病的病理生理改变

（一）肝脏的解剖

　　近年来人们对肝脏解剖的认知发生了巨大的改变，从传统肝脏标本的解剖，到借助超声、分子及计算机等各项现代技术来实现精准肝脏解剖。了解肝脏解剖结构并加以分区，有利于外科医师在手术中快速定位肝脏肿瘤并在手术中实施针对性地精准肝切除。

　　肝脏的解剖结构可以分为两面、四叶和八段。肝脏上方紧邻膈肌，称为膈面，而下方为脏面。肝脏根据其外周的解剖结构被分为尾状叶、方叶、左叶和右叶。Healey 和 Schroy 提出了现代肝脏分段的基本概念，并将肝脏分为左外区、内区、前区和后区，每个区再划分成两个部分，并提出了肝动脉和胆管分段法。解剖学家 Couinaud 以肝内门静脉和肝静脉分支为基础，将肝脏分为 8 段，即 I～Ⅷ段（图 36-1），I 段为尾状叶，段的编号依据顺时针进行。肝内门静脉分支分布于肝段内，而肝静脉位于肝段间，每段功能上是独立的，有独立的血液、胆汁引流道。每段的中心是门静脉、

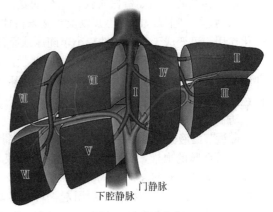

图 36-1　肝脏分段

肝动脉和胆管，周围是血液流出的肝静脉。由于肝脏不同叶、段之间血管分支存在差异，所以临床上精准肝切除时需遵循解剖学上的分段来进行切除，不仅出血少，而且在切除后并不会影响剩余肝脏的血供，不至于导致残余肝出现缺血、坏死的改变。

　　肝血流量约占心输出量的 1/4，其受肝门静脉和肝动脉的双重供血，肝门静脉供应 70%～75% 的血流和 45%～50% 的氧，其余则由肝动脉供应。肝动脉、肝门静脉和胆管进出肝的部位为第一肝门。肝脏有三支肝静脉，即肝左、肝右和肝中静脉，在肝后上缘汇入下腔静脉，此处为第二肝门。肝短静脉汇入下腔静脉的部位称为第三肝门。在肝外科手术中，肝门具有十分重要的地位。

（二）肝脏的生理功能

肝脏是人体最大的实质性腺体器官，也是体内新陈代谢的中心，具有强大的贮备能力和再生能力。肝脏的生理功能极为复杂和重要，主要功能有以下几方面。

1. 分泌胆汁 每日有 600～1000ml 的胆汁从肝脏持续分泌出来，经胆管流入十二指肠，帮助脂肪消化以及脂溶性维生素 A、维生素 D、维生素 E、维生素 K 的吸收。

2. 代谢功能 肝脏参与糖类、蛋白质、脂肪、维生素和激素的代谢。肝脏能将血液中的碳水化合物、蛋白质和脂肪转化为糖原，储存于肝内。当血糖减少时，又将糖原分解为葡萄糖，释放入血液。通过糖的分解和贮存糖原，对维持血糖浓度稳定有重要作用。在蛋白质代谢过程中，肝脏主要起合成、脱氨和转氨 3 个作用。蛋白质经消化液分解为氨基酸而被吸收，肝脏又利用氨基酸再重新合成人体所需的各种重要的蛋白质，如白蛋白、纤维蛋白原和凝血酶原等。肝脏能维持体内各种脂质（包括磷脂和胆固醇）的恒定性，使之保持一定浓度和比例。肝脏参与各种维生素的代谢，肝内胡萝卜素酶能将胡萝卜素转化为维生素 A，并加以储存，还储存维生素 B 族、维生素 C、维生素 D、维生素 E 和维生素 K。肝脏对雌激素、垂体后叶分泌的抗利尿激素具有灭活作用。肾上腺皮质酮和醛固酮的中间代谢大部在肝内进行。肝硬化时，肝脏灭活作用下降，体内雌激素增多引起蜘蛛痣、肝掌及男性乳房发育等现象；抗利尿激素和醛固酮的增多，促使体内水钠潴留，引起水肿和腹水形成。

3. 凝血功能 肝脏可促进维生素 K 在小肠内的消化和吸收，同时也是维生素 K 的主要靶组织。维生素 K 是凝血因子 γ-羧化酶的辅酶，如果缺少维生素 K，会影响凝血因子 Ⅱ、Ⅶ、Ⅸ 及 Ⅹ 的合成。肝脏还参与凝血因子 Ⅰ、Ⅱ、Ⅴ、Ⅶ、Ⅷ、Ⅸ、Ⅹ、Ⅺ 和 Ⅻ 的合成，同时还参与血浆白蛋白和球蛋白的合成。纤维蛋白原和凝血酶原的合成、维持和调节都需要肝脏参与。

4. 解毒作用 肝脏是人体重要的解毒器官，主要通过氧化、还原、结合、水解和脱氨等方式，对药物或有毒物质进行解毒和排泄，其中氧化和结合解毒是最常见的解毒方式。机体代谢过程中产生的有毒物质，例如蛋白质代谢产生的氨，可在肝内变成无毒的尿素。从大肠吸收的有毒物质（如氨、胺类、吲哚、酚类等）以及直接来自体外的毒物，随血液进入肝脏后，在肝细胞中经生物转化作用，可变成无毒或毒性较小，随尿或胆汁排出体外。

5. 吞噬和免疫作用 肝脏是最大的网状内皮细胞吞噬系统，肝静脉窦内皮层含有大量的库普弗细胞，有很强的吞噬能力，能将细菌、色素和其他碎屑从血液中除去。肝门静脉血中 99% 的细菌经过肝静脉窦时被吞噬。肝脏还通过网状内皮细胞吞噬、隔离、消除或改造抗原，参与免疫调节和防御等功能。

6. 调节血液循环量 肝脏还参与调节血容量及水、电解质平衡。肝脏血流量为1000～1800ml/min，既接收肝动脉的血液，又接收肝门静脉的血液。正常时肝内静脉窦贮存了一定量的血液，当腔静脉流入心脏的血液过多时，则肝脏中的血窦及微循环开放，使血液暂存入肝脏内的血窦，以减轻心脏的负担；相反，当机体失血引起循环血量减少时，肝脏的血窦则收缩，可将储存的血液释放到下腔静脉，回流到心脏，从而保证了有效循环血量，维持循环系统的正常功能。

（三）肝脏疾病的病理生理改变

1. 慢性肝病的血流动力学改变 慢性肝功能异常和肝硬化的患者常处于高动力循环状态，外周血管阻力下降，心排血量增加；同时，器官组织内动静脉侧支循环广泛开放，导致外周静脉血和混合静脉血内氧含量和氧饱和度升高。

2. 肝硬化 慢性肝脏疾病（如肝炎）或肿瘤都可发展为肝硬化（cirrhosis），表现为肝细胞死亡，代之以纤维化和结节再生，肝脏逐渐变形、变硬。早期肝脏代偿功能较强可无明显症状，后期则以肝功能损害和门静脉高压为主要表现，并有多系统受累，晚期常出现上消化道出血、肝性脑病、继发感染、脾功能亢进、腹水、癌变等并发症。

3. 慢性肝脏疾病患者的肺功能 肝脏疾病患者肺部也出现病理生理改变，已知的有门肺高压和肝肺综合征（hepatopulmonary syndrome，HPS）。HPS 首先出现的是氧分压下降伴肺血管的扩张，该综合征主要特征是肺内分流，患者表现为杵状指、蜘蛛痣、低氧血症以及呼吸困难，而且平卧位转变为直立位后加重。门肺高压是一种相对少见的肺动脉高压，最常见症状为活动时呼吸困难，伴乏力、心悸、胸痛以及偶发的晕厥，病情进展非常迅速，围术期的发病率和死亡率非常高。

4. 慢性肝脏疾病患者的其他改变　终末期肝脏疾病患者常出现急性肾功能损伤，通常称之为肝肾综合征（hepatorenal syndrome），一旦肝功能改善或肝移植后，肾功能可自动恢复正常。中枢神经系统的病变常表现为肝性脑病（hepatic encephalopathy），因此需要准确评估颅内压的严重程度和中枢神经残存功能。多达 50% 的慢性肝脏疾病患者可存在自主神经系统病变，最常表现为心血管调节功能和胃动力受损，全麻期间易发生低血压。

肝脏负责合成白蛋白，对于维持正常的血浆渗透压非常重要，白蛋白合成减少会导致液体转移至血管外间隙，导致患者水肿和腹水（ascites）。严重肝脏疾病患者血液中凝血因子和抗凝血因子水平下降，脾功能亢进会引起血小板减少，导致各种凝血功能障碍的发生。虽然终末期肝病会增加出血的风险，但是这类患者也可出现血栓形成，如门静脉血栓。

二、肝胆疾病对麻醉药物代谢的影响

（一）肝脏在麻醉药物代谢中的作用

麻醉药物代谢主要在肝脏和肾脏中进行。大多数药物包括麻醉药物，主要经过肝脏细胞色素 P450、UDP-葡糖醛酸基转移酶等代谢酶等进行生物转化，药物相关代谢产物一般失活，或者转化为容易在胆汁或尿液中排泄的水溶性物质。肝脏清除药物主要依赖三类相代谢。

Ⅰ 相代谢是通过混合功能氧化酶或细胞色素 P450 酶系统修饰活性化学基团，导致氧化、还原、水解、脱氨、硫氧化、脱烷基或甲基化，从而增加药物的极性。巴比妥类和苯二氮䓬类药物主要通过 Ⅰ 相代谢失活。乙醇、巴比妥酸盐、氯胺酮等药物可以诱导细胞色素 P450 的酶系统，提高相关药物的耐受性；而西咪替丁和氯霉素可以通过抑制细胞色素 P450，进而可以延长相关药物的作用。Ⅱ 相代谢为结合反应，通过与内源性亲水物质结合增加药物（或其代谢产物）的极性，内源性亲水物质包括葡糖醛酸、硫酸盐、醋酸、谷胱甘肽和氨基酸类（如牛磺酸、甘氨酸）等，使代谢产物较易于通过肾脏和（或）胆汁排出体外。Ⅲ 相代谢是通过能量依赖性运载体将药物排到胆小管，肝细胞上存在有机阴离子转运多肽类转运载体，它们在细胞摄取和分泌麻醉药物时起着重要作用，人体首先从血浆中摄取这些物质，然后才能进一步对它们进行代谢。已发现一些麻醉药和内源性阿片类物质以及肌松药罗库溴铵是有机阴离子转运多肽的底物。

（二）肝功能障碍对麻醉药物的影响

药物代谢的影响取决于药物的代谢途径，同时肝功能障碍的严重程度也影响药物的清除，特别是经肝脏代谢的药物。肝脏疾病和肝功能可以影响肝脏的血流量、肝药酶的活性以及药物血浆蛋白结合程度，进而影响药物的清除效率；而胆汁淤积会导致肝肠循环和肠内药物代谢的改变；门静脉高压会引起门体静脉分流，使某些药物不能经肝清除，都会引起围术期药物代谢改变；此外，肝脏疾病会影响药物的吸收和肝脏的首过效应，因此，药物清除因静脉给药或口服用药方式不同而影响不一样。肝脏功能障碍和门静脉高压可引起低白蛋白血症，会导致药物的游离成分或是活性成分浓度增加，成为严重肝脏疾病患者对麻醉药物敏感性增加的部分原因。水钠潴留会使患者细胞外液增加，引起药物表观分布容积增加，尤其是水溶性药物，例如肌松药，因此，增加剂量才能获得同样的肌松效果。

第二节　肝切除手术的麻醉

我国是世界上肝脏疾病发病人数最多、肝切除病例最多的国家，近年来肝切除术的预后显著改善。陈孝平院士领衔的研究显示，肝切除手术主要为男性患者（占 84%），肝癌比例为 67%，其次为肝血管瘤（9%）和胆管癌（7%），肝胆管结石和肝转移癌占比较少，皆为 4%；1、3、5 年的总体生存率分别为 73.2%、28.8% 和 19.6%。肝脏手术创伤大、暴露困难且容易出血，术后并发症的发生率和死亡率极高；特别是肝功能严重损伤和门静脉高压症患者，面临多系统器官功能障碍的风险。因此，我们不仅要考虑到患者存在高动力循环，围术期容易发生低氧血症和肝性脑病等危险，还需关注麻醉药物的代谢障碍和凝血功能障碍，以及围术期意外出血和血栓形成的风险。因此，术前需对患者仔细评估和选择，围术期避免使用任何肝毒性药物，并根据手术方式和患者自身情况优化生理储备并提高肝脏功能，使患者能适应并承受手术创伤，并预计手术出血量及尽量减少患者失血量，并制订术中监测、麻醉管理和术后多模式镇痛管理的方案。

一、术前访视和评估

（一）患者一般情况评估

一般情况的评估包括对术前患者营养状况、全身各个系统（心血管系统、呼吸系统、肾功能、糖代谢异常、凝血功能和神经系统状态）的评估。美国麻醉科医师协会分级（ASA 分级）通常用作围术期风险评估。心肺功能运动试验在负荷递增的运动中可反映人体的心肺功能指标，通过对各项参数的综合分析，了解心脏、肺和循环系统之间的相互作用与贮备能力。评估患者能否耐受外科手术引起的炎症和应激反应，还需要考虑患者合并症的影响，以及术后辅助化疗可能对患者恢复的影响。肝硬化、多发肿瘤、肿瘤血栓形成及高甲胎蛋白水平是影响肝脏手术术后生存的危险因素。肝硬化患者术后并发症的严重程度和发生率较高，主要并发症包括胆漏、凝血障碍、术后出血和肝衰竭，而伴有肝功能障碍的患者死亡率较高。因此，术前有效的评估、疾病风险分层管理并优化患者生理储备，对于降低发病率和死亡率至关重要。

对于合并有乙型肝炎病毒感染的患者，术前检出高病毒载量伴谷丙转氨酶升高时，应该先积极抗病毒治疗。对于有严重肝硬化门静脉高压的患者，应慎重行肝大部分切除；合并梗阻性黄疸（血清总胆红素＞200μmol/L）的患者，术前应先减黄治疗，以增强肝脏对手术的耐受能力。术前因化疗导致肝损伤患者，应重视术后可能出现的急性肝功能损伤。肝性脑病患者术后可能发生神经系统功能的进一步恶化。实验室检查需要评估肝脏的合成功能（白蛋白、凝血因子）或凝血功能相关检验（血栓弹力图）、代谢功能（AST、ALT），分泌功能（胆红素）。

择期手术禁忌证包括暴发性肝衰竭、急性病毒性或酒精性肝炎、慢性活动性症状性肝炎、改良 Child-Pugh 评分 C 级肝硬化、重度凝血功能障碍、低氧血症、心力衰竭和 AKI 等。

（二）肝脏储备功能评估

术前肝脏储备功能评估是评估肝脏肿瘤能否完整切除，了解患者不同方式肝切除术后的耐受能力，从而为手术最初的规划和实际实施提供安全的数据依据和保障，以减少患者术后发生肝衰竭的概率。评估肝脏储备功能的方法众多，各有意义，应进行多方面结合的评估。血清学试验检测，如 ALT、AST、ALP、r-GGT、胆红素和白蛋白等，能大体评判术前肝功能损伤及程度，可作为非肝脏手术的术前评估，但不能作为肝脏手术术前肝脏储备功能的评估及对术后肝衰竭的预测。吲哚菁绿排泄试验联合 Child 评分可以作为肝脏储备功能及肝切除安全限量的评估。

改良 Child-Pugh 分级量表（表 36-1）和终末期肝病模型（model for end-stage liver disease, MELD）常用于术前评价肝脏疾病的严重程度和手术风险。改良 Child-Pugh 评分量表依据 6 项指标总分结果，5~6 分为 A 级，7~9 分为 B 级，10~15 分为 C 级。近年来，由于手术方式、麻醉管理和围术期管理等方面的不断改进，肝硬化门静脉高压症患者腹部手术后病死率已大幅下降。建议择期手术时尽量调整评分＜4 分后再考虑手术。急诊手术和创伤大的手术仍是增加术后死亡率的独立危险因素，因而应尽量地准备完善。

表 36-1　改良 Child-Pugh 评分

指标	肝功能分级		
	1	2	3
白蛋白（g/dl）	>3.5	2.8~3.5	<2.8
PT 延长（s）	<4	4~6	>6
INR	<1.7	1.7~2.3	>2.3
胆红素（mg/dl）	<2	2~3	>3
腹水	无	轻至中度	重度
肝性脑病	无	Ⅰ～Ⅱ级	Ⅲ～Ⅳ级

胆汁淤积性疾病（如原发性胆汁性肝硬化）可伴有胆红素异常升高，因此应相应调整为胆红素<4mg/dl 为 1 分，4~10mg/dl 为 2 分，>10mg/dl 为 3 分

二、术前准备和用药

肝功能障碍或门静脉高压的患者常伴有营养障碍，术前需积极改善肝功能并给予营养支持治疗，最近研究认为免疫营养有利于降低伤口的感染率和腹水等术后并发症，以及住院时间，建议将其作为肝手术加速康复的一个组成部分。静脉补充维生素 K_1 等止血药，有利于改善凝血功能障碍。脾功能亢进患者还需纠正贫血和严重的血小板减少，并提前做好术中血液保护或成分输血的准备。腹水患者需要积极纠正低蛋白血症，优化肾功能，纠正电解质紊乱，重度腹水还要放腹水，避免膈肌上抬影响心肺功能，同时积极预防脓毒症、自发性细菌性腹膜炎，给予乳果糖减少肠道对氨的吸收以预防肝性脑病。如果患者 2 周内出现Ⅱ度及以上肝性脑病，并在短期内黄疸进行性加深，或出现凝血功能障碍，这时应高度怀疑患者出现急性肝衰竭，患者死亡率极高。适当的术前用药可以改善术前焦虑和术中管理，但镇静、镇痛药代谢受肝功能影响，因此药量不宜过大。

三、术中麻醉管理

除了全面了解评估术前患者一般身体状况，还应针对肝脏疾病患者对麻醉药物代谢的特点，从镇静药物、阿片类药物及肌肉松弛药物的应用剂量等方面，根据不同肝脏情况进行个体化设计。术中应加强对血流动力学的监测，特别需要监测并调控中心静脉压，同时避免术中低血压的发生，否则会引起肝脏灌注不足并可加重肝细胞损害，甚至会引起急性肾功能损伤；同时加强凝血功能和内环境的监测和管理，及时补充凝血因子，减少术中出血量。

（一）麻醉监测

如果没有严重合并症，一般肝脏手术患者常规的监测包括心率、有创血压、心电图、SpO_2、体温和呼 $P_{ET}CO_2$。如果需要阻断肝门或肝门静脉的肝脏手术，建议置入中心静脉导管，监测并控制 CVP，同时外周建立一个粗口径静脉通路，以便于进行快速输液。对于大型复杂的肝切除手术，可考虑置入肺动脉导管，以便于监测肺动脉压、PCWP 和心排血量，联合 CVP 参数维持术中血流动力学稳定，指导术中血管活性药物的使用、液体治疗和内环境稳定。目前临床也可选择唯捷流（Vigileo）或脉搏指示连续心输出量监测（pulse indicator continous cadiac output，PICCO）监测，可用于监测心排血量和目标导向的液体治疗。也可以采用 TEE 和动脉压监测，以指导目标导向液体治疗和血流动力学管理，创伤也相对较小。

（二）麻醉维持与麻醉药物的选择

1. 麻醉药物的选择　肝脏是多种麻醉药代谢的主要场所，而多数麻醉药都可使肝血流量减少。肝功能受损初期，相对来说代谢不受影响，麻醉药物使用的主要原则是应用最小有效剂量。肝硬化时，肝脏血液灌注获取氧供减少，麻醉药物代谢和清除障碍，药物半衰期延长，临床效应增强，

如阿片类药物（吗啡、哌替啶、芬太尼、舒芬太尼和阿芬太尼）、甾类非去极化肌松药（维库溴铵、罗库溴铵和米库氯铵）、苯二氮䓬类药物和 α_2 肾上腺素受体激动药（如右美托咪定等）。这时需要及时调整药物使用剂量或用药方法，避免出现毒副作用和麻醉后苏醒延迟。

氟烷肝脏毒性较强，临床上基本已经不再使用，而异氟烷、七氟烷和地氟烷则因肝脏代谢率低可安全使用。阿曲库铵和顺阿曲库铵体内消除不依赖肝、肾功能代谢及排泄，而是通过霍夫曼（Hofmann）效应和非特异性酯酶水解消除，可以安全选用。依托咪酯和丙泊酚经肝脏摄取，随着肝功能损害程度加重。

2. 麻醉管理　吸入麻醉药是维持全身麻醉最常用的选择之一，也可用于诱导麻醉，但应关注吸入麻醉药都会降低肝血流量，而地氟烷和七氟烷对肝血流量和氧供的影响相对较小。丙泊酚麻醉诱导时，为达到与肝功能正常患者相同的镇静效果，所需的剂量及靶浓度、效应室浓度均应该降低。但也有研究认为，丙泊酚存在明显的肝外代谢，肝衰竭患者持续输注时，可能不会出现药物蓄积和作用时间延长。BIS 是可靠的镇静深度监测指标，维持 BIS 在 40～60 可保证术中足够的镇静深度，可为肝功能损伤患者麻醉中输注丙泊酚提供参考。

区域阻滞作为全身麻醉的辅助不仅能获得充分的镇痛效果，而且能减少术中麻醉药用量以及术后疼痛和静脉阿片类药物的使用，同时减少机体的应激反应，例如降低胰岛素抵抗等，缩短术后苏醒时间，从而降低器官功能障碍的发病率，有利于患者术后早期康复，缩短术后住院时间，改善手术的预后。身体状况较好、凝血功能正常者，可以选用硬膜外阻滞辅助麻醉，首选 T_8～T_9 向上置管，硬膜外阻滞应小剂量多次用药，以最窄麻醉范围满足手术需求。鉴于肝脏损伤后的病理生理改变，患者一般情况较差，也可选择胸椎椎旁神经阻滞。如果存在凝血功能障碍，可实施腹横肌平面阻滞（TAPB）、肋间神经阻滞或切口部罗哌卡因局部浸润麻醉，这些方法尤其适合循环动力学不稳定的患者。

（三）减少术中出血的方法

肝脏切除手术的麻醉有一些独特的方面，主要集中在限制切除过程中减少失血的策略，同时尽量减少肝脏的再灌注损伤，以降低术后肝衰竭的风险。但在肝脏手术中，肝脏切面的止血操作并不简单，可能发生大出血，严重时还会危及生命，手术期间出血量和输血量与肝脏手术后的死亡率及并发症密切相关。目前各临床医学中心总结了很多减少术中出血的策略。

1. 精准肝切除手术　精准肝切除手术的目的为最大限度地去除目标病变，最大限度地发挥功能性肝残余，并尽量减少手术侵袭性，是以患者最大化获益为根本目的，主要包括术前病情评估、手术规划与实施、麻醉及围术期管理。在肝脏剩余功能性体积最大化、无瘤原则的基础上，应根据目标病灶性质、位置，选择病灶得以充分暴露的合适手术方式及切口、手术入路，最大限度地控制出血及组织损伤。目前通过肝脏三维重建技术及计算机辅助规划系统，可客观、全面及立体地将病灶、重要脉管结构及预切除范围精确标定在真实再现的个体化肝脏三维构象中，利用三维可视化技术对肿瘤位置特征和肝脏解剖结构之间关系进行有效的系统分析，可以进行手术规划和虚拟手术，为精准肝切除提供有效的技术支持。选择手术方式及切口，包括腹腔镜手术的戳孔布置、开腹手术切口位置。根据肝脏病变的位置、肝脏基础疾病情况、剩余肝段脉管情况采取合适的血流阻断及脉管重建方式。肝脏血流的控制方法包括入肝血流阻断法（Pringle 法）、选择性入肝血流阻断（解剖性阻断）、选择性门静脉阻断、肝静脉系统血流阻断、全肝血流阻断等方法。

2. 血流动力学的管理　术中管理主要是尽可能维持有效的肝血流量以保持较好的肝氧供/氧耗量，支持肝脏的代谢，减少术中出血和随后的输血，减少血管阻断时间，从而减少肝脏再灌注损伤并维持最佳血流动力学并降低术后肝衰竭的发生率。近年来，外科采用术中钳夹肝门静脉、适当增加肝门静脉阻断时间及肝外血管隔离以减少肝脏切除手术时的出血量。Pringle 法可以减少失血、输血的风险，以及肝脏缺血再灌注损伤和术后肝衰竭的发生率，但要注意阻断时间不要超过 1h。采用反复间歇性 5～10min 血流阻断肝门，其间再恢复灌注几分钟，对减少血流动力学剧烈波动和肝脏缺血再灌注损伤是有利的。肝门阻断导致静脉回流减少，心排血量下降和低血压，这时需要适当增加患者的外周血管阻力和血压。全肝血流阻断或在游离肝脏期间，为暴露深部血管，可能会扭折血管或是压迫下腔静脉，会导致静脉回流的突然下降，引起血压下降，这时需使用 α 肾上腺素受体激动药或（和）血管升压素，同时避免过度低血容量并确保足够的肝脏灌注压力，根据中心静脉压适当输注液体或行目标导向的液体治疗。手术医师和麻醉医师之间关于手术操作与血流动力学和肝脏灌注压的维护保持良好沟通，对于确保手术和麻醉效果至关重要。

3. 控制性低中心静脉压技术　外科医师和麻醉医师在临床应用了很多降低肝脏出血的方法，但在麻醉管理过程中，通过控制性低中心静脉压（lower central venous pressure，LCVP），使下腔静脉中由肝血窦和肝静脉流入的回流血量变多，导致肝脏手术中切口处的出血量减少，因而能确切地减少肝切除手术的失血量，同时降低患者的输血需求、住院时间、发病率和死亡率。LCVP结合外科措施，能够有效地控制肝脏创面出血，同时减少肝脏手术的时间，保护患者的肝肾功能，有利于患者的术后恢复。

麻醉中控制性 LCVP 的手段较多，主要采用静吸复合麻醉，七氟烷和地氟烷由于起效快，恢复迅速，可控性强，不通过肝肾代谢，适合于肝肾功能不全患者的麻醉，也可同时复合硬膜外阻滞或蛛网膜下腔阻滞。调整患者为反向垂头仰卧的体位，即头高15°，限制补液，选择性联合应用血管活性药物（如硝酸甘油）、利尿药（如呋塞米）、脱水药（如甘露醇）或（和）麻醉药物等多项措施，尽量控制 CVP 到 5mmHg 以下。由于肝静脉压力小于腹压，CO_2 有可能进入肝静脉或下腔静脉，由于 CO_2 可溶水性，较少出现气体栓塞的报道，但要警惕 CO_2 通过大静脉破口进入下腔静脉，导致严重气体栓塞，而反向垂头仰卧的体位可以降低气体栓塞的风险。

4. 急性等容量血液稀释和血液保护　急性等容量血液稀释（acute normovolemic hemodilution，ANH）即在麻醉诱导前或诱导后进行采血，同时补充等效容量的晶体溶液或胶体溶液，使血液稀释的同时又得到相当数量的自体血，在必要的时候再将采得的自体血回输，以达到不输异体血或少输异体血的目的。Moggia 等的荟萃分析指出当 ANH 合并 LCVP 时，肝切除术中出血量比单独 LCVP 更少。预防性氨甲环酸可以减少手术出血和输血的比率。一项前瞻性双盲随机试验显示，术前静脉注射氨甲环酸 500mg，然后每 6 小时注射 250mg，持续 3d，结果提示手术失血量明显减少、输血率降低、手术时间缩短，以及住院费用降低。

四、肝脏手术的加速康复外科

加速康复外科（enhanced recovery after surgery，ERAS），也被称为快通道外科（fast track surgery，FTS），是基于对围术期病理生理学的良好理解，用循证医学的原则整合新的麻醉、镇痛及微创技术的一种围术期的临床多学科的综合运用措施，以加快患者术后康复，缩短患者术后住院日，降低患者心肺、胃肠道等重要脏器功能不全的发生率，促进早期功能锻炼、胃肠道功能恢复，减轻患者术后恢复期间的痛苦。肝脏外科医师、麻醉科医师、物理治疗师、护理团队以及营养治疗师之间紧密合作显得尤为重要，能极大地优化围术期处理，让患者尽可能地减少禁食时间，保证患者处于良好状态，完善的镇痛和尽早地进食、康复锻炼和活动，减少手术相关并发症，有利于缩短 ICU 停留时间，早日康复出院。

为了减少手术创伤，加快患者术后康复，微创外科技术，如腹腔镜肝手术（laparoscopic hepatectomy，LH）已快速发展并得到推广。肝脏三维重建技术及计算机辅助规划系统是精准术前评估的重要手段之一。应用先进且完备的医疗设备，如高清腹腔镜或 3D 腹腔镜、高效的断肝器械和血管切割闭合器械等可以保障手术高质量完成。解剖性肝切除的理念促使手术精准性显著提升，可以大大提高手术成功率。解剖性肝切除术主要是指按照肝脏分段进行肝切除，包含了单肝段切除及多肝段或半肝切除，并将肿瘤引流的相应区域的脉管全部切除，减少了同侧肝段残留肿瘤，同时最大限度地保留了剩余肝脏的体积，从而达到 R0 切除的目的。采用 LCVP 的方法以及提倡"双主刀"模式，入肝血流阻断技术的进步以及肝离断技术流程的探索和进步，LH手术适应证、手术技巧、切除范围等方面已经取得了极大的进步，不断成功突破了复杂手术禁区，有效降低了术中出血量、缩短了住院时间、减少了术后并发症及死亡率，大幅提高了手术安全性。

五、术后治疗

目前在ERAS理念的指导下，术后早期管理包括持续监测循环和量出为入的液体管理、尽早拔除气管插管，以及尽早去除尿管、胃管及腹部引流管，还有多模式镇痛、鼓励早期下床活动，并行营养支持治疗。但对于急危重患者或循环动力学不稳定的患者，术后保留气管导管继续机械通气治疗较为适宜。

潜在肝功能障碍或大面积肝脏切除的患者容易发生术后并发症，如胆漏、腹水、肝衰竭、肺部并发症和血栓并发症。腹水较常见，容易导致体内液体转移，导致低蛋白血症和水、电解质、酸碱平衡紊乱。术后应根据需要补充白蛋白、血浆、纤维蛋白原，密切监测术后肝功能的变化，早期预见肝功能不全或肝衰竭的并发症，并尽早对症治疗和保肝药物治疗；积极监测患者血糖并防止低血糖的发生，必要时可静脉补充葡萄糖；严密观察患者意识，防治肝性脑病，可给予乳果糖并尽量减少阿片类药物使用；如遇失血量较大时，可在凝血功能监测（血栓弹力图）的指导下，进行成分输血和（或）使用氨甲环酸。

六、术后疼痛管理

术后疼痛治疗的原则是在充分镇痛的前提下减少阿片类药物的用量，以降低阿片类药物相关不良反应的发生。患者自控镇痛（PCEA）已广泛应用于多种外科手术，患者满意度明显提高，但对于肝脏手术的术后动态疼痛评分，效果尚不满意。近年来提倡多模式镇痛，通过不同药物和麻醉技术的联合应用来达到降低阿片类药物用量和不良反应的目的。由于患者可能存在肾功能和凝血功能障碍的风险，不提倡NSAID镇痛。对乙酰氨基酚具有一定的肝脏毒性，因此在围术期镇痛中使用受到限制。一些荟萃分析发现，围术期使用加巴喷丁类和低剂量氯胺酮（如0.5mg/kg），可减少阿片类药物的剂量，降低患者的术后疼痛评分并提高镇痛质量，可作为多模式镇痛的组成部分用在肝切除手术后镇痛。

胸段硬膜外麻醉（thoracic epidural anesthesia，TEA）可有效缓解开放性肝切除术患者术后的应激反应，提供满意的动态疼痛评分，促进患者术后早期活动。与单纯全身给药的PCEA相比，TEA复合局部麻醉同样可以保持患者肠道功能，减少肠梗阻的发生率。但在微创手术相关的研究上，TEA的应用存在争议。外周神经阻滞可以在一定程度上替代TEA的应用。最新研究显示，相较于TEA镇痛，接受伤口内持续输注导管（continuous wound infusion catheters，CWIC）镇痛的患者住院时间更短、低血压发生率低、术后升压药消耗较少、没有术后出现凝血障碍时不能移除硬膜外导管的问题，因此CWIC镇痛有成为术后标准镇痛方式的潜力。

第三节　脾切除手术的麻醉

一、脾脏的生理功能

脾脏是人体最大的淋巴器官，也是高度血管化器官，质软而脆。脾脏的大小与年龄、营养状况、生理状况及病理变化等有关。正常人脾重100～250g，病理情况下脾脏可增大至正常的十倍到几十倍。脾脏血液循环丰富。脾动脉发自腹腔动脉，脾静脉自脾门汇合后多伴行脾动脉汇入门静脉系统，脾周血管亦丰富，多走行于各脾周韧带内。脾脏的生理功能主要为造血和储血，还负责清除衰老红细胞以及免疫功能。脾内含有少量造血干细胞，可重新出现造血现象。脾脏通过血窦发挥储血作用，剧烈运动、失血或情绪激动时，脾窦内血液即可进入循环。脾脏还具Ⅷ因子功能。

二、门静脉高压症

门静脉系统是腹腔脏器与肝脏毛细血管网之间的静脉系统。当肝门静脉的压力因各种病因而高于 $25cmH_2O$ 时，门静脉系统血流受阻和（或）血流量增加，伴侧支循环形成的一组临床综合征，统称门静脉高压症（portal hypertension）。门静脉高压症可分为肝前型、肝内型和肝后型 3 类，其中肝内型在我国最常见，约占 95% 以上，而肝硬化占门静脉高压症的 80%～90%。

肝硬化门静脉高压症临床表现为肝功能障碍、脾大和脾功能亢进、血小板减少、呕血和便血、低蛋白血症和腹水；部分患者伴有容量负荷及心脏负荷增加等高动力型血流动力学改变和凝血功能改变。评估门静脉高压症程度包括确定脾功能亢进程度和静脉曲张程度。我们定义重度脾功能亢进为血 $WBC < 2.0 \times 10^9/L$，$PLT < 30 \times 10^9/L$。食管胃底静脉曲张和侧支的大小和范围，需通过内镜和影像学检查来确定。食管胃底曲张静脉直径 $<5mm$ 为小曲张静脉，$>5mm$ 为大曲张静脉。脾大、脾功能亢进的治疗包括药物治疗、脾血管栓塞及脾切除术。如果重度脾肿大产生临床症状时，也可行脾切除加预防性断流术。肝硬化患者重度脾功能亢进同时伴有粗大静脉曲张时，可结合患者的具体情况考虑脾切除加预防性断流术。

三、脾 切 除 术

与脾脏相关的疾病主要包括某些造血系统疾病（如溶血性贫血、血小板减少性紫癜、慢性白血病等）、感染性疾病、充血性脾大、脾损伤、脾脏占位性病变、畸形、血管病变等，以及某些少见病。脾切除术既能有效降低肝门静脉压力又能纠正脾功亢进状态，其治疗效果是肯定的。

（一）微创脾切除术

微创脾切除观念向常规开放式脾切除手术提出了挑战。微创观念是在保证脾脏功能的前提下，合理应用微创器械，理性选择手术方式，将损伤控制与治疗效果有机地结合，追求相似或更佳疗效。各种科学理性保脾术式也得到了不断地完善与成熟。腹腔镜脾部分切除术安全可行，不存在技术上的难题且中转开腹率低、出血少，已在临床得以普及。腹腔镜下脾切除术、单孔腹腔镜下脾切除术、腹腔镜下脾部分切除术、机器人脾切除手术等相继开展，甚至一度被认为是禁忌证的腹腔镜下门静脉高压症脾切除术也出现了许多成功开展的案例。腹腔镜手术并不等同于微创，微创也并不意味着完全取缔开放手术，盲目追求小切口和高速度而不注重整体效果，反而与微创观念背道而驰。

（二）肝硬化门静脉高压症脾切除术

肝硬化是多种慢性肝病的终末结果，随之而来的门静脉高压症及其所致的脾功能亢进及胃底食管静脉曲张出血是常见高危并发症，脾切除术及门静脉高压症的断流手术是目前我国开展较多且行之有效的治疗方法之一。目前肝硬化门静脉高压症脾切除术的目的主要为改善肝功能，降低肝门静脉血流和门静脉高压，改善食管胃底静脉曲张及出血倾向；改善脾功能亢进引起的血小板减少，顺利完成病毒性肝炎的干扰素治疗；完善肝细胞癌的治疗；控制肝门静脉血流及肝门静脉压力，减少活体肝移植后小肝综合征（small-for-size syndrome）的发生。脾切除术后可能发生脾切除术后凶险性感染（overwhelming post-splenectomy infection，OPSI）及门静脉系统血栓形成。虽然 OPSI 发生率较低，但致死率较高。

四、脾切除的麻醉管理

（一）术前评估与治疗

脾切除手术麻醉的关注点在于患者肝损伤或肝功能障碍、凝血功能、腹水和食管静脉曲张病变的程度。麻醉前应全面了解病史、各种检验和检查结果，全面评估手术风险。重点针对肝脏的病理生理改变，做好改善肝功能、出血倾向、患者营养及全身内环境的准备，有利于降低围术期的发病率和死亡率。脾功能亢进患者常出现严重贫血和血小板减少，根据血常规和凝血功能，术前应适当输注红细胞、血小板、新鲜冰冻血浆。并可辅以维生素 K 治疗，以纠正维生素 K 相关因子缺乏引起的凝血功能障碍。如果长期服用肾上腺皮质激素，术前不应停止用药。术前还需评估肾上腺皮质功能代偿情况，术中还需补充糖皮质激素（如氢化可的松 60～100mg）。腹水是反映肝损害严重程度的指标之一，大量腹水还直接影响呼吸、循环和肾功能，应在纠正低蛋白血症的同时积极利尿并限制水钠摄入，必要时需要穿刺放腹水。外伤性脾破裂通常伴有失血性休克，手术前要积极备血并治疗失血性休克，还要检查并评估是否伴有其他部位的损伤，特别是脑部、胸部、肝脏和胸部外伤，以防术中出现意外事件。

（二）术中麻醉管理

与肝切除手术麻醉管理类似，围术期应该避免使用具有肝脏毒性的药物，特别是肝功能障碍的患者。如果无明显凝血功能障碍和血小板减少 [＜（50～80）×10^9/L]，原则上可选择硬膜外阻滞或腰麻。如有明显出血倾向，建议选择全身麻醉，如静吸复合麻醉或全凭静脉麻醉。术中可常规监测 ECG、心率、有创血压、脉搏、SpO$_2$、中心静脉压、体温和尿量等。多数麻醉药都可使肝血流量减少。镇静、镇痛药几乎都是在肝内代谢，门静脉高压症的患者药物代谢延迟，可能会引起药效作用增强和作用时间延长，因此需要适当减量。异氟烷、七氟烷和地氟烷在体内降解少，对肝功能影响轻微，可安全使用。肝损害时血浆蛋白量减少，药物的血内游离成分增加，药效增强，特别是蛋白结合率高的药物。

血流动力学的维护要点为维持有效循环血量，限制液体大量输注并采用 LCVP 策略，预防低血压引起的肝肾功能损伤。应积极纠正低蛋白血症，维持血浆胶体渗透压在正常范围，并预防外周组织水肿。由于脾脏血供丰富，手术处理的难度主要取决于脾周围粘连的严重程度，游离脾脏时有可能发生大出血，应提前做好准备，并随时可以进行液体复苏和大量输血。患者脾脏增大，脾内储血较多，建议术中回收脾脏内的血液，可用套管针插入脾动脉灌入生理盐水从而获得更多的回收血液，但巨脾患者要小心，大量储存血液回流到体循环后会引起循环超负荷，对心肺功能障碍的患者要预防急性心力衰竭或肺水肿。在无血液回收禁忌证的情况下，建议整个手术中利用血液回收机回收术野的出血。脾切下后在脾门侧纵横切数刀后放置在无菌漏斗上，流入含有抗凝保养液的贮血瓶中，备自体输血用，这样既节省了血液制品和时间，又避免了许多输血并发症的发生。

第四节　胆道手术及胰腺手术的麻醉

世界首例腹腔镜胆囊切除术的成功开展标志着肝胆胰微创外科时代的到来。胆胰腺手术属于上腹部大手术之一，与传统开腹手术相比，微创化是肝胆胰外科发展的趋势。腹腔镜胆胰手术具有创伤更小、全身反应更轻、术中出血更少、住院时间更短、发病率更低及美容效果更好等优势。机器人胆胰手术以其先进的技术优势，为肝胆胰手术的微创化操作带来了诸多改变。

一、胆囊手术的麻醉管理

除非严重炎症、既往手术史导致粘连等原因，一般胆囊切除术（cholecystectomy）选择在腹腔镜下进行。近年来日间腹腔镜胆囊切除术（ambulatory laparoscopic cholecystectomy，ALC）在欧美等发达国家悄然兴起，已成为胆囊手术的主要模式。ALC 术是指患者入院、手术和出院在24h 内完成的手术，近年来在我国也逐渐被广泛开展。日间手术是一种快通道手术流程，符合ERAS 理念。ALC 的实施不仅需要在手术操作技术上有安全性保证，同时需要麻醉安全性的保证，对麻醉医师的工作也提出了更高要求。术前麻醉风险评估极为关键，麻醉签字尽量在麻醉门诊完成，麻醉医师对患者进行仔细的麻醉风险评估，如果患者存在血糖、血压控制不佳，或者心肺功能明显异常以及存在影响围术期安全的其他系统性疾病的患者，可以终止日间流程，并告知外科医师与患者。术中麻醉监测、管理与术后麻醉复苏也同样重要。建议由高年资或专科麻醉医师全程完成，这样与麻醉相关的并发症可以降到最低，如插管损伤、术中低血压、术后误吸、低氧血症和疼痛等，尽量保证患者按时顺利出院。

麻醉通常选择气管插管全身麻醉，近年来也采用 Supreme 和 Proseal 双管喉罩全麻。通常选择起效快、苏醒迅速、无蓄积的麻醉药，如七氟烷、瑞芬太尼和丙泊酚。近年来开展的单孔腹腔镜胆囊切除术，需要加大肌松药剂量以完全松弛腹部肌肉满足手术需要。腹腔镜胆囊切除术术后疼痛为轻度，可选择伤口局部浸润或超声引导下腹横肌阻滞，同时辅助弱阿片类药物和非阿片类镇痛药物。

手术时一般取平卧、头高足低位，或根据术中需要调整体位，需要注意头低位时腹内容物可压迫使膈肌上移，腹腔充气后，这种影响更明显，导致肺活量和功能残气量下降，对于老年、肥胖和衰弱患者的影响尤甚。气腹引起的血流动力学改变表现为心输出量下降、动脉血压和中心静脉压升高、外周血管阻力升高。腹腔镜手术期间呼吸管理时需要增加每分钟通气量，纠正呼吸性酸中毒。在游离胆囊床、胆囊颈和探查胆总管时，容易发生迷走神经反射，表现为心动过缓、血压下降，严重者可导致心律失常，甚至心搏骤停，因此，术中需要严密监测心电图，可预先或及时给予阿托品处理。

二、胰腺外科手术的麻醉管理

胰腺外科是腹部外科中最复杂、创伤最大的外科区域之一，但经过 20 多年的临床实践，对于有经验的外科医师来说，腹腔镜胰腺手术是安全、有效的。ERAS 能够促进患者下床活动、经口饮食和胃肠道功能恢复，并能缩短患者依赖输液时间，对患者的并发症发生率、病死率、再手术及再入院率无明显影响。为了减少手术应激反应并快速康复，建议采用全身麻醉复合硬膜外阻滞（选择 T_8～T_9 向上置管）、胸椎椎旁阻滞（选择 T_8～T_9）、神经阻滞或区域阻滞（切口局部浸润麻醉和腹腔神经丛阻滞等）。胰腺肿瘤患者术前可伴有严重梗阻性黄疸（obstructive jaundice），可以不常规行术前减黄。肝功能有不同程度损害的梗阻性黄疸患者，经肝脏代谢的药物作用时间延长，如阿片类药物（吗啡、舒芬太尼等）、苯二氮䓬类药物和罗库溴铵药等。手术过程中一般选取平卧、头高足低位，腹部 CO_2 气腹后，患者血流动力学不稳定性增加，术中容易出现低血压和心动过缓等不良反应，特别是合并肥胖或有心血管疾病的患者。

（一）胰十二指肠切除手术的麻醉

胰十二指肠切除术是肝胆壶腹周围恶性肿瘤、癌前病变和部分良性疾病的标准术式，又称 Whipple 手术，是一种创伤大、操作复杂、术后并发症发生率高的腹部外科手术。腹腔镜胰十二指肠切除术（laparoscopic pancreaticoduodenectomy，LPD）和机器人胰十二指肠切除术（robotic pancreaticoduodenectomy，RPD）在国内外逐渐兴起，临床实施病例日益增多。Whipple 手术实施 ERAS 管理后，患者住院时间缩短，住院费用和总体并发症发生率降低。由于手术时间较长，虽显性失血不多，但存在长时间的隐性液体丢失，建议在中心静脉压或每搏量变异度监测下，结合尿量指导手术期间的液体管理。术中采取保护性肺通气策略，围术期应积极防治肺不张。

胰腺术后患者易并发高血糖，故术后需严密监测血糖。胰腺手术创伤大，疼痛明显，充分镇痛能增加患者的舒适感，可促进患者早期进食和下床活动。建议采用多模式镇痛，根据患者情况及术前意愿选择硬膜外镇痛、伤口局部浸润麻醉和（或）患者自控静脉镇痛，限制或减少阿片类药物的使用，必要时辅助使用加巴喷丁、利多卡因和氯胺酮。积极鼓励患者进行术后呼吸功能锻炼，不常规放置胃管或尽量早期拔管，限制性补液，尽早拔除导尿管，无胰瘘高危因素者尽早拔除腹腔引流管，胃排空障碍者早期空肠置管给予肠内营养，预防深静脉血栓，积极预防和治疗术后恶心、呕吐，以利于患者加速康复。

（二）重症急性胰腺炎手术的麻醉

急性胰腺炎分为轻、中、重 3 型，病程分为 2 个重叠的区间，早期多为发病 1 周内，可延长至第 2 周，后期为发病 1 周后。轻型（间质水肿型）胰腺炎没有器官衰竭和局部或系统并发症，病期通常为 1 周；如果具有短暂性（＜48h）的器官衰竭、局部并发症、并存疾病的加重，则定义为中型；具有持续性（＞48h）的器官衰竭则定义为重型。重症急性胰腺炎占急性胰腺炎患者的 20%～30%，为胰腺的自身消化作用，导致胰腺外器官发生感染和广泛坏死，临床特点为发病较急，进展快，且并发症较多，院内死亡率极高（15%）。早期治疗以器官功能维护及补液支持治疗为主，手术治疗重症胰腺炎是可供选择的方式之一。手术指征主要为胰腺及周围组织坏死感染，手术时机也已由早期介入转变为后期清除坏死感染组织和胰腺引流灌洗。

患者常伴发严重血容量不足和电解质紊乱，以及剧烈的炎症反应，在疼痛、恐惧、交感神经兴奋、内毒素及炎性细胞因子的共同作用下，容易发生 ARDS 和多器官功能障碍，因此，术中风险较大，麻醉管理十分重要。术前应迅速补充血容量，但注意不要过量，首选晶体溶液，无须等待血流动力学恶化后再进行液体复苏，尽量纠正水、电解质紊乱。有感染性坏死的重症急性胰腺炎患者需使用抗生素，抗菌谱应包括需氧和厌氧的革兰氏阴性菌和革兰氏阳性菌。

血清淀粉酶和脂肪酶为正常上限值的 3 倍则具有诊断价值。发病后第 3 天 C 反应蛋白 ≥150mg/L 可作为重症急性胰腺炎的预后因子；红细胞压积＞44% 是胰腺坏死的独立危险因素；尿素氮＞20mg/dl 是死亡的独立预测因子。降钙素原是检测胰腺炎症最敏感的实验室检测方法，降钙素原在正常范围值以内则提示没有发生感染性坏死，症状出现后 96h 内降钙素原升高至 3.8ng/ml 或更高，提示胰腺坏死，敏感性和特异性分别为 93% 和 79%。

术中应积极血流动力学监测，建议常规进行有创血压和中心静脉压监测，采用血管活性药物支持循环，实施保护性通气策略，并注意各重要器官的保护，特别是防止患者出现多器官功能障碍。在没有凝血功能障碍的情况下，可选择全身麻醉复合硬膜外阻滞，硬膜外阻滞能够减少应激，稳定循环系统，增加胃肠血流量，还能术后镇痛，促进胃肠蠕动，加快肠功能恢复。AKI 应避免使用 NSAID。建议多模式镇痛，也可选择患者自控静脉镇痛，并辅助其他镇痛策略。术后建议使用肠内营养来预防肠道功能衰竭和感染并发症。

第五节　胃肠外科手术的麻醉

近年来胃肠道手术技术不断进步，腹腔镜手术已经逐渐成为常规术式，腹腔镜手术率稳步提升，建立了从戳孔、手术入路、淋巴结清扫、消化道重建、全腹腔镜手术、免切口手术、3D 腹腔镜、机器人手术等系列的手术规范。微创胃肠外科今后的发展将更多地体现在功能保护与保留，而非仅限于切口的大小；另一方面，则体现在更多设备与平台的创新与发展。快通道手术或 ERAS 是胃肠外科手术推荐的临床路径，可以减轻患者器官功能下降，加快康复进程，提高围术期医疗质量。

一、消化道肿瘤手术的麻醉管理

消化道肿瘤，特别是胃癌（gastric cancer），患者术前多有营养不良、贫血、低蛋白血症、电解质紊乱，麻醉前应尽力给予调整。全身麻醉复合区域阻滞是目前值得推荐的麻醉方法，既能减少手术期间麻醉药物的剂量，还可以作为术后镇痛方式，减少阿片类药物的用量，减轻术后疼痛和降低术后并发症，如恶心呕吐、胃肠道功能恢复延迟、尿潴留或呼吸抑制等。可选择 $T_8 \sim T_{10}$ 硬膜外隙置管、椎旁阻滞或切口局部浸润麻醉。如术中经硬膜外给药，需要结合患者的一般情况及合并症，注意局麻药用量及浓度，避免诱发严重低血压。在凝血功能障碍或血流动力学不稳定的患者，也可根据切口行 B 超引导下外周神经阻滞，如胸椎椎旁神经阻滞、肋间神经阻滞、TAP

或腹直肌鞘阻滞。

麻醉管理要特别注意呼吸、循环功能的管理，预防术中高碳酸血症和术后低氧血症等并发症的发生。近年来，有学者认为，结肠手术实施限制性输液可有效减少围术期并发症，并改善预后，但限制性液体治疗容易导致术中血压偏低，致组织灌注不足，增加术后 AKI 的发生率。有研究认为，目标导向液体治疗（goal-directed fluid therapy，GDFT）可优化胃肠道手术患者心脏前负荷，维持机体氧供需平衡，提供比传统液体治疗方案更好的容量治疗。此外，应避免单纯依靠容量补充维持血液循环，可适当给予去甲肾上腺素等 α_1 肾上腺素受体激动药维持外周血管阻力，避免麻醉后血管扩张导致的低血压。

ERAS 在国内外胃肠肿瘤手术中的应用已较为广泛，包含术前、术中和术后的各种特殊干预措施。术前午夜进食富含碳水化合物的液体 800ml，麻醉前 2～3h 饮水 400ml，可防止术前肠道准备引起的低血容量和低钾血症。常规胃管易于诱发肺炎，延误经口进食，因此害大于利。尿管留置易于诱发尿路感染，限制术后早期下床活动，一般可于术后 1d 拔除。腹腔引流管会引起手术部位感染，限制患者下床活动，应尽量不用或于术后早期拔除。术后卧床可抑制肺功能恢复，诱发静脉血栓，而早期下床能促进肠蠕动恢复，改善通气，增加患者康复信心。术后早期肠内营养能够促进胃肠功能恢复从而缩短术后肠麻痹的病程。

二、肠梗阻手术的麻醉管理

（一）术前评估和准备

肠梗阻（intestinal obstruction）是外科的常见急腹症之一，特点为起病急，病情轻重不一。急性完全性肠梗阻时，肠管扩张，腹压增高，影响膈肌运动，可导致限制性通气功能障碍。高位肠梗阻时，可因胃液丢失过多出现低氯性碱中毒。低位小肠梗阻可使大量碱性肠液积存于肠腔内。因此，肠梗阻常伴有饱胃和水、电解质及酸碱平衡紊乱，易导致低钠血症和代谢性酸中毒，严重的患者还发展为出血性休克或脓毒性休克。由于术前时间仓促，全面检查和术前准备不够，因此，并发症和死亡率较高。

术前应仔细询问病史，了解梗阻部位、程度、时间和原发病，评估重要器官功能并判断病情危重程度。应尽可能完成血常规、血型和交叉配血、电解质、肝功能和血糖的检测和心电图检查。积极抗休克和抗感染处理，尽量纠正水、电解质和酸碱失衡，必要时使用血管活性药物。麻醉诱导前需要胃肠减压预防误吸。

（二）麻醉管理

对于肠梗阻患者，需要考虑患者存在反流误吸的风险，最好麻醉前行胃部 B 超，如果发现有误吸风险，建议术前胃肠减压并选择气管插管全身麻醉。诱导用药避免使用对循环抑制较强的药物。全麻时可选择快速顺序诱导气管插管（rapid sequence induction and intubation，RSII），危重患者对麻醉药比较敏感，避免选用对循环和心肌功能抑制较强的药物。静脉麻醉药建议采用咪达唑仑、乙咪酯，吸入麻醉药选用七氟烷、地氟烷，而 N_2O 相对禁忌。阿片类药物可选择芬太尼、舒芬太尼或瑞芬太尼。罗库溴铵起效快、对循环无抑制作用，尤其适合快诱导顺序气管插管。如果预估患者为困难气道，这时可在可控性镇静或清醒状态下，充分表面麻醉或在 B 超引导下喉上神经阻滞联合环甲膜穿刺麻醉后气管插管。诱导时持续按压甲状软骨环直至插管完毕套囊注气，即 Slick 手法。一般情况较好、手术范围不大时，可选择腰硬联合麻醉或硬膜外阻滞；病情重、休克或凝血功能障碍时应避免椎管内麻醉，因为椎管内麻醉可导致容量血管和阻力血管扩张，减少回心血量和心排血量，导致血压下降。

术中加强生命体征和血流动力学监测，应监测直接动脉压、CVP。监测动脉血气分析，继续纠正水、电解质和酸碱平衡紊乱并综合抗休克治疗，维持血流动力学稳定，并保护呼吸和肾功能。

肠梗阻时腹压较高，开腹后腹压突然降低，右心回流迅速减少，可导致血压急剧下降，这时，除了积极补液治疗以外，还需要给予适当血管活性药物治疗。

（三）脓毒症休克的治疗

胃肠道穿孔急性腹膜炎、绞窄性肠梗阻或麻痹性肠梗阻患者，肠壁通透性增加，大量细菌和毒素吸收可导致脓毒症（sepsis）和脓毒症休克（septic shock）。脓毒症的最新定义为，宿主对感染的反应失调，产生危及生命的器官功能障碍。患者可发生急性肺损伤和 AKI，术中需采取保护性肺通气策略并保护肾功能。脓毒症休克是在脓毒症的基础上，出现持续性低血压，在充分容量复苏后仍需血管活性药来维持 MAP ≥65mmHg，以及血乳酸水平＞2mmol/L。对于怀疑脓毒症或脓毒症休克的患者，在不显著延迟启动抗菌药物治疗的前提下，推荐常规进行微生物培养（至少包括两组血培养）。对出现脓毒症或脓毒症休克的患者使用一种或多种抗生素进行经验性广谱治疗，以覆盖所有可能的病原体；液体复苏应尽早开始，对处于低灌注的脓毒症患者，推荐在拟诊为脓毒症休克起 3h 内输注至少 30ml/kg 的晶体溶液进行初始复苏，随后再次评估血流动力学状态，并指导下一步的液体使用。

升压药物首选去甲肾上腺素，血管升压素和肾上腺素也可考虑使用。对于需使用血管活性药物的脓毒症休克患者，推荐以 MAP 65mmHg 作为初始复苏目标。对于血乳酸水平升高的患者，建议以乳酸指导复苏，将乳酸恢复至正常水平。在使用液体复苏时，首选晶体溶液（如乳酸林格液或醋酸林格液），再根据患者情况和特点选用适当的胶体溶液，不推荐使用羟乙基淀粉。低蛋白血症或大量晶体溶液复苏的患者可补充白蛋白。中度及以上贫血可输注红细胞。合理的容量管理和血管活性药物，有助于降低围术期死亡发生率。对脓毒症诱发急性呼吸窘迫综合征（ARDS）的患者进行机械通气时，建议施行保护性肺通气策略。随着抗休克治疗的进行，需要根据血气分析结果，不断纠正水、电解质和酸碱平衡紊乱，特别是代谢性酸中毒。密切监测肾功能，一旦发现严重的 AKI，需要积极进行肾脏替代治疗。

GDFT 被认为可明显降低危重患者的院内病死率，其核心目标即维持恰当的组织灌注，进而在呼吸、氧耗量、循环和血红蛋白等管理上设定恰当目标值。为更加准确地反映患者血流动力学，可以考虑经食管超声或 SVV 监测。SVV 与脉搏压变异度（pulse pressure variation，PPV）能较好地预测机体对输入容量的反应性，指导容量治疗，避免液体过多或不足。一般而言，若患者 SVV＞13%，则可尝试进行补液，若 SVV＜13%，则无需继续输注液体，可酌情考虑使用强心药或血管活性药物。

（四）术后管理

若患者生命体征不稳定，需送往 ICU 继续辅助呼吸治疗。术后处理还应继续液体治疗、调节电解质及酸碱平衡、抗感染、器官功能保护及胃肠减压。与静脉镇痛相比，硬膜外镇痛为主的多模式镇痛效果更为完善，可降低术后并发症发生率，促进肠道功能恢复、伤口愈合，利于早期出院。

（喻红辉）

思 考 题

1. 简要叙述肝脏的解剖分区及意义。

2. 患者，男性，45 岁。诊断为"原发性肝癌"，拟行"肝癌切除术"，术前访视时如何评估患者的麻醉风险？

3. 患者，女性，50 岁。诊断为"转移性肝癌"，拟行"肝癌切除术"，由于肿瘤较大，估计术中出血较多，目前临床常用哪些方法减少术中出血？

4. 患者，男性，66 岁。7d 前突发性腹痛，在当地医院内科治疗后症状加剧，伴恶心、呕吐和发热，体温 39.8℃，呕吐物为非血性胃内容物。于 4h 前转入上级医院，入院后诊断为肠梗阻、急性腹膜炎，拟急诊剖腹探查术。麻醉诱导气管插管时应该如何进行？

知 识 拓 展

近年 ERAS 在普通外科得到了广泛的推广，ERAS 是指采用有循证医学证据的一系列优化措施，减少手术和其他治疗处理所引起的生理及心理创伤应激以及并发症，以达到加速康复的目的。ERAS 对长期以来我们习以为常的围术期处理原则提出了革命性的改变，并已得到循证医学的支持。术前对患者的宣教、心理疏导以减轻患者的应激反应及合理的术前禁食、禁水和肠道准备流程，以及术后早期拔除胃管和引流管、早期进食和下床活动等新理念，更加有利于术后胃肠功能恢复。外科手术微创化在减少创伤的同时，更有利于加速康复。麻醉医师在 ERAS 流程中起着关键的作用，联合麻醉方法、术中保温和容量管理、保护性通气策略、多模式镇痛以及术后恶性呕吐的防治，有助于 ERAS 理念实施。

推 荐 阅 读

陈圣雄，王文斌，吕海涛 . 2019.《精准肝切除术专家共识》解读 [J]. 河北医科大学学报，40(01): 1-3.

姜洪池，周孟华 . 2020. 脾脏外科临床研究进展与展望 [J]. 中国实用外科杂志，40(01): 53-57.

尹新民，朱斯维 . 2019. 腹腔镜肝切除术的进展 [J]. 中国普外基础与临床杂志；Chinese Journal of Bases and Clinics in General Surgery, 26(2): 129-132.

赵玉沛 . 2016. 胰十二指肠切除术现状与展望 [J]. 中国实用外科杂志；Chinese Journal of Practical Surgery, 36(8): 817-820.

朱帅，黄耿文 . 2019. WSES 重症急性胰腺炎管理指南 (2019) 解读 [J]. 中国普通外科杂志；Chinese Journal of General Surgery, 28(9): 1048-1053.

EVANS L, RHODES A, ALHAZZANI W, et al. 2021. Surviving sepsis campaign: international guidelines for management of sepsis and septic shock 2021[J]. Crit Care Med, 49(11): e1063-e1143.

GE PS, RUNYON BA. 2016. Treatment of patients with cirrhosis[J]. N Engl J Med, 375(8): 767-777.

MYLES P, BELLOMO R, CORCORAN T, et al. 2017. Restrictive versus liberal fluid therapy in major abdominal surgery(RELIEF): rationale and design for a multicentre randomised trial[J]. BMJ Open, 7(3): e15358.

MYLES PS, MCILROY DR, BELLOMO R, et al. 2019. Importance of intraoperative oliguria during major abdominal surgery: findings of the restrictive versus liberal fluid therapy in major abdominal surgery trial[J]. Br J Anaesth, 122(6): 726-733.

ROLLINS KE, LOBO DN. 2016. Intraoperative goal-directed fluid therapy in elective major abdominal surgery: a meta-analysis of randomized controlled trials[J]. Ann Surg, 263(3): 465-476.

SNOWDEN C, PRENTIS J. 2015. Anesthesia for hepatobiliary surgery[J]. Anesthesiol Clin, 33(1): 125-141.

STONE AB, WICK EC, WU CL, et al. 2017. The US opioid crisis: a role for enhanced recovery after surgery[J]. Anesth Analg, 125(5): 1803-1805.

第三十七章　机器人手术的麻醉管理

机器人手术系统是目前微创外科领域最先进的技术，是微创手术发展的必然演化结果。近年来，机器人手术系统已在心脏外科、普通外科、胸外科、泌尿外科、妇科等学科中取得快速发展，这缘于其手术系统器械的精细性和可操控性。与传统的腔镜手术相比，机器人手术或机器人辅助手术具有创伤小、疼痛轻、出血少、恢复快、并发症少等特点。随着外科手术迈入机器人时代，麻醉医师必须关注这种变化并进行技术革新，形成新的麻醉理念，制订相对应的麻醉方案，保证围术期患者医疗安全，并实现舒适化医疗的目标。

第一节　机器人手术对人体生理的影响

由 Intuitive Surgical 公司开发的达芬奇（Da Vinci）机器人手术系统是目前临床应用最广泛、最现代化的手术机器人系统。达芬奇机器人手术系统可使手术医师看到肉眼看不到的外科手术点，手术医师借助该系统可完成以往在腔镜条件下人力无法实现的手术动作，可以比传统的外科手术更精确地实施手术操作。

一、达芬奇机器人手术系统

达芬奇机器人手术系统由 3 个主要部件组成。

1. 手术医师操作台　手术医师坐在操作台前，位于手术无菌区外，通过双手（操作两个主控制器）及脚（操作脚踏板）来控制器械和一个三维高清内镜。

2. 床旁机械臂系统　床旁机械臂系统是外科手术机器人系统的操作部件，其主要功能是为机械臂和摄像臂提供支撑。手术医师通过实时计算机器人辅助系统来操控机械臂，完成各种手术操作，助手医师在无菌区内的床旁机械臂系统旁边工作，负责器械更换和内镜转换，协助主刀医师完成手术。

3. 成像系统　成像系统内装有外科手术核心处理器以及图像处理设备，在手术过程中位于无菌区外，可形成立体影像，并运行软件使机器人机械臂根据指令准确地模拟手术医师的手部动作进行操作。

达芬奇机器人手术系统的技术优势如下。

1. 视野清晰　内镜镜头具有高分辨率，可提供放大 10～15 倍的高清立体图像。

2. 视野自控　无需助手医师扶持机械臂，可根据手术医师的意愿调节镜头方向，控制手术视野。

3. 操作灵活　机械臂有 7 个自由度（人手是 5 个），可顺时针或逆时针地进行 360° 自由旋转。

4. 眼手协调性好　具有三维高清内镜，可以很好地配合手术医师的手部精细动作。

5. 精准性　可以过滤人手的自然抖动，确保手术全程精细操作。

6. 手术过程轻松　术者无需清洁洗手，能以舒适的坐姿进行长时间的手术操作。

因此，与传统腹腔镜系统相比，机器人手术系统可提供更加清晰的手术视野，机械臂的操作更加灵活、精准，且手术医师的舒适度较高，不易疲劳，从而提高了手术安全性和手术质量。

二、机器人手术对人体各系统生理功能的影响

机器人手术源自传统的腔镜微创手术，以人工气腹或气胸为依托。从麻醉的角度而言，要求

有与手术相适应的麻醉管理理念和方案。目前临床最为常用的气源为CO_2，其优点是不可燃、不助燃、可跨膜吸收，可为血液成分有效缓冲并经肺排出。CO_2气腹对患者所产生的病理生理变化与腹压升高和CO_2吸收双重因素有关，长时间的气腹或气胸可对患者的呼吸系统、循环系统、中枢神经系统等产生显著的影响。

（一）对呼吸系统的影响

气腹所致的患者腹压增高，可使胸廓及肺的顺应性降低，并导致肺不张、功能残气量减少及肺内分流增加等发生，可能产生的并发症包括皮下气肿、纵隔气肿、气胸、空气栓塞以及膈肌上移等。其中气腹导致的膈肌上移有可能使气管导管进入一侧主支气管。CO_2气腹后大量CO_2吸收入血还可以导致高碳酸血症、血管扩张（包括脑血管）、代谢增加及易恢复自主呼吸等。值得注意的是，后腹腔的手术CO_2吸收速度更快，围术期高碳酸血症的发生率更高，且发生程度更严重，可能的原因是后腹膜腔本身是一潜在间隙，正常情况下充满脂肪和疏松结缔组织，其内血管丰富，气腹时需要持续充入CO_2气体分离腹膜，建立人工后腹膜腔，以获得更多的手术操作空间，由此使得更多的毛细血管暴露于CO_2中。此外，与腹腔相比，后腹膜腔由于没有腹膜的限制，CO_2吸收面积更大，吸收速度更快，更容易引起高碳酸血症和呼吸性酸中毒，严重时可引起纵隔气肿、气胸等并发症。

人工气腹或气胸时机体总氧耗量并未增加，此时发生高碳酸血症主要是由于腹内CO_2跨膜吸收所致。机体对CO_2吸收量增加的高危因素包括后腹腔手术途径、皮下气肿的发生、长时间手术、高流量CO_2灌注及侧卧体位。

人工气腹或气胸开始注气阶段，大脑、肝脏、肾脏、心脏等血流丰富的器官和组织迅速吸收CO_2，当体内CO_2的吸收速度超过血液缓冲能力时，肌肉及皮下组织等血运较少的组织则成为CO_2的临时储备库，这是机体的一种保护性调节机制，而这也可能导致长时间气腹手术时动脉血二氧化碳分压（$PaCO_2$）的延迟性升高。研究表明，腹腔镜手术围术期典型的高碳酸血症是在气腹初期$15\sim30$min时开始出现的$PaCO_2$持续上升，这一特点在后腹腔气腹时表现得尤为明显。

（二）对循环系统的影响

气腹对患者循环功能的影响包括心输出量下降及外周血管阻力和肺血管阻力增加，以及引发心律失常等。心输出量的下降幅度与腹压大小呈正相关，当腹压超过10mmHg时，患者心输出量即可出现下降。当术中将腹压控制在$8\sim12$mmHg时，气腹对循环功能的影响一般不明显，通常无需进行处理，而当腹压增至16mmHg及以上时，心输出量则会出现明显降低。在临床常用的腹压（$10\sim15$mmHg）条件下，无论患者处于何种体位，其心输出量都会有所下降，下降幅度为$10\%\sim30\%$，其下降的主要原因与较高的腹压引起静脉回心血量减少有关。

腹腔镜手术时，人工气腹的压力因素是影响患者循环功能的主要原因，同时患者的体位改变、CO_2的溶解吸收等因素也会不同程度地对血流动力学产生影响。可能的机制包括：①当气腹建立后，随着腹压的增高，静脉血管床及腹腔内脏器血管受压，心脏前负荷下降，同时膈肌抬高，胸膜腔内压力增高，回心血量减少，导致心排血量减少。②气腹后腹压增高，可直接刺激腹膜和腹主动脉，从而引起血浆儿茶酚胺、肾素-血管紧张素、血管升压素等激素水平的增加；同时肾素-血管紧张素系统的激活又可导致患者外周血管阻力增加和动脉压升高，进而增加心脏后负荷。③腹腔内快速充气将刺激腹膜牵张感受器，兴奋迷走神经，从而可能导致心动过缓及房室传导阻滞；同时，CO_2气腹引起的高碳酸血症可扩张末梢血管，抑制心肌收缩，诱发心律失常。④CO_2气腹所致的高碳酸血症可直接刺激交感神经系统，增加交感神经活性，促进儿茶酚胺的释放，从而兴奋心血管系统。

CO_2气腹引起心脏交感神经活性升高，将导致心脏电生理改变，增加患者尤其是老年患者围术期心血管不良事件的发生率。既往研究发现，对老年患者而言，长时间高气腹压的CO_2气腹可引起患者QTd（QT间期是代表心室肌除极和复极的总时间，QTd为不同导联最长QT间期与最短 QT 间期的差值）增大，QTd 的意义在于代表心室肌复极的不同步性和电活动不稳定程度，正常值＜50ms，其值增大是产生致命性心律失常和猝死的危险因素。

（三）对中枢神经系统的影响

气腹和体位（尤其是头低截石位）对颅内压和神经系统的影响是围术期麻醉管理中一个需要关注的重点问题。由于 CO_2 气腹可通过减少脑血流量而减少脑灌注，同时可升高中心静脉压、增加脑血流量从而使颅内压增高，因此有颅内压增高的患者不适于接受机器人腹腔镜手术。

第二节 机器人亚专科手术的麻醉管理要点

一、概 述

对临床麻醉而言，机器人手术虽是全新的手术方式，但是其基础源自传统的微创内镜手术，因此其麻醉管理策略与以往微创内镜手术的麻醉管理相似，但仍具有其独特的地方。机器人手术麻醉需要更加严格的术前评估和准备、更加精确的术中监测和管理、要求快速优质地恢复和转归。

（一）术前评估和准备

目前达芬奇手术机器人主要应用在泌尿外科、妇科、心脏外科、普外科、头颈外科等领域开展手术。一般而言，对于下列患者实施机器人手术需要慎重。

1. 术前合并心、肺功能障碍的患者 由于机器人手术期间患者需要长时间维持特殊体位（如过度屈式体位）和经历长时间的人工气腹（气胸），这有可能严重影响患者的生理功能，对于术前合并心血管疾病的患者可能无法耐受。因此对于术前存在心、肺功能障碍的患者需要仔细评估、慎重选择。对于术前存在严重的功能损伤甚至处于失代偿期的患者，建议选择传统的开放手术。

2. 过度肥胖的患者 过度肥胖（BMI＞30kg/m²）会影响机器人手术期间手术区域的暴露和手术操作，同时过度肥胖患者的生理功能，尤其是呼吸系统和循环系统在术中容易出现功能失代偿的状况；另外，过度肥胖的患者发生与机器人手术相关的外周神经损伤的风险较高。因此在手术方式的选择时需要慎重。

3. 病变范围大，侵犯其他邻近组织的患者 机器人手术起初适用于良性病变的切除，由于其操作精细、解剖结构分辨清晰，已开始逐渐扩展到肿瘤患者的手术治疗，但是，由于目前机器人缺乏手术医师的触摸感，可能会导致周围正常组织的损伤，或是切缘病变残留，这将给机器人的手术带来不便。因此，病变范围过大或是肿瘤侵犯周围组织者可以考虑传统手术或是非手术的治疗方式。

4. 青光眼和颅脑病变的患者 CO_2 气腹和头低位会导致眼内压及颅内压的增加，恶化青光眼及颅内病变，甚至造成围术期脑卒中，因此此类患者不适合实施机器人手术。此外，由于机器人手术所需要的长时间气腹和头低位会导致视神经压迫、缺血及头面部充血、眼周组织肿胀，严重者可能发生术后失明，因此对于术前存在眼科疾病的患者在选择机器人手术时需慎重，须加强术前评估。

5. 合并血栓性疾病的患者 术前存在的血栓可能会因为手术操作或气腹、体位影响而脱落，严重者可发生肺栓塞，危及生命。对于术前服用抗血小板药物的心脏介入治疗术后的患者，需要邀请专科医师评估术前服用抗血小板药物的风险，并在术前 1 周停用相关药物，或使用药物替代治疗。

6. 解剖异常的患者 病变组织的先天解剖变异不利于术者操作，可影响手术效果。对于以往接受过腹腔或者胸腔手术的患者，可能存在组织粘连，也会影响手术操作，因此需要通过影像学检查评估手术的难易程度。

机器人手术的患者术前准备除了常规内容外，还需要注意以下几点：①对于存在血栓高危因素的患者，手术前晚使用低分子量肝素预防围术期的血栓形成。皮下注射低分子量肝素能够减少术中、术后的血栓形成及危害。②术前预防性服用抗酸药，降低胃酸浓度，减少术中胃液反流，避免造成不良影响。③术前服用轻泻药，排空肠道的粪便和积气，从而使得术中的操作空间能够更好地暴露，并且也降低手术误伤胃肠道的风险和危害。④术前建立鼻胃管和导尿管，减低胃肠张力和增加盆腔手术的空间。

（二）麻醉管理与监测

1. 麻醉方式　机器人手术的麻醉方式主要采用全身麻醉，可以联合使用外周神经阻滞技术，以减轻术后疼痛。随着机器人单孔腹腔镜手术和经自然孔道腔镜手术的开展，椎管内麻醉和麻醉监护下镇静的麻醉方法也有报道，但不应作为围术期常规的麻醉方式。任何麻醉方式的选择，都要求保障患者生命安全、麻醉镇痛及镇静效果全面、有利于患者术后加速康复，并促进患者术后转归。

大多数麻醉医师倾向于术中全程维持较深的肌肉松弛程度，以避免患者术中体动的出现。因为在机器人手术期间，患者一旦出现体动，将可能造成机械臂对皮下组织、肌肉和体内脏器的挤压、牵拉、撕裂等机械性损伤。此外，肌肉松弛药的应用有助于抑制气腹对膈肌活动的刺激作用，以及增加肺部和腹壁的顺应性。但也有部分研究表明腔镜手术中是否应用肌肉松弛药对于改善腹壁顺应性无明显影响。建议在麻醉苏醒期常规对残余的肌松作用进行拮抗。

机器人手术的围术期麻醉用药通常无特殊性。一般推荐使用短效药物进行麻醉维持，这将有助于患者术后的快速苏醒和康复，并降低因药物残留作用给患者带来的不必要的风险。

2. 机械通气　由于麻醉医师在机器人手术操作期间很难接近患者头部，因此需要在气管内插管完成后牢固地固定好气管导管、呼吸回路管道以及其他管路。

机器人手术过程中联合使用极度的头低位和 CO_2 气腹将导致患者膈肌、肺和气管隆嵴向头端移动，并可能缩短气管的长度。研究表明，与正常体位时相比，声门至气管隆嵴的距离在气腹完成后将缩短 1cm 左右。因此术中应确保气管导管处于合适的深度。

在机器人手术期间，患者容易出现通气/血流比值失调、肺不张和肺间质水肿等呼吸系统不良事件。为了降低极度头低位对患者呼吸功能的影响，围术期可采用肺保护性通气策略，一般应按照理想体重设定潮气量，通常不超过 6～8ml/kg，呼气末正压设定为 4～7cmH₂O，以预防术后肺不张的发生，术中气道平台压应≤30cmH₂O，气道峰压应≤35cmH₂O。一般而言，患者进行压力控制通气可比容量控制通气模式获得更高的肺动态顺应性和氧合指数、更低的吸气峰压。而适当地延长吸气时间亦可产生较好的通气效果和呼吸力学参数，例如，将吸呼比调整为 1：1 或 2：1 则有可能改善机械通气时的氧合指数，并降低 $PaCO_2$ 的水平。

对于胸外科机器人手术，CO_2 人工气胸期间机械通气呼吸参数的设定应采用个体化方案，应用滴定法进行合理的设定，以确保围术期患者取得合适的氧合效果，从而将 $PaCO_2$ 和 pH 值维持在正常范围内。

3. 手术体位　根据手术类型的不同，机器人手术需要在不同的体位下进行。在大多数情况下，患者被置于过度屈式体位(Trendelenberg 体位,25°～40° 头低位)。过度屈式体位本身会给循环系统、呼吸系统、内分泌系统等产生不利影响。屈式体位会抑制心脏功能，并降低心输出量，同时造成上肢的静脉压力增加，导致血液回流不畅、颅内压增加、颜面部肿胀；相反，头部升高的反屈式体位可能影响脑组织的正常灌注，此时血压应维持在较高水平，以免影响术后苏醒。

下肢屈曲的截石体位不利于下肢血液回流和灌注，甚至有可能诱发静脉血栓形成。此外，屈式体位的患者，要做好保护性束缚，避免患者术中发生体位移动。

4. 术中输液　机器人手术术中输液的目的是确保患者的有效循环血容量和维持血流动力学稳定，维护重要脏器的灌注，增加组织的氧供，降低心肌氧耗量。术前液体补充可以避免因麻醉、手术气腹、体位等因素导致的相对血容量不足以及血液循环不稳定，进而避免有可能对患者产生的不利影响。

气腹会导致外周血管阻力增加，下腔静脉回心血流量减少，心排血量降低，而气腹撤除后，内脏的机械压力去除后可引起血液再分布，也会影响血流动力学的稳定。

对于机器人心脏和胸科手术而言，单侧人工气胸会导致心脏功能受限，要注意避免容量超负荷造成的局部组织肿胀。

对于长时间气腹和极度头低位的前列腺手术，术中输液尤其是晶体溶液的入量要进行严格的控制，避免因过度输液而导致患者的头面部肿胀及相关喉头水肿、气管水肿。手术结束、气腹解除及患者恢复正常体位后，需要适量加快输液以维持血流动力学的相对稳定。

此外，建立术中输液通道应该选择外周粗大静脉，静脉通路需妥善固定，避免术中脱落。对于机器人输尿管、膀胱、前列腺手术，术中尿量的多少不能作为判断液体需要量的依据，需结合患者的血流动力学指标进行综合判断，以指导术中的液体管理。

5. 术中监测 接受机器人手术的患者需常规监测心电图、脉搏氧饱和度、无创血压、呼气末二氧化碳分压、吸入氧浓度、体温、尿量等，必要时可进行麻醉深度监测。

大多数接受机器人手术的患者术中应进行直接有创血压监测，并密切监测患者血气分析和电解质检测结果的变化，以便早期发现高碳酸血症和酸碱失衡及水、电解质紊乱。对于出血不多、时间相对短的小手术，也可单纯进行无创血压监测。

对于术前评估存在高危风险的老年患者，推荐术中监测每搏输出量和每搏量变异度，以指导术中的液体管理，维持患者组织器官的氧供。

为避免围术期患者发生体动，麻醉维持过程中多数患者需要应用肌肉松弛药，并将肌松程度维持在较深的状态，因此有条件时应常规对患者实施肌松深度监测。

6. 低血压和低氧血症 机器人手术过程中，长时间气腹可使膈肌上抬，压迫心脏和肺，使肺顺应性下降，还会抑制心脏的舒张功能，减少下肢静脉的回心血量，导致有效血容量降低和低血压，这在术前血容量不足的患者中尤为突出，此时心率可以增加，也可以不发生变化。对于老年患者，严重的低血压可以诱发心率减慢，心排血量减低，影响心肌的灌注，心电图 ST 段波形的观察分析能够及时发现心肌缺氧，处理不及时可能导致严重的心血管事件。术中一过性低血压可以通过使用血管活性药物或加快输液等方式，以恢复血流动力学的稳定。

人工气腹、气胸及单肺通气会增加气道阻力，增加功能残气量，加剧肺通气／血流比值失调，严重者会出现低氧血症。常用的处理措施包括提高吸入氧浓度、降低气道阻力、呼气末持续正压通气、非通气侧肺持续正压通气、降低 CO_2 气腹压力和流量等。发生严重的低氧血症时应暂停手术，等待受损的循环、呼吸功能得到纠正后再继续手术。如果低氧血症状态持续存在，无法得到改善，应考虑改变手术方式，例如使用对循环、呼吸功能影响较小的传统手术方式。外周脉搏血氧饱和度监测不能用于耳垂和头面部，因为长时间气腹和过度的头低位会造成头面部静脉血增加，从而影响测量数值的准确性。

7. 体温监测和维护 所有的手术和麻醉都存在患者体温下降的风险。机器人手术发生低体温的概率更高，这是因为温度较低的 CO_2 持续吹入体内，以及手术时间过长导致的。因此，术中需要常规进行体温监测，并积极地维持正常体温，可使用保温毯和暖风机以及使用液体加温装置，避免体温降低。

8. 气管导管移位 机器人手术期间在体位改变或建立 CO_2 气腹后，气管导管的位置可能会出现移动，如膈肌上抬导致气管导管滑入一侧主支气管或压迫气管隆嵴，严重者甚至出现气管损伤。这要求麻醉医师妥善固定好气管导管，准确记录气管导管深度，术中通过监测气道压、呼气末二氧化碳压力波形、双肺呼吸音听诊等手段密切关注气管导管是否发生移位。同时，术中要观察气管导管套囊的压力，避免压力过大对气道造成损伤。

9. 外周组织和神经损伤 机器人手术会产生或者加重外周组织的压迫及神经损伤，这对于术前合并糖尿病等外周循环功能损伤的患者更为重要。长时间的特殊体位会造成或加重肩、肘、臀、膝、腘、下肢等多处软组织压迫、神经病变,甚至导致永久的运动或者感觉神经的损伤。肢体抬高、长时间的压迫、肥胖则有可能导致下肢筋膜室综合征,引起肢体缺血、损伤。

10. 血栓形成 由于机器人手术时间长、体位特殊、血液循环波动剧烈、下肢血流不畅,因此会存在深静脉血栓形成和脱落的风险,在围术期甚至术后20d均有可能发生血栓形成。预防措施包括使用下肢弹力袜或连续间断的机械压迫促进下肢血液回流;对于血栓形成的高危患者预防性使用低分子量肝素;术后早期进行被动肢体活动,并加强监测。经食管连续超声心动图、呼气末二氧化碳压力波形等监测都能够及时发现严重的血栓危害。机器人手术期间的空气栓塞也有报道,主要是手术失误造成的血管破裂、血窦开放,致使大量气体进入循环系统,或者是特殊体位造成的静脉压力过低,空气进入静脉系统。

11. CO_2 相关并发症 CO_2 气腹和人工气胸都可导致患者发生高碳酸血症。皮下气肿也是机器人手术常见的相关并发症,需要注意的是,尽管随着 CO_2 气腹的结束,皮下蓄积的 CO_2 会被快速吸收,但仍应维持机械通气直至高碳酸血症得到完全纠正。CO_2 气腹可导致气胸和纵隔气肿的发生。在气腹过程中,轻度的高碳酸血症可兴奋交感神经系统,导致心率增快和血压升高。研究表明机器人辅助前列腺手术中静脉空气栓塞的发生率为38%,多发生在深部手术操作期间,特别是涉及血管相关操作时。严重的空气栓塞有可能导致循环衰竭,甚至需要进行各种复苏操作和药物治疗,但由于手术机器人机械臂的阻碍,有可能使得复苏措施难以实施。因此,手术团队应熟练掌握快速撤离手术机器人的操作步骤和流程,以避免紧急情况下延误心肺复苏的实施。

胸科手术中的 CO_2 人工气胸有助于胸腔内手术视野的暴露,但同时也可能带来一系列的并发症,包括静脉空气栓塞、静脉血回流受阻、严重的窦性心动过缓、进行性低氧血症等,并可降低肺顺应性、心脏每搏输出量和心指数,以及增加气道峰压。胸腔内充气过快和胸膜腔内压过高可严重影响静脉血回流,甚至导致急性循环衰竭。

12. 口腔黏膜、眼结膜及角膜的损伤 长时间机器人手术可能会出现胃液反流,而且头低位胃液会灼伤口腔黏膜、眼结膜和角膜,机器人手术的特点可导致麻醉医师不能及时观察患者头面部情况,机械臂也可能会损伤患者头面部组织。预防措施包括术前预防性服用抗酸药,降低胃酸浓度,以及术中持续的胃肠吸引减压、实施眼睛保护等,并且尽可能暴露头面部,以便及时发现问题。

(三)术后恢复与转归

由于机器人手术需要在术前对患者的重要器官功能进行评估和筛查,以确保患者能够耐受长时间的机器人手术并从中获益,而术前存在严重合并症的患者可能更适合传统的手术。因此,对于大多数顺利完成机器人手术的患者而言,术后需要转入重症监护室进一步治疗的可能性较小。在麻醉后恢复室需要注意以下几种情况。

1. 术后呼吸困难 机器人手术因气腹或者人工气胸压力高和长时间极度头低位,导致头面部组织水肿,气管和声门也不例外。临床发现患者拔管后再次出现呼吸困难的原因可能是气管和声门的水肿,严重者需再次行气管插管。因此,对于术后出现明显的眼周组织肿胀的患者,可能会合并气道水肿、声门和舌体的肿胀,此时拔管需要小心,应该在组织水肿消失、患者呼吸功能恢复正常后方可拔除气管导管。在拔除气管导管前,需要释放导管气囊内的气体,避免加重损伤。

2. 术后躁动和谵妄 长时间的机器人手术后,患者出现术后躁动和谵妄的比例较高,是由于手术期间大量 CO_2 溶解在组织内,CO_2 排出速度相对较慢。如果通过过度通气等方法将 CO_2 快速排出体外,会引起脑血管相对收缩,降低脑血流量,不利于吸入麻醉药物排出体外,这也是术后躁动和谵妄的主要原因。因此,术后仍需要通过控制通气或辅助通气,将体内过多的 CO_2 排出体外,避免过度通气快速排出 CO_2 导致的术后躁动和谵妄。术后疼痛以及患者对胃管、尿管或引流管的不适感也是引起患者发生术后躁动的主要因素,可以通过使用镇痛、镇静药物进行预防和治疗。术后早期拔除尿管和引流管也是降低术后躁动、谵妄的有效手段。对于严重躁动者,需要排除喉头水肿、气道水肿导致的呼吸困难,以及纵隔气肿、术中气胸导致的肺不张,甚至是心包积气等严重并发症。

3. 术后出血 机器人手术本身不会导致大量出血，但是由于解剖异常、对血管走行判断失误以及机器人缺乏手术医师手指的触感导致机械臂误伤血管等原因可导致大量出血。另外，在一定气腹压力下，手术创面的小血管可暂时闭合，当气腹压力解除时，暂时闭合的小血管会再次出血。因此要求手术医师手术结束前全面探查出血情况。

4. 术后疼痛 机器人手术因为切口小，术后疼痛较传统开腹手术轻微，尤其是新型的经自然腔道手术。但是患者对微创手术的期待，以及对术后加速康复的要求，使得其术后镇痛的要求更高。临床上可以采用多模式镇痛的方式，联合外周区域阻滞技术、手术切口麻醉药物局部浸润等技术减轻术后疼痛。对于气腹手术，术后在 CO_2 没有排出完全的情况下，也会引起患者术后的肩背部疼痛，此时可以使用非甾体类抗炎镇痛药物。

二、常见机器人手术的麻醉

（一）机器人辅助泌尿外科手术

1. 常见的泌尿外科手术 前列腺手术是临床最常见的机器人手术类型。机器人辅助下进行腹腔镜前列腺癌根治术可明显减少术中出血，一般情况下手术出血量可控制在 $150\sim250ml$，患者术后疼痛程度较弱，排尿功能恢复较快，且住院时间较短。

近年来，泌尿外科其他类型的手术如肾脏和膀胱手术也逐渐开始采用手术机器人完成。机器人手术可减少患者肾部分切除术中的失血量，并降低手术并发症的发生率和缩短院时间。然而，机器人辅助下肾癌根治术相对于传统的腔镜手术并未表现出显著的优势。在机器人手术的过程中，选择性肾实质钳夹与肾动脉夹闭等方法可在很大程度上缩短肾脏的热缺血时间，从而明显减轻了肾损害的发生，这是传统手术无法实现的。

与其他机器人手术相似，机器人辅助下的膀胱癌根治术同样可有效减少术中出血量，降低术后并发症，并可促进术后膀胱功能的恢复。机器人手术是否有助于患者术后的生活质量与远期肿瘤的转归则仍需要进一步探讨。

2. 麻醉管理要点 对于机器人辅助下前列腺切除术而言，围术期麻醉管理需要考虑的主要问题是体位和 CO_2 气腹对患者生理功能的影响。

机器人手术需要将患者置于更低的头低位，术中需要更高的气腹压，腹膜后淋巴结清扫等手术操作可能加速 CO_2 吸收进入血液循环，患者术中较容易发生高碳酸血症。极度头低体位和 CO_2 气腹对患者的呼吸和循环功能往往产生累加效应，腹腔内容物在两方面因素的共同作用下向头侧推移，导致患者的功能残气量和肺顺应性显著下降。由于肺的功能储备和代偿能力较强，因此以上变化对于肺功能正常患者的影响不明显，但对于术前存在肺功能损害的患者尤其是老年患者而言，长时间的头低位和 CO_2 气腹则可能影响术中患者的氧合和 CO_2 交换过程，并增加患者术后出现肺不张、肺部感染、呼吸衰竭等肺部并发症的风险。因此对于接受盆腔手术的患者，术中应及时调整呼吸参数，力求达到理想的通气效果，而术后则应严密监测呼吸功能，早期发现可能出现的肺部并发症。

头低位导致的静脉血回流增加，这本身会增加心输出量，但随着手术时间的延长，处于头低位患者的中心静脉压、肺动脉压和肺毛细血管楔压都会出现不同程度的增加。气腹的实施会不同程度地增加患者的外周血管阻力和后负荷，这将导致患者出现心率、每搏量、心输出量和心指数的轻度下降。在 CO_2 气腹的充气阶段，个别患者可能发生严重的心动过缓，甚至心搏骤停。因此机器人手术中极度头低位和 CO_2 气腹导致的循环功能紊乱应引起充分的重视。

机器人手术中将患者置于头低位会导致眼内压升高。研究表明，头低位 25° 和 15mmHg 气腹压时，患者眼内压会比正常平卧位时上升 13mmHg 左右，随着手术时间的延长和高碳酸血症的出现，患者的眼内压有可能进一步升高。

在机器人辅助下前列腺切除术中，长时间的头低位可能导致患者头面部静脉血回流受阻，进而导致出现组织水肿。因此，在维持血流动力学平稳的情况下，轻度地限制液体输入有可能降低术后头面部水肿的发生风险，同时术中适当地控制尿量可有效改善手术视野，利于手术操作。有研究建议在输尿管膀胱吻合的手术操作完成之前，应将液体输入量控制在 800ml 以内，而在此之后可根据患者的循环功能指标适当追加输注 700～1200ml 液体。

对于泌尿外科其他类型的机器人手术，如膀胱手术等的麻醉管理关注点可参照前列腺手术。肾脏手术通常在 45° 侧卧位下进行，术中应注意体位对患者呼吸功能的影响。

（二）机器人辅助普通外科手术

1. 普通外科机器人手术　在普通外科手术中手术机器人的应用范围较广，包括腹部空腔脏器以及肝脏、胰腺、肾上腺等实质性脏器的手术都是机器人手术的适应证，其中胃底折叠术、胃旁路手术、直肠切除术等操作复杂的手术更利于手术机器人发挥其优势。

传统腹腔镜下的胆囊切除术已经形成成熟的标准化手术流程，因此该手术是普通外科开展机器人手术的入门级手术类型。在手术机器人辅助的胃部手术中，患者通常置于头低 15° 的体位，机器人工作台安置在患者头侧，而麻醉医师和麻醉机则远离患者头侧。目前机器人辅助胃切除术的临床效果与传统的腔镜手术无明显差异。

机器人辅助下结直肠手术的操作将更加容易，而分离脾曲、分离肠系膜下血管、保留自主神经、识别输尿管与性腺血管等复杂操作的安全性更高。须注意的是进行不同的手术操作过程往往需要重新定位机械臂，这将导致手术时间的延长，目前的研究结果表明对患者的临床预后结果无影响。

胰腺和肝脏的手术均可采用机器人手术进行，其安全性和临床实践的可行性也已得到证实，但对于是否影响患者的预后以及能否使患者进一步获益则有待研究。

2. 麻醉管理要点　普通外科的手术中肌肉松弛药的应用特别重要，除了可抑制患者的体动，避免额外的损伤，深肌松还可改善腹腔内视野，更利于手术操作。

对于高龄和（或）接受长时间、大手术的患者，应常规进行直接动脉压监测，术中间断进行血气分析，监测血红蛋白水平。

普通外科机器人手术应遵循标准化的 ERAS 管理流程。围术期容量管理至关重要，与患者预后密切相关。围术期血流动力学监测的目标在于指导容量管理，预防低血容量、低血压和休克或容量超负荷的发生。有证据表明普通外科手术围术期实施限制性容量管理策略可降低术后并发症的发生率，并缩短住院时间，但目前建议将术中输液目标确定为零平衡。体位和气腹等机械性原因导致的血流动力学改变，可通过暂时性应用缩血管药物来纠正，以避免输入过多的液体。

CO_2 气腹的压力水平可影响腹膜炎症反应和术后疼痛的程度。术中应用低气腹压可有效减轻患者手术后疼痛程度，降低肩部疼痛的发生率。在中度肌肉松弛状态下，机器人手术中可采用标准的 CO_2 气腹压力，如 10～15mmHg；而深度肌肉松弛状态则可提供更好的腹腔工作空间，手术医师可在 10mmHg 以下的气腹压下完成手术。

在普通外科机器人手术的过程中，机器人的机械臂常置于脐上进行手术操作，此时应避免机械臂对患者头面部和眼部的损伤。当患者置于极度头低位，特别是手术机器人进行盆腔操作的时候，应使用肩带、防滑垫和真空床垫等多种装置将患者牢固地固定在手术床上，并包裹保护好患者的骨性突起，降低患者发生滑动和损伤的风险。如果患者术中发生头向滑动，则可能牵拉臂丛神经造成损伤。

（三）机器人辅助妇科手术

1. 妇科机器人手术　目前在临床上，手术机器人已经可常规应用于妇科良性和恶性病变的手术治疗，包括子宫切除术、子宫肌瘤切除术、输卵管手术、宫颈癌根治术、阴道-骶骨固定术等。与其他专科的手术效果类似，手术机器人辅助下实施妇科手术可减少术中的出血量，患者住院时间短于传统手术。

2. 麻醉管理要点　妇科机器人手术中患者多采取与泌尿外科前列腺手术相同的体位和 CO_2 气腹，因此围术期亦可采取类似的麻醉管理方案。同时，与泌尿外科手术相比，妇科机器人手术不需要在极度头低位下进行，因此围术期患者呼吸功能、循环功能、中枢神经系统等生理功能的改变较小。

（四）机器人辅助心脏手术

1. 心脏外科机器人手术　在心脏外科，多种手术和介入治疗操作包括瓣膜手术、冠状动脉旁路移植术、心律失常的治疗等均可在手术机器人的辅助下完成，但通常不包括近期发作心肌梗死以及术前存在不稳定型心绞痛、严重的动脉粥样硬化的患者。

2. 麻醉管理要点　大多数心脏外科机器人手术可在平卧位下进行，通常需要将患者一侧背部垫高 $25° \sim 30°$ 以利于手术操作的进行。所有患者术前需要做好实施术中体外除颤的准备，除颤电极片和心电图电极的贴敷位置应远离手术机器人的操作区域。

大多数心脏外科机器人手术过程中需要对患者实施单肺通气，常需要建立 CO_2 人工气胸以获得更好的手术视野。术中胸腔内长时间持续吹入 CO_2 可能导致患者出现难以纠正的高碳酸血症，并可阻碍静脉血的回流，并由此降低心输出量，严重时可能导致患者发生急性循环衰竭。为避免上述情况，建议控制 CO_2 人工气胸的建立速度，在胸膜腔开放 $30 \sim 60s$ 后开始以 $1L/min$ 的速度缓慢向胸腔内吹入 CO_2。此外，人工气胸建立后引起患者心电轴的改变可能会改变心电图的波形，因此围术期需加强监测，并仔细鉴别心电图的改变。

心脏外科机器人手术过程中体外循环的建立常规是通过股动脉、股静脉和右侧上腔静脉插管来完成，术中应常规进行经食管超声监测，以便于协助静脉插管、肺动脉导管、冠状静脉窦插管的准确定位，并可评估主动脉的血管粥样硬化程度。经胸主动脉或腋动脉插管可更准确地监测动脉血压的变化，通常适用于存在周围血管疾病的患者。在体外循环结束后，由于患者处于轻度侧卧位等原因，机器人手术过程中心脏内气体排出较为困难，目前多采用术野持续吹入 CO_2 以降低空气栓塞对患者造成的可能危害。

围术期应绝对避免患者发生体动，否则一旦出现胸腔内器官和血管的损伤将可能导致无法挽回的后果。

（五）机器人辅助胸科手术

1. 胸外科机器人手术　目前临床常见的胸外科手术包括胸腺、纵隔、食管、肺的手术以及胃底折叠术等都可应用机器人手术系统完成。肺隔离技术是胸腔镜下实施胸外科手术所必须的，而手术机器人可进一步为手术操作提供便利。此类手术对手术医师的操作技术要求较高，机器人的操作与机械臂的运用需要预先进行专门的训练。

研究表明，与传统的胸腔镜手术相比，手术机器人辅助下实施纵隔手术可明显改善患者的预后。在对接受胸腺切除术的重症肌无力患者进行的长期随访中发现，接受机器人手术者手术后肌无力症状的完全缓解率高于传统手术。

食管切除术通常分阶段进行，需要在术中进行患者的体位改变，而手术机器人的放置也需要进行相应的调整。与传统胸腔镜手术相比，机器人辅助下的食管手术更加有利于游离食管和胸腔内的吻合等手术操作，术中出血量普遍少于传统手术，患者术后在重症监护室的停留时间也明显缩短。由于机器人手术中所采用的三维视野增加了对喉返神经的辨识度，因此，相对于传统手术方式，接受机器人手术的患者术后发生声带麻痹的风险可下降 50% 左右。

目前，手术机器人在肺手术中的优势仍有待进一步探索。手术时间过长或术中难以切除的钙化的淋巴结均增加了手术的难度和风险，可能导致部分患者的手术被迫中转为开胸手术。一般认为，胸外科机器人手术术中一旦出现肺动脉等血管损伤而发生大出血，则应立即转为开胸手术。多个中心报道机器人辅助下肺手术中转为开放手术的比例在 $0 \sim 19\%$。胸外科医师在学习阶段一般需要经历 20 例左右的手术，在此之后手术时间会明显地缩短，而发生术中血管损伤、大出血以及中转开放手术的比例也将下降。

迄今为止，手术机器人在胸外科领域的应用仍面临着多个亟待解决的问题，包括手术时间长、需要手术人员数量多、手术费用高、如何改善患者预后与转归等。

2. 麻醉管理要点　胸外科医师学习机器人手术的学习曲线较陡，而对于麻醉医师而言，胸外科机器人手术的麻醉管理过程较为复杂，同样需要预先进行专门的学习，包括单肺通气、充分的肺萎陷技术、长时间 CO_2 人工气胸对生理功能的影响等相关知识。

在手术机器人辅助下实施胸腺切除术，通常将患者置于 30° 侧卧位，同时将患者上肢尽可能地固定在身体后侧，以避免妨碍机器人机械臂的移动和操作，一旦手术时间过长，这将增加患者发生臂丛神经损伤的风险，同时术中应加强对患者的观察，避免机械臂对患者造成挤压伤。

在机器人手术过程中，麻醉医师务必在手术开始前妥善安置、固定好肺隔离装置和动静脉管线通路。麻醉医师需特别注意体位改变对气管导管位置的影响，术中一旦发生肺隔离装置移位导致的肺隔离失败，手术则可能被迫转为开放手术，因此应在仰卧位、侧卧位和体位调整后应用纤维支气管镜反复确认双腔气管导管或支气管填塞管的位置。在部分手术中，患者的头部有时会被偏向一侧，麻醉医师应反复确认双腔气管导管或支气管填塞管等肺隔离装置处于正确的深度，以确保充分的肺萎陷效果。通常左双腔气管导管用于机器人手术的安全性高，肺萎陷效果佳，而支气管填塞管可作为肺隔离技术的备选方案。

CO_2 人工气胸可确保肺组织处于良好的萎陷状态。人工气胸的建立应从胸膜腔内压 4～5mmHg 开始逐步增加，同时密切观察患者生命体征的改变，通常将胸膜腔内压维持在 10～15mmHg，应注意胸腔内充气过快、胸膜腔内压过高均可能影响静脉血回流，并导致严重的低血压，甚至可能发生循环衰竭。

对于侧卧位下进行的机器人手术，通常将患者的胸部置于最高点，这样可最大限度地增加机器人机械臂的活动度，而此时患者的下肢低于心脏的水平，下半身的静脉血回流可能会受到影响。胸外科机器人手术患者发生神经损伤的风险较高，可能的原因包括体位摆放不当、机械臂安置不当等导致的外周神经受压。胸外科机器人手术期间，机器人机械臂对心脏和大血管的压迫和牵拉将导致心电图的改变和血流动力学的波动，因此麻醉医师应密切关注手术进程。

（六）机器人辅助口腔、头颈部手术

1. 头颈外科机器人手术　传统的口腔和咽喉部手术需要较大的手术暴露空间，而手术机器人配备的内镜可提供更大视角的三维立体手术视野，配套手术器械的弯曲度和高度可控性，降低了对手术空间的要求。在传统的手术条件下，如果患者术前存在困难气道，则往往需要在术前实施下颌畸形切开术或通过气管造口术建立人工气道，以保障患者术中呼吸功能的维持，而机器人手术的实施则有可能避免此类操作，机器人的机械臂使得在狭小的口腔和咽喉部空间内完成手术操作成为可能，这大大促进了患者术后语言和进食能力的恢复，提高了患者的术后生活质量。对于曾经接受过头面部或颈部放化疗的患者，机器人手术同样降低了围术期气道管理和手术操作的难度和风险；而另一方面，由于经口腔机器人手术可在狭小的手术空间内完成，因此一旦出现机械臂操作不当，则有可能会造成患者面部皮肤、口腔和咽喉部、牙齿和眼部等部位的损伤，甚至导致下颌骨骨折、颈椎骨折等严重并发症。

临床最常开展的经口腔机器人手术包括扁桃体切除术、舌根切除术、声门上喉部分切除术和声带显微手术等，主要针对口腔和咽喉部的良性病变以及 T_1 期和 T_2 期恶性肿瘤进行手术治疗。机器人手术的相对禁忌证包括病变累及下颌骨和牙科手术等。

2. 麻醉管理要点　经口腔机器人手术的麻醉管理原则基本类似于传统手术，其中气道管理是重点，但围术期仍有一些特殊情况需要关注。

为了保存患者术后的语言功能和术后较高的生活质量，部分经口腔实施的机器人手术已经不再需要在手术开始时首先通过气管造口术建立人工气道，这无疑将要求麻醉医师具备较高的处理困难气道的能力。在手术期间，机器人的机械臂占据了患者头部大部分空间，麻醉医师远离患者头部，无法观察手术操作进程和气管导管的情况，这将大大增加围术期气道管理的难度和风险。接受机器人手术的患者通常采用加强型气管导管，应在术前将气管导管缝合固定在患者口角处以避免其意外脱出。

为避免术中机械臂操作可能对患者造成的损伤，应在术前对患者的头面部采取必要的保护措施，如佩戴安全护目镜保护患者眼部，使用牙科护具保护患者牙齿等。

由于目前手术机器人尚不能完成较为复杂的口腔和咽喉部手术，通常情况下术中出血量有限，因此有创动、静脉监测也并非麻醉管理所必须的，但须注意的是部分手术仍然存在意外大出血的风险，如手术操作可能导致舌动脉的损伤、个别扁桃体切除术可能解剖分离至颈动脉的水平等。

在声门上喉部分切除术中，长时间的舌根和会厌部手术操作可能会导致局部组织的水肿，此类患者通常需要在手术结束时保留气管导管以确保上呼吸道通畅，在术后 1～2d 时根据气道评估情况再决定拔管时机。一旦手术操作涉及舌根和部分会厌的切除，则需要对患者实施气管造口，以确保患者上呼吸道的呼吸功能。

（七）机器人辅助骨科手术

手术机器人较早开始应用于骨科领域。1992 年，美国 IBM 公司与 Paul 医师共同研发了适用于动物髋关节置换术的全自动机器人系统，随后该系统改良后被用于人类的全髋置换手术，但由于应用该自动机器人会明显延长手术时间，且增加术中的失血量，因此随后失去了临床应用价值。

目前骨科手术领域采用的手术机器人主要是多种触觉机器人系统，最常应用的手术类型是膝关节置换手术。此类机器人需要外科医师在术前利用患者的膝关节 CT 数据建立关节三维模型，手术操作过程中机器人的机械臂可同时为手术医师提供听觉和触觉的反馈，以确保手术效果和患者安全。目前已证实机器人辅助下的关节成形术可取得与传统手术相类似的临床效果，但手术费用较高。

（八）机器人辅助神经外科手术

神经外科手术通常在狭小的手术空间内进行精细的手术操作，因此无论是颅内手术还是脊髓手术，手术视野的局限性使得通用型手术机器人无法应用于神经外科手术。目前已有多种具有特殊用途的手术机器人应用于神经外科的手术治疗，包括 NeuroMate、CyberKnife、NeuroArm、SpineAssit 和 Renaissance 机器人等。例如 NeuroMate 机器人可通过患者术前的 CT 或 MRI 信息帮助手术医师实施精确的辅助立体定向手术，这在脑组织活检、化疗泵置入、深部脑刺激电极置入等手术中得到了广泛的应用。CyberKnife 机器人可在影像导航介导下进行立体定向放射治疗，例如脊髓肿瘤的治疗，患者可在门诊接受治疗，实现加速康复。

虽然通用型达芬奇机器人在设计之初并未考虑用于神经外科手术，但目前已有外科医师将该机器人应用于部分神经外科手术，包括经鼻内镜颅底手术、经口齿状突切除术、脊髓神经鞘瘤切除术、眶上锁孔入路颅底手术、动脉瘤手术等。尽管如此，达芬奇机器人在神经外科微创手术中的应用价值仍非常有限。

（高峰 张洋）

思 考 题

患者，男性，69 岁。身高 175cm，体重 83kg。诊断前列腺癌，要求行机器人辅助下前列腺癌根治术。既往有高血压病史，长期规律口服硝苯地平，自述血压控制在 120～130/80～90mmHg，其他无特殊，入院常规检查无明显异常。

1. 麻醉前评估需要注意哪些事项？

2. 若行机器人辅助下前列腺癌根治术，术中管理要注意哪些事项？

3. 术中如出现低氧血症，应考虑出现哪些问题？

知 识 拓 展

随着我国加速进入老龄化社会，老年人口规模庞大，而需要接受手术治疗尤其是机器人手术的老年患者逐年增多。老年患者术前存在合并疾病的概率较高，术后容易发生循环系统、呼吸系统、泌尿系统、中枢神经系统等方面的并发症。由于机器人手术围术期将对患者机体各个系统的功能产生显著的影响，因此对于接受此类手术的老年患者而言，如何进行准确的术前风险评估以确定合适的手术方式和麻醉管理方案，是关乎改善患者预后、降低术后死亡率的重大临床课题。

推 荐 阅 读

COLLINS JW, PATEL H, ADDING C, et al. 2016. Enhanced recovery after robot-assisted radical cystectomy: eau robotic urology section scientific working group consensus view[J]. Eur Urol, 70(4): 649-660.

HERLING SF, DREIJER B, WRIST LG, et al. 2017. Total intravenous anaesthesia versus inhalational anaesthesia for adults undergoing transabdominal robotic assisted laparoscopic surgery[J]. Cochrane Database Syst Rev, 4(4): D11387.

NOVARA G, FICARRA V, ROSEN RC, et al. 2012. Systematic review and meta-analysis of perioperative outcomes and complications after robot-assisted radical prostatectomy[J]. Eur Urol, 62(3): 431-452.

PEMBERTON RJ, TOLLEY DA, van VELTHOVEN RF. 2006. Prevention and management of complications in urological laparoscopic port site placement[J]. Eur Urol, 50(5): 958-968.

TRINH QD, SAMMON J, SUN M, et al. 2012. Perioperative outcomes of robot-assisted radical prostatectomy compared with open radical prostatectomy: results from the nationwide inpatient sample[J]. Eur Urol, 61(4): 679-685.

第三十八章 眼科手术麻醉

眼科手术操作虽然多局限在眼部，但是眼科手术不再被认为是"短小、局部、低风险"的手术。眼科手术过程中要保证患者充分地镇痛、镇静、制动、眼球固定，以利于眼科手术精细操作。眼科手术操作具有独特的问题，包括眼心反射、眼内压的调节、眼科用药的全身副作用等，了解并处理这些问题对确保麻醉安全十分重要。接受眼科手术的患者年龄跨度大，小儿麻醉需要精细化管理而老年患者多合并基础疾病，这都给麻醉医师带来了挑战。眼科手术种类繁多，不同类型的手术对麻醉的要求不同。虽然眼科手术大多在局部麻醉下可以完成，但是随着理念的更新和患者对舒适化的要求，全身麻醉、区域阻滞联合监护下麻醉应用得越来越多。

第一节 概 述

一、眼部解剖

（一）眼球

眼球为一近似球体，前后径约为24mm。眼球由眼球壁和眼内容物组成。眼球壁分为3层：外层为角膜、巩膜，中间层为葡萄膜，内层为视网膜。眼球前部为角膜，角膜的延续为致密胶原纤维结构的巩膜。角膜和巩膜的移行区形成的环带称作为角膜缘，此处含有角膜干细胞。葡萄膜由前到后依次为虹膜、睫状体、脉络膜。虹膜为一圆盘状膜，中央为瞳孔，直径2.5～4.0mm。睫状体为位于虹膜根部与脉络膜之间的环状组织，可产生房水。脉络膜为葡萄膜的后部，具有丰富的血管和黑色素细胞。视网膜为眼球壁的内层，是一层透明的神经组织膜。视网膜后极有一无血管凹陷区，称为黄斑，其中间的小凹称为黄斑中心凹，是视觉最敏感的区域。视盘，又称视神经乳头，视神经和视网膜中央动脉和静脉通过此区域，此处无光感作用，因此在视野中形成生理盲点。视网膜主要靠脉络膜提供血液循环营养。脉络膜与视网膜分离导致视网膜血供异常是导致视力丧失的主要原因。眼内容物包括房水、晶状体、玻璃体3种透明物质。眼球的结构见图38-1。

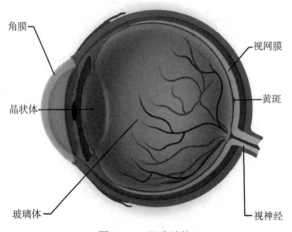

图 38-1 眼球结构

（二）眼外肌

　　眼外肌是支配眼球运动的肌肉，共 6 条，即上直肌、下直肌、内直肌、外直肌、上斜肌、下斜肌。眼外肌均起自眶尖部的总腱环，附着于眼球前部的巩膜上。眼外肌在眼球后部汇合形成肌圆锥，包绕视神经、眼动静脉和睫状神经节。眼外肌的解剖结构见图 38-2。

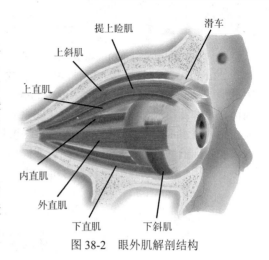

图 38-2　眼外肌解剖结构

（三）眼球血供

　　眼球的血供主要来自颈内动脉的分支——眼动脉。眼动脉的分支主要形成视网膜中央血管系统和睫状血管系统。眼球静脉回流主要通过视网膜中央静脉、涡静脉和睫状前静脉大部分回流到海绵窦。

（四）眼部神经

　　眼部的神经丰富，支配眼部的脑神经共有 6 对：第 Ⅱ 脑神经——视神经，传递视网膜的神经信号；第 Ⅲ 脑神经——动眼神经、第 Ⅳ 脑神经——滑车神经、第 Ⅵ 脑神经——展神经，支配眼外肌；第 Ⅴ 脑神经——三叉神经支配眼部感觉；第 Ⅶ 脑神经——面神经支配眼轮匝肌。睫状神经节位于视神经外侧，支配角膜、虹膜、睫状体，球后麻醉即阻断此神经节，可阻断眼球的感觉，并引起瞳孔扩大和固定。睫状神经分为睫状长神经和睫状短神经，两者在视神经周围穿过巩膜进入眼内，行走于脉络膜上腔，组成神经丛，传导眼部感觉并支配瞳孔开大肌、瞳孔括约肌及睫状肌的运动。

二、眼心反射

　　眼心反射（oculocardiac reflex，OCR）是指牵拉眼外肌或压迫眼球导致窦性心动过缓、房室传导阻滞、室性异搏，甚至引起心室停搏或心室颤动。任何刺激眼眶内容物的操作都可能诱发眼心反射，其中牵拉眼外肌尤其是内直肌最为明显。眼心反射在各年龄段的各种眼科手术操作均可诱发，但最常见的是小儿斜视手术，发生率为 40%～90%。眼心反射的传入支为睫短神经和睫长神经，至三叉神经脑桥核，与迷走神经背核形成突触，传出支为迷走神经的心支，最终作用于心脏，使心率减慢、心肌收缩力减弱。眼心反射的危险因素主要有情绪紧张、贫血、缺氧、高碳酸血症、全身麻醉过浅、心血管疾病病史等。小儿迷走神经兴奋性高，心输出量却依赖心率，因此眼心反射引起的心率对小儿机体影响更大。虽然随着年龄增长迷走神经兴奋性降低，眼心反射发生率降低，但是老年患者常合并心血管疾病，易发生眼心反射且更易诱发心律失常。

　　目前没有一个明确的方法能完全预防眼心反射的发生。对于既往有心血管疾病的患者应做系统的检查评估心功能情况。术前给予抗胆碱药（如阿托品）可降低眼心反射的发生率，但对于既往有冠心病的患者要慎用，因其可加快心率增加心肌氧耗量进而诱发心肌缺血。抗胆碱药还有增加眼内压、诱发室性心律失常的风险。理论上球后注射麻醉能够阻断传入支进而抑制眼心反射，但是球后注射效果并不确切，这可能和阻滞不全有关，同时球后注射本身也会诱发眼心反射。对于精神紧张的患者术前或术中应给予适量镇静。术中维持有效的通气量，避免缺氧和 CO_2 蓄积能够减少眼心反射的发生。

　　术中应加强心电、血压的监测，若出现心率减慢、心律失常须及时提醒外科医师暂停手术操作。通常在暂停手术操作后 20s 内心率会恢复正常。如果心率减慢、心律失常反复出现或持续存在，可静脉注射阿托品，血压降低可适量给予升压药物。首次眼部操作刺激引起的眼心反射较明显，随着反复和持续的刺激，眼心反射反而减轻，可能是因为反射弧"疲劳"和其他抑制系统调节作用。因此大部分的眼心反射在上述处理后都可减轻，不会影响手术进行。

三、眼内压

眼内压（intraocular pressure，IOP）指眼球内容物对眼球壁的压力，正常值为 11～21mmHg，高于 22mmHg 被认为异常。眼球固定在骨性眼眶中且眼球外壁巩膜为坚韧的致密胶原纤维，因此眼球顺应性较差，轻微的变化即可引起眼内压升高。眼球内容物晶状体、玻璃体体积相对固定，因而房水和脉络膜血流是影响眼内压的主要因素，其中房水的生成和排出对眼内压的影响起着重要作用。房水由睫状体产生，进入后房越过瞳孔到达前房，再经前房角进入 Schlemm 管，最终汇入巩膜表面的睫状前静脉，回流到血液循环。房水循环路径见图 38-3。房水生成增加或排出受阻均可导致房水增多，进而导致眼内压升高。

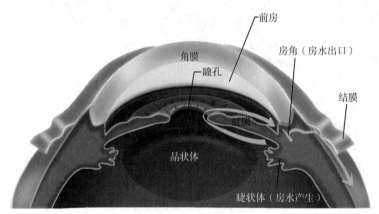

图 38-3　房水循环路径

正常的眼内压对维持眼球形态和功能具有重要的作用。眼内灌注压是平均动脉压和眼内压的差值，当眼内压增加时，眼内灌注压减少，眼球缺血，导致视神经功能丧失。轻微而短暂的眼内压升高对于正常人可能不会有严重的影响，但是对于眼平均动脉压低的患者（术中低血压、眼动脉硬化等）即使短暂的眼内压升高也会影响视网膜的灌注造成缺血。术中急剧眼内压升高，不仅影响眼球血供，当眼球开放的情况下（眼外伤、视网膜手术等）还可能导致眼内容物脱出，这是非常严重的并发症，可能会导致永久的视力丧失。

围术期眼内压的剧烈变化会显著影响临床预后，而麻醉管理水平对眼内压的影响较大。诱导过程中屏气、呛咳、面罩位置不当压迫眼球、气管插管都会增加眼内压；视频喉镜较直接喉镜插管导致的眼内压增加较少，喉罩置入较气管插管不增加或轻微增加眼内压；中心静脉压增加可减少脉络膜的静脉回流，减少房水的引流，从而增加眼内压；仰卧位、头低足高位会增加眼内压，如果伴有气腹，眼内压会剧烈升高；血液中二氧化碳分压升高时，眼内压增加，这可能和二氧化碳扩张血管增加眼内血流有关；虽然正压通气和呼气末正压通气影响静脉回流，但是临床上对眼内压影响较轻；术后恶心呕吐、体位不当也会增加眼内压。

目前几乎所有的常用麻醉药物都是降低眼内压。静脉麻醉药丙泊酚、依托咪酯、硫喷妥钠都可降低眼内压，其中丙泊酚降低最明显，约为 40%。静脉麻醉药降低眼内压的机制可能为抑制中枢进而松弛眼外肌，并通过降低静脉压减少眼内血液外流阻力。咪达唑仑对眼内压影响较小，可用于不配合患者眼内压测定时的镇静。氯胺酮对眼内压的影响目前尚有争议。早期实验认为氯胺酮可升高眼内压，但是最近发现应用临床剂量的氯胺酮后眼压与患者清醒时的眼压一致。在儿童眼科手术或检查时，静脉注射氯胺酮剂量＜4mg/kg 不会引起眼内压升高。关于艾司氯胺酮对眼内压的影响目前未见报道。右美托咪定可降低成人的眼内压，在成人患者中右美托咪定能够有效降低琥珀胆碱、气管插管、气腹和头低足高位造成的眼内压升高，但是对没有青光眼的儿童患者的眼内压没有影响。右美托咪定对正常儿童眼内压的影响需要进一步研究。阿片类药物在诱导时会降低眼内压，但是诱导时往往会复合其他静脉麻醉药，例如丙泊酚等，因此单独应用阿片类药物降低眼内压的程度目前研究较少。吸入麻醉药都会引起眼内压降低。七氟烷或丙泊酚用于麻醉维持降低眼内压的效果是一致的，但是当和瑞芬太尼联合应用时，丙泊酚降低眼内压的程度要高于七氟烷。有研究发现吸入麻醉不同的麻醉阶段对正常儿童和青光眼儿童的眼内压的影响不同。在停止吸入七氟烷 15min 后改用静脉输注氯胺酮维持麻醉，眼内压可以恢复到清醒水平，这时测量不配合检查患儿的眼内压比较准确。非去极化肌松药降低眼内压的作用有限，但是在麻醉诱导中应用非去极化肌松药能够显著降低眼内压，这可能和松弛眼外肌有关。去极化肌松药琥珀胆碱能够升高眼内压 8～10mmHg，持续 5～10min，发生机制可能是眼外肌持续收缩，房水排出受阻有关。

四、眼科用药的全身副作用

眼科用药可以通过局部、眼周注射、眼球注射或全身给药。由于眼部存在血眼屏障，大多数的眼科药物治疗为眼局部给药，因此本部分主要探讨眼局部给药造成的与麻醉有关的全身副作用。局部滴眼液通过角膜转运到眼球组织内。角膜细胞间有紧密连接，药物不能通过角膜的细胞外间隙进入眼球，必须通过细胞膜转运。局部滴眼液也可被全身系统吸收，主要通过结膜毛细血管吸收入血和药液经过鼻泪管流入鼻腔由鼻黏膜吸收入血。由于解剖和发育特点或合并基础疾病，眼科用药的全身副作用对儿童和老年人影响较大。为减少眼科用药的全身副作用，在应用滴眼液时要控制药物浓度和剂量，眼内给药后压迫内眦 1～2min，防止药液经鼻泪管流入鼻腔被鼻黏膜吸收。

（一）常用的眼科药物

1. β 肾上腺受体阻滞药　通过减少房水生成降低眼内压，用于治疗青光眼。常用噻吗洛尔、盐酸左旋布诺洛尔、倍他洛尔。噻吗洛尔和盐酸左旋布诺洛尔为非选择性 β 受体阻滞药，对心脏可引起负性肌力和传导作用，同时可引起支气管痉挛。倍他洛尔为 $β_2$ 肾上腺受体阻滞药，对支气管副作用轻。术前口服抗高血压药的合并有高血压的患者应用 β 受体阻滞药滴眼液会增加心动过缓和低血压的风险。

2. 肾上腺受体激动药　肾上腺素为 β、α 受体激动药，可促进房水排出降低眼内压。肾上腺素滴眼液可以导致血压升高、心动过速、心律失常等全身副作用，对合并冠心病、高血压患者慎用。儿童对肾上腺素滴眼更为敏感，且易出现严重不良反应，应注意避免过量。地匹福林本身没有活性，进入前房后转化为肾上腺素而起作用。地匹福林脂溶性好、穿透力强，低浓度即可发挥作用，因此全身副作用轻。去氧肾上腺素为人工合成的 α 受体激动药，局部应用能够扩瞳，减轻毛细血管充血，减少手术出血。去氧肾上腺素能够引起血压升高、心律失常。去氧肾上腺素滴眼引起的高血压和心律失常应避免应用 β 受体阻滞药和钙通道阻滞药处理，因为这会引起儿童患者心衰，造成肺水肿。去氧肾上腺素滴眼液和静脉注射阿托品在眼科全麻手术中常同时应用，易造成严重的心血管并发症。采用加深麻醉或应用 β 受体阻滞药的方法控制心率和血压效果不好，研究发现新斯的明能够安全、有效地拮抗去氧肾上腺素滴眼液和静脉注射阿托品联合应用的全身副作用。

3. 拟副交感神经药　常用药物为乙酰胆碱、毛果芸香碱。主要通过兴奋瞳孔括约肌和睫状肌缩小瞳孔和开放房角，减少房水外流阻力，降低眼内压。全身副作用为心动过缓、支气管痉挛、低血压、唾液和支气管分泌物增加、恶心、呕吐。

4. 抗胆碱药　通过松弛瞳孔括约肌和睫状肌，扩大瞳孔。主要药物为阿托品、东莨菪碱、环喷托酯，可导致口干、皮肤干燥、发热、躁动、心动过速等全身副作用。东莨菪碱外周作用和阿托品相似，但是与阿托品的兴奋中枢作用相反，中枢表现为镇静作用。环喷托酯是人工合成药，较阿托品作用迅速、持续时间短。在儿童患者中，阿托品的全身副作用（主要是面色潮红和发热）发生率是环喷托酯的 7 倍，困倦是环喷托酯的主要副作用。

5. 胆碱酯酶抑制药　通过抑制胆碱酯酶减少乙酰胆碱降解，兴奋胆碱受体，从而发挥缩瞳、降低眼内压的作用。常用的药物为乙膦硫胆碱。乙膦硫胆碱属于长效不可逆胆碱酯酶抑制药，眼表应用后全身吸收会使血浆胆碱酯酶活性降低。由于琥珀胆碱的代谢依赖于胆碱酯酶，乙膦硫胆碱可以使琥珀胆碱的作用时间延长，但由于琥珀胆碱本身作用时间短暂，因此术后因肌肉麻痹发生窒息的可能性不高。此外，乙膦硫胆碱的全身副作用包括恶心、呕吐、心动过缓、支气管痉挛、延长酯类局麻药的代谢等。

6. 碳酸酐酶抑制药 通过抑制眼部各组织中碳酸酐酶活性，减少房水生成，降低眼内压。常用药物为乙酰唑胺。全身吸收后会抑制肾小管上皮细胞中碳酸酐酶活性，减少 H_2CO_3 的产生，H^+ 随之降低。H^+-Na^+ 交换减弱，HCO_3^-、Na^+、K^+ 排出增加，尿量增多。肝、肾功能异常患者应视为禁忌。围术期应注意电解质变化，及时纠正。

五、常见眼科手术

（一）斜视矫正手术

斜视矫正手术是通过对眼外肌的加强和减弱校正眼球的位置。斜视矫正手术患者主要为小儿，其中学龄前儿童占比高，斜视患儿应尽早手术以恢复立体视觉。斜视患儿通常为先天性斜视，要考虑是否合并其他先天性疾病，如心脏畸形等。斜视主要是眼外肌的异常，要了解患儿的家族史和肌肉功能障碍病史，警惕恶性高热的发生。手术时间一般不超过 1h，对于较大儿童和配合的患儿可以选择局部麻醉，方便术中嘱患儿活动眼球评估矫正效果，对于复杂斜视手术、年龄小或不配合的患儿应选择全身麻醉。全身麻醉可给予气管插管或喉罩通气，眼科手术在头部操作，麻醉医师远离头面部，需加强呼吸管理，防止气管导管或喉罩打折或脱出。患儿对缺氧耐受差，术中氧饱和度、呼气末二氧化碳分压、气道压等呼吸参数的变化要寻找原因及时处理。术中牵拉眼外肌会引起眼心反射，可给予阿托品处理，局麻患者会有恶心、呕吐的症状，应及时询问患者，提前做好解释工作，术前给予 5-羟色胺受体阻滞药对恶心、呕吐的预防有一定的作用。若眼心反射严重，出现严重心动过缓或心律失常应暂停手术操作并给予相应处理。

（二）白内障手术

白内障指眼球内晶状体由于先天性或后天性原因发生混浊，阻碍光线进入眼内影响视力。白内障患者多为老龄，常合并其他全身性疾病，如糖尿病、高血压等，术前要认真评估病情，控制全身性疾病后再手术。小儿白内障多为先天性发育或外伤引起，应尽早手术避免影响视力发育。白内障手术时间短，成人多在表面麻醉下完成手术，也可以选择区域阻滞，而不配合的患儿需全身麻醉完成手术。

（三）青光眼手术

青光眼是指由病理性眼内压增高引起的以视神经萎缩和视野缺损为共同特征的一类疾病。视神经对眼内压的耐受力与是否发生视神经萎缩和视野缺损有关。眼内压不是唯一的危险因素，年龄、家族史、心血管疾病、糖尿病等都和青光眼有关。青光眼患者年龄跨度比较大，从婴儿到老年人都可能患病。青光眼按病理分型分为开角型（慢性单纯型）青光眼和闭角型（急性）青光眼。常用降低眼压的药物包括拟副交感神经药、肾上腺素受体激动药、β肾上腺受体阻滞药、碳酸酐酶抑制药、高渗药，全身吸收后都会产生副作用，见上述眼科用药的全身副作用部分。临床剂量的阿托品对青光眼眼内压没有明显影响，东莨菪碱较阿托品散瞳作用更强，对闭角型青光眼患者慎用。手术治疗的目的为解除梗阻或减少房水生成。成年患者青光眼手术多在区域阻滞下实施，不配合的成人或小儿可在全麻下完成手术。控制眼内压是麻醉成败的关键，任何引起眼内压升高的因素都应该避免。麻醉诱导平稳，避免屏气、呛咳，术后可在患者镇静情况下拔管，避免呛咳、恶心、呕吐。短小手术可应用喉罩，避免气管插管刺激和术后不耐受气管导管引起眼内压升高。围术期应避免使用引起眼内压升高的药物，如去极化肌松药。术中避免动脉血压和中心静脉压急剧升高，同时应避免头低足高位。平均动脉压过低也会造成视网膜、视神经缺血缺氧，术中应避免。

（四）眼底手术

眼底手术包括视网膜脱离修补术、玻璃体切割术、黄斑修复术等，其中玻璃体手术占比较高。眼底手术精度高，需要眼球绝对制动，手术相对复杂，手术时间相对较长。对于配合的成人患者在局部麻醉联合监护麻醉可完成大部分的眼底手术。成人复杂的视网膜手术和玻璃体切割术以及不配合的患儿则需要全身麻醉。眼底手术术中需要向眼内填充惰性气体、液体或硅油填充以替代玻璃体从而压迫视网膜产生固定作用。惰性气体作为填充物的优点为不易溶解，维持较长时间并缓慢被房水吸收，不需要二次手术取出，但术后需要特殊体位以维持气泡在视网膜裂孔的上方。N_2O 是一种低效能吸入麻醉药，吸入高浓度才能发挥麻醉作用，N_2O 比惰性气体在血液中溶解度高、弥散作用强，高浓度的 N_2O 可进入眼球替代惰性气体，增加眼内压，而停用 N_2O 后，眼内压和眼球容积迅速下降影响视网膜修复，因此眼底手术应避免使用 N_2O。

（五）眼肿瘤手术

眼肿瘤指发生在眼睑、结膜、眼球、眼眶的肿瘤。儿童以视网膜母细胞瘤、横纹肌肉瘤、毛细血管瘤多见，成人主要以眼眶海绵状血管瘤、泪腺混合瘤、炎性假瘤多见。对于配合的患者简单的良性肿瘤可在局麻下切除，复杂的眼肿瘤或恶性肿瘤及小儿患者应选择全身麻醉。创伤较大的复杂恶性眼肿瘤手术，术中可控制性降压，减少出血。

（六）角膜移植手术

角膜移植手术分为板层角膜移植和全层（穿透性）角膜移植。前者只切除角膜的浅层，将供者角膜修整后覆盖并缝合固定于切口处，无需切开前房，较安全，此方法适用于角膜内皮细胞功能正常，病变仅累及角膜基质层的患者。后者需用环钻去除病变的全层角膜组织，将供者角膜环钻修整后覆盖并缝合固定，适用于角膜内皮细胞明显受损的患者。严重眼烧伤、多次角膜移植手术失败、自身免疫相关性及瘢痕性角结膜疾病等高危角膜移植患者，常规角膜移植很难成功，可实施人工角膜移植手术。对于成人患者均可在局麻下完成角膜移植术，不配合的儿童应在全身麻醉下完成手术。全麻术后恶心、呕吐发生率高，可增加眼内压升高的风险，但是全麻下角膜移植手术有利用术者对前房长时间操作治疗，术中并发症较少。围术期应维持眼内压稳定，避免眼内压骤升，尤其当环钻去除病变的全层角膜组织后，眼球处于开放状态，眼内压骤升会使眼内容物脱出，造成严重后果。

（七）眼外伤手术

眼外伤手术指眼球或其附属器受到机械性、化学性等因素造成的眼结构和功能的损害。眼外伤手术一般为急诊手术，目的为防止损伤扩大、挽救视力。眼外伤常合并颅脑损伤、颌面部骨折、颈椎损伤、胸肺损伤、气道损伤等，术前要评估患者的复合伤情况，必要时请相关科室会诊评估是否需要同时处理其他复合伤。创伤大、复合伤重、复杂的眼外伤手术需要在全身麻醉下进行手术。浅表的眼外伤可在局麻下完成手术，但要注意区域阻滞可能会加重损伤和增加眼内压，因此，在不确定眼外伤程度和眼球破裂范围时，应选择全身麻醉比较稳妥。眼外伤急诊手术大部分患者处于饱胃，麻醉诱导要平稳，应注意提前准备吸引器，诱导可以采用快速顺序诱导气管插管。去极化肌松药琥珀胆碱起效快、作用强、时效短，是快速诱导气管插管的理想药物，但可增加眼内压 $8\sim10mmHg$，同时增加胃内压，因此琥珀胆碱对于饱胃的开放性眼外伤麻醉慎用。目前关于开放性眼外伤麻醉诱导是否能应用琥珀胆碱尚存在争议，很多研究表明琥珀胆碱并没有增加眼内容物脱出的概率。麻醉过程避免呛咳、减轻插管刺激远比琥珀胆碱引起的眼内压升高要重要得多。罗库溴铵是一种非去极化肌松药，起效较快，为 $3\sim4min$，不增加眼内压和胃内压，但是与琥珀胆碱相比，罗库溴铵起效慢、药效弱，没有经验的麻醉医师可能担心反流误吸、插管过早引起剧烈呛咳导致眼内压升高。术毕拔管也要注意防止呕吐和误吸，拔管过程要平稳，防止呛咳。小儿开放性眼外伤常合并上呼吸道感染，尽早手术有助于控制感染，这主要是因为小儿呼吸系统发育不完全，眼外伤可导致机体暂时性免疫抑制和眼部外伤的继发感染，病原体可从鼻泪管流入咽部引起上呼吸道感染。伴有上呼吸道感染的患儿行气管插管麻醉的呼吸道并发症较不插管患者高。因此，严格禁食水的患儿、手术时间较短可采用喉罩通气。对于上呼吸道感染较重的患儿，术中应注意患儿的体温管理。

第二节　眼科手术的全身麻醉

眼科手术全身麻醉的选择主要由患者的意愿、配合度及手术的复杂程度，以及手术医师和麻醉医师的技术水平等因素决定。随着麻醉技术的发展和患者对舒适化医疗的需求，全身麻醉和监护麻醉日趋增多。全身麻醉具有可提供安静的术野、控制眼内压、使患者耐受长时间手术、避免眼部区域阻滞操作并发症等优点，但是全身麻醉对呼吸、循环系统有一定的抑制作用，特别是对合并有严重基础疾病的老年患者，全身麻醉的选择应权衡利弊。

一、麻醉前评估与准备

眼部疾病可能是全身疾病的眼部表现，如糖尿病白内障、糖尿病视网膜病变、动脉硬化性视网膜病变等，因此应系统、全面地评价全身情况。老年患者常合并冠心病、慢性呼吸系统疾病、高血压、糖尿病，术前应评估心、肺功能，控制血压和血糖。小儿患者可能合并先天性疾病。马方综合征是一种结缔组织异常的先天性疾病，主要累积眼、骨骼、心血管，眼部异常表现为严重近视、青光眼、晶状体脱位、视网膜剥离等，骨骼异常表现为管状骨细长，心血管系统表现为主动脉瘤、二尖瓣异常、冠状动脉中层坏死，易导致心肌缺血和传导异常。主动脉瘤破裂是马方综合征患者猝死的主要原因。当遇到高个的伴有心脏杂音的年轻患者做内眼手术，应警惕马方综合征，术前应做心电图、心脏超声、胸部 CT 评估心血管系统。脑面血管瘤又称 Sturge-Weber 综合征，是一种罕见的先天性神经皮肤综合征，以一侧面部三叉神经分布区皮肤和颅内软脑膜的不规则神经斑痣血管瘤为特征，临床表现为偏瘫、青光眼、癫痫、智力减退。麻醉前应评估舌头肥大、口腔和气道内的血管瘤是否造成困难气道，了解血管瘤位置避免破裂出血。评估术前眼科用药是否对全身系统产生影响，具体参考"眼科用药的全身副作用"部分，这里不再赘述。眼科手术患者常视力障碍或失明，局麻手术患者因为区域阻滞和眼部操作术前更加紧张、多虑，访视患者时要做好解释工作，取得患者信任。

二、诱　　导

麻醉诱导过程应力求平稳，控制好眼内压。气管插管需要达到一定的麻醉深度和充分的肌松，应避免插管时剧烈的应激反应和呛咳。阿片类药物静脉注射浓度不宜过高，注射不要过快，以免引起呛咳和胸壁僵直等副作用造成眼内压增加。盐酸戊乙奎醚不增加眼内压，可在诱导前给予以减少口腔分泌物，预防诱导时口腔分泌物误吸引起呛咳。喉镜置入和气管插管对循环系统影响大，增加眼内压，对于手术时间短、禁食水时间达到要求的患者可置入喉罩辅助通气。放置喉罩时血流动力学变化小，对眼内压几乎没有影响，浅麻醉下即可使患者耐受喉罩，避免大剂量麻醉引起术后恶心、呕吐。术中一旦发生喉罩位置变动可出现通气困难，由于头部术野无菌巾的覆盖，调整喉罩的位置使麻醉医师十分被动。对于饱胃的急症手术患者应实施全身麻醉，由于喉罩不能够保护气道，应避免使用。

三、麻醉维持与监测

眼科手术引起的疼痛刺激小，但是手术常在显微镜下操作，需要患者严格制动，另外术中体动或不耐受气管插管，会造成眼内压增加。由于眼科手术比较局限，对肌松没有要求，但是若不用肌松药则需要大剂量镇静、镇痛药物使患者耐受气管插管和制动，这不利于患者早期恢复，过量的镇静、镇痛药不但增加了患者术中低血压和器官缺血的风险（尤其是合并心脑血管疾病的老年患者），还会引起术后恶心、呕吐等并发症，因此术中应维持适当的肌松，尤其是气管插管患者，这对维持麻醉的深度很有必要。有条件的医院可以使用肌松监测仪对神经肌肉阻滞程度进行检查，避免肌松药不足或过量。除眼眶肿瘤手术外，眼科手术失血、失液量少，血流动力学不稳定主要是因为眼心反射、局部应用血管收缩药物入血或者潜在的基础疾病，如高血压、冠心病、糖尿病、高龄等。由于患者面部铺无菌手术巾、气道远离麻醉医师，术中应严密监测脉搏氧饱和度和呼气末二氧化碳。注意麻醉机上气道压和潮气量的变化，若出现报警要及时处理，查看呼吸回路是否脱落及导管或喉罩是否移位或意外拔出。动物实验表明术中降低血压并不会降低眼内压，术中高血压或低血压对眼内压不会产生影响，然而有研究发现，丙泊酚或七氟烷麻醉引起的血压降低会导致无眼科疾病患者眼球灌注压和眼内压同时降低，夜间低血压是青光眼患者失明的危险因素，因此理论上当眼内压高的患者行手术时，术中维持较高的动脉压有助于眼球的灌注，防止缺血造成损伤。

四、苏　　醒

全身麻醉苏醒平稳对减少伤口裂开，防止眼内压升高很重要。对于禁食水时间足够的患者可以在手术结束呼吸恢复后深麻醉下拔管，有利于减轻患者因为不耐受气管插管引起的呛咳和体动。插管前喉部和气管内喷洒利多卡因，可增加患者术后耐受气管插管的程度。拔管前在深麻醉下吸痰，静脉注射利多卡因（1.5mg/kg）有利于患者耐受气管插管，减弱咳嗽反射。眼科手术术后较少出现严重不适，疼痛一般较轻。术后恶心、呕吐会增加眼内压，延长住院时间，术中可应用镇吐药，如5-HT_3拮抗药，对于高危的恶心、呕吐患者，如女性、晕车史、家族史、手术时间长等，术中可联合应用地塞米松。

五、非眼科手术的麻醉相关眼损伤

非眼科手术的麻醉相关眼损伤不常见，角膜擦伤是最常见的眼损伤，主要原因是眼保护意识不够、防护不足，如面罩通气时压迫眼球、全身麻醉后眼睑不完全闭合引起暴露性角膜炎等。因此术中应对角膜进行保护，可使用眼膏润滑眼睛并在手术过程中覆盖眼睛。

围术期失明（perioperative visual loss，POVL）是一种罕见的严重并发症，包括完全失明、视野缺失、出现盲点，常见于脊柱、心脏、头颈部手术，其中脊柱手术围术期失明发生率最高。病因主要为缺血性视神经病变、视网膜中动脉阻塞、皮质性失明。

缺血性视神经病变的发病机制不清，目前认为可能与俯卧位静脉压力增加和直接压迫眼球影响眼球血供、术中失血多有关。腹腔镜手术患者术中长时间头低足高位，眼内压持续增加，若失血过多、大量输液、长时间低血压，术后会有失明的风险。术中大量输液可造成急性眼内压增加，液体转移至视神经间隙导致视神经受压类似于"筋膜室综合征"。最近研究发现阻塞性睡眠呼吸暂停患者是脊椎融合手术术后失明的危险因素。阻塞性睡眠呼吸暂停会引起眼内压升高，长期慢性缺氧和高碳酸血症会引起视神经病变。37%的阻塞性睡眠呼吸暂停患者有视网膜静脉阻塞。颈部或口腔颌面部手术时颈内静脉结扎或破裂出血会导致非动脉缺血性视神经病变。视网膜中央动脉阻塞最常见的原因为手术体位导致眼内压增大影响视网膜动脉供血，其他原因为球后出血、视网膜中央动脉血栓形成。皮质失明是皮质或视神经辐射区缺血性损害引起。手术时间长、术中失血多引起脑低灌注，导致皮质缺血。心脏手术体外循环会导致微小气栓或血栓引起皮质缺血导致皮质性失明。POVL危险因素还包括高血压、糖尿病、动脉粥样硬化、肥胖、青光眼、高凝、贫血等。

POVL主要以预防为主，一旦发生POVL预后很差。预防措施主要为俯卧位避免直接压迫眼球，头部位置尽量不低于心脏水平，防止眼内压增加；术中避免长时间低血压；避免大剂量晶体溶液输注，防止视神经乳头周围间质水肿压迫神经；严重的贫血要及时纠正；高危患者的复杂脊柱手术，可选择分期手术避免时间过长。缺血性视神经病变和视网膜中动脉阻塞引起的失明应尽早恢复血供，措施包括抗凝、溶栓、扩张血管、纠正贫血，同时可给予营养神经、高压氧治疗。

第三节　眼科手术的区域麻醉

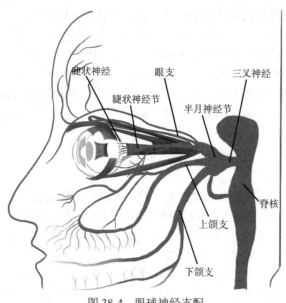

图 38-4　眼球神经支配

大部分成年患者的眼科手术都可在眼球表面麻醉或区域阻滞下完成，如青光眼、白内障、角膜和玻璃体视网膜手术。区域阻滞和表面麻醉可以复合监护下的镇静技术，减轻患者的恐惧和焦虑，同时避免了全身麻醉的缺点，包括插管反应、术后恶心呕吐等。但是区域阻滞也会出现并发症，包括出血、神经损伤、眼内压增高等。由于在眼部操作患者通常比较紧张，实施阻滞前应向患者做好解释与安抚工作，可给予镇静药后实施阻滞操作。眼球神经支配见图 38-4。

一、球后阻滞

球后阻滞是将局部麻醉药直接注入肌锥内，阻滞睫状神经节和睫状神经，该方法起效时间快，可降低眼内压、水肿发生率。具体操作为患者自然体位注视前方，进针点为眶下壁和侧壁交界处，针头平行于眶底进针约 15mm，然后向内向上轻微绕过眼球赤道部转向球后，进针深度约 3.5cm，穿入肌锥时有落空感，回抽无血后，注射局部麻醉药 2～5ml。阻滞成功的标志为上睑下垂、瞳孔扩大、眼球固定不能运动、痛觉消失。球后阻滞的并发症包括球后出血、眼球穿通伤、视神经损伤、暂时性黑矇、脑干麻醉等。脑干麻醉主要是因为针尖刺破视神经鞘，局部麻醉药通过脑脊液扩散到脑干引起失语、神志不清、癫痫等，严重的可发生呼吸、心搏骤停，给予支持治疗一般可完全恢复。暂时性黑矇可能是因为局部麻醉药引起视网膜中央动脉或视神经动脉分支痉挛，若不处理一般 30min 左右出现光感。球后阻滞见图 38-5。

二、球周阻滞

球周阻滞是将局部麻醉药注射到肌锥外，依靠局部麻醉药扩散渗透到肌锥内，产生与球后阻滞相同的麻醉效果。经典的方法需要两次穿刺，穿刺点分别为眶上缘内中 1/3，眶下缘外中 1/3。从穿刺点垂直皮肤进针，沿眶缘进针约 2.5cm，回抽无血后分别注射 2～5ml 局部麻醉药。可添加入透明质酸酶，增加局部麻醉药的扩散进入肌锥内。球周阻滞的优点为不易损伤视神经和眼球，能减少刺破动脉的概率，暂时性黑矇和脑干麻醉发生率低；缺点为起效慢，需注入麻醉药液量大，易引起眼内压增高。球周阻滞见图 38-5。

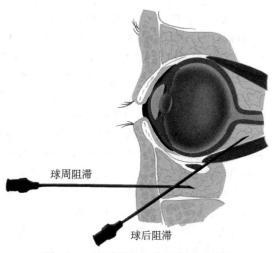

图 38-5　球后阻滞与球周阻滞示意图

三、眼球筋膜囊下阻滞

眼球筋膜囊又称 Tenon 囊，指眶脂体与眼球之间薄而致密的纤维结缔组织。眼球筋膜囊包绕眼球大部分，向前在角膜缘后方与巩膜融合，向后与视神经鞘延续。通过眼球筋膜囊注射局麻药可扩散至肌锥内发挥作用。操作方法为在角膜缘外约 5mm 处用镊子将球结膜和眼球筋膜囊提起，剪开一小口，置入钝头弯针或特制的套管，注射 3～4ml 局部麻醉药。相对于球后阻滞和球周阻滞，眼球筋膜囊阻滞更加安全，尤其危及视力的严重并发症发生率低。但是也有报道眼球筋膜囊下阻滞可出现一过性黑矇、永久性视力丧失、脑干麻醉。眼球筋膜囊下阻滞见图 38-6。

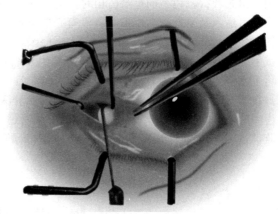

图 38-6　眼球筋膜囊下阻滞示意图

四、面神经阻滞

面神经眼睑分支主要支配眼轮匝肌和其他面部肌肉的运动，阻断面神经或其眼睑分支能够抑制瞬目反射，耐受放置开睑器。面神经阻滞包括 Van Lint 法、Atkinson 法、O'Brien 法、Nadbath 法。Van Lint 法是对眶缘部面神经的末梢分支阻滞，Atkinson 法是对面神经主干和部分末梢阻滞，O'Brien 法是对面神经主干的上支阻滞，Nadbath 法是对面神经主干完全阻滞。面神经阻滞的并发症主要是出血、术后瘀斑。Nadbath 法由于阻滞面神经主干，离重要解剖结构近，易造成喉痉挛、吞咽困难等并发症，目前已较少应用。

第四节　眼科诊疗的监护麻醉

监护麻醉（monitored anesthesia care，MAC）定义为在有创诊断和治疗过程中由麻醉医师提供镇静、镇痛、监护服务，以保证患者安全，提高患者舒适度和满意度。眼科手术区域阻滞能够提供手术区域的镇痛，但是并不能消除患者的焦虑和恐惧；同时，对合并严重基础疾病的患者实施眼科手术时，由麻醉医师监护患者生命体征并及时处理并发症对保障患者术中安全很有必要。大部分眼科手术都可以在监护麻醉复合区域阻滞下进行，这样不但可减轻患者的疼痛和焦虑，而且避免了全身麻醉的并发症，例如肺部并发症、术中低血压、术后恶心呕吐等。监护麻醉复合区域阻滞更适合眼科短小手术，术后恢复快，住院时间更短。

监护麻醉的术前评估和准备同全身麻醉的术前评估和准备一样，不可认为监护麻醉是"小麻醉"就简化了评估流程和项目。与此相反，对监护麻醉的术前评估应更加严苛，例如监护麻醉保留自主呼吸没有气道保护，术前应仔细评估患者有无上呼吸道梗阻情况以及合并肺部疾病是否会影响术中氧合。合并反流性食管炎、贲门迟缓症、食管裂孔疝等患者围术期反流误吸风险高，实施监护麻醉应慎重。

理想的监护麻醉药物为快速、短效、可滴定及对呼吸、循环抑制作用轻的镇静和镇痛药物。阿芬太尼、瑞芬太尼、芬太尼作用时间短，可联合应用苯二氮䓬类、右美托咪定、丙泊酚、依托咪酯、氯胺酮等。羟考酮是一种新型 μ 和 κ 阿片受体激动药，镇痛作用较强，呼吸抑制、恶心呕吐等副作用较少。羟考酮起效时间为 2～3min，达峰时间为 5～8min。目前羟考酮已越来越多地应用于短小手术的监护麻醉。监护麻醉技术没有统一的标准，用药种类和剂量因手术类型、外科医师操作水平、患者的耐受程度、麻醉医师的经验水平而存在较大差异，因此采用"滴定"法，边观察患者状态边小剂量给药相对安全，联合应用一种以上麻醉药物时要注意药物之间的协同作用，可适当减少剂量。监护麻醉没有必要将意识消失作为镇静的目标，可根据清醒／镇静观察者评估量表（observer's assessment of alertness/sedation score，OAA/S）评估患者的意识水平，中度镇静即可完成手术。眼科区域阻滞操作对患者的疼痛刺激较大，通常在阻滞时需要加深麻醉。眼科手术主要靠区域阻滞达到镇痛目的，阻滞效果良好，监护麻醉只需维持轻、中度镇静。麻醉医师在眼科手术监护下的职责是维持适当的麻醉深度，防止患者体动；及时处理区域阻滞和手术过程中的全身并发症；区域阻滞不完善时首先考虑补充局部麻醉，如仍不理想可适当补充镇痛药物；监护下麻醉失败时如有必要应及时转为全身麻醉。

（褚海辰　吕　琳）

思 考 题

1. 患者，男性，65 岁。既往青光眼病史，拟在全身麻醉下行后入路颈椎融合术。术中眼保护麻醉要点有哪些？

2. 患儿，男性，8 岁。3h 前左眼被竹签扎伤，拟行急诊眼科手术。既往体健。4h 前吃过晚饭。该患者的麻醉要点有哪些？

知 识 拓 展

无阿片类药物麻醉，是指应用非阿片类麻醉药物联合或不联合神经阻滞达到镇痛、镇静的目的。眼科大部分手术都可以尝试无阿片类药物麻醉，联合应用神经阻滞绝大多数眼科手术都可达到满意的镇痛、镇静效果。无阿片类药物麻醉是一种多模式镇痛、镇静，其减少了阿片类药物的呼吸和心血管抑制、术后恶心呕吐等并发症，是目前研究的热点，但是尚缺少临床的标准和规范的流程。此外，视神经缺血是非眼科手术的严重并发症，虽然罕见但是给患者带来了巨大的伤害，目前视神经缺血多见于临床研究报道，缺少基于机制的基础方面的研究。

推 荐 阅 读

KIM YS, HAN NR, SEO KH. 2019. Changes of intraocular pressure and ocular perfusion pressure during controlled hypotension in patients undergoing arthroscopic shoulder surgery: a prospective, randomized, controlled study comparing propofol, and desflurane anesthesia[J]. Medicine(Baltimore), 98(18): e15461.

KUMAR CM, SEET E, EKE T, et al. 2019. Peri-operative considerations for sedation-analgesia during cataract surgery: a narrative review[J]. Anaesthesia, 74(12): 1601-1610.

van der WALT JG, ROODT F, TINLEY C. 2018. How does sevoflurane induction, followed by a ketamine maintenance infusion, affect intraocular pressure? Establishment of an anaesthetic protocol for paediatric glaucoma examinations under anaesthesia[J]. Br J Ophthalmol, 102(7): 902-905.

第三十九章　耳鼻喉及头颈外科手术麻醉

耳鼻喉科及头颈外科手术常涉及外科医师与麻醉医师需共用气道，因此建立良好的沟通与合作至关重要。部分患者存在困难气道的情况，应做好术前评估，预计面罩通气困难或气管插管困难者应选择清醒气管插管或者局麻下气管切开。

第一节　内窥镜下手术的麻醉

一、鼻内镜下手术的麻醉

鼻内镜手术常见于慢性鼻窦炎、鼻息肉、鼻中隔偏曲、鼻出血、鼻异物取出等各种手术，部分颅底手术也是在鼻内镜下完成的。

（一）麻醉前准备与评估

鼻部手术患者由于鼻息肉、鼻中隔偏曲或鼻出血等原因，术前存在一定程度的鼻腔阻塞，在诱导的时候可能存在面罩通气困难，应准备好口咽通气道。如果是鼻咽癌放疗后患者鼻出血，应注意患者可能存在张口困难的情况，可采取表面麻醉下清醒气管插管。以鼻息肉就诊的患者应注意是否合并哮喘以及阿司匹林和 NSAID 过敏，临床上称之为 Samter 三联征（Samter triad），此类患者围术期应避免使用 NSAID 类药物。鼻咽部血管瘤是鼻咽部最常见的良性肿瘤，由于其血供丰富术前常需要行供血动脉栓塞以减少术中出血。

（二）麻醉管理

根据不同的手术类型选择不同的麻醉方法。部分手术可以在局部麻醉下完成，全身麻醉患者可以根据情况选择气管插管或者喉罩，吸入麻醉或者全凭静脉麻醉，同时兼顾患者的基础情况。手术时间长合并出血多者应选择气管插管更为安全。鼻咽部血管瘤术中可能需要控制性降压和自体血回收。控制性降压的患者可选用七氟烷-瑞芬太尼泵注，辅助血管活性药物，术中使用肾上腺素表面麻醉的患者应注意对心血管系统的影响。

（三）苏醒期管理

麻醉苏醒力求平稳，避免呛咳、躁动以减少创面出血，利多卡因气管内给药和静脉注射可以预防拔管时呛咳，深麻醉下吸净口腔内血液，待完全清醒时再拔除气管导管。鼻部手术术后常规需要鼻腔填塞止血，患者需要用嘴呼吸。

二、喉部手术的麻醉

常见的喉部内镜手术病种有声带息肉、声带小结、会厌囊肿、气管异物、喉乳头状瘤等。为了方便外科手术操作通常会选用更小号的气管导管。声带手术通常在支撑喉镜下完成，需要足够的麻醉深度及肌松要求。喉乳头状瘤多见于儿童，生长较快且易复发，患儿可出现严重呼吸困难。功能性嗓音手术因术中需要患者配合发声，常在局部麻醉下完成。阻塞性睡眠呼吸暂停（obstructive sleep apnea，OSA）是患者在睡眠时出现上气道塌陷、阻塞引起的呼吸暂停或低通气的一种疾病，腭咽成形术是主要的手术治疗方式。

（一）麻醉前准备与评估

声门区的病灶如果小则对呼吸影响轻微，大者可明显影响呼吸和气管插管。术前应详细询问病史，了解是否存在呼吸困难、喘鸣、夜间憋醒等症状，术前电子喉镜检查能提供有利信息。气管异物最常见于 3 岁以下的儿童，多数为急诊入院，术前应评估气道梗阻的严重程度，可能存在饱胃的情况，应注意防止误吸。喉乳头状瘤患者根据术前影像学检查结合患者的临床表现可综合判断气道梗阻的程度。OSA 患者常合并高血压、冠心病、糖尿病等全身性疾病，应对合并疾病进行评估，尽可能控制在稳定状态。OSA 患者往往是肥胖、颈粗短，甲颌间距短，术前应全面评估是否存在困难插管、困难通气的风险，必要时跟患者沟通可能需要清醒插管。

（二）麻醉管理

根据气道梗阻的症状、病灶的位置及影像学资料，麻醉医师和耳鼻喉医师共同决定如何建立气道。大部分手术可用弯曲喉罩来管理气道，优点是对气道的刺激小并且苏醒期更平稳，但对麻醉医师的要求更高。如果麻醉医师缺乏使用喉罩的经验或者预计出血较多、手术时间较长，则气管插管是最佳选择。术前评估患者可能存在面罩通气困难者在诱导期可使用口咽通气道改善通气，如果同时合并张口受限、颈部活动受限等插管困难的危险因素，应制订好详细的气道管理方案及应急预案，做好环甲膜穿刺和气管切开的准备。支撑喉镜声门暴露的刺激大，需要有足够的麻醉深度才能避免强烈的心血管反应。在插管前行利多卡因气管表面麻醉可减少术中用药并且苏醒期更加平稳。在暴露声门过程中可能会诱发迷走反射导致心率下降，甚至心搏骤停，应立刻提醒外科医师停止操作，多数能缓解。如心率持续减慢可使用阿托品 0.5～1.0mg，并加深麻醉。术中需注意导管是否脱出、过深、打折或者堵塞的情况。其他通气方法包括通过支撑喉镜侧孔行喷射通气，但应注意可能会存在 CO_2 蓄积或者气压伤。

在气道激光手术中应警惕因激光引发的起火燃烧，外科医师与麻醉医师应保持良好的沟通，气道失火的预防及处理见图 39-1。预防措施：①使用抗激光导管能降低燃烧的风险；②降低吸入氧浓度（<30%），避免使用 N_2O；③气管导管套囊内注入有色生理盐水，可早期提示套囊破裂。一旦气道发生燃烧应立即采取措施，包括：①立刻停止使用激光，关闭氧源停止通气；②拔除气管导管及海绵等易燃物质（如果是困难气道患者需要评估后再决定）；③气管内注入生理盐水。灭火后再重新建立通气，评估气道损伤，检查气管导管是否有碎片遗留在气管内。如有明显的气道烧伤应重新气管插管或者气管切开。OSA 患者如果困难气道风险高可选用纤支镜引导下清醒插管，利多卡因经环甲膜注入和口腔含漱进行充分表面麻醉，麻醉维持可使用短效麻醉药物，如丙泊酚、瑞芬太尼。

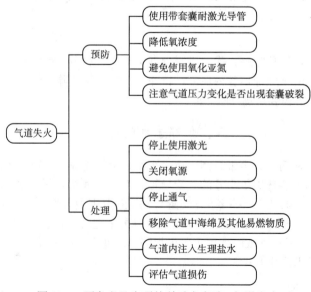

图 39-1 耳鼻喉及头颈外科手术麻醉 - 气道失火

（三）苏醒期的管理

　　尽量在深麻醉下吸净咽喉部的分泌物，待患者完全清醒、肌张力恢复、咽喉反射恢复后再拔除气管导管，静脉注射利多卡因也可减少术后呛咳。声门区手术时间较短，如用了非去极化肌松药，应等肌松药作用完全消除后再拔除气管导管，须注意声门区水肿可能导致拔管后呼吸抑制。

第二节　耳科手术的麻醉

　　常见的耳部手术包括外耳（小耳畸形、外耳道闭锁、异物取出等）、中耳（鼓膜切开置管术、中耳整复术、镫骨切除术）、乳突根治术，人工电子耳蜗植入术等。耳部结构复杂精细，小部分操作简单的手术可在局部麻醉下完成，更多复杂的手术需要在显微镜下操作，要求患者绝对制动，所以多采用全身麻醉。

一、麻醉前准备与评估

　　小儿应注意是否有上呼吸道感染，是否有牙齿松动。Coldenhar 综合征和 Treacher-Collins 综合征可表现为外耳畸形，常伴有困难气道，应注意作好气道评估。部分患者听力下降，术前沟通可能需要使用文字交流。

二、麻 醉 管 理

　　耳科手术术中头通常偏向健侧，如双耳手术需在术中更换体位，应注意导管位置是否牵扯扭曲，可使用加强型气管导管防止导管扭曲，更换体位后应再次确认导管位置。

　　N_2O 在血液中的溶解度高，能快速扩散至含气空腔，在慢性耳部疾病的患者可能会导致听力丧失及鼓膜穿孔。在鼓室成形术中植入鼓膜后，N_2O 扩散至中耳可使压力升高导致鼓膜移植片移位，所以中耳手术禁止使用 N_2O。

　　术中多采用静吸复合麻醉，七氟烷联合使用瑞芬太尼可以较好地控制血压，减少术中失血并保证术中无体动。术前一般情况良好的患者，将平均动脉压维持在 60～70mmHg 及心率 60 次/分左右，可提供清晰的术野，对合并心、脑血管疾病的患者应避免实行控制性降压。对于需要神经监测的患者，术中监测时不再追加神经肌肉阻滞药，可加深麻醉保持制动。

三、苏醒期的管理

　　苏醒期尽量避免呛咳，防止术中植入物移位或重建结构改变，在浅麻醉下包扎容易导致呛咳，可以拔管后再包扎。术后恶心呕吐发生率较高，可以预防性使用镇吐药物。做好术后镇痛可使患者平稳渡过苏醒期。

第三节　颌面重建与正颌手术的麻醉

　　颌面重建常见于上、下颌骨骨折，以及发育畸形及恶性肿瘤根治性切除术。正颌手术是以矫正畸形和改善容貌为目的的，患者大多数比较年轻健康，通过切开并移动牙骨复合体，重建颌面结构的三维空间关系和功能，以达到颜面美容的效果。颌面重建手术与正颌手术一般从口内操作，位置深，解剖结构复杂，创伤大，出血多。颌面畸形的患者可能存在心理疾病，应做好术前心理评估。

一、麻醉前准备与评估

　　所有颌面重建及正颌手术患者均需要详细的术前访视。了解患者的全身情况，重点评估颌面部畸形的情况,如张口度、面罩贴合的情况、颈部活动度、下颌后缩、上颌前突、小颌畸形、牙齿疾病及口腔内其他病变的大小、位置,以及这些情况对面罩通气及气管插管的影响,术前的气道评估对避免发生困难气道或紧急气道非常重要,预计存在面罩通气困难和插管困难者,应在全麻诱导前建立好气道。Pierre Robin 综合征和 Treacher Collins 综合征常伴有心脏畸形,应综合评估对手术及麻醉的耐受性,术前如存在抑郁或焦虑等心理疾病应适当给予心理或药物治疗。

二、麻醉管理

颌面重建及正颌手术采用气管内插管全身麻醉。由于手术步骤复杂,需要切开上、下颌骨并重新复位固定,常选用经鼻气管插管。插管前先用麻黄碱滴鼻收缩鼻腔血管以减少出血,如存在困难气道可选择纤维支气管镜引导清醒插管,插管前可用 2% 利多卡因进行鼻腔表面麻醉,含漱行口咽部表面麻醉,同时行环甲膜穿刺行气管内表面麻醉,适当给予右美托咪定镇静。

术中可选择静吸复合麻醉或全凭静脉麻醉。由于手术时间长、出血量大,除了常规监测外还需要行有创血压监测、中心静脉压监测及体温监测。术中常需要控制性降压,将平均动脉压降至 50~65mmHg 以减少出血。在降压过程中如果心电图有异常变化应立即停止降压。

三、苏醒期的管理

颌面重建及正颌手术的部分患者因下颌钢丝固定或包扎后张口受限,以及上颌骨切开及移位等可导致水肿、渗血,造成气道变窄,重新插管会存在困难,所以要求待患者完全清醒后再拔管,包括肌力的恢复、生理反射恢复、血流动力学稳定及脱氧呼吸 5min 血氧饱和度能在 93% 以上、完成指令性动作。术后应尽量吸干净口腔内血液及分泌物,拔管后密切注意有无气道梗阻、误吸及通气不足情况,及时发现、及时处理。如预计拔管后会出现气道梗阻或存在困难气道的患者,应慎重选择拔管时机,并做好重新通气的各种准备,包括通气失败的应急预案和处理。正颌手术早期创面渗血较为常见,如持续出血不止或大量出血者应尽快确认出血点,及时吸尽血液以保持气道通畅,必要时手术止血。

第四节　头颈部肿瘤手术的麻醉

头颈部肿瘤包括自颅底到锁骨上、颈椎之前这一解剖部位的肿瘤,病变常涉及气道及周围大血管,结构复杂,常需要皮瓣修复。如果病变对气道影响小,可常规快诱导插管;如果对气道影响较大,压迫气管伴有呼吸困难者,术前需要完善气道评估,必要时采用清醒气管插管,在麻醉诱导和苏醒期都应有困难气道处理预案。

一、甲状腺和甲状旁腺手术的麻醉

甲状腺手术主要包括甲状腺良性肿瘤切除、甲状腺癌根治术。大多数甲状腺位于喉及气管两侧,少数向下长入胸腔称为胸骨后甲状腺。甲状旁腺手术主要用于治疗甲状旁腺功能亢进。部分肾功能不全、尿毒症的患者由于钙磷代谢异常可诱发甲状旁腺功能亢进。

(一)麻醉前准备与评估

甲状腺手术术前应注意评估是否有甲状腺功能亢进的表现,如心悸、消瘦、情绪激动及心动过速、血压升高、脉压增大、震颤、突眼等体征。择期手术应在控制好临床症状及甲状腺功能基本正常下实施,以免发生甲状腺危象。抗甲状腺药物及 β 受体阻滞药应服用至手术日早晨,静息心率控制在 85 次 / 分以下。对于巨大甲状腺肿的患者,术前应根据患者的临床表现和 CT 等影像学检查重点评估病灶对气道、血管和神经的压迫情况。如果患者在平静状态下出现喘鸣或呼吸困难,不能平卧提示气道梗阻较严重，需要做好困难气道的准备，必要时保留自主呼吸或清醒插管。

甲状旁腺功能亢进常伴有高钙血症、低磷血症等电解质紊乱和酸碱失衡。合并肾功能不全、尿毒症的患者可累及全身多个系统，可表现为心律失常、高血压及心力衰竭，以及贫血、意识障碍，甚至昏迷，对机体的内环境和多器官系统造成多种复杂的影响。

（二）麻醉管理

甲状腺手术现在多采用全身麻醉，对于病变小者可采用气管插管全身麻醉，术中使用神经监测可降低喉返神经损伤的风险，可使用带有表面或嵌入式电极的加强气管导管，将电极放置在声带上，当喉返神经受到刺激时可记录到喉表面肌电图，使用神经监测时要限制肌松药的使用。

如果甲状腺病变较大，患者症状、体征和影像学检查显示气道明显受压，应采用表面麻醉下纤支镜引导清醒插管。使用加强型气管导管有助于术中气道管理，导管前端应通过气管狭窄平面，套囊压力不宜过高，一般不超过 $25cmH_2O$，术中要适当调整气囊压力，以免术中牵拉、压迫气管导致气囊压力过高导致气道水肿。

甲状腺功能亢进患者术中应避免使用拟交感药物，如氯胺酮、哌替啶等，术中应维持合适的麻醉深度，避免在浅麻醉下操作。如果术中挤压甲状腺出现心率增快，可静脉注射或泵注 β 受体阻滞药（如艾司洛尔），部分甲亢患者有明显突眼，应注意保护眼角膜。

（三）苏醒期的管理

手术结束等待患者完全清醒后可拔除气管导管。术前有气管压迫、气管软化、喉返神经损伤、喉头水肿、切口血肿压迫等可能导致拔管后气道梗阻者，应积极预防和处理。甲状旁腺全切除后应注意检查血钙，防止低钙血症的发生。

二、喉癌手术的麻醉

喉切除术是喉癌的主要治疗方法，根据肿瘤的大小、扩散程度、复发的可能性、是否保留发声功能等分为全喉切除术和部分喉切除术。全喉切除术需要切除全部喉结构和舌骨，需要永久气管造口呼吸，完全丧失发音功能，部分喉切除术可以保留发声功能。颈部淋巴结清扫可与喉切除术一起施行以防止肿瘤扩散，部分患者可能需要游离皮瓣转移。

（一）麻醉前准备与评估

喉癌患者多数为老年人，常合并高血压、冠心病、慢性阻塞性肺疾病等，应做好相应的术前准备，尽可能将全身情况调整至最佳状态。大部分患者做过纤维喉镜检查，可了解肿瘤的大小及声门的狭窄程度。术前做过支撑喉镜活检术的，需要了解有无困难气道等情况。术前有放疗史的患者，注意观察张口度和头颈活动情况。

（二）麻醉管理

根据肿瘤的部位、大小、气道梗阻的程度及影像学资料等情况，由麻醉医师和耳鼻喉医师共同决定如何建立气道。肿瘤小、梗阻不严重的患者可以在喉罩麻醉下行气管切开术，外科医师应该在场做好紧急气管切开的准备。肿瘤较大且有明显梗阻者应在局部麻醉下先行气管切开。术中切开气管时应避免使用电刀以免发生气道着火。气管切开后经切口置入导管应注意插管深度，避免误入一侧支气管而导致单肺通气。注意固定好导管，以免脱出、过深或堵塞，应密切监测潮气量、气道压力及呼气末二氧化碳分压。

术中应加强监测，由于颈部血管、神经丰富，加上喉癌多为老年患者，术前基础疾病较多，通常需要有创血压监测。术中出血通常不多，需保持外周静脉通畅。注意术中保温及循环稳定。术毕更换带套囊气管切开导管可直接连接麻醉回路，可在气管内注入利多卡因进行表面麻醉以减少苏醒期的呛咳。

（三）苏醒期的管理

苏醒期应平稳，在深麻醉下吸尽气管内分泌物，避免呛咳，注意镇痛药物的衔接，术后可以使用阿片类药物联合 NSAID，行患者自控镇痛。

第五节　口腔外科手术的麻醉

口腔外科手术包括唇腭裂修补术、口腔颌面部肿瘤手术、口腔颌面部外伤手术等。口腔外科手术由于在头面部进行操作，分泌物、血液等有误入气道的风险，加上麻醉医师不能近距离操作，给气道管理带来一定的难度。口腔颌面部肿瘤或者先天畸形增加了困难气道的风险，术前应该做好详细的气道评估。口腔颌面部血管丰富，止血困难，可能出现难以控制的大出血，必要时可采用控制性降压技术，应注意加强循环监测和液体管理。

一、唇腭裂手术的麻醉

唇腭裂是口腔颌面部常见的先天畸形，常合并牙槽突裂，现主张唇裂在出生后 3～6 个月进行修复，腭裂在出生后 12～18 个月进行修复，可以尽早改善喂养困难并进行语言训练。早产儿应根据矫正胎龄及生长发育进行综合评估。

（一）麻醉前准备与评估

术前应仔细了解患儿是否合并有其他先天性疾病，有无营养不良、发育落后，是否存在呼吸道感染，呼吸道感染可导致喉痉挛、支气管痉挛，分泌物增多可阻塞气道。在上呼吸道感染后数周内气道呈高反应性，在感染症状消失后 1 个月后手术较为安全。须交代好术前禁食、禁饮时间。

唇腭裂患儿通常需要行多次手术，术前存在恐惧、焦虑，术前可以通过玩具或游戏来缓解患儿的紧张情绪。术前 1～2h 使用抗胆碱药物可减少分泌物，通常在术前不使用镇静和镇痛药物。

（二）麻醉管理

唇腭裂手术由于邻近气道，通常采用全身麻醉气管插管。临床上常以七氟烷吸入诱导为主，在确认无面罩通气困难后方可给肌松药。氯胺酮以往常用于小儿外科手术麻醉，但由于引起分泌物增多，对于合并心功能损害的小儿，可能会导致循环抑制，应注意严密观察。对于双侧Ⅲ度唇裂的患儿插管时镜片可能容易嵌入裂缝中阻挡视野，腭裂患儿容易嵌入腭裂缝中对软组织造成损伤、出血。手术常需要采用头部过度后仰体位，摆好体位后应再次确认导管位置，以免滑脱。

麻醉维持一般选择静吸复合麻醉。术中通常用局部麻醉药混合 1：200 000 的肾上腺素作局部浸润以减少术中创面出血，应注意肾上腺素的用量范围不超过 5μg/kg。

（三）苏醒期的管理

腭裂患儿应在手术结束时吸净口腔内血液，以减少术后口咽部的吸引。严格掌握好拔管指征，通常在患儿意识清醒、保护性气道反射恢复后方可拔管。

二、口腔颌面部肿瘤手术的麻醉

口腔颌面部肿瘤常见部位有牙龈、舌、颊、颌骨等，以老年人居多。由于年龄的增长，身体各器官功能减退，常合并高血压、糖尿病、慢性阻塞性肺疾病、心肌缺血或心肌梗死、心律失常等，对麻醉的耐受力降低，导致围术期心、脑、肺等系统并发症发生率增加。

对于肿瘤在口腔内的患者，应特别注意肿瘤的生长是否影响患者的张口度、对面罩通气及气管插管是否有影响。如果肿瘤的位置正好在导管的路径上，应放弃气管插管而选择气管切开。

（一）麻醉前准备与评估

麻醉前访视时应仔细复习病史资料，常规的术前实验室检查及影像学检查、头颈部 CT 有助于评估和测量气道情况；了解有无头颈部放疗史、有无手术外伤史、有无活动后呼吸困难、有无夜间憋醒情况；检查张口度、甲颏间距、头颈活动度、Mallampati 分级等；肿瘤的大小及部位，对插管是否有影响；评估有无面罩通气困难及插管困难。

术前合并其他基础疾病的患者，应重点了解各脏器功能受损的严重程度，尽可能地控制高血压、控制呼吸系统感染、治疗心律失常，安装临时起搏器，以及纠正水、电解质及酸碱平衡紊乱、贫血及低蛋白血症，尽可能提高患者对麻醉、手术的耐受能力。

（二）麻醉管理

口腔颌面部肿瘤手术多采用气管内插管静吸复合麻醉，经鼻插管可以减少导管对手术视野的干扰，因此更为常用。在麻醉前应充分评估插管的难度，做好充分准备。术前明确存在困难气道的患者应根据肿瘤的大小和位置采用清醒插管或气管切开。在体位摆放后应常规听诊双肺以再次确定导管的位置和深度。

恶性肿瘤患者，术前通常存在营养不良、贫血及水、电解质紊乱，且手术时间长、出血量大，因此常需要中心静脉压及有创血压监测。预计有严重出血的患者可采用控制性降压，及时输液、输血。涉及颅底部位的手术要用到显微镜，需要绝对制动。根治性颈部淋巴结清扫需切除颈内静脉，导致头面部静脉回流受阻，有颅内压增高的风险，可以采取头高位或者适当过度通气等降颅压的措施。手术操作可能引起颈动脉窦压力感受器反射，导致血压下降、心率减慢，局麻药阻滞颈动脉鞘可改善症状，应注意加强监测，尽早防治。

（三）苏醒期的管理

口腔颌面部手术通常引起局部组织水肿、结构改变，加上术后的包扎可导致面罩通气变得更加困难，麻醉医师应充分评估患者的意识、呼吸、肌张力等恢复情况，须确认患者已经完全清醒并且没有残留肌松作用、潮气量和每分钟通气量基本正常、吸空气 SpO_2 能维持在 93% 以上，方可以考虑拔管。拔管前应充分供氧并吸尽口咽部及气道分泌物。拔管时可以让患者半卧位改善通气，可将气管引导管、高频喷射通气管或气管导管交换导管置于气管内，可引导再次插管。拔管后注意有无喉头水肿及喉痉挛，通常加压面罩给氧或拔管前给予地塞米松可以缓解症状，如症状加重不能缓解应考虑再次插管或者气管切开。

由于术中大量的血液及分泌物刺激咽喉部或流入胃内，加上麻醉药物的影响、缺氧等原因可造成术后恶心呕吐，可预防性给予镇吐药物。口腔颌面部恶性肿瘤患者，手术范围大、时间长，术后常需要保留气管导管或气管切开，而且行皮瓣修复后还需要保持一定的体位，因此需要一定的镇静、镇痛，减少患者的躁动，不仅可避免游离皮瓣的坏死，还有助于患者对留置气管的耐受。术后镇痛可选择患者自控静脉镇痛方式给药，药物选择包括阿片类药物、非甾类消炎药、右美托咪定等。

三、口腔颌面外伤手术的麻醉

口腔颌面外伤以上、下颌骨骨折多见，部分外伤患者合并颅脑损伤，容易出现呕吐、误吸。由于外伤后容易出现呼吸道梗阻，因此需要迅速清理气道，保持呼吸道通畅，必要时行气管切开术。严重损伤合并其他复合伤者可在院前大量失血，应快速有效扩容。开放气道与稳定循环同时进行。

（一）麻醉前准备与评估

口腔颌面外伤多为急诊手术，在麻醉诱导前应尽可能了解受伤的程度与范围、检查有无气道梗阻的情况、有无意识状态的改变、有无其他外伤（如颅脑损伤、颈椎损伤及胸腹部损伤）、了解既往健康状况、禁食时间。如有以下情况需行气管切开：上呼吸道有活动性出血、上呼吸道梗阻无法通气、严重颈椎损伤、严重的面部骨折或缺损等。大量失血出现失血性休克者应积极备血、输血。口底多间隙感染的患者病情进展迅速，在诱导前应再次行气道评估。

（二）麻醉管理

口腔颌面外伤修复手术采用全身麻醉气管插管，根据损伤部位及严重程度选择插管的方式及路径，合并颅底骨折患者禁止使用经鼻气管插管。根据患者的情况选择不同的麻醉药物，大量失血低血容量的患者应选择对心血管抑制较小的药物（如依托咪酯），开放深静脉及动脉穿刺置管，及时补充血容量，加强对循环、呼吸、肾功能的监测。伴有颅脑损伤的患者应加强颅内压的监测，避免使用增加颅内压的药物，如氯胺酮、琥珀胆碱等；适当过度通气使 $PaCO_2$ 降至 $25\sim30mmHg$、输注甘露醇及肾上腺皮质激素可使颅内压下降。麻醉过程平稳，避免循环波动。

（三）苏醒期的管理

苏醒期应维持生命体征平稳，根据损伤程度及术后治疗需要决定是否保留气管导管。患者神志完全清醒，无肌松残留作用，潮气量及每分钟通气量基本正常，吸空气 SpO_2 能维持在 93% 以上，生命体征平稳时可以考虑拔管。可将气管引导管、高频喷射通气管或气管导管交换导管置于气管内，可引导再次插管。对于保留气管导管或气管切开的患者，常规使用镇静、镇痛药物以增加对导管的耐受性。术后清醒的患者可适当给予自控静脉镇痛泵减轻疼痛。

（黄桂明 李优春）

思 考 题

1. 患儿，男性，4 岁。睡觉时打鼾半年，发现扁桃体肥大 1 个月后入院行扁桃体摘除术，1 周前患上呼吸道感染，经治疗后症状缓解，术前访视应了解哪些内容？如何做好医患沟通？

2. 患者，男性，55 岁。因体检发现胆囊息肉 1 个月入院行腹腔镜下胆囊切除术，既往有鼻咽癌病史，术前访视应重点了解哪些内容？麻醉计划有哪些？

知 识 拓 展

环甲膜切开术：在紧急情况下创建外科气道可使用环甲膜切开术。环甲膜切开术的禁忌证包括 6 岁以下儿童、喉头骨折、喉赘生物、声门下狭窄等。环甲膜穿刺成功可回抽出空气，可使用套管针经皮环甲膜穿刺进入气管行高频喷射通气，注意固定好套管针，以免滑出气道造成皮下气肿；或用手术刀在环甲膜上做一水平切口，置入 6.0#ID 的气管导管行机械通气；还有一种环甲膜穿刺套件，将带有注射器的导管穿入环甲膜，回抽有空气时将导丝置入气管，扩张器通过导丝扩开皮肤后将通气导管置入。环甲膜穿刺的并发症有出血、气管损伤、声带损伤、甲状腺损伤或置入假腔。

推 荐 阅 读

王成硕，程雷，刘争，等. 2019. 耳鼻咽喉头颈外科围术期气道管理专家共识 [J]. 中国耳鼻咽喉头颈外科，26(09): 463-471.

赵保建，董迎春，王新河，等. 2016. 经皮扩张气管切开术在口腔颌面外科麻醉中的应用 [J]. 临床麻醉学杂志，32(04): 369-371.

APFELBAUM JL, HAGBERG CA, CONNIS RT, et al. 2022. 2022 American Society of Anesthesiologists practice guidelines for management of the difficult airway[J]. Anesthesiology, 136(1): 31-81.

MATIOC AA. 2017. An anesthesiologist's perspective on the history of basic airway management: the "artisanal anesthetic" era: 1846 to 1904[J]. Anesthesiology, 126(3): 394-408.

第四十章　矫形外科手术的麻醉

矫形外科手术的麻醉是临床麻醉学的重要组成部分，随着矫形外科学逐步发展，手术方式日趋多样、患者年龄跨度大、病情愈发复杂，矫形外科手术对麻醉医师在患者围术期专业化和精细化管理方面提出了更高要求，麻醉医师面临的挑战也越来越大。在19世纪，随着现代工业革命，许多新设备、技术及药品应用于临床，极大地推动了麻醉学的发展。至今，全身麻醉、区域阻滞、超声引导下神经阻滞等技术已普遍应用于矫形外科麻醉中。

第一节　概　　述

矫形外科手术的麻醉有其特殊性，除需要个体化地选择安全、有效的常规麻醉方法外，还需要一些特殊的监测手段及管理策略，如困难气道管理、脊髓功能监测与保护、血液保护、控制性降压技术、区域阻滞及多模式镇痛等。

矫形外科手术涵盖术式广泛，包括单纯的外伤骨折及复杂的脊柱畸形，从新生儿到高龄患者均可能接受矫形手术，对麻醉医师极具挑战，主要难点如下。

一、困 难 气 道

矫形外科手术患者多合并先天畸形或特殊疾病，容易发生困难气道，如强直性脊柱炎所致的头颈部活动受限、颈椎外伤、颈椎不稳、严重脊柱侧凸、类风湿关节炎所致的颞下颌关节活动异常等。困难气道是造成围术期严重并发症的原因之一，术前访视需要详细的气道评估。

麻醉医师术前应充分评估患者的张口度、头颈活动度、上下切牙长度及位置、下颌宽窄、甲颏距离、头颈部外伤史等情况，综合判断是否存在困难气道。对评估有插管困难的患者，麻醉医师术前需充分备好特殊插管用具，如可视喉镜、纤维支气管镜、光棒、经鼻盲插用具及气管食管联合导管等，视患者情况决定是否采取清醒气管插管技术，同时应备好紧急气道开放用具，如喉罩、气管切开包等，以提高麻醉安全性。

二、先天畸形与恶性高热

矫形外科手术患者多为先天畸形患者，此类患者往往为多系统畸形，如脊柱侧凸患者可合并心血管畸形，脊柱裂患者可合并髋脱位、马蹄足等畸形。麻醉医师术前应详细评估患者全身情况，选择合适手术时机，做好充分的术前准备。

值得注意的是，先天畸形患者、神经肌肉病患者、血浆胆碱酯酶缺乏患者或具有上述遗传病家族史的患者出现恶性高热（malignant hyperthermia，MH）的风险较高。有文献提示，成骨不全、先天性多发性关节挛缩症与MH之间也存在相关性。这些MH高风险患者围术期出现不明原因的高热、肌强直、心动过速、$P_{ET}CO_2$ 浓度升高、高钾血症、酸中毒等表现时，在排除其他原因后，麻醉医师应首先考虑MH可能，须立即停用可能诱发药物，如吸入性麻醉药、去极化肌松药等，采取纯氧过度通气，尽快应用特效药丹曲林，改善患者内环境，避免心律失常，保证组织灌注，尽量降温，密切监测，积极对症处理，最大限度地挽救患者生命。

三、围术期抗凝药物应用

接受矫形外科手术的部分老年患者由于心、脑血管疾病，需行抗凝或抗血小板药物治疗，部分患者由于存在深静脉血栓高危因素（如创伤、长期卧床、制动等），也需行抗凝治疗。麻醉医师需评估围术期出血及血栓栓塞的风险，具体要求如下。

1. 若手术出血无致命风险，推荐安装裸金属支架后 4 周、安装药物洗脱支架后 3～12 个月内应用阿司匹林及 P2Y12 抑制药（如氯吡格雷）。若手术出血风险高，患者应在术前 3d 停用阿司匹林，术前 5d 停用氯吡格雷 / 替卡格雷，术前 7d 停用普拉格雷。

2. 对于心血管意外风险低的患者，术前 7～10d 停用双重抗血小板治疗，术后 24h 恢复抗血小板治疗；术前使用华法林抗凝患者至少应在术前 5d 停药，对中度至高度血栓栓塞风险的患者，建议采用桥接治疗，低风险或者近 3 个月内无缺血性发作的患者无需桥接治疗。术后恢复抗凝时机取决于出血风险，一般在术后 48h 内恢复桥接。

3. 对于心血管意外风险高的患者（术前急性冠脉综合征＜12 个月，安装药物洗脱支架＜6 个月，安装裸金属支架＜1 个月，心脏旁路移植手术＜6 周，脑血管意外＜4 周），在未行优化抗凝治疗的情况下，不建议行择期矫形外科手术。

四、液体管理及血液保护

在脊柱矫形、关节置换、骨盆骨折等矫形外科大手术中，麻醉医师往往面临创伤大、止血困难、失血量多且快速的情况，除常规监测心率、中心静脉压、有创血压外，还应考虑监测每搏量变异度（stroke volume variation，SVV）和脉搏压变异度（pulse pressure variation，PPV），或经食管超声评估患者血容量，结合尿量、血乳酸值等综合评估脏器灌注及微循环灌注。推荐应用目标导向液体治疗结合血液保护措施，维持患者生命体征平稳。

血液保护措施主要包括减少血液丢失和血液回收。减少血液丢失的方法主要包括控制性降压、止血带的使用及止、凝血药物的合理使用，以及合适的体位摆放等。血液回收主要包括术前自体血储存、血液稀释、术中自体血回收。麻醉医师在术前应充分了解患者的手术方式，估计失血量，积极治疗术前贫血，根据手术及患者情况选择一种或几种血液保护方法，术中注意监测血红蛋白、血细胞比容及凝血功能，针对性地给予成分输血。

五、控制性降压

控制性降压技术是通过药物或其他技术将收缩压降低至 80～90mmHg，平均动脉压降低至 50～65mmHg 或较基础平均动脉压降低 30%，同时不导致重要器官缺血、缺氧性损害，视具体需要维持血压降低的持续时间与程度，并在终止降压后血压可迅速恢复至正常水平的方法。

控制性降压可减少术中失血、提供良好术野、减少术中输血、增加手术安全性，适用于复杂、术中出血较多的手术，如脊柱矫形手术、骨盆手术等，以及显微外科手术、关节镜手术等对术野清晰度要求较高的手术。由于低血压可诱发或加重心肌、肾、脊髓及神经功能损伤，因此合并重要脏器实质性病变、低血容量或严重贫血、休克等患者不宜实行控制性降压。围术期血压管理应在尽量满足手术要求的前提下维持有效组织灌注，麻醉医师应监测患者心电图、尿量及血气分析等。对于有高血压、脑梗死、心脏病病史的患者，其平均动脉压应维持在基础水平以上，麻醉医师可采用改变体位等生理学方法以满足手术视野的需求。

六、止血带相关并发症

止血带被广泛用于四肢矫形外科中，其应用可减少出血、保持术野清晰，方便手术操作进行。止血带压力一般高于收缩压 100mmHg，持续加压时间一般不宜超过 1.5h，时间超过 2h 可能会有不可逆的神经肌肉损害发生。

止血带反应主要体现在以下方面。

1. 在止血带开始加压后，体循环容量相对增加、循环阻力增加，心脏前、后负荷均增加。对心功能较差患者，麻醉医师要注意患者是否可耐受多处止血带同时驱血。

2. 止血带加压几分钟后，患者即可出现止血带痛，并随着时间延长止血带痛会逐渐加重。清醒患者主诉止血带部位烧灼样疼痛，为典型神经性疼痛症状；全身麻醉患者可表现为心率增快、血压升高和出汗等镇痛不全的表现。

3. 长时间应用止血带可导致局部皮肤损伤，甚至组织细胞缺血、缺氧，细胞膜结构破坏，血管内皮受损，出现患肢疼痛、麻木、感觉异常、外周神经运动障碍、酸中毒、高钾血症，甚至心肌抑制等，缺血再灌注损伤可导致患者肾脏损伤、肺损伤、全身炎症反应综合征等多系统症状。

4. 止血带放气时患者多产生心率增快、血压下降的表现，此时缺血肢体再灌注，体循环容量相对不足，同时缺血细胞产生的代谢产物进入循环系统后可导致心脏、肾脏、肺等远处器官的损伤。另外，考虑到止血带可能诱发下肢深静脉血栓形成，松止血带时麻醉医师应密切监测患者生命体征，及时发现肺栓塞。

因此，应用止血带时麻醉医师应密切关注止血带的使用时间和压力，选择适宜的止血带尺寸，选择肌肉丰富部位绑扎的同时加以皮肤保护。松止血带时，可提前补充液体，适当提高血压，缓慢放气。术中麻醉医师可给予甘露醇或氧自由基清除剂以减少并发症的发生。有研究表明，丙泊酚、氯胺酮、右美托咪定等均可减轻肢体缺血再灌注损伤，n-3 多不饱和脂肪酸对组织器官缺血再灌注损伤具有保护作用。

七、骨水泥相关并发症

骨水泥作为黏合剂可将关节假体固定于骨髓腔内，因此被广泛应用于各类人工关节置换手术。目前临床上常用的骨水泥为不可降解的聚甲基丙烯酸甲酯 [poly（methyl methacrylate），PMMA]。骨水泥植入后出现的显著低血压、支气管痉挛、低氧血症、心律失常、肺栓塞、肺血管阻力增加、心血管功能衰竭甚至猝死等临床表现统称为骨水泥植入综合征（bone cement implantation syndrome，BCIS）。可能的发生机制有：髓腔加压时空气、脂肪、骨髓碎片等进入肺循环造成栓塞；循环中骨水泥单体本身毒性引起血管扩张和（或）心肌抑制；髓腔钻孔扩大时细胞因子和环氧合酶产物的释放诱发肺血管收缩和微血栓形成。

因此，BCIS 的高危因素包括高龄、骨质疏松、既往合并肺动脉高压、合并右心衰竭和冠状动脉疾病、转移性疾病、病理骨折后关节置换、采用长柄股骨假体等。预防措施：除提高术者手术技巧外，在应用骨水泥前，麻醉医师可早期应用皮质激素，适当提高血压，适当加快输液速度，短时期内纯氧吸入，避免使用抑制心肌收缩力药物，一旦出现低血压及时应用正性肌力药物及缩血管药物，如肾上腺素等，进行液体复苏和通气支持等治疗。

八、脂肪栓塞和静脉血栓栓塞症

几乎所有行长骨或骨盆骨折、膝或髋关节置换的患者都有无症状脂肪栓塞发生。脂肪栓塞综合征（fat embolism syndrome，FES）是一种严重的手术并发症，通常发生在长骨及骨盆骨折后 72h 内，临床表现为呼吸窘迫、精神状态改变和瘀点皮疹三联征，其表现可呈渐进性加重，死亡率高达 10%～20%。目前脂肪栓塞诊断主要采用 Gurd-Wilson 评分标准（表 40-1）。FES 的主要预防措施有：手术操作轻柔；控制松止血带速度；适当补液防止低血容量休克；尽量争取早期手术复位并固定骨折部位。FES 具体治疗包括对症支持治疗及辅助性供氧，必要时可行机械通气保证患者供氧。目前脂肪栓塞的药物治疗方法包括静脉输注低分子右旋糖酐、糖皮质激素、白蛋白治疗。

表 40-1 脂肪栓塞诊断的 Gurd-Wilson 标准

主要诊断标准（至少 1 项）	次要标准（至少 4 项）	实验室检查特点
呼吸功能不全	发热（38℃以上）	低血小板（下降 1/2 以上）
中枢神经损伤	心动过速（超过 120 次/分）	贫血（血红蛋白下降 1/2 以上）
皮肤黏膜瘀点	肾功能不全	红细胞沉降率加快（大于 71mm/h）
	视网膜改变	脂肪巨球蛋白血症
	黄疸	

需 1 项主要标准加 4 项以上次要标准，即可诊断为脂肪栓塞，每项评分为 1 分，评分越高表明患者栓塞程度越严重

静脉血栓栓塞（venous thromboembolism，VTE）指血液在静脉内不正常凝集，使血管完全或不完全阻塞，包括深静脉血栓形成（deep venous thrombosis，DVT）和肺栓塞（pulmonary embolism，PE）。DVT 是矫形外科围术期常见的并发症，而 PE 是骨盆或下肢等手术围术期患者死亡的主要原因之一。VTE 的危险因素包括任何可以引起静脉损伤、静脉血流停滞及血液高凝状态的因素。临床应用最广泛的术前 DVT 风险评估方法是改良 Wells 评分法（表 40-2）。创伤患者术前评估方法可采用 Greenfield 等提出的静脉血栓形成危险度评分（the risk assessment profile for thromboembolism，RAPT）（表 40-3）。改良 Wells 评分≥2 分或 RAPT 评分≥5 分提示患者有 VTE 风险，术前应行下肢深静脉超声检查。无血栓患者可采取基础预防措施，术前已确诊 DVT 的患者，如需急诊或限期手术，建议放置下腔静脉过滤器后再手术，无抗凝禁忌给予抗凝治疗；如患者无须急诊或限期手术，对于无抗凝禁忌者给予抗凝治疗 4~6 周后手术，对于有抗凝禁忌者建议放置下腔静脉过滤器，1 周后再评估。目前已有临床研究证实，预防性抗凝治疗及下肢间断充气加压装置可显著减少 VTE 发生率。术中麻醉医师应维持血流动力学平稳，谨慎掌握止血带应用指征，若术中患者发生 VTE，应视情况及时给予溶栓治疗。

表 40-2 预测下肢深静脉血栓形成的临床模型（改良 Wells 评分）

病史及临床表现	评分	病史及临床表现	评分
肿瘤	1	小腿肿胀周径长与健侧相比>3cm	1
瘫痪或近期行下肢石膏固定	1	既往下肢深静脉血栓形成史	1
近 12 周内大手术或近期卧床>3d	1	凹陷性水肿（患侧下肢）	1
沿深静脉走行的局部压痛	1	有浅静脉的侧支循环（非静脉曲张）	1
全下肢水肿	1	类似或与下肢深静脉血栓形成相近的诊断	-2

相近诊断包括：肌肉损伤、慢性水肿、浅静脉炎、血栓后综合征、关节炎、慢性静脉功能不全、蜂窝织炎、腘窝囊肿、骨盆肿瘤、术后肿胀、多种混杂因素。临床可能性：低风险<2 分，高风险≥2 分

表 40-3 创伤患者血栓形成危险度评分

项目	得分	项目	得分
病史		创伤程度	
肥胖	2	胸部 AIS>2	2
恶性肿瘤	2	腹部 AIS>2	2
凝血异常	2	头部 AIS>2	2
VTE 病史	3	脊柱骨折	3
医源性损伤		GCS 评分<8 分持续 4h 以上	4
中心静脉导管>24h	2	下肢复杂骨折	4
24h 内输血>4U	2	脊髓损伤（截瘫、四肢瘫等）	4
手术时间>2h	2	年龄	
修复或结扎大血管	3	40~60 岁	2
		60~75 岁	3
		>75 岁	4

AIS. 简明损伤定级；GCS. 格拉斯哥昏迷评分。临床可能性：低风险<5 分，中风为 5~14 分，高风险>14 分

九、严重疼痛

术后严重疼痛是矫形外科常见的临床问题。麻醉医师需合理评估疼痛等级，在镇痛前，应明确疼痛发生的原因，以免掩盖并发症的临床症状，提倡超前镇痛、多模式镇痛、个体化精准镇痛。

随着各种新药物及新技术的推广应用，目前多模式镇痛方式多样，包括阿片类药物与 NSAID 联合使用、静脉患者自控镇痛（patient controlled intravenous analgesia，PCIA）/硬膜外患者自控镇痛（patient controlled epidural analgesia，PCEA）+神经阻滞、关节腔注射 +PCIA/PCEA 等。总体镇痛目标是在最小镇痛药物使用剂量、最小药物副作用的同时达到最佳镇痛效果。近年来超声引导下神经阻滞被广泛应用，围术期镇痛日趋个体化、精准化，超声的应用有效减少了药物剂量且提高了镇痛效果。

第二节 脊柱矫形手术的麻醉

脊柱手术作为中度风险手术，主要心血管不良事件发生率可达 1%～5%。随着医疗技术的提高，伴有合并症的复杂脊柱手术不断增多，潜在的心、脑血管及呼吸和神经系统疾病，以及大型脊柱手术的生理应激，使患者发生严重围术期并发症的风险增加。由于脊柱手术多为择期手术或限期手术，因此术前基础疾病的有效治疗和手术、麻醉、康复及其他多学科协作，可将并发症的发生风险降到最低，并改善患者预后。

常见的脊柱矫形手术包括脊髓损伤手术、脊柱侧凸和强直性脊柱炎矫形手术、椎间盘切除术、脊髓减压手术、脊柱内固定术、脊柱融合术、椎板切除术、肿瘤手术、结核分枝杆菌及布鲁氏菌感染病灶清除等手术，其中脊柱融合术及椎板切除术最常见。

一、麻醉前评估和准备

脊柱矫形手术，尤其是颈椎手术、颈椎损伤、寰枢椎不稳及强直性脊柱炎的患者，麻醉医师应首先考虑困难气道相关问题，仔细评估患者头颈活动度、张口度、颞下颌关节活动度，分析患者气道和颈椎之间的关系，判断是否需要使用可视喉镜或纤维支气管镜插管，如需清醒插管，术前需向患者宣教以保证患者配合度。麻醉医师应全面了解患者术前的神经功能状况及潜在脊柱疾病。脊柱外伤合并高位截瘫患者，可能同时合并上下颌骨骨折、气道损伤、创伤性脑损伤、肋骨及肺损伤、骨盆骨折或内脏器官损伤等，麻醉医师应注意综合评估其他部位受伤情况、意识水平、循环容量、心血管功能、电解质水平及下肢静脉血栓形成风险，转运过程中应注意固定脊柱，保持中轴位，避免脊髓二次损伤。其他脊柱手术多为择期手术，其中老年人居多，应注意术前心、脑血管及肺部疾病等基础病的治疗。脊柱手术大多出血量较大，术前麻醉医师应与手术医师协商手术方案，选择适当的血液保护策略及控制性降压技术。

脊髓损伤患者除考虑气道风险外，还易出现全身性低血压，除相关损伤出血造成血容量不足外，高位脊髓损伤造成的神经源性休克或脊髓休克也是原因之一，其特征表现为心动过缓及中枢脊髓高段交感神经失控引起的血管舒张。若低血压处理不当，还可造成脊髓缺血再灌注损伤，使脊髓出现继发性损伤。高位截瘫患者往往伴有呼吸肌无力，咳痰能力下降，肺部感染发生率可增加，长时间卧床导致静脉血栓栓塞风险也相应增加。

强直性脊柱炎是一种自身免疫性脊椎关节病，受累关节可有纤维软骨和异位骨的形成，最终导致关节融合，合并骨质疏松性压缩骨折，可造成脊柱硬性后凸，此类患者常需手术进行矫正。术前除评价患者颈椎和颞下颌关节活动度外，胸椎受累可出现胸廓顺应性下降，麻醉医师应注意患者有无限制性通气障碍，若出现髋关节受累可导致行走不便，患者日常活动量大幅下降，应详细评价其心、肺功能储备。严重患者可出现关节外表现，如主动脉瓣关闭不全、心脏传导异常、室上性心律失常、肺纤维化病变等，麻醉医师需了解患者用药史及其副作用。

脊柱侧凸根据病因可分为先天性、特发性、神经源性和退变性。先天性脊柱侧凸患者往往年龄较小，常合并脊髓、泌尿系统和心血管系统畸形。特发性脊柱侧凸指单纯脊柱侧凸和旋转畸形，无任何其他脊柱发育异常或神经肌肉异常，该疾病可发生于任何年龄段。神经源性脊柱侧凸常合并神经肌肉缺陷，如脑瘫、脊髓空洞症、肌营养不良、椎旁肌萎缩、神经纤维瘤病等，常伴有神经功能损害。退变性脊柱侧凸多见于老年人，以椎间盘及小关节的退变为主，可引起腰腿疼痛和神经压迫症状。

术前对脊柱侧凸患者的评估应包括患者发育情况、畸形部位及严重程度、心脏畸形及心功能情况、呼吸系统情况、神经系统受累情况及其他系统。患者肺发育异常可有肺血管及肺泡受累，可能出现肺通气/血流比值失常，以及气道畸形、胸廓畸形、运动受限，以限制性通气功能障碍为主。有条件应行术前肺功能检查，Cobb 角大于 60° 时，肺活量、最大通气量、第 1 秒用力呼气量均会下降，且 Cobb 角越大，肺功能受累越明显，术后发生呼吸功能不全甚至呼吸衰竭的可能性越大。此类患者术前应加强呼吸功能锻炼，包括吹气球训练、无创呼吸机治疗等。

退行性颈椎疾病通常选择在颈椎中下段行手术减压脊髓及神经根，前入路可能合并喉损伤及膈神经损伤，手术操作中应注意保护。腰椎间盘突出症及椎管狭窄症患者通常患有躯干肥胖症，这与冠状动脉疾病、睡眠呼吸暂停综合征和其他代谢综合征等相关疾病有关，麻醉医师需仔细评估。

二、麻醉方式的选择

大多数脊柱矫形手术需要在全身麻醉下完成。部分短小手术或患者情况极差且不能行气管内插管者可选择局部麻醉。椎管内麻醉可应用于部分较简单的腰椎管狭窄或腰椎间盘突出症患者，但麻醉医师应评估其凝血功能状态，严格控制用药量，注意控制平面，避免对呼吸和循环功能产生较大影响。因椎管内麻醉有潜在椎管内出血、脊髓内注射等风险，而且麻醉阻滞平面会影响观察术后神经功能恢复情况，所以目前临床上椎管内麻醉在该类手术的麻醉中使用率下降。

颈丛神经阻滞适用于颈前路减压手术，但须注意术前已有呼吸功能障碍的患者应避免应用，以防阻滞膈神经造成严重呼吸抑制。胸腰段手术患者可加用局部麻醉或椎旁神经阻滞、竖脊肌平面阻滞，有利于术中疼痛管理及术后镇痛管理，但各种神经阻滞应用的有效性尚缺乏有力的临床研究证据支持。

气管内插管全身麻醉使气道管理更加方便，但特殊体位摆放可增加导管弯折的风险，可选用加强型气管导管。对术前评估为困难气道的患者，麻醉医师应提前备好可视喉镜、纤维支气管镜、光棒等困难插管工具，注意颈部制动，必要时可行清醒插管，气管插管完成后须妥善固定。

由于多数脊柱手术需要监测脊髓功能，麻醉用药应在满足手术的麻醉深度同时尽量降低对监测的影响，因此推荐采用全凭静脉麻醉。目前推荐在麻醉诱导时单次使用短时效或中时效肌肉松弛药，以利于气管插管，术中不再追加肌松药，运动诱发电位监测期间应尽量避免使用肌松药。

吸入麻醉药物及肌松药物对诱发电位有抑制作用，丙泊酚可使诱发电位呈剂量依赖性降低，氯胺酮及依托咪酯可增加躯体感觉诱发电位幅度，右美托咪定对诱发电位监测影响不大，但大剂量使用时可影响运动诱发电位。吸入麻醉药物、去极化肌松药、氯胺酮等药物使用可诱发 MH，存在先天畸形病史或家族遗传史的患者应避免应用。

三、麻醉管理

（一）体位管理

不适当的体位可引起脊髓神经、血管受损及周围神经麻痹、血流动力学不稳定、出血量增加、眼部并发症和其他部位受伤等，因此正确的体位管理至关重要。除部分颈部手术、脊柱侧凸前路矫形术和脊柱融合手术为仰卧位，大部分脊柱手术需采取俯卧位，翻身时需与外科医师协同，注意轴向翻身，以防出现或加重脊髓损伤。变动体位时应注意防止气管导管打折或脱落，确保麻醉回路和静脉输液管路没有移位或受阻，避免直接压迫眼睛。俯卧位时患者胸膜腔内压和腹压增加，会导致静脉回流减少、硬膜外静脉丛压力升高，因此出现失血量增加及血流动力学不稳定状况时，应尽量减少胸、腹部受压。注意保护腋窝，减少臂丛神经牵拉受损。强直性脊柱炎、脊柱侧凸、侧凸患者关节活动受限，使体位摆放存在困难，可在术前患者清醒时确定好最适体位，避免造成骨折或神经、血管损伤。

（二）术中监测及脊髓保护

除常规血压、心电图、血氧饱和度、尿量、体温等监测外，预估出血量多的手术，应行有创血压监测、中心静脉穿刺置管，有条件者应行麻醉深度监测和肌松监测，注意体温过低或体温快速升高情况，存在脊髓损伤者应行脊髓功能监测。

常用的脊髓功能监测方法包括术中唤醒（wake-up test）、躯体感觉诱发电位（somatosensory evoked potential，SEP）、运动诱发电位（motor evoked potential，MEP）、自由描记肌电（free run electromyography，f-EMG）和激发肌电图描记术（triggered electromyography，tEMG）等。联合应用两种及以上监测方式被称为多模式术中监测（multimodal intraoperative monitoring，MIOM），已广泛应用于颈椎、肿瘤和畸形手术中。

诱发电位除受麻醉药物影响外，低血压、低氧血症、低体温、低碳酸血症、颅内压增高、贫血也可能导致神经电位的衰减。MEP和EMG的监测限制了肌松药物的使用，如果手术前期不需要MEP监测，诱导阶段可使用小剂量非去极化肌松药用于插管及减压内固定前，有利于软组织暴露、减少出血量。术中应尽量避免追加肌松药物以减少对MEP监测信号的影响。

唤醒试验作为评估脊髓损伤的"金标准"，操作简单且准确性高。实施术中唤醒试验前，麻醉医师必须做好术前宣教，提前做好充分准备。不推荐使用拮抗肌松药或镇痛药加速唤醒，否则患者易躁动，应时刻关注手术进度及诱发电位监测结果，适时停用麻醉药物。一旦观察到满意活动应立即加深麻醉，恢复患者体位。术中唤醒过程中难以进行持续监测，且存在意外拔管风险，随着MIOM的飞速发展，术中唤醒的应用明显减少。

术中脊髓保护应注意：①保证手术视野清晰，精细操作，谨慎牵拉脊柱，避免神经损伤；②保证脊髓灌注，尤其是胸椎段手术，避免缺血、缺氧损伤，诱导期及术中MAP不应低于70mmHg或术前基础水平的10%，截骨期间MAP维持在85～90mmHg以上或术前基础水平，谨慎应用控制性降压技术，必要时应用血管活性药物；③维持正常血红蛋白水平及血细胞比容，观察尿量及中心静脉压，维持内环境稳定；④根据神经电生理监测结果及时排查诱因，一旦明确脊髓损伤，应排除诱因，可采用甲泼尼龙琥珀酸钠冲击治疗以减轻神经水肿。

（三）呼吸系统管理

术前评估时除困难气道评估外，麻醉医师还应特别关注脊髓功能、呼吸功能损伤情况，对脊柱侧凸患者需注意其肺部受累情况。术中推荐采用肺保护性通气策略，应用目标导向液体治疗，避免医源性肺水肿，注意手术操作引起气道压升高、胸膜损伤、气栓对呼吸及循环的影响等。严格掌握术后拔管时机，综合考虑患者因素、手术因素及麻醉因素。颈部手术后可产生颈椎不稳、血管神经损伤和伤口引流不畅等，使术后呼吸道并发症发生率增高，表现为吞咽困难、构音障碍、气道受损以及血肿压迫形成气道梗阻。麻醉医师应评估患者达到意识清醒、循环稳定、呼吸功能恢复满意、自主咳痰能力恢复、吞咽功能恢复、喉水肿消退后，再考虑拔除气管导管。对可能合并气道周围组织水肿、有困难气道指征的患者，拔管前应做好气管切开的准备。拔管后应持续监测血氧饱和度、呼吸功能及其他生命体征，做好二次插管的准备。对合并严重神经肌肉疾病、先天性心脏病及严重肺功能不全的患者，术后可能需要机械通气辅助，可转入ICU进行持续监测和镇痛管理。

（四）循环系统管理

根据患者术前是否合并高血压、糖尿病、脑血管疾病等基础病以及心功能状态，麻醉医师需提前准备好血管活性药物，合理控制患者术中血压，保证重要脏器及微循环有效灌注。术前若有因脊髓损伤引起的顽固性低血压及心动过缓，术中除对症处理外，更应密切监测。控制性降压可减少血液丢失，但低血压常影响脊髓灌注，尤其是行胸椎段手术时，且老年人、心血管疾病患者有增加缺血性并发症及术后视力损伤的风险，因此应严格掌握控制性降压的幅度和时间。对已有脊髓损伤或手术操作可能造成脊髓损伤时，MAP 应维持在 85～90mmHg 以上或术前基础水平。

（五）容量管理及血液保护

复杂脊柱矫形手术，包括椎体切除、多节段融合、截骨矫形术等，因手术时间长、手术范围大、易损伤椎静脉丛而导致止血困难、术中出血量大、不显性失水量大，所以术前麻醉医师应与手术医师协商手术方案，评估患者出血量，选取合适的血液保护方案，如止、凝血药物的合理使用及术前自体血储存、血液稀释、术中自体血回收。术中应注意监测出血量，尽量减少输注异体血，合理使用抗纤溶药物（如氨甲环酸），对于有血栓栓塞史、冠状动脉支架植入或肾损害病史的患者，应避免使用抗纤溶药物。

术中容量管理首先应完善容量指标的监测，包括血压、中心静脉压、尿量、血红蛋白、血乳酸等，心功能差者还可应用心排血量监测，实时采集心排血量、每搏输出量、SVV 等，采取目标导向液体治疗，减少血容量不足或过量对呼吸、循环系统及凝血功能的影响。

（六）疼痛管理

脊柱手术往往伴有中到重度的术后疼痛，尤其是涉及多节段的复杂脊柱手术。临床上最常见的治疗方法是静脉注射阿片类镇痛药，其副作用主要包括过度镇静、呼吸抑制、术后恶心呕吐和肠梗阻等。

美沙酮虽为阿片类药物，但近年来其以独特的药动学和作为非竞争性 N-甲基-D-天冬氨酸受体（NMDA）的拮抗药，可降低阿片类药物的耐受性、减轻异常疼痛，在脊柱手术辅助镇痛中的应用日益增多。氯胺酮是另一种广泛应用的 NMDA 拮抗药，可作为阿片类药物的辅助用药减少阿片类药物的消耗及副作用。右美托咪定具有镇痛、减少阿片类药物用量、消除痛觉过敏等作用，术中应用也可减少其他麻醉药物的使用。NSAID 已被证实可改善脊柱手术术后疼痛，但存在增加术后出血和影响脊椎融合效果的风险。近期研究表明，NSAID 对脊椎融合率的影响呈剂量和时间依赖，术后即刻短期应用 NSAID 对融合率没有影响，也可使用类固醇皮质激素减少阿片类药物应用，其机制可能与抗炎作用及减少 P 物质释放有关。

鞘内注射阿片类药物可作为脊柱手术后剧烈疼痛的治疗方案，该方案的应用可减少阿片类药物蓄积。然而，椎管内应用阿片类药物有延迟性呼吸抑制、皮肤瘙痒明显等风险，需医护人员密切关注。此外，椎管内镇痛可影响躯体感觉和运动功能，可能掩盖术后并发症的表现，因此不常规用作术后镇痛。有研究表明，与单独应用静脉镇痛药相比，椎管内镇痛可改善行胸腰段手术儿童的术后疼痛评分及肠道功能恢复。

（七）脊柱术后麻痹性肠梗阻

接受前路脊柱手术的患者需剥离后腹膜，若手术径路涉及 L_1、L_2 椎体，可造成椎体前腹腔神经丛损伤，影响肠道交感神经通路信息传递，增加术后麻痹性肠梗阻（postoperative paralytic ileus，POPI）的发生。阿片类药物的应用、手术牵拉腹膜、俯卧位及手术操作压迫肠道均是脊柱术后 POPI 的诱发因素。

脊柱术后 POPI 可增加围术期疼痛，导致伤口愈合不良、延长出院时间及降低患者满意度。目前尚无防治金标准，可选措施有：①采取多模式镇痛方法减少阿片类药物的应用。②针刺麻醉在促进术后胃肠功能恢复方面有积极作用，"内关穴""足三里穴"为其中经典穴位，双足三里穴位注射新斯的明，可显著促进 POPI 恢复。③药物治疗。有研究发现，利多卡因具有抗炎、镇痛作用，对术后胃肠功能恢复有积极作用；阿片受体拮抗药爱维莫潘可促进胸腰椎术后胃肠功能恢复，且不增加补救镇痛次数。

（八）围术期视力丧失

围术期视力丧失是脊柱术后罕见但极为严重的并发症，最常见的原因是后部缺血性视神经病变（posterior ischemic optic neuropathy，PION），其次是前部缺血性视神经病变（anterior ischemic optic neuropathy，AION），中央视网膜动脉或静脉阻塞和枕叶脑梗死等原因较罕见。脊柱融合术后缺血性视神经病变的相关危险因素有男性、肥胖、手术持续时间长、失血量大、使用 Wilson 脊柱架及低比例胶体溶液输注等。

减少围术期视力丧失发生的措施包括：持续监测中心静脉压、血红蛋白或血细胞比容；同时维持有效血容量，纠正贫血；摆放体位时避免直接压迫眼睛，尽可能使头部不低于心脏，且保持在中轴前倾的位置，高危患者可实施分期手术。

第三节　四肢矫形及人工关节置换手术的麻醉

一、麻醉前评估和准备

四肢创伤矫形手术及人工关节置换手术的患者年龄跨度大。若患者为高能量损伤，可同时伴有多部位、多系统损伤，术前麻醉医师应详细了解患者的一般情况，综合评估全身病情。老年人运动量下降常见低能量损伤，如跌倒所致股骨近端骨折，由于高龄及并存疾病存在，其围术期并发症多与心血管及肺部相关，包括心律失常、心肌梗死、DVT、PE 和谵妄。髋部骨折是老年患者常见的外伤性疾病，65 岁及以上老年人髋部骨折的发生率在女性和男性的比例分别是 957.3/10 万和 414.4/10 万，年龄大于 70 岁的老年患者占 75%。因并存疾病的存在，老年患者住院期间的死亡率为 2.3%～13.9%，术后 6 个月死亡率为 12%～23%。研究表明，患者尽早入院治疗可以有效降低远期死亡率，早期手术（入院＜48h）可减轻患者疼痛，降低肺部感染、DVT 等的发生率及死亡率，但过早手术（入院＜24h）与延迟手术相比不能改善总体生存率。因此在全面的术前评估及术前准备前提下，选择最恰当的手术时机至关重要。

术前麻醉医师应详细评估患者的重要脏器系统功能、深静脉血栓风险、内环境、营养状态等。

1. 呼吸系统　麻醉医师应详细询问患者慢性阻塞性或限制性通气障碍疾病、吸烟及睡眠呼吸暂停病史，以及是否合并肺部感染，必要时可行血气分析、肺功能及胸部影像学检查。

2. 循环系统　此为评估重点，麻醉医师应详细询问患者高血压、糖尿病、冠心病、心律失常、心力衰竭、脑血管病等病史及用药史、平时活动耐量等，最常用于心血管事件风险的评估量表是改良心脏风险指数（revised cardiac risk index，RCRI）和代谢当量（metabolic equivalent，MET）分级。综合评估后再决定患者是否需要完善超声心动图、24h 动态心电图、冠状动脉 CTA、头颅影像学检查等心脑血管相关检查。若患者存在新发房颤，麻醉医师需排查心房血栓、低钾血症等，及时进行病因治疗，尽量将心室率控制在 100 次 / 分以内并尽早手术。此外，患者常因摄入不足而存在不同程度的脱水，且骨折可能存在隐性失血，麻醉医师切勿只关注血细胞比容而忽视血液浓缩掩盖的隐性失血。

3. 认知　术前并存认知功能障碍的老年患者，术后谵妄风险显著增加且术后转归较差。与术后谵妄相关的危险因素包括年龄＞70 岁、认知功能障碍或痴呆、肾功能不全、伴发其他系统疾病或合并症。术前应积极纠正电解质紊乱、酸碱失衡、贫血状态，进行适当液体治疗，积极应用骨牵引、神经阻滞、应用 NSAID 及阿片类药物等进行镇痛治疗，这些治疗方法对老年患者谵妄有预防作用。

人工关节置换手术的患者多患有骨关节炎、类风湿关节炎等疾病。骨关节炎（osteoarthritis，OA）是一种退行性关节疾病，虽然没有全身系统性表现，但患者多年龄偏大，合并症多，且 OA 可能累及脊柱，气管插管及体位摆放时麻醉医师应注意保护患者脊柱及各关节。类风湿关节炎

（rheumatoid arthritis，RA）是一种累及关节及全身多个系统的自身免疫病，临床表现为伴有疼痛的关节肿胀、僵硬和进行性畸形改变，重者可对称性累及全身所有关节滑膜，包括颞下颌关节、环杓关节和颈椎等，围术期需关注患者全身系统情况（表40-4）。术前麻醉医师应了解患者激素使用、免疫治疗情况，症状严重者需要行屈、伸位颈椎侧位片，详细评估有无寰枢椎脱位、头颈活动度，张口度差、声音嘶哑或吸气性喘鸣等提示患者可能存在困难气道。

表 40-4　类风湿关节炎患者的麻醉管理要点

部位	管理要点
气道	颞下颌关节活动受限、声门狭窄
颈椎	寰枢椎不稳
肺	胸腔积液、弥漫性肺间质纤维化
心血管	心包积液、心脏压塞、心肌炎、冠状动脉炎、心脏瓣膜纤维化
胃肠道	胃食管反流、药物引起胃溃疡
肾脏	NSAID 引起肾功能不全、糖皮质激素引起肾上腺功能不全
血液	贫血、血小板功能障碍、血小板减少

二、麻醉方式的选择

依据患者情况、麻醉医师经验、满足手术需求，麻醉医师应选择个体化最优方案。术前一般情况较好、无严重并发症、凝血功能无明显异常的患者，可按手术部位、是否使用止血带等选择神经阻滞以及椎管内麻醉。应用抗血小板药物、溶栓剂、磺达肝癸钠、直接凝血酶抑制药或治疗剂量低分子肝素患者在接受椎管内麻醉时出现硬膜外血肿的风险较大。对于应用预防剂量低分子肝素患者，可在末次给药 10～12h 后进行椎管内麻醉（或拔除椎管内导管），操作完成 4h 后可再次给药。应用华法林患者，应监测国际标准化比值（international normalized ratio，INR），若 INR 不在正常范围，则患者不能进行椎管内麻醉操作。对于有椎管内麻醉禁忌及操作困难患者，可行外周神经阻滞。

上肢手术常用的外周神经阻滞有臂丛神经阻滞、尺神经阻滞、正中神经阻滞、桡神经阻滞、肌皮神经阻滞等。下肢手术常用的有腰丛阻滞、骶丛阻滞、髂筋膜阻滞、股神经阻滞、闭孔神经阻滞、坐骨神经阻滞、收肌管阻滞及股外侧皮神经阻滞等。单纯外周神经阻滞要达到满足手术标准常需多种神经阻滞技术联合使用，操作难度大，药物容易过量，因此周围神经阻滞常作为全身麻醉或椎管内麻醉的补充，这种复合麻醉方式既可满足手术需求又有利于术后多模式镇痛。近年来超声引导下神经阻滞技术的广泛应用，提高了外周神经阻滞的准确性和完善性，减少了麻醉药物用量且降低了穿刺损伤血管、神经的风险。

髋部手术目前最常用的麻醉方式是椎管内麻醉和全身麻醉，但在老年患者中最适宜的麻醉方式尚有争议。有研究表明，与全身麻醉相比，区域麻醉术后呼吸系统并发症发生率、DVT 发生率、谵妄发生率、住院时长等均较低，但也有研究显示两者术后谵妄发生率、术后 60d 存活率、术后行走能力恢复方面并无明显差异，且区域麻醉远期生存率（术后 3 个月后）较全身麻醉无明显改善。这些不同研究间结果的差异可能是因为不同的麻醉方式之间并没有本质性的区别导致，无论哪种麻醉方式，均是减轻患者应激反应，提供合适手术条件，且不同研究术后结果观察方式并不统一。因此，术后转归并不能单纯归因于一次 1～2h 的麻醉，围术期麻醉管理对术后转归影响更大，如术中低血压会直接导致术后 5d 和 30d 死亡率的增加。

膝关节手术通常选择椎管内麻醉或全身麻醉，可复合下肢神经阻滞减轻围术期疼痛。有研究提示，椎管内麻醉与全身麻醉在术后 24h 的阿片类药物消耗、住院并发症和住院时间方面没有显著差异，椎管内麻醉患者在恢复室内的恶心呕吐发生率较低，而全麻患者术后 24h 恶心呕吐发生率较低。关节镜手术可作为日间手术进行，除严格把控日间手术适应证外，麻醉用药应以短效药物为主，同时麻醉医师应给予合理的术后镇痛，并减少术后恶心呕吐的发生率。椎管内麻醉会影响患者的术后活动，易发生尿潴留及短暂神经系统症状等并发症，因此行日间手术时麻醉医师应慎重考虑是否行椎管内麻醉。

老年患者围术期镇痛应优先选择区域阻滞镇痛技术，采用低阿片药物、多模式、预防性、个体化镇痛方案，实现最优的镇痛效果、最少的不良反应、最佳的躯体和心理状态、最好的生活质量和患者满意度。

三、麻醉管理

(一) 髋部骨折

髋部骨折常见于老年人，多数为股骨近端骨折，包括股骨颈、粗隆间或粗隆下区域，高龄及并存多种基础疾病导致此类患者死亡率高且术后自理能力恢复困难。股骨干骨折及股骨远端骨折则常见于年轻人，多与机械性创伤相关，可合并严重骨盆骨折等。

髋部骨折导致的疼痛及心理创伤可诱发心肌缺血、心力衰竭、谵妄、脑血管疾病等，患者因活动能力丧失可并发肺部感染、下肢深静脉血栓。术前麻醉医师可行髂筋膜阻滞或髋关节囊周围神经阻滞以减轻创伤带来的应激反应，减少围术期谵妄等认知功能障碍发生。

无偏移的股骨近端骨折常于仰卧位下行经皮穿针或空心螺钉固定，此种手术方式相对微创，出血较少；股骨粗隆间骨折通常采用髋关节加压螺钉和侧板固定；有移位的囊内骨折可选择内固定、半髋关节置换或全髋关节置换；囊外髋部骨折可行髓外固定或髓内固定。术中管理需考虑到手术方式、手术体位、出血量，麻醉医师需结合患者术前情况及时纠正贫血，严密监测各项生命体征，预防肺栓塞、骨水泥相关并发症、脂肪栓塞、心力衰竭、急性肾衰竭等情况的发生，必要时可行动脉穿刺置管和中心静脉置管并进行血压及血容量监测。此外，老年人体温管理也很重要，研究表明术中体温的异常与苏醒延迟的发生相关。

老年人术后活动能力的恢复与日常生活的恢复是评价预后的关键指标，疼痛、低血压、贫血、肠道（恶心、呕吐、便秘、腹泻）和认知问题等均可影响术后恢复。患者入院或术后早期应用外周神经阻滞，可有效减少静息和运动时疼痛和股四头肌痉挛，促进活动能力的恢复，并减少阿片类药物使用。股神经或髂筋膜阻滞疗效确切，后者对切口部位镇痛效果更好。腰丛阻滞由于操作难度大，镇痛效果不太确切，现临床应用较少。髋关节囊周围神经阻滞及筋膜间平面阻滞（如腰方肌阻滞）在镇痛的同时可保留患者运动功能，有利于患者术后早期行走和功能恢复，因此成为近期研究热点。

(二) 髋、膝关节置换术

老年患者多因骨关节炎、类风湿关节炎、髋部骨折、强直性脊柱炎等疾病行人工关节置换治疗，患者术前可伴发多种并存疾病和并发症，合并全身多脏器功能减退，导致营养状态降低和衰弱，因疼痛减少活动量或服用药物（如激素）而导致肥胖，也可造成一定程度的困难气道。因此，在进行气管插管时可采用可视喉镜或纤维支气管镜，或应用喉罩进行控制性通气。髋、膝关节置换术中的主要风险包括骨水泥植入综合征、肺栓塞、脂肪栓塞、止血带反应等。围术期镇痛方式通常包括 NSAID 及阿片类镇痛药、关节腔内注射局麻药及外周神经阻滞。

1. 髋关节置换术　髋关节置换术可通过前入路或侧后入路进行，多数手术取侧卧位。该体位会使通气/血流比值失调导致氧合下降，麻醉医师应注意及时调整呼吸参数；同时应避免受压侧腋动脉及臂丛神经长时间受压，注意在胸部下方及腋下加置保护垫保护腋窝组织。麻醉选择应与手术医师沟通，根据患者情况选择个体化麻醉方式，建议无禁忌时优先采用椎管内麻醉，并在患者摆体位前，实施患侧髂筋膜神经阻滞麻醉减轻疼痛。

髋关节置换手术尤其是全髋关节置换术以及髋、膝关节翻修手术，手术复杂，出血较多。麻醉医师术中可行控制性降压以减少出血量，同时合理应用血液保护技术，包括抗纤维蛋白溶解药(如氨甲环酸、氨基己酸)的应用及自体血液回收。

髋关节的支配神经较复杂，主要由腰丛和骶丛的分支构成，而闭孔神经和股神经在髋关节术后疼痛感受中起到了关键作用。临床上髋关节置换术后神经阻滞主要包括腰丛阻滞、髂筋膜阻滞、股神经阻滞、髋关节囊周围神经阻滞、筋膜间平面阻滞（如腰方肌阻滞）等，单一神经阻滞并不能达到完善镇痛的目的，需要多模式镇痛。临床上髋关节囊周围神经阻滞常被用于后路切口的髋关节置换术中；腰方肌前路神经阻滞与腰丛神经阻滞镇痛效果相当，但局麻药可扩散到腰丛分支从而影响股四头肌活动，术后下床康复时应注意下肢肌力变化，以防跌倒骨折。

2. 膝关节置换术 研究显示，双膝关节置换术虽可减少患者手术麻醉次数，但术中止血带引发的缺血再灌注损伤更明显，围术期心肌梗死、血栓栓塞、脂肪栓塞等并发症发生率更高。因此，年龄≥75岁、ASA评分Ⅲ级及以上、有不稳定型心绞痛、EF<40%、肺动脉高压、氧依赖性肺疾病、肾功能不全、脑血管疾病等患者，不应同时行双侧膝关节置换术。

膝关节置换术中患者多选取平卧位，止血带的应用可有效减少术中出血，有利于膝关节置换手术的进行。术中应用止血带与患者的局部疼痛、术后认知功能损伤具有一定的相关性，老年患者因并存多种疾病，术中应注意止血带的压力和时间设定。对于术前患肢已出现神经传导功能障碍、神经病理性疼痛、血管疾病、较大深静脉血栓的患者，应尽量避免使用止血带。

区域阻滞可有效减轻止血带诱发的疼痛，但随着神经阻滞作用的消退，往往出现显著的爆发性疼痛，影响患者的睡眠和术后康复，因此可采取多模式的镇痛方式。有研究表明，局麻药中加入糖皮质激素或右美托咪定，可有效减轻神经阻滞消退后的爆发性疼痛。

另外，膝关节置换术后神经阻滞镇痛主要包括股神经阻滞、内收肌管阻滞、闭孔神经阻滞等，可有效缓解股四头肌等膝关节前内侧疼痛，但均不能完善阻滞膝关节后侧区域的疼痛。最新临床研究发现，超声引导下腘动脉与膝关节囊间浸润阻滞是一种新型膝关节后侧阻滞技术，可避免术中关节腔内局麻药注射造成的神经、血管并发症。麻醉医师将超声探头置于腘窝折痕以识别腘动脉和股骨髁，此时胫神经位于腘动脉浅表，腓总神经与胫神经完全分离。采用平面内入路，使用22G的刺激针于腘动脉与股骨髁之间进针，直至针尖位于腘动脉内侧缘前，于髁突内侧及髁突外侧分别注射局麻药物。此技术可改善膝关节置换术后即时活动能力，缩短住院时间。

(三) 关节镜手术

随着微创技术发展及患者手术需求的变化，关节镜微创手术量逐年增加。关节镜因其创伤小、恢复快受到患者认可。关节镜手术部位主要包括髋关节、膝关节、踝关节、肩关节、肘关节、腕关节。此类手术对肌松要求不高，但其手术部位特殊，操作空间狭小，术野清晰度易受出血干扰，因此在肩关节及髋关节这些不能应用止血带的部位实施手术时，外科医师常要求行控制性降压以减少出血。此外，关节镜手术常需大量冲洗液维持术野清晰度，麻醉医师应注意体温保护，及时纠正术中的电解质、酸碱平衡紊乱；同时加压灌洗液易导致循环容量增加，应注意心功能监测。

1. 肩部关节镜手术 因肩关节镜手术部位特殊，多数患者需采用沙滩椅位或侧卧位，术中无法使用止血带，常需要压力控制泵对关节腔内持续加压冲洗，以保持术野清晰。如泵压力过高，可促使液体渗入软组织，易导致相关并发症，如肩关节周围相关组织受压、冲洗液吸收入血、脑缺血缺氧性损伤、周围神经损伤等。因此，肩关节镜手术中在泵压力适度升高的同时，常需要麻醉医师为患者实施控制性降压。

与侧卧位相比，沙滩椅位可提供更大的手术视野，并减少肌肉解剖结构扭曲及臂丛神经牵拉，但采用沙滩椅位的全身麻醉患者更易发生低血压，因全身麻醉可降低压力感受器反应，导致全身血管阻力和心排血量下降，而且沙滩椅体位可使患者的脑灌注压显著降低，易发生脑去氧饱和度事件（cerebral desaturation event，CDE）。因此对于老年合并高血压、心脑血管疾病的患者，麻醉医师应注意脑灌注不足的情况，全身麻醉时应连续监测局部脑氧饱和度（rScO$_2$）、维持血流动力学平稳、避免过度通气、慎重实施控制性降压、围术期联合区域阻滞完善镇痛效果，谨防 CDE、气体栓塞及沙滩椅位综合征（主要表现为严重低血压及心动过缓）等严重并发症的发生。

目前临床上肩关节镜手术多采用复合全身麻醉，肌间沟臂丛神经阻滞可减少肩关节手术阿片类药物的用量，提供满意的术后镇痛，缩短术后护理时间，但因其可能并发同侧膈肌麻痹而影响肺功能，所以应注意术后呼吸功能的观察。

2. 膝、髋和踝关节镜手术　膝、髋和踝关节镜手术现已越来越多地应用于日间手术，影响患者出院时间的主要因素包括疼痛、恶心和呕吐、肢体活动度等。神经阻滞后可影响患者的肢体活动，椎管内麻醉可使患者出现尿潴留，全身麻醉虽是关节镜手术最安全、有效的麻醉方式，但全麻药物可产生恶心、呕吐。因此，膝、髋和踝关节镜手术应综合评估患者情况，选择个体精准化的麻醉方式，以确保患者围术期安全、舒适。

（四）其他四肢手术及骨盆手术

1. 四肢骨折　单纯上肢或下肢骨折的创伤患者多为年轻人，身体状况较好，简单手术可直接在门诊手术室局部浸润麻醉下完成，复杂手术包括复合骨折、开放性骨折、需神经血管再植等需住院治疗。麻醉医师可根据手术部位灵活选取周围神经阻滞、椎管内麻醉或全身麻醉。

2. 断肢再植　功能恢复是断肢再植术的最终目标，但若有危及生命的情况存在，考虑行截肢手术优于再植手术。行断肢再植的相对禁忌证有严重挤压伤或烧伤等造成的大面积污染、同一肢体多处损伤、断肢错误保存、过长时间的低温缺血状态。通常断肢部分需低温保存，可最大限度减少不可逆的组织损伤，且力求在常温条件12h 或低温条件24h 内完成再植手术，成功率更高。因此，断肢再植手术多为急诊手术，患者饱胃状态多见，应注意患者呼吸、胃肠道功能等方面管理，尽量避免恶心、呕吐、反流性误吸的发生。

创伤性失血往往造成不同程度的贫血，且术中及术后需使用肝素等抗凝治疗预防微血栓形成，麻醉医师应注意监测，及时纠正贫血状态。如再植手术时间较长，可通过加温输液器、加温毯等尽量维持围术期体温正常，避免再植血管痉挛。有研究表明，臂丛神经阻滞可通过舒张血管改善移植肢体血供，单纯锁骨上神经连续阻滞再手术率比单纯静脉内阿片类药物再手术率低29%。

3. 骨盆手术　骨盆及骶髂关节结构复杂，容纳了多种重要器官、动静脉大血管及下肢神经，因此骨盆手术存在出血多、手术难度大、并发症多、围术期死亡率高等特点。外伤性骨盆骨折可合并致命性头颈、胸腹和四肢损伤，有致命性腹膜后出血、心脏挫伤和主动脉撕裂的风险。通常骨盆手术采用气管插管全身麻醉。术前麻醉医师应详细评估气道、精神神经症状和循环容量状态。术前可行髂血管彩超及下肢深静脉彩超以明确深静脉血栓情况，对有深静脉血栓形成风险者可考虑安置临时性下腔静脉滤器。术前应预估出血量，如有必要可于术前24～48h 行髂内动脉栓塞术。术中需行血液保护策略，如应用凝血药物及自体血回收技术，预估出血风险大的需行有创血压及中心静脉压监测，并备血管活性药物及时对症处理。

4. 截肢手术　适用于糖尿病周围血管病变、严重创伤、肿瘤等导致肢体缺血坏死无法进行重建的患者。高龄患者往往合并糖尿病周围神经病变、高血压、冠心病等慢性病，重者可合并感染性休克及心衰。麻醉医师应充分了解复杂创伤患者其他部位损伤情况、下肢血栓情况、血红蛋白水平，行急诊手术前应注意患者禁食水时间。术后应给予患肢良好的镇痛，注意患者心理落差及幻肢痛的发生。

第四节　胸壁矫形手术的麻醉

胸壁畸形是由于胸壁发育的异常导致胸壁在外观上出现明显的改变。常见的胸壁畸形是漏斗胸（pectus excavatum，PE）和鸡胸（pectus carinatum，PC），占所有胸壁畸形的95%。PE 表现为胸前壁呈凹陷畸形,状如漏斗。PC 表现为胸前壁呈楔状凸起,状如禽类胸骨。胸廓畸形(pectus deformities,PD)是最常见的胸壁畸形。PD 的发病率为 1/1000～1/400,其中 PE 占 87%,PC 占 5%,其余是两种或与其他罕见畸形组合。PD 多由疾病引起,如先天性漏斗胸、鸡胸,也可继发于慢性阻塞性肺疾病、肺结核等肺部疾病、脊柱疾病、外伤等。男性多发,男女比例为 3∶1～9∶1.2。畸形随着年龄的增长而恶化,通常在青春期前和青少年时期确诊。

一、麻醉前评估和准备

患者的个体差异较大,需进行详细的术前评估,尤其是评估心、肺系统和家族遗传性疾病。需注意患者过敏史,特别是金属过敏史。大多数轻症患者不需要心电图以外的检查,但对于心悸患者,应考虑连续心电图监测。轻度右心室压迫较为常见,不具有临床意义。在严重压迫情况下,心脏移位到左半胸,使得大血管发生扭曲,导致流出道阻塞,影响心脏功能。麻醉医师在术前评估时需常规询问运动耐量,对心、肺功能作出有效评估。超声心动图可评估心室功能和瓣膜功能及右心室压迫程度。对伴有呼吸系统症状的 PD 患者进行肺功能检查,其结果常显示正常或接近正常,与呼吸系统症状不符,可能是由于限制性通气障碍引起。对于存在神经、心理因素的患者,术前可使用抗焦虑药物(劳拉西泮、加巴喷丁等)改善患者相关的精神、心理状态。

二、麻醉方式的选择

胸壁矫形手术一般选择全身麻醉,使用吸入麻醉和(或)静脉麻醉,通常辅以局部麻醉。避免使用一氧化二氮进行麻醉,因其有扩大气胸的风险。对于不存在困难气道风险的患者可使用快速诱导法进行全麻诱导;存在气道困难的患者,原则上均应考虑清醒插管。可以根据手术要求、患者自身情况等选择合适的气管导管。

局部浸润麻醉、区域阻滞和神经传导阻滞(如肋间神经、椎旁神经阻滞)适用于胸廓表浅手术,尤其适用于一般情况较差的患者或高龄患者。全身麻醉辅以局部麻醉可保证完善的镇痛,并减少其他麻醉药用量。局部浸润麻醉是将局麻药分层注入手术区组织内,作用于神经末梢而产生麻醉效果,以避免切口痛。区域阻滞是在手术区四周注射局麻药以阻滞进入手术区的神经末梢。肋间神经阻滞应根据支配手术部位的神经支选择相应的穿刺点,注意避免刺入胸膜腔。椎旁神经阻滞穿刺点为需阻滞神经根的上一椎体棘突上缘旁开 3cm 处,注意避免刺入胸膜腔。可在超声引导下行椎旁神经阻滞,以减少穿刺并发症。

三、麻醉管理

(一)漏斗胸

目前漏斗胸多用 NUSS 手术进行矫治,该手术需制造人工气胸,置入胸腔镜进行手术操作。人工气胸可导致双肺塌陷,胸膜腔内负压消失,肺顺应性降低,气道压增高,潮气量减少,通气/血流比值失调,造成高碳酸血症和低氧血症。所以术中应采用高浓度氧气吸入,低潮气量、高频率、适当呼气末正压的肺保护性通气策略,以改善通气并维持通气/血流比值正常。术中动态监测 $P_{ET}CO_2$、SpO_2 和动脉血气分析,避免高碳酸血症及低氧血症的发生。胸腔镜移除后,充分膨肺排气,使萎陷的肺泡复张。膨肺时若出现血压下降、心率减慢,为过度通气使回心血量减少所致,此时可停止膨肺或减少幅度及频率并加快输液。

对于一般情况较差的患者或复杂手术,需加强循环系统监测,除连续心电图、脉搏、无创血压、SpO_2 等常规监测外,还需要监测有创血压、中心静脉压、肺动脉压和心输出量等。经食管超声心动图可评估心脏受压程度,既可监测插入棒时对右心室的操作,也可评估是否存在瓣膜损伤。术中液体治疗既要保证手术需要量,又要防止肺水肿发生。谨防置入物发生滑移、错位而导致心脏压迫或右心室流出道阻塞。

尽管现多采取微创手术治疗 PE，但术后疼痛仍较明显。良好的疼痛管理是患者恢复、满意度和减少住院时间的关键。因此应采用多模式镇痛，包括局部浸润麻醉、区域阻滞、肋间神经阻滞、椎旁神经阻滞、胸段硬膜外镇痛、鞘内阿片类药物注射和静脉镇痛等。有研究显示，冷冻消融术作为较新的辅助手术正在临床应用中，这是一种对肋间神经进行多平面暂时损伤的新型手术方法，可明显减少围术期阿片类药物的使用量，缩短患者住院时间。

（二）鸡胸

与漏斗胸相同，鸡胸也需要胸内操作，机械通气采用肺保护性通气策略，维持较高的吸入氧浓度，防止肺内分流造成缺氧。在维持合理气道压及有效通气的情况下，使双肺适度萎陷，保证肺活动度不影响手术视野。进行关键手术操作时，可手控呼吸或暂停呼吸。

（三）其他胸壁矫形手术

1. 胸部创伤　严重胸部创伤患者合并心血管、肺等胸腔脏器损伤时，需保持呼吸道通畅，充分给氧后，快速建立静脉通道，实时监测动脉压及中心静脉压。如患者存在血气胸，应立即行胸腔闭式引流术。

2. 胸壁结核　在手术彻底去除坏死组织后，需喷入抗生素粉剂预防感染，此时应特别注意呼吸和循环系统稳定。如果胸壁结核的病变部位与胸膜腔或肺相通，则应选择气管或支气管内麻醉。

3. 胸壁肿瘤　手术范围较小的良性肿瘤，局部浸润麻醉即可完成手术。手术范围较大的纤维瘤或纤维肉瘤，可选择肋间神经阻滞、硬膜外阻滞或全身麻醉等。累及其他脏器的恶性肿瘤常需全身麻醉，需维持术中呼吸、循环的稳定。若患者需行胸廓重建术，可选择气管内或支气管内麻醉。

（王秀丽　贺恬怡）

思 考 题

1. 患者，男性，35 岁。因在建筑工地受伤致左肱骨中段骨折，若拟行臂丛神经阻滞，则各种径路神经阻滞的优缺点分别是什么？本例患者应选择哪种径路实施臂丛神经阻滞？

2. 患者，男性，75 岁。因家中不慎摔倒致右髋部骨折，既往糖尿病、高血压、脑梗死病史，拟行髋关节置换术，在扩大骨髓腔时突然出现 BP、SpO_2、$P_{ET}CO_2$ 明显下降，应作何诊断处理？

3. 患儿，男性，12 岁。拟行脊柱侧凸截骨矫形术，术中如何行脊髓功能监测？麻醉过程中如何行脊髓保护？

4. 现有一名 45 岁男性宗教信仰者因患骨肉瘤拟行半骨盆离断术，术前 Hb 101.2g/L，HCT 38%，对此患者麻醉管理中的难点在哪？

知 识 拓 展

近年来随着超声引导的广泛应用，各类神经阻滞技术愈发精准、个体化。在倡导围术期"少阿片化"甚至"无阿片化"、多模式镇痛的围术期理念下，不同径路的神经阻滞在矫形手术中的镇痛效果对比已成为临床研究的热门方向，如髋关节置换术中髋关节囊周围阻滞及腰方肌阻滞效果、脊柱手术中竖脊肌阻滞效果，而已发表的研究中结果不甚统一，缺乏大规模临床数据支持，神经阻滞后发生的爆发痛也是值得关注的问题。因此更为合理的神经阻滞方式乃至围术期镇痛方式在矫形手术中的应用效果亟待探索。另一个近年来的热门领域是止血带应用后的缺血再灌注损伤研究，目前已发现一些药物（如氯胺酮、右美托咪定）可减轻缺血再灌注损伤，但其具体分子机制尚不明确。

推 荐 阅 读

KIM SH, CHOI YS. 2020. Effects of dexmedetomidine on malondialdehyde and proinflammatory cytokines after tourniquet-induced ischemia-reperfusion injury in total knee arthroplasty[J]. Minerva Anestesiol, 86(2): 223-224.

LO C, SCHWINDT S, SHARMA R, et al. 2021. Association between intraoperative remifentanil dosage and postoperative opioid consumption in adolescent idiopathic spine surgery: a retrospective cohort study[J]. Anesth Analg, 133(4): 984-990.

LU S, CHEN X, CHEN Q, et al. 2021. Effects of dexmedetomidine on the function of distal organs and oxidative stress after lower limb ischaemia-reperfusion in elderly patients undergoing unilateral knee arthroplasty[J]. Br J Clin Pharmacol, 87(11): 4212-4220.

第四十一章 创伤麻醉

随着我国城市化进程加快，交通、建筑工程高处坠落、自然灾害事故等导致的各类创伤的发生率明显增加。我国大约每年因创伤就医达6200万人次，其中因创伤致死人数达70万~80万人，占死亡总人数的9%左右，创伤已成为第五位死亡原因，而在45岁以下人群中，伤害性死亡是第一位的死因。创伤麻醉在创伤救治的整个过程中起着重要的作用，麻醉医师应当积极、主动地与急救、重症医学及相关外科专业人员密切合作，利用循环、呼吸管理经验和自身的技术特长参与到创伤救治的最前线。

第一节 概 述

一、快速多系统评估

2022年9月，四川省甘孜藏族自治州泸定县发生了6.8级地震，面对大量疏散出来的受伤村民，身为麻醉医师的你作为紧急救援医疗队中的一员，遇到严重创伤的患者该如何第一时间进行评估呢？

严重创伤紧急救治均应遵循动态评估策略，既确保救治的时效性，又避免遗漏诊断。创伤严重程度的评估极为重要，创伤指数评分法主要是按照伤员受到创伤的部位、伤型、心血管和中枢神经系统及呼吸系统的状况来评估伤情，进行综合评分：总分在1~7分为轻伤，8~18分为中度伤，18分以上为重伤。可根据伤情来进行治疗，见表41-1。

表41-1 创伤指数

指数	0	1	3	4	6
部位	无	皮肤/四肢	背部	胸/腹	头/颈
创伤类型	无	裂伤/挫伤	刺伤	钝性伤	弹道伤
循环	无体表出血	有体表出血	血压<100mmHg 脉搏>100次/分	血压<80mmHg 脉搏>140次/分	无脉搏
意识	清醒	嗜睡	昏睡	半昏迷（运动或感觉缺失）	昏迷
呼吸	正常	胸痛	呼吸困难/咯血	误吸	窒息/全身发绀

如果患者格拉斯哥昏迷评分（Glasgow coma score，GCS）评分<8，意识消失，自主呼吸减弱，则应及时建立合适的人工气道（如口咽或鼻咽通气导管、喉罩、气管内导管、环甲膜穿刺置管等），给予辅助或控制通气。所有创伤的患者均视为饱胃状态，且误吸风险增加。

出血程度的评估可根据患者的精神状态、面色、心率、血压、呼吸、发绀程度、中心静脉压和尿量来进行评估，见表41-2。

表41-2 失血程度分级

分级	失血量（ml）	失血量占血容量比例（%）	心率（次/分）	血压	呼吸频率（次/分）	尿量（ml/h）	神经系统症状
I	<750	<15	<100	正常	14~20	>30	轻度焦虑
II	750~1500	15~30	>100	下降	20~30	20~30	中度焦虑
III	1500~2000	30~40	>120	下降	30~40	5~15	焦虑、恍惚
IV	>2000	>40	>140	下降	>40	无尿	恍惚、昏睡

当前研究证据表明，各种创伤的第一死亡高峰为受伤后 1h，因此在接诊创伤患者初始 5min 内就应该开始急救，既要进行创伤评估，又要进行维持生命体征的紧急处理。大多数受伤患者需要立即手术，而麻醉医师则直接影响到受伤患者的生存。事实上，麻醉医师往往充当初级复苏的角色，然后再为患者提供麻醉。

二、创伤对机体的影响

(一) 局部反应

局部反应是组织结构破坏或细胞变性坏死、微循环障碍或病原微生物入侵以及异物存留等因素所致，主要表现为局部炎症反应，其基本病理过程与一般炎症相同。局部反应的轻重与致伤因素的种类、作用时间、组织损害程度和性质、污染轻重和是否有异物存留有关。就创伤，特别是战伤而言，由于局部组织细胞损害较重，存在组织结构破坏及邻近组织细胞严重变性坏死，加之伤口常有污染、异物存留、局部微循环障碍、缺血、缺氧以及各种化学物质生成造成继发性损伤，从而使局部炎症反应更为严重，血管通透性及渗出更加明显，局部炎症细胞浸润更为显著，炎症持续时间可能更长，对全身的影响将更大。

(二) 全身反应

全身反应是指致伤因素作用于人体后引起的一系列神经内分泌活动增强，并由此而引发的各种功能和代谢改变的过程，是一种非特异性应激反应。其表现呈综合性的复杂过程，不仅包括神经内分泌系统和物质能量代谢，还涉及凝血系统、免疫系统、重要的生命器官和一些炎症介质和细胞因子等。

1. 神经内分泌系统的变化　创伤后机体的应激反应首先表现为神经内分泌系统的改变，它在调节各组织、器官功能和物质代谢相互关系中起主导作用；通过下丘脑-垂体-肾上腺皮质轴和交感神经-肾上腺髓质轴产生大量的儿茶酚胺、肾上腺皮质激素、抗利尿激素、生长激素及胰高血糖素；同时，肾素-血管紧张素-醛固酮系统也被激活。上述 3 个系统相互协调，共同调节全身各器官的功能和代谢，动员机体的代偿能力，以对抗致伤因素的损害作用。

2. 代谢变化　由于神经内分泌系统的作用，伤后机体总体上处于一种分解代谢的状态，表现为基础代谢率增高，能量消耗增加，糖、蛋白质、脂肪分解加速，糖异生增加，因此伤后常出现高血糖、高乳酸血症、血中游离脂肪酸和酮体增加，尿素氮排出增加，从而出现负氮平衡状态。水、电解质代谢紊乱可导致水钠潴留、钾排出增多及钙磷代谢异常等。

三、大出血及输血

创伤在世界范围内仍是致死、致残的主要原因，而出血是创伤致死的首要原因。创伤后早期（24h 内）死亡的患者中，30%～40% 死于难以控制的出血。一旦失血性休克诊断确立应立即开始液体复苏。

大量输血（massive transfusion）定义：指 24h 内向成年人输注超过 20U 红细胞；或输注血液制品超过患者自身血容量的 1～1.5 倍；或 1h 内输注血液制品＞50% 自身血容量；或输血速度＞1.5ml/(kg·min)。临床上，患者急性失血量达自身血容量的 30%～50% 时，往往需要大量输血。

大量输血的目标：①通过恢复血容量和纠正贫血，维持组织灌注和供氧；②阻止出血同时积极治疗外伤或产科原发病；③科学合理输血，降低输血风险，提高抢救成功率。

要达到上述目标，应制定大量输血方案（massive transfusion protocol，MTP）或整体输血方案。目前，中国输血协会临床输血学专业委员会推出的《创伤性出血患者血液管理专家共识（2022 年版）》，强调创伤性出血患者血液管理要基于正确的损伤控制性复苏基础上，重视血小板及凝血因子的管理，制定切实可行的创伤性出血大量输血程序。医院应建立由临床科室、麻醉科、重症医学科、输血科等科室专家组成的大量输血会诊机制，就医院大量输血预案（方案）及启动程序对医护人员进行定期培训，保证抢救过程有序进行。

对于严重创伤合并大出血的患者，需要紧急启动 MTP。MTP 是优质医疗重要的组成部分。推荐在创伤早期按 RBC∶FFP=1∶1 的比例输入，而在创伤性出血套餐检测结果报告后主要按相应的指征进行血液成分输注，使整个创伤复苏期间输入的 RBC∶FFP 在 2∶1 至 1∶1 之间。

创伤性出血套餐：主要指 PLT、Hb、PT、APTT、纤维蛋白原及 INR，有条件的单位还应适当查 TEG。

氨甲环酸（tranexamic acid，TXA）作为人工合成的抗纤溶药物，兼具抗纤溶、抗炎、免疫调节及减轻血管内皮损伤等多重作用，可抑制纤维蛋白降解，从而发挥止血作用。建议创伤后 3h 内应用 TXA 以降低创伤出血所致的病死率，推荐用法为 10min 内给予 1g TXA 负荷量静脉输注，随后 8h 给予 1g TXA 维持量。

MTP 的终止标准：外科控制出血或动脉栓塞后出血停止，可以停止 MTP 或降级为目标化输血；进一步复苏无用时，停止 MTP；出现以下参数，停止输注成分血：Hb＞100g/L，停止输注 RBC；PT＜18s 或 APTT＜35s 停止输注血浆；血小板＞150×10⁹，停止输注血小板；纤维蛋白原＞180g/L，停止输注冷沉淀、纤维蛋白原，见图 41-1。

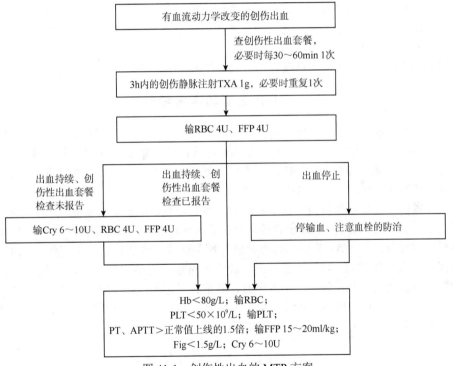

图 41-1　创伤性出血的 MTP 方案

TXA. 氨甲环酸；Cry. 冷沉淀

"创伤性出血套餐"主要指 PLT、Hb、凝血酶原时间（prothrombin time，PT）、活化部分凝血活酶时间（activated partial thromboplastin time，APTT）、纤维蛋白原（fibrinogen，Fig）检测及国际标准化比值（international normalized ratio，INR），有条件的单位还应适当查血栓弹力图（thromboelastogram，TEG）

第二节　创伤性脑外伤的麻醉

创伤性脑损伤（traumatic brain injury，TBI）是指头部遭受撞击或贯穿伤，引起脑功能障碍。患者常合并其他内脏器官、肺、四肢或脊髓创伤，需要多学科联合治疗。TBI 治疗的重点是以预防继发性颅脑损伤为主，加强神经保护治疗，并贯穿于治疗的各个阶段。

继发性颅脑损伤是 TBI 患者入院后致死、致残的主要原因，多由于血管源性脑水肿逐渐加重，伴随颅内压增高、脑灌注减少，最终导致脑组织缺血、神经功能障碍。TBI 麻醉管理的主要目标是改善脑灌注及氧合，减轻由可避免或可逆的全身因素引起的继发性脑损伤并提供满意的手术条件。

一、TBI 的病理生理学

依据暴力的大小及创伤部位的不同，伤后可出现不同的症状和体征；对于严重创伤或救治不及时者，可因脑水肿和血肿占位使 ICP 增高，最终形成脑疝而死亡。临床上主要表现为头痛、头晕、恶心呕吐、眼底水肿、烦躁不安、嗜睡和癫痫发作等症状；体征可有生命体征、意识、瞳孔、肢体运动、反射等的变化。TBI 的共同特点是发病急骤、病情演变较快。

严重 TBI 是一种多种机制相互作用的异质性病理生理实体。通过对不同类型的脑组织缺氧和底物衰竭的检查，可以对脑休克进行细分分类：血流依赖性；非血流依赖性，包括氧扩散受限、线粒体衰竭和动静脉分流；低摄取和代谢亢进。这种方法可作为优化大脑氧化代谢和避免能量危机的替代治疗方式。

TBI 相关机制现可在床旁进行实时研究和监测。增加血流量、增加灌注压和降低颅内压的常用措施只适用于某些患者，但对其他患者没有效果或可能有害。此外，高氧、控制异常电现象和新型神经疗法等措施可能需要进一步关注逆转非血流依赖性能量危机机制。越来越明显的是，为了改善神经元和临床结局，我们应该摆脱"一刀切"的做法，转向精准策略。

二、TBI 患者的术前评估

麻醉前评估应尽量全面，旨在尽量减少继发性颅脑损伤。除完成常规麻醉前评估，包括气道、呼吸及心血管系统评估、详细询问合并症及用药情况等，还应通过 GCS 评分快速评估神经系统功能状态，对 TBI 的严重程度分级。TBI 的严重程度能反映患者生理功能受损程度、决定手术急迫程度、术后护理计划、预测并发症风险和总体预后。

术前实验室检查包括血红蛋白、血小板计数、凝血功能、电解质、血糖及血气分析。预计大出血应行血型鉴定和交叉配血。TBI 患者通常存在凝血参数异常，需要持续评估并予以纠正。

神经影像学检查：头颅部 CT 是 TBI 患者急性期首选的影像学检查，也可使用 MRI。急性颅内出血可能引起颅内压增高；创伤性蛛网膜下腔出血可能引起脑血管痉挛。即使没有颅内血肿，神经影像学检查也能发现颅骨骨折、颅内出血、脑水肿引起的颅内压增高，颅骨骨折患者更有可能发生颅腔积气及迟发性中枢神经系统感染。颅顶外层骨折患者头部操作需小心，注意避免加重脑损伤。颅底骨折患者不应于鼻腔内置入物体。

三、TBI 患者的麻醉管理

手术室内对 TBI 患者的麻醉管理是院前复苏的延续，具有相似的管理目标。围术期管理的重点是避免继发性损伤，应了解由外科手术或麻醉药物引起的血流动力学改变以及潜在的可逆因素（如发热、缺氧、高碳酸血症、低血糖、高血糖、低血压等）导致的继发性脑损伤。本质上，TBI 患者麻醉管理的目标是：充分镇痛和遗忘；维持脑灌注压；管理颅内压，治疗颅内压增高；避免导致继发性脑损伤的诱因；提供良好的手术操作条件。

（一）麻醉监测

除了标准的 ASA 监测项目，如心电图、无创血压、脉搏血氧饱和度、呼末二氧化碳外，TBI 患者术中一般还需要监测有创血压、中心静脉压、颅内压、颈静脉血氧饱和度。

高级神经功能监测，如插入脑组织氧合监测器、近红外光谱局部脑氧饱和度监测、经颅多普勒超声等新型多模式监测设备的开发有助于评估麻醉期间的脑代谢、灌注和氧合。

（二）气道管理

对于 GCS＜8 的患者，严重创伤性脑损伤管理指南（第4版）建议行气管内插管。许多重度 TBI 患者进入手术室前已置入气管内导管。若患者需同时进行麻醉诱导和气道管理，则应遵循以下原则：除非可明确排除颈椎损伤，均假定重度 TBI 患者均存在颈椎损伤；气道管理时必须减少颈椎的活动，以避免加重脊髓损伤；应假定 TBI 患者饱胃，因而存在误吸风险；充分的预给氧必不可少；可按压环状软骨进行快速顺序诱导。

（三）血流动力学管理

TBI 患者的血流动力学管理中需要谨慎使用液体、血液制品、血管升压药和正性肌力药。术中血流动力学的管理目标为充分维持脑血流（cerebral blood flow，CBF），避免继发性损伤。

正常脑血管可通过自身调节机制在平均动脉压（mean arterial pressure，MAP）为 $50\sim$ 150mmHg 时充分维持 CBF。即使只有轻微损伤，大多数 TBI 患者的 CBF 自身调节能力也会受损或消失。CBF 自身调节机制受损的患者处于"血压被动状态（pressure-passive）"，因此突发 MAP 增高可引起脑血容量增加和充血，导致继发性出血、水肿和颅内压增高；反之，MAP 降低可引起灌注不足和缺血。尽管麻醉药物可降低 CBF，但麻醉诱导后外周血管舒张和心肌抑制可能会降低 MAP，从而导致自主调节受损区域的脑灌注压降低。即使在完整的自主调节区域，MAP 的降低也可能由于生理性血管舒张而导致 ICP 增加，因此应仔细评估血容量和心脏状态以最大限度地减少低血压的发生。导致继发性神经损伤的诸多因素中，低血压、低氧血症和发热与严重 TBI 的最坏结局相关。

严重 TBI 管理指南（第4版）对围术期各项指标阈值的建议如下。

血压阈值：$50\sim69$ 岁患者收缩压维持 ≥100mmHg；$15\sim49$ 岁或 ＞70 岁患者收缩压 ≥110mmHg 可以降低死亡率并改善预后（Ⅲ级）。

颅内压阈值：ICP＞22mmHg 时，建议处理，其值增加与死亡率增加有关（Ⅱb级）；同时还应参考 ICP、临床及颅脑 CT 表现等决定治疗策略（Ⅲ级）。

脑灌注压（cerebral perfusion pressure，CPP）阈值：CPP 在 $60\sim70$mmHg 具有良好的生存结局；但其是否为最小的最佳 CPP 阈值尚不清楚，可能取决于患者的自身调节状态（Ⅱb级）。应避免使用液体和升压药来保持 CPP＞70mmHg，这可能会导致呼吸衰竭（Ⅲ级）。

高级脑监护阈值：应避免颈静脉氧饱和度＜50%，以降低死亡率并改善结局（Ⅲ级）。

（四）防治低氧血症和使用过度通气

低氧血症和 CO_2 波动也是继发性损伤的重要原因。低氧血症和氧饱和度低于 90% 的时间是死亡率和发病率的独立预测因素。此类患者的最低目标应是 PaO_2＞60mmHg。人们认为胸膜腔内压增加可能会减少大脑的静脉回流量，从而导致 ICP 增加，因此 PEEP 一直是一个有争议的话题。

可通过过度通气降低 CO_2 水平和减少脑氧耗量来限制继发性脑损伤。但是过度通气应仅在需要时使用，如脑水肿时。$PaCO_2$ 水平是影响 CBF 的最强大的生理变量之一，进而影响 ICP。在 $PaCO_2$ 范围为 $20\sim60$mmHg 时，CBF 和 $PaCO_2$ 水平之间存在线性关联。高碳酸血症导致 CBF 增加的原因是随着细胞外 pH 值的改变，NO 介导的软脑膜小动脉舒张。由于低碳酸血症引起血管收缩，导致 ICP 和 CBF 降低，但可能会加剧神经元缺血，还可能降低静脉回流和血压，可能加重缺血损伤，因此治疗严重 TBI 患者的临床目标应该是维持体内酸碱平衡的稳定。

（五）术中液体管理及血糖、体温控制

TBI 患者中胶体溶液的作用仍有争议，维持正常血容量应给予温度合适的无糖等渗晶体溶液。避免 TBI 患者使用低渗液体和含葡萄糖的液体，因为其可能会加剧神经元损伤。在动物模

型中，葡萄糖已被证明会增加脑梗死面积并增加继发性神经损伤。应定期监测血糖水平，建议血糖浓度控制的目标范围是 4.4～7.0mmol/L。在糖尿病控制不佳的患者中，该浓度范围可放宽至 5.0～8.7mmol/L，以减少低血糖和高血糖的风险，从而避免发生医源性神经损伤。

体温控制对重度 TBI 患者至关重要，因为 >38℃ 的温度与预后不佳相关。应避免 TBI 患者出现高体温。同时由于降低 $CMRO_2$ 相关的潜在益处，已有研究探讨低温是否可作为严重 TBI 患者的一种治疗方式。几项研究将控制性低体温作为院前和术中的一种神经保护方式，然而，没有看到结果显著的益处。同时控制性低体温还可能会增加出血、心律失常、心功能不全和感染性并发症（如肺炎）等风险。

（六）输血

TBI 患者的最佳术中输血策略尚不确定。理论上贫血可通过减少脑组织氧输送引起继发性脑损伤，并与较差的预后相关。但目前评估输血对 TBI 患者预后影响的文献并不支持使用宽松的输血阈值（即较高的 Hb 目标水平）。在一项纳入 200 例中重度 TBI 患者的随机试验中，与 7g/dl 的阈值相比，宽松的输血阈值（目标 >10g/dl）并没有改善患者 6 个月后的预后，反而增加了血栓栓塞不良事件的发生率。是否输血的依据应为有无持续出血、患者临床状态和基础疾病，而不是特定的 Hb 目标值。

四、术中颅内压增高的处理

术中颅内压增高可以通过改变头位、过度通气及应用高渗溶液和利尿药、巴比妥类药物等多种方式解决。

麻醉后摆体位时要注意头部适当抬高（不超过 30º），以利于头部静脉回流，减少手术出血和脑水肿的发生。但头的位置过高（>30º），易致脑缺血，且在自主呼吸时易发生静脉气栓。

甘露醇和高渗盐水等高渗剂是通过增加血浆渗透压，并在血浆和血脑屏障之间产生梯度，从而降低脑含水量和 ICP。甘露醇通过多种方式减轻脑损伤，通常以 0.25～2g/kg 的剂量给药，使血浆毫渗透压摩尔浓度达到 320mOsmol/kg。甘露醇发挥三相血流动力学反应：先一过性低血压，随后由于渗透压梯度导致血管内容量增加，导致 ICP 值略有增加，最后在 30min 时利尿作用达到峰值，导致 ICP 降低。甘露醇还可降低血浆黏滞度，改善大脑微循环内的氧气输送。

第三节　脊髓损伤患者的麻醉

脊髓损伤（spinal cord injury，SCI）是指由各种原因导致椎管内神经结构（包括脊髓和神经根）及其功能的损害，出现损伤水平及以下脊髓功能（运动、感觉、反射等）障碍。根据致病因素分为创伤性脊髓损伤（traumatic spinal cord injury，TSCI）及非创伤性两大类。TSCI 发生率达（236～4187）/100 万；其中，中国 TSCI 年患病率为（23.7～60.6）/100 万，欧洲地区为（280～316）/100 万，北美地区为（721～4187）/100 万。由此可见，我国 TSCI 患病率低于世界平均患病率。TSCI 患者的年龄为 18～32 岁，这是发生 TSCI 的主要人群，主要因为该年龄段人群是社会中最活跃、最具社会生产力的人群。从发病部位分析，颈髓 TSCI 最为常见，占所有 TSCI 的 55%～75%，其次为胸髓、腰髓。交通事故和高处坠落是 TSCI 的主要致伤原因。

一、SCI 的病理生理学

脊髓损伤水平不同，病理生理变化亦大不相同，病变部位越高，对患者病理生理干扰越大。脊髓损伤分为原发性损伤（包括最初对脊髓、轴索、血管和细胞膜的直接机械损伤）和继发性损伤（接下来的几个小时之内发生的损伤，包括血管功能障碍、水肿、缺血、刺激、电解质转移、自由基产生、炎症和延迟性细胞凋亡）。原发性损伤主要引发急性神经系统损伤，但继发性损伤可造成长时间进行性的神经损伤。除了神经损伤以及多发伤患者的相关损伤外，颈椎和胸椎的急性脊髓损伤常合并心、肺并发症，影响麻醉管理，术前评估应包括对这些并发症的评估。

TSCI多由两种机制引起：一是脊髓原发性损伤，是在受伤的瞬间由于骨折的移位而造成的脊髓压迫、冲击、撕裂及剪切伤；二是脊髓继发性损伤，由于脊髓的压迫没有及时解除等诸多因素导致参与的组织进行性、自毁性破坏，其所引起的损害程度远远超过脊髓原发性损伤。

二、SCI 患者的术前评估

颈髓损伤的评估需要权衡适合的手术时机。以脊髓神经减压为主要目的时，手术越早越好，结合我国目前急救水平，推荐在伤后 72h 内进行手术。以稳定脊柱为主要目的时，手术应在患者病情平稳后进行。针对成人急性脊髓损伤，无论损伤位置如何，建议尽快手术。

颈髓损伤后神经功能恢复与否不仅取决于外科手术，同时也与围术期减少脊髓继发性损伤、保护脊髓功能密切相关。围术期如何减少和延缓脊髓损伤后的继发损伤，保证患者围术期平稳安全，对麻醉医师来说无疑是一个挑战。

在急性期进行的手术多为脊髓本身的手术或合并的其他脏器损伤的手术。通过对受伤机制的了解和对患者的检查，可初步判断 SCI 的水平，经 X 线、CT、MRI 等辅助检查可确定损伤的类型与受损程度。

术前应重新进行 ABCS 评估：①检查呼吸道是否通畅（airway，A）。②检查呼吸状况（breath，B）。③检查循环状况（circulation，C）。④脊柱脊髓损伤评估（spine，S）。重点检查运动神经系统（肢体活动）、感觉（包括鞍区感觉）和反射等。确定脊髓损伤平面及程度，注意脊髓损伤平面以下有无并发伤。

此外，还需评估是否存在头部、胸部、肢体骨折、腹部脏器等多发伤。

大约 50% 的 TSCI 会累及颈髓，表现出四肢轻瘫或四肢瘫。采用美国脊髓损伤协会（ASIA）量表对脊髓综合征的严重程度进行分类，见表 41-3。

表 41-3　脊髓功能损害分级（ASIA 标准）

分级	描述
A	完全性损害：骶段感觉和运动功能均丧失
B	不完全性损害：神经平面以下包括骶段（$S_4 \sim S_5$）有感觉功能，但无运动功能
C	不完全性损害：神经平面以下有运动功能，大部分关键肌肌力 < 3 级
D	不完全性损害：神经平面以下有运动功能，大部分关键肌肌力 ≥ 3 级
E	正常：感觉和运动功能正常，但肌张力增高

（一）呼吸系统

SCI 常导致通气功能障碍、呼吸衰竭、肺炎、肺不张等；高位颈椎损伤会影响膈肌和辅助呼吸肌。高位 C_2 水平以上颈髓损伤：全部呼吸肌及辅助呼吸肌麻痹会导致窒息和死亡，需机械通气；$C_3 \sim C_7$：肋间肌麻痹或膈肌功能障碍，会导致限制性通气障碍。$C_3 \sim C_4$ 以上损伤需气管插管即机械通气支持，因为膈肌失去神经支配（$C_3 \sim C_5$）。$C_5 \sim C_6$ 以下损伤可导致潮气量和 FEV 减少达 70%，同时伴有通气降低和氧合不良。中低位颈髓损伤与 T_6 以上的损伤相关的交感神经中断可能会导致支气管痉挛和肺分泌物增多，从而导致黏液堵塞和缺氧。

（二）循环系统

脊髓损伤后至 6 周，心血管功能低下。神经源性休克是由自主神经通路中断（交感神经张力丧失和迷走神经张力亢进）引起的有效血容量分配性的休克，典型表现为低血压、心动过缓和低体温三联征，高发于 T_4 或更高节段的脊髓损伤患者，交感神经张力损伤可降低大血管阻力，增加静脉血管容量，减少静脉回流导致低血压；同时心脏交感神经的传入中断可以使迷走神经兴奋而引起心动过缓。神经源性休克与单纯低血容量性休克可通过心动过缓进行鉴别。避免围术期低血压对于预防脊髓更严重的继发性损伤是至关重要的。

（三）体温异常

SCI 的高位交感神经中断可导致体温调节与交感张力分离，使损伤平面以下皮肤血管收缩障碍，易致热量损耗；汗腺停止分泌使体温增高等。神经源性休克患者在触摸时是温暖的，但中心体温低，在围术期应密切监测中心体温。

（四）自主神经反射亢进或紊乱

发生于 SCI 后，诱发因素（如躯体疼痛、腹胀或膀胱扩张）所致机体急性广泛交感神经高反应性所出现的综合征。发生于 T_6 节段以上急性脊髓损伤患者，通常表现为急性、无法控制的高血压，可能伴有癫痫发作、肺水肿、心肌梗死或脑出血。机制为损伤节段以下脊髓失去上位神经元抑制，致损伤平面以下交感神经冲动过度发放（肾素-血管紧张素-醛固酮系统功能代偿性增加）。自主神经失衡在受伤后的慢性阶段较常见，但也可能发生在受伤急性期，它需要即刻治疗，包括消除刺激因素并使用血管扩张药。

（五）其他

中高段胸椎的 SCI 可引发胃扩张、胃排空延迟和麻痹性肠梗阻，在麻醉诱导过程中有误吸的风险。膀胱张力下降者需置入导尿管。SCI 后的低钠血症可能源于肾交感神经通路控制的肾素-血管紧张素系统的激活，严重者可导致脑水肿、肺水肿。应激反应常会损伤葡萄糖耐受力，而糖皮质激素治疗可能会进一步恶化高糖血症，加重脊髓缺血性损伤和外伤性损伤后继发性损害。SCI后肌纤维去神经支配，接头外肌膜胆碱受体增加，对去极化肌松药超敏；使用司可林可使肌肉同步去极化致大量细胞内钾转移至细胞外，导致高钾血症，甚至引起心搏骤停。

三、SCI 患者的麻醉管理

麻醉原则：维持生命体征稳定；保护脊髓，预防和减少继发性脊髓损伤。SCI 患者存在潜在困难气道：颈段的 SCI、术前存在呼吸抑制、合并头面部损伤。对潜在困难气道患者术前需选择合适的气道工具，建立人工气道。对于明确或怀疑有颈椎损伤的患者，在搬动和气管插管操作中，须保持术前的自然头位，可采用轴向固定法，绝对禁止将头过度后仰。搬动患者时，应保持患者的躯干和头、颈在一条水平线上，防止加重脊髓损伤。

麻醉药物的选择取决于临床特征，特别是对术中神经生理监护的需要、患者的神经系统状态和并存的病理状态。目前尚无数据表明哪一种麻醉药物在改善 SCI 预后上更具优势。2013 年，美国神经外科医师协会（AANS）和美国神经外科医师大会（CNS）发布的指南建议：术中避免收缩压低于 90mmHg；损伤后 1 周内维持平均动脉压在 85～90mmHg；维持脉搏血氧饱和度（SpO_2）≥90%；有效预防深静脉血栓。

关注肺功能状况，纠正电解质紊乱，维持酸碱平衡；注意体温的监测和保护；避免使用去极化肌松药，以免发生高钾血症。若采取俯卧位手术，膈肌运动受限制，更易发生低血压、呼吸困难等。术中需维持循环稳定，保证脊髓供血。这类患者尤其高位脊髓损伤患者对麻醉药的心血管抑制效应异常敏感，因为不能增加交感神经张力，耐受性差，用药量应比一般患者减少。对于危重患者，除了常规的血压、心率、心电图、脉搏血氧饱和度、体温监测外，监测有创血压、中心静脉压及留置漂浮导管很有必要。躯体感觉诱发电位或运动诱发电位监测对于指导手术操作有一定的价值。

（一）麻醉监测

SCI 损伤的患者除常规的麻醉监测外，为了监测脊髓和神经结构的完整性，诱发电位（感觉和运动）和自发肌电位（EMG）的术中监测使用越来越广。体感诱发电位（SEP）是通过对周围神经的刺激引起的，并在感觉通路的某个点测量反应，通常是监测躯体感觉皮层。运动诱发电位（MEP）是监测记录相应肌群的肌肉反应，监测运动皮层及其通道。将电极片置于受神经支配的肌肉上，可以记录自发性肌电位，它在监测神经根的机械刺激方面特别有用。虽然在脊柱手术中，神经功能监测对于神经损伤具有敏感性和特异性，但是关于其能降低围术期神经系统新的损伤或恶化发生率的证据不足。

诱发电位的质量除受手术因素影响外，还受麻醉药物、血流动力学、体温、体位和技术等影响。麻醉药物可剂量依赖性影响 SEP 和 MEP，其影响因基础神经功能状况而有所不同。MET 对麻醉药物的影响最为敏感，SEP 敏感性较低，而脑干诱发的电位对麻醉药物的抵抗性最强。SEP 监测时，吸入麻醉药可应用但剂量不超过 1 MAC 值。吸入麻醉药也可用于自发性 EMG 监测，但要避免使用肌松药。然而，进行 MEP 监测时，应避免使用吸入麻醉药和 N_2O，应使用无肌松静脉麻醉技术，尤其是基线功能异常的患者。除非给予了负荷剂量，尚无右美托咪定作为辅助用药损害诱发电位监测的证据。氯胺酮可能不影响诱发电位监测，因此已越来越多地用于脊柱外科手术。麻醉医师应提供对血压影响不大并且麻醉药物剂量稳定的麻醉方法，以便诱发电位变化仅体现手术操作的影响。

（二）气道管理

麻醉选择：以气管内插管全麻为首选。气道管理在确诊或疑似颈椎 SCI 患者的围术期管理中非常重要。选择气道建立方式的核心问题是保持颈椎稳定性，采用影响最小策略以避免神经损伤加重及医源性损伤。术前应评估颈椎稳定性及损伤对呼吸的影响；颈椎损伤的节段；是否合并颌面部损伤、颅底骨折；困难气道评级。

清醒状态下纤支镜引导下气管插管，具有保持颈椎稳定、安全性高、可同时检查气道与清理气道等优点，而且清醒状态便于气管插管后神经功能的检查。其缺点则包括设备费用高、操作者需要掌握熟练的技术、需要患者良好的配合、直接刺激导致呛咳误吸、操作时间长、易导致交叉感染。插管技术的选择通常取决于形势的紧迫性、操作者的专业知识和可用资源。颈段损伤时上颈椎损伤推荐纤支镜引导插管，下颈椎损伤可选择视频喉镜插管。颈托，在气道管理过程中并没有明显减少颈椎运动，且可能阻碍了直接/间接喉镜的使用。声门上设备虽然可导致颈椎运动增多，但在挽救困难气道情况时可能是必需的，尤其是面罩通气困难的情况下。虽然喉罩通气在脊柱外科手术中可能是不适合的，但喉罩的置入有利于随后的气管插管。

在气道管理过程中，药物的选择同样重要。稳定的血流动力学和避免低血压至关重要。麻醉医师应根据患者的具体病情选择麻醉诱导药物。琥珀胆碱可用于 SCI 早期，但鉴于琥珀胆碱可引起高钾血症的危险，应避免用于 SCI 后 3d 至 9 个月。罗库溴铵可能是一种合适的选择，因为舒更葡糖钠（Suggamadex）可以迅速逆转其神经肌肉阻滞作用。

术中气道管理策略包括：保护性通气策略、呼吸功能监测；术后气道管理策略，如人工气道的护理、维持与撤除，预防相关并发症；术后气道危机事件的处理、呼吸系统并发症的诊断与治疗等气道管理举措，都是麻醉科医师应关注的内容。亦应避免过度通气致 $PaCO_2$ 严重降低而减少脊髓血流。

"气管切开时机管理指南"推荐，如果预估呼吸机治疗持续 7d 以上，建议早期实施气管切开。一项于 2018 年发表在 *Eur Arch Otorhinolaryngol* 的研究表明，气管插管 1 周内气管切开，不仅可以降低死亡率，还可以减少医源性肺炎发生率，缩短脱机时间和重症监护病房（ICU）逗留时间。

（三）血流动力学和液体管理

脊髓血流可自动调节，与脑血流的自主调节方式相同，但这种调节机制在 SCI 之后可能遭到破坏。维持围术期血流动力学的稳定性是至关重要的，因为 SCI 后体循环低血压可造成脊髓血流和灌注进一步降低，进而导致继发性神经损伤，使神经转归恶化；相反地，血压的升高会导致脊髓运动和躯体感觉方面轴突功能显著改善，因此积极的目标导向血流动力学管理可能有助于改善预后。美国神经外科医师协会（AANS）建议，在 SCI 后的 5～7d，应维持平均动脉压于 85～90mmHg，并避免收缩压＜90mmHg（Ⅲ级证据）。血流动力学管理需要适当的静脉输液和血管升压素或强心药物。大多数 SCI 患者初期都需要用晶体溶液实施液体复苏，然后使用白蛋白和血液制品以避免体液过多。颈椎和胸椎上的损伤需要正性肌力、正性节律和缩血管药物，多巴胺、去甲肾上腺素和肾上腺素在这种情况下非常有效。难治性心动过缓可能需要抗胆碱药物或起搏器治疗。此外，也需要一些临床指标指导治疗，包括酸碱值、乳酸水平和失血量。

此类手术可能会导致大量失血，因此预防严重贫血和凝血病是至关重要的，尽管目前还没有针对 SCI 患者的输血指南。减少术中出血和输血需求策略是很重要的，抗纤溶药物，特别是氨甲环酸已经被证明可以减少术中和围术期的血液丢失，但是在对输血需求是否有影响尚存争议。在此类人群中，使用氨甲环酸并未有增加血栓栓塞的报道。

第四节　烧伤患者的麻醉

烧伤泛指由热力、电流、化学物质、激光、放射线等所致的组织损害。日常所称的烧伤多指狭义的烧伤，一般指热力所造成的烧伤。严重烧伤不仅造成皮肤的毁损，而且会引起剧烈的全身性反应，可出现各系统及器官的代谢紊乱、功能失调。手术是常用的处理烧伤创面的治疗方法，包括切痂、削痂、扩创、植皮等，较轻微的烧伤患者麻醉处理无特殊性，大面积严重烧伤除局部组织遭受严重的破坏以外，多并存失血性休克、水电解质酸碱失衡、严重低蛋白血症、低体温及输液不当导致的急性肺水肿等多器官功能障碍问题，麻醉管理难度极大。

烧伤是全世界造成伤害和死亡的主要原因之一，每年约有 1100 万烧伤患者寻求医疗，其中超过 26.5 万人死亡。95% 以上发生在中低收入国家。麻醉医师应对大面积烧伤患者进行更加充分的术前准备，选择个体化的麻醉方案和有效的监测技术，提高麻醉质量，避免或减少术后并发症的发生。

一、烧伤的病理生理学

烧伤早期出现的有效循环血量降低、组织供氧障碍、重要脏器功能障碍等使烧伤患者病情变得复杂，特别是严重烧伤患者，其病理生理变化常涉及全身多个脏器，可并存多系统器官功能障碍或衰竭，从而给麻醉处理带来巨大的挑战。麻醉前应充分了解烧伤后病理生理的改变，围术期处理应围绕各器官病理生理变化进行，才能使患者平稳度过围术期。

（一）呼吸系统

烧伤后，肺毛细血管内皮细胞与肺泡上皮细胞肿胀，肺、气管内液体渗入肺间质和肺泡，使肺血管外液量增多，肺泡腔内有絮状物质，导致气体交换障碍，发生低氧血症；同时，机体体液内分泌因子网络失衡、炎症反应失控、加之吸入烟雾干热，这些因素的共同作用可引起急性呼吸窘迫综合征。临床表现为突然发病，呼吸困难、发绀、咳嗽、咯血或粉红色泡沫样痰，两肺可闻及弥漫性湿啰音。

气道损伤和低氧血症的严重程度还与吸入烟雾的成分有关。烟雾中含有氯化氢、光气、氰化氢以及异氰酸酯等剧毒的化学品，除了损伤气道，这些剧毒化合物还作用于细胞呼吸链，进一步加重低氧血症。而且，即使这些化学品的作用已经消除，所导致的气道高反应性仍可能持续数月。

（二）循环系统

烧伤早期出现的心肌缺血、缺氧等损害，以及诱发或使烧伤休克加重的现象称为"休克心"。微血管通透性的改变造成液体从微循环内渗出，并于烧伤后 12～24h 出现组织水肿。大量的水分、电解质、蛋白质丢失到血管外间隙，导致血管内体液缺失和低血容量性休克。心排血量通常在烧伤后即刻降低，这是因为前负荷的减少和心肌抑制所致。由于全身血管阻力的增加，血压可能是正常。这些病理生理变化的程度取决于烧伤的面积和深度。如果休克不能及时纠正，对心肌的损害还将继续存在，导致心功能进一步下降。同时机体会做出相应代偿，包括心脏本身的储备功能（如心脏收缩加强、心率增快）和交感神经系统、肾素-血管紧张素-醛固酮系统和抗利尿激素作用下心脏外的代偿，如血容量增加、血液再分配等。

（三）血液系统

血液系统的变化主要表现在红细胞、血小板和凝血机制三方面。烧伤后几小时内红细胞的损失是热力直接损伤的结果，烧伤后12～24h，严重烧伤患者发生延迟性溶血，红细胞继续损失。在循环抑制因子的作用下，红细胞的寿命缩短、生成减少。烧伤患者液体复苏期间，由于血液稀释和大量微血栓聚集在皮肤和烟雾损伤肺组织内，患者血小板计数通常是减少的。如果未发生脓毒血症和多器官功能衰竭，血小板计数通常在1周内恢复正常。另外，烧伤直接激活患者体内凝血和纤溶机制，凝血因子大量消耗而减少。大面积烧伤患者可并发DIC，是非常严重的并发症，应给予输注新鲜冰冻血浆及冷沉淀。烧伤后期由于抗凝血酶Ⅲ、蛋白C和蛋白S的减少，患者可出现高凝状态，从而增加静脉血栓形成和肺栓塞的风险。

（四）肝、肾功能

烧伤后，患者低血压和组织缺氧将损害肝功能。严重烧伤后，即使有足够的液体复苏，肝血流仍将明显减少，导致肝功能减退，严重影响其解毒能力。急性肾衰竭并不多见，但是一旦发生，病死率极高。继发于低血容量和低心排血量的肾血流量降低，以及儿茶酚胺、醛固酮、血管升压素水平的升高都会促使肾衰竭的发生。

（五）消化系统

烧伤患者的消化系统改变，包括胃肠黏膜萎缩、消化吸收功能下降、肠道血流量降低和肠道通透性增加。Curling溃疡是一种常见于严重烧伤后发生在十二指肠或胃的应激性溃疡，这类溃疡在儿童中较成人多见，可预防性使用抗酸药、组胺H_2受体拮抗药和质子泵抑制药。

（六）神经系统

脑水肿是烧伤后全身损害的局部表现。研究认为，烧伤后缺氧、内毒素及各种介质释放，造成血管内皮细胞损伤，微血管通透性增加，引起血管源性脑水肿；同时脑内ATP生成减少，钠泵功能障碍，致细胞源性脑水肿。小儿的神经组织尚未发育完善，对缺氧耐受差，因而小儿严重烧伤后极易并发脑水肿。

（七）免疫系统

烧伤尤其是严重烧伤或合并吸入性损伤，将引起机体免疫功能紊乱，主要表现为免疫抑制。烧伤免疫功能紊乱被认为是伤后引发严重感染、多器官系统功能障碍，甚至死亡等的重要原因。失活组织的存在增加了伤口感染和全身性脓毒症的风险。内毒素水平与烧伤面积相关，可用以预测多器官衰竭和预后。

二、烧伤患者的术前评估

烧伤患者的术前评估存在一些特殊要求，主要包括了解烧伤面积、烧伤严重程度、烧伤部位、所处病程阶段及手术方式，麻醉医师应对患者各系统做出正确评估，从而制订个体化麻醉方案，确保患者在安全的前提下，尽可能舒适地进行麻醉与手术。

如头面部及颈部烧伤，常伴有吸入性损伤，可引起呼吸道梗阻、呼吸困难等，即使不伴有吸入性损伤，也可因头面部、颈部肿胀导致麻醉时开放气道困难。大面积烧伤患者常有低蛋白血症、贫血、营养不良及水、电解质紊乱，术前应积极纠正，提高患者耐受力。面部、上呼吸道烧伤，以及伴有吸入性损伤的患者，常在 2～3d 内发生气道水肿，故应在气道水肿发生前，尽快行气管内插管或气管切开，否则可迅速发生软组织继续肿胀和扭曲，从而使气道处理更加困难。烧伤患者常处于高代谢状态，如患者不能进食足够的热量，常通过管饲补充能量，需注意反流性误吸的风险。术前用药种类及用量视麻醉方法及病情而定，对高热、心动过速者不宜用阿托品；吗啡可释放组胺导致支气管痉挛，有时产生呼吸抑制，在大面积烧伤及伴有吸入性损伤者不宜使用。

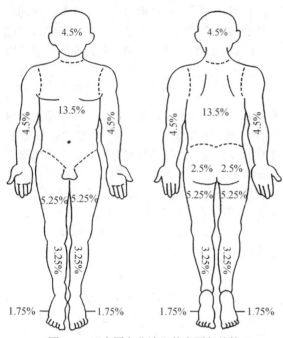

图 41-2 "中国九分法"体表面积估算

（一）烧伤面积与深度的评估

1. 烧伤面积 烧伤面积的计算国外多采用"Lund-Browder 表"，我国主要采用九分法和手掌法。

（1）九分法：将全身体表面积划分为若干 9% 的等分。成人头颈部占体表面积的 9%，双上肢各占 9%，躯干前、后（各占 13.5%）及会阴部（占 1%）占 3×9%，臀部及双下肢占 5×9%+1%（46%），见图 41-2。

小儿的躯干和双上肢体表面积所占百分比与成人相似。特点是头大下肢小，并随着年龄的增长而变化，可按下列简易公式计算：

$$头颈部面积\% = 9\% + （12-年龄）\%$$
$$双下肢面积\% = 46\% - （12-年龄）\%$$

（2）手掌法：无论成人还是儿童，其五指并拢后的手掌面积大约等于体表面积的 1%。

2. 烧伤深度 烧伤深度是决定预后的一个重要因素，目前最常用的是三度四分法，分别为 I 度、浅 II 度、深 II 度及 III 度。

（1）I 度烧伤：浅表或表皮烧伤仅累及皮肤的表皮层。浅表或表皮烧伤不起水疱，但会引起疼痛、干燥、发红，并且按压时发白。3～5d 后可自愈，不留瘢痕，可有短时间的色素沉着或改变。

（2）浅 II 度烧伤：伤及整个表皮和部分真皮乳头层。局部红肿明显，有大小不一的水疱形成，内含血浆样液体或蛋白凝固的胶冻物。创面呈粉红色，疼痛显著。如果没有继发感染，7～20d 可痊愈，预后无瘢痕，可有时间长短不等的色素沉着。深 II 度烧伤伤及整个表皮和部分真皮乳头层以下，但仍残留部分网状层，创面更加干燥和发红，水疱更小，疼痛更轻。

（3）深 II 度烧伤：烧伤深及真皮乳头层以下，但仍残留部分网状层。由于真皮的厚度不一，烧伤的深浅也不一，故临床变异较多。局部肿胀，表皮较白或棕黄，间或有较小的水疱。去除坏死皮后，创面微湿、微红或红白相间，质地较韧，感觉迟钝，温度较低。创面需要 20d 以上才能自行愈合，并留有瘢痕。根据患者的烧伤面积、烧伤部位和具体情况，常需手术植皮。

（4）III 度烧伤：又名为焦痂性烧伤，累及全层皮肤，除表皮、真皮及皮肤附件全部毁损外，有时可深及脂肪、肌肉，甚至骨骼、内脏器官等。由于损伤程度不同，局部表现可为苍白、黄褐、焦黄。严重者呈焦灼状或炭化，皮肤失去弹性，触之硬如皮革，创面干燥无渗液，发凉，无痛觉。由于皮肤及其附件全部被毁损，创面已无上皮再生的来源，创面修复有赖于手术植皮，见表 41-4。

表 41-4 不同深度烧伤的临床鉴别方法

深度	损伤深度	外观特点及临床体征	感觉	拔毛试验	温度	创面愈合过程
Ⅰ度 （红斑性）	伤及角质层、透明层、颗粒层、棘状层等，生发层健在	局部似红斑，轻度红、肿、热、痛，无水疱，干燥，无感染	微过敏，常为烧灼感	痛	微增	2～3d 内症状消退，3～5d 痊愈，脱屑，无瘢痕
浅Ⅱ度	可伤及生发层，甚至真皮肤乳头层	水疱较大，去表皮层后创面湿润，创底鲜红、水肿，并有红色颗粒或脉络血管网	剧痛、感觉过敏	痛	温度增高	如无感染，1～2 周痊愈，不留瘢痕
深Ⅱ度 （水疱性）	伤及真皮层	表皮下积薄液，或水疱较小，去表皮后创面微湿或红白相间，有时可见许多红色小点或细小血管支，水肿明显	剧痛、感觉迟钝	微痛	局部温度略低	一般 3～4 周痊愈，可遗留瘢痕
Ⅲ度 （焦痂性）	伤及全皮层、皮下脂肪，甚至肌肉、骨骼	创面苍白或焦黄炭化、干燥、皮革样，多数部位可见粗大栓塞的静脉支	疼痛消失、感觉迟钝	不痛且易拔除	局部发凉	3～4 周焦痂脱落，需植皮后愈合，遗留瘢痕、畸形

（二）烧伤严重程度的分类

烧伤的分类主要根据烧伤的总体表面积（TBSA）、烧伤的深度和是否合并吸入性损伤。

1. 轻度烧伤 Ⅱ度烧伤面积在 9%（小儿在 5%）以下。

2. 中度烧伤 Ⅱ度烧伤面积在 10%～29%（小儿在 6%～15%），或Ⅲ度烧伤面积在 10%（小儿在 5%）以下。

3. 重度烧伤 总面积在 30%～49%，或Ⅲ度烧伤面积在 10%～19%（小儿总烧伤面积在 16%～25% 或Ⅲ度烧伤面积在 6%～10%）；Ⅱ度、Ⅲ度烧伤面积虽达不到上述百分比，但已发生休克、严重呼吸道烧伤或合并其他严重创伤或化学中毒者。

4. 特重烧伤 总烧伤面积在 50% 以上，或Ⅲ度烧伤面积在 20% 以上（小儿总烧伤面积在 25% 以上或Ⅲ度烧伤面积在 10% 以上），或已有严重并发症者。

三、烧伤患者的麻醉管理

小面积烧伤患者的麻醉管理并无特殊。严重烧伤患者因创面广泛，加之切痂取皮时术野范围大、出血多及监测困难等，给麻醉管理带来巨大困难。

（一）麻醉监测

基本生命体征和尿量是烧伤患者复苏评估过程中最重要的指标。术中常规基本监测包括血压、脉搏氧饱和度（SpO_2）、心电图、体温、$P_{ET}CO_2$；另外，还应根据病情、手术大小及时间选择其他监测，如中心静脉压、血气分析及电解质等。心、肺功能异常及持续低血压等危重患者，可放置肺动脉导管监测心排血量、血管阻力、肺动脉压力、肺小动脉楔压等。由于烧伤患者其创伤的特殊性，应多指标监测，综合分析以便术中及时发现病情变化。

（二）气道管理

机械通气和气道保护是烧伤患者麻醉管理的基本要素。即使没有明显的气道损伤，麻醉医师也应该高度警惕任何可能发生的气道问题。如果有任何疑问，应准备清醒或纤维支气管镜引导下气管插管。清醒气管插管需要充分的局部表面麻醉、适当的体位和预充氧，并且要与患者进行充分沟通，给予鼓励与人文关怀，相互配合，尽量减少清醒插管带来的痛苦。安全的气管插管取决于麻醉医师的操作，可选择可视喉镜、喉罩及其他插管工具。如果患者昏迷或不能配合清醒插管，可行气管切开术，包括环甲膜穿刺或气管造口术等。近年来，越来越多的可视气管插管装置为困难气道的处理提供了更可靠的选择。

（三）循环管理

只有维持循环功能稳定，才能保证各组织、器官的灌注，急诊手术，根据术前液体复苏情况，继续液体复苏治疗。术中输液需在有效循环功能监测下进行，必要时用心血管活性药物。烧伤患者尿量监测较一般患者更为重要，一般情况下，尿量＞0.5ml/(h·kg)则表示组织的血流灌注满意，若应用了影响外周血管阻力的药物，则应保持尿量＞1ml/(h·kg)。应避免或减少麻醉药对循环功能的抑制，休克期患者应选择无循环抑制或抑制轻的麻醉药物，并及时监测、纠正水电解质及酸碱平衡紊乱。

（四）术中体温的变化及处理

烧伤患者的体温调节功能丧失，加之麻醉后血管扩张、手术暴露面积大、大量输血和输液均可造成术中低温，小儿患者更明显。体温过低容易导致心律失常，影响组织灌注，且出血和感染风险增加，术中应采取升高室温、输血输液加温、使用保温毯等综合性的保温措施。

（五）麻醉药物的选择

大面积烧伤患者病情严重，多伴有多器官功能障碍、低蛋白血症，使麻醉药物代谢消除降低，游离药物浓度升高，机体对药物耐受性降低，因此应适当减少用量。

1. 阿片类药物　烧伤患者疼痛剧烈，应给予阿片类药物管理疼痛。烧伤休克期，因药物代谢时间延长，阿片类药物需求量应减少；而在高代谢期，阿片类药物的需求随之增加。此外，阿片类药物的长期应用可发生阿片类药物诱发的痛觉过敏及阿片类药物耐受，须引起注意。

2. 静脉麻醉药物　丙泊酚用于烧伤休克期时，应减少诱导剂量，以避免血压进一步降低；而高代谢期则需要大剂量丙泊酚以获得所需的镇静效果。与丙泊酚相比，依托咪酯用于麻醉诱导时患者血流动力学更加稳定。然而，对于大面积烧伤患者，依托咪酯可导致一过性急性肾上腺功能不全，从而增加死亡率。氯胺酮或艾司氯胺酮用于烧伤患者，可提供有效镇痛、支气管扩张、维持血流动力学稳定等。此外，艾司氯胺酮还可在手术室外为烧伤换药提供镇静和镇痛，是很好地管理烧伤后慢性疼痛的辅助用药。

3. 吸入麻醉药物　是大面积严重烧伤手术患者的理想麻醉药物，其中 N_2O 与其他吸入麻醉药复合用于烧伤患者麻醉有一定的优越性，但如有严重感染、肠麻痹，不宜用 N_2O，以避免或减少肠胀气。

4. 肌肉松弛药　烧伤引起组织去神经化，乙酰胆碱受体不再局限于运动终板，骨骼肌细胞膜上均有表达。琥珀胆碱易引发高钾血症、心律失常，甚至危及生命，因此琥珀胆碱禁用于烧伤患者。烧伤患者通常对非去极化肌松药不敏感甚至耐药，这意味着烧伤患者需要更大的剂量才能达到良好的肌松效果，且肌松的持续时间比正常更短，其需求量可达正常的250%～500%。若使用肌松药，最好监测神经肌肉功能。

有研究表明，很多麻醉药具有器官保护作用，丙泊酚具有强抗氧化及抗炎作用，可减轻再灌注损伤，同时丙泊酚还具有直接扩张小血管作用而改善组织灌注。吸入麻醉药如七氟烷、异氟烷和地氟烷，以及阿片类镇痛药如瑞芬太尼等均可减轻再灌注损伤。

四、烧伤患者术后疼痛管理

烧伤患者经历多次切削痂、植皮、换药和理疗，这些治疗措施不仅会加重身体的疼痛，还有可能导致患者焦虑和抑郁，加重心理上的痛苦，因此我们有责任与义务为患者制订个体化多模式镇痛方案，促进快速康复。

阿片类药物仍然是当前烧伤镇痛使用最多的药物。建议在手术期间尽早静脉使用阿片类药物，如果患者已行肠内营养，应口服给药。由于对阿片类药物的耐受，剂量需求可能会超过正常人的4倍，考虑到可能出现阿片类药物引起的痛觉过敏，瑞芬太尼这类超短效药物应避免使用。目前在国内烧伤患者中使用最多的阿片类药物是舒芬太尼，由于舒芬太尼镇痛效能更强，心血管抑制更小，因此更适用于治疗性操作。亦可选用阿芬太尼、氢吗啡酮。

非阿片类镇痛药亦可广泛用于烧伤患者。氯胺酮可兴奋交感神经，升高血压，但呼吸抑制弱，是理想的镇痛用药。近期研究表明，烧伤患者在诊断脓毒症后，应用氯胺酮可显著改善其生存率，可能与其抗炎症级联反应相关。α_2 受体激动药物右美托咪定可用于镇静、抗焦虑，呼吸抑制作用较轻，可用于长期插管患者的镇静。对轻度疼痛，推荐用对乙酰氨基酚，其剂量可达 3～4g/d，但应避免用于肝、肾功能障碍者。

患者自控镇痛（patient controlled analgesia，PCA）技术的出现代表着疼痛治疗的一大进步。从 PCA 的有效性、科学性、安全性、不良反应发生率等方面看，PCA 具有与传统镇痛方式对比明显的优点，目前已成为最普遍的烧伤术后镇痛方式。

（刁玉刚　邹　彬）

思 考 题

1. 患者，男性，55 岁。因车祸致多发伤，急诊全身麻醉下行剖腹探查术，术中突发急性大失血，麻醉管理的首要处理和目的是什么？

2. 患者，男性，45 岁。因车祸致颅脑外伤，蛛网膜下腔出血，急诊入院，拟于全身麻醉下行颅内血肿清除术，针对该急诊患者，术前评估应该注意哪些方面？

3. 患者，男性，70 岁。摔倒后出现硬膜外血肿，患者高血压病史 30 年，血压最高 180/95mmHg。冠心病病史 20 年，活动后偶发心前区不适。拟于全麻下行硬膜外血肿清除术，针对该患者，麻醉诱导期间应该注意哪些问题？

4. 患者，男性，25 岁。因高空坠落致脊髓损伤，拟全身麻醉下手术治疗。该患者麻醉的关注点有哪些方面？

5. 重度烧伤急诊患者如何术前评估？包括哪些方面？

6. 大面积烧伤患者术中监测会遇到什么难题？怎么解决？

知 识 拓 展

近年来，随着科学技术的发展，在创伤救治中重症 POCUS、ECMO、体外血液净化等新技术的应用，以及促进伤口愈合的外用药物的使用、多模式的体温保护、高级血流动力学监测和麻醉管理上新策略的实施，使创伤治疗效果有了很大的提高。临床研究在评估如何避免创伤后机体继发生理改变的同时，还评估了针对创伤后级联反应中各个环节的麻醉用药，但特定药物或措施改善患者预后的机制仍需进一步研究。麻醉医师创伤管理的理念已经发生转变，不仅是重视血流动力学的管理，而应是关注整个围术期的综合治疗。

推 荐 阅 读

杨露艳，角述兰 . 2017. 大面积烧伤患者麻醉的研究进展 [J]. 医学综述，23(7): 1402-1405, 1410.

中国输血协会临床输血学专业委员会 . 2022. 创伤性出血患者血液管理专家共识 (2022 年版)[J]. 中国临床新医学，15(6): 469-476.

HAYS L, UDY A, ADAMIDES AA, et al. 2022. Effects of brain tissue oxygen(PbtO(2))guided management on patient outcomes following severe traumatic brain injury: a systematic review and meta-analysis[J]. J Clin Neurosci, 99: 349-358.

MATHIEU F, KHELLAF A, KU JC, et al. 2020. Continuous near-infrared spectroscopy monitoring in adult traumatic brain injury: a systematic review[J]. J Neurosurg Anesthesiol, 32(4): 288-299.

MIRZAEVA L, LOBZIN S, TCINZERLING N, et al. 2020. Complications and mortality after acute traumatic spinal cord injury in Saint Petersburg, Russia[J]. Spinal Cord, 58(9): 970-979.

STAPELBERG F. 2020. Challenges in anaesthesia and pain management for burn injuries[J]. Anaesth Intensive Care, 48(2): 101-113.

第四十二章　腹部器官移植手术的麻醉

同种异体器官移植是机体重要脏器功能衰竭的最终治疗手段。近年来，随着免疫学理论研究的日益深入、高效免疫抑制药在临床上的广泛应用，以及手术、麻醉技术的不断改进和围术期管理能力的加强，器官移植在临床上的开展日益广泛，其手术范围涉及心、肺、肝、肾、脾、胰腺及大血管等多个重要脏器。在过去几十年中，器官移植技术所取得的成就使患者术后生存率显著提高，器官移植的适应证也在逐渐扩宽，一些过去认为的禁忌证，如高龄、某些类型的心肺疾病，已不再被列为禁忌。器官供需失衡是限制器官移植数量的主要原因，为了增加器官供体，接受活体供器官及放宽遗体捐赠标准的情况越来越常见，围绕器官移植开展的所有活动均应遵守相关的法律法规、条例、医学伦理学和医学原则。

器官移植手术的麻醉是临床麻醉工作的重要组成部分，本章将综述肝、肾、胰腺以及腹部多器官联合移植的麻醉问题。

第一节　肝移植手术的麻醉

肝移植手术（liver transplantation）是治疗失代偿期肝硬化、无法手术切除的原发性肝癌、急性肝衰竭和代谢性疾病的重要手段。肝移植手术操作复杂、耗时长、创伤大，除外科操作相关因素外，围术期管理也对患者术后转归有着重要影响。受者一般情况差、合并其他重要器官损伤、凝血和抗凝系统失衡、术中出血及无肝前期、无肝期、新肝期复杂的内环境改变，上述因素均增加了肝移植围术期麻醉管理的难度。

一、肝移植手术的现状和疗效

自 1963 年 Thomas starzl 博士首度将肝移植技术应用于临床以来，历经半个世纪的发展，目前肝移植已成为治疗终末期肝病唯一有效的方法。受益于新型免疫抑制药的开发应用、抗感染治疗的不断改进和现代外科技术的创新发展，近 20 年来中国的肝移植事业取得了令人瞩目的进步。据报道，国内较大移植中心肝移植围术期病死率已降至 5% 以下，受者的术后 1、5、10 年生存率已分别达到 90%、80% 和 70%。肝移植手术的麻醉管理对麻醉医师来说是一项巨大的挑战。鉴于肝移植手术时间长、术中容易发生血流动力学剧烈波动、凝血功能障碍、复杂的内环境紊乱等，需要麻醉医师进行充分的术前评估和准备，以及时预防和处理围术期快速而复杂的病理生理变化，努力改善患者预后。

二、术前评估与准备

（一）供肝的评估

供肝质量的好坏、供肝冷缺血时间的长短直接影响着新肝肝功能的恢复、影响着围术期麻醉的决策和处理，作为麻醉医师，应该在术前详细了解供肝的评估情况及冷缺血时间。

（二）受体的评估

1.肝病严重程度评估　术前准确评估患者的肝功能，有利于判断肝移植的紧迫性，评估和预测患者围术期的风险并制订合理、有效的术前治疗方案。传统的 Child-Pugh 分级标准适用于成人受体和患儿受体的肝功能评估。评估肝移植患者的终末期肝病模型（model for end-stage liver disease，MELD）采用了血清肌酐、总胆红素、国际标准化比值（international normalized ratio，INR）及肝病原发病因作为参数，通过数学公式计算得分，该评分系统简便可行、重复性好，较客观地反映了终末期肝病患者病情的严重程度。MELD 评分用于评估≥12 岁的儿童和成人；年龄<12 岁的儿童使用小儿终末期肝病模型（pediatric end-stage liver disease，PELD）评分。MELD 和 PELD 评分越高，预后越差。（注：ln 为自然对数）

MELD 评分：MELD=10×[0.378×ln（总胆红素 mg/dl）+1.12×ln（INR）+0.957×ln（肌酐 mg/dl）+0.643×（病因学：胆汁淤积型或酒精性肝硬化 =0，其他原因 =1）]。

PELD 评分：PELD=0.480×ln（胆红素 mg/dl）+1.857×ln（INR）-0.687×ln（白蛋白 g/dl）+0.436×年龄（<1 岁 =1，其他 =0）+0.667×（生长障碍：<正常标准差 2 倍 =1，其他原因 =0）。

2. 术前心血管系统的评估　结合术前病史、体格检查、心电图和超声心动图、心肌酶谱，甚至冠状动脉 CT 血管造影（CT angiography，CTA）和冠状动脉造影等检查，对成人肝移植受者心脏作出全面的评估。排除术前是否合并严重心脏畸形、特异性心肌病、肝硬化性心肌病和严重的冠状动脉病变等。终末期肝病患者的血流动力学特征多为心指数（cardiac index，CI）增加和系统血管阻力（systemic vascular resistance，SVR）降低的高动力循环状态，机体的交感神经活性增强和儿茶酚胺水平升高。慢性肝病患者如果合并肝硬化性心肌病，则表现为心血管系统对应激的反应性降低、心肌的变力性和变时性异常、心室收缩和舒张功能不全、QT 间期延长及心肌的电-机械偶联异常等。合并严重心血管疾病的患者，术前应组织多学科团队会诊，决定需要优先处理的合并症。

3. 术前呼吸系统的评估　呼吸系统是终末期肝病患者易合并并发症的系统之一，须进行细致的呼吸系统评估。术前大量腹水和肝脾肿大引发患者腹压增高，可限制膈肌活动和腹式呼吸，使气管插管过程中耐受不通气时间显著缩短。患者术前如果合并肝肺综合征（hepatopulmonary syndrome，HPS），则表现为肺内动静脉扩张、肺内分流增加、通气 / 血流比值失衡，易引起低氧血症。当术前合并呼吸道感染，甚至肺炎、肺不张、呼吸衰竭或肺源性心脏病等时，术前应进行积极治疗。术前合并门脉性肺动脉高压（portpulmonary hypertension，POPH）时，平均肺动脉压（mean pulmonary arterial pressure，MPAP）>50mmHg 是肝移植术的禁忌证。

4. 术前中枢神经系统的评估　术前应严密监测和评估患者的精神状态和体征，避免使用镇静药物，警惕患者是否合并肝性脑病。重度肝性脑病患者若出现脑水肿和脑疝，则需气管插管行机械通气并及时降低颅内压治疗。另外，术前需结合神经系统检查、血氨水平、脑电图和头颅 CT 和 MRI 等，评估患者术前是否合并不可逆的脑损伤而影响移植患者的预后。

5. 术前肾功能的评估　终末期肝病患者术前存在肾功能不全非常常见，可采用血清肌酐水平、血清半胱氨酸蛋白酶抑制剂 C（胱抑素 C）和肾小球滤过率（glomerular filtration rate，GFR）等指标综合评估肾功能。肾功能不全与患者术前肾前性氮质血症、急性肾小管坏死和肝肾综合征（hepatorenal syndrome，HRS）等常见病因有关，遗传代谢性肝病患儿常合并特异性肾功能损害。合并肾衰竭患者，可能需要在术前或围术期接受连续性肾脏替代治疗（continuous renal replacement therapy，CRRT），部分患者甚至需要接受肝肾联合移植。

6. 术前凝血功能的评估　终末期肝病患者术前常合并出凝血异常，尤其是急性肝衰竭患者，表现为血小板数量减少和功能减退、凝血因子减少和纤溶相关物质减少。慢性终末期肝病合并门静脉高压及脾功能亢进的患者，常合并不同程度的贫血、血小板减少和凝血功能障碍。围术期实验室检查指标，如凝血酶原时间（PT）、部分凝血酶原时间（APTT）和纤维蛋白原等可异常。围术期可根据需要，备好浓缩红细胞、新鲜冰冻血浆、单采血小板、人纤维蛋白原和凝血酶原复合物，以纠正围术期凝血功能异常。多数肝硬化患者因凝血和抗凝血的再平衡，而表现为凝血功能障碍与高凝状态并存。

7. 术前代谢功能的评估　终末期肝病患者术前容易出现内环境紊乱，如低血糖、高氨血症、低钾或者高钾血症、低钠血症、低钙血症、低镁血症、代谢性酸中毒或代谢性碱中毒等，术前应及时给予纠正。

三、手术过程

按供肝植入部位不同，可分为原位肝移植和异位肝移植。由于原位肝移植更符合人体的解剖生理特征，因此目前临床肝移植基本采用该术式。原位肝移植按照供肝肝静脉与受者下腔静脉的吻合方式不同，可分为经典肝移植和背驮式肝移植。为解决供肝短缺和小儿肝移植问题，又发展了活体肝移植、减体积肝移植、劈离式肝移植以及辅助性肝移植等术式。

肝移植手术过程相对复杂，手术分为 3 个不同的阶段：无肝期前期或肝切除阶段，肝被移开并对血管结构（肝上和肝下下腔静脉、肝门静脉和肝动脉）进行标识；无肝期始于阻断这些血管，切除原肝，并持续至移植肝植入；再灌注（肝门静脉开放）标志着新肝期开始，一直持续到完成剩余的血管吻合（通常是肝动脉）、胆管吻合、止血及关腹。

四、围术期管理

（一）麻醉方式选择

全身麻醉或全身麻醉联合区域阻滞均可用于肝移植术。由于终末期肝病患者常伴凝血功能障碍，若联合椎管内阻滞，需全面评估后慎重选择。由于肝移植多是急诊手术，患者术前禁食水时间较短，且常合并腹水和胃排空延迟，反流性误吸风险较高，因此要当作饱胃处理，麻醉诱导采用快速顺序诱导气管插管（rapid sequence induction and intubation，RSII）。联合麻醉可有效减轻手术应激、减少阿片类药物的用量。

（二）麻醉药物选择

丙泊酚是最常用的静脉麻醉药物之一，起效快、代谢迅速，持续给药较少蓄积，由于此类患者常伴有外周血管阻力降低，因此由此药诱导时需要缓慢注药，根据情况适当补液或使用小剂量的血管收缩药物，避免发生严重低血压。阿片类药物一般选用芬太尼或舒芬太尼。一般来说，肝移植麻醉时肌松药物选择阿曲库铵或顺阿曲库铵，二者为霍夫曼消除（Hoffman elimination），而不经肝代谢和肾清除，罗库溴铵因起效快故可用于 RSII。若具备条件，建议使用肌松监测。

吸入麻醉药包括异氟烷、地氟烷、七氟烷等，因其体内代谢率均较低，所以复合阿片类药物可安全用于肝移植麻醉维持。联合使用阿片类药物和苯二氮䓬类药物或丙泊酚的全凭静脉麻醉方式均可用于麻醉维持。

（三）肝移植围术期麻醉管理要点

1. 肝移植围术期的血液循环变化及支持　　肝移植手术创伤较大，围术期循环系统、水电解质、凝血功能等可能存在剧烈波动。通常将肝移植手术分为无肝前期、无肝期、新肝期 3 个阶段，各阶段病例生理变化的特点各异，已受广泛重视，其处理方法和手段日臻成熟，围术期管理应根据各阶段的具体情况做出预判和调整，维持围术期生命体征平稳，降低并发症的发生。

（1）无肝前期：该期主要进行病肝的游离和松解。由于肝硬化常合并门静脉高压，多伴有广泛的侧支循环、凝血功能障碍，因此术中出血是引起此期血液循环不稳定的最主要原因。保证有效血容量是维持血液循环稳定的关键，包括纠正术前存在的低蛋白血症、贫血状态；根据出血量和出血速度及时补充术中液体丢失量；可静脉注射小剂量多巴胺 2～5μg/（kg·min）支持血液循环。同时需要关注因输入库存红细胞导致的高钾和（或）低钙等电解质紊乱。此外，终末期肝病患者常合并有大量腹水，开腹后放腹水可导致不同程度的循环波动，可通过输注白蛋白、适当加快输液及辅以血管活性药来维持血流动力学稳定。

（2）无肝期：阻断下腔静脉和肝门静脉是导致血液循环急剧变化最主要的原因，严重者心排血量可降低超过 50%。阻断下腔静脉，导致下肢及盆、腹腔脏器静脉压增高并引起有效灌注不足，特别是胃肠氧供失衡，进而造成肠屏障损害；在无肝期产生的心肌抑制因子不能被有效清除，使心肌收缩减弱。血液循环的抑制在无肝早期表现突出，需通过血管活性药物维持；无肝中、后期，机体可通过加快心率、收缩血管等代偿机制使循环维持相对稳定。无肝期循环支持策略包括：①血管活性药物支持，主要采用多巴胺 $2\sim5\mu g/(kg\cdot min)$、去甲肾上腺素 $0.01\sim0.50\mu g/(kg\cdot min)$ 和肾上腺素 $0.01\sim0.50\mu g/(kg\cdot min)$ 持续静脉泵注支持，阻断后平均动脉压显著下降，可单次静脉注射去甲肾上腺素 $20\mu g$，必要时可重复使用；②适度扩容，阻断后 15min 内快速补充血浆或红细胞 400ml 左右，维持有效心排血量，但应注意避免液体负荷过大，以免开放后引起肺水肿；③体外静脉-静脉转流，采用静脉转流技术有利于维持血液循环稳定，适用于合并冠心病、肾功能不全、多次手术史、有广泛粘连的患者。

（3）新肝期：该期的特点是血液循环剧烈波动。移植肝血管开放后即刻是新肝期管理最具挑战的时段，可出现剧烈的血流动力学波动、内环境紊乱、凝血功能异常，有时甚至出现心搏骤停，即再灌注后综合征（post reperfusion syndrome，PRS）。预防再灌注后综合征的方法：①无肝期尽量将酸碱、电解质等内环境指标调整至正常范围内。②预防和纠正低温。③在开放即刻或开放前 $1\sim2$min 预防性给予去甲肾上腺素 $20\sim40\mu g$ 或肾上腺素 $20\sim40\mu g$，必要时可重复给药；一旦发生再灌注后综合征，首选肾上腺素，根据血压下降程度或患者对肾上腺素的反应，肾上腺素用量在 $20\sim500\mu g$。极少数患者由于吻合口出血、广泛的创面渗血而出现新肝期血流动力学不稳定，需结合凝血功能监测，如血栓弹力图（thromboelastogram，TEG），快速输入大量红细胞或进行成分输血，同时辅以血管活性药物来维持血液循环稳定。

肝血管开放后肺动脉高压是新肝期常见的循环变化。多数患者的肺动脉压在开放后 15min 将逐步降低，不需特别处理。少数患者，特别是术前合并肺动脉高压的患者，肺动脉压可显著增高，应及时治疗。经中心静脉持续泵注硝酸甘油 $0.1\sim10\mu g/(kg\cdot min)$ 或前列腺素 E_1 $8\sim28ng/(kg\cdot min)$，可在一定程度上降低肺动脉压。作为选择性肺血管舒张药，NO 吸入治疗起效快，可有效降低肺动脉压而不引起全身性低血压，但作用时间短暂，目前临床推荐吸入浓度为 $10\sim80mg/L$（$10\sim80$ppm）。

2. 肝移植围术期凝血功能监测及调控策略　肝移植围术期的凝血功能异常、出血与大出血、大量输血等，对术者及麻醉医师仍然是挑战性的。主要问题有：①血浆凝血因子缺乏，主要是因为肝功能不全引起合成障碍；②低纤维蛋白原血症，血小板减少与功能异常；③纤溶亢进；④大量输血或血液过度稀释导致凝血障碍。围术期通过常规凝血监测、TEG 和临床表现采取综合干预措施。

患者肝的病理生理改变不同导致凝血功能改变也存在差别。重型肝炎、慢性肝硬化患者常合并显著的凝血功能障碍，表现为血小板减少和功能缺陷、凝血因子缺乏、纤溶亢进等。肝癌患者由于肝功能基本在正常范围内，所以术前凝血功能、血小板的数量和功能也基本正常，部分甚至接近高凝状态。30%～50% 的小儿肝移植原发疾病是胆汁淤积性疾病，如胆道闭锁或家族性肝内胆汁淤滞，这些患儿发生肝动脉栓塞的风险较高，不可过度纠正凝血功能障碍；代谢性肝病患儿的凝血功能常不受影响。

无肝前期：患者术前原发疾病导致的凝血功能改变、手术或创伤导致的凝血功能障碍、手术相关（如粘连松解）的大量出血导致凝血因子的丢失。

无肝期：纤溶亢进可能是这个阶段的主要问题，组织型纤溶酶原激活物（tissue-type plasminogen activator，tPA）清除缺失，纤溶酶原激活物抑制剂（plasminogen activator inhibitor，PAI-1）水平仍然保持相对不变。应根据凝血功能监测参数，如 TEG，及时补充机体所缺少的凝血成分；合并血小板减少时，应及时输注血小板，保持血小板在 $60\times10^9/L$ 以上。

新肝期：这一阶段可能出现严重的低凝状态。再灌注后纤维蛋白溶解最为严重，供体内皮细胞释放的肝素以及 tPA 释放增强，引起纤溶亢进。

凝血功能保护及调控的临床关注要点：凝血功能调控的目标导向指标为使凝血因子维持在正

常的 30% 以上。达到标准可参考的依据有：①客观依据，纤维蛋白原 0.7g/L，术中监测接近正常；②主观依据，切口创面无渗血，有血凝块。终末期肝病患者均存在不同程度的凝血障碍，可根据具体病情选择新鲜血浆、冷沉淀、血小板、纤维蛋白原和凝血酶原复合物，在无肝前期及无肝期需积极改善患者的凝血功能；术前凝血功能正常、在无肝前期无手术大出血，可只输入少量的新鲜冰冻血浆与冷沉淀，不需按批次用量。术前凝血功能异常者，应根据异常程度，在心功能允许的情况下，在无肝前期先输第一批次；如果凝血指标没有改善，可输第二个批次；要恢复凝血因子到正常值 30% 的水平。可配合应用凝血酶原复合物和重组活化因子Ⅶ，如果术中失血较多，不及时补充凝血因子，易发生稀释性凝血障碍。新肝早期肝功能恢复需要一定过程，待血液循环稳定后，需要根据监测结果，补充新鲜冰冻血浆与冷沉淀。建议持续泵注氨基己酸 2g/h，以改善凝血功能和抑制纤溶亢进；新肝期鱼精蛋白 30~50mg 单次静脉注射，50mg/h 持续泵注，维持 ACT 在 200s 以内，以拮抗内源性肝素。术中间断进行凝血功能监测；维持体温、钙离子在正常范围。新肝后期出血和渗血多，血液制品输注需根据出血量、凝血监测及术野渗血情况确定，输注过程中应密切监测血液循环变化，血液制品的输注速度和输注量应考虑患者心功能状态。

3. 肝移植围术期液体管理的监测及调控 肝移植术中容量管理是麻醉管理的难点。目标导向液体治疗可较为精确地指导术中液体管理。PICCO 可提供全心舒张末期容积指数（total end diastolic volume index，GEDI）（反映心脏前负荷指标）、每搏量变异度（stroke volume variation，SVV）和脉搏压变异度（pulse-pressure variation，PPV）和 SVR 指数（反映心脏后负荷指标）等，具备条件者可用于术中容量监测和管理。胶体溶液建议使用人血白蛋白，由于人工胶体溶液对肾功能和凝血功能的不良影响，一般不推荐使用。小儿肝移植术中低血糖发生率相对较高，应在监测血糖下应用含葡萄糖溶液；生理盐水因可能引起高氯性酸中毒而不推荐用于小儿肝移植术。术中应监测血红蛋白浓度，宜维持血红蛋白浓度在 80~100g/L，若 <70g/L，应输注浓缩红细胞。

肝移植围术期液体治疗应根据监测结果决定输注液体类型和数量。容量治疗是液体治疗的前提，应综合分析术中心率、动脉血压、CVP、PCWP、尿量等监测指标，结合患者全身情况，准确判断血容量，选择适当的液体进行治疗。慢性肝病患者术前常伴有高排低阻、大量腹水、血容量相对不足等现象，麻醉前应输注适量平衡盐溶液，根据实际情况使用白蛋白，在保证血容量的前提下提高胶体渗透压，保证血液循环的相对稳定。终末期肝病患者术前常合并心功能障碍，应在严密的监测下进行液体治疗，避免心力衰竭。

肝移植围术期分期容量治疗策略建议如下。

（1）无肝前期大量腹水患者，术中快速排放腹水造成腹压降低，导致有效循环血量减少，每放出 1000ml 腹水至少需输入白蛋白 10g 以维持血浆胶体渗透压；无肝前期因为分离肝，是出血和渗血最多的时期，尤其合并严重门静脉高压、凝血障碍者，应及时输血，建议维持 CVP 在 8~10cmH_2O，HCT 在 30% 左右；应维持尿量在 2ml/(kg·h) 以上，如尿量达不到要求，在排除容量问题的基础上可使用利尿药。

（2）不同术式的无肝期对血液循环的影响不同。无肝期均需用血管活性药维持。采用经典非静脉转流术式及改良背驮式的患者由于下腔静脉完全阻断，回心血量骤减 50%~60%，导致收缩压、舒张压、CO、CVP 明显下降，心率明显上升，尤其在阻断下腔静脉的瞬间变化明显。一般情况下，建议液体治疗时维持 CVP 于 2~5cmH_2O，避免无肝期过度输液造成开放血流后肝肿胀，影响移植肝功能的恢复和手术止血。无肝期液体输注以红细胞和新鲜冰冻血浆为主，肝血管阻断早期宜快速输注 300~500ml。采用背驮式肝移植的患者因下腔静脉部分阻断，回心血量的下降幅度相对较少，如果患者心功能及周围血管反应正常，可在数分钟内代偿，则无肝期对患者的血液循环影响较小。尿量一般可以维持在 0.5~1.0ml/(kg·h) 以上，而采用经典非转流及改良背驮式的患者无肝期基本无尿。

（3）新肝早期，尤其是新肝 5min 内，由于大量血管活性物质的释放，可引起严重的血液循环及电解质、酸碱平衡紊乱，这时收缩压、舒张压、心率、CO 均明显下降，而 CVP 和 MPAP 明显升高。

应限制补液量，避免引起 CVP 过高，从而导致移植肝肿胀；辅以血管活性药物，如去甲肾上腺素和肾上腺素等，可增强心肌收缩力、提高外周阻力，减少 PRS 引起的严重不良心血管事件。液体治疗以红细胞和新鲜冰冻血浆为主。一般情况下，新肝早期血流动力学的波动多可在 15min 内恢复正常。新肝后期血液循环稳定后，仍以输血和新鲜冰冻血浆为主，继续根据 CVP、出血量和尿量的情况进行液体治疗，包括纠正贫血、纠正凝血功能异常、纠正酸中毒、纠正电解质紊乱、纠正低血容量或纠正高血容量等。

4. 肝移植术中器官保护策略 肝移植的受体患者病情危重，且手术创伤较大，围术期会出现剧烈的病理生理变化，严重时危及生命。掌握肝移植围术期的麻醉管理要点，制订合理的肝移植围术期麻醉管理方案，将影响肝移植患者术后各器官功能恢复和远期预后。

（1）围术期肺保护策略：国内外多个回顾性研究报道，肝移植术后急性肺损伤（acute lung injury，ALI）的发生率为 9.2%～77.5%，多表现为氧合障碍和轻度肺损伤。肺损伤严重程度与术中输血、输液量密切相关，在合并门静脉高压的患者中尤为明显。因此，避免新肝期容量超负荷和高 CVP 有利于肝功能恢复和缩短术后呼吸支持时间。

肺保护综合措施包括：①术前一般情况差的患者，应在无肝前期尽可能纠正或改善各种内环境紊乱，减少术中出血，达到减少输血和输液量的目的；预防及控制感染，尤其注意控制及避免医源性感染。②术中可使用乌司他丁和甲泼尼龙减轻炎症反应。③加强液体管理及容量控制，提倡以 PCWP 及 CVP 联合监测结果指导液体输注。围术期以输注新鲜冰冻血浆、浓缩红细胞、白蛋白为主，减少输注晶体溶液。④选择合适的通气策略，一旦发现出现肺损伤，应采用低潮气量（6～8ml/kg）、适度呼吸末正压通气（PEEP：3～5cmH$_2$O）等辅助呼吸模式，可采用高浓度氧（80%～100%）1h 与低浓度氧（30%～40%）1～4h 交替的氧疗方案。

（2）围术期心肌保护策略：肝移植患者术后早期死亡的原因中，心血管事件高达 20% 以上。据报道，肝移植术后心绞痛和心肌梗死的发生率达 5.4%，一般认为与肝移植术后高凝状态有关。通过对围术期心肌酶和血清肌钙蛋白的研究发现，在肝移植围术期，心肌酶呈进行性增加，新肝期和术毕时达到高峰；肌钙蛋白在术后 24h 达到高峰，提示围术期心肌损害明显。心肌损害包括心肌间质水肿、点状出血、心肌纤维断裂、心肌坏死、心肌肥大等改变。病情较重的肝硬化患者可出现心肌收缩和舒张功能不全，室壁肌张力增加，心肌损伤导致心功能下降。肝移植围术期心肌损害主要发生在新肝早期，开放时心室前负荷急剧增加、血管活性药物的应用等均可影响心肌的灌注和氧合，致氧供需失衡；开放后胃肠道淤积的酸性代谢产物、内毒素、炎症介质等大量进入体循环，使心功能受到抑制。

心肌保护综合策略包括：①在手术开始阶段和无肝期使用磷酸肌酸钠，增加心肌供能；②围术期持续微量泵注硝酸甘油，改善心肌氧供；③无肝期控制心率在 100 次 / 分以内，保证心肌血供，避免因心动过速增加，可持续微量泵注 β 受体阻滞药；④对于慢性肝硬化的肝移植患者，应加强心功能的监测与支持治疗。

（3）围术期肾保护策略：急性肾衰竭（acute renal failure，ARF）是肝移植术后常见且严重的并发症，与肝移植术后死亡率密切相关，发生率高达 48%～94%。肝移植术后 ARF 的原因是多因素的，据报道术前已存在的肾损伤、术前高血清胱抑素 C 及术中持续性低血压是术后 ARF 的高危因素。

肾保护综合策略包括：①尽可能缩短无肝期，有助于减轻肾损害；静脉泵注小剂量多巴胺 1～3μg/（kg·min）。②当无肝前期和新肝期出现少尿，应尽早给予强效髓袢利尿药呋塞米（20～100mg）；如使用大剂量呋塞米后尿量仍无增加，可用甘露醇（100～200ml），但在无尿的肾衰竭患者慎用。③根据前述治疗效果和血流动力学情况，决定是否采用其他治疗方案，包括使用特利加压素，可激活动脉壁平滑肌细胞 V$_1$ 受体，使内源性血管收缩系统活性接近正常，增加肾血流量、GFR、尿量，改善肾功能；术前合并肾功能不全、不准备同时接受肾移植的患者，无肝期静脉-静脉转流术（venous to venous bypass，VVB）能维持血流动力学稳定，对保护肾功能有一定的作用。

（4）围术期脑保护策略：终末期肝病患者常出现不同程度的脑功能损伤，严重时出现肝性脑病。肝移植手术可能会引起新的脑损伤或加重原有脑损伤，移植后神经系统的并发症高达 13%～47%，是造成肝移植术后患者死亡的主要原因之一。术前合并低钠血症的患者，过于积极补钠可能发生术后神经脱髓鞘；新肝灌注后脑血流量显著增加，可能造成颅内压增高或加重脑水肿。

脑保护综合策略包括：①术前合并低钠血症的患者，晶体溶液应选择低钠或不含钠的液体；②轻度过度通气，维持 $PaCO_2$ 在 30～35mmHg，可减少脑血流量、降低颅内压、减轻脑水肿；③使用少量的甘露醇和利尿药可减轻脑水肿。

（5）肝移植围术期水电解质管理策略：终末期肝病患者术前存在电解质、酸碱平衡紊乱，如代谢性酸中毒、代谢性碱中毒、复合型酸碱失衡、低血钠、高血钾或低血钾。

（6）水电解质管理策略包括：①低钠血症。如果血钠浓度在 125mmol/L 以上时，一般不主张积极纠正低钠血症；如果血钠浓度低于 125mmol/L 时，可采用 3% 高渗盐水，需要注意的是钠离子的补充速度不宜超过 0.2mmol/（L·h），若血钠升高 5mmol/L、症状改善时考虑改用为 0.9% 盐水，并维持血钠稳定；第 1 个 24h 限制血钠升高超过 10mmol/L，随后每 24h 升高＜8mmol/L，直至 130mmol/L。②低钙血症。持续静脉泵注 $CaCl_2$ 和辅助单次静脉注射，比间断单次静脉注射更易于保持血钙稳定，维持血清离子钙浓度在 1.0～1.2mmol/L 以上。③低钾血症。当术中尿量多时易发生低血钾，血钾浓度在 3.0mmol/L 以上时一般不需补钾；若血钾过低，可在监测下适当补钾，补至正常低限值即应停止补钾。④高钾血症。新肝恢复灌注后常有一过性高钾血症，应严密监测，若逐步降低可先不行特殊处理；若持续升高，应寻找病因并做对症降钾处理。⑤轻度代谢性酸中毒可不予处理，随着新肝恢复功能，术后往往表现为碱中毒。严重代谢性酸中毒可补充 5% 碳酸氢钠。

（7）围术期防治全身炎症反应综合征策略：全身炎症反应综合征（systemic inflammatory response syndrome，SIRS）是机体对各种严重致病因素，包括感染、创伤等引起的全身反应，以过度炎症反应、高动力循环状态、持续性高代谢状态为特征，SIRS 持续发展可导致一个或多个器官功能不全或衰竭。在新肝期和术后 24h 内，细胞因子水平增加，呈现明显的炎症反应，细胞因子水平与肝移植术后 SIRS 的发生呈正相关，肝移植术后 SIRS 的发生率为 45%。

防治 SIRS 综合策略包括：术前充分的肠道准备能够显著减少肠腔内毒素的产生，降低 SIRS 的发生率；在一项回顾性研究中发现，肝功能 Child-Pugh 分级 C 级、术前高钙血症、术中酸中毒等是脓毒血症及 SIRS 的危险因素，合并上述情况应该高度重视；使用抗酸药可保护胃肠黏膜，减轻肠道损伤；减少失血、缩短无肝期时间和手术时间；出血量和输血量大、无肝期时间延长和术前一般情况差的患者，可选择性使用乌司他丁等抗蛋白酶类药物；术前存在严重的内毒素血症和炎症反应较强烈的患者，术后若确诊为 SIRS，应及早使用 CRRT 治疗，有利于提高生存率。

（四）术后管理

手术完成后，患者多需转入 ICU 监护治疗。此阶段应确保患者从麻醉和术中平稳过渡（维持血流动力学稳定、代谢稳态和充分镇痛），监测移植物功能（转氨酶水平、凝血酶原时间、胆红素水平、胆汁和尿量、酸碱状态），并持续监测常见的并发症（出血、胆漏、血管血栓形成、原发性移植物无功能）。

加强术后疼痛管理，减轻患者疼痛、改善患者预后也越来越受到重视，应考虑肝移植术后移植肝的功能尚未完全恢复，需根据患者的具体情况选择镇痛方式和药物。

近年来 ERAS 理念已在众多外科手术中得到成功推广和应用，显著提高了患者术后康复速度。目前 ERAS 相关理念也在肝移植中得到了应用，在部分移植中心，对于术前病情较轻、术程顺利、术中失血较少、生命体征较平稳的患者，充分评估后可根据各中心的条件和麻醉医师的经验，尝试早期复苏和拔除气管导管。

第二节　肾移植手术的麻醉

肾移植手术（kidney transplantation）为终末期肾病（end-stage kidney disease，ESKD）最理想的肾脏替代疗法，已在全球范围内广泛开展，为众多患者带来了重生的希望。从20世纪70年代以来，我国肾移植事业历经几代人的不懈努力，我国肾移植手术量仅次于美国，居世界第2位。近年来随着手术技术的发展和新型免疫抑制药的应用，肾移植的存活率已得到显著提高。肾移植后患者的生存情况取决于移植肾的来源、患者年龄、有无共存疾病及其严重程度等因素，其他潜在影响因素包括性别、种族和免疫抑制程度。

一、肾移植手术的现状和疗效

根据供肾的来源，可以分为活体供肾与尸体供肾。移植肾存活率和患者生存率都随着时间的推移而不断提高。对于来自死亡供者的肾脏，移植肾的10年总存活率从1996～1999年的42.3%提高至2008～2011年的53.6%。患者的10年生存率从1996～1999年的60.5%提高至2008～2011年的66.9%。由于肾脏供体紧张，目前在我国，供肾的主要来源为器官捐献。即使使用了更多的边缘肾，而且受者的年龄也更大，但是移植肾功能障碍的发生率却无明显升高，这主要得益于免疫抑制治疗方面所取得的进展。与维持性透析相比，成功的肾移植可改善大多数患者的生存质量并降低死亡风险，可能是肾移植手术可降低致命性和非致命性心血管并发症的发生风险。对于血液透析患者和腹膜透析患者来说，肾移植术后生存率相近，但所受的限制更少、生活的质量更高。

二、术前评估与准备

肾脏的主要功能为调节血浆电解质和酸碱平衡，维持机体正常的体液容量；清除血液中含氮代谢物和药物；合成促红细胞生成素以及调节血浆pH。肾脏的初始损伤可引起各种临床表现，从无症状血尿到需要透析的肾衰竭。很多患者可完全恢复，没有或只有轻微后遗症。但是，在某些患者（如狼疮性肾炎患者）会反复发生慢性肾损伤，引起GFR显著下降和尿量减少，导致尿毒症（uremia）。ESKD对全身各器官系统均有影响。晚期肾衰竭患者可能出现各种不同的症状和体征，包括容量超负荷、高钾血症、代谢性酸中毒、高血压、贫血以及矿物质和骨代谢异常。因此，术前评估应该重点关注以下几大系统。

（一）心血管系统的评估与准备

ESKD患者中，大多数死亡都是由心血管疾病（cardiovascular diseases，CVD）引起的，其中绝大多数为心律失常所致，少数为冠状动脉性心脏病（coronary heart disease，CHD）、脑卒中和心力衰竭所致。对于无任何心脏症状的患者，应重点鉴别是否合并潜在的缺血性心脏病。由于肾移植术常为急诊手术，术前没有足够时间进行对患者全面的心脏评估，但结合患者病史、症状、心电图和超声心动图可对患者心功能作出初步评估，并决定是否需要行进一步的心肌缺血检查；ESKD患者中易并发无症状心肌缺血，术前更难发现不稳定型冠脉综合征。ESKD患者易发生动脉粥样硬化，已接受降脂治疗的患者围术期可能仍应继续治疗。

高血压是透析患者中的常见表现，ESKD使用抗高血压药降低血压可使心血管事件发生率和心血管相关死亡率降低。此类患者的降压目标是将透析期间家庭自测血压维持在＜140/80mmHg。术前应详细了解患者既往的高血压治疗情况，服用钙通道阻滞药者术前无需停药；术前服用β受体阻滞药者，可继续使用；而ACEI或ARB类抗高血压药术前是否需要停用，目前仍存在争议，有研究建议手术当天停用。

（二）容量评估与准备

通常根据患者的病史和体格检查结果评估最佳目标干体重。应询问患者以下情况：透析间期是否出现提示直立性低血压的症状（如头晕、目眩），以及透析中是否出现可能提示干体重过低的症状（如肌肉痛性痉挛）。透析患者术前应继续按照原计划透析治疗。最理想的方案是在术前进行透析，但是肾移植前 24h 内应尽量避免透析。对于那些容量过多或者有明确的高钾血症、严重酸中毒的患者，如果手术当日需要血液透析，建议使用无肝素透析。

（三）内环境评估与准备

肾移植受者中常见的电解质及酸碱平衡紊乱包括低镁血症、高钾血症、高钙血症、低磷血症和代谢性酸中毒。特别是高钾血症是最严重的电解质紊乱，其临床表现为肌无力或麻痹、心脏传导异常以及心律失常，甚至是心搏骤停，术前应重点关注血钾水平。因此术前应密切观察患者的生命体征以及动态监测生化检查。

（四）血液系统与凝血功能评估与准备

ESKD 患者由于促红细胞生成素（erythropoietin，EPO）合成减少，患者通常表现为正常细胞性贫血。当合并缺铁、慢性炎症和骨髓纤维化时贫血会加重。对于肾移植患者，围术期应设置 Hb 阈值为 10g/dl。移植前对透析和透析前患者使用 ESA 和铁剂可将 Hb 的水平维持在 10～11.5g/dl 范围内，从而最大限度地减少围术期输血需求。血小板功能受损是尿毒症性出血的主要决定因素之一，无症状患者不需要特异性治疗，然而，对于有活动性出血或即将接受外科手术或肾活检等有创操作的患者，需纠正血小板功能障碍。对于提示可能存在高凝状态的患者，可能需要围术期抗凝治疗。

（五）其他系统评估与准备

对于有危险因素（如高血压、吸烟和高胆固醇血症）的年龄较大患者，应详尽检查是否有颈动脉狭窄的证据，而后者应在移植前评估和处理。肾移植后动脉粥样硬化性脑血管病发生率增加。有脑卒中或短暂性脑缺血发作病史的患者应由神经科医师进行评估，并接受颈动脉多普勒检查。

对于所有患糖尿病的候选受者，术前应评估糖尿病患病时间、日常血糖控制水平、是否伴有靶器官损害及严重程度。ESKD 常出现各种胃肠道症状，出现胃排空延迟，当合并糖尿病或肥胖时，会进一步影响胃排空功能。对于存在肺部疾病的患者，移植术前最佳评估的资料甚少，针对这类患者的评估至少应与一般人群的术前肺部评估一致。

在即将进行手术前，麻醉医师应了解患者发生排斥反应风险的高低，应与外科医师讨论移植肾再灌注前、后使用的术中免疫抑制方案，并制订术中发生急性排斥反应的紧急方案。

三、手术过程

肾移植手术过程相对复杂，以下简要陈述大致的步骤。

1. 患者取仰卧位，在其右下腹或左下腹做一个弧形切口。暴露腹膜外髂窝，找到并游离髂外动脉和髂外静脉。

2. 钳闭静脉或动脉血管前可以使用肝素。放置异体肾后，将移植肾的肾静脉与受者的髂外静脉吻合。将移植肾的肾动脉与受者的髂外动脉吻合后，即实现再灌注。

3. 向膀胱中注入抗生素灌洗液，吻合输尿管与受者的膀胱。一些外科医师倾向于在输尿管膀胱吻合处植入支架，以尽量降低渗漏或狭窄的风险。如果使用支架，通常在患者体内留置 4～6 周，然后通过膀胱镜取出。其他外科医师会使用缝线将支架与导尿管系住，然后在出院前将支架和 Foley 导尿管取出。

4. 最后，闭合伤口，自体肾留在原处。该手术通常持续 1.5～3h。

四、围术期管理

（一）麻醉方式的选择

为了预防反流、误吸的风险，麻醉诱导前应口服非颗粒抗酸药液和静脉注射 H_2 受体阻滞药。大多数肾移植中心首选气管插管全身麻醉，因为能达到足够的麻醉深度，同时维持血流动力学稳定以及提供良好的肌松以利于手术操作。尿毒症性血小板功能障碍和（或）透析残留肝素可能引起凝血障碍，因此限制了椎管内麻醉和其他区域麻醉技术的使用。

（二）麻醉药物的选择

ESKD 患者的肾小球滤过和肾小管功能受损，会导致药物及其代谢物蓄积，从而使大多数麻醉药物的代谢和消除延迟。此外，麻醉药物的表观分布容积和血浆蛋白结合程度也可能改变，从而导致血浆浓度高于预期，肾移植成功后，这些变化会逐渐恢复正常。

1. 在 ESKD 患者中，咪达唑仑的蛋白结合率降低，血浆游离咪达唑仑浓度升高，咪达唑仑及其主要代谢产物 α_1-羟基咪达唑仑的消除也减慢。如需在术前使用，应采取小剂量滴定，避免发生过度镇静，引起严重的呼吸抑制。ESKD 不会显著改变丙泊酚的药动学和药效学反应，可以使用 $1\sim2.5mg/kg$ 丙泊酚诱导全身麻醉，但应缓慢给药，对于心功能不全或老龄患者，应降低丙泊酚的诱导剂量。需要采用 RSII 的患者，建议使用较大剂量的罗库溴铵（$0.9\sim1.2mg/kg$）；若不需要RSII，通常选择消除不依赖肾功能的非去极化 NMBD，如阿曲库铵、顺阿曲库铵。麻醉诱导镇痛药物可选用芬太尼或舒芬太尼。

2. 复合麻醉或全凭静脉麻醉（total intravenous anesthesia，TIVA）都可用于全身麻醉维持，临床常选用静吸复合麻醉。常用吸入麻醉药均可用于肾移植麻醉维持，镇痛药多选择泵注短效瑞芬太尼，也可简短静脉注射舒芬太尼。术中可间歇静脉注射非去极化 NMBD，或根据监测的神经肌肉阻滞程度，追加肌松药，以避免术中患者发生体动（如呛咳和咳嗽）。丙泊酚-瑞芬太尼是常用的 TIVA 组合。目前短效的苯二氮䓬类药物瑞马唑仑已用于临床，体内代谢方式是霍夫曼消除，有望成为 TIVA 中较为理想的组分。

（三）术中注意事项

1. 在患者摆放体位期间，应小心保护所有动静脉瘘，避免在动静脉瘘肢体监测血压。对合并症多的受者建议行有创血压监测。术中液体管理的总体目标为维持心输出量和肾脏血流维持在最佳状态，以便再灌注后能立即增加肾血流量和改善移植物功能。大多数受者因近期透析而致血容量缺乏，加上抗高血压药的协同作用，此类患者围术期血压极易波动，术中应适当扩容，液体选择以平衡盐溶液为主，避免使用羟乙基淀粉。通过维持足够的血容量以及小心滴定麻醉药剂量，可使大多数患者的平均动脉压（mean arterial pressure，MAP）维持在 $70\sim90mmHg$。如果慢性高血压患者的基础 MAP 较高（如超过 $90\sim100mmHg$），则应在血管开放后，维持 $MAP>90mmHg$。无明确外周血管扩张因素所致的渗血，应尽量减少血管收缩药的剂量。如果经过补液治疗后血压仍不能维持在设定水平，可给予 $5\sim10mg$ 麻黄碱，并根据需要重复给予。在肾移植手术时多巴胺的应用仍存在争议，有研究认为多巴胺既不能改善术后肾功能，也不能改善预后。术中若发生高血压和（或）心动过速，可使用 β 受体阻滞药来治疗高血压和（或）心动过速。

2. 减少输血　慢性肾衰竭患者可耐受慢性中重度贫血，浓缩红细胞中含有的白细胞等杂质可增加排斥反应的风险。输血的指征是血红蛋白<70g/L（HCT<21%），目标是血红蛋白 70g/L（HCT=21%）。术前有心肌缺血病史者，可提高输血指征至 Hb 为 $80\sim100g/L$。

3. 高钾血症的处理　寻找病因并积极纠正、对症处理。可缓慢静脉注射钙剂（如氯化钙 $500\sim1000mg$）增强细胞膜稳定性。如果伴有重度急性代谢性酸中毒（pH<7.1），应先纠正酸中毒。在纠正酸中毒、低血容量的基础上，依旧无法降低血钾者，可静脉泵注胰岛素，促使钾向细胞内转移。顽固性高钾血症危及生命体征稳定时，可考虑术中透析。

4. 使用主动保温措施维持核心温度（≥36.0℃）。将血糖浓度控制在 7.7～10mmol/L，可避免高血糖和低血糖的发生。

（四）术后管理

1. 大多患者术后可转入麻醉后苏醒室，血流动力学不稳定、出血、电解质紊乱或容量超负荷的患者应转入 ICU。肾移植患者术后都应建议采用多模式镇痛。研究发现，切口边缘浸润麻醉及髂腹股沟、髂腹下和腹横平面（TAP）阻滞可减少患者术后对阿片类药物的需求。

2. 术后初期应密切监测尿量。少数情况下需要进行术后机械通气，如高压性肺水肿、神经肌肉阻滞逆转不充分者。一项大型回顾性研究纳入了 88 000 多例肾移植受者，2.1% 在术后早期需要接受机械通气。

第三节　胰腺移植手术的麻醉

胰腺移植是目前根治胰岛素依赖型糖尿病的唯一治疗方法，可以应用于需要胰岛素治疗的 1 型糖尿病、2 型糖尿病或全胰腺切除术后的患者。与其他形式的移植不同的是，胰腺移植并没有被归类为挽救生命的过程，而是用于稳定或防止因糖尿病并发症破坏靶器官。

一、胰腺移植的分类和疗效

胰腺移植根据有否联合肾移植分为 3 类：胰肾联合移植（simultaneous pancreas and kidney transplantation，SPK）、肾移植后胰腺移植（pancreas after kidney transplantation，PAK）和单纯胰腺移植（pancreas transplantation alone，PTA）。SPK 占比是过去 10 年最高的，这主要是由于 2 型糖尿病受者行胰腺移植总数的显著增加。1 型和 2 型糖尿病胰腺受者的 5 年生存率分别为 91.1% 和 93.1%。胰腺移植最常见的手术技术是全身性静脉引流和胰液肠道引流，但最终的移植器官功能取决于有效的灌注和总缺血时间。

二、术前评估与准备

近十年来胰腺移植受者的复杂性显著增高，主要表现为 50 岁以上患者比例高、肥胖及受 2 型糖尿病影响等。与其他器官移植受者类似，术前应进行全面的心血管系统、呼吸系统等评估和准备。

三、围术期管理

（一）麻醉方式的选择

目前胰腺移植最常用的麻醉方式是全身麻醉和连续硬膜外麻醉。硬膜外麻醉能满足手术所需的麻醉平面，对糖代谢影响小，术后肺部感染及肺不张的发生率较全身麻醉低，而且术后可用于硬膜外自控镇痛。但由于胰腺移植手术可能需要完全抗凝预防或治疗移植物血栓形成，可能导致脊髓血肿的发生，需谨慎使用。

全身麻醉是胰腺移植最常用的麻醉方式，可控性高，有利于充分供氧，但部分患者可能存在困难气道、胃轻瘫，导致麻醉诱导误吸、气管插管困难，同时伴发肺部感染及肺功能障碍的患者术后可能发生气管拔管困难。此外，全身麻醉对糖代谢的影响较大，全身麻醉药可能会增加供体肝、肾代谢负荷，影响患者术后苏醒。

（二）麻醉药物选择

胰腺移植尤其是SPK手术的麻醉药物选择主要参考肾移植手术。近年来有研究比较了 3 种吸入麻醉药（七氟烷、地氟烷和异氟烷）对 625 例胰腺移植早期 IRI 和受者的临床结局的影响，发现胰腺移植术后七氟烷和地氟烷组患者的淀粉酶和脂肪酶水平峰值降低，3 种吸入麻醉药短期和长期临床结局无差异。

（三）麻醉管理

对于 SPK 手术，有关肾移植的围术期管理要点均需要考虑。

冠状动脉疾病、糖尿病心肌病与胰腺移植患者术后结局不良密切相关。超过 40% 的 1 型糖尿病和 17% 的 2 型糖尿病患者检测到合并自主神经功能障碍，这可能会削弱心血管功能，导致麻醉过程中血流动力学不稳定，常发生低血压。血流动力学管理应该保持一个有利于移植物功能的适当的灌注压力和血管内容量。胰腺移植再灌注时 20% 的患者发生低血压，胰腺血管开放之前可以适当扩容并维持血压在基础血压之上，以降低低血压的发生率。需要注意的是，容量超负荷可能导致胰腺移植再灌注后水肿的风险增加。国内研究表明，目标导向液体治疗更利于血液循环稳定、改善器官灌注、加快术后恢复。

围术期血糖监测极为重要。术中高血糖的发生一方面是因为对手术应激的代谢反应，降低了手术过程中胰岛素的作用，以及糖皮质激素的影响；另一方面是由于胰腺再灌注后保护液和移植物中的葡萄糖进入血液导致高血糖。此外，胰腺血管中胰岛素未经肝脏首过效应而一次性大量释放入体循环，以及胰腺去神经后分泌调节严重削弱也会导致低血糖的发生。若发生高血糖可及时给予外源性胰岛素进行纠正，低血糖可通过补充葡萄糖进行预防。

移植物血栓形成是胰腺移植受体另一值得关注的问题，其发生率约为 10%，是早期移植失败的主要原因。胰腺移植物比肾移植物有更高的血栓风险，胰腺一旦形成血栓，常很难挽救。目前术中抗凝治疗方案各不相同，可以通过凝血功能检测、血栓弹力图指导围术期凝血管理；同时避免主动输注新鲜冰冻血浆和使用凝血药物。

（四）术后管理

1. 胰腺移植术后患者需转入 ICU 进一步治疗，加强监测，监测指标包括液体和电解质平衡情况、心脏参数和代谢功能。此外，术后早期需预防血栓形成和感染，预防排斥反应，监测移植物功能和心血管稳定性。

2. 通过监测血糖、淀粉酶或 C 肽水平监测术后胰腺功能。积极预防急性或慢性排斥反应、胰腺炎、移植物血管栓塞、吻合口漏、出血、感染、腹膜炎或腹水、急性肾小管坏死等并发症。

3. 术后通过多模式个体化充分镇痛，促进患者加速康复。需要注意的是多模式镇痛时应避免应用对肾脏有害的药物。

第四节　腹部多器官联合移植麻醉

迄今为止，学界对于多器官移植（multivisceral transplantation，MVTx）和器官联合移植（combined organ transplantation）的概念还没有清晰的定义。通常认为前者指由 3 个或以上的、解剖及功能紧密联系的腹部器官组成器官簇，作为一个移植物的整块移植（en bloc visceral graft）；而后者则指两个或以上的器官移植给同一个受体（可同期/分期进行），这些器官的关系相对独立。小肠移植（intestinal transplantation，ITx）是短肠综合征（short bowel syndrome，SBS）等患者出现不可逆的肠衰竭（intestinal failure，IF）时的重要治疗手段，这类患者由于长期使用全胃肠外营养（total parenteral nutrition，TPN），常并发肝衰竭，甚至引起胰、脾和肾等器官的功能紊乱，甚至衰竭，需要进行相应的器官簇移植进行治疗，因此 MVTx 可以理解为肝-小肠联合移植的一种特殊类型。

小肠移植（ITx）、肝-小肠联合移植以及 MVTx 早在 20 世纪 80 年代中期就已经开展，但在 90 年代引入他克莫司和抗淋巴细胞单克隆抗体等免疫抑制药充分控制排斥反应之前，患者预后一直不好。尽管 ITx 和 MVTx 患者的生存率和成本效益比仍低于其他的器官移植，但是随着免疫抑制治疗的进步、供体-受体配型的优化、手术技术的提高以及围术期管理经验的积累，患者的预后已经得到了显著改善。当前最权威的一项回顾性研究收集了全球 1985～2013 年 82 个器官移植中心共 2699 例患者的数据，发现 ITx（含肝-小肠联合移植和 MVTx）患者的总体生存率在持续改善，目前分别为 1 年 76%、5 年 56% 和 10 年 43%；同时 MVTx（含改良 MVTx）在全体 ITx 患者中的占比也持续提升，分别是 1985～1995 年 13.2%、1995～2001 年 14.4% 及 2001～2011 年 26.8%。

全球 MVTx 的患者主要集中在北美和欧洲，我国在这个领域的发展明显落后，然而随着器官移植总体规模不断扩大、患者预后持续改善，我国 MVTx 的发展显示出了巨大潜力，与先进国家和地区的差距也在不断缩小。

一、术 前 评 估

多器官移植（MVTx）是一个"浩大工程"，患者术前情况差、手术时间长、出血量大、涉及器官多，多学科联合评估非常有必要，包括消化系统疾病专家、移植外科专家、器官移植麻醉专家、心血管病专家、精神科医师、社会工作者以及营养师在内的专家团队必须密切沟通，深入交换意见。

（一）注意事项

MVTx 患者的术前评估与肝移植患者类似，但是有几点情况需要特别注意。

1. 了解 MVTx 的适应证和禁忌证可以及时排除一些不合适的患者，对于节约宝贵的器官和血液制品资源有重要意义。MVTx 的适应证包括多脏器衰竭、多脏器肿瘤、SBS 并发肝衰竭、严重的血栓栓塞（如先天性 C 蛋白缺乏等）累及肝门静脉系统等；MVTx 的禁忌证包括门脉性肺动脉高压（portopulmonary hypertension）、肝肺综合征，以及存在严重合并症，如肌肉减少症、缺血性心脏病、糖尿病、年龄超过 60 周岁等。

2. 其次，患者通常存在凝血功能紊乱，因此凝血功能评估也非常重要。

3. MVTx 患者常有留置中心静脉导管的病史，多见导管相关性的中心静脉感染或者血栓形成，导致无名静脉或上腔静脉的部分或完全堵塞，严重时甚至表现为容量超负荷或运动时的面部水肿，因此在手术前必须仔细评估血管情况。超声多普勒是必备工具，必要时可以考虑磁共振成像或者血管造影。膈肌以上的中心静脉通路对于患者来说很重要，尤其是包含肝脏的 MVTx，故而血管评估应该包含颈内静脉、锁骨下静脉、颈外静脉以及腋静脉等。

（二）识别高风险患者

识别高风险 MVTx 患者对于维护患者的围术期安全、提高手术成功率有重要意义。常见的高风险 MVTx 患者包括超过 50% 的中心静脉通路血栓形成而不能接受 TPN；由于静脉内留置导管而反复发生严重感染甚至脓毒症；进展中的肝衰竭；大量胃肠道失液导致肾功能受损；局部侵袭性、非转移性硬纤维瘤等。

二、手 术 过 程

MVTx 患者的围术期管理不仅与患者的术前状况，还与具体手术过程密切相关，这就不得不考虑作为移植物的器官簇具体包含哪些器官。在 MVTx 中，器官簇通常包括小肠、十二指肠、肝、胰、脾、胃、部分结肠和肾等。MVTx 的基本手术过程包括 3 个阶段，即分离并切除器官、血管吻合以及胃肠道重建。

三、麻 醉 管 理

MVTx 患者术中监护的基本要点与心脏手术及肝移植手术类似。除了常规监测项目之外，Swan-Ganz 导管、经食管超声、术中多普勒器官血流量监测、胃黏膜血供监测、凝血功能监测、脑功能监测和脑血流监测等都很有必要。

（一）术中管理

由于手术数量不多，目前关于 MVTx 术中管理的报道多为个案。MVTx 患者的麻醉技术、血管通路和监测模式与肝移植基本类似，需要特别注意的是以下几方面。

1. MVTx 的手术时间往往需要 24h 甚至更长，所以大多数情况下需要两位或以上具有丰富经验的麻醉医师以及若干专业技术人员组成强大的支持团队。

2. 由于多数患者接受过腹部大手术，存在不同程度的腹膜硬化；此外，伴有肝门静脉-肠系膜静脉血栓形成或肠外营养相关性肝病的患者可能还存在严重门静脉高压，因此分离和切除病变脏器时很可能耗时更长并伴随严重出血。不仅如此，手术切除困难还同时增加了缺血时间延长的风险和移植物功能损伤的可能，所以一旦判定供体器官可用就应该马上开始受体麻醉。

3. 大量输血的患者容易出现酸中毒和高钾血症等并发症，可以考虑进行 CRRT 治疗，并且血液透析的管路最好与输注血管活性药的管路分开。

4. 在手术开始前，最好备有用于快速输注血液制品的管道和肺动脉导管。特别强调的是，在置管的过程中，超声必不可少，如果已知右侧颈内静脉不能置管，在术前评估时应该选好其他置管部位。

（二）血液保护

手术时间长、手术难度大、患者病情复杂等诸多因素导致 MVTx 术中大量出血难以避免，因此要特别重视血液保护技术。首先，血液回收是一项重要的血液保护技术，但须把握好使用时机，应该是在分离切除病变脏器的阶段使用，而且是在肠管没有切开、手术野没有被污染前。其次，凝血功能监测应以手术野的表现和 TEG 为指导，如有血栓形成病史或 TEG 提示高凝状态要避免使用氨甲环酸；如大量出血伴凝血功能障碍表现、TEG 显示纤溶亢进等，可考虑使用氨甲环酸。最后，麻醉医师与输血科应进行及时、有效的沟通，能在保证输血治疗及时、有效的前提下，最大限度地节约宝贵的血液制品资源。

（三）液体管理

一般而言，MVTx 患者的术中血流动力学波动规律与肝移植受体相似，即外周血管阻力降低和代偿性心输出量增加，并且在再灌注后，血管阻力进一步降低。液体管理的首要目标是保持血流动力学稳定，其次是避免肠壁和腹壁过度水肿而妨碍术毕关腹。一旦开始关闭腹部，可能会观察到气道压升高（由膈肌压迫引起）、血压降低和（或）尿量减少，需要仔细监测并及时纠正，以避免移植物灌注受损。

四、术后管理

MVTx 患者的术后管理主要关注以下几个方面：一是血容量的维持，因为液体滞留在组织间隙中而导致的有效循环血量减少可持续数日之久；二是抗生素和强力免疫抑制药物的使用；三是监测移植物的灌注情况非常重要，超声多普勒和消化内镜等是目前常用的手段；最后是疼痛管理，推荐神经阻滞（如腹直肌鞘阻滞、腹横筋膜阻滞和髂筋膜阻滞等）和 PCA 相结合的多模式镇痛。

（黑子清　姚伟锋）

思　考　题

1. 肝移植手术过程分为哪三个阶段？
2. PRS 定义？如何预防 PRS？
3. 小儿肾移植手术与成人肾移植手术有什么不同之处？

4. 肾移植术后患者接受手术的麻醉特点有哪些？

知 识 拓 展

　　多器官移植（MVTx）是腹部器官移植中最具有挑战性的领域。MVTx 尚处在技术探索的阶段，麻醉医师大有可为。目前亟待解决的难题有如下几个：一是进一步揭示移植物（肝、小肠、肾等）的缺血再灌注损伤和器官保存过程中损伤的关键分子机制，并由此开发出有针对性的治疗手段；二是探索更准确高效的、创伤较少甚至无创伤的手段，实时监测移植物的功能和排斥反应；三是提高 MVTx 患者的围术期管理水平；四是改进器官的保存手段，如不间断灌注的器官保存等；五是开发出更有效且毒性更低的免疫抑制药物。

推 荐 阅 读

罗爱林 , 陈知水 . 2020. 中国肝移植麻醉技术操作规范 (2019 版)[J]. 中华移植杂志 (电子版), 14(01): 13-16.

王强 , 谯瞧 . 2020. 中国肾移植麻醉技术操作规范 (2019 版)[J]. 中华移植杂志 (电子版), 14(01): 17-20.

杨璐 . 2020. 中国肝肾联合移植麻醉技术操作规范 (2019 版)[J]. 中华移植杂志 (电子版), 14(01): 21-23.

第四十三章　日间手术的麻醉

日间手术（day surgery，ambulatory surgery）是指患者入院、手术、出院在一日（24h）内完成的手术或操作，但除外门诊手术，住院时间不超过48h。20世纪初苏格兰儿科医师Nicoll首先提出了日间手术这一概念，20世纪80年代日间手术已在欧美国家广泛开展。21世纪初，我国武汉、上海等地首先开展了日间手术。2012年，中国日间手术合作联盟（CASA）成立。日间手术介于传统住院手术与门诊手术之间，对患者而言，其安全、快捷的特点能有效解决看病难、长时间等待床位的问题。对医院而言，日间手术模式具有经济、高效的特点，适应了现代医院模式的重大转变。因此，日间手术正蓬勃迅猛发展着。

日间手术患者在入院前应已做完术前检查，预约手术时间，当日住院、当日手术，并在短期观察后出院。因此，日间手术对围术期管理提出了更高的要求，手术医师必须掌握指征，麻醉医师应作好充分麻醉前评估和准备，医院应配备更先进的手术设备及手术环境，术后随访系统应更加完善以确保日间手术患者的安全。

第一节　日间手术类型与患者选择

随着外科技术的发展、麻醉方法的进步以及围术期管理方法的日益完善，日间手术种类经历了多次发展。2015年，首批日间手术目录包括56个术种，涵盖了9个学科。2019年新增了77个术种。2022年，日间手术目录已发展至708种（ICD-9-CM-3）。

日间手术患者的一般要求：患者理解并接受日间手术及麻醉方式；一般情况较好，ASA评分在Ⅰ～Ⅱ级之间，或ASA Ⅲ级合并症稳定控制3个月以上，经过严格评估及准备；手术时间短（一般≤3h）；预计术中及麻醉状态下生理功能变化小，预计术后上呼吸道梗阻、严重恶心呕吐、剧烈疼痛等并发症可能性小。有以下情况的患者不适合日间手术：①全身状况不稳定的ASA Ⅲ～Ⅳ级患者；②存在可能威胁生命的慢性疾病；③合并有心、肺功能障碍的病态肥胖；④困难气道；⑤预计术中失血多、创伤较大；⑥吸毒、滥用药物以及不配合的患者；⑦患者离院后24h无成人陪护。

适合儿科日间手术的患儿标准：①建议年龄范围在出生后3个月至18岁，早产儿需孕后周龄60周以上；②ASA Ⅰ～Ⅱ级和部分ASA Ⅲ级且无明显心、肺疾病，术前检查无明显禁忌证；③上呼吸道感染患儿应在症状消失至少1周以后安排手术，累及下呼吸道则应康复至少1个月后安排手术；④哮喘、糖尿病、癫痫等患儿应控制良好，有先天性心脏病、结构畸形或凝血功能异常的患儿，在不需要特殊的干预治疗情况下可纳入日间手术；⑤围术期有监护能力的家属陪伴。

不适合日间手术的儿童：①小于36周的早产儿和部分ASA分级Ⅲ级、Ⅳ级患儿；②术后疼痛、出血或延迟性运动障碍风险较高的手术；③术中可能出现严重并发症的患儿（如恶性高热家族史、过敏体质患儿）；④近期出现急性上呼吸道感染未愈者、哮喘、糖尿病、癫痫未控制好的患儿；⑤存在气道病变者，如小下颌、喉软化等；⑥预计术后呼吸功能恢复延迟的患儿（如病理性肥胖或阻塞性睡眠呼吸暂停综合征）；⑦未经治疗的心肌缺血或心律失常、右向左分流先天性心脏病患儿；⑧服用单胺氧化酶抑制药停药少于10d的患儿；⑨预防接种的患儿按接种疫苗种类区分对待，疫苗接种应推迟在手术1周后进行；手术应在灭活疫苗注射后1周、减毒疫苗注射后3周进行；⑩术前检查存在明显异常者。

第二节 术前评估

一、评估目的

日间手术患者麻醉评估的目的在于：①评估患者围术期的麻醉风险，签署麻醉知情同意书；②优化患者术前健康状态，改善术后转归；③防止高风险患者进入日间手术流程，减少因麻醉评估不当导致的临时手术计划改变，从而造成医疗及人力资源的浪费；④使麻醉医师对特殊患者有充分的术前准备。

麻醉门诊的开设是日间手术流程中的重要环节，使得麻醉医师对日间手术患者有充分的术前评估时间以及术前准备。麻醉门诊应书面及口头告知患者：手术前一天及手术当天禁食、禁饮要求；麻醉术前评估及麻醉门诊咨询电话；手术当日应携带既往疾病（如内科慢性疾病：高血压、心脏病、免疫系统疾病；外科手术包括心脑血管介入手术、肺、气管、喉部、整形手术等）的相关诊疗记录入院；手术当日入院后再次麻醉前评估，可能更改麻醉方案；慢性病药物术前服用管理。手术当日麻醉医师应于手术开始前与患者进行面对面直接沟通和评估。

二、一般情况评估

一般情况评估包括患者现有及既往并存的疾病（或合并症）；过敏史；手术麻醉史；麻醉相关不良事件；合并症控制情况以及治疗方案；现在及既往服用药物的类型、剂量、事件及调整情况。体格检查内容主要包括患者的生命体征、精神意识、身高、体重、体态等。

三、气道评估

气道评估有助于麻醉医师快速识别困难气道，并制订相应的麻醉方法和应对措施。主要气道评估方法包括 Mallampati 分级、张口度、颞下颌关节活动度、甲颏距离、头颈活动度、是否存在头面部相关畸形等，以及是否存在面罩通气困难的危险因素。

四、术前检查

基于我国目前的日间手术量日益增加、麻醉门诊流量大的特点，现日间手术的术前检查主要包括血常规、凝血功能、心电图，对于一些特殊病例还应行血清电解质、血尿素氮和肌酐等测定。值得注意的是，血清白蛋白是预测术后死亡率的独立危险因素，其预测效力优于常用的 ASA 分级、年龄、是否急诊手术等，推荐肝病患者、存在多种合并症、营养不良、重大疾病者检测白蛋白。无症状的转氨酶升高与手术风险无关。

五、几种特殊患者的术前评估

（一）高血压患者的评估

根据 2020 年国际高血压实践指南推荐，正常高值血压 [收缩压 130～139mmHg 和（或）舒张压 85～89mmHg] 可通过改善生活方式控制血压。1 级 [收缩压 140～159mmHg 和（或）舒张压 90～99mmHg] 和 2 级 [收缩压＞160mmHg 和（或）舒张压＞100mmHg] 需进行药物治疗控制血压。未经治疗的高血压容易发生心肌缺血、心律失常、心衰等不良事件，尤其是重度高血压（≥180/110mmHg），应推迟择期手术并请心血管内科医师协助调整血压。

1. 降压目标 择期手术患者术前理想的降压目标：中青年患者血压应控制在 130/85mmHg 以下，老年患者血压最好控制在 140/90mmHg 以下，合并糖尿病或慢性肾病的患者血压应控制在 130/80mmHg 以内。术前首次诊断高血压的患者，降血压治疗应个体化，避免术前降压过低、过快，尤其对于合并冠心病和（或）颈动脉中、重度狭窄的患者。

2. 合并靶器官损害患者的处理　高血压新发脑梗死患者手术需要延迟4～6周后进行，脑出血患者需要病情稳定1个月后进行非脑外科手术；术前肌酐水平＞180μmol/L（2mg/dl）或肌酐清除率有明显降低，择期手术前需进一步治疗；高血压合并糖尿病的患者，有眼底出血、视网膜和视神经盘水肿或出血等情况，应暂缓择期手术；高血压合并主动脉扩张，必要时应行主动脉CTA等检查排除主动脉夹层等问题。

3. 常用抗高血压药的围术期用药建议　β受体阻滞药术前无需停药，其可降低术后房颤等心血管不良事件的发生率，且术前停药可能导致术中心率反跳性升高。建议手术当天停用ACE I类及ARB类抗高血压药，以避免增加围术期低血压及血管性休克的风险。术前无需停用钙通道阻滞药类抗高血压药，其可以改善心肌氧供需平衡，且治疗剂量的钙通道阻滞药对血流动力学无明显影响。建议手术当天停用利尿药，利尿药可降低血管平滑肌对缩血管药物的反应性，增加术中血压控制难度，也可能加重体液及电解质的流失。建议手术当天停用以利血平为主的复方降压药，因其通过耗竭交感神经末梢的儿茶酚胺尤其是去甲肾上腺素实现降压，如术中出现低血压及心率减慢，考虑使用直接的血管收缩药物（如苯肾上腺素），或使用阿托品来提升心率。

（二）糖尿病患者的评估

围术期血糖异常情况包括高血糖、低血糖、血糖波动较大等情况，通常以高血糖多见。糖尿病控制不佳可导致感染、伤口愈合延迟、心脑血管事件等并发症，延长患者住院时间，影响远期预后。对于明确诊断糖尿病的患者，术前应检测空腹和餐后2h血糖，明确糖尿病类型、病程、治疗方案、血糖控制效果，以及是否存在并发症。糖化血红蛋白（HbA1c）反映采血前3个月的平均血糖水平，可用于评价长期血糖控制效果。HbA1c≤7%（正常为4%～7%）表明血糖控制满意，围术期风险较低。糖化血红蛋白还可用于鉴别糖尿病和单纯应激性高血糖，发现术前未诊断的隐匿性糖尿病。因此，对于术前随机血糖≥11.1mmol/L（200mg/dl）、年龄≥45岁、BMI≥25kg/m^2，同时合并高血压、高血脂、心血管疾病、糖尿病家族史等高危因素的患者，建议术前筛查糖化血红蛋白。糖尿病患者应尽量安排上午第一台手术，以缩短术前禁食时间。

围术期降糖方案的调整　口服降血糖药主要分为双胍类、胰岛素增敏药、胰岛素促泌药、糖苷酶抑制药、二肽基肽酶4（DDP-4）抑制药、钠-葡萄糖协同转运蛋白2（SGLT-2）抑制药。除SGLT-2类以外，其他降血糖药建议术前1日正常服用。SGLT-2可抑制葡萄糖重吸收，促进葡萄糖从尿液排出。围术期风险主要在于低血容量，用药前应及时纠正。日间手术一般为短小手术，当天可恢复饮食者可保留二甲双胍、DDP-4类等降血糖药，而胰岛素促泌药在禁食后易造成低血糖，应停用。手术当日应停止控制餐后血糖的短效胰岛素或速效胰岛素类似物，保留控制基础血糖的中长效胰岛素并适当减量（手术当日早晨长效胰岛素应减量20%，中效胰岛素应减量50%）以减少低血糖风险，手术前一晚也减量可进一步降低低血糖的风险，尤其是对于低血糖频繁发作的患者来说。

第三节　日间手术的围术期管理

一、麻醉方式的选择

日间手术的麻醉方法主要包括全身麻醉（包括气管插管和声门上气道）、神经阻滞麻醉、椎管内麻醉、监测下的麻醉管理等。麻醉方式的选择应体现个体化、人性化。外周静脉通路常选择20G套管针在手背或肘前建立静脉通路。

（一）全身麻醉

全身麻醉是日间手术首选的麻醉方式，气道一般可选择气管插管、喉罩、口咽通气道维持呼吸道的通畅。喉罩通气尤其应用广泛。除外一些有特殊手术体位要求、预计手术时间较长的手术，或是需经口腔入路的耳鼻喉科手术等，全麻喉罩适用于多种手术。全麻诱导药物多使用丙泊酚、依托咪酯、咪达唑仑等，儿童多使用七氟烷诱导。诱导前静脉使用利多卡因可显著缓解丙泊酚的注射痛，增加患者舒适度。静脉麻醉药物和吸入麻醉药复合维持麻醉可显著减少麻醉药物用量，减少患者术中知晓的发生率。维持镇痛首选短效的瑞芬太尼，但应警惕停药后的痛觉过敏。对于老年患者，适度减少麻醉药物用量和精细滴定药物十分重要。

（二）椎管内麻醉

椎管内麻醉适用于下腹部及下肢手术，可显著缓解术后疼痛以及减少阿片类药物的使用。因脊麻可能会引起头痛等不良反应从而延长住院时间，故椎管内麻醉多选择硬膜外阻滞，并选用短效局麻药以利于患者早日恢复下肢活动，避免延长住院时间。老年患者可能因骨质增生导致穿刺困难，并且相同剂量的局麻药感觉阻滞平面更高，阻滞时间更长，麻醉期间心动过缓和低血压的发生率和严重程度更高，存在术后下肢功能恢复缓慢和尿潴留等问题，因此椎管内麻醉不作为常用麻醉方法。

（三）周围神经阻滞

周围神经阻滞既可复合全身麻醉，也可配合局部麻醉用于局部肢体的短小手术。神经阻滞麻醉在阻滞效果不满意的情况下可适当应用静脉镇痛药。神经阻滞麻醉可减少术后恶心呕吐，减轻术后疼痛，同时缩短了PACU停留时间，利于日间手术的快速周转，但同时神经相关并发症风险增加，超声引导下进行神经阻滞有利于减少相关并发症。

（四）监护麻醉

监护麻醉（monitored anesthesia care，MAC）介于全麻和局麻之间，麻醉医师在监测下给予患者适量镇痛药和（或）镇静药，在日间手术及诊断性操作中得到了广泛的应用。MAC的基本监测标准与全麻一样，应要求有经验的麻醉医师持续监护。MAC应警惕气道梗阻或心血管反应，镇静不宜过深，注意维持呼吸道通畅。若镇静、镇痛药量过多而出现呼吸抑制，可置入喉罩确保通气和充分氧合。

二、麻醉中监测

全身麻醉的基础监测包括心电图、无创血压、脉搏血氧饱和度、呼气末二氧化碳分压，若存在预计手术时间较长、患者存在冠心病等合并症、手术体位可能影响无创血压测量等情况，可视情况增加有创血压监测、体温监测等。

区域阻滞的监测主要包括心电图、无创血压、脉搏血氧饱和度、呼吸。

所有监测手段都是为了保证患者安全的同时减少有创操作的产生，应由麻醉医师作出个体化、人性化的决策。

三、日间手术的围术期管理及加速康复外科

外科手术的本质是由外科医师控制的、对患者有益的损伤，损伤即带来应激与疼痛，而麻醉管理是减少应激与疼痛的主要手段。加速康复外科（enhanced recovery after surgery，ERAS）随着现代麻醉技术和外科技术的不断精进应运而生，其采用有循证医学证据的一系列围术期优化处理措施，减少患者心理和生理应激，从而达到加速康复的目的，尤其适用于日间手术。麻醉管理是ERAS的主要内容：麻醉医师通过术前评估优化以及宣教减少患者心理应激，术前用药可缓解患者的紧张、焦虑情绪；个性化的禁食、禁饮方案可减少低血糖、脱水的发生；术中，麻醉医师通过合适的麻醉方法、监测、合理的容量管理、体温管理等保证患者术中安全；术后，从麻醉中复苏、术后镇痛、防治术后恶心呕吐和术后认知功能障碍等并发症，是加快术后康复的重要措施。

（一）术前禁食禁饮方案的改善

在排除有胃食管反流、幽门梗阻、糖尿病等特殊情况后，麻醉前 2h 口服富含碳水化合物的清饮料具有减少患者术前焦虑不适、降低术后恶心呕吐发生率、降低胰岛素抵抗、加快患者术后恢复等优势。

（二）术后疼痛管理

术后疼痛不仅引起高血压、心动过速等心血管应激反应，还可严重影响患者的心理和情绪反应，导致患者不敢咳嗽、咳痰、翻身等，不利于患者早期活动和恢复。因此充分的术后镇痛能帮助患者快速恢复，缩短住院时间。日间手术患者的术后镇痛应强调超前镇痛、简单有效、副作用小、易于管理。术后如无禁忌，应常规给予 NSAID。手术创伤和一些超短效阿片类药物可能引起痛觉过敏，非伤害性刺激即引起强烈的疼痛反应，ERAS 建议术前预防性镇痛，预防中枢敏化从而积极控制患者的疼痛，具体包括术前使用 NSAID、术前切口局麻药浸润。此外，药物联合镇痛和镇痛方法联合被认为是比较适合日间手术的术后镇痛模式，可以减少阿片类药物的使用以及恶心呕吐等副作用的发生，推荐区域阻滞，如腹横肌平面阻滞、关节腔阻滞、手术切口局麻药浸润联合全身镇痛药物，可减少药物引起的全身反应。下肢的外周神经阻滞，应注意避免影响患者的行动能力。罗哌卡因在浸润麻醉方面具有起效较快、作用时间长的优点。阿片类药物（包括可待因、曲马多等）仅作为爆发痛的保留用药，且应规律使用镇吐药以预防恶心呕吐反应。

（三）术后恶心呕吐的防治

预防术后恶心呕吐（postoperative nausea and vomiting，PONV）的关键首先是要识别 PONV 的高危患者，包括女性、既往术后恶心呕吐或晕动病史、非吸烟者；此外还有极度焦虑和术后疼痛的患者。PONV 手术麻醉相关的风险包括术后阿片类药物的使用、吸入麻醉药的使用、腹腔镜手术。针对 PONV 高危患者，应尽量避免使用挥发性麻醉药物，限制阿片类药物用量，术后使用选择性外周阿片类受体拮抗药，预防性使用三联镇吐药物（昂丹司琼、地塞米松、氟哌利多），适当水化，早期进食及下床活动。

（四）重视术后认知功能恢复

术后认知功能障碍是指麻醉和手术后出现的神经认知障碍，主要表现为记忆力和注意力下降、情绪改变，严重者甚至出现人格改变以及社会行为能力下降。大部分轻度术后认知功能障碍具有自限性，但少数患者认知障碍可持续发生，是造成老年患者术后恢复延迟的重要原因之一。老龄是目前公认的术后认知功能障碍的高危因素。目前并无术后认知功能障碍的标准防治，充分识别认知障碍并进行干预是防止延迟出院的主要手段。

四、日间手术患者的术后恢复

（一）转出麻醉后恢复室标准

中枢神经系统：神志清楚、定向力恢复、肌张力恢复；呼吸系统：呼吸道通畅、吞咽及咳嗽反射恢复、呼吸频率及潮气量达标、通气良好、氧合状况良好；血液循环稳定；不存在活动性出血、气胸等严重并发症，即可转出恢复室。

（二）日间手术患者的出院标准

按麻醉后离院评分标准（post-anesthesia discharge score，PADS）判断患者能否离院，总分为 10 分，≥9 分者方可离院。包括生命体征平稳、已恢复饮食并不伴有恶心呕吐等、恢复行动能力、无剧烈的术后疼痛并可以口服药物控制、无尿潴留等术后并发症。

（三）术后随访

1. 患者出院后 24h 内应常规进行术后随访，以电话随访为主；24h 后如患者病情需要，应延长术后随访时间。

2. 及时了解患者是否出现麻醉和手术相关的并发症,并提供处理意见,情况严重者建议尽快到医院就诊,以免延误病情。

(苏殿三　周小欣)

思 考 题

1. 某患者 50 岁,身高 170cm,体重 100kg,自述夜间打鼾较为严重,睡眠需佩戴呼吸机,该患者现需行经尿道输尿管镜下激光碎石术,该患者的术前评估应注意些什么?选择什么麻醉方法较为合适?

2. 随着社会老龄化的进程,日间手术中老年患者比例日益增加,高龄是术后认知功能障碍的高危因素,老年患者麻醉及术后认知功能相对易损的可能机制有哪些?

知 识 拓 展

随着我国老龄化进程的进一步发展,各个医疗单位的日间手术中心也面临着老年患者占比越来越大的挑战。衰弱是高龄患者的显著特征,表现为对应激的应对能力降低,发生跌倒、失能和死亡的风险增加;同时对术后不良后果易感。《老年人衰弱预防中国专家共识(2022)》将衰弱定义为:老年人以肌少症为基本特征的全身多系统构成的稳态网体系受损,导致生理储备下降、抗打击能力减退以及应激后恢复能力下降的非特异性状态,是最具有临床意义的老年综合征。麻醉医师可通过量表评估老年人衰弱的程度。尽管衰弱量表非常多,但基本依据是以能量耗尽为特征的衰弱表现(如 FP 量表、FRAIL 量表等)和在功能、身体、认知和社会方面的缺陷累积进行评价(CSHA 衰弱指数、临床衰弱评分、EDMONTON 衰弱评分等)。

推 荐 阅 读

中国心胸血管麻醉学会非心脏手术麻醉分会. 2021. 心脏病患者非心脏手术围麻醉期中国专家临床管理共识 (2020)[J]. 麻醉安全与质控, 5(2): 63-77.

中国心胸血管麻醉学会日间手术麻醉分会, 中华医学会麻醉分会小儿麻醉学组. 2019. 小儿日间手术麻醉指南 [J]. 中华医学杂志, 99(8): 566-570.

中国医师协会麻醉学医师分会. 2015. 促进术后康复的麻醉管理专家共识 [J]. 中华麻醉学杂志, 35(2): 141-148.

中华医学会麻醉学分会. 2016. 日间手术麻醉专家共识 [J]. 临床麻醉学杂志, 32(10): 1017-1022.

中华医学会小儿外科学分会内镜外科学组. 2020. 小儿外科日间手术专家共识 [J]. 中华小儿外科杂志, 41(8): 676-682.

BAILEY CR, AHUJA M, BARTHOLOMEW K, et al. 2019. Guidelines for day-case surgery 2019: guidelines from the association of anaesthetists and the british association of day surgery[J]. Anaesthesia, 74(6): 778-792.

第四十四章　非手术室内的麻醉

随着现代临床医学的发展,麻醉医师的工作环境已从单一熟悉的手术室内,发展成为手术室内、外的多环境、多工作模式。手术室外的场所包括放射科、胃肠镜室、气管镜室、心内科介入室、儿科、口腔门诊和急诊抢救室等,麻醉范围涵盖所有的麻醉方式,包括监护麻醉、镇静检查、全凭静脉麻醉、吸入麻醉、气管插管全麻。手术室外场所检查及手术操作对麻醉医师的需求不断增加,同时患者对在医院的诊疗过程提出了更高的要求,如对诊疗过程要求舒适、无记忆、无痛苦等。同时,由于麻醉技术与诊疗(操作)技术的发展与提高,诊疗(操作)的种类、复杂程度及适应证也在不断增加,手术室外的手术与麻醉已得到迅速发展,并已成为临床麻醉的一个亚专业。

第一节　概　　述

一、非手术室内的麻醉定义及工作指南

非手术室内的麻醉(nonoperating room anesthesia,NORA)主要指在除手术室以外的场所为接受手术、诊断性检查或治疗性操作的患者所实施的麻醉。在过去,手术室外病例多为短小手术,有针对性,病例少且患者病情稳定,很少需要麻醉支持。然而目前情况已截然不同。NORA目前已涉及几乎所有医学专科,在许多医院其手术数量与手术室内病例相当,对麻醉医师的要求亦与最先进、最复杂的外科手术对麻醉的要求一样高,甚至因为患者急诊状态或术前的基础疾病状态未纠正,麻醉风险比手术室内麻醉更高。由此,NORA扩大了麻醉医师的实践范围,与手术室内麻醉相比,更需要合理安排、认真严谨、关注操作效率、重视麻醉安全。

(一)非手术室麻醉的场所应该具备的条件

ASA在非手术室内麻醉场所指南中要求任何实施非手术室麻醉的场所必须至少具备以下条件。

1. 可靠的供氧源(推荐使用中心供氧系统),并应配有备用氧供(包括备用氧气钢瓶)。

2. 可靠的吸引装置(建议应达到手术室吸引装置标准)。

3. 可靠的废气排放系统(用于吸入麻醉药处理)。

4. 需备有以下设备,包括:①在面罩正压通气的条件下能够提供至少90%的吸入氧浓度的简易手控呼吸气囊;②适当的麻醉药物、器材及设备;③适当的监护设备(需符合《麻醉基本监护标准》)。如采用吸入麻醉,需备有麻醉机。

5. 充足的电源插座以便满足麻醉机和监护仪的需要,应备有备用电源。如需在"潮湿场所"(如膀胱镜检查室、关节镜检查室或分娩室)实施麻醉,应备有独立的绝缘电路及漏电、断电保护器。

6. 充分的照明设施,最好备有用电池供电的照明设施。

7. 应有足够的空间以便放置必要设备及利于人员操作,同时应使麻醉医师在必要时可以迅速靠近患者、麻醉机及监护设备。

8. 应备有装载除颤仪、急救药物及其他必要的心肺复苏设备的急救车。

9. 应有受过专业训练的人员以便辅助麻醉医师的工作,同时应备有可靠的通信联络设备以便寻求协助。

10. 应注意阅读该场所内的所有安全条例及设备操作规程。

11. 应有安全、合理的麻醉后处理。除麻醉医师外,应有足够的受过专业训练的工作人员以及

必要的设备以便确保患者安全地转送至麻醉后恢复室。

（二）非手术室内麻醉管理制度

1. 由科主任安排两位麻醉医师，其中一位必须具有丰富的临床麻醉知识和急救复苏知识的主治以上麻醉医师。

2. 配备急救物品，包括麻醉机、呼吸器、氧气、面罩、气管插管用具、喉罩、急救用品及药品。

3. 住院患者术前访视和非住院患者麻醉门诊评估相结合，严格把控麻醉指征。评估患者的基础疾病及当前身体状况并作出特殊事件预案，向患者家属介绍麻醉风险及麻醉前、后注意事项，并进行术前麻醉知情同意书签字。

4. 制订非手术室内不同场所手术麻醉的规范及应急预案。

5. 设置非住院患者麻醉恢复室，术毕麻醉医师应亲自护送患者至恢复室，并向护士交代注意事项，确保苏醒安全。

6. 向家属交代苏醒后注意事项，并做好术后随访，非住院患者进行电话随访。

二、非手术室内的麻醉选择指征和麻醉前准备

（一）NORA 选择指征

1. 适应证　由于非住院患者在院停留一般不超过 24h。一般认为 NORA 病例应选择对机体生理扰乱较小、手术步骤较简单、估计出血少、术后疼痛轻、易于控制的手术。患者应无明显心肺疾病的 ASA Ⅰ～Ⅱ级，即所谓"健康"患者。但随着手术、操作技术的提升，特别是麻醉技术的进步，高龄患者，甚至一些高危患者，已不再是非手术室内的麻醉禁忌证。

2. 禁忌证　下列情况不适合进行 NORA：①高危婴儿（包括早产儿，并有呼吸系统疾病者，以及已有同胞兄弟死于呼吸窘迫综合征且小于出生后 6 个月的婴儿）；②恶性高热患者；③复杂的病理性肥胖和（或）复杂的睡眠性呼吸暂停综合征；④正在服用单胺氧化酶抑制药（MAOI），停药未超过两周者；⑤急性吸毒患者，如接受麻醉易发生难以处理的心血管反应；⑥心理障碍与不配合的患者，不应强迫其接受门诊手术治疗；⑦经腹或经胸手术及全身情况不稳定的 ASA Ⅲ～Ⅳ级患者。

（二）麻醉前评估与准备

1. 麻醉前评估　手术室外麻醉前的评估，对于确保临床工作安全是不可缺少的，在麻醉医师与患者接触过程中，经过体格检查、评价与沟通，可以减轻患者对手术与麻醉的紧张情绪，发现患者的潜在疾病，在有指征时，进行适当的治疗，从而纠正术前存在的问题，减少或避免并发症。有 70%～80% 的非住院患者是手术当日才到院。为最大限度地减少因评估及准备未充分而导致的手术延期、停台率增加，设立术前麻醉评估门诊（anesthesia preoperative evaluation clinic，APEC），已成为非手术室内麻醉所必需的程序，对减轻患者焦虑，提高麻醉前准备的质量，增加患者和外科医师的满意度有积极意义。在 APEC，可以通过如下几种方法完成评估：①术日晨与患者面对面直接访视与评估；②已建立了个人健康网络信息档案的，可以通过计算机查询进行评估；③通过电话交谈（不访视）进行评估；④复习个人健康档案（不访视）进行评估；⑤对于手术较复杂和（或）病情较复杂者，应在术前 1d 由麻醉科医师对病情进行会诊、评估和（或）必要的处理和准备。

2. 麻醉前准备　麻醉前可通过发放健康科普资料、壁报及签署麻醉同意书等形式与患者沟通，做好心理辅导，消除患者对麻醉及手术的恐惧心理，为顺利完成麻醉与手术打下基础。对合并有其他疾病或正在接受治疗的患者，应根据麻醉需要作必要的处理。了解患者术前合并用药及调整、禁烟时间及术前禁饮、禁食的情况。

合理的麻醉前用药将有助于增强麻醉效果，减少麻醉药用量，防止麻醉并发症，加快麻醉过程，

因而它们对手术室外麻醉有重要的意义。对于较短时间的手术或检查操作，为做到麻醉后迅速苏醒和早期离院，成人一般可不用麻醉前用药。

三、非手术室内的麻醉方法及麻醉用药选择

（一）局麻、区域阻滞与用药

局部浸润和区域阻滞患者意识不消失，能够配合，是非手术室内麻醉常用的方法之一，常用药物有普鲁卡因、利多卡因和罗哌卡因。为消除患者的恐惧心理，达到记忆遗忘，常辅助应用一定量的镇静药和（或）镇痛药，即 MAC。丙泊酚是目前使用最多的超短效静脉麻醉药之一，以镇静为主，大剂量可实施一般浅表手术。小剂量丙泊酚辅以短效阿片类药芬太尼或瑞芬太尼，可取得更好的镇静、镇痛效果。

（二）全身麻醉及其药物选择

1. 全身麻醉的优点　全麻仍是手术室外麻醉中最常用的方法。由于近年来出现了快速显效、能较准确预测作用时间、无蓄积和不良反应小的麻醉药物，因此可用于短期手术麻醉，术后快速清醒，使全麻能普遍用于手术室外麻醉，其可靠性和安全系数显著增加。在实际操作中，麻醉医师可以根据不同的手术刺激强度给予轻度镇静、中度镇静、深度镇静或者气管内全身麻醉。

2. 镇静药物　咪达唑仑、丙泊酚等是 NORA 常用的镇静药物。咪达唑仑清醒时间相对偏长，较少单独用于麻醉诱导，可小剂量与其他镇静、镇痛药（如）合用，可产生良好的镇静、镇痛和抗焦虑及遗忘作用，基本达到"清醒镇静"的效果，是非手术室内麻醉较理想的镇静药物。丙泊酚是一种安全、有效的快速超短效静脉麻醉药，起效快、半衰期短、可控性强，有一定镇吐作用，但其有剂量相关性呼吸、循环抑制作用，常与短效或超短效的阿片类药（芬太尼、阿芬太尼、瑞芬太尼）合用，能产生良好的协同作用，可满足多数 NORA 的要求。氯胺酮也是目前非手术室内麻醉最常用的静脉麻醉药，尤其适用于 1～5 岁的小儿，但可使口腔分泌物较多。

3. 麻醉性镇痛药　在非手术室内麻醉中，单独使用镇静及麻醉药难以满足所有手术要求，常需配伍麻醉性镇痛药，术毕可保持一定的残余（镇痛）效果。目前，除最常用的中短效药芬太尼外，其他短效或超短效药物有瑞芬太尼、舒芬太尼、阿芬太尼，必要时可辅用其他药物加强效果。

4. 吸入麻醉药与肌松药　用于常规手术的吸入麻醉药，均可用于非手术室内的麻醉，但非住院患者在院时间较短，应选用短效或超短效的吸入麻醉药。N_2O 无明显刺激性，对血液循环影响小，目前临床上仍时有采用。由于 N_2O 在血液中溶解度小，停药后可在 1～4min 完全清醒，与丙泊酚合用，可以互补利弊，且操作简便、经济实用。新型的卤醚类化合物七氟烷、地氟烷临床作用迅速、镇痛强、消失快，均可选用。非手术室内麻醉用时短，一般不行气管内插管，故一般也不使用肌肉松弛药，必要时用短效肌松药。

四、非手术室内的麻醉监护

生理监测是所有麻醉医师的核心技能，也是任何地方实施安全麻醉的重要特征。NORA 应执行与手术室内麻醉同样的监测标准。

五、麻醉恢复期处理与患者离院问题

（一）非手术室内麻醉恢复的分期

一般分为 3 个阶段：恢复早期——麻醉结束至患者从麻醉中苏醒，此期患者从手术结束即转入 PACU；恢复中期——清醒后至达到出院标准，此期患者即转入二期恢复区；恢复晚期——出院后至完全恢复。在第一阶段，是麻醉后并发症的高发期，患者需平卧并得到严密监护和有效处理。

（二）麻醉恢复与快通道

一般情况下，麻醉手术结束，患者即转入 PACU 监护治疗，即恢复早期在 PACU 度过。如果患者在手术结束及停止麻醉用药后，迅速达到恢复中期状态，即称为"快通道麻醉"。新型短效或超短效麻醉药可加快患者苏醒，有利于实现快通道。事实上，不少新型短效或超短效麻醉药的产生，使许多非手术室内麻醉已完全实现了快通道。快通道麻醉减少了术后早期深度镇静患者的数量，减少了气道梗阻和心、肺不稳定因素，减少了意外及并发症发生。但进入快通道，要严格掌握标准。评分标准包括 7 项内容，即意识程度、活动能力、血流动力学稳定性、呼吸稳定性、SpO$_2$、术后疼痛状况、术后恶心呕吐情况等，每项分 0、1、2 三个分级，总分满分共 14 分。总分高于 12 分，无一项低于 1 分方可进入。

（三）恢复期并发症及防治

术后疼痛及恶心呕吐（PONV）是非手术室内麻醉常见的并发症，也是影响快通道的主要因素或障碍。疼痛的处理可选用 NSAID 及阿片类镇痛药，但阿片类药可增加 PONV，使用受到限制。近年来，随着 NSAID 的推陈出新，特别是新型的 COX-2 特异性抑制药的出现，NSAID 在非手术室内的手术后镇痛方面起着不可缺少的作用。COX-2 特异性抑制药可减轻疼痛及炎症反应，同时无传统 NSAID 的副作用，因此，其比传统 NSAID 更安全。

患者对 PONV 比对疼痛还要恐惧。目前对 PONV 的治疗方法主要是利用 5-HT$_3$ 受体的特异性拮抗药，如昂丹司琼进行防治，效果良好。但此药最好在手术结束前给药，才能最大限度地预防术后 PONV。此外，预防性使用地塞米松（8mg 以上）也有一定的效果。单次静脉注射丙泊酚 20mg 也可起到治疗作用。

（四）患者离院标准

非住院患者手术麻醉后，应达到如下标准方可离院，才能确保安全。评分内容有：①生命体征情况；②意识与活动能力；③恶心及呕吐；④疼痛程度与部位；⑤伤口出血情况等。共 5 项，每项分 0、1、2 三个分级，总分满分共 10 分。在评分中，总分大于 9 分；同时，患者必须有责任能力的成人陪送方能离院。

第二节　内镜诊疗的麻醉

一、消化内镜检查和治疗

（一）食管胃十二指肠镜

食管胃十二指肠镜（esophagogastroduodenoscopy，EGD）是用纤维内镜检查胃肠道上段（食管、幽门和胃）。对患者来说，该项检查最痛苦之处在于内镜需通过食管和幽门。内镜过程中进行任何介入操作（活检、切除、扩张）都需要提前与内镜医师讨论，因为这些操作会造成额外的刺激。重要的且具有潜在刺激性的内镜下操作包括止血、活检、支架、扩张、黏膜或黏膜下切除。

绝大多数患者只需要阿片类或苯二氮䓬类药物镇静就能耐受检查，但很多做 EGD 的患者合并有严重的胃食管反流病、病态肥胖、哮喘、阻塞性睡眠呼吸暂停，属于高风险的一类人。对这些存在梗阻或吸入风险、年龄较小或者极为焦虑的患者，全身麻醉可能是最好的选择。

（二）乙状结肠镜和结肠镜检查

乙状结肠镜和结肠镜能够用于诊断和治疗，检查部位为胃肠道下段，分为仅检查乙状结肠或检查乙状结肠至回肠末端两种。绝大多数患者都能通过苯二氮䓬类和阿片类药物混合使用来耐受检查，少数人感觉较为痛苦。

与上消化道镜检一样，乙状结肠镜和结肠镜检查过程中特殊的介入操作构成了对患者的额外刺激，这些操作包括内镜的插入、结肠充气、内镜进一步深入以及其他的内镜操作，如活检、息肉切除术、支架扩张术和黏膜切除术。

快速恰当滴定一种药物的能力决定着麻醉药物的选择，关于患者自控镇静泵的新研究正在进行。患者的满意度和手术成功的指标也在研究，同时一些患者自控镇静及其他类型的自动化镇痛泵的试验也在进行中。

（三）内镜逆行胰胆管造影

内镜逆行胰胆管造影（endoscopic retrograde cholangiopancreatography，ERCP）是一种在内镜引导下由十二指肠乳头注入造影剂，对胆管或胰管进行透视的检查。患者通常处于俯卧位；ERCP过程中需要精确操作，患者在检查时呕吐或扭动将会引起严重的操作损伤，对气道、肺和其他器官造成灾难性的后果；许多拟行 ERCP 的患者病情危重，其可能患有胆管炎、胰腺炎、胆管阻塞、胰腺癌及其他严重的并发症，术前呼吸系统和循环系统状况差，麻醉风险高。ERCP 中可能产生刺激的介入操作包括止血、支架放置、结石取出、胰胆管显影、激光碎石和括约肌切开。这些都是精细的操作，患者必须制动。正因为如此，行 ERCP 时许多麻醉医师更倾向于全身麻醉。镇静麻醉亦能达到手术的需求，但是要严格监测患者自主呼吸状况，如果出现脉搏血氧饱和度持续下降并不能及时纠正，应随时准备气管插管；另一个重要原因是麻醉医师很难接近患者气道。现有的数据也支持这种做法，镇静患者的检查失败率是全麻患者的 2 倍，全麻患者并发症发生率可能更低。

（四）经自然孔道内镜外科学

经自然腔道内镜手术（natural orifice translumenal endoscopic surgery，NOTES）整合了内镜医学和微创外科学，代表了腹腔和腹膜手术的一个新方法。NOTES 在人体的运用还处在最初的阶段，已经报道过几个经阴道和经胃行胆囊切除术的病例。到目前为止，这些手术仍需要腹腔充气和全麻，然而，随着科技的发展，这些情况都会改变，NOTES 可能会像其他介入手术一样，在非手术室区域广泛开展。

消化科内镜医师应用 NOTES 的一个案例是经口内镜下肌切开术（POEM）治疗食管失弛缓症。食管失弛缓症的特征是食管蠕动降低、肌张力增加和食管下段括约肌（LES）不完全松弛，食物不能顺利排入胃从而导致恶心、呕吐、吞咽困难和（或）疼痛。POEM 手术已经发展为纠正贲门失弛缓症的微创外科手术，具体为内镜下向食管内充入 CO_2，然后从中段食管（通过胃食管连接处）到胃近端 2~3cm 处作一个切口进入黏膜进行手术。充气过程中，患者的 $P_{ET}CO_2$ 可能会升高，可以通过机械通气加以控制。充气的可能风险为从皮下气肿到气胸、纵隔积气和气腹。该手术通常需要几小时，最好在全身麻醉气管插管下进行，可以防止胃内容物误吸，还可以让麻醉医师将 CO_2 充气的风险降到最低。正如所有的 NORA 手术一样，谨慎、合作和沟通不仅对手术的成功而且对患者的安全都是至关重要的。

二、气管、支气管镜检查和治疗

大部分患者可在镇静或表面麻醉下进行支气管镜检查，对于小儿或不能忍受操作的成人可采取全身麻醉。MAC 的方法同胃镜检查。对于气管内插管全身麻醉的患者，气管导管应选用尽可能粗的气管导管，以降低气道阻力。也可选择喉罩置入或改良麻醉面罩，但应注意通气功能的监测。

支气管镜介入术的发展已经覆盖了许多手术室进行的传统外科手术。行气道手术时，不仅绝大多数患者处于高风险状态，而且潜在的危险也很高，因此，在这种情况下，讨论、沟通和规划是极为关键的。常规支气管介入术包括以下内容：支气管内支架；支气管内活检、激光治疗和烧灼；球囊扩张和冷冻治疗。随着技术的进步和目标人群的增多，正在开展新的手术方式，如经支气管镜超声引导针吸活检（EBUS-TBNA）、电磁导航支气管镜（ENB）、基准标志物植入等。

支气管镜介入术产生了一些特殊麻醉要求。术前评估患者的常见合并症非常重要，这些合并症包括阻塞性和限制性肺疾病、心脏疾病、营养不良、慢性吸入性疾病和烟酒滥用。简单手术可在镇静下完成，复杂手术可能需要在全麻下完成。当使用硬质支气管镜进行介入操作时，静脉麻醉更好。气道的仪器、活检或治疗的设备可能影响挥发性麻醉药的吸入，从而对手术间造成潜在的污染。丙泊酚和瑞芬太尼静脉应用可使患者更易耐受且可精确滴定效果，也可使用右美托咪定。BIS 监测可能有帮助。使用肌松药有利于抑制咳嗽、消除胸壁僵硬，也易于手术设备进入手术位置。目前还未证明治疗中和治疗后使用激素对减轻水肿有效。那些不使用全麻的患者，误吸风险增加，对这些患者，镇吐药和地塞米松可能有帮助。常见并发症为气道阻塞、支气管痉挛、出血、缺氧、气道灼烧。因为潜在的并发症较严重，所以患者术后需要在一个合适的地方观察，如有必要，应入院观察。

第三节　影像介入类麻醉

在过去的几十年中，随着科技的进步及患者需求的增加，放射学从过去的主要以诊断为主已发展为如今包含介入放射学在内的大学科。在介入放射室开展的手术几乎应用于已知诊断的所有疾病，并不断扩展。与传统观念不同，在操作室中进行的手术，其范围和强度与传统手术室中进行的外科手术旗鼓相当，而且接受非手术室内操作的患者比那些接受常规外科手术的患者更加虚弱。患者常因为病情过重或风险太高不适合进行常规外科手术，或是因为情况危急需急诊介入干预才选择介入手术。鉴于此，麻醉医师必须尽可能彻底了解操作过程（理解可能中途生变）及患者的合并症，这些对手术者来说可能并不熟悉。像在手术室内一样，关键是麻醉医师对一个病例预先想到手术会如何影响患者的生理状况并设计一个最佳的麻醉方案。手术者和麻醉医师共同搭建一个明确的、合作的沟通平台是至关重要的。

一、影像介入类麻醉面临的挑战

微创手术对麻醉的需求随着影像引导的手术范围的扩大而扩大。随着人口老龄化和技术进步，介入手术将继续补充或者取代传统的手术,特别是对于病情危重不适于传统手术的患者。介入手术,虽然无创,但可引起疼痛、焦虑以及存在威胁生命的潜在并发症。麻醉医师参与是为了使患者舒适、安全，以便取得最佳效果。介入手术可能是诊断性的、治疗性的或两者兼有。许多诊断操作时间很短，耐受性良好，只需清醒镇静；然而，对于危重病例，即使是最简单的操作也可能困难重重。介入手术室有普通手术室不曾有的限制，要额外考虑可能出现的设备布局不佳、放射暴露、隐匿性出血的风险以及造影剂过敏等情况。

（一）设备布局

放射室的布置影响了麻醉医师的观察视野，也占用了麻醉机的使用空间。需与设备操作人员及医师提前做好沟通。

（二）造影剂

标准的离子型造影剂、高渗透压的造影剂在 5%～8% 的患者中存在剂量和浓度依赖性有关的不良反应。过敏性（异质性）的反应是与剂量或浓度反应不相关的，主要包括严重的喉头水肿、支气管痉挛、肺水肿、低血压、呼吸骤停以及癫痫发作。吸氧、肾上腺素和支气管扩张药可用于急救。

（三）出血

接受经皮介入手术的患者可能发生较为隐匿的出血，正在接受抗凝治疗的患者，这个问题显得尤为突出。

（四）辐射暴露

随着麻醉医师非手术室的工作增加，麻醉医师的辐射暴露也会相应增加，因此需要做好防护，穿合适的铅衣是非常重要的，包括甲状腺防护罩、含铅玻璃眼罩、使用便携式铅屏、佩戴按月监测的放射剂量监测仪。

二、CT、PET、MRI 引导下的手术

（一）CT 引导下的手术

CT 已广泛应用于介入手术的引导方式，其中 CT 透视结合了 CT 的成像能力与 X 线透视成像的实时性。CT 成像可以用于诊断和治疗：诊断包括活检和积液引流；治疗包括肿瘤切除和镇痛药的注入。在 CT 引导下的介入手术对手术者和麻醉医师均有辐射暴露，患者则有出血和造影剂反应的风险。另外，一些特殊的术前评估显得尤为重要。扫描仪对于肥胖患者可能不太适用，必要时需要特制的加长穿刺针和特殊的引流装置。扫描仪内定位也可能是较为困难的，同时要考虑气道管理问题，特别是麻醉医师几乎不可能持续接近患者头部。大部分情况下，在镇静下即可完成 CT 引导下的穿刺活检，但当刺激强烈或需频繁屏气时需要全身麻醉。对于有严重合并症的患者（肥胖、肺或心脏疾病、慢性疼痛、既往插管困难的病史），术中保持气道开放十分重要。

（二）PET

PET 是一种用于诊断、分期和随访肿瘤的成像技术。PET/CT 引导下的介入手术是一种新的方法。PET 扫描仪有一个较长且可移动的架台，这不仅限制了观察患者，也要求监护设备必须有足够长的导线使其随着 PET 设备和患者一起移动。PET/CT 治疗在规划时应考虑麻醉及监护设备安装位置问题。

（三）MRI 引导介入手术

MRI 是一种利用磁场和电磁波的无放射性成像技术，对软组织显像质量优于超声或 CT。MRI 在很大程度上仍是一个诊断工具，但也逐渐成为一种新兴的介入引导方法。由于磁共振成像可获得多平面、温度敏感、增强的图像以及使介入手术用的线及穿刺针可视化，因此 MRI 的优势在于能够对 CT、超声不显像的软组织进行活检及消融。

磁共振室中所有设备必须具 MRI 相容性，即设备不会对患者造成伤害、影响图像质量或是被 MRI 影响。由于磁场的存在，无论体积多大的含铁或不锈钢的物体均会在磁场力的作用下移动。随着技术的发展，能够在磁共振室中使用的监护仪、介入设备、外科手术设备以及麻醉设备应运而生。麻醉医师需要熟悉这类特殊麻醉监护设备的使用，所有接受麻醉患者应执行与手术室内一致的监测标准。在患者生命体征平稳的情况，麻醉医师可在控制室监护患者。

三、神经系统、心脏系统疾病放射介入治疗

神经放射学和介入心脏病学正在以惊人的速度发展着；技术在不断革新，适用人群也在不断地扩大。在这些领域，经皮治疗传统外科疾病的例数成倍地增加，也使得麻醉医师的参与越来越多。在许多方面，新技术的发展往往在医学领域内是一个"毁灭性技术"，可能进一步模糊了内外科治疗之间的差异。无法预测的、要求繁多的新介入手术将超出麻醉医师的预料。

（一）神经放射学介入手术

神经放射学领域中的介入手术相对较新，并随着介入设备技术（导管、线圈和支架）的改进、更好的成像技术发展和更安全的造影剂的研制而迅速发展。脑血管造影是脑血管成像的金标准。诊断性脑血管造影通常在清醒镇静下即可完成，但介入手术由于手术时间长、技术复杂、需要患者保持不动，所以需要全麻。某些手术会引起血流动力学波动，因此需要麻醉医师来管理。另一

方面,一些手术（例如颈动脉支架置入术）可以在患者清醒状态下进行,以便于对神经功能的评价。对于每一个接受这些手术的患者,麻醉医师必须切合实际地根据患者的可能并发症以及患者自身状态进行麻醉。

在手术室以外的地方做手术,介入手术室的硬件设施影响着麻醉的实施过程,必须考虑到接触患者的头部较为困难、辐射暴露、造影剂反应等。如果手术复杂、患者不配合或患者有意识障碍或运动障碍等因素,应考虑给予全麻。如果时间允许,建议留置动脉导管;如果时间不够,外科医师可以从股鞘进行动脉监测。其他神经检测技术对脑灌注监测也有益;脑电图、躯体感觉、运动和脑干诱发电位也已在相关领域中得到应用。许多神经麻醉专家使用阿片类药物来避免使用吸入麻醉药对脑电图和诱发电位的影响。无论是否在手术室内手术,麻醉医师和手术者都应了解手术方案、进程和并发症。

1. 脑动脉瘤的血管内治疗　麻醉方式采用全身麻醉,必要时实施有创血压监测。术中主要风险为动脉瘤破裂出血,要求维持血液循环稳定,必要时给予血管活性药物调节血压;需维持足够的麻醉深度和肌松,避免围麻醉期呛咳、体动;备好转运监护和吸氧设备。当患者发生血管堵塞导致脑缺血时,需要使用升压药物（如去氧肾上腺素 1μg/kg 静脉注射并维持泵入）进行控制性升压增加缺血区的血供。除基本监测项目外,建议监测有创血压。

2. 动静脉畸形的血管内介入治疗　大脑动静脉畸形定义为小动脉与静脉系统直接相连,并没有正常的毛细血管。这种病变通常表现为颅内出血。动静脉畸形患者必须造影评价是否合并动脉瘤,这种评价涉及选择动脉导管插入来确定出血的确切来源。目前大脑动静脉畸形的治疗包括栓塞、显微外科切除、立体定向放射治疗或联合治疗。手术前的栓塞可以减少出血和减少动静脉畸形的大小。小的动静脉畸形也许适合血管内的介入治疗。在神经放射学中的动静脉畸形栓塞技术包括血流导向微导管的使用、固体闭塞设备、颗粒和液体栓塞剂。并发症包括引流静脉栓塞引起的畸形血管破裂、栓塞材料进入肺循环和微导管截留。

3. 急性脑卒中的治疗　大多数急性脑卒中患者病情危重,建议行全身麻醉。此外,介入手术治疗窗较窄:正常情况下,动脉溶栓要在患者被发现后 6h 内和机械再通方法要在 8h 内。通常麻醉医师没有时间来收集术前信息。在这一过程中,螺栓式或外引流等方式监测颅内压可能是有必要的。

（二）介入心脏病学手术

在过去的 20 年里,介入心脏病学和电生理学的发展迅速。随着人们对舒适化医疗需求的增加,心脏病介入治疗室也是 NORA 的重要组成部分。

同样,电生理实验室为晚期心力衰竭、复杂心律失常提供了更为广泛的治疗方案,因为这些手术时间长且复杂,大多需全身麻醉或者镇静与全身麻醉复合。在这个具有挑战性的新领域,术者和麻醉医师之间的协作确保了患者的安全和结果的优化。对手术过程、可能的缺陷以及患者的个体差异有清晰的认识对于制订安全、有效方案是十分必要的。

由于在检查中要进行多种测量和反复抽取血样,为了保证对血流动力学和分流计算的准确性,在检查的过程中必须保持呼吸和循环的相对稳定。心导管造影检查、血管成形术、动脉粥样硬化斑块切除、瓣膜成形术及危重患者多需要全身麻醉。

心脏电生理检查和异常传导通路导管消融术的手术时间长,很多患者存在并发症,无法在单纯镇静中耐受操作,常需要全身麻醉。最优的麻醉计划需要麻醉医师综合考虑患者的合并症、心律失常的性质、电生理手术的节奏和概况。检查前及术中不宜使用抗心律失常药,应避免对异位心律起搏点以及附属旁路监测的影响,消融室上性心动过速若不能通过导管超速抑制终止,则需电复律。静脉麻醉和吸入麻醉都可用于电生理检查;在射频消融术中应避免使用肌松药,避免损伤了膈神经而未发现。

第四节　其他舒适化诊疗的麻醉

一、宫腔镜检查与治疗麻醉

宫腔镜手术因其创伤小、患者恢复快被认为是子宫腔及子宫颈良性病变治疗的理想术式，但术中膨宫、牵拉子宫颈等操作均会对机体产生较大刺激，给患者带来不同程度的疼痛与不适感，使患者术中出现肢体扭动、臀部摆动等现象，直接影响了手术进程及治疗效果，甚至部分患者还会出现迷走神经亢进，导致患者出现心率减慢、血压下降等并发症。因此，对于宫腔镜手术患者的麻醉，不仅需阻断诊疗过程中伤害性刺激的传导，以提高患者手术舒适度，降低手术风险，同时需确保患者可快速苏醒。麻醉方式根据手术方式和刺激程度决定，可采用局部浸润麻醉、椎管内麻醉和全身麻醉。但随着加速康复理念的发展和舒适化医疗的需求，目前多采用静脉全身麻醉。术中应关注子宫穿孔、膨宫液过量吸收综合征及空气栓塞等并发症。

二、电抽搐治疗麻醉

电抽搐治疗（electroconvulsive therapy，ECT）是用短暂而适量的电脉冲诱发中枢神经系统电活动的同步化（类似癫痫大发作特点），以达到快速控制精神障碍症状的一种治疗方法。传统的ECT 易导致缺氧、骨折、心血管意外等并发症，并给患者带来恐惧、紧张、焦虑等痛苦体验。为解决这些问题，在传统 ECT 基础上，将麻醉技术应用于 ECT，可以大幅缓解患者抽搐以及相应的不良反应和痛苦体验，即改良电抽搐治疗（modified electroconvulsive therapy，MECT）。MECT 是目前广泛应用于精神科临床的一种物理治疗方法，对多种重性精神障碍都具有显著的治疗效果。MECT 在为精神障碍患者提供舒适、安全治疗的同时，要求麻醉在不影响治疗效果的基础上，使患者快速入睡和苏醒，并保持其血流动力学指标稳定。

（一）MECT 前的麻醉风险评估

MECT 的并发症不容忽视，因而 MECT 前的麻醉风险评估尤为重要。较为常见的并发症是轻度口腔损伤。另有一些中老年患者，同时患有多种躯体疾病，并长期口服多种抗精神病药物，所以更易并发术后躁动、心血管并发症和癫痫持续状态等。因此，在治疗前麻醉访视时，需仔细回顾患者的既往病史记录，详细地问诊和查体，并认真查阅辅助检查结果来评估患者是否可以安全进行 MECT，以及治疗时是否要采取特殊的保护措施。

由于 MECT 对中枢神经系统、心血管系统以及呼吸系统的影响较为明显，因此在问诊和查体时应对这 3 个系统的情况给予重点关注，如是否有不稳定型心绞痛、充血性心力衰竭以及颅内血管病变或颅内压增高的先兆。由于电解质紊乱可增加 MECT 后心律失常的风险，且高钙血症可增加琥珀胆碱相关不良反应的风险，因此治疗前应常规检查血电解质；对于 60 岁以上老年人和既往有心脏疾病的患者，除了进行常规心电图外还应检查 24h 动态心电图或心脏彩超以帮助确诊心脏疾病，从而做好相应的术中应对措施。

（二）MECT 的麻醉管理

使用标准的监护，包括心电图、无创血压和脉搏氧饱和度。在麻醉前可使用不通过血脑屏障的胃长宁，能减少 MECT 治疗导致的心动过缓以及唾液分泌过多。在充分给氧去氮后，经外周静脉注射麻醉药和肌松药，当已经达到充分肌松、能保证用纯氧作满意的通气后，开始电刺激诱导惊厥。如果患者患有裂孔疝，应快速诱导，使用弹簧管作气管插管。由于缺氧和高二氧化碳会缩短痉挛发作的时间，因此必须保证足够的通气量。外周的痉挛用肌电图监测，中枢的惊厥用脑电图监护，应注意中枢惊厥的持续时间可能比外周长。

许多静脉麻醉药都可安全地应用于 MECT 麻醉诱导，美索比妥（0.75～1.0mg/kg）是最常用于

MECT 的麻醉药物，并被认为是"金标准"。巴比妥类是最常用的药物，硫喷妥钠 1.5～3.0mg/kg，但心动过速和高血压的发生率高于丙泊酚；依托咪酯也可用于诱导，一般不会产生低血压，但可能延长抽搐时间；丙泊酚的影响与巴比妥类相似；氯胺酮不会延长惊厥的时间和产生过度的术后激惹。苯二氮䓬类药物具有抗惊厥作用，MECT 前应禁用。

肌松药可用于防止抽搐时的损伤，琥珀胆碱应用最多，亦可用短效非去极化肌松药。琥珀胆碱用量 0.5～1.0mg/kg，达到预防抽搐损伤的最小量即可。琥珀胆碱经血浆胆酯酶代谢，当患者血浆胆酯酶缺乏时，应选用非去极化肌松药，如维库溴铵、阿曲库铵及顺阿曲库铵。

对于不合作或者外周静脉难以穿刺的患者，可选择吸入麻醉。七氟烷的麻醉诱导和苏醒速度虽比硫喷妥钠慢，但两者的麻醉效果相似。另外，七氟烷可以使 ECT 患者血流动力学更稳定。短效阿片类镇痛药瑞芬太尼可联合美索比妥用于此类患者。

艾司洛尔和拉贝洛尔都能有效地治疗 MECT 后的高血压和心动过速。有证据表明艾司洛尔可缩短惊厥的时间。由于高血压、心动过速和室性早搏常是自限性的，故不常规使用艾司洛尔或拉贝洛尔。使用拉贝洛尔并不增加患者苏醒阶段直立性低血压的发生。对于那些有缺血性心肌病的患者使用硝酸甘油和硝普钠降压更适合。

MECT 可能在几周甚至几个月内重复治疗，为了使患者在刺激后产生预期的效果，必须使每次治疗时的情况保持一致。因此须精确记录所使用的麻醉药和肌松药；对治疗的反应，如在心律失常和激惹的状态下对 β 受体阻滞药和咪达唑仑的反应，以作为后续治疗中参照。

三、膀胱镜检查与治疗的麻醉

膀胱镜检查术是泌尿科常用的检查手段，是膀胱肿瘤确诊的主要方法。在麻醉下实施膀胱镜检查术不仅可消除患者的痛苦，还能为术者提供良好的操作条件。对于麻醉方法的选择不仅要有良好的镇静、镇痛，还要恢复迅速。单独使用丙泊酚、芬太尼复合丙泊酚和地佐辛复合丙泊酚是临床上常用的膀胱镜检查术的麻醉方法。对于需要膀胱镜下治疗的患者，可以选用椎管内麻醉或全身麻醉，因为膀胱的神经支配是 T_{10}～T_{12}，椎管内麻醉平面的控制应在 T_{10} 以上；全身麻醉时若出现阴茎勃起会使检查操作难度和危险性增加，可加深麻醉、冰袋冷敷或给予阴茎背神经阻滞等。

（倪新莉　高宇博）

思 考 题

1. 患者，女性，44 岁。因"双侧支气管扩张合并感染"行纤维支气管镜检查，以明确出血的原因以及在纤维支气管镜下行局部止血治疗。患者有咯血史，次数少，最多一次量约 150ml，既往体健，肺功能尚可，术前常规检查无异常。患者及家属要求在麻醉下行纤维支气管镜检查。该患者应该采用何种麻醉方式？手术麻醉过程中应注意哪些事项？患者若在检查过程中出现大出血应该如何处理？

2. 患者，女性，60 岁。突发上腹胀痛 1h 步行到医院求诊，到院后不能平地行走，稍活动即感觉气促。拟急诊行无痛胃镜检查。患者进行无痛胃镜检查指征是否明确？术前评估应该注意哪些方面？

知 识 拓 展

非手术室内的麻醉（NORA）是目前临床工作中增长最快的部分。随着微创介入手术的开展和诊断学治疗方法的改进，NORA 需求量日益增多，为重新肯定麻醉医师的技能和使命提供了新的机遇。同时，随着新型药物不断研发、麻醉监护系统持续发展、人工智能和大数据时代来临，需要麻醉医师掌握新的技能来处理患者麻醉管理。区域麻醉不仅在手术室进行，现在，越来越多的区域阻滞麻醉技术被应用于急诊患者的疼痛缓解以及手术室外的麻醉支持程序。但因 NORA 工作环境等特殊性，区域麻醉在 NORA 中的应用仍受到限制。

推 荐 阅 读

金润麟，石浩强，刘洪奕. 2020. 合理、安全、规范原则下用于无痛胃肠镜术的麻醉药品管理流程建设 [J]. 药学服务与研究, 20(6): 469-471.

李永录. 2007. 手术室外的麻醉现状 [J]. 广西医学, 29(8): 1220-1223.

孙熠，王海云. 2021. 手术室外气管镜检查安全镇静的现状及发展 [J]. 医学信息, 34(z1): 17-19, 89.

于布为. 2022. 麻醉学科的转型时代即将到来 [J]. 上海医学, 45(3).

CHOI JW, KIM DK, LEE SH, et al. 2018. Comparison of safety profiles between non-operating room anesthesia and operating room anesthesia: a study of 199 764 cases at a Korean tertiary hospital[J]. J Korean Med Sci, 33(28): e183.

FINLAY JE, LESLIE K. 2021. Sedation/analgesia techniques for nonoperating room anesthesia: new drugs and devices[J]. Curr Opin Anaesthesiol, 34(6): 678-682.

MELIS V, ALDO C, DIOSCORIDI L, et al. 2022. Non-intubated general anesthesia in prone position for advanced biliopancreatic therapeutic endoscopy: a single tertiary referral center experience[J]. Saudi J Anaesth, 16(2): 150-155.

PÖYHIÄ R. 2020. Nonoperating room anesthesia for patients with serious comorbidities[J]. Current Opinion in Anaesthesiology, 33(4): 594-600.

第四十五章　产科麻醉及分娩镇痛

产科麻醉及分娩镇痛的历史可以追溯到现代麻醉学的开端。目前临床上最常用的产科麻醉方法是椎管内麻醉，我国每年有近千万产妇，因此大力发展产科麻醉，提高产妇、胎儿及新生儿的安全性，是非常有必要的。随着产科及产科麻醉近20年来的快速发展，我国逐步规范化、规模化开展和普及分娩镇痛，以麻醉科医师、产科医师、助产师及相关护理人员相互配合为基础的各学科协作正在逐步改善，整个分娩镇痛服务体系正在不断形成和完善中。

本章节围绕妊娠及分娩生理期的改变、妊娠合并疾病、分娩镇痛技术、剖宫产手术的麻醉和妊娠期非产科手术的麻醉等相关问题进行展开。

第一节　妊娠及分娩生理期改变

正常情况下，妊娠期各器官系统会发生显著的生理改变以满足不断生长的子宫、胎儿和胎盘的代谢需要。这些改变对产妇麻醉管理有着很大的影响，因此了解这些生理变化对产科麻醉医师至关重要。

一、血　容　量

自妊娠6～8周母体血容量开始增加，妊娠32～34周时达高峰，可增加40%～45%，平均增加1450ml。其中血浆增加1000ml，红细胞容量增加约450ml，因血浆增加多于红细胞增加，故血液相对稀释，在分娩后6～8周，产妇血容量回到妊娠前水平。

二、心排血量增加

为了维持胎儿生长发育的需要，母体心排血量自妊娠10周开始逐渐增加，至妊娠32周达到高峰。通常较未妊娠时增加约30%，每次心排血量平均为80ml，此后持续此水平直至分娩。在分娩时心排血量进一步增加，并随每次宫缩而波动。与分娩前相比，心排血量在第一产程增加了10%～25%，在第二产程增加约40%。分娩结束时心排血量增至最大值，与分娩前相比，此时的心排血量增加了80%～100%。

三、血　　压

妊娠早期及中期血压偏低，妊娠24～26周后血压轻度升高。一般收缩压无变化，舒张压因受外周血管扩张、血液稀释及胎盘形成动静脉短路而轻度降低，使脉压稍增大。孕妇体位可以影响血压，妊娠晚期仰卧位时增大的子宫可压迫下腔静脉，使回心血量减少、心排血量减少，使血压下降，形成仰卧位低血压综合征（supine hypotension syndrome）。侧卧位能解除子宫压迫，改善血液回流。因此，妊娠中、晚期鼓励孕妇侧卧位休息。

四、妊娠期呼吸系统的变化

（一）上呼吸道

妊娠期孕妇毛细血管充盈，口咽、喉以及气管组织脆性增加，黏膜表层水肿和血管增生，不仅增加了上呼吸道操作时出血的风险，也增加了困难气道的风险。孕妇通常需要较小的气管导管，通常为6.0～7mm。先兆子痫孕妇的血管增生和黏膜充血会更加严重。除非有绝对的需要，应避免经鼻气管插管或放置鼻胃管，因为可能会引起严重的鼻出血。妊娠期Mallampati气道分级增加，而分娩期和严重先兆子痫的孕妇更为严重。这些改变会加重产妇气管插管的难度。产科麻醉科医师协会和困难气道学会在《产科困难气管插管和气管插管失败管理指南》中建议，产科的全身麻醉中应使用可视喉镜。

（二）每分钟通气量

孕妇妊娠期肺通气功能改变最显著的是每分钟通气量（minute ventilation，VE）的增加。黄体酮直接刺激髓质的呼吸中枢以增加呼吸驱动，潮气量（tidal volume，TV）增加30%～50%（500～700ml），而呼吸频率保持不变或每分钟增加1～2次。因此，VE（TV×呼吸频率）主要取决于TV的增加，从7.5L增加至10.5L，增加了20%～50%，产生相对"过度通气"。此外，妊娠期间代谢率的增加以及二氧化碳（CO_2）产生量的增加也有助于提高VE。在妊娠30周时，60%～70%的正常孕妇会主诉呼吸困难，主要原因在于潮气量的增加导致血液$PaCO_2$降低并引起由孕酮和雌激素诱导的呼吸做功增加。

由于胸壁顺应性降低的效果大于气道阻力降低的效果，使呼吸做功增加50%，氧耗量增加20%～30%，代谢率增加15%。妊娠期间母体氧耗量的增加和较低的FRC意味着孕妇的氧气储量较低，并且更容易发生缺氧。在强烈的宫缩痛中，母体每分钟通气量可以升高达300%，耗氧量也比孕晚期增加60%。伴随着过度通气，$PaCO_2$降低至20mmHg。显著的低碳酸血症可以导致在宫缩间期出现通气不足和母体与胎儿的低氧血症。

（三）肺容量

与非妊娠相比，妊娠28周以前肺容量无明显改变，但妊娠28周后肺容量有所下降，这与胸腔代偿扩张不足有关。在妊娠24～28周以后，随着子宫的逐渐增大，横膈上升，胸廓向两侧扩张，FRC在妊娠期间下降20%～30%（400～700ml），这主要是由于子宫增大和膈肌抬高引起残气量（residual volume，RV）和补呼气量（expiratory reserve volume，ERV）的逐渐减少。补呼气量减少了15%～20%（200～300ml），RV减少了20%～25%（200～400ml）。妊娠期FRC的下降受孕周和体位改变的影响，于妊娠第10～16周开始下降，6个月时明显减少，并且与足月相比，当孕妇从坐位转为仰卧位时，FRC进一步下降25%。

五、妊娠期消化系统的变化

妊娠期由于增大的子宫使胃向上移位、肠段向两侧及上方移位，盲肠及阑尾向外上方移位。胃肠道受孕激素作用，平滑肌张力降低，蠕动减弱，胃酸分泌减少，胃排空时间延长。孕中、晚期胃肠道受压及贲门括约肌松弛，胃内酸性食物可反流到食管。所有产妇都应被视为饱胃患者，超过孕中期的孕妇进行全麻时必须采取规范的措施，包括使用非颗粒型抑酸药、实施快速序贯诱导技术、环状软骨压迫和气管插管等以降低误吸的风险。

六、妊娠期血液系统的变化

妊娠期骨髓不断产生红细胞，网织红细胞轻度增多。由于血液稀释，红细胞计数约3.6×10^{12}/L（非孕妇约为4.2×10^{12}/L），血红蛋白值约为110g/L（非孕妇约为130g/L），血细胞比容为0.31～0.34（非孕妇为0.38～0.47）。妊娠期血红蛋白低下，属于缺铁性贫血，应适当补充铁剂，以满足胎儿和孕妇的需要。白细胞自妊娠7～8周开始增加，妊娠30周时达高峰，为（5～12）$\times 10^9$/L，有时可达（14～16）$\times 10^9$/L。临产及产褥期显著增加。妊娠期间除血小板、XI及XIII因子外，其他凝血因子均增加，使孕妇血液处于高凝状态。妊娠晚期凝血酶原时间及部分孕妇凝血活酶时间稍缩短，但凝血时间无明显改变。纤维蛋白溶酶原增加，优球蛋白溶解时间延长，妊娠期间纤溶活性降低。血浆蛋白由于血液稀释，血浆蛋白尤其是白蛋白减少，约为35g/L。

七、妊娠期神经系统的变化

通常认为孕妇对局麻药和吸入麻醉药的敏感性增高，其吸入麻醉药的MAC降低。动物实验研究显示，受孕动物的MAC可下降40%，而人类孕早期MAC下降28%。一项脑电图的研究显示，妊娠妇女和非妊娠妇女的大脑对七氟烷的麻醉反应无明显差别。孕妇MAC下降的机制不明，有多种因素参与，孕激素在其中发挥了一定的作用。

孕妇对局麻药更加敏感。与非妊娠妇女相比，孕妇只需较小剂量的椎管内局麻药就可以获得相同的椎管内麻醉效果。足月产妇硬膜外静脉充盈，导致硬膜外隙容量和蛛网膜下隙脑脊液容量减少。尽管椎管内容积减少有利于局麻药的扩散，但从孕早期开始，孕妇椎管内阻滞的局麻药需要量就开始下降，而这时主动脉-腔静脉的压迫或其他机械和压力的改变还没有出现。因此，孕妇麻醉敏感性上升和局麻药需求量下降可能是由生化因素导致的。

八、分娩时的生理效应

在强烈的宫缩痛中，母体每分钟通气量可以升高达300%，耗氧量也比孕晚期增加60%。伴随着过度通气，$PaCO_2$降低至20mmHg。显著的低碳酸血症可以导致在宫缩间期出现通气不足和母体与胎儿的低氧血症。母体的过度通气还降低了胎盘血流及形成胎儿酸中毒。

每次宫缩都产生一次额外的心脏负担，这来自于子宫的300~500ml血液进入体循环，心输出量比妊娠晚期增加45%以上。分娩一结束产妇的心脏即开始承受最大的压力，强烈的子宫收缩和复旧突然解除了下腔静脉的受压并且使心输出量达到分娩前的80%以上。

第二节　妊娠合并疾病

一、妊娠期高血压

妊娠期高血压疾病包括子痫前期、子痫、妊娠期高血压、妊娠合并慢性高血压和慢性高血压合并子痫，占妊娠妇女总数的7%~10%。重度妊娠期高血压疾病对母婴危害极大，是孕产妇和新生儿死亡的主要原因之一。妊娠期高血压在妊娠期高压疾病中最常见，发病率约为5%；先兆子痫的发病率为3%。

定义与分类

妊娠期高血压定义为无高血压病史的孕妇在妊娠20周之后新出现的高血压（收缩压＞140mmHg或舒张压＞90mmHg），不合并蛋白尿，于分娩后12周左右恢复正常。

先兆子痫定义为孕妇在妊娠20周之后出现的高血压和蛋白尿（24h尿蛋白≥300mg，或蛋白质/肌酐比值≥0.3或尿蛋白定性＋及以上）。

重症先兆子痫的症状包括孕妇卧床休息时在两个间隔至少4h的时间点测量血压，收缩压≥160mmHg或者舒张压≥110mmHg；血小板减少；肝功能受损，肝酶升高两倍；右上腹疼痛；进行性肾功能不全，血清肌酐＞1.1mg/dl，或无肾脏疾病的情况下血清肌酐升高至正常值的两倍；肺水肿；新出现的脑功能或视觉紊乱。如果孕妇只有高血压和上述重症先兆子痫的症状而没有蛋白尿，那么只能诊断为先兆子痫。

子痫前期是妊娠期特有的疾病，其以内皮细胞损伤为临床特点，具体发病机制尚不明确。有研究认为，胎盘没有充分植入，胎盘灌注不足引起缺氧反应，释放多种物质进入母体循环损伤母体内皮功能，引起多系统表现的母体综合征。HELLP综合征包括溶血症、肝酶升高和血小板减少症。目前认为 HELLP 综合征与先兆子痫相关，但也有研究认为二者存在不同的病理生理机制。

治疗目标是预防惊厥、控制血压以及优化血管内容量。终止妊娠是唯一有效的治疗措施。最近的指南中建议，收缩压＞160mmHg 的孕产妇需要治疗以预防颅内出血。初始的常规治疗包括使用拉贝洛尔和肼屈嗪。最近的指南建议警惕呼吸道水肿导致困难插管的风险，以及使用镁剂导致术后宫缩乏力的风险。先兆子痫患者使用麦角新碱需要非常小心，因为它可以导致高血压危象。

二、肥　胖

肥胖是一种代谢性疾病，近年来肥胖的发生率呈上升趋势，妊娠期肥胖的发生率也随之升高。妊娠期肥胖与多种围产期母儿并发症相关，增加了剖宫产率，可影响子代远期健康，也增加了围术期麻醉管理的风险。

（一）定义

BMI 在成年人是一种简单的与超重和肥胖具有临床相关性的数值，这一指数很易计算，并且和死亡率风险密切相关。它被定义为以千克为单位的总体重除以以米为单位的身高的平方（kg/m²）。WHO 定义"超重"为 BMI≥25，肥胖为 BMI≥30。根据 BMI 将肥胖再进一步分级为 I 级（30～34.9）；Ⅱ级（35～39.9）；Ⅲ级（≥40）。病态肥胖为 BMI≥40kg/m²，超级肥胖则定义为 BMI≥50kg/m²，尽管没有妊娠期肥胖的特别定义，美国妇产科学会推荐在第一次产检时用身高和体重来计算 BMI 值。妊娠期女性 BMI≥30kg/m² 为肥胖，BMI≥40kg/m² 为病态肥胖。在妊娠期母体的体重增加是因为血容量、胎儿、胎盘、羊水的增加和新脂肪以及蛋白质的重新分布。妊娠期母体体重通常较孕前平均增加 17% 或大约 12kg。然而，重要的是要认识到妊娠期允许增加的体重是根据妊娠前 BMI 值而改变的。肥胖已成为育龄期妇女的一项逐渐增加的难题。

（二）妊娠相关问题和围生期结局

肥胖相关合并症使得产科管理复杂化。大多数队列研究发现，肥胖增加了急诊剖宫产手术的风险。肥胖被认为是产妇死亡率和主要并发症的重要预测因素。肥胖产妇妊娠相关并发症，如妊娠期糖尿病、妊娠期高血压、子痫前期、助产率和剖宫产率等都显著增加。与正常体重产妇相比，超重和肥胖的产妇在子宫口扩张至 7cm 前表现为产程进展缓慢。肥胖似乎是巨大胎儿的一个独立危险因素。病态肥胖的患者，在妊娠期无论是否合并糖尿病，是否有过度的体重增加，孕育巨大儿的可能性均会增加。

巨大儿（体重＞4000g）可能导致肩部难产和分娩损伤。肥胖产妇，特别是合并有糖尿病时，可能和胎儿出生缺陷的增加有关，例如神经管缺陷和腹壁缺损。肥胖的产妇，由于超声成像困难可导致宫内诊断胎儿缺陷常延迟或误诊。胎儿心脏、脊柱、肾、膈肌和脐带的解剖结构成像都不太理想，这和 BMI 增加有关。肥胖是不明原因死胎的最常见原因，可能的机制包括对胎动变化的感知能力下降，动脉粥样硬化影响了胎盘血流以及阻塞性睡眠呼吸暂停（OSA）时的低氧饱和度。母体肥胖时很难行子宫外胎儿监测，因此，子宫内胎儿监测可能更有效。偶尔情况下，病态肥胖女性可能没有意识到自己妊娠直至足月。肥胖妇女围术期的并发症发生率可增加，包括：①增加术中失血，可能＞1000ml；②增加手术时间；③增加术后伤口感染和子宫内膜炎（即便在择期剖宫产术和预防性使用抗生素的情况下）；④需要竖直切口，其伤口并发症发生率为 12%。当计划实施剖宫产术时，医疗团队需注意肥胖产妇会需要更长时间的准备和开始手术。因此，当需要紧急剖宫产术时，对于肥胖产妇从决定到胎儿剖出的间隔时间可能更长。

孕妇肥胖（孕前 BMI≥30kg/m²）和代谢综合征发生率增加是导致先兆子痫增加的原因之一。肥胖孕妇出现胎儿过大、产程延长和剖宫产术的风险增加。肥胖孕妇进行剖宫产术出现气管插管失败、伤口感染和血栓栓塞的风险加大，从而导致死亡率增加。睡眠呼吸暂停是肥胖孕妇的常见症状，预示着使用阿片类药物后通气不足和全身麻醉时困难气管插管的风险。肥胖孕妇实施硬膜外阻滞的困难程度增加，导管置入血管和硬膜穿破的风险也加大。无论病态肥胖的孕妇计划采取何种分娩方式，都应该及早对其进行麻醉评估。

（三）麻醉管理

妊娠和肥胖对重要脏器的许多影响是叠加的，能够导致生理储备功能的下降以及明显的功能受损。肥胖产妇患糖尿病、缺血性心脏病、卒中、高血压、高凝状态、骨关节炎、胆囊疾病及妊娠相关并发症的风险增加。病态肥胖产妇的全身麻醉和麻醉相关并发症的发生率高得多。在麻醉诱导期、分娩期、麻醉苏醒期及分娩后这段时间，有许多因素能够增加缺氧、出现并发症和死亡的风险。在分娩过程中，推荐早期放置椎管内导管，以便给这种有潜在困难的操作预留足够时间。一旦需要紧急外科手术时，可用的硬膜外阻滞能够避免全身麻醉和气管插管的风险。由于肥胖患者硬膜外阻滞失败的概率较高，因此在分娩过程中多次评估硬膜外阻滞的效果是非常重要的。在病态肥胖产妇，连续腰麻是一种可靠的可提供镇痛与麻醉的区域麻醉技术。应保持严格无菌以避免感染性并发症。当计划行剖宫产术时，医疗团队应该意识到肥胖患者需要更长的时间准备和开始手术。即使将效果确切的椎管内阻滞用于手术麻醉，患者仍应该在手术床上被合理地摆放为倾斜位，同时必要时应能快速地拿到困难气道车来建立气道。由于镇静药和阿片类药物的呼吸抑制作用增强，可使用多模式镇痛技术来改善术后镇痛效果和患者满意度，以限制阿片类药物用量，注意监测氧合和通气，对于避免术后呼吸系统不良事件是至关重要的。

三、心脏疾病

麻醉管理应在妊娠期正常心血管系统变化的理论基础上，了解心脏疾病的类型、严重程度及进展变化，妊娠各阶段进行麻醉前评估非常重要，因为妊娠妇女心血管系统发病率和死亡率与心功能状况密切相关。纽约心脏病学会（NYHA）心功能分级Ⅰ级或Ⅱ级的妇女更容易耐受妊娠过程而不出现病情严重恶化，但心功能Ⅲ级或Ⅳ级患者的风险则会逐渐升高。

（一）先天性心脏病

先天性心脏病（congenital heart disease，CHD）的整体发病率在过去 50 年里基本保持稳定，多数研究报道其发生率占所有活产儿的 4/1000～12/1000。妊娠合并心脏疾病的孕妇中，先天性心脏病逐渐增加。此类患者的管理，需要对不同先天性心脏病内在的生理特点以及妊娠所致的心血管系统改变有全面了解。此外，患者心脏功能、并存心脏疾病接受修复手术的方式，均会影响到先天性心脏病孕产妇的管理。

1. 房间隔缺损（atrial septal defect，ASD） 是成年人中最常见的先天性心脏病，发病率可占所有成年人先天性心脏病的 21%。有症状的 ASD 通常在幼龄或年轻时得到矫治，而小的或中等大小的 ASD 通常在四五十岁时才出现症状。有症状的患者可表现为心律失常、充血性心力衰竭和肺动脉高压。多数女性 ASD 患者（矫治或未矫治）都能良好耐受妊娠过程，几乎不会增加其并发症发病率和死亡率的风险，但未矫治的孕妇 ASD 患者娩出体格偏小新生儿的风险增加。妊娠合并 ASD 患者最常见的并发症包括心律失常、心内膜炎、心力衰竭和脑血管事件，其胚胎期和围生期死亡率可增加至 2.4%。

2. 室间隔缺损（ventricular septal defect，VSD） 是新生儿最常见的先天性心脏病。在有先天性心脏病的成年人中，约 20% 是室间隔缺损。小的缺损通常不需要药物或手术治疗，其中大多数可最终自行闭合；较大的 VSD 则需要使用医疗手段处理，通常建议行手术矫治。有临床症状的患者常表现为心力衰竭、心律失常，严重者可出现艾森门格综合征。单纯小的 VSD 的女性，对妊娠和分娩的耐受不存在任何问题。已行 VSD 修补术的患者也能安全度过妊娠和分娩期，但其发生早产和娩出体格偏小新生儿的风险可能较高。妊娠期最严重的并发症（充血性心力衰竭、心律失常、严重心血管事件）一般因左向右分流方向的逆转（在右向左分流型中讨论的艾森门格综合征所致），或发生在除 VSD 外尚有其他先天性心脏病的患者。患有 VSD 的孕妇所娩出的新生儿死亡率会轻度升高至 14%。

（二）缺血性心脏病

急性心肌梗死在妊娠期女性的发生率为（0.6～1）/10 000。多数孕产妇会在心肌梗死发生当时或 2 周内死亡。孕妇心肌梗死发生风险比非妊娠育龄期女性高 3 倍，且风险随年龄增长和妊娠次数增加而增加。急性心肌梗死更常见于多次妊娠的女性，在妊娠期各阶段都可发生。大多数患者年龄超过 30 岁，且多数（78%）为前壁心肌梗死。危险因素包括动脉粥样硬化疾病家族史、血脂水平紊乱、既往使用口服避孕药、吸烟史、使用可卡因以及糖尿病史。潜在的动脉粥样硬化是急性心肌梗死的首要病因，其他原因还包括血栓、冠状动脉痉挛、冠状动脉夹层、脉管炎、栓塞、嗜铬细胞瘤以及使用麦角新碱（马来酸甲麦角新碱）。并存疾病包括高血压、先兆子痫、吸烟和血栓形成倾向，以及产后感染。先兆子痫孕妇可发生血管内皮细胞功能障碍，可能与这些患者以后发生冠状动脉疾病有关。

（三）围生期心肌病

该病是心力衰竭的罕见病因，表现为妊娠最后 1 个月出现左心室功能障碍，最长可延续至分娩后 5 个月。除了与妊娠的相关性以及几乎半数患者的高痊愈率，该疾病的临床表现与非缺血性扩张型心肌病十分相似。它具有下次妊娠时再次发生的趋势，可导致年轻的育龄期女性慢性心功能不全和死亡。有很强的证据表明，这些患者可能存在炎症、病毒感染和分子量 16kDa 催乳素诱发的细胞凋亡和自身免疫。心肌组织活检可发现心肌炎，心肌细胞进行性死亡和心脏细胞骨架结构破坏，但不推荐常规活检。该疾病的危险因素包括高龄产妇、多次妊娠、美籍非裔种族、双胎妊娠、先兆子痫、妊娠高血压及使用宫缩抑制药。

（四）动脉瘤和夹层

年轻女性合并主动脉瘤较为罕见，这类患者通常伴有先天性心脏病、马方综合征或其他结缔组织缺陷、主动脉瓣二瓣畸形和缩窄、梅毒或创伤。虽然妊娠期动脉瘤较罕见，但动脉夹层和其他合并症的存在可致较高的母体并发症发生率。报道显示，妊娠合并主动脉夹层的孕妇平均发病年龄 30 岁，平均孕龄为 32 周。妊娠期发生 B 型夹层罕见。合并主动脉疾病的孕产妇，发现其潜在疾病应用综合管理是必要的。

（五）麻醉管理

部分先天性心脏病、人工瓣膜置换术后、肺动脉高压和心肌病患者都需要进行持续的抗凝治疗。硬膜外阻滞的产妇需要谨慎地掌控停用抗凝治疗的时间，且在分娩后需要重启抗凝治疗以预防血栓形成。因为肝素可以被快速代谢，所以它可以持续使用至分娩前。椎管内麻醉操作或硬膜外导管的拔除必须在停用肝素 2～4h 之后且凝血功能正常（APTT 或 ACT 正常）时进行。如果抗凝治疗不能转变为肝素静脉注射，那么口服华法林的患者进行椎管内麻醉必须推迟到 PT 正常和 INR 值＜1.5 后。越来越多的孕妇使用低分子肝素来预防深静脉血栓，由于不是完整的肝素分子，低分子肝素的抗凝效果无法可靠地监测，并且它不能被鱼精蛋白所中和。使用了低分子肝素的治疗剂量 24h 后或预防剂量 12h 后才能进行硬膜外阻滞。非甾体类消炎镇痛药本身并不增加硬膜外血肿的风险，但在联合其他抗凝治疗后风险可能增加。如果在分娩开始之前不能安全地实施椎管内镇痛，那么在某些情况下可以选择使用静脉注射瑞芬太尼和吸入 N_2O 分娩镇痛。

四、神经系统疾病

（一）妊娠合并神经肌肉疾病

妊娠对重症肌无力的影响多样且不可预料，30%～40% 的患者可在妊娠某一阶段病情加重，而 30% 的患者因妊娠而缓解。该病复发似乎在妊娠前 3 个月最常发生，然而 1/3 的患者可在妊娠晚期加重。疾病严重程度或妊娠前药物治疗都对妊娠期间复发率的影响是不确定的。重症肌无力确诊后第一年内妊娠的女性患者，其预后较推迟妊娠患者差，因此，建议重症肌无力女性推迟妊娠至确诊后至少 1 年。如母亲出现先兆子痫，使用镁剂可诱发肌无力危象。镁剂可抑制神经肌肉接头处的乙酰胆碱释放，降低运动终板对乙酰胆碱的敏感性。

合并重症肌无力的孕产妇应尝试经阴道分娩。手术操作可给重症肌无力孕产妇带来多种风险（感染和危象），在有适应证或出现危象的产妇中才采用剖宫产术。为了排除可进一步影响患者病程的其他相关疾病，此类患者应在分娩前请麻醉医师会诊。

应激、疼痛和第一产程时用力可加重肌无力症状，应早期行硬膜外镇痛使其缓解。控制镇痛平面至 T_{10} 有助于维持患者分娩期间良好的呼吸功能。需要注意的是，区域麻醉优于全身麻醉。所有可造成呼吸抑制或影响神经肌肉传导的麻醉药物应避免使用。

（二）妊娠合并神经性疾病

多发性硬化是一种好发于年轻女性的神经炎性疾病，其复发率在妊娠期间下降，但在分娩之后上升。多发性硬化是神经脱髓鞘疾病，因此理论上存在局麻药毒性增加的问题。有病例报道在区域麻醉后多发性硬化的症状加重，但是解释这一现象时很难区分是发生在多发性硬化的复发期还是缓解期。然而，麻醉中应该尽可能使用最低有效浓度的局麻药，并且不能添加血管收缩药物。治疗多发性硬化的多种药物都不建议在妊娠期使用。

癫痫是一种慢性痉挛性功能障碍，可影响 0.30%～0.60% 的妊娠过程。大多数合并癫痫的孕妇可顺利度过妊娠期，15%～30% 的患者可出现妊娠期发作频率增高。痉挛发作常发生于围生期，一旦在分娩时发作，可引起胎心减慢。癫痫发作可能与妊娠期间激素水平改变和抗癫痫药物药动学改变有关。妊娠期女性的表观分布容积增大，肾清除率增高，药物血浆蛋白结合率下降，肠道吸收减少。因此，妊娠期间监测血药水平非常重要。

神经纤维瘤是一种临床表现复杂的常染色体显性遗传病。神经纤维瘤产妇存在椎管内血管瘤的可能，因此该病是否为椎管内麻醉的禁忌证尚存在争议。妊娠期间激素水平的变化可能导致肿瘤生长，因此需了解肿瘤的部位和当前临床症状以避免操作伤及肿瘤，从而保障椎管内麻醉的安全。

第三节 分娩镇痛技术

分娩痛是分娩过程中的自然生理反应，有许多因素可影响妇女在分娩过程中所体验的疼痛程度，包括心理准备、分娩过程中情感支持、过去的经验、患者对生产过程的期望、胎位是否正常以及缩宫素的作用等。理想的分娩镇痛应具备：能确切完善地解除产妇疼痛；能满足整个产程镇痛的要求；不影响子宫收缩和产妇的行走；对母婴健康无影响；产妇能清醒配合分娩过程；有异常情况可满足手术麻醉的需要。本节内容旨在确保母婴安全，提高分娩镇痛质量，规范化分娩镇痛的临床操作及管理。

一、分娩痛产生的机制、程度及危害

分娩痛是外周和中枢机制的综合动态过程，是一种不愉快的感觉和情感体验。在第一产程，疼痛刺激主要来源于子宫。子宫收缩可以导致子宫平滑肌缺血，产生组胺、5-羟色胺和缓激肽等物质；另外，子宫下段和子宫颈的伸展延长可以刺激机械性刺激感受器。这些有害刺激由伴随交感神经的感觉神经纤维传入，它们经由子宫颈部及下腹部的神经丛进入腰部交感丛，进而传至 $T_{10} \sim T_{12}$ 和 L_1 节段。临产妇将这种疼痛描述为钝痛并且往往定位不良。随着第二产程的到来，主要表现为对神经根、子宫韧带、直肠、膀胱、尿道和骨盆底筋膜的压迫或会阴部的牵拉，躯干传入神经纤维通过会阴神经将冲动传导至 $S_2 \sim S_4$ 水平。

医学疼痛指数中，分娩痛仅次于烧伤痛位居第二，但这种剧烈的疼痛往往超出产妇的预料，经常把分娩痛形容为"十根肋骨同时折断一样的疼痛！"。分娩痛可致产妇情绪紧张、焦虑、进食减少，宫缩乏力致产程延长；也可致产妇过度通气、氧耗量增加，引起胎儿低氧血症和酸中毒；还可致产妇儿茶酚胺释放增加、抑制子宫收缩、产程延长、子宫动脉收缩性胎儿窘迫等。因此，对于减轻孕妇分娩痛、提高围产医学质量而言，分娩镇痛势在必行。

二、分娩镇痛的方法

目前分娩镇痛可供选择的主要方式包括药物性镇痛和非药物性镇痛。药物性镇痛主要包括区域阻滞和全身镇痛药物镇痛，非药物性镇痛主要包括心理助产法、经皮电神经刺激和精神情感支持等。区域阻滞镇痛中椎管内分娩镇痛是目前应用最普遍的镇痛技术，本节将作重点介绍。

（一）药物性分娩镇痛

1. 区域阻滞

（1）椎管内分娩镇痛技术：主要包括连续硬膜外镇痛（continuous epidural analgesia，CEA）、腰-硬联合镇痛（combined spinal-epidural analgesia，CSEA）和单次蛛网膜下腔镇痛（single-shot spinal analgesia，SSSA）技术。

硬膜外镇痛具有临床镇痛效果确切、便于调控、对产妇和胎儿影响小、产妇清醒能主动配合、满意度高等优点，是目前应用最为广泛的分娩镇痛方法之一，并且当分娩过程中发生异常情况需实施紧急剖宫产术时，可直接用于剖宫产麻醉，因此是分娩镇痛的首选方法。CSEA 既有起效快、用药量少的优点，又具备硬膜外镇痛的优点，但需警惕胎心率减慢的风险以及鞘内使用阿片类药物引起的瘙痒。

SSSA 适用于可预见的短时间内分娩，经产妇因产程进展迅速，此技术是可推荐的镇痛方式。

（2）子宫颈旁和会阴阻滞：只要掌握合理的局部麻醉药用量，避免误注入血管，不影响子宫收缩和产程，不抑制胎儿，对母子都可称安全，更适于合并心、肺、肾功能不全的产妇。但区域阻滞镇痛效果有限，且除椎管内镇痛外其他方式普遍存在镇痛效果不易调节的缺点。

常用的方法有：①外阴及会阴部局部浸润麻醉，适用于会阴痛和会阴切开缝合术。②阴部神经阻滞，阴部神经来自阴部神经丛，神经纤维由 $S_2 \sim S_4$ 神经前支组成，内含许多副交感神经纤维。阴部神经阻滞易于实施，是在两侧骶棘韧带后注入局部麻醉药，可为阴道分娩和低位产钳分娩提供满意的镇痛。适用于外阴和会阴部痛、产钳和臀位牵引及会阴切开缝合术。③宫颈旁阻滞术，是一种用于不能接受椎管内阻滞的产妇的替代技术。它是一种相对简单的阻滞，适用于第一产程，并且不会影响产程。将局部麻醉药注入子宫颈阴道侧穹隆黏膜下，可阻滞子宫颈旁神经传导。这种阻滞不影响会阴的躯体感觉纤维，对于第二产程并不能缓解疼痛，但是，约有 20% 的产妇可出现一过性宫缩变弱，1%～4% 的胎儿有一过性胎心变慢。这可能与子宫血流降低或胎儿血中局部麻醉药浓度高有关。

（3）腰椎旁交感神经阻滞术：腰椎旁交感神经阻滞术可以用来阻断从交感神经链到下肢的神经传导。可用于治疗交感神经介导的疼痛，即腰椎旁交感神经阻滞可用于治疗疼痛。文献认为腰椎旁交感神经阻滞可以替代椎管内阻滞，用于阻滞第一产程由子宫产生的疼痛传导。

2. 全身药物镇痛法　阿片类药物是分娩镇痛中最常使用的全身性药物。所有阿片类药物都有不同程度的副作用，包括呼吸抑制、恶心和呕吐以及从欣快感到过度镇静的精神症状改变。根据阿片类药物的物理化学特性，它们都能通过胎盘循环，这可能引起新生儿的呼吸抑制，但是适当使用阿片类药物能短时间内有效缓解分娩疼痛。

（1）哌替啶：近年证实哌替啶抑制新生儿的呼吸中枢是通过其分解产物去甲哌替啶、哌替啶酸及去甲哌替啶醇所产生的，此类产物在胎儿肝内形成。哌替啶生物降解需 2～3h，因此可以解释在胎儿娩出前 1h 用药，娩出的新生儿情况正常，于娩出前 2～3h 用同样剂量，则新生儿都有呼吸抑制现象。这说明哌替啶以在胎儿娩出前 1h 内或 4h 以上使用为宜。由于临床对胎儿娩出的时间不易准确估计，所以用药应越接近娩出越好。哌替啶有促进宫缩的作用，但子宫肌张力下降，宫缩频率及强度增加故可使第一产程缩短，可能与其镇痛以及加强皮质对自主神经调整功能等作用有关。哌替啶可以导致胎儿心律失常。

（2）瑞芬太尼：瑞芬太尼镇痛效果强，可被非特异性酯酶所水解，消除不依赖于肝、肾功能，代谢产物无活性，被认为是理想的静脉分娩镇痛药物。孕妇的瑞芬太尼平均消除率为93.1ml/（kg·min），是非孕妇 4.2ml/（kg·min）的 2 倍，在 0～18 岁的儿童中，瑞芬太尼的代谢和成人无异，与年长儿比较，新生儿、婴幼儿表观分布容积大，清除速率更快，血流动力学变化稳定。瑞芬太尼起效时间为 30s，峰效应时间为 1min，作用时间为 5～10min，血浆消除半衰期为3～5min，长时间静脉滴注无蓄积作用。

国外研究显示，在第一产程平均使用（0.1～0.15）μg/（kg·min）剂量的瑞芬太尼时胎儿可较好耐受。瑞芬太尼容易通过胎盘，并且胎儿对瑞芬太尼有一定的代谢能力，可以在体内快速代谢，不引起胎儿的呼吸抑制。而 Volika 使用单次为 0.5μg/kg 剂量的瑞芬太尼锁定时间为 2min 的镇痛模式时，同样发现产妇和胎儿的副作用小。

但是研究表明，瑞芬太尼呼吸抑制作用显著。当产妇椎管内分娩镇痛方式存在禁忌时，根据医院条件可选择静脉分娩镇痛方法，但必须在麻醉科医师严密监控管理下方可实施。

（3）吸入麻醉药

1）氧化亚氮（N_2O）吸入法：为目前常用的方法之一，适用于第一产程和第二产程，一般由产妇自持麻醉面罩置于口鼻部，在宫缩前 20～25s 吸入 50%NO 和 50% 氧，于深呼吸 3 次后即改为 30%NO 与 70% 氧气吸入，待分娩痛消失即移开面罩。由于 NO 的镇痛效果有 30～45s 的潜伏期，故必须抢先在宫缩开始前吸入方才有效。吸入 NO 的持续时间过长，可致产妇意识消失，并出现躁动兴奋，因此，在使用前应指导产妇正确的使用方法和要求。NO 不影响宫缩与产程，不影响血压，只要严格控制吸入浓度和时间，避免母儿缺氧则安全，但镇痛效果则不如硬膜外阻滞法。

2）恩氟烷、异氟烷、七氟烷等吸入法：需有现代麻醉机、专用挥发器及吸入麻醉药浓度测定仪等设备，于第二产程开始时间断吸入。镇痛间歇期改吸氧气。吸入过程中随时观察血压、脉搏、呼吸及宫缩情况。如出现血压下降，立即改吸氧气，血压恢复后再间断吸入麻醉药。该法的缺点为镇痛的同时往往宫缩亦抑制，并易致产妇神志消失，故需由麻醉科医师亲自操作进行。

（二）非药物性分娩镇痛

1. 针灸或针刺分娩镇痛 已有报道传统穴位（足三里穴、三阴交穴、内关穴等）针灸、韩氏穴位神经刺激仪、经皮电神经刺激法可用于辅助分娩镇痛，能减少镇痛药物的使用，但目前临床应用较少。

2. 分娩过程中的心理支持 "自然分娩"是由 GrantleyDickRead 在 1933 年定义的，他认为母亲在充分准备下分娩不需要药物介入的无痛过程。"自然分娩"成为临产妇女流行的选择。这种方法注重训练临产妇女有条件地放松来克服分娩的疼痛和恐惧，它也使用教育计划、人工助产、呼吸技巧、自主肌肉放松技巧、高度集中注意力等一些行为来减少产痛。

在产前门诊检查中，医护人员应开展有关健康教育，使产妇了解分娩及减轻分娩疼痛的有关知识以及如何正确评估分娩疼痛，教会产妇使用放松技巧和进行呼吸训练，有助于减轻分娩疼痛。分娩镇痛具有许多特殊性，涉及产妇生理、情感、社会和文化等多个方面，护理人员在分娩镇痛的过程中发挥着重要作用。

三、分娩镇痛的技术

（一）分娩镇痛前的评估

椎管内镇痛因其镇痛效果确切，对母婴安全性高，是首选的分娩镇痛方式。做好分娩镇痛前对产妇系统的评估是保证镇痛安全及顺利实施的基础。系统的评估主要包含以下几个方面。

1. 病史 包含孕妇现病史、既往史、麻醉史、手术史、药物过敏史、合并症、特殊药物应用史等。

2. 体格检查　基本生命体征、全身情况（包括身高、体重、有无脊柱侧凸等），以及是否存在困难气道、椎间隙异常、穿刺部位感染等禁忌证。

3. 相关实验室检查　血常规、选择性的凝血功能检查等。

（1）血小板：血小板低于 $50×10^9/L$ 禁止行蛛网膜下腔阻滞，血小板低于 $80×10^9/L$ 禁止施行硬膜外阻滞。

（2）抗凝药物的使用：与椎管内麻醉（参考椎管内麻醉章节）。

4. 存在以下合并症或其他异常情况会增加麻醉和镇痛风险者，必要时进行多学科诊治　①心脏疾病，如瓣膜疾病、心肌病、先天性 / 获得性心脏病，心脏起搏器植入；②血液系统异常，如免疫性 / 先天性血小板减少症、凝血障碍、抗凝或抗血小板治疗；③脊柱融合、骨骼肌疾病、脊柱手术史（如脊柱侧凸）；④中枢神经系统疾病，如癫痫、颅内压增高、颅内病变、截瘫 / 四肢瘫；⑤感染性疾病或感染，如 HIV、流感、绒毛膜羊膜炎；⑥麻醉高风险因素，如预估困难气管插管、困难气管插管史，椎管内穿刺困难或失败史、麻醉药物过敏史，恶性高热史、OSA；⑦病态肥胖。

（二）椎管内分娩镇痛的适应证与禁忌证

1. 适应证　①产妇自愿；②经有资质的产科医师评估，可阴道分娩或经阴道试产者。

2. 禁忌证　①产妇不同意，拒绝签署知情同意书；②产妇无法配合进行椎管内穿刺；③存在椎管内麻醉禁忌证；④经产科医师评估不可进行阴道分娩者。

（三）分娩镇痛的实施

1. 分娩镇痛前的准备

（1）设备及物品准备：①麻醉机；②多功能监护仪；③供氧设备，包括中心供氧 / 氧气瓶、鼻吸氧管、吸氧面罩；④吸引设备，包括负压吸引器、吸引管、吸痰管；⑤椎管内穿刺包、分娩镇痛泵；⑥胎心监护仪、新生儿抢救复苏设备；⑦抢救车，包括抢救物品及药品；⑧气管插管设备，包括喉镜、气管导管、口咽通气道、喉罩、困难气道器具等；⑨加压加热输血设备、加热毯。

（2）药品准备：①静脉输液用液体、配制药品的生理盐水；②局部麻醉药，包括利多卡因、罗哌卡因、布比卡因等；③阿片类药品，包括芬太尼、舒芬太尼等；④急救类药品及 20% 脂肪乳剂等。

（3）场地准备：具有完善消毒条件的独立操作空间，按照院内感染控制制度进行监测与管理。

2. 分娩镇痛的实施时机　不以产妇子宫口大小作为分娩镇痛的开始时机。进入产程后，产妇提出接受分娩镇痛的要求，经评估无禁忌证，在产程任何阶段均可开始实施椎管内分娩镇痛。

3. 椎管内分娩镇痛实施流程　①产程开始后，产妇提出要求；②产科医师 / 助产士 / 产科护士、麻醉科医师进行评估；③拟定镇痛方式；④签署知情同意书；⑤准备相关物品，建立生命体征监测及胎心监测；⑥开放静脉通路；⑦实施椎管内镇痛操作；⑧镇痛管理；⑨分娩镇痛结束，观察 2h 返回病房；⑩ 24h 内随访，注意观察镇痛后恢复情况，积极处理相关并发症。

4. 分娩镇痛期间的监测

（1）生命体征和胎心监测：镇痛期间全程监测并记录产妇生命体征（呼吸、心率、血压、体温、血氧饱和度）及胎心。椎管内分娩镇痛在首次注药（包括试验剂量）后应每隔 2～5min 监测产妇生命体征，直至首次负荷量注入后 20min；期间处理爆发痛后如给予追加剂量，应每隔 5～10min 监测 1 次直至 30min；分娩镇痛结束后继续观察产妇生命体征 2h 后，无异常情况后返回病房。

（2）宫缩疼痛监测和运动阻滞监测：镇痛期间以视觉模拟评分法（VAS）评估宫缩疼痛，VAS 评分≤3 为镇痛有效，必要时评估产妇运动阻滞情况（改良 Bromage 评分）。

5. 分工职责　分娩过程中产科医师、麻醉科医师、麻醉科护士、助产士及新生儿科医师之间应团结合作，各司其职，共同保障母婴安全。

（1）麻醉科医师职责：①分娩镇痛前评估；②向产妇及家属宣教，签署知情同意书；③分娩镇痛操作；④分娩镇痛管理，及时处理镇痛不全及异常情况；⑤产程中转剖宫产术麻醉；⑥参与产妇异常情况抢救；⑦完成分娩镇痛记录；⑧分娩镇痛后并发症的处理。

（2）麻醉科护士职责：①准备和配制药品；②协助麻醉科医师完成分娩镇痛操作；③协助镇痛管理，巡视观察产妇生命体征，有异常情况时及时汇报；④协助麻醉科医师实施产妇抢救及中转剖宫产术的麻醉；⑤物品及药品的补充、收费；⑥设备清洁保养、登记；⑦分娩镇痛后随访。

（3）产科医师职责：①评估产妇，决定分娩方式；②产程管理；③产科并发症处理；④异常及突发情况下，决定终止阴道分娩及实施剖宫产术。

（4）助产士职责：①开放外周静脉通路；②调整产妇为侧卧位或半坐卧位；③监测产妇生命体征、宫缩、胎心等；④观察产程，调整宫缩；⑤有异常情况报告产科及麻醉科医师。

（5）新生儿科医师职责：新生儿评估与抢救。

6. 分娩镇痛期间孕妇的饮食管理 分娩期间可适当摄入清饮料，包括水、无气泡果汁、含糖饮料、茶、咖啡和运动饮料等，尽量避免摄入固体食物。镇痛前开放产妇外周静脉，根据禁食水情况及是否合并其他疾病决定输注液体种类及速度；期间监测尿量，根据产妇生理及病情需要，维持液体输注直至分娩结束。

（四）分娩镇痛技术的操作规范

1. 硬膜外分娩镇痛技术 硬膜外分娩镇痛效果确切，可控性好，对母婴影响小，留置硬膜外导管在紧急情况下可用于剖宫产术麻醉，是目前国内应用最为广泛的分娩镇痛方法之一。

（1）操作步骤：①准备相关药品、物品和设备；②启动血压、氧饱和度和胎心监测；③开放静脉补液；④协助产妇摆放体位（侧卧位或坐位）；⑤选择 $L_2 \sim L_3$ 或 $L_3 \sim L_4$ 间隙行硬膜外穿刺；⑥留置硬膜外导管，给予试验剂量；⑦试验剂量阴性后妥善固定导管，产妇左倾或右倾平躺，避免平仰卧位；⑧给予硬膜外负荷量；⑨监测和评估（包括孕妇和胎儿）；⑩连接并启动镇痛药物输注装置。

（2）药物选择：包括局部麻醉药和阿片类药物。推荐使用低浓度的局麻药联合阿片类药物，可以达到满意的镇痛效果，降低运动神经阻滞及器械助产的发生率，并减轻对产程时间的影响。推荐 1.5% 利多卡因 3ml 作为试验剂量（可加入 1∶20 万或 1∶40 万肾上腺素），妊娠期高血压疾病、子痫前期、心脏病等的产妇慎用肾上腺素；无异常后单次推注负荷量 6～15ml。国内常用的硬膜外镇痛负荷量和维持阶段的常用药物及浓度见表 45-1，建议实施个体化给药。

表 45-1 硬膜外镇痛常用药物

药物	硬膜外镇痛		药物	硬膜外镇痛	
	负荷量	维持量		负荷量	维持量
局部麻醉药			阿片类药物		
布比卡因	0.04%～0.125%	0.05%～0.125%	芬太尼	0.5～2μg/ml	1～2μg/ml
罗哌卡因	0.062 5%～0.15%	0.062 5%～0.125%	舒芬太尼	0.2～0.6μg/ml	0.3～0.6μg/ml
左旋布比卡因	0.04%～0.125%	0.05%～0.125%			

（3）镇痛维持阶段药物输注：镇痛维持阶段建议使用自控镇痛装置，患者自控硬膜外镇痛（patient controlled epidural analgesia，PCEA）联合持续硬膜外输注（continuous epidural infusion，CEI）或程控间歇硬膜外脉冲（programmed intermittent epidural bolus，PIEB）给药是较好的选择。根据疼痛程度调整镇痛泵的设置及药物浓度。以 0.08% 罗哌卡因复合 0.5μg/ml 舒芬太尼混合液的镇痛泵为例：① CEI+PCEA 参数设置。背景剂量为 6～15ml/h，产妇自控剂量 8～10ml/ 次，锁定时间 15～30min。② PIEB+PCEA 参数设置。脉冲 8～12ml，间隔时间 45～60min，产妇自控 8～10ml/ 次，锁定时间 15～30min。

2. 腰-硬联合镇痛 腰-硬联合镇痛是蛛网膜下腔镇痛和硬膜外镇痛的联合应用，起效快、镇痛效果完善，但需警惕胎心率减慢的风险以及鞘内使用阿片类药物引起的瘙痒。

操作方法：①准备、监测和补液同硬膜外镇痛；②选择 $L_3 \sim L_4$（首选）或 $L_2 \sim L_3$、$L_4 \sim L_5$ 间隙行硬膜外穿刺；③使用针内针技术，穿破硬脊膜；④确认脑脊液回流后注入药物，蛛网膜下腔镇痛常用药物及剂量见表 45-2；⑤余同硬膜外镇痛步骤。

表 45-2　蛛网膜下腔镇痛常用药物剂量

阿片类药物（单次）	局麻药（单次）	联合用药（单次）
舒芬太尼 2.5~7μg	罗哌卡因 2.5~3.0mg	罗哌卡因 2.5mg+ 舒芬太尼 2.5μg（或芬太尼 12.5μg）
芬太尼 15~25μg	布比卡因 2.0~2.5mg	布比卡因 2.0mg+ 舒芬太尼 2.5μg（芬太尼 12.5μg）

3. 单次蛛网膜下腔分娩镇痛技术　单次蛛网膜下腔镇痛适用于可预见的短时间内分娩。经产妇因产程进展迅速，此技术是可推荐的镇痛方式。蛛网膜下腔注射药物及剂量可参考表 45-2，建议实施个体化给药。

（五）椎管内分娩镇痛的并发症及其处理方法

椎管内麻醉相关的并发症及处理详见第二十九章第五节，产妇椎管内镇痛特有的并发症在这一部分论述。

1. 仰卧位低血压综合征　评估低血压产生的原因，排除产科因素。治疗措施包括调整产妇体位为侧卧或半坐位，根据产妇的具体情况必要时给予苯肾上腺素、麻黄碱等缩血管药物。

2. 宫缩乏力　由产科医师使用缩宫素调整，加强宫缩积极进行产程管理，由麻醉科医师负责调整好局麻药的剂量和浓度。

3. 胎儿心率减速　产程进展有复杂性和多变性，胎儿心率减速及宫缩乏力由多种原因导致，按产科常规处理，协助产科医师排除产科原因。可立即吸氧，调整产妇体位，排除镇痛平面过高、全脊麻等引起的低血压，加快静脉输液，暂停缩宫素。

第四节　剖宫产术的麻醉

剖宫产术是指胎儿通过腹部（剖腹手术）和子宫（子宫切开术）的切口娩出。最初剖宫产术是作为一种抢救孕妇和胎儿的紧急分娩方式，只有在非正常情况下才使用。但是随着医疗技术水平的提高，世界各地的剖宫产率都有升高的趋势。目前国内剖宫产率越来越高，其原因可包括胎儿原因、产妇原因、头盆原因及社会原因，其中以胎儿原因最为多见。常见的剖宫产术指征为头盆不称、多胎妊娠、臀位、先露异常、胎儿窘迫以及剖宫产史等。

一、术前评估

大多数产科手术属急诊性质，麻醉科医师首先应详细了解产程经过，对母胎情况做出全面估计；了解既往病史、药物过敏史及术前饮食情况。除了一般的病史采集外，还应关注孕妇保健以及相关的产科病史、麻醉史、气道情况，以及妊娠后心、肺功能及基础血压等，椎管内麻醉前还应检查背部穿刺部位的情况。在解释操作步骤和可能发生的并发症后，获得患者的知情同意。

检查血常规、尿常规，以及肝、肾功能和凝血功能。对患有妊娠相关高血压、HELLP 综合征和其他凝血障碍相关疾病拟行椎管内麻醉的患者，尤其关注血小板计数和凝血功能检查。

术前麻醉科医师应与产科医师就胎儿的子宫内状况进行沟通。

胃动力和胃食管括约肌功能的减退以及胃酸分泌过多使产妇具有较高的反流性误吸风险，所以无论是否禁食，所有产妇均应视为饱胃患者。

二、术前准备

1. 要充分认识产科麻醉具有较高风险,妊娠期间呼吸、循环都发生了一系列改变。产妇入院后,对有手术可能者尽早开始禁食、禁饮。临产前给予药物中和胃酸。对先兆子痫、子痫及大出血可能的产妇,应做好新生儿急救及异常出血处理的准备。

2. 麻醉前应准备好麻醉机、吸氧装置和相应的麻醉器械和药品,以应对潜在的并发症,如插管失败、呼吸抑制、低血压、镇痛效果不佳及呕吐等。

3. 不论选择哪种麻醉方法,麻醉后手术开始前都应尽量保持子宫左侧的体位。

三、麻醉选择

剖宫产术麻醉方式的选择取决于手术指征、手术紧急程度、孕妇要求和麻醉医师的判断,包括区域麻醉(主要是椎管内麻醉)和全身麻醉。

(一)区域麻醉

1. 蛛网膜下腔阻滞 蛛网膜下腔阻滞是一种简单而可靠的技术,通过观察脑脊液流出能够确认正确的穿刺针位置,操作比硬膜外穿刺简单,起效快,阻滞完全,从而减少了静脉辅助镇痛药的使用,或转为全身麻醉的风险。蛛网膜下腔阻滞只需要很低剂量的局部麻醉药物来建立有效的阻滞,因此产妇发生全身局部麻醉药物中毒的风险几乎可以忽略不计,药物向胎儿转移极少。

2. 硬膜外阻滞 由于硬膜外分娩镇痛的增加,非择期剖宫产术硬膜外阻滞的使用越来越多。但择期剖宫产术的硬膜外阻滞正逐步减少,部分患者认为其效果没有蛛网膜下腔阻滞确切。硬膜外穿刺作为腰硬联合麻醉的一部分,可能会增加药物在硬膜外腔的流动,从而有利于其透过硬脊膜渗入蛛网膜下腔。硬膜外阻滞阿片类药物的剂量通常是蛛网膜下腔用量的 $5\sim10$ 倍,这种差别是由于局部麻醉药必须穿过硬膜外间隙渗透到神经根。硬膜外腔比蛛网膜下腔大,硬膜外腔包含丰富的静脉丛,并随着孕期增加日益充盈,硬膜外阻滞比蛛网膜下腔阻滞有更高的局部麻醉药全身吸收的发生率,局部麻醉药中毒的风险对于硬膜外阻滞是可能的。

硬膜外阻滞的优点包括交感神经阻滞起效慢,可以使代偿机制发挥作用,从而减少低血压的严重程度,导管的置入可以精确地控制平面、麻醉深度和持续时间,通过硬膜外导管可以给予剖宫产术后的持续镇痛。

3. 腰硬联合麻醉 腰硬联合麻醉(CSEA)集蛛网膜下腔阻滞的起效快、可靠和硬膜外导管追加药物的优点于一体。CSEA 技术的其他优势还包括:①传统蛛网膜下腔针置入失败时,可以用硬膜外针引导加长的蛛网膜下腔针进行穿刺;②利用蛛网膜下腔针(有脑脊液回流)确认硬膜外针在硬膜外腔,腰硬联合麻醉技术能以小剂量的局部麻醉药进行脊麻(这样能减少低血压的发生率),然后使用硬膜外导管加深术中麻醉或进行术后镇痛。

(二)全身麻醉

全身麻醉适用于有椎管内麻醉或区域阻滞禁忌证、术中须抢救和确保气道安全的产妇手术。优点是诱导迅速,可立即开始手术,保证气道和通气的最佳控制,减少了血容量不足时低血压的发生;缺点和风险是可能导致孕妇反流性误吸、新生儿呼吸抑制等。目前较通用的全身麻醉剖宫产术方法如下。

1. 术前评估和准备 评估检查气道,询问麻醉史、用药史、过敏史以及禁食水情况等。

2. 麻醉诱导 麻醉诱导建议选择快速顺序诱导。合并有严重心脏病、血流动力学不稳定者麻醉诱导时应避免注药速度过快,以减轻对血流动力学的影响。诱导前常规吸纯氧 $3\sim5$min,或深吸气 $5\sim8$ 次(氧气流量为 10L/min)。麻醉诱导一般应在手术的各项准备措施(如消毒、铺巾等)完成后开始。

3. 麻醉诱导药物选择

（1）静脉麻醉药：①硫喷妥钠。是经典的产科全身麻醉诱导药物，具有代谢快、对母体安全、新生儿呼吸抑制轻等优点，推荐剂量为4～5mg/kg。②丙泊酚。是短效静脉麻醉药，起效快、维持时间短、苏醒迅速。术中知晓发生率较硫喷妥钠低，是剖宫产术全身麻醉诱导的常用药物。大剂量时应注意其对产妇血压的影响。推荐剂量为1.5～2.5mg/kg。③依托咪酯。对血液循环影响较小，起效快、维持时间短。对新生儿皮质醇合成有一定的抑制作用，较少用于剖宫产术全身麻醉。适用于血流动力学不稳定或对血流动力学波动耐受性差的孕产妇。推荐剂量为0.2～0.3mg/kg。④其他。氯胺酮镇痛作用强，对新生儿影响小，特别适用于血容量低、合并哮喘时的麻醉诱导，推荐剂量为0.5～1mg/kg。艾司氯胺酮为右旋氯胺酮，较氯胺酮镇痛效能更强，苏醒更快，精神方面的不良反应更少。

（2）阿片类镇痛药：传统上，不建议将阿片类镇痛药物用于剖宫产术全身麻醉的诱导，但越来越多的研究支持其应用于剖宫产术全身麻醉的诱导，特别是合并子痫前期、妊娠期高血压、对血流动力学波动耐受性差的心、脑血管疾病产妇，建议应用阿片类镇痛药。谨记，只要应用阿片类药物即需要做好新生儿复苏准备。①芬太尼：起效快，作用时间长，易透过血胎屏障。推荐剂量为2～5μg/kg静脉注射。②舒芬太尼：与芬太尼类似，但效能大于芬太尼。推荐剂量为0.2～0.5μg/kg静脉注射。③瑞芬太尼：速效、短效的阿片类镇痛药，持续应用无蓄积效应。对产妇可提供良好镇痛，同时对胎儿无明显副作用，是产科全身麻醉诱导的首选阿片类药物。推荐剂量为0.5～1μg/kg静脉注射或以4ng/kg效应室目标浓度靶控输注（TCI）。④其他阿片类药物：布托啡诺、纳布啡具有κ受体激动、μ受体激动拮抗作用。对内脏痛作用有一定优势，可用于胎儿娩出后的麻醉维持或术后镇痛。

（3）肌肉松弛药：①氯化琥珀胆碱。起效快、作用时间短，是经典的产科全身麻醉诱导的肌松药。推荐剂量为1～1.5mg/kg静脉注射。②罗库溴铵。是至今起效最快的非去极化肌松药，3倍ED_{95}剂量时起效时间与氯化琥珀胆碱相当，推荐剂量为0.6～1.2mg/kg静脉注射。

4. 建立人工气道　考虑到产科全身麻醉有较高的反流性误吸风险，建议优先选择气管插管。随着声门上人工气道装置的改良，越来越多的证据支持声门上人工气道装置（如喉罩）用于剖宫产术全身麻醉，特别是禁食充分、低反流风险的产妇以及气管插管失败者。建议优先选用双管型喉罩。当选用喉罩作为人工气道时，因其置入刺激较小，诱导可不使用阿片类镇痛药物。人工气道建立前，不反对正压通气，但需要控制通气压力（<15cmH$_2$O）。

5. 麻醉维持　在胎儿娩出前，应特别注意麻醉深度和药物对新生儿抑制之间的平衡。可复合应用麻醉药物以减少单一药物剂量，可全凭静脉麻醉，也可静吸复合麻醉。尽量缩短麻醉诱导开始至胎儿娩出的时间（induction-delivery interval，I-D间隔时间），最好<10min。

胎儿娩出后，重点考虑麻醉深度、麻醉药物对子宫收缩的影响。卤素类吸入麻醉药（如七氟烷、异氟烷等）、静脉麻醉药都有抑制子宫平滑肌收缩的作用，而卤素类药物作用更明显。因此，胎儿娩出后应降低吸入麻醉药浓度，适当增加镇静药、镇痛药剂量。

四、麻醉并发症

所有发生于全身麻醉与椎管内麻醉的并发症在产科全身麻醉或椎管内麻醉产妇中均可能发生，详见第二十八章第三节和第二十九章第五节。

五、高危产科麻醉及并发症的处理

（一）前置胎盘、胎盘早剥、凶险性前置胎盘、胎盘植入

1. 麻醉前准备　除普通产科麻醉前准备的相关措施以外，重点采取以下措施：①确定异常胎盘的类型（完全性前置胎盘或中央性前置胎盘、部分性前置胎盘、边缘性前置胎盘、凶险性前置

胎盘）。②评估术前血液循环功能状态和贫血程度。重点关注凝血功能状态，如血小板计数、纤维蛋白原定量、凝血酶原时间和凝血酶原激活时间检查，并做 DIC 试验。③根据病情，留置桡动脉、颈内静脉穿刺导管行血流动力学监测。如具备条件，术前留置腹主动脉、髂总动脉或髂内动脉球囊。④准备血液回输相关设施设备，做好大出血预案。

2. 麻醉选择

（1）如果母体、胎儿情况尚好，预计出血量较少，可选择椎管内麻醉，备全身麻醉。

（2）如果母体、胎儿情况尚好，预计出血量较大，可先选择椎管内麻醉，胎儿娩出后视出血情况改气管插管全身麻醉。

（3）如果胎儿情况较差需要尽快手术，或母体有活动性出血、低血容量性休克，有明确的凝血功能异常或 DIC，选择全身麻醉。

3. 麻醉管理 全身麻醉诱导和维持基本与普通剖宫产术麻醉相同。应重点关注血容量、血流动力学状态。严密监测血压、心率、容量相关参数（如中心静脉压、心输出量、SVV、尿量等）、凝血功能指标、电解质及酸碱平衡等。开放动静脉通路，及时补充血容量，预防急性肾衰竭，并做出对应处理。防治 DIC：胎盘早剥易诱发 DIC，围麻醉期应严密监测，积极预防处理。对怀疑有 DIC 倾向的产妇，在完善相关检查的同时，可谨慎地、预防性地给予小剂量肝素，并补充凝血因子和血小板（如新鲜冰冻血浆、冷沉淀、血小板等）。

（二）羊水栓塞

羊水栓塞（amniotic fluid embolism，AFE）是妊娠期特有的一种并发症，临床表现凶险，死亡率高，至今仍是围生期死亡的主要原因之一。

1. 发病机制 分娩过程中母胎屏障被破坏，羊水通过母胎屏障的破口（子宫内膜静脉、子宫下段的静脉及子宫损伤和胎盘附着部位）进入母体循环。在此基础上，敏感的母体由于胎儿的异体抗原激活致炎介质产生炎症、免疫等瀑布样级联反应，产生一系列临床表现。

2. 临床表现 临床表现形式多样、复杂，主要为"三低"，即低氧血症、低血压、低凝血功能，如突然出现的呼吸困难、发绀，以及与出血量严重不符的低血压及呼吸、心搏骤停等。

3. 诊断 主要根据临床症状和体征。分娩期间或分娩后即刻出现经典的三联征：突发低氧、低血压、低凝血功能，是诊断羊水栓塞的临床标准。不典型者出现三联征中的一个或两个症状，需要排除其他原因（如产后大出血、肺栓塞、过敏性休克、局麻药中毒、脓毒症等）才能做出诊断。需指出的是，肺动脉中检测到羊水任何成分不再作为 AFE 的诊断标准。

4. 治疗措施 应强调多学科合作，包括产科、麻醉科、重症医学、血液科和新生儿科。一旦怀疑 AFE，应立即启动抢救流程。

AFE 的治疗措施主要是支持及对症治疗。

（1）如发生心搏、呼吸骤停，按照 AHA 心肺复苏（CPR）标准流程进行基础生命复苏和高级生命支持。如条件具备，尽可能在 5min 内娩出新生儿。

（2）出现呼吸困难或低氧血症时，应保证患者气道通畅及充足氧供，必要时建立人工气道、正压通气。严重者可采用体外膜氧合器、体外循环、血液透析等措施。

（3）当出现循环系统受累、低血压时，应快速建立畅通的液体输注通路，必要时留置中心静脉导管，进行有创血流动力学监测，积极进行液体复苏，并根据临床指征合理选择血管活性药物，推荐药物包括去甲肾上腺素、肾上腺素、多巴胺等。如右心功能不全，推荐选用米力农。液体复苏目标为 SBP≥90mmHg、PaO_2≥60mmHg、尿量≥0.5ml/(kg·h)。

（4）纠正凝血功能障碍的措施主要为补充凝血物质，如输注新鲜冰冻血浆（FFP）、冷沉淀、血小板等血液制品和应用促凝血药物，如氨甲环酸、抑肽酶等。发生持续性、顽固性凝血功能障碍，特别是难以制止的子宫大出血时，应考虑子宫切除术。

（5）建议应用肺动脉扩张药物，如 NO、前列环素、氨茶碱、罂粟碱等，治疗羊水栓塞的肺动脉高压。

（6）其他措施：肾上腺糖皮质激素（如氢化可的松）、5-HT₃ 受体阻滞药（如恩丹西酮）等也可应用。需要注意的是，不推荐羊水栓塞时常规应用肝素。对顽固性羊水栓塞患者，可联合应用阿托品、恩丹西酮、酮咯酸（即所谓的 A-OK 治疗法）。

第五节　妊娠期非产科手术的麻醉

虽然一般不会对孕妇进行择期手术，但是孕妇这种非产科手术的要求并不少见。最常见的适应证是孕妇急性阑尾炎、胆囊炎、创伤、脑出血和癌症等。

一、麻醉方式与麻醉药物的选择

（一）麻醉方式的选择

目前没有研究显示全身麻醉会增加胎儿的畸形率，但大多数研究发现全身麻醉可能小幅增加孕妇早产或流产的风险。一般而言，孕妇非产科择期手术的时机首选孕中期，因为孕早期是胎儿许多器官成长发育的重要时期，而孕晚期则增加了早产的风险。全身麻醉对胎儿的长期影响是未知的，因此尽可能采用或者联合区域麻醉进行手术与术后镇痛。

（二）麻醉药物的选择

美国食品药品监督管理局（FDA）已经建立了风险分级系统以便医师在为孕妇选择药物治疗时评估利弊（A 级．对胎儿无任何影响；B 级．无明显证据显示有风险；C 级．不排除可能有潜在风险；D 级．有证据显示其风险性；X 级．严禁使用）。目前公认有致畸作用的药物，没有一种是麻醉药。很多麻醉药被归为 B 类或 C 类。只有苯二氮䓬类被归为 D 类（风险阳性，调查和上市后的数据表明其对胎儿有风险，然而潜在的利大于弊）。可卡因归为 X 类，禁用于孕妇（表 45-3）。

表 45-3　常用麻醉药 FDA 风险分级

静脉麻醉药	吸入麻醉药	阿片类药物	肌肉松弛药	局部麻醉药	拮抗药
丙泊酚-B	七氟烷-B	哌替啶-B	罗库溴铵-B	罗哌卡因-B	纳洛酮-B
依托咪酯-C	地氟烷-B	舒芬太尼-C	顺阿曲库铵-B	利多卡因-B	氟马西尼-C
氯胺酮-B	恩氟烷-B	瑞芬太尼-C	阿曲库铵-C	甲哌卡因-C	新斯的明-C
硫喷妥钠-C	异氟烷-C	芬太尼-C	琥珀胆碱-C	布比卡因-C	
咪达唑仑-D	氟烷-C	吗啡-C		普鲁卡因-C	
		纳布啡-B			
		曲马多-C			
		布托啡诺-C			

二、麻醉管理与术后镇痛

（一）麻醉管理

如前所述，出于理论上对胎儿的考虑，妊娠期非剖宫产术最好采用或者联合区域麻醉进行手术与术后镇痛。应考虑到孕妇困难气道发生率增加，从而在麻醉前就需要准备好高级气道管理工具。麻醉管理中应避免减少子宫的血流量和胎儿的氧供。

（二）术后镇痛

椎管内麻醉进行的手术可以采用连续硬膜外术后镇痛。没有证据显示阿片类药物对胎儿存在危害。如果在产妇使用阿片类药物后的短时间内发生了胎儿早产，则需要对胎儿进行呼吸支持。非甾体类消炎镇痛药在妊娠期使用需要谨慎。孕早期使用非甾体类消炎镇痛药会增加流产和胎儿畸形的风险，而 30 周后使用则会增加动脉导管未闭和羊水过少的风险。

应监测术后的胎心率和子宫张力。可通过合适的保胎药预防早产。因为镇痛药物的使用可能导致患者难以觉察到早期的宫缩，因此不能凭患者自身的感觉来替代标准的产科监测。

三、妊娠期间的特殊手术

（一）腹腔镜手术

妊娠期阑尾炎手术和胆囊炎手术十分常见。腹腔镜技术可以减少孕妇的并发症，由于其减少了对子宫的干扰，从而降低了早产发生率，目前已越来越多地应用于孕妇。孕妇腹腔镜手术管理要点如下。

1. 选择切开的方式进入腹腔。

2. 监测 $P_{ET}CO_2$ 分压（30～35mmHg），避免胎儿高碳酸血症和酸中毒或低碳酸血症导致子宫血管收缩。

3. 尽可能使用低压气腹（8～12mmHg）。

4. 尽量减轻屈氏体位或反屈氏体位的程度，并且尽量缓慢变化体位。

5. 监测胎心率和子宫张力。

（二）神经外科手术

孕妇脑出血导致的神经外科急诊并不罕见，其病因多见于脑动脉瘤破裂或脑血管畸形。妊娠期高血压会增加颅内出血的风险。若术中使用控制性降压，需注意平均动脉压降至 70mmHg 以下会导致子宫胎盘血流量的显著下降。因此，为了保障胎儿安全，应考虑使用胎心监测。过度通气也会导致子宫动脉收缩和胎盘灌注下降。高渗利尿可以减轻大脑水肿，但是也会导致胎儿循环血量不足。甘露醇会特异性地蓄积于胎儿体内，导致高渗血症、肾血流量降低和血钠浓度升高，可以使用袢利尿药代替甘露醇，但是应密切监测羊水量。

（张宗泽　郑　锋）

思 考 题

1. 患者，女性，27 岁。孕 36 周，G_1P_0，妊娠前无高血压病史，现血压 170/100mmHg，尿蛋白 ++，头痛。已用硫酸镁、肝素治疗，拟行剖宫产术，应该选用何种麻醉方法？

2. 患者，女性，27 岁。孕 36 周，G_1P_0，阴道内大量流血，B 超示胎盘前置、早剥。血压 80/50mmHg，心率 110 次 / 分，麻醉方法应选用哪种方法？

3. 分娩镇痛的实施时机是什么？

4. 硬脊膜意外穿破是否继续实施分娩镇痛并继续经阴道分娩？

5. 瘢痕子宫试产可以实施分娩镇痛吗？

知 识 拓 展

妊娠期高血压疾病是全世界母体和胎儿并发症与死亡的主要原因。病因未知，且唯一有效的治疗方法是娩出胎儿。治疗目标为预防抽搐、控制高血压以及优化血管内容量状态。麻醉管理因并存的内科和产科问题，如病态肥胖、糖尿病、早产、慢性高血压等而变得更加具有挑战性。最近的对重度子痫前期患者应用无创心功能监测的研究指出了椎管内麻醉和血管升压药对母体心排血量和其他心功能指标的影响，强调了剖宫产术过程中维持母体心排血量的重要性。2022 年 1 月 5 日 *Nature* 杂志一项研究证明了孕妇血液中的游离 RNA（cfRNA）能够揭示正常妊娠进展模式，并且在临床症状出现前几个月可确定先兆子痫的风险。

推 荐 阅 读

李政, 陈倩. 2021. 美国妇产科医师学会"妊娠合并心脏病临床实践指南 (2019 版)"解读 [J]. 中华围产医学杂志, 24(2): 135-140.

中华医学会妇产科学分会妊娠期高血压疾病学组. 2021. 妊娠期血压管理中国专家共识 (2021)[J]. 中华妇产科杂志, 56(11).

中华医学会围产医学分会, 中国输血协会临床输血管理学专业委员会. 2023. 产科输血治疗专家共识 [J]. 中华围产医学杂志, 26(1): 4-10.

MOUFARREJ MN, VORPERIAN SK, WONG RJ, et al. 2022. Early prediction of preeclampsia in pregnancy with cell-free RNA[J]. Nature, 602(7898): 689-694.

RASMUSSEN M, REDDY M, NOLAN R, et al. 2022. RNA profiles reveal signatures of future health and disease in pregnancy[J]. Nature, 601(7893): 422-427.

TOLOZA F, DERAKHSHAN A, MÄNNISTÖ T, et al. 2022. Association between maternal thyroid function and risk of gestational hypertension and pre-eclampsia: a systematic review and individual-participant data meta-analysis[J]. Lancet Diabetes Endocrinol, 10(4): 243-252.

第四十六章 小儿麻醉

儿童包括所有 18 岁以下的未成年人,根据其生理心理发育阶段的不同特点分为几个不同阶段:新生儿(<出生后 1 个月)、婴儿(出生后 1 个月至 1 岁)、幼儿(2～3 岁)、学龄前儿童(3～6 岁)、学龄期儿童(6～12 岁)和青少年(12～18 岁)。儿童并不是缩小版的成人。儿童在解剖、生理、药理、心理等方面与成人有较大的区别,年龄越小差别越大。因此,小儿手术的围术期管理与成人手术的围术期管理有较大的区别。

第一节 小儿生理心理特点

一、小儿生理特点

(一)呼吸系统

在气道解剖方面,婴幼儿舌体较大,颈短,喉头较高,会厌软骨较大且常下垂,因此在气管插管时容易出现声门暴露困难。婴幼儿喉的最窄部位为环状软骨,呈圆形,因此使用型号合适的无囊气管导管通气时不会出现明显的漏气。婴幼儿鼻腔、喉及上呼吸道较狭窄,唾液及呼吸道分泌物较多,麻醉诱导后防止咽部塌陷的咽部和颈部肌肉松弛,容易发生呼吸道梗阻。婴幼儿主气管较短且左、右支气管分叉较高,因此气管插管的深度稍有改变就可能出现脱管或插入单侧支气管的情况。

婴幼儿胸壁顺应性高,肋骨对肺的支持较少,因此难以在呼吸周期中形成胸腔负压,而是主要靠肋间肌肉的收缩来补偿,但是麻醉药物会减少或消除这种代偿机制,使功能残气量下降,甚至可能导致肺泡塌陷和肺不张,进而出现肺泡通气 / 灌注比失衡和缺氧。婴幼儿以腹式呼吸为主,胸廓的扩张主要靠膈肌的运动,如果腹压增高(如腹腔巨大占位或气腹等情况)造成膈肌运动受限,则对呼吸功能的影响较大。

新生儿的支气管树已发育完整,但肺泡数量少且体积小,直到 8 岁时肺泡数量才与成人相近。儿童肺泡面积较成人小,但代谢率更高,婴幼儿单位体重的有效肺泡面积是成人的 1/3,氧耗量却是成人的 2 倍,因此换气效率不佳、呼吸储备有限。儿童潮气量较小,呼吸道容量小,潮气量过度增大容易导致肺泡过度扩张甚至破裂。因此儿童特别是婴幼儿主要通过增加呼吸频率来满足高代谢的需要,年龄越小,呼吸频率越快(表 46-1)。

(二)循环系统

新生儿出生后肺血管阻力下降,左心室压力升高,卵圆孔和动脉导管闭合,由胎儿循环逐渐过渡到成人循环,左心室做功增加。当出现缺氧、高碳酸血症、酸中毒和低温等刺激时,新生儿的血液循环可能会恢复到胎儿时期的模式。与成人相比,新生儿的心肌细胞发育不成熟,细胞内线粒体较少、肌浆网发育不良,心肌收缩力和顺应性较差。此外新生儿的氧耗量较成人更高,心脏容积几乎处于满负荷状态运转,容量储备较小,因此婴幼儿心脏对容量负荷极敏感,心排血量的增加主要依赖心率的增加,且年龄越小,心率越快(表 46-1)。婴幼儿每搏输出量少,而血管内径较粗,动脉血管壁柔软阻力小,因此动脉压较低。儿童收缩压可采用以下公式计算:收缩压 =[(年龄 ×2)+80]mmHg。

新生儿期的血红蛋白大部分是胎儿血红蛋白,携氧能力较差,直至出生后 6 个月时才逐渐由携氧能力更强的成人血红蛋白替代。因此婴幼儿的血红蛋白需要维持在较高水平才能保证全身氧气的输送。儿童正常血红蛋白值随年龄增加而降低（表46-1）。

表46-1 不同年龄儿童生理指标参考值

	心率（次/分）	收缩压（mmHg）	呼吸频率（次/分）	血红蛋白（g/L）
新生儿	120～140	70～82	40～45	150～180
婴儿	110～130	70～100	30～40	100～110
幼儿	100～120	80～105	25～30	120
学龄前儿童	80～100	90～110	20～25	125～130
学龄期儿童	70～90	90～120	18～20	130～135

（三）神经系统

妊娠25周时，胎儿已能感受到疼痛刺激，胎儿脊髓后角细胞含有P物质、降钙素基因相关肽、生长抑制素等与痛觉传递有关的递质。因此新生儿对疼痛性刺激已有明显的生理及生化反应。由于新生儿期神经系统发育不成熟，早期的疼痛刺激更容易造成痛觉过敏或长期的慢性疼痛，因此新生儿的手术也应采取完善的镇痛措施。新生儿自主神经系统发育相对较好，心血管系统的副交感神经在出生前已发育完善，但交感神经直到出生后4～6个月尚未完全发育。

（四）消化系统

新生儿期肝功能发育不全，与药物代谢有关的酶系统虽已存在，但药物的酶诱导作用不足，因此新生儿药物降解代谢慢，药物清除半衰期较长。使用经肝脏代谢的麻醉药物，新生儿麻醉苏醒较成人更慢。随着年龄的增长，肝血流量增加，酶系统发育完全，肝脏代谢药物的能力迅速增加。

（五）体温调节系统

新生儿体温调节机制发育不全，皮下脂肪少，而体表面积相对较大，容易散热，故体温容易下降。麻醉和手术期间，婴幼儿暴露于温度较低的手术室环境，加上空调系统的高气流，低温的静脉输液和干燥麻醉气体的使用，很容易造成自身体温调节机制的异常。新生儿无寒战反应，只能通过褐色脂肪以化学方式产生热量，易发生新生儿硬肿症。体温下降时全身麻醉易加深，可引起呼吸、循环抑制，同时麻醉苏醒延迟，术后肺部并发症增加。故新生儿麻醉时应积极采取保温措施（维持室温在23～25℃、保温毯、棉垫包绕四肢）。

（六）药理代谢特点

新生儿出生后，各器官系统快速发育，对药物的吸收、分布、代谢和消除也会随之发生改变。小儿尤其是新生儿对药物的反应与身体组成（脂肪、肌肉、水含量）、蛋白结合率、体温、心排血量、血脑屏障、肝肾功能等相关。胎儿体液总量占全身体重的80%～85%，足月新生儿为75%～80%，之后逐渐下降，至青少年期与成人则接近60%。细胞外液占全身体重的比例分别为胎儿期65%、足月新生儿期为40%，青少年期下降到20%左右。因此，水溶性药物（如抗生素、琥珀胆碱）在新生儿和婴幼儿的表观分布容积更大，达到相同血药浓度所需的药物剂量也更大。新生儿及婴儿脂肪及肌肉占总体重的比例较低，使用分布至脂肪（如硫喷妥钠）或肌肉（如芬太尼）的药物时，作用时效会明显延长。新生儿心率较快，血液循环比成人快，因此静脉给药能更快地进入全身血液循环。婴幼儿肺泡通气量与潮气量之比大，心排血量大且血气分配系数低，因此对吸入麻醉药的摄取和分布比成人更快，吸入诱导起效更快，同时麻醉药的排泄和麻醉苏醒也较成人更快。小儿皮肤、黏膜比成人薄，对药物的吸收比成人好，经皮或经黏膜给药（滴鼻、口腔涂抹）效果较好。新生儿血脑屏障发育不成熟，脂质和小分子亲水物质可以非选择性地通过血脑屏障，因此许多药物在脑内的浓度比成人高。婴儿期血清白蛋白、总蛋白浓度比成人低，血浆蛋白药物结合率较低，因此血浆及组织中游离型药物浓度高，药物作用增强。

药物代谢的主要器官是肝脏，肝脏的大小和肝微粒体酶系统的代谢能力影响了药物的代谢速度。肝脏的大小占体重的比例从出生到成年逐渐减小，新生儿肝体积占体重的4%，而成人肝体积仅占体重的2%。新生儿肝药酶的活性较低，因此部分药物的消除半衰期较长，使用时应减量。肝药酶的活性随着年龄的增长而增加，1岁时达到成人水平。新生儿肾小球滤过率低，肾脏功能不成熟，因此大部分经肾脏排泄的药物（如茶碱、咖啡因等）或代谢产物的消除会减慢。随着年龄增长，肾脏功能逐渐成熟，到2～3岁时基本接近成人。

二、小儿术前情绪障碍的预防

手术和麻醉都可能造成患儿和家属在围术期的情绪障碍，如焦虑、恐惧、抑郁等。这些情绪障碍会使应激激素分泌增加，人体免疫系统受到抑制，进而影响伤口愈合。围术期的焦虑情绪还可能降低疼痛阈值，增加术中、术后麻醉镇痛药物的用量。部分患儿还可能因此出现长期的行为性格改变，影响之后的学习与生活。

围术期引起患儿情绪障碍的危险因素很多，包括既往不愉快的就医体验、内向型性格、社会适应能力差、父母焦虑情绪等。不同年龄阶段的主要危险因素各有不同，因此对应的预防处理措施也有所不同。

1. 婴儿时期　出生后6个月内的患儿通常不会有焦虑情绪，围术期禁食时间过长是患儿哭闹与烦躁的最主要原因。因此缩短禁食、禁饮时间有利于减少婴幼儿围术期的哭闹。

2. 婴幼儿和学龄前　出生后7个月至6岁的儿童是最容易出现围术期抑郁与焦虑的人群。因为这个年龄段的儿童已经有很明确的情感表达，但是又不能理解为什么要接受手术。手术麻醉过程中与家长分离、进入陌生环境、接触陌生人以及手术疼痛与不适都会使他们遭受到心理的伤害。这个年龄段的患儿通常不能区分现实与虚拟世界，他们的情绪容易受到他们所见所闻的影响，所以通过视觉和听觉刺激分散其注意力，如动画、游戏、医护人员夸张的语言动作等和提前让他们适应手术环境消除陌生感能有效降低患儿的焦虑程度。

3. 学龄期的儿童　7～12岁已经有比较好的语言表达能力和逻辑思维能力，通常能理解手术的必要性以及适应手术期间短暂离开父母进入到陌生环境。他们产生情绪障碍的原因主要是对疾病或手术本身的担忧。因此，用适当的方法对疾病发展和手术流程进行解释说明能有效地消除他们的焦虑和恐惧。对年龄小的儿童应解释得简单易懂，对年龄大的儿童可以解释得详细一些，并给他们提问的机会。

4. 青少年患者　12～18岁已具备独立思考的能力，且自我意识较强。他们产生情绪障碍的主要原因是对疼痛、麻醉的担忧与对手术的无助感。这个年龄段的儿童可能处在叛逆期，他们希望能在手术和麻醉的决策中能有自己的参与，因此在交流过程中应让他们有表达自己意见的机会。

第二节　小儿术前评估与准备

小儿手术术前访视的目的是全面了解患儿的生理心理健康状况，评估其对麻醉手术的耐受性及可能存在的风险。通过与患儿、家长的交流获得知情同意并与他们建立信任，尽量消除其术前焦虑等负面情绪。

一、小儿术前访视

术前访视应全面评估患儿的基本健康情况，完善所需的术前检查，并鉴别出手术麻醉风险较高的儿童，进行特殊的术前准备。除了成人术前访视与评估（详见第二十一章）的要素以外，小儿麻醉前评估还应重点关注以下内容。

1.病史采集

（1）患儿的年龄，对于早产儿要特别关注患儿出生时的孕周及校正胎龄。

（2）既往麻醉和手术史、过敏史，特别是家族遗传病史。

（3）近2周内是否有上呼吸道感染史，是否仍有发热、咳嗽、咳痰、打喷嚏、流涕等症状。

（4）系统回顾关注：①是否存在先天性疾病，如先天性心脏病、唐氏综合征、皮罗综合征（Pierre-Robin综合征）、糖原贮积病等可能影响气道、循环系统的疾病；②是否存在癫痫、脑性瘫痪等神经系统疾病；③是否合并孤独症、智力发育低下等不容易配合麻醉诱导和复苏的疾病。

2.体格检查

（1）身高、体重。

（2）基本生命体征：心率、呼吸频率、脉搏血氧饱和度、血压、体温。

（3）呼吸系统：是否存在困难气道（Mallampati评分）、呼吸道梗阻症状、呼吸音异常等。婴幼儿不能配合完成Mallampati评分，可根据既往麻醉气管插管史、有无睡眠异常及打鼾、有无进食呛咳、呼吸困难等症状进行评估。学龄期儿童注意检查是否存在牙齿松动。

（4）循环系统：是否存在心律失常、心脏杂音等。

3.辅助检查

（1）辅助检查的评估包括基本的血常规、凝血常规、肝肾功能、心电图和胸片。

（2）有特殊疾病或合并症的患儿应根据病情需要行其他特殊辅助检查的评估。唇腭裂、尿道下裂等先天畸形合并心脏畸形的风险较大，可常规行心脏彩超检查。

（3）急腹症的患儿应评估术前动脉血气分析、血清酸碱离子平衡的情况。

二、小儿术前准备

（一）术前禁食

目前国内指南推荐的术前禁饮、禁食时间为固体食物8h、牛奶6h、母乳4h、清饮料2h（表46-2）。儿童过长时间的禁食、禁饮会造成患儿术前烦躁哭闹，增加术中低血糖、循环血量不足及电解质紊乱的风险，同时还可能导致术后疼痛程度增加、术后胃肠功能恢复延迟等不良反应。因此应根据计划手术时间制订术前禁食、禁饮方案，并鼓励他们在术前2h前饮用小剂量清饮料（<5ml/kg）。2019年起欧洲儿童麻醉医师协会已推荐将全身麻醉前禁饮时间缩短为术前1h。近年来磁共振成像和胃部B超研究表明，儿童饮用清饮料后胃排空时间为30min左右。因此术前1~2h口服清饮料并不会增加反流性误吸的风险。术前饮用碳水化合物饮料有利于缓解儿童的口渴和饥饿感，但是能否减少胰岛素抵抗、增加糖储存及降低蛋白质分解在儿童中还有待证实。

表46-2 麻醉前禁食时间

食物类型	术前禁食、禁饮时间（h）	食物类型	术前禁食、禁饮时间（h）
清饮	2	配方奶或牛奶	6
母乳	4	固体食物	8

（二）术前心理准备

在小儿手术围术期，患儿和家属都会存在不同程度的焦虑，二者的焦虑情绪会相互影响。因此小儿手术的术前健康教育在宣教的内容、方式以及时机方面都需要针对到儿童和家长两个不同群体来实施。

针对家长的术前宣教方式以面对面谈话的方式直接交流为主，配合图片、视频材料为辅。健康教育的内容为麻醉、手术的过程，以及如何协助进行术前准备和术后的病情观察及处理。

针对儿童的宣教方案则根据其年龄阶段而不同。6岁以下的学龄前儿童的宣教主要采用于播放动画片、讲故事、角色扮演、参观手术室等，目的是减少患儿对手术人员和手术室环境的陌生感和恐惧感，宣教时间应在术前 3 日以内，年龄越小宣教时间越接近手术日，以免他们遗忘健康教育的内容；6～12 岁的儿童可采用少量文字 + 图片的方式，如带少量文字的卡通片或宣教漫画、面对面谈话等，宣教的内容以简单介绍疾病和手术过程为主，宣教时间最好在术前 1 周左右，让他们有充分的时间理解和适应自己即将进行的手术；12 岁以上儿童的术前宣教可采用与成人相同的方式，以介绍手术目的、手术麻醉过程及可能存在的风险，并让他们有参与讨论和发表意见的机会，宣教的时间越早越好。

（三）术前镇静

部分患儿在术前极度恐惧和焦虑，抗拒麻醉诱导甚至拒绝进入诱导室。孤独症、智力低下、精神运动发育迟缓等神经系统疾病的患儿即使在家长陪同下也难以配合麻醉诱导。这些情况下需要使用镇静药物使患儿达到中度或深度镇静状态再接受麻醉诱导。未建立静脉通道的患儿可选择无创的镇静方法，如术前 30～40min 使用右美托咪定 2～3μg/kg 滴鼻或口服咪达唑仑 0.5mg/kg 等。已建立静脉通路的患儿可选择静脉注射镇静药物，如丙泊酚 1mg/kg、艾司氯胺酮 1mg/kg 或咪达唑仑 0.2mg/kg。

第三节　小儿麻醉管理

由于儿童对手术本身及陌生环境的恐惧与不配合，几乎所有小儿手术都需要在全身麻醉下完成。除了区域麻醉不能提供有效麻醉镇痛的手术以外，部分在成人中能在清醒状态下完成的手术在儿童中也需要在麻醉镇静状态下完成。全身麻醉可以确保儿童不会在手术过程中因恐惧、哭闹而无法配合手术；消除了儿童对手术过程的恐惧记忆；也避免了手术过程的恐惧和焦虑情绪造成的长期的心理创伤，有利于患儿围术期心理健康。

此外小儿手术以短小手术为主，要求患儿快速苏醒和康复，加之近年来日间手术的广泛开展，全身麻醉复合或不复合低浓度的区域阻滞更加适用于小儿手术的开展。

一、小儿全身麻醉

（一）全身麻醉药物

1. 吸入麻醉药物　吸入麻醉药通过增加 $GABA_A$ 受体活性并抑制谷氨酸受体，进而抑制神经功能。通过增加每分钟通气量或心输出量能明显增加吸入麻醉药的吸收与分布。吸入麻醉药的最低肺泡浓度随年龄增加而改变，新生儿 MAC 值较低，然后逐渐升高，到婴儿期 MAC 值达到最高，之后又逐渐降低（表 46-3）。吸入麻醉不仅起效快，且苏醒迅速，易于调节麻醉深度，具有镇静、镇痛和肌肉松弛的作用，是小儿麻醉维持最常使用的麻醉药物。吸入麻醉是各种指南和专家共识所推荐的首选的小儿全身麻醉方法。推荐使用的麻醉药物为七氟烷或地氟烷。

七氟烷（sevoflurane）血气分配系数低，没有刺激气味、麻醉深度和清醒速度更易于调控，肝、肾副作用小，血流动力学稳定，镇痛效果好。七氟烷用于小儿麻醉诱导时，不合作的患儿采用潮气量法诱导，合作的患儿可采用肺活量法和浓度递增诱导法。小儿使用七氟烷的诱导剂量为 6%，术中维持浓度为 2%～3%。单纯七氟烷吸入麻醉后，患儿苏醒期容易出现术后躁动。因此建议接受七氟烷麻醉的患儿，在术前或术中复合使用右美托咪定或咪达唑仑等镇静药物以减少术后躁动的发生。

地氟烷（desflurane）是新一代的吸入麻醉药，与七氟烷相比，其血气分配系数更低，起效迅速，患儿苏醒更快，且术后躁动的发生也较七氟烷更低，其用于短小手术的麻醉维持更有优势，维持浓度为 6%～10%。但由于地氟烷具有刺激性气味，容易产生呛咳，不宜用于儿童的麻醉诱导。

表 46-3 不同年龄儿童的吸入麻醉药最低肺泡浓度（%）

	异氟烷	七氟烷	地氟烷
新生儿	1.6	3.2	9.1
婴儿	1.8	3.2	9.4
儿童	1.6	2.5	8.5

所有的吸入麻醉药在低浓度（<0.5 MAC）时，均有支气管扩张作用；当吸入浓度升高（地氟烷浓度>0.5 MAC、七氟烷浓度>1MAC、异氟烷>2 MAC）时，具有支气管收缩作用。在近期，有上呼吸道感染的儿童中，由于气道处于高反应性，维持浓度的地氟烷会明显增加支气管阻力，而七氟烷则具有扩张支气管的作用。当吸入浓度>1.5MAC 时，异氟烷、地氟烷和七氟烷都具有抑制心脏收缩和抑制交感神经的作用。

N_2O 吸入麻醉在口腔科门诊治疗中使用较多，其麻醉诱导起效快，苏醒迅速，对循环功能影响小，麻醉作用较弱，镇痛作用较强，因此常需复合其他全身麻醉药。N_2O 吸入浓度 30% 以上可达到满意的镇静效果。在使用过程中需注意出现弥散性缺氧的风险。

2. 静脉麻醉药

（1）丙泊酚（propofol）：通过增强 $GABA_A$ 受体活性和抑制突触前兴奋性突触的传递和谷氨酸释放而发挥镇静作用。丙泊酚为亲脂性药物，主要与红细胞和血浆蛋白结合，其药动学在不同年龄的儿童中差异较大。在儿童的清除率略高于成人，儿童中中央分布容积和稳态分布容积为成人的 2～2.5 倍，因此要达到相同的血药浓度，儿童的剂量为成人的 2～3 倍。丙泊酚有明显的扩张血管作用，容易造成低血压；其在正常麻醉浓度下对心脏收缩力无明显影响，超大剂量使用时会明显抑制心脏收缩。因此使用丙泊酚对儿童实施麻醉诱导时，建议复合其他麻醉镇静、镇痛药物，而不是单纯增加丙泊酚剂量来达到合适的麻醉深度。

丙泊酚静脉麻醉具有起效快、作用时间短、苏醒快、术后烦躁及恶心呕吐发生率低、不污染环境等优点。缺点是静脉诱导需提前留置静脉，穿刺疼痛会给患儿带来额外的不愉快的体验。提前 30min 在穿刺局部涂抹利多卡因乳膏有利于减轻穿刺疼痛。丙泊酚的 ED_{50} 在婴儿为 3mg/kg，儿童为 2.4mg/kg，诱导剂量通常为 2.5～5mg/kg。麻醉维持可采用丙泊酚 3～5mg/(kg·h) 静脉泵注或 TCI 靶控输注。单纯丙泊酚静脉麻醉镇痛效果较差，适用于对镇痛要求不高的手术操作，如胃肠镜检查、膀胱镜下拔双截管、马蹄足石膏固定矫形术等。对于有疼痛刺激的手术，如体表肿物摘除、包皮环切、鞘状突结扎、多指切除等手术，则需采用丙泊酚静脉麻醉复合区域阻滞或阿片类药物的麻醉方法。丙泊酚麻醉后躁动的发生率较吸入麻醉低，对于吸入麻醉维持的患儿，在手术结束前单次给药有助于减少吸入麻醉药引起的躁动。

（2）苯二氮䓬类：苯二氮䓬类药物通过增强 $GABA_A$ 受体活性发挥其镇静、催眠作用，这类药物还有效抗焦虑和顺行遗忘作用，常用于小儿手术前的镇静、抗焦虑或与其他麻醉药物协同使用。小儿麻醉中最常用的此类药物为咪达唑仑（midazolam），是亲水类药物，能快速通过血脑屏障，口服生物利用度为 50%，血药浓度达峰时间为 40～50min。出生早期咪达唑仑的代谢酶系统尚不成熟，因此早产儿和出生后 3 个月内的足月儿，咪达唑仑清除率非常低，需要减少药物剂量。术前使用咪达唑仑的用法为麻醉诱导前 30～40min，口服 0.3～0.5mg/kg，麻醉诱导时静脉追加 0.15mg/kg；如单独用于麻醉诱导，0.3～0.6mg/kg 静脉注射，2～3min 起效。苯二氮䓬类药物有特异性拮抗药氟马西尼，使用剂量为静脉注射 5～10μg/(kg·min)，总量不超过 40～50μg/kg。

（3）依托咪酯（etomidate）：依托咪酯也是作用于 GABA 受体的一类静脉麻醉药，但与丙泊酚作用的受体亚型不同，对血管扩张作用较弱。依托咪酯在儿童的中央分布容积为成人的 2 倍以上，清除率也更高，但是大剂量的依托咪酯不会造成血压的下降。因此特别适合用于血压不稳定患者如先天性心脏疾病或低血容量患儿的麻醉诱导，诱导剂量为 0.3～0.6mg/kg。依托咪酯会抑制皮质醇的合成，因此不推荐用于麻醉维持。

（4）氯胺酮（ketamine）：氯胺酮作用于非竞争性 NMDA 受体而发挥作用。氯胺酮具有催眠、镇痛作用和显著的拟交感神经反应，并且没有明显的呼吸抑制。氯胺酮麻醉起效快、维持时间短，诱导剂量为静脉注射 1～2mg/kg，1min 后血药浓度达峰值。氯胺酮麻醉后呼吸道分泌物增多，因此麻醉前必须给予抗胆碱药物以减少腺体分泌。氯胺酮会增加脑血流量和颅内压，不建议用于颅脑手术或颅内压增高患儿的手术麻醉。氯胺酮麻醉苏醒期可产生幻觉、精神错乱、谵妄等精神症状，但这些不良反应在儿童中发生率低于成人。艾司氯胺酮是氯胺酮的右旋异构体，具有氯胺酮的镇静、镇痛作用，但不会引起幻觉、谵妄等神经症状，因此更适合于小儿麻醉。

3. 阿片类药物 常用的阿片类药物包括芬太尼（fentanyl）、舒芬太尼（sufentanil）、阿芬太尼（alfentanil）和瑞芬太尼（remifentanil）。前三者经肝脏代谢，而瑞芬太尼则由非特异性胆碱酯酶降解。由于胆碱酯酶广泛存在于各个年龄段人群中，因此新生儿也能较快地清除瑞芬太尼，但是在新生儿中不建议单次静脉注射瑞芬太尼，可能会造成心动过缓和低血压。瑞芬太尼能提供稳定的血流动力学，能快速消除，不蓄积，适用于小儿短小手术的麻醉维持。瑞芬太尼诱导剂量为 2～3μg/kg，维持剂量为 0.1～0.5μg/(kg·min)。芬太尼诱导剂量为 2～4μg/kg，维持剂量为 1～2μg/(kg·min)。舒芬太尼诱导剂量为 0.2～0.4μg/kg，维持剂量为 0.1～0.2μg/(kg·min)。丙泊酚与瑞芬太尼联合使用是小儿全凭静脉麻醉的首选药物。

4. 其他麻醉药物 右美托咪定是一种 α_2 肾上腺素受体激动药，具有镇痛及镇静效应，广泛用于儿童和成人 ICU 以及小儿门诊各种检查的镇静。此外，右美托咪定还可作为全身麻醉辅助用药，以减少阿片和吸入麻醉药的需求。此外术前或术中使用右美托咪定有助于减少七氟烷麻醉所致的苏醒期躁动。

（二）气道管理

1. 气管插管 气管插管全身麻醉是小儿手术最常使用的麻醉方式，可应用于各种类型的手术，特别是头颈部手术、长时间的胸腹部手术、俯卧位手术等。

小儿气管插管常用的喉镜片有 2 种，分别为直喉镜片和弯喉镜片。使用直喉镜片时需要直接挑起会厌暴露声门，主要用于会厌肥大的新生儿和小婴儿的气管插管。使用弯喉镜片时是将喉镜片放置于会厌与舌根交接处，向上向前提起来暴露声门，通常用于 1 岁以上儿童的气管插管（图 46-1）。

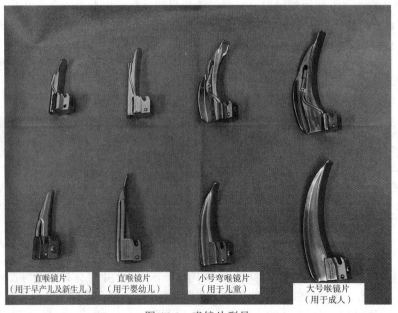

图 46-1 喉镜片型号

　　小儿气管导管的型号及插管深度应根据年龄选择相对应的气管导管（图 46-2）。通常早产儿选择的气管导管型号为 2.5～3.0，足月新生儿导管型号为 3.0～3.5，出生后 6 个月以下小儿的气管导管型号为 3.5～4.0，出生后 6 个月以上儿童气管导管型号（ID）的选择根据以下公式：（ID）=4+ 年龄 ×4，参见表 46-4。气管插管后呼吸道气流阻力明显增加，气流阻力与气管导管内径成反比，因此选择气管导管时，在确保不对喉及气道黏膜产生压迫的情况下尽量选择内径大的气管导管。

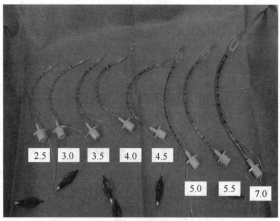

图 46-2　气管导管型号

　　经口气管插管深度为（切牙距离气管导管尖端的距离）：早产儿 7～8cm，足月新生儿 9～10cm，出生后 6 个月以下儿童 11cm，出生后 6 个月以上儿童气管插管推荐深度的计算公式为气管插管深度（cm）=12+ 年龄 ×2，参见表 46-4。此外也可根据气管导管上的标记确定插管深度，无囊气管导管使声门位于两条标记黑线之间，有囊气管导管则确保气囊完全通过声门即可。耳鼻喉及口腔内的手术因患儿术中处于头后仰位，气管插管深度应在正常深度的基础上增加 1cm，以避免术中出现导管脱出。经鼻气管插管深度在此基础上增加 1～2cm。需要注意的是按照此公式并不能确保所有儿童的气管导管都在合适的位置，因此还需要通过听诊来确定气管导管的位置。

表 46-4　小儿气管导管型号及插管深度选择

年龄	气管导管型号	气管导管插管深度（cm）	年龄	气管导管型号	气管导管插管深度（cm）
早产儿	2.5～3.0	7～8	出生后 1～6 个月	3.5～4.0	11
足月新生儿	3.0～3.5	9～10	＞出生后 6 个月	4+ 年龄 ×4	12+ 年龄 ×2

　　多中心随机前瞻性研究显示，5 岁以下儿童使用带气囊的气管导管并不会增加术后并发症，如喉喘鸣、气道损伤等的风险，但减少了更换气管导管的需要（2.1% 比 30.8%），从而减少了多次插管的可能性。因此儿童也应选择带囊气管导管。气管导管套囊内压力与气道黏膜损伤密切相关，推荐套囊压力不应超过 25mmHg，以免压迫造成气道黏膜缺血损伤。带囊气管导管在婴幼儿中应用的数据不多，因此 1 岁以下儿童还是应尽量选择无囊气管导管。

　　随着手术技术的进步和各类微创小儿手术的开展，喉罩这种声门上气道工具也已越来越多地应用于小儿手术的气道管理。喉罩可用于四肢手术、会阴部手术、胸腹壁手术及各种短小手术术中的气道管理。此外，在困难插管条件下，喉罩也可以作为有效的通气工具进行术中通气。喉罩的型号可根据喉罩使用说明标明的公斤体重进行选择。放置喉罩可不使用肌松药，以 6% 七氟烷 +6L/min O$_2$ 吸入诱导或丙泊酚 2～3mg/kg 静脉注射诱导，待患儿入睡、下颌松弛后可置入喉罩。术中以 2%～3% 七氟烷 +2～3L/min O$_2$ 吸入维持或丙泊酚 3～5mg/（kg·h）静脉泵注维持。喉罩放置位置不准确或型号不正确偶有术后咽喉痛和软组织损伤。在使用过程中需注意喉罩漏气可能造成胃胀气而诱发呕吐。

　　2. 非气管插管全身麻醉　单纯非气管插管全身麻醉可用于胃肠镜、纤支镜、眼底检查、介入治疗等无明显疼痛刺激手术的麻醉。非气管插管全身麻醉复合区域阻滞可用于四肢和会阴部等手术部位较局限的短小手术。术中可保留自主呼吸，可采用鼻导管吸氧或面罩吸氧。面罩的型号应选择能完全包容上至鼻梁下至下唇，不压迫鼻腔，无效腔量最小的面罩以减少漏气。非气管插管全身麻醉可采用静脉麻醉复合阿片类药物，如丙泊酚 3～5mg/（kg·h）复合舒芬太尼 0.1～0.2μg/kg 或瑞芬太尼 0.1～0.3μg/（kg·min）。也可使用鼻导管或面罩吸入七氟烷，但是会造成麻醉药物泄漏较多。

在非气管插管全身麻醉过程中，由于喉部肌肉松弛，患儿容易出现舌后坠致上呼吸道梗阻的情况，必要情况下可放置口咽或鼻咽通气道保持气道通畅。口咽通气道型号的选择是口咽通气道长度为口角到同侧下颌角的距离，口咽通气道应在患儿深度镇静或麻醉状态下使用，否则可能因刺激咽后壁出现呛咳和呕吐反应。鼻咽通气道的长度为鼻翼至耳垂的距离，鼻咽通气道可用于浅麻醉或清醒的患儿，但是鼻咽通气道禁用于后鼻孔闭锁或有明显鼻腔出血倾向的小儿。

二、小儿区域阻滞

区域阻滞不仅能提供满意的镇痛，还具有减少分解代谢、改善组织灌注、减少疼痛慢性化、有利于早期活动及早期进食等。超声引导下的神经阻滞可直接显示神经纤维和周围组织结构及局麻药物扩散情况，使得操作更快捷、成功率更高、起效时间更短、局麻药物的浓度和剂量降低、减少神经损伤和局麻药物中毒等并发症的发生。随着超声引导技术完善，区域麻醉和局部麻醉在小儿应用的安全性和有效性得到了较大的提高。

儿童局麻药的药理作用与成人相似。婴幼儿局麻药的表观分布容积更大，因此避免了单次给药后血浆药物浓度过高，但是由于消除半衰期长，持续给药和反复给药会增加药物蓄积的风险。

（一）椎管内麻醉

1. 骶管阻滞（caudal block）　骶管阻滞操作简单、成功率高、安全性好，是小儿麻醉应用最多的椎管内麻醉技术。由于小儿脊柱生理弯曲小、硬膜外腔脂肪组织疏松，所以局麻药物很容易扩散达到较高的麻醉平面。6 岁以下儿童行骶管阻滞，麻醉平面可达脐平面，因此骶管阻滞可广泛用于小儿下腹部手术、下肢手术及会阴部手术的术中、术后镇痛。对于 2 岁以下婴幼儿，通过加快注药速度，可以达到胸 4 脊神经，可为上腹部甚至低位胸段手术提供镇痛。

骶管裂孔是硬膜外隙的终末部分，为尾骨上方的一个可扪及的沟或凹陷，位于两个骨性突起（骶角）之间，与髂后上棘形成一个等边三角形，其解剖结构在婴幼儿很容易摸到。骶管阻滞操作时，患儿取前倾侧卧位，辨明骶骨角和骶管裂孔后，使用 22g 针头经骶管裂孔与皮肤呈 45° 进针，穿过骶尾韧带后有明显突破感即到达骶管裂孔，然后继续进针 2～3mm，回抽无回血后将局麻药分次注入骶管腔内（图 46-3）。骶管阻滞主要通过单次注射局麻药物进行镇痛，也可留置导管作连续骶管阻滞。小儿骶管阻滞最常用的局麻药物为利多卡因和罗哌卡因。罗哌卡因用于骶管阻滞浓度为 0.15%～0.2%，容积为 1ml/kg，总容积不超过 20ml，起效时间约为 5min、持续时间 6～8h。短效局麻药利多卡因用于骶管阻滞的浓度为 1%，药物容积为 1ml/kg，总容积不超过 20ml，起效时间为 1～2min，持续时间为 1～2h。骶管阻滞时复合使用辅助药物，如咪达唑仑、右美托咪定、可乐定、新斯的明、曲马多和氯胺酮等能明显延长术后镇痛时间并能降低局麻药物的最低有效浓度。罗哌卡因复合右美托咪定 2μg/kg 用于骶管阻滞的镇痛时间能延长至 18～20h；复合可乐定，其镇痛时间能延长至 12～16h；复合吗啡，镇痛时间能延长至 10～12h。骶管穿刺成功后，可经穿刺针置入硬膜外导管进行连续的骶管阻滞，但由于儿童清醒状态下容易造成导管脱落和感染，因此不推荐常规使用连续骶管阻滞。

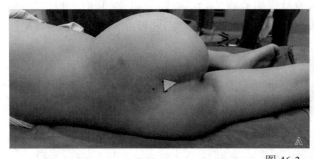
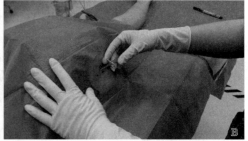

图 46-3

A. 小儿骶管阻滞体位；B. 骶管阻滞操作

2. 硬膜外腔阻滞 在胚胎期，脊髓充满整个椎管，但从胎儿期开始脊髓末端逐渐上升并高于椎管。刚出生时脊髓末端位于 L_3，1 岁时为 $L_1 \sim L_2$；硬脊膜末端在出生时为 S_3，1 岁时为 $S_4 \sim S_5$。15kg 以下儿童的单位体重的脑脊液含量更高为 4ml/kg，而成人为 2ml/kg。小儿硬膜外腔的结构与成人相似，但腔内富含凝胶状的充满间隙的脂肪组织，纤维间隔也比成人少，更利于麻醉药物在硬膜腔内的纵向扩散。婴幼儿的神经纤维直径较小、髓鞘薄，神经节间距离小，因此使用局麻药后起效更快，且所需局麻药浓度更低。罗哌卡因用于硬膜外阻滞的浓度为 0.2%～0.25%，容积为 0.5ml/kg；利多卡因用于小儿硬膜外阻滞的浓度为 0.5%～1%，容积为 0.5ml/kg。吸入麻醉药与硬膜外阻滞有协同作用，因此复合吸入麻醉情况下硬膜外局麻药浓度应降低。

小儿硬膜外阻滞的操作与成人基本相似。但由于小儿硬膜外阻滞通常复合全身麻醉来实施，穿刺或置管过程中如触及神经根不会表现出神经刺激反应，因此穿刺过程应更加小心，并确保正中平行进针避免损伤脊神经。

3. 蛛网膜下腔阻滞 儿童蛛网膜下腔血管特别丰富，脑脊液循环快，局麻药排泄快，蛛网膜下腔阻滞用药剂量相对较大，但作用时间却比成人短。由于儿童椎管较短且缺乏生理弯曲，局麻药物在蛛网膜下腔扩散快，麻醉平面难以控制。

儿童蛛网膜下腔阻滞的操作方法与成人相似，但是其皮肤距离蛛网膜下腔距离较短，婴儿为 1.0～1.5cm，5～8 岁为 3～4cm，9～12 岁为 5cm 左右。穿刺过程中应避免进针过深。由于儿童脊髓末端位置较低，因此儿童蛛网膜下腔阻滞通常选择 $L_3 \sim L_4$ 或 $L_4 \sim L_5$ 椎间隙；婴儿选择 $L_4 \sim L_5$ 或 $L_5 \sim S_1$ 椎间隙。

（二）小儿外周神经阻滞

小儿外周神经阻滞麻醉包括四肢的神经阻滞，如臂丛神经阻滞、股神经阻滞、坐骨神经阻滞；躯干的神经阻滞，如髂腹股沟神经阻滞、腹横肌平面阻滞、肋间神经阻滞；头面部神经阻滞，如眶上神经阻滞及颈浅丛神经阻滞等。随着超声技术的发展，各种高难度的、精细化程度更高的区域阻滞，如竖脊肌阻滞、腰方肌阻滞等几乎能在儿童甚至是婴幼儿中安全地开展。区域阻滞复合全身麻醉，既能减少术中全麻药物特别是阿片类药物的使用，缩短术后苏醒时间，同时也可提供良好的术后镇痛。

小儿 B 超引导下神经阻滞的操作与成人基本相似，具体操作方法详见本书第三十章局部麻醉与神经阻滞，但是小儿外周神经阻滞与成人还存在以下不同点：①儿童外周神经纤维直径小，且外周的筋膜及鞘膜较薄，因此低浓度的局麻药即能达到较好的阻滞效果（表 46-5）。②对小儿实施神经阻滞时应选择较细的穿刺针，以减少对组织的损伤。选择 30° 短斜面的穿刺针以减少可能对神经纤维造成的切割。③小儿通常在镇静或麻醉状态下接受神经阻滞，如有神经损伤难以及时发现，因此在穿刺过程中应全程显露穿刺针的形态，避免直接损伤神经。

表 46-5 局麻药物的推荐浓度和容量

	利多卡因 浓度（容量）	罗哌卡因 浓度（容量）	左旋布比卡因 浓度（容量）	布比卡因 浓度（容量）
骶管阻滞	1%（1ml/kg）	0.15%～0.2%（1ml/kg）	0.125%～0.2%（1ml/kg）	0.2%（1ml/kg）
神经阻滞 *	0.5%～1% （0.1～0.4ml/kg）	0.2%（0.1～0.4ml/kg）	0.15%～0.25% （0.1～0.4ml/kg）	0.15%～0.25% （0.1～0.4ml/kg）
局部浸润 **	1%（0.5～1ml/cm）	0.2%～0.5% （0.5～1ml/cm）	0.2%～0.25% （0.5～1ml/cm）	0.2%～0.25% （0.5～1ml/cm）

* 在 B 超引导精确定位下行区域阻滞，局麻药物的容量可低至 0.1～0.2ml/kg
** 局部浸润容量根据伤口长度来确定，总量不超过安全剂量

三、麻醉中监测

小儿手术中常规监测的项目应包括以下几种。

1. 心电图、血压、SpO_2。

2. 实施气管插管全身麻醉或使用喉罩的患儿还应常规监测 $P_{ET}CO_2$。

3. 建议术中持续监测体温，特别是 1 岁以下的婴幼儿。

4. 持续监测尿量。留置尿管的患儿可直接观测尿量，未留置尿管的婴幼儿可根据尿片重量判断尿量。

5. 条件允许的情况下可行麻醉深度监测（BIS、Nacotrend 等）、呼气末麻醉气体浓度监测，以调节合适的麻醉深度。

6. 新生儿、手术时间长、手术创伤大及可能出现血液循环不稳定的患儿应监测有创血压，并术中检测血气分析。

四、液体管理

小儿液体含量比成人高，水代谢比成人快，对液体丢失耐受差，术前禁食、手术部位暴露及手术创伤均有液体丧失，需要及时补充。小儿输液安全范围较小，很易引起输液过量或输液不足，因此小儿补液方案应精确计算并根据术中情况及时调整。

术中输液应包括：①术前禁食、禁水所致的失液量；②正常生理维持量；③麻醉引起的失液量；④手术所致的失液量（表 46-6）。小儿生理维持需要量根据体重，按"4-2-1"原则计算，其计算方法如下：第 1 个 10kg 为 4ml/(kg·h)，第 2 个 10kg 为 2ml/(kg·h)，20kg 以上为 1ml/kg。例如 25kg 儿童每小时生理需要量为 [4ml/(kg·h)]×10kg+[2ml/(kg·h)]×10kg+[1ml/(kg·h)]×5kg=65ml/h。术前禁饮、禁食所致失液量为：每小时生理需要量禁食时间（h）。补充速度为第 1 个小时内补充禁食失液总量的 50%，第 2、3 个小时分别补充总量的 25%。麻醉引起的失液量与麻醉方法有关，紧闭装置液体丧失少，但无重复吸入装置吸入冷而干燥的气体时，呼吸道液体丧失多，每分每升通气量可达 1～2.5ml/h。术中液体丢失根据手术大小而有不同，这部分液体补充可按照小手术 2ml/(kg·h)，中等手术 4ml/(kg·h)，大手术按 6ml/(kg·h) 的标准进行补充。开腹手术、脊柱手术手术创面大，液体丢失量较多，可按照 6～10ml/(kg·h) 进行补充。除补充上述液体量以外，还应综合考虑术中出血量、尿量，严密观察动、静脉压以调整补液方案。

表 46-6　小儿术中基本补液计算表

补液组成	补液量	
术前失液量	每小时生理需要量 × 禁食时间（h）	
正常生理维持量	<10kg	4ml/(kg·h) × 体重
	10～20kg	40ml+2ml/(kg·h) × （体重−10kg）
	>20kg	60ml+1ml/(kg·h) × （体重−20kg）
麻醉引起失液量	1～2.5ml/h	
手术引起失液量	小手术	2ml/(kg·h)
	中等手术	4ml/(kg·h)
	大手术	6～10ml/(kg·h)

小儿手术麻醉期间损失的是细胞外液，术中补液以平衡液为主，如乳酸钠林格液、醋酸钠林格液、碳酸钠林格液等。通常情况下不应输注葡萄糖液，因为手术应激反应可致血糖增高，而高血糖可能引起缺氧性脑损伤、术后伤口愈合不良等反应。对于早产儿、新生儿、长期营养不良等发生低血糖风险较高的患儿，应监测术中血糖变化并根据检测结果输注葡萄糖液。

五、小儿全身麻醉常见不良反应

1. 上呼吸道梗阻　上呼吸道梗阻是小儿复苏期较常见的并发症，表现为吸气相三凹征，即胸骨上窝、锁骨上窝及肋间出现凹陷，同时听诊可闻及吸气相哮鸣音，通常伴有 SpO_2 下降。其原因包括以下几种。

（1）喉痉挛、支气管痉挛：术后浅麻醉下拔管、吸痰、其他疼痛刺激可能诱发气道痉挛。当气道痉挛发生后应立即停止可能诱发痉挛的操作，面罩加压给氧，加深麻醉；如仍无缓解应及时给予肌松药行气管插管，控制呼吸。

（2）舌后坠：肥胖患儿、扁桃体肥大患儿及麻醉较深的情况下拔管或拔喉罩时，容易出现舌后坠。当出现舌后坠时可使患儿轻度头后仰并托起下颌，如仍无改善可采用鼻、口咽通气道甚至喉罩辅助通气直至患儿完全清醒为止。

（3）喉水肿：气管插管动作粗暴、反复多次气管插管、气管导管过粗、气管套囊压力过大及某些药物过敏反应可能会引起喉水肿。小儿气道黏膜脆弱，气道内径小，容易因水肿造成气道梗阻。喉水肿表现为吸气相三凹征伴有吸气相喉喘鸣，加深麻醉后不能缓解，可发生于拔管后 24h 内。处理方法为面罩吸氧，给予肾上腺素 1mg 雾化，静脉注射地塞米松 0.15mg/kg，严重呼吸困难不能维持氧饱和度 90% 以上可插入小号气管导管辅助通气。

2. 苏醒期躁动 躁动是小儿麻醉后苏醒期常见的并发症，发生率为 20%～80%，尤其常见于单纯吸入麻醉和五官手术的患儿。建议使用右美托咪定 1～2μg/kg 术前滴鼻或 0.5～1μg/kg 术中静脉泵注，可降低术后躁动的发生率。术后复苏观察期间可使用约束带，避免患儿因躁动出现坠床的风险。患儿苏醒后尽早让家属陪伴也是减少苏醒期躁动的方法。耳鼻喉科、眼科手术及年龄为 3～5 岁的患儿是发生术后躁动的高危人群，应作出标识，特殊护理，以免发生意外受伤。

3. 恶心呕吐 恶心呕吐是小儿术后较常见的并发症之一，其发生率为 10%～42%，是成人发生率的 2 倍。危险因素包括女性患儿、年龄＞3 岁、耳鼻喉科手术、使用阿片类药物、疼痛、禁食时间过长等。因此在制订麻醉方案和围术期管理流程时应充分考虑预防恶心呕吐。对于发生恶心呕吐的高危患儿可术中常规预防性使用抑制呕吐的药物 5-羟色胺拮抗药，如格拉司琼、托烷司琼等，如术后出现恶心呕吐应继续留院观察，直到症状缓解为止。

六、小儿术后疼痛管理

疼痛是一种因生理和心理伤害而引起的主观上的不愉快或痛苦的体验。儿童常不能准确表达自己的疼痛感受，因此需要通过医护人员及家属的观察以及各种客观指标来判断患儿的疼痛程度。

（一）术后疼痛评估

准确的疼痛评估是进行疼痛处理的基础。针对小儿患者的疼痛评估应根据患儿不同年龄采用主观评估与客观评估相结合的方式，选择与之年龄相对应的疼痛评估量表：＜1 岁的婴幼儿选择包含主观评价指标和客观生理学指标的 CRIES（crying，requires O_2 saturation，increased vital signs，expression，sleeplessness）疼痛评分量表（表 46-7）；2～7 岁不能沟通的患儿可选择 FLACC（face，legs，activity，cry，consolability）疼痛评分量表（表 46-8）；3～7 岁能正常沟通的患儿可选择脸谱疼痛评估法；≥8 岁的儿童可选择成人使用的数字等级评估量表。

表 46-7 CRIES 疼痛评分量表

		0	1	2
哭泣		无	哭泣声音响亮，音调高	不易被安慰
维持 SpO_2＞95% 是否需要吸氧		否	氧浓度＜30%	氧浓度＞30%
循环体征		HR 和 BP＜术前水平	HR 和 BP 较术前水平升高＜20%	HR 和 BP 较术前水平升高＞20%
表情		无特殊	表情痛苦	表情非常痛苦/呻吟
睡眠困难		无	经常清醒	始终清醒

5 个评估项目进行评分，总分＜4 分为轻度疼痛，4～7 分为中度疼痛，＞7 分为重度疼痛

表 46-8　FLACC 疼痛评分量表

	0	1	2
脸	微笑或无特殊表情	偶尔出现痛苦表情，皱眉，不愿交流	经常或持续出现下颚颤抖或紧咬下唇
腿	放松或平常的姿势	不安，紧张，维持于不舒服的姿势	踢腿或腿部拖动
活动度	安静躺着，正常体位，或轻松活动	扭动，翻来覆去，紧张	身体痉挛，成弓形，僵硬
哭闹	不哭（清醒或睡眠中）	呻吟，啜泣，偶尔诉痛	一直哭泣，尖叫，经常诉痛
安慰性	满足，放松	偶尔抚摸拥抱和言语安慰后可以被安慰	难于被安慰

（二）非药物镇痛

非药物镇痛是指采用分散、转移注意力或情感干预等非药物的手段，减轻疼痛感知的方法，可单独用于轻度疼痛的镇痛，也可作为中、重度疼痛的辅助镇痛手段，是小儿术后镇痛非常有效且安全的镇痛方法。

非药物镇痛的机制尚不十分明确，但目前的研究普遍认为其是通过影响疼痛下行调节通路来达到减轻疼痛的目的。疼痛本身是一种主观的情绪和感受，除了对疼痛部位、性质、持续时间的感知以外，疼痛所引起的焦虑、厌恶、恐惧等主观感受也是疼痛非常重要的组成部分之一，并与疼痛感知相互影响。非药物镇痛能通过干预这些负面情绪进而达到改善疼痛感知的效果。临床上应根据不同年龄和不同手术部位、手术方式选择非药物镇痛方法（表 46-9）。非药物镇痛用于小儿术后镇痛效果好、安全性高，有利于缓解患儿术后的不良情绪。对于某些年龄段患儿的特定手术类型，非药物镇痛的效果甚至优于药物镇痛。

表 46-9　非药物镇痛方法推荐

人群或手术特征	非药物镇痛方法	人群或手术特征	非药物镇痛方法
以年龄段划分		3～12 岁	电子游戏、VR 电影或 VR 游戏
0～1 岁	母亲怀抱、抚触、哺乳、安抚奶嘴、喂食糖水	所有年龄段	尽量缩短围术期禁饮、禁食时间
出生后 6 个月至 6 岁	听音乐、看动画片	口腔内手术	进食冷饮或雪糕

（三）药物镇痛

小儿手术术后镇痛根据疼痛程度、手术部位、手术类型等选择镇痛药物（表 46-10）。轻度疼痛手术可选择非阿片类镇痛药物进行术后镇痛，如对乙酰氨基酚，或其他 NSAID。中度疼痛手术可选择 NSAID 复合区域阻滞或伤口局部浸润。重度疼痛手术，如胸科手术、脊柱手术、心脏手术等则应选择多模式镇痛方案，使用阿片类药物＋非阿片类药物＋区域阻滞的方法。小儿日间手术出院后，由于没有静脉通路，且家长通常缺乏专业的护理技能，因此回家后的镇痛药物以口服非阿片类药物为主，如 NSAID。

表 46-10　各类型手术镇痛方法

手术类别	手术类型	术后镇痛方法
耳鼻喉科手术	鼓膜切开术	非药物镇痛或口服 NSAID
	扁桃体切除术	术前口服 NSAID，术中使用阿片类镇痛药，术后非药物镇痛 +NSAID
	乳突 / 中耳手术	耳大神经阻滞、NSAID 类药物
眼科手术	斜视手术	术中局麻药物阻滞（对边阻滞，或球周阻滞）+ 阿片类药物，术后非药物镇痛 +NSAID
	玻璃体视网膜手术	非药物镇痛 +NSAID

续表

手术类别	手术类型	术后镇痛方法
口腔手术	拔牙术	局部浸润 +NSAID
普外科小手术	开腹疝修补术	局麻药物伤口浸润、髂腹股沟神经阻滞，或者骶管阻滞
	包皮环切术	骶管阻滞和阴茎背神经阻滞
泌尿外科手术	尿道下裂手术	骶管阻滞镇痛 +NSAID+ 阿片类药物 PCA 等多模式镇痛
	睾丸固定术	骶管阻滞镇痛 +NSAID
普外科大手术	腹部外科手术	多模式镇痛：阿片类药物 +NSAID PCA，复合神经阻滞或硬膜外镇痛
	腹腔镜手术	多模式镇痛：腔镜穿刺孔的局麻药物浸润 + 阿片类或 NSAID
四肢手术	下肢手术	多模式镇痛：区域阻滞或骶管阻滞 + 小剂量阿片类或 NSAID
	上肢手术	臂丛神经阻滞 + 小剂量阿片类或 NSAID
脊柱手术	脊柱外科矫形手术	术后 3～5d 使用阿片类药物 +NSAID 的 PCA 静脉镇痛，伤口局部浸润
胸心外科手术	心脏外科手术	阿片类药物 +NSAID 的 PCA，复合椎旁神经阻滞
	胸廓切开手术	多模式疼痛：区域阻滞技术（椎旁神经阻滞或肋间神经阻滞）+ 阿片类 +NSAID
神经外科手术	神经外科手术	多模式镇痛：伤口局麻药物浸润，NSAID 药物（一般 24h 后才能使用），必要时可口服阿片类药物（监护下使用）

第四节 小儿舒适化诊疗的镇静

儿童由于对各种医疗行为存在天生的排斥与恐惧，即使在进行一些无创、无痛检查时因害怕、焦虑或有行为问题也常不能配合检查；有些检查时间过长，患儿在清醒状态下无法全程保持静止，会影响检查诊断的准确性和成功率；此外，某些检查还可能会对患儿造成一定的心理性创伤。因此，大部分小儿诊疗需要在中深度镇静或全身麻醉下完成检查。

一、镇静的目的和应用范围

（一）目的

保证患儿在气道通畅、呼吸平稳、循环功能正常的情况下，通过药物作用进入睡眠状态，不会轻易被吵醒，身体保持静止不动，从而完成疾病诊治所需的各项诊疗项目。

（二）应用范围

1. 影像学检查，包括心脏彩超、磁共振成像（MRI）检查、CT 检查、TCD 检查、特殊部位 B 超检查（眼部、髋关节、腹部大血管等）等。

2. 听力检查和眼科检查、

3. 神经电生理检查（诱发电位、脑电图检查）、肺功能检查等。

4. 内镜诊疗，包括胃肠镜检查、纤维支气管镜检查、膀胱镜检查等。

二、镇静前评估与准备

（一）镇静前评估

完善的镇静前评估有助于提高镇静满意度并降低中深度镇静的不良事件发生率。除常规的麻醉前评估（详见本章第二节）外，还应特别注意以下内容。

1. 患儿现病史、目前用药情况以及本次检查的目的。

2. 患儿在平日入睡有明显的打鼾、点头呼吸、三凹征等情况时，镇静后发生呼吸道梗阻的风险较大，需要与临床医师、检查相关科室医师商榷镇静的安全性。

3. 询问患儿既往镇静史，是否存在镇静药物和造影剂过敏史。

4. 胃肠镜检查的患儿要特别注意是否存在消化道出血及消化道梗阻的情况；行 MRI 检查的患儿需要特别询问是否有佩戴或体内有金属植入物，如口腔正畸矫形器、克氏针、髓内钉、人工耳蜗、起搏器等；发热的患儿应特别询问最高体温、发热规律及是否存在热性惊厥史；有皮疹的患儿还应关注患儿是否存在手足口、水痘、疱疹性咽峡炎等传染性疾病，做好隔离措施或推迟检查。

5. 行中深度镇静下影像学及功能检查的患儿，若无特殊病史则对辅助检查不作要求。

（二）镇静前准备

1. 仪器的准备 镇静前需准备好可靠的供氧装置；患儿吸氧及人工通气所需的鼻导管、各型号的吸氧面罩和呼吸囊；气管插管所需的喉镜、气管导管或喉罩；监护仪；单独的负压吸引装置和各型号吸痰管及除颤仪等抢救设备。

2. 药品的准备 准备的药品包括实施镇静麻醉所需的药物和急救药物，如肾上腺素、阿托品等。

3. 患者的准备 行中深度镇静的患儿，禁食、禁饮原则与全身麻醉相同，即按照"2-4-6-8"的原则（见本章表46-2）。注意出生后 3 个月以下的婴幼儿应避免镇静麻醉前禁饮、禁食时间过长而造成低血糖和血液循环不稳定。

三、镇静常用的药物

1. 水合氯醛 水合氯醛是目前国内小儿中深度镇静最常用的药物，用法为口服或灌肠，使用起始剂量为 10% 水合氯醛 50mg/kg，最大剂量不能超过 1g/d 或 100mg/(kg·d)，起效时间为 15～30min，达峰时间约 30min，维持时间为 60～120min，镇静成功率为 70%～90%。

2. 苯巴比妥 苯巴比妥有静脉注射和肌内注射两种给药方式。静脉注射剂量为 1～2mg/kg，给药后 3～5min 起效，作用维持时间为 15～45min，但可能引起呼吸抑制和低血压。肌内注射剂量为 2～6mg/kg，给药后 10～15min 起效，作用维持时间为 60～120min。

3. 咪达唑仑 咪达唑仑是最常用于镇静麻醉的苯二氮䓬类药物，有静脉注射、口服、滴鼻、口腔黏膜涂抹等多种给药方式。口服剂量为 0.30～0.7mg/kg，起效时间为 15～20min，维持时间达 60min。静脉给药剂量为 0.05～0.3mg/kg，起效时间为 2～3min，维持时间 45～60min。静脉注射咪达唑仑具有"顺行性遗忘"的优点，但与其他麻醉镇静类药物合用时可能出现苏醒时间过长、呼吸抑制等药物不良反应。

4. 右美托咪定 右美托咪定用于儿童中深度镇静最常用的方式是鼻内给药。优点是不会引起呼吸抑制，能提供较好的中度镇静。右美托咪定鼻内给药的剂量为 1.5～3.0μg/kg，起效时间为 25min 左右，维持时间为 63～107min。右美托咪定滴鼻镇静的最低有效剂量随着年龄增大而增加。使用鼻内右美托咪定镇静时，最常见的不良反应为心率降低，但通常不需要特殊用药处理。

5. 丙泊酚 丙泊酚常用于小儿中深度镇静其他镇静方法失败后最后的补救措施，具有起效快、作用时间短、苏醒快、术后烦躁发生率低等特点。用于中深度镇静的使用剂量为 1mg/kg，追加剂量为 0.5mg/kg。也可用于对镇痛要求不高的诊疗操作的全身麻醉。

6. 氯胺酮 氯胺酮是一种兼具镇痛和镇静作用的静脉麻醉药，可用于有明显疼痛刺激操作的镇静，有静脉注射、滴鼻和肌内注射几种用药途径。单独静脉注射用于小儿中深度镇静的剂量为 1mg/kg，追加剂量为 0.5mg/kg。用于全身麻醉的剂量为 1～2mg/kg，没有明显的呼吸抑制作用。静脉注射后起效时间为 1min，完全苏醒时间为 50～110min。近年来，氯胺酮滴鼻这种无创给药方法已越来越多地用于小儿中深度镇静，单独使用的剂量较大为 3～4mg/kg，起效时间为 40min，镇静维持时间为 60min。

四、镇静方式的选择

1. 镇静程度的评估 不同诊疗操作对患儿的刺激程度不同，检查精确度要求不同，因此所需的镇静深度要求也不同。镇静麻醉程度可分为以下几个等级（表46-11）。

表46-11　镇静/麻醉程度分级

	轻度镇静	中度镇静	深度镇静	全身麻醉
反应	对语言刺激反应正常	对语言或触觉刺激存在有目的的反应	对反复刺激或伤害性刺激有反应	对伤害性刺激无反应
气道情况	无影响	无需干预	可能需要干预	通常要干预
自主通气	无影响	足够	可能不足	通常不足
心血管功能	无影响	通常能保持	通常能保持	可能受损

2. 镇静方式的选择　选择镇静方式时需要考虑到患儿的一般情况、检查或治疗对患儿的刺激及持续时间、操作者的熟练程度等因素，选择满足检查或治疗需要又对患儿的生理活动干扰最小的镇静方式。基本原则如下。

（1）无创无干扰的检查：包括影像学检查、功能检查，要求患儿达到中度镇静即可。可采用单纯口服水合氯醛、静脉或肌内注射苯巴比妥、右美托咪定鼻内给药等方法。镇静麻醉过程中持续观察患儿的皮肤颜色/唇色、呼吸情况，至少每15分钟监测1次患儿的呼吸频率、心率或脉搏、脉搏血氧饱和度等生命体征。

（2）无创有干扰的操作：包括增强CT扫描、MRI检查、听力和眼科检查、肺功能检查等。这一类检查为无创检查，但是有明显的声音刺激、光线刺激或检查时间持续较长，需要患儿达到深度镇静才能完成检查。这一类检查使用一种镇静药物的成功率为50%～80%，通常需要复合使用2种镇静药物。镇静过程中应至少每15分钟监测1次患儿的呼吸频率、心率或脉搏、脉搏血氧饱和度等生命体征。需要注意的是在MRI检查室内，由于磁场作用，普通监护仪均不能使用，需使用特殊的与磁场兼容的监护仪，采用旁流式采样管行 $P_{ET}CO_2$ 监测通气状况或使用录像系统观察患儿呼吸频率等方式进行镇静过程中的监测。

（3）轻度疼痛刺激的操作：包括穿刺性检查、内镜检查和治疗等，需要患儿在深度镇静或在全身麻醉下完成。可采用丙泊酚静脉全身麻醉、局部麻醉复合静脉全身麻醉、小剂量氯胺酮等镇静麻醉方法。镇静麻醉过程中应持续监测患儿的心率或脉搏、脉搏血氧饱和度、血压，全身麻醉的患儿应持续监测心电图，行气管插管或喉罩通气的患儿还应持续监测呼气末二氧化碳。

五、镇静后相关事项

（一）镇静后复苏

1. 所有麻醉镇静后的患儿都需要在单独的复苏室观察30min以上，经麻醉医师评估达到离室标准后方可离开。

2. 复苏期间的监测标准应与检查治疗期间一致，即中深度镇静患儿至少每15分钟监测1次呼吸频率、心率或脉搏和氧饱和度；全身麻醉患儿持续监测心电图、心率或脉搏、脉搏氧饱和度和血压。

（二）镇静后离院标准

接受麻醉镇静的患儿必须在麻醉医师和外科医师共同确认：①意识恢复；②呼吸、循环稳定；③无明显疼痛；④无苏醒躁动及恶心呕吐；⑤操作区域无明显出血；⑥有家长陪同的情况下方可离院。中至深度镇静的患儿自最后一次用药时间起，需在医院观察1h以上方可离院。矫正年龄3个月以下的患儿（特别是禁食、禁饮时间>4h）容易因禁食时间太长而出现低血糖、低血容量，需确认其能正常饮水或饮奶的情况下方可离开医院。

（三）镇静后宣教与随访

大部分患儿接受中深度镇静直接离院。由于镇静麻醉药物的残留作用可能依然存在，即使患儿已达到离院标准，但在镇静麻醉后的 2d 内仍然可能存在头晕、恶心呕吐、肌张力下降、定向力差等不良反应。因此必须向家长进行镇静后宣教，内容包括镇静后的 2d 内必须有专人看护，遵从清水到流质食物再到固体食物的顺序进食，并告知家属如遇到昏迷、口唇发绀、呼吸困难、严重恶心呕吐等严重不良反应应及时就医。

（宋兴荣　雷东旭）

思 考 题

1. 患儿，出生后 2 个月，因"喂奶后反复呕吐"拟行"幽门括约肌切开术"，请问如何进行术前评估与准备？

2. 患儿，5 岁，拟行全身麻醉下"上睑下垂矫治术"。患儿既往有不愉快的就医经历，害怕医护人员及医院环境，家属也对手术和麻醉感到非常焦虑，请问针对该患儿及家属应如何进行麻醉前的心理准备？

3. 患儿，1 岁 5 个月，拟行隐匿性阴茎矫正术，请问如何制订麻醉方案？

4. 气管插管全身麻醉下行口腔补牙手术的 4 岁患儿在复苏室拔管后出现了血氧饱和度下降，可能是什么原因，如何处理？

5. 2 岁患儿行开腹神经母细胞瘤切除术，如何制订镇痛方案？

6. 小儿胃肠手术的加速康复外科（ERAS）方案包含哪些内容？

7. 患儿，男，出生后 3 个月，因怀疑"室间隔缺损"拟在镇静下行心脏彩超检查。应选择何种镇静方式？检查完成后有哪些注意事项？

知 识 拓 展

近年来，麻醉暴露对发育期神经系统的影响是小儿麻醉的研究热点。大量动物实验表明，神经发育早期的毒麻药物暴露会导致神经元凋亡增加，并损害成年后的学习、记忆能力。自 2017 年美国 FDA 发出全身麻醉药可能会损伤神经发育的警告以来，多项临床研究相继发表：PANDA 和 MASK 研究结果显示 3 岁以前的单次全身麻醉暴露不会影响智力发育，多次麻醉患儿的部分发育维度，如反应速度和精细运动会受到影响；GAS 研究显示在区域阻滞和七氟烷全麻下行腹股沟疝修补术的婴儿神经系统发育无明显差别。2007 年起，在借鉴成人加速康复外科（ERAS）方案的基础上，开始了儿童 ERAS 的探索与研究。由于儿童在生理发育、心理发育、手术种类、基础疾病状态等方面与成人存在较大的差别，应用于成人 ERAS 的措施和监测指标还有待在儿童中进一步验证，以期制订适用于小儿外科手术的 ERAS 方案。

推 荐 阅 读

连庆泉，张马忠．2017．小儿麻醉手册 [M]．上海：上海世界图书出版公司．

玛丽内拉·阿斯图托，巴勃罗·英格尔莫．2018．小儿麻醉与围术期医学 [M]．张马忠，王炫，张建敏，译．上海：上海世界图书出版公司．

中国心胸血管麻醉学会日间手术麻醉分会，中华医学会麻醉分会小儿麻醉学组．2021．儿童加速康复外科麻醉中国专家共识 [J]．中华医学杂志，101(31)：2425-2432．

中华医学会小儿外科分会，中华医学会麻醉学分会小儿麻醉学组．2021．加速康复外科指导下的儿童围术期处理专家共识 [J]．中华小儿外科杂志，42(12)：1057-1065．

COTÉ CJ, WILSON S. 2019. Guidelines for monitoring and management of pediatric patients before, during, and after sedation for diagnostic and therapeutic procedures[J]. Pediatrics, 143(6).

第四十七章　老年患者麻醉

　　我国人口老龄化进程不断加速，同时老年患者对卫生保健、社会保障、生活质量等方面的需求日益提升：一方面具有手术适应证的老年患者数量急剧增长；另一方面由于老年患者生理功能减退及其伴随的多重慢性疾病，术后并发症发生率及病死率显著升高。如何应对老年患者，尤其是疑难危重老年患者麻醉与围术期管理的重大挑战，在确保具有手术适应证老年患者的可手术的基础上，最大限度地实现老年患者的术后加速康复（enhanced recovery after surgery，ERAS），进而改善老年患者术后近远期生活质量、践行社会主义核心价值观，是麻醉学、外科学、重症医学及内科学等围术期多学科的共同目标。

第一节　中国老龄化现状

一、人口老龄化定义及中国人口老龄化特点

　　老龄化社会是老年人口占总人口达到或超过一定比例的人口结构模型，按照《人口老龄化及其社会经济后果》以及维也纳老龄问题世界大会中的划分标准，当一个国家或地区 65 岁及以上老年人口数量占总人口比例超过 7%，或当 60 岁及以上老年人口占总人口比例超过 10% 时，即视该国家或地区进入老龄化社会。

　　2020 年第 7 次人口普查数据显示，我国 60 岁及以上人口为 26 402 万人，占总人口数的18.70%，相较 2010 年上升 5.44%；65 岁及以上人口为 19 064 万人，占总人口数的 13.50%，相较2010 年上升 4.63%。与其他进入老龄化的国家或地区相比，我国不仅老年人口总量大，其老龄化速度也是发展中国家中最快的，与发达国家相比也仅次于日本；此外，我国人口老龄化还具有"城乡、地区分布不均衡"以及"未富先老"的特点。不断加深的人口老龄化水平，与尚未与之匹配的社会经济水平、社会保障体系不平衡之间的矛盾，为我国人口老龄化将要面临的多方面问题带来更加严峻的挑战。

二、人口老龄化对医疗卫生的影响

　　人口老龄化进程的不断深化在大幅提升民众健康保健需求的同时，使得社会老龄抚养比迅速攀升、劳动力供给量持续减少，家庭养老负担、基本公共服务供给压力及社会养老金支付压力不断增加。我国老年群体中高龄化比例的不断增长、失能与半失能问题的日益严峻，均使针对老年群体的医疗保健问题更加复杂棘手。

　　在此大环境下，如何接受挑战、不断提升老年患者围术期安全及远期预后质量，进而在为我国"健康老龄化"目标贡献力量的同时，逐步减少老年患者外科疾病经济负担，并降低我国医疗卫生服务体系压力，是围术期相关学科的共同奋斗方向。

第二节　增龄相关老年患者的生理与病理改变

　　衰老是随机体年龄增长而逐渐发展的必然生理过程，其主要特征为器官功能储备下降、内环境稳态失调和疾病发生率增加。衰老过程受多种因素共同作用调控，目前广泛认可的机制主要可分为遗传物质控制的"程序化"衰老理论、外界环境因素损伤理论两大类。在衰老过程中发生的

一些重要脏器系统功能改变，则需要麻醉医师在围术期管理中特别关注。

一、衰老相关神经系统改变

（一）脑功能改变

1. 衰老相关脑结构变化 60 岁老年人可出现明显脑萎缩，神经元数量较青年人减少约 25%，其中额叶、颞叶、基底节及丘脑变化显著，顶叶和枕叶一般不受累，而星形胶质细胞及小胶质细胞的数量增加。高血压及脑血管疾病可加速脑白质和海马结构的上述变化。

老年人多巴胺、乙酰胆碱、去甲肾上腺素、5-羟色胺和 γ- 羟基丁酸等脑内神经递质合成显著减少，神经元突触连接的复杂度降低，神经元传导功能及与受体结合能力下降。因此老年人对内外环境的适应能力降低、对麻醉药物的敏感性增加，围术期谵妄及术后认知功能障碍的风险升高。

2. 脑供血及脑代谢变化 脑动脉硬化导致老年人脑血液循环阻力增大、脑血流速度减慢、脑血流量下降，脑血流量对外周血压依赖性增高。虽然脑代谢减少，但由于脑组织葡萄糖利用率降低，使得老年人仍易发生脑缺血性梗死。

3. 认知功能及睡眠状况改变 老年痴呆为老年人群中的高发疾病，以记忆力减退为显著特征，阿尔茨海默病为其最常见的类型。合并老年痴呆的患者，术后苏醒延迟、术后谵妄、术后认知功能障碍的发生率及死亡率上升。

衰老相关睡眠状态改变为睡眠总时间缩短，并以非快速眼动（non-rapid eye movement，NREM）睡眠第四时相减少及第一、第二时相相对增加为特点，总体睡眠质量下降。

（二）脊髓及周围神经系统功能改变

老年人脊髓内神经元数目及神经元之间突触连接减少，脑脊液容量下降，硬脑膜通透性增加，硬膜外隙缩小；感觉及运动神经根内有髓神经纤维的直径和数量降低，周围神经纤维内施旺细胞间距缩短、传导速度减慢；对椎管内麻醉和周围神经阻滞麻醉更为敏感。

二、衰老相关心血管系统改变

（一）心脏功能改变

1. 心脏舒张功能不全 心脏结构退行性改变，以及高血压、冠心病、心肌病及瓣膜疾病（如主动脉瓣狭窄）等并存疾病，使得老年人常合并心脏舒张功能障碍。

心室壁增厚僵硬、顺应性下降是老年人心脏舒张功能障碍的结构基础。早期室壁顺应性减低及后负荷增加共同引发代偿性心脏收缩期延长、舒张期缩短，心室充盈不足，心房收缩对心室充盈的贡献变大，使得老年患者对非窦性心律及高前负荷的耐受性降低。疾病进展晚期可发生射血分数正常的心力衰竭（heart failure with preserved ejection fraction，HFpEF），此时左心室舒张末压大幅升高，并出现肺静脉充血及肺水肿。统计显示，50% 以上的心力衰竭老年患者为 HFpEF，其死亡率与低射血分数的心力衰竭（heart failure with reduced ejection fraction，HFrEF）相近。需注意 HFpEF 的临床表现与射血分数下降型心力衰竭较难区分，而针对射血分数下降型心力衰竭的利尿及强心治疗可进一步加重舒张功能障碍，可行超声心动图检查鉴别。

2. 心脏储备功能下降 衰老相关心脏储备功能下降表现为应激条件下（如大量运动、疾病状态及手术）的心脏储备功能受限，心脏无法泵出满足机体需求的血液量，易发生心肌缺血，甚至心衰。

3. 心脏传导功能下降 迷走神经张力升高、肾上腺素受体敏感性降低，使得老年人静息及最快心率减慢；心脏传导系统纤维化和窦房结细胞数量下降，使得窦房结自律性降低，同时对心脏其他节律点的控制能力下降，心律失常发生率增加，常见心房颤动和心房扑动。

（二）血管系统改变

1. 动脉系统与血压变化特点　老年人胸主动脉及主动脉弓分支大血管壁内弹性纤维层断裂，逐渐发生动脉管腔扩张、动脉管壁增厚及硬化性改变。主动脉弹性储备降低，心室射血时主动脉不能相应扩张，使得左心室收缩期压力几乎不变地传至主动脉内，造成收缩压升高；舒张期主动脉又无明显弹性回缩，导致舒张压降低、脉压增大。

主动脉弓及颈动脉粥样硬化导致该处的压力感受器敏感性降低，对突然的体位变化失去即时精细调节，使得老年人易发生直立性低血压。

老年人肾血流量和肾小球滤过率减低，因此通过排钠、排水而发挥调节血容量作用的心钠素作用受限。

2. 静脉系统及毛细血管系统改变　老年人毛细血管基底膜增厚、外膜纤维化、孔径缩小，功能性毛细血管数目减少，机体供氧不足，动静脉氧分压差增大。

三、衰老相关呼吸系统改变

（一）上呼吸道结构及功能改变

老年人鼻腔及气管黏膜变薄、易受损伤且气道反应性增高；气管黏膜上皮纤毛中的动力蛋白减少、纤毛运动下降，喉反射及咳嗽反射减弱，使得上呼吸道屏障功能减退。老年人口咽部肌肉张力减弱、舌体后缩、软腭松弛，尤其在缺牙严重时会发生咽后壁狭窄，睡眠时易出现打鼾及睡眠呼吸暂停。

（二）肺部结构及功能改变

1. 呼吸做功及肺活量改变　老年人胸廓僵硬、顺应性下降，呼吸做功增加；肺弹性回缩力下降导致肺泡更易膨胀、残气量及功能残气量增加，进而吸气阻力升高、吸气做功进一步增加。残气量增加可使老年人胸廓出现桶状胸改变，变平的横膈机械效率降低，衰老导致的膈肌肌肉含量下降进一步导致肺活量下降。

2. 阻塞性通气功能障碍　老年人肺组织内弹性蛋白间发生交互联结、扭曲断裂，使得肺弹性回缩力下降，尤其在高肺容量时明显；肺泡 II 型上皮细胞萎缩，肺泡表面活性物质减少，肺弹性回缩力进一步下降；小气道由于缺乏支撑，易于塌陷，加剧呼气相肺泡管、肺泡囊及肺泡的扩张融合，残气量（residual volume，RV）与功能残气量（functional residual capacity，FRC）明显增加，第 1 秒用力呼气量（forced expiratory volume in 1s，FEV_1）、呼气峰流速（peak expiratory flow，PEF）、一秒率（FEV_1/FVC）等流量指标均明显下降。

3. 闭合气量与肺泡-动脉氧梯度改变　老年人小气道支撑结构减少、易发生过早闭合，导致肺闭合气量随年龄而增加。闭合气量与 FRC 间的关系变化为老年人肺泡-动脉氧梯度增加的最重要机制：当闭合容量高于 FRC 时，肺内分流增加、动脉氧合下降。因而老年患者全身麻醉诱导前给氧去氮的效能降低，全身麻醉机械通气期间可增加适当呼气末正压（positive end expiratory pressure，PEEP）通气以减少老年患者闭合气量，改善氧合。

（三）呼吸调节功能改变

老年人从周围化学感受器或中枢化学感受器整合信息，产生神经冲动的能力下降，进而对低氧和高碳酸血症的通气反应减弱，可能导致单肺通气时氧合难以维持，同时对苯二氮䓬类药物、阿片类药物及挥发性麻醉药物产生的呼吸抑制作用更为敏感。因而老年患者围术期发生肺部并发症的风险显著增加。

四、衰老相关肝功能改变

老年人易发生肝损害、肝脂肪沉积及肝纤维化和肝硬化。衰老相关肝代谢功能受损主要表现在 I 相反应能力下降。肝血流量的下降可降低半衰期较短的经肝代谢药物的代谢速度；而对于半衰期长的经肝代谢药物，其代谢时长主要取决于肝功能。

五、衰老相关肾功能及容量调节系统改变

老年人肾小球数量减少、基底膜增厚，肾小管逐渐萎缩，肾血流量减少，因此老年人对肾毒性药物和主要由肾排出的药物排泄减慢。由于肌肉含量随年龄增长逐渐减少、血清肌酐水平可在肌酐清除率下降的情况下保持相对不变，因此无法有效评估老年人肾滤过功能。

老年人由于肾素活性下降，醛固酮水平在基础和激发状态（低钠、直立体位）均下降，导致肾保存钠的能力降低；加之老年人抗利尿激素（antidiuretic hormone，ADH）的调节能力下降，在低血压或低血容量的情况下 ADH 不能足够释放，因此在钠摄入量不足的情况下易发生低钠血症及脱水。同时，高龄患者对血钠浓度升高的调节能力也降低，围术期易发生水钠潴留及组织水肿。

六、衰老相关消化系统及糖代谢功能改变

65 岁以上老年人合并无症状咽部肌张力减低、环咽肌张开不全者占 22%，部分人合并食管上段括约肌静息压下降，在吞咽中伴有咽部收缩力增高，放松延迟；胃液相排空时间相较年轻人明显延迟；各类消化酶合成减少，胃液酸性减弱，消化能力降低；因此围术期误吸风险增高。

老年人胰岛 β 细胞数目减少；衰老相关胰岛功能减退常表现为空腹，以及人为的高血糖状态下，胰岛素应答能力减弱；同时肝与肌细胞膜表面的胰岛素受体减少使得老年人对胰岛素敏感性下降。因此老年人常见糖耐量降低，并且糖尿病的患病率随年龄增加而升高。

七、衰老相关血液系统及凝血功能改变

老年人造血功能下降，红细胞比容和血红蛋白量均降低，红细胞脆性增加，容易破裂造成溶血，因而易发生老年性贫血；白细胞计数在 65 岁后可有减少趋势，并以淋巴细胞降低最为明显，因此易发生感染和恶性肿瘤；血小板计数可无明显变化。

老年人的血小板黏附性和聚集性增加，可在血管硬化的基础上，黏附于血管壁导致血栓形成，是心肌梗死、脑梗死的重要病因之一；纤维蛋白原增加，而纤溶能力下降；凝血因子 V、Ⅶ、Ⅸ 的活性增加。

老年人血浆容积减少，主要为水的比例减少，因而血液黏稠度高；血浆中白蛋白浓度减少。

第三节　老年患者术前综合评估、干预与多模式预康复

一、老年患者术前综合评估与干预

老年患者术前综合评估与干预的目的为客观评价老年患者对麻醉手术的耐受力及其风险，并对患者的术前准备提出建议，包括是否需要进一步完善检查、调整用药方案、功能锻炼，甚至延迟手术麻醉，在条件允许的情况下尽可能提高患者对麻醉手术的耐受力，降低围术期并发症和死亡风险。

（一）总体评估与准备

1. ASA 分级　ASA 分级及患者年龄可以初步预测围术期死亡率。对麻醉与手术相关死亡率的研究发现，整体人群的总死亡率为 1.2%，其中 60～69 岁组为 2.2%，70～79 岁组为 2.9%，80 岁以上组为（5.8±6.2）%，90 岁以上组为 8.4%。

2. 老年患者术前评估与干预　老年综合评估（comprehensive geriatric assessment，CGA）通常

是由以老年医学科为主的多学科对老年患者的合并症、机体功能、心理和社会学特点进行全面的评估，已逐渐成为老年患者术前评估的一部分，尤其是在复杂的术前评估中（表47-1）。必要时，需邀请相应多学科专家共同参与讨论手术时机、方案以及相应的术前准备。

表47-1　老年患者术前评估项目

评估项	评估方法
认知功能	
痴呆	常用简易智力状态评估量表（Mini-Cog）进行快速筛查，若为阳性，则继续用蒙特利尔认知评估量表（MoCA）明确评估
谵妄	术前评估易感因素和诱发因素，确定谵妄风险 意识错乱评估方法（CAM）
抑郁	老年人抑郁量表，最简单、有效的筛查工具
功能状态	日常生活活动量表（ADL） 日常工具性活动量表（IADL）
营养状态	微型营养评估量表（MNA），敏感性和特异性最强的评估工具 6个月内意外减重超过10%～15% 体重指数＜18.5kg/m^2 无肝肾疾病时白蛋白水平＜30g/L
衰弱状态	Fried 5项诊断标准，通过临床表型（衰弱表型）定义，简便易行，是其他评估标准的基础； 多维衰弱状态评分（MFS），基于CGA的多维衰弱状态，为术后并发症和6个月死亡率的最佳评估工具

（1）认知功能：老年患者认知功能受损会增加术后并发症和死亡率的风险，谵妄、痴呆和抑郁是评估认知功能时的重要考虑因素，且术前评估的结果可以作为术后认知功能评估的基线值。针对谵妄相关危险因素的治疗可以减少谵妄的发生和严重程度。术前有抑郁症状的老年患者发生术后功能恢复不良的概率增加，更容易发展成术后谵妄，而且谵妄的持续时间更长。

（2）功能状态：日常生活功能受损患者术后并发症的风险增加，包括功能下降及需要住院治疗。此类患者生活或行动困难，应接受进一步评估以及适当的术前治疗。已证明包括家庭锻炼、营养评估、放松疗法和疼痛管理在内的多种方法预处理能改善术后的功能状态。

（3）营养状态：术前营养不良可导致伤口裂开、吻合口瘘、感染、谵妄、死亡率和住院时间增加。高危患者应在择期手术前请营养师指导实施围术期营养补充计划。

（4）衰弱状态：衰弱状态是因生理储备下降而出现抗应激能力减退的非特异性状态，涉及多系统的生理学变化。越来越多的证据表明老年患者术前的衰弱状态与术后不良事件显著相关，因此强烈推荐术前对衰弱状态进行评估。衰弱最佳预防策略包括积极的生活方式；科学的饮食；适量、规律的运动；良好的心态；有效控制慢性疾病和老年综合征。美国及欧洲老年医学专家提出了4种非药物治疗方法可以有效治疗或延缓衰弱的进展，包括热量和蛋白质的营养支持；摄入维生素D；减少多重用药；体育锻炼。

（二）外科手术类型、创伤程度与手术风险评估

手术创伤可以显著影响患者的围术期风险，包括外科手术类型、创伤程度、出血以及对重要脏器功能的影响。急诊手术的不良预后可比同类择期手术者高3～6倍。

（三）针对老年患者重要脏器功能的评估与准备

1. 心功能及心脏疾病评估与准备　心血管事件为接受外科治疗的老龄患者中最为常见的围术期并发症。临床常用的围术期心血管事件风险评估方法如下。

（1）美国心脏病协会（ACC）/美国心脏协会（AHA）指南：提出对"活动性心脏病"需进行内科治疗，稳定后才能行择期手术，包括不稳定型冠脉综合征（不稳定型心绞痛和近期心肌梗死）、

心力衰竭失代偿期、严重心律失常、严重瓣膜疾病，可明显影响心脏事件发生率。

（2）围术期体能状态：代谢当量＜4 MET 是老年患者围术期心血管事件的重要危险因素。

（3）心脏事件风险模型：Goldman 心脏风险指数建议对 4 级患者仅进行挽救生命的手术 33 级患者心脏有一定代偿能力，可行常规手术。改良心脏风险指数（RCRI）简单易行，是广泛用于择期非心脏手术患者的风险分层方法。

对老年患者进行心血管事件风险的综合评估后，酌情行 ECG、心脏超声、冠状动脉造影、心导管或核素检查及血清学检查。是否继续手术取决于患者和手术的具体因素以及体能状态，应特别关注体能状态差的高危患者。

2. 肺功能及呼吸系统疾病评估与准备　衰老相关呼吸系统功能改变、吸烟等不良生活习惯，以及老年人常见心、肺合并疾病和营养不良状况，使得老年患者术后肺部并发症（postoperative pulmonary complications，PPC）较高，包括肺不张、支气管痉挛、支气管炎、肺炎、肺栓塞、急性呼吸窘迫综合征（acute respiratory distress syndrome，ARDS）和呼吸衰竭。临床常用 Arozullah 术后呼吸衰竭预测评分、加泰罗尼亚外科患者呼吸风险评估表（ARISCAT 评分）、NSQIP 术后呼吸衰竭预测模型或手术风险预测模型进行相关风险评估，权衡手术利弊。

老年患者术前采用药物治疗、戒烟、加强营养支持、进行强化吸气肌功能等积极的肺保护策略可减少术后肺部并发症，其中提高呼吸肌力和运动耐力的训练，包括腹式呼吸、深呼气、有氧耐力训练等。运动可改善吸气肌的耐力、功能活动性，减少术后疼痛评分和焦虑，改善生活质量。术前有肺部疾病的患者还可采用强化胸部物理治疗，包括体位引流、背部叩击和振动疗法。积极的理疗也有利于患者康复。

3. 肝、肾功能评估及准备　临床常采用 Child-Pugh 分级标准对老年患者术前肝功能进行评估。老年患者肝蛋白质合成能力下降，而血浆白蛋白水平对麻醉药物的药效学、药动学，以及血液胶体渗透压存在较大影响，应严格执行中大型手术术前低蛋白纠正标准，降低围术期并发症的发生。

老年患者肾功能评价主要以肾小球滤过率（glomerular filtration rate，GFR）为指标，麻醉药对血液循环的抑制、手术创伤、失血、低血压、输血反应和脱水等因素都可减少肾血流量，大量使用某些抗生素、大面积烧伤、创伤或并发败血症时，均足以导致老年患者肾损害。

4. 胃肠道功能评估　胃内容物误吸是老年患者麻醉期间最危险的并发症之一。衰老、疼痛、近期创伤、禁食时间不足、糖尿病、肥胖或应用麻醉性镇痛药、β-肾上腺素受体药物或抗胆碱药等，均可延迟老年患者胃内容物排空，或改变食管下端括约肌张力，增加误吸的机会。食管裂孔疝患者是误吸的高危人群。

5. 凝血功能评估　围术期血栓性疾病在老年患者中高发，凝血功能检查有助于评估患者凝血功能状态，以指导围术期抗凝药物的正确使用。

6. 内分泌功能及疾病评估　合并内分泌疾病的老年患者术前应注意询问病史、用药情况，并注意相应激素的补充。合并糖尿病的老年患者应当复查血糖和糖化血红蛋白水平，择期手术糖化血红蛋白水平应＜8.0%。同时应评估患者对降血糖药物的敏感性、是否合并心血管疾病、周围神经病变程度以及认知功能状态等情况。对稳定型甲状腺功能减退的老年患者，允许施行择期麻醉和手术。大型及高风险手术需推迟择期手术，并给予甲状腺素补充治疗。

（四）老年患者术前用药与既往用药医嘱

1. 抗胆碱药物　抗胆碱药物（尤其是东莨菪碱和戊乙奎醚）为影响术后认知功能的慎用药物。苯二氮䓬类药物可诱发术后谵妄或认知改变，长期服用突然停药也可导致术后谵妄。术前可更换为短效苯二氮䓬类（如三唑仑）或非苯二氮䓬类药物。

2. 抗高血压药物　既往 β 受体阻滞药治疗的老年患者围术期应继续服用，但需严密监测心率、血压变化；既往使用血管紧张素转换酶抑制药（angiotensin converting enzyme inhibitors，ACEI）和血管紧张素受体阻滞药（angiotensin receptor blockers，ARB）的老年患者，建议手术当天早晨暂停给药，以降低术中顽固低血压的风险。

3. 中成药物 使用植物提取物或中药的老年患者，应当注意测定凝血功能、电解质和肝功能。

4. 抗凝药物 抗凝药物的停用与否应当根据疾病状态权衡处理，具体请参照第二十四章。

二、老年患者多模式预康复

（一）多模式预康复的概念及意义

随着 ERAS 理念的推广与深化，越来越多的研究证据发现有效的术前措施对于 ERAS 的实现及患者预后的改善起着巨大的积极作用。这类在术前即开始的、从多方面对患者身体状态进行优化、以使其更好地耐受围术期创伤及应激的干预措施被称为多模式预康复（multi-modal prehabilitation）。

老年患者往往因为各脏器储备功能不足而难以应对手术带来的多方挑战，尤其是体质衰弱的老年患者，相较健康成人术后功能恢复速度显著减慢、围术期并发症率和死亡率增加，多模式预康复对于提高其术前基线体能状态、改善术后恢复质量具有重要意义。

（二）多模式预康复的主要内容

早期预康复理念多注重患者的术前运动计划、提高机体功能储备，而近期多项随机对照研究发现，如药物优化、戒烟、减少酒精摄入、饮食咨询、营养补充、纠正贫血、认知强化、心理支持及教育等干预措施的加入可以更有效地帮助增强机体机能。因此目前的多模式康复是将患者生理及心理同时纳入评估，制订个性化的多重干预措施，以在有限的术前时期内实现患者身体机能最大限度地提升。综合考虑预康复的有效性、患者依从性及手术等待时间等客观因素，认为 4～8 周为预康复的最佳时机。

1. 术前运动训练 术前运动训练的核心为有效、安全及个体化的运动处方，可采用院内指导训练模式或家庭自主运动模式。原则上训练强度须从低开始，随患者运动能力增长逐渐增加。此外还可根据手术类型，选择能够改善机体功能的特定运动训练：接受肺部手术患者可集中在有氧耐力训练和呼吸锻炼；髋部及膝部手术患者则可集中在核心肌肉的力量训练。6 分钟步行测试（6 minute walk test，6MWT）目前已广泛用于临床和研究中，可测试老年患者的运动能力（即"日常生活体力活动能力"）。

2. 术前营养干预 营养支持可通过优化老年患者术前营养储备，应对手术及危重病引发的分解代谢，促进术后组织愈合，同时为术前运动训练提供基础物质支持。术前须针对患者情况制订个体化饮食指导，包括纠正不良饮食习惯、平衡饮食种类、改善体重（增重或减重）、减轻不健康的消化道症状（如腹泻及便秘），控制血糖。

3. 术前心理支持 术前心理支持的首要目的是消除老年患者的术前焦虑情绪，建议从术前早期阶段即开始，由护士、临床医师或心理咨询师与患者进行充分沟通。作为多模式预康复的关键环节，术前心理支持可有助于帮助患者坚持术前运动训练及营养干预。

第四节 老年患者的麻醉管理要点

一、老年患者住院手术的麻醉管理

（一）老年患者的常规监测 / 脆弱脏器功能监测

1. 老年患者的常规监测 术中常规监测应该包括心电图（ECG）、心率 / 心律、无创血压 / 连续无创血压 / 有创血压、SpO_2、体温、呼吸频率 / 节律、尿量等。全身麻醉应进一步监测 FiO_2、$P_{ET}CO_2$、麻醉气体吸入和呼出浓度、气道压力、潮气量等。术中脑电监测，如 BIS 可减少麻醉药物用量、缩短麻醉复苏时间，减少术后恶心呕吐等并发症，降低术后谵妄发生率。在使用非去极化肌松药、腹腔镜深肌松或肌松拮抗药新斯的明 / 舒更葡糖钠时，肌松监测可减少围术期并发症。

2. 脆弱肺功能老年患者的早期预警监测及干预

（1）气道压力：在潮气量相对恒定的状态下，老年患者肺容积更易受术中多种因素（体位改变、气腹、胸廓塌陷、单肺通气等）影响而发生改变，同时气道痉挛、肺水（肺组织内积聚的体液）增加均可导致气道压力升高。

（2）呼气末二氧化碳波形及 $P_{ET}CO_2$ 监测：老年患者，尤其合并 COPD 时，在二氧化碳气腹过程中 $P_{ET}CO_2$ 无法准确反映 $PaCO_2$，通气水平是否合适需要监测动脉血气分析加以校准。

（3）氧合指数监测：老年患者术中氧合指数较术前下降并低于 300mmHg，需早期行病因诊断与处理，对于降低呼吸系统并发症、快速苏醒拔管或者术后早期脱机至关重要。

（4）呼吸频率与节律监测：老年患者对镇静、镇痛药物敏感，拔管期间呼吸中枢易受残余麻醉药物效应影响而出现呼吸抑制和呼吸暂停，通过呼气末二氧化碳波形图对呼吸频率、呼吸节律和呼吸幅度监测有助于判断拔管时机，非插管患者可经鼻旁路呼气末二氧化碳波形图监测。

3. 脆弱心功能老年患者的早期预警监测及干预

（1）ECG：老年患者术中心率波动应维持在术前 1 天平静状态下基线心率 ±20%；心律失常多表现为室性期前收缩、阵发性室上性心动过速、房颤、房室传导阻滞等，如显著影响血流动力学稳定应给予积极处理；对于怀疑心肌缺血的患者，采用 5 电极双导联系统（Ⅱ + V_5 导联），能发现 80% 以上标准 12 导联 ECG 检测的异常。术中、术后血清肌钙蛋白（cardiac troponin T/I，cTnT/cTnI）检测可证实术中心血管事件是否已经造成心肌损伤，并及早进行干预。

（2）血压监测：对于高心血管事件风险的老年患者，须更加严格地控制术中血压（收缩压变化控制在术前平静血压 ±10%）。对术前合并中、重度颅脑血管狭窄或脑缺血的老年患者，应维持术中血压为术前基线血压的 100%～120%。术中老年患者血压下降多与静脉、容量血管扩张有关，建议采用去甲肾上腺素、去氧肾上腺素或甲氧明连续输注给予纠正。

（3）心脏前负荷监测：包括每搏量变异度（stroke volume variation，SVV）、脉搏压变异度（pulse pressure variation，PPV）、脉搏波变异指数（pulse wave variation index，PVI）、收缩压变异性（systolic pressure variation，SPV）；液体反应性指标包括液体冲击试验（ΔSV）。房颤、窦性心动过速、心脏解剖结构显著改变等情况下上述指标准确性受影响，建议与经胸 / 经食管心脏超声图（transthoracic echocardiography/transesophageal echocardiography，TTE/TEE）联合指导容量管理。

（4）心输出量（cardiac output，CO）以及每搏量（stroke volume，SV）监测：心脏超声、微创以及无创心功能监测设备均可用于 SV 与 CO 监测。Swan-Ganz 导管由于可同时监测混合静脉血氧饱和度（oxygen saturation in mixed venous blood，SvO_2）、肺动脉压、肺血管阻力及肺动脉楔压（pulmonary artery wedge pressure，PAWP），对于心、肺、肝移植的患者可以考虑使用。

（5）SvO_2 以及上腔静脉血氧饱和度（central venous oxygen saturation，$ScvO_2$）监测：SvO_2 低于 60% 预示患者的全身氧供需严重失衡，需要分析影响氧供（oxygen delivery，DO_2）与氧耗量（oxygen consumption，VO_2）因素后加以处理，避免因全身氧供需失衡导致代谢性酸中毒以及脏器功能衰竭；$ScvO_2$ 可以替代 SvO_2 反映全身氧供需平衡状态，正常值应高于 70%。

4. 脆弱脑功能老年患者的早期预警监测与干预　脆弱脑功能老年患者接受高危手术，须实施连续动脉血压监测或连续无创血压监测；根据手术时间、创伤程度及失血量、患者心功能状态，决定是否实施功能性血流动力学监测指导目标导向液体治疗（goal-directed fluid therapy，GDFT）管理；近红外光谱无创局部脑氧饱和度（regional cerebral oxygen saturation，$rScO_2$）监测，以及经颅多普勒（transcranial Doppler，TCD）超声可协助监测局部脑血流灌注；全身麻醉时应在麻醉深度监测下维持适当麻醉深度；危重患者应行血糖监测，并将血糖控制于 10.0mmol/L 以下；脑卒中患者须监测 $P_{ET}CO_2/PaCO_2$，并避免低碳酸血症。

（二）老年患者麻醉方式选择与麻醉药物应用

1. 老年患者全身麻醉中药物选择与应用　老年患者认知功能下降，应避免抗胆碱药物（东莨菪碱、戊乙奎醚）以及苯二氮䓬类药物应用；中效镇静药物需在麻醉镇静深度监测指导下给予，以避免药物蓄积效应导致的苏醒期延迟；对于脆弱脑、肺功能以及高龄患者（＞75 岁），建议应用短效镇静、镇痛药物维持麻醉，如丙泊酚及瑞芬太尼；全静脉麻醉与全吸入麻醉相比，术后谵妄发生率显著降低，在老年患者中应用更具优势。

老年患者麻醉诱导时应选择对血液循环抑制较轻的药物。如依托咪酯虽然对肾上腺皮质功能有一定抑制作用，但对术后转归无显著影响。丙泊酚诱导前，建议开始启动静脉输注缩血管药物，如去甲肾上腺素等，并应少量、缓慢、多次注射或分级靶控输注镇静药物诱导直至目标镇静深度。诱导过程中如出现血液循环抑制，可行补液、调整缩血管药物剂量直至血液循环稳定后，继续给予镇静、镇痛及肌松药物，达到相应麻醉深度后再行气管插管。

2. 老年患者区域麻醉的药物选择与应用　对于行髋、膝关节等四肢手术的老年患者，如无禁忌建议行椎管内／区域阻滞麻醉，可降低其死亡率，缩短住院时间，需注意局部麻醉药的最低有效浓度和剂量，局部麻醉药优选罗哌卡因，实施椎管内／区域阻滞麻醉前需常规准备缩血管药物，预防低血压发生。

3. 老年患者非全身麻醉中辅助镇静与镇痛

（1）辅助术中镇静：非机械通气的老年患者原则上不推荐给予任何辅助镇静药物。如需给予，推荐给予右美托咪定，应从小剂量开始持续滴定给予，并监测患者镇静深度以及对循环、呼吸的影响，防止镇静过深。

（2）辅助术中镇痛：辅助阿片类镇痛药物极易导致高龄及脆弱老年患者呼吸中枢抑制，原则上不推荐给予，如需给予，应从小剂量滴定给药，并严密监测；非甾体类镇痛药物，如氟比洛芬酯、帕瑞昔布钠等药物可减少阿片类药物剂量。若镇痛药物已引发患者呼吸抑制，但仍不能满足手术需要时，建议改为全身麻醉。

（三）老年患者术中管理

1. 老年患者术中的血液循环管理

（1）基于术中全身氧供需平衡的血流动力学管理：在出现术中氧供需平衡异常时，应从肺功能、Hb 含量、心脏前负荷、心率、心脏收缩功能以及氧需方面进行全面分析，并通过功能性血流动力学监测和（或）TTE/TEE 指导合理的血管活性药物使用。

（2）基于脆弱脏器功能氧供需平衡维护的血流动力学管理：对于脆弱心功能的老年患者，如合并冠心病，需维持较慢心率（变化范围：基线心率 ±20%）以及适当的心肌灌注压力（适当血压以及适当的心室前负荷）。

对于脆弱脑功能的老年患者，如合并脑卒中以及短暂性脑缺血发作（transient ischemic attack，TIA）等病史，术中需维持患者的血压在平静状态血压的基线水平至 120% 范围，以防止脑低灌注性缺血。

对于脆弱肾功能的老年患者，如合并肾功能不全或者术前接受肾透析治疗，术中需要维持血压在术前平静状态水平，严格控制液体输入量，避免输注人工胶体溶液。

（3）术中常见心律失常病因分析与处理：老年患者术中常见心动过速，常与缺氧、电解质紊乱、二氧化碳蓄积、麻醉镇痛深度过浅、低血容量、急性大量失血、心肌缺血等有关，对上述原因需鉴别与排除。在排除上述原因后可给予艾司洛尔试验性治疗。

术中出现室性期前收缩的老年患者，多与心肌氧供需失衡致心肌缺血发生有关，需要排除引起心肌缺血的各种原因，若仍然存在室性期前收缩，可考虑利多卡因及胺碘酮等药物治疗。

对于术前合并肥厚型心肌病的患者，术中低血压以及并发的心律失常可能与过强的心脏收缩有关。在排除麻醉镇痛过浅、二氧化碳蓄积、缺氧等因素后，可给予 β 受体阻滞药或联合去氧肾上腺素处理；同时应注意避免血容量不足。

老年患者术中易由慢性房颤转化为急性房颤，应在排除缺氧、二氧化碳蓄积、麻醉过浅、电解质紊乱、输液过度、镇痛不足等因素后，给予艾司洛尔或者胺碘酮治疗；对于除外心房血栓后的新发快速房颤，引发严重低血压时，建议同步电复律治疗。

2. 老年患者术中呼吸管理与肺功能保护策略

（1）术中机械通气期间通气参数的设定与肺功能保护：①对于术前伴有哮喘病史，近期上呼吸道感染（2～3周）等高气道反应性的患者，麻醉诱导前建议静脉给予甲泼尼龙 1～2mg/kg 或者琥珀酸氢化可的松 100～200mg，可有效预防术中支气管痉挛发生。②机械通气患者实施低潮气量＋中度呼气末正压（PEEP）5～8cmH$_2$O 策略；每小时给予连续 3～5 次的手控膨肺（注意合并低血容量、严重 COPD 老年患者可发生低血压）。③ FiO$_2$ 不超过 60%，可以防止吸收性肺不张。④吸呼比例为 1:（2.0～2.5），COPD 患者可设置为 1:3.0。⑤术中实施 GDFT 联合预防性缩血管药物或者限制性液体管理方案。⑥术前合并严重心肌收缩功能障碍（EF＜50%）的患者，术中通过监测 SV 以及心输出量，维持其正常，以避免肺静脉淤血，甚至急性心源性肺水肿而严重损害肺通气/血流比值（V/Q），导致肺氧合恶化。

（2）老年肥胖患者行俯卧位手术时，应采取悬空腹部、定期膨肺等措施，调整 V/Q，改善通气；气腹手术时建议实施深肌松、低气腹压技术（气腹压力维持在 8～12mmHg），以满足外科医师的腹内操作空间，同时降低高气腹压导致的呼吸、循环紊乱及严重高碳酸血症，以及内脏缺血等风险，术毕建议给予罗库溴铵特异性拮抗药-舒更葡糖钠进行快速拮抗。

3. 老年患者术中体温监测与维护 老年患者术中易发生低体温，可增加术后感染、静脉血栓、寒战、异体血输注、脓毒症、伤口感染的发生率，甚至导致远期肿瘤复发率升高。术中建议常规进行体温监测，将体温维持在 36℃以上，建议使用保温毯、热风机、液体加温仪等设备对患者进行保温。

4. 老年患者术中麻醉深度、脑氧供需平衡监测及干预 对于老年患者，特别是接受全凭静脉麻醉和神经肌肉阻滞药的老年患者，建议采用 BIS、Narcotrend 指数、意识伤害指数（IoC）、听觉诱发电位（auditory evoked potential，AEP）及熵、脑功能状态指数（cerebral state index，CSI）等方法监测全麻意识状态或大脑功能状态，避免镇静过深可能导致的术后苏醒延迟及术后并发症的增加，降低术后谵妄发生率及死亡率。

脆弱脑功能、高风险手术老年患者应该常规进行 rSO$_2$ 监测，并可通过提升血压、适当增加 PaCO$_2$，以及提高 FiO$_2$、Hb 水平等方法增加脑氧供，有助于降低术后谵妄、认知功能障碍的发生率。

5. 术中肌肉松弛药物合理应用、肌松监测与残余肌松效应管理 老年患者应选用中、短效非去极化肌松药，肌松药物用量须以满足肌松需要的最低剂量为原则。除特殊手术类型要求患者绝对制动，大多数患者麻醉维持期间可无需常规追加肌松药物，适当剂量的镇静药物和足够剂量的镇痛药物可维持足以抑制气管插管反应和呼吸中枢。建议在定量肌松监测指导下使用非去极化肌松药和肌松拮抗药，能有效降低术后呼吸系统相关并发症及降低苏醒期延迟。

老年患者易出现肌松残余，若无禁忌推荐静脉给予新斯的明＋阿托品。对于易发生术后认知功能损害的高危患者可首选格隆溴铵。舒更葡糖钠可迅速拮抗罗库溴铵及维库溴铵作用，循环副作用小，适用于合并哮喘、冠心病、心律失常，同时术中需深肌松作用的高龄患者术后使用，但不适于合并严重肝、肾功能损害的老年患者。

6. 全麻术中抗应激与抗炎管理 麻醉手术过程中疼痛/创伤等伤害性刺激引发的机体强烈应激反应，可导致老年患者各重要脏器损伤；其中炎症因子过度释放，可使老年患者术后谵妄/认知功能障碍、慢性疼痛、血栓形成，甚至肿瘤转移等风险增加。围术期抗应激、抗炎管理方案主要内容如下。

（1）保证脏器氧供需平衡是基础，大型手术中可联合使用乌司他丁、糖皮质激素及 NSAID，以抑制过重的全身炎性反应、预防组织水肿，降低全身体液过负荷的风险。

（2）防止肠道微循环紊乱，避免术前长时间禁饮与灌肠处理。

（3）联合应用全麻和广义区域阻滞技术（硬膜外阻滞、外周神经阻滞、局部麻醉药伤口浸润）控制手术切口的疼痛应激，并使用足量的短效阿片类药物控制中枢神经系统的应激反应。内脏手术可以考虑预防性给予 κ 受体激动药，如羟考酮以控制内脏痛。

（4）充分抗应激下容易出现循环紊乱，特别是危重、术前合并陈旧性脑梗死、服用 ACEI/ARB 类药物、心力衰竭等病史的老年患者，麻醉给药前预防性给予 GDFT 联合预防性缩血管药物管理策略，有助于充分抗应激下的血液循环稳定，可避免严重甚至顽固性低血压导致的严重并发症发生。

（5）控制围术期血糖浓度＜10.0mmol/L。

7. 老年患者术中容量管理

（1）液体类型选择：首选晶体溶液，有效循环血容量减少时可适当使用胶体溶液补充。肾功能受损、脓毒症或脓毒性休克需避免使用羟乙基淀粉溶液；对于术前合并低蛋白血症的脓毒症患者，建议给予白蛋白溶液进行液体复苏。

（2）液体治疗方案：老年患者麻醉过程中容量血管扩张易发生血压过低，同时由于对容量过负荷敏感，液体输注过量易引发心、肺、脑、肾以及肠道并发症。液体治疗策略应遵循个体化原则，采用 GDFT 治疗联合预防性缩血管药物方案。

SVV、PPV、PVI 主要用于机械通气下目标导向液体管理，PPV 或 SVV＞13% 时提示心脏前负荷不足。体位、腹压 / 胸膜腔内压增加、心律失常、窦性心动过速、自主呼吸、小潮气量通气等均可能影响 PPV 和 SVV 的准确性，可行液体冲击试验（ΔSV）进行个体化目标导向液体管理。

全身麻醉时预防性给予小剂量去甲肾上腺素 $0.05\sim0.10\mu g/(kg\cdot min)$、去氧肾上腺素或甲氧明，可减少因血管扩张导致的有效循环血量不足而过度的补液量，同时可保证重要器官的血流灌注。α_1 肾上腺素受体激动药输注时，应遵循从小剂量开始，逐渐滴定至最佳剂量的原则，对于合并心、肾功能不全的患者须特别谨慎，当需要较高剂量维持目标血压时，需寻找导致血液循环障碍的原因。

椎管内麻醉建议选择单侧腰麻或者硬膜外阻滞，硬膜外阻滞时的局部麻醉药液中，建议加入适量麻黄碱（1.0mg/ml），有助于防止因交感神经阻滞导致的血流动力学不稳定，以及液体过量输注。

8. 老年患者术中输血与凝血管理　异体血输注的近远期风险均较大，对于老年患者应尽量采用微创手术，实体肿瘤患者可以考虑术前血管栓塞或临时动脉阻断技术，以降低围术期出血及异体血输注的风险。

现阶段没有单独基于年龄的充分证据支持老年患者应该采用开放性输血策略或者需要更高的Hb 水平。当老年患者 Hb 介于 70～100g/L 时，建议个体化地制订输血策略，综合考虑动脉血氧饱和度（arterial oxygen saturation，SaO_2）、心输出量和氧耗量三方面的因素，以维持氧供需平衡。

抗纤溶药物，如氨甲环酸可减少围术期输血，推荐手术开始前 30min 至 1h 静脉输注15～20mg/kg，尤其适用于骨科、心血管外科等手术。血浆需在有明确活动性出血或凝血障碍证据时补充。大量出血时推荐红细胞与新鲜冷冻血浆 2：1 输注，同时在监测血栓弹力图（thromboelastogram，TEG）或 Sonoclot 凝血功能监测下按需补充纤维蛋白原和凝血酶原复合物。维持患者体温在 36℃以上，避免低体温对凝血酶原活力及纤维蛋白原合成的抑制。

（四）老年患者苏醒期管理

老年患者对麻醉药物的代谢能力减弱，苏醒期易因残余麻醉药物作用引发严重并发症。多模式镇痛有助于提升气管拔管的成功率，术中连续输注适当剂量的右美托咪定有助于增强老年患者苏醒期对气管插管的耐受性，降低拔管期间患者躁动、呛咳的风险。

1. 气管插管或者喉罩拔除的管理　老年患者是否达到拔管 / 拔除喉罩的标准需要考虑的因素如下。

（1）观察呼气末二氧化碳波形图，对镇静、镇痛与肌松药物的残余效应进行综合判定，规律的呼吸节律和足够的每分钟通气量应维持 $P_{ET}CO_2$ 在正常范围（35～45mmHg）。

（2）拔管前应在足够镇静深度下进行充分的气道吸痰以及膨肺。

（3）拔管／拔除喉罩前若患者氧合指数低于 300mmHg，应分析并纠正原因。

2. 老年患者苏醒延迟的常见原因及处理

（1）术中镇静过度：缺乏麻醉深度监测下的中长效镇静药物易导致老年患者镇静过度，需等待镇静效应消退，苯二氮䓬类药物可给予氟马西尼拮抗。

（2）低体温状态：需尽快给予复温处置。

（3）脑损伤或者急性脑卒中：与神经科医师一起评估和鉴别诊断，必要时给予相应治疗。

（4）血液循环不稳定：观察有无苏醒期血液循环不稳定，尤其低于患者术前平静血压水平 20%～30% 以上的低血压存在，应积极处理过低或过高的血压。

（5）代谢及内分泌疾病：特别是术前合并糖尿病行急诊手术的老年患者，更应注意代谢及内分泌疾病相关苏醒延迟的病因诊断，以便作出及时处置。

（6）CO_2 潴留：腔镜手术及老年患者肺功能异常，均可导致拔管期间出现严重的 CO_2 潴留，甚至 CO_2 昏迷，需辅助／控制通气纠正呼吸性酸中毒。

3. 老年患者围术期认知功能障碍

（1）围术期认知功能障碍（perioperative neurocognitive disorders，PND）：包括术前已经存在的和术后新发生的神经认知功能损害，如术后谵妄，在老年患者中发生率高，并与其高术后并发症率与低的远期存活率密切相关。术后认知功能障碍是指术后 1 个月至术后 1 年出现的新发认知功能损害，或者术前并存的认知功能障碍的进一步恶化。

建议在手术前对高危老年患者常规进行认知功能障碍筛查；对于存在术前认知功能障碍及痴呆的患者，应进一步评估其日常生活能力和精神行为症状，必要时行神经心理测验和实验室及影像学检查。术前禁忌使用抗胆碱药物，慎用苯二氮䓬类药物；老年手术患者推荐选用丙泊酚为基础的静脉麻醉，围术期可复合右美托咪定，无禁忌证的患者可给予 NSAID 类药物或对乙酰氨基酚，高危者可预防性给予乌司他丁；对合并术前认知功能下降的老年患者建议首选区域阻滞；高危患者全身麻醉期间须避免麻醉过深，建议行无创脑氧饱和度监测，血压波动不应超过术前基线血压的 ±10%，血红蛋白水平应尽可能维持 100g/L 以上，避免过度通气及围术期低氧血症，并维持术中体温不低于 36℃。

老年患者术后仍需严密监测；除原有治疗外还应积极给予支持治疗，包括营养支持、尽早活动和认知功能训练；根据个体化原则给予多模式镇痛，在达到理想镇痛效果的同时尽量减少不良反应；早期识别并积极预防术后并发症，尤其注意术后谵妄、肺部感染和尿路感染。术后重复认知功能筛查或神经心理测验有助于识别新发认知功能损害。

（2）术后谵妄：是一种急性暂时性脑功能异常，常在数小时至数天之内发生，以注意力不集中、意识水平改变和认知功能障碍为特征，病情往往在短时间内呈波动性变化，发生率常与手术的创伤程度呈正相关。

1）危险因素：大脑老龄化、衰弱和痴呆等被认为是术后谵妄发生的重要易感因素。对于术后患者，围术期应激、麻醉／镇痛药物、疼痛和电解质紊乱等是谵妄发生的重要促发因素。

2）诊断：美国精神疾病与诊断手册第 5 版（DSM-5）和国际疾病编码-10（ICD-10）中关于谵妄的定义是用于诊断谵妄的"金标准"。意识错乱评估方法（CAM）是目前应用最为广泛的谵妄量化诊断评估工具。建议对合并谵妄危险因素的老年患者实施常规谵妄评估。

3）麻醉管理：对于高危患者，推荐术前实施认知功能训练、心理干预、改善基础状态和睡眠等非药物预防措施，避免使用增加谵妄风险的术前用药；已有的证据未发现麻醉方法选择（全身麻醉或区域阻滞）对术后谵妄发生率的影响有差异；对于接受大手术的老年患者，丙泊酚全静脉麻醉可能较挥发性吸入麻醉有助于改善术后早期认知功能恢复；术中建议在脑电图监测下维持适宜麻醉深度；对于接受区域阻滞的老年患者，建议术中应避免镇静过深；对于术前并存脑缺血风险的高危患者，在脑氧饱和度监测下管理循环可能有助于改善术后认知功能；建议术中采用目标导向血压管理，避免低血压或血压过高；建议采用多模式镇痛以改善镇痛效果、减少阿片类药物使用剂量；对于监护室机械通气患者，避免镇静过深可降低术后谵妄发生率；监护室机械通气患者应避免使用苯二氮䓬类药物进行镇静，建议优先选择非苯二氮䓬类药物（丙泊酚和右美托咪定）。

4）预防：非药物措施是预防术后谵妄的首选，包括对认知损害、睡眠剥夺、制动、视觉损害、听觉损害和脱水等所采取的改善措施；围术期给予右美托咪定可减少术后谵妄的发生，但其对远期预后的影响需要进一步研究。

5）治疗：非药物治疗为首选。氟哌啶醇或非典型抗精神病药物可用于治疗术后躁动型谵妄；右美托咪定可缩短术后躁动型谵妄的持续时间。

此外，老年患者术前合并的常见精神心理疾病和睡眠障碍、围术期应激以及麻醉药物的作用，常引发术后精神紊乱（如抑郁、焦虑）和睡眠障碍。术后早期识别、监测与干预脑部并发症与精神睡眠障碍，才能达到维护老年患者围术期脑健康的最终目的。

二、老年患者介入诊疗的麻醉管理

老年患者神经介入诊疗的麻醉管理

老年患者常见的颅脑疾病介入治疗包括颅内动脉瘤、急性缺血性脑卒中和颈动脉狭窄介入治疗及帕金森病脑深部电刺激术。由于颅内动脉瘤介入治疗（第三十四章第二节）、颈动脉支架手术的麻醉管理（第三十三章第九节）在对应章节已有论述，本部分主要讲述老年患者帕金森病脑深部电刺激术的麻醉管理。

老年患者帕金森病脑深部电刺激术的麻醉管理　帕金森病脑深部电刺激术的靶点主要包括丘脑底核、苍白球腹后部以及丘脑腹中间核。此类手术患者 I 期在局麻下安装头架进行 CT 检查，计算目标核团靶点；随后在监护麻醉下进行微电极记录及刺激以确定靶点位置；电刺激疗效满意后在全麻或复合头皮神经阻滞下进行 II 期脉冲刺激器植入术。

术前应了解合并疾病以及帕金森病的治疗情况；重点评估是否存在吞咽困难、呼吸肌强直和不随意运动造成的呼吸功能异常；多巴胺受体激动药不良反应包括直立性低血压和精神症状；吩噻嗪类药物、丁酰苯类及甲氧氯普胺可因多巴胺神经能作用抑制而加重帕金森症状，应避免应用。

患者在进行微电极记录和神经学测试期间的麻醉目的在于保证患者的舒适，监护生命体征及处理相关并发症。镇静药物应用需考虑对微电极记录以及患者症状的影响；丙泊酚及芬太尼可安全用于微电极记录期间的镇静、镇痛；咪达唑仑对微电极记录有抑制作用；右美托咪定可产生类似自然睡眠的镇静效应，使患者对指令反应灵敏，且对微电极记录及症状影响较小，同时具有减少脑血流量降低颅内压的作用。建议此期间维持 Ramsay 评分在 2～3 分，BIS 值＞80（BIS 值＜80时会抑制微电极记录）。

血压过高为该介入治疗过程中的常见问题，可能导致微电极插入脑深部核团时出血，为严重的并发症。北京功能神经外科研究所建议的血压维持目标为平均动脉压不超过 95mmHg，其他医学中心以收缩压低于 140mmHg 作为血压控制目标。可应用乌拉地尔、艾司洛尔实施降压，宜从小剂量开始输注，避免低血压风险。

测试期间患者处于半坐位，应确保患者头架固定于床头时气道通畅，吞咽肌群受累时，镇静期间易发生舌后坠及气道梗阻；同时警惕此体位术中可能发生的空气性肺栓塞，密切监测鼻导管呼气末二氧化碳及 SpO_2，怀疑空气栓塞时应立即将患者置于 Trendelenburg 体位，并提示外科医师灌洗伤口、骨蜡封闭骨孔、充分止血。

脉冲发生器埋置术常采用全身麻醉，诱导期由于患者长期使用左旋多巴容易出现低血压，建议给予去氧肾上腺素或甲氧明，避免围术期严重低血压的发生。麻黄碱可间接促进多巴胺的释放，降低脑内浓度，不推荐用于帕金森病患者的升压治疗。5-羟色胺能神经元可以将外源性左旋多巴脱羧为多巴胺，因此高选择性 5-羟色胺₃ 受体拮抗药托烷司琼应慎用。吞咽困难、食管肌力障碍的患者应在全麻前置入胃管防止反流性误吸。

对于全麻苏醒延迟的患者，可能存在颅脑积气，可经 CT/MRI 检查证实并加以处置。

第五节　老年患者围术期精准多模式镇痛

一、衰老相关的生理改变对围术期疼痛管理的影响

衰老导致中枢及外周神经系统结构及功能不同程度的退化，但老年患者术后疼痛并不会随着年龄增长而减轻，而是表现为对内脏痛及热痛的敏感性下降，机械痛和电刺激痛阈不变，下行抑制机制减弱，疼痛耐受性降低，痛觉过敏缓解减慢，疼痛引起的交感反应减弱。

二、围术期疼痛伤害性刺激的来源、疼痛分类

1. 术前已存在的疼痛。

2. 手术引起的损伤

（1）局部组织破坏，释放的内源性致痛因子，激活外周伤害性感受器。

（2）手术直接损伤外周神经末梢，导致急性神经病理性疼痛，受损的外周神经末梢修复不良是慢性疼痛的根源。

（3）术中和术后炎症反应与修复，损伤后即刻合成释放炎症因子前列腺素、缓激肽等激活伤害性感受器，持续到组织愈合，甚至长期存在。

3. 术中内脏缺血、空腔脏器扩张、牵拉等因素可以导致内脏痛发生，其特点为无法准确定位、胀痛不适等。

三、术前宣教和疼痛评估

老年患者围术期疼痛评估极具挑战，建议对患者及照护者提供个体化宣教方案，鼓励患者参与镇痛方案制订。建议加强医护人员培训，掌握认知功能受损或认知功能障碍老年患者疼痛评估工具的使用，重视对疼痛及疼痛对功能影响的评估，定期评估镇痛效果并及时调整管理方案，提高围术期的疼痛管理质量。

四、疼痛管理

老年患者生理机能脆弱，重要器官功能储备下降，药物治疗安全窗窄，对药物的治疗反应个体差异大，药物不良反应增多。多模式镇痛是指联合应用作用于疼痛传导通路中不同靶点及不同作用机制的镇痛药物或镇痛方法，以获得相加或协同的镇痛效果，减少药物剂量，降低相关不良反应，达到最大效应 / 风险比。

预防性镇痛是指在整个围术期（包括术前、术中和术后）采用多模式镇痛方法，阻断伤害性刺激信号的传递，增强术后镇痛疗效，减少术后镇痛药物使用，防止中枢和外周神经敏化，降低远期慢性疼痛的发生。

建议老年患者优先考虑使用非阿片和区域阻滞镇痛技术，尽量减少或不使用阿片类镇痛药物，积极采用低阿片、多模式、预防性、个体化镇痛方案（opioid-sparing multimodal preventive individualized analgesia，OSMPIA），以实现最大的镇痛效果、最小的不良反应、最佳的躯体和心理功能、最好的生活质量和患者满意度。

（一）非药物治疗

主要包括冰敷、针灸、经皮神经电刺激、物理治疗（按摩等）、心理和认知行为干预等，常与

药物治疗联合应用，作为多模式镇痛的一部分。

（二）镇痛药物治疗原则

1. 滴定原则　老年患者疼痛管理的基本原则，需从小剂量开始，经反复评估后缓慢给药进行剂量滴定。

2. 根据患者的具体情况选用合适用药途径　不能进食者首选患者自控静脉镇痛（patient controlled intravenous analgesia，PCIA），恢复进食后首选口服，不推荐肌内注射给药；

3. 不推荐使用有活性代谢产物的镇痛药物。

4. 老年患者的肌肉比例减少、脂肪比例增加，药物表观分布容积改变，亲脂性药物易脂肪蓄积，半衰期延长，宜使用水溶性药物。

5. 使用阿片类药物镇痛期间，建议严密监测镇静、呼吸抑制和其他不良反应，及时调整剂量，尽可能减少不良反应。

6. 选择镇痛药物时，需考虑合并症和其他用药，尽量减少药物-疾病和药物-药物相互作用。

7. 不推荐使用长效阿片类药物用于术后镇痛，阿片类药物不作为术前镇痛首选（术前长期服用阿片类药物者除外）。

8. 多模式镇痛原则，静脉自控镇痛复合区域阻滞镇痛技术的多模式联合最为常见。

9. 老年患者 PCIA，尽量使用无背景剂量 PCIA 镇痛方法，每次设置剂量应根据年龄等相关因素设置最低的有效剂量。

10. 实施内脏手术患者，可以使用 κ 受体激动药替代 μ 受体激动药有效控制内脏痛，并降低肠梗阻和恶心呕吐不良反应。

11. 实施多学科综合评估（基础疾病评估、生活质量评估、社会心理评估等），坚持个体化治疗原则和阶梯治疗原则。

五、针对不同疼痛类型镇痛措施建议

（一）术前合并的慢性疼痛

继续以前的治疗方案（包括药物和区域阻滞技术）。

（二）伤口痛（躯体痛）

建议优先选择手术开始前进行合适的区域阻滞技术（包括局麻药伤口浸润、椎管内和周围神经阻滞技术）作为控制切口痛的主要措施，镇痛不全者辅以静脉 NSAID 和 μ/κ 阿片受体激动为主的阿片类药物滴定。

（三）内脏痛

内脏器官通常分布周围型 κ 阿片受体，静脉给予激动 κ 阿片受体的药物，如羟考酮或布托啡诺有较好的内脏痛治疗效果。熟悉手术区域内脏器官的内脏痛觉传入通路并熟练掌握相关阻滞技术者，可选择合适的区域阻滞技术（椎管内、椎旁、骶后孔阻滞，术中术者直视下阻滞迷走神经、内脏大小神经）进行治疗。腹腔镜手术中，内脏痛成为术后疼痛的主要来源，可以在腹腔镜手术开始前实施预防性内脏痛控制。

（四）炎性痛

伤害性疼痛（包括上述的躯体和内脏痛）均含有炎症性疼痛成分，而且损伤后的修复存在持续的炎症反应。如无禁忌，围术期应给予 NSAID 作为基础镇痛用药，需要时可以持续至术后 1 周。NSAID 还可减少术后阿片类药物的用量，对预防敏化和慢性疼痛的发生也有作用，也可给予 NSAID 实施预防性镇痛。

（五）神经病理性疼痛

由躯体感觉神经系统的损伤或疾病而直接造成的疼痛。神经病理性疼痛既可以是慢性疼痛，也可以是急性疼痛的一部分。围术期发生的剧烈疼痛、爆发性或顽固性疼痛，需要考虑神经病理性疼痛存在，此时阿片类药物治疗效果较差，可以考虑加用治疗神经病理性疼痛的药物，如加巴喷丁类药物，包括加巴喷丁和普瑞巴林，需要注意药物的镇静作用。

（六）病例摘要

患者，女性，88 岁，身高 150cm，体重 55kg。主因"腰痛 20 余年，加重伴行走困难 6 月余"入院。患者既往高血压 30 余年，规律服用氯沙坦、络活喜，血压控制可；二尖瓣瓣膜病、二尖瓣置换术后 10 年，具体病史不详，目前口服华法林、地高辛、比索洛尔，症状控制可；糖尿病 30 余年，目前口服降血糖药物，血糖控制可。目前骨科诊断"腰椎间盘突出 $L_3 \sim S_1$，腰椎管狭窄，后天性胸、腰脊柱后凸"，拟全身麻醉下行"腰椎后路固定融合术（$L_3 \sim S_1$）"。

体格检查：血压 135/70mmHg；心率 65 次/分、心律失常；体温 36.8℃；呼吸频率 16 次/分；意识清晰，可以进行语言交流；直腿抬高试验（+），步行距离＜50m。

常规实验室检查：血常规 Hb 113g/L，PLT 232×10⁹/L，HCT 38%，余（-）；生化 ALB 36.4g/L，ALT 15 U/L，BUN 6.6mmol/L，Cre 67μmol/L；凝血 INR 1.28，PT 16s，APTT 48.1s，Fib 5.14g/L，D-二聚体 1.04μg/ml。心电图：房颤，心室率 65 次/分，ST 段改变；X 线胸片：双肺纹理重。

（七）病例问题

（1）对于该例老年患者，如何进行术前风险评估及预康复？需要完善哪些实验室检查及术前准备？

（2）术中麻醉用药及麻醉监测方案重点有哪些？

（3）术中重要脏器保护方案应如何制订？

（4）针对此例老年患者的术后 ERAS 措施主要需注意哪些方面？

（八）病例分析

1. 本例老年患者的术前风险评估及术前准备 该例老年患者术前需补充心脏超声检查评估瓣膜状况及心脏功能、下肢深静脉超声筛查血栓，同时可筛查颅脑血管狭窄情况。除常规麻醉风险评估外，建议进行多维衰弱状态、认知功能及焦虑抑郁等精神状态评估；对于重要脏器功能，术前建议进行高龄多学科会诊，并由心脏科、麻醉科、营养科、骨科等多学科共同制订术前治疗及围术期管理方案。

2. 术中麻醉用药及麻醉监测方案重点 对于高龄患者，围术期需避免苯二氮䓬类药物及抗胆碱药物的使用，全身麻醉建议采用以丙泊酚为主、中短效及弱阿片药物使用、联合区域阻滞技术的麻醉方案；麻醉监测除建立常规心电监测、有创血压监测，还可行 LiDCO（连续血流动力学监测系统）及 TEE 监测；术中容量管理建议采用以 TEE+PPV 为指导的 GDFT+α_1 肾上腺素受体激动药方案；镇静深度管理需以 BIS 监测为指导，维持 BIS 数值在 40～60，同时可采用脑氧饱和度监测患者脑氧供水平情况。

3. 术中重要脏器保护方案 对于高龄患者的心功能维护，术中应维持心率在基线值 ±20%、血压在基线值 ±10%，TEE 联合 LiDCO 监测容量及心功能变化，并对患者进行心肌梗死三项、NT-proBNP 及 D-二聚体监测，早期发现是否出现心肌缺血/梗死；脑保护方面，镇静深度监测采用 BIS 为指导，采用脑氧饱和度监测患者脑氧供水平情况，若患者 rSO_2 降低超过基线值的 20% 或绝对值＜50%，可通过提升血压、提高吸入氧浓度、输注红细胞等方式进行管理；肺保护方面，应采用小潮气量的肺通气保护策略。

4. 针对此例老年患者的术后 ERAS 措施 诱导前可给予帕瑞昔布钠提供超前镇痛，同时预防痛觉过敏，5-HT₃ 受体拮抗药及地塞米松应用可有效防治术后恶心呕吐；手术开始前及手术结束时可给予局部麻醉药切口周围浸润进行强化抗应激治疗及术后镇痛，手术结束前 1h 给予羟考酮（κ 阿片受体激动药）进行镇痛药物衔接；诱导时持续泵注右美托咪定可起到抗应激与预防 POD 的发生。

（王天龙 肖 玮）

思 考 题

1. 患者，男性，82 岁。因髋关节骨折拟行髋关节置换术，合并肺部感染及下肢深静脉血栓，如何进行术前准备及麻醉方式选择？

2. 患者，女性，68 岁。全身麻醉下行 $L_3 \sim L_5$ 椎间盘切除＋固定术，拔管后躁动，无法遵指令进行睁眼、握手等活动，术前合并中重度颅脑血管狭窄及腔隙性脑梗死，此时应如何鉴别诊断及处理？

3. 患者，男性，76 岁。拟行腹腔镜下结肠癌切除术，围术期麻醉方案及镇痛管理方案如何制定？

知 识 拓 展

中国老年麻醉目前在业内人士的努力探索实践下已经历了 10 年的快速发展，为了进一步应对我国深度老龄化的新挑战并实现"健康中国 2030"目标，需要努力改善的方向包括：①构建门诊一站式老年患者麻醉与多学科评估、诊疗、预康复与随访中心；②深化以患者为中心，以麻醉科医师为主导，多学科合作优化诊疗方案的老年患者围麻醉期医疗管理新理念；③完善老年精准麻醉与智能化麻醉体系；④推动老年麻醉临床实践不断更新，使麻醉从原本保证术中安全、提供良好手术条件，转变为以提供舒适化医疗和加快患者术后加速康复、最终改善患者治疗效果和预后为目标；⑤开展老年患者麻醉治疗学，发挥麻醉技术治疗原发性顽固性疑难病症的创新作用，在极大丰富老年患者围麻醉期医学内涵的基础上，促进老年患者围麻醉期医学的发展。

推 荐 阅 读

梅伟，王东信，李民，等 . 2023. 中国老年麻醉的发展方向 [J]. 国际麻醉学与复苏杂志，44(3), 3.

约翰·巴特沃斯 . 2022. 摩根临床麻醉学病例精选 [M]. 王天龙，刘进，熊利泽，译 . 北京：北京大学医学出版社 .

Yao FS, Malhotra V, Fang J, et al. 2018. 姚氏麻醉学 [M]. 王天龙，李民，冯艺，等，译 . 北京：北京大学医学出版社 .

第四十八章　肥胖患者的麻醉

肥胖这个词起源于拉丁文"obeus"，意为由于饮食引起的肥胖，其明确定义是指体内脂肪堆积过多或分布异常的状态，是一种由多因素引起的慢性代谢性疾病。肥胖与阻塞性睡眠呼吸暂停、哮喘、慢性阻塞性肺疾病、通气不足、心血管疾病、高血压以及某些恶性肿瘤及骨关节炎等多种疾病的发生、发展密切相关。

肥胖患者的围术期管理一直是一个难题，肥胖引起的呼吸、循环系统一系列生理病理改变，使心、肺储备功能和机体代偿及应激能力降低，从而增加了麻醉管理难度及风险。

第一节　概　　述

一、肥胖定义及流行病学

（一）肥胖定义

肥胖是由于环境、遗传以及内分泌等原因所引起的机体生理功能障碍，当长期摄入的食物热量超过能量消耗时，可发生肥胖。机体能量摄入和消耗又受到遗传因素、生活方式、文化教育及社会经济状态等因素的影响。临床和流行病学调查发现，BMI 及腰围（waist circumference，WC）是目前世界上公认最简易方便、与疾病相关性最好的评价指标。

BMI 是使用最广泛的评价体重状态的分级工具，具体计算方法是体重除以身高的平方（BMI，kg/m^2）。世界卫生组织根据 BMI 判断肥胖的标准是：超重为 $25 \leqslant BMI < 30kg/m^2$、肥胖为 $BMI \geqslant 30kg/m^2$；$BMI \geqslant 50kg/m^2$ 时被认为是超级肥胖；由于种族差异，亚洲人口虽然 BMI 较低，但是脂肪含量（BF%）较高，因此世界卫生组织建议各个国家自己划定 BMI 界值，世界各地对于肥胖的分类标准见表 48-1。

表 48-1　世界各地肥胖的分类

BMI 分类	WHO 标准	亚洲标准	中国标准
体重过低	<18.5	<18.5	<18.5
正常范围	18.5～24.9	18.5～22.9	18.5～23.9
超重	25～29.9	23～27.4	24～27.9
肥胖	≥30	≥27.5	≥28
Ⅰ度肥胖	30.0～34.9	27.5～32.5	
Ⅱ度肥胖	35.0～39.9	32.5～37.5	
Ⅲ度肥胖	≥40.0	≥37.5	

腰围指腰部周径的长度，是衡量脂肪在腹部蓄积（即中心性肥胖）程度的最简单、实用的指标。WHO 推荐采用最低肋骨下缘与髂嵴最高点连线的中点作为测量点，被测者取直立位，在平静呼气状态下，用软尺水平环绕于测量部位，松紧应适度，测量过程中避免吸气，并应保持软尺各部分处于水平位置。在 BMI 并不太高者，腹部脂肪增加（腰围大于界值）可作为独立的危险性预测因素。WHO 建议男性腰围>94cm，女性>80cm 作为肥胖的标准，但该标准适宜于欧洲人群。亚太地区建议男性>90cm，女性>80cm 作为肥胖的标准。国内研究显示，对于中国女性腰

围＞85cm 可能是一个更为合适的标准。

脂肪在身体内的分布，尤其是腹部脂肪堆积的程度，与肥胖相关性疾病有更强的关联。CT 和 MRI 可以较精确地测定体脂的百分含量，但较为昂贵，难以普及。同时使用腰围和 BMI 可以很好地估计与多种相关慢性疾病的关系（表 48-2）。

表 48-2 中国成人超重和肥胖的 BMI 和腰围界限值与相关疾病危险的关系

分类	BMI（kg/m²）	腰围（cm）		
		男：＜85 女：＜80	男：85～95 女：80～90	男：≥95 女：≥90
体重过低	＜18.5	—	—	—
体重正常	18.5～23.9	—	增加	高
超重	24～27.9	增加	高	极高
肥胖	≥28	高	极高	极高

相关疾病指高血压、糖尿病、血脂异常和危险因素聚集；体重过低可能预示有其他健康问题

（二）流行病学

伴随着社会经济的发展和膳食结构的变化，肥胖已成为第六大疾病危险因素，严重威胁着人类健康，并呈现全球流行的态势。目前，全球上有 19 亿超重者和 6.5 亿多肥胖者。超重和肥胖患病率呈明显上升趋势，根据最新《中国居民营养与慢性病状况报告（2020 年）》，我国成人超重率为 34.3%，肥胖率为 16.4%；6～17 岁儿童青少年超重率和肥胖率分别为 11.1% 和 7.9%；6 岁以下儿童超重率和肥胖率分别为 6.8% 和 3.6%。按照绝对人口数来计算，全国已经有 6 亿人超重和肥胖，达到了全球第一。城乡各年龄组居民超重肥胖率继续上升，预计今后肥胖患病率将会有较大幅度增长。

二、肥胖对机体的影响

（一）呼吸系统

1. 机体内氧耗量和氧供的不协调

（1）因体重增加，氧耗量及二氧化碳产生均增加，即使是在平静状态下，也导致肺通气量增加，呼吸肌做功增加。

（2）大量脂肪堆积在胸腹部，膈肌上抬，膈肌运动幅度减小，呼吸肌运动幅度减少，功能残气量（FRC）降低，气体交换障碍，致通气不足。

2. 肺部严重的通气/血流比值失调
胸壁和腹部脂肪堆积、肺动脉血容量增多导致肺顺应性降低，气道阻力增加。体位变化对肺容量的影响更为严重，在直立位时可能 FRC+ 潮气量（tidal volume，VT）＞闭合容量（closing capacity，CC），而仰卧位时肺顺应性进一步降低，CC＞FRC+VT。这种闭合气量的增加将导致肺通气/血流比值（V/Q）失调。少数病态肥胖并伴有心功能障碍的患者根本无法耐受仰卧位，仰卧位可导致致死性的心、肺功能衰竭，称为肥胖仰卧位死亡综合征（obesity supine death syndrome，OSDS）。

3. 阻塞性睡眠呼吸暂停
阻塞性睡眠呼吸暂停（obstructive sleep apnea，OSA）定义为睡眠期间呼吸暂停时间大于 10s，睡眠期间可有频繁出现的呼吸暂停和低通气。肥胖患者睡眠时周期性地出现部分或完全的上呼吸道梗阻，可频繁地出现呼吸暂停和低通气。部分的上呼吸道梗阻可导致低通气，所以此概念也称为阻塞性睡眠呼吸暂停低通气综合征（obstructive sleep apnea hypopnea syndrome，OSAHS）。OSAHS 患者即使是轻度镇静也可引起气道的完全塌陷和（或）呼吸暂停。慢性夜间低氧血症会导致肺动脉高压、右心室肥大和（或）右心室衰竭。

（二）循环系统

1. 容量负荷的增加 肥胖与代谢病患者的血容量及心输出量（cardiac output，CO）均与体重成正比增加（体重每增加 1kg 脂肪，CO 需增加 0.1L/min），CO 的增加主要靠增加每搏量（stroke volume，SV）来实现，故心脏前、后负荷增加，心脏做功增加，可出现高血压病、心衰等。

2. 高血压 肥胖患者患轻度至中度系统性高血压的概率比瘦者高 3～6 倍，50%～60% 的肥胖患者患高血压，其往往是由于多因素所致的，如内分泌性、肾性、血流动力性以及单纯因为体重增加所致的相应血压升高。高血压若未控制可发展为离心性和向心性混合的左心室肥大，最终导致心力衰竭和肺动脉高压。

3. 缺血性心脏病 肥胖可能是缺血性心脏病的独立危险因素。冠心病在中心型肥胖患者中更常见。年轻的肥胖患者可见其单支血管的冠状动脉病变发生率较高，尤其是右冠状动脉。高血压、糖尿病以及高脂血症可使缺血性心脏病病情进一步加重。

4. 心力衰竭 肥胖是心力衰竭的一项独立危险因素，机制可能是容量超负荷和血管硬化导致心脏结构性和功能性改变，心力衰竭是发生术后并发症的主要危险因素。

5. 心律失常 窦房结功能紊乱和传导系统脂肪浸润可导致心律失常的发生率增加，如房颤发生率增加 1.5 倍，同时心源性猝死的发生率也明显增加。诱发因素为心肌肥厚、低氧血症、利尿药所致的低钾血症、冠心病、儿茶酚胺增加以及合并 OSA 等。

（三）消化系统

1. 肝胆疾病 肥胖是非酒精性脂肪肝最重要的危险因素，多合并肝功能异常，因此在选择麻醉药物时，应关注其对肝功能的影响。肥胖患者发生胆囊及胆管疾病的风险可增加 3 倍，其中胆石症常见。多数单纯性肥胖患者的肝脏清除功能一般不受影响。

2. 胃排空及胃食管反流病 肥胖本身并不是胃排空延迟或胃食管反流病的危险因素。肥胖患者在平卧位时，腹压明显升高，合并胃容量的扩大，围术期发生反流性误吸的可能性增高。

（四）内分泌系统

肥胖与糖尿病：脂肪组织是一种疏松结缔组织，主要由富含甘油三酯（triglyceride，TG）的脂肪细胞构成，代谢活跃。近年来研究发现，肥胖可通过多种途径引发胰岛素抵抗（insulin resistance，IR），脂肪组织不仅是体内能量来源的储库，还具有分泌多种激素和细胞因子的功能，其中包括与 2 型糖尿病发病有关的激素或因子，如瘦素、肿瘤坏死因子 α、白介素 6、脂联素和新近发现的抵抗素等。肥胖患者的胰岛素受体减少、对胰岛素的敏感性减弱，为了满足机体糖代谢需要，肥胖患者胰岛素分泌往往过多，从而使脂肪合成增加，肥胖进一步加重。中度肥胖者糖尿病发病率比正常体重者高 4 倍，而超级极度肥胖者则要高 30 倍，且腹部肥胖较臀部肥胖者发生糖尿病的危险性更大。

肥胖与代谢病患者还有一定程度的肾上腺皮质功能亢进，血浆皮质醇正常或升高，伴库欣综合征的肥胖者血浆皮质醇会明显增高。当血浆皮质醇增高，血糖升高，引起胰岛素升高，后者导致脂肪合成过多，加重肥胖。

（五）血栓形成

肥胖患者处于高凝状态，进而增加心肌梗死、卒中、静脉血栓形成的风险。肥胖女性术后静脉血栓发生率是体重正常者的 10 倍，术后的高凝状态持续时间可能超过 2 周，预防血栓形成的时间长短要考虑手术类型和 BMI。

（六）其他

肥胖患者的免疫功能受抑制，乳腺癌、结肠癌、子宫内膜癌、肾癌及食管癌发生的风险增加。肥胖患者围术期感染发生率增加，称为肥胖炎性综合征。肥胖患者脑卒中风险增加，还可伴有自主神经系统功能障碍和周围神经病变症状。骨关节炎和退行性关节病趋势与肥胖的流行密切相关，此类患者手术时需特别关注。

三、肥胖对麻醉药代谢的影响

（一）脂溶性的药物

由于肥胖患者机体内脂肪含量相对较高，因而高脂溶性药物（如巴比妥类和苯二氮䓬类药物）的表观分布容积的明显增加是可以预计的，而低脂溶性药物的表观分布容积变化与体重改变则无明显相关。对于低度或中度脂溶性的药物，可根据理想体重（ideal body weight，IBW）或瘦体体重（lean body weight，LBW）计算。由于肥胖患者增加的体重中 20%～40% 是由 LBM 增加所致的，因此这两种计算方法的结果是不一样的。在按 IBW 计算的水溶性药物剂量基础上再加上 20%，一般足以补偿增加的瘦体体重。

（二）诱导药的药动学

诱导药研究主要集中在丙泊酚，因为该药有许多优点，包括其快速恢复的特性。与正常体质量患者相比，病态肥胖患者以全体重（total body weight，TBW）给予的丙泊酚剂量可得到临床接受的结果。有研究指出，与正常体型人群中丙泊酚的三室模型的药动学模型不同，在病态肥胖患者中丙泊酚的药动学模型转变为两室模型，即给药后，丙泊酚立即分布到中央室，然后慢慢分布到周边室。心输出量是静脉注射药物早期分布动力学的重要决定因素，有研究指出病态肥胖患者心输出量增加主要与 LBW 密切相关，并且在病态肥胖患者中，随着 BMI 增长，脂肪量约占 TBW 的量增加，LBW/TBW 比降低，大部分血液多流向血供更丰富的非脂肪组织，因此，对于麻醉诱导，按 TBW 给药，可能导致病态肥胖患者用药过量，引起明显的循环抑制。

（三）阿片类药物的药动学

瑞芬太尼虽为高脂溶性药物，但表观分布容积与 BMI 并无明显相关，因而它们的表观分布容积在肥胖患者和非肥胖患者间并无显著差异，用药剂量应根据患者的理想体重（IBW）加以计算。基于正常体质量给药的舒芬太尼可以准确反映舒芬太尼的实际血药浓度，而应用芬太尼则不相同，持续输注时可能导致芬太尼过量。

（四）肌松药的药动学

肌松药的药动学更多趋于一致。非除极肌松药的极化和亲水特性可能限制了它们的表观分布容积。维库溴铵如以总体质量给药，作用时间可能延长；肥胖患者和正常人如以理想体质量给药，则表观分布容积、总清除率和消除半衰期是相同的。肥胖患者应用罗库溴铵时以理想体质量给药，可避免肌松药作用时间的延长。肥胖患者中顺阿曲库铵若以总体质量指导给药可能导致作用时间的延长。因此，应用非除极肌松药时，为了避免作用时间的延长，应以理想体质量指导给药。

（五）吸入麻醉药

在常用的吸入麻醉药中，地氟烷由于其苏醒迅速而平稳的优点，较适合于肥胖患者的麻醉。七氟烷在苏醒时间、维持血流动力学的稳定性、术后恶心呕吐的发生率以及住院时间等方面可能也优于异氟烷。地氟烷和异氟烷两者对肥胖患者术后苏醒时间及苏醒质量的影响尚未见有明显的差异。

第二节　减重手术的麻醉管理

一、术前评估

减重手术是目前对病态肥胖远期治疗最有效的手段。对减重手术的肥胖患者进行术前评估可以提高围术期的效率、缓解患者焦虑情绪、帮助患者树立正确的期望值，从而提高患者在围术期的满意度以及对术后镇痛的满意度。所有肥胖患者均应进行全面的术前评估，除常规检查还应着重于对呼吸系统及心血管系统的评估，筛查 OSAHS 风险，同时应重视高血栓风险的患者，如果有既往史的，可以通过检查患者既往的手术记录、麻醉处理等相关记录来获得。

（一）常规术前检查

建立完善的病史资料，完成常规检查，如血常规（血红蛋白含量）、空腹血糖、糖耐量、血电解质、肝肾功能、尿常规、病毒标志物测定、血脂、甲状腺功能、ECG 及胸部 X 线片的检查。

（二）呼吸系统评估

常规进行困难气道的评估，如肥胖面颊、颈围大小、头颈活动度、颞下颌关节活动度、舌体大小、张口度以及 Mallampati 评分等。据估计，约 10% 的肥胖患者存在面罩通气困难，1% 的肥胖患者存在气管插管困难，因此应做好困难气道的准备。

病史采集和体格检查应尽量识别提示呼吸系统疾病的症状和体征，还需进行规范的血液检查、胸部 X 线、肺功能检查等。若患者存在以下征象：①呼吸空气下脉搏氧饱和度 <95%；② FVC<3L 或 FEV_1<1.5L；③休息时伴有喘息；④血清碳酸氢盐 >27mmol/L，需考虑呼吸系统疾病，并且立即行动脉血气分析。如动脉二氧化碳分压高于 45mmHg，提示存在呼吸衰竭，则麻醉风险相应增加。

术前可行 STOP-BANG 评分筛查 OSAHS 患者，并推荐行持续气道正压（continuous positive airway pressure，CPAP）通气或双相气道正压通气（bilevel positive airway pressure，BIPAP）治疗。未诊断的 OSAHS 患者和不能耐受 CPAP 治疗的患者术后呼吸、循环系统并发症的发生率较高，而能够很好同步 CPAP 治疗的患者，术后相应并发症的发生率较低。

（三）心血管系统评估

心血管系统病史采集应询问患者有无胸痛、劳力性呼吸困难、端坐呼吸、疲劳和晕厥及睡眠时体位。肥胖患者因体型原因，伴有左心室或右心室衰竭的体征常难被发现，应常规行心电图检查，必要时行动态心电图及超声心动图等检查评估心血管状况，肥胖患者 ECG 通常表现为 QRS 波低电压、左心室肥厚或劳损、左心房异常及下壁和侧壁导联 T 波低平。如果不伴有肺动脉高压或肺源性心脏病，则 ECG 上很少出现右心室肥大或劳损、电轴右偏、右束支传导阻滞或肺源性 P 波。经胸超声心动图有助于评估左、右心室的收缩和舒张功能及鉴别肺动脉高压。

（四）肥胖的分型评估

Vague 等学者首先提出了将肥胖分为两种类型：一种为中心型（苹果型），脂肪堆积在腹部；另一种为外周型（梨型），脂肪堆积在臀部、股部。中心型肥胖比外周型肥胖危害性更高。腰臀围比值是预测中心型肥胖的良好指标，测量方法是患者直立位，腰围测量取肋弓下缘与髂嵴连线中点水平，臀围取臀部最膨隆部位。腰臀比值大于 0.85 的女性和大于 0.95 的男性提示腹部脂肪堆积，可视作中心型肥胖。

（五）减肥手术死亡风险分层

减肥手术死亡风险分层（obesity surgery mortality risk score，OS-MRS）为近期国外用于肥胖与代谢病患者评估的主要方法，4～5 分的患者术后需要更加密切的监测，评分详见表 48-3。

表 48-3　减肥手术死亡风险分层

危险因素	评分	危险因素	评分
BMI>50kg/m²	1	肺栓塞危险因素	1
男性	1	既往静脉血栓形成	
年龄 >45 岁	1	腔静脉滤器植入	
高血压	1	低通气（睡眠呼吸障碍）	
		肺动脉高压	

死亡风险：A 级 .0～1 分，0.2%～0.3%；B 级 .2～3 分，1.1%～1.5%；C 级 .4～5 分，2.4%～3.0%

二、术前用药

术前用药包括抗高血压药、抗焦虑药、镇痛药、抗胆碱药物以及预防吸入性肺炎和深静脉血栓形成（deep venous thrombosis，DVT）的药物。

（一）镇静和抗焦虑药

口服苯二氮草类药物可发挥有效的作用，较少引起呼吸抑制。

（二）麻醉性镇痛药

术前应尽量避免使用，由于此类患者发生上呼吸道梗阻的可能性增加，因而即使使用剂量也宜酌减，并做好严密的监护。

（三）术前患者使用的药物

除了胰岛素和低糖饮食外，一般建议持续服用至术前。

（四）抗生素

肥胖患者术后感染的发生率增加，因而推荐术前即开始预防性使用并持续至术后。

（五）H_2 受体阻滞药

可减少误吸的风险。术前应用 H_2 受体拮抗药可提高胃液 pH，减轻误吸的危害。术前 $2\sim3h$ 口服雷尼替丁 150mg，可使绝大部分患者的胃液 pH 和胃内残留量远离危险范围，即 pH＞2.5，胃内液量＜25ml。术前晚服 150mg，术日晨再服 150mg，比单次用药效果更好。术前 1h 静脉注射 $40\sim100mg$ 雷尼替丁的效果优于静脉注射西咪替丁 300mg。

（六）抗凝药物

病态肥胖是患者术后早期猝死的独立危险因素，DVT 是其主要原因，患者术前即应开始行适当的治疗。一般术前开始肝素 5000U 皮下注射，每 12h 重复给药至患者能活动自如，可有效预防 DVT 的发生。近年来，由于低分子肝素的生物利用度较高，因而使用也日益普及。目前美国胃减容手术预防 DVT 的最常用方法是：肝素 5000U 每 $8\sim12$ 小时重复皮下注射 1 次，加下肢（推荐膝以下）充气加压袋包扎。

三、术中管理

肥胖患者给麻醉医师带来了多方面的特殊挑战，包括气道管理、体位安置、监护、麻醉技术以及麻醉药物的选择、疼痛治疗和液体管理等。这些问题在术后管理阶段同样重要，其中最重要的是气道管理，包括气管内插管、呼吸生理以及维持合适的血液氧合和肺容量的技术。

（一）患者的体位

肥胖患者在体位安置时更容易发生并发症，在安置体位时需要格外关注。有报道显示，即便是仰卧位，患者也可由于臀部肌肉受压引起横纹肌溶解而出现肾衰竭。肥胖患者对平卧位的耐受力极差，从患者入室开始直到术后气管拔管后，应尽量避免将患者置于完全的平卧位，适当的头高斜坡位可使绝大多数肥胖患者感到更舒适。病态肥胖患者所要求的斜坡位可达 $30°\sim45°$。

（二）麻醉诱导和气管插管

1. 诱导体位 有研究比较了在气道操作时分别置于斜坡位和嗅花位的两组病理性肥胖患者。研究证实两组患者喉镜暴露的视野有显著的统计学差异，斜坡位的喉镜视野更好。诱导推荐采用头高斜坡位，即保持外耳道水平与胸骨切迹水平齐平，上肢远离胸廓。

2. 面罩通气 通过面罩接受纯氧的给氧去氮阶段后，BMI 正常的患者需要 6min 使 SpO_2 降至 90% 以下，而肥胖患者只有 3min，耐受呼吸暂停能力明显下降，无通气安全时限大大缩短。为了预防肥胖患者全身麻醉诱导阶段发生肺不张和氧饱和度下降，麻醉医师应注意：①肥胖患者面罩通气采用 V-E 手法相比于 C-E 手法失败率更低，且能够产生更高的潮气量；②可在插管期间采用经鼻给予高流量氧气（15～70L/min）的技术来延长患者缺氧时间；③在预氧合阶段使用 CPAP 结合 PEEP 或诱导之后使用机械通气，可以将呼吸暂停阶段的低氧血症时间从 2min（对照组不接受 CPAP 或 PEEP）延长到 3min；④应对紧急情况，保证备有紧急气道处理车，提供抢救所用的插管设施，如声门上装置、纤维支气管镜、可视喉镜、光棒和抢救药等。

3. 气管插管的深度　气管导管过深或过浅都可引起严重的并发症，气管插管过深入右主支气管将增加低氧血症、气胸、肺不张的危险；过浅术中体位变动的时候易脱出。肥胖患者通过听诊双肺呼吸音时普遍很难确认插管深度。研究表明，随身高增加，最佳插管深度与身高的比值逐步减小，故粗略的算法是成人插管深度 =0.0872× 身高 +7.414（成人最佳符合率 98.0%）。目前确定气管导管插入深度的最佳方法仍然是 X 线胸片与纤维支气管镜。

（三）麻醉药物以及剂量

1. 常用的体重名词

（1）全体重（TBW）：即患者实际体重。

（2）理想体重（IBW）：按照正常体脂比，随年龄变化，可由身高和性别近似计算。

男：身高-100（cm）

女：身高-105（cm）

（3）瘦体重（LBW）：即去掉脂肪的体重，最常用的计算公式如下。

$$LBW（kg）= \frac{9270×TBW（kg）}{6680+216×BMI（kg/m^2）}　（男性）$$

$$LBW（kg）= \frac{9270×TBW（kg）}{8780+244×BMI（kg/m^2）}　（女性）$$

（4）校正体重（adjusted body weight，ABW）：调整体重的计算考虑到了肥胖者瘦体重和药物表观分布容积的增加。ABW（kg）=IBW（kg）+0.4[TBW（kg）-IBW（kg）]。

2. 常用药物剂量的计算　肥胖相关的生理学变化可导致很多药物的分布、结合及消除发生改变，证据显示肥胖者麻醉药物表观分布容积的变化并不相同，不能统一定量。常用麻醉药物的剂量根据患者的哪种体重选择主要取决于药物的脂溶性，但是，超重的体重大部分是脂肪，其血流量相对较低。虽然亲脂性药物的分布量比亲水性药物的更大，但目前的证据表明，对于大多数麻醉药，给药到总体重很少是合适的，并增加了相对过量的风险。麻醉药物计算依据详见表 48-4。

表 48-4　相关药物剂量计算推荐依据

麻醉药品	计算推荐依据	麻醉药品	计算推荐依据
异丙酚（诱导）	瘦体重	布比卡因	瘦体重
芬太尼		对乙酰氨基酚	
舒芬太尼		异丙酚（维持）	校正体重
瑞芬太尼		咪达唑仑	
吗啡		琥珀胆碱	
罗库溴铵		新斯的明（最大 5 毫克）	
维库溴铵		抗生素	
阿曲库铵和顺式阿曲库铵		低分子肝素	
利多卡因		异丙酚（维持）	

（四）气道管理

肥胖患者的通气管理中最主要的两个关注点是肺氧合功能和气道压力。

1. 慎防术中缺氧 低氧血症在肥胖与代谢病患者中常见，低氧分压可增加术后感染率。术中通过调整 PEEP 可获得适当的氧合，采用中低水平的 PEEP（$5\sim10cmH_2O$）可能更有助于改善肥胖患者术中和术后的氧合功能。对于术中采用高浓度氧通气仍难以维持充分氧合的患者，采用间断肺膨胀复合 PEEP 的方式可能有效，且利于改善术后早期的肺不张，但在肺膨胀的过程中易出现较明显的循环抑制，应做好使用血管活性药支持循环的准备。在单独应用 PEEP 的基础上，使用肺复张手法（如在 $5cmH_2O$ 压力下持续膨肺 10s）后，使用 PEEP 可预防肺不张并改善氧合的效果会更好。

2. 监测动脉血 $PaCO_2$ 术中除了 HR、BP、SPO_2、呼吸末 CO_2，以及机械通气各项指标等生命体征的监测外，血气分析应列为肥胖与代谢病患者常规的监护项目。肥胖与代谢病患者肺内分流量较正常体重患者有明显增高，加之长时间的二氧化碳气腹，可造成体内二氧化碳蓄积。为了及时了解肥胖患者是否合适的通气量，仅观察呼吸末 CO_2，并不够精确和充分，应同时观察动脉血 $PaCO_2$，以便了解肺内换气情况，及时调整通气参数。

3. 预防围术期发生的机械通气相关性肺不张 肥胖与代谢病患者由于功能性残余气量和 $A-aDO_2$ 均下降，因而更应防止围术期发生肺不张的发生，不张的区域易出现在肺下垂和肺底部，由此可引起 5%～10% 的肺内分流。肺不张的原因包括：①压迫性肺不张，尤其是手术气腹期间使用肌松药，吸气肌张力消失，肥胖与代谢病患者相对增大的腹压使膈肌抬高，压缩肺组织造成不张，最易受累的部位是膈肌附近的肺组织；②麻醉诱导和维持时使用的纯氧后，肺泡内的氧被迅速吸收，易出现肺泡萎陷而发生肺不张。有报道显示吸入 100% 氧后 5min 后即可出现肺不张，吸入 40% 氧可至少维持 40min 不出现肺不张，因而主张使用低浓度的氧气可降低肺不张的发生率，同时手术切口感染率也明显下降。措施：目前尚无完全有效的措施加以预防，方法包括：①应尽量避免高浓度氧通气，麻醉诱导期使用混合气体，如氮气，可减少肺不张的早期发生；②麻醉维持期采用低浓度氧。

4. 通气模式 关于机械通气，容量控制或压力控制模式均可。曾有学者提出术中使用较大的潮气量（TV=$12\sim20ml/kg$）可升高患者的 PaO_2，降低 $A-aDO_2$，同时升高的气道压（可达 $40\sim50cmH_2O$）可对抗超重的体重（通常大部分重量都集中在患者的腹部）和气腹的压力。但近十年来的研究已证实，既往所推荐使用的大潮气量通气方式虽可使患者的 FRC 大于 CV，但并未能证明可显著改善患者的氧合功能，而由此带来的肺顺应性下降、通气阻力增高、肺实质的过度牵拉损伤以及对循环功能抑制等的副作用却较为显著，潜在的肺气压伤的风险难以避免。因而现在一般认为，肥胖患者术中采用过大的潮气量是不必要的。

为有效地预防气压伤，有学者认为通气模式选择压力控制通气加上潮气量的密切监测，以取代间歇正压通气可能更为合理。但肥胖患者通气时较高的气道压主要用来对抗腹部过重的体重和气腹压力，因而过分强调维持较低的气道压力，难以使患者获得足够的通气，且在完善的肌松前提下，肥胖患者发生气压伤并不多见。

总之，对肥胖患者，目前还没有任何公认的指南可以指导肥胖患者接受全身麻醉时如何维持氧合和通气力学的问题。因此，麻醉实施者在安置患者体位时应同时实现如下两个目标的结合：提供一个更好的喉镜视野，以便于气管内插管；同时为氧合和肺力学功能的维持提供最好的条件。

（五）液体管理

肥胖与代谢病患者的脂肪组织所占比重增大，其含水量远少于其他组织，因而全身所含水分比正常人低，而肥胖与代谢病患者诊断是否脱水比较困难，因此术中补液尤显重要。术中液体输注量是一把双刃剑：一方面，适量的液体输注可使术中血流动力学维持稳定，并减少各脏器因循环灌注低所致的损伤，如液体输注过少会导致肾小球坏死影响肾功能，减重手术后原发性急性肾衰竭的发生率是 2%；其他诱发因素有 BMI 超过 $50kg/m^2$、手术持续时间较长、既往肾脏疾病史以及术中低血压。另一方面，液体输注过多会导致肺水肿以及高血压，尤其是并发肺动脉高压的肥胖与代谢病患者，快速补液以及补液过多，易引起危险。现被认可的术中输液标准分 3 部分：

①根据 IBW 计算液体缺失和维持；②第三间隙按 2～6ml/(kg·h) 计算；③术中出血量。因此，可以按照如下方法补液：①可先输晶体溶液，根据理想体重输注林格氏液 30～40ml/(kg·h)，既可补充血浆容量，又可补充细胞间液；②当中等量渗血或出血时，可以适量输注胶体溶液，以维持有效血浆容量。

虽然减肥手术补液策略很多，但是术中输液量的多少还存在不少争议，且在围术期肥胖与代谢病手术中，不同的输液方式，与术中少尿情况并无明显关系。

(六) 拔管管理

在麻醉苏醒阶段，拔管前必须充分逆转神经肌肉阻滞作用。由于许多新型麻醉机上使用的压力支持模式越来越多，在苏醒期，减重手术患者的自主呼吸一旦恢复即可使用压力支持通气维持，直到自主呼吸充分恢复。应在肌松监测下指导应用肌松拮抗药，使患者在清醒前恢复肌力，当神经刺激器的持续强直刺激试验或者 5s 抬头试验证实肌力已经充分恢复后，达到足够的潮气量，随即可以对能够接受指令的清醒患者进行半卧位拔管。拔管前应常规做好放置口咽或鼻咽通气道的准备，同时做好紧急气道处理的准备，如喉罩、再次气管插管等；拔管后，应具备立即通过面罩给予压力支持或无创 CPAP 的条件，其实施方法和麻醉诱导之前的预氧合期间相同。在肥胖患者麻醉恢复的过程中可使用 CPAP，尤其是在那些已经接受 CPAP 治疗的 OSA 患者。关于气道管理及其与肺功能之间的整体关系，必须重视的基本前提是病态肥胖引起了肺功能及肺力学的显著紊乱，需仔细处理或纠正这些紊乱，使肥胖患者术中及术后肺部并发症的发生率降到最低。肥胖患者离开 PACU 时，必须评估患者无刺激时有无低通气或呼吸暂停体征，至少观察 1h 未出现这些征象以及吸空气下脉搏氧饱和度达到所需水平时，方可返回病房。

四、术 后 管 理

(一) 呼吸管理

手术的结束绝不意味着麻醉作用的终止，肥胖患者由于其特殊的体型和病理生理的改变，在苏醒期发生致命性并发症的风险可能要远大于平稳的麻醉维持期。所有具有中枢性抑制作用的药物均可抑制咽部扩张肌群的运动，使咽部肥胖患者发生咽壁塌陷的可能性增加，主要的威胁取决于对患者气道和呼吸的管理。

所有行手术的肥胖患者术后都应持续吸氧治疗并保持半卧位或直立位，如果合并 OSA、COPD、肥胖低通气综合征、需要术后镇痛治疗、存在低氧血症或端坐呼吸时，单纯吸氧治疗是不够的。对于合并 OSA、COPD、肥胖低通气综合征的肥胖患者如果术后需要镇痛治疗，并且基础 SpO_2 低于 96%，或有端坐呼吸的病史则应在术后给予 CPAP 或 BiPAP 辅助通气。

术后前 3d 患者的疼痛评分可达到最高，正常睡眠中非快速眼动相的第三、四阶段以及快速动眼相仍常受抑制；剧烈的疼痛常使患者对镇痛药的需求增加，使药物引起致命性呼吸暂停和气道梗阻的可能性增加。在接下来的 3d 中，快速动眼相时间出现反跳性延长，在此阶段，自然深睡眠引起致命性呼吸暂停的危险性升高。因此，肥胖患者，尤其是伴有 OSA 的患者，在术后约 1 周的时间内均存在出现长时间呼吸暂停的风险。

(二) 镇痛管理

尽管是小切口手术，肥胖与代谢病患者的术后镇痛仍是非常重要的，它不仅是确保舒适，更主要的是为了尽早活动和改善肺功能。由于疼痛影响患者呼吸，因此呼吸系统的并发症是最多见的，其中肺部感染、术后第 1 天肺不张发生率比较高；此外疼痛导致患者不能尽早下床活动，增加了压疮以及深静脉血栓的发生率。

目前提倡多模式的术后镇痛策略，包括区域阻滞技术、非阿片类药物、阿片类药物及其他复合用药，从而提高镇痛强度，促进康复和减少并发症。区域麻醉技术，尤其适用于肥胖与代谢病患者，其中包括硬膜外自控镇痛等技术，已在众多研究中显示出良好的效果，并且可明显降低阿片类药物相关并发症的发病率。为了达到满意的术后镇痛效果，阿片类药物的使用常是不可避免的，通过静脉自控镇痛技术，可降低单次注射阿片类药物引起呼吸抑制的风险；在非阿片类药物镇痛方面，属于选择性 COX-2 抑制药的昔布类药物，胃肠道不良反应发生率较小，尤其适用于减肥手术患者，有助于术后镇痛；其他附加药物有普加巴林等。

（三）并发症的预防

虽然减重手术被认为很安全，但并非没有任何潜在的并发症，住院期间，术后短期内发生的并发症可以特征性地分为 4 类：伤口、胃肠道、肺部和心血管方面的并发症。值得注意的是术后肺栓塞、呼吸衰竭、下肢深静脉血栓形成等虽然发生率低，但危险性较高；尤其是合并其他代谢疾病的患者，对这类患者的围术期需要细致的管理和严格的筛查，术后要建立完善的随访资料，并定期随访；正确指导患者的饮食习惯，鼓励患者适当运动，保证减肥手术的安全性，减少术后并发症的发生。

（戚思华 陈俊亭）

思 考 题

1. 对于之前接受过某种减肥手术的患者，术前应关注哪些内容？
2. 病态肥胖患者是否考虑日间手术？ OSA 如何影响你的决策？
3. 如何制订镇痛计划？
4. 什么是代谢综合征？发病率为多少？临床意义是什么？

知 识 拓 展

病态肥胖患者逐年增多，我国的减肥手术数量也在增加。麻醉医师针对病态肥胖患者的病理生理变化，围术期应特别关注麻醉药物的合理应用，重视麻醉深度及肌松监测，术中采用肺保护性通气策略等方法，减少患者围术期呼吸系统并发症发生，加快患者康复。ERAS 方案正在广泛用于手术患者，以降低并发症的发病率和减少住院时间，该方案包括标准化的术前患者教育、缩短术前进食时间、多模式镇痛和预防 PONV、避免容量超负荷、早期下床活动及进食，以及积极锻炼肺活量。

推 荐 阅 读

American Diabetes Association. 2018. 7. Obesity management for the treatment of type 2diabetes: Standards of Medical Care in Diabetes-2018[J]. Diabetes Care, 41(Suppl 1): S65-S72.

American Society of Anesthesiologists Task Force on Perioperative Management of patients with obstructive sleep apnea. 2014. Practice guidelines for the perioperative management of patients with obstructive sleep apnea: an updated report by the American Society of Anesthesiologists Task Force on Perioperative Management of patients with obstructive sleep apnea[J]. Anesthesiology, 120(2): 268-286.

ELEY VA, CHRISTENSEN R, GUY L, et al. 2019. Perioperative blood pressure monitoring in patients with obesity[J]. Anesth Analg, 128(3): 484-491.

FERNANDEZ-BUSTAMANTE A, HASHIMOTO S, SERPA NA, et al. 2015. Perioperative lung protective ventilation in obese patients[J]. BMC Anesthesiol, 15: 56.

HEYMSFIELD SB, WADDEN TA. 2017. Mechanisms, pathophysiology, and management of obesity[J]. N Engl J Med, 376(3): 254-266.

JOSHI GP, AHMAD S, RIAD W, et al. 2013. Selection of obese patients undergoing ambulatory surgery: a systematic review of the literature[J]. Anesth Analg, 117(5): 1082-1091.

第四十九章　神经肌肉疾病及可疑恶性高热患者麻醉

神经肌肉疾病是一类引起肌肉功能障碍的疾病，为原发性或者通过神经或神经肌肉接头异常对肌肉功能产生不利影响。虽然这类疾病少见，但均影响外周神经、神经肌肉接头和（或）肌肉的正常功能，给围术期管理和重症医学带来了挑战。为了最大限度地降低围术期并发症的风险，必须对这类疾病以及疾病与麻醉药物之间存在的潜在相互作用有基本了解。

恶性高热（malignant hyperthermia，MH）是一种药物相关遗传性临床综合征，其典型临床表现多发生于吸入挥发性卤族麻醉药，如氟烷、异氟烷、七氟烷、地氟烷和（或）应用去极化肌松药琥珀胆碱之后，为最严重的麻醉相关并发症之一。如果不能迅速做出诊断和及时治疗，MH 将成为致命性麻醉并发症。

第一节　重症肌无力患者的麻醉

一、疾病的特点

重症肌无力（myasthenia gravis，MG）是一种神经肌肉接头功能障碍性疾病，以波动的无痛性肌无力症状为特征，活动后加重，休息后可缓解。MG 发病隐匿且进展缓慢，可累及任意骨骼肌及肌群。首发症状通常为眼部症状，包括上睑下垂和复视。然而，许多 MG 患者会进展为全身性肌无力，近端肌肉较远端肌肉更易受累。外周肌无力主要表现为笨拙、抬头或行走困难。当累及延髓肌群时，会导致呼吸无力、咳嗽和排除分泌物的能力减弱，以及语言、咀嚼及吞咽障碍。肌无力症状可以由多种因素诱发，如感染、手术操作、免疫接种、压力、妊娠以及药物（通常是氨基糖苷类、氟喹诺酮类药物、β 受体阻滞药、神经肌肉阻滞药等）和慢性疾病的恶化。

MG 全球患病率为 150～250/ 百万，预估年发病率为 4～10/ 百万。我国 MG 发病率约为 0.68/10 万，女性发病率略高；住院死亡率为 14.69‰，主要死亡原因包括呼吸衰竭、肺部感染等。各个年龄阶段均可发病，30 岁和 50 岁左右呈现发病双峰，中国儿童及青少年重症肌无力患病率高达 50%，构成第 3 个发病高峰。MG 大多仅累及眼肌，很少累及全身肌肉。最新流行病学调查显示，我国 70～74 岁年龄组为高发人群。

MG 是由自身抗体介导的获得性神经肌肉接头（neuromuscular junction，NMJ）传递障碍的自身免疫病。在正常的神经肌肉冲动传递过程中，运动神经末梢释放的乙酰胆碱激活突触后膜运动终板上的乙酰胆碱受体（acetylcholine receptor，AChR），从而产生动作电位，引起细胞膜去极化和运动单位收缩。MG 患者最常见的致病性抗体是 AChR 抗体，抗 AChR 抗体可能会引起补体相关的突触后膜溶解，直接阻滞受体或调节受体的翻转，从而使受体降解的速度超过再合成的速度，导致神经肌肉接头功能障碍。此外，针对突触后膜其他组分，包括肌肉特异性受体酪氨酸激酶（muscle-specific receptor tyrosine kinase，MuSK）、低密度脂蛋白受体相关蛋白 4（low-density lipo-protein receptor-related protein 4，LRP4）及雷诺丁受体（RyR）等抗体陆续被发现可干扰 AChR 聚集、影响 AChR 功能及 NMJ 信号传递，参与 MG 的发病。目前，MG 的治疗仍以胆碱酯酶抑制药、糖皮质激素、免疫抑制药、静脉注射免疫球蛋白、血浆置换以及胸腺切除为主。

（一）临床表现及分级

全身骨骼肌均可受累，表现为波动性无力和易疲劳，症状呈"晨轻暮重"，活动后加重、休息后减轻。眼外肌最易受累，表现为对称或非对称性上睑下垂和（或）双眼复视，是 MG 最常见的首发症状，见于 80% 以上的 MG 患者。面肌受累可致眼睑闭合无力、鼓腮漏气、鼻唇沟变浅、苦笑或呈肌病面容。咀嚼肌受累可致咀嚼困难。咽喉肌受累可出现构音障碍、吞咽困难、鼻音、饮水呛咳及声音嘶哑等。颈肌受累可出现抬头困难或不能。肢体无力以近端为主，表现为抬臂、梳头、上楼梯困难，感觉正常。呼吸肌无力可致呼吸困难。发病早期可单独出现眼外肌、咽喉肌或肢体肌肉无力，脑神经支配肌肉较脊神经支配肌肉更易受累。肌无力常从一组肌群开始，逐渐累及到其他肌群，直到全身肌无力。部分患者短期内病情可出现迅速进展，发生肌无力危象。

美国重症肌无力基金会（MGFA）临床分类根据临床特征和疾病严重程度将 MG 分 0 为 5 个主要类别。

Ⅰ型：仅有眼部症状，可能为上睑下垂，所有其他肌肉正常。

Ⅱ型：除眼部肌肉外，其他部位肌肉轻度无力，可能有不同程度的眼肌无力。

Ⅱa：以肢体和（或）轴向肌体无力为主，口咽部肌肉受累较少。

Ⅱb：以口咽部和（或）呼吸肌无力为主，也可能有较轻或相当程度的肢体和（或）轴向肌肉受累。

Ⅲ型：除眼部肌肉以外，其他部位中度肌无力，可能有不同程度的眼肌无力。

Ⅲa：以肢体和（或）轴向肌体无力为主，口咽部肌肉受累较少。

Ⅲb：以口咽部和（或）呼吸肌无力为主，也可能有较轻或相当程度的肢体和（或）轴向肌肉受累。

Ⅳ型：除眼部肌肉以外，其他部位重度肌无力，可能有不同程度的眼肌无力。

Ⅳa：以肢体和（或）轴向肌体无力为主，口咽部肌肉受累较少。

Ⅳb：以口咽部和（或）呼吸肌无力为主，也可能有较轻或相当程度的肢体和（或）轴向肌肉受累，需鼻饲管不需要气管插管。

Ⅴ型：需气管插管保持呼吸道通畅，使用或不使用机械通气。

（二）诊断

MG 的诊断主要依据临床症状。在具有典型 MG 临床特征（波动性肌无力）的基础上，满足以下 3 点中的任意一点即可作出诊断，包括药理学检查、电生理学检查以及血清抗 AChR 等抗体检测。同时需排除其他疾病。所有确诊 MG 的患者需进一步完善胸腺影像学检查（纵隔 CT 或 MRI），进一步行亚组分类。

1. 药理学检查　新斯的明试验：成人肌内注射新斯的明 1.0～1.5mg，同时肌内注射阿托品 0.5mg，以消除其 M 胆碱样不良反应；儿童可按体重 0.02～0.04mg/kg，最大用药剂量不超 1.0mg。注射前可参照 MG 临床绝对评分标准，选取肌无力症状最明显的肌群，记录 1 次肌力，注射后每 10 分钟记录 1 次，持续记录 60min。以改善最显著时的单项绝对分数，按照下列公式计算相对评分作为试验结果判定值。相对评分 =（试验前该项记录评分-注射后每次记录评分）/试验前该项记录评分 ×100%。相对评分≤25% 为阴性，25%～60% 为可疑阳性，≥60% 为阳性。

2. 电生理学检查　MG 的常用测试是重复神经刺激（RNS）测试和单纤维肌电图（SFEMG）。这两项测试都评估了 NMJ 中的传导延迟。在进行这些测试之前，通常进行常规神经传导研究以确定神经和肌肉的功能。

3. 血清学检测　抗 AChR 抗体检测具有较好的特异性。80% 的 MG 患者抗 AChR 抗体检测为阳性，而眼肌型 MG 患者约 50% 可检测为阳性，其余患者可检测出抗 MuSK 抗体阳性。仅在少数散发病例中，抗 AChR 和抗 MuSK 抗体同时存在。上述抗体的血清学阴性患者中，3%～50% 表现出抗 LRP4 抗体阳性。

4. 腾喜龙试验　腾喜龙是一种短效乙酰胆碱酯酶抑制药，可用于诊断无法进行电生理学检查的眼肌型 MG。静脉给予腾喜龙后，观察患者上睑下垂或复视症状改善的情况。它对眼肌型 MG 诊断的敏感性为 71%～95%。

5. 冰袋试验 当禁忌使用腾喜龙试验时，可以进行冰袋试验。该测试需要将冰袋放在眼睛上2～5min 后评估上睑下垂改善情况。该测试不能用于评估眼外肌，具有一定的局限性。

6. 影像学检查 对于诊断为 MG 的患者，应进行胸部 CT 或 MRI，以排除胸腺瘤。对于纯眼部 MG 病例，需要进行眼眶和颅脑 MRI 检查，以评估是否存在任何局部占位性病变。

7. 其他实验室检查 MG 患者可合并其他自身免疫病，如自身免疫性甲状腺疾病，眼肌型MG 合并自身免疫性甲状腺疾病比例更高，因此，MG 患者需常规筛查甲状腺功能及甲状腺自身抗体、甲状腺超声检查观察有无弥漫性甲状腺肿大，以及其他自身免疫病相关抗体检测，如抗核抗体、类风湿因子（RF）等。

（三）治疗

1. 对症治疗 乙酰胆碱酯酶抑制药通过防止胆碱酯酶降解来增加 NMJ 的 ACh 水平。溴吡斯的明（麦斯提龙）优于新斯的明，因为它的作用持续时间更长。

2. 免疫抑制治疗 这些适用于即使在溴吡斯的明治疗后仍有症状的患者。糖皮质激素（泼尼松龙、泼尼松龙和甲基泼尼松龙）和硫唑嘌呤是用于治疗 MG 的一线免疫抑制药。当患者对治疗无反应、有任何治疗禁忌证或不能耐受使用一线药物时，可使用这些药物。最近，各种单克隆抗体，包括利妥昔单抗和依库珠单抗，已被用于治疗耐药性 MG，但有关其疗效的临床试验数据尚未被记录。

3. 静脉注射免疫球蛋白/血浆置换 建议在围术期进行，以便在术前稳定患者。它也是肌无力危象的首选治疗方法，因为它起效迅速，并且可用于对免疫抑制药物耐药的病例。

4. 胸腺切除术 适用于任何有胸腺瘤证据的 MG 亚型及药物治疗后无效的非胸腺瘤性全身型MG。然而，不建议用于非胸腺瘤性 MuSK 阳性 MG（因为胸腺病变罕见）和非胸腺瘤性眼肌型MG。

二、重症肌无力患者的麻醉管理

（一）重症肌无力术前准备

1. 术前评估 对于计划接受手术的 MG 患者，必须行胸部 CT 了解胸腺情况。MG 患者常合并其他自身免疫病，如自身免疫性甲状腺疾病、系统性红斑狼疮、类风湿关节炎、多发性硬化等，术前应评估患者病程、用药情况、免疫状态、心肺功能、疾病的严重程度和合并其他疾病的情况等来判断手术风险。可能情况下要使用药物控制 MG 至最佳状态时手术，必要时术前应进行多学科协作（MDT）讨论，充分的术前准备和评估对手术的成功和预防术后危象至关重要。研究结果表明，术前累及延髓和呼吸肌、有危象病史、术前应用溴吡斯的明、血清 AChR-Ab 水平升高，术前合并呼吸功能衰竭，术中失血量＞1000ml 为术后危象的预测因素，术后接受机械通气治疗的风险升高。术前延髓麻痹或呼吸肌受累肺功能明显低下的患者，因其咳痰、气道保护能力降低，宜延缓手术，待肌无力症状控制平稳后再行手术，或术后携带气管导管入 ICU 接受机械通气治疗，全面评估后谨慎拔除气管导管。

2. 术前治疗性药物调整方案 MG 术前应尽量完善相关检查，根据分型调整术前用药方案。

（1）胆碱酯酶抑制药：溴吡斯的明是最常用的胆碱酯酶抑制药，是所有类型 MG 的一线用药。一般成年人服用溴吡斯的明的首次剂量为 60mg（儿童根据具体年龄使用）口服，3～4 次/天，全天最大剂量不超过 480mg，术前建议继续原剂量方案，一般手术当天早晨停用溴吡斯的明，术后根据症状改善情况调整用量。

（2）免疫抑制药物

1）糖皮质激素：是治疗 MG 的一线药物，可使 70%～80% 的 MG 患者症状得到显著改善。常规胆碱酯酶抑制药单药效果欠佳或者肌无力危象时，可联合口服糖皮质激素或者激素冲击治疗，术前最好调整糖皮质激素至最低有效剂量，或者完全停药。

2）硫唑嘌呤：是治疗 MG 的一线药物，与糖皮质激素联合使用，短期内可有效减少糖皮质激素用量。多于使用后 3～6 个月起效，1～2 年后可达全效，可以使 70%～90% 的 MG 患者症状得到明显改善，术前宜停药 2 周及以上。

3）其他免疫抑制药物：包括环磷酰胺、甲氨蝶呤、环孢素 A、吗替麦考酚酯、他克莫司和抗人 CD_{20} 单克隆抗体（利妥昔单抗，Rituximab）等免疫抑制药，术前宜停药 2 周及以上，若合并药物相关肝、肾功能损伤及血常规异常等，应术前进行相关治疗。

（3）丙种球蛋白静脉注射：MG 病情急性进展或者症状严重的患者，术前可考虑丙种球蛋白冲击治疗，使用后 5～10d 起效，作用可持续 2 个月左右。紧急手术的患者，围术期可选择丙种球蛋白冲击治疗，可防止或者减少肌无力危象的发生。

（4）血浆置换：血浆置换可快速降低患者血浆 AChR-Ab，改善症状。主要用于病情急性进展、肌无力危象患者胸腺切除术前和围术期处理以及免疫抑制治疗初始阶段，长期重复使用并不能增加远期疗效。除准备危象期手术外，不建议在使用丙种球蛋白冲击后 4 周内进行血浆置换。

3. 术前准备　常规呼吸道准备，进行呼吸肌训练；给予解痉、化痰等药物治疗；戒烟 2 周以上；指导患者练习有效咳嗽、深呼吸以及平卧位咳嗽、咳痰。全身型 MG 患者，术前放置胃管，便于术后延迟拔管或者危象期给药等；若合并肺部感染，应积极控制感染后行手术。对于肌无力危象期患者，目前一般认为行气管插管、呼吸机辅助呼吸，待呼吸、循环稳定后再手术。

（二）麻醉方式选择和管理

1. 麻醉方式　MG 患者的麻醉具有特殊性，须根据患者病情的严重程度和接受手术的类型进行个体化的麻醉管理。对于四肢手术，可选择局部麻醉或区域阻滞，可以减少甚至避免使用阿片类药物和肌松药，从而减少麻醉药对神经肌肉传递功能的影响，同时区域阻滞可以提供良好的术后镇痛。酯类局部麻醉药主要通过假性胆碱酯酶代谢，服用胆碱酯酶抑制药可能会延长酯类局部麻醉药的作用时间，使用时须减量或选用相对安全的布比卡因或罗哌卡因。对于行胸腺切除术的患者，由于手术可能损伤胸膜，多采用气管插管下全身麻醉或联合麻醉，但因 MG 的特殊病理生理特点，很多麻醉科医师选择无肌松的麻醉技术，异氟烷、七氟烷等吸入麻醉药因骨骼肌的松弛作用较弱、在血液中的溶解度低、作用时间短、麻醉深度易控制和麻醉后神经肌肉传递功能得以快速恢复的特点而受到青睐。也有部分学者建议，采用无肌松 TIVA，如丙泊酚复合瑞芬太尼，可避免肌松药或吸入麻醉药对 MG 患者神经肌肉传递功能的抑制，减少对术后呼吸功能的影响，降低患者术后因拔除气管导管困难而接受机械通气的概率。全身麻醉联合低浓度的硬膜外腔阻滞可以减少全身麻醉药物的用量，为术后提供良好的镇痛，是一种比较理想的方法，但阻滞平面过高可导致心动过缓、低血压等发生，因此必须控制好局部麻醉药的浓度、药量和给药速度。总之，MG 患者的麻醉方法和药物的选择应尽可能不影响神经肌肉传递功能和呼吸功能，避免加重肌无力症状，旨在防止术后呼吸抑制，确保有足够的通气量，尽早拔管，避免术后过长的机械通气支持。

2. 肌松药的选择　MG 患者由于功能性 AChR 下调，胆碱酯酶活性被抑制，去极化肌松药不能使运动终板产生去极化动作电位从而产生抵抗作用，但其对非去极化肌松药高度敏感，使得药物的作用时间延长，术后难以快速逆转肌松效应。为了避免残余肌松药对 MG 患者术后神经肌肉传递功能的影响，有学者建议对 MG 患者采用无肌松麻醉技术，但随着靶控输注（target-controlled infusion，TCI）技术和神经肌肉传递功能监测的成熟，以及新型肌松拮抗药舒更葡糖钠的问世，使肌松药可安全地应用于 MG 患者的手术麻醉。因 MG 患者对去极化肌松药存在耐药现象，重复使用后易发生"Ⅱ相阻滞"，且长期使用胆碱酯酶抑制药可导致体内胆碱酯酶活性降低，以及缺乏相应的肌松拮抗药，使去极化肌松药的阻滞程度明显加重、阻滞时间明显延长，不利于 MG 患者的恢复；罗库溴铵、维库溴铵等中短效非去极化肌松药具有无蓄积作用、易拮抗等特点，已被广泛应用于 MG 患者的治疗。

3. 术后管理 由于手术应激和麻醉药物残余，MG 患者术后易发生呼吸功能不全，诱发危象，因此对于 MG 患者应严格掌握拔除气管导管的指征。患者须完全清醒并持续抬头≥5s，吸气压力≥25cmH$_2$O，潮气量≥5ml/kg，呼吸频率≤30 次 / 分，自主呼吸下血气分析 PaCO$_2$≤50mmHg、PaO$_2$≥90mmHg，方可拔除气管导管。对于术前存在呼吸功能不全的患者，术后可带气管导管入 ICU 接受机械通气治疗。无论是在手术室内还是在入 ICU 后拔除气管导管，术后均需加强呼吸道的管理和呼吸功能的监测，预防肺部感染，避免使用有潜在呼吸抑制作用的药物，这对防止术后发生呼吸功能不全、诱发危象十分重要。

术后镇痛：在完善的呼吸管理下，需给予患者适当的镇痛。因术后疼痛可加重患者的肌无力症状，诱发肌无力危象；疼痛致使患者的自主呼吸通气量减少，抑制咳嗽、排痰能力，增加了术后肺不张、肺部感染的风险，所以适当的术后镇痛可以促进患者术后恢复。肌肉或静脉应用阿片类镇痛药对 MG 患者来说，不但影响神经肌肉传递功能，还抑制呼吸和消化道功能，故并不适用于此类患者的镇痛。有研究结果表明，MG 患者术后采用蛛网膜下腔吗啡镇痛，虽然效果尚可，但是恶心呕吐、尿潴留等并发症发生率较高。另有研究结果表明，低浓度罗哌卡因硬脊膜外腔镇痛对 MG 患者不但可以减少术中阿片类、肌松药等的用量，术后还可提供良好的镇痛效果，且不产生深度运动阻滞，利于患者有效地排除呼吸道分泌物，减少肺部感染发生，从而促进尽早恢复，因此可作为 MG 患者术后镇痛较理想的方法之一。NSAID 中的氟比洛芬酯具有对呼吸功能影响小、镇痛时间长、无中枢抑制作用和不增加肌无力危象发生的风险等特点，是 MG 患者术后镇痛较为理想的选择。

术后危象：危象是指 MG 患者在某种诱因下病情迅速恶化，发生严重的呼吸困难，甚至危及生命。一般分为肌无力危象、胆碱能危象、反拗危象 3 种。3 种危象中以肌无力危象最为常见，临床表现为病情急性加重，出现呼吸困难、烦躁、大汗淋漓，甚至发生窒息，需要接受机械通气治疗，其可能原因包括麻醉手术本身对机体的打击以及免疫器官胸腺的缺失导致机体免疫力降低，增加了感染的概率。感染是引起 MG 患者肌无力危象的主要危险因素，MG 患者术前呼吸肌受累，呼吸道分泌物增加，加上术后患者咳痰能力减弱，增加了术后肺部感染的概率，诱发危象。术后肌无力危象发生率为 3.4%～34%，因此对于术后有感染迹象的患者，早期应用足量合适的抗生素是预防的关键。除感染外，术后发生肌无力危象还与有肌无力危象史、术前呼吸肌受累、胆碱酯酶抑制药用量不足等因素有关。但过量应用胆碱酯酶抑制药会导致神经肌肉接头处 ACh 蓄积过多，持续作用于 AChR，出现呼吸困难、心率减慢、肌束震颤、痉挛、瞳孔缩小、腹痛、腹泻、多汗、流涎、气道分泌物增多等症状，从而引发胆碱能危象。因此，对于危象的处理首先需要鉴别危象的类型，根据危象类型调整抗胆碱酯酶药物的用量。治疗肌无力危象的基本原则是确保呼吸道通畅，在此前提下维持充足的通气量，寻找诱因对症处理。皮质类固醇类激素是治疗肌无力危象的重要药物，可以有效地缓解肌无力危象症状，但长期大剂量使用可能会引起肌无力症状加重、危象持续时间延长、并发症增多，从而影响预后；短期大剂量皮质类固醇类激素联合丙种球蛋白或血浆置换可加速中和或清除血浆中的自身抗体，使得肌无力症状加速缓解，延长症状缓解的时间，减少类固醇皮质激素的用量，从而避免长期大剂量使用引起的不良反应。

第二节　肌营养不良与肌强直患者的麻醉

一、疾病特点

（一）病因和发病机制

肌营养不良症（muscular dystrophy，MD）主要是由 X 染色体连锁隐性遗传病或患者自身基因突变导致。主要表现为进行性的近端肌无力，伴肌纤维的破坏与再生，以及为结缔组织所取代。患者 Xp21 位点上出现基因突变，使抗肌营养不良蛋白缺失。抗肌营养不良蛋白是肌纤维膜内部的一种结构性蛋白质。该病有明显的家族史，其中男性多于女性。下面以代表性疾病 Duchenne/Becker 型肌营养不良（DMD/BMD）、强直性肌营养不良又称萎缩性肌强直（myotonia atrophica，DM）介绍相关诊疗常规。

（二）临床表现

DMD 在儿童期起病，表现为运动发育轻度迟滞，骨骼肌进行性无力、萎缩，影响肢体运动功能，逐渐出现步态异常、上肢活动受限，自然病程常在 10 岁左右丧失行走能力。此后出现脊柱侧凸、关节挛缩、呼吸肌无力、扩张型心肌病，20 岁左右因呼吸衰竭、心力衰竭而死亡。查体可见双腓肠肌假性肥大，同时可有双前臂及舌肌假性肥大、高尔征（Gower 征）阳性、腰椎前凸等。

BMD 为同一疾病的相对良性表型，因 DMD 基因功能未完全丧失，所以病情明显轻于 Duchenne 型肌营养不良。可青年甚至成年起病，部分患者不影响生存期。假性肥大体征明显，部分患者在肢体无力尚轻时，先出现明显的扩张型心肌病。

DM 是一组以肌强直、肌无力和肌萎缩为临床特点的多系统受累的遗传病，除骨骼肌受累外，还可累及心血管系统、呼吸系统、中枢神经系统、消化系统等，给围术期麻醉管理带来巨大挑战。

（三）诊断

幼儿期运动发育轻度迟滞，至儿童期（5～6 岁）运动能力开始下降，并出现步态异常、跟腱挛缩、腰椎前凸等变化，查体可见明显双腓肠肌假性肥大现象。结合血肌酶谱明显升高、肌电图呈肌源性损害，可临床疑诊 MD。确诊需基因检测发现 DMD 基因致病性缺陷或肌肉活检发现 Dystrophin 蛋白异常。

（四）治疗

DMD 迄今为止尚无治愈的方法。《中国假肥大型肌营养不良症诊治指南》提倡多学科综合治疗，以神经科医师为主，联合呼吸科、心内科、康复科、心理科医师、DMD 专职护理人员和社会工作者，在病情的不同阶段进行相应的处理和指导。每半年检查 DMD 患者的身体状况，并对治疗进行评估。

二、合并 MD 患者的麻醉管理

（一）麻醉前准备

MD 患者常累及呼吸系统和循环系统，故术前应着重评估患者肺功能及心血管系统功能（表 49-1～表 49-3），充分的术前准备是降低 MD 患者术后并发症和死亡率的重要环节。

表 49-1　评估术后并发肺功能不全的高危指标

肺功能测验项目	正常值	高危值
肺活量（VC）	2.44～3.47L	＜1L
第 1 秒用力呼气量（FEV$_1$）	2.83L	＜0.5L
最大呼气流率（MEFR）	288～336L/min	＜100L/min
最大通气量（MVV）	82.5～104L/min	＜50L/min
动脉血 PaO$_2$	10～12kPa（75～90mmHg）	＜7.3kPa（55mmHg）
动脉血 PaCO$_2$	4.7～6kPa（35～45mmHg）	＞6kPa（45mmHg）

表 49-2　心功能的临床评估

心功能	屏气试验	临床表现	心功能与耐受力
Ⅰ级	30s 以上	普通体力劳动、负重、快步走、上下坡不感到心悸、气短	心功能正常
Ⅱ级	20～30s	能胜任正常活动，但不能跑步或较用力的工作，否则心悸、气短	心功能较差，麻醉处理恰当，麻醉耐受力尚可

心功能	屏气试验	临床表现	心功能与耐受力
Ⅲ级	10～20s	必须静坐或卧床休息，轻度体力活动后即出现心悸、气短	心功能不全。麻醉前准备充分，麻醉中避免任何心脏负担增加
Ⅳ级	10s 以下	不能平卧、端坐呼吸、肺底啰音，任何轻微活动即出现心悸、气短	心力衰竭。麻醉耐受力极差。择期手术必须推迟

表 49-3　体能状态的评估

代谢当量	体力活动水平	代谢当量	体力活动水平
1METS	能在室内活动，生活自理	7METS	能上 3 楼或小山坡；平地走 6km/h 或较重活；中等体育活动
4METS	能在家中干活（清洁或洗衣）	10METS	较强运动（游泳、篮球等）

心脏病患者施行非心脏手术时＜4METS，则患者耐受力差，手术危险性较大；＞4METS 临床危险性减少。

1. 完善术前检查

（1）既往史、家族史和体格检查。

（2）血液检查，常规测定肌酸磷酸激酶、血清肌红蛋白和乳酸。Hb＞160g/L，HCT＞60%，提示存在慢性缺氧，炎症标志物可帮助诊断患者是否存在大呼吸道感染。

（3）肌电图呈肌源性损害。

（4）肌肉 MRI 显示受累肌肉出现不同程度的水肿、脂肪浸润和间质增生，呈"蚕食"现象。DMD 患者近端骨骼肌受累的规律为臀大肌最早受累，然后依次为大收肌、股二头肌、股直肌、股外侧肌、半腱肌、半膜肌，股薄肌和缝匠肌相对不受累。

（5）心脏检查包括 24h 动态心电图、超声心动图、冠状动脉造影、心脏导管等检查，对复杂先天性心脏病、缺血性心脏病的诊断及心功能判定具有重要价值；心肌核素显像对评估患者对麻醉和手术的耐受性有益。

（6）肺部检查 X 线胸片可显示气管偏移或狭窄、气道阻塞、检测肺不张、心脏肥大、肺内炎症浸润。

2. 麻醉前用药　压力和焦虑会加重 MD 的症状，减轻患者的术前焦虑亦为围术期需要注意的关键措施，应尽量避免使用苯二氮䓬类镇静药，可用可乐定或右美托咪定代替。

3. 麻醉前准备

（1）气道准备：①术前肺部感染。控制感染，积极治疗，加强呼吸肌功能。②气道评估。因困难气道发生率高，术前应准备困难气道插管工具。③警惕误吸风险。患者咽喉反射减弱、胃排空延迟，应积极预防反流性误吸。

（2）循环管理：①术中出血风险。因其血小板、血管平滑肌功能缺陷，术中出血风险较高，术前应备好输血制品。②房室传导阻滞。邀请相关心血管专科会诊，评估是否需要安置临时起搏器。

（二）麻醉管理

1. 麻醉方式的选择以尽可能不影响神经肌肉传导及呼吸功能为原则　对于局部神经阻滞不能满足需求的手术，尽量选择全凭静脉麻醉。多数报道称吸入性麻醉药可增加围术期横纹肌溶解和不明原因发热的风险，如有条件，麻醉科应常规配备一台未使用过挥发性吸入麻醉药的麻醉机或呼吸机。

2. 禁用琥珀胆碱，易诱发高钾血症致心搏骤停　对 DMD 患者麻醉时，肌松药的选择是一个关键性的问题。研究显示常用的非去极化神经肌松药均可用于 DMD 患者，但与正常患者相比，DMD 患者的神经肌肉阻滞起效延迟且恢复时间延长。有报道用舒更葡糖钠可完全拮抗肌营养不良患者使用罗库溴铵的肌松效应。

3. 警惕困难气道，备好插管用具　DMD 患者常存在肥胖、舌大、张口受限和颈椎活动受限，困难气道发生率明显高于正常普通外科手术患者。术毕应在神经肌肉功能监测下给予肌松拮抗药，拔除气管导管必须严格遵循以下指征：神志完全清醒，自主呼吸潮气量及频率恢复正常，咳嗽、吞咽反射正常。

4. 预防肌强直　当 MD 患者围术期出现肌强直，可使用咪达唑仑治疗。预防措施包括缓解术前焦虑、避免使用电刀、密切监测体温、维持正常血钾水平、严禁使用琥珀胆碱。

5. 术后管理　对于 MD 病史长，术前即有心肺功能不全的患者，术后宜保留气管导管入 ICU 继续治疗，以便充分供氧、及时清理呼吸道分泌物。术后处理的重点在于排痰及呼吸支持，应持续监测呼吸功能，间断行血气分析。呼吸功能异常时应首先查明原因，针对不同病因妥善处理，早期进行呼吸和物理治疗，帮助恢复和保持肌肉力量，减少肺部并发症。

第三节　恶性高热及可疑患者的麻醉

恶性高热（malignant hyperthermia，MH）是一种潜在致命的药物遗传病，当易感个体暴露于吸入性全身麻醉药或去极化肌松药（琥珀胆碱）等触发剂时，其骨骼肌肌浆网储存的钙离子会异常加速释放，诱发骨骼肌代谢亢进和持续收缩，并进一步发展为横纹肌溶解，导致患者核心体温急剧升高和重度酸中毒等。MH 的发生虽然罕见，但起病急、病情进展迅速，死亡率极高，早期识别和及时治疗是挽救患者生命的关键。

一、流行病学

（一）发病率及死亡率

目前，我国尚缺乏针对 MH 流行病学的系统研究。欧美等国家的最新调查显示其发病率为 $1:250\,000 \sim 1:5000$，但有研究分析表明由于 MH 易感者在未接触触发剂的情况下无任何表型变化，因此其实际发病率可能更高。多年来，我国一直有 MH 病例的散发报道，据不完全统计，病死率高达 73.5%，但在发达国家，随着针对性治疗药物的普及，目前病死率已控制在 10% 以下。

（二）危险因素

研究表明，MH 与许多危险因素有关，主要危险因素如下。

1. 性别　MH 的发生有显著的性别差异，国内外研究结果相近，男性与女性发病比例为 $(2 \sim 4):1$，据报道这可能与男性肌肉发达的体质有关。

2. 年龄　MH 在不同年龄阶段均可发生，但多见于 45 岁以下青年人群，平均年龄在 $20 \sim 30$ 岁，并且儿童发病率要高于成人。

3. 合并疾病　MH 患者多合并先天性疾病，如特发性脊柱侧凸、斜视、上睑下垂、脐疝、腹股沟疝等，多与中央轴空肌病、金-德综合征等遗传性肌病有关。劳累性横纹肌溶解症、劳累性热病等也与 MH 有密切联系。上述疾病与 MH 的关系尚未完全阐明，但有研究表明，其基因背景可能与 MH 有关，因此对于相关疾病史的患者均需高度警惕 MH 的发生。

4. 其他　其他的潜在危险因素包括有麻醉并发症家族史、无法解释的发热或肌肉痛、术前血清肌酸激酶异常增高、环境温度、应激的程度及类型等。

二、病因及发病机制

（一）遗传易感性

MH 属于常染色体显性遗传病，近年来有大量关于 MH 相关基因的报道，*RYR1*、*CACNA1S* 和 *STAC3* 已经明确与 MH 易感性和骨骼肌钙稳态的严重失调有关。早期研究主要集中在 *RYR1*，该基因位于人类染色体 19q12-q13.2，其编码了骨骼肌肌浆网 Ca^{2+} 释放通道的 RyR1，是 MH 的主要基因。有研究表明，该基因突变不仅可能导致对麻醉产生潜在威胁，而且可能使个体易患肌病、代谢紊乱、劳累性横纹肌溶解症、劳累性热病，甚至可能出现出血性疾病。但 *RYR1* 基因突变仅诱导了 50%～86% 的 MH 相关个体，大约 1% 的 MH 易感个体中发现有 *CACNA1S* 基因突变。*CACNA1S* 基因编码了钙通道二氢吡啶受体的 α1 亚基，可与 RyR1 通道相互作用，控制肌浆网中的 Ca^{2+} 释放。自 1990 年第一个与 MH 相关的致病基因突变被发现，目前已知的基因突变高达 430 个，但仅有 48 个 *RYR1* 基因突变和 2 个 *CACNA1S* 基因突变被用于 MH 易感性的诊断性基因检测。最近，*STAC3* 基因突变被发现与印第安人的恶性高热有关，功能研究表明由 *STAC3* 基因编码的 Stac3 蛋白是 DHPR 和 RyR1 有效共定位所必需的。此外，随着测序技术的不断发展，一些编码骨骼肌钙稳态相关蛋白的其他基因（*CACNB1*、*CASQ1*、*SERCA1*、*CASQ2*、*KCNA1* 等）的罕见突变也被逐渐发现，然而在功能验证它们在 MH 易感性中的作用之前，这些突变仍是意义未知的变异。

（二）触发因素及发病机制

MH 具有遗传异质性，其遗传性状并非完全外显，在麻醉过程中通常由吸入麻醉药或去极化肌松药琥珀胆碱触发发生。国内外研究表明，大部分 MH 发生在吸入麻醉药应用条件下，包括乙醚、氟烷、恩氟烷、异氟烷、地氟烷及七氟烷，其中地氟烷及七氟烷诱发 MH 发作较氟烷较缓慢。琥珀胆碱单独诱导 MH 的发生率极低，但当与吸入麻醉药物联合使用时，风险显著增加。有病例报道指出，酰胺类局麻药（如利多卡因、盐酸甲哌卡因和盐酸布比卡因）或氯胺酮等也有可能引发 MH，其他麻醉药似乎并不会引起 MH 发生。

MH 的发生主要是由于骨骼肌内细胞内钙稳态异常所致。正常情况下，当动作电位跨越肌细胞膜扩散至肌细胞的横小管时，可激活一种特定类型的电压门控钙通道，即 DHPR。激活的 DHPR 发生构象变化，并与肌浆网上的 RyR1 相互作用，使 Ca^{2+} 从肌浆网释放到细胞质中导致肌肉收缩。MH 易感患者因 *RYR1*、*CACNA1S* 基因突变，离子通道受体敏感性异常，在吸入麻醉药或琥珀胆碱触发作用下，Ca^{2+} 大量释放而不能有效再摄取，导致肌浆内 Ca^{2+} 浓度不断增高，骨骼肌细胞发生持续强直收缩。在这种高代谢状态下，机体大量耗氧，产热增加，核心体温急剧升高，并产生大量二氧化碳和乳酸，患者出现缺氧和代谢性、呼吸性酸中毒；骨骼肌也因缺血、缺氧，发生横纹肌溶解，细胞内钾离子和肌红蛋白、肌酸激酶释放，可诱发心律失常和肾功能损害；骨骼肌细胞坏死可诱发机体严重的炎症反应，激活凝血系统，导致弥散性血管内凝血、多器官功能衰竭，甚至死亡。

三、临床表现

MH 的临床表现源于骨骼肌高代谢与损伤，心血管、呼吸、消化、泌尿等系统的改变都继发于骨骼肌强直收缩和横纹肌细胞溶解。

（一）症状、体征

1. 肌肉损害　麻醉过程中，MH 的早期症状多为患者接触触发剂后出现咬肌强直，可致患者插管困难，并可能继发出现其他骨骼肌乃至全身肌强直。随着病情进展，横纹肌溶解，K^+、肌酸激酶、肌红蛋白释放入血，患者可出现高钾血症、血清肌酸激酶增加，尿液颜色加深提示出现肌红蛋白血症和肌红蛋白尿。

2. 代谢亢进　高热可能是患者最早的临床表现，一旦出现，核心体温每 5 分钟将升高 $1\sim2℃$，最高可达 44℃ 以上。由于代谢亢进，患者氧耗量增加，$P_{ET}CO_2$ 分压显著升高，钠石灰消耗迅速，并伴有脉搏血氧饱和度显著下降、发绀、皮肤花斑等低氧血症变化，以及呼吸性、代谢性酸中毒等酸碱平衡失调表现。

3. 交感神经兴奋　交感神经兴奋可在早期出现，患者表现为心动过速、高血压、心律失常、出汗。若发生心肌抑制，在高血压后可迅速继发低血压。

4.其他 大多情况下，麻醉过程中患者出现肌强直、心动过速、不明原因的 $P_{ET}CO_2$ 升高，体温升高时应高度怀疑 MH。若治疗措施不及时，持续的肌细胞死亡和横纹肌溶解会导致危及生命的并发症，包括急性肾衰竭、DIC、充血性心力衰竭、肠缺血、脑水肿、肝衰竭和继发于严重肌肉肿胀的肢体筋膜室综合征等，多数患者在数小时内死于严重酸中毒、高钾血症、顽固性心律失常和循环衰竭。

（二）临床分型

MH 可分为以下 4 种类型，其中爆发型 MH 具有典型的临床表现，是临床通常所指的类型。尽管其他类型 MH 的临床表现不典型，但也可因诱发药物的作用时间延长而转变为爆发型，应引起足够重视。

1.爆发型 多以高碳酸血症为首发症状，特点是在通气量正常或者高于正常的情况下 $P_{ET}CO_2$ 分压仍然持续升高，核心体温急剧升高（可能是早期，也可能是晚期体征），可同时合并呼吸性和代谢性酸中毒、高钾血症、心动过速、肌强直。在发病 24～36h，上述症状可能再次发作。爆发 MH 至少包括以下症状体征中的 3 种：心脏相关症状、酸中毒、高碳酸血症、体温升高和肌肉直。

2.咬肌痉挛型 使用琥珀胆碱后患者出现咬肌僵硬，可能是 MH 的早期症状。肌酸激酶可发生变化。

3.延迟发作型 不常见，可能在全身麻醉结束后才出现，通常在术后 1h 之内开始。

4.单纯横纹肌溶解型 一般术后 24h 内出现，横纹肌溶解的严重程度不能由合并疾病和手术因素来解释。

（三）实验室检查

1.动脉血气分析 低氧血症、高碳酸血症，二氧化碳分压可超过 100mmHg，混合型呼吸性合并代谢性酸中毒，动脉血 pH 值多低于 7.25。

2.电解质检查 高钾血症、高镁血症，血清 Ca^{2+} 浓度早期增加，随后下降。

3.血清肌酸激酶 麻醉后 12～18h，血清肌酸激酶水平升高超过 20 000U/L，应高度怀疑 MH 发生。此外，乳酸脱氢酶和醛缩酶水平也可增加。

4.其他检查 包括血清肌红蛋白升高、尿肌红蛋白升高、血小板减少等 DIC 表现。

四、诊断与鉴别诊断

（一）诊断

1.临床评分量表 临床评分量表（CGS）（表 49-4）是目前最常用的 MH 临床诊断标准。CGS 根据临床表现和血生化检查等，分别计分，每一大类仅计 1 个最高分。总计分在 50 分以上，临床可基本诊断，不同得分对应不同的 MH 可能，见表 49-5。

表 49-4 MH 的 CGS 评分量表

项目	指标	分值
肌肉僵硬	全身肌肉僵硬（不包括由于体温降低和吸入麻醉苏醒期间及苏醒后即刻所导致的寒战）	15
	静脉注射琥珀胆碱后咬肌痉挛	15
肌溶解	静脉注射琥珀胆碱后 CK＞20 000IU	15
	未应用琥珀胆碱麻醉后 CK＞10 000IU	15
	围术期出现肌红蛋白尿	10
	尿肌红蛋白＞60μg/L	5
	血清肌红蛋白＞170μg/L	5
	全血/血清/血浆 K^+＞6mEq/L（不包括合并肾衰竭时）	3

续表

项目	指标	分值
呼吸性酸中毒	在每分钟通气量足够的情况下，呼气末二氧化碳分压＞55mmHg	15
	在通气正常的情况下，$PaCO_2$＞60 血 nHg	15
	在自主呼吸条件下，呼气末二氧化碳分压＞60mmHg	15
	在自主呼吸条件下，$PaCO_2$＞65mmHg	15
	异常的高碳酸血症	15
	异常的呼吸过速	10
体温升高	围术期体温异常快速地升高（需根据麻醉医师的判断）	15
	围术期体温异常升高（＞38.8℃）（需根据麻醉医师的判断）	10
心律失常	异常的心动过速	3
	室性心动过速或心室颤动	3
家族史	直系亲属中有 MH 家族史	15
（仅用于筛选易感者）	非直系亲属中有 MH 家族史	5
其他	动脉血气分析显示碱剩余＜-8mEq/L	10
	动脉血气分析显示 pH＜7.25	10
	静脉注射丹曲林钠后呼酸及代酸很快纠正	5
	有 MH 家族史伴有静息状态下 CK 升高	10
	有 MH 家族史伴有以上表现的任一种	10

表 49-5　MH 的 CGS 评分结果与发生 MH 可能性

得分	级别	发生 MH 可能性	得分	级别	发生 MH 可能性
0 分	1 级	极不可能	20～34 分	4 级	较大的可能性
3～9 分	2 级	不可能	35～49 分	5 级	很可能
10～19 分	3 级	接近于可能	≥50 分	6 级	几乎肯定

2. 肌肉收缩试验　咖啡因-氟烷骨骼肌收缩试验（caffeine-halothane contracture test，CHCT），也称为离体骨骼肌收缩试验（*in-vivo* contracture test，IVCT），分别由北美 MH 研究组和欧洲 MH 研究组研发推广，是目前筛查和诊断 MH 的金标准。该试验一般在年龄＞8 岁、体重超过 20kg 的患者中实施。取患者股四头肌或其他长肌近肌腱部位的肌纤维给予一定电刺激，测定不同浓度氟烷和（或）咖啡因作用下肌肉张力的改变。根据研究组不同的试验条件和相应结果作出诊断。尽管 CHCT/IVCT 具有很高的灵敏度和特异性，但需要在麻醉下进行外科手术来获取肌肉活检标本，属于侵入性检查并且价格昂贵，仅限于少数专业中心使用。

3. 基因测序　基因检测仅需血液样本即可完成，但可能存在假阴性结果。因此，尚不能直接通过基因检测确诊 MH，但可对确诊或疑似患者及其直系亲属进行基因突变热点区的检测，如携带与患者相同的突变即可诊断为易感者；如未发现与患者相同的突变也不能排除易感者的诊断，尚需要咖啡因-氟烷骨骼肌收缩试验明确诊断。需要注意的是，中国人群 MH 患者的遗传学研究尚未见报道明确的突变位。

（二）鉴别诊断

在麻醉过程中，许多特殊情况可能类似于 MH 发作，包括甲状腺危象、嗜铬细胞瘤、脓毒症、医源性过热等。某些药物的使用，例如抗多巴胺等精神类药物、3, 4-甲基二氧基甲基苯丙胺、可卡因过量等也可导致患者出现 MH 样症状。此外，肌营养不良等遗传性肌肉疾病通常虽然没有典型的 MH 样表现，但会发生横纹肌溶解。

1. 甲状腺危象　可有心动过速、快速性心律失常（尤其是房颤）、高热大汗等 MH 样表现，还可出现低血压、恶心、呕吐、腹痛、腹泻以及谵妄、昏迷等症状。不同的是，甲状腺危象多发生在术后，且低钾血症更为常见。

2. 嗜铬细胞瘤　可导致急剧的心动过速和血压增高，心律失常和心肌缺血也可出现，但通常不伴 CO_2 的显著增加，$P_{ET}CO_2$ 及体温一般不高。

3. 脓毒症　可引起发热、呼吸急促、心动过速和代谢性酸中毒等症状表现，但脓毒症的诊断通常需要明确的感染病灶。

4. 医源性高热　一般由加温毯、周围环境温度过高等引起。术后 24h 内出现，横纹肌溶解的严重程度不能由合并疾病和手术因素来解释。

5. 抗精神病药物恶性综合征（NMS）　是一种与使用治疗精神和神经疾病药物相关的危及生命的代谢紊乱，代表药物包括氟哌啶醇和氟哌利多。NMS 患者临床表现与 MH 非常相似，包括肌强直、核心体温升高（>38℃）、血压不稳、心动过速、呼吸急促和多汗等，但两种疾病发病原因与机制完全不同，NMS 患者的肌强直是中枢性原因导致的。术前详细了解抗精神病药的用药史有助于鉴别。

6. 肌营养不良症　是一组以进行性加重的肌无力和支配运动的肌肉变性为特征的遗传病。患者有骨骼肌损害的相关临床指标变化，因其有家族史和既往史，故可与 MH 区分。

五、预　　防

对于 MH 易感者，关键是预防为主，避免 MH 发作，应做到以下几点。

（一）术前访视

1. 麻醉前仔细询问家族史　详细询问是否有可疑 MH 麻醉史及家族史。应高度关注有麻醉中和麻醉后出现不明原因死亡家族史的患者。建议 MH 患者及家属进行实验室筛查及基因检测，今后如接受麻醉，须主动告知麻醉科医师 MH 家族史。

2. 评估患者对 MH 的易感性　有异常高代谢类麻醉不良反应病史的患者、与 MH 患者有血缘关系的亲属和有先天性骨骼肌肉疾病的患者，是术中发生 MH 的高危人群。如果术前有不明原因的乳酸脱氢酶（LDH）或肌酸激酶显著升高，也应提高警惕。

（二）麻醉管理及监护

1. 避免使用诱发 MH 的麻醉药物　一般情况下，局部麻醉药物均可安全使用。如果必须实施全身麻醉，应避免使用禁用药物。MH 易感者禁用及可安全使用的药物见表 49-6。

表 49-6　MH 易感者禁用及可安全使用药物

禁用药物	可安全使用药物
氟烷及所有挥发性吸入麻醉药	苯二氮䓬类药、巴比妥类药、N_2O、麻醉性镇痛药
琥珀胆碱	非去极化肌松药、丙泊酚，局麻药（不加肾上腺素）

2. 全身麻醉常规监测　$P_{ET}CO_2$ 分压、体温、心电图、血压和 SpO_2。应具备快速进行血气、电解质、肌红蛋白、心肌酶谱等检测仪器的综合服务能力。

3. 密切观察病情　如果观察到任何 MH 反应的显著征象，在 MH 征象最终消失后的 12～24h 应密切观察患者的病情变化。

4. 麻醉面罩和呼吸回路　如有条件，麻醉科应常规配备一台未使用过挥发性吸入麻醉药的麻醉机或呼吸机。

5. 其他　备用和（或）快速采购注射用丹曲林钠，成立以麻醉科为核心的多学科抢救小组。

六、治　疗

MH 的治疗效果依赖于及早的诊断。对于疑似 MH 患者，除了解相关病史外，可根据其临床症状及相关实验室检测，进行快速甄别，可参考如下流程进行处置（图 49-1）。

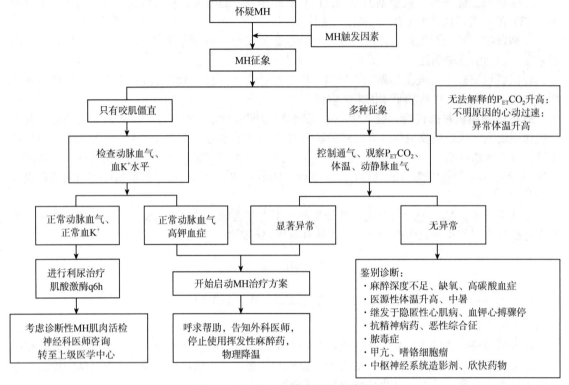

图 49-1　疑似 MH 患者的处置流程

恶性高热的治疗需及时终止这一过程的发展，并针对高热、内环境紊乱、重要脏器功能衰竭进行积极对症处理。丹曲林钠是目前唯一的 MH 特异性治疗药物，国产注射用丹曲林钠已于 2020 年 10 月上市。该药物的机制是通过抑制骨骼肌肌浆网内钙离子释放，在骨骼肌兴奋收缩偶联水平上发挥作用，使骨骼肌松弛。因此，丹曲林钠应尽量争取在骨骼肌发生溶解损害之前使用。

（一）即刻抢救措施

1. 首先应立即终止使用可疑麻醉药物（吸入麻醉药、琥珀胆碱等），并求助。高流量纯氧行过度通气，以洗脱挥发性麻醉药物并降低 $P_{ET}CO_2$，注意更换钠石灰和呼吸管路。有条件情况下可更换未使用过挥发性吸入麻醉药的麻醉机；呼吸环路吸入和呼出两侧加用活性炭过滤器（至少每小时更换 1 次）。通知外科医师尽快结束手术，如不能短时间内结束手术，应更换为使用不诱发 MH 的药物维持麻醉。

2. 最重要的是尽快经大孔径静脉血管通路注射丹曲林钠。国产注射用丹曲林钠推荐首次剂量为 1mg/kg，每次追加 1mg/kg，直至症状消失或达到最大耐受剂量 7mg/kg。注射用丹曲林钠规格为 20mg/ 瓶，需 60ml 无菌注射用水（非生理盐水）溶解，贮存在 15～30℃室温下，并应在 6h 内使用。

（二）对症处理

为便于进一步管理，应在持续监测 $P_{ET}CO_2$、每分钟通气量、电解质和血气分析的基础上，进行核心体温和直接动脉血压监测，并插入导尿管，监测尿量、尿 pH 和肌红蛋白尿，检测肌酸激酶和凝血功能等，并迅速开展以下治疗措施。

1. 迅速降温　核心体温＞39℃时立即开始降温，包括戴冰帽及酒精擦浴、静脉输注冷生理盐水，以及其他积极措施；核心体温降到38℃时停止降温，防止体温过低。

2. 纠正酸中毒　pH＜7.2时静脉输注碳酸氢钠。

3. 纠正电解质紊乱　主要治疗高钾血症，包括过度通气、纠正酸中毒，葡萄糖、胰岛素注射并监测血糖，钙剂的使用应注意患者血钙水平，难以纠正时及早考虑血液净化治疗。接受丹曲林钠治疗的患者不能使用钙通道阻滞药，否则会加重高钾血症，引起严重低血压、心搏骤停。

4. 纠正心律失常　最常见的心律失常是快速性心律失常，纠正酸中毒和高钾血症后通常有效，可使用胺碘酮、短效β受体阻滞药、镁剂等抗心律失常药物救治。

5. 血管活性药物应用　血管升压药、正性肌力药可以稳定血流动力学。

6. 尿液监测　预期和目标尿量是＞2ml/(kg·h)。若肌酸激酶和（或）K^+短时间迅速升高或者尿量降至0.5ml/(kg·h)以下，应用利尿药物以维持尿量＞1ml/(kg·h)。使用碳酸氢钠碱化尿液，防止肌红蛋白尿导致的肾衰竭，目前尚有争议。

7. DIC防治　DIC与MH患者不良预后相关，对于核心体温严重升高、横纹肌发生溶解的患者，可能需要使用小剂量肝素预防DIC的发生，部分研究建议使用血小板、新鲜冷冻血浆和冷沉淀进行经验性治疗。氨甲环酸不适用于该类情况。

8. 筋膜室综合征　任何出现肌红蛋白尿的患者都应该监测筋膜室综合征的发展。

（三）其他处理措施

除了以上处理，如条件允许，通过相关专科评估积极进行血液净化治疗，主要考虑治疗酸碱失衡和电解质紊乱、肌红蛋白尿、高体温等问题。

（四）恢复期监测及处理

1. 监测　应加强监测并及时处理，体征消失后持续监测24h，以确保患者安全度过围术期。

2. 复发处理　如出现无寒战时肌肉僵硬逐渐加重、异常高碳酸血症伴呼吸性酸中毒、代谢性酸中毒不能用其他原因解释时、核心体温异常升高等则提示MH复发，应继续静脉输注丹曲林钠1mg/kg，间隔4～6h重复输注或以0.25mg/(kg·h)速率静脉输注至少24h，直至病情得到控制。

3. 丹曲林钠停药指征　符合下列所有条件者可考虑停用丹曲林钠或增加给药间隔时间至8～12h：代谢状况稳定24h；核心体温低于38℃；肌酸激酶持续降低；无肌红蛋白尿；无肌肉僵硬。

4. 实验室诊断　有条件者，可做CHCT/IVCT以明确诊断，并对患者及其直系亲属进行基因检测，筛选MH易感者并建立档案。

（郭向阳　李正迁）

思　考　题

1. 围术期有哪些措施可以改善MH患者的预后？
2. MH易感者禁用及可使用的药物有哪些？

知 识 拓 展

2016年，日本麻醉医师协会发布的MH危象的处理指南；2018年，中华医学会麻醉学分会骨科麻醉学组主持编写我国首部《中国防治恶性高热专家共识》并发布2020更新版。除系列对症支持治疗之外，两部专家共识特别强调了"血液净化治疗措施积极用于暴发型MH的早期治疗"，在国内MH无药可医的情况下，为MH这种罕见高危病症的临床诊治提供了详尽的指导和标准化处理流程。2020年10月，国产注射用丹曲林钠获批上市并投入临床使用，结束了国内MH无药可救的局面，实现了我国 MH 抢救用药由 0 到 1 的巨大进步。2020 年欧洲麻醉学会下属专委会欧洲恶性高热专家组（EMHG）发布《丹曲林钠在恶性高热危象管理中的可及性：欧洲恶性高热小组指南》，在此基础上又于 2021 年细化了抢救流程。2023 年，该组织更新了诊断 MH 的突变位点，包括 66 个 RYR1 突变位点和 2 个二氢吡啶受体突变位点。

推 荐 阅 读

GONG X. 2021. Malignant hyperthermia when dantrolene is not readily available[J]. BMC Anesthesiol, 21(1): 119.

GREGORY H, WEANT KA. 2021. Pathophysiology and treatment of malignant hyperthermia[J]. Adv Emerg Nurs J, 43(2): 102-110.

LAWAL TA, WIRES ES, TERRY NL, et al. 2020. Preclinical model systems of ryanodine receptor 1-related myopathies and malignant hyperthermia: a comprehensive scoping review of works published 1990-2019[J]. Orphanet J Rare Dis, 15(1): 113.

RIAZI S, KRAEVA N, HOPKINS PM. 2018. Malignant hyperthermia in the post-genomics era: new perspectives on an old concept[J]. Anesthesiology, 128(1): 168-180.

RÜFFERT H, BASTIAN B, BENDIXEN D, et al. 2021. Consensus guidelines on perioperative management of malignant hyperthermia suspected or susceptible patients from the European Malignant Hyperthermia Group[J]. Br J Anaesth, 126(1): 120-130.

SADHASIVAM S, BRANDOM BW, HENKER RA, et al. 2019. Bayesian modeling to predict malignant hyperthermia susceptibility and pathogenicity of RYR1, CACNA1S and STAC3 variants[J]. Pharmacogenomics, 20(14): 989-1003.

第五十章　高原地区患者的麻醉

从地理学角度定义，"高原"（plateau）指海拔 500m 以上的地区。从医学角度定义，一般是指海拔超过 3000m 的地区（近年来越来越多观点将"高原"的界限定义为 2500m）。海拔 3000m 以上的高原地区较平原地区气压及氧分压更低，且具有紫外线强、寒冷干燥等环境特点，易导致机体出现各种病理生理改变，甚至并发各种高原病（high altitude sickness）。长期暴露于高海拔环境容易导致机体出现各种病理反应，甚至危及生命。面对高原地区患者，麻醉医师需要做好术前评估及麻醉前准备，保证患者围术期安全。

第一节　高原低氧对机体的影响

一、高原的气候特点

我国高原地区辽阔，有青藏高原、云贵高原、内蒙古高原、黄土高原。其中青藏高原有"世界屋脊"之称，包括中国西藏全部和青海、新疆、甘肃、四川、云南的部分地区，青藏高原一般海拔在 3000～5000m，平均海拔 4000m。

高原地区环境恶劣，大气压及氧分压较平原地区低。海拔与气压呈负相关，随着海拔的上升气压会相应降低。在海平面及其附近，温度为 0℃时，大气压为 101.3kPa（760mmHg），氧分压为 21.2kPa（159mmHg）。海拔每升高 1000m，大气压约降低 10kPa（75mmHg），氧分压降低约 15mmHg。大气压的降低同时也会造成水沸点的降低，海拔每上升 300m，水的沸点降低约 1℃（表 50-1）。高原地区还具有紫外线强、辐射强、寒冷干燥、昼夜温差大等特点。

表 50-1　不同海拔的大气压、氧分压和水沸点

海拔（km）	大气压压力		空气中氧分压		肺泡气氧分压		动脉血氧饱和度（%）	水沸点（℃）
	mmHg	kPa	mmHg	kPa	mmHg	kPa		
0	760	101.3	159	21.2	105	14.0	95	100
1	674	89.9	141	18.8	90	12.0	94	97
2	596	79.5	125	16.6	70	9.3	92	94
3	526	70.1	110	14.6	62	8.3	90	90
4	462	61.1	97	12.9	50	6.7	85	87
5	405	54.0	85	11.3	45	6.0	75	84
6	354	47.2	74	9.8	40	5.3	70	80
7	308	41.0	64	8.6	35	4.7	60	77
8	270	36.0	56	7.5	30	4.0	50	—
9	230	30.7	48	6.4	<25	<3.33	<20～40	—

二、高原习服与适应

（一）高原习服

高原习服（acclimatization）指从平原进入高原后，经过一段时间的适应，能维持正常的生活和劳动能力的过程。当脱离高原环境后,通过高原习服出现的机体结构及功能改变可逆转或恢复。高原习服能力的大小与绝对海拔相关性最大,还与进入高原的方式、速度、个体的易感性相关。进入高原前进行适当的体育锻炼,进入高原后保证充足的睡眠、避免劳累、情绪稳定都对提高高原习服能力有一定的作用。

(二)高原适应

高原适应(adaptation)指世居高原者通过世代自然选择,保留的解剖、生理、生化的改变,这些变化具有遗传性。我国的藏族居民普遍具有良好的高原适应性,对于低氧环境的耐受能力较平原地区居民高。他们的胸廓及肺泡发育良好,肺活量较大,心储备能力强,在高原环境血红蛋白也不会出现明显的增高,无明显的肺动脉高压征象,这些都是高原适应的结果。

当机体高原习服能力减弱或丧失时,易致急性高原病;而当高原适应不良时,易致慢性高原病。

三、高原低氧对机体的影响

高原低压、低氧环境可对人体各器官系统造成不同程度的影响,引起呼吸、循环、神经、血液等系统的病理生理改变。人体初入高原后,主要通过高原习服以适应高原环境。

(一)低氧对呼吸系统的影响

低氧环境下,当颈动脉体化学感受器感受到动脉血中氧气分压降低,窦神经传入冲动频率增加刺激脑干呼吸中枢,以增加机体通气功能,主要表现为潮气量的增加。当海拔超过 4000m 时,潮气量及呼吸频率可同时增加以提高机体通气。通气增加是机体初入高原时的主要习服机制。由于过度通气,$PaCO_2$ 降低,导致呼吸性碱中毒。当机体进入高原一段时间后,呼吸频率降低,同时肺泡弥散功能提高,利于肺泡与肺毛细血管之间的气体交换;同时由于红细胞 2, 3-二磷酸甘油(2, 3-DPG)的增加,氧解离曲线右移,都有利于机体血氧饱和度的增加。

(二)低氧对循环系统的影响

初入高原者暴露于高原低压、低氧环境时,通过兴奋交感神经系统及增加血、尿儿茶酚胺水平,将出现心率增快、血压增高、心输出量增加等表现,以维持机体动脉血氧饱和度(arterial oxygen saturation,SaO_2)。心率增快一般先于通气增加出现,为机体缺氧的最敏感指标,且增加程度与海拔高度呈正相关。随着机体在高原居住时间增长,通过高原习服,心功能可逐渐恢复或接近平原水平。久居或世居高原者由于长期处于低氧环境,血液黏滞度增加,常伴有肺动脉高压,并继发右心室肥大,出现不同程度的三尖瓣反流。低氧也能影响窦房结功能,使心脏窦房结兴奋性传导性减慢,出现心动过缓。久居或世居高原者,胸部 X 线片常提示肺动脉段突出和心脏增大,心电图出现肺动脉高压表现,即电轴右偏、R+S 值减少、V_{3R} 及 $V_1 \sim V_4$ 出现 T 波倒置。

(三)低氧对血液系统的影响

低氧可刺激血促红细胞生成素(erythropoietin,EPO)生成,使机体红细胞和血红蛋白增加,以提高机体氧分压。但当海拔超过 6000m 后,机体因氧供不足可出现红细胞及血红蛋白下降现象。当机体脱离高原环境后,红细胞和血红蛋白可逐渐恢复至平原水平。随着海拔增高,机体血容量也随之增加,血小板出现下降趋势,红细胞及血红蛋白增加、体液失衡、血液浓缩、血液黏滞度增大及血流缓慢,使机体血小板黏附聚集性增加,机体处于高凝状态,易导致血栓形成。

(四)低氧对消化系统的影响

低氧可使胃肠道黏膜出现类缺血反应,使线粒体功能改变,严重者还将出现细胞坏死及黏膜功能障碍。初入高原者,由于胃肠道蠕动减慢,胃排空减缓,易出现消化不良、腹胀、便秘、食欲缺乏等症状。久居或世居高原者,由于胃酸减少,胃排空时间延长,易出现消化道溃疡;由于血液黏滞度增高,血流减缓,肠系膜血栓发生率较平原居民高。

（五）低氧对中枢神经系统的影响

初入高原者，易出现记忆力减退、逆行性遗忘、注意力涣散等表现。当海拔超过 3000m 时，机体认知功能改变以注意力、执行力及记忆力减退为主。当海拔超过 5000m 时，还容易出现反应能力下降、逻辑思维时间延长，以及痛觉、触觉减退，甚至意识丧失。

（六）低氧对泌尿系统的影响

久居或世居高原者，由于儿茶酚胺和肾素分泌增多，肾血流量较平原居民少。缺氧还可导致抗利尿激素分泌增加，肾小管对水的重吸收增多，尿量减少。

（七）低氧对孕妇及婴儿的影响

当短时间暴露于低氧环境时，胎盘绒毛膜变化将有助于母婴气体交换，一般不会出现胎儿窘迫。但长期处于高原低氧环境时，妊娠相关子宫动脉血流增加将相对减少，导致胎儿宫内生长受限（intrauterine growth restrictions，IUGR）。当海拔超过 2000m 时，胎儿出生体重降低，且降低程度与海拔呈负相关。

高原低氧环境还可影响机体的多种功能，由于紫外线强，高原白内障发生率较平原高。高原气候干燥，上呼吸道及体表水分蒸发增快，易出现咽炎、干咳、鼻出血、口渴等症状。由于机体摄取氧和运送氧的能力下降，劳动能力可出现显著下降。

第二节　高原地区手术的麻醉管理

由于特殊的地理及气候环境，高原地区手术的麻醉管理总体难度较平原地区更大，围术期并发症的发生率和严重程度明显增加。近年来，随着新设备、新技术、新药物的引进和应用，麻醉理念的更新，越来越多的复杂手术已在高原地区得到了开展，危重症患者的救治成功率进一步提高。高原麻醉医师应掌握高原环境对机体病理生理的影响，充分评估患者术前情况，制订个体化麻醉方案，为患者围术期提供一个"富氧"的环境，避免围术期低氧血症的发生，使患者安全、平稳地度过围术期。

一、麻醉前评估与准备

（一）术前访视

按照一般手术麻醉的要求进行评估，应着重评估患者围术期低氧的耐受能力和发生低氧相关并发症的风险。初入高原患者，高原习服尚未完成，麻醉药物对于通气增强、心率增快等习服均有抑制作用，从而增加围术期丧失习服、低氧血症发生的风险；久居高原者血红蛋白、血液黏滞度增加，肺动脉压力增高，甚至患有高原性心脏病等慢性高原病，也增加了手术麻醉的风险。麻醉前访视时，除应充分评估患者的原发病严重程度、各器官系统是否有累及或并发症；还应考虑到医疗机构设备、药物、血源、后勤等因素，同时对高原地区的交通、文化、宗教、经济等因素进行权衡。对于合并严重并发症的择期手术的患者，应先治疗患者的合并症，积极优化患者的术前状态，对减轻患者围术期手术麻醉的风险、加快术后康复极为有效。

（二）术前氧疗

"富氧（rich oxygen）"环境有利于降低围术期低氧血症和其他并发症的发生率，利于患者康复。治疗方法为于术前 1～3d、区域麻醉术中及术后 1～3d 给予低流量吸氧，全身麻醉术中吸入高浓度氧。目前氧疗的目标仍存在争议，一般以相同海拔下健康人群的 PaO_2 或 SpO_2 为目标值，避免过度氧疗造成抑制低氧通气反应。

（三）术前用药

与平原地区相同，但应酌情减量，特别是阿片类镇痛药物。术前有明显疼痛的患者，可口服或肌内注射 NSAID 或使用芬太尼透皮贴剂进行镇痛。有研究证明，低剂量的阿片类药物可显著抑制患者的通气反射，甚至导致长时间的呼吸暂停。

（四）麻醉准备

麻醉前常规准备麻醉机、简易呼吸器、面罩、气管导管、吸引器、监护仪、常规麻醉药物及抢救药物，并根据手术麻醉需要决定是否需要准备自体血回收机、视频喉镜、纤支镜等特殊设备。

（五）注意事项

1. 禁饮禁食　高原低氧可使患者的肠蠕动减缓，胃排空时间延长，且由于高原居民的高脂饮食习惯，术前应严格执行禁饮、禁食时间，并可适当延长。

2. 保暖　高原地区气候常寒冷干燥，昼夜温差大，术中低体温的发生率较高，因此应做好体温监测和主动保温措施。术中应预先设定好手术室温度，对于需要大量冲洗或暴露范围较大的手术，应对冲洗和输注的液体进行加温；有条件的医院，可采用加温毯、输液加温仪、暖风机等设备。

3. 血源　高原地区血源困难常成为限制手术麻醉的主要问题。静脉压力和毛细血管密度增加可导致出血增加、止血困难等风险。术前应充分评估围术期术中的出血量和用血量，术前鼓励家属献血以保证充足的血源。术中自体血回收机在高原地区的广泛应用，在一定程度上缓解了高原血源困难的压力。血液稀释疗法也可在一定程度上缓解血源压力，同时还有减少血栓形成的作用，具体方法参照本书第二十六章介绍。

4. 易地治疗　高原环境本身对于患者及手术麻醉均带来了许多风险与挑战，且大多数外科设备不适用于极高海拔环境。故对于病情复杂、手术难度大等择期手术，应尽可能将患者转移至低海拔地区进行医治。

二、高原环境对麻醉的特殊影响

由于高原地区环境具有低压、低氧的特点，因此对麻醉设备特别是麻醉机会产生一定的影响，由此也会影响麻醉效果。高原麻醉医师应掌握高原环境下麻醉设备与平原环境的不同，在对患者进行麻醉时，考虑到这些差异性，可以提高麻醉的安全性。

（一）对挥发性麻醉药的影响

吸入性麻醉药的作用强度与其分压成正比，随着海拔的上升大气压逐步降低，在麻醉药物浓度不变的情况下，麻醉作用强度也逐渐下降。若是采用环路外"可变旁路式蒸发器"的麻醉机，其挥发性麻醉药的饱和蒸气压仅与蒸发器内的温度呈正相关，与环境压力无关，故在环境温度和蒸发器设定值不变的条件下，挥发性麻醉药的作用强度维持不变，与大气压和海拔无关。地氟烷沸点远低于其他挥发性麻醉药（仅为 22.8℃），地氟烷蒸发器内的饱和蒸气压高达 1500mmHg，远高于海平面大气压，随着海拔的上升和大气压的降低，其蒸发器内的地氟烷百分比浓度和分压将难以预测，其麻醉强度也将出现波动，故在高原使用地氟烷时，需要根据海拔高度或气压进行浓度百分比的重设定。N_2O 在高原环境下麻醉效能也显著降低，且增加了术中出现低氧血症的风险，应避免使用。

MAC 为在低海拔地区测定，并不适用于在高原地区指导吸入麻醉药的给药浓度，因为在高海拔地区，麻醉药物浓度的实测值通常高于挥发器的设定值，通常以换算的吸入麻醉药物的分压来指导调节吸入麻醉药物浓度。

（二）对流量计的影响

随着海拔的上升，大气压下降，大气密度也相应下降，气体的浮力降低，故高原地区流量计的实际输出流量将会高于设定流量。在采用"氧比例阈"控制吸入氧浓度的麻醉机系统中，采用 N_2O-O_2 混合或空气-氧气混合全身麻醉时，可能导致吸入氧浓度低于设定值，可增加低氧血症发生的风险。

（三）对套囊压力的影响

当带气管插管或喉罩向低海拔地区转运患者时，随着海拔的下降和大气压的增高将会导致套囊内容积下降，出现漏气或误吸的风险，故应及时检查和调节套囊内压力。

三、麻醉的选择与实施

高原患者麻醉方式的选择一般原则和平原地区相同，应该从满足手术需要、患者术前情况、术后转归等因素出发，选择最适合患者的麻醉方式；同时还应该考虑到高原环境对患者直接或间接的影响，以及当地医疗资源、经济条件、宗教文化差异等方面。

（一）全身麻醉

为避免围术期低氧血症的发生，保证术中氧供需平衡，气管内插管全身麻醉是高原地区手术的首选麻醉方式。特别是高龄、体弱、病情复杂、合并各种急慢性高原病的患者应首选全身麻醉。

高原患者胃排空减慢，即使禁食时间足够，仍有反流的风险，故全麻诱导期应警惕反流性误吸的发生。高原患者对全麻药的耐受性低，常规剂量的全麻药物可迅速出现循环抑制和呼吸暂停，故术前应充分预给氧，对于老年或体弱患者应适当减少全麻药用量。在高原低压、低氧环境下，应避免使用 N_2O。高原患者一般皮肤黝黑，且因为大多患者红细胞增多，动脉血中去氧血红蛋白增加，存在发绀却并未发生低氧血症，故不可简单地通过皮肤黏膜颜色判断患者是否发生低氧血症。在高原地区使用氯胺酮进行全身麻醉的安全性仍存在争议。低剂量的氯胺酮对自主呼吸无明显抑制，氧饱和度降低程度在可接受范围内，但有报道称，低剂量的氯胺酮可引起完全性呼吸暂停，故使用氯胺酮前应充分氧疗，加强术中监测。氯胺酮可使肺血管收缩，高原肺动脉高压患者应慎用。

全麻诱导多采用舒芬太尼、咪达唑仑、丙泊酚、罗库溴铵或顺阿曲库铵作为全麻诱导药。老年患者及合并心功能不全的患者，可用依托咪酯以维持血流动力学的稳定。婴幼儿因氧储备差，低氧血症发生风险高，应在入手术室前建立好静脉通道，尽可能采取快速静脉诱导方式；若哭闹严重需采取七氟烷诱导者，也应在诱导前做好插管准备并监测生命体征，警惕严重低氧血症的发生。术前可给予咪达唑仑口服溶液或右美托咪定滴鼻用于患儿术前镇静，或者通过视频陪伴和在玩具安抚下完成小儿入室，可以消除患儿的恐惧不安心理，减少因哭闹导致的氧耗量增加及精神创伤。诱导给药时应注意各种药物的起效时间，尽量减慢给药速度，避免循环剧烈波动。给药前应充分给氧，对于已知的困难气道患者，可采取高流量鼻导管给氧，并做好清醒气管插管的准备。全麻维持可采用全凭静脉或静吸复合维持，瑞芬太尼消除半衰期短，停药后苏醒迅速，较适合用于全身麻醉的维持。随着神经阻滞技术的发展，椎旁神经阻滞、腹横肌平面阻滞、前锯肌平面阻滞、坐骨神经阻滞等外周神经阻滞技术也常与全身麻醉复合应用，具有良好的术后镇痛作用，并可减少术中阿片类药物的用量。

（二）椎管内麻醉

包括蛛网膜下腔阻滞、硬膜外阻滞、腰硬联合麻醉。麻醉原则与技术同平原地区相似。对于严重高原肺动脉高压患者进行下腹部、下肢手术时，推荐使用硬膜外阻滞，可避免术中血液循环剧烈波动。剖宫产术者推荐使用腰硬联合麻醉，既可提供完善的镇痛也能达到较满意的肌松效果，且对产妇及胎儿的呼吸及循环影响小；术后可通过硬膜外管给予吗啡或连接 PCEA 镇痛泵进行术后镇痛。采用椎管内麻醉时，应严格限制麻醉平面，避免因平面过高而出现的呼吸、循环抑制现象。术中应常规吸氧，并监测 SpO_2。手术结束后需在手术室或送入 PACU 观察，待到麻醉阻滞平面消退至 T_{10} 以下，且生命体征平稳后，再送回病房，并在病房继续吸氧及监测生命体征。

（三）区域麻醉

包括局部麻醉和神经阻滞。海拔对局麻药的起效时间、作用时间、阻滞作用无明显影响，且阻滞技术与平原地区基本相同。但若存在阻滞不全，患者挣扎、躁动时氧耗量可明显增加，导致低氧血症的发生。若患者存在阻滞不全，需加用镇痛及镇静药时，应警惕呼吸抑制、暂停的发生。超声引导下的神经阻滞，使用神经刺激仪可提高阻滞的成功率，使麻醉效果更为确切。对于紧张、焦虑患者，可复合使用右美托咪定以达到镇静目的。

四、麻醉后处理

（一）拔管时机的选择

高原患者较平原患者术后低氧血症的发生率更高，全麻后应待患者意识完全清醒，自主呼吸恢复、循环功能稳定，排除肌松药和阿片类镇痛药的残余后再拔除气管插管。高原环境下应常规给予肌松拮抗药，有条件的医院还可使用肌松监测仪监测神经肌肉传递功能。对于高龄、危重、复杂手术及术前合并严重呼吸、循环系统疾病的患者，应在术后转运至 ICU，待患者病情稳定后方可拔除气管插管。

（二）术后氧疗

高原患者术后应常规氧疗，建立 1~3d 的"富氧"环境，并进行呼吸功能监测，再根据患者具体情况，逐步撤除氧疗。术后应鼓励患者进行呼吸锻炼、咳嗽排痰、尽早活动，防止肺部并发症的发生。

（三）术后镇痛

术后疼痛将增加患者氧耗量，影响睡眠及早期活动，且容易产生焦虑、抑郁情绪，不利于患者恢复。术后推荐使用多模式镇痛策略，尽量减少阿片类镇痛药的使用。局部麻醉和区域阻滞技术可单独或复合应用于术后镇痛。此外，若为藏族且有宗教信仰患者，可通过听诵经文等心理治疗方法缓解术后的焦虑情绪。

五、特殊患者的麻醉管理

（一）妊娠合并肺动脉高压患者

长时间暴露于高原低氧环境中，易致肺血管收缩最终发展为高原肺动脉高压（high altitude pulmonary hypertension，HAPH）。由于高原经济发展相对平原落后，产前及孕期检查尚未完全普及，许多孕产妇临产前才发现合并有肺动脉高压，致使麻醉管理十分棘手。

合并肺动脉高压的孕妇，孕 12 周内应尽早终止妊娠；孕 28 周前胎儿出生后存活率极低，若出现心力衰竭和（或）血氧饱和度降低，应给予强心、利尿等对症处理心衰。孕 32 周后，产妇若出现心力衰竭，应在积极控制心衰的同时施行急诊剖宫产手术。

术前应持续吸氧，可口服磷酸二酯酶抑制药西地那非以降低肺动脉压力，利尿药首选呋塞米，嘱产妇左侧卧位以防止仰卧位低血压综合征。术前应建立中心静脉通道，酌情放置 Swan-Ganz 导管测定肺动脉压力。无椎管内禁忌证者，硬膜外阻滞为首选麻醉方法。术中继续吸氧，有条件者可采用高流量鼻导管吸氧以改善肺循环阻力。术中维持外周血管阻力防止血压下降、适当强心以应对胎儿胎盘娩出后回心血量的增加、防止肺血管阻力升高是肺动脉高压患者围术期管理的 3 个核心部分。若为中度肺动脉高压，硬膜外注药的同时泵注少量升压药物（去甲肾上腺素），术中根据血压调整剂量。术中补液应遵循量出为入或负平衡原则，尤其应防止胎儿娩出后回心血量骤增导致的急性心力衰竭。胎儿娩出后，应将产妇置于头高足低体位，产科医师给予腹部手法加压以减慢回心血量，适当加大血管活性药剂量以提升血压，待产妇情况稳定后再缓慢娩出胎盘。

（二）高原红细胞增多症

高原红细胞增多症（high altitude polycythemia，HAPC）患者红细胞过度增生、血液黏滞度增高。因血液黏滞度高，此类患者臂脑循环时间延长，麻醉诱导时应减慢给药速度，避免给药过快造成的循环、呼吸抑制。选用短效麻醉药物，如丙泊酚、舒芬太尼等，肌松药物选用顺阿曲库铵或罗库溴铵。高原红细胞增多症患者血液黏滞度高、心脏后负荷增加、心排血量降低，术中低血压可增加心肌缺血及心律失常的风险，故术中应及时纠正低血压。有研究认为，围术期自体放血、血液稀释可降低血液黏滞度，改善患者心肺功能，但其安全性尚无定论，还需进一步临床研究。

第三节　常见高原病的救治

高原病（high altitude sickness，HAS）是发生于高原低氧环境的一种特发病。缺氧是该病的主要致病因素，脱离低氧环境病情可好转。根据起病缓急分为急性高原病和慢性高原病。

一、急性高原病

急性高原病（acute high altitude sickness，AHAS）指人体进入高海拔地区（>2500m）后丧失习服，短期内出现的一系列临床综合征。急性高原病分为 3 型：急性高原反应或急性高山病、高原肺水肿、高原脑水肿。

（一）急性高原反应或急性高山病

急性高原反应或急性高山病（acute mountain sickness，AMS）多在进入高海拔地区数小时（一般为 6~12h）后出现，经过高原习服后，症状可逐渐消失，少数患者可能需要临床治疗。该病的主要临床表现为头痛、头晕、食欲缺乏、恶心、呕吐、乏力、胸闷、心悸、睡眠障碍等，个体差异性较大。阶梯式上山、进入高原前服用乙酰唑胺、地塞米松、红景天对急性高原反应的发生均有预防作用，进入高原后应注意休息，避免情绪激动，饮食以易消化、高糖，含多种维生素为主，忌高脂、过饱。若已经发生急性高原反应，氧疗为主要治疗方法，经鼻导管吸氧将患者 SpO_2 维持在大于 90% 水平。严重患者可采取无创机械通气甚至有创机械通气以维持氧合，并迅速将患者转移至低海拔地区。药物治疗首选乙酰唑胺和地塞米松单独或联合用药。

（二）高原肺水肿

高原肺水肿（high altitude pulmonary edema，HAPE）指初到高原者或重返高原者，由于快速暴露于高原低氧环境，出现肺动脉压升高、肺血容量增加、肺循环障碍和微循环内液体渗漏至肺间质和肺泡而引起的高原特发病。

发病机制：尚未完全清楚，据推测主要与下列因素相关，包括外周血管收缩，导致肺血容量增多；肺毛细血管及肺泡通透性增高；肺动脉或肺小动脉收缩，肺动脉压增高，致漏出液增多；合并左、右心功能不全。

临床表现及体征：静息时出现呼吸困难、胸闷压塞感、咳嗽、咳白色或粉红色泡沫痰、无力或活动能力降低。查体可发现一侧或双侧肺野出现湿啰音或喘鸣、中央型发绀、呼吸过速及心动过速。

诊断：近期进入高原地区，出现呼吸困难、咳嗽、咳白色或粉红色泡沫痰者应警惕发生高原性肺水肿。胸部 X 线检查为主要诊断依据：以肺门为中心向单侧或两侧肺野呈点片状或云絮状浸润影，呈弥漫性、不规则分布，也可融合成大片状阴影；心影正常或出现肺动脉高压及右心增大的征象。同时需排除心肌梗死、心力衰竭、肺炎等疾病。

预防及治疗：预防同急性高原反应，药物预防首选硝苯地平缓释片，沙美特罗、他达拉非、地塞米松、乙酰唑胺也有一定的预防作用。早发现、早诊断、迅速转移至低海拔地区并以氧疗为主要治疗方式。避免体力活动，症状较重者可适当镇静并保持绝对卧床休息，同时注意排痰。鼻导管或面罩吸氧使 SpO_2 维持在 90% 以上，若出现呼吸衰竭应尽快行气管内插管或气管切开机械通气支持治疗。硝苯地平缓释片可降低肺动脉压，可作为首选用药。高原肺水肿患者大多处于缺水状态，不宜利尿。

（三）高原脑水肿

高原脑水肿（high altitude cerebral edema，HACE）常被认为是急性高山病的终末期表现，患急性高山病患者出现精神状态改变及共济失调应高度怀疑此病。

发病机制：尚不完全清楚，根据现有研究考虑主要是因为低氧血症导致交感神经系统显著活跃，致体液潴留和重分布，出现脑血流量增加；脑血管扩张及通透性增高，导致脑间质水肿和脑细胞肿胀，颅内压增高。

临床表现及体征：剧烈头痛、呕吐、表情淡漠、精神忧郁或欣快多语、烦躁不安、步态蹒跚、共济失调，随之出现神志恍惚、意识蒙胧、嗜睡、昏睡以致昏迷，也可直接发生昏迷，可出现视神经盘水肿和（或）视网膜出血、渗出。脑脊液压力增高，细胞及蛋白质正常，偶可见血性脑脊液。

诊断：近期进入高原地区，出现高原反应后症状加重，并出现精神状态改变及共济失调等典型临床表现。需排除急性脑血管病、急性药物或一氧化碳中毒、癫痫、脑膜炎、脑炎等疾病。

预防及治疗：同急性高原反应。高原脑水肿患者需积极利尿，减轻脑水肿及降低颅内压，必要时可行高压氧舱治疗。

二、慢性高原病

慢性高原病（chronic high-altitude disease，CHAD）的命名及分类尚存在很大争议，我国现多采用 2005 年"青海标准"，本章也将根据此标准进行介绍。CHAD 指长期生活在海拔 2500m 以上的世居或移居者，对高原低氧环境逐渐失去适应而导致的临床综合征，主要表现为红细胞增多和严重低氧血症。当患者移居到低海拔地区后，其临床症状逐渐消失，重返高原后病情可复发。"青海标准"将慢性高原病分为慢性高山病（chronic mountain sickness，CMS）或蒙赫病（Monge's disease）、高原肺动脉高压（或高原心脏病）两类。

1. 慢性高山病或蒙赫病 即高原红细胞增多症（high altitude polycythemia，HAPC），指长期生活在海拔 2500m 以上高原的世居者或移居者，对高原低氧环境逐渐失去习服而导致的临床综合征，主要表现为红细胞增多。

发病机制：在高原低氧环境下，低氧诱导因子（hypoxia-inducible factor，HIF）各亚型表达上调，通过调控下游基因的表达，增强细胞对缺氧的耐受能力；且 HIF 可诱导肝、肾等脏器分泌 EPO，诱导红细胞大量增殖。

临床表现及体征：主要临床表现为头痛、头晕、气喘和（或）心悸、失眠、乏力、局部发绀、手足心发热、静脉曲张、肌肉关节疼痛、厌食、注意力不集中、健忘等。主要体征为血红蛋白增多：女性≥190g/L，男性≥210g/L，以及严重的低氧血症，伴或不伴有肺动脉高压及心功能不全。由于长期处于缺氧环境，患者颜面、口唇、舌、口腔黏膜及耳郭边缘和甲床部位明显发绀，呈青紫色，面部毛细血管扩张出现紫色条纹，呈特有的"高原多血面容"。

诊断标准：排除下列肺部疾病者，包括慢性阻塞性肺疾病（COPD）、肺泡纤维变性、肺癌等；慢性呼吸功能紊乱或其他慢性病所致的低氧血症，继发引起的红细胞增多者；居住海拔低于 2500m 者。符合 CMS 的临床表现及体征者，可诊断为慢性高山病。

预防及治疗：长期居住在高海拔地区者可间断至低海拔地区生活有利于防止红细胞过度增生。转移至低海拔地区居住是 CHAD 的最有效治疗措施。适度的有氧锻炼可改善症状，药物治疗多选用乙酰唑胺，连续服用 6 个月可改善患者通气和肺循环，降低血红蛋白。藏医使用红景天、藏红花等药物对 CHAD 也有治疗作用。

2. 高原肺动脉高压或高原心脏病 高原肺动脉高压或高原心脏病（high altitude heart disease，HAHD）指生活在海拔 2500m 以上地区的成人或儿童，出现肺动脉压力增高、右心室肥大、低氧血症，伴或不伴血红蛋白增多等症状。

发病机制：低氧导致肺动脉平滑肌细胞增生、管壁增厚、管腔狭小，使肺动脉阻力增加、压力升高，右心室代偿性肥厚；低氧损伤心肌细胞，致心肌收缩力减弱；低氧诱导缩血管物质增多，NO 释放减少，加剧肺血管收缩；红细胞增多，血液黏滞度增加，微循环淤滞，进一步使肺循环阻力增高。

临床表现及体征：主要表现为呼吸困难、咳嗽、发绀、失眠、易怒、右心衰竭的症状及体征。X 线胸片可见右心增大，右心室及右心房增大，肺动脉段突出。心电图示 QRS 波群电轴右移，心室轻度肥大。超声心动图示右心室肥大和（或）功能障碍。

诊断：超声心动图提示平均肺动脉压力＞30mmHg 或肺动脉收缩压＞50mmHg。1～5 岁婴幼儿肺动脉收缩压、舒张压和平均压的诊断值分别为大于 58mmHg、32mmHg 和 45mmHg；6～14 岁青少年肺动脉收缩压、舒张压和平均压的诊断值分别为大于 41mmHg、18mmHg 和 8mmHg。符合 HAPH 的其他临床表现及体征，并排除以下情况：①其他原因引起的肺动脉高压，包括新生儿持续性高原肺动脉高压；② COPD；③肺间质病，如尘肺；④其他心血管疾病，如冠心病、心脏瓣膜疾病、扩张型和高血压性心肌病、先天性心脏病。

预防及治疗：氧疗为首要治疗措施，要求早期、及时、充分供氧，以纠正低氧血症，疗效尤为明显。病情较重且在高原地区治疗无明显效果者，应尽快将患者转移至平原地区治疗。HAHD 患者极易并发上、下呼吸道感染，感染后可进一步增加肺动脉压力，诱发心力衰竭，故预防和控制呼吸道感染是一项关键性治疗。心功能不全或已有心力衰竭者应选用快速起效类强心制剂，若合并水肿者，宜用利尿药，同时注意水和电解质平衡。硝苯地平控释片是降低肺动脉高压较有效的药物，有研究表明硝酸甘油可减轻心脏前、后负荷，利于心功能的恢复。伴有显著红细胞增多的患者，可行放血疗法。中医、藏医中的某些药物，如红景天、丹参、人参总皂苷也有一定的预防作用。

（拉巴次仁　朱丽娇）

思　考　题

1. 患者，男性，25 岁。因急性阑尾炎入院需行急诊手术，该患者初到高原一天，对于这个患者的围术期管理你应该注意哪些方面？

2. 患者，78 岁，藏族。拟择期行全髋关节置换手术，术前访视时应注意哪些方面？你会选择何种麻醉方式？术后镇痛可采取哪些方式？

3. 在西藏拉萨市，一名出生 3d 的患儿需行"脊髓脊膜膨出修补术"，你为该患儿的麻醉医师，你将如何制订该患儿的麻醉计划？请从麻醉前准备、麻醉管理及术后护理等方面阐述。

4. 一名 32 岁的游客到拉萨游玩，晚上出现头痛、恶心、呼吸困难、咳粉红色泡沫痰等症状，该患者到医院急诊进行诊治。若你为该患者的首诊医师，你考虑该患者患何疾病？主要治疗措施有哪些？

5. 若你在急诊科轮转期间，收治了一名高原脑水肿的患者，你将如何诊治？

6. 一名需行剖宫产术的患者，合并重度肺动脉高压，若你为她的麻醉医师，你将选择何种麻醉方式？术中需要注意哪些问题？

知 识 拓 展

近年来，高原老年患者行不同手术时更适用于何种麻醉方法的临床研究是当今的热点。一些研究提出了高原老年患者因存在低氧血症，应多采用神经阻滞或椎管内麻醉的方法，但当患者心、肺功能差时采用椎管内麻醉可能会导致患者术中严重低血压的发生。我国青藏高原地理位置特殊，高原环境战创伤的麻醉管理也是较为热门的研究方向，高原战创伤的救治以纠正贫血及低氧血症等危及生命的损伤为主。高原人群较平原人群的血红蛋白浓度和红细胞数量都明显增加，正常值水平提高，但目前针对不同海拔居民的允许失血量及最低血红蛋白的标准尚未定论。

推 荐 阅 读

祁生贵, 吴天一. 2015. 慢性高原病诊断标准及相关研究 [J]. 高原医学杂志, 25(4): 1-11.

全军麻醉与复苏学专业委员会, 中华医学会麻醉学分会. 2019. 高原环境战创伤麻醉指南 [J]. 解放军医学杂志, 44(10): 811-816.

中国心胸血管麻醉学会非心脏手术麻醉分会. 2019. 妊娠合并心脏病围麻醉期中国专家临床管理共识 [J]. 临床麻醉学杂志, 35(7): 703-708.

BEBIC Z, BROOKS PM, POLANER DM. 2022. Respiratory physiology at high altitude and considerations for pediatric patients[J]. Paediatr Anaesth, 32(2): 118-125.

BILO G, CARAVITA S, TORLASCO C, et al. 2019. Blood pressure at high altitude: physiology and clinical implications[J]. Kardiol Pol, 77(6): 596-603.

BISHOP RA, LITCH JA, STANTON JM. 2000. Ketamine anesthesia at high altitude[J]. High Alt Med Biol, 1(2): 111-114.

DAVIS PR, PATTINSON KT, MASON NP, et al. 2011. High altitude illness[J]. J R Army Med Corps, 157(1): 12-17.

POLVI HJ, PIRHONEN JP, ERKKOLA RU. 1995. The hemodynamic effects of maternal hypo-and hyperoxygenation in healthy term pregnancies[J]. Obstet Gynecol, 86(5): 795-799.

SCHOMMER K, BÄRTSCH P. 2011. Basic medical advice for travelers to high altitudes[J]. Dtsch Arztebl Int, 108(49): 839-848.

第五十一章　传染病患者的麻醉

在人类的历史长河中，传染病不仅威胁着人类的健康和生命，而且影响着人类文明的进程，甚至改写过人类历史。人类在与传染病的较量中取得了许多重大的成果，加上社会文明的推进和对疾病认识水平的提高，人类逐渐在与传染病的斗争中占据上风。然而 1981 年的艾滋病、2003 年的严重急性呼吸综合征（severe acute respiratory syndrome，SARS）、2012 年的中东呼吸综合征（Middle East respiratory syndrome，MERS）、2013 年的人感染 H7N9 禽流感、2014 年的埃博拉出血热、2019 年的新型冠状病毒感染（COVID-19）等新的传染病相继出现，不断给人类敲响警钟。由于对此类疾病的认识程度和所需医疗保障之间的不一致性，也给麻醉医师对此类患者实施麻醉和围术期管理带来了巨大的风险和挑战。麻醉医师除了应掌握气道管理、血气分析、心肺脑复苏、人工冬眠、生命评估等急危重症抢救的基本技术之外，还需掌握丰富的急危重症治疗理论知识，在传染病大流行期间肩负着手术麻醉、围术期评估、治疗和调整及抢救任务，发挥了重要的作用。

第一节　生物安全分级及其对应的防护要求

一、生物安全分级

生物安全等级（biosafety level，BSL）是指在封闭环境中隔离危险病原体所需的一套生物安全防护措施，现主要用于实验室及相应传染病疫情暴发区。美国疾病控制中心和美国国立卫生研究院根据操作不同危险等级微生物所需的实验室设计特点、建筑构造、防护设施、仪器以及操作程序，将实验室的生物安全水平分为四级：BSL-1、BSL-2、BSL-3 及 BSL-4。

（一）生物安全一级

BSL-1 级适用于非常熟悉的病原体，实验室包括用于基础的教学和研究的实验室，以及处理那些已熟悉其特征、但通常对健康成人不致病的活微生物的实验室。许多病原体属机会性病原体，可使儿童、老年人以及免疫缺陷或免疫抑制患者感染。通过多次动物体内传代而得到的减毒株，亦属于这一类，但不应将免疫株简单地看作无毒株。BSL-1 级水平代表了防扩散的基本水平，它依赖于无特殊初级或二级屏障存在的标准微生物学操作，而不是简单地依赖于洗手盆等清洁设施。代表病原体：麻疹病毒、腮腺炎病毒等。

（二）生物安全二级

BSL-2 级主要用于临床、诊断、教学和其他处理多种具中等危险的当地病原体（存在于本社区并引起不同程度的人类疾病）的实验室。BSL-2 级适用于对人血液、体液、组织或原代人细胞系等未知其传染病原体存在与否的标本进行的操作。代表病原体：流感病毒、乙型肝炎病毒、沙门菌及弓形虫等。

（三）生物安全三级

BSL-3 级适用于进行涉及内源或外源性的具有潜在呼吸道传染性病原体的操作，这些病原体可能引起严重的致死性感染。代表病原体：炭疽芽孢杆菌、鼠疫杆菌、结核分枝杆菌、狂犬病毒、圣路易斯脑炎病毒、SARS 病毒（SARS-CoV）、新型冠状病毒（SARS-CoV-2）以及贝纳柯克斯体等。

（四）生物安全四级

BSL-4 级适用于进行非常危险的外源性病原体的操作，这些病原体对个体有很高的致死性，并且可通过空气途径进行传播，同时对这些病原体尚无有效的疫苗或治疗措施。那些与 BSL-4 级病原体具有相似或相同特点的病原体，在其被鉴定之前，也应该按此级水平进行操作。当有足够的鉴定资料时，可仍然按此水平，或根据已有的资料适当降低安全水平。代表病原体：埃博拉病毒、马尔堡病毒、拉沙病毒等。

二、麻醉科医护人员的传染病职业暴露途径

麻醉科医护人员因其工作特殊性，需兼顾气道管理、血管穿刺等操作，经常接触患者的体液、血液、分泌物等。因此麻醉科医护人员的传染病职业暴露途径包括飞沫传播、气溶胶传播、接触传播等多种途径。

（一）飞沫传播

病原微生物存在于感染者的呼吸道黏液或纤毛上皮脱落细胞中，由患者打喷嚏、咳嗽或大声讲话时播散的体液直接被易感人群吸入而进行传播。飞沫的播散距离约为 2m，属于短距离传播。

在麻醉医师于麻醉门诊询问病情、术前访视、面罩给氧去氮或患者出现呛咳时，可增加感染风险。例如，肺结核患者排出的结核分枝杆菌悬浮在飞沫核中播散，使该病成为此种途径的典型传染病。同时，飞沫传播也是流行性感冒（简称流感）、SARS、MERS 和 COVID-19 的主要传播途径。

（二）气溶胶传播

病毒携带者在通风不良的相对密闭环境中通过咳嗽、喷嚏、粪便和尿液等方式留下大量病毒，这些病毒在一定时间内存在于空气中，随后进入该空间的人可能被空气中的病毒感染，这种方式属于气溶胶传播。

气管插管与拔管是临床麻醉最常见的操作，而在操作时患者气道、口腔内的分泌物小分子会形成气溶胶弥散在该空间，增加操作者被感染的风险。理论上能通过飞沫传播的传染病有较大可能通过气溶胶传播，SARS-CoV-2 可以经此途径传染易感者。

（三）接触传播

直接或间接接触患者或其血液、体液污染过的器具，即可通过眼睛、鼻腔、口腔等黏膜获得感染。若将接触过患者体液或血液的药品和用具等随意放置，不区分清洁区和污染区，不对相关物品表面予以消毒，则病原体可能会由此途径感染不知情的后续接触者。

（四）血源及体液传播

病原微生物存在于被感染患者的血液及体液中，麻醉医师在治疗操作时可能被患者血液、体液污染的针头及其他锐器刺破皮肤（手是最常见的受伤部位）。乙型肝炎、丙型肝炎、梅毒、获得性免疫缺陷综合征（AIDS）是此途径传播的主要疾病。

（五）多种形式混合传播

以多种形式同时对医护人员造成感染的情况有很多，如 COVID-19，它的传播途径为飞沫传播、接触传播及高浓度呼吸道气溶胶在密闭环境中传播，甚至患者的尿与粪便污染引发的气溶胶和接触传播。SARS、MERS 及流感等传染病能造成疫情大流行的原因之一便是其可以通过多种方式进行传播。

三、麻醉科医护人员的个人分级防护

麻醉科医护人员的个人防护应在标准预防的基础上，根据职业暴露风险制订针对不同病种在手术室及业务环境的不同区域实施医疗操作时的分级防护策略，以期在合理利用有限医疗资源的

同时，做好科学防护，落实精准管理。

（一）防护用品

1. 医用外科口罩　符合 YY 0469—2011 标准的医用外科口罩具备防止术中血液喷溅渗透和细菌过滤的功能，但其对病毒的气溶胶颗粒的防护效率只有 30%，不可用于有暴露风险的密闭场所。

2. 医用防护口罩　进行经飞沫或气溶胶传播疾病患者手术时，应佩戴一次性医用防护口罩并符合 GB 19083 的标准。规范佩戴口罩并进行适合性检验是确保防护效果的基本保障。不建议佩戴≥2 个口罩，多层口罩并不能提高过滤层的防护能力，反而增加呼吸阻力，带来额外的不适感。

3. 防护面屏 / 护目镜　飞沫和气溶胶均弥散在空气中，可能会沉降在眼结膜、角膜、鼻黏膜和口腔黏膜等部位造成感染。气溶胶可以在空气中停留数小时，可演变成粒径更小的颗粒物随风向在人群中长距离传播，弥散到眼表的机会也更大。在防护物品可以保障的情况下，建议至少应将防护面屏 / 护目镜增列为麻醉医师的基本防护装备。

4. 正压头罩 + 动力型空气过滤呼吸器　动力型空气过滤呼吸器（powered air purifying respirator，PAPR）联合正压头罩的使用在飞沫传播疾病的防护中具有更好的效果，在 COVID-19、SARS 和甲型流感（H1N1）的暴发流行时期已被广泛推荐作为高暴露医护人员的高级防护装备，其防护效果明显优于医用防护口罩和护目镜的防护组合。推荐将其列入接受过专业训练的人员中，推荐将其列入麻醉科医师的严密防护装备中。对于暴露风险高的操作，有条件时可选择 PAPR。

5. 手套　研究表明，医护人员在给患者进行有创治疗时戴双层手套可以减少经皮肤的职业暴露，减少交叉感染。双层手套的优点是不仅可减少手套意外破损导致的职业暴露，更重要的是在脱卸防护设备时减少污染。同时，应警惕多层乳胶手套引发皮肤疾病的风险。

6. 隔离衣　防渗透的一次性隔离衣旨在保护医护人员、患者和访客在为患者护理或治疗过程中免受血液、体液和其他潜在传染物质的影响，主要用于严密隔离、接触隔离和保护性隔离的患者。我国尚无医用隔离衣的统一标准，多采用符合 YY/T 0506 标准的一次性手术衣，美国 ASTM F3352—19 标准要求医用隔离衣应至少确保手臂和身体的前部、侧面和后部从膝盖到颈部（不包括颈部）在运动过程中完全覆盖。

7. 防护服　防护服适用于为医务人员在工作时接触具有潜在传染性的患者血液、体液、分泌物、空气中的颗粒物等提供阻隔、防护作用。接触甲类或按照甲类管理的传染病患者时，应在规定区域穿、脱符合 GB19082 标准的防护服；接触多个同类传染病患者时，若无明显污染可连续使用；接触疑似患者时，应在接触每个患者之间进行更换。

（二）标准预防与额外预防策略

标准预防是将所有患者的血液、分泌物、排泄物均视为有传染性，均需要进行隔离预防。强调防止疾病从患者传染至医护人员，以及从医护人员传染至患者的双向防护，降低交叉感染的危险性。具体包括手卫生；佩戴工作帽、工作服和医用外科口罩。手卫生应当引起高度重视，尤其需要强调，佩戴手套并不能代替手卫生，应养成良好的手卫生习惯，可将接触传播的风险降到最低。在标准预防的基础上，根据职业暴露风险，需采取额外的预防措施。额外预防又进一步分为：基本防护、加强防护和严密防护。基于不同环境下临床诊疗操作的职业暴露风险，根据需要采取适当、安全的防护。

1. 院内分区域分级防护　传染病流行期间的院内感控是重要问题，应将院内区域划分为清洁区、潜在污染区和污染区。清洁区：无患者接触区域，包括院内公共区域、办公区、生活区、普通门诊、非隔离病区、手术室的非感染手术间等；潜在污染区：患者用后的物品和医疗器械等处理室、进出污染区的缓冲区域等；污染区域或高风险医疗操作区域：外出抢救气管插管、发热门诊、疑似或确诊患者病区或手术间等。分区管理的目的是警示进入不同区域的医师、患者采取相应的防护。

2. 常见呼吸道传染病的分级防护　常见的呼吸道传染病因其传播途径和致病力的不同应采取针对性防护（表 51-1）。在高危流行季节、疫情严重地区或指定治疗点的麻醉医师在物资可以保障的前提下，适当地提升防护等级，以降低职业暴露和院内感染的风险。其中，暴露风险最高的是外出气管插管，建议在适当防护下充分准备后由经验丰富的麻醉医师进行操作。

表 51-1　常见呼吸道传染病麻醉手术时医护人员分级防护推荐

项目	冠状病毒感染性疾病	流行性感冒	高致病性禽流感	开放性肺结核
手卫生	+	+	+	+
工作帽	+	+	+	+
口罩	医用防护口罩	医用防护口罩	医用防护口罩	医用防护口罩
手套	无菌乳胶手套双层	无菌乳胶手套	无菌乳胶手套	无菌乳胶手套
鞋套	+	+	+	+
工作服	+	+	+	+
隔离衣	+	+	+	+
防护服	+	—	—	—
护目镜或防护面屏	+	+	+	+
防护类型	严密防护	加强防护	加强防护	加强防护

（三）新型冠状病毒感染麻醉相关规范

1. 控制手术室内人数，尽可能减少参与手术麻醉的人数，避免其他人员进出手术间，所有参与手术的工作人员均为三级防护，并全程严格按照《新型冠状病毒感染的肺炎防控中常见医用防护用品使用范围指引（试行）》和《医疗机构内新型冠状病毒感染预防与控制技术指南（第三版）》执行。

2. 选择在负压手术室内进行手术，确保负压手术室静压差为-5Pa。如医院无负压手术室，应选择独立（一拖一）净化机组且空间位置相对独立的手术室，术中关闭净化系统、新风系统以及排风系统；如为普通手术室要尽量选择空间位置独立的，并固定为新冠肺炎患者专用手术室；尽量减少手术室开门次数。术后按照《医院空气净化管理规范》与《医疗机构消毒技术规范》相关规定规范处理。

3. 所有麻醉相关物品尽可能选择一次性物品。气管插管尽可能可视化操作，使用带一次性喉镜片的视频喉镜，显示屏和镜柄用保护套进行保护（可用腔镜隔离罩替代）。麻醉机呼吸回路进气端、出气端和患者端加呼吸过滤器。术毕务必在负压手术室内拔除气管导管，避免污染整个手术室环境。

4. 拔管后在手术室内留观，判断完全达到出室标准后，使用原转运车通过专用通道转入病房。危重型患者的急诊手术如患者已行有创通气治疗，医护人员须注意患者的交接和防护，做好转运过程中的监护工作。对患者进行充分的镇静、镇痛和肌松，避免交接和转运过程中出现体动和呛咳。

5. 对于术中需要防护的部分手术操作，如支气管肺泡灌洗、消化道内镜检查、术中使用电刀、腔镜手术充气以及放气等所有可能导致患者体液溶于空气中的操作，都可能产生气溶胶，建议麻醉医师及巡回护士有条件时尽量远离手术操作空间，做好自身防护，同时建议术者轻柔缓慢操作，使用一次性塑料保护套套扎住吸引孔进行操作。开放性手术避免患者的任何体液飞溅，做好切口、创面等的保护。

6. 术后处理参照《医院空气净化管理规范》、《医疗机构消毒技术规范》和《新型冠状病毒感染的肺炎疫情期间医疗机构废物管理》相关规定对器械、织物、医疗废物及手术室地表、物表、空气，以及麻醉相关物品进行处理。完善术后登记和随访，跟进随访，观察相关人员的临床表现，若医护人员、陪护或患者出现发热、咳嗽等症状，及时联系院感部门和疾控部门进行检查并做好医学隔离。

第二节　麻醉医师在传染病大流行期间的作用

传染病大流行是指一种已在全球蔓延的流行病，通常是由迅速传播的新感染因子（细菌或病毒）引起的，影响许多国家和地区。过去的 2000 余年中，流行病定期侵害人类文明，导致全世界数百万人死亡。不同专业的医疗专业人员在流行病期间承担的医疗责任不尽相同，麻醉医师在应对致命性呼吸道流行病期间发挥着举足轻重的作用，麻醉学科一直都是危急重症患者抢救的先锋和主力军。

一、麻醉医师与传染病大流行史

John Snow 以研究吸入麻醉药物（主要是氯仿）而闻名，但对传染病的流行病学亦有较大建树。他于 1848 年调查了伦敦的霍乱疫情，甚至在引入霍乱病菌理论之前，就确立了霍乱的水传播途径。很长一段时间内脊髓灰质炎病毒感染一直折磨着人们，大量脊髓灰质炎患者需要辅助通气，1932 年由麻醉医师 Arthur Guedel 发明的一种充气袖带式气管导管，有助于脊髓灰质炎患者实施正压通气，麻醉医师 Bjrn Aage Ibsen 为患者实施气管插管和正压通气，使脊髓灰质炎病死率从 90% 降到 25%，鉴于其在疫情管理中的突出贡献，人们将麻醉医师尊称为心肺专家。可见，麻醉医师在早期的传染病大流行中，不论是对疫情管理还是重症患者的抢救，都发挥了关键作用。

2003 年，SARS 的暴发震惊了世界，多个疫情暴发地区麻醉医师负责 SARS 患者的气道管理和镇静，操作者暴露在患者气道分泌物中的高载量的病毒下，感染的风险更大，SARS 疫情的经验也指导麻醉医师成为气道管理的先驱。麻醉医师通过正确使用个人防护设备（personal protective equipment，PPE）和改进防护设备而成为 PPE 设计团队的一员，并为所有卫生工作者提供正确穿、脱 PPE 的培训。

2009 年 H1N1 病毒扩散、MERS-CoV 感染、2014~2016 年埃博拉病毒肆虐，麻醉医师始终处于防疫一线，在处理相关疫情的过程中发挥了重要作用，而麻醉医师扮演的气道管理专家、呼吸内科医师、重症监护医师甚至管理者等多种重要角色在新冠肺炎防控中发挥了重要的作用。

二、中国麻醉学科在传染病大流行救治中的独有理论、实践优势

过去的霍乱、脊髓灰质炎、SARS、MERS 和埃博拉大流行赋予了麻醉医师新的角色和责任，他们是治疗和照顾传染病大流行受害者的重要成员之一；此外，麻醉医师还是 PPE 设计团队的一员，并为所有卫生工作者提供正确穿戴和脱下 PPE 的培训。他们也是大流行时期的团队领导者，他们过去的贡献和经验有助于应对当前的流行病。全世界的麻醉医师在 COVID-19 大流行中通过使用氧疗法、无创通气、气管内插管、有创通气、ECMO、中心静脉穿刺、超声进行胸腹部筛查、心肺复苏方面的专业知识管理大多数危重患者，中国麻醉学科在传染病大流行救治工作中的作用及其地位仍待进一步加强和提升。

事实上，麻醉医师历来是急危重症患者抢救的先锋队和主力军，麻醉学前辈们也在危重患者抢救和传染病大流行患者救治中发挥了关键作用。1953 年，王源昶教授首次提出胸外按压并应用于临床，开创了中国心肺复苏的先河。同时期还有上海第二军医大学附属长海医院王景阳教授发表的通过动脉输血抢救严重失血性休克患者获得成功的报道。1956 年，谭慧英教授带回来了人工冬眠抢救危重症患者的技术和经验，特别是在救治大范围瘟疫流行时应用人工冬眠技术救治危重患者的经验。1962 年，李德馨教授通过全身深低温结合头部重点降温、大剂量脱水利尿药物治疗脑水肿、大剂量糖皮质激素稳定细胞膜等抢救措施，成为中国脑复苏的首席专家。1966~1976 年，中国麻醉学界开展了大量针刺麻醉和中药麻醉的临床研究。通过临床实践发现，中药麻醉的主药东莨菪碱可有效地疏通微循环，在抢救各类原因所致的急性肺损伤（ALI）患者中，取得了良好

的效果。1983 年，曹勇教授发明了高频喷射呼吸机，除可满足临床麻醉中人工机械通气的需求，并对 ARDS 的救治有较好的效果。

所有的这些，都为中国麻醉学科的建设，特别是危重症患者的抢救做出了重要贡献。中国麻醉学科无论是在复苏的技术，还是在改善微循环的技术，以及调控机体内稳态方面都有扎实的理论储备和技术支撑。

三、麻醉学科在传染病大流行救治中的技术、药物、器械设备优势

1. 麻醉科的基本技能——人工气道的建立，尤其是全身麻醉下使用肌肉松弛药辅助气管插管技术，可在患者丧失意识、无自主呼吸的濒死状态下，能及时将气管导管置入气管内，建立起人工气道，保障通气，从而挽救患者生命。随着科技的发展，由气管插管失败而导致的麻醉意外已近绝迹。在急危重症患者的抢救中，迅速建立稳定通畅的人工气道和有效的机械通气，无疑是改善缺氧、防止二氧化碳蓄积、维持生命体征稳定的第一要务。

2. 麻醉医师在日常工作中积累的抢救所需操作技能的熟练程度是其他许多学科医师不能比拟的：气管插管技术；动脉穿刺置管技术，直接连续测定动脉压力，在低血压状态下更为精确敏感，是指导急危重症患者抢救时的必备指标，同时根据需要随时可进行动脉血气分析测定，紧急情况下还可通过动脉加压输血、输液，挽救严重低血压的濒危患者；中心静脉穿刺技术，是建立大流量快速补液通道的基础，也是测定中心静脉压所必需的途径，更是置入漂浮导管连续测定心排血量、肺动脉压、计算血流动力学指标、监测静脉血氧饱和度和肺静脉血氧饱和度的基础；而近十年来发展蓬勃的超声引导下外周神经阻滞技术既是全身麻醉中辅助麻醉镇痛效果的有效技术，也是降低围术期应激反应程度的有效技术，特别是星状神经节的阻滞，在大流行期间，更是降低患者应激反应、维持患者生命体征平稳的有效措施。

3. 麻醉学科很多特有的药物，既是麻醉期间的日常用药，亦是急危重症患者抢救中的关键药物，大部分也是其他学科医师在日常医疗工作期间较少使用的药物（即毒麻限制类药物，必须严格监管的红处方药物）：如麻醉性镇痛药物、镇静药物、肌肉松弛药物及其大剂量的使用经验、糖皮质激素类药物的大剂量使用经验、脱水利尿药物的大剂量使用经验、实施人工冬眠所需的药物，以及实施控制性降压、降温的药物等。2020 年初的抗击 COVID-19 疫情的工作中，肌肉松弛药物在危重症患者的机械通气管理中的普遍使用，是提高危重症患者抢救成功率的关键之一。

4. 麻醉学科发明出或推广了一系列重症患者的现代监测设备，包括血气分析技术，它的出现促使人们对细胞的氧供需状态、慢性缺氧后组织器官的病理生理改变、乳酸堆积机制的了解等方面都产生了巨大的影响；脉搏血氧饱和度监测技术和呼气末二氧化碳分压监测技术是麻醉过程中掌握呼吸功能状态的最佳搭档；脑氧饱和度监测可反映脑组织氧供需平衡状态的指标；而有创与无创心排血量监测技术、器官血流测定技术、术中神经功能监测技术等，都是最先在麻醉科推广使用的。

四、麻醉学科对新型冠状病毒感染大流行的治疗思路、方案及优势

麻醉学科治疗新型冠状病毒感染患者的优势在于：通过全身麻醉解除患者交感神经的高应激反应，有部分疏通肺微循环作用；通过气管插管，迅速改善缺氧状态；通过使用肌肉松弛药，利于气管插管的操作，有效消除插管时呛咳反应，避免了患者因呛咳将大量病毒喷射于室内空气中导致的医务人员被动感染，且在执行气管内吸痰、清洗以及气管导管拔除的过程中，使用短效肌肉松弛药，同样可达到保护医护人员的目的。

麻醉医师集中组织成立气管插管小分队，对所有危重症患者实施了使用肌肉松弛药的全身麻醉气管插管，以及清理呼吸气道和雾化吸入等措施。除此以外，麻醉医师熟练使用氧疗法、无创通气、有创通气、ECMO、中心静脉穿刺、超声胸腹部筛查、心肺复苏等方面的专业知识管理大

多数危重患者，显著降低了患者死亡率。

在 2020 年初的 COVID-19 疫情阻击战中，据不完全统计，在全国 42 000 多名援鄂医疗队员中，有 800 多名麻醉科医护人员奋战在武汉和湖北各地区的医疗机构中，为取得抗疫胜利做出了应有的贡献，尤其是急危重症患者的气管插管及插管后的管理，绝大部分都是由麻醉医师操作完成的。事实再次证明，麻醉学科在重大公共卫生事件、自然灾害、大规模战伤救治以及日常的创伤救治等方面具有重要的应急救治能力，急危重症患者的早期抢救离不开麻醉学科。在国家医疗救治体系建设规划中应充分考虑到麻醉学科的价值与优势，解决好行政独立与学科融合发展之间的矛盾，强化学科在医疗急救中的定位，发挥麻醉学科在危机处理方向的优势。在突发公共卫生事件时候，规模巨大的麻醉医师团队可以快速转换为急救医师、危重症科医师，充实国家公共卫生事件应急储备。

第三节　大流行期间传染病患者围麻醉期管理的经验

在过去几次传染病大流行期间，全世界累计有数百万死亡，每一次大流行对医疗机构都是一个重大的考验。由于麻醉医师同时具备临床麻醉和急危重症抢救能力，越来越多的证据表明，麻醉医师在大流行期间，尤其是呼吸道传染病大流行期间发挥着重要作用。大流行期间的围麻醉期管理应针对病情给予麻醉前处置和用药，在保证安全、无痛的基础上，尽可能选择对患者影响小的麻醉方法和药物，前提是必须保证工作人员的安全。

一、重症急性呼吸综合征

严重急性呼吸综合征（severe acute respiratory syndrome，SARS）又称为重症急性呼吸综合征、SARS、非典、非典型病原体肺炎等，是为一种由 SARS 冠状病毒（SARS-CoV）引起的急性呼吸道传染病，世界卫生组织（WHO）将其命名为严重急性呼吸综合征，是一次全球性传染病疫潮。全球感染人数逾 8000 人，32 个国家和地区有疫情，死亡率将近 10%。非典患者的特点为：具有强烈的传染性，病情发展迅速。SARS 病毒可以经过飞沫、血液、密切接触传播，传染力强。临床表现为不同程度的换气功能障碍、免疫力低下并处于发热和高代谢状态。

在麻醉方案的选择方面，以北京地坛医院的麻醉经验为例，对于 ASA Ⅲ 级以下且不符合 SARS 重症标准的患者，宜采用非气管插管全麻以外的麻醉方式，同时采用紧闭面罩持续气道正压的方式吸氧。一般进行无创监测，包括心率、血压、脉搏、血氧饱和度、呼气末二氧化碳、体温、尿量等。优势：①椎管内阻滞、神经阻滞等麻醉方式对机体的不利影响较小；②可在自主呼吸的情况下适当改善患者的氧合；③呼出的气体可以消毒，可减少手术室内的病毒含量，降低工作人员感染的概率。对于 ASA Ⅲ 级以上和（或）符合 SARS 重症的患者，宜采用气管插管静吸复合麻醉，并以小流量密闭的供气麻醉方式，建议术后最好保留气管导管。除一般的无创监测外，还可以加用中心静脉压、有创血压、肺毛细血管楔压、气道压、血气分析等。优势：①患者情况较重，气管插管可以最大限度地保证麻醉条件下患者的通气，同时排出的气体可以消毒。②复合麻醉和小流量密闭吸入麻醉可以减少麻醉药物的剂量，相互协同，既增强了麻醉效果，又降低了药物的不良影响；同时小流量密闭的吸入麻醉方式也降低了排出的废气量。③保留气管导管，可应用镇静、镇痛药物，甚至合并应用肌松药物，可改善 SARS 患者对呼吸机治疗的不耐受性。

防护方面设置患者专用通道、患者缓冲隔离间、手术间、刷手间、医用缓冲隔离间、医务人员专用通过间。上述房间按手术室无菌要求进行消毒，SARS 患者使用后应用有效氯等常规抗 SARS 消毒方法进行消毒，然后再常规手术室消毒和病原体检测。

二、埃博拉病毒病

埃博拉病毒病（Ebola virus disease，EVD）是一种由 BSL-4 的埃博拉病毒引起的高度传播且可快速导致患者死亡的病毒性出血热疾病，病死率达 50%～90%。2014 年 3 月世界卫生组织接到了西非几内亚东南部林区暴发埃博拉病毒病的消息。随后该病传播至首都科纳克里和邻国利比里亚、尼日利亚、塞拉利昂以及塞内加尔。2014 年 8 月 8 日世界卫生组织宣布该传染病为国际关注的突发公共卫生事件。截至 2014 年 11 月 4 日，全球埃博拉出血热病例已有 13 268 例，近 5000人死亡，其中医务人员感染 549 例，死亡 311 例。截至 2015 年 4 月 22 日，仅在利比里亚、塞拉利昂和几内亚三国，就有 865 名医护人员被感染，其中 504 名确认死亡。患者特点：病死率高；典型的埃博拉病毒病患者早期表现为急性非特异性症状，如发热、咳嗽、流鼻涕、寒战、头痛、肌痛、厌食、恶心、呕吐和腹泻；患者通常表现有发热，这是早期命名为埃博拉出血热的原因，患者的体温常为 39～40℃；随着病情的进展逐渐出现衰弱、进行性全身性水肿和严重的腹痛，胃肠道症状恶化，特别是明显的腹泻或呕吐导致低容量性休克和早期死亡，晚期可出现肠道出血、瘀点、紫癜、血管内弥散性凝血、多器官功能衰竭。

埃博拉病毒病的流行地区以西非为主，以解放军援利及解放军援塞医疗队经验为例，所有医护人员三级防护。无创正压通气对此类患者是相对禁忌，一方面患者呕吐和咯血的发生率高并存在误吸的风险；另一方面，无创正压通气易导致气溶胶传播，进而增加医护人员感染的危险。理想的情况是在择期或限期情况下使用肌松药实施快速序贯气管插管，以减少咳出雾化飞沫的风险同时最大限度减少紧急处理病情恶化患者时穿戴 PPE 出现差错的可能。使用肌松药实行快速序贯气管插管，可以减少咳出雾化飞沫的风险。对患者进行气管插管时，应考虑使用带动力空气净化器的呼吸器套装。无创血压监测可能导致皮肤损伤和瘀斑，但是有创监测回路脱落可能导致医护人员处于感染危险中。

三、新型冠状病毒感染

新型冠状病毒感染（COVID-19）是由新型冠状病毒 SARS-CoV-2 引起的急性呼吸道传染病。

新型冠状病毒感染以发热、干咳、乏力等为主要表现，少数患者伴有鼻塞、流涕、腹泻等上呼吸道和消化道症状。重症病例多在 1 周后出现呼吸困难，严重者快速进展为急性呼吸窘迫综合征、脓毒症休克、难以纠正的代谢性酸中毒和出凝血功能障碍及多器官功能衰竭等。值得注意的是重症、危重症患者病程中可为中低热，甚至无明显发热。轻型患者仅表现为低热、轻微乏力等，无肺炎表现。多数患者预后良好，少数患者病情危重。老年人和有慢性基础疾病者预后较差。

2020 年新冠疫情大流行中，国内医院已按《新型冠状病毒肺炎诊疗方案》形成规范的诊疗流程。疫情暴发期，对于急诊入院须行急诊手术的患者，直接按照高风险类患者标准进入急诊手术流程，边排查边治疗。对于急诊入院可择期、限期手术的低风险类患者，在不影响病情控制和治疗效果的前提下，完成排查后再决定处理方式。

手术室分区管理设置相对污染区、相对清洁区和隔离区；患者与医务人员实行专线、专梯、专用转动车、专通道管理。参与手术人员采用标准防护措施，术前、术后手术人员应在指定隔离区域参照相关流程穿、脱防护用品，进出手术室。急诊手术和高风险类患者安排在负压层流手术室，或尽可能选择空间位置独立的手术室，应具有独立的循环机组和排风系统。手术期间宜关闭新风与空调系统；外物品传递应在缓冲间内进行，以尽量减少人员出入。手术室内设备、用品应精简，尽量使用一次性手术麻醉耗材。每天手术结束或接台手术期间，按照相关要求消毒须重复使用的器械、设备及手术室。术中使用无法搬离或难以清洁的设备，如透视机、显微内窥镜及监护仪等，推荐采用防渗透一次性中单或医用薄膜保护套等覆盖，以减少污染。在麻醉机、螺纹管与面罩之间放置一次性过滤器，减少麻醉机污染，并常规消毒麻醉机。推荐使用封闭式吸痰设备。手术医疗废物应及时分类处理，并做好标识。

术前须明确患者的初步诊断、手术方式、预计手术时间及出血量、新冠排查情况、术前相关检查、检验结果等，个体化制订麻醉方案，包括气道管理方式、麻醉用药。COVID-19 感染患者的麻醉方案取决于呼吸功能受损程度、血流动力学稳定程度和有无特定器官功能障碍。

1. 全身麻醉的患者管理　疫情期间，急诊创伤手术麻醉术前准备应遵循"安全施救原则"，即在保证医护人员安全的前提下实施急诊创伤手术。一般由 1 名高年资主治及以上资质的麻醉医师和另 1 名年资较低的麻醉医师共同实施麻醉，同时安排 1 名麻醉医师在缓冲区（手术室外）协助。术中在保证医疗安全的前提下，应最大限度地减少医务人员气道暴露时间，建议实施快速序贯诱导气管插管全身麻醉为主，由有经验的麻醉医师采用可视喉镜进行操作，必要时佩戴正压头罩+PAPR。对于 ASA Ⅲ～Ⅳ级或预期困难气道患者，建议配备 3 名麻醉医师实施麻醉，包括协助困难气道工具的准备等。

绝大多数急诊患者，尤其是创伤患者禁食水时间不足，推荐使用快速序贯诱导插管，诱导时采用环状软骨按压术且要保障充分的肌松，以避免插管过程中患者出现呛咳。对于疑似或确诊的 COVID-19 感染患者，应谨慎按压环状软骨。诱导药物可选择丙泊酚（1.0～2.5mg/kg）联合罗库溴铵（3～4 倍 ED_{95}），如选择依托咪酯和阿片类药物（芬太尼、舒芬太尼）进行麻醉诱导，应先给予小剂量肌松药以避免患者屏气或呛咳。诱导后尽量避免正压辅助通气，如果需要辅助通气，建议小潮气量辅助通气。对于不能排除 COVID-19 感染的患者，因防护装备原因不宜采用听诊，应通过观察胸部起伏和 $P_{ET}CO_2$ 波形来确定气管插管的位置。对已预料的困难气道，建议行清醒纤支镜插管；如果患者存在紧急气道的风险，则直接行环甲膜切开术或由耳鼻咽喉科医师行气管切开术。

轻症急诊创伤患者采用常规的无创监测，包括心电图、血压、中心体温、脉搏氧饱和度和呼气末呼出气 CO_2 监测及尿量监测等。$P_{ET}CO_2$ 监测在疫情期间可以协助判断导管位置。对于严重创伤患者和（或）重症 COVID-19 患者宜采取有创监测，包括直接动脉压、中心静脉压、肺动脉楔压等。COVID-19 以肺功能严重损害为主要特征，术中应该加强对肺顺应性、气道压力、氧合指数、动脉血气分析的监测。

建议采用肺保护性通气策略，即小潮气量（6～8ml/kg 理想体重）；低水平气道平台压力（≤30cmH_2O）进行机械通气，以减少呼吸机相关性肺损伤；允许性高碳酸血症；在保证气道平台压≤35cmH_2O 时，可适当采用高 PEEP，保持气道温化、湿化；根据气道分泌物情况，选择密闭式吸痰；每小时 3～5 次肺复张性通气手法；避免长时间麻醉，早期唤醒患者并进行肺康复治疗。

在拔管过程中，应限制医护人员的数量。对新冠肺炎患者拔管，医护人员应采取三级防护，对非新冠肺炎患者拔管，采取一级或二级防护。拔管过程中要尽量避免呛咳，可预防性静脉给予利多卡因、右美托咪定或瑞芬太尼以减少拔管期呛咳。术毕拔管前应在深麻醉下提前清理患者呼吸道分泌物，避免拔管前即刻清理气道而导致躁动和呛咳。如果患者存在拔管困难拔管相关风险，可采用喉罩过渡的方法拔管，或者直接带气管导管回重症隔离病房。

2. 区域麻醉的患者管理　对于疑似和确诊 COVID-19 感染患者行区域麻醉时均采用三级防护在负压手术间进行手术。COVID-19 常引起血小板减少症，术前应常规检查血小板计数。血小板减少症可能影响深部神经阻滞、导管技术或椎管内麻醉的使用。如血小板功能正常、血小板计数 >75×10⁹/L，对于大部分区域麻醉操作来说是可接受的。COVID-19 感染患者（无神经系统症状或体征，无其他椎管内麻醉禁忌证）小型病例研究表明，此类患者行椎管内麻醉是安全的，不会引起脑膜炎或脑炎风险。

对于呼吸功能受累的患者，区域阻滞技术的选择应尽量减少对患者呼吸功能影响。例如，腋路或锁骨下臂丛神经阻滞优于肌间沟或锁骨上臂丛神经阻滞。鼻导管通气氧流量 5L/min 时，呼出气体颗粒可传播 1m，因此，应将氧流量保持在能够保证氧饱和度的最低水平，尽量减少气溶胶的产生。应谨慎使用镇静药，避免使用可导致呼吸抑制和需要气道干预的药，如镇静药。当区域麻醉失败或出现手术并发症时，应尽早转为全身麻醉。

行超声引导区域麻醉时，应遵循无菌原则。必须充分清洁和准备探头，保护患者免受潜在感染。应指定一台 COVID-19 感染患者专用超声设备，以避免污染多台机器、减少多台机器深度清洁和去污的需求，尽管 COVID-19 病毒可在塑料上存活长达 72h，但大多数低级别消毒剂均对 SARS-CoV-2 有效，例如 70% 乙醇、0.5% 过氧化氢、0.1% 次氯酸钠和 0.05%～0.20% 苯扎氯铵。建议用消毒湿巾擦拭超声设备两次，一次于进入手术室内、脱下污染手套前，另一次于出手术室后、脱下污染 PPE 并戴上新手套后。

3. 手术室外紧急气管插管和复苏　心肺复苏和气管插管等过程会产生大量气溶胶，在进行上述操作时，需要进行三级防护；同时，仅保证对患者护理和诊治至关重要的医护人员在场即可，应尽可能少的人员参与。进行气管插管时，可以采用快速序贯诱导气管插管，由有经验的麻醉医师采用可视喉镜进行操作，必要时佩戴正压头罩＋动力型空气过滤呼吸器。

对于有自主呼吸但需要进行气管插管（治疗性插管）的患者，准备好快速起效的全麻诱导药物（丙泊酚、依托咪酯、瑞芬太尼、罗库溴铵等）和插管器具（可视喉镜、一次性可视喉镜片、合适型号的气管导管等）。插管前给予高流量氧气吸入，在患者意识消失前尽量避免加压给氧辅助通气，为防止飞沫大范围传播，可以在患者口鼻处给予必要的遮挡（面罩、纱布等）。因为常规听诊呼吸音确认导管位置的方法可能在此时受到限制，插管过程中应尽可能通过明视下气管导管通过声门的方法确认导管进入气管内。气管插管成功后，所用一次性物品应该即刻丢弃至指定区域，可视喉镜应用 75% 乙醇擦拭消毒 2 遍，自然晾干，严禁将任何使用后的防护衣物带回手术室。

麻醉医师具备氧疗、无创通气、有创通气、ECMO、中心静脉穿刺、超声胸腹部筛查、心肺复苏、器官功能保护等方面的专业知识与临床管理经验，对 COVID-19 感染患者的救治具有天然优势。通过全身麻醉解除患者交感神经的高应激反应，有利于改善肺微循环作用；通过气管插管，可迅速改善缺氧状态；使用肌松药可有效减少气管插管、清理气道、拔管等操作过程中患者呛咳，降低空气病毒载量，保护医务人员。

（孟庆涛　刘慧敏）

思 考 题

1. 麻醉科医护人员的传染病职业暴露途径有哪些？

2. 患者，男性，25 岁。因车祸伤入院，术前检查示咽拭子标本 SARS-CoV-2（+），血清新冠病毒特异性 IgM（+），现拟行急诊手术，麻醉前需要如何进行防护？

3. 在全球新型冠状病毒感染大流行期间，麻醉医师应如何发挥学科的独特优势？

4. 对于确诊或疑似新型冠状病毒感染患者，如何进行术前病情评估和麻醉方式的选择？

知 识 拓 展

病毒在复制繁殖的过程中为了适应自然界，更好地生存下来，会不断变异。病毒发生变异，通常与外界环境因素也有较大的关联性，这给防治工作带来了巨大的挑战。预防医院内感染是医院的重点工作之一。医护人员的日常工作与预防院内感染有着密切的联系，因此医护人员对院内感染相关知识认知程度及日常工作中的医护行为对预防院内感染有着重要的意义。院内感染危害极大，手术室院内感染的防护尤为重要。手术室院内感染的防护对策：规划手术室的布局、重视手术室感染的监测工作、严格遵守消毒灭菌制度、严格执行无菌操作规程、隔离患者的手术处理和合理使用抗生素。定期组织讲座，学习或参与有关职业性危险因素及防护的研究，提高其防护意识以减少受到的职业危害。

推 荐 阅 读

分会中国医院协会急救中心站，中华医学会急诊医学分会，中国产业用纺织品行业协会，等 . 2020. 防护型口罩临床医疗应用专家共识 [J]. 中华急诊医学杂志 , 29(3): 320-326.

张之翠 . 2003. SARS 病人手术的麻醉 [J]. 中国临床医生 , 31(z1): 59-60.

中国医师协会皮肤科医师分会，中华医学会皮肤性病学分会，国家皮肤与免疫疾病临床医学研究中心 . 2020. 防控冠状病毒感染疾病-19 医护人员皮肤黏膜屏障防护共识 [J]. 中华皮肤科杂志 , 53(3): 159-164.

TANG LH, TANG S, CHEN XL, et al. 2020. Avoiding health worker infection and containing the coronavirus disease 2019 pandemic: perspectives from the frontline in Wuhan[J]. Int J Surg, 79: 120-124.

YAO W, WANG T, JIANG B, et al. 2020. Emergency tracheal intubation in 202patients with COVID-19 in Wuhan, China: lessons learnt and international expert recommendations[J]. Br J Anaesth, 125(1): e28-e37.

第五十二章　加速康复外科与围术期管理优化

推进健康中国建设需要不断地深化医药卫生体制改革,促进医保、医疗、医药协同发展和治理。通过技术革新和流程再造不断优化外科治疗效果并降低相关医疗费用是重要的发展方向。在保障同等或更优疗效的前提下缩短康复时间可以最大限度地降低患者本人和社会总的医疗花费。加速康复外科(enhanced recovery after surgery,ERAS)理念应运而生,系通过多学科协作改善外科治疗预后,降低医疗成本。

第一节　加速康复外科理念的发展

外科与麻醉管理的巨大进步逐渐减少了围术期死亡率与并发症发生率。持续改善围术期预后依赖于整合的、多学科的协作方案,这种整合的多学科围术期治疗方案被称为加速康复外科(enhanced recovery after surgery,ERAS)、加速康复计划(enhanced recovery programs,ERPs)或快通道外科(fast track surgery,FTS)。ERAS 以循证医学证据为依据,通过外科、麻醉、护理、营养等多科室协作,对围术期涉及的临床诊疗方案予以优化,从而减少患者围术期的各种应激反应,达到减少术后并发症、缩短住院时间及促进康复的目的。优化的临床方案贯穿于住院前、手术前、手术中、手术后、出院后的全部诊疗过程,其核心理念是强调以患者为中心。团队协作治疗的目标是将循证医学证实对患者有益的单个围术期因素(例如麻醉方案、营养支持和物理治疗等)整合为一个对手术预后产生有利影响的整体协作方案。ERAS 理念最早由丹麦外科医师 Henrik Kehlet 提出,最初是应用于结直肠手术患者的管理,如今已逐步发展应用到几乎所有的外科手术患者。

近年来,ERAS 的理念在我国已迅速普及应用。临床实践表明,遵循本地化后的 ERAS 临床路径可获得较好的整体疗效。ERAS 理念及相关临床路径的实施必须以循证医学及多学科密切合作为基础,既要体现加速康复的核心理念,也要结合所在机构的资源及技术条件作本地化修改并深入论证相关 ERAS 路径在本机构的可行性及必要性。ERAS 理念的普及有助于提高外科患者围术期的安全性及满意度、降低术后并发症的发生率、缩短术后住院时间、促进康复并降低治疗费用。

运行良好的 ERAS 临床路径通过规范诊疗过程保障了治疗的连贯性。ERAS 的成功依赖于计划中各项有效干预措施的协调有序进行。评价 ERAS 的有效性非常关键,住院时间是常用指标。在很多医疗体系中,出院时间更多地与管理及组织有关,而非某项单独的术后康复技术。其他评估 ERAS 的指标包括再住院率和并发症发生率及严重程度是否改善等。全面、系统地从躯体、心理和社会等多维度评价 ERAS 的效果,可能更有助于评价 ERAS 的社会价值。

围术期外科之家(perioperative surgical home,PSH)是指以患者为中心,贯穿整个手术或治疗过程的创新医疗模式,从决定实施手术开始直到患者康复并且返到为其服务的医疗之家或护理人员的照护中。PSH 需协调贯穿医疗照护过程的所有临床微系统。PSH 模式可被理解为 ERAS 的进化,其包括了围术期 ERAS 的多种元素,由同一个 PSH 小组管理,并持续至出院后 30d。

优质的围术期治疗需要麻醉医师成为围术期治疗团队领导或管理层的重要成员。麻醉医疗团队的专业技能对 ERAS 的成功十分关键,并且对整个外科治疗过程——从最初的术前评估、术前准备、术中管理、术后恢复,一直到将患者送回至其首诊单位,都有着潜在助益。PSH 模式代表了日间、微创、快通道、加速康复以及多学科协作的外科治疗发展的积累。PSH 从质量和成本方面进行分析,从患者角度进行不断优化。通过优化这些方面,PSH 模式可为患者提供更高价值的外科手术体验。临床教育和培训目标需要根据 ERAS 或 PSH 的要求作相应改变,跨专业教育需要提到重要位置。

第二节 加速康复外科理念中围术期管理优化

ERAS 理念的推广应用需要多学科团队共同努力，包括外科医师、麻醉医师、护士、药剂师、物理治疗师、营养师和管理人员等，在标准化路径基础上优化每位患者的具体诊疗方案。团队不但需负责制订临床方案，还需持续监测方案的效能和花费，并根据实时反馈结果持续改进，其一般工作流程见表 52-1。在 ERAS 理念指导下，麻醉医师的任务不仅是提供满意的术中麻醉，还要协调采取多种措施改善围术期结局，根据围术期管理的阶段特点可以分为术前、术中和术后 3 个阶段，通过改善术前整体身心状况、精细化目标管理、多模式镇痛并积极防治相应并发症等措施配合多学科协作来共同促进术后康复并恢复正常生活。

表 52-1 加速康复外科一般工作流程

团队分工	手术前	手术中	手术后
外科	患者教育，风险评估，功能优化，肠道准备	微创手术，皮肤准备，减少导管	尽早拔除导管，尽早停止输液
麻醉	风险评估，功能优化，术前用药，禁食禁饮	抑制应激反应，短效麻醉药，多模式镇痛，肺保护，循环和氧合管理，预防术后恶心呕吐	减少阿片使用的多模式镇痛
护理	患者教育，戒烟戒酒，预防血栓	维持体温，预防性抗生素应用	防治寒战，早期活动，早期进食，出院随访

一、术 前 阶 段

（一）患者教育

患者及其家属的配合对 ERAS 路径的顺利进行至关重要。术前宣教使用通俗语言可避免医学术语导致的沟通障碍。根据不同患者的语言和受教育程度特点可使用以患者母语设计的宣传册（卡）、视频以及网络多媒体资源有利于向患者介绍 ERAS 相关信息。重点介绍麻醉、手术及围术期处理等诊疗事项，详细回复患者及家属的疑问和关切点，以缓解患者的焦虑、恐惧情绪，使患者及其家属充分了解自己在 ERAS 路径中的重要作用，以便更好地配合项目实施，包括术后早期进食、早期下床活动等。智能手机通信和患者导航应用程序也越来越多地应用于组织和协调患者围术期医疗的连续性。术前宣教可以帮助纠正显著影响患者短期和长期健康状况和生活质量的不良习惯。

（二）术前戒烟、戒酒

吸烟和酗酒是导致术后并发症的可干预危险因素。吸烟可降低组织氧合，增加切口感染、血栓栓塞以及肺部感染等并发症的风险，与术后住院时间和病死率显著相关。任何手术前戒烟均可使术后并发症发生率降低，术前戒烟 >4 周可显著减少术后住院时间、降低切口感染及总并发症发生率。强化持续术前戒烟 3～4 周效果更好，包括药物干预（如尼古丁替代治疗）和患者咨询。戒酒可显著降低术后并发症发生率，戒酒 2 周即可明显改善血小板功能、缩短出血时间，一般推荐术前戒酒 4 周。

（三）术前风险评估与器官功能优化

术前风险评估和功能状态优化能减少围术期并发症的发生，促进术后康复。术前应全面筛查患者营养状态、心肺功能及合并症，对于美国麻醉医师协会（ASA）分级 3 级及以上的患者应酌情增加术前评估项目，具体评估项目和方法请参阅第二十二章和第二十四章，必要时需经多学科会诊处理。审慎评估手术指征、麻醉与手术的风险及患者耐受性等，考虑患者主观诉求制订围术期管理方案，方案应包括合并疾病围术期治疗药物接续问题、术前各器官功能优化措施、手术麻醉对既往合并疾病可能的影响、术中及术后可能发生的并发症的应对预案等。

术前应通过综合干预措施改善择期手术患者的身心状态，以提高其对手术应激的耐受能力。主要内容包括：①术前纠正贫血和营养不良；②术前有计划行呼吸和体力锻炼，提高心、肺储备功能；③共病（合并症）治疗；④对高危人群如老年人进行衰弱和认知功能评估，必要时请专科医师干预；⑤术前行心理干预缓解焦虑或抑郁状态；⑥术前根据手术类型进行预防性镇痛；⑦其他个体化方案。

（四）预防性抗血栓治疗

恶性肿瘤、化疗、复杂手术（手术时间≥3h）和长时间卧床的患者是静脉血栓栓塞（venous thromboembolism，VTE）的高危人群。加强血栓筛查的同时需考虑预防性抗血栓治疗，目前普遍使用的方法包括充气加压装置和各种抗凝药物。对于计划复合椎管内麻醉和深部神经阻滞技术的患者，掌握抗血栓治疗的时机和方法非常重要，应用不当易出现硬膜外或深部组织血肿。

（五）术前肠道准备和禁食禁饮

术前机械性肠道准备是一种应激因素，可致脱水及电解质紊乱，老年患者更为常见。除需要行术中结肠镜检查或有严重便秘的患者外，不推荐对包括结直肠手术在内的腹部手术患者常规进行机械性肠道准备。

缩短术前禁食、禁水时间，有利于减少手术前患者的饥饿、口渴、烦躁、紧张等不良反应，减少术后胰岛素抵抗，缓解分解代谢，缩短术后的住院时间。除合并胃排空延迟、急诊手术等患者外，目前提倡术前2h可口服清流质饮料，包括清水、糖水、无渣果汁、碳酸类饮料、清茶及黑咖啡（不含奶）等，不包括含乙醇类饮品；术前6h可进食淀粉类固体食物（牛奶等乳制品的胃排空时间与固体食物相当）。术前推荐口服含碳水化合物的饮品，通常在术前10h饮用12.5%碳水化合物饮品800ml，术前2h饮用总量≤400ml。

（六）术前麻醉用药

术前不应常规给予长效镇静和阿片类镇痛药物。如果必须给药，可谨慎给予短效镇静药物，以减轻患者焦虑。老年患者术前应慎用抗胆碱药物及苯二氮䓬类药物，以降低术后谵妄的风险。

二、术 中 阶 段

（一）预防性应用抗生素与皮肤准备

术前合理选择抗生素种类和给药时机可降低手术部位感染风险。抗生素需在切皮前30～60min使用，为确保有效血药浓度，若手术时间过长需根据抗生素半衰期再次应用。预防性抗生素应在术后24～48h停用。

推荐葡萄糖酸氯己定乙醇皮肤消毒液作为皮肤消毒的首选。在清洁-污染及以上手术中，使用切口保护器可能有助于减少手术部位感染（surgical site infection，SSI），但其使用不应优先于其他预防SSI的干预措施。

（二）最小化手术应激反应

手术或相关侵入性操作是产生应激反应的根本原因，可引起神经内分泌、代谢和炎症改变，导致相应围术期不良结局。非心脏手术患者术后应激性高血糖血症发生率为20%～40%，心脏手术后高达80%，增加了围术期死亡率及急性肾衰竭、急性脑卒中、术后切口感染及住院时间延长等风险。临床实践证明微创手术比传统开放手术可显著减少手术应激。外科技术的进步，如机器人手术、腔镜手术利用自然腔道取出标本、内镜手术以及微创整形外科技术的发展，极大地弱化了手术的应激反应，并且有望持续进一步发展。外科微创技术可减少手术创伤，全身麻醉复合椎旁神经阻滞、切口局部浸润镇痛等可抑制创伤所致的应激反应，进而降低应激相关的器官功能障碍和围术期并发症发生率。

（三）全身麻醉药物选择

全身麻醉药以短效静脉麻醉药和吸入麻醉药为主。大多数手术使用丙泊酚行静脉麻醉诱导，对于术后恶心呕吐（PONV）高危人群首选丙泊酚维持麻醉。新型静脉麻醉药瑞马唑仑和环泊酚已被批准用于全身麻醉，其药理和代谢特性可能在 ERAS 方案中具有一定的优势，具体应用效果还有待新的循证医学证据评价。地氟烷和七氟烷由于其较低的血气分配系数，诱导和苏醒都较其他吸入麻醉药迅速，是较好的选择，但对于高 PONV 风险的人群应避免使用。

短效阿片类药物，如芬太尼、阿芬太尼和瑞芬太尼，常在快通道麻醉中与吸入麻醉药或丙泊酚联用。术中使用瑞芬太尼，尤其是大剂量使用时可能引起患者痛觉过敏而出现剧烈的术后疼痛。阿片类药物是多模式镇痛的重要部分，越来越多的证据支持在围术期各阶段都应尽可能减少阿片类药物的使用，以减少其相关副作用。特殊情况下，如严重 PONV 病史和呼吸抑制高风险的患者，可以考虑无阿片类药物麻醉作为替代技术。

（四）术中多模式镇痛策略

多模式镇痛通过联合使用不同药理学作用机制的药物或方法产生叠加或协同效应，这种综合方法可达到理想的镇痛效果，同时减少了单个药物或方法的副作用。低阿片类药物多模式镇痛策略有利于术后肠功能的快速恢复，方法包括以下几种。

1. 在手术开始前 30min 给予 NSAID 预防炎性痛。

2. 麻醉或手术开始前实施椎管内阻滞、外周神经阻滞或者局麻药切口浸润镇痛，具体方法可参阅第二十九章和第三十章。

3. 腹部手术合并内脏痛的强度超过切口痛时，切皮前预防性给予 κ 受体激动药有助于增强术中及术后内脏痛的镇痛效果。

区域麻醉及镇痛技术带来的临床获益使快通道手术的实施更加顺利。全麻复合硬膜外阻滞、外周神经阻滞以及局麻药浸润镇痛，必要时可联合给予右美托咪定、氯胺酮和利多卡因等也有助于减少阿片类药物用量，进一步减少阿片类药物相关的全身性副作用，有助于患者早期恢复锻炼和经口进食。

椎管内麻醉可减轻患者对手术刺激的代谢性、炎性和神经内分泌性的应激反应。在大型开放性胸腹部手术中推荐使用胸段硬膜外阻滞是 ERAS 的重要组成部分，可以提供良好的镇痛，有利于患者术后尽早恢复运动和物理治疗，并且可减少阿片类药物相关的不良反应。不推荐在腹部手术中使用腰段硬膜外镇痛，因其镇痛节段不能完全覆盖手术切口区域，且容易影响下肢运动，延迟术后早期活动并增加摔倒的风险。硬膜外阻滞使用局部麻醉药和低浓度阿片类药物混合液可提供较静脉用阿片类药物更好的镇痛效果。若使用蛛网膜下腔阻滞用于快通道手术需考虑到持续运动阻滞对早期运动恢复的影响，使用小剂量局部麻醉药（布比卡因 3～10mg，罗哌卡因5～10mg）与阿片类药物（芬太尼 10～25μg 或舒芬太尼 5～10μg）合用可以提供较长时间的术后镇痛而对运动影响较小。椎管内使用阿片类药物可能带来恶心呕吐、皮肤瘙痒和尿潴留等副作用。任何局麻药种类、剂量和浓度的选择都应考虑其对运动阻滞的影响，避免延迟术后运动恢复。

（五）维持正常体温和组织氧合

全身麻醉药对体温调节中枢具有抑制作用，复合热量再分布和躯体暴露后散热增加等因素都可导致围术期核心体温下降。低体温可促进交感神经兴奋、抑制免疫反应，从而增加心血管并发症和切口感染发生率。核心体温每降低 1.9℃，切口感染的风险增加 3 倍。低体温还可影响凝血功能和药物代谢，导致出血和苏醒延迟风险增加。术中应常规监测患者核心体温，必要时可以借助加温床垫、加压空气加热（暖风机）或循环水加温系统、输血输液加温装置等，维持患者核心体温不低于 36℃。

围术期多种因素可以导致组织缺血、缺氧，从而导致全身，尤其是心、脑血管并发症发生率增加，因而需采取多种措施预防围术期缺血、缺氧。平稳的循环功能状态是氧供的基础，纠正贫血是提高氧供的有效方法。适当增加吸入氧浓度也可以增加动脉和皮下组织氧张力并减少切口感染的风险。区域阻滞通过扩张相应区域的血管阻力也可以增加外周组织灌注与氧合。前述控制应激反应的措施可以有效避免应激增加心脏的氧需。如果具备条件，可以实施近红外光谱局部无创氧饱和度（rSO_2）连续监测，防止目标组织特别是脑组织氧供需失衡。

（六）肺保护策略

肺保护策略包括：①肺保护性通气策略。通气参数设置：潮气量为 6～8ml/kg，中度呼气末正压（PEEP）为 5～8cmH_2O（1cmH_2O=0.098kPa），吸入氧浓度分数（FiO_2）<60%，吸呼比为 1.0∶（2.0～2.5），其中慢性阻塞性肺疾病（COPD）患者可酌情延长呼气时间。术中调整通气频率维持二氧化碳分压（$PaCO_2$）为 35～45mmHg。间断性肺复张手法为防治肺不张的有效方法，应至少在拔除气管导管前实施 1 次。②肺间质保护。包括肺保护性通气策略、目标导向液体管理联合预防性使用缩血管药物以及抗炎治疗等。

（七）目标导向液体治疗和循环管理

液体治疗是围术期治疗的重要组成部分，无论是限制性或开放性输液策略都有可能增加大手术患者术后的并发症。对于大手术及危重患者，目前提倡目标导向液体治疗（goal-directed fluid therapy，GDFT）理念，是根据不同的治疗目的和疾病状态个体化制订并实施的液体治疗，详细内容可参阅第二十五章。基于血流动力学监测指标，如心率、血压、每搏量、脉压、每搏量变异系数、心输出量等，可维持符合患者当前生理需求的容量状态，避免低血容量和液体超负荷。

推荐适当使用低剂量 α_1 肾上腺素受体激动药如苯肾上腺素或去甲肾上腺素等缩血管药物，维持术中血压不低于术前基线血压的 80%，老年患者及危重患者不低于术前基线血压的 90%。对于无肾功能异常的患者，术中可给予胶体溶液。危重及复杂手术患者建议实施有创血压监测，必要时行心输出量监测或经食管超声心动图监测等。

（八）预防术后恶心呕吐

术后恶心呕吐（PONV）是常见的麻醉并发症，可延迟术后恢复进食时间，影响术后恢复。各类全麻手术中都应积极预防 PONV。女性、低龄（年龄<50 岁）、晕动病或术后 PONV 病史、非吸烟者、手术方式（腹腔镜手术、减重手术、胆囊切除术）、吸入麻醉、麻醉时间（>1h）以及术后给予阿片类药物等是 PONV 的危险因素。对于存在 PONV 风险因素的患者提倡使用两种及以上药物联合预防 PONV。5-HT_3 受体拮抗药为一线用药，可以复合小剂量地塞米松（5～8mg）。二线用药包括 NK1 受体拮抗药、抗多巴胺药、抗组胺药、抗胆碱药物等，也可同时采用非药物措施降低 PONV 的风险。术后仍发生 PONV 时，患者应接受与预防用药不同药理学作用的镇吐药物治疗。麻醉诱导和维持建议使用丙泊酚，避免使用挥发性麻醉药，并且最小化围术期阿片类药物用量以降低 PONV 风险。

（九）减少留置导管数量和时长

择期腹部手术不常规留置鼻胃管，有助于降低术后肺不张及肺炎的发生率。确因需要留置鼻胃管的，应尽早拔除。中、小手术一般不常规留置导尿管，大手术留置导尿管后应尽早评估拔除。腹部择期手术患者术后预防性腹腔引流并不降低吻合口漏及其他并发症发生率或减轻其严重程度，不推荐腹部择期手术常规放置腹腔引流管，对于存在吻合口漏危险因素（由外科医师术中判断）时，建议留置腹腔引流管。术后根据引流情况，及时判断拔除指征，尽早拔除。

三、术后阶段

（一）防治术后寒战

术后寒战的主要原因是围术期低体温，也可能有其他非体温调节机制参与。术后寒战可促进儿茶酚胺释放，增加心脏及全身组织氧耗量，诱发心血管并发症，导致 PACU 停留时间延长、总医疗费用增加。在老年人麻醉中尤其要注意寒战的不良影响。积极预防以减少热量丢失是预防寒战的最有效措施，许多药物，如哌替啶、可乐定和曲马多等可防治术后寒战。

（二）术后疼痛管理

组织良好的急性疼痛服务（acute pain service，APS）可以优化特定手术的临床方案，以便更好地管理疼痛及镇痛相关不良反应。疼痛缓解的质量严重影响着术后恢复，最佳运动量和食物摄取量与镇痛质量密切相关。术后接续术中多模式镇痛方案继续进行，可以有效控制运动痛（视觉模拟评分＜3 分），促进患者术后早期恢复肠功能。良好的镇痛效果有助于患者术后早期下床活动的同时减少术后跌倒风险。

尽管新型非阿片类镇痛药和辅助药物的使用越来越多，区域麻醉与镇痛技术也减少了阿片类药物的使用剂量，但是全身使用阿片类药物仍是治疗术后疼痛的基本手段。患者自控镇痛中使用阿片类药物可获得更好的镇痛效果、更高的患者满意度和更少的副作用。若发生 PONV，应及时给予与预防用药不同药理学作用的镇吐药物治疗。经口、直肠和肠外给予对乙酰氨基酚或 NSAID 类药物是多模式镇痛的重要组成部分，也可以考虑使用以激动 κ 受体为主的阿片类药物减轻手术导致的内脏痛，其肠麻痹及术后恶心呕吐等不良反应相对较轻。

除外禁忌证，推荐对于胸腹部开放手术采取连续中胸段硬膜外患者自控镇痛（patient controlled epidural analgesia，PCEA）联合 NSAID 药物。实施 PCEA 有发生低血压、硬膜外血肿、尿潴留等并发症的风险，应密切观察、积极防治。局部麻醉药切口浸润或连续浸润镇痛、外周神经阻滞联合低剂量阿片类药物患者自控静脉镇痛（PCIA）和 NSAID 可作为腹腔镜手术的镇痛方案。局部麻醉药可选用罗哌卡因、利多卡因和布比卡因等。具体外周神经阻滞方法可参阅第三十章。新型长效局部麻醉药的镇痛作用时间可长达 72h，在 ERAS 背景下具有潜在的应用前景，具体应用效果，尚需进一步评估。

（三）术后早期恢复经口饮食

择期腹部手术后早期恢复经口饮水、进食可促进肠道功能恢复，有助于维护肠黏膜屏障，防止菌群失调和易位，从而降低术后感染发生率并缩短术后住院时间。术后患者应尽早恢复经口进食并逐渐过渡到正常饮食，当经口摄入少于正常量的 60% 时，应添加口服营养补充，出院后可继续口服营养补充。术后肠麻痹会延迟经口进食的恢复，给患者造成强烈不适，是延长术后住院时间和增加住院费用的最主要原因之一。减少阿片类药物的用量可缩短术后肠麻痹时间。术后咀嚼口香糖可刺激胃肠道蠕动，减少肠麻痹持续时间。虽然术后咀嚼口香糖在 ERAS 中的作用尚未充分评估，但因其低成本和高安全性的特点，术后咀嚼口香糖已被纳入多个 ERAS 临床路径。

（四）术后早期下床活动

早期下床活动可促进呼吸、胃肠、肌肉骨骼等多系统功能恢复，有利于预防肺部感染、压疮和下肢深静脉血栓形成，应避免术后常规卧床。病房需配备足够数量舒适的座椅和步行器，以鼓励患者坐、立和行走。实现早期下床活动应建立在术前宣教、多模式镇痛以及早期拔除各种引导管等的基础之上。推荐术后清醒即可半卧位或适量在床上活动，建立每日活动目标，逐渐增加活动量。

（五）制定出院基本标准

各医疗机构应根据本机构实际情况制定以保障患者安全为基础、可量化、易操作的出院标准，如恢复普通饮食、无须静脉输液治疗、口服镇痛药物可良好镇痛、切口愈合良好、器官功能状态良好、患者可自由活动并同意出院等。

（六）随访及评估

应加强患者出院后的随访，建立明确的再入院"绿色通道"。在患者出院后 24～48h 应常规进行电话随访及指导，术后 7～10d 应至门诊进行回访，进行切口拆线、告知病理学检查结果、讨论进一步治疗方案等。一般而言，ERAS 的临床随访至少应持续到术后 30d。

ERAS 评估系统（ERAS interactive audit system，EIAS）是基于网络的数据输入与分析，可监督相关 ERAS 临床路径的执行情况，评价其对临床转归的影响，建立反馈机制，不断调整修正，有助于调高 ERAS 路径的可行性及依从性。

鉴于临床实践的复杂性及患者的个体差异性，实施 ERAS 过程中应结合患者的自身情况、诊疗特点、所在医疗机构的实际情况作出适应性改变。ERAS 是否成功取决于围术期团队重要成员达成循证的跨学科一致意见的能力和意愿。许多传统的围术期治疗方式，例如引流、限制饮食和制动、过量或过限制的液体管理和卧床休息，都需要在 ERAS 中作出改变。患者与家属的参与以及期望非常重要不应被忽视。新型外科技能，如微创手术，需要外科医师掌握并完善新技术。多模式镇痛技术，目标导向的液体治疗与血流动力学管理等，都需麻醉医师和麻醉医疗团队发挥重要作用。积极镇痛与控制症状、早期下床活动和物理治疗、早期营养、早期拔出尿管，可显著改变麻醉复苏室和外科病房患者的护理方式，同时，也需要组织良好、训练有素和高效的护理团队。

（周志强）

思 考 题

1. 患者，女性，42 岁。因"右侧卵巢囊肿"入院，拟行腹腔镜下卵巢切除术。患者既往曾行一次腹腔镜下卵巢囊肿切除术和一次腹腔镜下左侧卵巢切除术，术后发生严重的 PONV。此次手术如何制订围术期麻醉方案防治 PONV？

2. 某县医院拟在外科推广应用 ERAS，麻醉科只有科主任一人能够数年实施外周神经阻滞技术，该主任可以从哪些方面着手准备？

3. 患者，男性，28 岁。因"慢性胆囊炎急性发作"入院拟行腹腔镜下胆囊切除术。患者曾因吸食海洛因成瘾，目前戒毒成功。请你作为麻醉医师拟订围术期管理方案。

4. 新型长效局部麻醉药作用时间可长达 72h，请分析其在应用于 ERAS 方案中可能的优点与不足，应如何扬长避短？

知 识 拓 展

ERAS 理念是以促进患者加速康复为目的，基于循证医学证据进行多学科诊疗措施的有机整合。ERAS 背景下的卫生技术人员必须接受过良好的跨专业培训，如何高效进行跨专业教育是接下来一段时期医学教育的重要课题。可行的 ERAS 方案必须考虑所在机构的资源配置和专业人员结构，也要结合当地居民的文化和风俗习惯。ERAS 理念在发展应用过程中可能会涉及更多的机构和人员，人工智能信息辅助和大范围科普，可能在 ERAS 实践中发挥着更重要的作用。随着社会的发展、资源投入的增加、人口及疾病谱的变化、新技术（如人工智能）和新药物（如长效局部麻醉药）逐步推广应用以及传统技术新用法的证据不时出现，应定期评估现有的 ERAS 方案并进行本地化修改以满足人民群众不断提高的健康生活需要。

推 荐 阅 读

曹晖，陈亚进，顾小萍，等 . 2021. 中国加速康复外科临床实践指南 (2021 版)[J]. 中国实用外科杂志，41(09): 961-992.

李春雨，韩超，李莘芸，等 . 2017. 加速康复外科 (ERAS) 理念的由来及发展 [J]. 中华医史杂志，(2): 124-127.

张晓光，郄文斌，屠伟峰，等 . 2021. 围术期目标导向全程镇痛管理中国专家共识 (2021 版)[J]. 中华疼痛学杂志，(02): 119-125.

BEDNARSKI BK, NICKERSON TP, YOU YN, et al. 2019. Randomized clinical trial of accelerated enhanced recovery after minimally invasive colorectal cancer surgery(RecoverMI trial)[J]. Br J Surg, 106(10): 1311-1318.

SMITH MD, MCCALL J, PLANK L, et al. 2014. Preoperative carbohydrate treatment for enhancing recovery after elective surgery[J]. Cochrane Database Syst Rev, (8): D9161.

第五十三章　麻醉后恢复室治疗和麻醉重症监护治疗

麻醉后恢复室（post-anesthesia care unit，PACU）和麻醉重症监护病房（anesthesia intensive care unit，AICU）是麻醉科工作的重要组成部分，对保障患者从麻醉状态顺利恢复，达到转回普通病房的标准及维持患者围术期安全起到了重要作用。PACU 主要功能是手术后患者从麻醉状态顺利恢复，保障患者麻醉恢复期安全。AICU 是以收治围术期危重患者为重点，提供及时、全面、系统、严密监护和治疗的医疗单元。AICU 主要功能包括高龄患者、重大手术和疑难病例的麻醉手术后监测与治疗；麻醉手术患者抢救后延续性生命支持；围术期多器官功能障碍的治疗；器官功能支持以及麻醉后苏醒延迟患者的监测与治疗等。

第一节　麻醉后恢复室治疗

PACU 是用来监护和治疗患者生理功能从麻醉手术中早期恢复的地方。PACU 是从对患者一对一监护的手术室转移到普通病房的过渡。

一、转　　运

从手术间向 PACU 转运要确保设备完善，交接要仔细完善，要特别注意转运后及时建立监测和确认患者状态，不可因为交接等工作而延误监测的建立和患者的检查。转运过程中的注意事项如下。

1. 心血管系统　心血管系统常见的并发症包括低血压、高血压、心律失常，甚至心搏骤停，其中应特别注意体位改变引起的低血压。转运前应尽可能改善患者的容量状态，搬运患者时应轻柔缓慢，监测血流动力学改变。对于危重患者，转运中应连接便携式监护装置，严密观察生命体征。

2. 呼吸系统　低氧血症是转运中最常见的呼吸系统并发症，舌后坠引起的气道梗阻和一过性呼吸抑制是最常见原因。转运过程中应严密观察呼吸和脉搏氧饱和度并携带球囊面罩等气道急救管理装备。

3. 神经系统　最常见的为躁动。对躁动、谵妄等患者，转运前要进行必要的镇静和束缚，应高度关注镇静后的呼吸系统并发症。转运设备应有保护围栏以防患者跌落。

4. 内环境　最常见的为低体温。应注意为患者主动保暖。

5. 其他　转运中应关注患者恶心呕吐的情况。由于原发病、紧张、焦虑或手术刺激、药物影响，患者转运过程中发生恶心、呕吐的风险很高。一旦转运途中发生恶心呕吐，极有可能导致反流性误吸、窒息等严重并发症。在转运前应对患者发生恶心、呕吐的风险进行评估。对高风险者可采取预防措施，包括预防性使用 5-HT$_3$ 受体拮抗药等、转运时头偏向一侧、避免过快过猛的动作、准备必要的吸引设备。一旦发生呕吐，应立即清理，避免气道梗阻和误吸。

二、PACU 常见的术后并发症及治疗

低氧、PONV、术后疼痛、苏醒期躁动、低温和寒战、心律失常及血液循环不稳定是 PACU 常见的术后并发症。在 1 项纳入 18 000 多例 PACU 患者的前瞻性研究中，并发症的总体发生率高达 24%，其中 PONV 发生率为 98%，需要上呼吸道支持发生率为 68%，低血压发生率为 27%。PACU 并发症也均为全身麻醉并发症，关于这些并发症的预防及治疗在第二十八章第三节全身麻醉并发症及预防有详细描述，在此节不再作赘述。

三、PACU 转出标准

最基本的 PACU 转出标准是，患者恢复到不再有呼吸抑制的危险，且意识清楚或精神状态恢复到基础水平。血流动力学标准宜根据患者基础血流动力学指标而定，不要求具体的血压和心率。1970 年，Aldrete 和 Kroulik 提出了监测麻醉后恢复程度的麻醉后评分系统。Aldrete 评分采用 10 分评分，对达到 9 分的患者，可考虑转出 PACU（表 53-1）。多年来，人们不断地完善该系统，以适应现代科学技术特别是麻醉技术发展的步伐，并扩展到日间手术（表 53-2）。

表 53-1 Aldrete 评分

评估指标	分值	评估指标	分值
活动度		意识	
按指令移动四肢	2	完全清醒	2
按指令移动两个肢体	1	可唤醒	1
无法按指令移动肢体	0	无反应	0
呼吸		氧饱和度（脉搏血氧测定法）	
能够深呼吸和随意咳嗽	2	吸空气时，氧饱和度>92%	2
呼吸困难	1	需辅助给氧，氧饱和度>90%	1
呼吸暂停	0	辅助给氧，氧饱和度<90%	0
血液循环			
血压波动幅度<麻醉前水平的 20%	2		
血压波动幅度为麻醉前水平的 20%～50%	1		
血压波动幅度麻醉前水平的 50%	0		

表 53-2 成年患者转出 PACU 直接回家的出院评分标准

评估指标	分值
生命体征（平稳，并与年龄和麻醉前基础值一致）	
血压与心率波动幅度在麻醉前水平的 20% 之内	2
血压与心率波动幅度在麻醉前水平的 20%～40%	1
血压与心率波动幅度大于麻醉前水平的 40%	0
活动水平（恢复到麻醉前行走的能力）	
步态稳定，无眩晕或符合麻醉前水平	2
需要搀扶	1
无法行走	0
恶心呕吐	
无或很少	2
中度	1
重度（反复治疗后仍有）	0
疼痛（最小是无痛，口服镇痛药可控制；疼痛的定位、类型和强度符合麻醉前预期的术后不适水平）可接受度	
是	2
否	1
手术出血（与手术预期出血相一致）	
轻度（无需更换敷料）	2
中度（需更换敷料达到 2 次）	1
重度（需要更换敷料 3 次以上）	0

　患者总评分至少达到 9 分，方可被允许离开

第二节　麻醉重症监护治疗

AICU 是以收治围术期危重患者为重点，提供及时、全面、系统、严密监护和治疗的医疗单元。AICU 是麻醉科工作的重要组成部分，主要工作包括高龄患者、重大手术和疑难病例的麻醉手术后监测治疗、麻醉手术患者的抢救、麻醉手术后延续性生命支持、围术期多器官功能障碍的治疗和器官功能支持以及麻醉后苏醒延迟患者的监测与治疗等。

一、麻醉重症监护病房建设要求

1. AICU 建设基本原则　根据国家卫生健康委员会等七部委联合下发的《关于印发加强和完善麻醉医疗服务意见的通知》（国卫医发〔2018〕21 号）提出有条件的医疗机构可设置 AICU。AICU 建设的基本原则主要包括：① AICU 隶属麻醉学科管理，是保障外科手术患者围术期安全的重要组成部分；② AICU 应具备固定的场所，邻近手术室；③ AICU 应配备足够数量、完成专科培训、掌握各种急救 / 重症医学等基础理论和实践操作技能的专职麻醉医师和护士；④ AICU 必须按照重症医学科要求配置相应的监护、治疗和急救等医疗设备，按照流程和准入标准收治各种外科大手术或危重症患者。

2. AICU 床位设置　AICU 床位数与手术科室病床总数之比应≥2%，或与手术台比例≥1∶4，或与单日住院手术例数比例≥1∶10。AICU 开放式病床，每床的使用面积为≥15m²；有条件的 AICU 可配备单间病房，面积≥18m²。

3. AICU 位置及布局　AICU 设置在方便患者转运和诊疗的区域，首先考虑紧邻手术室和麻醉恢复室，手术室和 AICU 应有内部通道。AICU 的整体布局应结合医院实际进行规划，符合医院感染管理要求。辅助用房包括医师办公室、护士站、中央监控站、治疗室、配药室、仪器室、污废物处理室、值班室等。

4. AICU 设施及设备　AICU 应配备适合使用的病床，每床配备床旁监护系统，具备监测心电图、无创血压、脉搏血氧饱和度、体温、呼气末二氧化碳分压、有创压力监测等基本功能。护士站应配备中央监护系统，可随时查看每张床位的监护参数。应根据实际情况配备便携式转运监护仪。

AICU 每床应配备 1 台呼吸机，可根据情况分不同档次配备，如收治儿科患者，配备具备小儿模式的呼吸机。每床应配备简易呼吸器。应根据实际情况配备便携式转运呼吸机。

AICU 每床均应配备输液泵和微量注射泵，其中微量注射泵配备每床应≥3 台。必要时配备一定数量的肠内营养输注泵。

其他必备设备，包括超声机、心电图机、血气分析仪、除颤仪、心肺复苏抢救装备车、体外起搏器、纤维支气管镜、电子升降温设备等。三级综合医院应配置血液净化装置、连续性血流动力学与氧代谢监测设备。

医院可根据实际情况选择配置闭路电视探视系统、输液加温设备、代谢监测设备、体外膜氧合器（ECMO）、床边脑电图和颅内压监测设备、IABP 和左心辅助循环装置、防止下肢深静脉血栓（deep vein thrombosis，DVT）发生的处理仪器、胸部振荡排痰装置等。

二、麻醉重症监护病房人员配备要求

1. AICU 医师配备及资质　AICU 工作的医师应取得麻醉专业执业医师资格，医师组成应包括高级、中级和初级医师，至少配备 1 名取得麻醉专业高级专业技术职称的医师全面负责医疗工作。AICU 医师人数与床位数之比≥0.5∶1。

AICU 工作的麻醉医师应经过严格的专业理论和技术培训并考核合格，具有独立诊治患者的能力，能胜任对重症患者进行各项监测与诊治的要求。

AICU 工作的麻醉医师必须具备麻醉学、重症相关理论知识，掌握重症患者重要器官、系统功能监测和支持的理论与技能，要对脏器功能及生命的异常信息具有足够的快速反应能力。

AICU 工作的麻醉医师除掌握麻醉专业各项监测与支持技术的能力外，还应掌握相关学科常用诊疗技术，如床旁即时超声、颅内压监测、持续血液净化等技术。

2. AICU 护士配备及资质 AICU 护士的配备可参照三级医院护士人数与床位数之比≥3∶1，二级医院≥2∶1。护士长应当具有中级以上专业技术职务任职资格，在麻醉或重症监护领域工作3 年以上，具备一定管理能力。不具备条件的二级医院，可设置护理负责人。

AICU 护士应经过严格的专业理论和技术培训并考核合格，为患者提供监测与治疗护理。做好患者与家属的沟通工作，及时办理入院、转科、转院等手续，并详细记录护理过程。

三、麻醉重症监护病房的质量控制

（一）AICU 规章制度

AICU 应建立健全各项规章制度、岗位职责和相关技术操作规范及临床诊疗指南，并严格遵守执行，以保证医疗服务质量。相关制度请参照 2008 年 7 月卫生部医政司发布的《全国医院工作制度与人员岗位职责》执行。

（二）AICU 医疗质量控制指标

AICU 由于具备自身的特殊性，质量控制应区别于综合 ICU、其他专科 ICU 及临床麻醉质量控制指标。目前尚没有统一的质量控制标准。

（三）AICU 医疗质量评价体系

AICU 应建立医疗质量评价体系：指定专 / 兼职人员负责医疗质量和安全管理；建立和完善AICU 信息管理系统，保证及时获得医技科室检查结果以及质量管理与医院感染监控的信息；制订AICU 危机事件处理流程和预案，并定期组织医护人员进行预案演练，提升危机事件的应急处理能力，从而保障对 AICU 各种突发或意外事件的及时、有效处理；参照《重症监护病房医院感染预防与控制规范》（WS/T509—2016），严格执行医院感染管理制度，落实各项消毒隔离制度，预防院内感染的发生。

四、麻醉重症监护治疗病房收治的主要对象

AICU 主要收治围术期的大手术和危重症手术患者。这些患者常由于外科手术、合并症、麻醉等原因，术后需要较长时间的严密观察，或存在二次手术风险，术后转入 AICU 更有利于术后监护以及作出快速处理；或者由于病情危重，转运风险大，术后需在 AICU 继续抢救，待病情相对稳定后再转入综合 ICU 或其他专科 ICU 进一步治疗。

AICU 原则上不收治需要长期重症监护治疗的患者、不可逆性器官功能不全和其他不能从麻醉后加强监护治疗病房的治疗中获益的患者。具体 AICU 收治情况由各医疗机构根据自己的实际情况确定。

五、AICU 工作内容

AICU 的主要工作内容是对术后危重症患者各器官功能进行严密监测；对现有临床资料和既往资料进行综合和科学分析，及时发现和预测术后重症患者的病情变化和发展趋势；针对病情采取积极、有效的治疗措施，防止病情的进一步发展，改善和促进器官功能快速康复，或者进行生命支持治疗以便争取时间治疗原发病；经过适当治疗后，应及时对病情进行分析和判断，以衡量治疗效果及其预后。对术后重症患者进行监测和治疗的主要内容如下。

1. 循环系统

（1）循环监测：心电图监测是术后危重患者常规监测的项目，意义在于及时了解患者心率的快慢，对心律失常的类型进行确切诊断，对心肌缺血状况的判断也有重要价值；血流动力学监测是 AICU 常规的监测手段，尤其是有创性监测，如有创动脉血压（invasive blood pressure，IBP）、中心静脉压（central venous pressure，CVP）、肺动脉楔压（pulmonary artery wedge pressure，PAWP）等，可以准确反映患者的血液循环状态。同时 AICU 应配备连续无创、有创心排血量监测，床旁经胸超声多普勒及经食管超声多普勒，可根据术后危重患者病情需求精准测定心排血量和其他心内压力值，并计算出血流动力学的其他参数，可为临床诊断、治疗和评估其预后提供较为可靠的依据。

（2）急性循环功能衰竭的识别和治疗原则：AICU 收治的危重患者中常见急性循环衰竭（acute circulatory failure，ACF），原因多见于术中急性失血、细菌感染、急性心肌梗死等，可引起急性循环系统功能障碍，以致氧输送不能保证机体代谢需要，从而引起细胞缺氧的病理生理状况。研究显示急性循环衰竭中，分布性休克占 66%（其中脓毒应休克占 62%），低血容量性休克占 16%，心源性休克占 17%，梗阻性休克占 2%。急性循环衰竭最根本的病理生理改变是微循环功能障碍。

急性循环衰竭（休克）患者有血流动力学异常及氧代谢动力学异常。血流动力学异常包括心功能异常、有效循环血量减少及外周血管阻力的改变。氧代谢动力学异常即氧供（oxygen delivery，DO_2）与氧耗量（oxygen consumption，VO_2）的不平衡，混合静脉血氧饱和度（oxygen saturation in mixed venous blood，SvO_2）的降低反映了体循环低氧，而血乳酸升高间接反映了微循环低氧及细胞缺氧。

不同原因引起急性循环衰竭（休克）的病理生理过程不同，早期临床表现也有所不同，所以识别应个体化。诊断主要基于病因、血压、血乳酸水平和组织低灌注临床表现，诊断中还应包括预后评估等，详细流程见图 53-1。

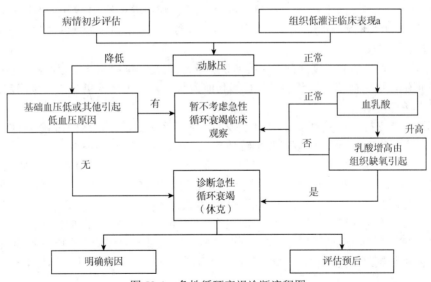

图 53-1　急性循环衰竭诊断流程图

治疗措施包括病因治疗、重症监护、镇静镇痛、补充血容量、纠正酸碱失衡等内环境紊乱、抗凝治疗、血管活性药物使用、抗炎治疗及器官功能保护等对症支持治疗。

2. 呼吸系统

（1）呼吸功能监测：术后转入 AICU 的患者均为重症患者，且大部分为需要机械通气的患者，术后肺部并发症是其重要的并发症之一，因此呼吸功能的监测就显得尤为重要。呼吸功能监测的主要目的有：①对患者的呼吸功能状态作出评价；②对呼吸功能障碍的类型和严重程度作出诊断；③掌握患者呼吸功能的动态变化，便于病情评估和调整治疗方案；④对呼吸治疗的有效性作出合理的评价。常用的呼吸功能监测主要包括肺功能监测和呼吸运动监测。

（2）急性低氧性呼吸衰竭识别与治疗原则：呼吸衰竭的病理生理机制为肺通气障碍（阻塞性或限制性）或换气障碍。对于气道阻塞、COPD 及大量胸腔积液等疾病，如病因祛除、肺通气功能改善则低氧血症可明显改善。

急性低氧性呼吸衰竭是指各种病因引起的肺泡气体交换障碍或通气 / 血流比值（V/Q）失衡所致的低氧血症，在 AICU 收治的患者中比较常见。按照原因可分为肺源性（如 ARDS）和非肺源性（如心功能障碍或心力衰竭、心源性肺水肿合并急性肺损伤）。严重急性低氧性呼吸衰竭为 $PaO_2/FiO_2 < 100mmHg$，包括重度 ARDS 和其他单一或复合原因所致的严重呼吸衰竭。一般治疗：机械通气，关注和预防呼吸机相关性肺损伤（ventilator-induced lung injury，VILI）；滴定最佳 PEEP；适时采取肺复张（recruitment maneuvers，RM）改善氧合；根据病情进行液体管理和应用血管活性药物；必要时采取俯卧位通气（prone ventilation，PV）、ECMO 等改善顽固性低氧血症。

3. 其他重要器官支持治疗

（1）脑功能支持治疗：脑功能支持主要是促进大手术后神经元功能复苏，这些措施主要包括生理学措施、控制感染和降低颅内压。控制感染措施包括合理使用抗生素、引流等措施。降低颅内压的措施包括渗透性利尿、手术、镇静、控制液体和过度通气、糖皮质激素应用等。

（2）肝脏功能支持

1）一般支持治疗：安静休息，减少体力消耗，减轻肝脏负担；加强病情监测，完善凝血、血氨、血生化监测、血乳酸监测；尽早肠内营养；积极纠正低蛋白血症，补充白蛋白或新鲜冰冻血浆，并酌情补充凝血因子；纠正水、电解质紊乱；加强消毒、隔离，加强口腔护理及肠道管理，预防院内感染发生，合理使用保肝药物。

2）病因治疗：针对病毒性肝炎进行抗病毒治疗；药物性肝损伤需要停用所有可疑药物，必要时行人工肝治疗；妊娠急性脂肪肝 /HELLP 综合征建议终止妊娠；对于低灌注导致的肝损伤应尽快改善肝脏灌注。

3）其他治疗：对于自身免疫性肝炎应用糖皮质激素；促进肝细胞生长治疗，为减少肝细胞坏死，促进肝细胞再生，可酌情使用促肝细胞生长素和前列腺素 E_1，但疗效仍需进一步确定；微生态调节治疗，调节肠道菌群。

（3）肾脏功能支持：术后肾脏功能的维护支持可以从多方面着手，这些措施包括纠正贫血；监测血容量变化；尿量监测；维持电解质及酸碱平衡；避免使用肾毒性的药物。

肾脏替代治疗，包括腹膜透析以及持续床旁血液透析等。对于 AICU 内大手术后的患者使用无肝素血液滤过或者柠檬酸抗凝血液滤过技术，可通过血液将患者的凝血功能降到最低，根据患者病情，必要时可在术后立即开始在床旁进行肾脏替代治疗。

4. 镇静镇痛　镇静和镇痛是 AICU 的常规治疗。AICU 的患者处于围术期强烈的应激之中，由此引发的焦虑和躁动增加了器官的代谢负担，甚至加重患者的病情，影响其治疗效果。AICU 的患者应常规进行镇静和疼痛评估，并把镇痛作为镇静的基础，同时根据患者的具体病情采用目标导向镇静策略。

AICU 常用的镇静药物为咪达唑仑、右美托咪定和丙泊酚。除药物治疗外，还可以通过改善患者环境、集中进行护理及医疗干预等策略促进患者睡眠，保护患者的睡眠周期。除常规进行镇静、镇痛外，在进行可能导致疼痛或者患者强烈应激的操作前，应预先使用镇静、镇痛药物及非药物干预。

5. 抗生素的应用　合理使用抗生素，遵循安全、有效、经济、适当合理用药原则。AICU 收治的患者基本均为手术后的重症患者，应遵循抗生素的使用规范。

一般细菌感染用一种抗生素能够控制，无需联合用药，但在 AICU 经常存在病原体不明的严重感染或患者有基础疾病并发心、肺功能不全，免疫功能低下，或混合感染的患者，此时可采取联合用药，抓住治疗时机，利用抗生素的协同作用，增强疗效，快速清除细菌，同时还可以减少细菌耐药性的产生。

6. 营养支持 所有入住 AICU 大于 24～48h 的患者，均应开始实施营养支持治疗。对于可以经口进食的重症患者，经口进食优于肠内或肠外营养，早期肠内营养（48h 内）优于延迟肠内营养和早期肠外营养；对于经口进食及肠内营养禁忌的患者，需要在 3～7d 启动肠外营养，为避免过度喂养，应在 3～7d 达标。

根据个体耐受情况及手术类型调整口服营养方案，尤其是老年患者应更加谨慎。如果单独经口进食和肠内营养无法满足营养需求，超过 7d，应联合使用肠外营养。对于行癌症大手术的营养不良患者在术后可以使用富含精氨酸、omega-3 脂肪酸、核糖核苷酸的特殊营养制剂。对于大部分患者标准蛋白配方即可满足营养需求。在对营养指标监测的同时，还应监测血糖、电解质等实验室指标。

7. 血栓预防 血栓预防分为深静脉血栓预防及动脉血栓预防。AICU 的动脉血栓预防包括预防房颤或重度心室功能不全患者的心脏血栓、支架血栓，以及移植血管内血栓的预防。非心脏外科手术后新发房颤导致的血栓风险也较高。对于接受过冠状动脉支架植入术、有卒中风险的非瓣膜房颤患者，双联治疗（氯吡格雷＋利伐沙班／达比加群）是合理的，与传统三联治疗相比，可有效降低出血的风险。瓣膜病房颤采用的是华法林抗凝治疗，INR 的目标范围需要参考瓣膜病的部位和种类来确定。

六、AICU 常见的临床问题

AICU 常见的临床问题有急性心肌缺血或心肌梗死、肺水肿、急性左心衰竭、脑梗死、肺栓塞、谵妄、低氧血症、感染性休克等，下面我们将逐一进行介绍。

1. 急性心肌缺血或心肌梗死 由于术前合并心血管系统疾病、围术期应激、术后疼痛等因素的影响，术后入 AICU 后发生急性心肌缺血并不少见，严重者会发生心肌梗死。

引起围术期心肌缺血的主要因素包括以下几方面。

（1）心肌氧供下降：决定心肌氧供的主要因素是冠状动脉灌流量或者冠状动脉血氧含量，其中引起冠状动脉灌流量下降的主要原因是冠状动脉狭窄和冠状动脉痉挛，此外主动脉舒张压降低及心率增快也可引起冠状动脉灌流量下降，而围术期严重贫血、呼吸功能不全、低氧血症及急性碱中毒等均可降低冠状动脉血氧含量，诱发心肌缺血。

（2）心肌氧需增加：决定心肌氧需的主要因素是心率、心肌收缩力、室壁张力，其中心率尤为重要。因此控制心率是围术期尤其是危重症患者的一个重要指标。

清醒患者发生急性心肌缺血时可主诉心前区疼痛或不适，但对于 AICU 内麻醉未醒的患者，心肌缺血的主要诊断方法是床旁心电图及经胸心脏超声，此外经食管超声心动图及肺动脉导管也可对急性心肌缺血进行诊断。

判断患者发生急性心肌缺血后要定时复查心肌酶谱和心肌梗死定量指标，如果心肌损伤生化标志物（首选肌钙蛋白）升高，至少有一次数值超过 99% 正常参考值上限，并有以下至少一项心肌缺血的证据可诊断为急性心肌梗死：心肌缺血的症状；新出现的 ST-T 改变或新出现的左束支传导阻滞；新出现的病理性 Q 波；超声心动图监测有新出现的心肌活力丧失或区域性室壁运动异常；冠状动脉造影或尸检证实冠状动脉内有血栓。

患者一旦发生急性心肌缺血或者心肌梗死，要迅速进行药物治疗，同时吸氧，保证氧供充足，必要时权衡利弊行急诊 PCI 治疗。如果患者循环不能维持，可以考虑 IABP 辅助或 ECMO 辅助治疗。同时，在治疗急性心肌梗死时，要限制液体量，预防心衰等并发症的发生。

2. 急性肺水肿 急性肺水肿是由不同原因引起肺组织血管外液体异常增多，液体由间质进入肺泡,甚至呼吸道出现泡沫状分泌物。表现为氧饱和度下降、呼吸困难、呼吸做功增加、两肺布满湿啰音,甚至从呼吸道涌出大量的淡黄色的泡沫样痰(液体)。

急性肺水肿分为血流动力性肺水肿和通透性肺水肿。血流动力性肺水肿主要是指因毛细血管静水压升高,使流入肺间质的液体增多所形成的肺水肿。通透性肺水肿指肺水和血浆蛋白均通过肺毛细血管内间隙进入肺间质,肺淋巴液回流量增加,且淋巴液内蛋白质含量亦明显增加,表明肺毛细血管内皮细胞功能失常。

一旦患者出现呼吸困难、氧饱和度下降等,在 AICU 应立即快速行 POCUS 检查,如肺部超声发现大量 B 线,根据之前患者肺部超声的情况,可迅速诊断急性肺水肿,必要时行床旁 X 线检查或 CT 检查。

急性肺水肿的治疗原则:病因治疗是根本;维持气道通畅,充分供氧,必要时行机械通气治疗;降低肺血管静水压,提高血浆渗透压,改善肺毛细血管通透性;充分镇静,解除焦虑,预防并控制感染。

3. 急性左心衰竭 心力衰竭是由多种原因引起的心脏泵功能不全综合征。在 AICU 的术后患者中,以急性左心衰竭较常见。急性左心衰竭主要引起肺血管充血,导致急性肺水肿,治疗必须及时。

(1)引起急性左心衰竭的常见原因:包括心肌收缩力减弱、心脏负荷增加、心律失常、舒张期顺应性下降、心脏功能协调障碍等。

(2)急性左心衰竭的临床表现:心悸、心率增快、心律失常;呼吸急促,尤其是出现吸气性呼吸困难,可闻及哮鸣音;严重时可见粉红色泡沫痰。床旁心脏超声和胸部 X 线可协助诊断。

(3)急性左心衰竭的治疗:①减轻心脏负荷,常用药物有利尿药(呋塞米)、血管扩张药(如硝酸甘油、单硝酸异山梨酯等),使用过程中应密切监测电解质及血压的变化;②增强心肌收缩力,常用的药物有多巴胺、多巴酚丁胺、洋地黄类药物等;③氧疗,短期内可提高吸氧浓度,保证组织的氧供,纠正组织的缺氧状态;④其他治疗,如应用吗啡等。

4. 急性脑梗死 急性脑梗死是术后常见的且比较严重的并发症,常引起面瘫、口角歪斜、肢体运动异常、失语或者口齿不清,甚至昏迷、死亡等,严重威胁着患者的生命安全及生活质量,是一种发病率高、致残率高、病死率高、复发率高及并发症多的疾病。

引起急性脑梗死的常见原因有动脉冠状粥样硬化、房颤合并栓子、血液黏滞度增加和高凝状态、术前合并脑缺血相关疾病等、围术期低血压等。

AICU 患者一旦疑似发生了急性脑梗死,应迅速启动院内绿色通道,尽早行 MRI 及 MRA 检查,和神经内科及脑血管介入专科医师进行沟通,确定是尽快行脑血管开通手术还是保守治疗等方案。

急性脑梗死的非手术治疗:氧疗;避免低血压及低血容量;控制血糖;预防及治疗脑水肿;纠正风险因素,如使用抗血小板药物、抗凝治疗、他汀类调血脂药物、改善脑循环的药物等。

5. 肺栓塞 肺栓塞是指来自外源性或者内源性的栓子堵塞肺动脉或分支引起肺循环障碍,使其所累及的肺区组织血流中断或极度减少所引起的临床综合征。因血栓栓塞造成的肺栓塞占临床肺栓塞的 95% 以上,此外还有空气栓塞、脂肪栓塞、羊水栓塞等。急性肺栓塞的后果主要取决于栓子的大小及栓塞的部位和范围。

(1)急性肺栓塞的临床表现:多种多样,缺乏特异性。患者常有突然出现的胸痛、咯血、不明原因的呼吸困难、窒息感、突然出现的严重休克和意识障碍,或者在充分的供氧和通气下,患者呈现进行性发绀、低血压等,应考虑可能是发生了急性肺栓塞。

(2)急性肺栓塞的诊断:肺动脉造影和肺动脉 CTA 是诊断肺栓塞的重要方法,超声心动图亦可以辅助诊断急性肺动脉栓塞。D-二聚体在诊断肺动脉栓塞中有较高的敏感性,但其特异性较低。

(3)急性肺栓塞的预防:①避免长期卧床;②术后尽早抗凝,预防深静脉血栓形成;③术前有下肢深静脉血栓的患者做好评估,必要时放置滤器;④避免应用下肢静脉进行输液和输血;⑤下肢静脉曲张患者应用弹力袜,以促进下肢血液循环;⑥术后无下肢静脉血栓形成的患者,使用气压治疗预防下肢静脉血栓形成;⑦尽早下床活动。

急性肺栓塞的治疗：①对症支持治疗；②抗凝治疗；③溶栓治疗；④介入治疗和手术肺动脉取栓。

6. 谵妄　术后谵妄是术后 1 周或出院前发生的谵妄，一般急性起病，表现为意识水平波动、认知功能下降、记忆力受损、定向力障碍、睡眠觉醒周期紊乱等。

（1）谵妄的危险因素有：高龄、认知障碍、合并高血压、糖尿病、心脏疾病、营养不良、多器官功能不全、酗酒等；同时，手术时间延长，低血压、低氧血症、麻醉用药、术中输血、术后疼痛、合并感染、带管时间过长、约束、电解质紊乱、睡眠剥夺、ICU 环境刺激等均可增加谵妄的发生率。

（2）谵妄的诊断：目前在 AICU 主要使用 CAM-ICU 量表进行诊断，其具有较高的灵敏度和特异度，评估时间在 2min 左右，需注意的是对于镇静较深或者昏迷的患者不能进行谵妄的诊断评估。

（3）谵妄的预防：鼓励患者多做益智类活动；减少被动约束，增加主动运动，夜间治疗与护理集中统一；确保患者充足的睡眠；使用小剂量的右美托咪定泵注，减轻患者焦虑、紧张情绪；维持患者内环境的稳定；多模式镇痛；避免使用苯二氮䓬类药物；积极纠正贫血；维持脑灌注。

（4）谵妄的治疗：目前尚无特效治疗方法。常用的药物治疗有小剂量氟哌啶醇和喹硫平、奥氮平、利培酮等抗精神病药物，以及小剂量右美托咪定。

七、AICU 中常用的诊疗技术

1. 重症超声　重症超声是在临床医学理论指导下运用超声针对危重症患者，以问题为导向的多目标整合的动态评估过程。本章节简要介绍重症超声在 AICU 中的诊疗范畴及操作规范。

（1）重症超声基础知识：依据不同的人体解剖结构均有各自反射特性，当声波遇到两种不同介质的界面时，一部分能量会穿透界面继续向前传播，剩下的能量将反射回声源形成回声。反射信号经放大处理后显示在数字监测仪上生成图像所需的信息，在界面上未被反射的声波会继续向前传播，这一透射声波在到达下一个界面会再次发生透射和反射。

依据回声强弱不同可分为 4 种类型：无回声、低回声、高回声、强回声，见图 53-2。常用超声模式类型：B 型、M 型、多普勒成像。

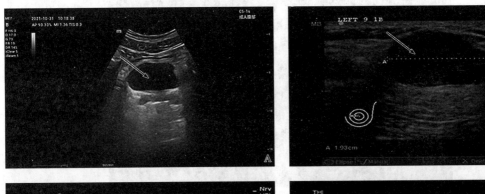
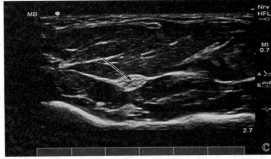
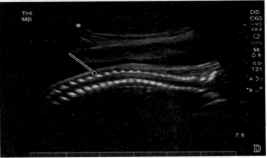

图 53-2　不同组织超声回声强弱示意图

A. 锁骨下静脉显示回声为无回声；B. 组织间囊肿超声显示为低回声；C. 肌间筋膜超声显示高回声；D. 软骨表面超声显示为强回声

超声检查中的重要参数如下。①频率：单位时间内声源振动的次数，单位为赫兹（Hz）。频率越高，分辨力越好，穿透力弱；频率越低，分辨力越差，穿透力强。②超声探头类型：扇形扫描频率为2.5～3.5MHz，用于心脏、颅脑检查。凸阵扫描频率为3.5～5.0MHz，用于腹部、盆腔脏器，可实行扇形扫查。线阵扫描频率为7.5～10MHz，用于浅表器官及外周血管，为矩形扫查，见图53-3。

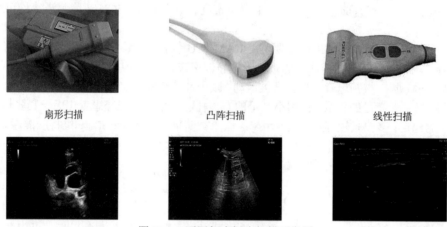

扇形扫描　　　　　　　　凸阵扫描　　　　　　　　线性扫描

图53-3　不同超声探头扫描示意图

（2）经胸肺超声：与肺部X线、听诊相比，在诊断充血性心力衰竭的肺水肿患者中经胸肺超声更加敏感，由于其造价低廉、便携式、无辐射等特点，因此在呼吸困难患者评估中更具有明显优越性。

经胸肺超声检查正常肺的超声特点：①A线的存在，A线为混响伪影，平行于胸膜线，两条相邻A线间距与皮肤到胸膜线之间距离相等；②胸膜滑动征，壁层胸膜与肺之间随呼吸运动的滑动征象，见图53-4。

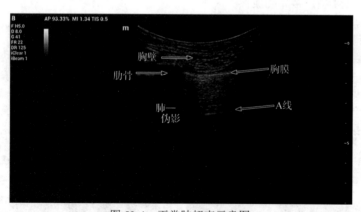

图53-4　正常肺超声示意图

经胸肺超声检查肺间质性综合征的特点：类似"彗星尾"的伪影——B线存在，B线超声影像特征是垂直混响伪影，起自于胸膜线，延伸到超声屏幕的边缘，这可能是由肺水肿、炎症或纤维化造成的。3个或3个以上B线在一个单个间隙出现表示这一区域间质综合征存在，见图53-5。

经胸肺超声检查气胸的特点：肺滑动征消失、条码征出现、肺点出现等；有B线一般排除气胸；有"肺搏动征"一般排除气胸。存在"肺点"时诊断气胸的敏感性为66%，特异性为100%，见图53-6。

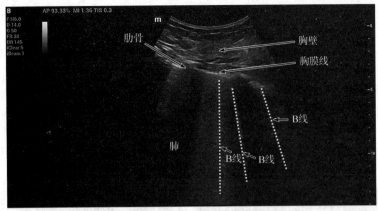

图 53-5　肺间质性综合征（经胸肺超声示意图）

3 个或 3 个以上 B 线起自于胸膜，延伸到超声屏幕边缘，未见 A 线

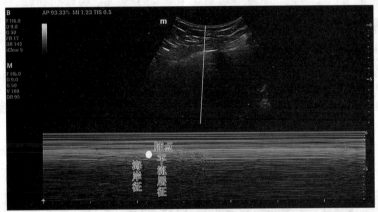

图 53-6　气胸经胸超声示意图

超声 M 形模式下，正常肺超声海岸征消失，代之为平流层征

　　经胸肺超声检查胸腔积液的特点：表现为液体的无回声暗区，或者有蜂窝状、有分隔的液性暗区，这与胸腔积液性质相关。有蜂窝状、有分隔的液性暗区一般为渗出液，见图 53-7。

　　经胸肺超声检查肺实变的特点：①组织样征，肺出现类似于肝样组织结构；②碎片征，块状组织样组织位于胸膜下产生的征象；③支气管充气征，在不均匀的组织样实变超声图像区域内，常可以发现多个点状或支气管样的线状高回声征象，表明在实变或不张的肺组织支气管或肺泡内存在残留空气，见图 53-8。

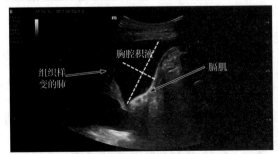

图 53-7　胸腔积液经胸超声示意图

胸腔积液呈四边形征，肺组织出现实变样改变

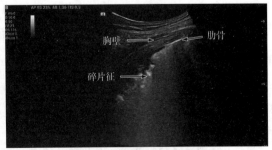

图 53-8　肺实变经胸超声示意图

实变肺组织呈高回声区域，区域内肺组织随呼吸改变无法正常，碎片征是因为有部分肺组织还可以进行通气

肺超声检查方法：每次检查时做到双肺左右对比、前后对比、上下对比，这样才能作出准确的临床判断，避免出现遗漏。

（3）经胸心脏超声：经胸心脏超声可以完成心功能及容量的精准评估。围术期常用的经胸心脏超声基本切面在第三十章第一节已作详细讲解，本部分不再赘述。

（4）腹部超声：创伤超声重点评估（focused assessment with sonography for trauma，FAST），是指临床医师对创伤患者胸、腹腔作床边超声检查，重点探查各腔隙内游离液体，据此对创伤作出评估。以下内容着重介绍临床常用的几个超声切面及意义。

右上腹——肝肾隐窝：该切面可显示肝右叶、右肾和膈。探头置于右侧腹部 10～12 肋间，方向标志朝上指向头部，沿肋间前后移动探头确保观察所有潜在腔隙，见图 53-9。

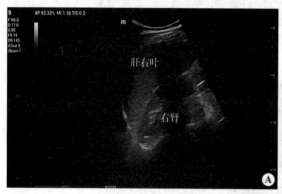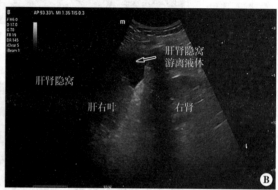

图 53-9　右上腹肝肾隐窝正常和异常示意图

左上腹——脾肾隐窝：该切面可显示脾、左肾和膈。探头置于左侧腹部靠后侧 10～12 肋间，方向标志朝上指向患者头部，沿肋间前后移动探头确保观察所有潜在腔隙，见图 53-10。

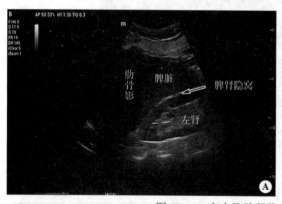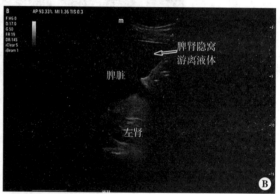

图 53-10　左上腹脾肾隐窝正常和异常超声示意图

耻骨上——膀胱：该切面可显示膀胱和周围的肠管。探头置于耻骨联合上方，由外向内、由下向上移动，见图 53-11。

（5）血管超声：在血管穿刺方面，超声能清晰显示血管的解剖结构和切面图像，实时、动态、无损伤直接提供血流动力学信息。

适合中心静脉置管的探头最好为线阵探头，频率在 5～15MHz，由于位置表浅，频率越高超声影像越清晰。

常用穿刺途径包括 3 种，分别为：颈内静脉、锁骨下静脉、股静脉。临床穿刺路径选择需根据患者情况、手术情况及穿刺风险大小决定。

2. 纤维支气管镜的应用　在多种病因导致的危重症患者中，呼吸道相关并发症在 AICU 患者中比较常见。纤维支气管镜可以清晰明亮地在视野中为患者进行气管内的操作，包括肺部感染病因学诊断、肺部感染和肺不张治疗、辅助人工气道建立、支气管肺泡灌洗治疗等操作，可有效地清除患者气道内分泌物，精确清理呼吸道，改善患者通气功能，提升治疗效果。

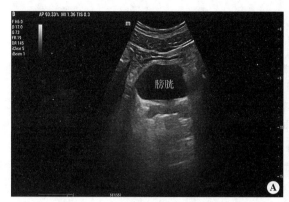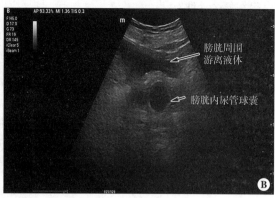

图 53-11　下腹部膀胱周围正常（A）和异常超声（B）示意图

3. 气管切开术　气管切开术通常用于需要长时间机械通气支持的患者。ICU 气管切开术可以提高长期带管患者的舒适度、减少镇静需求、有效沟通、有利于气道分泌物清除和口腔护理。超声可用于帮助准确放置导引针，同时避开血管结构，但不能识别后膜；支气管镜检查在气管腔内可提供实时视觉引导，以降低后膜损伤的风险。

4. 非传统的通气措施　传统的通气策略在临床实践中已经取得了很好的氧疗效果，临床上非传统的通气策略包括经鼻高流量湿化氧疗、无创正压通气、高频喷射通气，这些方法可能让一些患者受益。

经鼻高流量湿化氧疗（high-flow nasal cannula oxygen therapy，HFNC）是指一种通过高流量鼻塞持续为患者提供可以调控并相对恒定吸氧浓度（21%～100%）、温度（31～37℃）和湿度的高流量（8～80L/min）吸入气体的治疗方式。对单纯低氧性呼吸衰竭（Ⅰ型呼吸衰竭）患者具有积极的治疗作用，对部分轻度低氧合并高碳酸血症（Ⅱ型呼吸衰竭）患者也具有一定的治疗作用。

无创正压通气（non-invasive positive pressure ventilation，NIPPV）是通过鼻罩、口鼻罩、全面罩或头罩等方式将患者与呼吸机相连接进行正压辅助通气的技术。NIPPV 已成为呼吸衰竭等病理生理状态早期及紧急情况下的通气支持手段。

高频通气（high frequency ventilation，HFV）是采用每次呼吸极小潮气量（1～4ml/kg）和较高的呼吸频率（≥150 次/分），确保气体交换而不明显增加 Paw，可避免肺泡过度扩张，并降低 FiO_2，降低术后肺部并发症发生的风险。尤其是对单肺通气时的顽固性低氧血症、湿肺或肺移植手术等有一定的效果。

5. 血液净化技术　在多种病因导致的 AICU 危重患者中，血液净化已经成为重要的生命支持手段。血液净化在患者容量控制、维持电解质及酸碱平衡等方面发挥了重要的作用，已从最开始的肾脏替代治疗发展到了心、肺等多器官的替代治疗。

（张加强　孙铭阳）

思　考　题

1. 患者，女性，58 岁。既往无特殊病史，在全身麻醉胸腹腔镜下行联合食管癌根治术颈部吻合术＋胃代食管术＋肠粘连烙断术。手术顺利，手术时长 4.25h，术中出血 300ml，术后完全清醒能做指令性动作，每分钟通气量正常，双下肢肌力 5 级，拔除气管导管后患者呼吸时喉鸣音明显，胸骨上窝凹陷，腹部隆起，脉搏氧饱和度下降，放入口咽通气道后患者无改善。脉搏氧饱和度持续下降，需要辅助呼吸方能维持脉搏氧饱和度在 90% 以上。听诊患者双肺呼吸音弱，无明显干、湿啰音以及哮鸣音。患者自诉呼吸费力，说话声音嘶哑。下一步需要做什么检查？考虑什么原因引起？怎么处理？

2. 患者术后出现恶心呕吐怎么处理？

3. 患者术后出现少尿怎么处理？

4. 患者，男性。脾切除术后，术前无基础疾病，术中生命体征平稳，术后入 PACU 后血压逐渐下降，心率未见明显变化，引流管中未见有血液流出，急查血气，血红蛋白在正常范围，电解质、酸碱度都在正常范围，下一步应该做什么检查？考虑什么原因引起？怎么处理？

5. AICU 内采用经胸肺超声如何鉴别心源性肺水肿与 ARDS？

6. 重症超声诊断休克的 RUSH 方案是什么？

知 识 拓 展

近年来，探索 PACU 质量改进、肌松监测方法以及肌松药拮抗药舒更葡糖的作用是较为热门的方向，虽然部分已经发表的结果提示舒更葡糖能在很短的时间内促使肌松恢复，但其在不同人群中的使用仍需进一步的验证。术后疼痛的评估方法也是有待解决的一个问题，我们需要更合理的方法来评估患者的疼痛。麻醉重症监护治疗是顺应我国麻醉学发展的需求产生的麻醉专科 ICU，AICU 尚处于起步阶段，需要麻醉医师不懈努力，规范 AICU 管理，为危重患者围术期管理提供安全保障。

推 荐 阅 读

床旁超声在急危重症临床应用专家共识组 . 2016. 床旁超声在急危重症临床应用的专家共识 [J]. 中华急诊医学杂志 , 25(1): 10-21.

孙铭阳 , 张加强 . 2021. 麻醉重症监护病房建设与管理 : 实践与考量 [J]. 中华麻醉学杂志 , 41(7): 769-771.

张加强 . 2022. 麻醉重症监护病房建设现状及分析 [J]. 广东医学 , 43(9): 1057-1061.

张加强 , 邵凤民 , 顾建钦 . 2020. 围术期一体化管理助力医院高质量发展 : 河南省人民医院麻醉与围术期医学科的建设与考量 [J]. 中华麻醉学杂志 , 40(5): 524-527.

赵华 , 王小亭 , 刘大为 , 等 . 2015. 重症超声快速诊断方案在急性呼吸衰竭病因诊断中的作用 [J]. 中华医学杂志 , 95(47): 3843-3847.

中华医学会麻醉学分会 . 2021. 麻醉后加强监护治疗病房建设与管理专家共识 [J]. 中华麻醉学杂志 , 41(8): 897-900.

SAGIR O, GULHAS N, TOPRAK H, et al. 2007. Control of shivering during regional anaesthesia: prophylactic ketamine and granisetron[J]. Acta Anaesthesiol Scand, 51(1): 44-49.

YI W, LI J, ZHUANG Y, et al. 2022. The effect of two different doses of dexmedetomidine to prevent emergence agitation in children undergoing adenotonsillectomy: a randomized controlled trial[J]. Braz J Anesthesiol, 72(1): 63-68.

第五十四章　麻醉治疗学

麻醉治疗学这一概念最早是于布为教授在 1992 年全军麻醉与复苏学术会议上所提出的。其后，在魏绪庚教授主编的《麻醉治疗学》和于亚洲教授主编的《临床麻醉治疗学》中，列举了当时大量的临床案例，均为运用麻醉药物、麻醉方法或麻醉技术治疗慢性疾病或在围麻醉期对非手术相关疾病进行治疗的成功经验总结。

对于急、慢性疼痛的治疗曾是麻醉治疗主要的疾病病种。麻醉科医师通过使用麻醉药物、神经阻滞、射频消融或物理/化学损毁等技术手段对急、慢性疼痛患者进行诊治，能够有效改善患者的症状，提高其生活质量。伴随着麻醉技术、麻醉药物和麻醉仪器的发展，麻醉治疗学本身也一直在发展进步。越来越多的麻醉科医师开始使用麻醉药物和麻醉相关技术手段治疗多种慢性非疼痛性难治性疾病，并取得了较好的疗效。与疼痛治疗不同，麻醉治疗慢性难治性非疼痛性疾病强调通过麻醉药物、技术等手段对原发疾病进行治疗，以达到治愈或长期稳定的目的。

由此可知，广义的麻醉治疗学是包含疼痛治疗在内的，而狭义的麻醉治疗学概念则是特指通过运用麻醉药物、麻醉方法、麻醉技术和麻醉理念来治疗慢性难治性疾病的一项临床学科。疼痛治疗的相关内容在本教材有专篇论述，本章主要讨论狭义的麻醉治疗学概念及其临床实践。

第一节　麻醉治疗的理论基础

一、麻醉治疗与免疫

（一）免疫

2000 多年前，人类就发现曾在瘟疫流行中患过某种疾病的人，对这种疾病的再次感染具有抵抗力，称之为"免疫"。在我国，"免疫"一词，最早见于中国明代医书《免疫类方》，指的是"免除疫疬"，也就是防治传染病的意思。发展至今，免疫的概念已经不仅局限于感染性疾病的预防，现代医学背景下的免疫是指生物机体识别和排除抗原物质的一种保护性反应。

免疫对于生物个体和物种的延续具有重要的价值。生物个体的免疫系统能够有效地分辨自身与外来侵袭，就可以发起针对细菌、病毒或寄生虫的清除或攻击程序，减少其对生物个体造成的感染或寄生。同时机体内的免疫监视系统还能及时发现体内因变异而出现的肿瘤细胞，并有效地将其破坏，避免恶性肿瘤的发生。

这一系统功能异常就有可能导致机体出现疾病。免疫功能低下，可能导致机体对于异体物质的识别能力下降，病毒、细菌或寄生虫侵入人体后，未能被免疫系统及时识别，无法有效启动针对性的免疫应答，导致机体发生感染；同样地，突变的肿瘤细胞也可能逃过免疫识别，逐渐增长扩大，甚至侵袭周围组织或发生远处转移等；而免疫系统的过度激活，就可能导致免疫系统不能区分自身组织细胞与外来抗原，导致对自身组织器官的炎症反应，最终导致自身免疫病的发生。

（二）麻醉治疗对免疫的调节作用

人体免疫系统的功能状态受到下丘脑-垂体-肾上腺轴和交感神经系统的共同调节，这两个调节机制之间也会有相互作用。通过这两个神经内分泌调节机制，人体实现了大脑与免疫系统之间的互动。

淋巴细胞表面可表达 β-肾上腺素受体，而免疫系统器官、组织又都分布有交感神经末梢，由此构建了交感神经对人体免疫系统调节的生理基础。研究显示，参与免疫反应的几乎所有机制都可能受到去甲肾上腺素能神经递质的影响。刺激免疫细胞的肾上腺素能受体或 T 细胞受体，就能够激活细胞内共同的信号通路。因此，抗原呈递、适配分子和黏附分子的表达、淋巴细胞的激活、细胞因子的产生、克隆扩展和删除、免疫球蛋白的产生和细胞毒性细胞的产生等过程都会受交感神经递质直接或间接的影响。

麻醉治疗可以通过交感神经节阻滞、椎管内麻醉、外周神经阻滞或全身麻醉等多种麻醉技术，阻断患者机体过度的交感神经兴奋状态，从而实现对患者免疫功能进行调节。例如，通过星状神经节阻滞抑制交感神经系统的活性，可以抑制神经内分泌系统对于免疫的过度激活。

近年来的研究发现，交感神经系统并非完全依赖内分泌系统进行免疫调控，也能直接调控免疫系统的功能。Yokoyama 等进行的一项临床研究结果提示，星状神经节阻滞治疗能在不改变患者血皮质醇和促肾上腺皮质激素分泌水平的前提下明显降低其淋巴细胞绝对数量，抑制 T 细胞和自然杀伤细胞（NK 细胞）功能，从而达到免疫调节的作用。Zhao 等的一项临床研究结果表明，星状神经节阻滞能够降低血液中白细胞介素-8（IL-8）和肿瘤坏死因子 α（TNF-α）的浓度，缓解溃疡性结肠炎患者的临床症状，改善内镜下的病变严重程度，降低患者的疼痛评分，减少治疗期间不良反应的发生。也有病例报道提示星状神经节阻滞能够改善包括脂溢性皮炎、慢性荨麻疹在内的多种自身免疫相关性皮肤病的头面部皮损。

以上这些病例报道和临床研究为以星状神经节阻滞为代表的麻醉治疗通过免疫调节治疗自身免疫相关疾病提供了理论和临床证据。

二、麻醉治疗与自主神经系统功能调节

（一）自主神经系统功能紊乱

自主神经系统从中枢神经系统延伸到外周神经系统，由许多节前和节后纤维构成，帮助维持和控制人体各系统的稳态。交感、副交感和肠道神经系统的广泛分布有助于维持对自律神经功能的区域反射性控制，并接受来自中枢神经系统的调节。由此，人体可以快速完成对血压、心率、血管反应、肠道功能、膀胱功能、性器官、瞳孔、出汗和体温的调节。

导致自主神经系统功能紊乱的可能原因如下。

1. 局部神经纤维的损伤　　如浸润颈部交感神经的 Pancoast 瘤。

2. 影响外周神经健康的系统性疾病　　如糖尿病或毒素中毒。

3. 中枢神经系统疾病　　如脊髓损伤或脑血管意外。

4. 对自主神经传导的调节　　如针对自主神经节的自身免疫病的抗体。

5. 改变自主神经功能的药物。

应激刺激上传至下丘脑自主神经中枢，可刺激后者，引起交感神经兴奋性增加，引发儿茶酚胺释放、血管收缩和微循环障碍，可导致相应组织、器官功能障碍。自主神经功能紊乱在人体的不同系统有着不同的临床表现。研究表明，在睡眠障碍、阵热潮红、创伤后应激障碍（PTSD）等疾病的发病过程中自主神经功能紊乱起到了重要的致病作用。患者往往具有交感神经功能亢进、副交感神经功能抑制，交感-副交感神经功能不平衡的特点。

（二）麻醉治疗对交感神经功能紊乱的调节作用

星状神经节阻滞、椎管内麻醉或全身麻醉都可以降低人体的自主神经系统兴奋性。星状神经节阻滞可直接阻断颈交感神经节；椎管内麻醉对于自主神经系统的传入和传出也具有很好的阻断作用；全身麻醉则直接作用于交感中枢，抑制其对于传入刺激的反应。通过这些麻醉技术，可以有效调节自主神经系统的功能状态。

通过星状神经节阻滞能够明显改善以交感神经功能亢进为主要特征的睡眠障碍。一项临床研究显示，星状神经节阻滞能够改善乳腺癌患者的睡眠障碍，降低交感神经兴奋性，同时能够缓解阵热潮红等症状。

多项临床研究结果表明，星状神经节阻滞能够明显抑制围绝经期阵热潮红患者的交感神经功能，从而改善患者的临床症状。

创伤后应激障碍是一类因严重的精神创伤而导致的一系列精神障碍。临床主要表现为过度兴奋或警觉，伴有严重的不良回忆，从而严重影响生活质量，而药物治疗往往疗效不佳。Hanling 等 2016 年所进行的一项临床研究结果指出，应用星状神经节阻滞治疗 2 次后，患者的临床症状和心理量表评分明显得到改善，睡眠质量明显提高。

星状神经节阻滞能够通过抑制交感神经功能，调节心血管系统去甲肾上腺素的浓度，从而达到治疗循环系统疾病的目的。Chen 等所做的一项随机临床对照研究表明，术前行右侧星状神经节阻滞能够明显降低老年患者围术期血儿茶酚胺水平，维持患者术中血流动力学稳定，从而明显降低围术期高血压的发生率。另一项临床研究结果表明，蝶腭神经节阻滞能够抑制交感神经与中枢神经系统间连接，从而明显降低患者 24h 平均收缩压，尤其能够明显改善患者日间收缩压水平。星状神经节阻滞同时能够改善微循环功能障碍导致的循环系统疾病。Sahin 等对 40 例原发性雷诺病患者治疗中发现，星状神经节阻滞能够明显改善灌注指数，消除外周血管痉挛，并能降低疼痛等级。另一项研究也表明，在围绝经期女性中，中、重度血管舒缩功能障碍能够被星状神经节阻滞逆转，能够明显改善患者的生活质量。星状神经节阻滞已成为中、重度血管舒缩功能障碍患者激素替代治疗之外的另一种选择。

星状神经节阻滞对于心律失常同样有着广阔的治疗前景。36 例阵发性房颤患者中，星状神经节阻滞可降低阵发性房颤的发生率，减少房颤的持续时间，并能延长患者心房有效不应期，具有明显的治疗作用。另一项 Meta 分析显示，在 22 项系列病例报道中，35 例难治性室性心动过速患者，经星状神经节阻滞治疗后能够有效减少室性心动过速的发生率，从而改善患者的心脏收缩功能，减少电除颤的使用率，同时还能够抑制心脏电风暴的形成。

以上这些病例报道和临床研究为以星状神经节阻滞为代表的麻醉治疗，通过调节患者自主神经系统紊乱为治疗相关疾病提供了理论和临床证据。

三、常用的麻醉治疗技术

（一）星状神经节阻滞

星状神经节（stellate ganglion，SG）是颈部交感神经节的一部分。颈部交感神经节由颈上节、颈中节、颈下节 3 部分组成。据解剖学研究和临床观察，约 80% 的人群颈下节与胸 1 神经节融成星状神经节，故星状神经节也称颈胸神经节；部分患者胸 2 神经节也融合其中，共同组成功能学定义上的星状神经节。星状神经节阻滞最早起源于 1883 年，Liverpool 和 Alexander 误伤患者交感神经却意外地取得了良好的治疗效果，后逐渐由手术方法发展为星状神经节阻滞。目前，星状神经节阻滞已成为麻醉治疗中最为常见的治疗手段之一。

星状神经节位于椎动脉三角内。椎动脉三角内侧界为颈长肌外侧缘，外侧界为前斜角肌内侧缘，下侧界为锁骨下动脉第一段，后壁为 C_7 横突、第 1 肋以及 C_6 神经前支。在椎动脉三角内部，星状神经节毗邻椎动脉和椎静脉，位于两个血管的外侧。

临床上不应进行双侧的星状神经节阻滞，防止同时阻断双侧头颈部的交感神经传导，导致致命的危险。此外，由于星状神经节毗邻椎动、静脉和颈椎，为避免药液误注入血管或椎管内，该操作必须在超声或 CT 引导下进行，注药时需要仔细回抽，确保回抽无血、无脑脊液后方可注射 0.5ml 的试验剂量药液，观察无问题后可继续完成药液注射。操作过程中应注意观察患者生命体征和意识状态的变化。操作室内必须配备全套复苏用品（包括呼吸囊、气管插管工具、氧气、抢救车和除颤仪等），操作后应对患者进行留观，无并发症后方可离开医院。

由于这一操作可能会阻滞患者的颈部交感神经，因此可能导致同侧出现霍纳综合征（Horner syndrome），其体征包括穿刺侧瞳孔缩小、上睑下垂、头面部无汗，甚至可能出现同侧鼻黏膜和眼睑充血水肿。

星状神经节阻滞的并发症主要包括同侧臂丛阻滞、药液误入椎动脉导致患者意识丧失或惊厥、药液误入与蛛网膜下腔相连的神经根袖套部导致全脊麻等。

星状神经节阻滞适应证广泛，可用于治疗自身免疫病和交感神经功能障碍性疾病，对于外周血管舒缩功能障碍和心律失常也具有一定的治疗价值。

（二）椎管内麻醉

椎管内麻醉包括硬膜外阻滞和蛛网膜下腔阻滞，这是两种非常常用的临床麻醉方法，在麻醉治疗领域，也具有一定的应用价值。特别是使用极低浓度局麻药物进行的硬膜外阻滞，可以选择性地阻断穿刺节段周围的交感神经信号传导，却不会对患者的运动造成显著的影响，对于血液循环的干扰也较小，适合用于阻断胸段或腹部的交感神经干，治疗相应区域自主神经功能紊乱所导致的疾病。相反，蛛网膜下腔阻滞存在导致下肢运动障碍和尿潴留的可能，不适合用于麻醉治疗。

对于硬膜外阻滞注药的药物选择，应选择神经毒性较小的药物，选择最低有效浓度和合适的容量，帮助药液扩散到足够的节段，使其治疗效用最大化。

硬膜外阻滞的主要并发症包括全脊麻、硬膜穿破后头痛和硬膜外血肿等，应在操作前对患者的脊柱外观、穿刺局部皮肤和凝血功能进行充分评估，排除穿刺禁忌证后方可进行。治疗室应配备氧源、监护仪、抢救车和除颤仪等设备，以确保患者安全。

（三）睡眠疗法

睡眠疗法是指在监护条件下，采用镇静催眠药物或全身麻醉药物诱导清醒患者快速进入深度睡眠状态，并在该状态维持一定时间后停用药物，使患者恢复觉醒状态的一种治疗方法。

这一治疗方法起源于人工冬眠疗法。当人体因严重外伤、感染、中毒或精神创伤，导致过度的应激反应时，体内肾上腺皮质激素及肾上腺素大量释放，造成过度的应激反应。这些过度的应激反应对于机体不但无益，反而可以加重脏器功能损害。而人工冬眠疗法，就是通过使用镇静药物，减轻机体的过度应激反应，降低代谢、减轻细胞氧耗量、改善微循环，从而使组织、器官免遭炎症损害，为原发病的治疗争取了时间。当时常用的冬眠药物为氯丙嗪和异丙嗪等，此类药物在镇静的同时还可降低患者体温，进一步降低代谢和组织、器官的耗氧量，且这一药物组合的应用场景也仅限于重症患者的冬眠治疗。

目前在麻醉治疗领域，使用睡眠治疗，其目的往往在于调整中枢神经系统和自主神经系统功能状态；改善全身组织血供；消除紧张；改善血管舒缩状态等。此外，该疗法还可以用于阻断包括疼痛和瘙痒在内的各种不良感受向神经中枢的传导，使机体可以利用这些时间清除致痛物质或修复皮肤屏障，从而彻底阻断疼痛或瘙痒的恶性循环。

伴随着临床上镇静药物和麻醉药物的发展和迭代，目前临床上常用的睡眠治疗药物包括丙泊酚和右美托咪定，这两种药物在睡眠治疗中的特性比较可参考表54-1。其中，右美托咪定因对患者呼吸和循环抑制作用弱，在临床睡眠治疗中应用相对更安全，不易发生因患者外周血管扩张、循环血容量相对不足所致的低血压或因患者呼吸暂停导致低氧血症等并发症。

表 54-1 常用睡眠治疗药物对比

药物	呼吸抑制	循环波动	用药方法	代谢
丙泊酚	有	快速注射或休克患者易出现低血压	TCI 泵注	快速再分布，但时间半衰期可延长
右美托咪定	罕见	快速注射引起高血压和心率减慢	持续缓慢泵注	半衰期较长，大剂量用药后存在嗜睡

在睡眠治疗过程中，即便使用相对安全的药物进行治疗，也应该做好充分的患者监护。无创血压、心电图和指脉氧监测都是必需的监测手段，并且需要在具有丰富气道管理和循环监测经验的医师持续监护下方可实施，病房内还需要备好氧气、吸引装置、气道管理工具（通气道、球囊、

面罩、喉罩、喉镜、气管插管等）、抢救车和除颤仪等设施设备。此外，还推荐使用麻醉深度监测仪器对患者的镇静深度进行监测，确保使用最低有效浓度的麻醉镇静药物对患者进行睡眠治疗，避免因过量使用镇静药物导致患者发生不良反应。

（四）光疗法

光疗法（light therapy）是利用阳光或人工光线（红外线、紫外线、可见光或激光）的光电作用、光磁作用、光热作用或光化学作用治疗疾病、促进机体康复的方法。

1. 红外线疗法 红外线可分为两段：波长 1.5～1000μm 的波段为远红外线（长波红外线）；波长 760nm 至 1.5μm 的波段为近红外线（短波红外线）。应用红外线治疗疾病的方法称为红外线疗法（infrared therapy）。红外线的治疗作用基础是温热效应，具有改善血液循环，促进吸收，缓解痉挛，减轻慢性炎症等作用。

2. 紫外线疗法 紫外线的波长为 180～400nm，其光谱分 3 个波段：长波紫外线（UVA），波长范围为 320～400nm；中波紫外线（UVB），波长范围为 280～320nm；短波紫外线（UVC），波长范围为 180～280nm。紫外线具有抗炎作用、加速组织再生作用、镇痛作用、脱敏作用及预防和治疗佝偻病、骨软骨病，以及加强免疫功能等作用。

3. 激光疗法 激光是指由受激辐射光放大而产生的光。激光疗法是利用激光器发出的光进行治疗疾病的一种方法。激光的主要特征有高度定向性、亮度高、单色性好、相干性好等。激光的生物学效应有热效应、压力效应、光化学效应、电磁效应等。激光的治疗作用依其能量的大小而不同，低能量的激光主要有抗炎和促进上皮生长的作用，高能量激光由于其对组织的破坏作用，可用于切割、烧灼或焊接组织。

使用以上 3 种光疗法的过程中，应注意保护患者照射区域以外的皮肤和器官，特别是患者的眼部，需要佩戴防护眼镜，以免引起白内障或视网膜的热损伤。

（五）中医中药治疗

中医药作为中华传统文化传承中的瑰宝之一，5000 多年来守护着炎黄子孙的健康，在麻醉学领域，也有麻沸散、针灸麻醉等众多中医中药的应用经典案例，而将这些传承发扬光大也是我们作为中国的麻醉科医师的职责所在。

中医着重辨证施治，需要针对每一个患者进行个体化的诊断评估，并据此个性化给予每一名患者适合其身体状况的综合治疗方案。

1. 中药方剂 针对不同患者的情况，进行辨证施治。选择针对其病因的方剂，并结合患者自身体质进行加减调节，以个体化治疗方案调整患者自身气血、阴阳平衡和脏腑状态，泻实补虚，从扶正祛邪出发，对患者的疾病进行针对性治疗。

2. 针灸 针灸通过刺激患者腧穴经络，调整患者气血运行状态。不仅可以用于疼痛性疾病的治疗，对于非疼痛性疾病的康复也具有重要的临床价值。例如面瘫患者可以通过针灸治疗得到症状改善；失眠患者可以通过针灸得以安神。

3. 推拿 推拿对于患者肢体功能的康复具有重要的临床价值。骨伤科利用手法治疗患者的腰椎间盘突出症；对于脑血管意外后遗症患者的推拿治疗则有助于其恢复肢体的功能。在麻醉治疗领域，推拿有助于帮助患者恢复血气运行、减轻局部痉挛疼痛、恢复肢体脏器功能等。

第二节 麻醉治疗的临床应用及前景

一、失　眠

失眠是最常见的主诉之一，常合并躯体疾病、精神障碍、睡眠障碍或神经系统疾病。失眠可能也与急性应激、使用药物、睡眠习惯差或睡眠环境改变有关。诊断失眠需满足 3 个主要条件：

持续的睡眠困难、有充足的睡眠机会以及出现相关的日间功能受损。

短期失眠又称适应性失眠或急性失眠，通常持续几日或几周（一般症状持续小于 3 个月），由可识别的应激原引发。应激原可能涉及躯体、心理、社会心理或人际因素，例如失业、亲人离世、离婚、争吵。应激原消失或得以解决时，或者个体适应应激原时，症状常会缓解。睡眠问题有时会持续存在并导致慢性失眠，原因可能是在急性失眠期养成了不良的睡眠习惯。

慢性失眠是指每周出现至少 3 次失眠症状，持续至少 3 个月。但实践中，大多数慢性失眠患者报告失眠症状已持续多年。有些个体记得最初引发失眠的应激事件，但另一些个体报告失眠症状一直存在而无具体诱因。失眠通常会逐夜变化，因社会心理应激和精神 / 躯体共存疾病而时轻时重。

慢性失眠患者常有长期睡眠较差相关的行为或适应问题，他们常担心睡眠不足将影响白天的社交和职业能力，这种担心会产生加重失眠的恶性循环。具体来说，无法迅速入睡的患者会担心睡眠减少影响表现，这种担忧随着清醒时间延长而加重，同时会降低入睡的可能性，还会进一步增加压力。这样的恶性循环导致患者痛苦不堪。

失眠的诊断需要符合以下 4 条诊断标准。

1. 尽管有充足的机会和适当的睡眠环境，患者仍主诉入睡困难、维持睡眠困难、早醒或睡眠质量差。

2. 这种睡眠紊乱每周至少发生 3 次，并持续 1 个月以上。

3. 患者报告因睡眠困难引起日间功能受损，包括疲劳或不适；注意力、专注力或记忆力受损；社会功能障碍、职业功能障碍或学业表现差；心境障碍或易激惹；日间困倦；积极性、精力或主动性减退；工作或驾驶时出现失误或事故；关注或担忧睡眠问题。

4. 日夜专注于失眠，过分担心失眠的后果

针对失眠的治疗需要分两步走，首先需要去除导致患者失眠的生理或心理应激源，此后再针对患者的失眠本身进行治疗。失眠认知行为治疗（cognitive behavioral therapy for insomnia，CBT-I）和药物治疗是针对失眠治疗的两个传统手段。仍有一部分患者对镇静催眠类药物发展出药物耐受，需要不断加大药物剂量方可短暂入眠。

通过麻醉治疗手段治疗失眠，可以逐渐降低患者对药物的依赖，减少助眠药物的用量和用药频率。针对这一疾病，麻醉治疗方法主要包括星状神经节阻滞、睡眠疗法、针灸和中药等。

二、皮 肤 病

多种难治性皮肤病可以使用麻醉治疗相关技术进行治疗，较为常见的包括以下几种疾病。

（一）寻常痤疮

寻常痤疮是一种常见的皮肤病，表现为慢性或复发性丘疹、脓疱或结节，累及面部、颈部、躯干或上肢近端，最常见于青少年和年轻成人，其皮损程度不一，从轻微受累到损容性和明显炎性表现不等。常见的并发症为色素沉着过度、瘢痕形成和社会心理不良影响等。

寻常痤疮是一种累及毛囊皮脂腺单位的炎性疾病。痤疮发病机制涉及宿主因素的复杂相互作用，例如雄激素介导的皮脂腺刺激、毛囊皮脂腺的微生物群失调、固有和细胞免疫应答，还可受到遗传，甚至饮食等因素的影响。

对于寻常痤疮的治疗包括饮食结构调整（避免奶制品和高糖饮食）和外用药物。在此基础上，若患者病情持续迁延或反复，可以行麻醉治疗，具体治疗方法包括红外光照射治疗、星状神经节阻滞和中医中药治疗等多种手段。

（二）皮肤搔抓障碍

皮肤搔抓障碍（skin picking disorder，SPD）的特征是刻意反复摆弄皮肤，引起皮肤组织损伤。皮肤搔抓障碍包括抓挠所致皮肤破损障碍、精神性抓挠所致皮肤破损、神经性皮炎、神经性抓挠

所致皮肤破损、表皮剥脱性痤疮和强迫性皮肤搔抓症等，且均可视为其同义词。

发病机制尚不清楚。研究目前聚焦于利用神经影像学技术，一项功能性磁共振研究发现，参与习惯养成、行为监测和抑制的脑部区域异常激活。另一项使用弥散张量成像的研究发现，皮肤搔抓障碍与大脑前扣带皮质的白质束双侧紊乱或受损相关。患者最初可能是想自行处理轻微皮损，例如节肢动物咬伤、痤疮、结痂、炎性皮损、疣、色素痣或角质栓。有些患者则是想摆弄完全正常的皮肤，或是因为皮肤瘙痒、烧灼感或疼痛而开始搔抓。

对于这一疾病，一般使用外用激素类药物，辅以口服抗组胺药物等进行治疗。当病情反复迁延不愈时，也可以使用麻醉治疗的方法进行治疗。推荐的麻醉治疗方法包括搔抓区域对应神经的神经阻滞、星状神经节阻滞、睡眠治疗和中医中药治疗等。

（三）银屑病

银屑病是常见的慢性炎症性皮肤疾病，可有各种各样的临床表现，包括慢性斑块型银屑病、点滴型银屑病、脓疱型银屑病和红皮病型银屑病等临床亚型。银屑病曾一度被认为主要是一种过度增殖性疾病，但现已认识到它是一种复杂的免疫介导性疾病，T 淋巴细胞、树突状细胞和细胞因子（IL-23、IL-17 和 TNF）都发挥了核心作用。对于大多数患者，治疗需要平衡局部治疗和整体治疗的关系：即使是接受全身治疗的患者也很可能仍需要一些外用药物；局部治疗可能缓解症状，而且有助于尽量减少全身治疗的所需剂量。传统的全身性治疗的选择包括免疫抑制或免疫调节药物，也可以使用麻醉治疗手段，包括星状神经节阻滞、病损皮肤区域神经阻滞、中医中药等。

（四）药物依赖综合征

阿片类药物和精神类药物（包括可卡因、甲基苯丙胺和氯胺酮等药物）的滥用，从微观的角度，会对当事人个体神经内分泌系统造成严重伤害，使其因成瘾导致健康危害和社会功能退化；从宏观角度来看，也是重大的社会公共卫生问题。

在对于此类药物造成的依赖戒断过程中，患者会出现因阿片类药物或精神类药物摄入突然减少所造成的戒断症状。这些戒断症状包括以下几类。

1. 胃肠道不适　腹部痛性痉挛、腹泻、恶心、呕吐。

2. 流感样症状　流泪、鼻溢液、出汗、寒战和毛发立起。

3. 交感神经和中枢神经系统兴奋　瞳孔散大、轻度高血压、心动过速、焦虑、易激惹、失眠、激越、不安腿综合征、躁动、震颤，有时还有低热和触觉过敏。

4. 其他　打哈欠、打喷嚏、厌食、头晕、肌痛 / 关节痛和腿部痛性痉挛。

对于这些症状，传统的治疗往往通过药物置换替代的方式进行治疗，例如使用美沙酮辅助阿片类药物滥用的戒断过程，但戒断的过程仍可能伴有多次出现严重戒断症状的过程。

麻醉治疗：可以使用睡眠疗法，在患者戒断症状最严重的阶段使用镇静催眠药物，使患者无需直接体验这一令人不悦的过程；还可以使用星状神经节阻滞等方法，综合调节患者的焦虑和紧张情绪，改善其食欲，缓解疼痛和全身不适；还可以结合患者自身苔脉，使用中药实现安神、镇痛等目标。

三、未来发展方向

近年来，越来越多的麻醉科医师投身到麻醉治疗的领域中来。他们尝试使用麻醉相关设备、设施和技术，解决临床上的疑难病例。对于肌萎缩侧索硬化患者的诊疗就是一个很好的例子。

肌萎缩侧索硬化（amyotrophic lateral sclerosis，ALS），俗称"渐冻症"，是一种渐进且致命的神经退行性变性疾病，由中枢神经系统内控制骨骼肌的运动神经元退化所致。由于上、下运动神经元退化和死亡，肌肉逐渐衰弱萎缩，大脑完全丧失控制随意运动的能力，最终会造成发音、吞咽，以及呼吸上的障碍。虽然呼吸机辅助通气可以缓解呼吸问题并延长生存期，但是却不会减缓肌萎缩侧索硬化的病程。大部分肌萎缩侧索硬化患者从病发开始 3～5 年死于呼吸衰竭。

有麻醉治疗界专家尝试使用睡眠疗法、中药、针灸等综合治疗手段，在短期内可改善患者的临床症状，但此类疗法对于患者的长期预后没有明显影响。虽然，麻醉治疗对此类疾病的远期临床价值仍存在争议，但后续更多专业的麻醉治疗专科医师通过临床探索和临床研究，进一步积累经验，或可找到更好的治疗策略，有望改善此类难治性疾病的患者预后。

（罗 艳 严 俊）

思 考 题

1. 麻醉治疗需要专业的病房设置，在需要进行麻醉治疗的病房内，需要配置什么样的设施、设备才能充分保护治疗患者的安全呢？
2. 星状神经节阻滞有哪些并发症，应如何预防？

知 识 拓 展

据报道，使用左侧星状神经节阻滞进行心脏交感神经阻断可减少交感神经的过度应激，并可作为抗心律失常治疗的辅助手段来治疗这种致命的室性心律失常。左侧星状神经节阻滞可降低心肌梗死和长 QT 间期综合征患者发生心律失常的风险。左侧颈部交感神经切除术通过中断心脏中去甲肾上腺素的释放而提高了心室颤动的阈值，可用于恶性心律失常患者的治疗，但由于该治疗的不可逆特性，需要在术前对患者术后的心脏功能状态进行预估，此时，星状神经节阻滞就可以作为患者交感神经节切除手术前的床边测试，通过阻滞后观察患者的心电风暴是否消失，可以帮助判断该手术对治疗此患者是否有效。

推 荐 阅 读

李更生 . 2013. 临床麻醉治疗学 [M]. 石家庄 : 河北科学技术出版社 .

周博文 , 李启芳 , 于布为 . 2019. 星状神经节阻滞在麻醉治疗学中的应用和未来发展方向 [J]. 临床麻醉学杂志 , 35(7).

第五部分　疼痛诊疗

第五十五章　疼痛治疗概述

疼痛是人类的第五大生命体征。作为一种复杂的心理生理活动，疼痛不仅包括伤害性刺激作用于机体所致的痛感觉，还有一系列躯体运动性反应、情感反应、自主神经反应及痛行为。疼痛可能是某种严重疾病的症状，慢性疼痛常给患者带来肉体和精神上的不良影响。控制疼痛是患者的基本权益，也是医务人员的职责义务。

第一节　概　　述

一、疼痛的定义和分类

（一）疼痛的定义

疼痛（pain）是一种与实际或潜在的组织损伤相关的不愉快的感觉和情感体验，或与此相似的经历。丧失意识的患者（如昏迷患者）对组织损伤或伤害性刺激的反应称为伤害感受（nociception）。

疼痛的感觉是痛觉感受器受到伤害性刺激后通过神经冲动传导到大脑皮质而产生的。生物学家认为引起疼痛的刺激易于造成组织的损伤，因此疼痛总是与组织损伤相关。国际疼痛研究学会（IASP）强调疼痛的主观性并且要与情绪因素相区分。疼痛的概念涉及躯体和内脏，同时包括反应成分，如动物或人体受到伤害性刺激时的逃避反应。疼痛的表现包括人体对躯体状况的感受和对外界环境的体验。因此，疼痛是一个复杂的神经活动，并且可能对正常生理功能产生影响，甚至威胁和损害人体健康。在人们尚没有完全掌握其病理规律之前，还难以对疼痛作出完整、确切的定义。

（二）疼痛的分类

疼痛可涉及全身各部位、各系统器官和组织，其病因可能包括创伤、炎症、内脏的牵张、神经病变等。为了便于对疼痛的流行病学、病因、预后和治疗效果等各方面进行研究、临床诊断与治疗效果评估，可以根据不同情况对疼痛进行分类。1994 年，IASP 制订了疼痛的五轴分类法，但由于方法比较复杂，难以被普及应用。应用更为普遍的是根据疼痛发生部位、原因、性质及持续时间等进行的疼痛分类方法。

1. 根据疼痛发生的系统和器官分类　可分为躯体痛、内脏痛和中枢痛。

（1）躯体痛（somatic pain）：疼痛部位在躯体浅表部，躯体痛多为局部性，疼痛剧烈、定位清楚，如牙痛、肩及上肢痛、腰及骶部痛等。

（2）内脏痛（visceral pain）：疼痛位于深部，一般定位不准确，可呈隐痛、胀痛、牵拉痛或绞痛，如胆绞痛、肾绞痛、胃痛等。

（3）中枢痛（central pain）：中枢痛主要指脊髓、脑干、丘脑和大脑皮质等中枢神经疾病所致的疼痛，如脑出血、脑肿瘤、脊髓空洞症等引起的疼痛。

2. 根据疼痛原因分类　根据疼痛的原因分类主要有创伤性疼痛、炎性疼痛、神经病理性疼痛、癌痛和精神（心理）性疼痛等。

（1）创伤性疼痛：创伤性疼痛主要是皮肤、肌肉、韧带、筋膜、骨的损伤引起的疼痛，如骨折、肱骨外上髁炎、烧伤等。

（2）炎性疼痛：由生物源性炎症、化学源性炎症所致的疼痛，如类风湿关节炎、强直性脊柱炎等。

（3）神经病理性疼痛：是指发生于神经系统包括周围神经和中枢神经任何部位的神经病变和损害相关的痛觉过敏、痛觉异常所致的疼痛，如带状疱疹后神经痛、糖尿病性神经病变等。

（4）癌痛：是由于肿瘤压迫使组织缺血及肿瘤浸润周围器官、神经引起的疼痛，常见于肝癌、胃癌、胰腺癌、胆管癌和恶性肿瘤骨转移的疼痛。

（5）精神（心理）性疼痛：主要是由于心理障碍引起的疼痛，往往无确切的病变和阳性检查结果，患者常主诉周身痛或多处顽固性痛，可伴其他心理障碍表现。

3. 根据疼痛性质分类　根据疼痛性质的分类主要有刺痛、灼痛和酸痛。

（1）刺痛：又称第一疼痛、锐痛或快痛，其痛刺激冲动是经外周神经中的 Aδ 纤维传入中枢的。痛觉主观体验的特点是定位明确，痛觉产生迅速，消失快，常伴有受刺激的肢体出现保护性反射，一般不产生明显的情绪反应。

（2）灼痛：又称第二疼痛、慢痛或钝痛，其痛觉信号是经外周神经中的 C 纤维传入的，其主观体验的特点是定位不明确，往往难以忍受。痛觉的形成慢，消失慢。

（3）酸痛：又称第三疼痛，其痛觉冲动经外周神经中的 A_δ 纤维和 C 纤维传入，其主观体验的特点是痛觉难以描述，感觉定位差，很难确定痛源部位。

4. 根据疼痛持续时间分类　可分为急性疼痛和慢性非癌性疼痛。

急性疼痛包括发病急速、无明显慢性疼痛病史的疼痛、手术创伤引起的术后疼痛、脏器疾病急性发作而出现的疼痛和分娩痛。急性痛的持续时间通常不超过 3 个月。

慢性非癌性疼痛是指持续时间至少在 3 个月以上的非癌症引起的疼痛，包括肌肉及软组织慢性疼痛、骨关节疼痛及创伤后慢性疼痛等；不包括头痛、偏头痛、心绞痛、癌痛和特殊疾病引起的疼痛。

5. 疼痛的五轴分类法　1994 年 IASP 制订的慢性疼痛五轴分类法（第 2 版）是根据疼痛产生的部位、病变的系统、疼痛发生的类型及特征、疼痛强度及疼痛发生原因五方面进行疼痛划分。

二、急性、慢性疼痛的流行病学

伴随着社会老龄化的日趋严重，疼痛患者数量呈现井喷式态势。急性疼痛与慢性疼痛在病因学、发病机制、病理生理学上有明显差异。大量学者认为，急性疼痛是一种症状，而慢性疼痛是一种疾病。急性疼痛如治疗不当或不充分，可能会发展成慢性疼痛。

术后疼痛是临床最常见和最需紧急处理的急性疼痛。有研究显示，82% 的患者在术后至出院后 2 周存在术后疼痛，而这些患者中约有 86% 为轻至中度疼痛。Sommer 等在 2008 年报告了在采取急性疼痛治疗后的 1490 例手术患者中，存在中至重度疼痛的患者比例仍达 41%。此外，对于非手术引起的急性疼痛，以颈肩疼痛为例，2020 年发表的《全球人口的颈部疼痛 1990～2017 年回顾分析》数据显示，全球范围内颈肩疼痛的人数从 1990 年的 1.64 亿增加到了 2017 年的 2.89 亿；女性颈肩疼痛相比男性患病率更高，患病率随年龄增长。在男性和女性中，患病人数分别在 45～49 岁和 50～54 岁年龄组达到峰值。

慢性疼痛的患病率差异非常大。大量研究显示，慢性疼痛的患病率与地区、社会经济、生活习惯、职业生活、慢性疾病史以及精神心理疾病有关。以慢性疼痛整体患病率的地区差异性为例，日本为 17.50%，中国大型城市（北京为例）为 8.91%，韩国为 37.60%，泰国为 19.90%，缅甸为 5.90%，摩洛哥为 21%，德国为 24.90%，且其患病率与海拔无显著关系。此外，不同地区人群、不同身体部位的具体慢性疼痛，其患病率也不尽相同。一般来说，与经济欠发达地区相比，发达地区的慢性疼痛患病率相对较高，特别是肩、踝、背、腰和头部；城市规模扩大、人口增长以及劳动市场的变化，常伴随着腰痛等慢性疼痛患病率的增长，尤其是 20～29 岁的青年人群。

　　吸烟者、肥胖、已婚群体往往伴随着更高腰痛的患病率；职业方面，高强度体力劳动与久坐人群易患慢性疼痛；慢性疾病病史方面，肥胖患者更易罹患慢性膝关节痛，而糖尿病、高血压等疾病与非神经性慢性疼痛患病率存在一定相关性。此外，慢性疼痛也对患者的生活质量产生影响，具体表现在睡眠质量、生活质量下降等，而大量镇痛药的使用又增加了其心肺疾病、免疫、消化系统疾病的患病风险。

　　近年来，大量研究显示慢性疼痛和精神心理疾病存在双向关联性。已知慢性疼痛和抑郁、焦虑、失眠等精神疾病有明确的联系。某项基于中国某一线城市人群的调查显示，重度抑郁患者中慢性疼痛患病率高达 64.20%，重度抑郁以外的抑郁患者中慢性疼痛患病率为 41.01%，而非抑郁人群中则为 34.19%；德国的一项研究表明抑郁患者神经性慢性疼痛患病率更高（约为非抑郁患者的 6 倍）。

三、疼痛发生的解剖及生理基础

　　疼痛的发生和传导是一个复杂的过程。疼痛是由痛觉感受器、脊髓中间神经元和上行神经束以及一些脊髓神经核团组成的感觉神经系统介导的。神经系统中存在一个调制痛觉传递的神经网络，包括多种疼痛传入（上行）通路和传出（下行）通路。

（一）伤害性感受器及传入纤维

　　1. 伤害性感受器　任何形式的刺激只要达到一定强度成为伤害性刺激，都能使痛觉感受器兴奋或激活，从而引起痛觉。在正常生理状态下，将伤害性刺激转换成神经冲动的 C 和 Aδ 初级感觉神经元的外周部分，称为伤害性感受器（nociceptor）。伤害性感受器是游离的神经末梢，其广泛分布于皮肤表层、骨膜、动脉壁、关节表面和内脏器官等。

　　2. 伤害性刺激　引起痛觉的伤害性刺激可以分为 3 类。

　　（1）机械刺激：如切割、压迫等。

　　（2）温度刺激：皮肤温度达到 45℃ 左右可以引起痛觉，如果持续高于 45℃，则引起组织损伤。

　　（3）化学刺激：可以直接激发疼痛的化学性因素包括组织损伤后由损伤细胞产生的致痛化学物质。

　　3. 激活伤害性感受器的致痛物质　伤害性刺激能使受损伤组织释放致痛化学物质，致痛物质可以通过直接或间接的作用激活受损组织的不同受体，产生传入冲动。致痛化学物质的来源主要包括 3 类。

　　（1）直接由损伤细胞中溢出的化学物质，如 K^+、H^+、组胺、5-羟色胺、ACh 和 ATP 等。

　　（2）在局部由损伤细胞的酶促合成的物质，或由损伤部位释放的酶降解血浆蛋白形成的缓激肽（bradykinin，BK）及白细胞游走带入到损伤区的物质在损伤区又进一步合成的前列腺素（prostaglandin，PG）和白三烯（leukotriene）等。

　　（3）伤害性感受器被伤害性刺激激活后，由感觉神经末梢释放的速激肽类。

　　以上来源的致痛物质都可激活伤害性感受器。

　　4. 传入纤维　外周神经传入纤维根据 Erlanger 和 Gasser 分类法可以分为 A_a、A_β、A_δ 和 C 纤维。A_a 纤维是肌肉传入神经纤维，直径为 12～20μm；A_β 纤维主要是皮肤传入神经，直径为 6～12μm；A_δ 纤维在肌肉和皮肤神经中均存在，直径为 2.5μm；C 纤维在肌肉和皮肤神经中均有，直径为 0.3～3μm。生理条件下，A_δ 和 C 传入纤维传导外周组织的痛觉信息。

　　5. 背根神经节　背根神经节（dorsal root ganglia，DRG）细胞作为感觉传入的第一级神经元，是一种假单极神经元，其胞体发出单个轴突后分别分为两支：一支为周围神经轴突，伸向外周组织，接受感觉信息；另一支为中枢轴突，负责将外周感觉传送至脊髓背角，完成初级感觉信息的传递。DRG 神经元根据直径大小分为 3 类：大直径神经元（直径≥40μm）、中直径神经元（直径为

30～40μm）和小直径神经元（直径≤30μm）。Aα、Aβ纤维经大直径神经元传导触、压觉，Aδ、C和无髓鞘纤维经中、小直径神经元传导痛觉。

（二）痛觉的传递系统

痛觉传递系统主要包括外周感觉神经、脊髓到脑干和丘脑的神经元网络，以及丘脑和大脑皮质的相互联系。伤害性感受器的传入冲动，在中枢第一站脊髓背角神经元初步整合后，经由脊髓传递到丘脑进行加工，最后到大脑皮质产生痛觉。位于背角的投射神经元接受的外周伤害性传入冲动，经脊髓丘脑束（spinal thalamic tract，STT）、脊髓网状束（spinoreticular tract，SRT）、脊髓中脑束（mesencephalic tract of spinal cord，SMT）、脊颈束（spinal cervical tract，SCT）和背柱突触后纤维束（dorsal column postsynaptic fiber tracts，PSDC）组成的上行通路将信息传达到脑的高级中枢。

1. 脊髓背角　脊髓背角由初级感觉传入末梢、脊髓中间神经元、脊髓投射神经元和脊髓上结构的下行纤维组成，构成复杂的神经网络，是感觉信息传入的门户和整合的初级中枢。Rexed分层将脊髓灰质在横切面上根据细胞构筑由后向前分成9层和1个区，其中Ⅰ～Ⅶ层与Ⅹ层与感觉传入有关。在Ⅰ～Ⅶ层中的传入纤维与背角浅层神经细胞存在大量突触联系，以Ⅱ层最为丰富，在伤害性信息调制中起重要作用。

根据脊髓背角神经元对反应的性质分为特异性伤害性感受神经元和非特异性伤害性感受神经元两类。

（1）特异伤害性感受神经元：主要分布在背角Ⅰ层，少量在Ⅴ层，它们分别被来自皮肤和内脏传入的Aδ和C纤维激活。这类神经元的一个特点是没有或很少有自发放电，外周感受野较小；另一个特点是经过重复刺激神经或伤害性热照射皮肤后，其反应阈值明显降低，出现敏感化。它在痛觉的空间定位和分辨感觉的性质中起主导作用。

（2）非特异伤害性感受神经元：广泛分布在背角Ⅳ～Ⅵ层，在第Ⅴ层最为集中。这类神经元可被多种刺激激活，其反应形式依赖于刺激强度。由皮肤和内脏传入在这类神经元可产生会聚现象，导致牵涉性痛的产生。非特异伤害性感受神经元在痛觉强度分辨中起重要的作用。

2. 丘脑　丘脑是脊髓的伤害性传入冲动到达大脑皮质前的最重要痛觉整合中枢。感觉传入冲动通过几个传导束到达痛觉的高级中枢——丘脑，进行加工和整合。丘脑外侧核群神经元将伤害性信号的部位、范围、强度和时间等属性进行编码后，再传递到大脑皮质。

内侧丘脑核团主要包括髓板内核、丘脑中央下核、腹内侧核和背内侧核，主要参与介导伤害性感受和痛感觉的情绪——激动成分。内侧丘脑核团神经元的轴突广泛投射到大脑皮质，包括与情感有关的额皮质，它也接受与边缘系统、下丘脑有密切联系的网状结构的传入。外侧丘脑核团包括腹后核群、丘脑网状核和未定带，主要参与痛觉鉴别。

3. 大脑皮质　大脑皮质作为人类感觉整合的最高级中枢，接受各种感觉传入信息进行加工，最终上升到意识。长期以来，对大脑皮质在痛觉中作用的研究方兴未艾，但皮质哪些部位接受痛觉传入，如何进行信息整合达到知觉，知之甚少，尚无明确的结论。脑成像研究表明，不同的皮质区域参与不同性质的痛觉信息加工，生理性痛觉信息主要在丘脑的特异核团和皮质体感区加工整合，而与边缘系统有密切联系的皮质区整合病理性痛觉传入。

（三）痛觉的调制

1. 伤害性信息的脊髓调制　脊髓是痛觉调制的初级中枢。三叉神经节和背根神经节发出高阈值的Aδ和C纤维支配外周（皮肤、肌肉、关节、内脏等）神经细胞，作为伤害性感受器将伤害性刺激通过传入神经纤维进入脊髓背角（dorsal horn，DH），转变为兴奋性突触后电位（EPSP），完成了DRG神经元与DH神经元之间的信息传递。DRG神经元上的多种受体，如瞬时受体电位通道（transient receptor potential channel，TRP）V1（TRPV1）、P_2X_3嘌呤受体、N-甲基-D-天冬氨酸（N-methyl-D-aspartic acid，NMDA）受体和阿片受体等与相应的配体结合后，调制传入神经纤维中枢端中各种化学物质的释放，从而影响伤害性信息由外周向中枢传递的过程。

脊髓中的痛觉调制，即"闸门控制"学说，其核心是脊髓的节段性调制。节段性调制的神经网络由初级传入的 A_δ 和 C 纤维、背角投射神经元和胶质区抑制性中间神经元（SG 神经元）组成。A_δ 和 C 纤维传入均可兴奋 T 细胞，但对 SG 细胞的作用相反，A_δ 纤维传入兴奋 SG 细胞，而 C 纤维传入抑制 SG 细胞。例如，组织损伤引起 C 纤维的紧张性活动使"闸门"打开；轻柔按摩皮肤引起 A_δ 纤维传入兴奋，导致 SG 细胞发生兴奋而关闭"闸门"，从而抑制 T 细胞的活动，减少或阻碍伤害性信息向中枢传递，使疼痛缓解。反复刺激伤害性感受器可使周围神经元和中枢神经元敏化；由于伤害性感受器持续兴奋，致脊髓神经元出现"上扬"现象，引起基因转录水平的改变，敏化持续存在。

2. 脑对脊髓伤害性信息传递的下行调制

（1）下行抑制系统：主要由中脑导水管周围灰质（periaqueductal gray matter，PAG）、蓝斑核（locus coeruleus，LC）和延髓头端腹内侧核群（rostral ventromedial medulla，RVM）的神经元组成，经脊髓背外侧束下行对延髓和脊髓背角痛觉感受性信息的传入产生抑制性调制。

PAG 接受来自额叶皮质、岛叶、杏仁、下丘脑、楔状核、脑桥网状核和蓝斑核的传入，也接受直接来自脊髓的伤害性神经元传入。PAG 由两条通路对背角神经元产生下行调制，一条是经 PAG-RVM（延髓头端腹内侧区）-背角，另一条是经 PAG-外侧网状核（lateral reticular nucleus，LRN）-背角。PAG 的腹外侧区是"纯粹"的镇痛区，而其背部区除有镇痛作用外，还可在情绪和逃避反应中发挥作用。RVM 也是内源性痛觉调制系统中的重要结构，主要包括中缝脊髓系统和中缝旁脊髓系统。除了 PAG 和 RVM，延髓尾部的外侧网状核和蓝斑核也是下行抑制系统中的一个重要结构，它们的轴突经脊髓背外侧束下行，对脊髓背角痛觉信息传递产生抑制性调制，在脑干水平抑制三叉神经脊束核痛觉神经元的活动。

（2）下行易化系统：可通过降低痛阈值来提高机体对伤害性刺激的反应能力，对痛觉过敏和中枢敏化的形成具有重要作用。下行易化作用可能并非是下行抑制系统的去抑制，而是通过激活由脊髓 5-HT 受体介导的下行易化系统实现的。下行易化系统通过 PAG 和延髓头端腹内侧核群内的神经多肽、脊髓内的胆囊收缩素和受体结合，促进兴奋性氨基酸释放，从而易化痛觉的传递。丘脑、大脑皮质、心理因素和应激状态等也参与了痛觉的调制过程。

第二节　疼痛的评估

一、躯体感觉评估

疼痛是一种主观体验，会受到生理、心理、个人经历和社会文化等多方面因素的影响，并且个体对疼痛的理解和认知也存在差异。对于这种主观的感受进行定量分析是临床工作必须进行的，测量患者的疼痛强度、范围及其变化直接关系到对患者的诊断分级、选择治疗方法、观察病情变化、评定治疗效果以及有关疼痛的研究工作。因此，正确客观地评估疼痛，对患者疾病的诊断以及后续治疗方案的制订和实施都十分关键。

疼痛可以通过自评量表、行为测定和客观生理指标测量进行评估。

（一）疼痛评估量表

疼痛评估量表是最为快捷且费用最低廉的评估手段，并且经过医护人员的简单培训，患者也可以进行自评，这对患者进行自我疼痛监控非常重要。因此，自评量表评估法被认为是疼痛评估的黄金标准。疼痛自评量表目前可以分为单维度疼痛量表、多维度疼痛综合评估量表和神经病理性疼痛筛查专用量表三大类，其各有优缺点。复杂性质的疼痛经验表明，从这些评估方式中得出的疼痛评估结果可能并不总是高度一致。单维度量表有快速、内容简洁、患者容易理解等特点，更适用于临床快速评估。多维度量表可以更全面地对疼痛进行评估，因其耗时相对较长、评估过程相对复杂，在需要全面综合评估疼痛时有更多选择。此外，由于神经病理性疼痛患者的治疗方法与非神经病理性疼痛患者不同，临床上需要对神经病理性疼痛患者进行筛查，此时需要使用神经病理性疼痛筛查专用量表。

目前中国临床和科研使用的主要都是外文原版疼痛评估量表的中文翻译版，常用的有十余种。每种量表都有自身的优缺点，一些量表还对测量对象的年龄、阅读能力等有要求。个别量表中关于疼痛的专业术语对于非医学专业人员来说晦涩难懂，可能会降低量表的信效度。因此，临床和科研人在选用时需要特别注意。

1. 单维度疼痛量表 是对患者的疼痛强度单方面进行评估，是临床上最常用的疼痛评估量表类型。单维度疼痛量表通过数字、文字、图像等形式使患者可以将主观疼痛感受客观地表达出来。总体来讲，单维度疼痛量表都具有简单易行、评估快速等特点。经过简单解释，患者一般都能很快地理解量表的要求，并在 1min 内完成评估。因此，单维度疼痛量表是进行疼痛快速评估的首选。

（1）视觉模拟量表（visual analogue scale，VAS）：是最常用的一种疼痛强度的单维度测量评估工具（图 55-1）。量表主要由一条 10cm 的直线段组成，该直线的一端表示"完全无痛"，另一端表示"能够想象到的最剧烈的疼痛"等。患者会被要求在这条线上相应的位置做标记以代表他们当时体会到的疼痛强烈程度。

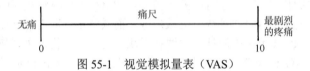

图 55-1 视觉模拟量表（VAS）

（2）修订版 Wong-Baker 面部表情疼痛评估法：Wong-Baker 面部表情疼痛评估法（Wong-Baker faces pain scale revision，FPS-R）是最早由 Wong 和 Baker 博士为儿童疼痛测量开发并经后续修订而形成的特别适用于儿童和老年人的疼痛评估量表（图 55-2）。FPS-R 要求患者对整体疼痛程度进行从 0（无痛）到 10（最严重）的评分，同时向患者提供了 6 种面部表情的卡通图片（从微笑、悲伤至痛苦的哭泣等）来形象表达分值区域所代表的疼痛程度。评估时，患者指向表示与其疼痛程度相符的刻度或卡通表情即可。

图 55-2 修订版 Wong-Baker 面部表情疼痛评估法（FPS-R）

（3）数字评定量表（numerical rating scales，NRS）：NRS 评分准确、简明，曾被美国疼痛学会视为疼痛评估的金标准。最常用的 NRS 是 NRS 0～10 版（图 55-3）。患者要在 4 种大类别，共 11 种评分（0～10）中选择：即无疼痛（0）、轻度疼痛（1～3）、中度疼痛（4～6）、重度疼痛（7～10）。

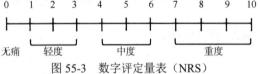

图 55-3 数字评定量表（NRS）

（4）口头评定量表（verbal rating scales，VRS）：常用于测查单维度的疼痛强度问题。VRS 常用版本为 5 点评分法（VRS-5），见图 55-4，其疼痛等级为：1 为轻微的疼痛；2 为引起不适感的疼痛；3 为比较疼痛／难受；4 为严重的疼痛；5 为剧烈的疼痛。

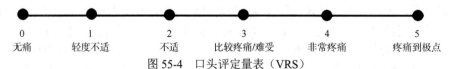

图 55-4 口头评定量表（VRS）

2. 多维度疼痛综合评估量表　多维度疼痛量表在测量疼痛强度的同时，还会测试疼痛对心理、情绪、睡眠等的影响。与单维度疼痛评估相比，多维度疼痛量表考查范围更全面，但使用起来却更为繁复。因此，多维度疼痛量表比较适用于全面了解疼痛给患者带来的影响。

（1）简明疼痛量表（brief pain inventory，BPI）：是最常用的多维度疼痛评估工具之一。最初是由 WHO 癌症护理评估合作中心疼痛研究小组为评估癌性疼痛而开发的。目前 BPI 有长表（17项）和简表（9项）两种版本，临床上普遍使用简表。BPI 主要用于评估过去 24h 或过去 1 周内的疼痛。评估的主要内容包括疼痛的程度（0 无痛到 10 非常疼痛）、疼痛性质（如刀割样痛和闪电样痛）、和疼痛对日常生活功能的影响（0 无影响到 10 非常影响）。除上述以外，BPI 还要求患者对疼痛的位置进行描述，即在一张人体轮廓图上通过涂色的方法标示所有疼痛的位置，并以"✕"标记出最痛的部位。BPI 不能用于神经病理性疼痛的诊断。

（2）麦吉尔疼痛问卷：也称作麦吉尔疼痛指数（McGill pain questionnaire，MPQ），MPQ 旨在评估疼痛体验的多维性质，并已被证明成为可靠、有效和一致的测量工具。原版 MPQ 问卷设计精密，可以对疼痛性质、特点、强度、情绪状态及心理感受等方面进行细致的记录，适合用于科研和对非急性患者进行详细调查。但 MPQ 耗时较长（需 5～15min）、结构复杂，受患者的文化程度、情感、性别和种族等因素影响，因而在临床上并不常用。简明 McGill 疼痛问卷（short-form McGill pain questionnaire，SF-MPQ）保留了 11 个疼痛强度评估和 4 个疼痛情感项目，而且添加了一道单维度 VAS（100mm）用于评估整体疼痛的强度（表 55-1）。完成时间缩短为 2～5min，且保留了原版 MPQ 的敏感度和可靠性。使用 MPQ 和 SF-MPQ 时，研究人员最好全程监督，必要时需要对术语进行解释。

表 55-1　简明 McGill 疼痛问卷（SF-MPQ）

疼痛描述词	无	轻度	中度	重度
跳痛	0	1	2	3
反射痛	0	1	2	3
刺痛	0	1	2	3
锐痛	0	1	2	3
夹痛	0	1	2	3
咬痛	0	1	2	3
烧灼痛	0	1	2	3
创伤痛	0	1	2	3
剧烈痛	0	1	2	3
触痛	0	1	2	3
割裂痛	0	1	2	3
疲劳	0	1	2	3
不适感	0	1	2	3
恐惧感	0	1	2	3
折磨感	0	1	2	3

0 表示无痛；1 表示轻度痛；2 表示中度痛；3 表示重度痛

（3）健康调查简表（the medical outcomes study 36-item short from health survey，SF-36）：本身是针对流行病学调查设计的，是对健康整体状况进行评估，是国际生活质量评估项目（the international quality of life assessment，IQOLA）的一部分。疼痛问题只是 SF-36 整体健康的众多指标之一。SF-36 疼痛相关的测试只有两道，即疼痛的躯体感受和疼痛带来的影响。SF-36 的优势是可以对患者的健康状况进行整体评估，但实际工作中，往往需要与其他疼痛量表联合使用。

（4）整体疼痛评估量表（global pain scale，GPS）：GPS 是一个全面综合性疼痛评估工具，包含 20 个有关疼痛的评估条目，分为疼痛、情绪感受、临床表现、日常行为（即疼痛影响）4 个部分。GPS 是临床疼痛护理工作中的一个兼顾全面性和便捷性的疼痛评估工具。GPS 对于测量疼痛具有信度良好、稳定性好、可靠性高、便于统计分析等优点。此外，GPS 还能够较好地反映慢性疼痛患者近期的心理状态，以及疼痛对其日常生活的影响等。因此，临床上对疼痛进行全面考察时，GPS 也非常适用。

（5）神经病理性疼痛筛查量表：在临床诊疗中，神经病理性疼痛与非神经病理性疼痛的病因和治疗方法均不同。因此，有一部分多维度疼痛量表专门用于筛查神经病理性疼痛。常用的神经病理性疼痛筛查量表有：ID 疼痛自评量表（pain ID self rating scale）（表 55-2）、DN4 神经病理性疼痛量表、神经病理性疼痛问卷（neuropathic pain questionnaire，NPQ）、利兹神经病理性疼痛症状与体征评价量表（Leeds assessment of neuropathic symptoms and sign，LANSS）和简版（S-LANSS）等。

表 55-2 ID 疼痛自评量表

自测题	评分	
	是	否
您是否出现针刺样疼痛	1	0
您是否出现烧灼样疼痛	1	0
您是否出现麻木感	1	0
您是否出现触电样疼痛	1	0
您的疼痛是否会因衣物的触碰而加重	1	0
您的疼痛是否只出现在关节部位	-1	0

总分：最低分-1 分，最高分 5 分。
临床评价：
-1～0 分，基本排除神经病理性疼痛；1 分，不完全排除神经病理性疼痛；
2～3 分，考虑诊断神经病理性疼痛；4～5 分，高度考虑诊断神经病理性疼痛

（二）行为测量

患者在疼痛时会表现出一些行为变化，可以间接地反映患者疼痛的程度。一些对疼痛患者行为的测量技术和评价方法可被用来评价与疼痛过程相伴的行为表现，为临床提供一些疼痛的客观依据。

行为测量主要用于婴儿、缺乏语言表达能力的儿童、言语表达能力差的成年人、意识不清和不能进行有目的交流的患者。值得注意的是，患者的心理状态可能对其行为表现产生影响。当行为测量与患者的主观自我评价量表一同被用作疼痛评估时，可以为我们提供更完整的疼痛信息。应注意行为测量的方法不能代替患者的自我评价。

行为测量的主要观察内容如下。

1. 躯体行为 患者寻求医师帮助、服药的态度和频率等行为。

2. 功能损害 功能限制和功能障碍、保护性体位、睡眠习惯的改变和人际关系的破坏等。

3. 疼痛的表情 表现出疼痛患者面部表情扭曲、惊恐和呻吟。

4. 疼痛行为量表 疼痛行为量表（pain behavior scale，PBS）以对疼痛引起的行为变化做定量的测定。此评分法将 10 种疼痛行为按严重程度和出现时间作 3 级评分，患者的各项行为指标的总积分即为其疼痛行为的得分。疼痛行为量表是一种使用简便、结果可信的疼痛间接评价方法，为

提高评价结果的准确性，检测人员需要接受必要的训练，以统一检测标准。

（三）客观生理指标测量

疼痛常伴有显著的生理变化，尤其是在急性损伤或感受伤害性刺激的时候。生理测定法或生化测定法可被用于进行临床疼痛评价。疼痛时常测定的生理相关指标是心率、血压、皮肤的电活动、肌电图和皮质诱发电位。尽管疼痛发作和这些生理指标变化密切相关，但许多指标随疼痛的持续而恢复，因此这些指标具有明确的时效性。生化测定法是通过测定神经内分泌的变化，如血浆皮质醇含量、血浆和脑脊液 β-内啡肽变化等作为疼痛评估的辅助方法。值得注意的是，这些生理指标变化对疼痛本身并非特异的，处于激动和应激状态时也可出现。

二、心理评估

疼痛往往伴随着功能障碍，严重影响着患者躯体功能、日常生活、职业活动和社会角色，易并发不同程度的心理障碍。焦虑、抑郁、紧张、恐惧等心理疾病为疼痛患者最常见的并发疾病。因而，适时、有效的心理评估及针对性心理指导应当是疼痛治疗的重要组成部分。

"疼痛-失眠-疲劳"综合征为疼痛患者最常见的心理障碍表现。失眠通常是指睡眠时间和（或）质量不能满足患者日常生活功能需求并影响社会生活的主观体验。睡眠质量与躯体的疼痛程度关系密切。文献显示，NRS 大于 4 分即可影响睡眠质量，大于 7 分则难以入睡。疼痛是影响睡眠的直接因素，同时失眠也是诱发或导致疼痛加重的直接原因。睡眠障碍者的心理焦虑、紧张，甚至恐惧可诱发身体应激反应，体内肾上腺素介质释放增加，酸性代谢产物排泄迟缓，使患者产生局部酸胀不适或疲劳感。

受个体经历、文化、能力与角色等多因素影响，个体对疼痛病的心理影响差异显著，个体主观心理反应已成为认定疼痛程度的基本要素。疼痛的心理评估虽然历史较为悠久，但尚无公认的指南与标准，目前多以单一心理疾病或症状评估的手段为主，如采用焦虑评估量表（self-rating anxiety scale，SAS）、抑郁评估量表（self-rating depression scale，SDS）、匹兹堡睡眠障碍评估量表（pittsburgh sleep quality index，PSQI）等工具精准评估。

1. 焦虑评估量表　是一种用于测量焦虑状态轻重程度及其在治疗过程中变化情况的心理量表。SAS 采用 4 级评分，主要评定项目所定义的症状出现的频度（表 55-3）。SAS 的主要统计指标为标准分。标准分是在自评者评定结束后，将 20 个项目的各个得分相加即得，再乘以 1.25 以后取得整数部分。标准分越高，症状越严重。

表 55-3　焦虑评估量表（SAS）

近 1 周以下 20 个项目所列症状出现频度以 1~4 分评分			
1. 焦虑	6. 手足颤抖	11. 头昏	16. 尿意频繁
2. 害怕	7. 躯体疼痛	12. 晕厥感	17. 多汗
3. 惊恐	8. 乏力	13. 呼吸困难	18. 面部潮红
4. 发疯感	9. 静坐不能	14. 手足刺痛	19. 睡眠障碍
5. 不幸预感	10. 心悸	15. 胃痛或消化不良	20. 噩梦

若为正向评分题，依次评为 1、2、3、4 分；反向评分题则评为 4、3、2、1
在以上 20 个项目中，第 5、9、13、17 和 19 项需反向计分，其余各项正常计分
待评定结束后，把 20 个项目中的各分数相加，即得总粗分（X），然后将粗分乘以 1.25 以后取整数部分，就得标准分（Y）

2. 抑郁评估量表　SDS 可用于衡量抑郁状态的轻重程度及其在治疗中的变化（表 55-4）。因其操作方便，容易掌握，能有效地反映抑郁状态的有关症状及其严重程度和变化，适用于疼痛患者的抑郁状态筛查。SDS 的评分不受年龄、性别、经济状况等因素影响。评定时间跨度为最近 1 周。SDS 得分越高，抑郁程度越重。

表 55-4 抑郁评估量表（SDS）

近 1 周以下 20 个项目所列症状出现频度以 1～4 分评分			
1. 忧郁	6. 性兴趣减退	11. 思考困难	16. 决断困难
2. 晨重夜轻	7. 体重减轻	12. 能力减退	17. 无用感
3. 易哭	8. 便秘	13. 不安	18. 生活空虚感
4. 睡眠障碍	9. 心悸	14. 绝望	19. 无价值感
5. 食欲缺乏	10. 易倦	15. 易激惹	20. 兴趣丧失

若为正向评分题，依次评为 1、2、3、4 分；反向评分题则评为 4、3、2、1

在以上 20 个项目中，第 2、5、6、11、12、14、16、17、18 和 20 需反向计分，其余各项正常计分

待评定结束后，把 20 个项目中的各项分数相加，即得总粗分（X），然后将粗分乘以 1.25 以后取整数部分，就得标准分（Y）

3. 睡眠障碍评估量表 睡眠障碍的评定量表很多。PSQI 是经过验证和使用最为广泛的睡眠障碍评估量表之一，适用于睡眠障碍患者、精神障碍患者的睡眠质量评价和疗效观察、一般人群睡眠质量的调查研究，以及睡眠质量与身心健康相关性研究的评定工具。PSQI 用于评定被试者最近 1 个月的睡眠质量，由 19 个自评和 5 个他评条目构成，总分范围为 0～21 分。得分越高，表示睡眠质量越差。

目前，抗抑郁及镇静药物已经纳入疼痛病一线治疗药物，如阿米替林、度洛西汀、氯丙嗪等。然而，现阶段医患双方对疼痛心理影响的认知仍有不足，临床疼痛心理障碍的调控并不十分理想。既往疾病诊疗模式下，医师是疼痛病诊疗的主导者，药物与手术治疗是疼痛治疗的主要手段。现阶段医疗模式下，强调疼痛全方位的健康评估，对疼痛个体进行针对性的健康指导，使患者科学认知疼痛，明确疼痛心理的基础作用，并配合医护人员主动减缓或消除疼痛心理风险因素，配合合理疼痛治疗减缓疾病对健康生活质量的影响。

第三节 疼痛治疗原则

一、规范的疼痛管理

规范的疼痛管理（good pain management，GPM）是目前倡导的镇痛治疗新观念。疼痛治疗的基本目的是缓解疼痛、改善功能以及提高生活质量。规范的疼痛管理可以有效提高诊疗水平，减少疼痛治疗过程中可能出现的并发症。治疗计划的制订要考虑疼痛强度、疼痛类型、基础健康状态、合并疾病以及患者对镇痛效果的期望和对生活质量的要求。

药物治疗是疼痛治疗最基本、最常用的方法。对于疼痛治疗过程中可能出现的不良反应应采取预防为主，将镇痛药与控制不良反应的药物应合理配伍、同等考虑。

（一）疼痛药物治疗基本原则

使用药物进行镇痛治疗时，在明确诊断的前提下，应遵循以下原则。

1. 有效性 不同病因的疼痛要选择相对应作用机制的治疗疼痛的药物。

2. 安全性 注意药物的不良反应，尤其长期用药可能造成的器官毒性。

3. 个体化 疼痛治疗的药物个体差异很大，个体化用药能够保证在个体收益最大。

4. 联合用药 根据疼痛的多因素及机制多样等特点，采用联合用药的方式可以最大限度地发挥疗效，降低药物副作用。

5. 及时评估 密切观察评估疗效，及时调整并预防副作用，提高患者的治疗依从性。

（二）镇痛治疗常用药物

可用于疼痛治疗的药物主要包括非甾体抗炎药、阿片类镇痛药、糖皮质激素、抗抑郁药、抗惊厥药、维生素类和局部麻醉药等。药物治疗的主要镇痛药物为非甾体抗炎药（nonsteroidal anti-inflammatory drug，NSAID）和阿片类镇痛药。

1. 非甾体抗炎药 NSAID 是一类具有解热、镇痛、抗炎及抗风湿作用的药物，其主要作用机制是通过抑制环氧合酶（cyclooxygenase，COX）的活性而减少前列腺素的合成。应注意的是，NSAID 用药前应仔细评估患者年龄、潜在的消化道出血和心血管疾病风险。低剂量、间歇性或按需使用可能比常规使用更安全。NSAID 通常存在上限剂量，超过上限剂量不仅不能提高疗效，还可能增加不良事件风险。常用的 NSAID 药物有阿司匹林、吲哚美辛、布洛芬和双氯芬酸等。

2. 阿片类镇痛药 阿片类药物作为一类最经典、镇痛作用最强的镇痛药物，通过作用于阿片受体而产生镇痛和呼吸抑制作用。阿片类药物尤其是强阿片类药物主要用于急性疼痛和中、重度慢性疼痛及癌痛治疗。由于阿片类药物具有成瘾性，长期应用不排除产生耐药性和药物依赖的可能，且易产生恶心、呕吐、便秘和呼吸抑制等不良反应，因此疼痛治疗过程中应严格把控阿片类药物（尤其是强阿片类药物）的用药指征和用药方案。常用的阿片类药物有吗啡、芬太尼、羟考酮和曲马多等。

3. 抗癫痫药 抗癫痫药物对神经源性疼痛可产生良好的镇痛效果，因此经常被用于治疗神经病理性疼痛，如三叉神经痛、带状疱疹后神经痛、糖尿病性神经病变等。常用抗癫痫药物有卡马西平、加巴喷丁和普瑞巴林。

4. 抗抑郁药 抗抑郁药物是指具有提高情绪、增强活力作用的药物。抗抑郁药物主要通过改变中枢神经系统的递质功能来发挥镇痛作用。抗抑郁药物可以显著改善一些疼痛的症状，其镇痛作用既有继发于抗抑郁作用的效应，又有不依赖抗抑郁作用的独立镇痛效应。目前抗抑郁药物已经成为治疗神经病理性疼痛的一线药物而被广泛用于临床。常用抗抑郁药物有阿米替林、度洛西汀、多塞平、氟西汀、帕罗西汀等。

5. 糖皮质激素类药物 糖皮质激素具有抗炎、免疫抑制、抗毒素等作用，且对代谢、中枢神经系统、血液系统等均可产生影响。在疼痛治疗中主要是利用其抗炎和免疫抑制作用。目前糖皮质激素主要用于治疗炎症及创伤后疼痛、神经根病变、肌肉韧带劳损引起的疼痛，以及软组织或骨关节的炎性和风湿性疼痛。除全身给药外，糖皮质激素类药物的给药途径还包括关节腔内、关节周围给药，以及肌腱韧带周围给药、肌肉痛点给药、硬膜外腔给药及皮损部位注射等。糖皮质激素类药物的应用需严格把关适应证和禁忌证，选择合适的剂型和给药方式。常用糖皮质激素类药物有地塞米松、甲泼尼龙和曲安奈德等。

6. 局部麻醉药 是一种能暂时、完全及可逆地阻断神经传导功能的药物（详见第十一章）。在疼痛的治疗中主要用于神经阻滞疗法。常用于疼痛治疗的局部麻醉药为利多卡因、丁哌卡因、罗哌卡因等。

7. 其他 其他类型可用于疼痛治疗的药物包括局部神经破坏药（乙醇、苯酚）、骨骼肌松弛药（乙哌立松、氯唑沙宗）、可乐定、氯胺酮、维生素 B_1 和维生素 B_{12}、胶原酶和高乌甲素等。

对于轻度疼痛可应用非甾体抗炎药；对中度疼痛主要应用弱阿片类镇痛药，如可待因及其复方制剂；对重度疼痛，在弱阿片类镇痛药无效时可采用吗啡等强效阿片类药。镇痛治疗时可根据具体情况应用辅助药物，如抗抑郁药、抗惊厥药、作用于兴奋性氨基酸受体的药物、作用于 α 肾上腺素受体的药物以及作用于兴奋性氨基酸受体 NMDA 的药物。药物疗法与非药物疗法宜结合使用，可供选用的方法有外科疗法、神经阻滞疗法、神经毁损疗法和神经刺激疗法等。

二、癌痛的药物治疗

癌痛的治疗目的是持续有效地缓解疼痛，限制药物不良反应，降低疼痛及治疗所致的心理负担，提高生活质量。药物治疗是控制和治疗癌痛的最基本、最主要的治疗方式。

（一）癌痛的治疗原则

癌痛的治疗原则包括：首先应全面、系统地进行疼痛评估；镇痛药物科学合理地选择与应用；预防和处理药物引起的不良反应；当药物治疗无效或效果不佳时，选择合适的非药物治疗方法。

（二）癌痛的有效控制标准

癌痛的有效控制标准包括：NRS≤3 或达到 0；24h 暴发痛次数≤3；24h 需要解救药的次数 ≤3；达到无痛睡眠、无痛休息和无痛活动。

（三）癌症三阶梯镇痛治疗原则

对于疼痛患者的治疗，尤其是癌性疼痛患者，应遵循世界卫生组织（WHO）提出的癌症三阶梯镇痛治疗方案，见表 55-5。

表 55-5　癌症三阶梯镇痛治疗方案

	疼痛程度	药物强度	常用药物
第一阶梯	轻度	非甾体抗炎药＋辅助性镇痛药	阿司匹林、双氯芬酸钠、布洛芬等；辅助性镇痛药：利多卡因、地塞米松、阿米替林等
第二阶梯	中度	弱阿片类药物＋非甾体抗炎药＋辅助性镇痛药	可待因、曲马多等；辅助性镇痛药：利多卡因、地塞米松、阿米替林等
第三阶梯	重度	强阿片类药物＋非甾体抗炎药＋辅助性镇痛药	吗啡、羟考酮、芬太尼等；辅助性镇痛药：利多卡因、地塞米松、阿米替林等

1. 首选无创（口服、透皮等）给药方式　如口服、芬太尼透皮贴剂、直肠栓剂等，可依患者不同病情和不同需求予以选择。优点是无创、安全、方便和经济。

2. 按阶梯给药　选择镇痛药物应根据控制疼痛的需要由弱到强。经典三阶梯用药方案如下。

（1）轻度疼痛：主要采用第一阶梯 NSAID，以阿司匹林为代表，必要时加用其他辅助药物。

（2）中度疼痛：主要采用第二阶梯弱阿片类药物，以可待因为代表，必要时可合用 NSAID 或其他辅助药物。

（3）重度疼痛：主要采用第三阶梯强阿片类药物，以吗啡为代表，必要时合用 NSAID 或其他辅助药物。两类药合用可增加阿片药物的镇痛效果，减少阿片类药物的用量。

目前我国"三阶梯疗法"常用药物为：第一阶梯多选用双氯芬酸钠等 NSAID；第二阶梯多选用曲马多等弱阿片类药物；第三阶梯除吗啡外，还多选用羟考酮和芬太尼。近年来，在三阶梯治疗方案基础上又增加了以有创治疗为主的第四阶梯治疗，或称改良第三阶梯。当应用至第三阶梯后仍无法有效控制疼痛时应选用第四阶梯治疗，其主要治疗方法包括神经阻滞疗法、神经射频疗法、脊髓电刺激、鞘内输注阿片类药物及介入治疗等。

3. 按时用药　是指镇痛药物应有规律地、按规定时间给予。根据时间药理学原理按时用药，有利于维持平稳有效的血药浓度，减少药物不良反应。

4. 个体化给药　阿片类药物无理想标准用药剂量，存在明显个体差异，选用阿片类药物时，应从小剂量开始，逐渐增加剂量直到缓解疼痛又无明显不良反应的用药剂量，即为个体化给药。

5. 注意具体细节　镇痛治疗前应对患者及家属进行相关知识的宣教，应注意监测用药效果和不良反应，及时调整药物剂量，减少药物的不良反应，提高镇痛治疗效果。

（四）癌痛的其他治疗

癌痛是全方位疼痛（total pain），需要综合治疗。除上述治疗方法外，癌痛的其他治疗方法包括患者自控镇痛（patient controlled analgesia，PCA）、心理治疗、化学治疗、放射治疗以及激素治疗、物理治疗、中医中药治疗等。

对于顽固性癌痛，应增加镇痛药物的剂量、阿片类药物轮换使用、改变给药途径、采用 PCA 方法给药，以及联合用药。其中，联合用药的原则是镇痛作用相加或协同，不良反应不相加或互相拮抗，药物最好作用在不同时间点、不同镇痛途径或不同受体上。

（赵　平　姜　倩）

思　考　题

1. 疼痛的定义？疼痛的分类有哪些？
2. 疼痛的评估方法有哪些？
3. 癌症疼痛治疗的基本原则是什么？

知 识 拓 展

疼痛不仅对患者肉体产生伤害，还往往伴随着精神上的影响，并可能诱发异常心理活动；此外，还可能对患者家庭、亲友的正常生活造成影响。现代医学提倡对疼痛给患者健康产生的影响从生物学、心理学和社会学等多方位进行认知、关怀和援助。在疼痛诊疗过程中，应尊重患者的人格与获得医治的权利，为患者解除痛苦。作为医务人员应怀着人人平等的情感关怀和职责所在，给予患者专业的帮助，使患者早日解除病痛。在疼痛治疗过程中，应树立良好的医德医风，充分行使"告知权"，满足患者及家属的知情需求，注意尊重患者的人格，保守患者的隐私。

推 荐 阅 读

樊碧发 . 2020. 中国疼痛医学发展报告 [M]. 北京 : 清华大学出版社 .

刘延青，崔健君 . 2013. 实用疼痛学 [M]. 北京 : 人民卫生出版社 .

托利森，萨特思韦特 . 2004. 临床疼痛学 [M]. 宋文阁，傅志俭，译 . 济南 : 山东科学技术出版社 .

万丽，赵晴，陈军，等 . 2020. 疼痛评估量表应用的中国专家共识 (2020 版)[J]. 中华疼痛学杂志，16(3).

中华医学会疼痛学分会 . 2020. 中国疼痛病诊疗规范 [M]. 北京 : 人民卫生出版社 .

MAWATARI H, SHINJO T, MORITA T, et al. 2022. Revision of pharmacological treatment recommendations for cancer pain: Clinical Guidelines from the Japanese Society of Palliative Medicine[J]. J Palliat Med, 25(7): 1095-1114.

第五十六章　术后急性疼痛管理

疼痛是一种与实际或潜在组织损伤相关的不愉快的感觉和情绪情感体验，或与此相似的经历。根据损伤组织的愈合时间以及疼痛的持续时间，疼痛可划分为急性疼痛和慢性疼痛。急性疼痛持续时间通常短于 1 个月，常与手术创伤、组织损伤或某些疾病状态有关；慢性疼痛为持续 3 个月以上的疼痛，可在原发疾病或组织损伤愈合后持续存在。

手术后疼痛（postoperative pain）简称术后痛，是术后即刻发生的急性疼痛，通常持续不超过 3～7d。术后痛常继发于创伤大的胸科手术和需较长时间功能锻炼的关节置换等手术，有时镇痛治疗需持续数周。术后痛是伤害性疼痛，术后痛如果不能在初始状态下被充分控制，则可能发展为慢性术后疼痛（chronic post-surgical pain，CPSP），其性质也可能转变为神经病理性疼痛或混合性疼痛。因此，积极有效的术后急性疼痛管理对患者的加速康复和远期预后至关重要。

第一节　术后急性疼痛的机制

急性疼痛是机体对伤害性刺激作出的一种正常的一过性的功能性反应，是机体对潜在的组织损伤产生的一种保护性信号。机体感知疼痛的强度和产生的反应与刺激强度有密切的联系，机体通过痛的感知和痛反应避免进一步或更严重的组织损伤。急性疼痛的产生和感知一般经过 4 个过程：转导、传递、感知和调控。每个过程都有特定的解剖学和生理学基础，任何一个过程发生了超出正常生理性调控范围的反应都会导致病理性疼痛或急性疼痛的慢性化。

一、疼痛的信号转导

机体受到伤害性刺激或组织损伤后，外周伤害性感受器会将刺激或损伤信号转换为神经电信号，这一过程称为疼痛的转导。

（一）伤害性感受器

伤害性感受器是由 Sherrington 在 1906 年首次提出的，即痛觉感受器，可以感受伤害性或持续性的刺激，是感受机械、化学、热等刺激的基本功能单位，也是一种产生痛觉信号的外周换能装置。其广泛分布于皮肤、角膜、牙髓、肌肉、关节、内脏器官以及血管壁周围。

根据对不同伤害性刺激的反应，伤害性感受器可以分为两种：高阈机械伤害性感受器和多觉型伤害性感受器。前者只对强烈的伤害性机械刺激发生反应，兴奋阈值高，感受野大而散在；后者除对机械刺激外，对热刺激和化学刺激都有反应，兴奋阈值低，感受野小而局限。

（二）激活伤害性感受器的物质

机体受到伤害性刺激后，从受累区域的神经末梢和损伤组织、血液系统中会产生和释放多种物质，直接或间接激活伤害性感受器。主要来源有：①血液产物，如 5-羟色胺、组胺等；②炎症细胞，如细胞因子、趋化因子等；③组织损伤产物，如缓激肽、前列腺素等；④传入神经末梢释放的神经递质，如 P 物质、降钙素基因相关肽等。

（三）将刺激信号转换为电信号的物质

伤害性刺激作用于相应伤害性感受器上的受体形成受体电位，导致膜的去极化，产生可扩布的动作电位，最终转换为电信号传递到大脑的相关核团。介导不同伤害性刺激的受体包括瞬时受体电位离子通道、酸敏感离子通道等。

二、疼痛的传递

脊髓是疼痛信号处理的初级中枢。伤害性刺激的信号通过传入纤维经背根神经节传入脊髓背角，经过初步整合后，一方面作用于腹角运动细胞，引起局部的防御性反射，如屈肌反射等，而另一方面通过脊髓白质的腹外侧索、背外侧索和背柱形成不同的上行神经传导束，将信号传递到丘脑。在上行神经传导束中最重要的是脊髓丘脑束。脊髓丘脑束由脊髓背角非伤害性感受、特异伤害性感受和非特异伤害性感受等三类投射神经元的轴突组成，三类神经元的胞体分别位于脊髓背角 I 层和 IV～VI 层。

丘脑是痛觉信息重要的中继站。脊髓传入的痛觉信息在此被分类处理，并传递到大脑皮质和皮质下核团。其中，丘脑外侧核群神经元轴突投射到躯体感觉区 S1 和 S2，主要参与疼痛的定位、疼痛强度的感知和疼痛性质的分辨等；丘脑内侧核群神经元轴突投射到前扣带回、岛叶、中脑边缘系统等，主要参与疼痛相关的情绪情感调节和认知变化等。

三、疼痛的感知

疼痛信号在皮质及相关脑结构中进行整合，产生与意识相关的多维性疼痛主观感受和情感体验，这个过程称为疼痛的感知。疼痛的感知是疼痛信号在伤害性通路传递的最终结果，既是一种生理感觉（疼痛的生理成分），又是对这种感觉的情感反应（疼痛的心理成分）。前者指在伤害性刺激触发机体反应之前确定疼痛的部位、程度和类型，是生命不可缺少的一种特殊保护机制，与这一功能相关的主要脑区是躯体感觉区 S1 和 S2；后者包括与疼痛刺激密切相关的厌恶、焦虑、恐惧和迫切想终止疼痛刺激的意愿等。研究表明，部分脑区（如前扣带皮质、杏仁核、前额叶皮层和岛叶等）与疼痛相关的情感体验有着密切的关系。

四、疼痛的调控

当机体感知疼痛后，调动所有的调控机制改变或抑制伤害性刺激的产生和传递，避免进一步的组织损伤或急性疼痛转归为慢性疼痛，这一过程称为疼痛的调控。

内源性痛觉调制系统由下行抑制系统和易化系统组成，是一个以脑干中线结构为中心，由中央导水管周围灰质、延髓头端腹内侧核群和一部分脑桥背外侧网状结构组成的神经网络结构，其轴突主要通过脊髓背外侧束和腹外侧束下行，对脊髓背角痛觉信息传递进行调制，从而在脑干水平抑制三叉神经脊束核痛觉神经元的活动。

第二节　术后急性疼痛的测量和评估

疼痛是一种个人的主观体验，它受文化水平、所处的状态、注意力、社会环境和心理学变量等多因素的影响。疼痛的评估是指在疼痛治疗前和治疗过程中利用一定的方法测定和评价患者的疼痛强度和性质。疼痛的测量一般指用某些标准对疼痛强度进行测量；疼痛的评估则包括对疼痛全过程中不同因素相互作用的测量。疼痛评估的目的包括以下几个方面：①明确诊断，更准确地判定疼痛的特征，有助于确定控制疼痛最有效的治疗方案；②在疼痛诊疗过程中，结合患者主观感受变化，提供比较客观的依据，及时调整治疗方案，减少或避免单纯依赖患者作出回顾性比较而引起的偏差；③用定量的方法来估计治疗效果，针对不同的治疗方法（包括特效的和非特效的治疗，以及药物的、物理的和心理的治疗），比较和总结各种方法的疗效，进一步选择有效的治疗方法，根据疼痛的消失、减轻或缓解及其程度和无效，确定今后的治疗方针；④疼痛研究工作中，对科研结果作出判断分析和对照比较。

评估疼痛的方法虽然很多，但没有一种方法能独立完整地描述患者的疼痛感受，告知我们应如何施以治疗。基于疼痛是一种主观的感受和体验，临床上评估疼痛在很大程度上是依赖于患者与医务人员之间的交流，相信患者的主诉是最重要的原则，来自患者自己所报告的疼痛是最有效的测量，这也是目前疼痛测量方面的"金标准"。医务人员应去询问患者的疼痛情况，并把患者的主诉作为评价疼痛的原始资料。单纯通过观察患者的行为表现并将其作为疼痛强度评估的指标是不恰当的，因为有时疼痛患者的行为表现与主观感受并不一致。患者在主诉疼痛时会有许多不同的含义，表达的方式也是多变的，因此我们必须确切了解每个患者所主诉疼痛的真实含义是什么，寻找出疼痛的原因，只有全面地采集病史和检查患者，通过综合分析和评价明确致痛因素，才能准确评估患者的疼痛状况。临床常采用一些强度量表和问卷表进行疼痛强度的评估。

一、单维度疼痛评估

在评估疼痛水平时，既可以把疼痛视为单一维度，评估从无痛到剧痛的具体程度，也可以将其分成多个维度加以测量。在大多数情况下，为了简单和快速地评估疼痛，临床上常让患者用词语和评分来标示和描述疼痛的程度。

（一）口述评分法（verbal rating scale，VRS）

VRS 是给患者提供一系列描述疼痛强度的形容词，让患者从中选择来形容自身疼痛。文献报道有许多不同的 VRS，包括 4 级评分、5 级评分、6 级评分、12 级评分和 15 级评分，采用的形容词包括"优、良、中等、差、可疑、没有"或者"无、轻微、中等、完全缓解"等。这些词通常按疼痛由轻到最强的顺序排列，最轻程度疼痛的形容词常被评估为 0 分，以后每级增加 1 分，患者的总疼痛程度评分就是描述其疼痛水平的形容词所代表的数字。VRS 表达清楚具体，但易于受文化程度或方言等因素的影响。

（二）视觉模拟评分法（visual analogue scale，VAS）

VAS 是一种简单、有效、客观、敏感，较少受到其他因素影响的测量方法。VAS 通常采用 10cm 长的直线，两端分别标有"无疼痛"（0）和"最严重的疼痛"（10），患者根据自己所感受的疼痛程度，在直线上某一点作标记，从起点至标记处的距离长度就代表患者的疼痛程度。临床治疗前、后使用同样的方法即可对疼痛治疗的效果进行较为客观的评价，已广泛用于临床和研究工作中。

（三）数字评分法（numerical rating scale，NRS）

NRS 是一种用数字直观表达方式测定疼痛强度的方法。NRS 将疼痛的程度用 0 至 10 共 11 个数字表示，0 表示无痛，10 代表最痛，患者被要求从这 11 个数字中选择一个数字代表其感受疼痛的强度。此方法在临床上较为常用，是术后患者疼痛程度评估最常使用的方法之一，也可用于对比治疗前、后疼痛强度的变化，为治疗提供参考依据。

二、多维度疼痛评估

疼痛是由感觉、情绪和评价等多种因素构成的，为将这些因素区分开并使其评估更加客观，临床上使用了一些多因素定量调查的方法。

（一）McGill 疼痛问卷调查法

McGill 疼痛问卷调查法（McGill pain questionnaire，MPQ）由麦吉尔大学的 Melzack 和 Torgerson 于 1975 年共同提出，是英语国家应用最为广泛的疼痛调查问卷。MPQ 包括 4 大类 20 个亚类，从感觉、情绪、评价和其他相关类对疼痛进行全面的评估。其中，1～10 亚类为描述疼痛感觉特性的词，11～15 亚类为描述疼痛情绪特性的词，16 亚类为描述患者对疼痛整体感受评价的词，17～20 组为其他描述疼痛细节的词。每组词按程度递增的顺序排列，被测者在每一组词中选择能够描述此刻感知觉的词。从 MPQ 可以得到 3 个主要的指标：①疼痛评级指数（pain rating index，PRI）。根据被测者所选出的词在组中的位置得出一个数值（序号数），所有这些选出词的数值之和即为 PRI。PRI 可以求 4 类的总数，也可以分类计算。②选择词的数量（the number of words chosen，NWC）。③现时疼痛强度（present pain intensity，PPI）。是将选择的词与词数目相结合，用以代表整体的疼痛强度。

由于 MPQ 比较烦琐，临床上应用不便，1987 年 Melzack 在此基础上提出了一种简化的疼痛问卷，并将视觉模拟方法加入其中，称简明 MPQ（short-form of McGill pain questionnaire，SF-MPQ）。SF-MPQ 由 11 个感觉类和 4 个情绪类对疼痛的描述词以及 PPI 和 VAS 组成。所有描述词都对应不同的强度分级数值：0 为无，1 为轻微，2 为中度，3 为重度。由于可以分类求出 PRI 或总的 PRI，SF-MPQ 适用于检测时间有限、需要得到比其他评估方法更多信息的情况。SF-MPQ 评价结果与 MPQ 具有很高的相关性，同典型的 MPQ 一样，也是一种敏感且可靠的疼痛评价方法。

（二）疼痛简明记录表

疼痛简明记录表（brief pain inventory，BPI）是由美国威斯康星大学神经科疼痛研究小组研制的一种快速多维的测痛与评价方法。此表包括了有关疼痛原因、疼痛性质、对生活的影响和疼痛部位等描述词，采用 NRS（0～10 级）描述疼痛程度，将感觉、情绪和评价等因素分别量化，从多方面进行综合评价。

三、特殊人群疼痛评估

由于疼痛评估与患者的年龄、阅历水平、语言表达及认知能力密切相关，故对某些特殊人群（如婴幼儿和老年人）的疼痛评估有特别的方法和要求。

（一）儿童疼痛评估

部分小儿（尤其是婴幼儿）不会主动诉说疼痛，这使得对小儿的疼痛评估相对于成人更困难。目前还没有任何一种量表能作为理想的评估手段适用于所有种类的疼痛或各年龄的儿童。小儿疼痛评估见第四十六章第三节（六）。

（二）老年人疼痛评估

老年患者是认知功能障碍的高发人群，而认知功能障碍是疼痛评估和管理的主要障碍之一。常见的认知功能障碍主要包括轻度认知功能障碍和痴呆两类。对于有轻度认知障碍的患者，尽管可能需要额外解释并耗费更长时间，但 VRS 仍是一个可能的选择；对于痴呆患者，由于其存在沟通障碍，因此需要选择更为可靠、灵敏和特异的疼痛评估工具。行为变化是疾病进展或身体出现新的不适的征兆，因此，美国老年医学会建议，需通过以下 6 种疼痛行为来评估患者疼痛，包括面部表情、语言表达 / 发声、肢体动作、人际交往的改变、活动模式或惯例的改变、心理状态的改变。严重痴呆患者疼痛评估量表（the pain assessment in advanced dementia，PAINAD）、Doloplus-2 疼痛评估量表、无沟通能力患者的疼痛评估工具（non-communicative patient's pain assessment instrument，NOPPAIN）和 Abbey 疼痛量表（Abbey pain scale，Abbey-PS）等是更适合老年痴呆患者疼痛评估的工具。

1. PAINAD 量表　由呼吸、负面的声音表达、面部表情、身体语言、可安抚程度 5 项与疼痛行为相关的条目组成。每项评分为 0～2 分，总分最高为 10 分。总分越高说明患者的疼痛程度越剧烈。

2. Doloplus-2 量表　包括躯体反应、精神运动反应和心理社会反应 3 个维度，下设 10 个条目，分别为躯体表现、静止时的保护性体位、对疼痛部位的保护、表情、睡眠、洗漱 / 穿衣、活动性、交流、社会生活和行为问题。每个条目评分为 0～3 分，总分为 30 分，分值越高，表示与疼痛相关的行为存在越多，评分在 5 分（包括 5 分）以上者，表示可能存在疼痛。

3. NOPPAIN 量表 包括 4 个部分：第 1 部分是指出患者在接受护理程序时是否出现疼痛；第 2 部分是描述患者的疼痛行为；第 3 部分是对疼痛行为的程度进行评分；第 4 部分是对患者总体疼痛程度进行综合评分。

4. Abbey-PS 疼痛量表 包括负面声音（如呜咽、呻吟、哭泣）、面部表情（如紧张、皱眉、脸部扭曲、惊恐）、身体语言改变（如坐立不安、摇晃、保护性体位、退缩）、行为改变（如混乱、拒绝进食、改变常规模式）、生理改变（如温度、脉搏、血压不在正常范围内、出汗、潮红、脸色苍白）和身体改变（如皮肤撕裂、压力区域、挛缩、受伤）6 个条目。每个条目评分为 0～3 分（0 代表无痛，1 代表轻度疼痛，2 代表中度疼痛，3 代表重度疼痛），根据总分确定疼痛强度的总体评估，范围从无痛（0～2 分）到重度疼痛（14～18 分）。

第三节 术后急性疼痛的治疗药物及方法

术后急性疼痛普遍存在，其疼痛程度可因手术类型、麻醉方式及患者对疼痛感受的个体差异而不同。为了缓解患者术后疼痛，降低术后疼痛相关的并发症，临床工作中应对术后患者实施专科化，甚至个体化镇痛。由于当前镇痛方案尚无可量化的标准，其依据手术部位及疼痛程度所使用的镇痛药物和方法有较多的选择，因此，了解不同镇痛药物的药理学特性和镇痛方法是术后实施合理镇痛策略的基础。

一、术后急性疼痛的治疗药物

（一）对乙酰氨基酚

对乙酰氨基酚可单独用于术前或术后轻、中度疼痛的短期治疗。口服给药后小肠吸收迅速且良好，生物利用度为 63%～89%，也可以通过直肠和静脉用药。对乙酰氨基酚的作用机制仍不完全了解，多认为与中脑下行的 5-羟色胺能抑制途径的激活以及环氧合酶途径的抑制有关。常用剂量为每 6 小时口服 6～10mg/kg，最大剂量不超过 3000mg/d。对乙酰氨基酚也可与阿片类、曲马多或 NSAID 药物联合应用，发挥镇痛叠加或协同效应，联合给药或复方制剂日剂量不超过 1500mg，否则可能引起严重肝损伤和急性肾小管坏死。

（二）非甾体抗炎药

非甾体抗炎药（nonsteroidal anti-inflammatory drug，NSAID）是一类具有镇痛、抗炎、解热和抗风湿作用的药物，主要机制是抑制环氧合酶（COX）同工酶的方式减少前列腺素的合成。COX 的亚型有"固有型"COX-1、"诱生型"COX-2 和在发热或炎症中无作用的 COX-3 三种。非选择性 COX 抑制药可同时作用于 COX-1 和 COX-2，包括氟比洛芬酯、酮咯酸、布洛芬和双氯芬酸等，长期使用可增加消化道、肾和心血管发生不良反应的风险；选择性 COX-2 抑制药主要作用于 COX-2，包括塞来昔布和帕瑞昔布等，其对血小板和消化道的不良影响较小，但仍可能加重心肌缺血。NSAID 可通过口服、直肠给药或静脉给药应用于术后轻、中度疼痛的镇痛，也可作为术前、术后多模式镇痛的组成部分；与阿片类药物合用可增强镇痛效果，减少阿片类药物的使用剂量，降低后者的不良反应。NSAID 类药物的镇痛作用均有封顶效应，且无耐受性或依赖性，但禁用或慎用于有上消化道溃疡或出血史、缺血性心脏病或脑血管病史、肾功能障碍、出凝血机制障碍和使用抗凝药物的患者。NSAID 缓慢静脉滴注不易达到有效血药浓度，在持续给药前应给予负荷剂量。酮咯酸主要用于围术期的预防性镇痛，不适用于慢性疼痛的治疗。塞来昔布主要用于围术期轻、中度疼痛的短期治疗，也可作为多模式镇痛的组成用于术后疼痛的预防。

（三）曲马多

曲马多为中枢性镇痛药，有（+）曲马多和（-）曲马多两种异构体。前者及其代谢产物（+）-O-去甲曲马多（M1）是 μ 阿片受体激动药，两者又分别抑制中枢 5-羟色胺（5-HT）和去甲肾上腺素的再摄取，从而提高对脊髓疼痛传导的抑制作用。两种异构体的协同作用可增强镇痛作用，适用于癌性痛或术后中、重度疼痛的治疗。曲马多有片剂、胶囊和缓释剂等口服剂型和供肌内、静脉或皮下注射剂型，与其他非阿片类药物合用可增强镇痛效果。主要副作用为恶心、呕吐、眩晕、嗜睡、出汗和口干，便秘和躯体依赖的发生率低于阿片类药物。此外，镇痛剂量的曲马多有防治术后寒战的作用。

（四）阿片类镇痛药

即麻醉性镇痛药，是围术期治疗中重度疼痛最重要的药物。阿片类药物与大脑、脊髓和外周的受体（包括 μ、κ、δ 和孤啡肽 4 型）结合发挥镇痛作用，可全身或局部（如鞘内、关节内）给药。依据阿片类药物与受体的关系可分为阿片受体激动药和激动-拮抗药。阿片受体激动药主要激动 μ 受体，如吗啡、芬太尼及其衍生物；激动-拮抗药又称部分激动药，主要激动 κ、δ 受体，对 μ 受体有不同程度的拮抗作用，如布托啡诺、地佐辛、喷他佐辛、纳布啡和丁丙诺啡。强效纯阿片类受体激动药物镇痛作用强，但随着剂量的增加可能会增加术后与阿片类药物相关的不良事件的风险，如镇静过度与呼吸抑制、恶心呕吐、谵妄、膀胱功能障碍和痛觉过敏等。因此，术后应采取多模式镇痛，以减少阿片类药物用量，进而减少与之相关的不良反应。

（五）局部麻醉药

局部麻醉药分为酯类和酰胺类，其起效时间、时效及代谢均有明显差异。使用局麻药进行术后镇痛治疗可通过椎管内麻醉、外周神经阻滞和局部浸润等方式用药。局麻药与阿片类药物联合应用，可发挥协同镇痛作用，延长镇痛时间。常用于术后镇痛的局部麻醉药包括布比卡因、左旋布比卡因、氯普鲁卡因和罗哌卡因。左旋布比卡因的心血管和中枢神经系统毒性低于布比卡因，区域阻滞时其效能与布比卡因相似。罗哌卡因对心脏兴奋和传导的抑制弱于布比卡因，1% 罗哌卡因与 0.75% 布比卡因在起效时间和运动时间阻滞的时效无显著差异。氯普鲁卡因起效迅速、阻滞完善，低浓度时有一定的"运动-感觉分离"现象。

（六）其他

氯胺酮是 NMDA 受体拮抗药，主要用于各种表浅、短小手术的全身复合麻醉或小儿基础麻醉镇痛。围术期使用氯胺酮可显著降低术后 6 个月内慢性疼痛的发生率，其疗效和安全性较高，是多模式镇痛的重要组成部分。有报道利多卡因术中缓慢静脉注射 1.5mg/kg（给药时间为 5～30min）；之后连续输注 [1mg/(kg·h)]，也可产生镇静和中枢性镇痛作用。加巴喷丁、普瑞巴林均为钙通道阻滞药，作为术后多模式镇痛的组成部分，对缓解术后疼痛和预防中枢 / 外周敏化有重要作用。右美托咪定常用于全麻或区域阻滞的围术期辅助镇痛，具有镇静、镇痛和一定的抗应激作用。

二、术后急性疼痛的治疗方法

术后急性疼痛的治疗方法主要包括药物镇痛、区域阻滞和非药物镇痛（心理、物理疗法等），而选择何种镇痛方法的因素多取决于疼痛病因、位置、严重程度和疼痛类型；另外，镇痛方法的实用性、可及性、镇痛起效速度、疗效可靠性、作用持续时间、患者可接受性和成本等也是需要考虑的因素。因此，临床上理想的镇痛方法是在保证患者安全的前提下注重个体化治疗，以达到最大镇痛效果和最低副作用。

（一）药物镇痛

药物镇痛是治疗术后急性疼痛的主要方式，多以全身用药为主，其给药途径有经胃肠道（口服或直肠）、肌内注射和静脉注射。①口服给药：适用于神志清醒、非胃肠手术和术后胃肠功能良好患者的术后轻、中度疼痛的控制。可单独使用，也可作为其他方法（如静脉镇痛）后的延续治疗，也可用作其他给药途径的补充或作为多模式镇痛的一部分。②肌内注射：为术后中、重度疼痛的常用给药途径，其起效快于口服给药，但存在注射痛、单次注射药量大、重复注射存在镇痛盲区等不足。③静脉注射：单次或间断静脉注射给药，起效快，血液药物浓度不稳，药物血浆浓度峰谷比大，镇痛水平易出现波动，对术后持续疼痛患者需按时给药。持续静脉注射给药具有血药峰浓度低，血药浓度波动小，药动学和药效学个体差异小的特点，但由于术后疼痛阈值改变，药物恒量输注的效应不易预测。因此，更推荐患者自控镇痛，可迅速降低疼痛评分和控制"爆发痛"。

（二）局部阻滞

局麻药应用于身体局部，通过暂时阻断感觉神经传导功能以达到减轻疼痛的镇痛方式。

1. 局部浸润　局部浸润简单易行、安全性高且并发症少，是多模式镇痛的重要组成部分。适用于膝关节镜检术、剖宫产术、痔疮手术的术后镇痛，也可使用长效局麻药切缘浸润镇痛或切口埋置导管持续镇痛，但其效果与局麻药的类型、浓度和剂量、导管放置技术和导管类型、局麻药扩散方式、切口位置和患者活动时导管移位与否相关，而在局麻药中加入佐剂或阿片类药物，可增强镇痛作用并延长镇痛时间。

2. 外周神经阻滞　外周神经阻滞镇痛效果明确，其可抑制机体的应激反应，减少系统性镇痛需求，优化术后疼痛管理，对降低术后肺部并发症和心、脑血管意外的风险较单纯使用全身镇痛药更有优势，临床上主要包括外周和躯干神经阻滞。

3. 硬膜外隙给药　术后硬膜外注射局麻药不仅可提供显著的镇痛，而且还可阻断伤害性刺激向中枢传导，减轻患者对手术刺激的神经-内分泌-代谢应激反应，降低术后并发症的发生率，促进术后功能康复。与静脉使用阿片类药物相比，胸段硬膜外阻滞可提供更好的静息和运动状态下镇痛。胸段硬膜外镇痛使用低浓度的局麻药可不影响运动和其他感觉功能，还可降低肺部并发症及心律失常的发生率，从而避免术后活动的延迟与恢复。腹部术后硬膜外镇痛可通过抑制脊髓交感抑制性反射而促进肠道蠕动和肠功能恢复，降低肠麻痹的发生率。局麻药中加入低浓度阿片类药物，可提供较静脉阿片类药物更好的术后镇痛效果，在达到镇痛协同作用同时降低这两类药物的不良反应。

（三）多模式镇痛

多模式镇痛（multimodal analgesia）是指联合应用不同镇痛技术或作用机制不同的镇痛药物，发挥其镇痛的叠加或协同作用，将控制术后疼痛的镇痛优势最大化，从而达到最大的效应/不良反应比。

1. 镇痛药物的联合使用　①阿片类药物（或曲马多）与对乙酰氨基酚联合，对乙酰氨基酚不能减少阿片类药物的副作用，但在大手术可减少20%～40%的阿片类药物用量；②对乙酰氨基酚和NSAID联合，可发挥镇痛相加或协同作用，减少阿片类药物剂量；③阿片类药物（或曲马多）与NSAID联合，使用常规剂量的NSAID可减少阿片类药物剂量约30%，同时也减少了阿片类药物的副作用；④阿片类药物与局麻药联合用于硬膜外患者自控镇痛（patient controlled epidural analgesia，PCEA），镇痛效果优于单用一种阿片类药或局麻药，并可减少药物用量；⑤氯胺酮（尤其右旋氯胺酮）、曲马多、加巴喷丁类药物及 α_2 肾上腺素受体激动药等作为辅助用药，也可减轻术后疼痛和减少阿片类药物的用量，而对术后神经病理性疼痛可使用多种作用机制不同的药物实施多靶点镇痛。

2. 镇痛方法的联合应用　主要指局部麻醉方法（切口局部麻醉浸润、区域阻滞）与全身性镇痛药（NSAID或曲马多或阿片类）的联合应用，可降低镇痛药的需求量，药物的不良反应发生率低。轻度疼痛的手术，大多仅用单一药物或方法即可镇痛。对中度以上的手术镇痛，常采用的方法包括超声引导下的外周神经阻滞与切口局部浸润复合；外周神经阻滞和（或）伤口局麻药浸润＋对乙酰氨基酚；外周神经阻滞和（或）伤口局麻药浸润＋NSAID药物或阿片类药物或其他药物；硬膜外局麻药复合高脂溶性阿片类药物PCEA；全身使用（静脉或口服）对乙酰氨基酚和（或）NSAID药物和阿片类药物及其他类药物的组合。

（四）患者自控镇痛

患者自控镇痛（patient-controlled analgesia，PCA）目前已广泛用于术后镇痛，患者依据自己的疼痛强度通过 PCA 装置精确地给予镇痛药物，在维持稳定血药浓度的同时满足个体化用药需求。PCA 装置需要设定一些参数，包括负荷剂量、背景剂量、单次给药剂量、锁定时间和单位时间内最大限量。患者疼痛的程度在不同时间或状态不同，其所需的有效药物浓度也存在差异，PCA 期间负荷剂量的有无或大小、背景输注剂量的有无或速率、单次给药剂量的大小、锁定时间均与镇痛效果相关。PCA 常用给药途径包括以下几种。

1. 静脉 PCA（PCIA） 优化传统的阿片类镇痛药给药方式，能将患者之间的药动学和药效学差异影响降至最小。采用的主要镇痛药有阿片类药物（吗啡、羟考酮、舒芬太尼、氢吗啡酮、芬太尼、布托啡诺、地佐辛等）、曲马多或氟比洛芬酯、酮咯酸等。

2. 硬膜外 PCA（PCEA） 相对于 PCIA，药物用量小，镇痛效果确切，作用时间持久且对全身影响相对较少。适用于术后中、重度疼痛。可采用低浓度罗哌卡因或布比卡因等局麻药，也可复合芬太尼、吗啡、布托啡诺等药物。

3. 皮下 PCA（PCSA） 独立的给药途径，适用范围广。镇痛效果与 PCIA 相当，起效时间慢于静脉给药。常用药物为吗啡、芬太尼、曲马多、羟考酮、氯胺酮和丁丙诺啡。

4. 外周神经阻滞 PCA（PCNA） 镇痛效果较全身应用阿片类药物更好，副作用减少，患者满意度提高，常用药物为低浓度的罗哌卡因和布比卡因。

（五）非药物镇痛方法

某些非药物治疗，包括心理调节，对急、慢性疼痛也有部分辅助镇痛作用。其具体的措施包括适当的休息体位、音乐、应用辅助支具、针灸、电刺激疗法、按摩、冷热敷以及虚拟现实技术等。

第四节 特殊人群术后急性疼痛管理

一、老年患者术后急性疼痛管理

老年患者的术后疼痛并不会随着年龄的增长而减轻，而是表现为对内脏痛及热痛的敏感性下降，机械痛和电刺激痛阈不变，疼痛的下行抑制机制减弱，疼痛耐受性降低；因自主神经系统神经元丢失，疼痛引起的交感反应减弱；由于神经系统自我恢复能力降低，老年患者更容易发生痛觉过敏，甚至发展为慢性疼痛；由于存在认知功能损害，交流和疼痛评估更为困难；由于药物分布、代谢和药效学改变，对阿片类药物比较敏感，且常因合并呼吸系统疾病，容易出现呼吸抑制。

（一）围术期多种伤害性刺激会导致老年患者术后急性疼痛的发生和加重

1. 术前合并的急、慢性疼痛。

2. 手术损伤

（1）局部组织破坏，释放的内源性致痛因子。

（2）直接损伤外周神经末梢，受损的神经纤维本身也可释放致痛因子（如 P 物质、降钙素基因相关肽），导致急性神经病理性疼痛。

3. 术中和术后炎症反应与修复，损伤后即刻合成释放炎症因子前列腺素、缓激肽等激活伤害性感受器，持续到组织愈合，甚至长期存在。

4. 术中内脏缺血、空腔脏器扩张、牵拉等因素可以导致内脏痛发生。

因此，老年患者术后急性疼痛按病因可分为术前合并的急、慢性疼痛和急性疼痛；根据疼痛的发生机制，可分为伤害性疼痛（包括切口痛、内脏痛）和病理性疼痛（包括炎症性疼痛和神经病理性疼痛）。

（二）老年患者术后急性疼痛的治疗应遵循以下原则

1. 建议围术期根据不同疼痛的来源和分类，选择对应的镇痛药物或方法：术前合并急、慢性疼痛的积极预康复；区域阻滞技术控制手术切口痛；κ 阿片受体激动药或者硬膜外阻滞控制内脏痛；NSAID 控制炎性痛。

2. 建议积极采用低阿片类药物、多模式、预防性、个体化镇痛方案。

3. 老年患者生理功能脆弱，重要器官功能储备下降，药物治疗安全窗窄，对药物的治疗反应个体差异大，药物不良反应增多，应成立专门的急性疼痛服务（APS）小组负责管理。

（三）老年患者术后急性疼痛常用镇痛阶梯药物的选择

1. 轻度疼痛　对乙酰氨基酚 /+NSAID± 辅助药物。

2. 中度疼痛　曲马多、他喷他多、中强效阿片类药物、低剂量阿片类药物 ± 非阿片镇痛药物（对乙酰氨基酚、NSAID 等） ± 辅助药物；可使用含有对乙酰氨基酚或阿司匹林成分的复方阿片制剂。

3. 重度疼痛　强效阿片 ± 非阿片镇痛药物 ± 辅助药物。静脉输注比口服药物起效更快。

目前多模式镇痛观点认为，所有程度的术后急性疼痛的镇痛，应该采用区域阻滞镇痛作为基础，复合上述阶梯镇痛药物。

二、重症（ICU）患者的急性疼痛管理

因自身严重疾病的影响、环境因素、隐匿性疼痛以及对未来命运的忧虑，重症患者常处于强烈的应激中，会因这种"无助与恐惧"而躁动挣扎，甚至危及生命安全。ICU 中镇静和镇痛的理念密不可分，充分治疗疼痛和焦虑能减轻应激反应和精神疾病的发生，并改善危重症患者的预后。因此，镇痛和镇静应作为 ICU 内患者的常规治疗。

参考 2018 年中华医学会重症医学分会《中国成人 ICU 镇痛和镇静治疗指南》及澳大利亚和新西兰麻醉和疼痛医师学院出版的 *Acute Pain Management: Scientific Evidence 5th Edition 2020*，关于 ICU 患者急性疼痛管理推荐如下。

1. ICU 患者术后急性疼痛的病因复杂且具有协同作用，除手术创伤外，还包括其他生物学因素（基础疾病、医源性干预、并发症、长时间制动、疼痛管理不当、预先存在的慢性疼痛）、心理因素（恐惧、幻觉、创伤后压力心理障碍症、睡眠不足、谵妄、焦虑、抑郁）和社会因素（孤立和排斥、受伤导致经济压力、面对自己的死亡），对因治疗可能会极大缓解重症患者的疼痛。

2. 推荐镇痛和镇静作为 ICU 治疗的重要组成部分，应首先评估和治疗疼痛，然后是躁动 / 镇静评估和管理，然后是谵妄筛查和管理，以及撤机期间的撤药评估和管理。

3. 需尽可能祛除 ICU 中导致疼痛、焦虑和躁动的诱因。

4. 推荐在 ICU 通过改善患者环境、降低噪声、集中进行护理及医疗干预、减少夜间声光刺激等策略，促进睡眠，保护患者睡眠周期。

5. 建议在可能导致疼痛的操作前，预先使用镇痛药或非药物干预，以减轻疼痛。

6. 推荐实施镇痛、镇静治疗前、后应该常规评估患者的器官功能状态和器官储备能力。

7. 推荐 ICU 患者应常规进行疼痛评估。

8. 建议对于能自主表达的患者应用 NRS 评分，对于不能表达但具有躯体运动功能、行为可以观察的患者应用重症监护疼痛观察工具（critical-care pain observation tool，COPT）或行为疼痛量表（behavioural pain scale，BPS）评分。

9. 推荐在镇静治疗的同时或之前给予镇痛治疗。

10. ICU 患者非神经病理性疼痛，建议首选阿片类药物作为镇痛药物。

11. 在 ICU 机械通气患者中，瑞芬太尼与其他阿片类药物相比无优势。

12. 长时间（＞6d）和较大剂量的阿片类药物累积输注突然停药后会增加急性戒断症状发生的风险。

13. 建议联合应用非阿片类镇痛药物以减少阿片类药物的用量及相关不良反应。2018 年美国重

症医学会建议：使用对乙酰氨基酚、奈福泮、小剂量氯胺酮 [0.5mg/kg 负荷量，$1\sim2\mu g/(kg \cdot min)$ 维持] 作为阿片类药物的辅助药物，能以减少疼痛强度和阿片类药物的消耗，可用于成人 ICU 患者的疼痛治疗；加巴喷丁、卡马西平和普瑞巴林等与阿片类药物联合可用于成人 ICU 患者的神经病理性疼痛治疗和心血管手术后的疼痛治疗；不推荐常规使用静脉输注利多卡因和 COX-1 选择性 NSAID 作为阿片类药物的辅助治疗。

14. 推荐在实施镇痛后，要对镇痛效果进行密切评估，并根据评估结果进一步调整治疗方案。

三、阿片耐受患者的急性疼痛管理

慢性疼痛的阿片类药物治疗增加（部分由于人口老龄化）以及处方阿片类药物的使用和滥用增加，使得急性疼痛患者中阿片耐受的比例增加。药理学上的耐受（tolerance）指一种药物的作用随着时间的推移而出现的可预测的生理作用上的下降，因此需要逐渐增加该药物的剂量以达到相同的效果，为阿片类药物暴露导致的脱敏过程。阿片诱导的痛觉过敏（opioid induced hyperalgesia，OIH）指暴露于阿片类药物引起的伤害性敏感状态，无明显戒断迹象的阿片类药物暴露后痛觉阈值下降，为阿片类药物暴露导致的促伤害感知过程。阿片耐受和 OIH 都可导致疼痛加重，使 OIH 疼痛强度和范围分布超出原有水平且存在疼痛阈值和耐受性的变化。增加阿片类药物剂量将使 OIH 恶化，但能为阿片耐受患者提供更好的疼痛缓解。疼痛加重和（或）阿片类药物需求增加还需排除其他原因，如急性神经病理性疼痛、术后并发症等。

阿片耐受患者群体常见以下 4 类：①正在接受阿片类药物治疗的慢性非癌性疼痛（CNCP）患者；②接受阿片类药物治疗的癌性疼痛患者；③有物质使用障碍（substance use disorder）的患者；④因围术期使用阿片类药物，特别是大剂量和长时间（如在 ICU）使用强效阿片类药物，而产生急性或亚急性阿片耐受（或 OIH）的患者。

对阿片耐受患者急性疼痛的评估和管理应重点关注：①多学科合作，包括综合医疗模式，如 PSH；②有效镇痛，包括药物和非药物的多模式镇痛；③使用可能降低耐受或 OIH 的策略，包括 NMDA 受体拮抗药 [小剂量氯胺酮，$0.2\sim0.5mg/kg$ 负荷后 $2\mu g/(kg \cdot min)$ 维持]、小剂量阿片受体拮抗药与阿片联用、不同的阿片类药物替换、其他辅助药物（包括对乙酰氨基酚、NSAID、加巴喷丁类药物、α_2 激动药、丁丙诺啡、静脉输注利多卡因等）；④预防阿片戒断综合征；⑤合适的出院计划，以确保长期医疗的连续性。

第五节 术后急性疼痛慢性化的机制与防治

一、慢性术后疼痛的概述

慢性术后疼痛（chronic post-surgical pain，CPSP）是临床上常见的、严重影响患者预后和生活质量的围术期并发症，约占全世界慢性疼痛的 1/4。《国际疾病分类》第十一次修订版将慢性术后疼痛定义为：由手术过程引起或加剧，并且持续超过愈合过程的慢性疼痛，即手术后持续至少 3 个月。该定义强调了手术后至少 3 个月的时间范围、与手术相关的疼痛分布，并排除了其他病因导致的疼痛，如肿瘤和炎症，尤其是手术前某种病因产生的疼痛。流行病学研究发现，根据手术类型不同，慢性术后疼痛的发病率为 10%～50%，在部分手术（如胸外科、截肢手术等）中甚至高达 30%～50%。

二、慢性术后疼痛发生的机制

在手术部位，有明显的组织损伤以及多种炎症介质的释放，可影响手术创伤区域痛觉感受神经元的功能。这些神经将疼痛脉冲刺激传递到脊髓背角，然后刺激信号被传输到中枢神经系统的高级中枢，即"意识"疼痛的来源。对伤害性刺激的处理或调控可以发生在整个疼痛传导通路，从外周开始，终止于大脑高级中枢。从急性疼痛转变为慢性疼痛的关键是机体对伤害性刺激处理的变化，这是理解 CPSP 发展的关键。

（一）外周持续性有害信号传入

背根神经节（dorsal root ganglia，DRG）神经元对于伤害性刺激信号的产生和传导至关重要，DRG 接受外周初级传入刺激信号，进而将之集合放大传送到脊髓等高级中枢。组织损伤部位的炎症介质包括细胞因子、缓激肽和前列腺素等作用于伤害性感觉神经元神经纤维末梢，从而增强手术部位的疼痛敏感性（外周敏化）。一个敏化的多模态（如机械和热）伤害性感受器表现出较低的激活阈值。通常，这种外周敏化导致的急性术后疼痛会随着伤口愈合而消失，然而，当坏死组织封闭伤口、病原体污染或异物在伤口存在时，慢性炎症可无限期地持续下去，原则上，术后持续性轻度炎症可导致 CPSP。

（二）在脊髓背角和（或）更高的中枢神经系统结构处持续适应性不良的神经可塑性变化

神经和炎症改变发生在外周，有一连串的伤害感受脉冲到达脊髓背角，并被带到中枢神经系统的高级中枢。中枢神经系统，尤其是脊髓背角，也表现出可塑性，以应对发生在手术损伤部位的神经炎症变化。如果疼痛持续时间长或严重，背角内的疼痛处理和信号传递也得到增强。随着持续的有害输入，刺激-反应关系被改变，中枢神经系统表现出兴奋性的增加（中枢敏化），导致机体对通常不是疼痛的刺激产生疼痛感知。

（三）延髓-脊髓通路中有害信号的抑制性调节受损

下行抑制调节脊髓痛觉系统通常抑制参与痛觉传递的背角神经元的兴奋性。失去强直性下行抑制可引起痛觉过敏和异常疼痛，这是许多慢性疼痛状态的特征。认知和情绪可影响伤害性信号的下行调节，Ossipov 等有效地将脊髓疼痛调节通路与更高级的大脑中心联系起来，包括前额叶皮质和杏仁核之间的相互作用。

（四）下行易化调控

脊髓伤害性感受处理的下行控制被认为是抑制性的，来自延髓口侧腹侧（RVM）的中脊核的神经生理学记录显示，抑制作用和促进作用都有。最近的研究发现，RVM 降低血清素的途径不仅是抑制，它还可以促进有害信号的调制，来自神经性和炎性疼痛模型的证据支持存在从 RVM 到脊髓背角的下行促进通路。在促进模式下，RVM 下行 5-羟色胺通路通过上调谷氨酸受体增加脊髓背角神经元的兴奋性，这反过来又增加了痛觉过敏。另外，BDNF-TrkB 在中枢神经系统广泛表达，包括连接 PAG、RVM 和脊髓的下行通路。BDNF-TrkB 信号系统可能增强和（或）维持下行易化调控，受伤后，这个信号系统会迅速激活 PAG 中含有 BDNF 的神经元，向 RVM 释放 BDNF，这有助于伤害性信号的传递。

（五）功能、结构和连通性方面的不适应性脑重塑

中枢可塑性可能导致 CPSP，例如，新的皮质连接可能负责将疼痛转移到失神经区域，当这些连接形成后，残肢的刺激可以同步并增加新连接的、之前失去传入功能的皮质细胞的活动，将疼痛转移到它们原来的感受野，随着时间的推移会随着输入模式的改变而改变。研究表明，神经损伤后的功能恢复和皮质重组清楚地表明，传入神经阻滞可能误导中枢神经可塑性，导致慢性疼痛。

三、慢性术后疼痛的高危因素

慢性术后疼痛的影响因素众多，急性术后疼痛是转化为慢性疼痛的关键因素。另外，手术因素、患者个人状况（如年龄、性别等）、社会心理因素等均影响到慢性术后疼痛的发生。

（一）急性术后疼痛

急性术后疼痛的严重程度与其转变为 CPSP 之间存在很强的相关性。急性术后疼痛越严重，

发生 CPSP 的风险就越高。最新的研究表明，患者出现急性术后疼痛将使慢性术后疼痛的发生风险增加 3.1 倍，可见，围术期急性疼痛的管理是预防慢性术后疼痛的重要基石。

（二）手术因素

外科手术的类型、部位，尤其是有神经损伤风险的手术入路，是 CPSP 发生的主要危险因素。微创手术（如腹腔镜手术或阴道入路手术）比开腹手术更优。Pokkinen 等在一项大型前瞻性队列研究中证实，与腹腔镜子宫切除术相比，阴道子宫切除术诱发 CPSP 的概率要小得多。

（三）人口因素

在过去的 10 年中，临床和流行病学研究结果表明，女性患慢性疼痛疾病的风险增加。在疝修补、乳房手术和腹腔镜胆囊切除术后，年龄的增加可降低慢性术后疼痛的风险，这可能与年龄增加导致脑胆碱能神经元进行性丧失，对疼痛的反应性降低有关。

（四）遗传学因素

在几乎所有的慢性疼痛综合征中，个体差异都很高，这种显著的个体差异可能源于内源性疼痛调节的差异以及不同环境影响或相互作用的基因。

基因多态性普遍存在于人群中，有研究证据显示，*SCN9A* 基因多态性可影响人类疼痛敏感性。例如，rs6746030（R1150W）在人群中出现的频率为 30%，W1150 患者 DRG 神经元过度兴奋，可增加骨关节炎、幻肢痛、腰痛患者疼痛敏感性。研究发现，*SCN9A* 基因多态性可影响健康志愿者基础疼痛敏感性及患者术后疼痛敏感性，从而预测患者发生术后镇痛不良，如胰腺手术后，与 3312G 患者相比，携带 3312T 患者的术后阿片使用量下降 30%，镇痛不良的发生率减少 60%。由于急性术后疼痛强度与慢性术后疼痛相关，因此，术后镇痛不良的基因也可能与慢性术后疼痛相关。

对 330 名计划行子宫全切术的妇女进行基因分型，按术后 3 个月有无慢性术后疼痛患者进行病例对照分析，结果表明，NAV3 单核苷酸多态性与慢性术后疼痛显著关联，Meta 分析显示，CRTC3 和 IQGAP1 与患者 3 个月后的慢性术后疼痛显著相关，上述结果在复制队列中均得到证实。

目前为止，关于疼痛表观遗传学与 CPSP 的相关文献非常少，Denk 和 McMahon 认为，表观遗传机制主要通过以下 3 个方面促进慢性疼痛状态的发展：①外周炎症的调节；②痛觉加工中基因表达；③神经可塑性和皮质疼痛加工。

（五）社会心理因素

一项关于 CPSP 的社会心理预测因素的系统综述显示，心理脆弱（尤其是抑郁和焦虑）增加了 CPSP 的风险。这些因素可能与患者警戒过度有关，并可能影响疼痛感知通路中神经递质的变化。

（六）术前疼痛

术前身体其他部位的疼痛，无论手术类型，术前疼痛的严重程度似乎与慢性术后疼痛相关，这可能归因于机体内源性疼痛抑制机制功能不佳，如有术前慢性疼痛的根治性前列腺切除术患者报告急性术后疼痛更严重，随后可进展为 CPSP。许多研究表明，术前疼痛的严重程度是导致 CPSP 的一个因素。另外，对疼痛异常敏感的患者发生 CPSP 的风险似乎更大。

四、术后慢性疼痛的预防

（一）外科手术的改善

预防的重点是外科医师避免术中神经损伤，例如通过仔细解剖减少炎症反应和使用微创手术技术。与开腹手术相比，腹腔镜疝修补术可降低神经损伤和疼痛的风险。使用轻型网片修复腹股沟疝，若其炎症反应较少，也可能降低 CPSP 的风险。在乳腺切除术中，初步观察表明保留肋间臂神经可以减少 CPSP。前哨淋巴结活检的增加可能会减少腋窝清扫的需要，从而减少肋间神经损伤，降低 CPSP 的发生。与传统开放手术中肋骨牵开器对肋间神经造成的损伤相比，微创胸腔镜技术可能会减少肋间神经损伤，使用肋内缝合技术避免直接神经压迫也可以减少开胸术后的持续疼痛。此外，与后外侧入路相比，保留肌肉的开胸术可导致更少的神经损伤和慢性疼痛。其他手术中的微创技术，如肾切除术（背神经）和胸骨切开术（肋间神经），也可能提供类似的好处。

（二）围术期疼痛管理

术后慢性疼痛处理棘手，故治疗重点应集中在预防术后急性疼痛慢性化。美国疼痛协会、美国区域麻醉和疼痛医学学会及 ASA 共同发布了《2016 术后疼痛管理指南》。该指南确立了以多模式镇痛为核心的围术期疼痛管理方案，提出通过运用系统性药物干预、局部技术、区域阻滞、椎管内镇痛及非药物干预方法的多模式镇痛进行围术期疼痛管理。根据现有的研究资料显示，若单个药物或镇痛措施提示可减少慢性术后疼痛发生，很可能在多模式镇痛方案中运用这些药物或措施，可降低慢性术后疼痛发生。

（张咸伟　郑　华）

思 考 题

1. 小儿常用的疼痛评估方法有哪些？
2. 围术期如何优化镇痛以促进功能恢复？
3. 糖尿病患者可实施神经阻滞进行术后镇痛吗？
4. 老年患者术后急性疼痛的治疗原则有哪些？
5. 慢性术后疼痛的发生机制是什么？
6. 慢性术后疼痛的相关危险因素有哪些？

知 识 拓 展

ERAS 是近年来迅速发展的围术期医学管理新模式。其中，多学科协作的围术期管理是 ERAS 的重要组成部分，围术期抗应激是 ERAS 的基本措施。通过围术期使用 NSAID 联合椎管内麻醉或外周神经阻滞，实施弱阿片或去阿片麻醉镇痛维持方案，可保证患者术后早期神志清醒、下地活动时 VAS 评分<3 分、不影响患者的胃肠道功能、无术后恶心呕吐等风险，从而加速手术患者的术后康复进程。此外，超声引导周围神经阻滞技术的发展以及布比卡因脂质体、芬太尼离子渗透经皮给药等新剂型的使用也将为术后急性疼痛管理带来新的变革和发展。

推 荐 阅 读

AUBRUN F, NOUETTE-GAULAIN K, FLETCHER D, et al. 2019. Revision of expert panel's guidelines on postoperative pain management[J]. Anaesth Crit Care Pain Med, 38(4): 405-411.

CHAPMAN CR, VIERCK CJ. 2017. The transition of acute postoperative pain to chronic pain: an integrative overview of research on mechanisms[J]. J Pain, 18(4): 351-359.

CHOU R, GORDON DB, de LEON-CASASOLA OA, et al. 2016. Management of postoperative pain: A Clinical Practice Guideline from the American Pain Society, the American Society of Regional Anesthesia and Pain Medicine, and the American Society of Anesthesiologists'Committee on Regional Anesthesia, Executive Committee, and Administrative Council[J]. J Pain, 17(2): 131-157.

DEVLIN JW, SKROBIK Y, GÉLINAS C, et al. 2018. Executive summary: clinical practice guidelines for the prevention and management of pain, agitation/sedation, delirium, immobility, and sleep disruption in adult patients in the ICU[J]. Crit Care Med, 46(9): 1532-1548.

SCHUG SA, LAVAND'HOMME P, BARKE A, et al. 2019. The IASP classification of chronic pain for ICD-11: chronic postsurgical or posttraumatic pain[J]. Pain, 160(1): 45-52.

第五十七章　慢性疼痛的诊断与治疗

　　疼痛学是一门新兴的学科，是现代医学中重要的组成部分，是探讨各种疼痛性疾病的发生、发展和病理生理机制，研究其诊断与治疗的一门学科。疼痛涉及外科、内科、神经科和风湿科等多个临床学科的疾病，其治疗方法包括药物疗法、物理疗法、神经阻滞疗法、微创介入疗法等多种方法。因而疼痛学具有多学科互相渗透、多种治疗方法交叉应用的特点。

　　疼痛学的内涵是运用临床、影像、神经电生理和神经生化学等方法诊断，并运用药物、物理、微创介入及其他具有创伤性或者侵入性的医学技术方法对疼痛性疾病进行诊断和治疗。微创介入治疗是疼痛学科的核心技术，在疼痛诊疗中发挥着十分重要的作用；而以药物、物理因子等为主的疼痛科综合治疗，则是疼痛学的基本诊疗平台。正处于快速发展时期的我国疼痛学科，必将会在"一级诊疗科目"的新起点上取得更加辉煌的成就。

　　本章从概述、诊断、治疗、预防等方面入手，力求对慢性疼痛做一全面阐述，希望对各位读者有所帮助。

第一节　概　　述

一、定　　义

　　疼痛是组织损伤或潜在组织损伤所引起的不愉快感觉和情感反应。根据疼痛的持续时间以及损伤组织的愈合时间，将疼痛划分为急性疼痛和慢性疼痛。急性疼痛持续时间通常短于 1 个月，常与手术创伤、组织损伤或某些疾病状态有关；慢性疼痛多指慢性非癌性疼痛（chronic non-cancer pain，CNCP），为持续 3 个月以上的非癌症引起的疼痛，可在原发疾病或组织损伤愈合后持续存在，包括肌肉骨骼源性疼痛、神经病理性疼痛、纤维组织肌痛、骨性关节炎、风湿性关节炎，不包括心绞痛、癌痛和特殊疾病引起的疼痛。

二、病理生理机制

　　慢性疼痛的病理生理机制可概括地分为外周机制和中枢机制。外周敏化和中枢敏化是引起损伤后超敏感性疼痛的主要原因。外周敏化是产生炎性疼痛和一些神经病理性疼痛（如带状疱疹后神经痛）的主要机制；中枢敏化可引起炎性疼痛、神经病理性疼痛和功能性疼痛。脱抑制和扩大的易化、结构重组以及异位兴奋性是产生神经病理性疼痛的特有机制。

　　1. 外周机制　疼痛的外周机制包括初级传入纤维和伤害性感受器以及外周敏化等机制。伤害性感受是引起伤害感受性疼痛的唯一机制，包含 4 个生理过程：转导、传导、传递、知觉。转导是伤害性感受器将伤害性温度、机械和化学刺激转化为电信号或电效能，此过程是由伤害性感受器上表达的特异性受体、离子通道介导的；传导是伤害性感受器产生的动作电位沿其轴突传送至伤害性感受器中枢端的过程；传递是指神经突触将神经信号从一个神经元转移和调节到另一个神经元。

　　外周敏化（peripheral sensitization）是慢性疼痛发生、发展的重要病理生理学机制。组织损伤和持续性炎症是非常强烈和长期的有害刺激，一定强度的刺激在长期传入后增强了疼痛通路的反应性，这种现象称为敏化，构成了神经性"记忆"和"学习"的主要形式。敏化可发生于从周围的伤害性感受器到脊髓和大脑的任何部位。利用致炎物刺激神经元可导致组织内炎症物质的释放，同时伴有伤害性感受器阈值的降低，将这一现象称为外周敏化。痛觉纤维发生敏化后，其对正常情况下的非伤害性刺激能产生反应称为痛觉超敏或触诱发痛（allodynia）。对正常情况下引起疼痛的刺激反应增加，称为痛觉过敏（hyperalgesia），是由伤害性感受器传入处理过程异常所致。

手术或创伤等机械损伤、化学激惹、热损伤或疾病所致的损伤或炎症可引起原发性痛觉过敏以及继发性痛觉过敏。原发性痛觉过敏位于最初的组织损伤部位，以自发痛和对机械、热和化学刺激的敏感性升高为特点；继发性痛觉过敏在损伤区周围，未受损的组织对机械刺激的敏感性升高，但在损伤区周围未受损的部位对热的敏感性并未升高。原发性痛觉过敏主要由外周机制引起，发生于各水平的初级传入疼痛纤维；而继发性痛觉过敏主要由中枢机制介导。

2. 中枢机制　疼痛的中枢机制包括中枢敏化（central sensitization）、脱抑制和扩大的易化以及结构重组等。中枢敏化能够引起炎性疼痛、神经病理性疼痛和功能性疼痛。其中脱抑制和扩大的易化、结构重组以及异位兴奋性是神经病理性疼痛的特有机制。

中枢敏化是中枢神经系统在痛觉形成过程中表现出来的一种可塑性变化。可塑性是不同环境刺激引起神经系统调整其功能的能力。神经元胞膜兴奋性与突触效能的增加以及抑制作用的降低可导致伤害感受性通路神经元和环路功能的增强，从而引起中枢敏化。

一般而言，中枢敏化是指脊髓的反应性升高，是长期、强烈的疼痛信息传入后疼痛反应升高的重要原因。反应性升高的神经元包括背角神经元、中间神经元和前角神经元。丘脑、皮质和其他脑组织也可形成相关的改变。中枢敏化的最终效应是将原有的突触阈下冲动汇聚到伤害感受性神经元，从而产生增加或扩大的动作电位输出，是一种易化、强化及扩大化或夸大化的状态。

（1）神经元敏化和中枢易化：背角神经元只接受短暂的重复刺激就可发生敏化。长期、强烈的疼痛刺激可提高神经兴奋性和反应，在细胞水平表现为3种电生理特点：一个刺激引起神经元更长时间和强度的反应，产生更多的动作电位（痛觉过敏）；神经元感受野扩大，以至于在更大范围内产生反应，既往在这一区域内诱发放电是无效的（继发性痛觉过敏）；神经元兴奋反应阈值降低，低于有害刺激强度的正常刺激即可活化神经，A_β 纤维也产生反应（痛觉超敏）。

（2）脊髓背角中枢敏化的机制：脊髓背角中枢敏化的机制十分复杂，在此仅简述脊髓内参与痛敏状态形成的物质通道及其干预靶点。

神经递质：初级传入神经元中枢端的末梢内含有多种递质。初级传入神经纤维被激活后通常产生兴奋性突触后电位，使下一级神经元激活，这种激活是由传入神经末梢释放的兴奋性神经递质（P物质、CGRP、甘丙肽、血管活性肠肽和生长抑素、谷氨酸和天冬氨酸、ATP）所介导的。背角神经元的初始激活依赖于伤害性传入神经末梢释放的特殊神经递质。C纤维释放的肽类（P物质、神经激肽A和CGRP等）和兴奋性氨基酸（如谷氨酸）可引起第二级神经元的激活。脊髓内给予阿片类物质能够阻断C纤维末梢释放递质，其机制是在突触前阻断电压敏感的钙离子通道。脊髓给予阿片受体激动药和 α_2 肾上腺素受体激动药能减少伤害性传入纤维末梢递质的释放，从而产生镇痛效应。

前列腺素（PGE）：脊髓神经元内含有环氧合酶，给予环氧合酶抑制药或前列腺素受体拮抗药均可减弱组织损伤后的痛觉过敏，此提示前列腺素在脊髓内的重要作用。研究发现，损伤后脊髓PGE的释放增多。前列腺素能促进C纤维末梢释放P物质。目前已肯定存在于脊髓的COX-2可催化伤害性感受器内PGE的释放。NMDA受体激动药所致的痛敏状态可被环氧合酶抑制药所阻断。这些研究表明，NMDA受体激活后能促进前列腺素的释放，从而增强脊髓的伤害性反应。

细菌和炎症诱生的细胞因子（IL-1β 和 TNF-α 等）能激活星形胶质细胞和小胶质细胞，促进其表达酶类（如COX-2）、离子通道及受体。在中枢神经系统内，这种非神经元来源的蛋白质表达能促进前列腺素释放，促使神经末梢释放的递质增多。

一氧化氮（NO）：小直径神经元胞体及其突触后膜内均含有一氧化氮合成酶。鞘内给予一氧化氮合成酶抑制药能减弱损伤后以及NMDA激动药引起的痛觉过敏。

蛋白激酶和磷酸化：细胞内增加的钙离子能激活蛋白激酶和磷脂酶，使蛋白质发生磷酸化或去磷酸化。神经激肽受体激活后可通过 1, 4,5-三磷酸肌醇通路增加钙离子，也可经 NMDA 受体或电压门控钙通道使钙离子内流增加。许多痛敏状态均有 NMDA 受体的参与，NMDA 受到蛋白激酶 A 和蛋白激酶 C 磷酸化的调节，鞘内给予蛋白激酶 C 抑制药能特异地减弱损伤引起的痛觉过敏。

细胞内钙离子：细胞内钙浓度、钙离子流和蛋白激酶活化是背角神经元敏化的重要的细胞内机制。钙离子增加使胞体内的蛋白激酶活化，最终产生一些基因型和表现型的改变。增加的细胞内钙离子和蛋白激酶 C 可增强 NMDA 受体的活性，也激活核转录因子，促进基因表达，从而调控对疼痛刺激的反应。

综上所述，损伤后脊髓反应主要包括持续地传入冲动导致初级神经元末梢释放的兴奋性氨基酸和肽类递质增多，使背角神经元去极化；持续地去极化使钙离子内流增加，激活一系列细胞内的酶和蛋白激酶；脊髓内释放的前列腺素和 NO 能促进传入神经末梢释放氨基酸和肽类物质；蛋白激酶被激活后使膜受体和通道发生磷酸化。

第二节　慢性疼痛的诊断与治疗

一、慢性疼痛的诊断

慢性疼痛的诊断是根据患者的疼痛主诉，经过详细的病史采集、系统的体格检查和重点的专科检查以及其他的辅助检查来判断疼痛的来源和确定疼痛性疾病名称的过程，是取得预期疗效的前提。

1. 慢性疼痛的病史采集　病史采集是医师通过对患者的系统询问获取临床资料的诊断过程。详细、真实的病史是正确诊断疾病的前提和基础。慢性疼痛的采集既要系统全面，又要重点突出，同时应排除医患双方的主观性和片面性干扰，力求病史资料的完整和客观。

慢性疼痛患者的病史采集主要包括现病史、既往史、家族史、疼痛的原因或诱因、病程、疼痛的特征（部位、性质、持续时间、伴随症状、加重缓解因素等）。

2. 慢性疼痛患者的体格检查　通过视诊、听诊、叩诊、触诊等方法，直接获取患者客观资料。体格检查对于慢性疼痛患者的诊断非常重要。体格检查的流程可按照医师习惯和患者情况，先进行全身和一般情况的检查，再按照不同部位顺序检查，并进行详尽记录。具体的检查部位包括头面部、颈肩部、上肢、胸部、腰部、腹部、背部、骶尾部、臀部、髋部、下肢等。

3. 慢性疼痛的影像学诊断　影像学检查在慢性疼痛的诊断中占据着非常重要的地位。合理选择影像学检查方法并独立阅片有利于作出正确诊断。需要注意的是，应避免过分依赖影像学检查，忽略病史和体格检查，更不能仅凭影像学报告作出临床诊断。

常用于慢性疼痛诊断的影像学方法包括 X 线检查、CT 检查、MRI 检查、放射性核素体外显影检查、超声波检查、医用红外热像图检查、PET 检查等。

4. 慢性疼痛的实验室检查　包括各类血液检查、肌电图（electromyogram，EMG）检查、运动神经传导速度（motor nerve conduction velocity，MCV）、感觉神经传导速度（sensory nerve conduction velocity，SCV）测定、躯体感觉诱发电位（somatosensory evoked potential，SEP）等。

5. 疼痛的测量与评估　疼痛评估是慢性疼痛管理的重要环节，通过定期对疼痛进行测量和评估，可相应调整药物的治疗方法，控制疗效和不良反应。应注重评估-治疗-再评估的动态过程，评估静态和动态的疼痛强度，在疼痛未稳定控制时，应反复评估每次药物和治疗方法干预后的效果，并将治疗效果包括不良反应均应清楚地记录在案，且应在疼痛治疗结束后由患者评估满意度。

（1）视觉模拟评分法：视觉模拟评分法（visual analogue scale，VAS）是将一条长 100mm 的标尺，一端标示"无痛"，另一端标示"最剧烈的疼痛"，并展示给患者。患者根据疼痛的强度及相应的人物表情标定相应的位置（图 57-1）。

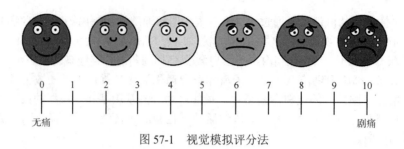

图 57-1 视觉模拟评分法

（2）数字评分法：数字评分法（numerical rating scale，NRS）是用 0～10 数字的刻度标示出不同程度的疼痛强度等级。"0"为无痛，"10"为最剧烈疼痛，1～3 分为轻度疼痛（疼痛不影响睡眠），4～6 分为中度疼痛（疼痛影响睡眠，但仍可入睡），7～10 分为重度疼痛（疼痛导致不能睡眠或从睡眠中痛醒）。此法不适于无数字概念的幼儿。

（3）语言等级评定量表：语言等级评定量表（verbal rating scale，VRS）是将描绘疼痛强度的词汇通过口述表达为无痛、轻度疼痛、中度疼痛、重度疼痛，其程度与数字等级评定量表相当。

（4）McGill 疼痛问卷（MPQ）及简明 McGill 疼痛问卷（SF-MPQ）：McGill 疼痛问卷的作用是提供人们对疼痛的感觉、情感，以及评价维度的一个估计，通常被认为是疼痛测量工具的黄金标准。简明 McGill 疼痛问卷是内容相对更为简洁、敏感可靠、费时较少的评价工具，它由 15 个代表词组成，11 个为感觉类，4 个为情感类，每个代表词都让患者进行疼痛强度等级的排序：0，无，1，轻度，2，中度，3，重度。由此分类疼痛评级指数及总和。

（5）ID Pain 自评量表（pain ID self rating scale）：主要用于神经病理性疼痛的初筛，是一种简明、有效、易操作、敏感性高的患者自测筛查工具（表 57-1）。

表 57-1 ID Pain 自评量表

自测题	评分	
	是	否
您是否出现针刺般疼痛	1	0
您是否出现烧灼样疼痛	1	0
您是否出现麻木感	1	0
您是否出现触电般疼痛	1	0
您的疼痛是否会因为衣服或床单的触碰而加剧	1	0
您的疼痛是否只出现在关节部位	-1	0

此量表是患者对疼痛病程、程度、分布、类型进行自评的神经病理性疼痛诊断量表，完全由患者自评：前 5 个问题回答"是"记 1 分，最后一个问题"疼痛是否局限于关节"回答是记-1 分，回答"否"不计分；最高分为 5 分，最低分为-1 分。-1～0：基本排除诊断为神经病理性疼痛；1 分：不完全排除诊断为神经病理性疼痛；2～3 分：考虑诊断神经病理性疼痛；4～5 分：高度考虑诊断神经病理性疼痛。

（6）疼痛的心理学评估：慢性疼痛患者常合并的精神心理障碍是焦虑和抑郁，并与疼痛程度呈明显的正相关。人体对于疼痛的感受是由生理、感觉、行为和认知等多因素构成的，因而应就多方面对其进行评估。

焦虑是指没有明确客观对象和具体观念内容的提心吊胆和恐惧不安的心情，还可能伴有自主神经症状、肌紧张或运动性不安。疼痛和焦虑可互为因果，互相影响，临床中常用的评估工具为焦虑自评量表（self-rating anxiety scale，SAS）。

抑郁常见的症状表现为快感缺乏；疲劳；说话、思维和运动迟滞；食欲改变；睡眠障碍；躯体不适、性欲低下；无价值感；有自责感、罪恶感和羞耻感。常用的评估工具为抑郁自评量表（self-rating depression scale，SDS）。

二、慢性疼痛的药物治疗

1. 药物选择的原则　临床上，镇痛药物的选择取决于疼痛的类型，如伤害感受性疼痛、神经病理性疼痛等，并相应调整用药方案。临床上在选择用药时，需要同时考虑患者的全身情况及是否合并其他疾病，如心血管、肝肾功能异常，认知障碍等。对于同时合并有睡眠障碍、焦虑抑郁等状态的患者，多学科联合治疗可以显著改善患者对镇痛药物的反应。阿片类药物通常仅作为二线或者三线用药，尤其是对于一些可能需要长期用药、对其他药物治疗无效或者存在禁忌的患者，并且只在能够明显改善患者生存质量时才考虑短时间、小剂量用药。

2. 常用的慢性疼痛治疗药物

（1）非阿片类镇痛药：对乙酰氨基酚：对乙酰氨基酚常用于临床，但是用于慢性疼痛的临床证据较少，仅有部分患者能获得持续、有效的镇痛效果。尽管证据较少，对乙酰氨基酚对某些慢性疼痛患者仍有显著镇痛作用，可以考虑使用对乙酰氨基酚来辅助治疗轻至中度肌肉骨骼疼痛或急性疼痛发作。对乙酰氨基酚具有肝毒性，美国 FDA 推荐的最大剂量为 4000mg/d，较多专家和生产商将长期用药的每日口服最大剂量限制为 3000mg/d，老年患者及伴有肝功能障碍的患者为 2000mg/d。除肝毒性外，长期应用对乙酰氨基酚还可能导致慢性肾脏疾病、高血压和消化性溃疡。

NSAID（nonsteroidal antiinflammatory drug，NSAID）：是指一大类具有相同的作用机制、非糖皮质激素而具有抗炎、镇痛和解热作用的药物。NSAID 药物的镇痛作用仅次于其抗炎作用，可以用于轻度至中度疼痛的治疗，还可以辅助阿片类药物的镇痛。主要作用机制是抑制环氧合酶（cyclooxygenase，COX），阻碍花生四烯酸最终转化成前列腺素类的前列环素，从而起到了抗炎、解热、镇痛的作用。非选择性和选择性 COX-2 抑制药主要适用于轻至中度疼痛，特别是肌肉骨骼疼痛。NSAID 对因关节炎等潜在炎症机制而持续存在的慢性疼痛有显著疗效。NSAID 的疗效和不良反应个体差异显著，除了药物相互作用，NSAID 还会引起消化系统症状、肾损伤、血小板抑制和心血管风险。NSAID 禁用于有消化性溃疡、胃炎、NSAID 耐受、肾功能不全（肌酐＞1.5mg/dl）或有出血倾向病史的患者。例如，酮洛酸镇痛作用强，抗炎作用中等，可用于治疗术后急性疼痛，不良反应较轻。塞来昔布是 COX-2 特异性抑制药，可通过抑制 COX-2 阻断花生四烯酸合成前列腺素而发挥抗炎镇痛作用，胃肠道副作用少，安全性较高，其不良反应多为上腹部疼痛、腹泻和消化不良。

抗抑郁药：三环类抗抑郁药（tricyclic antidepressive agent，TCA）和 5-羟色胺 / 去甲肾上腺素再摄取抑制药（serotonin-norepinephrine reuptake inhibitor，SNRI）是目前临床上治疗神经病理性疼痛的一线治疗药物，其对于抑郁患者的情绪改善作用也会促进疼痛的缓解。减量及停用抗抑郁药需要提高警惕，推荐经 2～4 周缓慢逐渐减量至停药，突然停药或快速减量可引起烦躁不安、焦虑、寒战、出汗、头晕、情绪不良、乏力、头痛、失眠、易激惹、肌痛、恶心、感觉异常和震颤等多种不良反应。

在慢性疼痛的治疗中，目前研究最为充分的 TCA 是阿米替林，其他一些较常用的药物包括多塞平、丙米嗪、去甲替林和地昔帕明等。给药时，应先采用小剂量治疗，然后根据耐受情况逐渐加量，完成滴定式 TCA 治疗通常需要 6～12 周。老年患者使用 TCA 起始剂量应减半，在缓慢加量的过程中还应警惕不良反应的发生。TCA 相关的不良反应呈剂量相关性，包括抗胆碱作用、抗组胺作用、α_1 肾上腺素受体阻滞作用和心律失常（增加心室内传导、QT 间期延长、房室结传导延迟等）。严重心脏病，尤其是传导阻滞是使用 TCA 的相对禁忌证，推荐治疗前、后对既往合并心脏病或心律失常病史的患者进行心电图检查。抗胆碱作用的不良反应包括口干、直立性低血压、便秘和尿潴留，可以通过睡前小剂量给药再缓慢调整至较高剂量尽量避免。

在临床常用的 SNRI 中，文拉法辛和度洛西汀已经用于治疗外周神经病理性疼痛，度洛西汀和米那普仑用于治疗纤维肌痛，其中度洛西汀对于慢性肌肉骨骼疼痛的疗效证据最充分。除重度抑郁、焦虑和压力性尿失禁外，度洛西汀可以有效治疗痛性糖尿病性周围神经病、纤维肌痛、慢性腰痛和骨关节炎，其最常见的副作用包括恶心、口干、失眠、嗜睡、便秘、乏力和头晕。度洛西汀的给药方案为口服每次 30mg，每日 1 次，持续 1 周后再增加至常规剂量每次 60mg，每日 1 次，可以相对减少副作用的发生。度洛西汀禁用于肝功能不全或严重肾功能不全的患者。停药时推荐逐渐减量至停，以免出现戒断症状。文拉法辛同样可用于治疗神经病理性疼痛，其常见副作用包括传导异常、血压升高，心脏病患者需慎用文拉法辛。文拉法辛的半衰期较短，所以停药时较易出现戒断症状。

抗癫痫药：加巴喷丁、普瑞巴林和卡马西平最常用于治疗神经病理性疼痛。加巴喷丁和普瑞巴林与 CNS α_2-δ 亚基的电压门控钙通道结合，可以有效治疗带状疱疹后遗神经痛、痛性糖尿病性神经病和脊髓损伤相关神经病理性疼痛。加巴喷丁的起始剂量通常为 300mg，睡前给药，然后逐渐加量至适宜剂量。普瑞巴林的起始剂量为 150mg/d，分 2～3 次给药，然后根据耐受性和疗效增加至每日总剂量 300mg，如有必要，可在 2～4 周后进一步调整剂量至 600mg/d。作为二代药物，普瑞巴林生物利用度高，且调整至足量给药所需的时间更短。加巴喷丁和普瑞巴林可产生剂量依赖性头晕和镇静作用，通过小剂量给药再缓慢调整剂量能减弱这种不良反应。此外，老年患者和同时使用加巴喷丁及其他镇静、镇痛药的患者可能出现呼吸抑制，且此类药物可能增加抑郁、自杀及机动车辆事故的发生风险。卡马西平是治疗三叉神经痛的一线药物，不耐受卡马西平或卡马西平治疗无效时，也可以使用奥卡西平治疗。

局部用药：与全身用药相比，局部用药在治疗疼痛方面有一些潜在优势，包括可在伴有损伤的疼痛部位给药、全身吸收的初始速率较低、全身副作用较少。局部用药可作为定位非常明确的伤害感受性疼痛或神经病理性疼痛的一线治疗，也可用于辅助全身性药物治疗。凝胶、喷雾剂或乳膏形式的外用 NSAID 可以缓解急性肌肉骨骼疼痛，并且可能对单关节骨关节炎患者有益。外用 NSAID 的耐受性可能比口服制剂更好，最常见的副作用为轻度皮疹。局部利多卡因贴剂或贴膏被认为是神经病理性疼痛的有效治疗药物，有研究表明它可能对带状疱疹后遗神经痛及糖尿病周围神经病变有治疗效果，一片 5% 利多卡因贴剂含有 700mg 利多卡因，24h 内一次最多可以使用 3 块贴剂，最长使用 12h，再次用药需间隔至少 12h。需要注意的是，局部利多卡因应慎用于肝、肾或心功能障碍的患者。辣椒素是一种源自辣椒的生物碱，辣椒素乳膏已用于带状疱疹后神经痛、HIV 神经病变、糖尿病神经病患者，以及有单个或多个关节骨关节炎的患者。辣椒碱有非处方乳膏制剂（浓度为 0.025% 或 0.1%），还有高浓度处方贴剂（浓度为 8%，以这一剂量给药时需通过局部或注射用利多卡因进行预处理）。辣椒碱乳膏须涂抹于整片疼痛区域，一日 3～4 次，最长需持续使用 6～8 周；贴剂需要在医师的密切监督下使用，每次 60min。辣椒碱的主要不良反应为用药部位烧灼感、刺痛和红斑，多达 1/3 的患者存在不耐受反应。

（2）阿片类镇痛药：阿片类药物通过结合于外周及中枢神经系统（脊髓及脑）的阿片受体而发挥镇痛作用。目前已发现的阿片类受体包括 μ、κ、δ、σ 和 ϵ 五型，其中 μ、κ、δ 受体都与镇痛相关。阿片药物种类多样，根据镇痛强度的不同可分为强阿片药和弱阿片药。弱阿片药有可待因、双氢可待因，主要用于轻、中度急性疼痛口服镇痛；强阿片药包括吗啡、芬太尼、哌替啶、舒芬太尼、瑞芬太尼、羟考酮和氢吗啡酮等，以及激动-拮抗药布托啡诺、纳布啡与部分激动药丁丙诺啡，主要用于术后重度疼痛、癌痛治疗。

由于存在明显的风险且缺乏有力的疗效证据，不推荐常规应用长期阿片类药物来治疗慢性疼痛。如确需使用阿片类药物，应采用最低有效剂量并且定期评估疗效相关利弊，应仅在利大于弊时使用阿片类药物，一般是指仅在其他治疗不能充分缓解疼痛或改善功能的情况下。阿片类药物应与非阿片类药物、非药物治疗手段联用，如果患者存在睡眠呼吸暂停或其他呼吸功能不全、严重肾功能不全或肝功能不全等合并症，会增加阿片类药物相关的呼吸抑制风险。如确需使用阿片类药物，应给予最低有效剂量的速释制剂。缓释或长效阿片类药物应仅用于预计或者确定很可能长期持续应用阿片类药物的患者，联用缓释或长效阿片类药物与速释阿片类药物治疗爆发痛的方案应仅限于接受缓释或长效阿片类药物治疗，且治疗计划中包含爆发痛的患者（如癌痛）。

可待因：目前对于可待因治疗慢性疼痛仍存在很多争议。有学者认为可待因一般不推荐作为治疗的首选药物，原因是在相同镇痛效应下其不良反应发生率较其他阿片类药物高。也有指南推荐可待因为治疗轻度到中度慢性非癌性疼痛的一线药物，原因是可待因成瘾性较低。可待因多以复方制剂形式应用于临床镇痛。

曲马多：曲马多是具有多重镇痛作用机制的阿片类药物，对 μ 阿片受体的亲和力较弱，并且还可以抑制 5-羟色胺和去甲肾上腺素再摄取。与其他阿片类药物一样，它也可以作为经其他初始药物治疗无效时的二线药物。

羟考酮：近年来，羟考酮在慢性疼痛患者中使用量逐渐增加，有研究显示羟考酮对于治疗神经病理性疼痛和内脏痛有较好的疗效。值得注意的是，羟考酮为阿片类药物前体物质，由细胞色素酶 P4502D6 在体内转换为有活性的镇痛物质，但约 10% 的白种人没有这种酶。因此对缺乏细胞色素酶 P4502D6 的患者应用正常剂量的羟考酮没有作用。此外，美国介入疼痛医师协会在 2012 年发布的指南中指出羟考酮有明确的短期疗效，但其长期影响尚不明确。

丁丙诺啡：是一种阿片类药物，也可用于慢性疼痛。在治疗慢性疼痛方面，丁丙诺啡可能具有一定的安全优势，因其产生的生理依赖及阿片导致的痛觉过敏少于其他阿片类药物，且与其他长效阿片类药物相比更少引起呼吸抑制。但丁丙诺啡与其他苯二氮䓬类药物、乙醇或其他呼吸抑制药联用时，也可引起严重呼吸抑制。

氯胺酮：是一种 N-甲基-D-天冬氨酸（N-methyl-D-aspartate，NMDA）拮抗药。急诊科室常使用氯胺酮进行急性镇痛（烧伤、骨折和其他创伤、术后疼痛），但近年来人们更常通过静脉输注氯胺酮来治疗 CRPS、神经病理性疼痛和其他顽固性慢性疼痛状态。氯胺酮不仅具有镇痛作用，还可用于难治性单相抑郁和自杀意念。因此，在接受氯胺酮治疗的慢性疼痛患者中，心境改善可能是疼痛评分改善的重要影响因素。

（3）糖皮质激素：糖皮质激素的药理作用广泛，具有抗炎、免疫抑制、抗毒素、抗休克作用，对代谢、中枢神经系统、血液和造血系统等可产生影响，在疼痛治疗中主要是利用其抗炎和免疫抑制作用。糖皮质激素种类较多，可分为包括氢化可的松、可的松在内的短效激素；包括泼尼松、泼尼松龙、甲泼尼龙、曲安西龙等在内的中效激素；包括地塞米松、倍他米松等在内的长效激素。目前糖皮质激素主要用于治疗炎症及创伤后疼痛、肌肉韧带劳损、神经根病变引起的疼痛、软组织或骨关节无菌性炎性疼痛、风湿性疼痛、癌痛及复杂区域疼痛综合征等慢性疼痛相关症状。除全身给药外，糖皮质激素给药途径还包括关节腔内、关节周围给药，以及肌腱和韧带周围给药、肌肉痛点给药、硬膜外腔给药及皮肤损害部位注射等。治疗慢性疼痛所用的糖皮质激素多为中、长效制剂，分为溶液型针剂（如地塞米松磷酸钠、倍他米松磷酸钠）、冻干粉针剂（如氢化可的松琥珀酸钠、甲泼尼龙琥珀酸钠）、悬液型针剂（如曲安奈德、复方倍他米松，局部刺激性较大，严禁静脉注射）及乳糜型针剂（如地塞米松棕榈酸酯注射液）。应注意患者没有局部或全身使用糖皮质激素的禁忌证，合理选择适应证、药物剂型、药物剂量和给药方法是使用糖皮质激素安全、有效的关键。

（4）局部麻醉药：局部麻醉药是一种能暂时、完全和可逆地阻断神经传导功能的药物，它在慢性疼痛治疗中的应用相当广泛。局麻药的化学结构一般分为三部分：亲脂性的芳香环、中间链接部分和亲水性的氨基，依据中间链接为酯键或酰胺键，可将局麻药分为酯类或酰胺类。酯类局麻药主要有普鲁卡因、氯普鲁卡因、丁卡因、可卡因等；酰胺类局麻药主要有利多卡因、罗哌卡因、布比卡因、依替卡因、丙胺卡因、罗哌卡因等。临床上依据局麻药作用时间长短可将其分为：短效局麻药（普鲁卡因和氯普鲁卡因）、中效局麻药（利多卡因、甲哌卡因）、长效局麻药（布比卡因、左旋布比卡因、丁卡因、罗哌卡因和依替卡因）。

利多卡因：是一种酰胺类局部麻醉药，其药理特点是穿透力强、弥散性好、起效快，局部注射后 3～5min 起效，作用时间为 45～60min。利多卡因用于治疗疼痛性疾病时，可用于局部注射，也可通过椎管内给药。静脉输注利多卡因也可用于围术期疼痛的多学科镇痛，并已用于慢性神经病理性疼痛。在门诊治疗中，持续 30～60min 输注 3～5mg/kg 的利多卡因可以在短期内缓解神经病理性疼痛，并且对部分患者有持续镇痛效果。需要注意的是，注入过快或剂量过大时，患者可出现头晕、眼花、耳鸣、寒战，甚至发生局麻药中毒反应。局部利多卡因贴剂或贴膏被认为是神经病理性疼痛的有效治疗药物，有研究表明它可能对带状疱疹后遗神经痛及糖尿病周围神经病变有治疗效果，一片 5% 利多卡因贴剂含有 700mg 利多卡因，24h 内一次最多可以使用 3 块贴剂，最长使用 12h，再次用药需间隔至少 12h。需要注意的是，局部利多卡因慎用于肝、肾或心功能严重障碍患者。

（5）骨骼肌松弛药：慢性疼痛治疗中，常使用中枢性肌肉松弛药物，其作用于中枢神经系统和血管平滑肌，可缓和骨骼肌紧张并作用于 γ 运动神经元，减轻肌腱的灵敏度，从而缓解骨骼肌的紧张，并且通过扩张血管而显示改善血液的作用，从多方面缓解肌肉疼痛。

乙哌立松：在慢性疼痛治疗中主要用于改善肌紧张-肌痛状态。可能出现的不良反应包括皮疹、瘙痒、失眠、头痛、困倦、身体僵硬、四肢麻木、知觉减退、四肢发颤、恶心、呕吐、食欲缺乏、胃部不适、口干、便秘、腹泻、腹痛、腹胀、尿失禁、尿不尽感、四肢无力、站立不稳、全身倦怠，偶有头晕、肌紧张减退等。严重肝肾功能障碍、伴有休克者及哺乳期妇女禁用。

氯唑沙宗：主要作用于脊髓和大脑皮质下区域而产生肌肉松弛效果。口服后 1h 内起效，持续 3～4h。适用于各种急慢性软组织（肌肉、韧带、筋膜）扭伤、挫伤、运动后肌肉酸痛、肌肉劳损所致的疼痛、由中枢神经病变引起的肌肉痉挛及慢性筋膜炎等。

替扎尼定：中枢骨骼肌松弛药，为中枢性 α_2 肾上腺素受体激动药，通过增强运动神经元的突触前抑制作用而降低强直性痉挛状态。适用于肩颈、腰背等部位局部疼痛性肌肉痉挛，或因脑血管意外、中枢系统损伤或病变造成的中枢性肌强直。替扎尼定不应与氟伏沙明或环丙沙星同时使用。

三、慢性疼痛的非药物治疗

本节主要介绍慢性疼痛的注射治疗、介入治疗及康复治疗、心理治疗等其他治疗。现代慢性疼痛的非药物治疗通常借助仪器完成，如超声、X 线、CT、物理治疗仪器等。

（一）注射治疗

在诊断明确的前提下，将合理配伍的治疗药物注射到病变部位或相关部位，达到治疗效果。同时应注意避免注射并发症的发生，如穿刺损伤、局麻药中毒等。注射治疗的基本原理包括抗炎、阻断躯体痛和内脏血管性疼痛的神经传导通路、阻断疼痛的恶性循环、阻断交感神经，使支配区的血管扩张、血流增加、水肿减轻，同时缓解交感紧张状态。

1. 痛点注射 痛点注射治疗是将药液直接注射到肌腱 / 韧带 / 筋膜周围，是慢性疼痛治疗中最早采用的治疗手段，效果确切、适用范围广、风险低，可用于治疗肌筋膜源性的急、慢性疼痛。

2. 神经 / 神经节 / 神经丛周围注射 即在外周神经 / 神经节 / 神经丛周围注射局部麻醉药或糖皮质激素等药物，使其支配的区域产生抗炎、镇痛作用。操作时必须熟悉局部解剖，了解穿刺针所要经过的组织，以及附近的血管、脏器等，应尽量采用影像学引导，防止严重并发症。常涉及的外周神经包括眶上神经、眶下神经、额神经、上颌神经、下颌神经、枕大 / 枕小神经、舌咽神经、耳颞神经、面神经、颈神经根、肋间神经、肩胛上神经、坐骨神经、膈神经、股神经、股外侧皮神经、闭孔神经、隐神经、胫 / 腓神经等；常涉及的神经节包括半月神经节、星状神经节、胸 / 腰交感神经等；常涉及的神经丛包括颈丛、腹腔神经丛、骶丛等。

3. 关节腔内注射 将局部麻醉药、糖皮质激素、玻璃酸钠注射液等治疗药物注入关节腔进行治疗的方法叫作关节腔内注射，通常可在 B 超、X 线、CT 下引导进行。理论上人体的各个关节腔均可以进行注射治疗，临床上最常见的部位为膝关节、肩关节、腰椎小关节、颞下颌关节、骶髂关节、髋关节等。

4. 椎管内注射　包括硬膜外腔注射以及蛛网膜下腔注射。明确与临床疼痛治疗相关的脊神经分布可以确定椎管内注射的穿刺点和治疗范围，并可对慢性疼痛的治疗起到鉴别诊断和诊断性治疗。进行椎管内注射时，应严格把握适应证、并发症及其防治工作，严格遵守穿刺步骤及无菌原则，操作轻柔，避免损伤及出血。治疗过程中应密切观察患者的镇痛效果及生命体征，发现问题应及时进行处理。

（二）介入治疗

慢性疼痛的介入治疗以往是在 X 线、CT 引导的基础上，近几年逐步开展了超声、MRI 引导下的微创介入治疗新技术，已成为现代疼痛医学领域中最具活力并拥有巨大发展前景的学科技术。常用的介入治疗手段包括射频治疗、神经调控治疗、脊柱内镜治疗、鞘内连续输注系统植入、等离子治疗、臭氧治疗、激光治疗、胶原酶化学溶解治疗等。

1. 脊髓电刺激植入　脊髓电刺激来源于门控理论假设，即通过调控有害刺激的传入而发挥作用。脊髓电刺激可以有效消除持续性、激发性疼痛。适应证包括交感神经功能失调、周围血管病引起的顽固性疼痛；范围较大的肩背痛、腰背痛、周围神经痛；残肢痛、幻肢痛和脊髓损伤后疼痛；臂丛神经损伤后疼痛、腰丛神经损伤后疼痛；复杂性区域疼痛综合征；带状疱疹后神经痛等。

脊髓电刺激手术操作通常在局麻下进行，经皮穿刺植入刺激电极，在 X 线透视监测下将电极置于疼痛相应脊椎节段的椎管内硬脊膜外，随后进行脊髓电刺激试验，根据电刺激产生的异常感觉范围调整位置，使异常感觉的范围覆盖或适当超过躯体疼痛的范围。随后，将刺激脉冲发生器埋入附近的皮下组织，并与刺激电极的导线确切连接，最后调试刺激脉冲发生器，根据电刺激效果确定刺激参数，进行长期治疗。

2. 鞘内连续输注系统植入术　鞘内连续输注系统（intrathecal drug delivery systems，IDDS）是指将指定的留置导管植入蛛网膜下腔，从而起到中枢直接给药、迅速镇痛、减少药物不良反应、改善生活质量等目的。对于有经济条件、预计生存期大于 3 个月、各种其他方法都无法缓解的顽固性疼痛患者来说，IDDS 是一个可选择的、有效的镇痛方案。

目前适用于 IDDS 的疾病主要包括两大类：癌痛及非癌痛。世界卫生组织（WHO）确立的三阶梯镇痛原则是被广泛接受的癌痛指南，有证据表明，阶梯镇痛的应用，有 75%～90% 的患者得到了充分的镇痛，但其余顽固性疼痛患者需要 IDDS。IDDS 可使顽固性癌痛得到显著缓解，并可以有效减少阿片类药物产生的不良反应，如便秘、头晕等。非癌痛主要包括神经疾病、神经性与伤害感受器混合性疼痛、带状疱疹后遗神经痛、复杂性区域疼痛综合征等，这些慢性顽固性疼痛通常可在应用 IDDS 后得到有效缓解。

鞘内连续输注系统植入术通常在局部麻醉或者全身麻醉下完成。在植入前，应进行鞘内或硬膜外测试，确定患者对药物的反应性。随后对泵进行准备及检查。植入术前，患者侧卧在可透视的手术床上，定位穿刺间隙，消毒、铺巾后进行蛛网膜下腔穿刺，在 X 线引导下，将导管沿头侧方向放置到理想位置，拔除导丝，并将导管固定于棘上韧带，于患者下腹部准备泵荷包口，用皮下隧道器将导管沿皮下走行与泵连接，泵植入后开始治疗，计算泵管与导管内容量，设置参数。

鞘内连续输注系统植入术常见的并发症包括感染、导管移位 / 打结、药物相关并发症、操作相关并发症等。

3. 脊柱内镜技术　脊柱内镜技术是指在 X 线引导下，利用穿刺扩张工具，由皮肤到达脊柱病变部位，建立通道，以水为媒介，通过内镜系统将内部病变放大后显示于屏幕，医师通过屏幕观察病变部位，应用器械经工作通道摘除突出的椎间盘或扩大的狭窄的椎管，以达到缓解腰腿疼痛等症状的技术。

脊柱内镜适用于所有类型的经保守治疗无效的腰椎间盘突出症、腰椎管狭窄、椎间隙感染、椎体结核等。优势主要在于以下几个方面：适应证广泛，创伤小；可在局部麻醉下操作；不破坏韧带、骨性结构；并发症少，恢复快；感染概率低、避免了早期融合相邻节段加速退变的远期问题等。

（三）其他治疗

慢性顽固性疼痛常需要采用综合治疗的手段，包括结合物理治疗、心理治疗、中医治疗、外科治疗等常用治疗方法。

1. 物理治疗　应用电、光、声、磁、水、温热、冷等物理能源治疗人体疾病，是疼痛治疗的基本方法之一。物理疗法包括物理因子治疗和运动治疗，物理疗法通常指利用人工物理因子的疗法，物理因子治疗又称运动疗法或者医疗体育，也可简称为"体疗"。物理疗法的作用机制主要是利用物理因子对机体的刺激作用，直接作用于病变部位或通过神经和体液的调节作用促进血液循环、降低神经兴奋性、改善组织代谢，缓解肌肉痉挛，起到祛除病因、抗炎、镇痛、消肿和恢复功能等作用。

2. 心理治疗　是运用心理学的原则和方法，通过语言、表情、姿势、行为、周围环境等来影响和改变患者的认识、情绪及行为，从而改善其心理状态，端正对疾病的认识，解除顾虑、增强战胜疾病的信心，缓解患者现有的疼痛症状。

3. 中医治疗　包括中医中药治疗及针灸治疗，是慢性疼痛治疗的重要手段之一。针灸治疗包括针刺和艾灸两种方法，其在我国用于治疗慢性疼痛已有 3000 多年的历史。

4. 外科治疗　外科治疗对于一些顽固性慢性疼痛具有一定治疗意义与价值。目前常应用于临床的外科治疗手段包括三叉神经微血管减压术、颅内刺激、腹腔镜腹膜后三神经（髂腹下神经、髂腹股沟神经、生殖股神经）切除术等。

第三节　术后慢性疼痛的预防和治疗

术后疼痛是术后即刻发生的急性疼痛，通常持续不超过 7d，其性质为急性伤害性疼痛，也是临床最常见和最需紧急处理的急性疼痛。术后疼痛如果不能在初始状态下充分被控制，则可能发展为术后慢性疼痛（chronic post-surgical pain，CPSP），其性质也可能转变为神经病理性疼痛或混合性疼痛。研究表明，小至腹股沟疝修补术，大到体外循环等大手术，都可能发生 CPSP，其发生率高达 2%～56%，持续疼痛达半年甚至数十年。CPSP 形成的易发因素包括术前有长于 1 个月的中到重度疼痛、精神易激、抑郁和多次手术史；术中或术后损伤神经；放疗、化疗等。其中最突出的因素是术后疼痛控制不佳和精神抑郁。

CPSP 的治疗原则为早期实施防治。应根据 CPSP 的危险因素筛选出高危人群，完善术前评估，制订合理的围术期疼痛管理方案，早期给予心理、药物等方面的干预。通过完善术前访视、识别高危人群、合理选择镇痛药物与方法、应用多模式镇痛、改善手术方案等，在围术期做好 CPSP 的防治工作，以改善患者预后，减轻患者痛苦及社会负担。

CPSP 的治疗手段包括以氯胺酮、NSAID、抗惊厥药等为代表的一线药物治疗，以及以认知行为治疗、神经功能调节治疗、神经创伤修复治疗、心理治疗、干细胞神经修复和基因治疗、物理康复治疗等为代表的非药物镇痛治疗手段。

现阶段 CPSP 尚未得到广泛认识。急性疼痛转化为慢性疼痛非常迅速，积极控制术后急性疼痛可改善患者的预后及生活质量。应鼓励术后早期疼痛控制良好的患者积极参加术后的康复训练，加速术后恢复；同时医护人员应向患者及家属宣传介绍有关术后疼痛的知识，与相关科室保持联系与积极地合作。

（申　乐　陈　思）

思 考 题

1. 疼痛的分类方法有哪些？
2. 抗抑郁药物用于慢性疼痛治疗的不良反应及使用原则是什么？

知 识 拓 展

　　疼痛学是诊断和治疗慢性疼痛的研究。早在 20 世纪 30 年代国际上就成立了疼痛专科门诊，解决了大量的临床疼痛问题，为日后疼痛学的发展奠定了良好的基础。1973 年，国际上从事疼痛学的先驱们联合多学科创立了"国际疼痛研究会（IASP）"，以共同攻克慢性疼痛。1989 年，在韩济生教授倡导下，成立了 IASP 中国分会（CASP）。进入 21 世纪以来，以疼痛微创介入治疗为标志的大量国际先进技术的引进，使我国疼痛诊疗得到了空前的发展。由于韩济生院士长期从事针刺镇痛机制研究所取得的举世瞩目的成就，使得我国在世界疼痛研究领域具有较大的影响力。近 20 年来，在韩济生院士的带领下，CASP 在规范疼痛科诊疗技术、培养专业人才及学科建设和发展方面，做出了突出贡献。2007 年 7 月 16 日，确定在《医疗机构诊疗科目名录》中增加一级诊疗科目"疼痛科"，代码"027"。据此，将在我国二级以上医院开展"疼痛科"诊疗业务，从关心广大疼痛患者的人权上来说，中国已经明显走在世界前列。

推 荐 阅 读

韩济生 . 2012. 疼痛学 [M]. 北京 : 北京大学医学出版社 .

王保国 . 2020. 疼痛科诊疗常规 [M]. 北京 : 中国医药科技出版社 .

中华医学会麻醉学分会 . 2017. 成人手术后疼痛处理专家共识 [J]. 临床麻醉学杂志 , 33(9): 911-917.

第六部分　危重症医学

第五十八章　心肺脑复苏

复苏的原意是指为了挽救生命而采取的所有医疗措施。例如以人工呼吸代替自主呼吸以建立肺通气功能、以心脏按压代替自主心搏以形成短暂的血液循环以及促进心脏恢复自主搏动等，都是典型的复苏措施。然而如何判断构成威胁生命安全的原因，却难以界定。窒息、呼吸停止、心搏骤停等显然是威胁生命的病情，但其他如中毒、脱水、失血等虽然也是危重病情，未必都已达成威胁生命安全的程度，对这些病情所采取的治疗措施也统称为复苏。本章中主要讨论心肺复苏（cardiopulmonary resuscitation，CPR），即针对心搏骤停所采取的紧急医疗措施。

第一节　概　　述

一、定　　义

心搏骤停（sudden cardiac arrest）是指心脏因急性原因突然丧失其有效的排血功能而导致循环和呼吸功能停止，全身血液循环停滞，组织缺血、缺氧的临床死亡状态。心搏骤停可引起全身细胞严重缺血、缺氧，脑组织缺氧可引起意识消失和呼吸停止。

心搏骤停是一个复杂的动态过程。心搏骤停后全身动脉血继续流动直到主动脉和右心压力差达到平衡。同样，心搏骤停后肺内血流直到肺动脉和左心压力达到平衡才停止。此时，动静脉压力梯度消失，左心充盈下降，右心过度充盈，静脉容量血管逐渐膨胀。当动脉压力和静脉压力达到平衡时（大约在心搏骤停后5min），冠状动脉血流和脑血流停止。一般认为，心搏骤停5～10s即可出现眩晕或晕厥，超过15s可出现晕厥和抽搐，超过20s可出现昏迷；若心搏骤停超过5min可造成大脑功能不可逆地丧失甚至死亡，即使复跳往往也会遗留不同程度的后遗症。因此，心搏骤停是临床上最危重的急症，必须争分夺秒积极抢救。

二、心搏骤停的类型

心搏骤停时心脏功能状态可表现为3种形式。

1. 心室颤动（ventricular fibrillation，VF）　最常见，占65%～80%，表现为QRS波消失，代之以规则或不规则的心室扑动或颤动波；无脉性室性心动过速（pulseless ventricular tachycardia，VT）：ECG表现为比较有规律的、心室心肌的快速心电活动，但心脏无排血功能，不能驱动血液流动，摸不到动脉的搏动。

2. 无脉性电活动（pulseless electric activity，PEA）　包括心肌电-机械分离（electro-mechanical dissociation，EMD）、室性自搏心律、室性逸搏心律等。心肌存在比较规律的心电活动，但不产生有效的心室机械性收缩。

3. 心脏停止（asystole）　实际上是指心室肌没有能测到的心电活动，处于完全静止状态，并丧失收缩/舒张功能，而心房或可有电活动，因此ECG表现为平线或偶见P波。

三、心搏骤停的病因

在成人中，心搏骤停最常见的原因为心肌梗死时并发心室颤动；对于儿童，则主要为各种原因引起的低氧，如溺水。但无论出自何种原因，均由于直接或间接地引起心肌收缩力减弱、冠状动脉灌注量减少、血流动力学剧烈改变或心律失常等而致心搏骤停。

1. 心肌收缩力减弱　心肌病变、机体内环境的异常变化或过度使用抑制心肌收缩力的药物是导致心肌收缩力减弱的主要原因，例如心脏本身创伤、心肌炎或大面积心肌梗死等均可引起心肌收缩力明显减退、心室颤动或心搏骤停。另一常见原因是急性气道梗阻引起的窒息和严重缺氧。

2. 冠状动脉血流量减少　冠状动脉硬化、痉挛、栓塞和任何原因引起的严重低血压，均可使冠状动脉血流量减少而致心肌急性缺血，引起心肌的传导和收缩功能受损而致心搏骤停。

3. 血流动力学剧烈变化　大量失血、严重低血容量性休克、椎管内阻滞平面过广、血管扩张药使用过量和全身麻醉深度过深等因素均可导致回心血量锐减、心排血量和血压骤降而致心搏骤停。心脏压塞及心瓣膜疾病，以及骤然变动体位也可诱发血流动力学急剧改变导致心搏骤停。此外，神经源性或神经血管性休克（例如脑血管意外）、原发性肺动脉高压、肺动脉栓塞等，也是导致心搏骤停的常见原因。

4. 心律失常　引起心律失常的常见原因有：①冠心病、心肌炎、心瓣膜病和各种心肌急性缺血缺氧；②电休克、心导管操作和心脏造影可直接刺激心内膜引起心室颤动或心搏骤停；③各种增加心肌应激性的药物，如肾上腺素与氟烷等麻醉药同时使用，易诱发心律失常，甚至心搏骤停；④严重电解质紊乱，特别是短时间内造成血钾过高或过低；⑤麻醉和手术过程中常发生的迷走神经反射，例如牵拉胆囊、刺激肺门和气管隆嵴时，都可引起心动过缓，甚至心搏骤停。

四、诊　　断

对心搏骤停的诊断和早期识别十分重要。强调早期快速识别和诊断至关重要，千万不能延误治疗。心搏骤停的临床表现为触及不到大动脉搏动、心音消失；继之意识丧失，呼吸停止，瞳孔散大，若不及时抢救可引起死亡。对于心搏骤停的诊断包括循环、呼吸、咳嗽、活动及对呼吸急救的反应。在各种检查中应以循环征象检查为主，有利于对心搏骤停作出迅速和准确的判断。对心搏骤停的诊断应该在10s内完成。切忌对患者进行反复的血压测量和心音听诊，或因等待心电图结果而延误抢救时机。在围术期，由于麻醉药物和肌松药的使用，呼吸停止和意识消失已非心搏骤停的指标，此时应以大动脉搏动消失和伤口停止渗血来诊断。

第二节　基础生命支持

近30年来，人们逐渐认识到复苏时不仅要考虑心、肺功能的恢复，更要考虑到脑功能的恢复，因为只有脑功能的最终恢复才能称为完全复苏，故现在把逆转临床死亡的全过程称为心肺脑复苏（cardiopulmonary cerebral resuscitation，CPCR）。CPCR包括基础生命支持（basic life support，BLS）；高级生命支持（advanced life support，ALS）和复苏后治疗（post-cardiac arrest care，PCAC）。

BLS又称现场急救或初期复苏处理，是指专业或非专业人员进行徒手抢救，是心搏骤停后挽救生命的基础，包括医师对紧急情况的早期识别、激活急救反应系统，以及尽早处理突发心搏骤停、心脏病发作、休克和气道异物梗阻等情况。BLS中对气道、呼吸和循环的评估是无须借助仪器的。BLS包括立即识别心搏骤停和启动紧急医疗服务系统、尽早实施高质量的CPR、尽早进行电除颤。

一、立即识别心搏骤停和启动紧急医疗服务系统

心搏骤停的识别并非总是很直观，尤其对于非专业人员，如果发现一个成年无反应患者或目击一个成年人突然神志不清，在确定周边环境安全后，施救者要立即拍打双肩并呼叫患者，以判断患者的反应。一旦发现患者无反应，就应马上（或叫他人）致电急救中心，启动紧急医疗服务

系统。调度员应指导非专业施救者检查呼吸，如果有需要，还应指导施行 CPR，非专业施救者无须检查是否有脉搏，发现无反应及无呼吸或仅有喘息，就应该立即判断为发生心搏骤停。在启动紧急医疗服务系统后，所有的施救者都应立即对患者施行 CPR。

二、尽早实施高质量的 CPR

在心搏骤停的最初几分钟内，胸外按压比人工呼吸更重要（窒息和溺水除外）。连续有效的胸外按压在复苏早期是最重要、最优先的措施。2010 年 AHA 复苏指南已将成人 CPR 的顺序由 A（呼吸道通畅）—B（人工呼吸）—C（胸外按压）改为 C—A—B，建议非专业人员在现场复苏时，先进行单纯胸外按压。

（一）循环支持

心脏按压是间接或直接施压于心脏，使心脏维持充盈和搏出功能，并能诱发心脏自律搏动恢复的措施。正确有效的心脏按压，一般都能保持心排血量和动脉血压基本满足机体低水平的要求，起到人工循环的作用。在胸壁外施压对心脏间接按压的方法，称为胸外心脏按压；切开胸壁直接挤压心脏，称为胸内心脏按压。

1. 胸外心脏按压（external chest compression，ECC）

（1）机制：传统观念认为，在 ECC 期间，按压使胸骨下陷，心脏在胸骨和脊柱之间被挤压，左、右心室压力增高，引起二尖瓣和三尖瓣关闭，主动脉瓣和肺动脉瓣开放，将血液分别驱入主动脉和肺动脉，如同正常心搏的收缩期形成体循环和肺循环；当按压松开，胸廓凭弹性恢复，使左、右心室再充盈，相当于正常心搏的舒张期。此过程随着胸外按压而形成人工循环以供应心、脑及其他脏器的血流，称为 ECC 的心泵机制。另一种观点认为，在胸外按压期间，胸腔所致的胸膜腔内压的改变是驱动血液流动的主要原因。在胸外心脏按压时胸膜腔内压力明显升高，此压力可传递到胸内的心脏和大血管，再传递到胸腔以外的血管，驱使血液向前流动，肺内的血量是被动地挤至左心，经主动脉到体循环；当按压解除时，胸膜腔内压下降并低于大气压，静脉血又回流到心脏，称为胸泵机制。在不同的临床情况下，心泵机制和胸泵机制虽有所不同，但二者并不相互排斥，只要正确操作，即能建立暂时的人工循环。

胸外心脏按压操作易于掌握，无需特殊条件，随时随地皆能进行。因此，在现场的非专业人员可立即开始复苏，能争取极其宝贵的时间，为以后的复苏奠定良好的基础。具体操作步骤如下。

1）患者去枕仰卧于硬板或平地上，头部与心脏处于同一平面，两下肢抬高 15°，以利于静脉回流和增加心排血量。

2）施救者跪于患者一侧，以一手掌根部置于胸骨的下半部，即双乳头之间，手掌与患者胸骨纵轴平行以免直接按压肋骨；另一手掌交叉重叠在该手背上。

3）施救者两肘关节绷直，借助双臂和躯体重量向脊柱方向垂直下压（图 58-1）。每次下压使胸骨下段及其相连的肋骨至少下陷 5cm，但不大于 6cm，随后立即放松胸骨，便于心脏舒张。手掌可与患者胸壁保持接触，但应避免在按压间隙倚靠在患者胸上，以便每次按压后使胸廓充分回弹，在胸骨充分回弹后再次下压，弹回与按压的时间大致相同，如此反复进行。对于小儿，施救者可将双手或一只手放在胸骨的下半部。由于婴儿体积小，只有一名施救者时，将 2 根手指放在婴儿胸部中央，乳头连线正下方；两名以上施救者时，可将双手拇指环绕放在婴儿胸部中央，乳头连线正下方（图 58-2）。施救者提供胸部按压的深度应至少为儿童患者（婴儿至青春期开始的儿童）胸部前后径的 1/3，大约相当于婴儿 4cm，儿童 5cm。

4）胸外心脏按压的频率成人或儿童均为 100～120 次 / 分。施救者应该做到尽可能减少胸外心脏按压中断的次数和时间。单人施行 CPR 时，婴儿、儿童和成人均连续胸部按压 30 次后，再给予连续 2 次人工呼吸（30：2）。双人施行 CPR 时，成人按压通气比仍为 30：2，婴儿和儿童按压通气比为 15：2。已建立高级气道的每 6 秒给予 1 次呼吸（10 次 / 分）。施救者应持续实施心肺复苏，直到自动体外除颤器或有参加训练的施救者赶到。

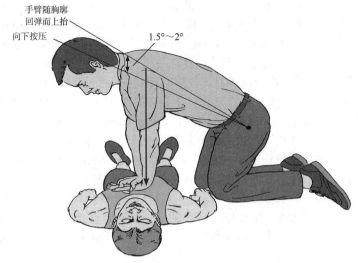

图 58-1　成人心肺复苏实施胸外按压示意图

施救者跪于患者一侧，以一手掌根部置于胸骨的下半部，即双乳头之间，手掌与患者胸骨纵轴平行以免直接按压肋骨；另一手掌交叉重叠在该手背上。施救者两肘关节绷直，借助双臂和躯体重量向脊柱方向垂直下压

5）每 2～3 分钟或 5 组 CPR 循环（5 组 30∶2 循环）后对患者作一次判断，触摸颈总动脉搏动和观察有无自主呼吸动作出现（不超过 10s）。若心搏和呼吸已恢复，则应在严密观察下进行后续处理，否则继续进行 CPR。

临床上心脏按压有效的标志是大动脉处可触及搏动；发绀消失、皮肤转为红润；测得血压；散大的瞳孔开始缩小，甚至出现自主呼吸，说明脑血流灌注已经重建。

（2）胸外心脏按压的禁忌证：重度二尖瓣狭窄和心脏瓣膜置换术后、心脏压塞、严重张力性气胸、胸廓或脊柱严重畸形、晚期妊娠或有大量腹水者。

2. 开胸心脏按压（open chest cardiac compression，OCCC）　在 20 世纪中叶即已施行开胸心脏压术，但在胸外心脏按压获得成功以后逐渐退居为第二措施。开胸心脏按压所产生的心、脑血流灌注明显高于胸外心脏按压，在心搏骤停后 5min

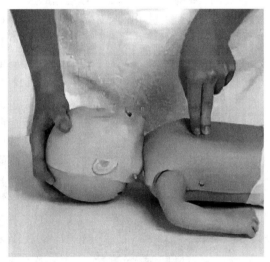

图 58-2　小儿心肺复苏单人施救示意图

对于小儿，施救者可将一只手放在胸骨的下半部。由于婴儿体积小，只有一名施救者时，将 2 根手指放在婴儿胸部中央，乳头连线正下方

内开始开胸心脏按压可明显提高心脏自主复跳率。因此，现在开胸心脏按压在临床上又重新受到重视，并被推荐为医学教育的必修内容和医务人员必须熟练掌握的基本功。

适应证：开胸手术患者发生心搏骤停；有胸外心脏按压禁忌证的患者；经常规胸外按压无效，且胸内心脏按压条件已准备就绪者；多次体外除颤失败；可疑心脏压塞者。

开胸心脏按压术效果确切，心、脑血流灌注流量明显高于胸外心脏按压，但因胸外心脏按压无需特殊设备即可进行，在争取复苏时间方面十分重要，所以心肺复苏时仍以胸外心脏按压为首选；如果数分钟后心脏仍不复跳，应创造条件，尽快改为开胸心脏按压，以保证复苏效果。作为医务人员，两种心脏按压均应熟练掌握。

3. 其他循环支持方法

（1）体外心肺复苏（extracorporeal cardiopulmonary resuscitation，ECPR）：体外心肺复苏是指在对心搏骤停患者进行复苏时，启动体外循环和氧合。体外膜氧合（extracorporeal membrane oxygenation，ECMO）是体外循环技术临床应用的延伸。由于没有关于 ECPR 的临床试验，且目前已发表的系列研究有严格的纳入和排除标准，尽管这些纳入标准之间差别很大，但多数都仅包括年龄在 18～75 岁、发生了心源性心搏骤停且并发症较少、在接受了超过 10min 的传统心肺复苏后仍未恢复自主循环的患者。故医护人员在选择潜在 ECPR 患者时，应该考虑这些纳入标准。

（2）插入式腹部加压法（interposed abdominal counterpulsation，IAC）：插入式腹部加压法是指在胸外心脏按压期间，在按压松弛相由另外一名急救者按压患者腹部。按压部位为剑突与脐中点的腹中线处，按压的力量应保持腹主动脉和腔静脉压力在 100mmHg 左右，使之产生与正常心搏时相似的主动脉搏动。鉴于插入性腹部加压复苏方法是无创伤性，且能改善血流动力学，在院内复苏中已受到重视。但对于腹主动脉瘤患者、孕妇以及近期腹部手术的患者，仍限制该方法的应用。

（3）机械（活塞）心肺复苏：是指以一种心肺复苏机械装置替代人工胸外心脏按压的方法。目前暂无证据支持机械活塞装置进行胸外按压比人工胸外按压更有优势。人工胸外按压仍然是治疗心搏骤停的救治标准。

（4）胸外主动按压减压（active compression decompression，ACD）：胸外主动按压减压是通过吸引接头、风箱和风箱内按压装置完成胸外按压和主动减压的方法，其具有稳定血流动力学、维持较高的收缩期动脉压和 $P_{ET}CO_2$ 的益处。尽管很多研究都为 ACD-CPR 比 CPR 更能改善血流动力学（或通气）提供了临床支持，但仍缺少 ACD-CPR 改善患者结局的证据。

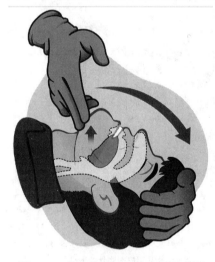

图 58-3　仰头抬颏法开放气道示意图

此法是解除舌后坠效果最佳且安全、简单易学，适用于无头、颈外伤的患者。施救者一手置于患者前额，向后加压使头后仰；另一手的第二、三指置于患者颏部的下颌角处，将下颏上台，但应避免压迫颈前部及颏下软组织，且抬高程度以患者唇齿未完全闭合为限

（二）呼吸道通畅

如果患者神志消失，施救者需立即确认患者呼吸是否足够有效。评估呼吸状态时，应将患者置于仰卧位并保持呼吸道通畅。心搏骤停患者发生呼吸道梗阻最常见的原因是舌后坠。保持呼吸道通畅是施行人工呼吸的首要条件，清洁呼吸道的目的是排出呼吸道内异物或口腔内的分泌物、血液、呕吐物。仰头抬颏法和颌前推法可有效缓解舌后坠导致的气道梗阻。仰头抬颏法解除舌后坠效果最佳且安全、简单易学，适用于无头、颈外伤的患者。施救者一手置于患者前额，向后加压使头后仰；另一手的第二、三指置于患者颏部的下颌角处，将颏上抬，但应避免压迫颈前部及颏下软组织，且抬高程度以患者唇齿未完全闭合为限（图 58-3）。

在应用上述手法的基础上，最好使用吸引器给予吸除，如现场无此设备，则可将头部后仰并转向一侧，以利于分泌物离开喉口或流出口外。对于口内浅部的固体异物，可用示指抠出，口腔深部甚至声门附近的气管内异物，可先试冲击患者的中、下胸部，继之以捶背、头转向一侧及用手指抠出。

（三）人工呼吸

通气对心搏骤停患者恢复自主循环和器官保护至关重要，通气措施的选择应根据临床情况。通常，头部后仰抬下颏的为气道控制的第一步。医护人员可以每 3～5 秒进行 1 次人工呼吸（12～20 次 / 分），同时进行持续胸部按压。

1. 口对口（鼻）人工呼吸　口对口（鼻）人工呼吸是最为简单有效的方法，是指不采用任何通气设备进行的人工呼吸，适用于院前和院内未进行气管插管的患者，患者胸廓起伏是人工呼吸有效的标志。

2. 人工呼吸操作步骤 ①开放气道：清理口、咽、鼻分泌物、异物或呕吐物。非创伤的患者，可将患者头部后仰，一手按住前额，另一手托颈部；倘若患者口唇闭合，下颌松弛，可将托颈的手改托下颌使口轻度张开并保持上呼吸道畅通。②轻吸气后，以口唇包紧患者的口、鼻部位，将呼出气吹入，一般持续 1～2s。③口对口吹气潮气量不宜过大，因为容易导致胃扩张，主张 10ml/kg 即可。能观察到患者胸廓抬高证明吹气有效，即可停止吹气，放松口鼻，任胸廓自然回缩呼气。④待患者呼气完毕，即可按上述要求重复人工呼吸。

3. 简易人工呼吸器 各种简易呼吸器中，以面罩-呼吸囊人工呼吸器的结构最简单，使用方便，复苏效果也好，已广泛应用。可直接面罩通气，也可与人工气道相连接进行人工呼吸。简易人工呼吸器是高级生命支持阶段常用的、不可缺少的设备。

4. 机械通气 机械通气主要用于高级生命支持和复苏后治疗，适用于医院内、ICU 或手术室等固定医疗场所使用，可改善患者的通气功能和氧合功能，纠正高碳酸血症和低氧血症，是复苏后治疗中的一项重要措施。机械通气时应注意正压通气对循环功能的影响。呼吸机潮气量的设置不宜过高，呼吸频率不宜过快，一般潮气量不超过 8ml/kg，频率以 8～10 次/分为宜，避免过度通气。机械通气期间应监测通气量、$P_{ET}CO_2$ 分压和气道压，以避免气道压过高和过度通气。

三、尽早进行电除颤

在心搏骤停中，心室颤动（室颤）的发生率最高。Holter 监测结果表明，在医院外发生心搏骤停者，85% 以上的患者开始都有室性心动过速，很快转为室颤，而电除颤是目前治疗室颤和无脉速的最有效方法。对于室颤，如果除颤延迟，除颤的成功率明显降低，室颤后 4min 内、CPR 8min 内除颤可使其预后明显改善。发生室颤后数分钟内即可发展为心脏静止，复苏也更加困难。因此，施行电除颤的速度是复苏成功的关键，应尽快施行电除颤。尽早启动紧急医疗服务的目的之一，也是为了尽早得到自动除颤器（automated external defibrillator, AED），以便及时施行电除颤。如果在事发区域内可以取到 AED，应派在场者迅速取来。

如果发病超过 5min，则应先进行 2min CPR 后再除颤。根据心电图波形的振幅和频率高低，室颤分为粗颤和细颤。严重心肌缺血可减弱心肌的电活动，降低振幅和频率，即为细颤。如不能将细颤转变为粗颤，除颤效果及预后不佳。初期复苏的各种措施再加上注射肾上腺素，一般均能将细颤转变为粗颤。

胸外除颤时将一电极板放在靠近胸骨右缘的第 2 肋间，另一电极板置于左胸壁心尖部。电极下应垫以盐水纱布或导电糊并紧压于胸壁，以免局部烧伤和降低除颤效果。成人胸外除颤双相波电能为 120～200J，如果不知道生产商的推荐值，则后续除颤可选择最大能量值。小儿开始的能量一般为 2J/kg，再次除颤至少为 4J/kg，最大不超过 10J/kg 或成人的最大能量值。胸内除颤时，成人开始的能量为 10J，后续除颤一般不超过 40J；小儿开始的能量为 5J，后续除颤一般不超过 20J。除颤后应立即行心脏按压和人工呼吸。室上性或室性心动过速也可行电复律治疗，但所需要的电能较低，治疗成人心房颤动所需双向波能量为 120～200J，治疗心房扑动所需双向波能量为 50～100J；治疗儿童室上性心动过速所需能量为 0.5～1J/kg，一般不超过 2J/kg。

对于特殊环境下发生心搏骤停的患者，应根据具体情况采取不同的复苏方法。如溺水者，无论是淡水还是海水淹溺的患者，BLS 的处理并无差别。如果患者无呼吸，救援人员应立即施行口对口人工呼吸，但在水中没有施行胸外心脏按压的必要，因为水内按压并不能生效。怀疑有颈椎骨折（如跳水淹溺）时，必须先用硬板垫于患者头和背部后才将患者抬出水面，以免损伤脊髓。如需进行人工呼吸，忌用头后仰位，仅将头部置于自然正中位即可。淹溺患者如吞入大量水而致胃肠显著胀满，必要时可将其置于侧卧位并于上腹部加压，使其胃内容物流出。也可将患者置于俯卧位，并悬起其上腹部以利胃内液体的外流。淹溺者经过 BLS 后应尽早送往医疗单位继续诊治，即便复苏后呼吸、循环已恢复稳定，亦应送往医院继续观察，以免贻误并发症的防治。对电击或雷击者，行 CPR 之前一定要确定患者已脱离危险环境，如已切断电源等。

第三节　高级生命支持

高级生命支持（advanced life support，ALS）是更进一步的基本生命支持，是专业人员以高质量的复苏技术、复苏器械、设备和药物进行治疗，争取最佳疗效和预后的复苏阶段，是生命链中的重要环节。

ALS 的内容包括继续 BLS 以恢复自主心搏，防止心搏骤停再次发生，采取干预措施改善自主心搏已恢复者的预后。具体措施包括建立人工气道，进行人工呼吸，以维持有效的肺泡通气和供氧；继续高质量的 CPR，恢复和维持自主心搏，防止再次发生循环骤停；完善必要的监测措施，如心电图、血压、SpO_2 及 $P_{ET}CO_2$ 等，以达到高质量的 CPR，并可及时判断自主循环是否恢复以及识别心律失常的类型；建立静脉或骨髓腔内（IV/IO）输液通路，采取必要的治疗措施包括输液、药物和电除颤等，促进自主心搏的恢复和维持循环功能的稳定。ALS 的总目标是恢复自主心搏，使患者病情趋于稳定，以便进入复苏后治疗。因此，承担 ALS 的单位，包括医院、急救中心、急救车、急救船和急救飞机等，必须有受过专门训练的专业人员，并准备有复苏专用仪器和设备。

一、维持呼吸道通畅和有效人工呼吸支持

在 ALS 阶段应该强调人工呼吸和氧供的重要性，实际上在 CPR 期间胸外心脏按压和人工呼吸是缺一不可的。在心搏骤停早期，血液内还储存了一定的氧，关键是将这些氧通过血流送到生命器官去，因此心脏按压优先于人工呼吸，不能因人工呼吸而打断了心脏按压，但血液内，尤其是脑组织的氧，在数分钟内即可消耗殆尽，一旦心脏按压已开始，就应及时进行人工呼吸，目的是给机体提供氧和将体内产生的 CO_2 排到体外。在此阶段应利用专业人员的优势和条件，进行更高质量的心脏按压和人工呼吸，以充分提高生命器官的血液灌注和氧供。

在 CPR 期间，氧吸入非常重要。尽管吸入 100% 纯氧有发生潜在氧中毒的风险，但目前还没有证据证明在 CPR 期间短时间吸入纯氧的危害。实际上，在 CPR 期间吸入 100% 纯氧可明显增加动脉血氧含量，从而增加氧的输送量，有利于心脏复苏。因此，在 CPR 期间，如果能得到纯氧的话，应尽量吸入高浓度氧以提高吸入氧浓度。鉴于正压人工通气可增加胸膜腔内压因而对心脏有负面影响，有人主张开始时不进行正压人工通气，而采取被动吸氧的方法进行供氧。所谓被动吸氧是指在 CPR 期间，保持呼吸道通畅，将与氧气连接的面罩覆盖在患者的口鼻部，随着胸外按压可将肺内气体排出，同时胸廓复张时将氧气吸入。有人观察到，在 CPR 开始前 6min 内，采取被动吸氧方法可改善存活率，但被动吸氧方法能否获得良好的通气效果仍有待于研究。

为了获得良好的肺通气效果，必须维持呼吸道通畅，并适时建立人工气道，这样更有利于心肺脑复苏和复苏后的进一步治疗，但建立人工气道的最佳时间和手段仍缺乏循证医学的依据。有研究表明，在院内复苏期间，心搏骤停后 5min 内气管内插管并不增加自主循环的恢复率，但可改善 24h 存活率。一般认为，在 ACLS 时的最佳选择是气管内插管，不仅可保证 CPR 时的通气与供氧、防止发生误吸、避免中断胸外心脏按压，并可通过监测 $P_{ET}CO_2$ 来提高 CPR 的质量。气管内插管的定位是非常重要的，当患者已转运到医疗单位后，应常规检查胸部 X 线片，确保气管内导管远端在气管隆嵴以上的位置。通过高级人工气道进行正压通气时，除了应监测呼吸频率外，还应监测通气量和气道压力。由于正压通气可使胸膜腔内压增高，从而减少回心血量，降低心输出量，在处于低血容量状态下以及心肺复苏期间此现象更为明显。同时，在复苏期间，心输出量都比较

低,所需要的通气量也相应减少。因此潮气量和呼吸频率都可适当降低,呼吸频率为 8～10 次 / 分,维持气道压低于 30cmH₂O,避免过度通气。

使用各种气道装置控制气道是 ALS 的基础,常用的有食管-气管联合导管、喉罩,气管内插管和气管切开。

1. 气管内插管　气管内插管可确保呼吸道通畅,防止发生误吸,使肺泡通气和供氧更加有效,并有利于清除呼吸道分泌物,人工呼吸可不受心脏按压的限制。对于心搏骤停患者,正确判断气管导管的位置可能会非常困难,观察胸廓起伏和肺部听诊可能会误导。由于心肺复苏时肺血流量较低,$P_{ET}CO_2$ 监测也不易区分食管和气管内插管。

2. 在 CPR 中的作用仍存在争议　在麻醉患者,用喉罩行正压通气安全有效,但存在随着通气压力的增加发生胃肠胀气的问题。在心搏骤停的患者,这个问题更为突出,因为这样的患者一般都为饱胃患者,通气压力高,胃肠胀气普遍存在。目前,已有喉罩成功用于心搏骤停而未发生反流或误吸的患者。对无法行气管内插管的患者,喉罩比面罩通气更为安全、有效。

3. 环甲膜穿刺或气管切开　如果这些设备和技术都不能确保患者气道通畅,如面部、口腔或咽喉部严重损伤等不宜行气管内插管时,须立即行环甲膜穿刺,可将 12G、13G 或 14G 的套管针迅速穿过环甲膜插入气管。当连环甲膜穿刺都无法满足要求时,则需要尽早进行气管切开术。

4. 食管-气管联合导管　是可供心搏、呼吸骤停患者使用的一种气道装置。

在 CPR 期间,不管采用哪种人工气道,都不能停止或中断胸外心脏按压,气管内插管或置入其他人工气道的时间都力求不要超过 10s,以免影响心脏按压。

二、恢复和维持自主循环

ALS 期间应着力恢复和维持自主循环,为此应强调施行高质量的 CPR 以及对室颤和无脉性室性心动过速者进行早期除颤。因室颤和无脉性室性心动过速引起心搏骤停者,早期 CPR 和迅速除颤可显著增加存活率和出院率。对其他类型的心搏骤停者,ALS 的首要任务是采取高质量的复苏技术和药物治疗以迅速恢复并维持自主心搏。经 CPR 自主循环恢复者,应避免再次发生心搏骤停,并采用液体和药物治疗来维持循环稳定,即进入到复苏后治疗阶段,以求改善患者的预后。

高质量的 CPR 药物治疗和规范的复苏程序对于恢复患者的自主心搏非常重要。开始 CPR 后即需考虑是否进行电除颤,应用 AED 可自动识别是否为室颤或无脉性室性心动过速(VF/VT),如果 VF/VT 的诊断成立应立即进行除颤。除颤后不应急于检查脉搏,需立即 CPR 2min,并建立静脉通路(IV)或骨髓腔内注射通路(IO)以便进行药物治疗。CPR 2min 后再检查心律,如果仍为 VF/VT,则再次除颤,并继续 CPR 2min,通过 IO 给予肾上腺素(每隔 3～5 分钟可重复给予),同时建立人工气道,监测 $P_{ET}CO_2$。再次除颤、CPR 2min 后仍为 VF/VT,可继续除颤并继续 CPR 2min,同时考虑应用抗心律失常药物治疗,如胺碘酮,并针对病因进行治疗。如此反复进行救治,直至自主心搏恢复。如果是无脉性电活动或心脏停止,则应立即进行 CPR,操作同上,同时进行病因治疗。

有效监测患者的生理功能与生命体征,如 ECG、$P_{ET}CO_2$、动脉血压等对于促进自主循环的恢复非常重要。在 CPR 期间,实时监测可以在持续心脏按压的情况下对心律的性质或者自主心搏的恢复情况进行判断,还能评判复苏或操作技术的效果,改善复苏质量,对患者预后也可进行有效评估。例如在 CPR 期间,如果 $P_{ET}CO_2$ 低于 20mmHg,表明 CPR 的质量不高或复苏效果不满意;如果动脉舒张压低于 20mmHg 或冠状动脉灌注压低于 15mmHg,那么患者的自主心搏很难得到有效恢复。因此,适当的监测手段对提供高质量的 CPR,促使自主循环的恢复和维持循环稳定都是十分有益的。

病因治疗对成功复苏是十分重要的,尤其是对于自主心搏难以恢复或自主心搏已恢复却难以维持循环稳定者，都应考虑对引起心搏骤停的病因进行治疗。

三、有症状的心动过缓和心动过速的处理

在 ALS 阶段常遇到各种各样的心律失常，及时诊断和治疗对于有效恢复自主循环和维持循环稳定都是十分重要的，主要目标是在于快速识别和治疗引起生理功能不稳定的心律失常。

无脉性心律失常应立即按照心搏骤停的处理流程进行复苏，而对有脉性心动过缓或心动过速的处理流程则不同。患者因心律失常导致生理功能处于不稳定状态，其重要器官发生了急性损伤，可能即将发生或正在发生心搏骤停，称之为生理功能不稳定心律失常，应立即治疗。患者因心律失常而引起相应的临床症状，如心悸、气短、呼吸困难或头痛等，但不会立即危及生命，称之为有症状心律失常，救治者仍可有时间来考虑采取何种处理措施最佳。

一旦发生心律失常，救治者应该根据 ECG、临床表现及体征进行评估，评估内容包括呼吸功能、氧合状态、血压、心率、神志以及是否有器官灌注不足的表现等，并判断心律失常是直接引起生命危险或症状的原因还是继发于其他病因。如果仅依据心律失常的 ECG 表现，而忽视了其临床表现和体征，往往会导致处理错误。例如，感染性休克患者通常表现为窦性心动过速，心率超过 140 次/分，血压降低，这是非常危险的，但这也是一种代偿心率增快，而不是引起生理功能不稳定的原因，单纯纠正心动过速并不能改善患者生理功能不稳定的状态。相反对于严重的缺血性心脏病患者来说，突然的心率增快，可显著增加心肌氧耗量从而加剧心肌缺血，甚至可导致严重的并发症，在这种情况下，尽快降低心率可有效改善心肌的氧供需平衡，从而改善心功能状态。如果是合并有呼吸衰竭和低氧血症者，发生了低血压和心动过缓，这时的心动过缓也不是引起生理功能不稳定的主要原因，单纯治疗心动过缓而不纠正低氧血症也是不能改善病情的。因此，判断引起生理功能不稳定的原因是十分重要的，我们可针对病因采取直接的治疗措施。

四、心肺复苏期间的监测

实施 CPR 时，在不影响胸外按压的前提下，应立即加强监测和建立输液途径，以便对病情进行判断以及采取必要的药物治疗。主要监测内容包括 SpO_2、心电图、$P_{ET}CO_2$、有创血压、CVP、冠状动脉灌注压（coronary perfusion pressure，CPP）和中心静脉氧饱和度（central venous oxygen saturation，$ScvO_2$）。尤其要注意对 $P_{ET}CO_2$、CPP 和 $ScvO_2$ 的监测，这些指标对病情的正确判断以及对患者实施救治措施后的反应评估都具有重要价值。

心电图、SpO_2 是 ALS 阶段的基本监测，是了解患者基本生命体征及复苏效果的重要客观指标。在复苏过程中连续监测 $P_{ET}CO_2$，能较为可靠地判断 CPR 效果。$P_{ET}CO_2 > 20mmHg$，表明胸外心脏按压已使心输出量明显增加，组织灌注得到改善。当自主循环功能恢复时，最早的变化是 $P_{ET}CO_2$ 突然升高，可达 40mmHg 以上。

有创动脉血压（arterial blood pressure，ABP）是衡量循环功能状态的基本参数，在 CPR 期间如能监测 ABP，可初步评估冠状动脉灌注压的情况和心脏按压是否有效，若在心外按压时，动脉舒张压低于 20mmHg 是很难恢复自主循环功能。冠状动脉灌注压 CPP 为主动脉舒张压与右心房舒张压之差，在 CPR 期间很难监测和计算 CPP，如果能监测直接动脉压，动脉舒张压与主动脉舒张压很接近。在 CPR 期间 CPP < 15mmHg 自主心搏是难以恢复的。

CVP 主要反映右心功能与静脉回心血量之间的平衡关系，对评估右心功能与其前负荷之间的关系具有重要的临床意义。CVP 的正常值为 6～10mmHg。应该强调的是，CVP 不应只看单次测定值的高低，更不应强求以输液来维持所谓的正常值，这样往往会导致输液超负荷。在重症患者中，连续观察 CVP 的动态改变，比单次测定更具有指导意义。$ScvO_2$ 与混合静脉血氧饱和度（SvO_2）有很好的相关性，是反映组织氧平衡的重要参数。在 CPR 期间持续监测 $ScvO_2$ 为判断心肌氧供是否充足，自主循环能否恢复提供了客观指标。在复苏后早期，患者的血流动力非常不稳定，有发

生再次心搏骤停的可能，连续监测 ScvO$_2$ 有利于早期发现病情变化。

五、CPR 期间的用药

（一）给药途径的选择

复苏期间的用药务必做到迅速、准确，所有药物的给药途径首选经静脉或骨髓腔内（IO）注射。如已有中心静脉置管者应由中心静脉给药，没有中心静脉置管者可由肘静脉穿刺给药。如果建立静脉通路困难，尤其是继发于低血容量性休克的心搏骤停患者，可迅速建立 IO 注射通路。经 IO 可以输液、给药，其效果与静脉途径相当。如果因技术困难不能迅速建立静脉或骨内给药途径者，还可以经气管内插管给药。肾上腺素、利多卡因和阿托品均可经气管内给药，而碳酸氢钠、氯化钙不能经气管内给药。一般先将以上药物的常规用量 2.0～2.5 倍以生理盐水稀释到 10ml，经气管内插管迅速注入，然后立即行人工呼吸，使药物弥散到两侧支气管系。由于心内注射引起的并发症较多，如张力性气胸、心脏压塞、心肌或冠状血管撕裂等，一般不主张采用。

（二）心肺复苏的常用药物

1. 肾上腺素 是心肺复苏中的首选药物，其药理特点：①具有 α 与 β 肾上腺素受体兴奋作用，有助于停搏心脏恢复自主心律；②其 α 受体兴奋作用可使周围血管总阻力增加，而不增加冠状动脉和脑血管的阻力，同时可使舒张压升高，因而可增加心肌和脑的灌注；③能增强心肌收缩力，室颤者用肾上腺素后可由细颤波转为粗颤波，使电除颤成功率明显提高。

在心脏按压时使用肾上腺素能明显增加冠状动脉和心内膜的血流量，并可增加脑血流量。心脏按压若未能使心搏恢复时，可静脉注入肾上腺素 0.5～1.0mg 或 0.01～0.02mg/kg 以促进心搏的恢复，必要时可重复注射，重复给药时间为 3～5min。有人主张在 CPR 期间应用大剂量的肾上腺素（0.1～0.2mg/kg），认为肾上腺素与复苏成功率之间存在量效关系。用 0.01mg/kg 肾上腺素的复苏成功率为 40%，而用 0.1mg/kg 则提高到 90%。研究发现，及早给予肾上腺素可以增加自主呼吸及循环恢复、存活出院率和神经功能完好存活率。

2. 血管升压素 是一种抗利尿激素，大剂量应用时可作用于血管平滑肌的 V$_1$ 受体产生非肾上腺素样的血管收缩作用，使外周血管阻力增加，其半衰期为 10～20min，比肾上腺素长。临床研究表明，在 CPR 中使用血管升压素和肾上腺素一样有效，但并未显示比肾上腺素复苏效果更好。但仍有研究认为，在长时间或困难复苏患者中，维持血流动力学方面血管升压素可能优于肾上腺素，先用血管升压素再用肾上腺素可能改善复苏的预后。因此，有研究者建议，血管升压素与肾上腺素结合应用可能对复苏效果更好。

心搏骤停时给予肾上腺素和升压素都可以改善自主循环恢复，但这两种药物的效果类似，联合使用相比单独使用肾上腺素没有优势。为了简单起见，已从成人心搏骤停流程中去除血管升压素。

3. 去甲肾上腺素 是一种血管收缩药和正性肌力药，主要兴奋 α 受体，对 β 受体兴奋作用远弱于肾上腺素，生理效应主要为收缩外周血管，使阻力增加而升高血压，同时又可反射性地兴奋迷走神经使心率减慢。药物作用后心输出量可增高，也可降低，其结果取决于血管阻力大小、左心功能状况和各种反射的强弱。

在复苏中，主要用于自主心搏恢复后维持血压的稳定，以保证适当的冠状动脉灌注压。严重的低血压（收缩压<70mmHg）和低外周血管阻力是其应用的适应证。去甲肾上腺素常用剂量：单次静脉注射为 5～20μg；连续静脉注射为 0.04～0.40μg/（kg·min），应逐渐调节剂量以维持血压稳定。应用时应特别注意：药液渗出血管外可致局部组织坏死；可引起肾血管痉挛，加重肾缺血；长期大量应用可发生急性左心衰竭、肺水肿、心内膜下心肌梗死等；停药时应逐渐降低药量直至完全撤除。

4. 多巴胺 属于儿茶酚胺类药物，是合成去甲肾上腺素的化学前体，存在于机体交感神经及中枢神经等组织中，药用注射剂为人工合成。多巴胺既能兴奋多巴胺受体（包括 D$_1$ 和 D$_2$ 等受体），

也可兴奋 α 和 β 受体。在复苏过程中，由于心动过缓和恢复自主循环后的低血压状态，常选用多巴胺治疗。多巴胺和其他药物合用（包括多巴酚丁胺）仍是治疗复苏后休克的一种方案。如果充盈压改善，低血压持续存在，可以使用正性肌力药（如多巴酚丁胺）或血管收缩药（如去甲肾上腺素），以纠正和维持体循环灌注和氧供给。多巴胺常用剂量：单次静脉注射为 $1\sim2mg$，连续静脉注射为 $5\sim20\mu g/(kg\cdot min)$，超过 $10\mu g/(kg\cdot min)$ 可导致体循环和内脏血管的收缩。

5. 多巴酚丁胺 是一种合成的儿茶酚胺类药物，具有很强的正性肌力作用。多巴酚丁胺在增加心肌收缩力的同时伴有左心室充盈压的下降，并具有剂量依赖性。该药在增加每搏量的同时，可反射性引起周围血管扩张，用药后动脉压一般保持不变，而与多巴胺合用可明显改善心功能和血压。重症患者对多巴酚丁胺的正性肌力作用反应性变化很大，老年患者对多巴酚丁胺的反应性明显降低。当用量大于 $20\mu g/(kg\cdot min)$ 时可使心率增加 10% 以上，能导致或加重心肌缺血。复苏期间主要用于改善已恢复自主心搏的心肌收缩力，与其他药物合用可以维持循环稳定。常用剂量范围为 $2\sim20\mu g/(kg\cdot min)$。

6. 利多卡因 利多卡因是最早用于治疗心律失常的药物，且对血流动力学几乎没有影响。利多卡因可使心肌因缺血或梗死而降低的纤颤阈值得以恢复或提高，并使心室舒张期心肌对异位电刺激的应激阈值提高，尤其适用于治疗室性期前收缩和阵发性室性心动过速。对于除颤后又复发室颤而需反复除颤的患者，利多卡因可使心肌的激惹性降低，或可缓解室颤的复发。目前的证据不足以支持心搏骤停后常规使用利多卡因，但若是因室颤或无脉性室性心动过速导致心搏骤停，恢复自主循环后，可以立即考虑给予利多卡因。

在 CPR 期间，为了迅速达到和维持适当的血药浓度，使用剂量可相对大一些。应用利多卡因的适应证包括频发性室性期前收缩、室性二联律、多形性室性期前收缩、室性心动过速，还可预防性用于心肺复苏后和放置心导管时。单次静脉注射开始用量为 $1.0\sim1.5mg/kg$，每隔 $5\sim10min$ 可重复应用，重复用量为 $0.50\sim0.75mg/kg$。CPR 期间单次给药即可，一旦恢复窦性心律可以 $2\sim4mg/min$ 的速度连续静脉输注。

7. 胺碘酮 其药理学作用较为复杂，同时具有钠、钾、钙离子通道阻断作用，并有 α 和 β 肾上腺素受体阻滞功能。因此，对治疗房性和室性心律失常都有效。在 CPR 时，如果室颤或无脉性室性心动过速对电除颤、CPR 或血管升压素无效，可考虑应用胺碘酮。一项随机、双盲、对照的临床研究结果表明，对于院外发生的顽固性室颤或无脉性室性心动过速成年患者，给予胺碘酮 300mg 或 5mg/kg 可显著改善存活入院率，但存活出院率无显著差异。其他临床研究和动物实验均表明，胺碘酮在治疗室颤或室性心动过速方面具有一定的优势，但低血压和心动过缓的发生率较高。对于 CPR、电除颤、血管升压素治疗无效的室颤和无脉性室性心动过速，可选择胺碘酮治疗。成人胺碘酮的初始单次剂量为 300mg 或 5mg/kg，必要时可重复注射 150mg 或 2.5mg/kg；维持用量为 $10\sim30\mu g/(kg\cdot min)$，6h 后减半。

以下几种药物在传统的心肺复苏中都是作为常规用药，但在 2010 年 AHA 心肺复苏指南中将它们都列为非常规用药。

（1）阿托品：是 M 型抗胆碱药，可通过阻断心肌 M_2 胆碱受体拮抗乙酰胆碱或迷走神经兴奋作用，可增强窦房结的自律性和房室传导。2010 年 AHA 心肺复苏指南中不推荐在心脏停止和 PEA 中常规使用阿托品。对于因严重心动过缓而引起临床症状或体征（如神志突然改变、心绞痛、心力衰竭、低血压等）时，阿托品仍然是一线用药。临床研究表明，静脉注射阿托品可以明显改善心率和因心动过缓引起的临床症状和体征。

（2）氯化钙：心搏骤停不是应用钙剂的适应证，但在并存以下并发症时是应用钙剂的适应证，包括高钾血症、低钙血症、高镁血症以及钙通道阻滞药中毒等。如果使用钙剂，建议使用氯化钙，使用剂量为 10% 氯化钙溶液 $2.5\sim5ml$ 或 $2\sim4mg/kg$。

（3）在复苏期间不主张常规应用碳酸氢钠：因为在心脏按压时心输出量很低，静脉血和组织中的酸性代谢产物及 CO_2 不能排出，导致 pH 降低，给予的碳酸氢钠可解离生成更多的 CO_2，因不能及时排出,又可使 pH 降低;同时由于 CO_2 的弥散能力很强,可以自由地透过血脑屏障和细胞膜,而使脑组织和细胞内产生更加严重的酸中毒,这对心肌和脑功能都有抑制作用,尤其是缺血性心肌更为严重。

在 CPR 期间纠正代谢性酸中毒的最有效方法是提高 CPR 的质量,增加心输出量和组织灌注,改善通气和氧供。对于原已存在严重的代谢性酸中毒、高钾血症、三环类或巴比妥类药物过量,可考虑给予碳酸氢钠溶液。碳酸氢钠的首次用量为 1 mmol/kg,如未进行血气分析时,每隔 10 分钟可重复给 0.5mmol/kg。最好能根据动脉血气分析结果按下列公式计算。

(4)β 受体阻滞药:心搏骤停后 β 受体阻滞药的常规使用可能会有危害,因为 β 受体阻滞药可能引起或加重血流动力学不稳定的情况,加重心力衰竭,引起缓慢性心律失常,因此须慎重评估患者个体方可使用 β 受体阻滞药。

(5)纳洛酮:是一种纯粹的 μ 阿片受体拮抗药,本身无内在活性,但能竞争性拮抗各类阿片受体,特别对 μ 受体有很强的亲和力,起效迅速,拮抗作用强,能同时逆转阿片类激动药的所有作用。2015 年 AHA 心肺复苏指南中新提出了针对已知或疑似阿片类药物过量患者的心搏骤停的处理。在这类患者中标准复苏程序优先于纳洛酮给药,重在高质量 CPR(按压和通气),但是由于患者可能是呼吸停止而非心搏骤停,两种情况又难以辨别,故应该考虑肌内注射或鼻内给予纳洛酮以帮助那些实际为严重呼吸抑制(即很难判断是否有脉搏)的无反应患者。

第四节 复苏后治疗

进行系统有效的心搏骤停复苏后治疗(post-cardiac arrest care,PCAC)不仅可以降低因复苏后循环不稳定引起的早期死亡率及因多器官功能衰竭和脑损伤引起的晚期死亡率,而且可改善存活者的生存质量。因此心搏骤停者自主循环一旦恢复,应立即转运到有条件的医疗单位,最好是 ICU,进行复苏后治疗。

PCAC 的主要任务包括维持血流动力学稳定和氧合以改善生命器官的组织灌注和供氧;控制性低温对脑细胞进行保护以促进神经功能的恢复;预防和治疗多器官功能障碍或衰竭;治疗病因尤其是对急性冠脉综合征的介入治疗。可见,复苏后治疗是一项集多学科知识于一体、更为复杂和困难的工作。

一、呼 吸 管 理

维持良好的呼吸功能对于患者的预后十分重要,一旦自主循环恢复,应再次检查并确保呼吸道或人工气道的通畅和有效的人工呼吸。通常情况下都已经行气管内插管,在病情稳定后应拍摄 X 线胸片以判断气管内插管的位置、有无肋骨骨折、气胸及肺水肿等。对于自主呼吸已经恢复者,应进行常规吸氧治疗,并密切监测患者的呼吸频率、SpO_2 和 $P_{ET}CO_2$。对于仍处于昏迷、自主呼吸尚未恢复,或有通气或氧合功能障碍者,应进行机械通气治疗,并根据血气分析结果调节呼吸机参数,以维持 PaO_2 为 100mmHg 左右,$PaCO_2$ 为 40~45mmHg,或 $P_{ET}CO_2$ 为 35~40mmHg。氧合功能在复苏后治疗期间对心、脑功能的恢复十分重要。因为组织灌注都有不同程度的损害,如果再发生低氧血症,可直接影响对心、脑的供氧,应对其原因进行判断,并作相应治疗。

为了防止氧中毒的发生,应避免长时间吸入纯氧,以最低吸入氧浓度达到 $SpO_2 \geqslant 96\%$ 为适宜;同时应避免高气道压和大潮气量的过度通气(适宜潮气量为 6~8ml/kg),以免由此带来的肺损伤、脑缺血和损伤心功能。对于心搏骤停者自主循环恢复后的呼吸管理,传统观念认为,采取轻度过度通气有利于缓解颅内压增高。尽管过度通气可降低 $PaCO_2$,有利于降低颅内压,但也可引起脑血管收缩从而降低脑的血流灌注,导致进一步的脑损伤,不利于复苏后脑功能的恢复。2010 年以来 AHA 心肺复苏指南推荐都以维持正常通气功能为宜。

二、维持血流动力学稳定

血流动力学稳定和脑损伤程度是影响心肺复苏后存活的两个决定性因素。发生心搏骤停后，即使自主循环恢复，也常出现血流动力学不稳定。血流动力学不稳定的原因是多方面的，应从心脏前负荷、后负荷和心功能三方面进行评估和治疗。由于组织缺血、缺氧导致血管壁的通透性增加，血管内体液向组织间隙转移，可引起血管张力下降和代谢性酸中毒，导致绝对或相对血容量不足。心脏缺血再灌注和电除颤都可引起心肌顿抑或功能障碍，一些死于多器官功能衰竭者常在复苏后24h内发生顽固性低心排血量综合征。因此，自主循环恢复后，应加强生命体征的监测，全面评价患者的循环状态。最好能建立有创性监测，如直接动脉压、CVP和尿量等，有条件者可应用经食管心脏超声或放置Swan-Ganz漂浮导管，以便能实时、准确测定血流动力学参数，并用以指导治疗。一般来说，复苏后还应适当补充液体或人工胶体溶液，对于维持血管内容量和血浆渗透压是非常重要的，结合血管活性药物的使用（如去甲肾上腺素、肾上腺素、多巴胺或多巴酚丁胺等），以维持理想的血压、心输出量和组织灌注。一般认为，能维持平均动脉压＞65mmHg以及$ScvO_2$＞70%是较为理想的状态。在心搏骤停后救治中，应该避免并立即纠正低血压，因为收缩压低于90mmHg或平均动脉压低于65mmHg会造成死亡率升高以及功能恢复不佳，而收缩压大于100mmHg时恢复效果则较好。此外，由于患者的基线血压各不相同，不同患者维持最佳器官灌注的要求可能不同，所以收缩压或平均动脉压的具体目标值还未能确定。

对于顽固性低血压或心律失常者，应考虑病因治疗，如急性心肌梗死、急性冠脉综合征等，采取相应的治疗措施或介入治疗。具体来说，对疑似心源性心搏骤停且心电图ST段抬高的院外心搏骤停患者，应急诊实施冠状动脉血管造影。对于心电或血流动力学不稳定的成人患者，若在院外发生疑似心源性心搏骤停而昏迷，且无心电图ST段抬高的情况，实施紧急冠状动脉血管造影也是合理的，而且对需要冠状动脉血管造影的心搏骤停后的患者，无论其是否昏迷，都应当实施冠状动脉血管造影。

三、脑 复 苏

（一）全脑缺血的病理生理

由于心搏骤停后有效组织灌注停止，引发组织细胞缺氧、无氧代谢和代谢产物蓄积，如果不能在数分钟内恢复有效循环，将丧失功能或遗留永久性功能损害。心肺复苏成败的决定因素是原发病的严重程度，但复苏措施的建立是否及时，室颤的治疗是否及时有效，心肺复苏期间冠状动脉和脑血管的灌注是否足够，都是影响复苏预后的重要因素。一般认为，在常温下脑细胞经受4～6min的完全性缺血、缺氧，即可造成不可逆性损害，但若存在即便是微小的灌注，脑细胞的生存时限亦可明显延长。

（二）脑复苏的措施

复苏的目的不仅是能恢复和稳定患者的自主循环和呼吸，而且应当恢复患者的中枢神经功能。防治心搏骤停缺血性脑损害所采取的措施，称为脑复苏（cerebral resuscitation）。脑复苏实际上是复苏后治疗的一个重要组成部分。

脑组织代谢率高、氧耗量大，而氧和能量储备十分有限。当脑完全缺血10～15s，脑的氧储备几乎耗尽；20s后自发和诱发脑电活动停止，细胞膜离子泵功能开始衰竭；5min内脑的葡萄糖、糖原储备和三磷酸腺苷（ATP）即耗竭；大脑完全缺血5～7min以上者，发现有多发性、局灶性脑组织缺血的形态学改变。当自主循环功能恢复、脑组织再灌注后，这种缺血性改变仍然继续发展。神经细胞发生不可逆性损害是在脑再灌注后，相继发生脑充血、脑水肿及持续低灌注状态。结果使脑细胞继续缺血、缺氧，导致细胞变性和坏死，称为脑再灌注损害。脑细胞从缺血到完全坏死的病理变化过程是非常复杂的。有人观察到在心搏骤停5min后，以正常压力恢复脑的血液灌注，可见到多灶性"无再灌注现象",这可能与红细胞凝聚、血管痉挛等因素引起的毛细血管阻塞有关。脑细胞缺血、缺氧可释放有害物质,导致脑水肿。

脑复苏的任务在于改善脑缺血再灌注损伤和预防继发性脑损伤。脑损伤的过程及其演变并不只限于脑组织完全缺血阶段,全身循环恢复以后,脑内的病理生理过程还在继续恶化;脑外的病理因素也可使脑组织灌注紊乱,加剧脑水肿发展,例如低血压、缺氧、高碳酸血症、高体温、惊厥和呛咳等,都可使颅内压增高,加重脑水肿。所以循环恢复后,还有许多脑内和脑外因素可以造成继发性脑损伤。迄今为止,我们对原发性缺氧性脑损伤还缺乏有效的治疗手段,但对于继发性损伤仍有防治的可能。

1. 控制性低温治疗 控制性低温治疗即目标温度管理(target temperature management,TTM),目前国内外对于低温在脑复苏中的意义和地位仍存在较大分歧。我国学者在 20 世纪 60 年代初已在临床上确立了低温对脑复苏的效益。自 20 世纪 80 年代末以来对低温的研究,使人们越来越认识到低温是脑复苏综合治疗的重要组成部分。因为低温可使脑细胞的氧需要量降低,从而维持脑氧的供需平衡,对脑缺血再灌注损伤具有保护或治疗作用。研究表明,体温每降低 1℃可使脑代谢率下降 5%~6%,脑血流量降低约 6.7%,颅内压下降 5.5%。这对预防复苏后发生的脑水肿和颅内压增高十分有利。全身低温也会带来一些不利的应激反应,如寒战、心肌抑制以及对凝血的影响等。目前对 TTM 选择目标范围存在争议。

低温对脑和其他器官功能均具有保护作用,对心搏骤停经复苏恢复自主循环后仍然处于昏迷的患者,即对于口头指令没有反应者,主张进行低温治疗。不能认为凡是发生心搏骤停者都必须降温。一般认为,心搏骤停不超过 3~4min,神经系统功能可自行迅速恢复,没有必要进行低温保护,而循环停止时间过久以致中枢神经系统严重缺氧而呈软瘫状态者,低温亦不能改善其功能。因此,对于心搏骤停时间较久(>4min),自主循环已恢复仍处于昏迷,或患者呈现体温快速升高或肌张力增高,且经过治疗后循环稳定的患者,应尽早开始低温治疗。如果心搏骤停时间不能确定,应密切观察,若患者神志未恢复并出现体温升高趋势或开始有肌紧张及痉挛表现时,应立即开始降温。如待体温升高到顶点或出现惊厥时才开始降温,可能为时已晚,疗效欠佳。

心搏骤停后启动降温的时间对脑功能恢复是否有影响还不完全清楚。我国学者的经验是,脑缺氧发生后约 3h 内开始降温,对降低颅内压、减轻脑水肿及降低脑细胞代谢的作用最为明显,8h 后开始降温的效果明显减弱。因此,临床应用低温治疗应越早开始越好。

2015 年 AHA 心肺复苏指南也明确指出:不建议将入院前对恢复自主循环的患者快速输注冷静脉注射液降温作为常规疗法。根据我国关于头部重点低温综合疗法的研究和在临床脑复苏中的经验,如果能及早降温,同时以"冰帽"进行头部重点低温,可能更有利于脑保护。

2. 改善脑血流灌注 脑血流量取决于脑灌注压的高低,脑灌注压为平均动脉压与颅内压之差。因此,应适当提高动脉压,防治脑水肿,降低颅内压。一般认为,平均动脉压≥65mmHg 有利于脑内微循环血流的重建。

脱水、低温和应用肾上腺皮质激素仍是目前用于防治急性脑水肿和降低颅内压的有效措施。理想的脱水治疗主要是减少细胞内液,其次才是细胞外液和血管内液,但临床脱水治疗的顺序却完全相反,首先受影响最大的是血管内液,其次是组织间液的改变,而细胞内液的变化发生最晚。在脱水过程中必须严格控制血容量保持正常,适当补充胶体溶液维持血容量,维持血浆胶体压不低于 15mmHg(血浆白蛋白 30g/L 以上),维持血浆毫渗透压摩尔浓度不低于 280~330mOsmol/kg。同时,脱水应以增加排出量来完成,而不过于限制入量,尤其不应使入量低于代谢的需要。脱水时应适当地血液稀释(HCT 为 30%~35%),可降低血液黏度,改善脑微循环,有利于脑内微循环血流的重建,改善脑血流灌注,促进神经功能恢复。

血糖应该控制在什么水平目前仍无确切定论,主流观点认为,为了避免发生低血糖症,建议控制血糖在 8~10mmol/L,不主张将血糖控制在 4.4~6.1mmol/L。

3. 药物治疗 尽管对缺氧性脑细胞保护措施的研究较多,但迄今仍缺乏能有效应用于临床的相关保护措施。硫喷妥钠及其他巴比妥类药的脑细胞保护作用虽曾引起过广泛关注，但经过多中心验证，疗效不如预期。肾上腺皮质激素在脑复苏中的应用虽在理论上有很多优点，但临床应用仍有争议。实验研究中激素能缓解神经胶质细胞的水肿，临床经验认为激素对于神经组织水肿的预防作用似乎较明显，但对于已经形成的水肿作用不确切。脑复苏最根本的问题仍然是积极保护脑细胞，还需要不断地探索和研究。

（三）脑复苏的结局

1. 脑损伤程度的判断　在复苏后治疗中，脑损伤的程度是决定患者预后的主要因素。除患者的一般情况（如年龄、并存疾病、体格情况等）外，脑缺血、缺氧的时间最为重要，因此要结合总体情况进行综合分析判断。脑损伤时间越长，脑损伤越严重，但在院外或普通病房中发生心搏骤停者，心搏骤停前缺氧时间和心搏骤停时间难以精确判断和估计，只有从旁观者、家属或病友所提供的信息加以估算。

2. 脑复苏的结局　目前主要是根据 Glasgow-Pittsburg 总体情况分级来判定脑复苏的最终结局。可分为以下 5 个等级。

1 级：脑及总体情况优良。清醒，健康，思维清晰，能从事工作和正常生活，可能有轻度神经及精神障碍。

2 级：轻度脑和总体残疾。清醒，可自理生活，能在有保护的环境下参加工作，或伴有其他系统的中度功能残疾，不能参加竞争性工作。

3 级：中度脑和总体残疾。清醒，但有脑功能障碍，依赖旁人料理生活，轻者可自行走动，重者痴呆或瘫痪。

4 级：植物状态（或大脑死亡）。昏迷，无神志，对外界无反应，可自动睁眼或发声，无大脑反应，呈角弓反张状。

5 级：脑死亡。无呼吸，无任何反射，脑电图呈平线。

（陈世彪　章　扬）

思 考 题

1. 胸外心脏按压的禁忌证有哪些？
2. 心搏骤停的诊断标准有哪些？
3. 基础生命支持和高级生命支持有哪些要点。
4. 复苏后治疗的主要任务有哪些？

知 识 拓 展

新生儿的初步复苏包括保暖；维持新生儿头部轻度仰伸，呈鼻吸气位；吸引；处理羊水胎粪污染；擦干和刺激及评估新生儿呼吸和心率。新生儿复苏的关键是建立有效的通气，通气频率为 40～60次/分、吸气峰压为 20～25cmH$_2$O、呼气末正压为 5cmH$_2$O、最大气道压为 40cmH$_2$O，足月儿和胎龄≥35 周的早产儿开始用 21% 氧气进行复苏，胎龄<35 周的早产儿自 21%～30% 氧气开始，根据脉搏血氧饱和度调整给氧浓度，使脉搏血氧饱和度达到目标值，必要时可行气管内插管。新生儿胸外按压的位置为胸骨下 1/3（两乳头连线中点下方），避开剑突，按压深度为胸廓前后径的1/3，按压和放松的比例为按压时间稍短于放松时间，放松时拇指不应离开胸壁。新生儿胸外按压与正压通气的比例应为 3∶1，即每 2 秒有 3 次胸外按压和 1 次正压通气，达到每分钟约 120 个动作。胸外按压者大声喊出"1-2-3-吸"，其中"1-2-3"为 3 次胸外按压，"吸"为助手做正压通气配

合。必要时可经脐静脉给予肾上腺素和适当的扩容治疗。

推 荐 阅 读

国家卫生和计划生育委员会脑损伤质控评价中心 . 2013. 脑死亡判定标准与技术规范 (成人质控版)[J]. 中华神经科杂志；Chinese Journal of Neurology, 46(9): 637-640.

刘扬 , 何小军 , 张进军 , 等 . 2022. 院外心搏骤停心肺复苏终止的时机与指征 [J]. 中华急诊医学杂志 , (01): 115-119.

中华医学会急诊医学分会复苏学组 , 中国医药教育学会急诊专业委员会 . 2023. 成人体外心肺复苏专家共识更新 (2023 版)[J]. 中华急诊医学杂志 , 32(3): 298-308.

钟红 , 陈碧华 , 梁婧 , 等 . 2022. 成人心肺复苏最佳胸部按压点研究进展 [J]. 中华危重病急救医学 , (06): 670-672.

ABELLA BS, SANDBO N, VASSILATOS P, et al. 2005. Chest compression rates during cardiopulmonary resuscitation are suboptimal: a prospective study during in-hospital cardiac arrest[J]. Circulation, 111(4): 428-434.

CHENG A, EPPICH W, GRANT V, et al. 2014. Debriefing for technology-enhanced simulation: a systematic review and meta-analysis[J]. Med Educ, 48(7): 657-666.

ROPPOLO LP, HEYMANN R, PEPE P, et al. 2011. A randomized controlled trial comparing traditional training in cardiopulmonary resuscitation(CPR)to self-directed CPR learning in first year medical students: the two-person CPR study[J]. Resuscitation, 82(3): 319-325.

第五十九章　危重症患者的呼吸支持治疗

根据呼吸衰竭患者病情给予各种呼吸支持治疗。呼吸支持治疗技术是一系列改善、维持、替代自主呼吸作用的技术手段的总称，主要包括氧疗和机械通气。应根据具体病情采用合理的呼吸支持治疗技术，促进患者转归。

第一节　氧　　疗

氧疗（oxygen therapy）是氧气吸入疗法的简称，是指通过提高吸入气中的氧浓度，增加肺泡氧浓度，促进氧弥散，进而提高动脉血氧分压和血氧饱和度，以缓解或纠正机体缺氧状态的治疗措施。氧疗是围术期和 ICU 环境中最常见的治疗方法之一。COVID-19 期间，得益于无创通气或机械通气性氧疗，很多患者得以生存。使用不同的氧疗方案可能会影响患者的预后，但最佳方案尚不确定。氧疗根据实施方式不同，可分为常规氧疗和高压氧疗法。临床工作中提到的"氧疗"，往往指的是常规氧疗。高压氧治疗因治疗原理、实施设备和适应证均有显著不同，因此在本节最后单独阐述。

一、氧疗的适应证

氧疗的目的在于改善低氧血症，对于大部分低氧血症患者，氧疗均具有一定的治疗作用，但是对于大量右向左分流所致的动脉血氧分压不足，氧疗的治疗价值则非常有限。氧疗只能缓解缺氧所致的组织损伤，预防低氧血症所致的并发症，因此只能作为防止组织缺氧的一种暂时性措施，不能取代对因治疗。

（一）急性缺氧状态的氧疗适应证

1. 低氧血症　理论上，所有的动脉低氧血症均为氧疗指征，但 $PaCO_2$ 正常的低氧血症和高 $PaCO_2$ 的低氧血症接受氧疗时关注时不同，在下文详述。

2. 血氧正常的组织缺氧　是指无明显低氧血症但存在全身或局部组织缺氧的情况，如休克、急性心肌梗死、严重贫血、氰化物或一氧化碳中毒等。此时 PaO_2 对判断是否需要氧疗及氧疗效果的价值有限。一氧化碳中毒时的氧疗效果确切，必要时可给予较高浓度的氧疗或高压氧疗治疗。

（二）慢性肺部疾病的氧疗适应证

此类患者往往为伴高碳酸血症的低氧血症，其机体已耐受较高水平的 CO_2 分压，只有依靠低氧来刺激其呼吸中枢兴奋，如果给予较高浓度的氧疗时可能因为低氧纠正过快而出现通气不足。因此这类患者的氧疗指征较严格，一般在 $PaO_2 < 50mmHg$ 时才开始氧疗，且必须结合患者的通气功能实施控制性氧疗，以避免因解除低氧性呼吸驱动而抑制呼吸中枢的危险。如患者因其他严重合并症必须保持较高动脉血氧分压时，在给予高浓度氧吸入时应酌情使用机械通气支持以避免发生 CO_2 蓄积。

长时程氧疗是治疗 COPD 合并静息性低氧血症患者的有效措施。在正确使用的情况下，长时程氧疗可以提高 COPD 患者的存活率。长时程氧疗氧浓度需控制在 45%～70%，每天使用大于 15h。

（三）氧疗的其他适应证

在围术期或实施一些有创操作时，为机体提供能够满足组织氧代谢需要的氧供极为重要，可降低缺氧的发生率和死亡率。高危手术患者围术期氧疗还可减少术后恶心呕吐，加快组织愈合，预防感染和降低病死率。因此围术期一般会为患者实施氧疗。应注意的是，有利的氧疗是优化氧供而非单纯增加吸入氧浓度，还应给予包括通过扩容或强心优化氧供的一系列措施。

二、氧疗的分类和常用装置

临床上氧疗的方法多种多样，有各种不同给氧装置可供选择和应用。根据是否控制给氧浓度可分为以下几种。

（一）无控制性氧疗

指吸入氧浓度不需严格控制，适用于无通气障碍的患者，此方法是临床上常用的吸氧方法。

（二）氧疗的分类

1. 无控制性氧疗　根据吸入氧浓度可分为 3 类。

（1）低浓度氧疗：吸入氧浓度在 24%～35%，适用于轻度低氧血症患者及全麻术后患者。

（2）中等浓度氧疗：吸入氧浓度在 35%～50%，适用于有明显 V_A/Q 失调或显著弥散障碍且无 CO_2 潴留的患者，如左心衰竭引起的肺水肿、心肌梗死、休克、脑缺血，特别是血红蛋白浓度低或心排血量不足的患者。

（3）高浓度氧疗：吸入氧浓度在 50% 以上，适用于无 CO_2 潴留的严重 V_A/Q 失调的患者，如 ARDS、一氧化碳中毒，以及 Ⅰ 型呼吸衰竭经中等氧疗未能纠正的低氧血症者。

2. 控制性氧疗　指严格控制吸入氧浓度，适用于 COPD 患者。控制性氧疗初始吸入氧浓度可从 24% 开始，需复查 PaO_2 和 $PaCO_2$。若吸氧后，PaO_2 仍低于中度低氧血症水平，$PaCO_2$ 升高不超过 10mmHg，患者未出现神志抑制，可适当提高吸氧浓度（26%～28%），一般不超过 35%，同时保持 $PaCO_2$ 上升不超过 20mmHg。若控制性氧疗不能明显纠正低氧状况，可考虑无创机械通气、气管插管或气管切开行机械通气。

（三）氧疗的常用装置

1. 低浓度与中等浓度给氧装置

（1）鼻导管和鼻塞：鼻导管为常用低浓度吸氧装置，一般置于鼻前庭。双侧鼻导管或鼻塞较单侧鼻导管方便和舒适。吸入氧浓度与氧流量的关系可粗略计算如下：吸氧浓度（FiO_2）（%）=[21+4× 氧流量（L/min）数值]%。

（2）普通面罩：分为无重复呼吸面罩、部分重复呼吸面罩、带 T 型管面罩等多种类型，一般通过管道连接贮气囊和氧源。面罩因增加了氧储备腔，可提供比鼻导管更高的 FiO_2，但受患者每分钟通气量影响，且很难达到 100%。使用部分重复呼吸面罩时部分呼出气在下次吸气时可被重吸入，FiO_2 可达到 60%～80%。无重复呼吸面罩在氧疗时呼出气能全部排出体外，使用时无需担心二氧化碳蓄积。

（3）空气稀释面罩（Venturi 面罩）：根据 Venturi 原理制成，氧气以喷射状进入面罩，而空气从面罩侧面开口卷吸进入面罩。Venturi 面罩对容易产生 CO_2 潴留、低氧血症伴高碳酸血症、需持续低浓度给氧的患者尤为适用。

2. 可提供高浓度氧的给氧装置

（1）氧帐或改进式氧气头帐：氧帐是一种大容量给氧系统，因为容积大，容易漏气，必须长时间（约 30min）和高流量（20L/min）给氧才可达到 50%。此类装置适用于小儿或不宜用鼻导管和面罩吸氧的患者，如头面部烧伤患者。

（2）高流量湿化氧治疗仪：是近年来较新的氧疗方式，通过储氧式鼻塞或面罩直接将一定氧浓度的高流量空氧混合气提供给患者，可提供精确的吸入氧浓度（21%～100%）和最高达 70L/min 的流量，输出流量高于患者的最大吸气流量，且气体为恒温（37℃）和恒湿（相对湿度

100%）。高流量湿化氧治疗可减少生理无效腔，无 CO_2 重吸收，降低上呼吸道阻力和呼吸做功，并可提供一定的肺泡压力，有类似呼气末正压的作用来改善氧合，温化湿化的气体还可保持纤毛黏液系统功能完整，有效地清除分泌物，从而减少呼吸道感染的风险。

高流量鼻导管氧疗（high-flow nasal cannula oxygen therapy，HFNC）已被用于各类呼吸衰竭，如围术期急性呼吸衰竭、急性心力衰竭、COPD 急性加重等。研究表明，与常规氧疗相比，HFNC 可改善氧合而不影响 $PaCO_2$，降低了呼吸频率和呼吸窘迫等症状，且舒适度更好，患者具有更好的耐受性，正逐渐成为常规氧疗和无创通气的常规替代方案。虽然 HFNC 通常适用于轻度至中度缺氧的患者，但尚未确定 HFNC 的功效与急性呼吸衰竭的病因之间的明确关联。

（3）机械通气：一般适用于需要呼吸支持的低氧血症患者，如 ARDS、严重呼吸衰竭、心肺复苏者。具体内容将在本章第二节中详细阐述。

三、氧疗的不良反应

（一）CO_2 蓄积

吸入高浓度氧导致 CO_2 蓄积的原因可能有：① COPD 患者的呼吸驱动力主要依靠低氧对外周化学感受器的刺激，一旦吸入高浓度氧，则丧失或抑制了低氧对外周化学感受器的刺激，导致通气量急剧降低；②慢性低氧血症患者在 V_A/Q 较低的区域，因缺氧收缩的血管在吸氧后有不同程度的舒张，可增加 CO_2 蓄积。控制性氧疗可减少该并发症的发生，同时应密切观察，加强监测。

（二）吸收性肺不张

高浓度氧疗时后大部分的氮气被氧气所替代，肺泡内氧可迅速弥散至肺循环，V_A/Q 低的肺泡肺循环吸收氧气的速度超过肺泡吸入氧气的速度，而致肺泡萎陷。急性呼吸衰竭的患者，小支气管周围水肿及小气道内存在分泌物，易造成低 V_A/Q 区。若 FiO_2 超过 60%，肺泡可发生萎陷而形成分流。肺下垂部肺泡比较小，又易聚积水肿液及分泌物，故吸收性肺不张多见于肺的下垂部。

预防的方法：①吸氧浓度尽可能不超过 60%；②若行机械通气，可用呼气末正压通气；③加强排痰。

（三）氧中毒

机体吸入高压、高浓度的氧或吸氧时间过长，可造成机体功能性或器质性损害，称氧中毒。根据临床表现可分为眼型、肺型和神经型氧中毒。目前对氧中毒的治疗主要是对症处理，尚无特效方法，故重在预防，应尽量避免长时间吸入高浓度氧。治疗关键为及时发现，立刻停止吸氧，改吸空气，减压出舱并对症处理。

四、氧疗的注意事项

（一）氧疗效果评价

需针对患者病情制订氧疗目标和氧疗方案。滴定氧疗目标是危重症患者氧疗管理的关键，取决于低氧血症和高氧血症间的利弊平衡，减少对预后的影响。氧分压是滴定氧疗目标的重要参考指标，但其最佳范围仍存在争议，参照相关文献和专家意见等，建议范围是 60～90mmHg，但并没有充足的证据。氧分压在 60mmHg，可以维持机体正常的氧供。临床实践中应强调个体化的因素，如年龄、基础肺功能、与脏器功能支持之间的平衡等。临床医师在管理患者时，应明确氧分压维持在何种水平或范围，再据此目标调整 FiO_2，而非无限制地调整。此外，氧疗过程中同时要关注循环问题，在调整参数时，在呼吸和循环之间也要权衡利弊，优化方案。

氧疗后应注意观察患者的神志、呼吸、心率、血压、发绀等临床表现。若氧疗后，呼吸困难及发绀有所改善，神志好转，血压稳定，呼吸幅度加大、频率减慢，心率减慢 10 次 / 分以上，提示氧疗有一定的疗效。反之，若呼吸幅度减小，神志模糊，嗜睡或昏迷加重，收缩压降低、脉压减少和出现心律失常，都表明病情恶化，说明氧疗效果不佳，应及时处理。

氧疗后应定期行动脉血气分析，观察各项氧合指标、酸碱状态的变化趋势，有助于直接而较全面地评价氧疗效果。此外，脉搏血氧饱和度监测及各种组织缺氧的监测方法均有助于评价氧疗的效果。

（二）积极防治氧疗不良反应

氧疗的不良反应重在预防，尤应避免长时间高浓度吸氧而致氧中毒。常压氧疗的不良反应与氧浓度和吸氧时间成正比。为防止氧中毒必须控制氧浓度、压力和吸氧时间。一般认为吸入氧浓度低于 40% 是安全的；吸入纯氧不应超过 8h。

（三）注意吸入气湿化和加温

通过鼻导管、鼻塞或人工气道（气管造口、气管内插管等）给予干燥的氧气时，上呼吸道生理湿化作用减弱或被绕行，可使分泌物黏稠、呼吸道纤毛运动减弱，不利于呼吸功能恢复。因此氧疗时应给予良好湿化，使吸入气湿度大于 70%。

此外，氧疗时须预防交叉感染，所有的给氧装置或用品均应定期消毒，一般宜专人专用；应特别注意防火安全，尤其在高浓度氧疗时，应禁烟、禁止明火。

五、停止氧疗的指征和方法

2018 年英国医学杂志的一项指南对院内患者氧疗的启动和终止给出了以下建议：①强烈建议 $SpO_2 \geqslant 96\%$ 的患者停止氧疗；②心肌梗死或脑卒中患者，SpO_2 在 90%～92% 建议不启动氧疗，强烈建议 $SpO_2 \geqslant 93\%$ 不启动氧疗；③对于其他疾病，如感染，尚无充足证据明确显示何时启动氧疗；④对于大多数患者，SpO_2 目标为 90%～94% 是合理的，至少可以避免危害；⑤对于存在高碳酸血症性呼吸衰竭风险的患者，推荐 SpO_2 目标为 88%～92%；⑥对于不同患者，建议使用所需的最少氧气量。指南指出上述意见仅适用于大多数患者，但不适用于手术患者、婴儿或其他罕见病患者。随着新证据的出现，上述建议也会改变。

停止氧疗前一般需保证患者生命体征稳定、缺氧和 CO_2 潴留得到改善、血流动力学稳定、呼吸平稳。停止氧疗时应逐步撤除，如减少吸氧量后病情仍平稳，再逐步减量直至完全撤除。

第二节　机械通气

机械通气是应用呼吸机进行人工通气的一种治疗方式，其主要作用包括增加肺泡通气、减少呼吸做功和改善氧合，支持呼吸和循环功能。临床上已广泛应用于麻醉和 ICU 中。

一、呼吸机的基本结构

呼吸机的种类繁多，但是其原理和结构有共同之处。总体而言，呼吸机由以下一些基本元件构成：气源、供气和驱动装置、空氧混合器、控制部分、呼气部分、监测报警系统、呼吸回路、湿化和雾化装置。

二、机械通气对机体的影响

了解机械通气的生理影响，有助于正确实施呼吸支持和选择最佳通气方式，减少机械通气对人体的不良影响，提高疗效，预防和降低并发症的发生。

（一）对呼吸系统的影响

1. 对呼吸动力的影响　自主呼吸吸气时，胸膜腔内呈负压，使上呼吸道和肺泡间产生压力阶差；

而正压通气吸气时，压力阶差增加，跨肺压升高，可以克服气道阻力、胸廓及肺的弹性。

（1）气道阻力：呼吸道阻力与气流的形式有关，层流时阻力与气道半径的 4 次方成反比，而湍流时则与气道半径的 5 次方成反比，因此气道口径是决定阻力的重要因素。机械通气使支气管和肺泡扩张，气道阻力降低，并易保持呼吸道通畅。

（2）肺顺应性：肺泡弹性回缩依靠表面张力和组织弹性；同时，肺泡表面活性物质缺少可使肺顺应性降低。机械通气使肺泡膨胀，通气增加。呼气末正压（PEEP）时，功能残气量增多，肺充血和水肿减退，肺弹性改善，顺应性提高。

（3）减少呼吸做功：呼吸功能不全时，患者呼吸困难，呼吸做功增加。使用机械通气后，在阻力降低和顺应性改善的同时，能量消耗和呼吸做功明显减少，但出现和呼吸机严重对抗除外。

2. 对气体分布的影响　正常自主呼吸时，吸气流速较慢，肺内气体分布由肺内压的垂直阶差和静止肺弹性决定。由于重力、膈肌和肋间肌使肺膨胀的影响，肺下垂区及边缘肺组织胸膜腔内压阶差较大，气体容量改变较多，其他无关区及支气管周围的肺组织气体容量改变较少。胸廓形状、呼吸肌活动及局部胸膜腔内压垂直阶差、肺部病变和体位等均可影响气体分布。机械通气时的气体分布与自主呼吸有所不同，仰卧位 IPPV 吸气时膈肌向下移动，但由于腹内容物的重力关系，无关区的膈肌移动较下垂区大，气体分布相反，即下垂区及边缘肺组织气体分布减少，而无关区则较多。总之，气道阻力小，顺应性好，气体分布较均匀。吸气时间长，吸气流速快和潮气量大时，虽能加速气体分布，但气流通过小气道或有炎症肿胀及分泌的病变区则阻力增加，并产生湍流，使气体分布不均匀。

3. 对通气 / 血流比值的影响　机械通气时，如各项呼吸参数调节适当，则通气量增加，无效腔量减少，尤其是用 PEEP 者，功能残气量增多，可改善通气 / 血流比值，使氧分压升高，肺内分流减少。如潮气量太大或跨肺压太高，则肺泡扩张，通气过度，反可压迫肺毛细血管，使血流减少，通气 / 血流比值失调，肺内分流反可增高。

（二）对心血管系统的影响

自主呼吸时，随着呼吸周期中吸气相和呼气相的转换，右心房压（RAP）、右心室压（RVP）和血压也可出现周期性波动，这与吸气时胸膜腔内压增加、肺血管扩张、较多血储存在肺内有关。吸气时右心室 SV 增加，呼气时减少，而左心室的 SV 呈相反变化，说明吸气期右心室的后负荷降低。

机械通气时，由于肺内压和胸膜腔内压的升高，产生跨肺压，传递至肺血管和心腔，可引起复杂而与自主呼吸完全不同的心血管功能变化。当肺部有病变（肺水肿、肺炎等）时，肺顺应性降低，肺不易扩张，而肺泡压升高压力不能传递到肺毛细血管，跨肺压也升高，因此，正压通气对心血管功能的影响决定于气道压高低。

1. 对右心功能的影响　IPPV 和 PEEP 使气道内压升高，胸膜腔内压也随之升高，从而使外周血管回流至右心房的血流受阻。平均胸膜腔内压增加，将引起回心血量减少。气道内压升高，虽然能使心室内压升高，但右心室顺应性和舒张末容量减少，心排血量（CO）降低。

正压通气时，肺泡内毛细血管拉长变窄，肺血管阻力（PVR）升高。如 ARDS 患者，发生缺氧性肺血管收缩、渗透性增加、肺顺应性降低，则右心室后负荷显著升高。

2. 对左心功能的影响　IPPV 和 PEEP 可使左心室前负荷降低，其发生机制可能有：①右心室前负荷降低；②肺血管阻力升高，右心室后负荷增加；③由于右心室后负荷增加，改变了心室舒张期顺应性，左、右心室舒张末跨壁压均降低，但左心室充盈压比右心室降低较多，室间隔左移，因而左心室顺应性降低。

一般而言，机械通气时血压和全身血管阻力不变或轻度下降。胸膜腔内压升高，大血管外压力也升高，所以左心室室壁张力减少，左心室后负荷降低。正压通气对左心室收缩性一般无影响。

（三）对肾功能的影响

IPPV 和 CPAP 可使肾血流量、肾小球滤过率和尿量减少，CPPV 则更严重。机械通气可影响肾交感神经活动，同时，血浆中抗利尿激素、肾素和醛固酮水平升高，减少尿液生成和排出。

（四）对中枢神经系统的影响

机械通气时，脑血流（CBF）和颅内压（ICP）可发生变化。脑血管对 $PaCO_2$ 变化十分敏感，通气不足时 CO_2 潴留，脑血管扩张，CBF 增多；过度通气时 CO_2 排出增加，$PaCO_2$ 降低，脑小动脉收缩，CBF 减少，甚至可出现眩晕和昏厥等缺血性改变。PEEP，特别是高水平 PEEP（$>20cmH_2O$），可使头部静脉回流受阻，静脉压上升，血液淤积在头部，脑容量增多，ICP 升高。

（五）对消化系统的影响

机械通气可阻碍下腔静脉的回流，使腔静脉淤血、肝门静脉压升高、胃肠静脉淤血，可能诱发消化道出血、应激性溃疡等；同时，正压通气可能加重肝的淤血，影响肝功能。

三、机械通气的适应证与禁忌证

（一）机械通气的适应证

各种原因导致患者出现通气不足和（或）氧合欠佳，面罩吸氧后 $PaCO_2 > 60mmHg$、$PaO_2 < 60mmHg$ 或 PaO_2/FiO_2 小于 300mmHg，呼吸急促（呼吸频率大于 35 次/分），肺活量小于 10~15ml/kg，潮气量小于正常的 1/3，$V_D/V_T > 0.6$ 及最大吸气负压绝对值 $< -25cmH_2O$，一般均需行机械通气。

1.各种原因导致的通气功能不全

（1）严重肺部外伤、多发性肋骨骨折和连枷胸及颅脑、腹部及四肢多发性创伤引起的呼吸功能不全。

（2）神经肌肉疾病、中枢神经功能障碍及骨骼肌疾病等导致的通气功能不全。

2.换气功能障碍 ARDS、新生儿肺透明膜病（IHMD）、心力衰竭、肺水肿、肺动脉高压及右向左分流、慢性肺部疾病等。

3.围术期应用 机械通气可为安全使用镇静和肌松药提供通气保障。此外，对于一些特殊的手术和患者，术后可能需要给予一段时间的机械通气支持，如体外循环心内直视手术后、肺叶切除术、上腹部手术或重症肌无力患者等。

4.其他 一些特殊情况（如肺叶切除术、连枷胸等）导致胸壁完整性受到破坏，给予机械通气可通过机械性的扩张使胸壁稳定，以保证充足的通气。

（二）机械通气的禁忌证

机械通气无绝对禁忌证，但应注意，下列情况下行机械通气时可能会使病情加重，如气胸及纵隔气肿未行引流、肺大疱和肺囊肿、低血容量性休克未补充血容量、严重肺出血、气管食管瘘等。在出现致命性通气和氧合障碍时，应积极处理原发病（如尽快行胸腔闭式引流、积极补充血容量等）。

（三）机械通气的时机

呼吸衰竭的患者行气管插管机械通气的决策主要根据临床情况而定，指导临床决策的客观标准目前并没有形成广泛共识。启动气管插管的情况通常是"呼吸窘迫"，这是由严重的呼吸困难，以及通气需求增加和肺力学改变导致的呼吸做功增加所决定的。另一个经常启动因素是气体交换恶化。相对于高碳酸血症和呼吸性酸中毒的加重（通常与意识水平下降相关）明确提示着呼吸系统衰竭，低氧血症的解读要复杂得多，这让气管插管与否的决策变得更困难。例如，在早期新型冠状病毒感染流行期间，机械通气被认为是"滥用"的，当时气管插管的决策主要是基于氧合水平。

（四）机械通气的模式

应用呼吸机时应根据患者的呼吸情况及肺部病理生理改变，选择合适的通气方式。只有选择合理的通气方式才能既达到治疗目的，又减少机械通气对患者的生理干扰和肺部损伤。常用正压通气方式的压力曲线见图 59-1。

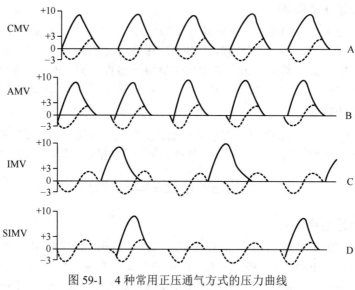

图 59-1　4 种常用正压通气方式的压力曲线

虚线 . 示自发呼吸的压力曲线；实线 . 示机械通气时压力曲线

（五）机械控制通气

机械控制通气（controlled mechanical ventilation，CMV）是呼吸机按预定的时间变量启动或停止呼吸。是临床出现最早的通气模式，也是目前最基本的机械通气模式。CMV 由呼吸机完成全部的吸气呼吸功，是一种完全呼吸支持模式。CMV 时，吸气相是定时启动的，与患者的自主呼吸周期无关，即是非同步的。CMV 时若 PEEP=0，又称为间歇正压通气（intermittent positive pressure ventilation，IPPV）。若 PEEP＞0，则称为持续正压通气（continuous positive pressure ventilation，CPPV）。

CMV 模式控制气体输送的限制变量是流量 / 容量（容量控制通气，volume controlled ventilation，VCV）或压力（压力控制通气，pressure controlled ventilation，PCV）。前一种方式中呼吸机以恒定的（方形）或非恒定的（主要为递减的）流量传送预设的 VT，无论患者的气道阻力如何，呼吸机维持预设的流量模式，以保证潮气量。后一种方式中呼吸机向患者的气道开口施加预设的正压水平（通常是方形的），输送的潮气量则取决于吸气时间和患者呼吸系统顺应性。吸气流量一开始即达到峰值，随后呈指数式衰减，当预设压力与肺泡压相等时衰减为零。

目前尚无确切证据支持如何选择容量切换或压力切换通气方式。当维持每分钟通气量较为重要时，宜选择容量切换模式。对有非均质性肺疾病的患者，压力限制性控制通气是较好的选择，因为这一模式可以使 VT 在不同弹力和阻力的肺组织内分布更均匀。近年来，新型呼吸机在理论上能够提供兼具恒定压力和预设 VT 的控制通气模式（压力调节、容量控制或容量补偿）。它包含一个闭环程序，这一程序能够根据对呼吸系统静态顺应性的自动测量，在每一次呼吸时持续适应性调整施加的压力水平以达到目标 VT。

（六）机械辅助通气

机械辅助通气（assisted mechanical ventilation，AMV）的主要特点是在呼吸机给予通气支持的同时保留患者的呼吸肌收缩力（Pmus），其目的是减少镇静和肌肉松弛的需要，防止呼吸肌失用性萎缩，并且使与机械通气相关的心血管副作用降到最低。与控制通气相比，部分通气支持可能会通过膈肌收缩的作用使肺重力区复张从而改善通气 / 血流比值。辅助模式的一个潜在问题是可能存在患者-呼吸机不同步，需加强监测和评估。

（七）辅助 / 控制机械通气

辅助 / 控制机械通气（assist/control ventilation，A/C）是一种压力或流量触发、压力或容量限定、时间切换的通气方式。辅助 / 控制通气可自动转换，当患者的自主呼吸通过气道压或吸气流量触发呼吸机时，进行辅助 / 压力控制通气或辅助 / 容量控制通气；当患者无自主呼吸或自主呼吸负压较小，不能触发呼吸机时，呼吸机自动转换到控制通气。

理论上讲，A/C 可保持呼吸机工作与患者吸气同步，有利于患者呼吸恢复，并减少患者呼吸做功。但是一些研究表明，在患者触发呼吸机进行辅助通气时呼吸用力并未停止，患者的呼吸做功并没有减少，甚至在 A/C 过程中总的吸气做功可能超过自主呼吸。因此，A/C 通气不能恢复神经通气的协调性。呼吸机工作量的减少是以患者呼吸用力增加为代价的。如果要恢复正常的神经通气的协调性耦联，需要在较大的吸气用力时给予较高的辅助支持水平，反之亦然。

（八）同步间歇指令通气

同步间歇指令通气（synchronized intermittent mandatory ventilation，SIMV）实际上是自主呼吸和控制呼吸的结合，允许患者在预设的间歇指令控制呼吸之间进行自主呼吸。在这一时间窗内，自主吸气动作可触发呼吸机送气，即呼吸机软件根据设定的强制呼吸频率建立一个时间窗口，患者的自主用力可在这一时间窗内触发一次强制呼吸。如果患者在时间窗内无自主呼吸，则呼吸机会按预设的呼吸频率自动送气辅助通气。根据同步指令通气的模式不同，控制呼吸可以是容量或压力切换模式。改变指令呼吸的频率可使呼吸模式接近完全控制呼吸或完全自主呼吸，可用于常规通气，也可用于脱机前的训练和过渡。

SIMV 的优点：①气道内压和胸膜腔内压较 CMV 和 AMV 低，故对心脏和肾功能的影响较小，气压伤的危险性也少；②保证适当通气量，降低通气过度和通气不足的风险；③减少镇静、镇痛和肌肉松弛药的使用；④维持呼吸肌活动，减少呼吸肌失用性萎缩和不协调；⑤ V/Q 比值更适当；⑥使患者迅速脱离呼吸机。

SIMV 的缺点：①不能随临床病情变化而随时调节通气量，易致 CO_2 潴留；②呼吸做功增加；③呼吸肌疲劳；④若 SIMV 频率减少太慢，则呼吸机撤离延长；⑤在机械通气撤离期间可能发生心功能不全；⑥呼吸幅度增大发生气压伤机会多。

（九）压力支持通气

压力支持通气（pressure support ventilation，PSV）是一种压力启动、压力限定、流速切换的通气方式。自主呼吸期间，患者吸气相一开始，呼吸机即开始送气，使气道压力迅速上升到预置的压力值，并维持气道压在这一水平；当自主吸气流速降低到最高吸气流速的 25% 时，送气停止，患者开始呼气。PSV 开始送气和停止送气都是以自主触发气流敏感度来启动的。PSV 时，自主呼吸的周期、流速及幅度不变，VT 由患者的吸气用力、预置 PSV 水平和呼吸回路的阻力以及肺和胸廓的顺应性来决定。PSV 的主要优点是可减少膈肌的疲劳和呼吸做功。不足之处在于可能发生通气不足或通气过度。呼吸运动或肺功能不稳定者不宜单独使用，可改用其他通气方式。

（十）呼气末正压与持续气道正压

呼气末正压（positive end-expiratory pressure，PEEP）是指机械通气在呼气末施加的正压。持续气道正压（continuous positive airway pressure，CPAP）是在患者自主呼吸的吸气期和呼气期由呼吸机向气道内输送的大于吸气气流的正压气流，使气道内保持持续正压。PEEP 和 CPAP 对生理存在类似影响。

1. 对气体交换的影响　PEEP/CPAP 可使塌陷的肺泡再次膨胀，使 VT 分布更均匀，并增加功能残气量。此外，PEEP/CPAP 使肺水重新分布，从肺泡区向血管周围间质分布，并通过使血流由分流区转向正常区域，改善通气 / 血流比值失调。所有这些效应取决于所施加的 PEEP/CPAP 是否能够复张原先萎陷的肺泡。一方面，如果应用的 PEEP/CPAP 能够促使肺泡复张，将会降低分流，改善氧合，减少无效腔；另一方面，如果出现大量正常肺泡过度膨胀，那么由于无效腔增加将导致 $PaCO_2$ 升高，同时 PaO_2 下降。

2. 对呼吸力学的影响 PEEP/CPAP 的应用会对肺的顺应性产生影响，可能有以下 3 种：①顺应性增加，提示肺泡复张；②顺应性不变，表明通气处于呼吸系统容量-压力曲线的线性部分；③顺应性下降，表明肺过度膨胀。

3. 对血流动力学的影响 应用 PEEP/CPAP 可能通过降低右心静脉回流，增加右心室后负荷，降低心室顺应性和减弱心室收缩力，其对血流动力学的改变取决于心室负荷情况、心室的功能以及 PEEP/CPAP 对肺机械特性的影响。

应用 CPAP 可增加肺容量和防止反常呼吸，减少呼吸做功，改善呼吸功能。对于有自主呼吸而没有气管插管的患者，使用鼻罩或面罩进行无创通气，可预防性应用 CPAP 2～10cmH$_2$O，以防止气道完全关闭，提高氧合效果。气管插管患者可预防性应用低水平呼气末正压。若患者已恢复自主呼吸，在撤离呼吸机前使用 2～5cmH$_2$O 的 CPAP，有助于降低 FiO$_2$，提高 PaO$_2$。

（十一）双水平气道正压通气

双水平气道正压通气（bi-level positive airway pressure，Bi-PAP）是一种时间启动、压力限定、时间切换的通气方式，适合于所有类型患者的机械通气需求。患者在通气周期的任何时间点均可进行不受限制的自主呼吸。Bi-PAP 也可视为一种对所用 CPAP 压力值采用时间切换的连续气道正压通气。高压（P_{high}）及低压（P_{low}）水平的持续时间（T_1、T_2）及相应的压力值（P_{high}、P_{low}）均可分别进行设置。Bi-PAP 在自主呼吸和控制呼吸时均可应用。

Bi-PAP 的优点包括：①该通气方式是一种真正的压力调节型通气方式，较其他通气方式更为安全，呼吸机相关性肺损伤发生率低；②在整个通气周期的任何时间点均可进行不受限制的自主呼吸，无需使用大剂量的镇静和肌松药抑制自主呼吸；③具有灵敏的吸气和呼气触发敏感度，可灵活调节压力和流速水平，能对不同患者的呼吸运动提供适宜呼吸支持；④临床用途较广，可根据不同患者的需求灵活调节，形成多种通气方式。

（十二）特殊通气方式

1. 高频通气（high frequency ventilation，HFV） 是指呼吸频率高于正常 4 倍以上，潮气量接近或少于解剖无效腔气量的一种通气方式。前文描述的通气支持模式被定义为"常规的"，因为它们均遵循两个原则：输送高于无效腔量的 TV 和在气道开口处施加正压。而 HFV 输送的 TV 低于无效腔量的 TV。

目前临床应用较多的是高频振荡通气（high frequency oscillation ventilation，HFOV），施加一个持续的平均气道压（$P_{aw, mean}$），新鲜气体（40～60L/min）持续进入呼吸回路，利用活塞泵或者隔膜往返活动以推动气体振荡，振荡压力冲击以极高的频率（180～900 次 / 分）叠加于 $P_{aw, mean}$ 之上。每次振荡产生一个正弦周期压力，上升或下降至高于或低于 $P_{aw, mean}$ 的水平，活塞处压力变化幅度（ΔP）可调节至高达 70～90cmH$_2$O，而传导至气道开口、气管导管和肺泡内的 ΔP 也大幅下降（通常只有 2～4cmH$_2$O），由此所产生的 TV 为 1～2ml/kg，低于解剖无效腔量。

HFOV 期间 CO$_2$ 排出的机制包括：①对近端肺泡的直接通气；②邻近肺单位之间以不同时间常数进行的摆动呼吸；③分支肺泡管内吸气与呼气气流的流动；④轴向对流与横向混合。CO$_2$ 由肺内排出，弥散至呼吸回路内，然后被持续进入回路内的大量新鲜气体所稀释。HFOV 期间氧合的决定因素是气道开口平均压力和吸入氧浓度。CO$_2$ 清除的主要决定因素是压力变化幅度（ΔP）、压力振荡频率和偏流（有限）。可通过增加 ΔP 和降低振荡频率加速 CO$_2$ 清除。

综上，HFOV 是一种独特的以极低 TV 和较高平均气道压为特点的通气方式，同时能够维持足够的 CO$_2$ 清除率。由于 HFOV 可提供最小化的 TV 和充足的压力，在保证肺充气的同时避免了传统通气方法可能带来的肺过度膨胀的风险，因此有望成为一种"极端"的肺保护方法。近期有两项多中心、大型临床研究检验 HFOV 作为保护性肺通气策略应用于 ARDS 早期是否能够降低死亡率，但遗憾的是，这些试验未能证实 HFOV 优于传统的肺保护性通气策略。因此目前不推荐将 HFOV 作为 ARDS 患者的常规治疗措施。

2. 无创通气（noninvasive ventilation，NIV）　是指无需建立人工气道而进行机械通气的呼吸支持模式。该方法通过鼻罩或面罩将患者与呼吸机连接而实施正压通气。用于有创通气的多种呼吸模式均可应用于无创通气。无创通气可降低气管插管和气管切开引起的并发症（如呼吸机相关性肺炎、插管损伤、脱机困难、住院时间延长等），近年来得到了广泛的推广和应用。值得注意的是，无创通气成功的关键依赖于对患者的正确选择和医疗团队的专业水平，有数据显示，尝试无创通气失败后行气管插管的患者会经历更长时间的有创机械通气和更长的 ICU 停留时间。

NIV 目前主要运用于 COPD 急性加重期、急性心源性肺水肿、免疫抑制患者的呼吸支持，并可以作为有创-无创机械通气序贯治疗的重要组成部分，用于有创机械通气撤除后的患者的呼吸支持治疗，但是否具有优势尚无定论，有文献证明无创通气并不能避免拔管后发生急性呼吸衰竭患者的再次插管。在部分急性呼吸衰竭早期（如轻度 ARDS）的患者，也可以短时间试用 NIV。其他可能的应用领域包括低氧血症或高碳酸血症患者进行纤维支气管镜检查时，以及非有创通气适应证患者的姑息治疗。

一般认为，患者在以下情况时不适宜应用 NIV：①意识不清；②血流动力学不稳定；③气道分泌物明显增加，而且气道自洁能力不足；④因面部畸形、创伤或手术等不能佩戴鼻面罩；⑤上消化道出血、剧烈呕吐、肠梗阻和近期食管及上腹部手术；⑥危及生命的低氧血症。

应用 NIV 时应严密监测患者的生命体征及治疗反应。应频繁检查通气装置以评估二氧化碳重复吸入、患者清除分泌物的能力，并预防意外脱机、气体泄漏和皮肤坏死。监测生理学参数（氧饱和度、动脉血气分析、呼气 VT、呼吸频率、辅助呼吸肌的运动、反常腹部运动、胃胀、心率和血压）以及主观参数（精神警觉性、舒适度和呼吸困难）对患者的安全至关重要。如 NIV 治疗 1～2h 后低氧血症不能改善或全身情况恶化，应及时改为有创机械通气。

四、通气参数的设置与调整

（一）呼吸参数设置

1. 通气量　正确估计和调节通气量是保证有效机械通气的根本条件。每分钟通气量（minute venlitation，VE）=潮气量（tidal volume，TV）× 呼吸频率（RR），VE 可按每千克体重计算，一般成人为 90～100ml/kg，儿童为 100～120ml/kg，婴儿为 120～150ml/kg。小儿个体差异较大，可通过预设 TV 和 RR 计算 VE，VE=TV（5～7ml/kg）×RR（30～40 次 / 分）。TV 和 RR 需根据患者的具体情况进行选择，成人一般需采用较小的潮气量（6～8ml/kg）和较慢的呼吸频率（10～12 次 / 分）。增加潮气量、降低呼吸频率、延长呼气时间有利于二氧化碳排出并降低胸腔内压力，促进静脉回流，对 COPD 的患者，可防止内源性 PEEP（intrinsic PEEP，PEEPi）的形成。该方法也可使吸气流速减慢，气体分布均匀，有助于肺泡膨胀，气道阻力降低，可减少肺不张及气压伤的发生率。对于 ARDS 等肺顺应性差的患者，需避免通气压力过高以免发生呼吸机相关性肺损伤。

2. 吸呼比和吸气末停顿　常规机械通气的吸呼比（I：E）为 1：（1.5～2.0）。正常吸气时间为 0.8～1.2s。延长吸气时间有利于气体分布，改善氧合，但可能引起人机不同步，或导致内源性 PEEP 形成，严重时引起血流动力学不稳定。延长呼气时间有利于肺泡气体充分排出并增加回心血量，但由于吸气时间相对缩短而不利于氧合过程。阻塞性通气功能障碍（如 COPD 或支气管哮喘）的患者 I：E 值的设定一般在 1：2.5 或更长以利于二氧化碳排出；限制性通气功能障碍或者严重低氧血症（如 ARDS）的患者 I：E 值的设定一般在 1：1.5 或更短（部分患者可<1：1，即反比通气），以利于气体分布，改善氧合。

吸气末停顿（end-inspiratory pause，EIP）是指在吸气末呼吸机吸入阀关闭停止送气，但呼出阀尚未开放，使吸气末压力保持在一定水平，也称为吸气平台。设置 EIP 的主要目的在于改善气体在肺泡内的分布，减少无效腔通气，优化通气／血流比值，一般用于定容型通气方式的使用。EIP 一般占呼吸周期的 5%～10%，一般不超过 15%。EIP 可增加气道平均压，减少回心血量，不适用于血流动力学不稳定患者；同时，EIP 因缩短呼气时间而不适用于 COPD 或哮喘患者。

3. 通气压力 通气压力的高低由胸肺顺应性、气道通畅程度（气道阻力）、潮气量以及吸气流速等因素决定。在定压型机械通气时，力求通过设置最低的气道压力水平扩张肺泡，获得理想的潮气量，同时避免对血流动力学产生不利影响。成人气道压力一般维持在 15～20cmH$_2$O，儿童为 12～15cmH$_2$O。ARDS 患者的肺保护性通气策略要求避免吸气平台压力达到或超过 30cmH$_2$O，以防止呼吸机相关性肺损伤的产生。

4. 吸入氧浓度（FiO$_2$） 由于长期吸入高浓度（FiO$_2$＞60%）的氧易导致氧中毒，故机械通气过程中，应该在确保维持组织和脏器良好氧合状态的前提下尽可能降低吸入氧浓度。机械通气初始阶段可给予高浓度氧吸入以迅速纠正低氧血症，随后应根据患者氧饱和度以及动脉血气分析结果逐渐下调 FiO$_2$ 到 50% 以下，并设法维持氧饱和度＞90%，动脉血氧分压（PaO$_2$）维持于 60～100mmHg。持续吸入纯氧（FiO$_2$=100%）吸入时间一般不超过 24h。长期机械通气的患者如果 FiO$_2$ 持续＞60%，低氧血症仍不改善，不能盲目提高吸入氧浓度，可通过以下方法改善氧合状况，包括：①加用 PEEP 或 CPAP；②延长吸气时间；③加用吸气末停顿（EIP）等。

5. 吸气流速 吸气流速是气道压力水平的重要影响因素。增加吸气流速，可提高气道峰压，有利于气体在肺内的交换；降低吸气流速能降低气道峰压，减少气压伤风险。吸气流速的设置需考虑患者吸气时用力的水平、流速波形和患者的病理生理状态。吸气流速应能满足患者吸气用力的需要。如果患者自主呼吸力度较大，应提高吸气流速；反之如果使用镇静、肌松等药物抑制患者自主呼吸，吸气流速则可相应下调。

根据机械通气时吸气流速的变化规律，临床上将呼吸机送气方式分为恒流（方波）送气和减速波送气两种方式。恒流（方波）送气时峰值流速和平均流速相同，一般设置为 40～60L/min。减速波吸气初始峰流速最高，一般设置为 60～90L/min，其符合吸气初始流速需求最大的呼吸生理特点，可改善人机协调性，减少气道峰压，增加气道平均压，有助于气体在肺泡内的均匀分布并改善通气／血流比值失调，是临床较常采用的送气方式。

（二）机械通气效果的监测及调节

1. P$_{ET}$CO$_2$ 和动脉血气分析 实施机械通气期间，需通过监测呼出气或 PaCO$_2$ 值以评价呼吸机的通气效果。PaCO$_2$ 是判断呼吸性酸碱平衡失调的主要指标。常规机械通气需维持 P$_{ET}$CO$_2$ 或 PaCO$_2$ 于 35～45mmHg。呼吸性酸中毒预示通气不足，应保持呼吸道通畅，增加 TV、VE、呼吸频率和延长呼气时间；呼吸性碱中毒预示通气过度，应降低 TV、缩短呼气时间（表 59-1）。

表 59-1 血气分析结果和各项参数调节

血气变化	呼吸参数调节
PaCO$_2$ 过高，PaO$_2$ 变化不大	TV ↑，RR ↑，P_{aw} ↓
PaCO$_2$ 过低	TV ↓，RR ↓，P_{aw} ↓
PaCO$_2$ 过高	TV ↑，RR ↑，PEEP ↓
PaO$_2$ 过低	FiO$_2$ ↑，PEEP ↑，吸气时间↑，加用 EIP
PaCO$_2$ 过高 +PaO$_2$ 过低	TV ↑，RR ↑，PEEP ↑，吸气时间↑，FiO$_2$ ↑
PaCO$_2$ 过高 +PaO$_2$ 正常	TV ↑，RR ↑，P_{aw} ↑，PEEP ↓

但是对于 ARDS 等需要实施肺保护性通气策略的患者，进行小潮气量通气时允许 PaCO$_2$ 高于正常值，即所谓的允许性高碳酸血症。允许性高碳酸血症是肺保护性通气策略的结果，并非 ARDS 的治疗目标，其主要目的是运用较小的潮气量避免吸气平台压力达到或超过 30cmH$_2$O 以防

止呼吸机相关性肺损伤的产生，并达到肺保护的目的。急性二氧化碳升高导致酸血症可产生一系列病理生理学改变，但研究证实，实施肺保护性通气策略时一定程度的高碳酸血症是安全的。颅内压增高是应用允许性高碳酸血症的禁忌证。目前尚无明确的二氧化碳分压上限值标准，一般认为 $PaCO_2$ 允许达到 80mmHg 左右，国内外指南主张保持 pH ≥7.20 可不处理，如果 pH ＜7.20，可考虑静脉输注碳酸氢钠。

动脉血氧分压（PaO_2）是低氧血症是否被纠正的标准。当 PaO_2 ≥60mmHg，说明所设置的参数基本合理，如果 FiO_2 水平已经降至 40%～50%，可以暂不作调整，待 PaO_2 稳定一段时间后再作调整，直至降低至准备脱机前的水平；如果所设置的 FiO_2 水平较高，应逐渐降低 FiO_2，直至降低至相对安全的水平（FiO_2 40%～50%）。PaO_2 ＜60mmHg 时，应采用各种纠正低氧血症的方法，如增加 TV、延长吸气时间、增加吸气平台压或吸气末停顿时间、应用 PEEP、提高 FiO_2 等。

2. 呼吸力学监测　目前临床使用的多功能呼吸机均可监测呼吸力学指标，提供各类曲线，以帮助医务人员评估患者呼吸系统顺应性及呼吸机参数设置是否合理。在恒定流量通气时，气道压力-时间曲线变化的程度与 TV 肺充气时呼吸系统顺应性变化的程度相关：曲线斜率逐渐增加表明顺应性逐步增加；反之，曲线斜率逐渐降低，表明顺应性在 TV 吸气时逐渐降低；压力呈线性增加表明顺应性在肺充气过程中保持不变。充气时顺应性的逐渐增加或降低分别与肺泡开放、塌陷和肺泡充气过度相关，这是机械通气产生肺机械牵张的主要机制。因此，通过分析恒定流量通气时的压力-时间图形，可判断肺泡复张、再塌陷或过度充气。同时可根据这些曲线分析调整 ARDS 患者的最适 PEEP 水平，最小化呼吸机产生的机械牵张，建立肺保护性通气策略。此外，当应用部分通气支持技术时，需动态测量或计算 PEEPi、食管压力、胃内压、呼吸系统静态顺应性（Cst、rs）等。

3. 心功能和血流动力学状况　前文已述，机械通气尤其是 PEEP 及 CPAP 对循环系统存在影响。因此机械通气患者应常规监测 ECG、BP、HR 等指标，必要时可增加其他血流动力学指标监测。对于已经存在心功能障碍或血流动力学不稳定的患者，应该慎用 PEEP、吸气时间延长、吸气末停顿和反比通气等通气方式。

五、机械通气的脱机

当引起呼吸衰竭的病因消除或改善后，应考虑尽快撤除呼吸机。延迟撤机将增加机械通气的并发症，延长住院时间和费用，但过早撤除呼吸机又可导致撤机失败，增加再插管率和病死率。因此在撤机前需要严格遵循规范的撤机方案。

近年来，ARDS 协作组提出通过规范的机械通气撤离方案指导撤机，并制定了相关的撤机流程。该方案用客观的标准衡量并指导撤机过程中的每一个步骤，避免了单纯根据临床医师的经验和判断指导撤机的武断性。在导致机械通气的病因好转或去除后应开始进行呼吸机撤离的筛查试验，符合筛查标准的患者需通过自主呼吸试验进一步判断患者的自主呼吸能力，最后进行拔管可行性的评估，符合以上所有标准后可以拔除气管导管，撤离呼吸机，继续吸氧并密切观察呼吸、循环及患者的病情变化情况。

（一）撤离呼吸机的筛选试验

考虑撤离呼吸机前首先需进行筛选试验，明确患者是否具有撤离呼吸机的前提条件，包括以下几个方面。

1. 导致呼吸衰竭和机械通气的病因好转或去除。

2. 患者氧合状态良好（PaO_2/FiO_2 ＞150～200，PEEP ≤5～8cmH_2O，FiO_2 ≤0.4～0.5，pH ≥7.25；COPD 患者：pH ≥7.30，PaO_2 ＞50mmHg，FiO_2 ＜0.35）。

3. 血流动力学稳定（无心肌缺血动态变化、无显著低血压、不需要血管活性药物治疗或只需要少量血管活性药物，如多巴胺或多巴酚丁胺维持）。

4. 具有自主呼吸能力。

此外，尚有一些监测指标有利于撤机成功率的预测，其中包括：TV＞5ml/kg，最大吸气负压 ≥25cmH$_2$O；呼吸浅快指数（f/TV）＜105 次/(min·L)；V_D/V_T＜0.6 等。

（二）自主呼吸试验

自主呼吸试验（spontaneous breathing trial，SBT）是指接受有创机械通气的患者，通过连接 T 型管或实施低水平压力支持通气（如 5cmH$_2$O 的 CPAP 或 PSV）等手段使患者进行自主呼吸，通过短时间（0.5~2h）的动态观察，评价患者是否具备独立自主呼吸的能力并观察心、肺功能的耐受情况，由此预测撤机成功的可能性。试验时，需动态记录患者的氧合、血流动力学、呼吸形式、精神状态和主观感受等指标，以判断患者能否达到试验成功的标准。自主呼吸试验需经历 2 个阶段：前 3min（第一阶段）重点观察患者氧合情况、呼吸频率、潮气量等指标；随后 30~120min（第二阶段）重点观察患者心、肺功能的代偿和耐受能力。

SBT 过程中如果有一项或多项观察指标异常，即认为患者撤机失败，应停止自主呼吸试验，恢复机械通气，同时寻找呼吸试验失败的原因并给予相应的处理，待条件成熟后再行 SBT，两次 SBT 的间隔至少应大于 24h。

SBT 可以通过以下形式实施。

1. T 形管撤机法 以 T 形管连接人工气道，使患者完全处于自主呼吸状态，利用加温湿化装置吸入气体，并维持恒定的吸入氧浓度。该方法仅适用于接受短期机械通气患者的撤机。

2. SIMV 撤离法 在 SIMV 通气模式的基础上，通过逐渐下调呼吸频率而减少呼吸机支持力度，呼吸频率从 12 次/分逐渐减少至 4 次/分可停用机械通气。

3. PSV 撤离法 在 PSV 通气模式的基础上，逐渐下调压力支持水平，当压力支持小于 5cmH$_2$O 时可停用机械通气。

呼吸和循环功能不全应用呼吸机支持呼吸的患者，其脱机往往需另一个过程，当患者原发疾病和全身情况好转，就应考虑逐渐停用机械通气。

（三）拔管可行性的评估

通过 SBT 的患者在撤机前进行拔管可行性的评估，包括以下两方面。

1. 气道通畅程度的评价 机械通气时，通过气囊漏气试验把气管插管的气囊放气以检查有无气体泄漏，可以用来评估上气道的开放程度。

2. 气道保护能力的评价 通过吸痰时的咳嗽力度、气道分泌物的量及吸痰频率等评估患者是否具有气道的保护能力。

撤离呼吸机时应注意：①撤机过程应在上午医护人员较多时进行，安排充分时间和人员严密观察患者的呼吸、循环及生命体征变化情况；②撤机前应停用所有镇静、镇痛药和肌松药，避免药物的残留作用影响患者呼吸；③撤离呼吸机后应继续吸氧并持续监测。

（四）撤机困难

临床上约有 20% 的机械通气患者存在撤机困难，其原因包括以下几种。

1. 呼吸系统因素 包括呼吸负荷增加（如气道痉挛或炎症使气道阻力增加；肺水肿、炎症或纤维化使肺顺应性下降）；通气无效腔增加；呼吸肌（如膈肌或肋间内外肌等）疲劳致呼吸肌肌力下降。

2. 心血管因素 对于心功能不全的患者，撤除机械通气后胸腔内压力由正压转为负压，回心血量增多，增加心脏前、后负荷，可诱发心力衰竭而致呼吸困难。

3. 神经因素 包括呼吸中枢功能异常、膈神经功能障碍、神经肌肉疾病以及药物因素（如肌松药）等。

4. 代谢因素 包括营养不良、电解质紊乱（如低钾血症）微量元素缺乏等。

5. 心理因素　包括恐惧和焦虑等。

应根据引起撤机困难的不同原因进行针对性的处理，包括控制感染、维持气道通畅、改善心功能、加强营养、维持内环境稳定、进行心理调节、进行呼吸肌（尤其是膈肌）功能锻炼等，同时可以考虑通过有创-无创机械通气序贯治疗进行脱机。

六、机械通气的并发症及防治

（一）机械通气并发症的分类和防治

按照机械通气常见并发症发生的原因，可分为以下 3 类。

1. 对肺外器官功能的不良影响　包括低血压与休克、心律失常、肾功能不全、消化系统功能不全及精神障碍等。

2. 气管插管相关的并发症　包括导管移位、气道损伤、人工气道梗阻及气道出血等。

3. 正压通气相关的并发症　包括呼吸机相关性肺损伤（ventilator-induced lung injury，VILI）、呼吸机相关性肺炎（ventilator-associated pneumonia，VAP）、呼吸机相关的膈肌功能不全及氧中毒。

（二）最小化医源性肺损伤的监测

可在床旁测得大量的生理参数以评估肺损伤的风险，并可用于个性化呼吸机设置和镇静，从而更好地匹配患者的呼吸力学和代谢需求。

在被动通气期间，测量基本的呼吸力学参数（如平台压和驱动压）是调整潮气量和设置压力以避免过高压力，从而最大限度减少 VILI 的关键。最近的数据显示，在拥有"婴儿肺"（高肺弹性阻力）的患者中使用小潮气量获益更大，这提示使用呼吸力学参数，特别是测量驱动压、滴定潮气量可能是有益的。使用一些特殊策略帮助最大化肺复张的同时减少肺过度膨胀，这些策略包括单次呼吸法、测定复张膨胀率和更复杂的方法，如使用精密的监测设备（电阻抗成像）等。应用食管球囊测量呼气末跨肺压（呼气末肺扩张压）有助于评估肺不张的风险，与肥胖患者相关。

监测呼吸驱动和呼吸功有助于评估患者的呼吸需求、呼吸肌能量消耗，以及过高和过低吸气用力相关的损伤。测量吸气用力的金标准是胸膜腔内压的变化，其由呼吸肌收缩产生，它可以量化呼吸用力的力量和时机（同步和非同步），也可以量化辅助通气期间扩张肺的力。一些无创技术（如气道闭合压、单次呼吸呼气闭合压）可用于评估呼吸驱动，从而估计可能有伤害的吸气用力。其他的技术，如呼吸肌超声显像和膈肌电活动也是可行的。

第三节　呼吸支持治疗患者的镇静、镇痛及肌松药的应用

清醒患者施行机械通气常感不适和焦虑，对于行气管内插管的患者则更为显著；而且当患者自主呼吸与呼吸机不协调甚至发生对抗时，会增加患者氧耗量和呼吸做功，加重机体缺氧。因此，对接受呼吸支持治疗的患者，应用镇静药和镇痛药常是有益且必要的，可达到安静、解除忧虑或减轻疼痛，促进睡眠及消除患者与呼吸机对抗等目的。当发生人机对抗十分严重，甚至影响通气的情况时，可考虑应用肌松药。镇静和镇痛已成为危重患者常规治疗的组成部分之一，是值得关注的重要问题。

一、呼吸支持治疗患者的镇静与镇痛

目前 ICU 常用的镇静药物为苯二氮䓬类、丙泊酚和右美托咪定等（表 59-2）。用药方法以单次静脉注射或持续静脉输注为宜。美国危重病学院（ACCP）和危重病医学会（SCCM）在 2013 年制定了成人 ICU 患者疼痛、躁动和谵妄处理临床实践指南，该指南于 2018 年进行了更新。该指南提出：①成人患者维持轻度镇静可以改善患者的预后（如缩短机械通气时间和 ICU 停留时间），

轻度镇静可能增加患者的生理性应激反应，但并不增加心肌缺血等事件的发生率。因而成人患者镇静的目标应为轻度镇静，而非深度镇静。②RASS 评分与 SAS 评分是成人 ICU 患者测量镇静质量与深度的真实而可靠的评估工具，并不推荐客观脑功能检测方法，如听觉诱发电位、脑电双频指数（BIS）等用于非昏迷非肌松的重症患者作为基本的镇静深度监测方法；对于使用肌松药的患者，推荐采用上述客观评价指标作为辅助手段进行镇静程度评估。③建议机械通气的成人 ICU 患者使用非苯二氮䓬类药物（丙泊酚或右美托咪定）进行镇静，可能优于苯二氮䓬类药物（咪达唑仑或劳拉西泮），并能改善临床结局。④建议在 ICU 成人机械通气患者中常规使用每日镇静唤醒评估，或者使患者保持轻度镇静；建议在机械通气的 ICU 患者中采取以镇痛为先的镇静原则，但在选择最佳治疗方案时应参考结合药理、安全性和成本效益；同时需注意，使用镇痛为先的镇静方法需权衡镇痛药可干扰呼吸动力、减少胃动力以及撤药时可能导致疼痛反复。⑤机械通气患者使用镇静药和镇痛药应遵循以下原则：在接受镇静治疗前，应优先进行镇痛评估和治疗。

表 59-2　ICU 常用镇静药和镇痛药

药物	静脉使用后起效时间（min）	半衰期（h）	负荷剂量	维持剂量	副作用
咪达唑仑	2～5	3～11	0.05～0.1mg/kg	0.02～0.1mg/(kg·h)	呼吸抑制、低血压
丙泊酚	1～2	短期使用 3～12；长期使用 50±18.6	1.0～2.0mg/kg	5～50μg/(kg·min)	注射部位疼痛、呼吸抑制、高甘油三酯血症、胰腺炎、过敏、丙泊酚输注综合征
右美托咪定	5～10	1.8～3.1	1.0μg/kg（10～15min）	0.2～0.71μg/(kg·h)	心动过缓、低血压、气道反射消失
芬太尼	1～2	2～4	1.0～2.0μg/kg	0.7～10μg/(kg·h)	
瑞芬太尼	1～3	3～10	0.5～2.0μg/kg	0.5～15μg/(kg·h)	

二、呼吸支持治疗患者肌肉松弛药的应用

机械通气患者需要制动或消除自主呼吸与机械通气对抗，一般先给予镇静、镇痛治疗，达不到预期目的时可在有效镇静、镇痛的基础上合理应用肌松药，可防止气道压力过高和消除患者自主呼吸与机械通气对抗，控制抽搐和胸壁僵直，消除寒战，降低呼吸做功减少氧耗量，降低颅内压，严格制动。

（一）剂量和用法

根据文献报道和临床经验，机械通气使用肌松药的剂量个体差异较大，一般首次剂量相当于气管插管剂量，但部分患者应用 1/2 插管剂量即可，每小时静脉连续输注的剂量与气管插管剂量相近。机械通气患者肌松药用量较大的原因可能有：①镇静药和镇痛药剂量不足；②患者病情不同，如年轻患者、肺顺应性明显降低，则肌松药的用药剂量较大；③长期用药可产生耐药性。

（二）机械通气患者的病情特点和应用肌松药注意事项

1. 机械通气患者的病情特点

（1）患者一般病情较危重，全身情况差，伴有水、电解质和酸碱平衡紊乱、脏器功能减退，甚至多器官功能障碍综合征，这些均影响肌松药的药效学和药动学。

（2）肌松药用量较大，用药时间长，连续使用肌松药可出现耐受性。

（3）患者肌膜和血脑屏障受损时，肌松药持续应用易进入细胞内，甚至进入中枢神经系统，从而引起骨骼肌损害和中枢神经毒性。

（4）患者同时使用其他治疗用药的种类繁多，如抗生素、激素等，这些药物有可能与肌松药之间发生药物相互作用，影响药效且产生不良反应。

2. 机械通气患者应用肌松药注意事项

（1）排除与机械通气对抗的原因：包括呼吸机故障、呼吸参数调节不当、回路漏气及管道被分泌物阻塞等。

（2）重视肌松药的药动学变化：ICU 中患者常有多脏器功能损害或减退，长期使用肌松药可产生蓄积作用，应引起注意：①肾衰竭患者应避免使用主要经肾排泄的肌松药，否则肌松作用将延长。肾移植后用免疫抑制剂环孢霉素可延长泮库溴铵的作用，对琥珀胆碱的作用时效无影响，但血钾浓度可明显升高至危险程度。②肝功能减退患者，合成假性胆碱酯酶减少，琥珀胆碱作用时间延长，对阿曲库铵和维库溴铵的影响较小。③阿曲库铵通过霍夫曼消除途径代谢，易在体内自行消除，可用于多器官功能障碍综合征患者。

（3）正确选择药物和调节剂量：单次静脉注射可选择中长效的肌松药，如泮库溴铵或哌库溴铵，心动过速者不宜用泮库溴铵，肾功能不全者两药都不适用。剂量按具体情况调节，一般年轻体壮患者用量较大，开始剂量较大，以后逐渐减少，只要能维持良好机械通气即可。

（4）静脉滴注方法：应正确计算浓度和剂量，以保证持续而恒定地输注药物，最好用定量注射泵或输液泵，必要时应用神经肌肉功能监测仪，监测肌松程度，指导用药。

（5）其他：应在良好镇静和镇痛的基础上使用肌松药，既增加患者舒适度，同时可减少肌松药用量。

（卞金俊　孟　岩）

思　考　题

1. COPD 患者实施氧疗的适应证和注意事项有哪些？
2. 简述机械通气对机体的影响。
3. 简述机械通气的并发症。

知　识　拓　展

近年来，对于危重患者的呼吸支持，高流量湿化氧治疗、ARDS 的肺保护性通气策略，以及顽固性低氧血症的救治等方面的临床研究是较为热门的方向。ARDS 患者中有部分极危重症使用了 ECMO 的辅助治疗。在 2011 年制定的柏林新标准中将 ECMO 列为挽救性治疗的最后手段，而在之前关于 ECMO 的使用一直有争议，且缺乏大型 RCT 研究证据支持。2018 年发表于新英格兰医学杂志上的 EOLIA 的研究非常受人瞩目，但结果是早期使用 ECMO 并无显著获益，引发了学界激烈的讨论。目前，重症 ARDS 患者的治疗仍是关注的焦点，包括由新型冠状病毒等病毒导致的重症肺炎、顽固性低氧血症的治疗，以及对机械通气治疗失败患者的抢救治疗，ECMO 仍具有不可替代的作用。当然，现在学界也在积极寻找可以指导肺保护性通气策略的指标（如跨肺压），以期更好地指导重度 ARDS 患者的救治以及提高 ECMO 使用及撤机的成功率。

推　荐　阅　读

BANAVASI H, NGUYEN P, OSMAN H, et al. 2021. Management of ARDS-what works and what does not[J]. Am J Med Sci, 362(1): 13-23.

DALY S, THORPE M, ROCKSWOLD S, et al. 2018. Hyperbaric oxygen therapy in the treatment of acute severe traumatic brain injury: a systematic review[J]. J Neurotrauma, 35(4): 623-629.

DEL SL, GOLIGHER EC, MCAULEY DF, et al. 2017. Mechanical ventilation in adults with acute respiratory distress syndrome. summary of the experimental evidence for the clinical practice guideline[J]. Ann Am Thorac Soc, 14(Supplement_4): S261-S270.

DEVLIN JW, SKROBIK Y, GÉLINAS C, et al. 2018. Clinical practice guidelines for the prevention and management of pain, agitation/sedation, delirium, immobility, and sleep disruption in adult patients in the ICU[J]. Crit Care Med, 46(9): e825-e873.

GOLIGHER EC, HODGSON CL, ADHIKARI N, et al. 2017. Lung recruitment maneuvers for adult patients with acute respiratory distress syndrome. a systematic review and meta-analysis[J]. Ann Am Thorac Soc, 14(Supplement_4): S304-S311.

GREGORETTI C, PISANI L, CORTEGIANI A, et al. 2015. Noninvasive ventilation in critically ill patients[J]. Crit Care Clin, 31(3): 435-457.

LIU X, GONG P, KANG J, et al. 2021. Summary of the best evidence for the management of endotracheal intubation and extubation in adult mechanically ventilated patients in intensive care unit based on guidelines and randomized controlled trials[J]. Zhonghua Wei Zhong Bing Ji Jiu Yi Xue, 33(8): 927-932.

第六十章　危重症患者的循环支持治疗

危重症患者的循环支持治疗主要包括液体复苏治疗、药物治疗和机械循环支持等措施，其目的是：①纠正和恢复心脏泵的正常功能；②通过代替或辅助心脏功能，减轻心脏负荷，改善心肌氧供，为受损伤的心肌修复创造条件；③补充自身循环功能不足，改善组织、器官的血流灌注和缺氧状态，促进功能恢复。本章着重介绍临床上常用的循环支持治疗药物，包括抗心律失常药、正性肌力药和血管活性药；以及机械循环支持技术，包括心脏电复律、人工心脏起搏技术、循环辅助、主动脉内球囊反搏（IABP）、心室辅助装置（ventricular assist device，LVAD）、人工全心脏（total artificial heart，TAH）和体外膜氧合器（extracorporeal membrane oxygenator，ECMO）。

第一节　循环支持治疗的常用药物

一、抗心律失常药物

心律失常是心肌细胞电生理紊乱的结果，而电生理改变又是离子转运异常的表现。抗心律失常药系通过直接或间接的方式影响离子转运，从而纠正电生理紊乱，最终达到治疗心律失常的目的。需注意和重视的是，目前现有的抗心律失常药均可不同程度地引起心律失常，包括使原有的心律失常加重或恶化，或引起新的心律失常。因此，在使用抗心律失常药物时需有明确的指征，并根据患者的心律失常发生、有无器质性心脏病、心功能情况以及血流动力学变化进行综合评定，同时注意纠正可能的诱因以及针对病因治疗，并强调个体化用药以及避免药物滥用。

根据 Vaughan Williams 分类法，可将抗心律失常药分为 4 类，第一类药又分为 I a、I b、I c 3 个亚类，详见表 60-1，但需注意，药物的实际作用远比此分类所述要复杂，而且某些药物通常不只属于单一类型，如索他洛尔同时具有 II、III 类抗心律失常药物的作用。此外，上述分类尚未包含某些常用抗心律失常药物，如腺苷、地高辛等。因此，本部分内容主要介绍临床常用抗心律失常药物。

表 60-1　Vaughan Williams 分类

分类	效应	代表药物	分类	效应	代表药物
I	钠通道阻滞药		II	β 肾上腺素受体阻滞药	索他洛尔、艾司洛尔
I a	增加动作电位持续时间	普鲁卡因胺、丙吡胺	III	钾通道阻滞药	胺碘酮、溴苄胺
I b	减少动作电位持续时间	利多卡因、美西律	IV	钙通道阻滞药	维拉帕米、地尔硫䓬
I c	对心脏不应期无影响	氟卡尼、普罗帕酮			

（一）胺碘酮

1. 药理作用特点　胺碘酮具有 I、II、III、IV 类抗心律失常药物的作用，但主要被归为 III 类抗心律失常药物，可延长心脏动作电位的复极化期，该期通常存在钙通透性降低和钾通透性增加。胺碘酮对窦房结和房室结具有类似 β 肾上腺素受体阻断药和钾通道阻断药的作用，通过钠通道和钾通道作用增加不应期，并通过钠通道作用减慢动作电位在心内的传导。胺碘酮在化学上类似于甲状腺素，可与核甲状腺受体结合而干扰甲状腺功能，停药后仍维持疗效达 4～6 周，半衰期可长达 1～2 月。

2. 临床应用 胺碘酮是广谱抗心律失常药,适用于各种室上性和室性心律失常,如房颤、房扑、心动过速以及伴预激综合征的快速性心律失常,长期给药治疗反复发作的室性心动过速有良好效果,对房性或室性期前收缩疗效较差。

胺碘酮可以静脉注入,成人起始量为 10min 内 15mg/min,随后 6h 为 1mg/min,剩下的 18h 以 0.5mg/min 滴入。在最初 10min 内注入 150mg 可用以治疗窦性快速性心律失常或室性颤动。静脉滴注在 2～3 周是安全的,但射血分数降低的患者静脉滴注胺碘酮时需密切注意有无低血压。

胺碘酮也常用于治疗小儿室上性心动过速,静脉注入起始剂量为 5mg/kg,注入时间需 1h 以上,必要时可重复注入至最大剂量 10mg/kg,单日最大剂量勿超过 15mg/(kg·d)。

3. 禁忌证

(1) 心源性休克。

(2) 严重窦房结功能障碍引起的窦性心动过缓,以及二度或三度房室传导阻滞。

(3) 心动过缓发作引起晕厥时(已安起搏器者除外)。

(4) 对胺碘酮或碘过敏。

4. 不良反应

(1) 胃肠道:恶心、呕吐、便秘、厌食。

(2) 皮肤病:皮炎、皮疹、自发性瘀斑、脱发等。

(3) 神经系统:乏力、震颤/不自主运动异常、步态异常/共济失调、头晕、感觉异常、性欲减退、失眠、头痛、睡眠障碍等。

(4) 眼:视觉障碍。

(5) 肝:肝功能异常。

(6) 呼吸系统:肺部炎症或肺纤维化。

(7) 甲状腺:甲亢、甲减等。

(8) 其他:水肿、流涎、凝血异常、低血压、心脏传导异常等。

(二)腺苷

1. 药理作用特点 腺苷是存在于全身的一种内源性核苷,是机体代谢的中间产物,也是体内重要的活性成分之一,其作用是通过激活腺苷受体(A 受体)而实现的,在心肌细胞存在 A_1 受体,在血管内皮细胞和平滑肌细胞也存在 A_1 受体。刺激 A_1 受体可直接激活钾通道,间接抑制腺苷酸环化酶,通过抑制窦房结及房室结传导降低心率,减少心肌收缩性。刺激 A_2 受体可增强腺苷酸环化酶活性,使冠状动脉血管扩张。此外,腺苷在脑内起着抑制性调节作用,可抑制某些神经递质(如谷氨酸)的释放,并具有神经保护功能。腺苷在体内代谢迅速,起效快而且作用短暂,其半衰期仅数秒,故该药的静脉注射速度要迅速,否则在其到达心脏之前可能已被消除。

2. 临床应用 腺苷是快速终止室上性心动过速,如房室连接区心动过速、房室结或房室折返的首选药物。腺苷可通过产生短暂性心动过缓和房室传导阻滞而用来区分窦性心动过速、房性心律失常(房颤或房扑)和室性心动过速。初始注射剂量为 3mg,迅速注射(最好经中心静脉),如在 1～2min 无效,可给予 6mg,必要时在 1～2min 之后再给予 12mg。

3. 禁忌证

(1) 支气管哮喘及慢性阻塞性肺疾病。

(2) 病态窦房结综合征。

(3) 房室传导阻滞。

4. 不良反应

(1) 支气管痉挛。

(2) 低血压。

(3) 其他:头晕、恶心、呼吸困难、胸部不适、颜面潮红等。

腺苷因其半衰期极短，因此，腺苷引起的不良反应也极其短暂，常在 1min 内消失。

（三）艾司洛尔

1. 药理作用特点　艾司洛尔是一种心脏选择性 β_1 受体阻滞药，起效快，作用时间短，是一种 II 类抗心律失常药物，无内在交感活性，可抑制窦房结、房室结的自律性和传导性。

2. 临床应用　艾司洛尔主要用于预防和治疗心动过速，也用于治疗室上性心律失常，可减慢房颤、房扑者的心室率。此外，艾司洛尔还可用于治疗高血压。艾司洛尔口服无效，静脉注射后很快显效，起效时间为 2～10min，维持为 10～30min。常用初始负荷剂量为 250～500μg/kg，静脉注射 1min 以上，接着维持剂量为（50～300）μg/(kg·min)。

3. 禁忌证

（1）病态窦房结综合征。

（2）严重心动过缓、房室传导阻滞。

（3）低血压。

4. 不良反应

（1）低血压。

（2）注射部位疼痛。

（3）其他：头晕、嗜睡、焦虑、恶心等。

（四）索他洛尔

1. 药理作用特点　索他洛尔是一种具有内在拟交感活性的强效非选择性 β 受体阻滞药，值得注意的是，索他洛尔同时兼具 II、III 类抗心律失常药物的作用，可增加心肌细胞动作电位的持续时间，也延长不应期时间。口服吸收迅速，生物利用度高。几乎不与血浆蛋白结合，不受肝功能的影响。

2. 临床应用　索他洛尔用于各种心律失常，包括心房颤动、心房扑动、室上性心动过速、预激综合征伴发的室上性心动过速、室性期前收缩、室性心动过速及室颤。对急性心肌梗死并发严重心律失常者，可采用此药。紧急心脏复律时，静脉注射 0.2～1.5mg/kg，注射时间不少于 10min，宜在心电图监护下使用，并控制好血压。

3. 禁忌证

（1）病态窦房结综合征。

（2）严重心动过缓、房室传导阻滞。

（3）低血压。

（4）尖端扭转型心律失常。

（5）使用排钾利尿药者。

4. 不良反应

（1）低血压。

（2）心动过缓。

（3）增加尖端扭转型室性心动过速的风险。

（4）窦房结功能异常、心功能不全。

（五）利多卡因

1. 药理作用特点　利多卡因是广泛应用的局麻药，静脉注射可用于抗心律失常，为 I b 类抗心律失常药物，对心脏的直接作用是抑制钠通道，缩短动作电位持续时间、缩短绝对不应期以及延长相对不应期。

2. 临床应用　利多卡因是一窄谱抗心律失常药，仅用于室性心律失常，特别适用于危急病例。用于治疗急性心肌梗死、洋地黄中毒、心脏电复律、心脏导管置入的室性心律失常。静脉注射起始负荷剂量为 1～2mg/kg，维持剂量为 1～3mg/min，需密切监测 ECG 以防止过量或毒性反应，心律失常纠正后或出现毒性反应征兆应立即停止给药。

3. 禁忌证

（1）病态窦房结综合征。

（2）严重心动过缓、房室传导阻滞。

（3）使用利多卡因或酰胺类局麻药过敏或反应严重者。

（4）正在使用 I 类抗心律失常药。

（5）已使用胺碘酮。

（6）阿斯综合征。

（7）预激综合征。

4. 不良反应

（1）中枢神经系统毒性反应：嗜睡、眩晕、惊厥、恶心、呕吐、呼吸抑制。

（2）心动过缓、房室传导阻滞、低血压。

（3）支气管痉挛。

（4）过敏反应。

（5）皮肤瘙痒、水肿、高铁血红蛋白症等。

（六）钙通道阻滞药

1. 药理作用特点　地尔硫草与维拉帕米为临床较为常用的 IV 类抗心律失常药，两者作用较类似，均为慢钙通道阻滞药，均可减慢房室结传导以及延长不应期。此外，还可降低心肌收缩力、舒张冠状动脉和周围血管。

2. 临床应用　地尔硫草与维拉帕米均可用于治疗高血压、房颤、房扑、室上性心动过速、房室结折返性心动过速、心绞痛、充血性心力衰竭等。地尔硫草静脉注射起始负荷剂量为 0.25mg/kg，维持剂量为 5～15mg/h。维拉帕米静脉注射首次负荷剂量为 2.5～5mg，注射时间为 2min 以上，如果效果不佳，再每隔 15～30min 缓慢注射 5～10mg，总量为 20mg。

3. 禁忌证

（1）心源性休克。

（2）低血压。

（3）晚期心衰。

（4）病态窦房结综合征。

（5）严重心动过缓、房室传导阻滞。

4. 不良反应

（1）头痛、眩晕、恶心、呕吐、腹泻。

（2）心动过缓、房室传导阻滞、低血压。

（3）支气管炎、呼吸困难等。

（七）强心苷

1. 药理作用特点　地高辛是临床上最常用的强心苷制剂，而去乙酰毛花苷则是一种快速作用药物，为地高辛的前体，只能经静脉途径给药，是麻醉手术过程中常用的强心药。各种强心苷的作用基本类似，只是在作用强度、起效快慢和维持时间上有所差别。强心苷可直接抑制心肌钠钾 ATP 酶、增加细胞内钙可利用性，增强心肌收缩力，还可减少房室结、希氏束的传导以及增加不应期。

2. 临床应用　强心苷主要用于治疗充血性心力衰竭、急性左心力衰竭及急性肺水肿等，对某些伴有心衰的心律失常，如心房颤动或心房扑动伴心室率增快、阵发性室上性心动过速等，在发挥强心作用的同时可减慢心室率。地高辛静脉注射 24h 的负荷剂量为 1～1.5mg，通常为每次 2 小时注射 0.5mg，接着用维持剂量 62.5～500μg/d。去乙酰毛花苷首次静脉注射 0.4～0.8mg，2～4h

后再注射 0.4mg。强心苷的治疗量与中毒量之间的安全范围很窄，建议以血药浓度监测评估治疗和指导用药，一般地高辛的血浆治疗浓度为 1~2μg/L，当超过 2.5μg/L 时易致毒性反应，血钾浓度低于 4mmol/L 时也更易发生毒性反应。

3. 禁忌证

（1）房室传导阻滞。

（2）肥厚型阻塞性心肌病。

4. 不良反应　主要为毒性反应。

（1）心脏毒性反应：各种心律失常、心衰加重等。

（2）神经系统反应：头痛、困倦、失眠、疲劳及不适、多梦等。

（3）胃肠道反应：厌食、恶心、呕吐和腹痛等。

（4）视觉改变：出现绿视或黄视、色晕及视力模糊等。

（八）其他药物

除上述药物外，还有其他多种抗心律失常药物，例如美西律，其属性及用法与利多卡因类似，普罗帕酮也可用于室上性及室性期前收缩、室上性及室性心动过速以及预激综合征伴发心动过速或心房颤动者等。

二、正性肌力药物

正性肌力药物可增加心肌收缩力，通常以增加心肌氧耗量为代价，用于由心肌受损引起的循环衰竭，以增加心排血量、提高器官灌注及组织氧输送。除了钙盐与钙增敏药、强心苷以及甲状腺素以外，正性肌力药一般通过 cGMP 作为最终的共同途径。强心苷对心衰急性发作疗效有限且治疗范围狭窄。

（一）儿茶酚胺

1. 肾上腺素　肾上腺素由肾上腺髓质产生，通过儿茶酚-O-甲基转移酶，同时作用于 α 和 β 肾上腺素受体。β 效应在低剂量时占优势，由于心肌收缩力增加和外周血管舒张，使心指数增加。在较高剂量下，α 效应占主导地位，可显著增加心率、系统阻力及肺血管阻力。肾上腺素也增加基础代谢率，既促进糖原分解，又促使糖异生，还抑制胰岛素分泌，导致血糖浓度增加。肾上腺素代谢快，半衰期仅为 1~2min。肾上腺素负荷量为 1~2μg/kg 静脉注射，继以 0.03~0.20μg/(kg·min) 静脉输注维持。

2. 多巴胺　多巴胺既作用于 α 和 β 肾上腺素受体，也作用于多巴胺 D_1 和 D_2 受体，并刺激内源性去甲肾上腺素释放。心血管效应呈剂量依赖性，随剂量变化而变化。在低剂量时，约 5μg/(kg·min)，以 β 效应为主，主要增加心肌收缩力、心率和心指数；在超过 10μg/(kg·min) 的剂量下，α 效应占主导地位，使外周血管阻力及肺血管阻力增加。多巴胺通过作用于 D_1 受体引起内脏血管舒张，目前普遍认为这会增加尿量和保护肾功能，但尚未在临床试验中得以证实。

3. 多巴酚丁胺　多巴酚丁胺是异丙肾上腺素的合成衍生物，主要具有 $β_1$ 肾上腺素受体活性，可增加心肌收缩力和心率，增加心指数，同时伴随着系统血管阻力的轻微下降。同样，由于它在重症监护中的用途，多巴酚丁胺还被用作平板运动试验的替代品，用于心脏压力测试。多巴酚丁胺无负荷量，常用 2~10μg/(kg·min) 静脉输注。

4. 多培沙明　多培沙明是多巴胺的合成类似物，主要作用于 $β_2$ 肾上腺素受体和多巴胺受体，也可抑制去甲肾上腺素的再摄取。多培沙明主要增加心肌收缩力、降低系统血管阻力，辅以降低内脏血管张力，因此几乎不增加心肌氧耗量。多培沙明常用于急性心衰和心脏手术后需改善血流动力学的患者，静脉滴注开始以 0.5μg/(kg·min)，以后可根据血流动力学变化，增加到 1.0μg/(kg·min)，在不少于 15min 的间期中，可进一步增加 0.5~1.0μg/(kg·min)，最高可达 6.0μg/(kg·min)。

5. 异丙肾上腺素　异丙肾上腺素是一种合成的儿茶酚胺，作用于 $β_1$ 和 $β_2$ 肾上腺素受体，用于治疗严重的心动过缓，尤其适用于β受体阻滞药过量以及在电生理检查期间辅助诊断传导障碍。异丙肾上腺素负荷量为 2～10μg 静脉注射，维持量为 0.05～0.10μg/（kg·min）静脉输注。异丙肾上腺素的缺点是引起外周血管扩张而显著降低血压，因此冠心病患者慎用。

（二）钙盐与钙增敏药

1. 钙盐 除了用于治疗低钙血症和高钾血症外，钙盐还被推荐用于治疗心脏手术后的低心排血量状态。然而，尽管它们在体外具有有益作用，但它们只能暂时改善血压，不会增加心脏手术后患者的心指数。钙盐可用于治疗钙通道阻滞药过量以及在大量输血期间维持钙离子浓度，但必须谨慎，因为如果外渗，它们会对组织造成极大的损害。

2. 钙增敏药 左西孟旦是以钙依赖性方式与肌钙蛋白 C 结合的钙增敏药，用以改善心肌收缩力，使收缩功能增强，而不增加心肌氧耗量，同时维持舒张功能，因为舒张期左西孟旦对肌钙蛋白 C 的亲和力随着舒张期钙浓度的降低而降低。左西孟旦还可激活血管平滑肌中 ATP 依赖性钾通道引起血管舒张。目前，左西孟旦越来越多地用于治疗心脏手术后的难治性心衰以及体外循环后心衰高风险患者的预防。用于治疗急性心衰时，左西孟旦负荷量为 6～12μg/kg 静脉注射（>10min），继以 0.05～0.20μg/（kg·min）静脉滴注维持 24h。

（三）磷酸二酯酶抑制药

磷酸二酯酶（phosphodiesterases，PDE）可催化磷酸二酯键的水解，并且广泛存在于全身。通过 PDE 的普遍作用，抑制其活性可能对心血管系统、肺、炎症级联反应和血小板功能产生治疗作用。临床用于改善心肌功能的药物可抑制 PDE Ⅲ 或 PDE Ⅳ。

1. 依诺昔酮 依诺昔酮与其他药物的药物相容性有限，需要通过专用静脉输液管给药。在 10～30min 内给予 0.5～1.0mg/kg 的负荷剂量，然后维持输注 5～20μg/（kg·min）。依诺昔酮被氧化成亚砜，其效力降至约 10%，但消除半衰期却增加 5 倍，因此需注意，依诺昔酮及其主要代谢物的血浆浓度会随着输注时间的延长而逐渐增加，可能导致过量。

2. 米力农 米力农比依诺昔酮具有更好的药物相容性。负荷量输注 50μg/kg，然后维持输注 0.25～0.75μg/（kg·min）。米力农的消除半衰期约为 60min，随着肾功能不全严重程度的增加而增加，导致肾功能不全患者体内显著蓄积。

尽管米力农和依诺昔酮是不同的分子，但它们的血流动力学作用非常相似，均可使心指数增加 25%～30%、中心静脉和肺动脉压降低 20%，与全身血管阻力和血压降低有关。由于可引起血管扩张，导致相对低血容量，对于心室功能受损或已经低血容量的患者，应注意血管内容量管理。使用时通常需同时给予血管收缩药，如去甲肾上腺素或升压素以维持血压。由于其可舒张肺血管，因此可用于治疗右心室衰竭以及肺动脉高压。

三、血管舒张药

血管舒张药按作用机制可分为 3 类：①激活蛋白激酶的药物（硝酸盐、NO、奈西立肽、前列环素以及 PDE 抑制药）；②通过自主神经系统作用的药物（β肾上腺素受体阻滞药、酚妥拉明、乌拉地尔）；③作用于离子通道的药物（钙通道阻滞药、钾通道开放药、肼屈嗪）。上述许多药物并非都以舒张血管作用为主，例如，PDE 抑制药主要是正性肌力药，因此本部分内容仅包括主要发挥舒张血管作用的药物。此外，某些血管舒张药仅作用于动脉系统，如钙通道阻滞药、肼屈嗪、酚妥拉明等；某些药物对动脉和静脉均有舒张作用，如血管紧张素转换酶抑制药、硝酸甘油、硝普钠、哌唑嗪、前列地尔、咪噻芬等。

（一）系统性血管舒张药

1. 硝酸甘油 硝酸甘油是一种有机硝酸盐，通常以 0.5～10.0μg/（kg·min）的速度输注。在低剂量下，硝酸甘油主要扩张静脉，引起静脉回流减少，从而降低左心室舒张末期压力。由此产生的左心室壁张力降低，加上冠状动脉血管舒张，可增加心衰患者的心输出量。输注速率增大会产生系统性低血压和反射性心动过速。快速耐受性和高铁血红蛋白血症会限制硝酸甘油的使用效果。

2. 酚妥拉明　酚妥拉明是一种竞争性 α 肾上腺素受体阻滞药，对 α_1 肾上腺素受体的亲和力是 α_2 肾上腺素受体的 3 倍。酚妥拉明常以 0.5～2mg 的增量静脉内给药，滴定至有效，1～2min 后达作用峰值，作用持续时间可达 20min。酚妥拉明可用于高血压的急性治疗，尤其适用于嗜铬细胞瘤患者和单胺氧化酶抑制药患者的急性高血压反应。

3. 尼卡地平　尼卡地平是一种短效二氢吡啶类钙通道阻滞药，消除半衰期约为 40min，以舒张动脉血管为主，舒张静脉的作用小，无反射性心动过速。此外，它还是一种有效的冠状动脉血管扩张药。初始剂量为 5min 内推注 2.5mg，可每隔 10 分钟重复 1 次，最大剂量为 12.5mg，然后可以 2～15mg/h 的速度输注。

4. 拉贝洛尔　拉贝洛尔是一种同时具有非特异性阻断 β 肾上腺素受体和 α_1 肾上腺素受体活性的药物，作为有效的抗高血压药物，适用于年轻患者，这些年轻患者可能易对大多数其他血管扩张药产生明显的反应性心动过速。每隔 2～3min 静脉注射 5mg（达最大剂量 200mg），随后以 0.5～2.0mg/min 的速度输注。副作用为心动过缓和心肌收缩力降低。

5. 硝普钠　硝普钠通过产生 NO 引起小动脉和静脉扩张。必须在 5% 葡萄糖溶液中新鲜配制避光输注，否则会释放氰离子，若溶液变成棕色或蓝色，必须丢弃。剂量范围高达 6μg/(kg·min)，但长期使用应限制在 4μg/(kg·min)，并且应密切观察患者有无氰化物中毒迹象（有氧代谢受损引起代谢性酸中毒和混合静脉血氧饱和度增加）和高铁血红蛋白血症（可使用亚硝酸钠和硫代硫酸钠、依地酸二钴等治疗氰化物中毒，以及使用亚甲蓝治疗高铁血红蛋白血症）。硝普钠的半衰期很短，作用持续时间为 10min 或更短。

6. 乌拉地尔　乌拉地尔是一种 α_1 肾上腺素受体拮抗药和一种中枢性 5-羟色胺 1_A 受体激动药。与其他一些 α_1 肾上腺素受体拮抗药不同，乌拉地尔不会引起反射性心动过速，这可能与其 β_1 肾上腺素受体拮抗药活性较弱和中枢介导的迷走神经张力增加有关。首次静脉注射剂量为 25mg，可以每隔 min 重复 1 次，最大剂量为 100mg。一旦血压下降，即可开始以 9～30mg/h 的速度维持输注。乌拉地尔的消除半衰期为 2.7～4.8h，但在肝功能不全的患者中会增加到 15h 左右，乌拉地尔的药动学相对不受肾功能损害的影响。

7. 肼屈嗪　肼屈嗪是一种钾通道开放药，可产生直接的动脉血管舒张作用，而对静脉容量几乎没有影响，舒张压比收缩压降低的比例更大，可引起反射性心动过速。该药可增加心肌收缩力、增加心排血量，适用于急性左心功能不全、体外循环心内直视手术后低心排血量综合征的治疗，也常用于处理围术期尤其是术后高血压。肼屈嗪起效相对缓慢，是一种长效药物，可以以 10～20min 的间隔重复推注 5～10mg 肼屈嗪，然后必要时以 50～150μg/min 的速度输注，较重要的不良反应是体液潴留和药物性狼疮。

8. 其他药物　奈西立肽是一种重组脑利钠肽，通过增加 cGMP 活性引起动脉和静脉扩张。它不是强心药，对心率没有影响。首次推注剂量为 0.25～2μg/kg，起效迅速，可以维持 5～30ng/(kg·min) 输注。与硝酸甘油相比，不会产生急性耐受性，副作用也较少。

非诺多泮是一种选择性多巴胺 D_1 受体拮抗药，可使血管平滑肌松弛，特别是在肾循环中可抑制肾小管对钠的重吸收。它是高血压急症中有效的血管扩张药，可能对具有肾功能不全高风险的心脏病患者有用，并已被用于预防造影剂引起的肾脏疾病。非诺多泮起效迅速，维持输注速度为 0.1～0.3μg/(kg·min)。

（二）选择性血管舒张药

1. 一氧化氮　吸入一氧化氮（nitric oxide，NO）没有全身作用，因为它在红细胞中可迅速失活。内源性 NO 是响应小动脉和小动脉的剪切应力而产生的，以提供持续的血管张力；NO 还抑制血小板聚集，且感染性休克时诱导型一氧化氮合酶过度产生 NO 会导致低血压和毛细血管渗漏。

缺氧时肺血管舒张张力受到抑制，导致肺动脉高压和通气-血流失衡，吸入 NO 可以逆转这些作用，对治疗心脏手术后婴儿的肺动脉高压特别有效。过量使用 NO 会产生高铁血红蛋白血症，特别是在儿童或高铁血红蛋白还原酶缺乏症患者中，但这一现象罕见。硝酸甘油和硝普钠都是"NO 供体"，它们通过释放 NO 或通过平滑肌中的 NO 代谢来发挥作用。

2. 前列腺素 前列地尔（PGE_1）、地诺前列酮（PGE_2）、前列环素（依前列醇，PGI_2）和伊洛前列素（前列环素的稳定类似物）是前列腺素类血管扩张药。前列地尔和地诺前列酮可用于维持导管-依赖性先天性心脏病的导管通畅，它们都是血小板聚集的强效抑制药，这限制了它们作为全身血管扩张药的用途。前列环素和伊洛前列素对肺动脉高压患者有用，可将它们雾化吸入以尽量减少它们的全身效应。伊洛前列素采用静脉滴注，间歇滴注≤2ng/(kg·min)，每次持续滴注 5～12h，连续 3～6d 或持续滴注 14～48h。

3. 西地那非 西地那非是 PDE Ⅴ 的竞争性抑制药，负责降解 cGMP，存在于肺和阴茎的动脉平滑肌中。西地那非选择性地作用于这两个区域，而不会在其他地方引起血管舒张，因此可用于治疗肺动脉高压，成人 5～25mg，每天 3 次，每次间隔 4～6h。

四、血管收缩药

血管收缩药常用于处理麻醉诱导后或体外循环血管麻痹患者全身血管阻力的降低，必须注意心输出量不会因过量使用血管收缩药物而受损，尤其是当左心室功能不全时。血管收缩药也使肾血管阻力增加，因此肾血流量和肾小球滤过率可能会降低。

（一）麻黄碱

麻黄碱天然存在于一些植物中，医用为合成的麻黄碱，具有直接和间接的 α 和 β 肾上腺素受体活性。它还抑制单胺氧化酶（服用单胺氧化酶抑制药的患者要小心），因此当去甲肾上腺素储备因重复给药而耗尽时，快速耐受很常见。成人 3～6mg 的推注剂量可增加心输出量和心率，并增加血管张力。麻黄碱也是一种呼吸兴奋药和支气管扩张药。

（二）去甲肾上腺素

去甲肾上腺素是一种内源性儿茶酚胺，医用为合成的去甲肾上腺素，主要具有 $α_1$ 肾上腺素受体活性，但也具有显著的 β 肾上腺素受体活性。通常以 0.05～0.50μg/(kg·min) 的速度给药以增加全身血管阻力，尽管肺血管阻力也会增加。外周血管收缩也会导致肾、肝和内脏血流量显著减少。

（三）间羟胺

间羟胺是一种合成剂，具有直接和间接活性，主要作用于 $α_1$ 肾上腺素受体，β 肾上腺素受体活性较弱。静脉注射剂量为 0.5～2.0mg，用于增加全身血管阻力，同时肺血管阻力也会增加，因此可能会引起右心衰竭或右向左分流增加。

（四）去氧肾上腺素

去氧肾上腺素是一种合成的纯 $α_1$ 肾上腺素受体激动药，常给予 50～100μg 的推注剂量以增加全身血管阻力；也可给予负荷量 20～80μg 后，再继续以 0.05～0.10μg/(kg·min) 的速度持续泵注。

（五）其他药物

血管升压素是一种合成的强效血管收缩药，常以 0.02～0.12U/(kg·h) 静脉泵注，特别适用于体外循环或感染性休克的血管麻痹患者。

第二节　心脏电复律

广义的心脏电复律包括电除颤和电复律两部分，指以短暂高压强电流直接或经胸壁刺激心脏，使停跳的或发生严重快速性心律失常的心脏，重新恢复窦性心律的治疗手段。

一、心脏电复律的原理

额定短暂高压强电流直接或经胸壁刺激心脏时，使绝大部分或全部心肌细胞在瞬间同时除极，并使心脏内所有可能的折返通道失活，造成短暂的电活动停止，然后由最高自律性的起搏点（通常为窦房结）重新主导心脏节律，恢复为窦性心律。

根据是否利用患者心电图中 R 波来触发放电，将电复律分为同步和非同步电复律。当发生无法识别 R 波的致命性心律失常时，电除颤可在任何时间进行，因此又称非同步电复律。当发生室颤以外的各类异位性快速心律失常时，为避免诱发心室颤动，复律脉冲仅在心动周期的绝对不应期中发放，因而利用心电图 R 波同步触发，使电刺激在 R 波降支发放，称同步电复律。

二、心脏电复律的装置

心脏电复律的仪器称为心脏除颤器或电复律机，是一种能量蓄放式装置，主要由电源、除颤充/放电电路、心电信号放大/显示电路、控制电路和除颤电极板等组成。图 60-1 示复律器的充放电基本原理，简单来讲，电压变换器将低压直流电源转换为脉冲高压，经高压整流后向储能电容 C 充电，使电容获得一定的储能。除颤治疗时，控制高压继电器 K 动作，由储能电容 C、电感 L 及人体（负荷）串联接通，使之构成 RLC（R 为电阻）串联谐振衰减振荡电路，即为阻尼振荡放电电路，通过人体心脏的电流波形。电复律的能量输出由充电电压和回路电容决定，在复律器上可直接选择电复律的能量输出值。电复律器一般可行心电监护和记录。

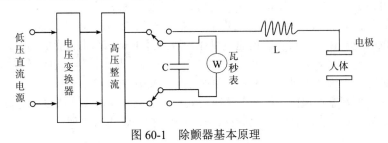

图 60-1 除颤器基本原理

三、电 除 颤

各种原因导致的心搏骤停是电除颤最主要的适应证，此外无法识别 R 波的快速性室性心动过速，由于无法同步直流电电复律，只能非同步电击。在确认心搏骤停或心电图确认心室扑动、心室颤动后，应立即准备电除颤。室颤发生到电除颤的时间间隔越短，电除颤的成功率越高，因此电除颤应争分夺秒。

胸外除颤时，电极片可按前-外或前-后等位置放置于暴露的胸壁上，一般一个置于心尖处，一个置于胸骨右缘第 2 或第 3 肋间。除颤时可采用厂家建议的能量，如果不知道厂家建议，成人首次除颤为 200J（双相波）或 360J（单相波），一次电除颤未成功时应分析原因，如果考虑为除颤能量不足，可在 5 个循环的高质量胸外按压后以同样的能量行再次除颤。儿童电除颤能量为 2J/kg，二次电击可采用 4J/kg。胸内除颤成人用 5～30J（不超过 40J），儿童用 5～20J。

为提高除颤质量，实施过程中应考虑：①若除颤前心电图显示为细颤，应坚持心脏按压并静脉注射或骨内给予 1% 肾上腺素 1ml，3～5min 可重复 1 次，使细震颤波转变为粗震颤波，方可施行电击除颤；②反复电除颤无效或室颤反复发作，表明可能存在电解质紊乱、酸碱失衡等情况，应给予纠正；③两次除颤间期不应过长，且有高质量胸外按压；④操作因素也会影响除颤的结局，包括时间、除颤电极位置、电能水平和经胸阻抗等，因此操作人员应规范操作，并对可能存在的影响因素逐一排除。

四、同步电复律

同步电复律一般用于快速性心律失常的矫正，包括房颤、房扑、室性心动过速、室上性心动过速及预激综合征伴折返性心动过速等。但洋地黄中毒导致的心律失常、心动过速伴病态窦房结综合征、室上性心律失常伴完全性房室传导阻滞、阵发性心动过速频繁发作等情况下禁忌电复律。此外，异位节律性增高所致的房性心动过速、非阵发性房室交界性心动过速等不适宜电转复治疗。

为了提高电复律的成功率，电复律前应进行适当准备，包括纠正水、电解质紊乱，以及改善心功能、实施抗凝药物等措施。房颤患者多使用洋地黄改善心功能，洋地黄会造成部分或完全性心脏传导阻滞，发生异位兴奋节律点，电复律时可能会诱发心室颤动，甚至出现电复律后无复跳等情况，所以复律前应停药 1～2d，在需要紧急复律的情况下，可静脉注射利多卡因等药物预防严重心律失常的发生。

同步电复律最常用于房颤的复律治疗，其治疗应遵循两个原则：第一，血流动力学障碍或症状严重，药物治疗无效时需尽快电复律；第二，不需紧急电复律，但电复律后有望维持窦性心律，改善心功能。在这两个原则的指导下，房颤出现下列情况应考虑电复律：①房颤病史低于 1 年；②洋地黄治疗后仍存在严重心衰；③心室率快，对药物治疗无效；④预激综合征合并快速房颤；⑤甲状腺功能亢进症药物控制后的房颤；⑥二尖瓣病变手术矫治 6 周以上仍有房颤。房颤首次电复律的能量一般为 200J。

房扑伴心室率快，严重影响血流动力学时应及时复律。房扑时电复律一般选择 50～100J 的能量。房扑伴高度或三度房室传导阻滞及病态窦房结综合征为禁忌证。

室性心动过速对药物治疗反应差，出现血流动力学紊乱、心衰，或急性心肌梗死中出现的室性心动过速应及时电复律。室性心动过速电复律一般选择 100～200J 的能量。

室上性心动过速经物理疗法，或使用药物治疗无法终止发作且伴有血流动力学的改变时，可考虑采用电复律。室上性心动过速电复律多选择 100～200J 的能量。

电复律后应立即观察心电图，了解电复律的效果。若反复电击 3 次或复律能量已经达到 300J，应停止电复律。复律成功后应使用药物继续治疗防止心律失常再次出现。

五、电复律的并发症

电复律的并发症不多见，常见的有心律失常、心肌损伤、血栓栓塞、急性肺水肿与电击局部红斑或灼伤。

1. 心律失常 电复律后心律失常可能有交界性逸搏、房性期前收缩和室性期前收缩等，以期前收缩最常见，为心脏迷走神经系统兴奋所致，往往在短时间内自行消失，一般无须特殊处理。若长时间存在缓慢性心律失常，须采取措施，必要时可用阿托品、异丙肾上腺素以增快心率。个别病例若出现心脏停搏或室颤等严重情况，可按心肺复苏处理。洋地黄治疗的患者复律后出现频发室性期前收缩或短阵室性心动过速后应静脉注射利多卡因纠正。洋地黄中毒、血钾低或对奎尼丁治疗敏感的患者电复律后可能出现持续室性心动过速、心室扑动或心室颤动等严重心律失常，应及时电除颤。

2. 心肌损伤 高能量电刺激可损伤心肌细胞，表现为 ST 段压低或抬高，以及血清肌酸激酶、乳酸脱氢酶轻度升高及心脏传导束功能抑制、低血压等。心肌损伤的程度与复律能量、电极放置位置、电极接触面积有关，多数在数小时后恢复。为减少心肌损伤，应采用低能量复律，使用较大接触面的电极，避免两电极距离过近。

3. 血栓栓塞 发生率<1%，多见于房颤持续时间长、左心房明显增大又未接受抗凝治疗的患者。多发生于复律后 24～48h，也可能更晚些发生。所以有栓塞史的患者行择期电复律时，应在复律前、后均采用抗凝治疗预防血栓栓塞。

4. 急性肺水肿　发生率低，为房颤电复律转为窦性心律后由于左、右心功能不能同时恢复所致。多见于复律后 3h 内，应给予强心、利尿、扩血管治疗。

5. 电击局部红斑或灼伤　与操作时按压不紧、导电膏过少有关，一般不给予处理，严重者可涂抹烫伤油膏。

第三节　人工心脏起搏技术

人工心脏起搏指以特定频率的人造脉冲电流刺激病变心脏，替代心脏本身的起搏点引起心脏搏动，以维持或控制心脏节律或改善心脏的部分功能的一种治疗技术。不仅用于抢救危重症和慢性心律失常的患者，使患者休息和运动时的血流动力学恢复到正常或接近正常水平，还用于治疗快速性室性心律失常和慢性心功能不全的患者。关于人工心脏起搏技术已在第二十三章第一节已有详细论述。

第四节　辅助循环技术

心脏泵功能衰竭不能维持机体血液循环需求时，采用机械或生物机械的手段部分或全部地替代心脏泵功能的治疗措施称为辅助循环。辅助循环能减轻心脏做功负荷，改善心肌氧和物质供给，使心肌能量代谢呈正平衡，为受损伤的心肌功能恢复创造条件。

临床上辅助循环主要用于大面积心肌梗死引起的心源性休克、晚期心力衰竭、心脏手术后严重的低心排血量综合征、恢复前的过渡、心脏移植前的过渡以及永久替代治疗。

一、辅助循环的指征

临床上辅助循环的使用指征为药物治疗无效的重度心泵功能衰竭，具体指标包括心指数小于 $1.8L/(m^2 \cdot min)$、平均动脉压低于 50mmHg、左心房压大于 20mmHg 或右心房压大于 25mmHg、尿量低于 $0.5ml/(kg \cdot h)$。这些指标虽然有助于临床诊断严重泵衰竭，但由于个体差异大，且对病情进展缺乏预见性，所以往往错过了建立辅助循环的最佳时机，疗效也不尽如人意。阜外心血管医院总结的一套较全面的辅助循环评分法较适于临床，该方法的评分标准见表 60-2。

表 60-2　阜外心血管医院辅助循环指征评分表

指征	评分	指征	评分
术前心功能差、心肌肥厚或扩张严重	1～2	术终右心房压大于 25mmHg	1
术中心脏阻断缺血超过 120min	1	恶性室性心律失常	2
先天性心脏病术终左心房压大于 20mmHg	1	术终不能脱机	3～5
瓣膜病术终左心房压大于 25mmHg	1		

总评分 5 分以上应立即建立辅助循环，不可因再使用大剂量活性药物或 IBAP 贻误时机。当然，上述指标还需要不断地修改完善，以适应日益增多的不同年龄、病种的复杂手术。

二、辅助循环的装置

常用的辅助循环分类方式较多，按照血流搏出方式可以分为搏动泵及非搏动泵（包括轴流泵、滚压泵、离心泵），按照辅助心脏部位可以分为左心室辅助、右心室辅助、双心室辅助和全心辅助，按照装置类型可分为机械型辅助循环与生物型辅助循环。目前临床常用的辅助循环装置包括 IABP、滚压泵、离心泵、电动泵与生物辅助泵等。

（一）主动脉内球囊反搏

详见本章第五节第一部分"IABP 支持技术"。

（二）离心泵

离心泵是通过泵头的磁性后室与带有磁性装置的驱动马达相互磁性连接，当驱动马达高速旋转时，产生涡和离心力，推动血液泵入体内。离心泵的流量与转速压力成正比。相较于滚压泵，离心泵的优点是对血液破坏少，压力形成有限，在高流量运转时可不用或少用肝素，安全性好，效能高，易操作。目前市场上有 3 种离心泵：Biomedicus、Sarn 3M、S.J.M。这 3 种泵在后负荷增大时可自行降低排量，但泵头易被高速旋转的部件磨损，不适于长时间辅助循环。

Hemopump 是一种置于动脉内经主动脉瓣的电动轴流式微型血泵，属于离心泵，这种泵根据 Archimedes 螺旋原理驱动血液流动，经股动脉或者升主动脉将导管末端逆行放置于左心室，从左心室抽吸血液并输送到降主动脉，提供非搏动性血流。这种泵体积小，易于操作，便于及时抢救危重患者。缺点为流量受导管口径限制、不能长时间运转、泵体在心室内易诱发心律失常。

（三）电动泵

电动泵主要通过植入心室的活塞式推板移动辅助循环，推板一般用人工机械瓣膜或生物瓣膜，可减少对血液成分的破坏。心室外的电动泵一般置于皮下或腹膜前胸壁，引流管道插入左心室，流出管道插入降主动脉。驱动电源一般留置于皮下或体外。使用中要反复充电或更换电源是电动泵的一大缺点。长期使用还可造成心脏瓣膜的损坏。

（四）生物辅助泵

异位心脏移植也属于辅助循环，优点包括适合合并肺动脉高压及严重右心衰竭的受者；移植心脏术后一旦发生急性排斥反应，受者原有心脏还可以暂时维持生命；移植心脏可以帮助受者度过急性心力衰竭期；供心大小不限，供心与自体心并行搏动，心律可不同，也可经起搏同步。缺点包括容易发生心内血栓，术后需要终身抗凝；移植术后解剖关系的改变，增加了心内膜心肌活检的难度；若受者心脏因原发病变不能控制而不得不切除时，二次手术难度增加，目前已很少使用。

三、辅助循环方式的选择

辅助循环方式的选择应考虑不同疾病导致心力衰竭的病理生理特点、患者年龄、预计的辅助循环时间以及灌注方式。

药物治疗是临床上循环功能衰竭首选的治疗手段（详见本章第一节"循环支持治疗的常用药物"）。药物治疗无效则需要考虑使用机械辅助循环的支持，常用的包括主动脉内球囊反搏（IABP）、左心室辅助装置（left ventricular assist device，LVAD）、肺动脉内球囊反搏或右心室辅助（right ventricular assisted device，RVAD）、双心室辅助装置（biventricular assisted device，BVAD）、人工全心脏（total artificial heart，TAH）以及体外膜氧合器（extracorporeal membrane oxygenator，ECMO）等。

IABP 是目前应用最广泛的机械辅助循环装置，包括急性心肌梗死合并心源性休克、冠状动脉旁路移植术、高危 PCI 等。IABP 尚存在一定的局限性，主动脉夹层、降主动脉或髂动脉的严重狭窄或钙化、中度以上的主动脉瓣关闭不全与主动脉瘤患者不能使用；也不适用于股动脉较细或动脉粥样硬化严重的患者；婴幼儿无合适的导管。药物治疗与 IABP 不适用的情况下应考虑其他的辅助循环方式。

术后左心衰竭在使用大量血管活性药物治疗与试用 IABP 无效后应立即施行 LVAD，如 Impella 系统和 TandemHeart 系统等。术后右心衰竭使用药物治疗无效后应立即考虑试用肺动脉内球囊反搏或 RVAD，临时右心辅助设备的选择缺乏标准化，最常用 CentriMag 作为 RVAD，还有专用的 Impella RP 和 TandemHeart RVAD。

全心衰竭应采用 BVAD、TAH 或 ECMO。成人一般选用心室辅助，如 CentriMag 泵，小儿多采用 ECMO。左心室辅助可减轻肺血管负荷，但肺内病变明显时应选择全心辅助。估计心脏功能可短期内恢复可应采用离心泵辅助，泵衰竭严重或存在多脏器功能不全时应考虑心室辅助或全人工心脏。泵功能损伤轻而肺内病变严重者应采用 ECMO。

四、辅助循环中的注意事项

目前的辅助循环装置均需人为调节，因此辅助循环的管理极其重要。

（一）引流位置的选择及注意事项

多采用左心房插管将血液引入辅助泵，其引流的效果不如左心室引流，但左心室引流再出血发生率高，因此左心房引流量大才能有效减轻左心室负荷，同时还得保持适当的左心房压，避免插管处进入空气。

辅助循环开始时的注意事项应采用高转流量，以夺获患者自主循环，并利于维持良好的周围组织灌注。待循环稳定，组织灌注良好，血气指标正常一段时间后再酌情减低流量。

（二）辅助循环灌注期间的注意事项

采用非搏动灌注会使组织间隙水肿，应酌情考虑使用利尿药，并及时补充电解质、合理使用晶体溶液和胶体溶液来维持循环血量。辅助中应使用血管扩张药降低血管阻力，改善组织灌注。心功能恢复准备脱机时应缓慢减低流量，辅助循环不能骤停。辅助时间无硬性规定，以保证心肌充分恢复为原则，建立辅助循环后应维持一段时间，切忌急于脱机。

（三）停止辅助循环的注意事项

总原则为间断短时间停机、测定心脏功能恢复情况、酌情递减流量终至脱机。停机前流量较低，应补充肝素以防止血栓形成。瓣膜置换的患者在辅助循环中应间断短时间停机，使人工瓣膜活动以防止血栓形成。切忌急骤停机，疏于观察。

第五节　其他循环支持技术

一、IABP 支持技术

IABP 是机械辅助循环的一种方法，系将一根带双腔球囊的导管放置于降主动脉内左锁骨下动脉开口远端，通常由心电触发或动脉血压波形控制其与心律同步化，使双腔球囊在心脏舒张期、收缩期分别充气、放气，以对循环辅助支持，常用于重症心衰或心脏手术后低心排血量综合征的循环辅助支持。

（一）原理

心脏舒张期球囊迅速充气，使主动脉舒张压升高，从而改善冠状动脉灌注，增加心肌氧供。心脏收缩前球囊迅速放气，使主动脉压力下降，并降低左心室室壁压力，从而使心脏后负荷下降，心脏射血阻力减小，心肌氧耗量下降同时适度增加心输出量。

（二）适应证

1. 心脏手术后脱机困难、术后低心排血量综合征。

2. 血流动力学不稳定的高危经皮冠状动脉介入治疗（PCI）患者，如左冠状动脉主干病变、严重多支病变、重度左心功能不全等；PCI 失败需过渡到外科手术。

3. 高危心脏病患者手术中预防性应用，如冠状动脉旁路移植手术前射血分数<30% 的患者。

4. 急性缺血性心脏病合并心源性休克、室间隔穿孔、二尖瓣反流。

5. 顽固的恶性心律失常、难治性不稳定型心绞痛、冠状动脉造影、冠状动脉溶栓、外科手术前后的辅助。

6. 体外循环中需要搏动性血流。

7. 心脏移植前、后的循环支持。

（三）应用指征

1. 多巴胺用量＞10μg/(kg·min)，或同时使用两种以上升压药，血压仍呈下降趋势。

2. 平均动脉压＜50mmHg。

3. 心脏排血指数＜2.0L/(m²·min)。

4. 左心房压＞20mmHg。

5. 中心静脉压＞15cmH$_2$O。

6. 尿量＜0.5ml/(kg·h)。

7. 末梢循环差，四肢发凉。

8. 精神萎靡、组织供氧不足、动脉或静脉血氧饱和度低。

上述情况经积极治疗，正性肌力药及血管活性药调整心脏负荷、纠正代谢紊乱后血流动力学仍不稳定的患者，尽早用 IABP，防止病情恶化，甚至引起多器官功能障碍综合征。

（四）禁忌证

1. 主动脉瓣关闭不全为 IABP 的相对禁忌证。

2. 败血症。

3. 严重的血管性疾病。

（五）并发症

1. 下肢缺血。

2. 室间隔综合征。

3. 肠系膜梗死。

4. 主动脉穿孔。

5. 主动脉夹层。

6. 感染。

二、ECMO 支持疗法

ECMO 是体外循环的方式之一，是指通过体外循环进行气体交换，对一些呼吸或循环衰竭患者进行心肺支持，为呼吸或循环衰竭的病因诊断、治疗以及恢复赢得时间。

ECMO 进行循环功能支持的原理为心脏射血功能被体外循环机器代替；通过机器调节大部分回心血量，降低右心室心脏前负荷，进而降低左心室前负荷；在机器支持下适当使用血管扩张药可改善微循环灌注，降低心脏后负荷。前、后负荷改善后心肌获得充分的休息，改善氧供需平衡，结果使心脏能量储备增加。

ECMO 包括两种类型：静脉-静脉（VV）ECMO；静脉-动脉（VA）ECMO。VA-ECMO 可为急性心肺衰竭患者提供呼吸和血流动力学支持，也被用于协助心搏骤停的心肺复苏，被称为体外心肺复苏术。ECMO 包括 3 个组件：①膜氧合器和热交换器；②离心泵；③引流或灌注管道。

ECMO 适合各种原因导致的心衰合并呼吸衰竭患者，也适用于心搏骤停患者抢救时的治疗。ECMO 的其他适应证包括：心脏术后低心排血量综合征、暴发性心肌炎、难治性恶性心律失常、围生期心肌病、急性大面积肺栓塞、急性右心衰竭，以及心肺复苏术及心脏移植前过渡等。

ECMO 最常见的并发症是出血，约 30% 的患者会发生出血，可能是由于需要持续输注肝素以及一定程度的血小板和内皮功能障碍，这是危重患者的典型表现，多以颅内出血与胃肠出血多见，严重的出血甚至威胁生命。其他并发症包括置管部位感染以及由血栓形成、体外循环进入空气和溶血引起的全身性血栓栓塞等，但这些并发症相对较少见。

三、全人工心脏

最常用的 TAH 之一是 Cardiowest TAH，在全世界范围内植入已经超过 1700 多例，多用作心脏移植前的过渡期治疗（体表面积＞1.7m²、胸骨-脊柱距离≥10cm 的患者），目前作为无法接受心脏移植患者的终末期治疗手段也正处于研究中。Cardiowest TAH 提供了气动双心室支持，在原位进行胸内植入并由外部控制台提供动力，植入时需要在体外循环下切除双侧自然心室，并保留三尖瓣和二尖瓣环以允许缝合人工心室，吻合流出道假体到升主动脉和肺动脉上。同时，需要采用抗凝治疗联合血小板抑制药使国际标准化比值为 2。出血、血栓形成、感染、多器官功能衰竭等并发症以及装置损坏是阻碍和限制 TAH 发展及其临床应用的几个主要因素。

四、其　　他

（一）心室辅助装置

VAD 包括 LVAD、RVAD 以及 BIVAD，目前使用最多的是 LVAD。VAD 与 TAH 的不同之处在于，TAH 需要切除双侧自然心室，而植入 VAD，如 BIVAD 则不需切除心室，左心室和右心室保留在原位，只是通过 BIVAD 将血液从双侧心室分别导入肺循环和体循环。

在过去的 20 年中，VAD 已被用于心脏移植前过渡治疗、恢复前过渡治疗和永久替代治疗。VAD 植入后和持续支持过程中可发生多种潜在的并发症，常见的术后并发症包括出血、败血症、传电线感染、血栓形成导致的血栓性卒中、机械泵衰竭和右心室衰竭等。

传统 VAD 的放置需体外循环下手术经胸植入，对于严重心源性休克患者显然不切实际，近10 年来经皮左心室辅助装置（percutaneous left ventricular assist device，PLVAD）已逐渐应用于临床，其植入创伤小并无需体外循环，操作简易，是今后的发展方向。目前临床应用的 PLVAD 主要有两种：Tandem Heart PLVAD 与 Impella RP。

Tandem Heart PLVAD 是一种离心式连续流量泵，可提供从 3.5L/min（15 Fr 插管）到 5L/min（19 Fr 插管）的血流量。该装置使用连续离心泵与左心室串联或平行工作，该泵可将含氧血液从左心房循环到腹主动脉或髂动脉，包括四部分：①经房间隔置入左心房的引流管；②置入股动脉的流出管；③离心泵；④控制台。常见并发症包括出血、血栓栓塞、肢体缺血。与房间隔穿刺相关的并发症包括心壁穿孔、主动脉根部损伤、心包积液或心脏压塞。禁忌证包括主动脉瓣关闭不全和外周血管疾病。与 Impella 不同，Tandem Heart 可在存在左心室血栓的情况下使用，因为左心室中不需插管。与此类似的右心室辅助装置为 Tandem Life Protek Duo®，是将引流管置于右心房，流出管置于肺动脉，可用于右心衰竭的循环辅助支持。

Impella 是非脉动微型轴流泵系列，可提供高达 5L/min 的血流动力学支持，包括导管、排出系统、自动控制器三部分，并基于阿基米德原理将血液从左心室泵至主动脉。自 2008 年 FDA 批准以来，已安装了 50 000 多例。根据左心室支持水平分为 3 类：① Impella 2.5®（2.5L/min，12Fr 系统）；② Impella cardiac power（CP）®（3.5L/min，14Fr 系统）；③ Impella 5.5®（5.0L/min，21Fr 系统）。Impella 2.5 和 Impella CP 可以经皮穿刺放置，而 Impella 5.5 需要从腋动脉或股动脉手术切开放置引导输送装置置入。存在左心室血栓和机械性主动脉瓣的情况下禁用 Impella。并发症包括出血、血管损伤、感染、溶血和泵移位等。与此类似的右心室辅助装置为 Impella RP®，引流管置于下腔静脉，流出管置于肺动脉，可将血液从下腔静脉泵至肺动脉，流速可达 4L/min，用于右心衰竭的循环辅助支持。

（二）主动脉外球囊泵反搏

主动脉外球囊泵（extra-aortic balloon pump，EABP）可选择性用于需要心室辅助的心衰患者，由气球和充气袖套构成，围绕于升主动脉外并与控制台连接。EABP 与心脏起搏器一样，气囊的舒张、收缩与患者的心电同步。C-Pulse 是目前尚在进行临床试验的一个代表性 EABP 反搏装置，体积也如起搏器一样，是以微创手术通过肋和胸骨或传统手术胸骨正中切口植入胸腔围绕着主动脉瓣上部的升主动脉。EABP 因置于血管外，无任何血液接触，理论上可明显减少血栓栓塞、卒中等并发症的发生率，同时不需服用华法林、阿司匹林等抗凝药物。

（李 洪 龙宗泓）

思 考 题

患者，女性，51 岁。因"阵发性胸闷、心悸 9h，伴晕厥 1 次"入院。患者于入院前 9h 清晨起床蹲位排便后起立行走时突发心悸、胸闷、黑矇，呼之不应，持续约 10min，由急救车急诊入院。既往身体健康。查体：神志清，心肺未发现异常体征。拟诊"冠心病，心绞痛"。给予输液治疗观察 8h 左右未再发作，但患者下床活动行走约 10m 处又突感心悸、胸闷，心电图示窦性心动过速，心率 120 次 / 分，给予吸氧，舌下含服硝酸异山梨醇片 5mg，无好转，约 10min 患者出现呼吸浅快、意识不清，心电监护示：心室颤动。

1. 如果你是值班医师，接下来将如何处理？

2. 第 1 次除颤后，紧接着应进行什么操作？

3. 患者经胸外按压、呼吸支持、静脉注射肾上腺素和电除颤 3 次后仍未恢复窦性心律，心电图示室颤，接下来应如何处理？

4. 该患者有双下肢静脉曲张病史，回顾入院时心电图提示：Ⅰ 导联 S 波明显，Ⅲ 导联 Q 波明显且 T 波倒置，考虑患者心搏骤停的诱发病因是什么，怎么明确？

5. 若该患者经心肺复苏 5min 后，恢复自主心律，1min 后又变成心室颤动，如此反复 3 次，超过 15min，接下来应如何处理？

6. 针对除颤难治性 VF 心搏骤停患者药物治疗的现状，作为研究生，你可以做出什么贡献？

知 识 拓 展

近年来，体外生命支持技术在危重症患者的应用日益增多，也取得了一定的治疗效果，但是其并发症的防治、对个体患者的禁忌证以及开始和结束时机目前尚无统一定论，一直是研究的热点。随着技术的发展，危重症患者循环支持治疗的可视化监测是另一个新兴的研究领域，尽管目前以重症超声为代表的可视化监测技术已在临床上初步使用，但由于此项技术对操作者的技能水平要求较高，且为非连续监测，因此只能作为特定临床情况下的可供选择手段。如何实现患者血流动力学实时、持续、无创的可视化监测，做到床旁即可即时诊断、滴定治疗和评估疗效仍然有很长的路要走。

推 荐 阅 读

儿童体外膜氧合专家共识撰写组，中华医学会儿科学分会急救学组 . 2022. 体外膜氧合在儿童危重症应用的专家共识 [J]. 中华儿科杂志，60(3): 183-191.

骆洁，单凯，孙艳辉，等 . 2020. 急危重症患者的诊治方略：技术与人文兼备 [J]. 医学与哲学，41(6): 54-56.

CHOI YS, YIN RT, PFENNIGER A, et al. 2021. Fully implantable and bioresorbable cardiac pacemakers without leads or batteries[J]. Nat Biotechnol, 39(10): 1228-1238.

GRANDIN EW, NUNEZ JI, WILLAR B, et al. 2022. Mechanical left ventricular unloading in patients undergoing venoarterial extracorporeal membrane oxygenation[J]. J Am Coll Cardiol, 79(13): 1239-1250.

LEI M, WU L, TERRAR DA, et al. 2018. Modernized classification of cardiac antiarrhythmic drugs[J]. Circulation, 138(17): 1879-1896.

NJOROGE JN, TEERLINK JR. 2021. Pathophysiology and therapeutic approaches to acute decompensated heart failure[J]. Circ Res, 128(10): 1468-1486.

索　引

H

K

其　他